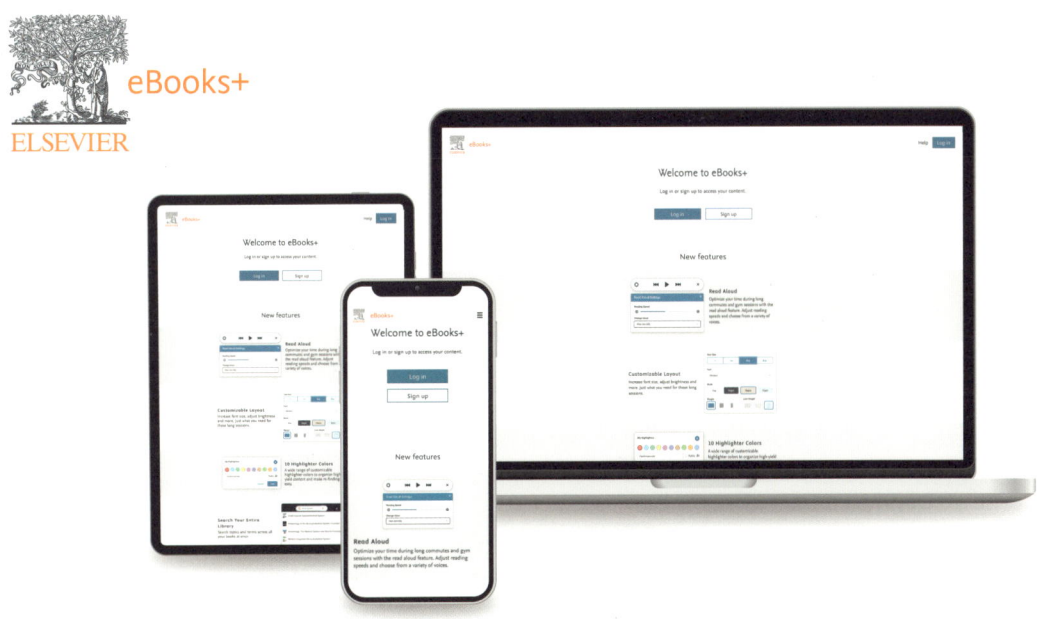

eBooks+のご利用方法

Elsevier eBooks+ では，コンテンツの閲覧，検索，ノートやハイライトの作成，
コンテンツの音声読み上げが可能です．

1　http://ebooks.health.elsevier.com/ にアクセスします．
2　左ページのスクラッチを削り，"**Redeem Access Code**" に eBooks+ 用のコードを入力します．
3　"**Redeem**" ボタンをクリックします．

テクニカル・サポート（英語対応のみ）：
https://service.elsevier.com/app/home/supporthub/elsevierebooksplus/

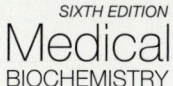

SIXTH EDITION
Medical
BIOCHEMISTRY

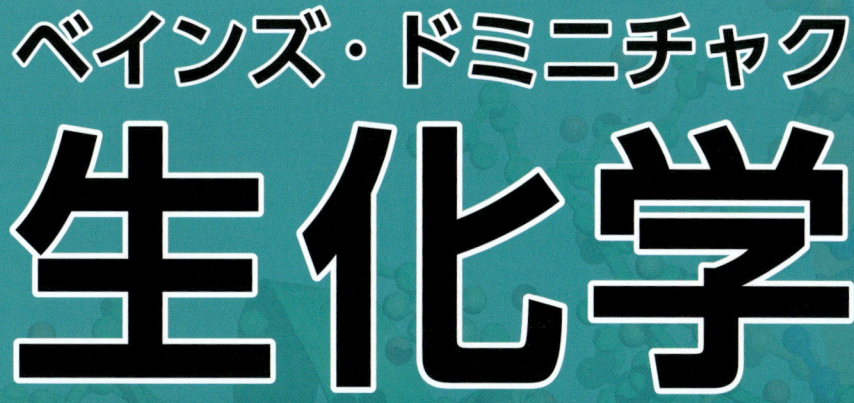

ベインズ・ドミニチャク

生化学

原書6版

JOHN W. BAYNES
MAREK H. DOMINICZAK

電子書籍付
（日本語・英語版）

監訳

谷口直之　高橋素子　藤井順逸　本家孝一

翻訳

秋元美穂	朝日通雄	五十嵐和彦	池田義孝	伊東　健	稲森啓一郎	井原義人	大川祐樹
大河原知水	大坪和明	岡　昌吾	岡島徹也	金井好克	北田研人	北爪しのぶ	木塚康彦
顧　建国	久場敬司	斉藤貴志	崎山晴彦	澤　智裕	田口友彦	永井竜児	中島　修
中野法彦	中野裕康	中山　淳	畠山鎮次	林　秀行	原田陽一郎	東山繁樹	藤原範子
道上敏美	宮崎　章	森脇健太	柳澤　健	山口芳樹	山本靖彦	横溝岳彦	

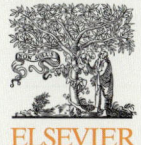

ELSEVIER

丸善出版

ELSEVIER

Higashi-Azabu 1-chome Bldg.

1-9-15, Higashi-Azabu,

Minato-ku, Tokyo 106-0044, Japan

This translation of *Medical Biochemistry, Sixth Edition* by **John W. Baynes and Marek H. Dominiczak**, was undertaken by Maruzen Publishing Co., Ltd. and is published by arrangement with Elsevier Ltd.

本書，**John W. Baynes and Marek H. Dominiczak** 著：*Medical Biochemistry, Sixth Edition* は，Elsevier Ltd. との契約によって出版されている.

ベインズ・ドミニチャク生化学 原書 6 版 by **John W. Baynes and Marek H. Dominiczak.**

Copyright © 2024, Elsevier Japan KK.

ISBN: 978-4-621-30863-9

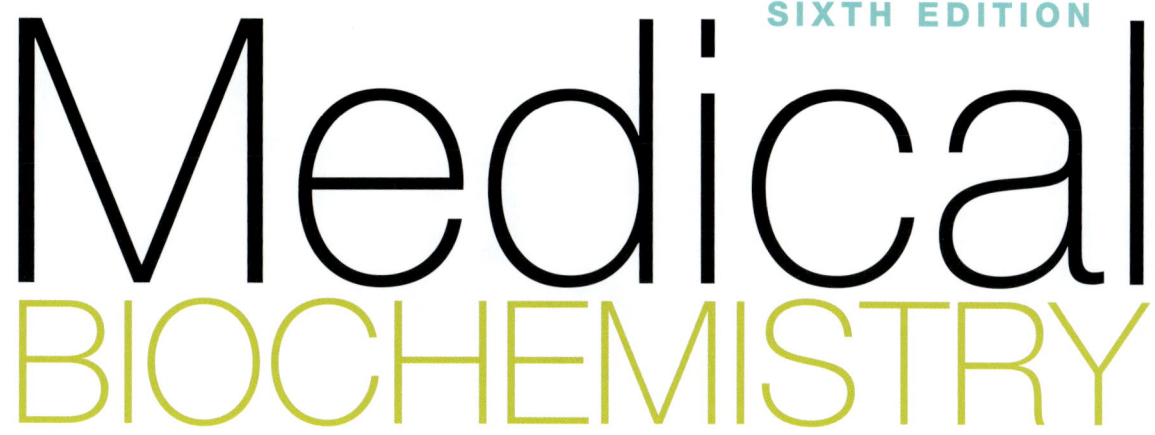

SIXTH EDITION
Medical
BIOCHEMISTRY

JOHN W. BAYNES, PhD

Carolina Distinguished Professor Emeritus

Department of Pharmacology, Physiology and Neuroscience
University of South Carolina School of Medicine
Columbia, SC, USA

MAREK H. DOMINICZAK, MD, Dr Hab Med, FRCPath, FRCP (Glas)

Hon Professor of Clinical Biochemistry and Medical Humanities

College of Medical, Veterinary and Life Sciences
University of Glasgow
Glasgow, UK

Consultant Biochemist Emeritus

Clinical Biochemistry Service
National Health Service (NHS) Greater Glasgow and Clyde
Glasgow, UK

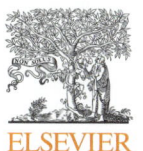

ELSEVIER

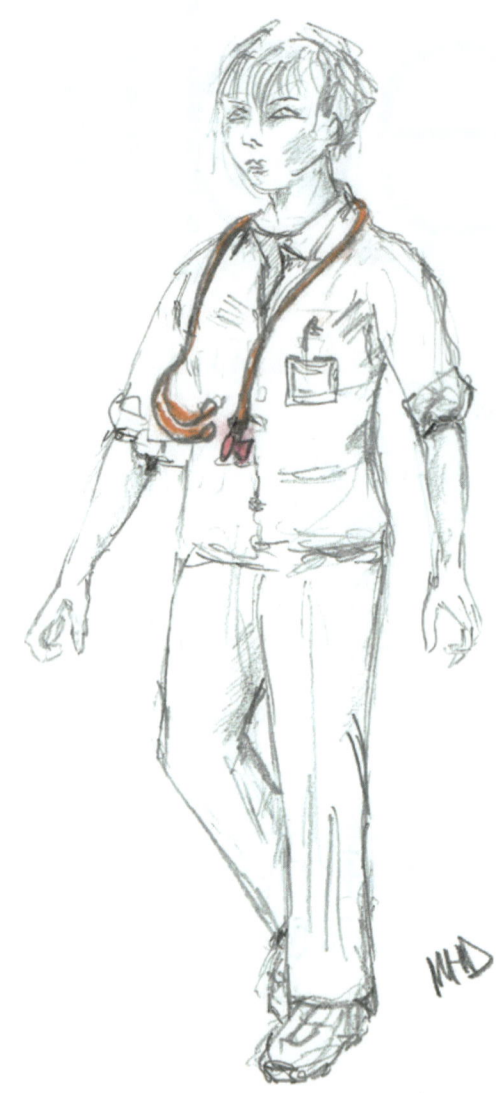

Caption: Resident2. Pencil on paper by Marek H. Dominiczak©

　医学におけるキャリアの次のステップは研修医で，臨床上の問題を解決して患者を助ける立場になる．そのためには，診断や治療について決断を下す必要がある．生化学を含むベーシックサイエンスを学ぶのは，臨床的思考を磨くためであり，そうすることで，このような意思決定がより的確で効果的なものとなる．

　Marek Dominiczak によるこのスケッチをここに掲載したのは，生化学を学ぶということは，常にこのような将来の役割との関連で考えるべきであることを思い出させるためである．

インスピレーションに富んだ研究者の方々
探求心旺盛な学生諸君
そして，立派な医師となることを望んでいる諸君に本書を捧げる

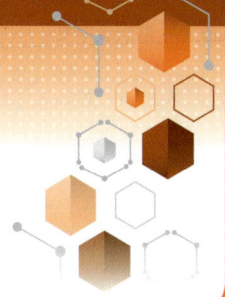

監訳者序文

　このたび，*Medical Biochemistry*（監修 John W. Baynes, Marek H. Dominiczak）第6版の翻訳版をお届けいたします．

　本書は1999年に初版が発行され，これまで発刊されている生化学の教科書とはかなり趣を異にし，臨床医学などとの接点を十分に加味したユニークな書籍として，これまで特に欧州諸国では大変よく読まれています．著者のお一人の John W. Baynes 氏は，ヘモグロビンA1cやAGEs（Advanced Glycation End Products）で知られている非酵素的な糖付加反応であるメイラード反応（Maillard reaction）と糖尿病や老化の領域で先駆的な業績を上げられ，われわれ監訳者をはじめ，この領域の日本の研究者に大きなインパクトを与えられた実績をおもちです．このようなご経験に基づき本書が刊行され，本第6版では，臨床医学の実践により多く結び付けるために必要な生化学的な知識を得られるように，各著者が尽力された内容になっています．

　生化学は，分子生物学はもとより，薬理学，病理学，細胞生物学，生理学，遺伝学，生物物理化学，臨床検査学などの幅広い重要な内容を取り入れており，基礎医学，臨床医学の中心的な学問の一つであり，われわれのからだのしくみを動的に捉え，また物質として理解するためには必須の学問と考えています．さらに疾患の基礎理解と診断，治療法の開発へ貢献できる領域といえます．したがって本書は，医学部や薬学，臨床検査学などの関連領域の学生さんだけではなく，臨床研究をされている方々，臨床病棟や臨床外来の現場の医師の方々，さらには製薬関係の企業の方々にとっても有益な内容を含んでいます．

　現在，病気はゲノム，トランスクリプトーム，タンパク質，糖質，脂質における研究の進展のうえに，いろいろな分野における科学技術の発展が伴い，診断，治療の飛躍的な発展があります．また，希少疾患など，これまで診断さえできなかった疾患に対してもゲノム情報などにより診断が可能となり，治療法の開発も進んできています．病気を抱えている患者さんにとっては大きな福音となっている一方で，いまだ原因が不明で，診断，治療の困難な症例も増えていることも無視できません．事実，ゲノム情報から得た特定のがんに有効な抗ガン剤の選択はまだ10%程度にすぎません．そのような観点から，これまでのゲノム，タンパク質，糖質，脂質などの分類にこだわらず，プロテオーム，メタボローム，オートファジー，老化，栄養学と電解質，血液と免疫など多くの新たな分野を取り入れ，またコラムの「臨床症例」，「臨床検査」，「理解を深めるために」などで臨床に関わる重要な内容を取り上げています．

　わが国のように少子化が進み，長寿社会となっている社会では，どのように健康長寿を維持するために"予防医療をいかにすべきか"という命題もあります．また世界的にも公衆衛生上の問題として，糖尿病，肥満，低栄養，アテローム性心血管疾患など栄養上の問題も無視できません．本書は糖尿病，アテローム性動脈硬化症，心血管疾患，アルツハイマー病，がん，遺伝性疾患など，統合的な医学に発展してきた疾患にも焦点を当て，医学における生化学の知識をもつことの重要性をあらためて認識していただける内容を多く含んでいます．

　現在，残念ながらわが国の研究力の低下が叫ばれています．特に国立大学が独法化され大学の運営費交付金が減少していることは，その大きな要因の一つと指摘されています．運営費交付金と科学研究費による両方の援助が欠かせないながらも，現実は科学研究費に頼らざるを得ず，多くの有能な研究者がその実力を発揮できない現状にあります．また臨床研修の義務化以来，臨床医の方々もますます多忙となり，研究の時間がなくなっています．さらに追い打ちをかけているのが円安であり，国際会議への若い研究者の参加が減っています．加えて，大学や研究所でのポジションの減少や任期制の導入などのため，将来の職が確約できないことから，博士課程の進学が減り，留学の機会が減っているのは大変残念です．このような現実のなかで，本書は日頃研究教育に超多忙な大学，研究所の多くの方々にお願いし，いわばボランティア活動ともいえる貴重な時間を割いて翻訳をしていただきました．原著におけるキーワードの英語表現も覚えていただけるように，略語なども充実させるように努力いたしました．原著に執筆されている4名の方（うち2名は監訳者）に加え，翻訳をお願いしたすべての先生方にご快諾いただき，ご尽力いただいたことに心からお礼申し上げます．なお本書の内容の記載に関して，細心の注意を払いましたが，誤りなどがございましたらその責任は監訳者にございます．

　原著者も序文のなかで述べていますが，本書につきまして，どうぞコメント，ご批判，ご提案などをお寄せい

ただきたいと思います．監訳者一同も原著の誤りを若干指摘し，翻訳には修正をほどこしました．さらに，生化学を理解するうえで重要かつ表記が複数存在する NADH の標記について，本ページ下部に別途説明を記載しているので，関連する章を読まれる際はこちらもぜひご一読いただければ幸いです．

　最後に本書を企画された丸善出版株式会社の方々をはじめ，編集担当のエルゼビア・ジャパン株式会社の諸氏，特に川場直美さんには心からお礼申し上げます．

2024 年 9 月

谷口直之

本家孝一

藤井順逸

高橋素子

本書における NADH の標記法について

電子受容体としてはたらくニコチンアミドアデニンジヌクレオチド nicotinamide adenine dinucleotide は，酸化型と還元型の 2 つの状態をとる．略記としては，酸化型は一般に NAD^+ と記載するが，還元型については異なる記載方法が用いられている．電子の授受はニコチンアミドの部分が担い，NAD^+ ではリボースと結合している窒素原子（N）が酸化型では N^+ となっている．2 電子還元された還元型には水素原子が 1 つ付加するだけであるが，同時にこの N^+ も電子によって還元される．したがって還元型の記載方法としては $NADH + H^+$ が実際の反応を正確に反映しているが，NADH もしくは $NADH_2$ と記載している文献も多い．本書では最も一般的に使用されている NADH の標記を主に採用している．同様の理由で，脂肪酸や核酸合成などに用いられるリン酸化分子についても，酸化型を $NADP^+$，還元型を NADPH と略記している．

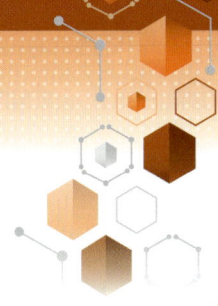

訳者一覧

────監訳────

谷口　直之　大阪国際がんセンター研究所 所長・糖鎖オンコロジー部 部長（兼任）／大阪大学名誉教授
高橋　素子　札幌医科大学医学部医化学講座 教授
藤井　順逸　山形大学大学院医学系研究科生化学・分子生物学講座 教授
本家　孝一　高知大学 理事・副学長

────翻訳────

秋元　美穂　帝京大学医学部生化学講座 講師[第27章]
朝日　通雄　大阪医科薬科大学総合医学研究センター分子薬理学 教授[第37章]
五十嵐和彦　東北大学大学院医学系研究科生物化学分野 教授[第20章]
池田　義孝　佐賀大学医学部分子生命科学講座 教授[第41章]
伊東　健　弘前大学大学院医学研究科バイオメディカルリサーチセンター分子生体防御学講座 教授[第23章]
稲森啓一郎　東北医科薬科大学分子生体膜研究所 教授／東北医科薬科大学薬学部機能病態分子学教室 教授[第22章]
井原　義人　和歌山県立医科大学医学部生化学講座 教授[第3章]
大川　祐樹　大阪国際がんセンター研究所糖鎖オンコロジー部 チームリーダー[第5章]
大河原知水　兵庫医科大学薬学部 教授[第32章]
大坪　和明　熊本大学大学院生命科学研究部生体分子制御解析学講座 教授[第31章]
岡　昌吾　藤田医科大学医療科学部 特命教授[第26章]
岡島　徹也　名古屋大学糖鎖生命コア研究所統合生命医科学糖鎖研究センター 教授／名古屋大学大学院医学系研究科 教授[第25章]
金井　好克　大阪大学ヒューマン・メタバース疾患研究拠点疾患代謝シグナル制御学 特任教授[第4章]
北田　研人　香川大学医学部薬理学 助教[第35章]
北爪しのぶ　福島県立医科大学保健科学部臨床検査学科 教授[付録]
木塚　康彦　岐阜大学糖鎖生命コア研究所糖鎖分子科学研究センター 教授・センター長[第24章]
顧　建国　東北医科薬科大学薬学部 教授／分子生体膜研究所 所長[第19章]
久場　敬司　九州大学大学院医学研究院薬理学分野 教授[第36章]
齊藤　貴志　名古屋市立大学大学院医学系研究科脳神経科学研究所認知症科学分野 教授[第39章]
崎山　晴彦　千里金蘭大学栄養学部栄養学科 准教授[第14章]
澤　智裕　熊本大学大学院生命科学研究部微生物学講座 教授[第42章]
高橋　素子　札幌医科大学医学部医化学講座 教授[第9章]
田口　友彦　東北大学大学院生命科学研究科 教授[第11章]
谷口　直之　大阪国際がんセンター研究所 所長・糖鎖オンコロジー部 部長（兼任）／大阪大学名誉教授[第1章]
永井　竜児　東海大学農学部食生命科学科 教授[第2章]
中島　修　山形大学医学部メディカルサイエンス推進研究所遺伝子実験センター 教授[第21章]
中野　法彦　びわこリハビリテーション専門職大学リハビリテーション学部言語聴覚療法学科 教授[第7章]
中野　裕康　東邦大学医学部医学科生化学講座 教授[第43章]
中山　淳　北アルプス医療センターあづみ病院病理診断科 臨床顧問／信州大学名誉教授[第40章]
畠山　鎮次　北海道大学大学院医学研究院生化学分野 教授[第34章]
林　秀行　千里金蘭大学看護学部看護学科 教授[第8章]

原田陽一郎　　大阪国際がんセンター研究所糖鎖オンコロジー部 チームリーダー／大阪大学医学系研究科連携大学院 准教授［第12章］

東山　繁樹　　愛媛大学大学院医学系研究科生化学・分子遺伝学 教授［第28章］

藤井　順逸　　山形大学大学院医学系研究科生化学・分子生物学講座 教授［第6章］

藤原　範子　　兵庫医科大学医学部生化学講座 教授［第30章］

本家　孝一　　高知大学 理事・副学長［第17章，第18章］

道上　敏美　　大阪府立病院機構大阪母子医療センター研究所 研究所長・骨発育疾患研究部門 部長（兼任）［第38章］

宮崎　　章　　昭和大学特任教授［第33章］

森脇　健太　　東邦大学医学部医学科生化学講座 准教授［第16章］

柳澤　　健　　天使大学看護栄養学部栄養学科 教授［第10章］

山口　芳樹　　東北医科薬科大学薬学部 教授［第15章］

山本　靖彦　　金沢大学医薬保健研究域医学系血管分子生物学 教授［第29章］

横溝　岳彦　　順天堂大学大学院医学研究科生化学・細胞機能制御学講座 主任教授［第13章］

（2024年11月末日現在の所属を掲載）

──歴代翻訳者一覧──

飯塚　眞由，稲城　玲子，岩井　一宏，大薗　恵一，岡崎　具樹，木﨑　節子，正路　久美，
鈴木敬一郎，鈴木　健二，西山　　成，前田　正知，松本　明郎，山﨑　大輔，吉田　清嗣

原著者一覧

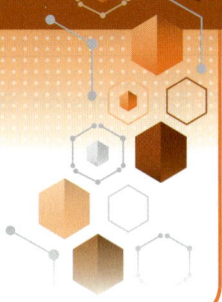

Catherine Bagot, BSc, MBBS, MD, MRCP, FRCPath
Consultant Hematologist, Department of Haematology, Glasgow Royal Infirmary
Honorary Senior Lecturer, Institute of Cardiovascular and Medical Sciences, University of Glasgow, Glasgow, United Kingdom

John W. Baynes, PhD
Carolina Distinguished Professor Emeritus, Pharmacology, Physiology and Neuroscience, University of South Carolina School of Medicine, Columbia, South Carolina, United States

Sophie Bradley, BSc, PhD
Hon Senior Research Fellow, Institute of Molecular Cell and Systems Biology, University of Glasgow, Glasgow, United Kingdom

Iain Broom, MBChB, MIBiol, FRCPath
Professor Emeritus of Metabolic Medicine, University of Aberdeen, Aberdeen, United Kingdom

Wayne E. Carver, PhD
Professor and Chair, Cell Biology and Anatomy, University of South Carolina School of Medicine, Columbia, South Carolina, United States

Norma Frizzell, BSc, PhD
Associate Professor, Pharmacology, Physiology and Neuroscience, University of South Carolina School of Medicine, Columbia, South Carolina, United States

Marek Dominiczak, MD, Dr Hab Med, PhD, FRCPath, FRCP (Glas)
Honorary Professor, College of Medical Veterinary and Life Sciences, University of Glasgow, Consultant Clinical Biochemist Emeritus, National Health Service (NHS) Greater Glasgow and Clyde, Glasgow, United Kingdom

William Fraser, BSc, MBChB, MD, FRCP, FRCPath
Professor, Consultant Clinical Chair in Medicine, Norwich Medical School, Faculty of Medicine and Health Sciences, Norwich, United Kingdom

Junichi Fujii, PhD
Professor, Biochemistry and Molecular Biology, Graduate School of Medical Science, Yamagata University, Yamagata, Japan

Alastair Gracie, PhD, BSc
Professor, Honorary Senior Research Fellow (Medicine), School of Medicine, Dentistry and Nursing, University of Glasgow, Glasgow, United Kingdom

Alejandro Gugliucci, MD, PhD
Professor Emeritus of Biochemistry, Touro University California, Vallejo, California, United States

Margaret Harnett, PhD
Professor of Immune Signalling, School of Life Sciences, University of Glasgow, Glasgow, United Kingdom

Simon Heales, PhD, FRCPath
Professor of Clinical Biochemistry, Department of Laboratory Medicine, Great Ormond Street Hospital, London, United Kingdom

Koichi Honke, MD, PhD
Professor, Department of Biochemistry, Kochi University Medical School, Nankoku, Kochi, Japan

Edel M. Hyland, PhD
Senior Lecturer, School of Biological Science, Queens University Belfast, Antrim, Northern Ireland, United Kingdom

Susan Johnston, BSc, MSc, FRCPath
Clinical Biochemist, Clinical Biochemistry Service, National Health Service (NHS) Greater Glasgow and Clyde, Glasgow, United Kingdom

Alan F Jones, MA, MB, BChir, DPhil, FRCP, FRCPath
Consultant Physician, Heart of England NHS Foundation Trust, Bordesley Green East, Birmingham, United Kingdom

Fredrik Karpe, MD, PhD
Professor of Metabolic Medicine, Oxford Centre for Diabetes, Endocrinology and Metabolism, University of Oxford, Oxford, United Kingdom

Walter Kolch, MD
Professor, Systems Biology Ireland, University College Dublin, Dublin, Ireland

Matthew C. Kostek, BS, MS, PhD
Associate Professor, Physical Therapy, Duquesne University, Pittsburgh, Pennsylvania, United States
Associate Professor, McGowan Institute of Regenerative Medicine, University of Pittsburgh School of Medicine, Pittsburgh, Pennsylvania, United States

Jennifer Logue, MbChB, MRCP, MD, FRCPath
Professor and Honorary Consultant in Metabolic Medicine, Lancaster Medical School, University of Lancaster, Lancaster, United Kingdom

Masatomo Maeda, PhD
Professor Emeritus, Graduate School of Pharmaceutical Sciences, Osaka University, Suita, Japan
Professor Emeritus, School of Pharmacy, Iwate Medical University, Morioka, Iwate, Japan

Teresita Menini, MD, MS
Professor Emerita of Biochemistry, Touro University California, Vallejo, California, United States

Alison M. Michie, PhD, BSc
Reader in Molecular Lymphopoiesis, Institute of Cancer Sciences, University of Glasgow, Glasgow, United Kingdom

Ryoji Nagai, PhD
Professor, Laboratory of Food and Regulation Biology, Tokai University, Kumamoto, Japan

Verica Paunovic, PhD
Senior Research Associate, Institute of Microbiology and Immunology, Faculty of Medicine, Belgrade, Serbia

Georgia Perona-Wright, PhD
Senior Lecturer, Institute of Infection, Immunity and Inflammation, University of Glasgow, Glasgow, United Kingdom

Andrew R. Pitt, PhD
Professor of Pharmaceutical Chemistry and Chemical Biology, University of Manchester, England, United Kingdom

Simon Pope, PhD
Clinical Biochemist, Neurometabolic Unit, National Hospital, UCLH Foundation Trust, London, United Kingdom

Matthew Priest, MB, ChB, FRCP (Glas)
Consultant Gastroenterologist, National Health Service (NHS) Greater Glasgow and Clyde, Honorary Senior Lecturer, University of Glasgow, Glasgow, United Kingdom

Allen B. Rawitch, AA, BS, PhD[†]
Professor Emeritus, Department of Biochemistry and Molecular Biology, University of Kansas Medical Center, Kansas City, Kansas, United States
Vice Chancellor Emeritus, University of Kansas Medical Center, Kansas City, Kansas, United States

Ian Salt, PhD
Senior Lecturer, Institute of Cardiovascular and Medical Sciences, University of Glasgow, Glasgow, United Kingdom

Yee Ping Teoh, MBBS, MRCP, FRCPath
Consultant in Chemical Pathology and Metabolic Medicine, Clinical Biochemistry, Wrexham Maelor Hospital, Wrexham, United Kingdom

Robert Thornburg, BS, PhD
Professor Emeritus, Department of Biochemistry, Biophysics and Molecular Biology, Iowa State University, Ames, Iowa, United States

原著序文

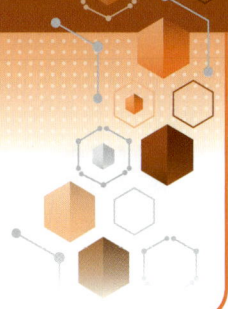

Medical Biochemistry は23年にわたり世界の医学生に貢献してきた．この第6版では，臨床医学を学ぶための生化学的基礎を提供することを目的とし，実践的な関連性に重点を置いている．

本書のような教科書の各版は，絶え間なく変化する分野のスナップショットを提供する．生化学において，進歩の顕著な兆候は，基礎科学と医学の実践との関連性がますます高まっていることである．かつては最先端の理論科学であったものが，数年後には日常的な臨床診療の一部となっている．特に，特定の制御経路を標的とする薬剤が増え，RNAやDNAのレベルで作用する治療法の種類も増えている．また，多くの発見を応用することで，集団の健康にどのような影響があるのかもみえてくる．糖尿病，アテローム性動脈硬化症，心血管疾患，がん，遺伝性疾患の予防と治療のための新しい治療法は，その好例である．

加えて，疾患のメカニズムの解明は，学問分野の統合をもたらした．例えば，アテローム性動脈硬化症，糖尿病，栄養学は，ほんの数年前よりもはるかに統合されたかたちで語られるようになった．本書の第6版を通して，われわれはこの進化に対応しようとしている．したがって，本書の中核は確立された現在の知識の説明である．専門組織の生化学はその後の章で扱う．新たな知見は，「理解を深めるために」のなかで，また実践的な応用は，「臨床試験」や「臨床症例」を通して説明されている．さらに，各章を通して複数の相互参照（**第1章**の**図1.4**参照）を行うことで，進化する各分野の統合にも取り組んでいる．

われわれは，生化学が糖尿病，肥満，栄養不良，アテローム性動脈硬化性心疾患などの世界的な公衆衛生問題の理解に貢献していることを強調している．また，水，電解質，酸–塩基平衡に関する知識は，主要な代謝経路に関する知識と同様に，将来の臨床医にとって重要であると確信している．したがって，本書はほかの教科書よりもこれらのトピックに重点を置いている．

前版（第5版）では，この分野全体を見通せるような構成に変更した．その詳細は第1章にまとめられている．第6版では，文献を更新し，特にウェブ上の参考文献を全面的に更新した．新しい専門用語や略語に慣れやすくするため，各章の末尾に簡単にアクセスできる略語リストを掲載した．

さらに，自己評価用の問題集やその他多くの資料がElsevierのウェブサイト（https://ebooks.health.elsevier.com/）に公開されている．また，関連出版物である*Medical Biochemistry Flash Cards*もあり，すばやく復習することができる．

これまで同様，読者の皆さんからのコメント，ご批判，ご提案を歓迎する．この教科書を継続してよりよいものにするにはこれに優る方法はないであろう．

謝辞

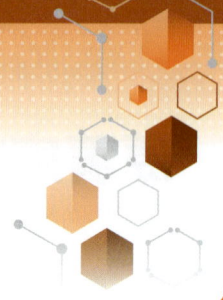

まず，ご寄稿いただいた方々のご専門を分かち合ってくださったこと，また，ご多忙な研究，教育，臨床のスケジュールの合間を縫って執筆してくださったことに感謝したい．今版の準備のほとんどは，世界的な COVID-19 の大流行中に行われ，そのために寄稿者の皆さんの仕事や私生活にさらなる負担がかかった．彼らの忍耐力に心から感謝している．

第 6 版では，新たに Georgia Perona-Wright 氏と Sophie Bradley 氏を寄稿者に迎えた．

本書をよりよいものにしようとする私たちのインスピレーションは，私たちの日常臨床，外来診療，病棟で生じる問題，疑問，決断から生まれている．私たちは，臨床の同僚や研修中の医師たちの洞察力，議論，臨床経験の共有に感謝している．また，コメント，提案，批判を提供しつづけてくれた世界中の大学の学生や研究者にも感謝している．旧版の *Medical Biochemistry* の執筆に参加した学者たちの貢献に感謝する：Gary A. Bannon 氏，Graham Beastall 氏，Robert Best 氏，Franklin F. Bolander 氏，James A. Carson 氏，Alan D. Elbein 氏（故人），Alex Farrell 氏（故人），Helen S. Goodridge 氏，George M. Helmkamp Jr. 氏，D. Margaret Hunt 氏，Andrew Jamieson 氏，Gur P. Kaushal 氏，W. Stephen Kistler 氏，Utkarsh V. Kulkarni 氏，Jeffrey R. Patton，L. William Stillway，谷口直之氏，A. Michael Wallace 氏（故人）．

本書の過去 5 版にわたり，秘書業務の面で私たちを素晴らしく支えてくれたグラスゴーの Jacky Gardiner 氏（現在は引退）にも感謝する．

このプロジェクト全体の成功の鍵は，もちろん Elsevier のみなさんである．特に Nani Clansey 氏，Louise Cook 氏，Beula Christopher 氏，そして第 6 版の発案者である Jeremy Bowes 氏に感謝する．プロジェクト全体を導いてくれた Jeremy 氏に感謝する．また，本書を最終的に形にしてくれた Rishi Arora 氏，Poulouse Joseph 氏，Sreejith Vishwanathan 氏にも感謝する．そして最後に，デザイナーとイラストレーターの努力と忍耐に感謝する．

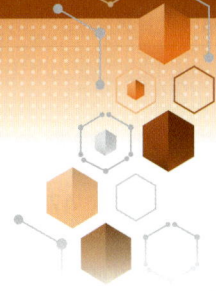

目次

第5部　シグナル伝達と成長

第1章　生化学と臨床医学：序論と概要

John W. Baynes, Marek H. Dominiczak

序論

生化学は絶えず変化している

このことは，本書の構想を練ったわれわれの当初からの共通の認識である．新版は，この分野の進歩を見直すための恰好の機会となっている．

ヒトのゲノム genome の研究，特に遺伝子制御の研究は他の3つの拡大する分野とともに医学の進歩を牽引し続けている：すなわち，**トランスクリプトーム** transcriptome，**プロテオーム** proteome，**メタボローム** metabolome の分野とともに医学を発展させている（**図1.1**）．新たなデータがギャップを埋め，レセプター，シグナル伝達経路，転写因子，そしてこれらの大きなドメイン間の双方向の情報伝達に関する知識を完成させた．生化学の観点からみると，おそらくここ数年で最もエキサイティングな進展をみたのは細胞外からの代謝シグナルを細胞内経路に伝達することにかかわるタンパク質や，ゲノムの出入，細胞分裂と成長の制御のネットワークの役割に関する知見が拡大した点である（**図1.2**）．このことが，がんや慢性疾患の病態に新知見をもたらした．すなわち，COVID-19の原因ウイルスであるSARS-CoV-2から防御する新しいワクチンや，ゲノムを編集して遺伝子発現を変化させる緊急のテクノロジーなどである．

これらのすべてが，私たちの代謝に対する見方を変えた．そして生化学が始まって以来，その本質であった化学反応の特徴に加えて，現在ではホルモンや神経伝達物質の直接的な制御や，酵素タンパクの制御にかかわるシグナル伝達分子や受容体のカスケードが認識されるようになった．これらの発見は，治療薬の開発に大きな道を開いたが，同時に，生化学を学ぶ学生にとっては，時には複雑なタンパク質の用語など難題を増やすことになった．タンパク質用語やシグナルを識別するためには，しばしばすぐには理解できない略語やシグナル伝達分子や転写因子を特定する略語や対義語に精通する必要があり，これは，生化学の世界ではもはや日常茶飯事になってきている．

私たちの視点を変えるもう1つの最近の発展には，構造生物学のインパクトがある．すなわち膜輸送などの現象の理解，そして化学的プロセスの基盤となる細胞の足場の性質を理解することなどである．物理的構造が多くのプロセスを区画化し，修飾していることを学ぶ．そしてまた，病気の発症においてこれらの事実が基本的な役割を果たしていることを知る．

栄養，生活スタイル，そして環境にかかわる病気は，一方では肥満，糖尿病，アテローム性動脈硬化症，心血管疾患であり，他方では，栄養不良や栄養不足などがあげられる．これらは，世界的な健康上の大きな問題であり続けている．医師が慢性疾患や加齢に伴う疾患の予防と治療に費やす時間は，ますます増えている．

計算能力の向上と，臨床と集団研究を組み合わせたビッグデータの活用により病気のリスクを予測するアルゴリズムを二元的システムから連続的システムにし，個々のリスクをより正確に評価することができるようになった．

最後に，分子神経科学が発展し続けるにつれ脳の巨大な複雑性をよりよく理解できるようになった．同時に，分子レベルでは，神経生理学的および病理学的プロセスの多くが，神経細胞のタンパク質の変化，シグナル伝達カスケードやイオンの流れの変化という観点から理解できるようになってきている．

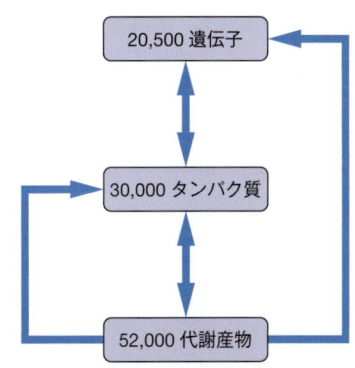

図1.1　ヒトのゲノム，タンパク質，代謝産物
データはヒトゲノムプロジェクト，ヒトプロテオームマップ，ヒトメタボロームデータベース（関連ウェブサイトを参照）に基づく．数字は概数．

＊大阪国際がん研究センター研究所 所長および糖鎖オンコロジー部 部長（兼任）の谷口直之博士（大阪大学名誉教授）による本章オリジナル原稿への貢献に深謝する．

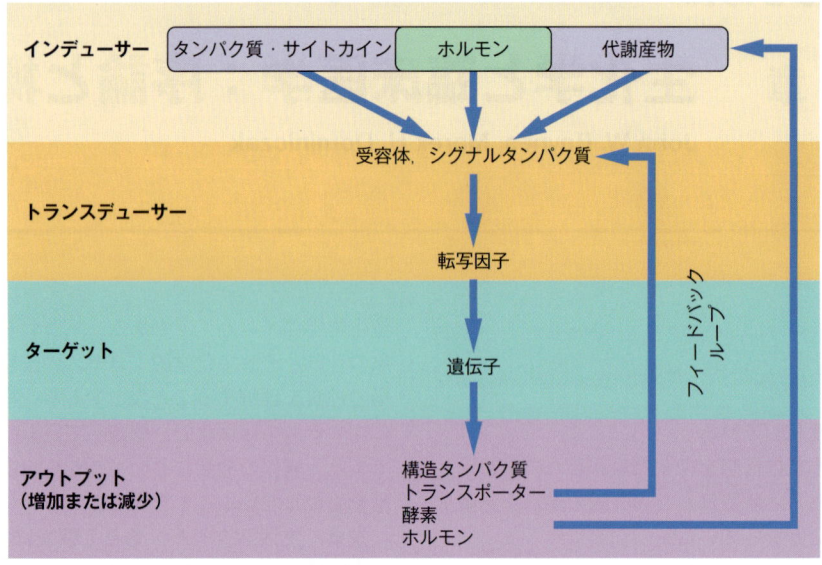

図1.2　シグナルタンパク質，酵素，ゲノムおよび代謝間の制御ループの統合図
多くのシグナルタンパク質が酵素であることに注目．またタンパク質および非タンパク質（代謝由来）ホルモンも存在する．

Medical Biochemistry 第6版とは？

生化学はファジーな分野である

　生化学は明確な境界をもつ学問ではない．細胞生物学，解剖学，生理学，病理学などの分野などとシームレスにリンクしている．実際，臨床的な問題を解決するには学際的な境界を越えなくては不可能である．本書ではしばしばテキスト本文とコラム「臨床症例」の両方で，この境界を頻繁に越えている．そのため，**栄養，水と電解質，酸-塩基平衡，そして特殊な組織**を扱う章は，従来の生化学の観点からみると，学際的でありかつさらに統合的なものとなっている．本書は初版から，他の多くの教科書よりも水，電解質，酸塩基平衡に重点を置いてきた．私たちはこれらのトピックスが特に医学を学ぶ学生にとって重要であることを主張し続けている．これらのトピックスは生化学コースの一部として教えるべきであり，臨床化学と医療実践の基礎を提供するトピックスであると信じている．

　私たちが "*Medical Biochemistry*" を執筆したのは，**生化学を理解することで医療の実践を向上させる**と確信しているからである．医師にとって日常診療に新しい進歩を取り入れることは不可欠である．ほんの数年前までは理論や推測であったものが，今では病棟の回診や症例検討会で使用されるツールキットの一部となっている．「私たちが執筆中に何度も自問自答したのはこの情報はあなたの臨床上の根拠にどれくらい役立つだろうか？」ということであった．そのためこの教科書では，医師がベッドサイドで遭遇する問題を取り上げ，その基本的な概念と結び付けている．

　私たちは，教科書は医師にとって不可欠な知識の基盤（ベース）を提供するだけではなく，今後診療に取り入れられる新たなトピックスにも目を向けるべきだと考えている．また，将来予期せぬ事態に対する認識の必要性を学生に植え付けることができるだろう．

　これが不可欠であることは，現実の世界が証明している．大惨事となった COVID-19 のパンデミックは，国内外における強固な公衆衛生システムの社会的重要性を浮き彫りにした．そして何よりも，予期せぬ課題に迅速に対処できる柔軟な研究ベースの診断ラボをもつことの意義，そして何よりも，危機のときに救いの手を差し伸べることができる最先端の科学の社会的重要性である．

第6版での改善点

　"*Medical Biochemistry*" は復習用テキストや多肢選択式（Multiple-Choice）試験の準備のための教材として企画されたものではない．臨床のキャリアのためのリソースである．本書は，この分野の多くの教科書よりも簡潔であり，重要な概念の説明と疾患概念の統合に重点を置いている．私たちはこのアプローチが，皆様の将来の臨床に役立つことを願っている．

　第6版の作成にあたり，前回〔原書5版，訳注：日本では，本書の第5版は翻訳出版していない〕同様，以下の点に留意した．事実を更新し，説明の質を向上させることに努めた．前版の構成は維持した．私たちは**分子と細胞**から始め，生化学の核心である**代謝**へと続く，そして**遺伝の分子的基礎**について，デオキシリボ核酸 deoxyribonucleic acid（DNA），リボ核酸 ribonucleic acid（RNA），タンパク質合成，遺伝子発現の制御を議論し，そしてゲノミクス，プロテオミクス，メタボロミク

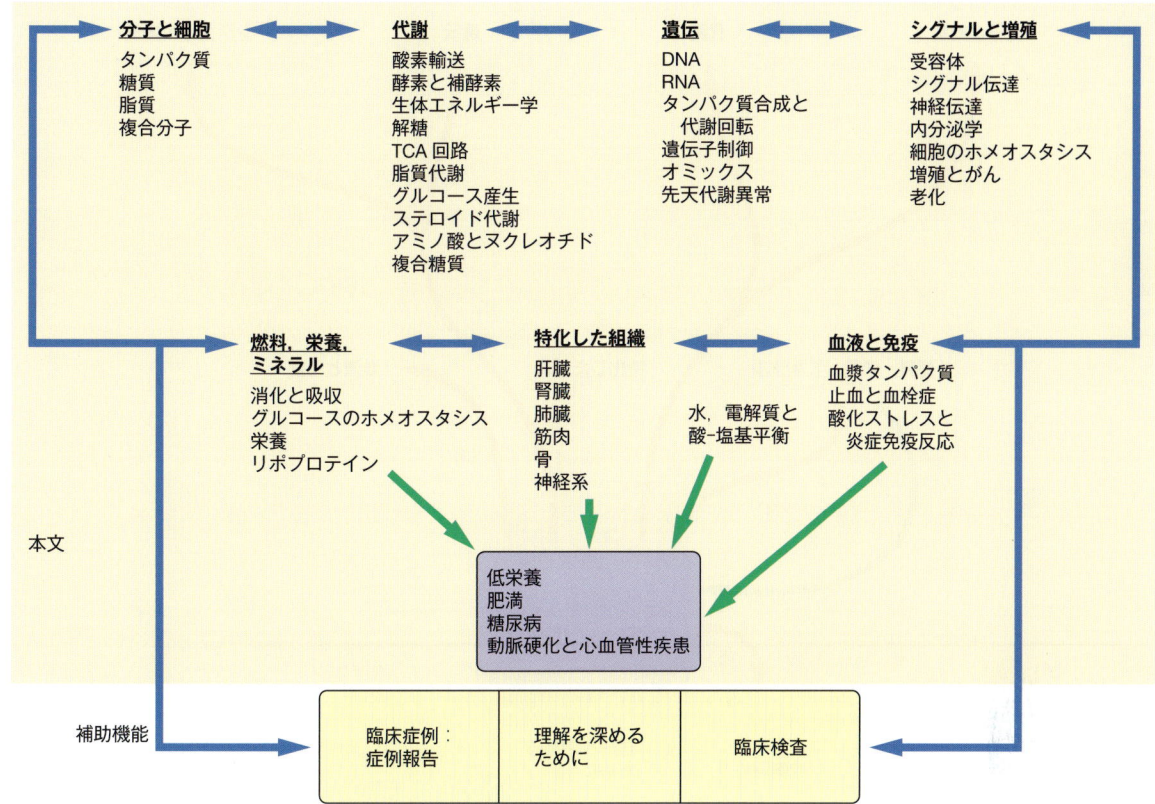

図1.3　ベインズ・ドミニチャク生化学　第6版：本書の俯瞰図

すべての本書の各章には互いに強い関連性がある．代謝のところを学ぶと遺伝的な代謝上の欠損についての知識を得ることができる．多くの人が遭遇し重要な健康問題である糖尿病，動脈硬化症，肥満，そして栄養失調症などはそれぞれの章で詳しく記述されている．本書全体を通して，「臨床症例」，「臨床検査」があり，そこで，ベーシックサイエンスを臨床実習と結び付けてより知識を高めることができる．そして「理解を深めるために」には選別された問題をより発展させてある．またアップデートされた文献や参考論文によってさらに学習を高めることができる．

スといった体系的なアプローチについて述べる．また，**細胞のシグナル伝達と増殖**を述べ，それらの加齢やがんとの関連性についても取り上げる．そして「**統合**」のテーマに進む．「**燃料と栄養素**」では消化管と，現在公衆衛生上大きな問題になっているグルコースとリポプロテイン代謝に関連する疾患について述べる．「**特化した組織とそれらの機能**」の部で肝臓，筋肉，脳の機能について述べる．ここでは，治療薬を含む異物の代謝についても述べる．最後の「**血液と免疫**」では，止血（血液凝固）と免疫という生体防御機構について述べる．すなわち，止血（血液凝固），免疫反応，炎症の役割，酸化ストレスがもたらす結果などである．**図1.3**は，本書のマップであり，生化学的なトピックをより広範な生物学的文脈に統合する方法を示している．**図1.4**は，統合的な章から学習を開始し，その後特定のトピックをより深く論じている章に進むことで詳細を補うことができる，"逆学習"の方法を示している．

　各章の末尾に記載されている参考文献やウェブサイトは，提示された内容をさらに拡大したもので詳細を参照することができる．本書では，複雑な生化学的プロセス

をダイナミックに紹介するビデオへのリンクが増えた．正直なところ，静的なテキストや図では捉えにくいプロセスもある．エルゼビアはさらに，eBooks+ プログラムを通じて解剖学，細胞生物学，微生物学，生理学，薬理学，免疫学，病理学，臨床化学などの教科書の発展した考察へのリンクを提供している．これらのリソースは生化学のトピックスがハイパーリンクされており，便利である．

生化学とは何だろう？　　簡単な概要

生化学を学ぶと健康と病気における栄養，代謝，遺伝の相互作用を理解するのに役立つ．

　人体は，一方では厳密に制御され，統合された自己完結型の代謝システムである．フランスの生理学者クロード・ベルナール（Claude Bernard, 1813 ～ 1878）は，内部環境（milieu intérieur）という概念を生み出した．その一方で，環境とコミュニケーションする開放的なシステムでもある．この一見矛盾する2つの特徴にもかかわらず

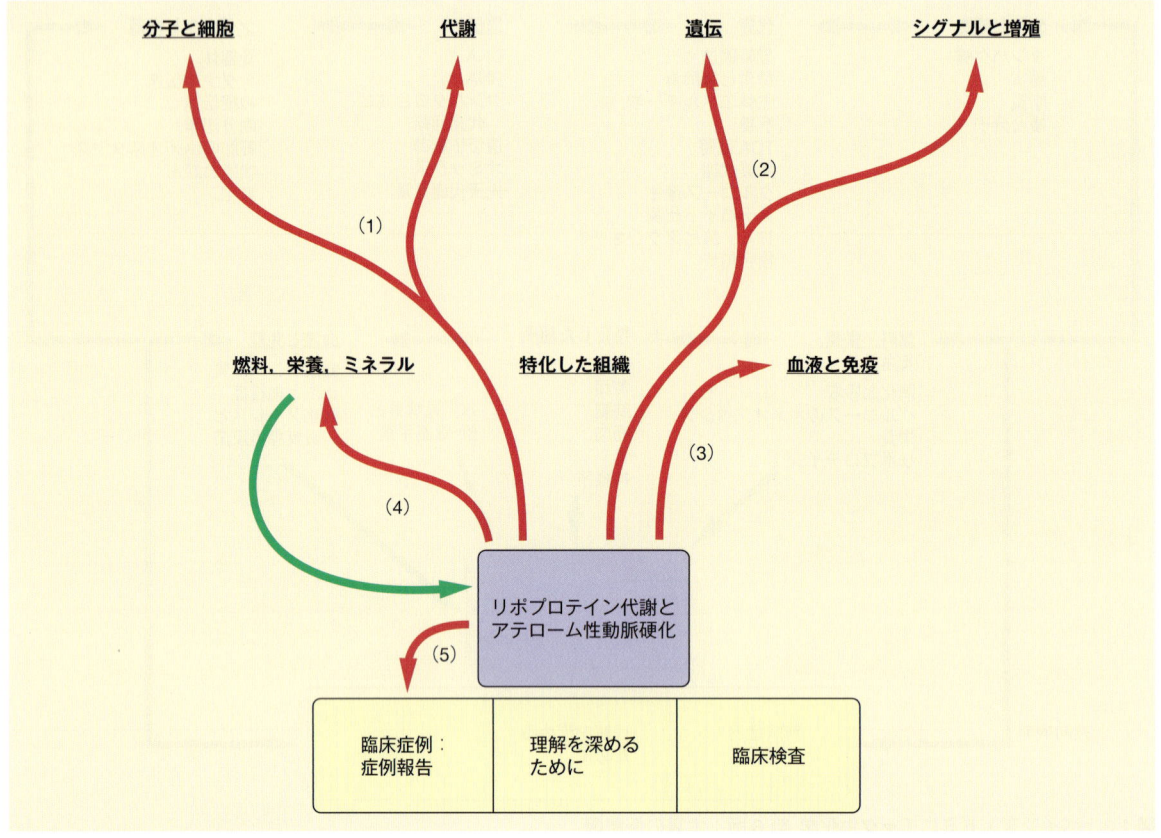

図 1.4　逆学習法：医学生生化学のトピックスを探る

このような統合されたトピックスから本書の他の部分に進み，知識を深めることができる．例えば燃焼，栄養とミネラル（緑の矢印）の章のリポプロテイン代謝とアテローム形成（第 33 章）を読んだとしよう．（矢印）赤い矢印は関与する化合物の構造(1)，血管リモデリングの根底にある特定のメカニズム(2)，アテローム性動脈硬化プラークにおける細胞蓄積の根底にあるプロセス(3)，食事による予防の側面(4)などにかかわる詳しい情報を見いだすときに，本書のさまざまな箇所を指している．そこでは，どのような臨床的なトピックも，「臨床症例」を調べることで補強される(5)．

身体はその内部環境を何十年にもわたって維持してきた．

　私たちは定期的に燃料（食料を摂取）と水を補給し，空気中の酸素を取り込み，酸化的代謝，すなわち高度に制御された低温燃焼反応のために利用する．そして，代謝によって生成されたエネルギーを使って仕事を行い，体温を維持する．私たちは二酸化炭素を排出（呼気または排泄）し，水，窒素老廃物を排出する．私たちが摂取する食品の量と質は，私たちの健康に大きな影響を与える．一方では栄養失調，他方では肥満と糖尿病が，現在世界的に公衆衛生上の大問題となっている．

糖質，脂質およびタンパク質は体の主要な構成成分である

　タンパク質 protein はいわば建築のブロックと触媒である．タンパク質は，組織の“建築物”の骨組みを形づくっている．また，酵素として補助分子（**補酵素** coenzyme や補因子 cofactor）とともに生化学反応を触媒する．タンパク質はまた，細胞内外の情報伝達（**シグナル伝達** signaling）においても基本的な役割を果たす．

DNA の機能と**遺伝子発現** gene expression の制御に不可欠なプロセスである．

　糖質 carbohydrate と**脂質** lipid は，モノマーあるいは比較的単純なポリマーとして，われわれの主要な**エネルギー源** energy source である．これらはグリコーゲンやトリグリセリドとして組織に貯蔵される．**コレステロール** cholesterol やリン脂質 phospholipid などの脂質は，生体膜の骨格を形成している．糖質と脂質はまた，タンパク質と脂質の両方に結合し，複雑な構造（糖鎖複合体）を形成するが，それらは細胞の**接着** adhesion や**免疫** immunity などの**細胞シグナル伝達系** cell signaling system に必須である．

　化学的な変動因子，すなわち pH，**酸素圧** oxygen tension，**無機イオン**や緩衝液の濃度などは，代謝が行われる生体の恒常性の維持（ホメオスタシス）の環境を決める．わずかな環境の変化，例えば数度の体温変化や，0.1 pH の変化であっても，生体にとって致命的になることがある．

　生体膜 biological membrane は代謝経路を別々の細胞

の区画に分けている．これらの水を透過させない構造をした生体膜には，“ドアと玄関”（生体膜輸送体）や種々の“鍵”（ホルモン，サイトカインなど）に対応する“鍵穴”（受容体など）が点在しており，細胞内にシグナルを伝達する．生体膜はイオン ion や代謝産物 metabolite の輸送を行い，また，細胞内あるいは細胞間のシグナル伝達 signal transduction において基本的な役割も果たしている．身体で消費されるエネルギーの多くは，熱を発生することと，生体膜内外のイオンおよび代謝産物の濃度勾配を維持するために使われる．また，身体中の細胞は神経伝達，筋肉収縮，栄養物の輸送，細胞容積の維持などのために膜内外の電気的，化学的ポテンシャルに大きく依存している．

　糖質と脂質は，われわれの基本的なエネルギーの源である．しかし，われわれが必要とする栄養素には，アミノ酸 amino acid（タンパク質の成分），ナトリウム，カリウム，リン酸や他の多量元素，無機分子，そして微量栄養素，すなわちビタミン vitamin と微量元素 trace element なども含まれる．

　グルコース glucose〔血液中では純粋な（遊離の）かたちで存在し，グリコーゲンのかたちで貯蔵される〕は酸素を必要としない（嫌気的な）過程である解糖系 glycolysis を経て代謝される．解糖系はピルビン酸を産生し，ミトコンドリアでの好気的代謝の元となる．また同時にアミノ酸，タンパク質，脂質そして核酸 nucleic acid の合成の出発点になる代謝産物を産生する．

　グルコースは脳にとって最も重要な燃料である．したがって，生存のためには血漿中における濃度を維持することが必須である．グルコースのホメオスタシスは細胞と組織間の代謝活性を取り仕切るホルモンによって制御されており，主にインスリンとグルカゴンが担い，アドレナリン（エピネフリン）とコルチゾールも関係する．

酸素はエネルギーの産生にとって必須であるが，一方で毒性も発揮する

　嫌気的な代謝過程では，解糖系の最終産物であるピルビン酸がアセチル CoA acetyl coenzyme A（acetyl-CoA）に変わるが，これは，糖，脂質およびアミノ酸の代謝における共通の中間体でもある．アセチル CoA は細胞の中心的な代謝のエンジンであるミトコンドリアに存在するトリカルボン酸回路 tricarboxylic acid（TCA）cycle に入る．アセチル CoA は酸化されて二酸化炭素 carbon dioxide（CO_2）を放出し，重要な補酵素であるニコチンアミドアデニンジヌクレオチド nicotinamide adenine dinucleotide（NAD^+）やフラビンアデニンジヌクレオチド flavin adenine dinucleotide（FAD）を還元する．燃料の酸化に伴って放出されるエネルギーを，これらのヌクレオチドの還元のかたちで分子内に捕捉する．

　生物系のエネルギーのほとんどは酸化的リン酸化 oxidative phosphorylation によって獲得される．このプ

ロセスには酸素消費，つまり呼吸 respiration が関与しており，生物はミトコンドリアの電子伝達系 electron transport（ETC）のなかで，NADH と $FADH_2$ を酸化し，ミトコンドリア内膜を越えて水素イオン勾配を生成する．この電気化学的勾配 electrochemical gradient におけるエネルギーはアデノシン三リン酸 adenosine triphosphate（ATP）の化学エネルギーに変わる．生化学者は ATP を「代謝の共通通貨」と呼んでおり，燃料代謝によって生成されたエネルギーを仕事，輸送，生合成に利用することを可能にしている．酸素は好気的代謝に不可欠だが，酸化ストレス oxidative stress と炎症 inflammation の際に広範な組織損傷を引きおこすこともある．活性酸素による障害効果から細胞や組織を防御する強力な抗酸化防御機能 antioxidant defense が存在する．

代謝は，摂食，食後と絶食の状態の間で連続的に繰り返される

　食物の摂取に応じて，糖と脂質の主要な代謝経路の方向性が変動する．摂食時に活発な経路は解糖系，グリコーゲン合成 glycogen synthesis，脂質合成 lipogenesis とタンパク質合成 protein synthesis で，組織を活性化し代謝燃料の過剰分を蓄える．空腹時には代謝の方向は逆になる．グリコーゲンと脂質の貯蔵は，グリコーゲン分解 glycogenolysis と脂質分解 lipolysis によって分解され，エネルギー産生 energy production を行う．

　グリコーゲンの備蓄が不足すると，タンパク質が分解されて糖新生 gluconeogenesis を通じたグルコース合成のために炭素骨格を提供し，血糖の絶え間ない供給を保証する．一方，他の生合成経路はペースダウンする．糖尿病，肥満そして動脈硬化性心血管疾患などの慢性的かつ遍在的な病状の根底には，乱れた食生活や燃料輸送・代謝の変化があり，これらは現在，公衆衛生上の大きな問題になっている．

組織は特殊化された機能を担う

　特殊な組織の機能には筋収縮，神経伝達，骨形成，免疫監視，pH の維持，体液と電解質バランス，そして外来物質の解毒などが含まれる．複合糖質 glycoconjugate（糖タンパク質，糖脂質およびプロテオグリカン）は組織の構成や構造の保持，細胞間の情報伝達に必要である．細胞のシグナル伝達系の理解が急速に進んだことで，われわれの細胞増殖 cell growth や修復機構 repair mechanism に対する洞察が増した．これらの細胞のシグナル伝達系のはたらきが時間とともに減少することが老化 aging を招き，その欠陥が神経変性疾患 neurodegenerative disease やがん cancer を引きおこす．

ゲノムはすべてを支えている

　ゲノムは，構成遺伝子の発現の制御とタンパク合成の

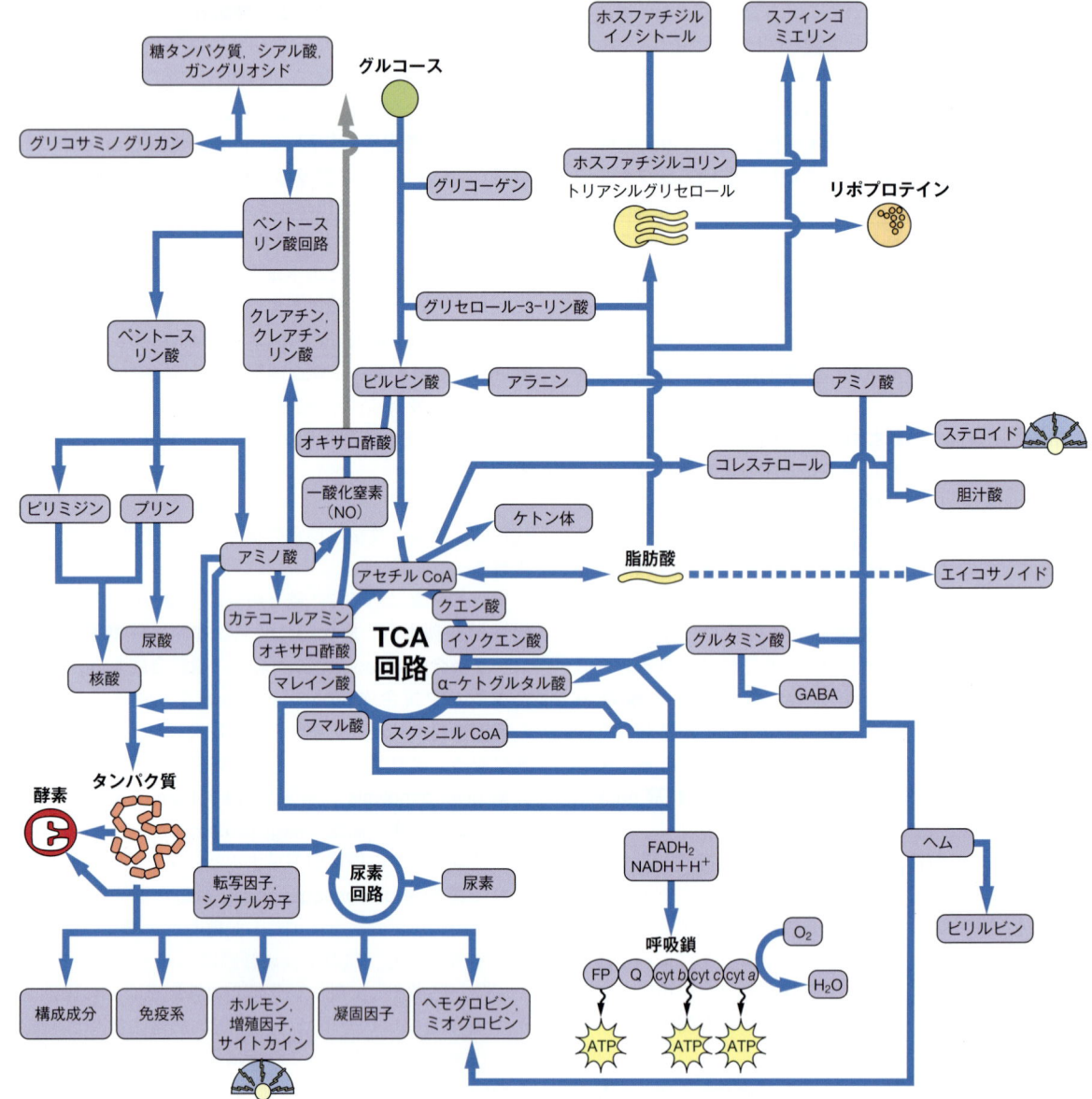

図1.5　生化学：すべてを1つに

代謝と生体エネルギーを中心に，この分野を俯瞰してみよう．あなたの学習や復習の計画に役立つだろう．次の章を勉強するときにこれを参照し，生化学に対するあなたの視野がどのように広がるかをみてほしい．ATP：アデノシン三リン酸，cyt：シトクロム，FAD/FADH₂：フラビンアデニンジヌクレオチド（酸化型／還元型），FP：フラビンタンパク質，GABA：γ-アミノ酪酸，NAD⁺/NADH：ニコチンアミドアデニンジヌクレオチド（酸化型／還元型），Q：ユビキノン／ユビキノール，TCA回路：トリカルボン酸回路．

調節を通じて遺伝情報の保持と伝達の機構を提供する．個々のタンパク質の合成は，**デオキシリボ核酸（DNA）**にコードされ，**リボ核酸（RNA）**に転写される情報によって制御されている．RNA は続いてペプチドに翻訳され，折りたたまれて**機能的なタンパク質分子** functional protein molecule となる．発現されるタンパク質のスペクトルと発育，適応，加齢における一時的な発現の制御がわれわれのタンパク質の構成，すなわち**プロテオーム** proteome の基となっている．**エピジェネティクス** epigenetics は，急速に拡大しつつある分野で，DNA の塩基配列の変化以外の方法により DNA の機能変化を引きおこす遺伝子制御の研究である．エピジェネティクスは遺伝子発現の制御に関するより深い洞察を提供する．

過去10年間で，バイオインフォマティクス，ゲノムワイド関連の研究そしてエピジェネティクスの理解が進み，遺伝子の制御ネットワークの複雑さに実に画期的な洞察を与えた．さらに**組換え DNA** recombinant DNA 技術の応用は，臨床研究室にこの数十年で革命をもたらし，最近ではゲノム編集のための新しいツールも提供されている．

ゲノム全体をスキャンする機能と，ゲノミクス，プロテオミクスやメタボロミクスによって得られる情報により，遺伝子制御やタンパク質合成，代謝についての新たな洞察が得られる．

本章のサマリーを**図1.5**に載せている．一見すると**図1.5**はロンドンの地下鉄路線図(関連ウェブサイト参照)に似ている．多くの駅がある地下鉄のように，生化学もよい地図があれば全体のなかでそれがどの部分に相当するかが明らかになり，馴染みのない用語をおそれることはない．学習が進むごとに，この図に戻って参考にすることで，生化学の理解がいかに進んだかということに気づくだろう．

参考文献

Atkins P. *What is chemistry?* Oxford, UK: Oxford University Press; 2013.

Cooke M, Irby DM, Sullivan W, et al. American medical education 100 years after the Flexner Report. *N Engl J Med*. 2006;355:1339–1344.

Dominiczak MH. Teaching and training laboratory professionals for the 21st century. *Clin Chem Lab Med*. 1998;36:133–136.

Dominiczak, M. H. (2012). Contribution of biochemistry to medicine: Medical biochemistry and clinical biochemistry. *UNESCO encyclopedia of life support systems (UNESCO-EOLSS)*. http://www.eolss.net.

Ludmerer KM. Learner-centered medical education. *New England Journal of Medicine*. 2004;351:1163–1164.

Powell D, Carraccio C. Toward competency-based medical education. *N Engl J Med*. 2018;378:3–5.

関連ウェブサイト

Human Metabolome Database (HMDB), version 3.6: http://www.hmdb.ca/

Human Proteome Map: http://www.humanproteomemap.org/

Overview of the Human Genome Project, NIH National Human Genome Research Institute: https://www.genome.gov/12011238/an-overview-of-the-human-genome-project/

Transport for London. (n.d.). Tube map. Retrieved from http://www.tfl.gov.uk/assets/downloads/standard-tube-map.pdf

第2章 アミノ酸とタンパク質

Ryoji Nagai

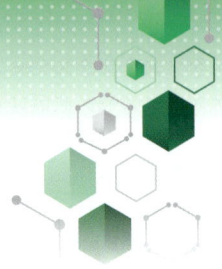

本章で学ぶこと

本章の到達目標

- それぞれのアミノ酸を化学構造および電荷によって分類できる.
- アミノ酸とタンパク質に関連して pK_a と pI の意味を説明できる.
- タンパク質の一次, 二次, 三次, 四次構造について説明できる.
- イオン交換, ゲルろ過クロマトグラフィー, アフィニティークロマトグラフィー, そして電気泳動と等電点電気泳動の原理について説明し, さらにこうした技術をタンパク質の単離や特性解析に応用する方法について説明できる.

理解を深めるために
非タンパク質性アミノ酸

尿中の異常アミノ酸(アミノ酸尿)やアミノ酸濃度上昇の測定は臨床診断に利用される(第15章参照). タンパク質中には検出されないアミノ酸も含めて, 血漿の遊離アミノ酸は通常 10 〜 100 μmol/L である. 例えば, シトルリンは L-アルギニンの代謝産物であり, 血管作動性物質として重要な一酸化窒素を産生する一酸化窒素合成酵素の産物でもある. クレアチニンは大半が筋肉で産生されるアミノ酸であるが, 体重あたりでは, ほぼ一定の量が1日に排泄される. したがって, 通常 1 mg/mL ほどである尿中クレアチニン値を基準にして, 検査に用いた尿の希釈率の補正ができる. カルノシン, β-アラニル-L-ヒスチジン, そしてアンセリンや β-アラニル-N-メチルヒスチジンのようなジペプチドは骨格筋や脳に検出され, これらのジペプチドは活性酸素の消去剤として機能する(第42章).

はじめに

タンパク質は生命体における主要な構造と機能を担うポリマーである

タンパク質は代謝反応の触媒, ビタミン・ミネラル・酸素や栄養の輸送など, さまざまな生命活動に利用される. 組織の構造を形成するタンパク質や, 神経伝達, 筋肉の収縮や細胞の遊走・血液の凝固・免疫的防御機構・ホルモンや調節分子として機能するタンパク質がある. タンパク質はアミノ酸が直鎖状につながったポリアミド(ポリペプチド)構造として合成されるが, それらは複雑な三次元構造を形成し各タンパク質としての機能を発揮する. さまざまな動物・植物・微生物にはおよそ300種のアミノ酸が存在するが, わずか20種のアミノ酸がDNAによってコードされており, タンパク質中に存在する. 多くのタンパク質は修飾アミノ酸や, 糖質, 脂質, さらにはより複雑な構造を有するヘモグロビン中のヘムのような補欠分子族といわれる補助的な成分も含んでいる(第5章). さまざまな化学的手法を駆使することで, 質量・荷電・三次構造 tertiary structure などの特性の違いによりタンパク質を単離し同定できる. プロテオミクスは, 細胞や生命体における全タンパク質の発現や, 成長, ホルモン, ストレスや老化に伴うタンパク質発現の変動を解析する新しい研究分野である.

アミノ酸

アミノ酸はタンパク質を構成する際のブロックである

立体化学:α-炭素, D-, L-異性体の立体配置

それぞれのアミノ酸は, α-炭素と呼ばれる中心炭素原子に4つの異なる基が結合している(図2.1).

- 塩基性アミノ基(-NH₂)
- 酸性カルボキシ基(-COOH)
- 水素原子(-H)
- 特有の側鎖(-R)

20種のアミノ酸のうち, プロリンはα-アミノ酸ではなく, α-イミノ酸である. グリシンを除くすべてのアミノ酸は, 最低1つの不斉炭素原子(α-炭素原子)をもつため, 平面偏光を反対方向に回転させる**光学活性 optically active** のある異性体を2種類もつ. 立体異性体もしくは鏡像異性体と称するこうした異性体の性質は, ギリシャ語の"手"を意味する"キラル"と呼ばれる. **図2.2**に

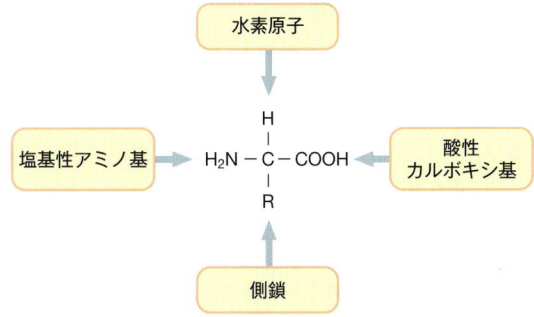

図 2.1　アミノ酸の構造

グリシン以外のアミノ酸では，4 つの異なる基がアミノ酸の α-炭素に結合している．表 2.1 に R 基の構造を示す．

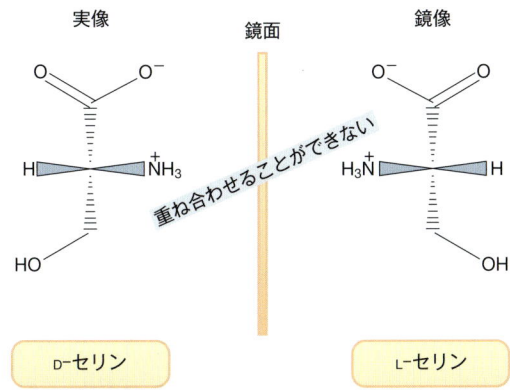

図 2.2　鏡像異性体

アミノ酸の鏡像ペア．それぞれのアミノ酸が重ね合わせることのできない鏡像であることを示している．このような鏡像の立体異性体を**鏡像異性体（エナンチオマー）**enantiomer と呼び，タンパク質中には L-鏡像異性体のみが存在する．

示すように，こうした異性体は左手と右手の関係と同様で，互いに重ね合わせることのできない鏡像となっている．アミノ酸の 2 つの立体配置は D 型（右旋性もしくは右）および L 型（左旋性もしくは左）と呼ぶ．タンパク質は，L 型アミノ酸をペプチド鎖のなかに挿入する酵素が合成するため，**タンパク質中のすべてのアミノ酸は L 型**の立体配置をとる．

● 側鎖の化学構造に基づくアミノ酸の分類

　それぞれのアミノ酸の特性は，タンパク質の構造や機能，分子の電荷を決める側鎖（-R）の官能基の種類によって決まる．これら側鎖の特性に関する情報は，分析方法の理解や精製，タンパク質の同定に重要である．電荷を有するアミノ酸や極性を有する親水性側鎖は，通常はタンパク質の表面に位置する．非極性の疎水性アミノ酸側鎖は，水と接触しないように通常は疎水性の内部，あるいはタンパク質の中心部分に埋まっている．表 2.1 には，DNA のコードする 20 種類のアミノ酸について，側

表 2.1　タンパク質を構成する 20 種類のアミノ酸*

アミノ酸	側鎖の構造
脂肪族アミノ酸	
グリシン（Gly，**G**）	—H
アラニン（Ala，**A**）	—CH₃
バリン（Val，**V**）	
ロイシン（Leu，**L**）	
イソロイシン（Ile，**I**）	
含硫アミノ酸	
システイン（Cys，**C**）	—CH₂—SH
メチオニン（Met，**M**）	—CH₂—CH₂—S—CH₃
芳香族アミノ酸	
フェニルアラニン（Phe，**F**）	
チロシン（Tyr，**Y**）	
トリプトファン（Trp，**W**）	
イミノ酸	
プロリン（Pro，**P**）	
中性極性アミノ酸	
セリン（Ser，**S**）	—CH₂—OH
トレオニン（スレオニン，Thr，**T**）	
アスパラギン（Asn，**N**）	
グルタミン（Gln，**Q**）	
酸性アミノ酸	
アスパラギン酸（Asp，**D**）	—CH₂—COOH
グルタミン酸（Glu，**E**）	—CH₂—CH₂—COOH
塩基性アミノ酸	
ヒスチジン（His，**H**）	
リシン（リジン，Lys，**K**）	—CH₂—CH₂—CH₂—CH₂—NH₂
アルギニン（Arg，**R**）	

＊：慣用の 3 文字および 1 文字表記を括弧内に示す．

鎖の官能基の性質に基づいて分類している.

脂肪族アミノ酸

　脂肪族アミノ酸 aliphatic amino acid（アラニン，バリン，ロイシン，イソロイシン）は，側鎖に飽和炭化水素をもつ. グリシンの側鎖は水素のみであるが，このグループに含める. アラニンは側鎖がメチル基である比較的シンプルな構造であるが，バリン，ロイシン，イソロイシンはそれぞれイソプロピルや sec-ブチル基および iso-ブチル基をもつ. これらのアミノ酸はすべて疎水性である.

芳香族アミノ酸

フェニルアラニン，チロシン，トリプトファンは芳香族の側鎖をもつ

　非極性脂肪族と芳香族アミノ酸 aromatic amino acid は，通常はタンパク質の中心部に埋もれており，疎水性相互作用している. チロシンは弱酸性のヒドロキシ基（水酸基）を有しており，タンパク質の表面に存在することが多い. チロシンヒドロキシ基の可逆的なリン酸化がいくつかの酵素で認められ，それは代謝経路の調節に重要である. **たいていのタンパク質は芳香族アミノ酸による紫外線吸収を示し，その最大吸収波長は約 280 nm 付近にある**. トリプトファンはこの波長域においてフェニルアラニンやチロシンに比べて高い紫外線吸収を示す. タンパク質のモル吸収係数は，分光光度計を用いた溶液中のタンパク質濃度を求める際に有用である. 芳香族アミノ酸とタンパク質の典型的な吸収スペクトルを**図2.3**に示す.

中性極性アミノ酸

　中性極性アミノ酸 neutral polar amino acid は側鎖にヒドロキシ基あるいはアミドをもつ. セリンとトレオニン（スレオニン）は側鎖ヒドロキシ基をもつ. これらのアミノ酸は，時に触媒タンパク質である酵素の活性部位に存在する（第6章）. 酵素の活性部位周辺のセリンやトレオニン残基の可逆的リン酸化は，体のエネルギー代謝の調節や栄養貯蔵に関与している（第12章）. **アスパラギンやグルタミンの側鎖はアミドを含む. これらは極性が高いが，生理的条件においては電荷をもたない**. セリン，トレオニン，アスパラギンは糖がタンパク質に結合した糖タンパク質形成の際の主要なアミノ酸である（第17章）.

酸性アミノ酸

　アスパラギン酸やグルタミン酸は，側鎖にカルボキシ基をもち pH7 でイオン化されるため，β-カルボキシ基と γ-カルボキシ基はいずれも陰性に荷電する. イオン化した状態では，これらのアミノ酸はそれぞれアスパラギン酸塩，グルタミン酸塩と記す.

塩基性アミノ酸

　リシン（リジン）やアルギニンの塩基性アミノ酸の側鎖は中性条件で十分にプロトン化しているため，陽性に荷電している. リシンは側鎖末端の ε-炭素に第一級アミノ基をもつ. リシンの ε-アミノ基の pK_a は約11である. アルギニンは塩基性が最も強いアミノ酸であり（pK_a 約13），そのグアニジノ基は pH7 ではプロトン化してグアニジウムイオンとして存在する.

　ヒスチジン（pK_a 約6）は側鎖に**イミダゾール imidazole** 環をもち，多くの酵素において一般酸-塩基触媒として

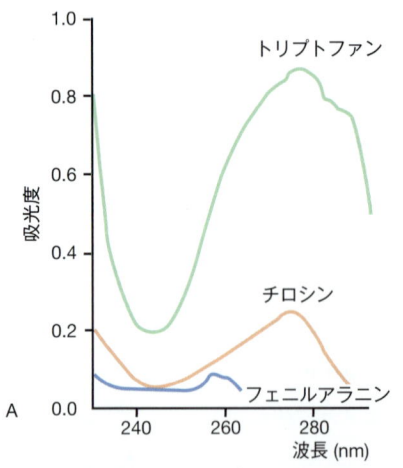
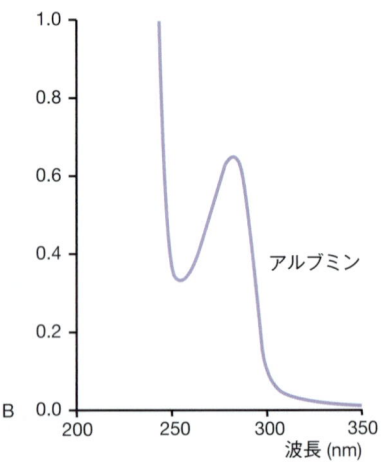

図2.3　芳香族アミノ酸とウシ血清アルブミンの紫外線吸収スペクトル
（A）トリプトファン，チロシンやフェニルアラニンなどの芳香族アミノ酸は 280 nm 付近に吸収極大をもつ. 精製タンパク質は，芳香族アミノ酸の含有量の違いにより，280 nm 付近に固有の分子吸収係数を有する. **（B）**ウシ血清アルブミン溶液（水 1 mL 中に 1 mg 溶解）は，光路長 1 cm のキュベットを用いて 280 nm の吸光度を測定すると 0.67 の吸光度を示す. タンパク質の吸収係数は，多くの場合，$E_{1\%}$（10 mg/mL 溶液）で表記し，アルブミンでは $E_{1\%}$ 280 nm ＝ 6.7 となる. タンパク質によって含まれる Trp，Tyr，Phe の量は異なるが，280 nm の吸光度測定は溶液中のタンパク質濃度を推定するための手段として有効である.

表2.2　アミノ酸の官能基とその極性

アミノ酸	官能基	親水的（極性）または疎水的（非極性）	例
酸性	カルボキシ（-COOH）	極性	Asp, Glu
塩基性	アミン（-NH₂）	極性	Lys
	イミダゾール	極性	His
	グアニジノ	極性	Arg
中性	グリシン（-H）	非極性	Gly
	アミド（-CONH₂）	極性	Asn, Gln
	ヒドロキシ（-OH）	極性	Ser, Thr
	チオール（スルフヒドリル，-SH）	非極性	Cys
脂肪族	炭化水素	非極性	Ala, Val, Leu, Ile, Met, Pro
芳香族	芳香環（aromatic ring）	非極性	Phe, Trp, Tyr

はたらく．イミダゾールのプロトン化体をイミダゾリウムイオンと呼ぶ．

◉ 含硫アミノ酸

　システインとその酸化型である**シスチン cystine** は含硫アミノ酸 sulfur-containing amino acid であり，極性は低い．システインは残基が他のシステイン残基と**ジスルフィド結合 disulfide bond** を形成することでタンパク質鎖を架橋し構造を安定にするため，タンパク質の構造安定性において重要な役割を担っている．1本のポリペプチド鎖中でアミノ酸配列上は離れた2つの領域が，ジスルフィド結合（分子内ジスルフィド結合）によって共有結合で連結される場合がある．また，ジスルフィド結合が2つのポリペプチド鎖間に形成された場合（分子間ジスルフィド結合）は，共有結合によるタンパク質二量体ができる．これらの結合を酵素あるいは2-メルカプトエタノールやジチオスレイトールなどの還元剤で還元すると，システイン残基となる．メチオニンも含硫アミノ酸であり，非極性のメチルチオエステル基を側鎖にもつ．

◉ プロリン，環状のイミノ酸

　プロリンは他のアミノ酸と異なり，α-アミノ基とα-炭素を含む**ピロリジン環 pyrrolidine ring** をもつ**α-イミノ酸**である．このイミノ酸はポリペプチド鎖を折り曲げるため，時にポリペプチド鎖の向きを変える原因となる．

◆ アミノ酸側鎖の極性に基づくアミノ酸の分類

　表2.2はアミノ酸の官能基とそれらの極性（親水性）を示す．極性側鎖は水や他の極性基との水素結合に関与し，通常はタンパク質の表面に存在する．疎水性側鎖は疎水性相互作用によるタンパク質の折りたたみに関与し，主にタンパク質の中心部分，あるいは他のタンパク質との相互作用に必要な表面に存在する．

◉ アミノ酸のイオン化状態

アミノ酸は塩基性基と酸性基の両方を有する両性分子である

　溶液中でモノアミノ酸やモノカルボン酸は溶液のpHに依存して異なる様式にイオン化される．pH7の溶液におけるグリシンの主要な構造は双性イオン（両性イオン）である ⁺H₃N-CH₂-COO⁻ であり，そのため分子全体としては電荷的に中性である．**滴定 titration** して酸性にすると，α-アミノ基とα-カルボキシ基はプロトン化し，グリシン分子全体としては陽イオンの ⁺H₃N-CH₂-COOH となる．これに対して，アルカリで滴定すると，α-アミノ基のプロトンが外れて陰イオンの H₂N-CH₂-COO⁻ となる．

$$\text{}^+\text{H}_3\text{N CH}_2\text{COOH} \underset{\text{H}^+}{\overset{}{\rightleftharpoons}} \text{}^+\text{H}_3\text{N CH}_2\text{COO}^- \underset{\text{OH}^-}{\overset{}{\rightleftharpoons}} \text{H}_2\text{N CH}_2\text{COO}^-$$
双性イオン

　α-アミノ基とα-カルボキシ基，**酸性アミノ酸 acidic amino acid** および**塩基性アミノ酸 basic amino acid** の側鎖のpKₐ値を**表2.3**に示す．タンパク質全体の電荷は，塩基性（正荷電）および酸性（負荷電）アミノ酸側鎖の数に依存するが，実際のタンパク質の電荷は溶液のpHによって変化する〔訳注：リシンやアルギニンなど側鎖にアミノ基を有するアミノ酸は，周囲の溶液からプロトンを奪うため相対的に溶液中の水酸化物イオンの比率が高まる．そのため「塩基性アミノ酸」といわれるが，その側鎖はプロトンの付加により ⁺NH₃ となるため正荷電を

表2.3 タンパク質中のイオン化可能な基の pK_a 値

基	酸（プロトン化型）（共役酸）	H⁺＋塩基（非プロトン化型）（共役塩基）	pK_a
カルボキシ末端残基（α-カルボキシ）	-COOH（カルボン酸）	-COO⁻ ＋ H⁺（カルボキシレート）	3.0〜5.5
アスパラギン酸（β-カルボキシ）	-COOH	-COO⁻ ＋ H⁺	3.9
グルタミン酸（γ-カルボキシ）	-COOH	-COO⁻ ＋ H⁺	4.3
ヒスチジン（イミダゾール）	（イミダゾリウム）	＋ H⁺（イミダゾール）	6.0
アミノ末端（α-アミノ）	-NH₃⁺（アンモニウム）	-NH₂ ＋ H⁺（アミン）	8.0
システイン（スルフヒドリル）	-SH（チオール）	-S⁻ ＋ H⁺（チオレート）	8.3
チロシン（フェノール性ヒドロキシ基）	—OH（フェノール）	—O⁻ ＋ H⁺（フェノレート）	10.1
リシン（ε-アミノ）	-NH₃⁺	-NH₂ ＋ H⁺	10.5
アルギニン（グアニジノ）	—NH-C(NH₂)(NH₂)⁺（グアニジン）	—NH-C(NH)(NH₂) ＋ H⁺（グアニジノ）	12.5

実際の pK_a 値は3つの pH 領域付近で変化し，温度，緩衝液，リガンド結合，そして特にタンパク質中では周辺の官能基に依存する．

示す]．タンパク質の側鎖が電荷にいかに影響を与えるかを理解するには，Henderson-Hasselbalch（ヘンダーソン-ハッセルバルヒ）式に戻って考える必要がある．

Henderson-Hasselbalch 式と pK_a

Henderson-Hasselbalch 式はアミノ酸の滴定を説明し，タンパク質の正味の電荷と等電点の予測を可能とする

カルボン酸のような弱酸の一般的な解離は，次の式で表される．

$$HA \rightleftharpoons H^+ + A^- \qquad (1)$$

HA はプロトン化体（共役酸あるいは会合型）であり，A⁻ は非プロトン化体である（共役塩基あるいは解離型）．

弱酸の**解離定数**（K_a）は，酸の解離反応(1)式の平衡定数として定義される．

$$K_a = \frac{[H^+][A^-]}{[HA]} \qquad (2)$$

弱酸溶液中の水素イオン濃度[H⁺]は次のように計算できる．(2)式を次のように変形する．

$$[H^+] = K_a \times \frac{[HA]}{[A^-]} \qquad (3)$$

(3)式の対数をとり負号を付ける．

$$-\log[H^+] = -\log K_a - \log \frac{[HA]}{[A^-]} \qquad (4)$$

pH は[H⁺]の常用対数に負号を付けたもの（すなわち $-\log[H^+]$）であり，pK_a は弱酸の解離定数の常用対数に負号を付けたもの（すなわち $-\log K_a$）であるため，Henderson-Hasselbalch 式(5)となり，酸塩基平衡系の解析に利用できる．

$$pH = pK_a + \log \frac{[A^-]}{[HA]} \qquad (5)$$

アミンのような弱塩基の解離反応は次のように表すことができる．

$$RNH_3^+ \rightleftharpoons H^+ + RNH_2 \qquad (6)$$

この場合の Henderson-Hasselbalch 式は次のようになる．

$$pH = pK_a + \log \frac{[RNH_2]}{[RNH_3^+]} \qquad (7)$$

(5)式と(7)式より，酸性および塩基性官能基のプロトン化の割合と正味の電荷は，溶液の pH と官能基の pK_a によって変わることがわかる．pK_a がそれぞれ 2.4 と 9.8 の2つの官能基をもつアラニンの正味の電荷は，pH の変化に伴って低い pH の酸性溶液下で+1 から，高い pH の塩基性溶液下で−1 まで変化する（図2.4）．pK_{a1} と pK_{a2} の中間では，アラニンの正味の電荷はゼロとなり，

この pH を等電点 isoelectric point（pI）という（図 2.4）.

緩衝液

アミノ酸とタンパク質は生理的な条件において優れた緩衝能を示す

　緩衝液 buffer とは酸や塩基が加わった際に［H$^+$］の変化，つまり pH の変化を小さくする溶液のことである．緩衝液は弱酸あるいは弱塩基とその対イオンから構成されており，その pK_a 値，つまり酸型と塩基型が等濃度存在するときに最大の緩衝能を示す．アミノ化合物の例で次に示すように，酸性のプロトン化体は加えた塩基と反応し，塩基性の非プロトン化体は，加えた酸を中和する．

$$RNH_3{}^+ + OH^- \leftrightarrows RNH_2 + H_2O$$
$$RNH_2 + H^+ \leftrightarrows RNH_3{}^+$$

　アラニン溶液（図 2.4）は，カルボキシ基とアミノ基のそれぞれの pK_a に相当する pH2.4 と 9.8 で最大の緩衝能をもつ．水に溶けた状態のアラニンは，カルボキシ基が脱プロトン化（-COO$^-$）して，アミノ基はプロトン化（-NH$_3{}^+$）した双性イオンとして存在する．溶液の pH6.1 が pI（等電点）に相当し，アミノ基とカルボキシ基の pK_a の中間に一致する．水酸化ナトリウムによるアラニンの滴定曲線（図 2.4）は，pI においてアラニンの緩衝能が最も弱く，その pK_{a1} あるいは pK_{a2} に相当する pH では緩衝能が最も強いことを示している．

ペプチドとタンパク質

● タンパク質の一次構造

タンパク質の一次構造はアミノ酸の直鎖状配列である

　タンパク質では，1 つのアミノ酸のカルボキシ基は次のアミノ酸のアミノ基と結合して一次構造 primary structure を形成する．この反応過程で，水分子が除去されてアミド（ペプチド）結合が形成される（図 2.5）．ペプチド鎖中のアミノ酸の特徴は各アミノ酸の残基の性質で決まる．3 つまたはそれ以上のアミノ酸からなるペプチド鎖をトリペプチドと呼ぶ（4 つではテトラペプチド，5 つではペンタペプチド，などとなり，すべてポリペプチド）．慣例によりアミノ末端（N 末端）を最初のアミノ酸残基とし，アミノ酸配列を左から右に記載する．ペプチドのアミノ酸配列を記すときは，Asp-Arg-Val-Tyr-Ile-His-Pro-Phe-His-Leu のように 3 文字，あるいは D-R-V-Y-I-H-P-F-H-L のように 1 文字で表記する（表 2.1）．このペプチドは血圧調節に関与するデカペプチドホルモンのアンジオテンシンである．ペプチドの一端（アミノ末端）にあって，結合していないアミノ基を有す

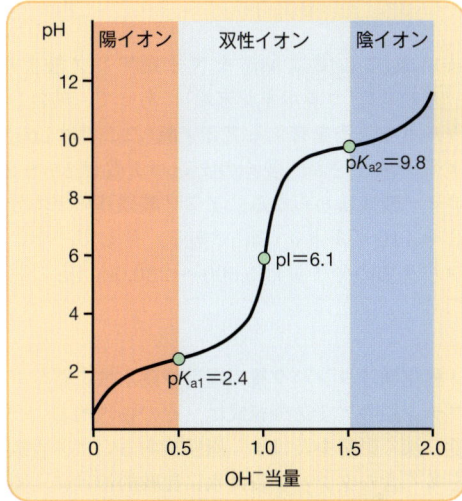

図 2.4　アミノ酸の滴定
曲線は，溶液を pH0 から pH12 に滴定する間に，アラニンによって消費される NaOH の当量値を示す．アラニンは，α-カルボキシ基および α-アミノ基のイオン化が可能な 2 つの基を含み，NaOH を加えてこれら 2 つの基を滴定できる．α-COOH 基の pK_a は 2.4 であり，α-NH$_3{}^+$ 基の pK_a は 9.8 である．非常に低い pH 条件下では，アラニンの主なイオン種は，完全にプロトン化された次の陽イオン型となる．

$$\left[\begin{array}{c} CH_3 \\ | \\ H_3\overset{+}{N}—CH—COOH \end{array} \right]$$

滴定の第 1 段階の中間点（pH2.4）では，プロトン供与体とプロトン受容体が同じモル濃度で存在し，適度な緩衝能を有する．

$$\left[\begin{array}{c} CH_3 \\ | \\ H_3\overset{+}{N}—CH—COOH \end{array} \right] \approx \left[\begin{array}{c} CH_3 \\ | \\ H_2N—CH—COO^- \end{array} \right]$$

全滴定の中点（pH6.1）では，溶液中のアミノ酸は主に双性イオン（両性イオン）の形態をとる．カルボン酸イオンの負電荷はアンモニウム基の正電荷によって中和され，アミノ酸はこの pH で正味の電荷がゼロの状態となる．

$$\left[\begin{array}{c} CH_3 \\ | \\ {}^+H_3N—CH—COO^- \\ 双性イオン \end{array} \right]$$

滴定の第 2 段階では，アラニンの-NH$_3{}^+$ 基からプロトンが除去される．この段階の中間点における pH は 9.8 であり，-NH$_3{}^+$ 基の pK_a に等しい．滴定はおよそ pH12 で完了し，その時点でアラニンはプロトン化されていない次の陰イオン型として主に存在する．

$$\left[\begin{array}{c} CH_3 \\ | \\ H_2N—CH—COO^- \end{array} \right]$$

分子が電荷をもたない pH は，等電点（pI）と呼ばれ，アラニンでは次のように計算できる．

$$pI = \frac{pK_{a1} + pK_{a2}}{2} = \frac{(2.4 + 9.8)}{2} = 6.1$$

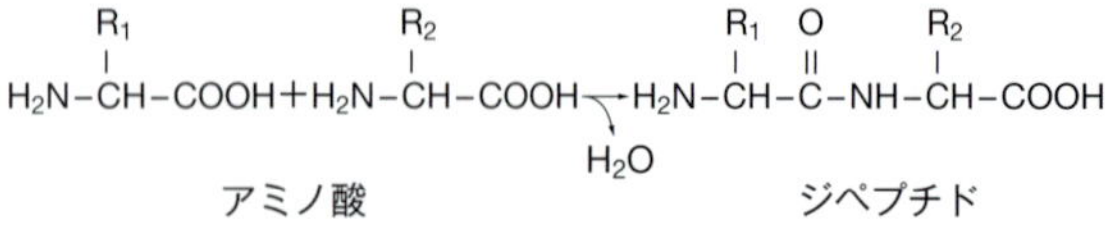

$$H_2N-CH-COOH + H_2N-CH-COOH \xrightarrow{} H_2N-CH-C-NH-CH-COOH$$

アミノ酸　　　　　　　　ジペプチド

図 2.5　ペプチド結合の構造

るアミノ酸（ここでは Asp）を N 末端アミノ酸と呼ぶ.
もう一方の末端（カルボキシ末端）にあって，結合してい
ないカルボキシ基を有するアミノ酸（ここでは Leu）を C
末端アミノ酸と呼ぶ. 多くのタンパク質は 50 〜 2,000
個のアミノ酸残基からなる. アミノ酸残基の平均分子量
はおよそ 110 ダルトン（Da）である. そして，たいてい
のタンパク質の分子量は 5,500 〜 220,000 Da の間であ
る.

アミノ酸側鎖はタンパク質の電荷や疎水性に寄与する

　ペプチド鎖のアミノ酸組成は，その物理的および化学
的特性に深く影響を及ぼす. 脂肪族あるいは芳香族アミ
ノ酸を多く含むタンパク質は水に比較的溶けにくく，細
胞膜内に見いだされることが多い. 一方，極性アミノ酸
の多いタンパク質はより水溶性である. それらは細胞質
や液胞そして血漿や細胞外液中に存在する. α-アミノ
基と α-カルボキシ基から生成するアミド骨格は中性化
合物であるため，タンパク質の電荷に影響しない. タン
パク質の電荷は，むしろ主にアミノ酸側鎖のアミノ基と
カルボキシ基に依存する. また若干，末端アミノ酸のア
ミノ基とカルボキシ基からの影響も受ける. 酸性側鎖を
有するアミノ酸（Glu，Asp），あるいは塩基性側鎖を有
するアミノ酸（Lys，His，Arg）は，タンパク質に電荷や
緩衝能を与える. タンパク質中の酸性あるいは塩基性側
鎖のバランスが，そのタンパク質の等電点と溶液中の正
味の電荷を決める. リシンやアルギニンが豊富なタンパ
ク質は溶液中で塩基性となり，中性 pH で正電荷を有す
る. これに対して，酸性のアスパラギン酸やグルタミン
酸が豊富なタンパク質は中性 pH で酸性となり，負電荷
を有する. タンパク質の側鎖の官能基が原因で，すべて
のタンパク質は酸性でより正電荷を帯び，塩基性 pH で
より負電荷を帯びる. 細胞や血液などの体液成分とし
て，タンパク質は重要な緩衝作用を発揮する. それらは
等電点（pI）で最大の緩衝作用を示す.

タンパク質の二次構造

タンパク質の二次構造は，アミノ酸主鎖上にあるカルボニル基とアミノ基間の水素結合相互作用によって決定される

　タンパク質の**二次構造** secondary structure はポリペ
プチド鎖の局所的な構造に依存する. この構造は，**ペプ
チド結合** peptide bond にかかわるカルボニル酸素と，
近傍にある他のペプチド結合にかかわるアミド水素との

間の水素結合による相互作用によって決まる. 二次構造
には α-ヘリックス α-helix と β-プリーツシート β-
pleated sheet がある.

◎ α-ヘリックス

　α-ヘリックスはペプチド鎖が固く巻き付いた棒状の
構造をしており，アミノ酸側鎖はらせん軸から外側へ向
かって伸びている. それぞれのアミドカルボニル基は，
同一鎖上の 4 アミノ酸残基離れたペプチド結合のアミド
水素と水素結合を形成している. 平均 3.6 アミノ酸残基
で 1 回転のらせんを形成しており，ほぼすべてのタンパ
ク質は右巻きらせん（時計回り）をとる（**図 2.6A**）.

◎ β-プリーツシート

　水素結合が横並びのペプチド結合間に形成された場合
は，ポリペプチド鎖どうしが平行もしくは逆平行の β-
プリーツシートと一般に呼ばれる構造となる. コイル状
の α-ヘリックスに対して，β-プリーツシートは広がっ
た構造をしている. これがプリーツ状なのは炭素-炭素
（C-C）結合が四面体をとり，平面構造中に存在すること
ができないからである. ポリペプチド鎖が同じ方向に並
んでいる場合は平行な β-プリーツシートを形成する（**図
2.6B**）が，ペプチド鎖が逆方向に配列する場合は，逆平
行構造を形成する. β-ターンや β-ベンド構造はポリペ
プチドの方向が突然反転している部分を指す. グリシン
とプロリン残基は，球状タンパク質の表面の β-ターン
に存在することが多い.

タンパク質の三次構造

タンパク質の三次構造はジスルフィド結合，水素結合，塩橋を含む側鎖の官能基間相互作用と疎水性相互作用により決まる

　三次元的に折りたたまれてできる生物学的に活性のあ
るタンパクの高次構造を**三次構造** tertiary structure と呼
ぶ. この構造は分子全体の形を表し，通常いくつかのよ
り小さな折りたたまれた**ドメイン** domain と呼ばれる構
成単位からなる.

　タンパク質の三次構造は，共有結合性のジスルフィド
結合・水素結合・塩橋・疎水性相互作用といった側鎖の
官能基間の相互作用により安定化される（**図 2.7**）. トリ
プトファンとアルギニンの側鎖は水素供与体としてはた
らき，一方でアスパラギン，グルタミン，セリン，トレ
オニンは水素供与体および受容体としてもはたらくこと
ができる. リシン，アスパラギン酸，グルタミン酸，チ
ロシン，ヒスチジンもまた，イオン対（塩橋）形成の際に
供与体および受容体のどちらにもなる. γ-カルボキシ基
をもつグルタミン酸と，ε-アミノ基をもつリシンのよう
に，反対の電荷をもつ 2 つのアミノ酸は，タンパク質表
面で塩橋を形成する場合がある.

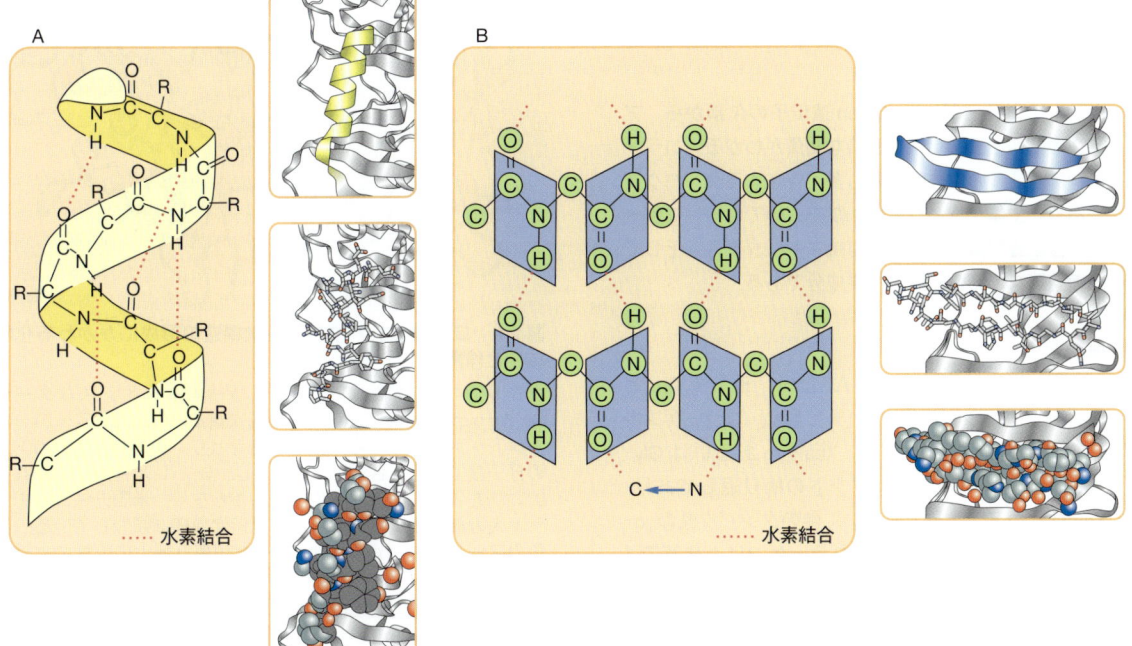

図 2.6　タンパク質の二次構造モチーフ

(A) α-ヘリックス二次構造. 骨格アミド NH 基と C＝O 基間の水素結合によって α-ヘリックスを安定化している. 水素供与体である OH, NH, SH 基の水素原子は, O, N, S のような受容原子の電子対と相互作用している. 水素結合のエネルギーは共有結合よりも小さいものの, 多数形成されることによりタンパク質分子の安定化に寄与している. リボン, スティック, および空間充塡モデルで示す. アミノ酸の側鎖(R)は, らせんの外側に伸びている. **(B)** 平行 β-プリーツシート二次構造. β-プリーツシート構造では, ポリペプチド鎖の骨格がジグザグ構造をとって伸張する. ジグザグ状に並んだポリペプチド鎖は, 一連のヒダ(プリーツ)状の構造を形成する. 同様にリボン, スティック, および空間充塡モデルを示す.

尿素や塩酸グアニジンなどの化合物はこれらの相互作用を抑制し, 例えば 8 mol/L 尿素など高い濃度で存在する場合は, タンパク質の変性, あるいは二次構造や三次構造を低下させる. これらの試薬を**変性剤** denaturant

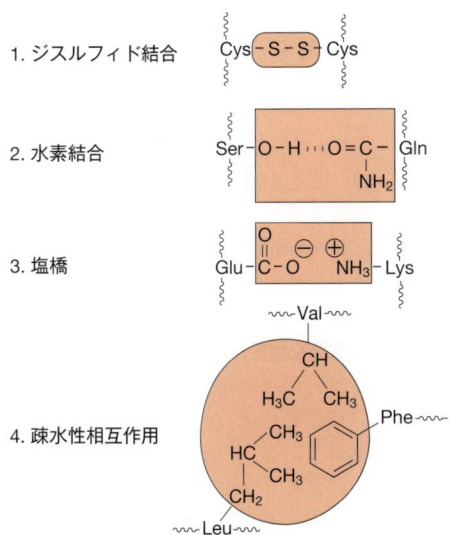

図 2.7　タンパク質の三次構造の形成にかかわる化学結合と作用

三次構造に寄与するアミノ酸側鎖間の相互作用の例.

や**カオトロピック剤** chaotropic agent と呼ぶ.

● タンパク質の四次構造

共有結合と非共有結合によるサブユニットの表面の相互作用により, 複数のサブユニットからなるタンパク質の四次構造ができる

　四次構造 quaternary structure は, 非共有結合や場合によっては共有結合性の相互作用により会合している, 2 つもしくはそれ以上のペプチド鎖(サブユニット)の複合体や集合体を指す. 一般に, 50 kDa 以上のほとんどのタンパク質は複数のサブユニットからなり, その数に応じて二量体, 三量体, もしくは多量体タンパク質と呼ぶ. 複数のサブユニットからなるタンパク質の多くは, **調節サブユニットや触媒サブユニットなどの異なる機能性サブユニット**から構成されている. ヘモグロビンは四量体タンパク質であり(第 5 章), ウシ心臓のミトコンドリア ATPase は 10 のプロトマーをもつ(第 8 章). 図 2.8 に二量体である Cu, Zn スーパーオキシドジスムターゼを示す. 図 2.9 にタンパク質の一次, 二次, 三次および四次構造を概観している.

❈ 理解を深めるために
コラーゲン

ヒトのコラーゲン collagen 遺伝子の欠損から，アミノ酸配列と三次構造の密接な関係がわかる．コラーゲンは哺乳類の生体中で最も多く存在するタンパク質であり，生体タンパク質の 1/3 を占めている．コラーゲンは軟骨組織，腱，骨の有機マトリックス，そして眼の角膜など結合組織の主要成分である．

解説

コラーゲンは Gly35%，Ala11%，そして Pro と Hyp（ヒドロキシプロリン）21%を含む．コラーゲン中のアミノ酸配列は通常 Gly-Xaa-Pro あるいは Gly-Xaa-Hyp といったトリペプチドの繰り返しであり，Xaa はどのアミノ酸でもよい．他のタンパク質の α-ヘリックス構造に対して，コラーゲンは3残基で1回転の左巻きらせん構造をつくる．3本のらせん体が右巻きにねじれながら互いに巻き付いている．その結果生じる3本鎖の分子をトロポコラーゲンと呼ぶ．トロポコラーゲン分子が自己集合してコラーゲン原線維となり，それが密に固まってコラーゲン線維を形成する．コラーゲン異常により代謝性疾患および遺伝性疾患がおこる．壊血病，骨形成不全症（第19章），そして Ehlers-Danlos（エーラス-ダンロス）症候群は，コラーゲン合成と架橋の両方またはいずれか一方の異常によっておこる．

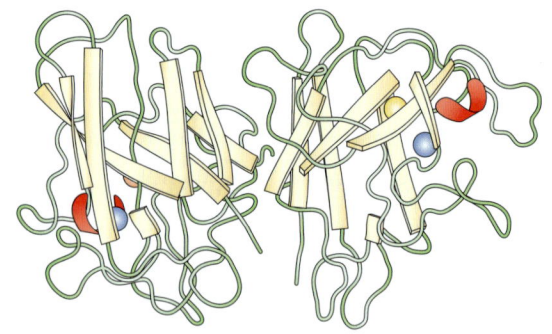

図 2.8　二量体タンパク質の四次構造の形成にかかわる化学結合と作用

ホウレンソウ由来，Cu,Zn-スーパーオキシドジスムターゼ Cu,Zn-superoxide dismutase の四次構造．Cu, Zn-スーパーオキシドジスムターゼは二量体構造をとり，単量体は 16,000 Da の分子量である．各サブユニットは，β-バレル構造と呼ばれる8つの逆平行の β-プリーツシートからなり，米国先住民やギリシャ人の織物や陶器にみられる幾何学模様に類似している．赤色のアーチ：短い α-ヘリックス（北川康行博士の厚意により転載）．

❈ 理解を深めるために
タンパク質の折りたたみ

タンパク質が正しく機能するためには正しい形，構造に折りたたまれる必要がある．タンパク質は，他のいかなる構造よりも有利な1つの構造，すなわち固有状態をとるように進化している．折りたたみの過程では，多数のタンパク質がこうしたタンパク質の折りたたみを補助している．補助を行うタンパク質はシャペロン chaperone と呼ばれ，HSP 60，HSP 70 のような熱ショックタンパク質や，タンパク質ジスルフィドイソメラーゼがある．タンパク質フォールディング病は，タンパク質立体構造の異常によりおこる疾患である．Alzheimer（アルツハイマー）病，筋萎縮性側索硬化症〔amyotrophic lateral sclerosis（ALS）〕，Parkinson（パーキンソン）病などの慢性的な加齢関連疾患が含まれる．異常な折りたたみ構造のタンパク質の凝集物が蓄積することは，これら疾患の病態進展の一因となる．

❈ 臨床症例
Creutzfeldt-Jakob（クロイツフェルト-ヤコブ）病

牛の牧場主をしている56歳の男性に，てんかん性痙攣と認知症の症状があらわれ，ヒトのプリオン病 prion disease である Creutzfeldt-Jakob（クロイツフェルト-ヤコブ）病 Creutzfeldt-Jakob disease と診断された．プリオン病は伝染性の海綿状脳症としても知られ，動物やヒトにも伝染する神経変性疾患である．この疾患は，ヒツジやヤギではスクレイピー，ウシでは海綿状脳症（狂牛病）と呼ばれる．こうした疾患では，宿主の遺伝子のコードするタンパク質，すなわち細胞型プリオンタンパクの異常アイソフォーム（スクレイピー型）が，病気に冒された脳に蓄積するといった特徴がある．

解説

プリオンは，宿主遺伝子のコードする正常なタンパク質の異常な配座異性体である PrPSc 分子のみからできている．PrPC は α-ヘリックス構造に富み，β-プリーツシート構造を欠く．一方で，PrPSc は β-プリーツシート構造に富む．PrPC から PrPSc への転換は大きな立体構造変化を伴う．感染性プリオン病の進行には PrPC と PrPSc の相互作用が関与しており，α-ヘリックスに富む PrPC から β-プリーツシートに富む配座異性体である PrPSc への構造変化を引きおこす．PrPSc によるプリオン病は，遺伝と感染のいずれかが原因でおこる．哺乳類 PrPCs のアミノ酸配列は種が違っても類似しており，すべての哺乳類においてその立体構造は実質的に同じである．

A

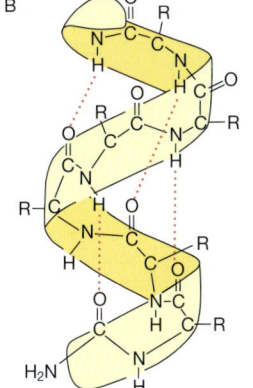

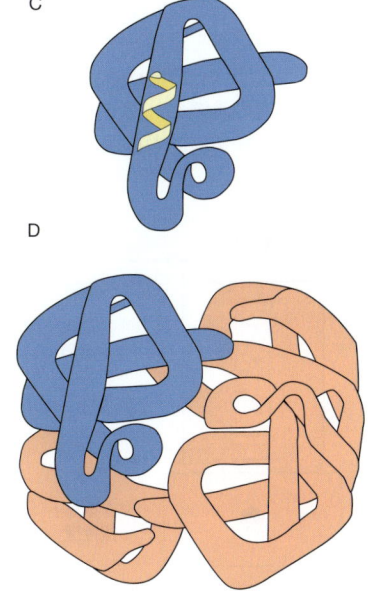

図2.9　一次構造，二次構造，三次構造，四次構造

(A) 一次構造はタンパク質のアミノ酸が直鎖状に配列した構造である．**(B)** 二次構造は，ポリペプチド骨格の局所的な空間配置であり，α-ヘリックス構造をリボン状に描いている．骨格のアミド NH 基と C ＝O 基との間の水素結合が，らせん構造を安定化させている．**(C)** 三次構造はタンパク質サブユニットの三次元的構造を示す．**(D)** 四次構造は，複数のポリペプチド鎖が集合した状態を指し，ここでは四量体が本来の状態であるタンパク質を示す．

タンパク質の精製と特性の解析

タンパク質精製は，その大きさ・電荷・溶解度・リガンドとの結合に基づく多段階の過程で精製する

　タンパク質の特性を正確に評価するには，その精製と一次，二次，三次構造および多量体タンパク質ではその四次構造が必要である．

　タンパク質の特性を調べるためには，まず，生体成分の混合物のなかから他の成分と目的のタンパク質を分離することが必要である．タンパク質の由来は，血液，組織，バクテリアや酵母などの微生物の細胞といったものが一般的である．まず，細胞や組織を緩衝能のある等張液中で粉砕またはホモジナイズする．通常はタンパク質の変性を最小限に抑えるため，精製中の操作は生理的pH，4℃で行う．核，ミトコンドリア，リソソームなどの小器官と，サイトゾル画分を含む粗抽出物を高速遠心分離や超遠心分離法によって分画する．他の生体分子や膜と強く結び付いているタンパク質は有機溶媒や界面活性剤を用いて可溶化する．

タンパク質精製-沈殿

タンパク質の精製は，その溶解度，大きさ，電荷そして結合特性の違いに基づく

　タンパク質の溶解度は，塩を微量加えることで増し（塩溶），高塩濃度では低下する（塩析）．最も可溶性の高い塩の1つである硫酸アンモニウム〔$(NH_4)_2SO_4$〕をタンパク質溶液に加えた場合，その塩濃度で沈殿するタンパク質がある一方で，沈殿しないタンパク質もある．ヒト

の血清免疫グロブリンは 33 ～ 40％の飽和硫酸アンモニウムで沈殿するが，血清アルブミンは依然として溶解したままである．飽和硫酸アンモニウムはおよそ 4.1 mol/L である．ほとんどのタンパク質は 80％飽和硫酸アンモニウム溶液で沈殿する．

　pH の調整によっても溶液中のタンパク質を沈殿させることができる．タンパク質は通常，等電点（pI）に置かれると最も溶けにくくなる．等電点では，タンパク質は正味の電荷をもたずサブユニット間で電荷間の反発がない．そのため，タンパク質表面の疎水性相互作用によりタンパク質の凝集・沈殿がおこる．

透析と限外ろ過

塩などの低分子は，透析や限外ろ過によりタンパク質溶液から除去できる

　透析 dialysis は，半透膜のチューブ（通常ニトロセルロースまたはコロジオン膜）にタンパク質-塩溶液を入れて行う．チューブを希釈緩衝液中に浸すと，透析膜の孔の大きさに応じて，低分子はチューブを通過するが，大きなタンパク質分子はチューブ内に保持される．塩は**イオン交換クロマトグラフィー ion exchange chromatography** によるタンパク質の分画に影響を及ぼすことから，この方法は特にタンパク精製時の硫酸アンモニウムやその他の塩の除去に有効である．**図2.10** にタンパク質の透析を図示する．

　タンパク質精製では，透析はほとんど**限外ろ過 ultrafiltration** に置き換わった．限外ろ過では，均一な定まった孔径サイズの半透膜を溶液が通過するように圧力をかけて押し出す．適切な分子量カットオフ値（MWCO:

孔径)のフィルターを選ぶことにより，半透膜は溶媒と低分子量の溶質を通過させるが，高分子量のタンパク質は通過せずに残った溶液中に留まる．限外ろ過は，タンパク質溶液の濃縮や，膜で区切られた緩衝液を連続して置換して行う透析にも用いられる．

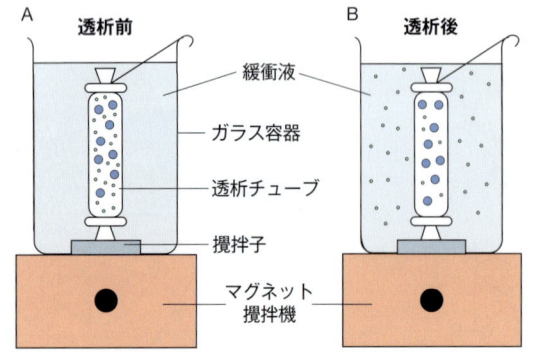

図2.10　タンパク質の透析
タンパク質と塩などの低分子量化合物は，透析によりそれぞれの大きさの違いに基づいて分離できる．(A)塩を含むタンパク質溶液を透析チューブに入れ，それを適切な緩衝液が入ったビーカーに浮かべて撹拌しながら透析を行う．(B)タンパク質は透析チューブ内に保持されるが，塩は膜を隔てて外液成分と入れ替わる．外液として大量の緩衝液を用い，時折その緩衝液を交換することによって，最終的にタンパク質の溶液は外液の緩衝液と均一になる．

ゲルろ過(分子ふるい)

ゲルろ過クロマトグラフィーは大きさの違いによりタンパク質を分離する

ゲルろ過クロマトグラフィー gel filtration chromatography，あるいはゲル浸透，サイズ排除クロマトグラフィーは，デキストラン，アガロース，ポリアクリルアミドなどの，不溶性だが高度に水和したポリマーのカラムを使用する．ゲルろ過クロマトグラフィーは，溶けている溶質が決まった大きさの孔をもつゲル中を通過する際の移動度の違いで分離するものである．この方法はタンパク質の精製やタンパク質溶液の脱塩によく用いられる．図2.11 にゲルろ過の原理を示す．デキストラン(Sephadex シリーズ)やポリアクリルアミド(Bio-Gel P シリーズ)樹脂，またはアガロース(Sepharose シリーズ)など，それぞれポリマービーズからなるゲルが市販されている．ゲルの孔径にはさまざまなものがあり，望む分子量の範囲のゲルろ過素材を選ぶことができる．

イオン交換クロマトグラフィー

電荷間の相互作用に基づいて，タンパク質はイオン交換マトリックスに結合する

負に荷電した固定相(ビーズ)を使用する場合は，あら

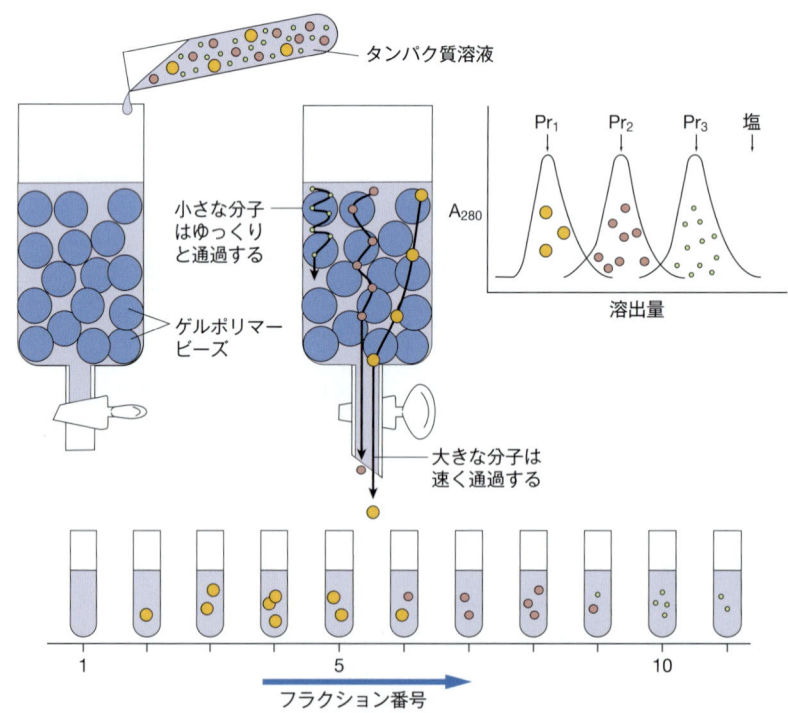

図2.11　タンパク質の大きさに基づいた分画：タンパク質のゲルろ過クロマトグラフィー
分子量の異なるタンパク質は，ゲルろ過によってそれらの相対的な大きさの違いに基づいて分離できる．タンパク質の大きさが小さいほど，担体であるポリマービーズのなかに入り込みやすくなる一方で，より大きなタンパク質はまったく入ることができない．大きな分子はカラム内をより速く通過することにより，分子サイズに基づいて分画できる．右側のクロマトグラムは大きさの異なる3種類のタンパク質の仮想上の分画を示す．Pr₁ から Pr₃ の順に分子量は小さくなっている．

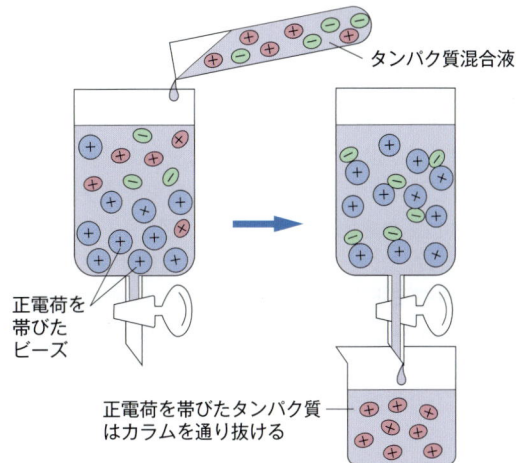

図 2.12　電荷によるタンパク質の分画：イオン交換クロマトグラフィー

タンパク質混合物は，イオン交換クロマトグラフィーにより正味の電荷に応じて分離することができる．正に荷電した基を結合したビーズを陰イオン交換体，負に荷電した基を結合したビーズを陽イオン交換体と呼ぶ．この図は陰イオン交換カラムを示す．負電荷を帯びたタンパク質は正に荷電したビーズに結合し，正電荷を帯びたタンパク質はカラムを通過する．

> ## 理解を深めるために
> ### 高速液体クロマトグラフィー（HPLC）
>
> 　高速液体クロマトグラフィー high-performance liquid chromatography（HPLC）はタンパク質やペプチド，そしてアミノ酸などを高い分解能で分離する優れたクロマトグラフ技術である．分離の原理は，タンパク質の電荷，大きさ，あるいは疎水性に基づいている．固定相が薄くコーティングされた非圧縮性のシリカビーズ微粒子を充填した狭い口径のカラムを用いる．タンパク質混合物をカラムにアプライした後，一定濃度，もしくは濃度勾配をかけた溶媒を用いて構成成分を溶出する．溶出液の紫外線吸収，屈折率，蛍光を測定してタンパク質を検出する．この技術には精巧に詰められたミクロンサイズのビーズが使用されており，効率的に溶出させるため高圧を要する．しかしこの結果，高い分解能が得られる．

かじめ正電荷をもつ物質を結合させておく．正電荷をもつ目的のイオンもしくは分子を加えると，固定相に結合していた正電荷をもつ物質と交換して目的の分子が結合するため，このような方法を陽イオン（カチオン）交換と呼ぶ．逆の場合を陰イオン（アニオン）交換と呼ぶ．陽イオン交換体のカルボキシメチルセルロース（R-O-CH$_2$-COO$^-$）や，陰イオン交換体のジエチルアミノエチル（DEAE）セルロース〔R-O-C$_2$H$_4$-NH$^+$(C$_2$H$_5$)$_2$〕などが，タンパク質の精製によく用いられる．アルブミンや免疫グロブリンを含むタンパク質混合物の精製を考えてみると，pH7.5 において pI4.8 のアルブミンは負に荷電し，pI 約 8.0 の免疫グロブリンは正に荷電している．もし，pH7.0 の条件で混合物を DEAE セルロースカラムに通すと，アルブミンは正に荷電したカラムに結合するが免疫グロブリンはカラムを通り抜ける．**図 2.12** はイオン交換クロマトグラフィーの原理を示している．ゲル浸透クロマトグラフィーと同じように，pI のわずかな違いによりタンパク質は互いに分離する．**通常は pH や塩濃度の異なる 2 種類以上の溶媒を，濃度勾配を付けて流すことで，吸着したタンパク質を溶出する**．このようにしてタンパク質はカラムから次第に溶出され，それぞれのpI に基づいて分離される．

アフィニティークロマトグラフィー

アフィニティークロマトグラフィーはリガンドとの相互作用によりタンパク質を精製する方法

　アフィニティークロマトグラフィー affinity chromatography は簡便で特異性の高いタンパク質精製法である．多孔性のクロマトグラフィーカラムの樹脂に，混合物中の特定のタンパク質と相互作用して結合す

るリガンドを固定化する．目的のタンパク質のみ選択的，かつ特異的にリガンドと結合し，その他のものはカラムから洗い流される．結合したタンパク質は，高塩濃度の溶媒，弱い変性剤，可溶型のリガンドもしくはリガンドの類似体を用いて溶出する．

タンパクの純度と分子量の決定

ドデシル硫酸ナトリウムを用いたポリアクリルアミドゲル電気泳動は分子量に基づいてタンパク質を分離する

　電気泳動はアミノ酸・ポリペプチド・タンパク質・DNA などさまざまな電荷をもつ分子の分離に利用される．薄い濃度の緩衝液に溶けている分子に電流を流すと，使用した pH では負の正味電荷をもつ分子は陽極へ，正の正味電荷をもつ分子は陰極へ移動する．試料の拡散や対流を最小限に抑えるために，紙，酢酸セルロース，ポリマーゲルなどの多孔性担体が一般的に用いられる．

　クロマトグラフィーと同様に，タンパク質を調製用に分画するために生理的な pH での電気泳動が用いられることがある．それぞれの可溶性タンパク質は，質量と電荷の割合に応じて異なる速さで電場を移動する．分子量によってタンパク質を分離することを目的としてポリアクリルアミドゲル電気泳動 polyacrylamide gel electrophoresis（PAGE）を行う際に，変性剤であるドデシル硫酸ナトリウム sodium dodecyl sulfate（SDS）をよく用いる．タンパク質の調整には，SDS と一緒にジスルフィド結合を還元し，ペプチド鎖をランダムコイルの状態に解く β-メルカプトエタノールなどのチオール試

薬を用いる．SDS の結合はペプチド鎖の長さに比例しているため，それぞれのタンパク質分子の質量-電荷比は等しくなり，その結果ポリアクリルアミドマトリックス上のタンパク質の相対泳動度はポリペプチド鎖の分子量に比例する．ポリアクリルアミドゲルの架橋の度合いを変えることで，異なる範囲の分子量をもつタンパク質分離に対しても適用が可能である．図2.13に示すとおり，分画したタンパク質を**ドデシル硫酸ナトリウム-ポリアクリルアミドゲル電気泳動** sodium dodecyl sulfate-polyacrylamide gel electrophoresis（SDS-PAGE）後にクマシーブルーまたは銀染色などの色素で染色することによって，その純度を簡便に確認できる．

等電点電気泳動（IEF）

IEF は等電点に基づいてタンパク質を分離する方法である

　等電点電気泳動 isoelectric focusing（IEF）には，マイクロチャンネル，またはある範囲に等電点をもち双性イオン種である両性電解質からなる安定した pH 勾配のあるゲルを用いる．溶液に電荷がかかると両性電解質は自立的に安定な pH 勾配を形成する．IEF に供するタンパク質は電荷をもっており，アミノ酸組成や溶液の pH に依存して陽性もしくは陰性を示す．電流を流すと各タンパク質は pI に相当する位置まで陽極もしくは陰極側に

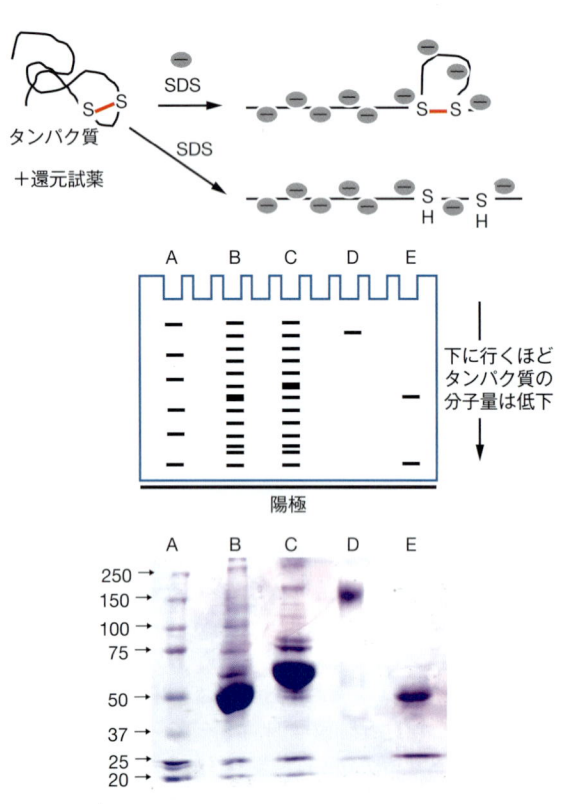

図 2.13　ドデシル硫酸ナトリウム-ポリアクリルアミドゲル電気泳動（SDS-PAGE）

SDS-PAGE は分子量に基づいてタンパク質を分離する際に用いられる．SDS は，タンパク質に結合して変性し，タンパク質分子に負の電荷を与えるアニオン性界面活性剤である．しかしながら，2つのシステイン間のジスルフィド結合による分子内架橋はまだ存在している．2-メルカプトエタノールなどの還元試薬の存在下でタンパク質を SDS 処理すると，ジスルフィド結合が切断され，同等の電荷対質量比をもつ線状タンパク質が生成される．大きいタンパク質はゲルマトリックス内の移動が遅れ，一方，小さいタンパク質はより速く移動する．レーン A は分子量既知の標準タンパク質である（左側に分子量を kDa で示す）．レーン B，C，D および E はタンパク質の精製を行った際のさまざまな精製段階における SDS-PAGE 分析の結果である．B：全血清タンパク質，C：還元された全血清タンパク質，D：精製免疫グロブリン，E：還元された精製免疫グロブリン．

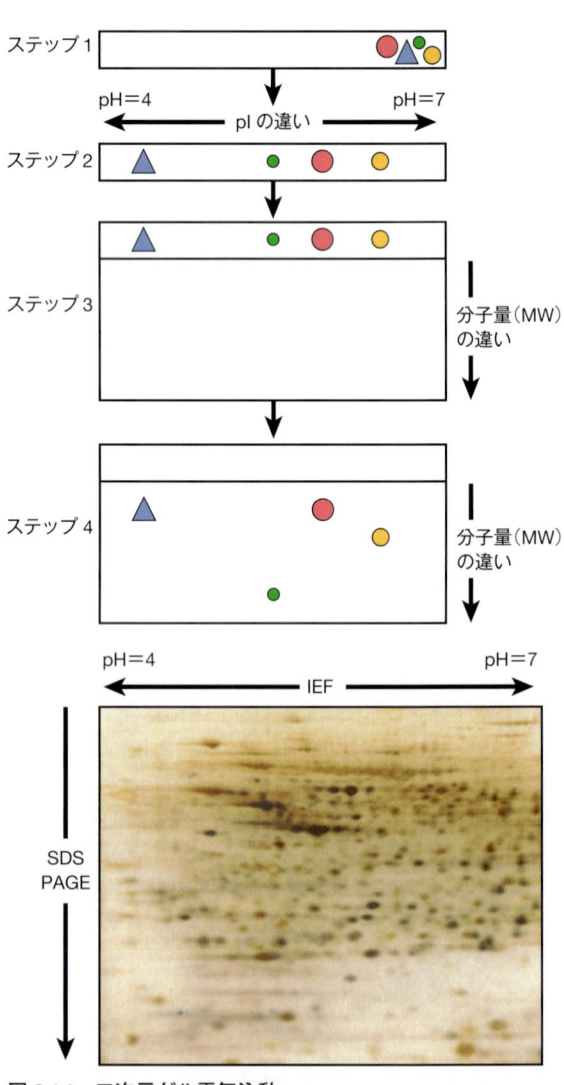

図 2.14　二次元ゲル電気泳動

（上）**ステップ1**：タンパク質を含む試料を，pH 勾配のある円柱状の等電点電気泳動（IEF）ゲルに重層する．**ステップ2**：ゲル中の各タンパク質は，それぞれの等電点（pI）に当たるところまで移動する．**ステップ3**：IEF ゲルをスラブゲルの上部に水平に置く．**ステップ4**：タンパク質は，SDS-PAGE によりそれぞれの分子量に基づいて分離する．（下）2D-PAGE の典型的な例．ラット肝臓の破砕物を 2D-PAGE により分画し，タンパク質を銀染色で検出した．

移動する．pI ではタンパク質の正味の電荷がなくなり移動が終了する．**二次元ポリアクリルアミドゲル電気泳動** two-dimensional polyacrylamide gel electrophoresis（2D-PAGE）は IEF と SDS-PAGE を組み合わせた方法である（図 2.14）．この手法はプロテオミクス解析で，複雑な混合物の分離を行うために特に有用な技術である．

タンパク質構造の解析

　タンパク質精製の典型的な手順の概略を**図 2.15** に示す．精製した後にアミノ酸組成の解析を行う場合は，通常はタンパク質を 6 mol/L HCl を含む管に入れて脱気後に密封し，110℃で 24～48 時間加水分解する．このような条件下では，トリプトファン，システインとシスチンのほとんどは壊れ，また，グルタミンとアスパラギンは定量的に脱アミノ化を受けてそれぞれグルタミン酸とアスパラギン酸になる．セリンとトレオニンの回収は不完全で，加水分解時間が長くなるに伴って減少する．トリプトファンの定量には別の加水分解法が用いられるが，システインとシスチンは加水分解前に酸に安定なシステイン酸にあらかじめ変換しておく．

　加水分解の後は，遊離アミノ酸を，イオン交換カラムを用いた自動アミノ酸分析装置で分離する，もしくは，あらかじめプレカラムで色素や蛍光試薬で誘導体化した後に，逆相カラムを用いた高速液体（疎水性表面）クロマトグラフィー（RP-HPLC）で分離する．イオン交換クロマトグラフィーで分離した遊離アミノ酸は，ポストカラムでニンヒドリンやダンシルクロリド，Edman（エドマン）試薬，o-フタルアルデヒドなどの発色試薬や蛍光試薬と反応させて検出する．こうした技術により，各アミ

ノ酸を 1 pmol 程度の感度で測定可能である．精製したタンパク質に含まれるアミノ酸の典型的な溶出パターンを図 2.16 に示す．

● タンパク質の一次構造決定

これまでタンパク質の配列解析には化学的手法を用いてきたが，今日では質量分析法を用いてアミノ酸配列解析およびタンパク質の同定が行われる

　タンパク質の一次構造に関する情報は，タンパク質の機能特性や属するファミリーの同定，疾患を引きおこす変異タンパク質の特徴を理解するためにも不可欠である．タンパク質はサイズ的に大きいので，トリプシン（**第6章**），V8 プロテアーゼ，リジルエンドペプチダーゼなどの特異的なエンドプロテアーゼで切断してペプチド断片とする．トリプシンはアルギニン残基およびリシン残基の C 末端側のペプチド結合を切断するが，次にくるアミノ酸がプロリンの場合は切断できない．リシルエンドペプチダーゼもまたリシン残基の C 末端側の切断に頻用される．臭化シアンのような化学試薬による切断も有効である．臭化シアンはメチオニン残基の C 末端側を切断する．切断の前に，システイン残基をもつタンパク質は 2-メルカプトエタノールで還元後にヨード酢酸処理を行い，カルボキシメチルシステイン残基に変換しておく．これは解析中におこる分子間あるいは分子内のジスルフィド結合の形成を避けるためである．

　切断したペプチドを逆相 HPLC に供してペプチド断片を精製し，自動プロテインシークエンサーを用いて **Edman（エドマン）分解** Edman degradation の原理に基づきアミノ酸配列を決定する（**図 2.17**）．異なる切断試薬から調製された重複するペプチドの配列はタンパク質の一次構造を得るために用いられる．Edman 分解は今や歴史的興味の対象にすぎなくなっている．現在では分

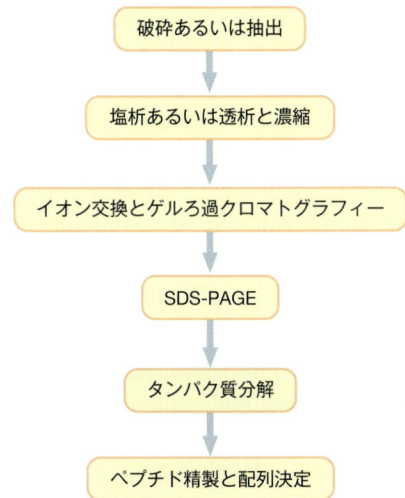

図 2.15　タンパク質精製の手順
タンパク質の精製は，分子量，電荷および疎水性の違いに基づいて余分なタンパク質を除去する一連の工程である．精製の度合いを SDS-PAGE（図 2.13）により確認する．

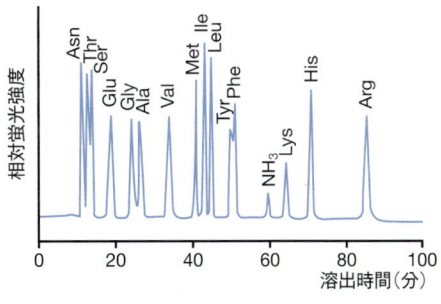

図 2.16　陽イオン交換クロマトグラフィーによるアミノ酸分析 amino acid analysis **のクロマトグラム**
タンパク質の加水分解物を，すべてのアミノ酸が正に帯電する酸性 pH（約 3.0）の緩衝液で希釈し，陽イオン交換カラムにて分離すると，アミノ酸は pH と塩濃度の勾配によって溶出する．極性や陰性（酸性）度の高いアミノ酸が最初に溶出し，続いて中性および塩基性アミノ酸が溶出する．カラムで分離したアミノ酸を o-フタルアルデヒドのような蛍光性化合物で誘導体化して定量する．

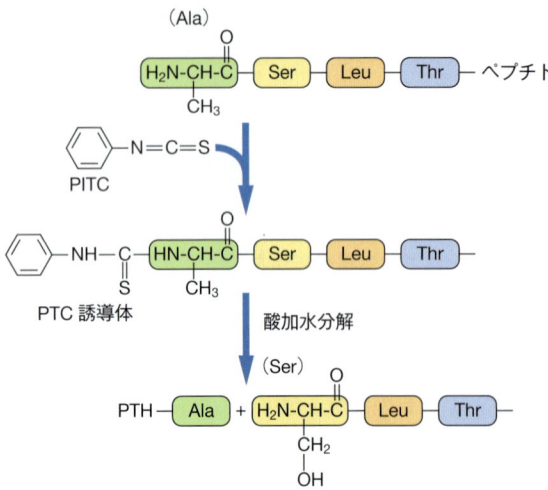

図 2.17　Edman 分解のステップ

Edman 分解では，ペプチドのアミノ末端から 1 残基ずつアミノ酸を切除する．固定したペプチドの N 末端アミノ基をアルカリ溶液中でフェニルイソチオシアネート phenyl isothiocyanate（PITC）と反応させてフェニルチオカルバミル誘導体 phenylthiocarbamyl derivative（PTC アミノ酸）に変換する．マイルドな酸処理により，最初のアミノ酸をフェニルチオヒダントイン phenylthiohydantoin（PTH）誘導体として切り離し，遊離したアミノ酸誘導体を HPLC で同定する．

子量とポリペプチドの配列を同時に得ることができる質量分析法がより一般的である（**第 24 章**）．いずれの技術も SDS-PAGE や 2D-PAGE から回収したタンパク質やペプチドの解析に直接適用することが可能である．

　電子スプレーイオン化高速液体クロマトグラフィータンデム質量分析法 electrospray ionization liquid chromatography tandem mass spectrometry（HPLC-ESI-MS/MS）を用いて，タンパク質のアミノ酸配列決定と分子種の同定を行うことができる（**第 24 章**）．この方法により，2D-PAGE（**図 2.14**）で分離し，ゲルより回収したタンパク質でも感度よく解析できる．1 つのスポットから得たわずか 1 μg のタンパク質でも，ゲル内でトリプシン消化し，抽出してペプチドのアミノ酸配列に基づいてタンパクの分子種を同定することが可能である．さらにペプチドの配列解析と同様に，切断する前の状態のタンパク質の分子量測定も可能である．すなわち，マトリックス支援レーザー脱離イオン化法／飛行時間型質量分析法 matrix-assisted laser desorption ionization-time of flight（MALDI-TOF）MS/MS（**第 24 章**）を補完的に用いることで，タンパク質を確実に同定できる．

◆ タンパク質の三次元構造決定

X 線結晶構造解析および NMR 分光法がタンパク質の三次元構造解析に適用される

　X 線結晶構造解析では，分子を構成する原子の電子と X 線との作用で生じる回折像から構造情報を得る．しか

❁ 理解を深めるために
プロテオーム

　プロテオーム proteome は特定のゲノムからつくられたタンパク質の集合と定義される．プロテオミクスは異なる条件下におけるプロテオームの定性および定量的比較と定義される．プロテオソームは組織および細胞特異的であり，発達過程やホルモンシグナルに対する応答，環境ストレスで変化する．細胞のプロテオーム解析の 1 つの手段として，抽出したタンパク質の二次元ポリアクリルアミドゲル電気泳動 two-dimensional polyacrylamide gel electrophoresis（2D-PAGE，**図 2.14**）による分析がある．タンパク質のそれぞれのスポットを染色して特定し，切り出してプロテアーゼ消化を行う．こうしてゲルから抽出した低分子ペプチドのアミノ酸配列をマススペクトロメトリーにより決定し，タンパク質を同定する．二次元ディファレンシャルゲル電気泳動 2D-differential gel electrophoresis（DIGE）法では，例えば赤や緑の異なる蛍光色素で標識したタンパク質を用いて得られる 2 つのプロテオームを比較する．標識したタンパク質を混合した後に 2D-PAGE により分離する．両方のプロテオームに存在するタンパク質は黄色のスポットとしてあらわれるが，特異的なタンパク質はそれぞれ赤，もしくは緑となる（**第 24 章**）．

し，個々の分子による回折は弱いことから，それぞれの分子が三次元格子上の特定の位置で同じ方向を向いた規則正しい構造をとっているタンパク質結晶を解析の対象とする．電子の平行ビームの回折像から電子密度の分布，つまり結晶中の原子の位置を計算して，タンパク質の構造を決定する．タンパク質の結晶化に最も汎用される方法はハンギングドロップ法であり，これは簡単な装置を用いて少量のタンパク質溶液（通常は 0.5 〜 1 mg のタンパク質を含む 10 μL の液滴）をタンパク質が結晶化する飽和点まで徐々に蒸発させる方法である．NMR 分光法は，一般的に小さな有機化合物の構造解析に用いられる．しかし高磁場 NMR を用いることにより，溶液中のタンパク質構造の決定が可能であり，X 線結晶構造解析により得られた構造情報の補完的情報としても役立つ．

■ まとめ

● タンパク質はアミノ酸の重合で形成された巨大分子である．タンパク質中には 20 種類の異なる α-L-アミノ酸が存在し，ペプチド結合により連結されている．これらアミノ酸の側鎖はタンパク質の電荷，極性，疎水性に関与している．

- アミノ酸の直鎖状配列はタンパク質の一次構造を構成する．高次構造は，主鎖のカルボニル基とアミド基の間の水素結合(二次構造)，疎水性相互作用，アミノ酸の側鎖間の塩橋と共有結合(三次構造)，およびポリマータンパク質を構成する複数のポリペプチド鎖の非共有結合(四次構造)によって形成される．
- タンパク質の構造と機能を解明するためには，精製して特性解析を行う必要がある．タンパク質の溶解性・大きさ・電荷・リガンド結合特性の違いを利用した種々のクロマトグラフィーや電気泳動を駆使することで，タンパク質を精製できる．タンパク質の分子量や純度，そしてそのサブユニットの構成は SDS-PAGE により決定できる．
- 化学的方法，質量分析法，X線結晶構造解析や NMR によるタンパク質の一次構造，二次構造および三次構造の解読は，タンパク質の構造機能相関の理解につながる．

✏️ アクティブラーニング

(1) 現在，血液・尿・組織の質量分析は臨床診断に応用されている．診断目的で行うプロテオミクス解析も含めて，この分析法の特異性・感度・処理能力・展望に関する利点について説明しなさい．

(2) 加齢性の慢性疾患にみられるタンパクのフォールディング異常や組織への沈着の重要性について概説しなさい．

参考文献

Bada JL. New insights into prebiotic chemistry from Stanley Miller's spark discharge experiments. *Chemical Society Reviews*. 2013;42:2186–2196.

Dhingra S, Sowdhamini R, Cadet F, Offman B. A glance into the evolution of template-free protein structure prediction methodologies. *Biochimie*. 2020;175:85–92.

Dill KA, MacCallum JL. The protein-folding problem, 50 years on. *Science*. 2012;338:1042–1046. http://science.sciencemag.org/content/338/6110/1042.full.

Li ZL, Buck M. Beyond history and "on a roll": The list of the most well-studied human protein structures and overall trends in the Protein Data Bank. *Protein Science*. 2021;7. Feb. https://doi.org/10.1002/pro.4038.

Raoufinia R, Mota A, Keyhanvar N, et al. Overview of albumin and its purification methods. *Advanced Pharmaceutical Bulletin*. 2016;6:495–507.

Simien JM, Haglund E. Topological twists in Nature. *Trends in Biochemical Science*. 2021, in press. https://doi.org/10.1016/j.tibs.2020.12.004.

Watts JC, Prusiner SB. β-Amyloid prions and the pathobiology of Alzheimer's disease. *Cold Spring Harbor Perspectives in Medicine*. 2018. http://doi.org/10.1101/cshperspect.a023507. PMID: 28193770.

関連ウェブサイト

Protein Data Banks: http://www.rcsb.org
https://www.ncbi.nlm.nih.gov/protein/
YouTube and Khan Academy videos on protein structure and folding.

In addition:

Protein structure: https://www.youtube.com/watch?v=1peFJ_-N7V8&ab_channel=NeuralAcademy

YouTube: Protein folding by AI/DeepMind

TED Talk: The protein folding problem: a major conundrum of science: https://www.youtube.com/watch?v=zm-3kovWpNQ&ab_channel=TEDxTalks

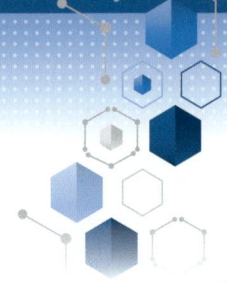

第3章　糖質と脂質

John W. Baynes

はじめに

糖質と脂質は主要なエネルギー源であり，それぞれグリコーゲンとトリアシルグリセロール（中性脂肪）として生体内に貯蔵されている

　本章では，主に大学レベルの研究をもとに，食物や生体組織に含まれる糖質と脂質の構造について述べる．これら2種類の生体物質は，物理的あるいは化学的に著しく異なる性質をもつ．糖質は親水性である．砂糖などの小さな糖質は水に溶けるが，**デンプン starch** や**セルロース cellulose** といった多糖類は，水中でコロイド様分散あるいは不溶性を示す．脂質の大きさはさまざまであるが，分子量2 kDa を超えるものは珍しい．脂質は，水には溶けないが有機溶媒には溶ける．糖質と脂質は，両者とも共有あるいは非共有結合でタンパク質に結合して特別な構造や機能をもつことがある（糖タンパク質，糖脂質，リポプロテイン）．その詳細については章の後半で述べる．本章の最後では，生体膜の**流動モザイクモデル fluid mosaic model** について述べ，細胞のまわりや細胞小器官を取り囲み，細胞機能を区画に分けている生体膜の構造中に，タンパク質や糖質，脂質がどのように配置されるのかを示す．

糖質

🔷 単純な糖質の命名と構造

古典的定義で，糖質とはヒドロキシ基を多くもつアルデヒドあるいはケトンのことである

　2つのヒドロキシ基（水酸基）をもつ最も単純な糖質は，グリセルアルデヒドとジヒドロキシアセトンである（図3.1）．この三炭糖は**トリオース triose** と呼ばれ，接尾語の"ose"は糖のことを指す．グリセルアルデヒドは**アルドース aldose** の1つであり，ジヒドロキシアセトンは**ケトース ketose** という糖である．より長い炭素鎖をもつ糖についての接頭語（炭素数による）とそれらの例については表3.1に示す.

　糖を構成する炭素の番号は，末端のアルデヒドあるいはケトン基をもつ炭素を1と数えて番号づけされる．糖は，その立体構造において**不斉炭素中心 asymmetric center**（非対称中心）となる最も高い番号の炭素を基準にして，D体とL体という立体配置に分類される（図3.2）．生体では，L-アミノ酸とは対照的にほぼすべての糖がD体の立体配置をとる．

　グルコースのようなアルドヘキソースは，4つの不斉炭素中心をもち，おのおの4つの炭素がDあるいはLの配置をとることで$16（2^4）$種の立体異性体をもちうる（図3.2）．これらアルドヘキソースのうち8個がD-糖である（図3.2）．4つのD-ケトヘキソースのエピマーが存在するが，フルクトース（果糖，図3.2）だけが，われわれの食物や生体内に相当量含まれるケトヘキソースである.

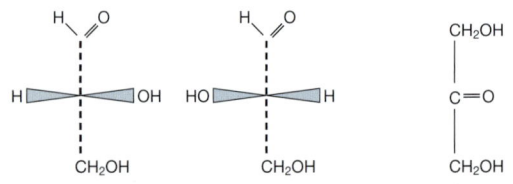

図3.1　トリオースの構造：D-，L-グリセルアルデヒド（アルドース）とジヒドロキシアセトン（ケトース）

表3.1　糖質の炭素鎖長による分類

炭素数	名称	ヒトにおける具体例
3	トリオース	グリセルアルデヒド，ジヒドロキシアセトン
4	テトロース	エリスロース
5	ペントース	リボース，リブロース*，キシロース，キシルロース*，デオキシリボース
6	ヘキソース	グルコース，マンノース，ガラクトース，フコース，フルクトース
7	ヘプトース	セドヘプツロース*
8	オクトース	なし
9	ノノース	ノイラミン酸（シアル酸）

*：修辞法での"ul"は，その糖がケトースであることを意味する（例：リブロース ribulose，キシルロース xylulose，セドヘプツロース sedoheptulose）．フルクトース fructose は正式にはグルクロース gluculose である．フルクトースではケト基が C2 炭素にあり，その他の炭素の構造は，由来するアルドース糖と同じ配位をもつ（図3.2）．

糖の環化

トリオースを除いて糖は主に環状の立体構造で存在する．図3.2のような直鎖状に表された糖の構造から，アルドース糖は化学的な反応性があり，親電子性で酸化されやすいアルデヒド基をもっていることがわかる．ホルムアルデヒドやグルタルアルデヒドのようなアルデヒドは，タンパク質のアミノ基とすばやく反応して Schiff（シッフ）塩基 Schiff base（イミン）という付加体を形成し，生体組織の固定の際に架橋構造をつくる．しかし，グルコースは比較的酸化されにくく，タンパク質とすばやく反応することはない．図3.3に示すように，グルコースは，pH7.4，37℃の溶液中の99.99％がほとんど反応性のない自然な環状のヘミアセタール hemiacetal 構造として存在する．地球上のすべての D 体の糖のうち，D-グルコースが最も環状構造で存在しやすく，最も酸化されにくく，またタンパク質と反応しないようになっている．グルコースのもつ化学的不活性性は，グルコースが進化的に血糖として選ばれた理由かもしれない．

グルコースがヘミアセタールへと環化すると，フラノース furanose あるいはピラノース pyranose 環状構造ができる．これらの名称は5つの炭素あるいは6つの炭素からなる環状エーテルのフランとピランに由来する（図3.3）．この環化反応により，アノマー炭素 anomeric carbon として知られる新たな不斉炭素が C1 の位置につくられる．グルコースにとって好ましい立体構造はβ-アノマー（約65％）であり，C1炭素のヒドロキシ基は環状構造と水平な方向に位置する．β-アノマーは最も安定なグルコースの構造である．それは，水素よりもかさ高いヒロドキシ基のすべてが環状構造の水平面すなわち

赤道の方向に配置し，立体相互作用を最小限に抑えることによる（図3.3）．グルコースのα-アノマーとβ-アノマーは，水溶液と有機溶媒から選択的結晶化により純品として精製できる．それらは異なる光学的旋光性をもつが，水溶液中では数時間のうちに65：35（β：α アノマー）の比率の平衡混合液となる．これら構造の相違は重要ではないかもしれない．しかし，実際，代謝経路では一般的に特定のアノマー分子が使われ，他の分子は使われない．同様に，フルクトースの水溶液中での主な立体構造はフルクトピラノース構造であるが，フルクトース代謝はフラノース構造から進行する．

これらの基本的な糖の構造に加えて，図3.4にその他の糖の基本構造のいくつかを示す．デオキシ糖，アミノ糖，酸性糖は，主として生体中のオリゴマーやポリマー化合物のなかに見いだされたり（例：RNA 中のリボース，DNA 中のデオキシリボース），あるいは糖修飾分子としてタンパク質や脂質に結合して糖鎖化合物（糖タンパク質や糖脂質と呼ばれる）を形成したりする．グルコース（血糖）は生体内で遊離の糖として大量に存在する，唯一の糖である．

二糖，オリゴ糖，多糖

糖はグリコシド結合で互いにつながって複合糖鎖を形成する

糖は，グリコシド結合 glycosidic bonds で互いに結合して，二糖，三糖，オリゴ糖，多糖を形成する．単一種の糖からなる多糖はホモ糖鎖と呼ばれ，一方で複雑な糖組成の糖鎖はヘテロ糖鎖と呼ばれる．より複雑な構造の場合，糖鎖の名称は単に構成する糖の名称だけではなく，糖の環状コンフォメーション，糖と糖の結合のアノマー異性体の構造，互いの糖の結合部位，さらに糖鎖とタンパク質の結合に含まれる特徴的な原子の性質，普通は酸素あるいは O-グリコシド結合，時には窒素あるいは N-グリコシド結合といった結合様式などの情報を表す．図3.5には，私たちの食物に通常含まれる二糖を示す．ラクトース lactose（乳糖）は乳汁中の糖，スクロース（ショ糖）sucrose は砂糖のことである．マルトース maltose とイソマルトースは，デンプンの消化物である．セロビオースはセルロースやヒアルロン酸 hyaluronic acid を加水分解して得られる．

糖鎖の結合の違いは代謝と栄養に大きな違いをもたらす

アミロースはデンプンの構成成分で，α-1,4結合の直鎖状のグルコース鎖である〔マルトース（図3.5），グリコーゲン（図12.2）参照〕．一方，セルロース（図3.5）はβ-1,4結合の直鎖状グルコース鎖である．これら2種類の多糖はグルコース間のアノマー結合様式が異なるだけであるが，まったく異なる分子である．デンプンは水中でコロイド様の懸濁状態であるが，一方のセルロースは

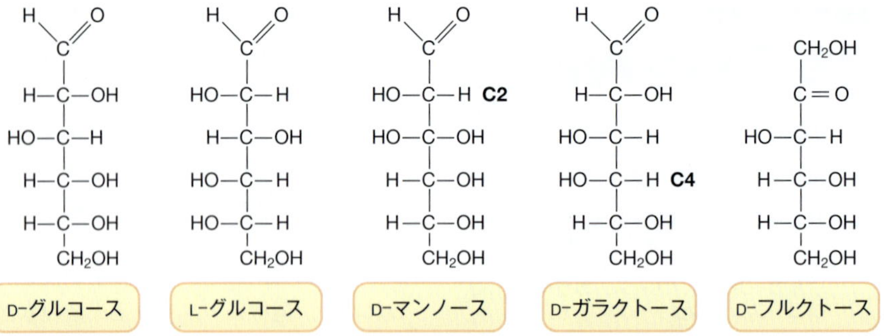

図3.2　ヘキソースの構造：D-，L-グルコース，D-マンノース，D-ガラクトース，D-フルクトース

これらのように糖を直鎖状に描いたものを Fischer（フィッシャー）投影図という．D や L といった名称は最も番号の大きい不斉炭素の立体配置に基づくもので，ヘキソースの場合は C5 炭素である．L-グルコースは D-グルコースの鏡像であり，すべての不斉炭素中心のまわりの結合基の配置は逆になる．マンノースはグルコースの C2 エピマーであり，ガラクトースは C4 エピマーである．エピマーは，ただ 1 ヵ所の立体異性体中心が異なるものである．

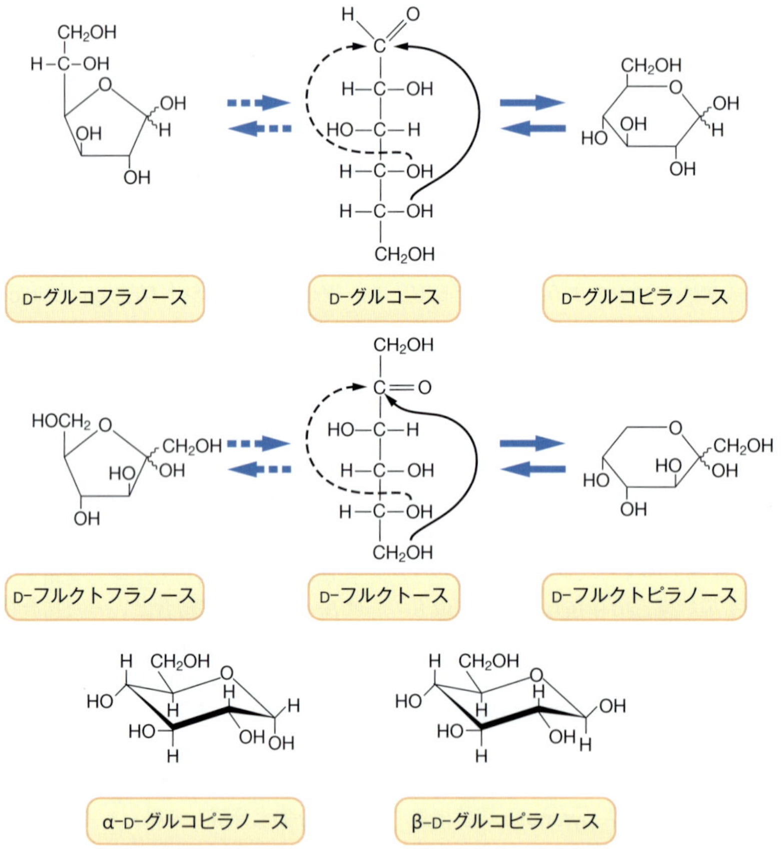

図3.3　グルコースとフルクトースの直鎖状あるいは環状構造

（上）グルコースには 4 つの環状の立体構造が存在し，直鎖構造とは平衡状態にある．環状構造には α-あるいは β-グルコピラノースと α-あるいは β-グルコフラノースがある．ピラノース構造は水溶液中でグルコース全体の 99％ を超える存在比を占める．これら環状の構造を表したものは Haworth（ハワース）投影図として知られる．慣習として，Fischer 投影図で右側に位置する官能基は環に対して下向きに，左側に位置する官能基は環に対して上向きに表す．アノマー炭素となる C1 炭素に破線で結合した水素あるいはヒドロキシ基については，その立体配置は決定できず α-あるいは β-アノマーのいずれかの配置をとる．（中）フルクトースの直鎖状あるいは環状構造．フルクトースの水溶液中でのピラノース：フラノースの存在比は約 3：1 である．この比率は，温度，pH，塩濃度やその他の因子により変動する．（下）α-あるいは β-グルコピラノースの立体化学的表現としてのイス型コンフォメーション．β-グルコピラノースの水溶液中の最も好ましい立体構造では，不斉炭素も含めたすべての環構成炭素のヒドロキシ基が環の周縁に水平な配置（エカトリアル配置）をとることで，立体的相互作用を最小にする．

リボース　2-デオキシリボース

グルクロン酸　グルコン酸（ラクトン型）

グルコサミン　N-アセチルグルコサミン

グルコース-6-リン酸　ソルビトール

図3.4　ヒト組織にみられる糖のさまざまなタイプの例

リボース：リボ核酸（RNA）のなかのペントース糖，2-デオキシリボース：DNA のなかのデオキシペントース糖，グルクロン酸：グルコースの C6 炭素が酸化されて生じる酸性糖，グルコン酸：グルコースの C1 炭素が酸化されて生じる酸性糖で δ-ラクトン型を示す，グルコサミン：アミノ糖，N-アセチルグルコサミン：アセチル化アミノ糖，グルコース-6-リン酸：グルコースのリン酸エステルで，グルコース代謝の中間代謝物，ソルビトール：グルコースの還元で生じるポリオール．

不溶性である．デンプンはペースト状であるが，一方のセルロースは繊維状である．ヒトにおいてデンプンは消化できるが，一方のセルロースは消化できない．デンプンはカロリー豊富な食物であるが，一方のセルロースは食物繊維である．

脂質

脂質は生体で主として3つの場所（血漿，脂肪組織，生体膜）にみられる

　この序説では，**脂肪酸 fatty acid**（血漿に主としてみつ

理解を深めるために
複合糖質のもつ情報

　糖鎖は，ある糖のヘミアセタール炭素と別の糖のヒドロキシ基との結合からなるグリコシド結合で互いにつながっている．2つのグルコースがたくさんの異なる結合様式（例えば，α-1,2，α-1,3，α-1,4，α-1,6，β-1,2，β-1,3，β-1,4，β-1,6，α，α-1,1，α，β-1,1，β，β-1,1）でつながると，異なる化学的性質や生物学的機能をもつ11種類もの二糖ができる．グルコースとガラクトースのような2種類の異なる糖がつながる場合，グルコース→ガラクトースか，ガラクトース→グルコースのどちらかの並びの結合が考えられ，これらの二糖は総数で20種の異なる異性体をもちうる．

　対照的に，2つの同じアミノ酸がつながった場合，例えばアラニンではアラニン-アラニンという1つの構造のジペプチドしかできない．そして，2つの異なるアミノ酸，例えばアラニンとグリシンではアラニン-グリシンとグリシン-アラニンという2つのジペプチドしかできない．結果として，糖はたくさんの化学的情報を与えることができる．第17～19章にもあるように，細胞膜に存在するタンパク質や脂質に結合した糖鎖は，細胞-細胞間あるいは細胞-病原体間相互作用の認識シグナルとして働く．

かる最も単純な脂質），**トリアシルグリセロール triacylglycerol**〔訳注：トリグリセリド triglyceride とも呼ばれる〕（脂肪組織に主としてみつかる脂質の貯蔵体），**リン脂質 phospholipid**（すべての細胞において主要な膜脂質）の構造に焦点を合わせる．**コレステロール cholesterol** のようなステロイド，（糖）スフィンゴ脂質については生体膜の項目で述べるが，上記の脂質やその他，プラスマロゲン，ポリイソプレノイド，エイコサノイドについては，後の章で詳しく述べる．

脂肪酸

脂肪酸は遊離体あるいはより複雑な脂質の構成成分として存在する

　表3.2 に要約されるように，生体の脂肪酸はたいてい長い直鎖状のアルカン酸で，16 あるいは 18 個の炭素をもつ．**飽和脂肪酸 saturated fatty acid** と**不飽和脂肪酸 unsaturated fatty acid** があり，後者はすべてシス配位の二重結合を5個まで含む．二重結合は共役しておらず，メチレン基で分けられている．固形の脂質は一般に白色もしくは乳白色である．

　単一の二重結合を含むものは一価不飽和脂肪酸と呼ばれ，2つあるいはそれ以上の二重結合をもつものは多価

臨床症例
血糖評価のための還元糖測定

　血中グルコース濃度（血糖値）は，当初血液の還元能に基づいて測定していた．この測定法がうまく機能するのは，グルコース（濃度5 mM）が血液中の主な還元物質であるためである．Fehling（フェーリング）とBenedict（ベネディクト）測定法では，アルカリ性の銅塩溶液を用いる．熱することでグルコースは酸化的に分解し，アルデヒド，ケトン，そして，エノールもしくはジカルボニル化合物などの有機酸の混合物となる．糖の酸化により溶液中の2価の銅イオン Cu^{2+}（青緑色）は，1価の銅イオン Cu^+（橙赤色）へと還元される．産生される色素量は，サンプルのグルコース濃度と直接比例する．

　還元糖の測定法はグルコースと他の還元糖であるフルクトースやガラクトースを区別しない．遺伝性フルクトース不耐症や，ガラクトース血症（第17章）のようなフルクトースやガラクトースの代謝疾患の場合，これらの測定法がテストで高血糖の陽性結果を出すことで患者が糖尿病であるかのような誤った印象（誤診）を与えうる．スクロースやグルコン酸（図3.4，3.5）は，アルデヒド基あるいはケトン基を欠いた非還元糖であり，還元糖アッセイで陰性反応を示す．デンプンやセルロースもまた非還元糖と考えられるが，これは多糖鎖構造中の糖部分全体に比して還元末端部分があまりに小さいことによる．

Gal β1→ 4 Glc
ラクトース（乳糖）

Glc α1→ 2β Fru
スクロース（ショ糖）

Glc α1→ 4 Glc
マルトース（麦芽糖）

Glc α1→ 6 Glc
イソマルトース

$(Glc\ β1→ 4\ Glc)_n$
セルロース

$(4GlcUA\ β1→ 3\text{-}GlcNAcβ1)_n$
ヒアルロン酸

図3.5　よくみられる二糖と多糖の構造

ラクトース（乳糖），スクロース（ショ糖／砂糖），デンプンの分解で生じる二糖のマルトースとイソマルトース，セルロース（木材由来）とヒアルロン酸（脊椎椎間板由来）の繰り返し二糖ユニット構造．グリコーゲン（図12.2を参照）は，α-1-6分枝を有するα-1,4結合のグルコースからなる多糖である．Fru：フルクトース，Gal：ガラクトース，Glc：グルコース，GlcNAc：N-アセチルグルコサミン，GlcUA：グルクロン酸．

不飽和脂肪酸と呼ばれる．一般的に多価不飽和脂肪酸は，はじめの二重結合の位置が末端のメチル基から数えて3つ目あるいは6つ目の炭素のどちらにあるかによって，ω-3脂肪酸ω-3 fatty acid あるいはω-6脂肪酸ω-6 fatty acid という2つのグループに分類される．脂肪酸の融点は，複合脂質と同様に脂肪酸鎖が長いほど高くなるが，二重結合の数が多いほど低くなる．cis-二重結合（シス型二重結合）cis-double bond は，脂肪酸の直鎖状構造に曲がりを生じ，脂肪酸の密着を阻害する．それゆえ，不飽和脂肪酸はより低い融点をもち，凝固のためにはより低い温度が必要となる．

トリアシルグリセロール（トリグリセリド，中性脂肪）

トリアシルグリセロールは脂肪組織における脂質の貯蔵体である

　植物や動物の脂肪酸は，一般的にグリセロールとエステル結合してトリアシルグリセロール（図3.6）となり，油（液体）または脂肪（固体）として存在する．ヒトにおいて，トリアシルグリセロールは脂肪組織中に固体（脂肪）として貯蔵される．それらはホルモンシグナルに反応してグリセロールと脂肪酸に分解される．そして，主として筋肉や肝臓における代謝のために血漿中に放出される．ト

表 3.2　生体内における天然由来の脂肪酸の構造と融点

炭素原子数		化学式	系統名	慣用名	融点（℃）
飽和脂肪酸					
12	12：0	$CH_3(CH_2)_{10}COOH$	*n*-ドデカン酸	ラウリン酸	44
14	14：0	$CH_3(CH_2)_{12}COOH$	*n*-テトラデカン酸	ミリスチン酸	54
16	16：0	$CH_3(CH_2)_{14}COOH$	*n*-ヘキサデカン酸	パルミチン酸	63
18	18：0	$CH_3(CH_2)_{16}COOH$	*n*-オクタデカン酸	ステアリン酸	70
20	20：0	$CH_3(CH_2)_{18}COOH$	*n*-エイコサン酸	アラキジン酸	77
不飽和脂肪酸					
16	$16：1；\omega\text{-}7, \Delta^9$	$CH_3(CH_2)_5CH=CH(CH_2)_7COOH$		パルミトレイン酸	−0.5
18	$18：1；\omega\text{-}9, \Delta^9$	$CH_3(CH_2)_7CH=CH(CH_2)_7COOH$		オレイン酸	13
18	$18：2；\omega\text{-}6, \Delta^{9,12}$	$CH_3(CH_2)_4CH=CHCH_2CH=CH(CH_2)_7COOH$		リノール酸	−5
18	$18：3；\omega\text{-}3, \Delta^{9,12,15}$	$CH_3CH_2CH=CHCH_2CH=CHCH_2CH=$ $CH(CH_2)_7COOH$		リノレン酸	−11
20	$20：4；\omega\text{-}6, \Delta^{5,8,11,14}$	$CH_3(CH_2)_4CH=CHCH_2CH=CHCH_2CH=$ $CHCH_2CH=CH(CH_2)_3COOH$		アラキドン酸	−50

不飽和脂肪酸において，ω 表記は分子のメチル末端炭素から数えてはじめての二重結合の位置を示す．Δ 上付き数字の表記は分子のカルボキシ末端炭素から数えてはじめての二重結合の位置を示す．不飽和脂肪酸は生体内のすべての脂肪酸の約 2/3 を占める．オレイン酸とパルミチン酸は，それぞれ脂肪酸総量の 1/2 と 1/4 を占める．

リアシルグリセロールやその他のグリセロ脂質のエステル結合もまた，生体外で水酸化ナトリウムのような強塩基で速やかに加水分解されてグリセロールや遊離の脂肪酸を生成する．この過程は**けん化 saponification** として知られるが，その生成物の 1 つである脂肪酸のナトリウム塩が石けんである．

　グリセロール自体は不斉（キラル）炭素をもたないが，炭素の番号付けは，立体化学に基づいた番号付け法（*sn* システム）で決められる（標準化されている）．*sn* システムにおいて，C2 のヒドロキシ基は左側に位置している．このように，すべてのグリセロ脂質は L-グリセロール由来である（**図 3.6**）．天然材料から分離されたトリアシルグリセロールは純粋な化合物ではなく，異なった脂肪酸組成をもつ分子の混合物である．例えば，1-パルミトイル，2-オレオイル，3-リノレオイル-L-グリセロールといった具合で，脂肪酸の分布やタイプはその分子ごとに変化する．

リン脂質

リン脂質は生体膜の主要な脂質である

　リン脂質はホスファチジン酸（1,2-ジアシルグリセロール-3-リン酸）に由来する極性をもつ脂質である（**図 3.6**）．グリセロリン脂質はトリアシルグリセロールのように，*sn*-1 位と *sn*-2 位にさまざまな脂肪酸をもつが，*sn*-3 位はアミノ化合物がエステル結合したリン酸で占められている．このリン酸はジアシルグリセロールと極

理解を深めるために
バターかマーガリンか？

　栄養学者の間では，食物中のバター対マーガリンに関して，健康への恩恵についての議論が続いている．バターはコレステロールと飽和脂肪酸を含むトリアシルグリセロールの両者が豊富であり，これは食物中の動脈硬化危険因子である．マーガリンはコレステロールを含まず不飽和脂肪酸が豊富である．

　しかし，マーガリンの不飽和脂肪酸はたいてい植物油の水素付加によってできた，天然にはない *trans*-脂肪酸（トランス型脂肪酸）である．トランス型脂肪酸は飽和脂肪酸と同様にアテローム形成性を示すことから，バターあるいはマーガリンを消費することのリスクには差がないことが示唆されている．しかし，この議論の解決を以下のような事実が複雑にしている．つまりマーガリンでも，例えばソフトスプレッドやハードブロックタイプのようなさまざまな形状の違いによって，トランス型脂肪酸含量が大きく異なる．部分的に水素付加した油は天然の油に比べ加熱時により安定であるため，揚げ物料理に用いるとき，頻繁に交換する必要がない．しかし，コストがかさむにもかかわらず，食品あるいは食品サービス業界は，トランス型脂肪酸を含まず不飽和脂肪酸が豊富な天然油を料理や焼き物に使用する方向へ次第に移りつつある．

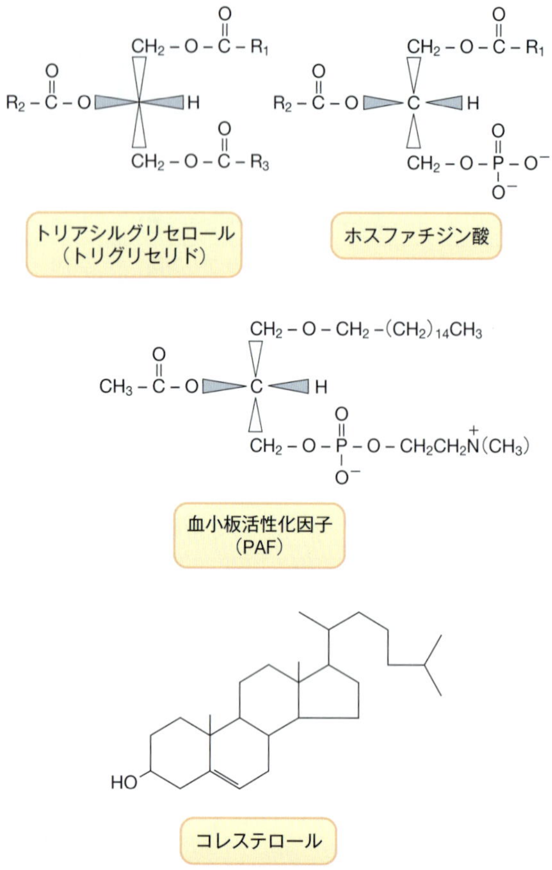

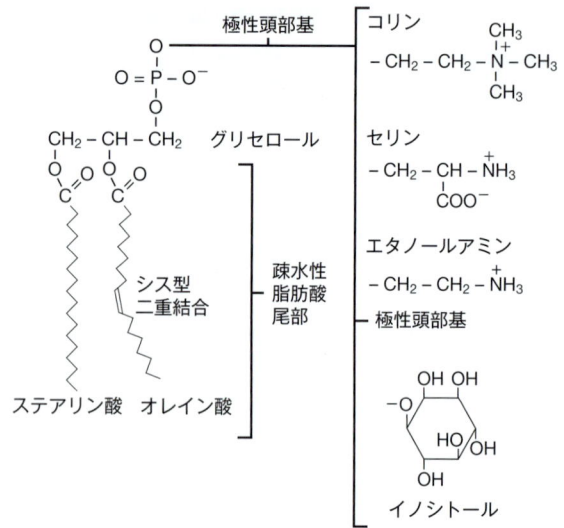

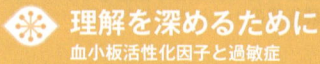

図 3.7　動物細胞膜の主要なリン脂質の構造

ホスファチジルコリン，ホスファチジルセリン，ホスファチジルエタノールアミン，ホスファチジルイノシトール．

図 3.6　大きく異なる生物学的機能をもつ 4 つの脂質の構造

トリアシルグリセロールは貯蔵のための脂肪である．ホスファチジン酸はトリアシルグリセロールとリン脂質の両方の代謝における前駆体である（図 3.7）．炎症のメディエーターである血小板活性化因子は，通常と異なるリン脂質で，sn-1 位に脂質エステルではなく脂質アルコールを，sn-2 位にはアセチル基をもち，sn-3 位にはホスホコリンをエステル結合させている．コレステロールはリン脂質に比べ極性が小さく，多環状構造をリン脂質の脂肪酸鎖間に挿入し，ヒドロキシ基を細胞膜表面上に向ける傾向をもつ．

性のある窒素化合物（最も多いのがコリン，この他にエタノールアミンやセリンなど）をジエステル構造によって橋渡しする（図 3.7）．例えば，**ホスファチジルコリン** phosphatidylcholine，**レシチン** lecithin は通常 sn-1 位にパルミチン酸とステアリン酸を，sn-2 位に炭素数 18 個の不飽和脂肪酸（例：オレイン酸，リノール酸，リノレン酸）をもつ．**ホスファチジルエタノールアミン** phosphatidylethanolamine，**セファリン** cephalin は，通常 sn-2 位にアラキドン酸のようにより長い炭素鎖の多価不飽和脂肪酸をもつ．これらの複合脂質は生体膜の電荷配分に寄与する（図 3.8）．つまり，ホスファチジルコリンやホスファチジルエタノールアミンは，生理的 pH では双性イオン（両性イオン）zwitter ion のために正味の電荷をもたないが，**ホスファチジルセリン** phosphatidylserine や**ホスファチジルイノシトール**

理解を深めるために
血小板活性化因子と過敏症

　血小板活性化因子 platelet-activating factor（PAF，図 3.6）は，グリセロールの C2 炭素にアセチル基がエステル結合し，C1 炭素のヒロドキシ基には，ホスファチジルコリンの長鎖脂肪酸でみられる典型的なエステル結合ではなく，飽和 18 炭素からなるアルキル基がエーテル結合している．PAF は，過敏性反応や急性炎症反応やアナフィラキシーショックの主なメディエーターであり，細胞膜の透過性に影響し，血小板凝集を増加させ，浮腫や低血圧といった心血管や肺の変化を引きおこす．

　アレルギー体質の人では，免疫反応に関与する細胞が花粉や昆虫毒素のような特定の抗原やアレルゲンに特異的な免疫グロブリン E immunoglobulin E（IgE）分子で覆われている．このような人が抗原に再度曝露されると，抗原-IgE 複合体が炎症細胞表面で形成され PAF の合成と放出を活性化することで炎症応答につながる．

phosphatidylinositol は陰性の電荷をもつ．その他のリン脂質の構造と特別な機能については，後の章で紹介する．
　リン脂質は水溶液中に分散されると自然にラメラ（薄板）構造をとり，より至適な条件でそれらは伸展した二重層構造へと組織化される．それらは，ラメラ構造のみならず**リポソーム** liposome と呼ばれる閉じた小胞構造にもなる．リポソームは生体膜構造のモデルである．そこでは，二重層の極性脂質が水性環境に極性面を露出し，

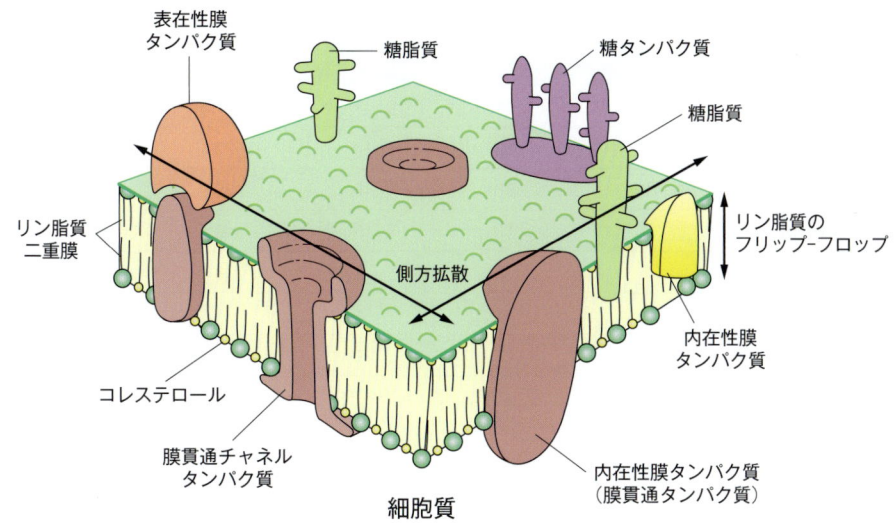

図 3.8　細胞膜の流動モザイクモデル
このモデルでは，タンパク質が流動リン脂質二重層に埋め込まれている．あるものは片側の膜表面（表在性）に，あるものは膜を貫いている（膜貫通性）．糖鎖はタンパク質や脂質に結合しているが，すべての細胞内小器官の膜にはみられない（例：ミトコンドリア膜）．細胞膜において，糖鎖はほぼ例外なく細胞の外側表面に存在する．

脂肪酸側鎖は油性で疎水性の膜内部に埋もれている．体温では，リポソームの表面膜は，流体であり，柔軟な構造をとる．

生体膜は，もう１つの重要な**両親媒性** amphipathic の脂質である**コレステロール**を含む．コレステロールは平面状で固い疎水性の分子で，極性のヒロドキシ基を１つもつ（**図 3.6**）．コレステロールは膜流動性の調節を行っている．コレステロールは低温では脂肪酸鎖の会合を阻害して膜の流動性を増加させるが，高温では膜構造の乱雑さを制限して膜の流動性を減少させる．コレステロール−リン脂質混合体は，純粋なリン脂質がつくるゲル相と液晶相の中間的な性質をもつ．

生体膜の構造

真核細胞には細胞膜と特別な機能をもつ区画の輪郭をつくる細胞内膜がある

細胞や細胞小器官の膜は，構成するタンパク質や脂質成分が著しく異なっている（**表 3.3**）．**図 3.7** で述べた主なリン脂質に加え，その他にも重要な膜脂質として，**カルジオリピン** cardiolipin，スフィンゴ脂質（**スフィンゴミエリン** sphingomyelin と糖脂質），コレステロールがある．これらについては後の章で詳しく述べる．スフィンゴミエリンやホスファチジルセリン，コレステロールは細胞膜に豊富に存在するが，カルジオリピン（ジホスファチジルグリセロール）はミトコンドリア内膜の重要な構成分子である（**表 3.3**）．脂質のなかには生体膜で非対称に分布するものがある．例えば，赤血球膜においてホスファチジルセリン（PS）やホスファチジルエタノールアミン（PE）は細胞の内側に，一方，ホスファチジルコリン（PC）やスフィンゴミエリンは細胞の外側に豊富に存在する．タンパク質の脂質に対する存在比率も，生体膜の種類に応じて異なる．脂質の存在比率の範囲は，神経細胞を取り巻くミエリン鞘の80％（乾燥重量）からミトコンドリア内膜の20％まである．脂質は，生体膜の構造，膜酵素や輸送体システムの活性，細胞認識やシグナル伝達のような分子機構にかかわる生体膜の機能に影響を与える．赤血球の老化によるホスファチジルセリンの赤血球膜外層への露出は，赤血球の血管壁への接着を増加させ，マクロファージによる認識とファゴサイトーシス（貪食）のシグナルとなり，脾臓における老化赤血球のターンオーバーを仲介する．

流動モザイクモデル

流動モザイクモデルは，細胞膜をタンパク質が埋め込まれた柔軟な脂質二重層として表現する

一般的に受け入れられている生体膜構造のモデルは，1972年に Singer（シンガー）と Nicolson（ニコルソン）によって提唱された流動モザイクモデルである．このモデルは，生体膜を他の脂質やタンパク質が埋め込まれている液体のようなリン脂質の二重層で表している（**図 3.8**）．リポソームのように，リン脂質の極性頭部は膜の外側に露出し，脂肪酸アシル鎖は膜の内側を向いている．生体膜の脂質やタンパク質は容易に膜表面を動き回る（側方拡散）．しかし，脂質が外側と内側の二重層間を移動する“**フリップ−フロップ現象** flip-flop movement”は，膜酵素のフリッパーゼの助けがないとめったにおこらない．

表3.3　ラット肝臓由来の細胞小器官膜におけるリン脂質の組成

	ミトコンドリア	ミクロソーム	リソソーム	細胞膜	核膜	ゴルジ体膜
カルジオリピン	18	1	1	1	4	1
ホスファチジルエタノールアミン	35	22	14	23	13	20
ホスファチジルコリン	40	58	40	39	55	50
ホスファチジルイノシトール	5	10	5	8	10	12
ホスファチジルセリン	1	2	2	9	3	6
ホスファチジン酸	–	1	1	1	2	< 1
スフィンゴミエリン	1	1	20	16	3	8
リン脂質（mg/mg タンパク質）	0.18	0.37	0.16	0.67	0.50	0.83
コレステロール（mg/mg タンパク質）	< 0.01	0.01	0.04	0.13	0.04	0.08

この表は，種々の細胞小器官膜のリン脂質組成比率（%）とリン脂質とコレステロールのタンパク質に対する重量比を示す．

膜タンパク質は，内在性膜タンパク質（膜内部に存在する），もしくは表在性膜タンパク質 peripheral membrane protein（膜外側に存在する）に分類される．内在性膜タンパク質は脂質二重層に深く埋め込まれており，あるものは膜を何度も貫通し（**膜貫通タンパク質** transmembrane protein），膜の内側と外側に制御プロセスに寄与するポリペプチド領域を配置している．対照的に，表在性膜タンパク質は，膜脂質あるいは内在性タンパク質に結合している（図3.8）．表在性膜タンパク質は，尿素のような弱い変性剤あるいは弱い界面活性剤で，生体膜の構造を壊さずに膜から分離できる．対照的に，内在性あるいは膜貫通タンパク質は，膜脂質を溶解させて膜の構造を完全に壊すような処理によってのみ膜から分離できる．内在性膜タンパク質の膜貫通領域は，たいてい **α−ヘリックス** α−helix を形成している．α−ヘリックスは主として非極性側鎖をもつアミノ酸で構成される．約20個のアミノ酸残基が6～7回の α−ヘリックス−ターンをつくれば，膜貫通部分が5 nm（50 Å）の厚さの生体膜を貫くのに十分である．膜貫通ドメインは，互いの間で相互作用したり，脂質分子の疎水性尾部と相互作用したりして，イオン輸送に関与するチャネルのような複雑な構造をしばしば形成する（図3.8および第4章）．

生体膜は構造統合性，細胞認識過程，細胞の輸送機能を維持している

多くの膜タンパク質は生体膜での動きを制限されており，細胞骨格タンパク質と接着することで，ある部位に固定されている．脂質ラフトあるいは脂質パッチと呼ばれる生体膜の部分構造は，特定の構成分子と機能をもつ生体膜のある領域を規定する．また，エンドサイトーシスや隣接する細胞間の接合に関係する生体膜の領域では，特異的なリン脂質が豊富である．しかし，生体膜の流動性は膜の機能や細胞の生存に必須の役割をもつ．細菌は，低温条件に移されると細胞膜リン脂質の不飽和脂肪酸の含量を増やすよう反応し，それにより融解／凝固温度を低下させ，細胞膜の流動性を維持する．また，形質膜は細胞の内外の情報や分子の輸送を仲介する．細胞

理解を深めるために
細胞膜パッチ構造

流動モザイクモデルは基本的に正しいが，細胞膜にはユニークなタンパク質や脂質が集積した膜領域がある．大きさ50～100 nm の形質膜の凹みである**カベオラ** caveola と脂質ラフトは，シグナル伝達やエンドサイトーシスにとって重要な細胞膜のパッチ構造（マイクロドメイン）である．これらのパッチ構造にはコレステロールやスフィンゴ脂質が豊富であり，そのスフィンゴ脂質の長鎖飽和脂肪酸尾部とコレステロールとの相互作用が膜の流動環境の安定化をもたらしている．

パッチ構造は界面活性剤に溶けない．ウイルス，寄生虫，細菌などの病原体や細菌毒素までが，カベオラの特異的成分に結合して宿主細胞に侵入する．特異的なタンパク質に富んだパッチ構造の古典的な例としては，バクテリオロドプシンを含む好塩基性古細菌 *Halobacterium halobium* の紫膜や，コネキシンを含むギャップジャンクションがあげられる．バクテリオロドプシンは光作動性プロトンポンプであり，細菌膜に H^+ 濃度勾配をつくって，細菌増殖に必要な栄養分取り込みのエネルギーを産生する．子宮筋細胞間の**ギャップジャンクション** gap junction は，妊娠後期に著しく増加する．それらは，細胞間のチャネルの容量を増やして出産時の同調的な子宮収縮を可能にする．

認識や細胞シグナル伝達，代謝物やイオンの輸送において，生体膜の流動性はこれらの機能に必須である．まとめると，細胞膜の構造は，顕微鏡では静的にみえるが，実はよく組織化され流動的で反応性に富んだものである．実際，細胞膜の顕微鏡像はスポーツ競技でみられる高速動画写真のようなもので，一見止まっているようにみえるが実はたくさんの動きが進行中である．

まとめ

本章では，アミノ酸とタンパク質について解説した前章に続き，糖質と脂質という 2 つの主要な食事燃料であり，生体構成分子の基本的な構造的特徴や物理的あるいは化学的性質について紹介することで，さらなる生化学学習のためのより広い基本事項について述べた．

- 糖質とは，多数のヒドロキシ基をもつアルデヒドあるいはケトンである．それらは主に環状構造として存在し，互いにグリコシド結合でつながる．
- グルコース（血糖）は生体内で遊離分子として存在する唯一の単糖である．
- ラクトース（乳糖）とスクロース（砂糖）は重要な食物由来の二糖である．
- デンプン，セルロース，グリコーゲンは重要なグルコースのホモ多糖である．
- 糖質はタンパク質や脂質と結合して，糖タンパク質や糖脂質として知られる複合糖質を形成する．
- 脂質は疎水性化合物であり，通常，グリセロールにエステル結合した脂肪酸を含む．
- 脂肪酸は長鎖のアルカン酸である．不飽和脂肪酸は 1 つ以上のシス型二重結合を含むことで，脂質の融点（凝固点）を低下させる．
- トリアシルグリセロール（トリグリセリド）は脂肪組織における脂質の貯蔵体である．
- リン脂質は生体膜にみられる両親媒性の脂質である．リン脂質は，グリセロールの C3 にホスホジエステルをもち，最も多くはコリン，その他エタノールアミン，セリンなどのアミノ化合物をジグリセリドに結合している．
- 流動モザイクモデルは，リン脂質，内在性膜タンパク質，その他の脂質が生体膜の構造と機能にとって必須の役割をもつことを描出している．
- 生体膜は細胞の機能を区画化し，代謝物やイオンの輸送，細胞認識，シグナル伝達，そして生体エネルギー，神経伝達，筋収縮に関与する電気化学的プロセスをも仲介している．

✏️ アクティブラーニング

(1) デンプンとセルロースのカロリー価を比較し，その差異について説明しなさい．
(2) 乳糖，マルトース，イソマルトースのような二糖は還元糖だが，スクロースがそうでないのはなぜか説明しなさい．
(3) 脂質のヨウ素価は，脂質の構造について何を示すか．
(4) 石けんをつくる工業過程について概説しなさい．
(5) 生体膜モデルの歴史を概説しなさい．オリジナルの Singer-Nicolson モデルの限界は何か．

参考文献

Cummings RD. Stuck on Sugars – how carbohydrates regulate cell adhesion, recognition and signaling. *Glycoconjugate Journal*. 2019;36:241–257.

Farnier M, Zeller M, Masson D, Cottin Y. Triglycerides and risk of atherosclerotic cardiovascular disease: An update. *Archives of Cardiovascular Disease*. 2021;2020. https://doi.org/10.1016/j.acvd.2020.11.006.

Goñi FM. The basic structure and dynamics of cell membranes: An update of the Singer-Nicolson model. *Biochimica Biophysica Acta*. 2014;1838:1457–1476.

Kim E-M, Jeong H-J. Liposomes: Biomedical applications. *Chonnam Medical Journal*. 2021;57:27–35.

Nicolson GL. The Fluid-Mosaic Model of Membrane Structure: still relevant to understanding the structure, function and dynamics of biological membranes after more than 40 years. *Biochimica Biophysica Acta*. 2013;1838:1451–1466.

Reily C, Steward TJ, Renfrom MB, Novak J. Glycosylation in health and disease. *Nature Reviews Nephrology*. 2019;15:346–366.

関連ウェブサイト

Carbohydrates:

https://www.easybiologyclass.com/carbohydrates-simple-lecture-notes-definition-types-classification-examples-and-functions/: Free Online Biology-Life Science Classes Courses & Tutorials (easybiologyclass.com)

http://mcat-review.org/carbohydrates.php

https://chem.libretexts.org/Bookshelves/Biological_Chemistry/Supplemental_Modules_(Biological_Chemistry)/Carbohydrates

Lipids:

http://kitchendoctor.com/essays/soap.php

https://themedicalbiochemistrypage.org/lipids.php

https://chem.libretexts.org/Bookshelves/Biological_Chemistry/Supplemental_Modules_(Biological_Chemistry)/Lipids

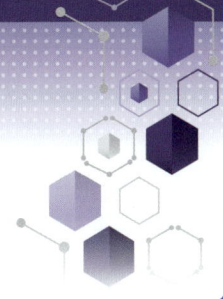

第4章　膜と輸送

Masatomo Maeda

📖 本章で学ぶこと

本章の到達目標
- 輸送体，チャネル，透過孔の役割を含め，膜を介した輸送の基本的な特徴を述べることができる．
- 能動輸送と受動輸送の違いを述べることができる．
- 一次性能動輸送と二次性能動輸送の違いを述べることができる．
- グルコース輸送体，ATP依存性の輸送過程，共役型の輸送システムのそれぞれの特徴を述べることができる．
- 腸における糖の輸送，心筋や骨格筋におけるCa^{2+}の輸送，胃におけるプロトンの輸送などの特定の組織におけるイオンや代謝物の輸送について述べることができる．
- 膜を介した輸送が欠損すると発症する，特徴的な病気をいくつか述べることができる．

はじめに

生体膜は固くて物質を通さないというのは間違いであり，流動性に富む動的な構造をしている

　細胞膜は，流動的な構造をもちつつも細胞の表面において強い疎水性の障壁を形成しており，細胞の門番としての役割を果たしている（**第3章**）．無機イオン，ビタミンや栄養物質の取り込みだけでなく，薬物の細胞内移行や老廃物の排出などを制御している．膜内在型の膜貫通タンパク質が，これら分子の膜を介した輸送や，膜を隔てた濃度勾配の維持に重要な役割を果たしている．例えば，細胞内のK^+，Na^+，Ca^{2+}濃度は，輸送タンパク質によって，それぞれ，約140，10，10^{-4} mmol/L に保たれ，それらイオンの細胞外（血中）濃度は，それぞれ，約5，145，$1 \sim 2$ mmol/L に保たれている．イオン輸送とイオンの濃度勾配を維持するための駆動力は，直接または間接的にアデノシン三リン酸 adenosine triphosphate（ATP）の加水分解により得られる自由エネルギーにより供給されている（**第8章**）．実際，代謝によって得られるエネルギーのほとんどが，特に神経組織や筋肉組織などすべての組織において，細胞膜およびさまざまな細胞内膜を介したイオンや代謝物の勾配を維持する輸送プロセスを駆動するために使用されている．この章では，膜を横切る物質輸送の性質をいくつか重要な例を示しながら説明する．

輸送過程の分類

🔹 リン脂質二重層を通過する単純拡散

特定の小型の中性分子は単純拡散によって生体膜を透過することができる

　小型の非極性分子 nonpolar molecule（O_2，CO_2，N_2 など）や電荷のない極性分子 polar molecule（尿素，エタノール，小型の有機酸など）は，膜タンパク質の助けなしに単純拡散 simple diffusion によって膜を通過する（**表4.1**，**図4.1A左**）．これらの分子種の正味の移動の方向は，常に"下り坂方向"で，平衡に達しようとして濃度勾配に従い高濃度側から低濃度側に移動する．

　リン脂質二重層の内部は疎水性であるため，膜を横切り単純拡散するための重要な要件は，分子の疎水性である（**第3章**）．実際，生体膜を介する小分子の拡散速度は，それら分子が示す油と水との間の分配係数 partition coefficient に密接に関連している．

　水分子は単純拡散によっても輸送されるが，ほとんどの膜を横切る水の動きはチャネルタンパク質が制御している．特に，腎臓における尿の濃縮がそうである．水チャネルタンパク質（アクアポリン2 aquaporin-2）の遺伝子の変異では，尿は濃縮されないで利尿が引きおこされる（腎性尿崩症 nephrogenic diabetes insipidus）．糖尿病の高血糖状態でも同様に多尿を生じるが，腎性尿崩症では，高血糖状態を伴わずに多尿が生じる（**第35章**）．

🔹 膜タンパク質が介在する輸送

大きな分子が生体膜を横切って輸送されるためには，膜タンパク質が必要である

　アミノ酸や糖のように大きい極性分子が細胞内に輸送されるためには，輸送体として知られる膜タンパク質の関与が必要である．輸送体はトランスポーター，あるい

表4.1　生体膜の輸送システム

分類		例	輸送タンパク質	エネルギー共役	特異性	飽和現象
受動輸送または拡散	単純拡散		-	-	-	-
	促進拡散		+	-	+	+
	輸送体	GLUT1 ～ 5，CTR1				
	チャネル	H_2O，Na^+，K^+，Ca^{2+}，Cl^-，CFTR				
能動輸送	一次性	プロトンポンプ，Na^+/K^+-ATPase，Ca^{2+}-ATPase，ABC 輸送体	+	+	+	+
	二次性		+	+	+	+
	共輸送体	SGLT1，2，中性アミノ酸				
	対向輸送体	Na^+/Ca^{2+}，Na^+/H^+				
	単輸送体	グルタミン酸，Ca^{2+}				

GLUT：グルコース輸送体，CTR：銅輸送体，CFTR：嚢胞性線維症膜コンダクタンス制御因子，ABC transporter：ATP 結合カセット輸送体，SGLT：Na^+-グルコース共輸送体.

A　輸送とエネルギー共役

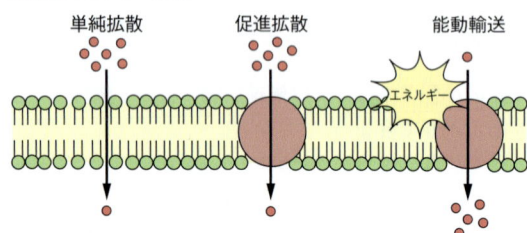

B　輸送基質の数と輸送の方向

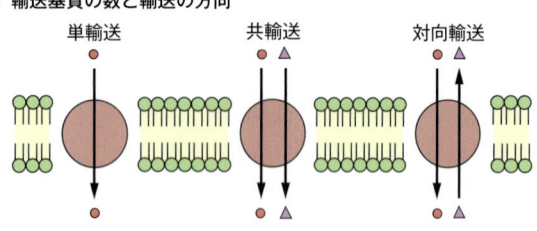

C　輸送体とチャネル

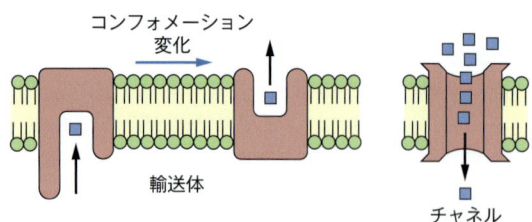

図 4.1　膜を横切る溶質輸送のさまざまな様式

はポーター，透過酵素，トランスロカーゼ，キャリアタンパク質とも呼ばれている．輸送体は，酵素が基質に対して示すのと同様，輸送基質に対し特異性があり，2つの機構(促進拡散 facilitated diffusion か能動輸送 active transport)のうちのどちらかの機構によって作動する．促進拡散はエネルギーを必要とせず，濃度勾配に従って膜を横切る基質の動きを促進する．これに対して能動輸送は，基質が濃度勾配に逆らって高濃度側に輸送される

過程である．能動輸送が進行するためには，エネルギー産生反応と共役しなければならない(図4.1A).

飽和現象と特異性が膜の輸送システムの重要な特徴である

　促進拡散の速度は，一般に単純拡散と比べてはるかに大きい．すなわち，輸送タンパク質は，輸送過程を促進する役割を果たす．輸送速度が基質濃度に直接比例する単純拡散に対し，促進拡散は**飽和現象 saturable process**を示し，**最大輸送速度 maximum transport rate**(T_{max})が存在する(図4.2)．細胞外にある分子(輸送基質)の濃度が非常に高くなると，膜に存在する輸送タンパク質のすべてが基質を結合し，飽和するので，輸送速度は一定値T_{max} に達する．基質に対する促進拡散の速度論は，酵素触媒に用いられるのと同じ式〔Michaelis-Menten(ミカエリス-メンテン)の式 Michaelis-Menten equation と

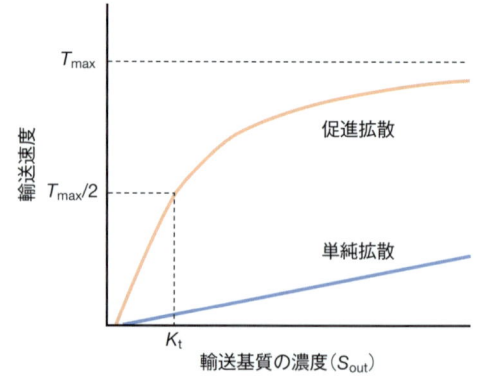

図 4.2　促進拡散と単純拡散の輸送速度論の比較
細胞外の溶液中の基質濃度に対して基質の輸送速度をプロットした．酵素触媒と同様，輸送体が介在する取り込みは，最大輸送速度 T_{max} を示す("飽和する"という)．K_tは，基質の取り込み速度が最大速度の半分のときの基質濃度である．単純拡散の場合，輸送速度は遅い．また，基質濃度が高濃度になっても輸送速度は基質濃度に直接比例する．

　抗生物質 antibiotics には，**イオノフォア ionophore** として作用し，特異的なイオンに対して膜の透過性を高めるものがある．イオノフォアが殺菌効果を現すのは，細菌細胞膜のイオン輸送システムを攪乱するためである．イオノフォアは**電気化学的勾配 electrochemical gradient** に従ってイオンの移動を促進する．イオノフォアには，膜内を移動するイオンのキャリア（イオンを鳥かごに入れるように内部に閉じこめたキャリア）と**チャネル channel** を形成するものの2種類が存在する（**図4.3**）．

　外側が疎水性で内側が親水性の環状ペプチドである**バリノマイシン valinomycin** は，膜内を移動してイオンを運搬する典型的なキャリアである．バリノマイシンは膜に溶け込むと，膜の親水的な内外表面に挟まれた疎水的な空間を拡散する．K^+ は，バリノマイシンの中心部に結合し，複合体の状態で膜を横切り拡散し，反対側の水相で遊離する．最初に存在した K^+ の電気化学的勾配は，このようにして次第に消失する．キャリア型のイオノフォアである**ニジェリシン nigericin** や**モネンシン monensin** は，それぞれ，Na^+ と K^+ を H^+ と交換して輸送する．**イオノマイシン ionomycin** や A23187 は Ca^{2+} イオノフォアである．

　β-ヘリックス構造をした**グラミシジンA gramicidin A** は，15アミノ酸残基からなる直鎖状のペプチド分子で，透過孔を形成する．アミノ末端どうしで連結したグラミシジンAの二量体は，膜を貫通するチャネルを形成し1価の陽イオン（H^+, Na^+, K^+）を透過する．

　アンホテリシンB amphotericin B や**ナイスタチン nystatin** のようなポリエン系抗生物質は，標的細胞の膜をイオンや小分子物質に対して透過しやすくし，細胞障害作用を発揮する．その膜にステロールを含んでいる生物に選択的な作用を示すことから明らかなように，ステロール-ポリエン複合体の生成が，これらの抗生物質の細胞障害作用発現に必須である．すなわち，酵母，多種類の真菌類や他の真核細胞には作用を示すが，細菌には効果がない．コレステロールに比べると真菌の膜成分である**エルゴステロール ergosterol** に対して親和性が高いので，これらの抗生物質は，真菌が原因の局所感染症の治療に使用されている．

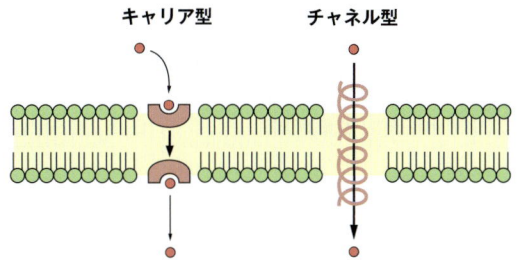

図4.3　膜内を移動可能なイオンキャリア型とチャネル形成型のイオノフォア
イオノフォアは電気化学的勾配に従ってイオンを輸送し，正味の電荷を移動させる．

　この式から，K_t は最大速度 T_{max} の1/2の速度を与える基質濃度であることがわかる．輸送体の K_t は，概念的に酵素の K_m と同じである（第6章）．

　輸送の過程は通常，特異性が非常に高い．各々の輸送体は，単一種類の分子または構造的に関連する化合物のみを輸送する．**赤血球 red blood cell** のグルコース輸送体1 glucose transporter-1（GLUT1）は，D-グルコースに高い親和性がある．しかし，D-マンノースやD-ガラクトースのような関連する糖に対しては，10〜20倍も低い親和性しか示さない．エナンチオマー（鏡像異性体）のL-グルコースは輸送されない．L-グルコースの K_t は，D体よりも1,000倍以上も高い値である．

● グルコース輸送体（GLUTファミリー）の性質

グルコース輸送体は濃度勾配に従ってグルコースを細胞の内外に輸送する

　グルコース輸送体は，細胞内へグルコースを促進拡散により輸送するのに必須の役割を果たしている．グルコース輸送体の **GLUTファミリー GLUT family** には GLUT1 から GLUT5 など数多く輸送体が存在する（**表4.2**）．それらは皆，約500アミノ酸残基からなるほぼ同じサイズの膜貫通タンパク質で，12回の膜貫通ヘリックスを有している．赤血球の GLUT1 の K_t は約2 mmol/L である．空腹時では血中のグルコース濃度は5 mmol/L（90 mg/dL）であり，このとき GLUT1 は T_{max} の約70%速度でグルコースを輸送し，グルコース濃度が低い空腹時でも赤血球が十分に機能を果たせるようにしている（**第9章**）．一方で，膵臓の **β細胞 β-cell** は，K_t が10 mmol/L（180 mg/dL）以上である GLUT2 を発現している．グルコース濃度5 mmol/L（空腹時）では GLUT2 はグルコースを T_{max} の約30%の速度でしか輸送しないが，食事を摂取すると血中のグルコース濃度が上昇するため，GLUT2分子によるβ細胞へのグルコース取り込み速度が上昇し，**インスリン分泌 insulin secretion** が促進される（**第31章**）．筋肉や脂肪組織のような**インスリン感受性 insulin sensitive** の組織は，GLUT4を発現してい

Lineweaver-Burk（ラインウイーバー-バーク）の式 Lineweaver-Burk equation〕で表すことができる（**第6章**）．

　K_t は基質-輸送体複合体の解離定数，S_{out} は輸送基質の濃度とすれば，輸送速度 t は次式で表すことができる．

$$t = \frac{T_{max}}{1 + \dfrac{K_t}{S_{out}}}$$

表 4.2　グルコース輸送体の分類

輸送体	D-グルコース輸送に対する K_t (mmol/L)	基質	主な発現部位
促進拡散（単輸送体）（受動輸送）			
GLUT1（SLC2A1）	1〜2	グルコース，ガラクトース，マンノース	赤血球，血液-脳関門，血液-組織関門，各組織に広く発現
GLUT2（SLC2A2）	15〜20	グルコース，ガラクトース，マンノース，フルクトース	肝臓，小腸，腎臓，膵臓 β 細胞，脳
GLUT3（SLC2A3）	1〜2	グルコース	脳，精巣
GLUT4（SLC2A4）	5	グルコース	骨格筋と心筋，脂肪組織
GLUT5（SLC2A5）	10〜13	フルクトース	小腸
Na⁺共役型共輸送体（能動輸送）			
SGLT1（SLC5A1）	0.35	グルコース（2 個の Na^+ と 1 分子のグルコースを共輸送），ガラクトース	小腸，腎臓
SGLT2（SLC5A2）	1.6	グルコース（1 個の Na^+ と 1 分子のグルコースを共輸送）	腎臓

括弧内の記号は，ヒトゲノム機構（HUGO）遺伝子命名委員会（HGNC）によって承認された命名.

臨床症例
けいれん発作と発達遅延の原因となる血液脳関門 blood-brain barrier のグルコース輸送の欠損

　3 ヵ月の男児が，再発するけいれん発作に見舞われていた. 脳脊髄液 cerebrospinal fluid（CSF）のグルコース濃度は低く〔0.9 〜 1.9 mmol/L（16 〜 34 mg/dL）〕，血中に対する CSF のグルコース濃度の比は，0.19 〜 0.33 だった（正常値は 0.65）.

　CSF のグルコース濃度の低下を生じうる細菌性髄膜炎，クモ膜下出血，低血糖症のような原因は考えられなかった. また，低血糖症以外のこれらの原因であれば，CSF の乳酸 lactate 濃度が高いはずだが，常に値は正常値（1.0 〜 2.8 mmol/L）に比べて低かった（0.3 〜 0.4 mmol/L）. これらの所見から，グルコースの血管内から脳内への輸送が低下しているのではないかと考えられた.

解説
　赤血球の GLUT1 グルコース輸送体の活性が脳の微小血管にも反映されていると仮定し，患者の赤血球を用いて輸送活性の測定が行われた. 患者の赤血球によるグルコース輸送の T_{max} は，平均的な正常値の 60% だった. これにより，欠損がヘテロ接合体の状態であることが示唆された. 治療として，**ケトン体 ketone body** を生成する食事（高脂肪，低タンパク質，低糖質食）が開始された. 脳はケトン体を燃料源として酸化できる（第 11 章）. また，ケトン体が脳内に入るために，グルコース輸送システムは必要としない. 患者は，食事を開始して 4 日以内にけいれん発作が治まった.

る. インスリンがこれらの組織に作用すると，細胞内小胞に存在する GLUT4 の細胞膜移行を促進し，食後に血中に上昇したグルコースの細胞への取り込みが促進する. GLUT ファミリーの輸送体とチャネルの輸送モードは，単一の基質種を輸送するため，ユニポートとして分類される（**図 4.1B 左**）.

● チャネルと透過孔による輸送

膜のチャネルや透過孔は開いた管構造で，イオン，代謝物，そしてタンパク質でさえも輸送するものがある

　チャネルは，しばしば膜を横切るトンネルのように描かれる. その基質（イオン）結合部位は，膜のどちら側へも同時に開いている（**図 4.1C**）. チャネルでは，輸送体とは異なり，コンフォメーション変化は，膜の一方の側から入った基質の他方の側に移動を直接担うものではない. 電位の変化やリガンドの結合が，チャネルの開閉〔電位 voltage あるいはリガンド "ゲーティング（通門）" ligand "gating" として知られる過程〕を担うチャネルの構造にコンフォメーション変化を引きおこす. チャネルを通る分子の動き（チャネル 1 個あたり 10^7 〜 10^8 分子/秒）は，輸送体による輸送速度と比較して速い（輸送体 1 分子あたり 10^0 〜 10^4 分子/秒）.

　"チャネル" と "透過孔" は，しばしば同義に使用されることがある. しかし，"透過孔" の場合は，例えばペプチドとタンパク質のような大きな分子をその大きさに従って透過するような，口が広く選択性もそれほどない構造に対してよく用いられる. "チャネル" という言葉は通常，特異性の高いイオンチャネルに対して使用される.

　低張性の（すなわち "水の濃度" が高い）区画から高張

性の（"水の濃度"が低い）区画への水チャネルを通した水の単純拡散による受動的な移動は，**浸透 osmosis** と呼ばれる（第35章）．

細胞生理学の観点から重要な透過孔の例

内皮細胞，筋肉細胞や神経細胞の細胞間に形成される**ギャップジャンクション gap junction** は，小さな透過孔が集まった構造をしている．そこでは**コネキシン connexin** と呼ばれるサブユニットが細胞膜中で6個集合して膜を貫通する円筒となり，それが直列に2個連結して直径1.2〜2.0 nm（12〜20 Å）の細胞間を連絡する小孔が形成されている．約1 kDa より小さな分子は，ギャップジャンクションを通過して2つの細胞の間を行き来できる．そのような細胞間の物質の行き来は，生理的な情報伝達や共役に重要な役割を果たしている．例として，陣痛と分娩時におきる協調的な**子宮筋 uterine muscle** の収縮があげられる．コネキシン26とコネキシン32をコードする遺伝子の変異は，それぞれ，**難聴 deafness** と Charcot-Marie-Tooth（シャルコー-マリー-トゥース）病 Charcot-Marie-Tooth disease を引きおこす．

核にコードされている**ミトコンドリア mitochondria** のタンパク質は，ミトコンドリア外膜に存在する透過孔を通って，この細胞小器官内に送達される．分泌タンパク質や細胞膜のタンパク質は，それらが生合成されている間に新生ポリペプチド鎖が小胞体膜に存在する透過孔を横切って小胞体内腔に輸送される．**核膜孔 nuclear pore** は半径約9.0 nm（90 Å）の透過孔で，これを通って大きなタンパク質や核酸が細胞質から核内に入ったり，核から細胞質に出ていったりする．透過孔（およびチャネル）を介した大分子の輸送は，一般的にシャペロンまたはエスコートタンパク質の助けが必要である．

能動輸送

一次性能動輸送では輸送を駆動するために ATP を直接利用するが，二次性能動輸送では一次性能動輸送の過程でつくり出された Na^+ や H^+ の電気化学的勾配を利用する

ATP は代謝によって生成される高エネルギー化合物であり，しばしば細胞の"エネルギー通貨"と呼ばれる（第8章）．ATP の**リン酸無水結合 phosphoanhydride bond** は，加水分解されてアデノシン二リン酸 adenosine

---

臨床症例
Hartnup（ハートナップ）病 Hartnup disease

3歳の男児が南ヨーロッパに休暇で滞在したが，そこでペラグラ様の皮膚の病変が，顔，首，前腕，手足の背面に生じた．皮膚はうろこ状になりザラザラし，色素が濃く沈着していた．男児は頭痛と脱力感を訴え，総合診療医を訪れた．尿分析を行った結果，アミノ基とカルボキシ基を1個ずつもつ中性のアミノ酸（アラニン，セリン，トレオニン，アスパラギン，グルタミン，バリン，ロイシン，イソロイシン，フェニルアラニン，チロシン，トリプトファン，ヒスチジン，シトルリン）の濃度が極端に高い高アミノ酸尿を示した．

解説

これらのアミノ酸は，腎臓の尿細管や小腸上皮の管腔側の細胞膜にのみ発現する，共通の輸送体すなわち Na^+／中性アミノ酸共輸送体（B(0)AT1）を介して輸送される．ペラグラ様の皮膚炎（第7章）と神経症状は，栄養素ナイアシン niacin の欠乏症に似ている．これは，トリプトファンの吸収低下は，ニコチンアミドの産生低下を引きおこすためである．この疾患に対して，ニコチンアミドの経口投与や，皮膚の露出部位の日焼け止め塗布がなされる．Hartnup 病は，新生児15,000〜30,000人に1人が罹患する常染色体劣性の遺伝性疾患である．

臨床症例
シスチン症

生後18ヵ月の男小児が，多尿と発育不全に加え，重篤な脱水症状をたびたびおこすため来院した．尿検査から糖尿やタンパク尿が検出され，他の生化学検査から汎アミノ酸尿とリン酸尿が認められた．

解説

これは典型的な小児腎障害型シスチン症 cystinosis の症状である．シスチン症は常染色体劣性遺伝性のリソソーム蓄積症であり，新生児の約10万〜20万人に1人が罹患する．この疾患は，シスチンをリソソームの外に輸送するシスチノシン cystinosine と呼ばれるリソソーム膜 H^+／シスチン共輸送体の欠損により，リソソーム内でのタンパク質の分解によって生成されるシスチンの蓄積によって引きおこされる．シスチンは溶解性が低く，全身の細胞のリソソーム内に結晶性の沈殿物が形成される．

システアミン cysteamine を経口投与すると全身的にリソソームからのシスチン排出が促進するため，腎機能の低下を遅らせることができる．弱塩基のシステアミンは，リソソーム内でシステイン cysteine と混合ジスルフィドを形成し，それがさらに塩基性アミノ酸輸送体（PQLC2）を介してリソソームから細胞質内へと排出される．治療がなされないと，通常6〜12歳で腎不全を発症する．患者の角膜に形成されるシスチン結晶を減らすために，システアミン点眼薬が使用される．

表 4.3　真核細胞の一次性能動輸送体

分類	例	細胞内局在	基質	機能
F 型 ATPase（共役因子）	H⁺-ATPase	ミトコンドリア内膜	H⁺	H⁺の電気化学的勾配により駆動される ATP 合成
V 型 ATPase（液胞型）	H⁺-ATPase	細胞内小胞（リソソーム，分泌顆粒），細胞膜（破骨細胞の波状縁，腎臓の上皮細胞）	H⁺	リソソーム酵素の活性化，神経伝達物質の濃縮，骨の代謝回転，尿の酸性化
P 型 ATPase（リン酸化中間体形成型）	Na⁺/K⁺-ATPase	細胞膜（各組織に発現するが，腎臓や心臓に多い）	Na⁺と K⁺の交換	Na⁺と K⁺の電気化学的勾配の形成
	H⁺/K⁺-ATPase	胃（胃底腺の壁細胞）	H⁺と K⁺の交換	胃内腔の酸性化
	Ca²⁺-ATPase	筋小胞体と小胞体	Ca²⁺	筋小胞体（小胞体）内腔への Ca²⁺貯蔵
	Ca²⁺-ATPase	細胞膜	Ca²⁺	Ca²⁺の細胞外への排出
	Cu²⁺-ATPase	細胞膜，細胞内小胞，トランスゴルジネットワーク	Cu²⁺	Cu²⁺の小腸からの吸収と肝臓からの排出
ABC（ATP 結合カセット）輸送体	P-糖タンパク質	細胞膜	種々の薬物	有害物質の排出，抗がん剤の多剤耐性
	MRP	細胞膜	グルタチオン抱合体	解毒，多剤耐性
	CFTR*	細胞膜	Cl⁻	cAMP 依存性 Cl⁻チャネル，他のチャネルの調節
	TAP	小胞体	ペプチド	免疫応答のためのペプチドの提示

種々の一次性能動輸送体（ATP 駆動性ポンプ ATPase）の例をそれらの細胞内局在とともにまとめた.
＊：ABC 輸送体のあるものはチャネル（CFTR，**表4.1**）やチャネルの調節因子（SURs）として機能する.

diphosphate（ADP）と無機リン酸を生じる際に自由エネルギーを放出する. この自由エネルギーは生合成，細胞の移動，そして電気化学的勾配に逆らった分子の輸送に利用される. **一次性能動輸送 primary active transport** システムは，輸送を駆動するために ATP を直接利用する. **二次性能動輸送 secondary active transport** は，一次性能動輸送の過程で生じた Na⁺や H⁺のようなイオンの電気化学的勾配を利用する. 電気化学勾配は，膜を横断する濃度勾配（化学ポテンシャル）と電位勾配（膜を隔てた電位差）を組み合わせたものである. 糖やアミノ酸は一般に，GLUT 輸送体などによる受動輸送や二次性能動輸送のシステムによって細胞内に取り込まれる.

一次性能動輸送システムは ATP を使ってイオンポンプ（イオン輸送性 ATPase ion transporting ATPase，ポンプ ATPase とも呼ぶ）を駆動する

　ポンプ ATPase pump ATPase は，4 つのグループに分類されている（**表4.3**）. ミトコンドリア，葉緑体や細菌細胞膜の共役因子 ATPase（F 型 ATPase）は ATP を加水分解して H⁺を輸送する. 第8章で詳しく考察するが，ミトコンドリアの **F 型 ATPase F-ATPase** は逆方向に反応を進行させて機能している. すなわち，電子伝達系での電子の移動の過程でミトコンドリア内膜の内外に形成された H⁺の電気化学的勾配に従って，プロトンが F-ATPase を介して移動し，それと共役して ADP と無機リン酸から ATP が合成される. 生成物である ATP は，ミトコンドリアのマトリックスに遊離する. しかし，ATP

は細胞質でのさまざまな生合成反応に利用される必要があるので，ミトコンドリア内膜の **ATP-ADP トランスロカーゼ ATP-ADP translocase** を介して細胞質へと輸送される. この輸送体は **対向輸送 antiport** システムの例である（図4.1B 右）. 1 分子の ATP が細胞質に出ていくのと共役して，1 分子の ADP がミトコンドリア内に取り込まれる.

　リソソーム，エンドソーム，分泌顆粒のような細胞質内の小胞は，それらの膜に存在する **V 型（液胞型）H⁺-ATPase V-type（vacuolar）H⁺-ATPase** のはたらきによって内部が酸性になっている. この V 型 ATPase による酸性化が，酸性 pH で最大活性を示すリソソーム酵素の活性発現や，神経伝達物質の分泌顆粒内への濃縮に役立っている. V 型 ATPase は，骨の破骨細胞や腎臓の上皮細胞の細胞外環境も酸性化する. 破骨細胞の細胞膜に存在する V 型 ATPase が欠損すると，**大理石病 osteopetrosis**（骨密度が増加する）を引きおこす. 一方，腎臓の集合管に発現する V 型 ATPase の変異では，**尿細管性アシドーシス renal tubular acidosis** を発症する. F 型 ATPase と V 型 ATPase は構造的に似ており，共通の祖先から進化したと推定される. ATP を結合する触媒サブユニットと H⁺通路を形成するサブユニットは両 ATPase の間で特に保存性が高い.

　P 型 ATPase P-ATPase はイオン輸送を駆動するリン酸化中間体を形成する. "P" はリン酸化を意味している. これらの輸送体は活性部位にアスパラギン酸残基を有しており，輸送過程で ATP により可逆的にリン酸化され

る．さまざまな組織に存在する P 型 Na⁺/K⁺-ATPase と筋小胞体の Ca²⁺-ATPase Ca²⁺-ATPase in the muscle sarcoplasmic reticulum は，細胞のイオン勾配を維持するのに重要な役割を担っている．Na⁺/K⁺-ATPase は，また，小腸から栄養物質を取り込むための駆動力となる，Na⁺の電気化学的勾配 electrochemical gradient を形成する（後述）．神経伝達も，この電気化学的勾配を利用して行われる．P 型 ATPase 遺伝子の変異として，Brody（ブ

ロディー）病（遺伝性骨格筋弛緩障害）Brody myopathy（Ca²⁺-ATPase），家族性片麻痺性片頭痛 2 型 familial hemiplegic migraine type 2（Na⁺/K⁺-ATPase），Menkes（メンケス）病 Menkes' disease と Wilson（ウィルソン）病 Wilson's diseases（Cu²⁺-ATPase）などが知られている．全体として，酸化的リン酸化によって合成された ATP の 30 % 以上が，Na⁺/K⁺-ATPase（約 24 %）や Ca²⁺-ATPase（約 6 %）などの一次性能動輸送体によって消費さ

臨床症例
Menkes 病と Wilson 病

　X 連鎖 Menkes 病は致死的な遺伝子異常で，出生児 35,000 人に 1 人の割合で発症する．異常な毛髪（色素が欠乏した縮れ毛），独特の表情，大脳変性，結合組織と血管の障害，3 歳までに死亡するなどの特徴がある．肝臓以外のすべての臓器に発現している銅輸送 P 型 ATPase（ATP7A）が，この病気では欠損している（表4.3）．Menkes 病の患者では，銅（Cu⁺）は小腸上皮の頂端細胞膜のエネルギー非依存性の単輸送体（CTR1）を介して小腸細胞に取り込まれるが，ATP7A の欠損のために側底膜を通ってさらに循環系に輸送されないので重篤な銅欠乏症を引きおこす．ヒスチジン銅の皮下注射を早期に開始すれば，治療効果が得られる場合がある．

　Wilson 病の遺伝子も銅輸送 P 型 ATPase（ATP7B）をコードしており，Menkes 病遺伝子がコードする ATPase と 60%のアミノ酸残基が一致している．ATP7B は，肝臓，腎臓，胎盤に発現している．Wilson 病は，出生児 3 万～5 万人に 1 人の割合で発症する．この疾患では，肝細胞

の ATP7B の欠損により，トランスゴルジネットワーク内腔への銅の輸送ができず，そのためセルロプラスミン ceruloplasmin の生合成中に銅が取り込まれない．肝細胞の頂端膜から毛細胆管内の胆汁中に銅を排出できず，その結果，肝臓だけでなく腎臓，脳，角膜にも銅が蓄積して毒性が生じる．肝硬変や進行性神経障害，あるいはその両方が小児期から青年期にかけて発症する．ペニシラミン penicillamine やトリエンチン trientine（トリエチレンテトラミン triethylenetetramine）などのキレート剤が，治療に用いられる．また，食事から銅が吸収されるのを減少させるために，亜鉛の経口投与が役立つ可能性がある．銅は必須微量元素で，多くの酵素の不可欠な成分であるが，過剰に存在すると，タンパク質や核酸に結合し，フリーラジカル free radical の産生を促進したり，膜の脂質やタンパク質の酸化を触媒したりするので，毒性を示す（第 42 章）．

理解を深めるために
ABC 輸送体と病気

　ヒトゲノム情報から，約 50 種類の ABC 輸送体の遺伝子が存在する．次にあげるように，非常に多くの病気が ABC 輸送体の欠損で生じる．Tangier（タンジール）病 Tangier disease，Stargardt（スターガート）病 Stargardt disease，進行性家族性肝内胆汁うっ滞症 progressive intrahepatic cholestasis，Dubin-Johnson（デュビン-ジョンソン）症候群 Dubin-Johnson syndrome，弾性線維性仮性黄色腫 pseudoxanthoma elasticum，家族性新生児持続性高インスリン性低血糖症 familial persistent hyperinsulinemic hypoglycemia of infancy（PHHI），副腎白質ジストロフィー adrenoleukodystrophy，Zellweger（ツェルヴェーガー）症候群 Zellweger syndrome，シトステロール血症 sitosterolemia，嚢胞性線維症などがその例である．

　嚢胞性線維症 cystic fibrosis（CF）は，白人集団に最も

共通してみられ，また，死に至りうる常染色体劣性の遺伝病である．出生児 2,500 ～ 3,500 人に 1 人の割合で発症する．嚢胞性線維症は通常，膵臓の外分泌不全，汗の Cl⁻濃度の上昇，男性の不妊，罹患と死亡の主要な原因である気道の疾患として現れる．膵臓や肺の病変は，分泌液の粘度が上昇すること（ムコビスコイドーシス mucoviscoidosis）が原因で生じる．嚢胞性線維症は，ABC モチーフをもち Cl⁻チャネル Cl⁻ channel（ClC）活性を有する嚢胞性線維症の膜貫通コンダクタンス調節因子 cystic fibrosis transmembrane conductance regulator（CFTR）の遺伝子変異によって引きおこされる．CFTR に ATP が結合することでチャネルが開く．嚢胞性線維症の患者の上皮でこのチャネルの活性がなくなると，肺気道と膵管におけるイオンと水の両方の分泌，および汗腺におけるそれらの再吸収がうまくいかなくなる．

れる.

ATP 結合カセット（ABC）輸送体 ATP-binding cassette (ABC)transporter は，4 番目の能動輸送体のファミリーを構成している．“ABC” とは “ATP 結合カセット” の略で，輸送体の ATP 結合モチーフを指す（表 4.3）．P-糖タンパク質 P-glycoprotein（ここでの “P” は透過性を意味する）や多剤耐性関連タンパク質 multidrug resistance-associated protein（MRP）は，毒性をもつ代謝物や生体外異物を細胞外に排出するという生理的役割をもつが，化学療法に対するがん細胞の抵抗性にも寄与している．TAP 輸送体 TAP transporter は，抗原提示 antigen presentation に関与する輸送体であるが，免疫応答の過程で，細胞質から小胞体内腔へ抗原ペプチドを輸送する．ABC 輸送体のあるものは，ペルオキシソーム膜に存在し，極長鎖脂肪酸の酸化 oxidation of very long-chain fatty acid に必要なペルキシソーム酵素の輸送に関与していると考えられている．ABC 輸送体の欠損は囊胞性線維症を含む多くの病気と関係している．

単輸送，共輸送，対向輸送は二次性能動輸送の例である

輸送過程は 3 つの一般的なタイプに分類できる．すなわち単輸送 uniport（単一物質輸送），共輸送 symport（等方輸送）と対向輸送（逆輸送，交換輸送）である（図 4.1）．輸送基質は，共輸送では同じ方向に，対向輸送では反対方向に動く．これらの輸送システムに関与するタンパク質は，それぞれ，単輸送体 uniporter，共輸送体 symporter，対向輸送体 antiporter と呼ばれている（表 4.1）．

単輸送システムによる膜を介した基質の能動輸送は，Na^+ や H^+ イオンの共役輸送を伴わずに，電気化学的勾配 electrochemical gradient によって駆動される．このような単輸送体による能動輸送のまれな例は，シナプス小胞のグルタミン酸輸送体とミトコンドリア内膜の Ca^{2+} 単輸送体であり，これらはこれらの膜を介する電位勾配によって駆動される．

共輸送システムでは，Na^+ や H^+ イオンなどの 1 つの基質が電気化学勾配に従って細胞内に移動すると，別の基質がその濃度勾配に逆らって細胞内に引き込まれる．対向輸送システムでは，1 つの基質の濃度勾配に逆らった上り坂方向の移動は第 2 の基質（通常は Na^+ や H^+ などの陽イオン）の逆方向の輸送（第 2 の基質の電気化学勾配に従った輸送）によって駆動される．

Na^+ の場合，細胞外（145 mmol/L）と細胞内（12 mmol/L）の濃度差はおよそ 10 倍で，この濃度差は Na^+/K^+-ATPase によって維持されている．Na^+/K^+-ATPase は 3 個の Na^+ を汲み出し 2 個の K^+ を取り込むので起電性であり，内側が負の膜電位の形成に寄与する．K^+ は K^+ チャネル K^+channel を通って濃度勾配（細胞内部 140 mmol/L に対して細胞外 5 mmol/L）に従って細胞外へ漏出する．このため，膜電位はさらに大きくなり，これが細胞の膜電位の主要な成分となる．Na^+ の濃度勾配と膜電位（内

側が負）が駆動力となり，Na^+ との共輸送あるいは対向輸送によって，他の分子をそれらの濃度勾配に逆らい，細胞内へあるいは細胞外へと輸送する．その際，Na^+ の電気化学的勾配に従った下り坂方向への移動を伴う．

能動輸送システムとその共役の例

筋肉における Ca^{2+} 輸送と動態

膜の脱分極が神経-筋接合部位の電位依存性イオンチャネルを開口させる

横紋筋（骨格筋 skeletal muscle と心筋 cardiac muscle）は筋細胞の束でできている（第 37 章）．各々の細胞は，収縮を生み出すアクチンとミオシン線維（筋原線維 myofibril）の束を詰め込んでいる．筋収縮の間に，神経-筋接合部で，神経が電位依存性 Na^+ チャネル voltage-dependent Na^+channel を開口させて膜の局所的な脱分極 depolarization を促進する．脱分極は，筋原線維の周囲へと伸長している横行小管（T 管）transverse (T) tubule と呼ぶ細胞膜の陥入部へと，急速に広がる（図 37.5）．

骨格筋の T 管に位置する電位依存性 Ca^{2+} チャネル voltage-dependent Ca^{2+}channel（VDCC）は，膜の脱分極に応答してコンフォメーションを変え，筋小胞体 sarcoplasmic reticulum の Ca^{2+} 遊離チャネルを直接活性化する．筋小胞体は，筋細胞の細胞質にある筋原線維を 1 本 1 本包むように取り巻く，平たい網目状の管構造をしている（図 37.5）．筋小胞体の内腔（内部の区画）から Ca^{2+} が遊離すると（脱分極誘導 Ca^{2+} 遊離 depolarization-induced Ca^{2+} release），細胞質の Ca^{2+} 濃度は 10^{-4} mmol/L から約 10^{-2} mmol/L にまで約 100 倍上昇する．その結果，ミオシンによる ATP 加水分解がおき，筋収縮が開始する．続いて，筋小胞体の Ca^{2+}-ATPase が ATP を加水分解し，Ca^{2+} を細胞質から筋小胞体内腔へ輸送して戻すため，細胞質の Ca^{2+} 濃度が減少し筋肉が弛緩する（図 4.4 左）．

心筋では，電位依存性 Ca^{2+} チャネルは少量の Ca^{2+} を細胞内に流入させ，それが筋小胞体の内腔から Ca^{2+} チャネルを通して Ca^{2+} が遊離するのを促進する（Ca^{2+} 誘導 Ca^{2+} 遊離 Ca^{2+}-induced Ca^{2+} release）．筋小胞体の Ca^{2+}-ATPase だけでなく，Na^+/Ca^{2+} 対向輸送体 Na^+/Ca^{2+}-antiporter と細胞膜の Ca^{2+}-ATPase plasma membrane Ca^{2+}-ATPase も，心筋細胞の細胞質から Ca^{2+} を汲み出す役割を果たしている（図 4.4 右）．急速にイオン勾配が回復することで，心臓は規則的に収縮することができる．

上皮細胞におけるグルコースの能動輸送

Na^+/K^+-ATPase が小腸と腎臓の上皮細胞内へのグルコース取り込みを駆動する

血中に比べ細胞内のグルコース濃度のほうが一般には低いので，血中のグルコースは促進拡散で通常，細胞内

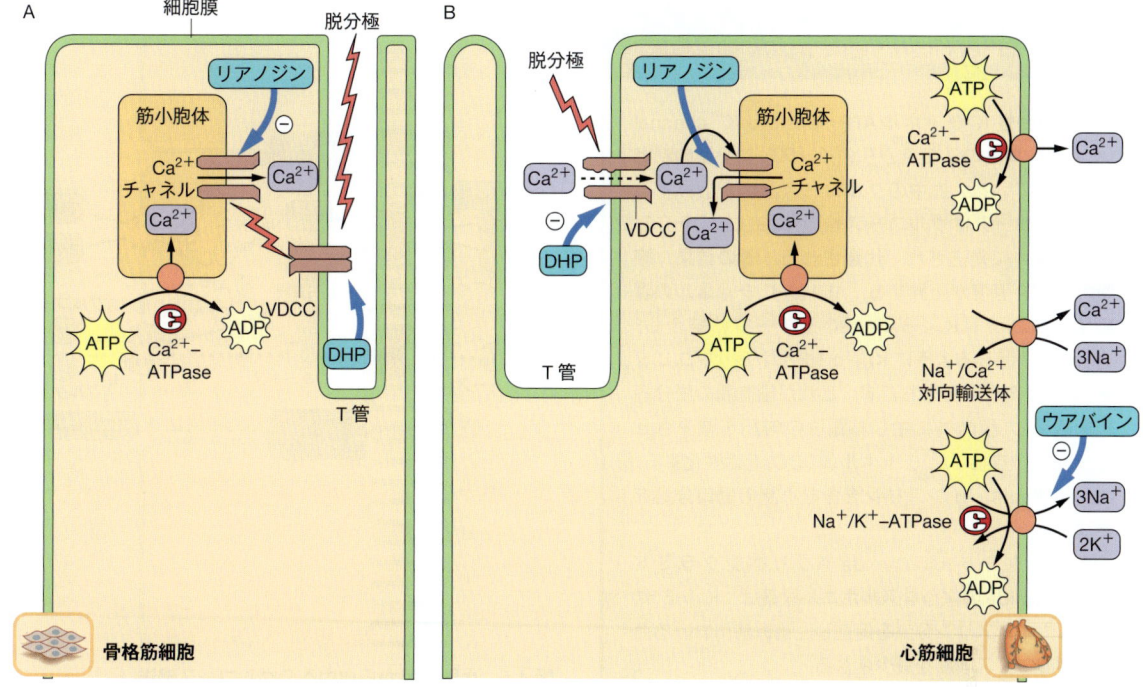

図 4.4　筋収縮のサイクルにおける Ca²⁺ の動き

骨格筋細胞(**A**)と心筋細胞(**B**)が収縮するとき，輸送体とチャネルを介して Ca²⁺ がどのように移動するかを示した．太い青色の矢印は阻害薬の結合部位を示す．骨格筋では，電位依存性 Ca²⁺ チャネルは直接に筋小胞体からの Ca²⁺ 遊離を促進する．その結果，細胞質の Ca²⁺ 濃度が上昇し，筋収縮が引きおこされる．一方，筋小胞体に存在する Ca²⁺-ATPase は筋小胞体内腔に Ca²⁺ を輸送して戻すので，細胞質の Ca²⁺ 濃度は減少し筋肉は弛緩する．心筋では，電位依存性 Ca²⁺ チャネルによる微量の Ca²⁺ 流入がおきると，筋小胞体内腔からの Ca²⁺ 遊離が誘導される．2種類の Ca²⁺-ATPase と Na⁺/Ca²⁺ 対向輸送体が，心筋細胞の細胞質の Ca²⁺ を汲み出すためにはたらいている．Na⁺/Ca²⁺ 対向輸送体は，Na⁺/K⁺-ATPase が形成する Na⁺ の濃度勾配を利用して Ca²⁺ を対向輸送する．Ca²⁺ チャネル拮抗薬のニフェジピンのようなジヒドロピリジン(DHP)系薬物は，高血圧の治療に用いられる．リアノジンは筋小胞体の Ca²⁺ チャネルの強力な阻害薬である．ウアバインは，細胞膜の Na⁺/K⁺-ATPase を阻害する強心配糖体である．その阻害の結果，細胞内 Na⁺ が増加すると，Na⁺/Ca²⁺ 対向輸送体の活性が制限され，細胞内 Ca²⁺ 濃度が増加する．

❖ 理解を深めるために
心筋の輸送体を阻害する各種薬物

　フェニルアルキルアミン(ベラパミル)phenylalkylamine(verapamil)，ベンゾチアゼピン(ジルチアゼム)benzothiazepine(diltiazem)，そしてジヒドロピリジン dihydropyridine(DHP，ニフェジピン)は，電位依存性 Ca²⁺ チャネルを阻害する Ca²⁺ チャネルブロッカー Ca²⁺-channel blocker である(図 4.4)．これらの薬物は，細胞内 Ca²⁺ 濃度が上昇して筋収縮が強まるのを阻害する降圧薬 antihypertensive agent として用いられている．一方，ウアバイン ouabain やジゴキシン digoxin のような強心配糖体 cardiac glycoside は心筋の収縮を強めるため，うっ血性心不全 congestive heart failure の治療に用いられる．心筋では，Na⁺/K⁺-ATPase は，Na⁺/Ca²⁺ 対向輸送体による Ca²⁺ の排出を駆動するのに必要な Na⁺ の濃度勾配を形成するが，強心配糖体はこの Na⁺/K⁺-ATPase の阻害し，細胞内 Ca²⁺ 濃度を高めることで作用する．ヘビ毒の α-ブンガロトキシン α-bungarotoxin やフグ毒のテトロドトキシン tetrodotoxin は，電位依存性 Na⁺ チャネルを阻害する．Na⁺ チャネルブロッカー Na⁺-channel blocker のリドカインは，局所麻酔薬 local anesthetic や抗不整脈薬 antiarrhythmic drug として用いられる．Na⁺ チャネルの阻害は，脱分極シグナル伝達を抑制する．

に輸送される(**表 4.2**)．これに対して，小腸から血中へグルコースが輸送されるときには，促進拡散と能動輸送のシステムの両方が関与している(**図 4.5 および表 4.2**)．小腸のグルコース濃度が血中の濃度よりも低くなったときに，小腸から糖を最大限に回収したい場合，能動輸送

は特に重要である．

　Na⁺/K⁺-ATPase が形成する Na⁺ の濃度勾配によって駆動される **Na⁺-グルコース共輸送体 1SGLT1** は，濃度勾配に逆らってグルコースを小腸の上皮細胞内に輸送できる．一方，GLUT2 は，濃度勾配に従い上皮細胞から

臨床症例
糖尿病における輸送体の活性変化

ATP 感受性 K^+ チャネル ATP-sensitive K^+ channel（K_{ATP}）は，膵島の β 細胞からのインスリン分泌の制御に関与している．血中のグルコース濃度が上昇すると，グルコースはグルコース輸送体（GLUT2）を介して β 細胞内に輸送され，代謝される．その結果，細胞内の ATP 濃度が上昇する．ATP は K^+ チャネルの調節サブユニット K_{ATP}-β の ABC モチーフに結合し，チャネルが閉じるように K_{ATP}-α（チャネルサブユニット）の構造変化を引きおこす．これが細胞膜の脱分極化を誘導し（膜内外に生じる電位の勾配を減少させる），電位依存性 Ca^{2+} チャネル（VDCC）を活性化する．Ca^{2+} の流入は，インスリンを含む小胞の開口分泌を促進する．

トルブタミド tolbutamide やグリベンクラミド glibenclamide のようなスルホニル尿素は，K_{ATP}-β に結合し，インスリン分泌を促進し，糖尿病における血中のグルコース濃度を減少させる．

K_{ATP} チャネルが障害され，K^+ が輸送されなくなると，低血糖状態を誘発する．これは，K^+ チャネルの機能が消失した結果，持続してインスリンが分泌してしまうからである．この状態を新生児持続性高インスリン性低血糖症（PHHI）と呼び，出生児 5 万人に 1 人の割合で発症する．

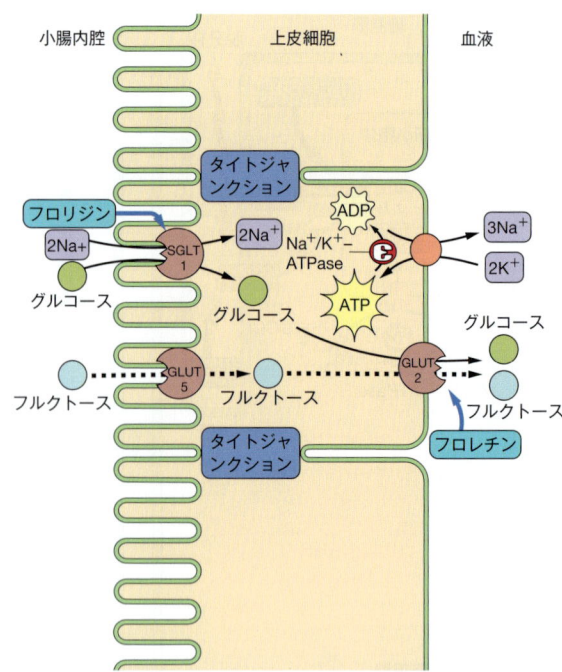

図 4.5　小腸内腔から血中へのグルコース輸送

グルコースは，Na^+-グルコース共輸送体 1（SGLT1）を介して小腸上皮細胞内に汲み入れられる．その後，GLUT2 単輸送体を介して促進拡散により細胞外に移動する．グルコース共輸送を駆動する Na^+ の濃度勾配は，細胞内の Na^+ 濃度を低く保つ Na^+/K^+-ATPase により維持されている．SGLT1 と GLUT2 は，それぞれフロリジンとフロレチンの阻害を受ける．一方，フルクトースは，GLUT5 を介して促進拡散によって細胞内に取り込まれ，GLUT2 により細胞外へと移動する．SGLT1 は，グルコースとガラクトースの吸収を担うため，SGLT1 の欠損は，グルコース／ガラクトース吸収不全症を引きおこす．ガラクトースは GLUT2 によって上皮細胞の側底膜から細胞外へ移行する（図 30.10）．上皮の隣り合う細胞どうしは，隙間のないタイトジャンクション（密着結合）により接着しており，上皮の細胞間隙を通って溶質が漏れ出てしまうことはない．

門脈循環へとグルコースの輸送を促進する（図 4.5）．

同様の経路が腎臓でもはたらいている．腎臓の**糸球体 glomerulus** は，血液から小分子をろ過する限外ろ過システムである．しかし，限外ろ液中のグルコース，アミノ酸，多くのイオン，他の栄養物質は，近位尿細管で共輸送によってほとんど完全に再吸収されてしまう．グルコースは，主として **Na^+-グルコース共輸送体 2 Na^+-glucose co-transporter 2**（SGLT2，Na^+ とグルコースの化学量論比は 1 対 1）によって，腎臓の近位尿細管の上皮細胞内に再吸収される．近位尿細管の後半部で，1 分子のグルコースを 2 個の Na^+ と共輸送する SGLT1 により，残るわずかなグルコースが回収される．ろ液の Na^+ 濃度は 140 mmol/L（322 mg/dL）だが，上皮細胞の内部は 30 mmol/L（69 mg/dL）である．その結果，Na^+ は濃度勾配に従って細胞内に流入するが，このとき，グルコースが濃度勾配に逆らって細胞内に引き込まれる．小腸の上皮細胞と同様，尿細管上皮細胞の側底膜に存在する Na^+/K^+-ATPase により，Na^+ の細胞内濃度は低く保たれている．Na^+/K^+-ATPase は 1 分子の ATP の加水分解に共役して，3 個の細胞内 Na^+ と 2 個の細胞外 K^+ を対向輸送する．

胃のプロトンポンプによる胃液の酸性化

胃壁細胞の P 型 ATPase が胃内部の pH を低く保っている

胃の内腔が強酸性（pH 約 1）なのは，**胃壁細胞 gastric parietal cell** に特異的に発現する**プロトンポンプ proton pump**（H^+/K^+-ATPase，表 4.3 の P 型 ATPase）が存在するからである．胃のプロトンポンプは，静止状態では細胞内の小胞に局在している．**ヒスタミン histamine** や**ガストリン gastrin** のような刺激は，小胞が細胞膜と融合するのを促進する（図 4.6A）．H^+/K^+-ATPase ポンプは 1 分子の ATP を加水分解するのと共役して，細胞質のプロトン 2 個と細胞外の K^+ 2 個を対向輸送する．対イオンの Cl^- は，Cl^- チャネルを通って分泌されるので，胃の内腔側に塩酸（HCl），すなわち**胃酸 gastric acid** が生成する（図 4.6B）．

臨床症例
胃のプロトンポンプの阻害と *Helicobacter pylori*（ヘリコバクター・ピロリ）の駆除

　胃のプロトンポンプによって慢性的に強い酸分泌が続くと，胃や十二指腸が損傷し，やがて**胃潰瘍** gastric ulcer や**十二指腸潰瘍** duodenal ulcer を発症する．**オメプラゾール** omeprazole のような**プロトンポンプ阻害薬** proton pump inhibitor は，経口投与の後，体内を循環し壁細胞に到達する．オメプラゾールは**プロドラッグ** prodrug である．弱塩基性のため酸性の部位に集積し，胃内腔の酸性条件下で活性化体に構造変化する．活性化体は，プロトンポンプの細胞外領域に位置するシステイン残基と反応して共有結合的に修飾し，その活性を阻害して胃液の酸性化を抑える．**シメチジン** cimetidine や**ラニチジン** ranitidine のような **H₂ ブロッカー** H₂ blocker（**受容体拮抗薬** receptor antagonist）は，ヒスタミンが **H₂ 受容体** H₂-receptor の結合部位に結合するのを競合阻害し，間接的に酸分泌を阻害する（図 4.6）．

解説

　Helicobacter pylori（ピロリ菌）が胃に感染すると，潰瘍を発生させるだけでなく，**胃腺がん** gastric adenocarcinoma を発症する危険度が上昇する．そこで，最近になり，抗生物質による**除菌** eradication が行われるようになった．興味深いことに，オメプラゾールとともに抗生物質で処置すると，除菌はよりいっそう効果的である．プロトンポンプを阻害すると胃内は弱酸性になるので，おそらく抗生物質の安定性が増加するためではないかと考えられている．

まとめ

- イオン，栄養素，薬物やペプチドを含む小型の有機分子，そしてタンパク質に至るまで，多くの基質がさまざまな輸送システムによって輸送されることで膜を通過する．これらの膜内在型の膜タンパク質は，生体膜の透過特性を制御する．
- タンパク質が仲介する輸送は，高い基質特異性があり，飽和現象がみられる過程である．
- 促進拡散は，イオンや分子を濃度勾配に従って輸送する輸送体やチャネルによって担われている．一方，濃度勾配に逆らった輸送，すなわち能動輸送ではエネルギーが必要である．
- 一次性能動輸送は，ATP の加水分解によって生成するエネルギーを用いるポンプ ATPase によって担われている．

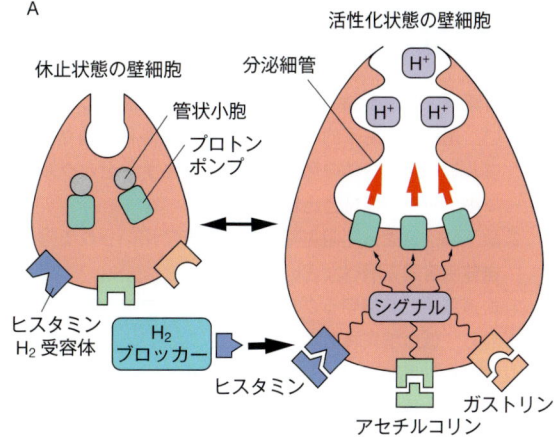

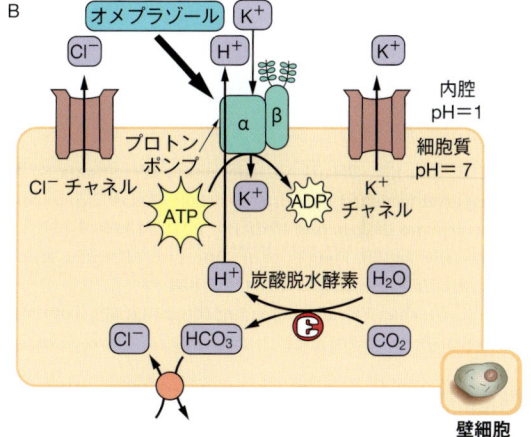

図 4.6　胃壁細胞による酸の分泌

（**A**）酸分泌は細胞外シグナルによって活性化する．このとき，壁細胞は，休止状態（左）から活性化状態（右）へと形態が変化する．プロトンポンプ（H⁺/K⁺-ATPase）は，細胞内の管状小胞から分泌細管（細胞膜）に移動する．H₂ ブロッカーはヒスタミンと競合して，H₂ 受容体のヒスタミン結合部位に結合する．（**B**）壁細胞におけるイオンのバランス．プロトンポンプによって輸送される H⁺ は，炭酸脱水酵素によって供給される．この酵素が生成するもう一方の重炭酸イオン（HCO₃⁻）は，Cl⁻ と対向輸送される．Cl⁻ は，さらに，Cl⁻ チャネルを通って胃内腔へ分泌される．プロトンポンプにより細胞内に取り込まれる K⁺ は，K⁺ チャネルによって細胞外に再び排出される．プロトンポンプは，触媒活性のある α サブユニットと糖鎖を結合した β サブユニットからなる．医薬品のオメプラゾールは，α サブユニットの細胞外領域に存在するシステイン残基に共有結合して，プロトンポンプを阻害する．

- 二次性能動輸送は，一次性能動輸送の過程で生じた Na⁺ や H⁺ の電気化学的勾配（濃度勾配と電位勾配を組み合わせたもの）を用いる．単輸送，共輸送，対向輸送は，二次性能動輸送の例である．
- 特定の輸送体メンバーが発現することで，筋収縮，小腸や腎臓の上皮細胞による栄養物やイオンの吸収，胃壁細胞からの胃酸分泌など，細胞の特異的な機能が発揮されるためには，必要な輸送体やチャネルがセットとして発現していることが重要である．

✐ アクティブラーニング

(1) 酵素反応の速度論と輸送過程の類似性を説明しなさ
い. 速度論と生理的な意義という観点から, 種々の
グルコース輸送体の性質を, ヘキソキナーゼとグル
コキナーゼの性質と比較しなさい.

(2) 緩下薬, 胃酸分泌阻害薬など, 臨床で用いられる輸
送体阻害薬を調べなさい.

(3) 血液脳関門を横切るグルコース輸送のプロセスを検
討し, 低血糖失神の病因を説明しなさい.

(4) 化学療法薬に対する多剤耐性について ABC 輸送体
の役割や特異性について学習しなさい.

参考文献

Amawi H, Sim HM, Tiwari AK, Ambudkar SV, Shukla S. ABC transporter-mediated multidrug-resistant cancer. *Advances in Experimental Biology and Medicine*. 2019;1141:549–580.

Chen LQ, Cheung LS, Feng L, et al. Transport of sugars. *Annual Review of Biochemistry*. 2015;84:865–894.

Kiela PR, Ghishan FK. Physiology of intestinal absorption and secretion. Best Practice and Research. *Clinical Gastroenterology*. 2016;30:145–159.

Liu X. ABC family transporters. *Advances in Experimental Biology and Medicine*. 2019;1141:13–100.

Meinecke M, Bartsch P, Wagner R. Peroxisomal protein import pores. *Biochimica et Biophysica Acta*. 2016;1863:821–827.

Saint-Criq V, Gray MA. Role of CFTR in epithelial physiology. *Cellular and Molecular Life Sciences*. 2017;74:93–115.

Schnoll-Sussman F, Niec R, Katz PO. Proton pump inhibitors: the good, bad and ugly. *Gastrointestinal Endoscopy Clinics of North America*. 2020;30:239–251.

Wang X, Garrick MD, Collins JF. Animal models of normal and disturbed iron and copper metabolism. *The Journal of Nutrition*. 2019;149:2085–2100.

Zhu C, Chen Z, Jiang Z. Expression, distribution and role of aquaporin water channels in human and animal stomach and intestines. *International Journal of Molecular Sciences*. 2016;17:1–18.

関連ウェブサイト

ABC transporters: https://www.youtube.com/watch?v=AYGnZHzXsLs

Glucose Transporter Type 4: https://www.ncbi.nlm.nih.gov/books/NBK537322/

GLUT/SGLT transporters: www.youtube.com/watch?v=DzN0geHb86I&ab_channel=JJMedicine

Membrane transport: https://www.youtube.com/watch?v=J5pWH1r3pgU

Youtube: active transport primary and secondary, membrane channels and pores, proton pump inhibitors

第5章　酸素の運搬

John W Baynes, Norma Frizzell, George M. Helmkamp, Jr.

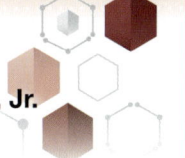

📖 本章で学ぶこと

本章の到達目標
- ミオグロビンやヘモグロビンに対する酸素の結合様式を説明できる.
- 酸素の結合に伴うヘモグロビンの立体構造変化を説明できる.
- ヘモグロビンへの協同的な酸素結合の概要を説明できる.
- Bohr 効果とヘモグロビンに対する酸素の結合調節におけるその役割を説明できる.
- 2,3-ビスホスホグリセリン酸がヘモグロビンにどのように作用して酸素結合能に影響を与えるか説明できる.
- 二酸化炭素が末梢組織から肺へ輸送されるプロセスを説明できる.
- 主要な異常ヘモグロビン症を分類して説明できる.
- 鎌状赤血球症の分子機構を説明できる.

はじめに

脊椎動物は好気的生物である

　脊椎動物の体内には独立した循環システムが存在し, 空気(または水)から酸素を取り込み, 二酸化炭素を排出する. グルコースや脂肪酸などの栄養からエネルギーを効率よく引き出すために, 呼吸により吸入した酸素を用いる. 一方, 細胞の代謝により産生される二酸化炭素は呼気中に排出される. 代謝反応の基質に酸素を用いることは, 酸素から活性酸素種 reactive oxygen species(ROS)が産生され, 生体内のほぼすべての高分子物質に対して悪影響を及ぼすことにもつながる(第42章). そこで生体はさまざまな方法, 例えば, 酸素の隔離, ROS 産生量の抑制, ROS の無害化により障害を回避している. ヘムタンパク質 heme protein は, 酸素を隔離しながら運搬することで, このような保護機構に関与している. 哺乳類が最も豊富にもつヘムタンパク質はミオグロビン myoglobin(Mb)とヘモグロビン hemoglobin(Hb)である. Mb は主に骨格筋や平滑筋に存在し, 細胞質中に O_2 を貯蔵し, 必要に応じてミトコンドリアに O_2 を供給する.

Hb は赤血球に存在し, 肺と末梢組織の間で O_2 と CO_2 を効率よく輸送する. 本章では, Mb と Hb の分子の特徴, Mb と Hb の構造と O_2 や他の小分子との相互作用の生化学および生理学的関連, さらに代表的な変異型 Hb がもたらす病態の概要を述べる.

🔴 酸素の性質

生体内に存在する酸素の大部分は, ヘムを含有するキャリアタンパク質に結合している

　光合成生物は, エネルギー産生に伴い二原子酸素(酸素分子)を放出するため, 地球大気中の酸素濃度は21%に保たれている. 混合ガス中では, 各ガス成分はその濃度に直接比例した分圧を示す〔Dalton(ドルトン)の法則〕. そのため, 生理的な溶液では分圧から濃度を推定することが便宜的に行われる. 海水面での大気圧 760 mmHg または 760 Torr〔101.3 kP(もしくは kPa), すなわち 1 絶対気圧(もしくは ATA)〕条件では, 大気中の O_2 の酸素分圧 pO_2 はおよそ 160 mmHg を示す(760 mmHg の21%). 溶液中での O_2 量は, 同様に分圧に正比例する. したがって, 動脈血(37℃, pH7.4)の pO_2 が 100 mmHg であれば, 溶存 O_2 濃度は 0.13 mmol/L である. しかし, この程度の O_2 が溶存しているだけでは, 好気的代謝を効率よく維持することはできない.

　実際には, O_2 の大部分は鉄(二価鉄, Fe^{2+})を含むタンパク質である Hb や Mb と結合し, Hb によって血液中を輸送され, または Mb によって筋肉中に蓄えられる. Hb は 4 つの O_2 結合部位(ヘム基)をもつ四量体タンパク質である. 動脈血中の Hb 濃度は 150 g/L(2.3 mmol/L)で O_2 飽和度は97.4%なので, タンパク質に結合した O_2 量は約 8.7 mmol/L である. この濃度は溶存 O_2 の実に 67 倍に相当する. 動脈血がもつ酸素運搬能は溶存 O_2 とタンパク質結合性 O_2 の双方を合わせた値で, 合計で 8.8 mmol/L になる. これは, 血液 1 L に約 200 mL の酸素が溶解していることに相当し, 大気中の酸素量と同等となる.

哺乳動物のグロビンタンパク質の特徴

グロビンは古来の可溶性金属タンパク質に由来する

　グロビンは, 微生物から植物, 無脊椎動物, 脊椎動物

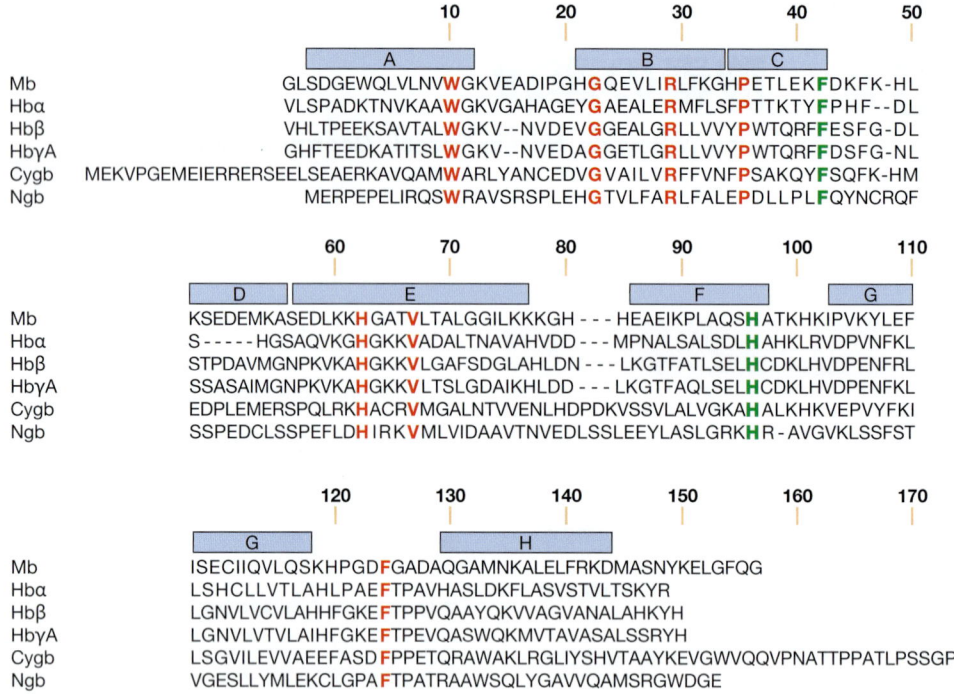

		10	20	30	40	50
		A	B	C		
Mb		GLSDGEWQLVLNV**W**GKVEADIPGH**G**QEVLI**R**LFKGH**P**ETLEK**F**DKFK-HL
Hbα		VLSPADKTNVKAA**W**GKVGAHAGEY**G**AEALE**R**MFLSF**P**TTKTY**F**PHF--DL
Hbβ		VHLTPEEKSAVTAL**W**GKV--NVDEV**G**GEALG**R**LLVVY**P**WTQRF**F**ESFG-DL
HbγA		GHFTEEDKATITSL**W**GKV--NVEDA**G**GETLG**R**LLVVY**P**WTQRF**F**DSFG-NL
Cygb	MEKVPGEMEIERRERSEELSEAERKAVQAM**W**ARLYANCEDV**G**VAILV**R**FFVNFP**S**AKQY**F**SQFK-HM
Ngb		MERPEPELIRQS**W**RAVSRSPLEH**G**TVLFA**R**LFALEP**D**LLPL**F**QYNCRQF

		60	70	80	90	100	110
		D	E		F		G
Mb		KSEDEMKASEDLKK**H**GAT**V**LTALGGILKKKGH---HEAEIKPLAQS**H**ATKHKIPVKYLEF
Hbα		S-----HGSAQVKG**H**GKK**V**ADALTNAVAHVDD---MPNALSALSDL**H**AHKLRVDPVNFKL
Hbβ		STPDAVMGNPKVKA**H**GKK**V**LGAFSDGLAHLDN---LKGTFATLSEL**H**CDKLHVDPENFRL
HbγA		SSASAIMGNPKVKA**H**GKK**V**LTSLGDAIKHLDD---LKGTFAQLSEL**H**CDKLHVDPENFKL
Cygb	EDPLEMERSPQLRK**H**ACR**V**MGALNTVVENLHDPDKVSSVLALVGKA**H**ALKHKVEPVYFKI
Ngb	SSPEDCLSSPEFLD**H**IRK**V**MLVIDAAVTNVEDLSSLEEYLASLGRKH**R**-AVGVKLSSFST

		120	130	140	150	160	170
		G	H				
Mb		ISECIIQVLQSKHPGD**F**GADAQGAMNKALELFRKDMASNYKELGFQG
Hbα		LSHCLLVTLAHLPAE**F**TPAVHASLDKFLASVSTVLTSKYR
Hbβ		LGNVLVCVLAHHFGKE**F**TPPVQAAYQKVVAGVANALAHKYH
HbγA		LGNVLVTVLAIHFGKE**F**TPEVQASWQKMVTAVASALSSRYH
Cygb	LSGVILEVVAEEFASD**F**PPETQRAWAKLRGLIYSHVTAAYKEVGWVQQVPNATTPPATLPSSGP
Ngb	VGESLLYMLEKCLGPA**F**TPATRAAWSQLYGAVVQAMSRGWDGE

図 5.1　各種ヒトグロビンは高いアミノ酸相同性を示す

ヒトグロビンのアミノ酸配列を比較し，保存されているアミノ酸を赤色で示した．なかでも，緑色で示した PheCD1（F）および HisF8（H）は，すべての後生動物のグロビンで保存されている．ミオグロビンのヘリックス構造部分を青帯で示した．Mb：ミオグロビン，Hbα：α-グロビン，Hbβ：β-グロビン，HbγA：γA-グロビン，Cygb：サイトグロビン，Ngb：ニューログロビン．

にまで普遍的に存在する一群のタンパク質である．現在のグロビンは，驚くほど多様な機能を有しているが，おそらく太古に存在した単一のグロビンに由来するだろう．一方，無脊椎動物と脊椎動物のグロビンでは，アミノ酸配列が大きく異なり不揃いにみえるが，次の 2 点，すなわち PheCD1 と HisF8 が完全に保存されている点と，ヘリックス構造部分に存在する疎水性アミノ酸残基がグロビンに特徴的なパターンを示す点は，特筆すべき点である（図 5.1）．ヒト Mb は，1 本のグロビンポリペプチド（153 アミノ酸残基，17,053 Da）からなる．ヒト Hb は，2 つの α-グロビンポリペプチド（141 残基，15,868 Da）と，2 つの β-グロビンポリペプチド（146 残基，15,126 Da）からなる四量体で構成される．また，ヘム補欠分子族とグロビン**アポタンパク質** apoprotein は，非共有結合によって会合している．

哺乳動物グロビンの特徴として，α-ヘリックス構造が多く，8 つのヘリックス部分にアミノ酸の 75% 以上が含まれることがあげられる．これらの α-ヘリックスは，互いに密に接し，ほぼ球状のグロビンフォールドと呼ばれる三次元構造をとる（図 5.2）．すべてのグロビンは類似した立体構造を有しているため，マッコウクジラの Mb に対してはじめて用いた命名法に準拠して次のように呼ぶ．ヘリックス構造を N 末端から順に A，B，C，…などと名付け，ヘリックスとヘリックスの連結部分を

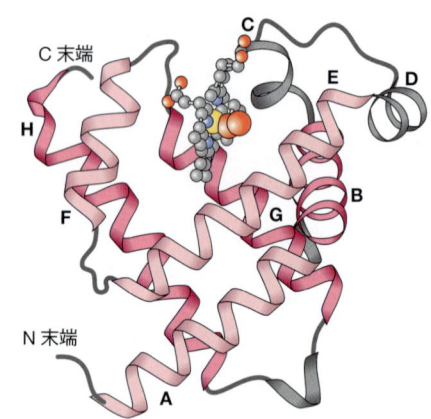

図 5.2　ミオグロビンは小型の球状タンパクである

哺乳動物 Mb のグロビンポリペプチド骨格のみを示した図である．大部分が二次構造である α-ヘリックス構造からなることが重要である．3 つの α-ヘリックスにより構成される平面が 2 層に重なる配置をピンク色と赤紫色で示す．ヘム部分は炭素（灰色）と窒素（青色）のボール-スティック構造で示しており，また，鉄（黄色）と，そこに結合した酸素分子（オレンジ色）を示している．

AB，BC などとする．さらに，それぞれのヘリックスと連結部分のアミノ酸の順番を数字で表す．例えば，ヘリックス A と GH 連結部を静電的に安定化させる A14 残基は，昆虫の Hb では Lys[15]，Mb や α-グロビンでは Lys[16]，β-グロビンでは Lys[17] を示す．

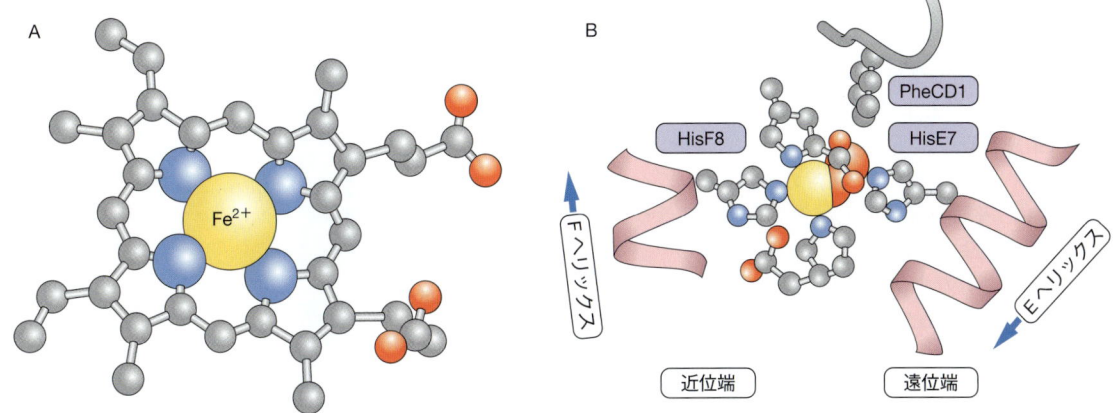

図 5.3　ヘムはポルフィリンと鉄の複合体

(A) テトラピロール環をもつプロトポルフィリン IX の炭素骨格を灰色，酸素を赤色で示した．鉄（黄色）は八面体構造の内部で 6 つの配位子に囲まれている．ピロール環の窒素原子（青色）がそのうちの 4 つを提供する．PheCD1 は，ポルフィリン環との間に重要な疎水的で静電的なスタッキング相互作用を形成する．**(B)** 酸素結合グロビンは，平板状のヘムを両側から挟む位置に，近位および遠位ヒスチジン（それぞれ HisF8 と HisE7）が存在する構造をとる．HisF8 のイミダゾール基が有する窒素（青色）だけは鉄に近接し，結合する．これらのヒスチジン残基を含む α-ヘリックスをピンク色で示す．酸素非結合グロビンの構造では，第六配位子がなく，鉄は五配位となる．酸素結合を受けると，この第六配位子部分に O_2 が入る．ポルフィリン環のプロピオン酸部分は，グロビン側鎖や溶媒との水素結合や静電結合の形成にかかわっている．2 つのピロール環は示されていないが，それらは平面構造の上部と下部に存在する．

　ほとんどの極性アミノ酸がグロビンポリペプチドの表面部分に位置するため，グロビンの溶解度は著しく高い〔例：赤血球中の Hb の溶解度は 370 g/L（濃度 37 %，5.7 mmol/L）〕．また，極性と疎水性の両方の性質をもつアミノ酸であるトレオニン・チロシン・トリプトファンについては，極性を示す部位がタンパク質の外側へ向くように配置されている．疎水性残基はタンパク質の内側に埋まっており，ポリペプチドの折りたたみ構造を安定化しつつ，疎水性のヘム補欠分子族を包み込むポケットを形成している．こうしたグロビンに共通にみられるア

ミノ酸分布の例外として，E および F ヘリックスに存在する 2 つのヒスチジン残基があるが，それらはヘムポケットの奥深くで重要な役割を担っている（図 5.3）．それらのヒスチジン側鎖は，ヘム補欠分子族の両面に対して垂直の方向に位置している．HisF8 はヘムの最も近傍に位置しており，側鎖のイミダゾール基に含まれる窒素原子は，ヘムの五配位 Fe^{2+} と安定的に結合する．一方，反対側に位置する HisE7 は，ヘム鉄から離れているため直接結合することはないが，水素結合によりヘムと O_2 の結合を安定化させる．

🫁 臨床症例
メトヘモグロビン血症

　ある農村地域で，救急外来を生後 4 ヵ月の乳児が，痙攣・呼吸困難・嘔吐を主訴に受診した．幼児の皮膚や粘膜は青みを帯び，チアノーゼを呈していた．動脈血は濃いチョコレート色を示し，pO_2 は正常，O_2 飽和度は 60 %，メトヘモグロビン濃度（三価ヘム鉄）は 35 % であった．

　井戸水が汚染され，硝酸／亜硝酸塩濃度が 34 mg/L に達していたため，急性毒性を示すメトヘモグロビン血症を発症したものと推定された．メチレンブルー（1 〜 2 mg/kg）を静脈内投与することで，この乳児は一命を取り留めた．メチレンブルーには，NADPH 依存性メトヘモグロビン還元酵素によるメトヘモグロビンの正常 Hb（二価鉄）への還元を間接的に促進する効果がある．なお，NADPH 依存性メトヘモグロビン還元酵素によるメトヘモグロビンの Hb への還元は主要な経路ではない．

解説

　ヘムの二価鉄が三価鉄に酸化されることによりメトヘモグロビンとなる．自然酸化によりメトヘモグロビンは徐々に生成されるが，亜硝酸塩やアニリン系染料などの薬物が存在すると，生成速度が速まる．遺伝的には，グロビンの近位または遠位の His が Tyr に置換されてヘム鉄がより酸化されやすくなることでメトヘモグロビン血症となる（表 5.1 参照）．四量体 Hb は，4 つのヘムすべてが酸化状態になる場合がある．赤血球には NADH-シトクロム b_5 還元酵素（NADH ジアホラーゼ）が存在し，メトヘモグロビンを還元するための主要な機能を担っている．乳幼児は，NADH-シトクロム b_5 還元酵素レベルが成人の半分しかないため，メトヘモグロビン血症を生じやすい．そのため，HbA と比較して HbF レベルが高いほど酸化を受けやすい．

● ヘム補欠分子族の構造

ミオグロビンとヘモグロビンに共通する O_2 結合能は，ヘムの鉄原子（Fe^{2+} および Fe^{3+}）の配位するポルフィリン分子に由来する

　ヘムを構成する補欠分子族の Fe-ポルフィリン porphyrin は，平面構造を有し，溶媒と接する 2 つのプロピオン酸基を除いて疎水性である．ヘムはポリペプチドとして合成された**ホロタンパク質 holoprotein** に取り込まれる．ヘムによってグロビンは，静脈血中の酸素非結合状態では特徴的な暗赤色〜紫色を，また動脈血中の酸素結合状態では赤色を呈する．

　グロビンとの結合が，難溶性で疎水性であるヘム補欠分子族の溶解度を増加させる．一度，グロビンポリペプチドが折りたたまれて疎水性ポケットが形成されると，ヘムが保護され，O_2 による二価鉄（Fe^{2+}）から三価鉄（錆：Fe^{3+}）への自然酸化がおきにくくなる．このような機構は，グロビンと O_2 の結合や解離に必要不可欠である．なぜなら，もし鉄原子が酸化され三価鉄の状態になってしまうと，ヘムが可逆的に O_2 と結合することができなくなり，O_2 の貯蔵や輸送に当たる機能が損なわれてしまうからである．

● ミオグロビン：酸素貯蔵タンパク質

ミオグロビンは組織毛細血管内のヘモグロビンから放出され，組織中へ拡散した O_2 を捕捉する

　骨格筋，心筋，平滑筋細胞の細胞質に存在する Mb は O_2 を貯蔵するはたらきがある．貯蔵された O_2 は，細胞小器官，とりわけミトコンドリアの酸化的代謝に必要な酸素の供給源になる．Mb はヘムを 1 つもつため（酸素結合部位が 1 ヵ所のため），O_2 との反応は可逆的である．

$$Mb + O_2 \rightleftharpoons Mb \cdot O_2$$

について，次の式が成立する．

$$K_a = [Mb \cdot O_2]/[Mb][O_2]$$
$$Y = [Mb \cdot O_2]/\{[Mb \cdot O_2] + [Mb]\}$$

K_a：親和定数または平衡定数，Y：O_2 飽和度．酸素分圧（pO_2）を O_2 濃度，また P_{50} を K_a の逆数に置き換えて，これら 2 式を合わせると，Mb の O_2 飽和曲線は次式で表される．

$$Y = pO_2/\{pO_2 + P_{50}\}$$

　定義から，P_{50} は，$Y = 0.5$ または O_2 結合部位の半数に O_2 が結合する pO_2 の値となる．Y を pO_2 に対してプロットすると，Mb と O_2 の結合は双曲線を示し，P_{50} はおよそ 4 mmHg を示す（**図 5.4**）．P_{50} が小さいことは，O_2 に対する親和性が高いことを意味する．筋肉組織の毛細血管床では，pO_2 が 20〜40 mmHg の範囲にある．

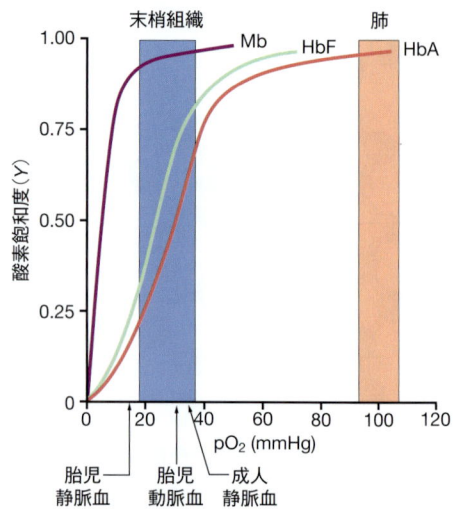

図 5.4　ミオグロビンとヘモグロビンの酸素飽和曲線
Mb と Hb の O_2 飽和曲線は異なる．O_2 の飽和度（Y）を O_2 濃度〔pO_2（mmHg）〕に対してプロットしている．Mb，胎児 Hb（HbF），成人 Hb（HbA）に対する飽和曲線をそれぞれ示す．さまざまなサンプルの測定から得られた成人や胎児における正常 O_2 濃度域を，矢印と色付けして示した．

　安静時と比較して，運動時の筋肉内の pO_2 が低下することは想像にかたくない．筋細胞の Mb の O_2 に対する親和性が高いため，血液から供給される O_2 で容易に飽和する．好気性代謝により O_2 が消費されると，Mb から O_2 が解離し，筋肉細胞の発電所に相当するミトコンドリアへと拡散する．クジラをはじめとする潜水に堪能な哺乳動物は，筋肉組織中に非常に高い濃度の Mb を有する．Mb は長時間にわたる水中での活動に必要な大量の酸素を貯蔵するのに役立つと考えられる．

● ヘモグロビン：酸素輸送タンパク質

Hb はヒト血液中における主要な O_2 輸送タンパク質であり，赤血球に局在する

　成人ヘモグロビン（HbA）は，2 つの同じ α-グロビンサブユニットと 2 つの同じ β-グロビンサブユニットが四面体配置した四次構造をとっており，その配置からいくつかの種類のサブユニット間相互作用がおこる（図 5.5）．Hb の四面体構造において，1 つのサブユニットが他の 3 つのサブユニットに接するように配置されていることが重要である．四面体構造についての実験に基づく解析から，多様な非共有結合（水素結合または静電結合）により異なるサブユニット（すなわち α-グロビンと β-グロビン）どうしが結合していることが明らかになった．一方，α_1-グロビン-α_2-グロビンや β_1-グロビン-β_2-グロビンといった同一サブユニット間の結合としては，疎水性相互作用が主で，しかもその程度は限られる．実際の会合様式や会合数は O_2 が結合しているかどうかにより異なる．αβss ヘテロ二量体のサブユニットどう

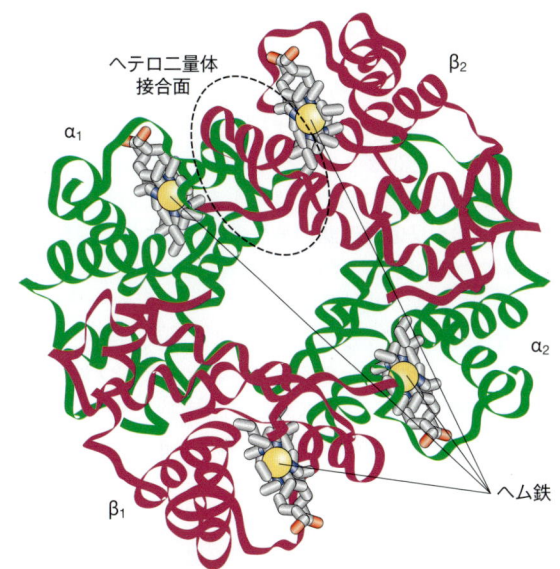

図 5.5　ヘモグロビンは 4 つのグロビンサブユニットで構成される四量体である

Hb は，2 つの同一の α-グロビン（緑：α₁，α₂）と 2 つの同一の β-グロビン（えんじ色：β₁，β₂）で四面体構造を形成する．この配置により，1 つのグロビンサブユニットは他の 3 つのグロビンサブユニットと接触し，その結果，協同性に必要な接触面の形成と相互作用が可能となる．α-グロビンと β-グロビンのヘテロ二量体が接する面の 1 つを破線の楕円で示した．

しの会合，およびこの 2 つのヘテロ二量体どうしが接する部分の会合は強く（**図 5.5** 参照），その強い会合が O_2 の結合・解離に影響を与える重要な因子であることがわかっている．したがって，Hb を $\alpha_2\beta_2$ の四量体としてよりも，ヘテロ二量体の二量体 $(\alpha\beta)_2$ として捉えるほうが適切といえるだろう．HbA はヘテロ二量体と四量体の状態が動的に変わる混合物として溶液中に存在することが理論的に想定されるが，赤血球中では Hb が高い濃度を示すことから（340 mg/mL），四量体に大きく偏っている．すなわち，酸素結合 Hb では 99.0% が，酸素非結合 Hb では 99.9% が四量体化している．

◉ ヘモグロビンと酸素の相互作用

ヘモグロビンは酸素を協同的に結合し，その Hill 係数はおよそ 2.7 である

　ガスの搬送体として機能するためには，赤血球の Hb は，呼吸時には肺胞で O_2 を効率よく結合し，組織の毛細血管を通過する際には O_2 を同程度に効率よく放出する必要がある．この正反対な 2 つの機能は，グロビンサブユニットが協同してはたらくことで実行される．酸素非結合 Hb が酸素と結合する際には，タンパク質分子全体に大きな構造変化がおこる．ヘムポケットのなかでは，O_2 が鉄に配位してヘム構造中の原子の向きが変わる結果，ヘリックス F と近位のヒスチジンの位置が変化する（**図 5.3** 参照）．このわずかな構造変化が引き金となり，グロビンサブユニット全体の構造変化がおこる．

サブユニットの構造変化は他の構造へ順々に波及し，増幅され，分子全体の立体構造に影響する．すなわち，$\alpha_1\beta_1$ 二量体と $\alpha_2\beta_2$ 二量体との位置関係を 12 〜 15 度回転させ，0.10 nm ずらす．$\alpha_2\beta_2$ からなる四量体構造が非対称性であることから，この複合的変化は αβ ヘテロ二量体の分子内はもとより，αβ ヘテロ二量体どうしが接する面に，より重要で劇的な変化をもたらす．酸素や他の因子との結合により生じるヘモグロビンの構造変化は，続く酸素分子結合のための親和性を増加（正の**協同性 cooperativity**）あるいは減少（負の協同性）させる．

ヘモグロビンは最大 4 つの O_2 分子と協同的に結合することができる

　リガンド結合部位が複数存在し，結合に応じて構造が変化するため，Hb の O_2 親和性や酸素飽和度は Mb よりも複雑である．そのため，O_2 解離曲線は，次の式のようになる：

$$Y = pO_2{}^n / \{pO_2{}^n + P_{50}{}^n\}$$

　ここで n は Hill（ヒル）係数 Hill coefficient である．$n > 1$ と仮定し pO_2 を Y に対してプロットすると，リガンド結合はシグモイド（S 字型）曲線になる（**図 5.4** 参照）．Hill 係数は，リガンド結合部位間における協同性の尺度として実験的に決定される．すなわち，一方のサブユニットに O_2 が結合したとき，他方のサブユニットの O_2 親和性にどの程度影響するかを示すものである．結合が完全に協同的な場合には，n は結合部位数（Hb では 4 ヵ所）に等しくなり，ある分子内の 1 つの部位で生じた結合が，同一分子内の他のすべての部位に波及し，親和性を最大限に引き上げることを意味する．成人 Hb は Hill 係数が通常 $n = 2.7$ であり，リガンド親和性が協同的であることを強く示している．Mb の $P_{50} = 4$ mmHg と比較して，Hb の O_2 親和性はかなり低く，P_{50} はおよそ 27 mmHg である．協同性がまったくない場合，複数の結合部位が存在しても，Hill 係数は 1 となる．すなわち，1 分子の O_2 が結合しても他の分子の結合は影響を受けない．サブユニット間が機能的に結合していない Hb 変異体では，協同性の減弱や消失が認められる（**表 5.1**）．ほとんどの組織で認められる pO_2 濃度域で Hb の O_2 飽和曲線は急激に変化する（**図 5.4** 参照）．このように，比較的小さな pO_2 の変化であっても，Hb と O_2 との相互作用には大きな影響が生じる．また，曲線が左右いずれの方向にわずかにずれただけでも，O_2 親和性は大きく変化する．

ヘモグロビンサブユニットは O_2 親和性の異なる 2 つの立体構造をとる

　ヘモグロビンと酸素の結合が協同的な制御を受けるのは，ヘモグロビンが O_2 親和性の異なる 2 つの立体構造をとるためである．この 2 つの立体構造を，それぞれ T（tense）と R（relaxed）状態と呼ぶ．T 状態ではヘテロ二

量体間の非共有結合による相互作用が強いのに対して，R 状態では二量体全体としての相互作用は弱くなっている．O_2 親和性は T 状態で低く，R 状態で高い．T 状態または R 状態への変化は，ヘテロ二量体どうしの非共有結合の切断と，続く新たなヘテロ二量体の形成によっておこる（図 5.6）．2 つの αβ ヘテロ二量体（図 5.5 参照）の接点は，水素結合と静電結合の両方により結合が安定化されている．酸素結合に伴う Hb の構造変化には，約 30 個のアミノ酸がかかわっている．

Hb の T 状態と R 状態との間の変化過程について，いくつかのモデルが提唱されている．Hb サブユニットと O_2 の結合が 1 つずつ形成され，それに伴い構造が順々に変化することに基づく極論的モデルでは，T 状態と R 状態が混在した中間状態をとることが仮定されている．対極にあるもう 1 つのモデルでは，4 つのサブユニットすべてが協同して切り替わることを仮定している．このモデルでは混成状態は想定せず，1 つのサブユニットが O_2 を結合することにより，すべてのサブユニットの平衡が T 状態から R 状態に同時に移行するとしている．さまざまな熱力学や反応速度論的解析の手法により，酸素非結合 Hb や，部分的または完全に酸素が結合している Hb の立体構造の解明が広く進められている．徐々にではあるが，古典的なモデルと新しいモデルとの間のギャップが埋められつつある．複数のサブユニットをもつタンパク質が示す構造変化に関しては，さらに別の観点から第 6 章のアロステリック酵素に関するセクションで解説する．

表 5.1　異常ヘモグロビン症の分類とそれぞれの例

分類	通称	変異部位	頻度	生化学的特徴	臨床所見
溶解度異常	HbC	Glu$^{6(\beta)}$→Lys	しばしば	細胞質における酸素結合タンパク質の結晶化，脆弱性の亢進	中等度の溶血性貧血，脾腫（脾臓の肥大化）
O_2 結合能の低下	Hb Titusville	Asp$^{94(\alpha)}$→Asn	かなりまれ	ヘテロ二量体接合面に影響し，T 状態で安定化・協同性が低下	中等度のチアノーゼ（酸素結合レベルの低下に伴う皮膚色の暗赤色化）
O_2 結合能の亢進	Hb Helsinki	Lys$^{82(\beta)}$→Met	かなりまれ	T 状態での 2,3-BPG 結合能が低下	中等度の多血症（赤血球数の増多）
三価鉄（メトヘモグロビン）	HbM Boston	His$^{58(\alpha)}$→Tyr	ときどき	ヘムポケットの変形（遠位端 His の変異）	皮膚粘膜面におけるチアノーゼ，Bohr 効果の減少
タンパク質の不安定化	Hb Gun Hill	Δβ91 ～ 95	かなりまれ	ヘムポケットの Leu 残基の欠失とヘリックス構造の短縮に伴うミスフォールディング	Heinz（ハインツ）小体の形成（折りたたみ構造異常を示す Hb を含む），黄疸（皮膚・強膜の黄染），尿の着色
合成異常	Hb Constant Spring	Tyr$^{142(\alpha)}$→Gln	かなりまれ	終止コドンの欠失と mRNA の不安定化	α-サラセミア（溶血性貧血，脾腫，黄疸）

一般的に，異常ヘモグロビン症は，タンパク質の構造，機能または調節の変化に基づいて分類する．図 5.9 の HbSC の例を示したように，鎌状赤血球様の 2 種類の変異をヘテロ接合は，電気泳動やクロマトグラフィーによる解析で変異がはじめて確認されることが多い．Δ：欠失変異体，mRNA：メッセンジャー RNA．

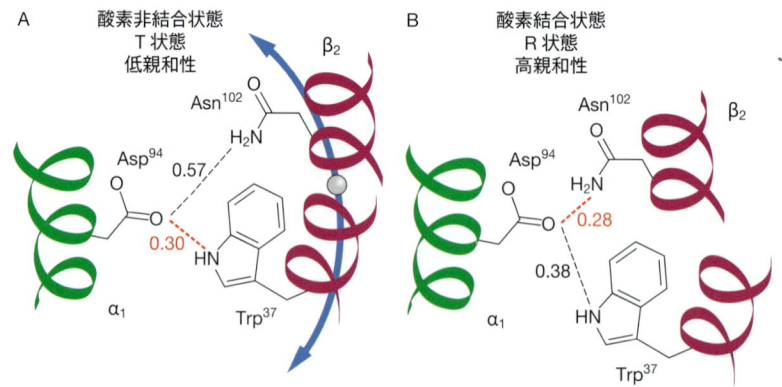

図 5.6　ヘモグロビンの酸素結合状態により非共有結合に基づく相互作用は変化する

2 つの αβ ヘテロダイマーの接触面の中ほどには，一方のヘテロダイマーを形成する α$_1$-グロビンの Asp$^{94(\alpha)}$ と，もう一方のヘテロダイマーを形成する β$_2$-グロビン上の Trp$^{37(\beta)}$ および Asn$^{102(\beta)}$ が存在する．同様の配置は α$_2$-グロビンと β$_1$-グロビンにも存在する（図 5.5 破線で示す楕円参照）．それぞれの側鎖は，非共有結合性に相互作用する．**(A)** 酸素が結合していない T 状態において，Asp 残基は Trp 残基と水素結合を形成するが，Asn 残基と Asp 残基の間は遠すぎるため相互作用しない．**(B)** 酸素が結合した R 状態へ移行する際，Asp 残基は Trp から遠く離れてしまう一方，Asp 残基は Asn 残基に近づくことで新たに水素結合を形成する．この接触面のどこかで，新たな結合や解離が生じる．α$_2$-グロビンと β$_1$-グロビンの単量体間でも，同じアミノ酸配列による同様の非共有結合の形成が認められる．距離の単位は nm で，一般的な水素結合の距離は 0.27 ～ 0.31 nm である．

臨床症例
急性一酸化炭素中毒に対する高圧酸素治療

　22歳の女性（妊娠31週）が一酸化炭素（CO）中毒の疑いで産科に搬送された．患者は頭痛，悪心，そして視覚異常を訴えていた．患者の説明によると，職場では最近2週間にわたり暖房と換気システムの補修工事が続けられていた．受診当日，職場で高濃度のCO（200 ppm）が検出されたため，消防署は全員に退避するように指示した．都市部の大気中の通常のCO濃度は10 ppmである．患者の血圧は116/68 mmHg，脈拍数100，呼吸数24回/minであった．入院時検査で，カルボキシ-Hb（COHb）が全Hbの15%を占めていた（正常は3%，重度喫煙者では10%を上回ることもある）．胎児モニターを行うと，胎児は心拍数135，散発的に中等度の不整脈をおこしていた．子宮収縮が3〜5分周期で認められた．

　この患者は，病院の高圧酸素器で2.5 ATAで30分，続けて2.0 ATAで60分の処置を受けた．さらに，子宮収縮の改善を目的に硫酸マグネシウムの静脈内投与を受けた．患者は2日後に退院した．妊婦の患者は在胎38週で健康な女児を出産し，女児は生後6週後の検診でも子宮内でのCOや100% O2曝露による明らかな異常を示さなかった．

解説

　COは，ヘムの異化反応により常に生成され，血管や神経系，免疫系においてさまざまな生理活性を示す．O2と同様にCOもヘム補欠分子族に結合する．グロビンに結合したヘムは，COに対してO2の約250倍高い親和性を有するため，体外から長時間にわたりCOの曝露を受け続けると，COの結合は不可逆的になり（血中半減期は4〜8時間），カルボキシ-Hb濃度が強い毒性を示すレベルに到達する．高圧酸素治療は重症または合併症を有するCO中毒に対して用いられる．

　2〜3 ATAに加圧した環境で，100% O2を投与することにより，動脈血および組織でのpO2は，それぞれ2,000 mmHgおよび400 mmHgに上昇する（正常の20倍）．この治療は即効性があり，カルボキシ-Hbの半減期を30分未満にまで短縮できる．高圧酸素治療は，減圧症，動脈ガス塞栓症，放射線誘発性または阻血性組織障害の治療の他に，重症の出血の治療にも用いられる．

 臨床検査
パルス酸素濃度計（パルスオキシメーター）

　パルス酸素濃度計により，動脈血のHb酸素飽和度を非侵襲的に推定できる．2つの物理学の原理が用いられており，第1は，酸素結合Hbと酸素非結合Hbの可視光および赤外線に対する吸収スペクトルが異なることに基づく．第2に，心拍に伴い血管容積が変動することに基づく．適度の血流があり透明度のある組織であれば，透過率や反射率の測定が可能である．大人や子どもでは通常，手や足の指先，耳などで，乳幼児では手や足で測定可能である．パルス酸素濃度計の光検出器とマイクロプロセッサにより，酸素飽和度（SpO2：末梢血酸素飽和度）が測定でき，その値の誤差範囲は，動脈血ガス分析で得られる結果に対し4〜6%以内である．

　パルス酸素濃度計は，局所麻酔や全身麻酔を実施する際や，集中治療室・新生児治療室において，さらに患者輸送時においても心肺状態を監視するために用いられる．身体の動きや，周囲の光，ビリルビン高値，爪の着色や付け爪などは，パルス酸素濃度計による測定精度に影響を与えるので注意が必要である．

　従来使われてきた二波長測定を行う機器では，可視光測定結果が酸素結合および酸素非結合Hbにのみ由来するとの仮定に基づいている．そのため，酸素結合Hb，カルボキシHb，メトHbを区別することができない．しかし，より新しい機器では6または8波長で測定を行うことで，正確度±2%，精度±1%でさまざまなHbを個別に測定することができる．

ヘモグロビンと酸素の結合はアロステリックな制御を受ける

● アロステリックタンパク質と作用因子

ヘモグロビンはアロステリックタンパクであり，O2への親和性は低分子化合物により制御される

　Hbはアロステリックタンパク質として最も研究がなされている．制御にかかわる因子は低分子で，その結合部位はリガンド結合部位と異なることから，これらをアロステリック（異なる部位）因子 allosteric（other site）effector と呼ぶ．アロステリック因子による長時間の構造変化によって，タンパク質のリガンドや基質との結合親和性が変化する．多くの場合アロステリックタンパク質は，複数のサブユニットをもつ．HbのO2結合能は，O2によって正に制御されるが，同様に，H+，CO2，および2,3-ビスホスホグリセリン酸 2,3-bisphosphoglycerate

（2,3-BPG）などのさまざまな化学物質によるアロステリックな影響を受ける（**図 5.7**）．アロステリック因子のタンパク質への結合が，その因子自身の（他の部位への）結合に影響を与える場合を**ホモトロピック homotropic** 調節と呼ぶ．例えば，O_2 が Hb の 1 つの部位に結合すると，他の部位における O_2 結合能が高まる場合を指す．一方，アロステリック因子が，その因子自体とは異なるリガンドの結合に影響する場合を，**ヘテロトロピック heterotropic** 調節と呼ぶ．例えば，Hb に酸素が結合する際の P_{50} に対する H^+（pH）の影響である．これらの相互作用により，O_2 解離曲線は水平に移動する（**図 5.7** 参照）．

Bohr 効果

酸性 pH（プロトン）は Hb の O_2 結合能を低下させる

　Hb に対する O_2 結合能が pH により鋭敏に変化する現象は，**Bohr（ボーア）効果 Bohr effect** として知られている．Bohr 効果は，pH 低下に伴い O_2 解離曲線が右方へ移動することとして容易に説明できる．すなわち，H^+ 濃度の上昇（pH の低下）により O_2 が Hb に結合する際の P_{50} は大きく（結合能が低く）なるが，これは **H^+ 依存性に Hb が R 状態から T 状態へと移行したことによる．**

　Bohr 効果をタンパク質の構造から理解し，また H^+ のヘテロトロピックなアロステリック因子としての作用を知るためには，Hb 分子が高度に荷電していることを忘れてはならない．Bohr 効果には，α-グロビンの N 末端の Val のアミノ基および β グロビンの C 末端の His の側鎖が関与する．これらの弱酸が示す pK_a 値は Hb の酸素非結合状態と酸素結合状態では大きく異なり，酸素結合状態の四量体よりも酸素非結合状態のほうが 1.2 ～ 2.4 個多くのプロトンを取り込む．

　α-および β-グロビンのどのアミノ酸残基が Bohr 効果に関与するか同定するのは容易ではない．なぜなら，他の荷電した溶質が酸素非結合状態および酸素結合状態の Hb と異なる様式で複雑に相互作用するからである．陰イオン（アニオン）である Cl^- と有機リン酸の一方もしくはその両方が酸素非結合 Hb に結合すると，陽イオン（カチオン）基の pK_a が変化するため，Bohr 効果全体に影響が生じる．例えば，$Val^{1(\alpha)}$ は Cl^- が存在するときだけ Bohr 効果に影響する．生理的濃度の Cl^-（約 100 mmol/L）が存在する場合，酸素非結合 Hb の pK_a は 8.00 なのに対して，酸素結合 Hb の pK_a は 7.25 に変化する．さらに，Cl^- の Bohr 効果における $Val^{1(\alpha)}$ 残基の関与は，Hb と CO_2 付加体（**カルバミノ付加体**）を形成する CO_2 によって強く制御される（本章で後述）．

O_2 を結合する際にヘモグロビンの特定の弱酸性基からプロトンが解離する．酸性環境では，逆に共役塩基がプロトン化されて O_2 結合は阻害される

　肺胞と末梢組織に広がる毛細血管の間を循環する過程

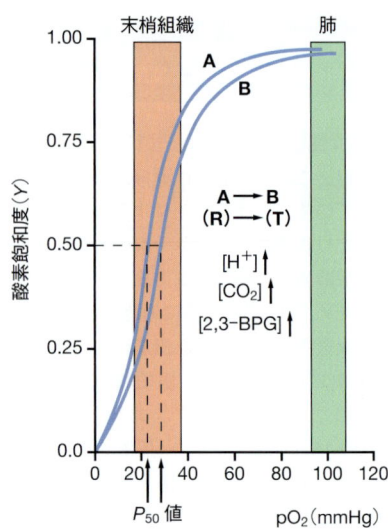

図 5.7　アロステリック因子はヘモグロビンの O_2 結合能を減少させる

Hb の O_2 結合能はアロステリック因子により制御される．生理的条件下では，HbA の酸素飽和曲線は強い協同性を示す．赤血球内で次の 3 つのアロステリック因子，H^+，CO_2，2,3-ビスホスホグリセリン酸（2,3-BPG）のいずれかの濃度が増加すると，曲線は右方へ移動する（**曲線 B**）．これは O_2 に対する結合能の減少（P_{50} 値の増加）を意味する．O_2 結合能にかかわる因子は，相加的に作用するようである．一方，アロステリック因子のいずれかが減少した場合，解離曲線は左方へ移動する（**曲線 A**）．温度の上昇はまた，飽和曲線を右方へ移動させる．O_2 飽和度に対する H^+ の影響は，Bohr 効果として知られている．横軸の下にある 2 つの矢印は，それぞれ曲線 A と曲線 B の状態のときの P_{50} 値を指している．色付けした部分は，肺（緑色）と末梢毛細血管（オレンジ色）で測定した正常 O_2 濃度を示す．

で，赤血球は pO_2 と pH の激しい変化にさらされる．肺での高い pO_2 はリガンド結合を飽和させ，また Hb 分子からプロトンが強制的に引き抜くことで R 状態が安定化される．毛細血管床では代謝がさかんなため，乳酸に代表される酸性代謝物が産生され，pH がわずかに低下している．酸素結合 Hb は，末梢の毛細血管床に到達すると，"過剰な" プロトンを受け取り，T 状態へ移行する．それに伴い放出された O_2 を組織が取り込んで好気性代謝に使用する．

CO_2 と温度の影響

CO_2 は毛細静脈血管内では濃度が高く，H^+ と同様に，Hb の O_2 結合能を負に制御するアロステリック因子として作用する

　Bohr 効果にかなり類似した形式で Hb の O_2 結合能を変化させているのが CO_2 である．毛細静脈血管において pCO_2 が上昇すると，Hb の O_2 に対する結合能が減少する．さらに，pCO_2 が増加するにつれて，リガンド解離曲線が右方向へ移動する．アロステリック因子として実際に機能しているのは CO_2 であり，HCO_3^- ではないことに留意しなければならない．CO_2 は，グロビンポリ

ペプチドのN末端のプロトン化されていないアミノ基と可逆的な共有結合を介して，**カルバミノ付加体 carbamino adduct** を形成する.

Hbが共有結合による化学修飾を一時的に受けることは，アロステリック調節の特殊な例で，酸素非結合Hbの安定化につながるばかりでなく，CO_2を肺へ輸送し，体外へ排出するための手段にもなっている. 血液中に含まれる全CO_2のうち，5〜10%がカルバミノ付加体として存在する.

pCO_2とHbのO_2結合能には，強い生理的な相関がある. CO_2は，主にミトコンドリアにおける酸化反応によって産生され，H^+と同様に代謝活性の高い組織で大量に産生される. 血液中にCO_2が拡散すると，酸素結合Hbと反応し，平衡をT状態へ移行させてHbに結合しているO_2を放出させる（図5.7参照）. しかし末梢組織では，CO_2の大部分は赤血球内に存在する**炭酸脱水酵素 carbonic anhydrase** による水和反応により炭酸（H_2CO_3）へと変換される. 炭酸は弱酸で，その一部はH^+とHCO_3^-に解離する.

$$CO_2 + H_2O \rightleftharpoons H_2CO_3 \quad 酵素触媒反応$$
$$H_2CO_3 \rightleftharpoons H^+ + HCO_3^- \quad 自然解離$$

興味深いことに，カルバミノ付加体の形成やCO_2の水和／解離反応の双方から，プロトンプールがさらに形成される. このプロトンプールは，Bohr効果に寄与し，O_2とCO_2の交換反応を促進する. 血液は，CO_2を次の2種類の異なる形態，すなわち，カルバミノ化HbおよびH_2CO_3/HCO_3^-の酸-共役塩基対として肺へ運ぶ. 血液とHbは肺で低いpCO_2にさらされ，質量作用の法則によりカルバミノ付加体の形成反応が逆に進行してO_2結合能が回復する. 同様に肺毛細血管では，赤血球内で炭酸脱水酵素がH_2CO_3をCO_2とH_2Oに変換し，これらを呼気として大気中へ排出する（第36章参照）.

運動中の筋肉は，好気的代謝の副産物としてアロステリック因子のH^+およびCO_2を産生するだけでなく，熱も産生する. O_2とヘムの結合は発熱反応であるため，**温度が上昇するとHbのO_2結合能は減弱する**. このように運動中の筋肉は，Hbに結合したO_2が周囲組織へ放出されやすい微小環境にある.

🔷 2,3-ビスホスホグリセリン酸の影響

糖質代謝で生成される2,3-ビスホスホグリセリン酸（2,3-BPG）は，重要なヘモグロビンのアロステリック因子である

2,3-BPGは，ヒト赤血球中に存在する解糖系の1つの側路で合成される（第9章）. H^+やCO_2と同様に，2,3-BPGは，Hbに結合してP_{50}の著しい増加を引きおこす負のアロステリック因子として不可欠である（図5.7参照）. 赤血球における2,3-BPG濃度がそれほど高い値で

なければ（およそ4 mmol/L），HbのO_2解離曲線はMbに近いものになる.

四量体を形成するHbの2回回転対称軸の一端に，β-グロビンサブユニットの陽イオン性アミノ酸が並ぶ特徴的な浅いくぼみがある（図5.8）. この部位に，1分子の2,3-BPGが結合する. T状態とR状態の立体構造で決定的に異なる点は，酸素非結合Hbが負に帯電した2,3-BPGに結合しやすいことである. 複数の静電気力による結合が形成されることにより，ポリアニオン性因子と酸素非結合Hbの結合が安定化する. 完全に酸素化したHbではこのくぼみが狭くなっており，2,3-BPGが十分に結合できない.

負のアロステリック因子としての2,3-BPGの重要性は，さまざまな生理的または病的な環境下で赤血球内の2,3-BPG濃度が変化することがよく示している. 肺疾患や貧血，ショックに伴い生じた低酸素血症（低pO_2）では，2,3-BPGの濃度が増加する. 喫煙者や高所順応の際にも，同様に代償性の2,3-BPG濃度増加が認められる. 結果的に，酸素非結合Hb，低結合性のT状態が安定化し，酸素解離曲線が右方向へシフトするため，より多くのO_2を放出し組織に供給する. 多くの場合，この右方向

🔷 臨床症例
過呼吸による，しびれとめまいを呈した学生

女子大学生が，両腕の痙攣，四肢のしびれ，若干のめまい，呼吸困難を訴え健康管理センターに搬送された. 促迫性の呼吸が始まったとき，彼女は試験勉強のストレスを解消するために激しい運動を行っていた. 過呼吸を疑い，看護師は彼女を安心させるように努め，紙袋を用いた循環式呼吸を行わせた. 20分後，痙攣は治まり，指の感触も戻り，フラフラした状態も解消された〔訳注：血液中の酸素濃度が低くなりすぎたり，炭酸ガス濃度が過度に上昇したりする可能性があるので，実施する際は十分な注意が必要である〕.

解説

肺胞過換気は，異常に速く深い呼吸が長く続く状態で，呼吸性アルカローシスを生じる病態である. 体内からのCO_2の過剰な排出の結果，pCO_2の著しい減少，血液pHの上昇が生じる. [CO_2]および[H^+]はO_2の結合と解離に関係するアロステリック因子であるため，これら2因子の濃度低下に伴いHbのO_2結合能が上昇し，O_2の末梢や中枢神経系への運搬能が低下する. アルカローシスのもう1つの特徴として，血漿中のCa^{2+}の減少があげられ，筋肉のこわばりや痙攣に関係する. 一般的に，低酸素血症，呼吸循環器系疾患，代謝性疾患，薬物，不安感によって過呼吸が誘発される場合がある（第36章参照）.

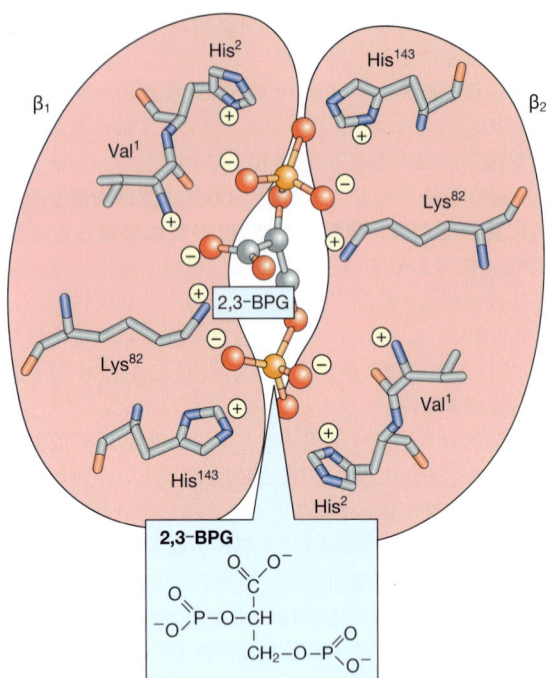

図5.8　2,3-ビスホスホグリセリン酸は酸素非結合ヘモグロビンに結合しやすい

2つのβ-グロビン(ピンク色)が会合して四量体構造をとっている酸素非結合Hbの表面には，N末端アミノ酸残基(Val$^{1(\beta)}$)と側鎖の3つのアミノ酸(His$^{2(\beta)}$，Lys$^{82(\beta)}$，His$^{143(\beta)}$)によってくぼみが形成される(スティックモデルで示す)．これらの分子で取り囲まれる部位には，8つのカチオン性基が存在し，生理的pHでは5つのアニオン性基をもつ1分子の2,3-BPG(ボール-スティックモデルで表示し，リンはオレンジ色)が高い親和性で結合することができる．この正電荷の配列は，酸素結合Hbでは存在しない．胎児Hb(HbF)では，His$^{143(\beta)}$はSerに置換されている．

へのシフトは，肺におけるHbのO$_2$飽和にほとんど影響を与えない．

厳選トピック

● ヘモグロビンと一酸化窒素の反応

一酸化窒素は強力な血管拡張作用があり，S-ニトロソヘモグロビン(SNO-Hb)として存在する

一酸化窒素(NO)は，ガス状のフリーラジカルとしてさまざまな生体分子と反応し酸化的修飾反応(ニトロ化，ニトロソ化，ニトロシル化)を生じる．この高い反応性を有するNOは，**血管内皮由来弛緩因子** endothelium-derived relaxing factor(EDRF)として知られているが，血管内皮細胞で産生され，生理的な血管機能に関与し，血管弛緩反応(平滑筋細胞)や止血(血小板)，接着因子の発現(内皮細胞)にも関与する．赤血球は生物活性を保った状態でNOを保持することができ，血管内で最大のNO貯蔵量を示し，またHbはNOとの反応，貯蔵，放

 理解を深めるために
高山病：急いで登るべからず

高山病は，低圧で低酸素状態の環境に急激にさらされることにより発症する．息切れ・頻脈・頭痛・吐き気・食欲不振・睡眠障害などを伴った低酸素血症が引きおこされる．これらの症状は高度2,000mでは25%，4,000m以上では50%の発生率を示す．高地脳浮腫(発症率2%)は最も重症度が高く，運動失調や神経と筋および神経系に異常が生じ，死に至る重篤な病態である．

高度4,000mでは，気圧は460mmHg，O$_2$分圧は96mmHg(海水面では160mmHg)まで低下する．計算上，気管内のpO$_2$は86mmHg(海水面では149mmHg)，肺胞でのpO$_2$は50mmHg(海水面では105mmHg)，動脈血中pO$_2$は45mmHg(海水面では100mmHg)になる．この動脈血酸素分圧では，Hbの飽和度はわずか81%である(図5.4参照)．その結果，動脈血のO$_2$運搬能は160mL/L(海水面では198mL/L)まで低下する．低酸素症により，血管床が過剰な血流にさらされ，内皮細胞間への漏出や浮腫が生じることもある．

ヒトはいくつかの機構で高度に順応する．過換気は肺胞のpCO$_2$を減少させpO$_2$を増加させる重要な急性応答反応である．動脈血pHも過換気により増大し，HbのO$_2$結合能を高める．2,3-BPGは，慢性的な低酸素曝露に応答して徐々に増加する．もう1つの重要な適応機構として，赤血球増多症があり，エリスロポエチン刺激により骨髄での赤血球造成がおこる．順応開始後1週間程度で，Hb濃度が20%程度増加し，ほぼ正常に近い動脈O$_2$濃度を維持することができるようになる．

出に不可欠な分子である．SNO-Hbは，HbのCys$^{93(\beta)}$側鎖がS-ニトロシル化されたものである．細胞内のS-ニトロソグルタチオンやHbのヘムに結合したNO(ニトロシル化Hb)が，これらのCysチオール基に転移して生成する．SNO-Hbから放出されたNOは，赤血球膜タンパク質である陰イオン交換輸送体1 anion exchanger 1のCysへ転移し，その後血漿へと運ばれる．SNO-Hbの形成および分解はpO$_2$依存性に制御される．すなわち，低酸素状態またはT状態への移行がおこる毛細静脈などでは，NOはHbから放出されやすく，血管拡張や血流増加がおこる．

赤血球内でおこるもう1つの注目すべき過程として，酸素非結合Hbによる亜硝酸(NO$_2^-$)からNOへの変換があり，この反応もアロステリックに調節されている．この内因性の"亜硝酸還元酵素"活性は，赤血球内に適度に存在するNO$_2^-$(最大0.3μmol/L)をうまく活用した反応である．複雑な化学反応に基づいた過程であり，不安

理解を深めるために
人工ヘモグロビン

迫りくる災害時に，全血や赤血球濃厚液を必要とされる地点に供給し治療に用いることができるようにするためには，血液代替物の開発が必要である．とりわけ大きな外科手術や出血性ショックに対して輸血を行う際に，赤血球代替物が有用である．

次に示す3種類の人工酸素運搬体の開発が進められている．Hb を用いた酸素運搬体 Hb-based oxygen carrier（HBOC），リポソームまたはナノ粒子のカプセルに封入した Hb，ペルフルオロカーボンエマルジョンである．HBOC は，同種異系，異種または組換え体から得たヘモグロビンに重合，架橋，複合体形成などの改変を加えて作製したものである．これらの改変により，精製や滅菌が容易になり，毒性や免疫原性を最小限に抑えることができる．さらにこれらの改変によって，細胞外でも Hb が四量体を保つことができるようになる．これらの改変がないと，ヘモグロビンは血漿中で四量体を維持できず，二量体や単量体へ解離が進み，尿中へ排泄されてしまう．生体の Hb の O_2 結合性（P_{50}）はおよそ 27 mmHg で，人工 Hb は 16～38 mmHg の範囲にあるが，協同性（$n = 1.3 \sim 2.1$）ならびに Bohr 効果の点で劣る．

いくつもの HBOC が開発され臨床試験が行われているが，すでに臨床応用が行われている国もある．しかし，HBOC の副作用は少なくない．例えば，血管収縮を生じさせ高血圧を引きおこす．これは，細胞外に存在する Hb が生理的な血管弛緩因子である一酸化窒素（NO）を吸着してしまうことが原因とされる．他にも，ヘムの酸化が進みメトヘモグロビンが形成されることや，組織への鉄沈着，消化器症状，神経毒性，さらに臨床検査結果への影響があげられる．現在多くの研究施設で，HBOC の O_2 結合能やアロステリック特性を高めつつ，副作用の低減を目指す取り組みがなされている．ヘモグロビンをリポソームやナノカプセルに封入して人工赤血球とすることも試みられており，この方法では Hb の血管外への漏出を制限できることから，有望な技術と考えられる．

定なニトロシル化メトヘモグロビン（二価鉄）が中間体として形成され，そこから NO が酸素結合 Hb 上の $Cys^{93(\beta)}$ へ転移すると考えられている．

ニューログロビンとサイトグロビン：存在量の少ない哺乳動物ヘモグロビン

新たに2つのグロビンがヒトに存在することが近年明らかになった

ニューログロビン neuroglobin（Ngb）は，主に中枢神経系と内分泌系組織で発現が認められる．サイトグロビン cytoglobin（Cygb）は，線維芽細胞に由来する細胞に幅広く発現している．組織内濃度はいずれも 1 mmol/L 未満である．Ngb ポリペプチドは 151 アミノ酸残基（16,933 Da）からなるのに対し，Cygb は 190 アミノ酸残基（21,405 Da）からなり，N 末端および C 末端の両方に 20 アミノ酸が付加されている（図 5.1 参照）．両者はともに，Mb および Hb とヒトで約 25% の配列相同性しか示さない．しかし，主要なグロビンフォールドを形成する要素，すなわち，α-ヘリックスが 3 つずつ重なるサンドイッチ構造，遠位と近位に存在する His 残基，疎水性のヘム含有ポケットをすべて有している．

Mb や Hb とは対照的に Ngb と Cygb は，Fe^{2+} および Fe^{3+} 原子価のいずれの場合も六配位したヘムをもつ．第 6 のリガンドとして存在する遠位 HisE7 は，置換されて代わりに O_2 が結合する．また，Ngb および Cygb の O_2 結合能は非常に高く，Hb の P_{50} が 27 mmHg 未満であるのに対して，これらの分子の P_{50} 値はそれぞれ 1.0～7.5 mmHg および 0.7～1.8 mmHg である．O_2 は二量体を形成した Cygb へ協同的に結合する（Hill 係数 = 1.2～1.7）が，その結合は pH の影響を受けない．一方，単量体の Ngb は pH に依存した O_2 結合能を示す．これら 2 つの微量にしか存在しないグロビン分子の機能はいまだよくわかっていない．Ngb には網膜ミトコンドリアに O_2 を供給するという，Mb に相当する役割があるようである．Cygb は，タンパク質の Pro および Lys 残基の水酸化にかかわる酵素反応に O_2 を供給する補因子として機能すると考えられている．

ヘモグロビン変異体

成人の Hb のうち 95% 以上を占める HbA は，$\alpha_2\beta_2$ グロビンサブユニットから構成される．HbA_2 は全体の 2～3% を占め，$\alpha_2\delta_2$ ポリペプチドからなる．HbA_2 は，β-グロビンの生合成障害である β-サラセミア（β-グロビン欠損症）で増加する．これら 2 つの成人ヘモグロビンは機能的には区別できない．また当然のことであるが，δ-グロビンの遺伝子変異は，臨床的特徴を示さない．

胎児性ヘモグロビン fetal hemoglobin（HbF）は，α-グロビンと γ-グロビンから構成されるもう 1 つのマイナー Hb である．HbF は，成人では Hb 全体の 1% 以下であるが，妊娠第 2 期および第 3 期の胎児ならびに新生児では主要な Hb である．11 番染色体上の遺伝子発現が切り替わることで，出生直後に HbF の減少が始まる．HbF と HbA で最も大きく異なる機能的な点は，2,3-BPG に対する感受性の低下である．β-ポリペプチドと γ-ポリペプチドの比較から，γ-グロビンでは $His^{143}\beta$ が Ser に置換されていることがわかる（図 5.1 参照）．この置換の結果，Hb ではアニオン性アロステリック因子の結合にかかわっているカチオン性基のうちの 2 つの

His$^{143(\beta)}$ が機能しないことになる（図 5.8 参照）．予想どおり HbF の 2,3-BPG に対する結合性が低下しており，その結果，HbF の O_2 に対する結合性の上昇（P_{50} は HbA では 27 mmHg に対して，HbF では 19 mmHg）と，酸素が結合した R 状態の安定化をもたらす．こうした構造的および機能的な違いにより，母親の HbA から胎児の HbF により効率よく O_2 が輸送されるという利点がある（図 5.4 参照）．臨床検査室では，電気泳動やクロマトグラフィーを用いてこれらの Hb 変異体を分離している（図 5.9，臨床検査：ヘモグロビン多型と変異体の分離：異常ヘモグロビン症の診断参照）．

🛑 鎌状赤血球症は頻度の高い異常ヘモグロビン症である

鎌状赤血球症（SCD）では，赤血球構造に歪みが生じ（鎌状化），毛細血管血流が制限される

鎌状赤血球症 sickle cell disease（SCD）患者は，赤血球が慢性的に壊れやすくなることによる溶血性貧血や，疼痛を伴う閉塞性血管障害を断続的に繰り返すといった臨床症状を示す．また，成長障害，易感染性，多臓器障害を認めることも多い．米国在住アフリカ系アメリカ人のうちの 9 万〜 10 万人が SCD 患者で，有病率は 0.2% となる．ヘテロ接合体変異をもつ患者は，その大多数が無症候性キャリアであるが，同人口の約 8% にも達する．

SCD は遺伝性で，β−グロビンをコードする遺伝子に生じた点突然変異により，Hb バリアント（HbS）変異体 variant HbS が産生される．HbS は実に 50 年以上にわたり生化学，生物物理学，遺伝学の観点から研究が進められてきた．その結果，SCD は遺伝子病の代表格になっ

ている．分子表面に存在する極性アミノ酸の 1 つ Glu$^{6(\beta)}$ が疎水性アミノ酸の Val に置き換わっている．変異型 β−グロビンサブユニットのバリンは，酸素非結合 Hb の β−グロビンサブユニット上に形成される相補的ポケット（“絆創膏” に喩えられることもある）に収まっており，そのポケットが露出するのは組織毛細血管において O_2 が解離するときだけである．

HbA がかなり高い濃度まで溶解性を保つことができるのは，主に極性をもつ表面分子の作用により，近傍の Hb 分子と競合や反応しないためである．一方，HbS は酸素の結合が離れると，疎水性が増し溶解度が低下する．そのため，容易に沈殿する長い繊維状のポリマーを形成し，赤血球の形態が特徴的な鎌型に歪む．ホモ接合体の SCD（HbS/HbS）患者では，沈殿核の形成と重合が複雑なプロセスを経て急速に生じ，循環赤血球の約 10% が鎌状になってしまう．ヘテロ接合体（HbA/HbS）患者では，鎌状化が少なくとも 1/1,000 の速度でゆっくり進行するため，症状を示すことは少ない．希薄溶液中では，HbS の O_2 結合能（P_{50} 値と Hill 係数のいずれも）は HbA にほぼ等しい．しかし高濃度の HbS 溶液では，Bohr 効果がより顕著に現れるため，毛細血管における O_2 放出が高まり，鎌状化が進む．

鎌状赤血球は変形性が乏しい．そのため，微小血管内をスムーズに移動することができなくなり，脾臓や関節において血流を阻害することがしばしば生じる．さらに，これらの細胞は水分を失い，もろくなるとともに，細胞寿命が短縮するため，溶血 hemolysis や貧血 anemia（溶血性貧血）の原因となる．激しい身体活動を行わなければ，ヘテロ接合体患者は無症状である．また，ヘテロ接合体患者はマラリアに対する耐性を有する．そ

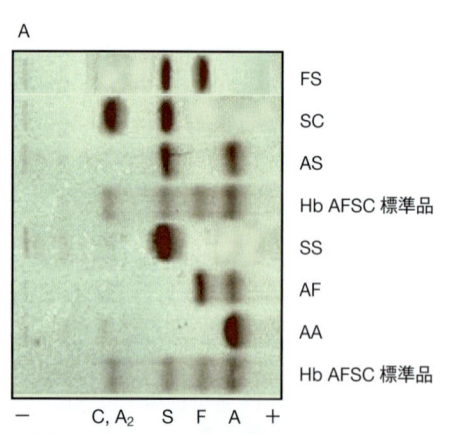
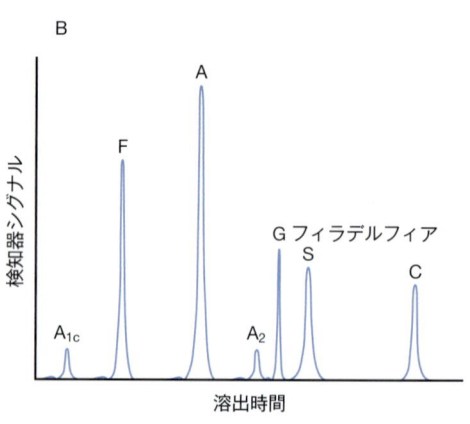

図 5.9　正常と異常ヘモグロビンは電気泳動やクロマトグラフィーにより分離できる

(A) 新生児スクリーニングから得られた血液試料を酢酸セルロース電気泳動（pH8.4）で分離した．この方法は簡便・迅速で，アフリカ系アメリカ人に多い 2 つの変異型ヘモグロビン，HbS と HbC を暫定的に識別することができる．確定診断には追加の検査が必要である．FS：鎌状赤血球症の新生児，SC：鎌状赤血球症様の 2 種類の変異をヘテロ接合でもつ子ども，AS：鎌状赤血球形態を有する子ども，SS：鎌状赤血球症の成人，AF：正常新生児，AA：正常の成人．**(B)** 陽イオン交換体カラムを用いた HPLC により，40 種類以上のヘモグロビンを分離・定量した際のチャート．糖化タンパク質の HbA$_{1c}$ を測定して，糖尿病患者の平均的な血中グルコース濃度の指標を得るためにも HPLC を用いる（第 31 章）．チャートには，頻度は高いが無害な変異体である HbG フィラデルフィア（Asn$^{68(\alpha)}$ → Lys）の溶出特性についても示している．電気泳動では HbG は HbS と重なってしまうため，識別できない．

臨床検査
ヘモグロビン多型と変異体の分離：異常ヘモグロビン症の診断

電気泳動やクロマトグラフィーにおけるタンパク質の移動度は，標的タンパク質の電荷や分離基質との相互作用によって決まる．HbA と比較して電荷が 1 つ異なる変異 Hb でも，十分に分離することができる方法が 3 つある．電気泳動，等電点電気泳動，イオン交換クロマトグラフィーである．Hb を電気泳動やクロマトグラフィーによって分離する様子を図 5.9 に示す．

必要とされる溶血血液サンプルが少量（＜100 μL）であるため，これらの手技は新生児や成人の血液サンプルの解析に適している．電気泳動の結果を，定量的解析や吸収分光光度計で解析することで，定量化することができる．スクリーニング検査により異常が指摘されたものに対して，血球計算（**表 5.2**，臨床症例：**血管閉塞を生じた鎌状赤血球症に対する鎮痛治療**），タンパク質分析，DNA 解析によるグロビン遺伝子の変異部位の特定などを実施する．

臨床検査
血球計算

全血球計算（CBC）により血液細胞の構成比率やそれぞれの細胞の特徴が明らかになる．検査結果は，自動血液分析機を用いた全血試料の解析で得られる．機器によっては，白血球の分類や，網状赤血球の計測，赤血球形状の検査などのデータも得られる．典型的な検査結果の例と基準値を**表 5.2**に示す．

表 5.2　血球計算（CBC）

項目	検査値（男性）	基準値（SI 単位）
白血球数（WBC）	6.82×10^9/L	$4.0 \sim 11.0 \times 10^9$/L
赤血球数（RBC）	4.78×10^{12}/L	$4.0 \sim 5.2 \times 10^{12}$/L（F），$4.5 \sim 5.9 \times 10^{12}$/L（M）
ヘモグロビン（Hb）	6.1 mmol/L	7.4 〜 9.9 mmol/L（F），8.4 〜 10.9 mmol/L（M）
ヘマトクリット（HCT）	33.4%	41 〜 46%（F），37 〜 49%（M）
平均赤血球容積（MCV）	71.9 fL	80 〜 96 fL
平均赤血球ヘモグロビン量（MCH）	21.3 pg/cell	26 〜 34 pg/cell
平均赤血球ヘモグロビン濃度（MCHC）	296 g/L	320 〜 360 g/L
赤血球容積分布幅（RDW）	17.7%	11.5 〜 14.5%
血小板数（PLT）	274×10^9/L	$150 \sim 350 \times 10^9$/L
平均血小板容積（MPV）	8.6 fL	6.4 〜 11.0 fL

F：女性，M：男性，fL：10^{-15}L，pg：10^{-12}g．mmol Hb/L を g Hb/dL に変換するには，0.01611 を乗じる．検査室では，健康状態や病態のモニタリングや診断に有効な多くの情報を得ることのできる自動判定装置を使用する．全血球計算から，赤血球，白血球，血小板数および赤血球の定量的指標（MCV，MCH，MCHC および RDW）を算出する．これらの結果から，骨髄での造血状態，貧血の有無，さらに貧血の傾向や原因が推定できる．提示データは，典型的な鉄欠乏性貧血患者のもので，低 Hb，低 MCV（小赤血球症），低 MCH（血色素減少症）である．付録の正常値を参照のこと．

の理由は，マラリア原虫（*Plasmodium falciparum*）が赤血球に寄生する原虫であるからである．このことは，正常 HbA/HbA もしくは HbS/HbS ホモ接合体患者と比べて，HbA/HbS ヘテロ接合体患者が選択的優位性となることから，遺伝子プールのなかで HbS 遺伝子が保存さ

臨床症例
血管閉塞を生じた鎌状赤血球症に対する鎮痛治療

急性血管閉塞は，SCD 患者に頻発し，救急外来を受診し入院する理由として最も多い症状でもある．血管閉塞性疼痛の発症は予測不能であり，非常に強い痛みのため動けないほどになることもしばしばである．この進行性の痛みは，HbS の重合や凝集体形成により赤血球の流動学的ならびに血液学的特性が変化することに起因する．微小血管機能不全は，炎症性反応に起因し，血漿中の急性期タンパク質の上昇を伴う．最終的には，細動脈における血管運動障害と，後毛細血管細静脈における鎌状赤血球と血管内皮細胞の癒着反応が進行し，全身のあちらこちらで組織への血流が障害されることになる．

疫学的解析によると，SCD 患者の 5％が毎年 3 〜 10 回の激しい痛み発作を経験する．通常は，痛み発作は 5 〜 7 日で治まるが，重症例では数週間にわたり痛みが続くこともある．痛みを抑えるために，麻薬性あるいは非麻薬性鎮痛薬や非定型鎮痛薬を，単独または組み合わせて使用する．

痛みの強さや持続時間により，最適な鎮痛方法が選択される．血管閉塞性疼痛の管理にオピオイドが非経口的によく用いられる．近年の研究から，医師や患者に対して次のような治療方法もオプションとして提供されている．非ステロイド性抗炎症薬の持続静注に加え，局所麻酔薬とオピオイド鎮痛薬を硬膜外へ持続投与することにより，従来の鎮痛方法では改善しないほどの痛みでも効果的に減弱する．また，鎮痛薬に加えて，酸素治療ならびに体液管理を実施することも重要である．

理解を深めるために
レグヘモグロビン

インポッシブルバーガー（代替肉）には，共生窒素固定細菌である *Bradyrhizobium japonicum* 由来の大豆タンパク質，レグヘモグロビンがベジタリアン用ヘムとして含まれている．食用のレグヘモグロビンは，遺伝子改変酵母より製造されている．ヘム鉄および遊離の鉄原子は，代替肉に赤みを与えまた酸化的メイラード反応をおこす（第 29 章と第 42 章を参照）．これらは代替肉に風味や味わいと与えている．

れてきたことを示唆している．CRISPR（ゲノム編集）技術（第 23 章）による SCD の治療法が，臨床試験で評価されている．HbS 遺伝子の変異を修正したり欠損させたりすることで，成人 HbF の発現を抑える試みがなされている．

他の異常ヘモグロビン症

α-および β-グロビンポリペプチドをコードする遺伝子には 1,000 を超える遺伝子変異が報告されている

さまざまな遺伝子異常が生じても，ほとんどの場合は臨床的な問題を呈することはない．しかし，異常 Hb を形成し，症状を呈する数百もの遺伝子変異が知られている．変異 Hb や異常ヘモグロビン症は，通常，異常なタンパク質が最初に同定された場所（病院，都市または地域名）にちなんだ名前が付けられる．それらは，構造の違いや機能の変化，その結果生じる臨床像により分類される（表 5.1，5.2 参照）．多くの変異体の表現型は予測することができるが，なかには Hb 分子のさまざまな機能に影響することにより，驚くほど多様な性質を示す変異体もある．ほとんどの場合，変異 Hb は常染色体劣性遺伝様式で遺伝する．時には，2 種類のヘテロ接合体が同一個体で同定される場合もある（例：HbSC，図 5.9 参照）．

まとめ

● 本章は，O_2 と可逆的に反応する 2 つの重要なタンパク質について扱っている．ミオグロビン（Mb）は組織における酸素貯蔵タンパク質であり，ヘモグロビン（Hb）は，血液中で酸素を運搬するタンパク質である．いずれのタンパク質も，太古から引き継がれているヘム含有ポリペプチドドメインモチーフで O_2 を抱え込むことで，その溶解度を向上させている．

● グロビンの四量体である Hb は，リガンド結合の協同性について最もよく研究されているモデルタンパク質

である．三次構造と四次構造の立体構造変化が，酸素非結合状態と酸素結合状態の間を制御している．多種多様なエフェクター分子と結合する Hb はまた，アロステリック調節を受けるタンパク質や酵素の原型といえる．

● Bohr 効果におけるプロトンや CO_2 は，ヘモグロビンから抹消組織への酸素の放出を促進する．また，2,3-ビスホスホグリセリン酸は，Hb の重要なアロステリック因子であり，ヘモグロビンの O_2 結合能を低下させる．これは，高地順応や肺疾患の際に認められる重要な適応機構である．

● グロビン遺伝子の変異は，多様な構造変化や機能変化を引きおこす．病原性があるものもあり，例えば，HbS は鎌状赤血球症の原因となる．

アクティブラーニング

(1) α-グロビンまたは β-グロビンにおこる遺伝子変異のいくつかは病的な表現型を示すのに対し，他の大部分は明らかな病的異常を示さないか，軽度であるのはなぜか説明しなさい．最も検出困難な遺伝子異常について述べなさい．

(2) 鎌状赤血球症（SCD）の成人が，20％の胎児性ヘモグロビン（HbF）を有する意義を推測しなさい．

(3) 多くの人工酸素運搬体（HBOC）やいくつかのヘモグロビン変異体は pH に対する感受性が低い．このことを，Bohr 効果の減少と関連付けて議論しなさい．

(4) ミオグロビン遺伝子をもたない（ノックアウト）実験動物から得られる観察結果をまとめなさい．

参考文献

Ahmed MH, Ghatge MS, Safo MK. Hemoglobin: structure, function and allostery. *Subcellular Biochemistry*. 2020;94:345–382.

Coll-Satue C, Bishnoi S, Chen J, Hosta-Rigau L. Stepping stones to the future of haemoglobin-based blood products: clinical, preclinical and innovative examples. *Biomaterials Science*. 2021;9:1135–1152.

Frangoul H, Altshuler D, Cappellini MD, et al. CRISPR-Cas9 gene editing for sickle cell disease and β-thalassemia. *New England Journal of Medicine*. 2021;384:252–260.

Ismail I, Hwang Y-H, Joo S-T. Meat analog as future food: a review. *Journal of Animal Science and Technology*. 2021;62:111–120.

Piel FB, Steinberg MH, Rees DC. Sickle Cell Disease. *New England Journal of Medicine*. 2017;376:1561–1573.

Roderique JD, Josef CS, Feldman MJ, et al. A modern literature review of carbon monoxide poisoning theories, therapies, and potential targets for therapy advancement. *Toxicology*. 2015;334:45–58.

Thein SL. Milestones in the history of hemoglobin research. *Hemoglobin*. 2011;35:450–462.

Varney J, Rivera A, et al. Mini-review on the properties and possible applications of therapeutic oxygen carrier Hemarina-M101. *Transfusion and Apheresis Science*. 2021;60:103016. https://doi.org/10.1016/j.transci.2020.103016.

関連ウェブサイト

AK Lectures: https://aklectures.com/subject/biochemistry/biochemistry-myoglobin-and-hemoglobin

Youtube: hemoglobin and myoglobin biochemistry, hemoglobin dissociation curve, Hill coefficient

Myoglobinuria: https://www.ncbi.nlm.nih.gov/books/NBK557379/

Protein structure: http://themedicalbiochemistrypage.org/protein-structure.php

Chronic Anemia: https://www.ncbi.nlm.nih.gov/books/NBK534803/

Sickle Cell Information Center (comprehensive site for both patients and professionals): http://www.scinfo.org/

American Society of Hematology: https://www.hematology.org/education

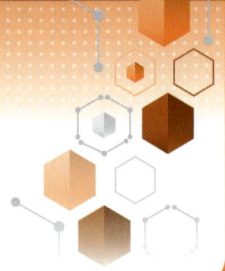

第6章　触媒タンパク質：酵素

Junichi Fujii

📖 本章で学ぶこと

本章の到達目標

- 自由エネルギー，反応の平衡，反応速度論の観点から酵素反応の特徴について述べることができる．
- 酵素の構造ならびに金属イオン，補因子，補酵素や補欠分子族を含めた構成要素，酵素反応に影響を与える条件について論じることができる．
- Michaelis-Menten(ミカエリス-メンテン)式に基づいて，酵素反応の速度論と Michaelis(ミカエリス)定数(K_m)の重要性について述べることができる．
- 酵素の構造について述べ，その基質特異性と触媒活性について説明できる．
- アロステリック因子ならびに共有結合性修飾による調節も含めて，酵素反応に影響を与える調節機構について述べることができる．
- 治療薬としての酵素阻害薬の利用と，酵素学的検査の臨床診断への応用について論じることができる．

はじめに

生物学的機能のほとんどすべてが，酵素と呼ばれる生体触媒の触媒する化学反応によって行われている

　代謝は規則正しく順序立てられ，場合によっては分岐した代謝経路によって制御され，効率的に調節されている．酵素は生理的条件下で化学反応を促進する．しかし酵素は反応の平衡を変えることはできず，反応の**活性化エネルギー** activation energy を低下させることによって平衡に達するまでの反応速度を高めるだけである(図6.1)．急激に変化する条件に対応して酵素活性を調節することで，代謝が円滑に進行することを可能にしている．リボザイムと称する，触媒活性を有するリボ核酸(RNA，第21章)はあるが，それらを除く**ほとんどすべての酵素はタンパク質である**．ヒトの遺伝子の約 1/4 は代謝反応を触媒する酵素をコードしていることがヒトゲノム解析によって示されている．

酵素反応

🔶 酵素反応に影響を与える因子

◎ 温度の効果

酵素は至適温度 optimum temperature で最もよくはたらく

　無機触媒の場合は，反応系の温度を上げるほど反応速度が増すので，反応を促進するために高温で行われる．それに対して，酵素は常温(環境温度もしくは体温)で触媒としてはたらく．試験管内の反応では，酵素反応は温度とともに増すが，温度が高すぎると酵素活性はむしろ低下する．これは酵素も他のタンパク質同様に高温では変性し，活性を失うためである．

◎ pH の効果

ヒスチジン，グルタミン酸，システイン，といったイオン化するアミノ酸が触媒反応にかかわっているため，いずれの酵素にも至適 pH がある

　細胞質に存在する酵素では，pH7 〜 8 の範囲が至適である．胃細胞から分泌されて胃液のなかで機能するペプシンの**至適 pH** pH optima は 1.5 〜 2.0 である．トリプシン trypsin とキモトリプシン chymotrypsin は，弱アルカリ性の小腸のなかで消化活性をもつため，至適 pH はアルカリ側にある．典型的なリソソーム酵素の至適 pH は弱酸性側である．酵素の pH 感受性は，pH が酵素の側鎖のアミノ酸の電荷に影響することによる．基質，産物，金属，調節分子を含めて，さまざまな溶質が酵素反応の速度に影響を与える．

🔶 酵素活性の定義

1 国際単位(IU)の酵素は，1 分間あたり 1 μmol の基質を産物に変換する

　酵素活性は，決められた条件(温度，pH，緩衝液，基質，そして酵素濃度)で測定することで標準化されている．この条件で基質が産物に単位時間あたりに変換される割合が，酵素反応の変化量すなわち速度(v)と定義される．酵素単位は酵素量を表す尺度である．1 秒間あたり 1 mol の基質を産物に変換する酵素量を表すには**カター**

ル katal という国際単位を用いる（1 kat ＝ 1 mol/sec）．ほとんどの酵素について，カタールで表すと値は非常に小さくなるため，国際単位（IU）が酵素活性の標準的な単位として用いられている．1分間あたり1 μmol の基質を産物に変換する酵素の量が，1国際単位 international unit（IU）として共通に用いられる（1 IU ＝ 1 μmol/min）．

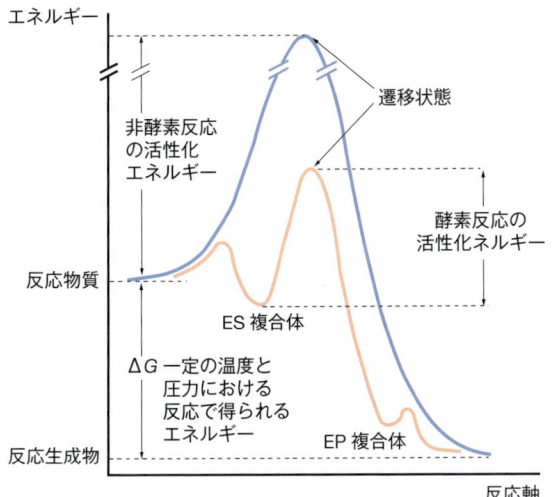

図 6.1　酵素的ならびに非酵素的反応の特徴
酵素の触媒する反応の基本原理は通常の化学反応と同じである．化学反応が進む際には基質は活性化エネルギーを得て，反応の遷移状態（エネルギーレベルが最高となる点）に達しなければならない．酵素反応では，触媒する反応の**遷移状態 transition state** は無触媒反応の場合に比べて低いエネルギー状態であるため，反応は速く進行する．E：酵素，S：基質，P：生成物，ES 複合体：酵素-基質複合体，EP 複合体：酵素-生成物複合体．

酵素の比活性はタンパク質 1 mg あたりの国際単位（IU）で表される量である

酵素の**比活性 specific activity**，すなわちタンパク質 1 mg あたりの活性の量は，μmol/min/mg タンパク質もしくは IU/mg タンパク質で表される．酵素の比活性は組織の代謝機能を反映しており，組織間で大きく異なる．例えばコレステロール合成にかかわる酵素については，肝臓でコレステロール生合成が行われるため，筋肉に比べて肝臓のほうが高い比活性（IU/mg 組織）を示す．酵素の比活性は酵素の純度を評価するために有用である．すなわち，酵素の比活性が高いほどその純度すなわち均一性が高いことになる．

◉ 反応と基質特異性

ほとんどの酵素はその触媒する反応と基質に対して高い特異性がある

酵素の触媒する反応は，酵素の触媒中心にあるアミノ酸残基によって化学的に決まっている．一般に酵素の活性中心は基質結合部位と触媒部位からなる．**基質特異性 substrate specificity** は基質結合部位の大きさ，構造，電荷，極性，ならびに疎水性の程度によって決まる．それは反応の最初の段階で基質が活性部位に結合し，その後に触媒反応が進行するからである．過酸化水素を分解するカタラーゼや尿素を分解するウレアーゼのような特異性の高い酵素は，特異的なたった1つの反応のみを触媒するが，基質特異性の低い酵素もある．**セリンプロテアーゼ serine protease** は，膵酵素であるキモトリプシン，トリプシン，エラスターゼのように，反応性の高いセリンを触媒部位にもつ互いに密接に関連する酵素群の例である．こうした酵素は，タンパク質の特定のアミノ

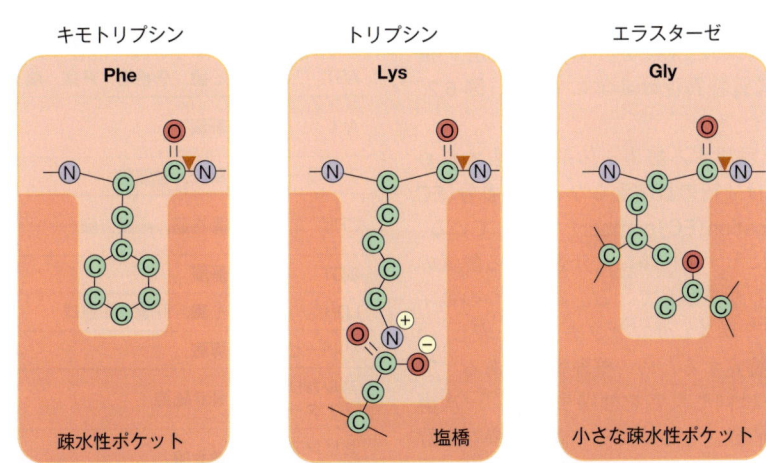

▼ 酵素により加水分解される部位　　炭素 Ⓒ　窒素 Ⓝ　酸素 Ⓞ

図 6.2　セリンプロテアーゼ（キモトリプシン，トリプシン，エラスターゼ）の基質結合部位の特徴
キモトリプシンの疎水性のポケットは，フェニルアラニン（Phe）のような芳香族アミノ酸の側鎖を結合する．トリプシンでは，基質結合部位のアスパラギン酸（Asp）の陰性の側鎖が，陽性に荷電した側鎖をもつリシン（Lys）やアルギニン（Arg）と結合し，そのカルボキシ末端側で切断する．エラスターゼでは，バリンとトレオニンの側鎖が基質の結合を妨げるため，小さな側鎖もしくは側鎖をもたないグリシン（Gly）と結合する．

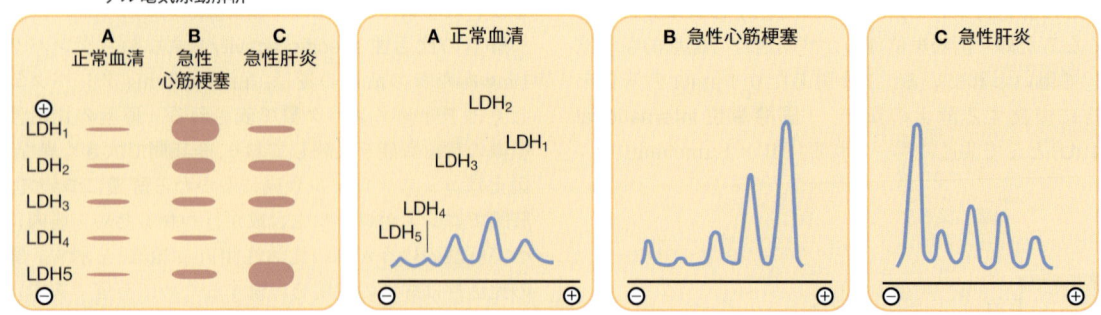

図 6.3　心筋梗塞もしくは急性肝炎の患者血清中の乳酸脱水素酵素(LDH)アイソザイムのデンシトメトリーのパターン

アイソザイムは電荷がわずかに異なるので，セルロースアセテートを用いた電気泳動により分離し，発色基質を用いて可視化して，デンシトメトリーにより定量できる．急性心筋梗塞では陰性のアイソザイムが増加し，急性肝炎では陽性のアイソザイムが増加する．こうした患者では血清 LDH の活性も全体に増加している．溶血により赤血球から溶出した LDH がアイソザイムの分布や診断に影響するので，血液サンプルの扱いには注意を要する．現在では LDH の測定に代わって心臓型トロポニンやその他のバイオマーカーが心筋梗塞の診断に用いられる．

表 6.1　酵素分類

クラス	反応	酵素
酸化還元酵素	$A_{red} + B_{ox} \rightarrow A_{ox} + B_{red}$	脱水素酵素，ペルオキシダーゼ
転移酵素	$A\text{-}B + C \rightarrow A + B\text{-}C$	メチル基転移酵素，アミノ基転移酵素
加水分解酵素	$A\text{-}B + H_2O \rightarrow A\text{-}H + B\text{-}OH$	ホスファターゼ，トリプシン
リアーゼ〔シンターゼ(合成酵素)〕	$A\text{-}X + B\text{-}Y \rightarrow A = B + XY$	ヒドラターゼ，炭酸脱水酵素
異性化酵素	$A \rightleftharpoons isoA$	イソメラーゼ，ラセマーゼ
リガーゼ〔シンテターゼ(合成酵素)〕	$A + B + ATP \rightarrow A\text{-}B + ADP + P_i$	ピルビン酸カルボキシラーゼ，DNA リガーゼ
輸送酵素(トランスロカーゼ)*	$S_{side1} \rightleftharpoons S_{side2}$ 脂質二重膜	ミトコンドリア ATP 合成酵素，Na^+, K^+-ATPase

＊：この反応には ATP の加水分解などによるエネルギーを必要とする．

酸の C 末端側のペプチド結合の加水分解を触媒する．こうした酵素の反応機構は似ているが，基質結合部位の構造の違いによって基質特異性は非常に異なる（図 6.2，前ページ）．

　何千という反応を触媒する酵素を体系的に表すために，すべての酵素には 4 桁の数字からなる分類番号〔EC 番号 enzyme classification(EC)number〕が付いている．最初の数字は**表 6.1** に示す 7 種類に大分類される酵素のどのグループに属するかを示している．次の 2 つの数字は基質の属するサブクラスとサブサブクラスを表し，4 つ目の数字は酵素を特定するための整理番号である．**アイソザイム isozyme** は同じ反応を触媒するが，一次構造かサブユニットの組成，もしくはその両方が異なる酵素を指す．血清中に検出される組織特異的な酵素やアイソザイムの活性測定は診断に役立つ（**図 6.3**，**表 6.2**）．

　血液学的基準値については，**表 5.2**，**付録**を参照のこと．

表 6.2　臨床診断に用いられる酵素の例

酵素	由来する組織	診断
AST	心臓，骨格筋，肝臓，脳	肝疾患
ALT	肝臓	例えば肝炎のような肝疾患
アミラーゼ	膵臓，唾液腺	急性膵炎，胆道閉塞
CPK	骨格筋，心臓，脳	筋ジストロフィー，心筋梗塞
GGT	肝臓	肝炎，肝硬変
LDH	心臓，肝臓，赤血球	リンパ腫，肝炎
リパーゼ	膵臓	急性膵炎，胆道閉塞
アルカリホスファターゼ	骨芽細胞	骨疾患，骨腫瘍
セリンプロテアーゼ(PSA)	前立腺	前立腺がん

ALT：アラニンアミノ基転移酵素〔以前は血清グルタミン酸-ピルビン酸アミノ基転移酵素(SGPT)と称した〕．AST：アスパラギン酸アミノ基転移酵素〔以前は血清グルタミン酸-オキサロ酢酸アミノ基転移酵素(SGOT)と称した〕，CPK：クレアチンホスホキナーゼ，GGT：γ-グルタミルトランスフェラーゼ(別名：γ-グルタミルトランスペプチダーゼ)，LDH：乳酸脱水素酵素，PSA：前立腺特異抗原(カリクレイン3)．

臨床症例
乳酸脱水素酵素アイソザイムの組織特異性

56歳の女性が集中治療室に入院した．この患者は1週間微熱を発症し，24時間前から胸痛と呼吸困難があった．胸部X線検査および心電図では異常を認めなかった．しかし血液検査では，白血球 12,100/mm³（正常値：4,000 ～ 9,000/mm³），赤血球 240 × 10⁴/mm³（正常値：380 ～ 500 × 10⁴/mm³），ヘモグロビン 8.6 g/dL（正常値：11.8 ～ 16.0 g/dL），**乳酸脱水素酵素 lactate dehydrogenase（LDH）**1,400 IU/L（正常値：200 ～ 400 IU/L）であった．他の血清酵素値は正常値であった．LDHアイソザイムと他のデータも合わせた血液検査の結果から，この患者は最終的に悪性リンパ腫と診断された．

解説

LDHは，35 kDaの異なる2種類のサブユニットが四量体を形成している酸化還元酵素である．H型とM型サブユニットは異なる遺伝子にコードされており，心臓はH型サブユニットを，骨格筋と肝臓はM型サブユニットを主に含んでいる．四量体を形成した場合に，H₄（LDH₁），H₃M₁（LDH₂），H₂M₂（LDH₃），H₁M₃（LDH₄），M₄（LDH₅）の5種類のアイソザイムが生じる．こうしたアイソザイムは組織ごとに異なる分布を示すため，全LDH活性を測定すると同時にアイソザイムを類型化することで組織障害の診断に役立つ（図6.3）．

臨床検査
アイソザイム

臨床検査室では診断目的でアイソザイム検査をよく行う（図6.3）．アイソザイムは実用に即して定義されている．すなわち，酵素構造に関する正確な知見には必ずしも基づいておらず，用いる基質に特異的な簡便で再現性のよい検査法に基づいて定義されている．

アイソザイムとは次のようなものを指す．①酵素をコードする遺伝子の多型に由来するタンパク質．②異なる遺伝子に由来し，部分的に相同性を有するタンパク質．③2つかそれ以上のポリペプチド鎖が非共有結合により会合したヘテロ多量体からなり，同じ触媒反応を行う酵素分子．④異なる補欠分子族と結合している，異なる補酵素もしくは補因子を有しているなど，似た反応を触媒するが酵素タンパク質としては異なる分子．⑤糖鎖が異なる，アミノ酸が脱アミノ化されている，タンパク質切断がおこっているなど，同じポリペプチドから生じたものだが，異なる形態をとっている分子．

を通して酵素に会合したままである．酵素のなかには**補因子 cofactor** と呼ばれることの多い無機（金属）イオンを活性に必要とするものがある．例えば，血液凝固にかかわる酵素はCa²⁺を，酸化還元酵素のなかには鉄，銅，もしくはマンガンを必要とするものがある．

補酵素の役割

補酵素と呼ばれる補助分子は酵素が触媒する多くの反応で必須の役割を果たす

補酵素 coenzyme が共有結合や非共有結合で結合した状態の酵素を**ホロ酵素 holoenzyme**，補酵素を結合していない状態の酵素は**アポ酵素 apoenzyme** と呼ぶ．補酵素は2つに分類される．可溶性補酵素は酵素のタンパク質部分に可逆的に結合する．そうした補酵素は多くの場合，酵素反応の過程で修飾を受けて酵素から解離し，別の酵素による反応を受ける．**第8章**で述べられる酸化還元酵素の用いる補酵素は，1つの酵素によって酸化された後，別の酵素によって還元されて反応系を循環する．補酵素Aのような補酵素は，一連の反応過程でははたらく1つの酵素から次の酵素に中間体を輸送するのを助ける．多くの補酵素はビタミン誘導体である．**ナイアシン niacin** や**リボフラビン riboflavin**，**ビタミンB vitamin B群** の誘導体は，酸化還元反応の補酵素としてはたらく．補酵素の構造と機能については後の章で述べる．**補欠分子族 prosthetic group** は，たいてい共有結合により酵素に堅固に結合しており，触媒サイクルの過程

酵素反応速度論

Michaelis-Menten式：酵素反応の簡便なモデル

多段階からなる酵素反応はいくつかの部分反応に分けられる

タンパク質の構造が知られるはるか前の1913年に，Leonor Michaelis（レオノール・ミカエリス）とMaud Leonora Menten（モード・レオノーラ・メンテン）は酵素触媒反応の反応速度論に関する簡便なモデルを開発した（図6.4）．このMichaelis-Menten（ミカエリス-メンテン）モデルは，基質 substrate（S）が酵素 enzyme（E）に結合して，重要な中間体である**酵素-基質複合体 enzyme-substrate complex（ES）**を形成し，その後，酵素表面で反応が進みEと産物 product（P）に分離する，と仮定している．またこのモデルでは，E，S，そしてESはすべて急速に平衡に至るため，ESの濃度は即座に定常状態となり，ES複合体がEとPに分離するのが触媒反応における**律速段階 rate-limiting step** となると仮定する．そのため全体としての反応速度は，ES複合体の解離の

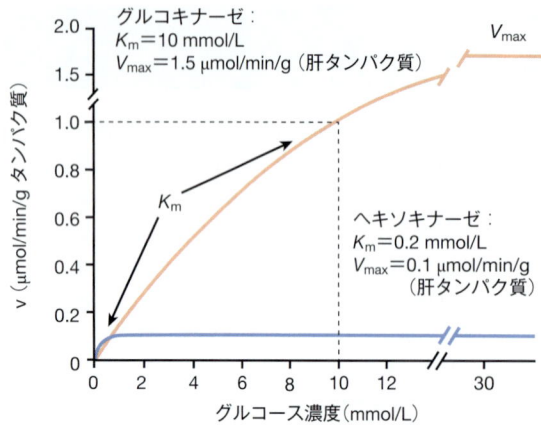

グルコキナーゼ：
K_m＝10 mmol/L
V_{max}＝1.5 μmol/min/g（肝タンパク質）

V_{max}

ヘキソキナーゼ：
K_m＝0.2 mmol/L
V_{max}＝0.1 μmol/min/g
（肝タンパク質）

縦軸：v （μmol/min/g タンパク質）
横軸：グルコース濃度（mmol/L）

K_m

図 6.4　グルコキナーゼとヘキソキナーゼの特徴
グルコキナーゼとヘキソキナーゼは，グルコースをグルコース-6-リン酸(Glc-6-P)にリン酸化する同じ反応を触媒する．これらの酵素は，反応速度論的性質が異なり，組織分布や生理機能の点でも異なる．

ための活性化エネルギーに直接依存する（**図 6.1**）．

　代謝回転（ターンオーバー）数としても知られる**触媒定数 catalytic constant (k_{cat})** は，酵素がどれほど速く反応を触媒することができるかを示す速度定数である．k_{cat} **は酵素 1 分子が単位時間に産物に変換する基質分子の数と定義できる**．この全酵素分子数$[E]_t$に対する ES の割合，すなわち$[ES]/[E]_t$比が酵素反応の速度(v)を決めているため，次の関係が成り立つ．

$$v = k_{cat}[ES]$$

　E，S，そして ES はすべて化学平衡にあるため，酵素の最大反応速度 V_{max} は，非常に高濃度（飽和状態）の基質$[S]$が存在する，すなわち$[ES] \approx [E]_t$のときの速度である．

　ES 複合体の解離については，質量作用の法則により次のようになる．

$$K_d = \frac{[E][S]}{[ES]}$$

$$[E]_t = [E] + [ES]$$

であることから，次のように表される．

$$\frac{[ES]}{[E]_t} = \frac{[S]}{K_m + [S]}$$

　ここで，K_m＝ES 複合体のK_dである．
　したがって，酵素反応の速度vは次のようになる．

$$v = \frac{k_{cat}[E]_t[S]}{K_m + [S]}$$

$k_{cat}[E]_t$は，高濃度（飽和濃度）の基質で得られる最大反応速度 V_{max} に相当するので，次の **Michaelis-Menten 式 Michaelis-Menten equation** が得られる．

$$v = V_{max} \times \frac{[S]}{K_m + [S]}$$

　これらの式から，Michaelis（ミカエリス）定数 Michaelis constant(K_m)は濃度の単位で表され，最大反応速度の 50％を与えるとき，すなわち$[ES]=[E]_t/2$で$v=V_{max}/2$のときの基質濃度に一致する（図 6.4）

　K_m は酵素の基質に対する親和性を推測するのに役立つ定数である．高い K_m をもつ酵素の場合は，酵素が有効にはたらくために高濃度の基質を必要とするが，低い K_m をもつ酵素の場合は，わずかな量の基質があれば酵素が有効にはたらくことができる．Michaelis-Menten モデルは次の仮定に基づいている．

- E，S，そして ES は迅速平衡にある．
- 酵素は E と ES 以外の状態では存在しない．
- ES から E＋P への変換が律速段階で，不可逆な過程である．酵素による触媒反応は理論的にはすべて可逆であるが，産物がほとんど存在しない段階である初速度を通常は測定するため，逆反応の速度は無視できる．

　多数の基質や多数の産物のかかわる酵素反応についても類似の反応速度論的モデルが開発されている．

● Lineweaver-Burk プロットと Eadie-Hofstee プロットの利用

酵素の K_m と V_{max} をより正確に求めるための解析用グラフの選択

　基質濃度に対する反応速度のプロットでは，反応速度は漸近的に最大反応速度(V_{max})に近づく（図 6.5A）ため，単に外挿するだけでは V_{max} の値，ならびに最大反応速度の半分を与えるための基質濃度に相当する K_m を正確に得ることはできない．この問題を解決するために Michaelis-Menten 式の一次変換の方法がいくつか開発されている．

● Lineweaver-Burk プロット

　Lineweaver-Burk（ラインウィーバー-バーク）プロット Lineweaver-Burk plot もしくは二重逆数プロットは，Michaelis-Menten 式の両辺の逆数をとることによって得られる（図 6.5B）．得られた式を再構成すると次の式になる．

$$\frac{1}{v} = \frac{1}{V_{max}} + \frac{K_m}{V_{max}} \times \frac{1}{[S]}$$

　この式は，$y=1/v$，$x=1/[S]$，傾き m，y 切片 b，となる直線 $y=mx+$b に相当する．したがって，$1/[S]$ に対して $1/v$ をプロットしたグラフでは，傾きが K_m/V_{max}，$1/v$ 切片が $1/V_{max}$，$1/[S]$ 切片が$-1/K_m$，となる．Lineweaver-Burk プロットは酵素反応の反応速度論的解析に広く用いられているが，データの二重逆数をとるため，特に基質が低濃度の領域では，わずかな実験誤差であっても，グラフから決定した K_m と V_{max} の値に大きな誤差となる．基質が高濃度の領域で得られるデータの信

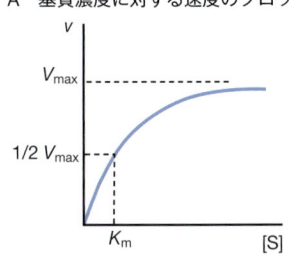
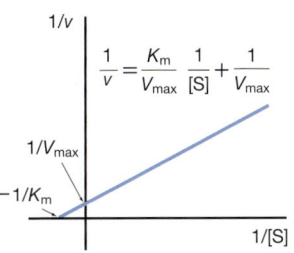
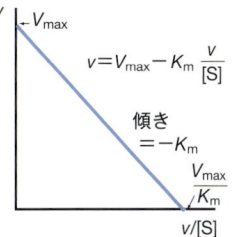

図 6.5　酵素反応の速度論的解析で使用するプロット
酵素の反応速度論的性質を示す．(A)反応速度(v)の基質濃度([S])に対する Michaelis-Menten プロット．(B)Lineweaver-Burk プロット．(C)Eadie-Hofstee プロット．

理解を深めるために
グルコキナーゼとヘキソキナーゼ

　ヘキソキナーゼ hexokinase は細胞のグルコース代謝の最初の段階，すなわちアデノシン三リン酸 adenosine triphosphate(ATP)によりグルコースをリン酸化してグルコース-6-リン酸(Glc-6-P)を生成する反応を触媒する．

グルコース＋ ATP →グルコース-6-リン酸＋ ADP

　この酵素はグルコースに対して低い K_m(0.2 mmol/L)を有する．血液中の正常なグルコース濃度は約 5 mmol/L であり，細胞内の濃度は約 0.2 ～ 2 mmol/L であるため，例えば筋肉のヘキソキナーゼは，正常な条件下でこの反応を効率よく(V_{max} の 50 ～ 90%)触媒することができる．

　グルコースをグリコーゲンとして蓄える肝細胞や，インスリン insulin を分泌して組織におけるグルコース消費や肝臓におけるグルコースの蓄積を調節する膵β細胞は，グルコキナーゼ glucokinase と呼ばれるアイソザイムを有する．

　グルコキナーゼは，ヘキソキナーゼと同じ反応を触媒するが，グルコースに対して高い K_m(10 mmol/L)を有する．グルコキナーゼはヘキソキナーゼよりも著しく高い K_m をもつため，食後の血液グルコースの増加にあわせて効率よくグルコースをリン酸化する(図6.4)．肝臓では，食後の血糖が上昇したときに，グルコースの貯蔵型であるグリコーゲン glycogen を合成するための Glc-6-P を供給することが，グルコキナーゼの生理的役割の1つである．膵β細胞では，グルコキナーゼがグルコースのセンサーとして機能し，グルコース代謝とエネルギー産生を活性化してインスリンを分泌させる．インスリンは筋肉や脂肪組織に作用して GLUT4 を介するグルコース取込みを促進する．**若年発症成人型糖尿病** maturity-onset diabetes of the young(MODY)ではグルコキナーゼの変異がかなりの頻度で認められる．膵β細胞のグルコキナーゼを欠損するマウスは，インスリン分泌障害が原因で著しい高血糖となり，生後3日以内に死亡する．

頼性は高いが，$1/v$ 軸近くの狭い領域に集中することも不都合な点である．

Eadie-Hofstee プロット

　Michaelis-Menten 式の一次変換で次によく用いられるのは Eadie-Hofstee(イーディー-ホフステー)プロット Eadie-Hofstee plot で(図 6.5C)，次の式で表される．

$$v = V_{max} - K_m \times \frac{v}{[S]}$$

　この場合は $v/[S]$ に対して v をプロットし，y 軸(v)切片が V_{max}，x 軸($v/[S]$)切片が V_{max}/K_m，傾きは $-K_m$ となる．Eadie-Hofstee プロットでは基質が高濃度の領域でもデータは集中しない．

臨床検査
臨床サンプルの酵素活性の測定

　臨床検査室では，飽和濃度の基質と補酵素の存在下に酵素活性を測定する．逆反応によってもたらされる結果の誤差を最小にするために，初速度を測定する．このような条件では，$v \approx V_{max}$ となり酵素活性は酵素濃度に直接比例する．酵素の量(酵素活性)はタンパク質1 mg あたりではなく，通常は，血漿，血清，脳脊髄液1 mL あたりの国際単位で表す．酵素活性の測定条件は，検査室間で比較できるように標準化されている．例えば，基質や補酵素の濃度・緩衝液の種類・緩衝液の濃度・イオン組成・イオン強度・pH・温度が定められている．

　臨床サンプルのほとんどは絶食状態で採取する．絶食することで，食事の摂取によって変化するグルコースや脂質のように，濃度が日ごとに変化する検体の測定結果に一貫性をもたせることができる．脂質に富むサンプルは濁っており，分光光度分析や蛍光分析で得るデータの精度に影響する可能性がある．そうした問題を解消するために，臨床サンプルについては，通常は有機溶媒で抽出する脱脂質処理を施さなければならない．

酵素反応の機構

酵素反応にはアミノ酸側鎖，補酵素，基質，そして産物の官能基がかかわる

　酵素の反応機構はきわめて多様である．非共有結合によって可逆的に酵素に結合した基質に作用して触媒反応が進む場合がある．また共有結合によって中間体が酵素に結合し，後に遊離する場合がある．さらに基質が補酵素と共有結合した状態ですべての反応が進む場合もある．

　図 6.2 に紹介するように，セリンプロテアーゼは，基質との間に共有結合した中間体を形成する例である．この酵素は，たいていの酵素についていえるように，一般にアミノ酸側鎖の官能基が酵素の触媒反応にかかわり，タンパク質のペプチド結合を切断する．セリンプロテアーゼファミリーでは，活性部位のセリン残基がペプチド結合の切断を触媒する．セリンの官能基は第一級アルコールで，有機化学における反応性の高い官能基の部類には属さない．セリンプロテアーゼにおけるその反応性を増強するために，キモトリプシンの場合のセリン残基は，Asp^{102}，His^{57}，Ser^{195}（図 6.6）からなる "触媒トライアッド catalytic triad" の一部分となっている．これらのアミノ酸の間で水素結合が協調的に作用することでセリン残基のヒドロキシ基の求核性 nucleophilicity が増し，基質のペプチド結合を形成するカルボキシ基のカルボニル炭素原子を攻撃することができる．キモトリプシンは，フェニルアラニンのような芳香族アミノ酸を含むペプチド結合のカルボキシ側で特異的に切断する．図 6.7 に，酵素に結合した中間体の形成と切断に関する酵素反応機構の概要を示す．

　基質となるタンパク質のアミノ酸特異性の異なる 2 つの酵素，トリプシンとエラスターゼ（図 6.2）は，キモトリプシンと多くの点で似ている（相同）．この 3 種類の酵素のアミノ酸配列の約 40 ％が等しく，その三次構造は

よく似ている．この 3 種類の酵素はすべてアスパラギン酸-ヒスチジン-セリンの触媒トライアッドを含んでおり，フルオロリン酸が活性中心のセリンと反応することによっていずれも不活性化される．神経ガスの**ジイソプロピルフルオロリン酸** diisopropylfluorophosphate は，立体障害のために非常にゆっくりと加水分解されるセリン-ジイソプロピルフルオロリン酸エステルを形成してセリンプロテアーゼを阻害する．

酵素阻害

　代謝過程に影響を与える多数の物質のなかでも，酵素阻害剤は特に重要である．天然にせよ合成にせよ，多くの薬剤が酵素阻害剤として作用する．こうした化合物の

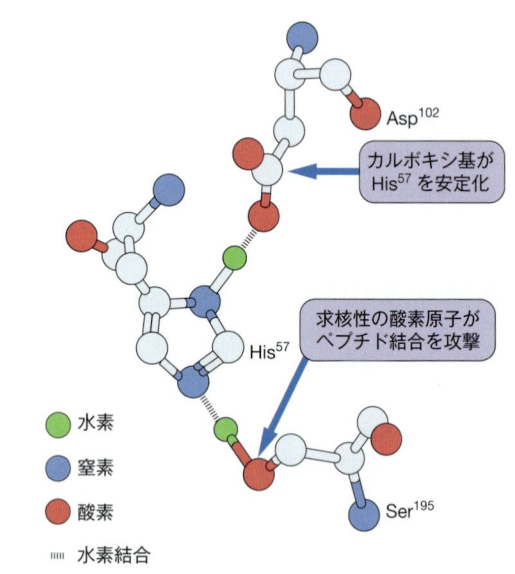

図 6.6　セリンプロテアーゼの触媒トライアッドの構造モデル

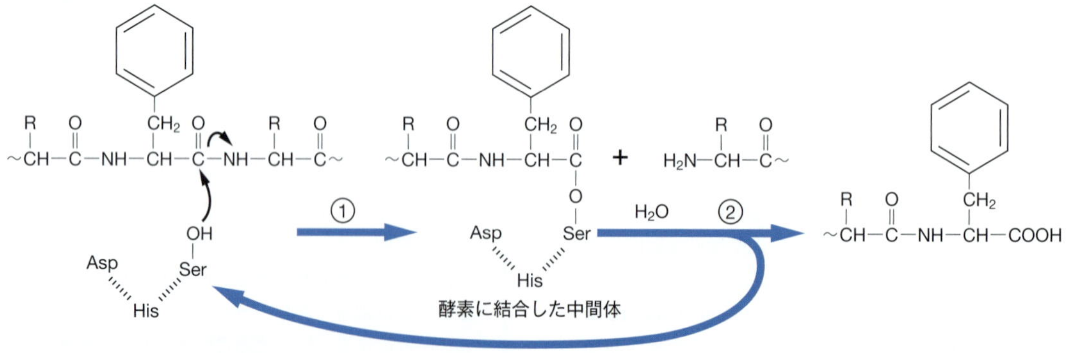

図 6.7　キモトリプシンの反応機構
活性中心のセリンが，フェニルアラニンの C 末端側のペプチド結合のカルボニル部位を攻撃する．①C 末端側のペプチドが遊離し，N 末端側のペプチドは酵素に結合した中間体として残る．この中間体では，N 末端側ペプチドの C 末端に存在するフェニルアラニンが，酵素の活性中心のセリンにエステル結合した状態になっている．②このエステル結合は反応の第 2 段階で加水分解を受けて N 末端側のペプチドが遊離し，酵素の活性中心が再生する．

55 歳の男性が水田で有機フルオロリン酸を含む殺虫剤を噴霧していた．彼は突然，有毒な有機フルオロリン酸に過剰曝露されたときの徴候である，前頭部頭痛，目の痛み，胸苦しさを覚えた．彼は病院に搬送され，2 mg の硫酸アトロピンの静脈注射を受けて，徐々に回復した．

解説

　有機フルオロリン酸は，セリンプロテアーゼやアセチルコリンエステラーゼのようなエステラーゼと共有結合性のホスホリル-酵素複合体を形成する．アセチルコリンエステラーゼは神経筋活動にはたらくアセチルコリン（第 26 章）を酢酸とコリンに加水分解することでその作用を終結させる．この酵素の阻害はアセチルコリンの作用を延長し，神経筋刺激を持続させる．アトロピンは神経筋接合部におけるアセチルコリンの結合および筋刺激をブロックする．

　50 歳の男性が全身疲労，肩こり，頭痛により来院した．この患者は身長 180 cm，体重 84 kg であった．血圧は 196/98 mmHg（正常値 140/90 mmHg 未満，最適値 120/80 mmHg）で，脈拍は 74．彼は高血圧と診断され，アンジオテンシン変換酵素（ACE）阻害薬のカプトプリルの投与を受けた．5 日間の治療後，血圧はほぼ正常値に戻った．

解説

　アンジオテンシノーゲンは腎臓でつくられるレニンによって切断されてアンジオテンシン I となり，続いて ACE により変換されてアンジオテンシン II になる．アンジオテンシン II は腎血流量と電解質の保持量を増やして高血圧をもたらす．したがって高血圧の治療にとって ACE 活性の阻害は有効な手段となる．カプトプリルは ACE 活性を競合的に阻害し，血圧を下げる（第 35 章）．

　代謝産物のなかにも酵素活性を阻害するものがある．ほとんどの酵素阻害剤は可逆的に作用するが，標的酵素に恒久的に結合して不可逆的に作用する阻害剤もある．Lineweaver-Burk プロットを用いると，競合阻害・不競合阻害・非競合阻害の 3 種類の可逆的阻害を区別できる．

競合阻害剤は V_{max} には影響を与えずに見かけ上の K_m を増加させる

　基質に似た化学構造をした物質は酵素を競合的に阻害する．こうした化合物は，基質の酵素活性部位への結合に競合して活性部位に結合し，見かけ上 K_m を増加させるが，V_{max} には影響を与えない（図 6.8）．阻害は酵素の活性そのものに影響を与えた結果ではなく，基質が活性部位に接近するのを妨げた結果である．競合阻害のスキームは次のようになる．

$$E + S \rightleftharpoons ES \rightarrow E + P$$
$$\quad + I \rightleftharpoons EI$$

　阻害定数（K_i）は酵素-阻害剤複合体（EI）の解離定数であり，K_i が小さい（すなわち，より強固に結合する）ほど酵素活性を効率よく阻害する．しかし，基質は高濃度になればなるほど阻害剤を排除して結合するようになるので，競合阻害剤 competitive inhibitor が存在しても，基質濃度が増すに従って K_i とは無関係に酵素の触媒する反応速度は増加する．

不競合阻害剤は見かけ上の V_{max} を低下させる

　不競合阻害剤 uncompetitive inhibitor は酵素-基質複合体のみに結合し，単独で存在する酵素には結合しない．次の式は非競合阻害の反応スキームを示す．この場合，K_i は酵素-基質-阻害剤複合体（ESI）の解離定数である．

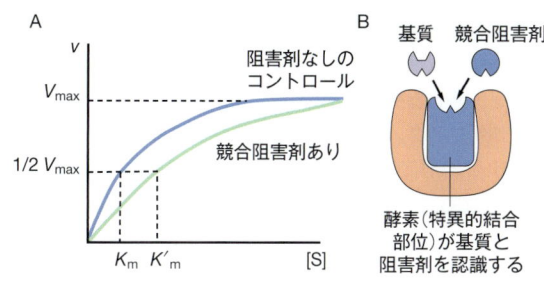
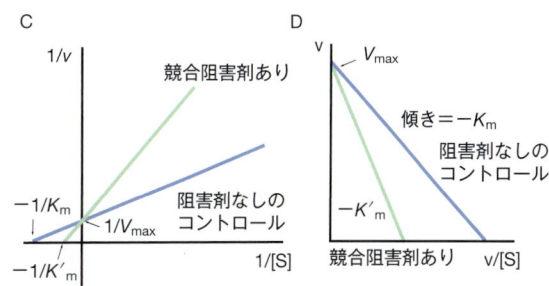

図 6.8　競合的酵素阻害
(A)基質濃度に対する反応速度のプロット．(B)競合阻害の機構．(C)競合阻害剤の存在する状態での Lineweaver-Burk プロット．(D)競合阻害剤の存在する状態での Eadie-Hofstee プロット．K'_m は阻害剤存在下における見かけ上の K_m.

臨床症例
メタノール中毒はエタノールを投与して治療する

　46歳の男性が，大量の密造酒を飲んでから7時間後に救急治療室に搬送された．彼は視覚障害を呈し，腹部と背中に痛みを訴えた．検査結果は代謝性アシドーシスを示し，血清浸透圧 465 mmol/kg（基準値285〜295 mmol/kg），血清メタノール値 4.93 g/L（156 mmol/L）であった．エタノール点滴，重炭酸塩投与，血液透析，といった果敢な治療により彼は一命をとりとめ，視力を回復した．

解説

　メタノール中毒はまれではあるが，きわめて危険なものである．エチレングリコール（不凍液）中毒のほうが多く，似た特徴的な臨床症状を示す．メタノール中毒の重大な臨床症状に，失明や急性腎障害（AKI）がある．メタノール中毒の検査結果に，代謝性アシドーシスと血漿溶質（メタノール）濃度の増加が含まれている．メタノールはホルムアルデヒドにゆっくりと代謝されてから，アルコール脱水素酵素によって急速にギ酸に代謝される．メタノール中毒ではギ酸が蓄積し，中毒の初期に代謝性アシドーシスの原因となる．ギ酸が呼吸を阻害する結果，後に乳酸が蓄積する．アルコール脱水素酵素は，メタノールやエチレングリコールに比べてエタノールに対してきわめて高い親和性をもつため，エタノールを選択的に基質とする．したがってエタノールは，メタノールやエチレングリコールが有害な代謝産物に代謝されるのを競合的に阻害する有効な化合物である．代謝されなかったメタノールやエチレングリコールは徐々に尿中に排泄される．エタノールと重炭酸塩の投与はアシドーシスを防ぎ，血液透析はメタノールとその有害な代謝産物を除去して予後を良好にするために行う初期治療である．

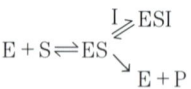

酵素-基質複合体の一部が阻害剤によって不活性なESI複合体となるため，この阻害剤はV_{max}を減少させる．阻害剤が結合しESI複合体の安定性が増加すると基質の解離に影響を与えるため，見かけ上のK_mが減少する，すなわち見かけ上は基質に対する親和性が増すことになる．

非競合阻害剤は活性部位以外の部位に結合して酵素のK_mとV_{max}の両方に影響を与える

　非競合阻害剤 noncompetitive inhibitor は，典型的には，単独の酵素および酵素-基質複合体の活性部位以外の部位に結合する．非競合阻害剤は酵素反応により複雑な効果を及ぼし，酵素反応のV_{max}に影響を与える．非競合阻害の際の反応スキームは次のとおりである．

$$\begin{array}{ccc}
E+S & \rightleftharpoons ES & \rightarrow E+P \\
+ & & + \\
I & & I \\
\updownarrow & & \updownarrow \\
EI & & ESI
\end{array}$$

たくさんの薬剤や毒素が酵素を不可逆的に阻害する

　プロスタグランジン prostaglandin は主要な炎症性メディエーターである．その合成は，炎症の際にシクロオキシゲナーゼ cyclooxygenase がアラキドン酸の酸化と環状化を触媒することで始まる（第25章）．シクロオキシゲナーゼを抑制する化合物には抗炎症作用がある．アスピリン aspirin（アセチルサリチル酸）はシクロオキシゲナーゼのSer^{530}をアセチル化して，アラキドン酸がその活性部位に接近するのを妨げることで不可逆的に阻害する．インドメタシンのような他の非ステロイド性抗炎症薬 nonsteroidal anti-inflammatory drug（NSAIDs）はアラキドン酸結合部位を可逆的にブロックしてシクロオキシゲナーゼ活性を阻害する．

　ジスルフィラム（アンタビュース）disulfiram（Antabuse）〔訳注：日本での製品名はノックビンNocbin〕はアルコール依存症の治療に用いられる薬である．アルコールは2段階の反応により酢酸に代謝される．最初の酵素であるアルコール脱水素酵素はアセトアルデヒドを生成し，それは続いてアルデヒド脱水素酵素によって酢酸に変換される（図9.6）．後者の酵素の活性部位のシステイン残基をジスルフィラムが不可逆的に修飾する結果，血中にアルコールとアセトアルデヒドの両方が蓄積する．ジスルフィラムを服用すると血中や組織にアセトアルデヒドが蓄積して気分が悪くなるため，アルコールを飲みたくなくなる．

　ヨードアセトアミド（ICH_2CONH_2）のようなアルキル化剤 alkylating agent は活性に必要なシステイン残基を修飾することでその触媒活性を不可逆的に阻害する．水銀や鉛のような重金属 heavy metal もまた活性部位にSH基をもつ酵素を阻害する．水銀付加体はチオール化合物によって元に戻すことができる．誤って重金属を飲み込んでしまった場合には，解毒剤として卵や卵白を投与する．卵白タンパク質であるオボアルブミンはSH基を豊富に含むため，遊離金属イオンを捕捉して胃腸管からの吸収を妨げる．

　酵素の触媒反応にかかわる活性部位の残基を同定し，酵素反応機構を解明する目的で不可逆的阻害剤を用いる場合がある．修飾されたペプチドのアミノ酸配列決定や質量分析によって，阻害剤修飾を受けた，触媒にかかわる特定のアミノ酸残基を同定することが可能である．

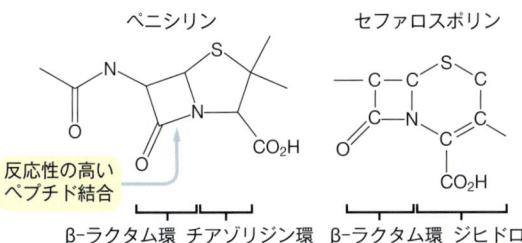

ペニシリン　　　　　セファロスポリン

反応性の高いペプチド結合

β-ラクタム環　チアゾリジン環　　β-ラクタム環　ジヒドロチアジン環

図6.9　ペニシリン構造中のβ-ラクタム環の反応性ペプチド結合とセファロスポリンのコア構造
ペニシリンはチアゾリジン環と縮合したβ-ラクタム環をもっている. セファロスポリンは, ジヒドロチアジン六員環と縮合したβ-ラクタム環をもつ, 同グループに属する別の化合物である. β-ラクタム化合物は有効で毒性がないため, 抗生物質として広く使用されている. β-ラクタマーゼはβ-ラクタム環を破壊するため, この酵素を有する細菌はこうした抗生物質に対して耐性である.

酵素活性の調節

酵素活性の調節には複数の相補的な機構が存在する

　一般に酵素活性は次の5つの独立した機構によって調節されている.
- 細胞の周囲の環境や代謝の必要性に応じて, 酵素タンパク質の遺伝子からの発現量が変動する.
- タンパク質分解酵素によって酵素の活性化や不活性化がおこる.
- リン酸化のような共有結合修飾によって酵素が可逆的に活性化もしくは不活性化される.
- 活性部位とは異なる部位に低分子化合物が可逆的に結合し, **アロステリック調節** allosteric regulation によって鍵酵素の活性が調節される. そのためこの調節はかなり迅速におこり, 周囲の条件の変化に応じて細胞におこる最初の応答である.
- リソソーム内のプロテアーゼによる分解（オートファジー）や細胞質でのプロテアソームによる分解は酵素の半減期を決定し, より長期間にわたる酵素活性の制御に関係する（第22章）.

消化酵素のタンパク質分解に基づく活性化

一部の酵素は, 細胞内小器官や区画に不活性な前駆体のかたちで貯蔵されている

　消化酵素のなかには膵臓の分泌小胞中に不活性な**チモーゲン** zymogen, すなわち前駆体酵素として貯蔵されているものがある. チモーゲンは食後に膵液の成分として分泌されて胃腸管内で活性化される. 例えば, **トリプシノーゲン** trypsinogen は小腸のエンテロペプチダーゼの作用でトリプシンに変換される. エンテロペプチダーゼは十二指腸の内腔表面に存在し, 不活性なトリプシノーゲンのN末端ペプチドを加水分解する. 三次構造の再構成がおこり, タンパク質分解酵素活性を有するトリプシンとなる. 活性型トリプシンは続いて, 他のトリプシノーゲン分子やプロカルボキシペプチダーゼ・プロエステラーゼ・キモトリプシノーゲンといった他のチモーゲンを消化して活性化する（第30章）. **カスケードによる増幅** cascade amplification では, 連続する並列または直列の過程を経て弱い刺激を増幅できる. 血液凝固や線維素溶解（凝血塊の溶解, 第41章）, アポトーシスにおけるカスパーゼの活性化（第42章）でも類似したタンパク質分解カスケードがみられる. またカスケード増幅は, ホルモンやサイトカインによる細胞内シグナル伝達系にも特徴的にみられる（第12, 25, 27章）.

代謝経路における律速酵素のアロステリック調節

アロステリック酵素では, 基質濃度に対して反応速度をプロットすると, 双曲線ではなくシグモイド曲線となる

　アイソステリック isosteric（単型）酵素の基質飽和曲線は双曲線となる（図6.5A）. アロステリック酵素の場合, 基質濃度[S]に対して反応速度をプロットすると**シグモイド曲線** sigmoidal curve となる（図6.10）. 本来は, アロステリック（「他の部位」を意味する）因子が酵素の基質結合部位とは異なる物理的に離れた部位に結合し, 基質結合（K_m）やk_{cat}に影響を与える場合を指した. しかし, 基質がアロステリック効果と同様の効果を与える場

臨床症例
血友病はチモーゲン活性化の欠損でおこる

大腿神経にまで及ぶケガで筋出血している子どもが来院した．検査所見から，血液凝固障害の1つであるA型血友病で，第Ⅷ因子欠損によることがわかった．血液凝固活性を回復するために，患者には第Ⅷ因子が投与された．

解説

カスケードを形成するチモーゲンが活性化されることで血液凝固がおこるが，これには血液凝固因子として知られる1ダース以上のタンパク質がかかわっている．最終段階では，可溶性のタンパク質であるフィブリノーゲン（第Ⅰ因子）が，不溶性の線維状の物質で塊の基質を構成するフィブリンに変換されて凝血塊となる．この最後の段階はセリンプロテアーゼであるトロンビン（第Ⅱa因子）が触媒する．血友病は，一連の血液凝固因子の1つに異常があっておこる血液凝固障害である．血友病の大部分を占めるA型血友病（85%）は，第Ⅷ因子の欠損によっておこる（第41章）．

合もあり，この場合を**ホモトロピック効果** homotropic effect と称する．そのためアロステリック因子が基質とは異なる場合を**ヘテロトロピック効果** heterotropic effect と称して区別することがある．ホモトロピック効果は，1番目の基質分子が多量体型酵素と反応し，2番

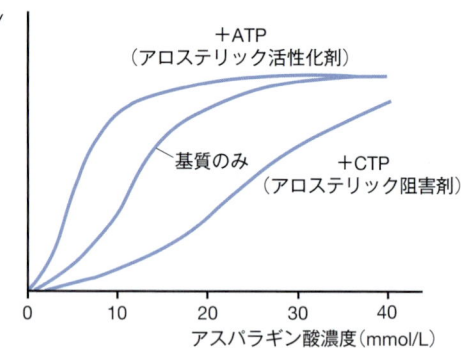

図6.10 アスパラギン酸トランスカルバミラーゼ（ATCase）のアロステリック調節
アロステリック活性化因子もしくはアロステリック阻害因子の存在下でのATCaseの基質濃度に対する反応速度（v）のプロットを示す．アスパラギン酸（基質）はATCase活性をホモトロピックに調節する結果，シグモイド曲線を描く．最終産物の1つであるCTPはヘテロトロピックにATCase活性を阻害するが，前駆物質であるATPはヘテロトロピックに活性化する．

目の基質分子が酵素の他の活性部位に結合するのに影響を与える場合にみられる．サブユニット間の相互作用によって基質の結合が協同的になり，その結果，[S]に対するvのプロットはシグモイド曲線となる．このしくみは，酵素の場合は基質の結合によって触媒反応がおこる点を除いて，酸素分子がヘモグロビンに結合する際の効果（第5章）と本質的に同じである．

正と負の協同性

正の協同性 positive cooperativity（図6.11）とは，基質

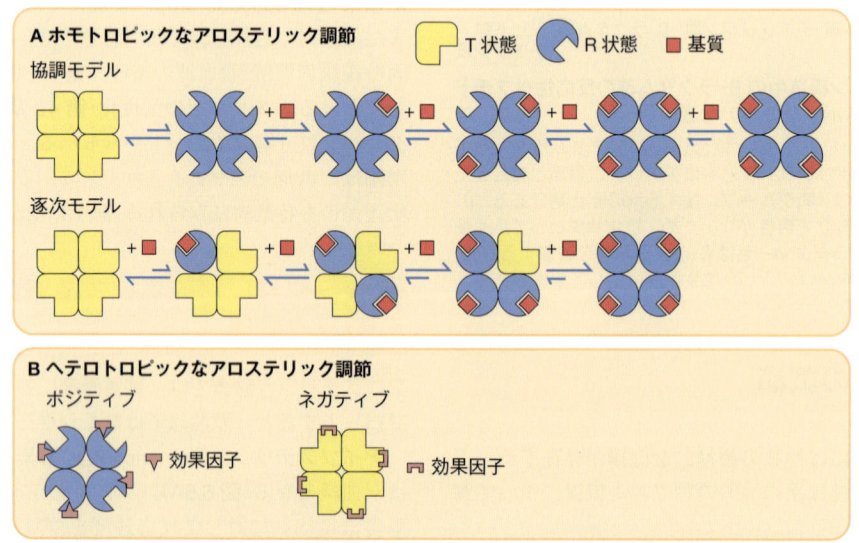

図6.11 正の協同性を示すアロステリック調節の模式図
（A）ホモトロピック調節では，基質がアロステリック因子としてはたらく．2種類のモデルが提示されている．協調モデルでは，すべてのサブユニットがT状態（緊張した，基質に対して低親和性の状態）からR状態（弛緩した，基質に対して高親和性の状態）に一挙に変換する．逐次モデルでは，基質の結合に応じて各サブユニットの状態が1つずつ変化していく．（B）ヘテロトロピック調節では，効果因子は基質とは異なる化合物であり，酵素の構造上では，基質の結合する部位とは異なる部位に結合する．ポジティブ因子は酵素に結合するとR状態に，ネガティブ因子はT状態に結合して，それぞれの状態で安定化する．

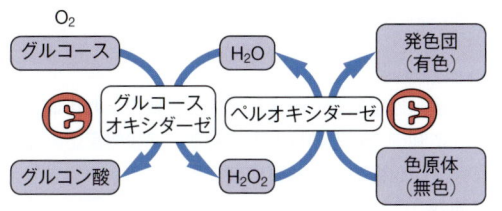

図 6.12　血中グルコースの測定に用いられるグルコースオキシダーゼ-ペルオキシダーゼ法
この方法で生成する色の濃さは血中グルコース濃度に直接比例する.

が 1 つの活性部位と反応することで, 次の基質が別の活性部位と結合や反応しやすくなることを指す. **負の協同性** negative cooperativity とは, 基質が 1 つの活性部位と反応することで, 次の基質が別の活性部位と結合や反応しにくくなることを指す. この場合の酵素の親和性もしくは比活性は基質濃度とともに変わるので, 単純な Michaelis-Menten の反応速度論では表すことができない. それに代わって, 反応の様式は半最大反応速度を与える基質濃度 $[S]_{0.5}$ と Hill 係数（H, 第 5 章）で特徴づけられる. H 値は, 正の協同性を示す酵素の場合は 1 よりも大きく, 負の協同性を示す酵素の場合は 1 よりも小さい. ほとんどのアロステリック酵素の場合, 細胞内基質濃度は $[S]_{0.5}$ に近いため, 酵素の活性は基質濃度のわずかな変化に応じて大きな変動を示す.

酵素を用いた血液グルコースの測定

● グルコースオキシダーゼ-ペルオキシダーゼ測定法 glucose oxidase/peroxidase assay

臨床検査室ではほとんどの化合物は酵素法により自動分析する

　グルコースオキシダーゼ-ペルオキシダーゼ glucose oxidase/peroxidase（GOP）を用いる方法が血中グルコース濃度の測定に最もよく使用される（図 6.12）. グル

コースオキシダーゼはグルコースに非常に特異的だが, グルコース水溶液の 64% 程度しかない β-アノマー型の糖のみを酸化する. したがって反応液にはアノマーの相互変換を速やかに触媒するムタロターゼが補われており, 測定感度を 50% 程度高めている. ペルオキシダーゼは, オキシダーゼ反応で生じた過酸化水素を用いて色原体を酸化し, 色の付いた発色団を生じる. 色の生成量はサンプルのグルコース含有量に比例する. 蛍光分析によって行う高感度測定法や, グルコース濃度に比例して変動するサンプル中の酸素濃度の減少速度を, 酸素電極を用いて測定する分析器も市販されている.

● グルコース試験紙とグルコメーターを用いる方法

糖尿病の人は試験紙もしくはグルコメーターを用いて通常 1 日に数回血液グルコースを測定する

　グルコースオキシダーゼ-ペルオキシダーゼ（GOP）を染み込ませたグルコース試験紙が使用されている. 手動でこの測定を行う場合, 通常はグルコース濃度により試験紙の色が 1 ～ 4 段階に別れて検出される. 最新のグルコメーターでは, わずか 1 滴（1 μL 程度）の血液を用いて, **グルコース脱水素酵素** glucose dehydrogenase（GDH）の触媒反応で生じた電流を電極で測定する. GDH は酸素の代わりに補酵素を還元しながら, グルコースをグルコン酸に酸化する. 迅速または高頻度に血液グルコースを測定する必要がある場合には, こうした測定法がよく用いられる. GOP 法と GDH 法をキリマンジャロ山の標高の高い地点に登って比較した場合, 周囲の酸素濃度に依存する GOP 法ではより大きな誤差を生じる. いずれの方法も, 標高が高く温度が低い場所では精度が悪くなる.

● 反応速度論的解析

反応速度論的解析は終点測定よりも早く結果が得られる

　図 6.12 で述べた測定法で, グルコース濃度を変えて図 6.13A にプロットした. 反応はすべてのグルコースが酸化されるエンドポイントまで行い, 色の変化を測定

図 6.13　グルコースオキシダーゼ-ペルオキシダーゼ法のエンドポイントアッセイと速度論的アッセイ
(A)終点検査のグラフ解析. (B)最終（エンドポイント）の吸光度をグルコース濃度（Glc）の関数としてプロットすると直線が得られる. (C)反応開始の初期に何点か測定する（A 図に示した破線）ことで反応の初速度を推定し, グルコース濃度に対してプロットする. プロットが直線とならない場合にはコンピューター解析を行う.

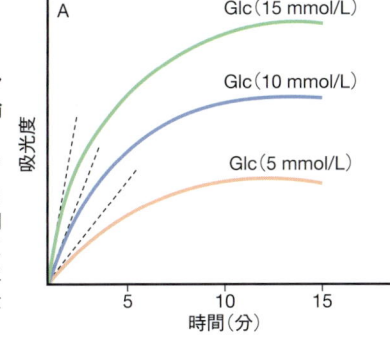

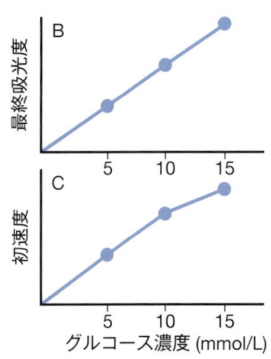

した．発色量を標準物質に対してプロットし，血液グルコース濃度を決定した（図6.13B）．大量処理可能な反応速度分析装置によって，反応の初速度を測定してサンプル中のグルコース濃度を求める．図6.13Aのプロットを解析して，例えばグルコース濃度に依存してグルコースオキシダーゼの終点速度と初速度が得られる．この分析装置を用いると，反応の早い段階の吸光度の変化（もしくは他のパラメーター）を測定（図6.13C）し，その速度を標準液のものと比較することでグルコース濃度を推定できる．フローインジェクションや遠心分析装置を用いて試薬とサンプルを迅速かつ確実に混合してこうした測定を行う．

　反応速度論的解析では，反応がエンドポイントに達する前にグルコース濃度を推測するので，エンドポイントアッセイよりも早く結果が得られる．グルコースオキシダーゼとグルコース脱水素酵素のグルコースに対するK_mは大きいのでこうした測定が可能である．血液に存在する程度のグルコース濃度，すなわち基質濃度がK_m（図6.4）よりも低くMichaelis-Mentenの一次式が成立する領域では，酸化反応はグルコースの濃度に比例する．

まとめ

- ほとんどの代謝反応は，酵素と称する基質認識と触媒作用に適した活性部位をもち，高度に特異的な生物触媒によって触媒される．その触媒活性は，多くの場合ビタミンに由来する補酵素や補因子に依存する．
- Michaelis-Menten式は酵素反応速度論のモデルとして使用され，基質濃度と酵素活性の関係を説明する．Michaelis定数は，酵素の触媒活性が最大の半分になるときの基質濃度である．
- 酵素は，遺伝子発現，チモーゲンの活性化，タンパク質の代謝回転など，いくつかのメカニズムによって厳密に制御されている．共有結合および非共有結合性のいずれの修飾も，酵素活性の微妙ですばやい調製を可能にする．
- 酵素活性は，合成化合物（薬），外因性化合物（毒素），そして内因性効果因子（アロステリック因子）によって阻害もしくは活性化される．
- 血液中の酵素の活性測定に基づく臨床検査によって，診断やさまざまな臨床所見を得ることができる．

✎ アクティブラーニング

(1) 多段階過程で進む酵素反応で，基質の流れを最も有効に制御できるのはどの過程か．多段階反応の律速酵素の阻害剤は，基質濃度にどのような影響を与えるか．

(2) 多くの薬は，生物学的過程にかかわる特定の酵素を阻害するようにデザインされている．プロザックProzacという薬は，うつ病の治療薬として非常に効果がある．薬が作用するうえで，特異性の重要性について言及し，プロザックの開発の歴史を説明しなさい．

(3) 医療における酵素の可逆ならびに不可逆阻害剤の応用例を述べなさい．

(4) ノックアウト（KO）マウスは特定の遺伝子を欠損したマウスである．製薬産業における薬の開発では，KOマウスがどのように有用か議論しなさい．

参考文献

Aalbers FS, Fraajie MW. Enzyme fusions in biocatalysis: coupling reactions by pairing enzymes. *ChemBioCham*. 2019;20:20–28.

Goettig P, Brandstetter H, Magdolen V. Surface loops of trypsin-like serine proteases as determinants of function. *Biochemie*. 2019;166:52–76.

Lobanovska M, Pilla G. Penicillin's discovery and antibiotic resistance: lessons for the future. *Yale Journal of Biology and Medicine*. 2017;90:135–145.

Rigoldi F, Donini S, Redaelli A, Parisini E, Gautieri A. Review: Engineering of thermostable enzymes for industrial applications. *APL Bioengineering*. 2018;2:011501. https://doi.org/10.1063/1.4997367.

Prasad S, Roy I. Converting enzymes into tools of industrial importance. *Recent Patents in Biotechnology*. 2018;12:33–56.

Szabo R, Bugge TH. Membrane-anchored serine proteases as regulators of epithelial function. *Biochemical Society Transactions*. 2020;48:517–528.

Van Enter BJ, von Hauff E. Challenges and perspectives in continuous glucose monitoring. *Chem Communications*. 2018;54:5032–5045.

関連ウェブサイト

BRENDA (The Comprehensive Enzyme Information System): https://www.brenda-enzymes.org/

ENZYME Enzyme nomenclature database: https://enzyme.expasy.org/

StatPearls: Pepsin, Protein catabolism, Cardiac enzymes

Youtube: allosteric enzymes; enzyme kinetics; mechanism of action (trypsin, serine protease, penicillin)

第7章　ビタミンとミネラル

Marek H. Dominiczak

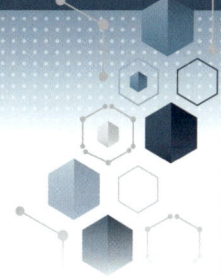

本章で学ぶこと

本章の到達目標
- 脂溶性ビタミンと水溶性ビタミンを説明できる.
- ビタミンの機能と供給源について論じることができる.
- ビタミン欠乏症の徴候と症状について論じることができる.
- 代謝における微量元素の役割を説明できる.

はじめに

ビタミンと微量元素は代謝に必要な微量栄養素である

ビタミンと微量元素は, 酵素の補欠分子族 prosthetic group of enzyme を形成したり, 補因子 cofactor としてはたらいたりする. それらは, 糖質, 脂質, タンパク質の代謝にかかわっている. ビタミンAとDはホルモン hormone として作用する. ビタミンと微量元素は細胞の増殖や分化に重要であり, それらの多くは免疫現象に影響を及ぼす.

微量栄養素の欠乏症 deficiency of a micronutrient は, 不十分な摂取, 小腸からの低吸収, 非効率的な利用, 損失量の増加, 必要量の増加などの理由でおこることがある. この微量栄養素の欠乏症は特定の臨床症候群を引きおこす. 微量栄養素の欠乏症は, 一般的な栄養失調に付随して発症したり, それ自身が病気の原因となったりすることもある. また, 妊娠や成長期などの必要量が増す時期に発症したり, 高齢者では小腸の吸収能低下に関係していたりすることもある(第30章). 消化管手術の合併症としておこることもあり, 単一栄養素の欠乏症に比べて, 複数栄養素が同時に欠乏する場合のほうがはるかに多い. ビタミンや微量金属の一部は過剰摂取すると毒性があることにも注意が必要である.

脂溶性ビタミンと水溶性ビタミン

脂溶性ビタミン fat-soluble vitamin は, ビタミン A, D, E, K であり, 水溶性ビタミン water-soluble vitamin は, ビタミン B_1, B_2, B_3, B_5, B_6, B_7(ビオチン), B_9(葉酸), B_{12}, ビタミンCである.

脂溶性ビタミン

脂溶性ビタミンは組織に貯蔵される

脂溶性ビタミンは体脂肪と結合しており, 組織中に貯蔵されていることが多く, 血中濃度は比較的一定に保たれている. 例えば, ビタミンAは肝臓に貯蔵されており, 特異的な結合タンパク質によって血漿中を運ばれる. 脂溶性ビタミンは水溶性ビタミンほど容易には食物から吸収されないが, 十分な量が組織に貯蔵されている. ビタミンKを除き, 補酵素としては作用しない. ビタミンAとDにはホルモン様作用がある. ビタミンEやKとは異なり, ビタミンAとDは, 過剰摂取で毒性を示すことがある.

脂質吸収障害は, ビタミン A, D, E および K の欠乏症を引きおこすことがある. 肝臓や胆嚢の疾患, 炎症性腸疾患の Crohn(クローン)病やセリアック病, 嚢胞性線維症が原因となる.

ビタミンA

ビタミンA vitamin A は, レチノール retinol, レチナール retinal, レチノイン酸 retinoic acid の総称である. レチナールとレチノイン酸はビタミンAの活性型である. これらの物質とビタミンA様活性をもつ合成化合物を定義するためにレチノイド retinoid という用語が使用されている.

ビタミンAの前駆体は, 植物色素の β-カロテン β-carotene や他のカロテノイドである. 食物中に含まれるすべてのビタミンA関連化合物はレチノールに変換される. 次に, レチノールはレチナールとレチノイン酸に変換される. レチノールエステルは, キロミクロン(カイロミクロン)やその代謝産物のかたちで小腸から肝臓に輸送される(図7.1). β-カロテンは水溶性で, 植物性食品に含まれる. β-カロテンを多く含む食品は緑黄色野菜やトマトである.

カロテノイドからビタミンAへの変換効率が100%となるのはまれであり, 食品の生体利用率はレチノール活性当量 retinol activity equivalent(RAE)で表される.

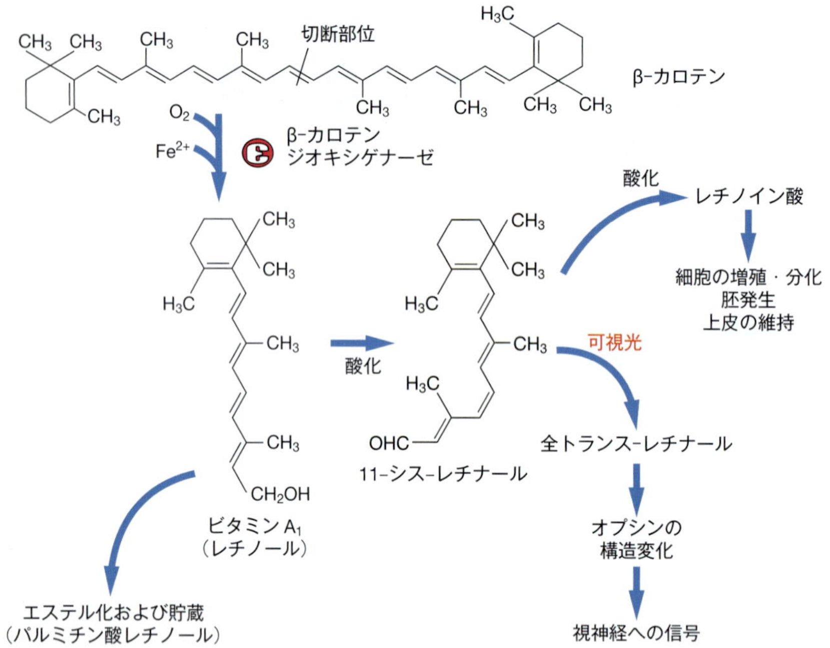

図 7.1　ビタミン A の構造，代謝，機能
レチノールは β カロテンが開裂して生成され，レチノールエステルのかたちで貯蔵される．酸化物の 11-シス-レチナールは，光に感受性がある．網膜の桿体細胞では，タンパク質のオプシンと結合している 11-シス-レチナールが光を受けると全トランス-レチナールに変換される．この変換によりオプシンの立体構造が変化し，視神経への信号を発する（第 39 章および図 39.4）．11-シス-レチナールの酸化物のレチノイン酸は情報伝達物質である．

レチノール 1 μg は，β-カロテン 12 μg，またはその他のカロテン 24 μg に相当する．レバー・魚油・卵黄・バター・牛乳は，はじめからレチノールやレチノイン酸に変換されたかたちで含んでおり，それらのよい供給源である．

ビタミン A は肝臓に貯蔵されており，作用部位に運搬される必要がある

　ビタミン A は，肝臓でレシチンレチノールアシル基転移酵素によってエステル化され，**細胞質レチノール結合タンパク質 cytosolic retinol-binding protein**（CRBP）と結合したレチニルエステル（パルミチン酸レチノール）のかたちで貯蔵される．肝臓内の貯蔵量は約 1 年分の供給量に相当する．レチノールは，血清レチノール結合タンパク質（RBP）と結合して肝臓から分泌され，膜受容体を介して細胞に取り込まれる．

　レチノイン酸は，アルブミンまたは特異的なレチノイン酸結合タンパク質（RABP）と結合して，全身の細胞に運搬されると考えられている．**レチノイン酸は情報伝達物質である**．核レチノイド受容体として知られるリガンド依存性転写因子に結合する．**レチノイン酸受容体 retinoic acid receptor**（RAR）は，全トランス-レチノイン酸と 9-シス-レチノイン酸の両方に結合するが，いわゆる**レチノイド X 受容体 retinoid X receptor**（RXR）は 9-シス型のみと結合する．これらの受容体はヘテロ二量体を

形成する．RXR 型受容体は，ビタミン D₃, **甲状腺ホルモン thyroid hormone**，ペルオキシソーム増殖剤活性化受容体 **peroxisome proliferator-activated receptor**（PPAR）などの他の核受容体とも結合する．

　レチノイン酸は，細胞の増殖や分化，胚発生や器官形成，上皮の維持に重要である．

ビタミン A 欠乏症は夜盲として現れる

　網膜の桿体細胞 rod cell にある視色素タンパク質**ロドプシン rhodopsin** は，11-シス-レチナールとアポタンパク質のオプシンが結合して形成されている．ロドプシンが可視光を受けると，レチナールはオプシンと解離して異性化され，全トランス-レチナールに還元される（図 7.1）．この反応によりロドプシンの立体構造が変化し，脳が光として知覚する神経信号を発する．桿体細胞はわずかな光にも反応し，視覚を可能とする．

　したがって，ビタミン A 欠乏症は，**夜間視界不良 defective night vision** や**夜盲症 night blindness**（小児や妊婦におけるビタミン A 欠乏症で最も多い症状）として現れる．ビタミン A は，特に結膜，尿路，肺における上皮細胞の増殖と分化にかかわる．ビタミン A 欠乏症では，上皮形成不全，角膜の軟化や混濁（角膜軟化症），徐々に失明に至る結膜の乾燥（結膜乾皮症）がおこる．また，再発性の皮膚感染症，尿路感染症，呼吸器感染症もみられる．

重度のビタミンA欠乏症では永久失明に至る

ビタミンA欠乏症は，**世界中で最も多い失明の原因である**．重度のビタミンA欠乏症はほとんど開発途上国でおこっているが，重症肝疾患や脂質吸収障害（嚢胞性線維症など）の患者でもよく認められる．アレルギーのため食事が大幅に制限されている場合にもおこる可能性がある．

妊婦や授乳中の女性はビタミンA欠乏症になりやすい．未熟児や，開発途上国でビタミンA欠乏症の母親からの母乳で育った子どもに最も高頻度で認められる．ビタミンB_{12}，ビタミンE，ビタミンC，ビオチンや微量元素の亜鉛や鉄の欠乏症は，視覚障害と関連することに注意が必要である．このことは，最適な視力を維持するうえでの食事の重要性を強調している（参考文献：Simkin et al., 2016）．

過剰のビタミンAは中毒症状をおこす

ビタミンAは過剰になると，脳圧亢進，頭痛，複視，傾眠，骨関節痛，脱毛，皮膚炎，肝脾腫，下痢，嘔吐などの症状を伴う中毒症をおこす．ビタミンAの大量摂取は**胎児奇形**をおこすことがあるので，妊娠中は避けるべきである．普通の食事で中毒症になることはほとんどないが，ビタミンAのサプリメントを過剰に服用すると中毒症になることがある．ビタミンAの欠乏も過剰も先天異常をおこすことがある．

◆ ビタミンD

ビタミンDはホルモンである．カルシウムのホメオスタシスの維持に加え，細胞の増殖，分化，アポトーシスにかかわる遺伝子に作用する．

ビタミンDは，特に免疫機能や抗炎症作用にかかわる細胞増殖を調節する．ビタミンD欠乏症は，小児ではくる病，成人では骨軟化症をおこす．過剰のビタミンDは中毒症状をおこす．

ビタミンDの代謝と作用は**第38章**で述べる．

◆ ビタミンE

食物中の**ビタミンE vitamin E**は，トコフェロールtocopherolとして知られる数種類の化合物の総称である．人体の組織に存在するビタミンEの90%は，*α*-**トコフェロール α-tocopherol** のかたちをしている（図7.2）．ビタミンEは小腸で脂質とともに食物から吸収される．ビタミンEは**キロミクロン chylomicron**に取り込まれて，血中にはリポプロテインのかたちで存在する．

ビタミンEは細胞膜の抗酸化物質である

ビタミンEは最も豊富に存在する天然抗酸化物質であり，脂溶性のため脂質を含有するすべての構造，すな

クロマノン核

図7.2　ビタミンEファミリー（トコフェロール）の構造
R_1-R_3はさまざまな組合せでメチル化されている．R_4はポリイソプレノイド鎖である．

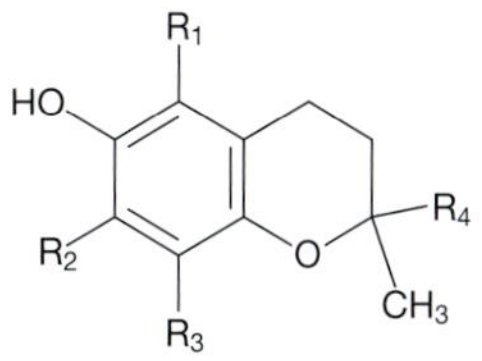

化合物名	側鎖のメチル基の位置	側鎖 R_4
α-トコフェロール	R_1,R_2,R_3	
β-トコフェロール	R_1,R_3	$-CH_2-(CH_2-CH_2-CH-CH_2)_3-H$
γ-トコフェロール	R_2,R_3	(CH_3)
δ-トコフェロール	R_3	

わち細胞膜・リポプロテイン・貯蔵脂肪中に存在する．ビタミンEは活性酸素種（ROS）による酸化から脂質を保護する．免疫機能や細胞情報伝達，遺伝子発現にもかかわっている．α-トコフェロールはプロテインキナーゼC（PKC）の活性を抑制し，細胞接着やアラキドン酸代謝に関与する．

天然にビタミンEを最も豊富に含むのは，植物油，ナッツ類や緑葉野菜である．

脂質吸収障害がビタミンEの吸収を低下させる

脂質吸収障害と無βリポプロテイン血症は，ビタミンE欠乏症をおこすことがある．妊婦や新生児（ほとんどの場合，ビタミンE含有量の少ない調合乳を摂取している早産児にみられる）で，ビタミンEの摂取量が少ない場合に欠乏症がおこる．偏った食事や多価不飽和脂肪酸の大量摂取はビタミンE欠乏症をおこすことがある．未熟児ではビタミンE欠乏症によって，**溶血性貧血 hemolytic anemia**，**血小板増加症 thrombocytosis**，**浮腫 edema**がおこり，また**末梢神経障害 peripheral neuropathy**，**筋障害 myopathy**，**運動失調 ataxia**もみられる．

◆ ビタミンK

ビタミンK vitamin Kは側鎖中のイソプレノイド単位の数が異なる化合物の総称である．ビタミンKはフィロキノン（ビタミンK_1）のかたちで循環し，メナキノン（ビタミンK_2）のかたちで肝臓に貯蔵される．ビタミンKの名称，構造，由来を図7.3にまとめている．ビタミンKの吸収は脂質の吸収能に依存している．

ビタミンKは血液凝固に必要である

ビタミンKは，**血液凝固因子 coagulation factor**（第Ⅱ，

名称	構造	由来
フィロキノン（ビタミンK₁）	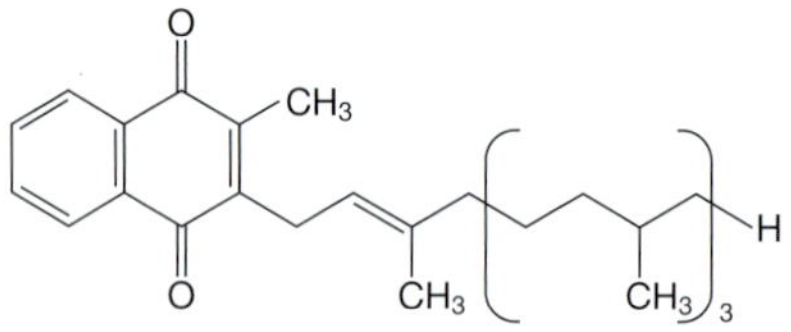	植物
メナキノン（ビタミンK₂）	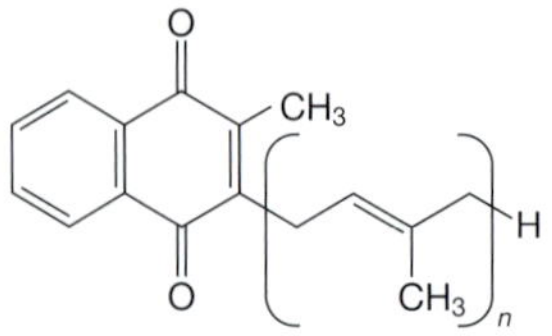	動物組織細菌

図7.3　ビタミンKにはさまざまな構造形態がある

メナキノンは，側鎖のイソプレニル残基の数が異なるさまざまなかたちがある．最も多いメナキノンは，イソプレニル残基を4個もつビタミンK₂のMK4である．

Ⅶ，Ⅸ，Ⅹ因子，**第41章**）の翻訳後修飾に必要である．これらのタンパク質はすべて不活性型の前駆体として肝臓で合成され，ビタミンK依存性酵素によって特定のグルタミン酸残基がカルボキシ化されることによって活性型となる（**図7.4**）．**プロトロンビン** prothrombin（第Ⅱ因子）は，10個のカルボキシ化されたグルタミン酸残基を有する．血液凝固反応においてプロトロンビンがCa^{2+}を特異的にキレートするためには，10個すべてがカルボキシ化されている必要がある．

　ビタミンKは自然界に広く存在している．多く含む食品は緑葉野菜，果物，乳製品，植物油，穀物である．

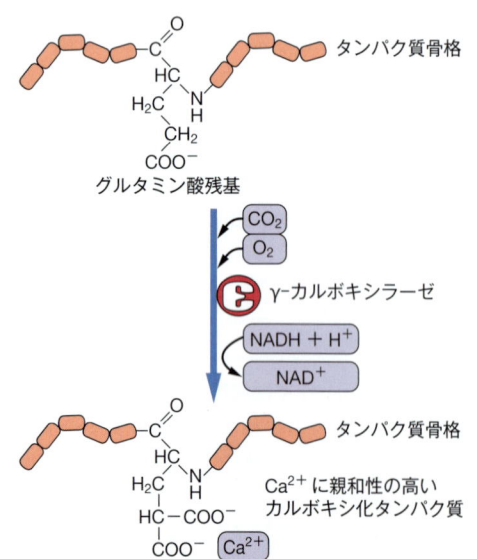

図7.4　ビタミンKに依存したグルタミン酸残基のカルボキシ化

タンパク質骨格にあるグルタミン酸残基がカルボキシ化されるのにはCa^{2+}のキレートが必要である．

ビタミンKは腸内細菌叢によっても産生される．

ビタミンK欠乏症は出血性障害をおこす

　ビタミンKは腸内細菌叢によって供給されているので，ヒトでは新生児を除いて，食物に由来する欠乏症はおこらないことが確認されている．まれに，肝疾患や脂質吸収障害で欠乏症を発症することがある．抗けいれん薬や抗凝固薬のような一部の薬剤や，腸内細菌叢に作用する抗生物質も欠乏症をおこすことがある．ビタミンK欠乏症は出血性障害をきたす．

早産児は特にビタミンK欠乏症の危険にさらされており，新生児の出血性疾患を引きおこすことがある

　ビタミンKの胎盤から胎児への移行の効率はよくない．出生直後，ビタミンKの血中濃度は低下する．新生児の腸は無菌であり，そのため生後数日間はビタミンKの供給がない．通常，食物の吸収が始まると血中濃度は正常になるが，早産児では遅れることがある．

ビタミンK作用の阻害薬は有効な抗血栓剤である

　例えば，**深部静脈血栓症** deep vein thrombosis や**肺血栓塞栓症** pulmonary thromboembolism の患者，または血栓症の危険性がある**心房細動** atrial fibrillation の患者などの血栓関連疾患の治療に，ビタミンK依存性カルボキシ化の特異的阻害薬が用いられる．これには，ビタミンK活性を阻害するジクマリン群の薬剤（**ワルファリン** warfarin など）がある．ワルファリンによる治療は，他の薬剤との相互作用があり治療域が狭いため，注意深くモニターする必要がある（**第41章**）．

　ワルファリンは殺鼠剤としても使用され，ビタミンKはワルファリンによるヒトの中毒症の解毒薬である．ビタミンKは骨の健康に影響を与えることがある．グルタミン酸残基のビタミンK依存性カルボキシ化（**図7.4**）

は，カルシウム代謝にかかわるタンパク質，すなわち骨芽細胞で発現しているオステオカルシン（第38章）やマトリックス Gla タンパク質（MGP）を活性化するのに必要である．カルボキシ化により，骨ハイドロキシアパタイトに対するオステオカルシンの親和性が増加する．このように，ビタミン K（特にビタミン K_2）は骨密度に影響を与えることがあり，骨粗鬆症の骨折予防に効果があることを示す報告もある．一方，MGP は血管壁を含む軟部組織の石灰化を抑制し，これにより動脈硬化に効果をもたらすことがある．これらに関する研究は現在進められている．

水溶性ビタミン

ビタミン B とビタミン C は水溶性である

ビタミン B_{12} vitamin B_{12} を除き，体内には水溶性ビタミンの貯蔵能はない．そのため，水溶性ビタミンは定期的に食物から摂取しなければならない．過剰のものは尿中に排泄される．

● ビタミン B 群

ビタミン B 群は代謝を正常に行うために必須であり，糖質・脂質・タンパク質の代謝において多くの反応の補酵素としてはたらいている

カロリー摂取が多くなるほど，ビタミン B 群の必要量は増加する．特に単純糖質からのエネルギー供給が増えるほど，ビタミン B 群は多くの量が必要となる．糖質の摂取量が多い場合，チアミン thiamine や他のビタミン B 群の摂取量を増やす必要がある．したがって，高糖質食が脚気 beriberi（後述の説明を参照）の原因となることがある．

ビタミン B_1（チアミン）は糖質代謝に必須である

活性型であるチアミンピロリン酸 thiamine pyrophosphate（TPP）またはビタミン B_1 は，ピルビン酸脱水素酵素 pyruvate dehydrogenase（PDH 複合体の E1 酵素，第10章）の補酵素である．β-ケトグルタル酸の酸化的脱カルボキシ化や分枝鎖アミノ酸の代謝にもかかわっている．また，ペントースリン酸経路 pentose phosphate pathway（第9章）におけるトランスケトラーゼの補酵素でもあり，胃での塩酸の産生においても重要である．

脚気ははじめて発見された欠乏症である

重度のチアミン欠乏症では，「乾燥型」（体液貯留がない）または「湿潤型」（浮腫を伴った心不全をおこす）の脚気を生じる．脚気は主に神経筋症状を特徴とし，精米した白米を主食にしている人々に生じる．欠乏症の徴候

や症状は，高齢者や食生活不良の低所得者でもみられる．

チアミン欠乏症はアルコール依存症と関連がある

チアミンの枯渇は急速（約14日以内）におこる．初期症状は食欲不振，便秘，悪心であり，抑うつ，末梢神経障害，ふらつきに進行することがある．さらに悪化すると，精神錯乱（短期記憶の喪失），運動失調，眼球運動障害をきたす．これらの症状の組合せは，アルコール依存症患者でしばしばみられ，Wernicke-Korsakoff（ウェルニッケ-コルサコフ）精神障害 Wernicke-Korsakoff psychosis として知られている．浸潤型脚気は特にアルコール依存症 alcoholism と関連が深い．

チアミンの栄養状態を評価する検査法には，高速液体クロマトグラフィー（HPLC）を用いた直接測定と，赤血球トランスケトラーゼ活性の測定がある．

ビタミン B_2（リボフラビン）は FMN と FAD の合成に必要である

リボフラビン riboflavin は，糖アルコールのリビトールに結合している．リボフラビン分子は有色で蛍光性であり，可視光で分解されるが，熱には強い．フラビンモノヌクレオチド flavin mononucleotide（FMN）と酸化型フラビンアデニンジヌクレオチド flavin adenine dinucleotide（FAD）は，それぞれ ATP からリン酸とアデノシン一リン酸の転移によって生成される．これらは，酸化還元酵素の補酵素であり，アポ酵素に強く結合し，酸化還元反応に関与する（図7.5，第8章）．

食物中のリボフラビン不足により，口角（口角炎）や舌

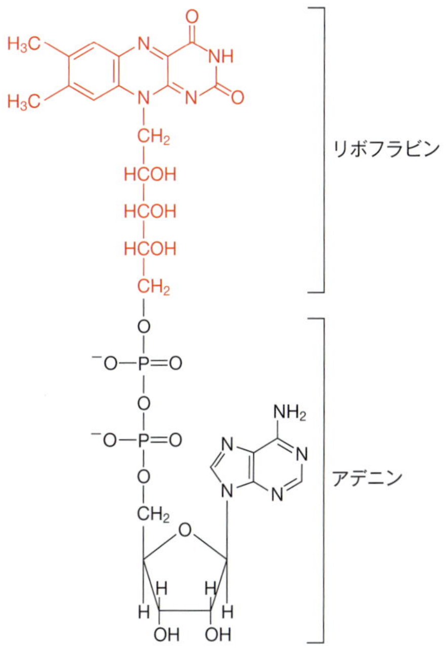

図7.5　ビタミン B_2（リボフラビン）は，フラビンモノヌクレオチド（FMN）の一部とフラビンアデニンジヌクレオチド（FAD，図示）を生成する．

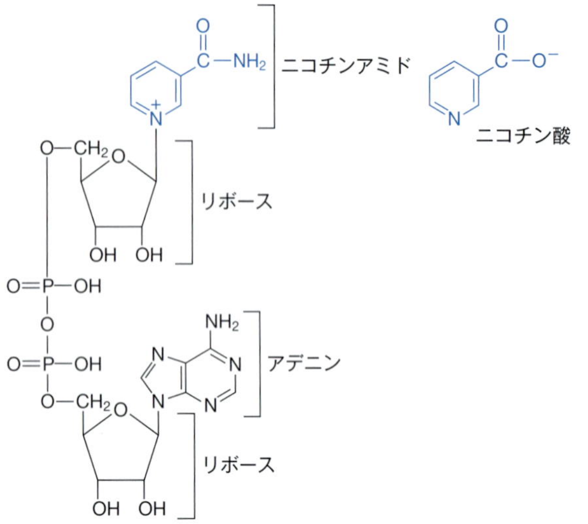

図7.6　ビタミンB₃(ナイアシン)は,ニコチンアミドアデニンジヌクレオチド(NAD⁺,図示)とニコチンアミドアデニンジヌクレオチドリン酸(NADP⁺)の一部を生成する.

(舌炎)の炎症,および脂漏性皮膚炎などの欠乏症候群がおこる.羞明もおこることがある.リボフラビンの光感受性のために,黄疸で光線療法を受ける新生児にリボフラビン欠乏症がおこることがある.甲状腺機能低下症では,リボフラビンのFMNやFADへの変換に影響を受けることも知られている.アルコール依存症や乳製品の少ない食事も欠乏症の要因になることがある.

リボフラビンの栄養状態を検査するためには,赤血球グルタチオン還元酵素活性を測定する.

ビタミンB₃(ナイアシン)はNAD⁺やNADP⁺の合成に必要である

ナイアシンniacinは,ともに必須栄養素であるニコチン酸nicotinic acidとニコチンアミドnicotinamideの総称である.ナイアシンは,いずれも酸化還元酵素の触媒反応にかかわる補酵素ニコチンアミドアデニンジヌクレオチドnicotinamide adenine dinucleotide(NAD⁺)とニコチンアミドアデニンジヌクレオチドリン酸nicotinamide adenine dinucleotide phosphate(NADP⁺)の一部としてはたらく(図7.6).NAD⁺とNADP⁺の合成に必要な活性型ビタミンはニコチン酸であり,したがってニコチンアミドはこれらの補酵素の合成に利用される前に脱アミド化されなければならない.**ナイアシンの必要量はエネルギー消費量に相関する**.ナイアシンはトリプトファンから生合成することができるので,厳密な意味ではビタミンではない.しかし,変換は非常に効率が悪く,十分量のナイアシンを供給することはできない.さらに,この変換には,チアミン,**ピリドキシン pyridoxine**,リボフラビンが必要であり,最低限の食事ではこの合成反応が十分に進まず問題となる.

重度ナイアシン欠乏症は皮膚炎,下痢,認知症をきたす

ナイアシン欠乏症は,初期には表在性舌炎をおこすが,皮膚炎,日光や圧迫された体の部位での日焼け様の皮膚病変,さらに下痢や認知症を特徴とする**ペラグラ pellagra**に進展することがある.現代社会ではペラグラは医学的にまれであるが,ペラグラは治療しなければ致死的である.抗結核薬のイソニアジドなどの特定の薬剤はナイアシン欠乏症をおこしやすくする.非常に高用量のナイアシンは肝毒性を引きおこすことがある.ナイアシン欠乏症はクローン病に発展することがある.

ビタミンB₆(ピリドキシン)は,糖質代謝と脂質代謝に関与し,特にアミノ酸代謝に重要である

ビタミンB₆ vitamin B₆は,ピリドキシン pyridoxine,ピリドキサール pyridoxal,ピリドキサミン pyridoxamine,およびそれらの5′-リン酸エステルの総称である.ピリドキシンは食物中のビタミンB₆の主要なかたちであり,ピリドキサールリン酸 pyridoxal phosphateはその活性型である.ビタミンB₆は空腸で吸収される.

タンパク質を多く摂取するとピリドキシンの必要量が増加する

ピリドキサールリン酸とピリドキサミンは,糖質代謝(グリコーゲンホスホリラーゼ反応を含む),脂質代謝,アミノ酸の合成,異化,相互変換(第15章),および1炭素単位の代謝における100以上の反応にかかわっている.広汎に存在する酵素であるアスパラギン酸アミノ基転移酵素は,ジカルボン酸とケト酸のアミノ基転移反応を行う酵素であり,ピリドキサールリン酸ピリドキサミン依存性酵素である.ピリドキシンは,神経伝達物質のセロトニンとノルアドレナリン(第26章),スフィンゴミエリンやスフィンゴ脂質の構成成分であるスフィンゴシン(第18章),およびヘム(第34章)の合成に必要であり,免疫機能にもかかわる.アミノ酸代謝にはたらくので,ビタミンB₆の必要量はタンパク質摂取に伴って増加する.

ビタミンB₆は魚,牛肉,レバー,鶏肉,ジャガイモや果物(柑橘類は除く)などさまざまな食品に含まれている.

ピリドキシン欠乏症は神経症状と貧血をおこす

軽度のビタミンB₆欠乏症は,易刺激性,神経過敏,抑うつをおこし,重度になると,末梢神経障害,痙攣,昏睡をきたす.ピリドキサールリン酸はビタミンB₆の活性型である.ピリドキサールリン酸欠乏症は新生児てんかんの原因である(第26章).重度の欠乏症では,鉄芽球性貧血(鉄の顆粒をもつ有核赤血球の出現を特徴とする貧血)がみられる.皮膚炎,口角炎,舌炎もおこる.ビタミンB₆低下は,**アルコール依存症,肥満 obesity,吸収障害状態 malabsorption state**(Crohn病,セリアッ

ク病，潰瘍性大腸炎）ならびに**末期腎疾患** end-stage renal disease や**自己免疫状態** autoimmune condition においてみられる．

イソニアジド isoniazid という薬剤はピリドキシンに結合することにより，一方，経口避妊薬はビタミン B_6 を必要とする酵素の合成を増やすことにより，いずれも欠乏症を促進することがある．

ピリドキシンの栄養状態を検査するために，赤血球アスパラギン酸アミノ基転移酵素の測定が行われる．

ビタミン B_7（ビオチン）は脂質合成と糖新生におけるカルボキシ化反応や分岐鎖アミノ酸の異化反応にかかわる

ビオチン biotin（以前はビタミンHと呼ばれていた）は，脂質合成と糖新生におけるカルボキシ化反応や分岐鎖アミノ酸の異化反応にかかわる多酵素複合体で補酵素としてはたらく（**第15章**）．ビオチンは通常，腸内細菌叢によって合成され，体内の必要量をほぼ満たしている．

ビオチン欠乏症の症状は，抑うつ，幻覚，筋肉痛，皮膚炎である．複合カルボキシラーゼ欠損症児では免疫不全もおこす．卵白タンパク質の**アビジン** avidin はビオチンと結合して吸収を妨げるため，生卵の大量摂取でビオチン欠乏症を引きおこすことがある．

ビタミン B_9（葉酸）は一炭素転移反応に重要で，DNA合成に必要である

葉酸（プテロイル-ʟ-グルタミン酸）folic acid は，葉酸塩として総称されるいくつかの誘導体を含む．葉酸は，メチル化（代謝と遺伝子発現制御で重要）のような**一炭素転移反応** single-carbon-transfer reaction や，コリン・セリン・グリシン・メチオニンの合成経路に関与している．葉酸はプリン塩基とピリミジン塩基のチミンの合成，つまり**核酸の合成** synthesis of nucleic acids にも必要である．葉酸代謝における重要な酵素である 5,10-メチレンテトラヒドロ葉酸還元酵素（MTHFR）遺伝子の変異に関連する遺伝子多型は，大腸がん，**二分脊椎** spina bifida，成人急性リンパ性白血病などの疾患とかかわっている．

葉酸は，ジヒドロ葉酸に還元されて生理的に活性型となる．その主なかたちは，テトラヒドロ葉酸，5-メチルテトラヒドロ葉酸（N^5MeTHF），および生鮮食品中に多く含まれている N^5MeTHF からできる N^{10}-ホルミルテトラヒドロ葉酸ポリグルタミン酸である．ポリグルタミン酸は，吸収される前に小腸でグルタミルヒドラーゼにより加水分解されなければならない．血液中の葉酸塩の主なかたちはモノグルタミン酸-N^5-THF である．

葉酸は，レバー，酵母，緑葉野菜（ホウレンソウ），柑橘類を含む果物に含まれている．葉酸を強化したシリアルや穀物も供給源となる．葉酸は，HPLC によって測定できる．

葉酸の構造類似体は抗生物質や抗がん剤として使われている

当然のことながら，DNA合成（**第16章**）に使うプリン塩基およびピリミジン塩基のチミンの合成には葉酸が必要なので，分裂の速い細胞は葉酸の必要量が多くなる．葉酸の構造類似体は，細菌やがん細胞などの増殖の速い細胞に対して選択的毒性を示す．これは，抗生物質（トリメトプリムなど）や抗がん剤（メトトレキサート）などの**葉酸阻害薬** folic acid antagonist として知られている薬剤開発の基本的原理となっている．

葉酸欠乏症は最も多いビタミン欠乏症の１つである

葉酸欠乏症の原因は，不十分な摂取，吸収障害，代謝障害，需要増加である．需要増加の例としてよくあるのは，**妊娠** pregnancy と授乳である．妊娠中に血液量と赤血球数が増加するにつれて，葉酸の必要量は大幅に増加する．妊娠後期（第三期）までに葉酸の必要量は２倍になる．妊娠（多胎妊娠以外）中の巨赤芽球性貧血はまれである．しかし，葉酸欠乏症では**神経管欠損症** neural tube defect，**低出生体重** low birth weight，**早期産** premature birth の危険性が増加する．小児では成長速度の低下がみられる．葉酸欠乏症の他の原因としては，アルコール依存症，吸収障害，透析，肝疾患がある．果物や野菜の摂取が少ない食事では葉酸が不足する．葉酸欠乏症は，高齢者では低栄養と低吸収の結果としておこる．

成人の葉酸欠乏症は巨赤芽球性貧血をおこす

葉酸欠乏症でメチオニンや核酸の合成ができなくなると，**巨赤芽球性貧血** megaloblastic anemia（すなわち骨髄での巨大な芽球細胞の出現）の症状がみられる．大球性赤血球は細胞膜が脆弱で溶血しやすい．大球性貧血は巨赤芽球性骨髄に関連しておこる．葉酸欠乏症による血液学的異常は，ビタミン B_{12} 欠乏症によるものと区別できない（後述の説明を参照）．神経学的変化も同様である．葉酸欠乏症は高ホモシステイン血症の一因にもなる．食欲不振，下痢，衰弱などの多くの症状に特異性は認められない．

妊娠前後には葉酸の適切な摂取が必須である

妊娠中に葉酸サプリメントを摂取することが一般に広く実施されている．神経管の閉鎖は受精後22日から28日の間におこるため，受精前後の時期（期間の定義はさまざまである．臨床研究で用いられている定義は受精4週前から8週後まで）の葉酸補充は二分脊椎を防ぐ．

ビタミン B_{12} はヘム構造の一部を形成する

ビタミン B_{12}（コバラミン）は，ヘムのポルフィリン（**第34章**）と同様の複雑な環状構造をもつが，大部分が水素化されている．ヘム環の中心にある鉄は，ビタミン B_{12}

図7.7　ビタミンB₁₂

この図では，コバルトにはシアノ基 cyano-group（CN）が結合している．抽出操作の影響でこのような構造となっている．しかし，これはビタミンB₁₂の最も安定した構造であり，実際の市販製品はこの構造である．すなわち，活性型ビタミンB₁₂になるためには，シアノ基の除去が必要である．

❋ 理解を深めるために
ビタミンB₁₂輸送タンパク質

　内因子 intrinsic factor（IF）は，糖タンパク質である．別のコバラミン結合タンパク質は，糖タンパク質のハプトコリン〔トランスコバラミンⅠ（TCⅠ）〕と糖タンパク質ではないトランスコバラミン（TCⅡ）などのRタンパク質である．

　酸性pHでは，Rタンパク質はIFより強くコバラミンと結合する．IFとは対照的に，Rタンパク質は通常，膵臓のタンパク質分解酵素によって分解される．したがって，Rタンパク質が分解されない膵臓疾患では，IFに結合できるコバラミンが少なくなり，ビタミンB₁₂の吸収能が低下する．

　吸収過程の最終段階において，IF分子は中性pHでCa^{2+}存在下に回腸の受容体に結合する．IF-ビタミンB₁₂複合体が回腸粘膜を通過すると，血漿中でビタミンB₁₂の70〜80％はハプトコリンと，20〜30％はトランスコバラミンと結合する．ハプトコリンやトランスコバラミンと結合したコバラミンは各組織に運ばれて，特異的な細胞表面受容体に結合する．エンドサイトーシスによって細胞に入り，最終的にはヒドロキシコバラミンとしてコバラミンを放出する．そして，ヒドロキシコバラミンは細胞質でメチルコバラミンに変換される．

ではコバルトイオン（Co^{1+}，Co^{2+}，Co^{3+}）に置換されている．これは体内で唯一知られているコバルトの機能である．さらに，ジメチルベンズイミダゾール環も活性型分子の一部であり，コバルトイオンのキレート化（図7.7）やメチオニン methionine の合成に必須である．

　ビタミンB₁₂は核酸合成，赤血球産生，葉酸の再生にかかわっている．ビタミンB₁₂は，葉酸とビタミンB₆とともにホモシステイン代謝を制御し，**ホモシステイン homocysteine** をメチオニンに変換するメチオニン合成酵素の補因子である．メチル基供与体であるS-アデノシルメチオニンの合成にかかわる．メチルマロニルCoAをスクシニルCoAに変換する L-メチルマロニルCoAムターゼの反応にもビタミンB₁₂は必要である．このときのビタミンの補酵素型は5′-デオキシアデノシルコバラミンである．ビタミンB₁₂は細菌のみによって合成される．ビタミンB₁₂はどの植物にも存在しておらず，動物の肝臓にはメチルコバラミン，アデノシルコバラミン，ヒドロキシコバラミンの3つのかたちで濃縮されている．

ビタミンB₁₂の吸収には内因子が必要である

　コバラミンは，胃のタンパク質分解酵素と塩酸の作用により食物から放出される．その後，胃の壁細胞から分泌される内因子に結合し，回腸遠位部で受容体依存性にエンドサイトーシスによって吸収される．ビタミンB₁₂は胆汁中に排泄され，多くは**腸肝循環 enterohepatic circulation** により再吸収される（図7.8）．

ビタミンB₁₂は動物性食品にのみ存在する

　ビタミンB₁₂は，魚，乳製品，肉，特にレバーや腎臓といった内臓肉などの動物性食品にのみ存在する．したがって，菜食主義者はビタミンB₁₂の食事性欠乏症を発症するおそれがある．栄養強化した朝食用シリアルはビタミンB₁₂を含んでいる．

ビタミンB₁₂欠乏症は悪性貧血を引きおこす

　ビタミンB₁₂欠乏症は，貧血，疲労感，便秘，体重減少，下痢，そして，しびれ，刺痛，平衡覚消失，錯乱，気分障害，認知症などの神経症状を特徴とする．ビタミンB₁₂欠乏症はいくつかのメカニズムでおこる．最も一般的なのは**悪性貧血 pernicious anemia** で，自己免疫性に胃萎縮や内因子欠損がおこり，回腸末端部でのビタミンB₁₂の吸収が妨げられる．悪性貧血は高齢者の1〜3％にみられる．内因子欠損は胃の手術や肥満（減量）手術によってもおこることがある．メカニズムは異なるが，同様の状況は Crohn 病などの回腸の外科的切除でもおこる．ビタミンB₁₂欠乏症は加齢に伴う胃低塩酸症でもおこる．

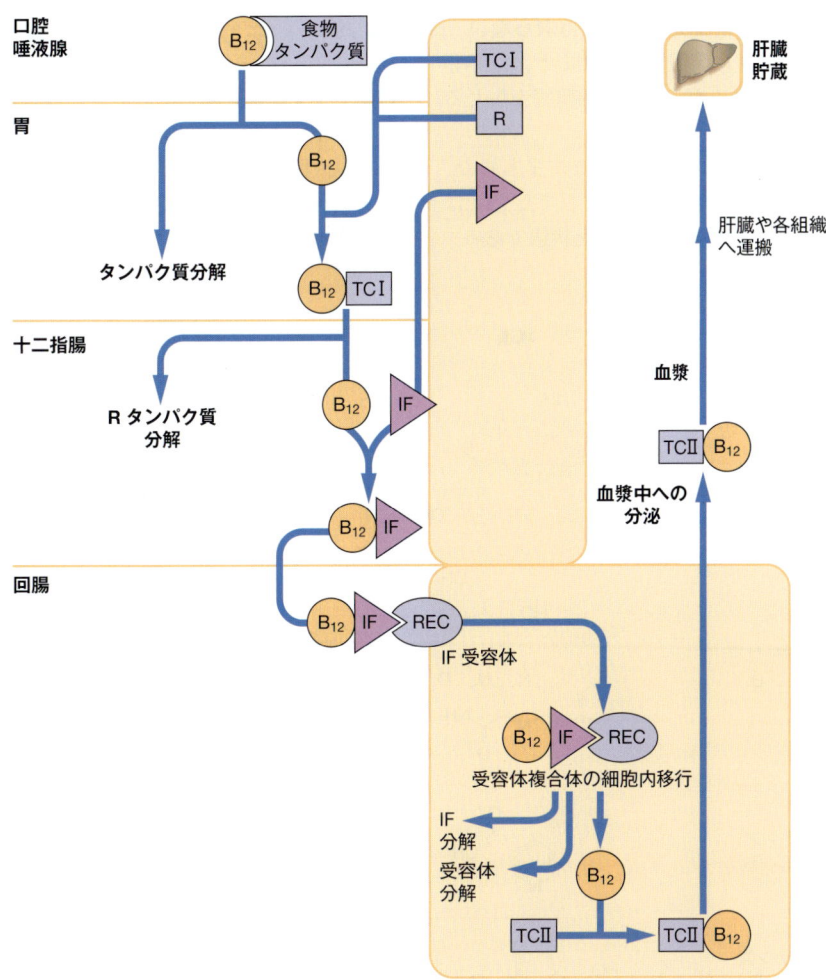

図7.8　ビタミンB₁₂の吸収と運搬
ビタミンB₁₂の吸収と運搬を模式図で示す．吸収されるビタミンB₁₂のうち，単純拡散で小腸粘膜を通過するのは遊離型が3%で，内因子(IF)と複合体を形成して通過するものが97%を占める．ビタミンB₁₂誘導体は，胃におけるタンパク質の消化によって食物から離れ，Rタンパク質と結合する．Rタンパク質には，ハプトコリン(TCⅠ)と唾液腺で産生される別のRタンパク質の2種類がある．ここではハプトコリンの結合のみを示す．十二指腸で，ビタミンB₁₂はハプトコリンから離れ，胃粘膜の壁細胞から分泌されるIFと結合する．胃腸管の下部で，IF-ビタミンB₁₂複合体は回腸粘膜の特異的受容体に結合する．ビタミンB₁₂吸収の律速要因は回腸受容体の数である．ハプトコリン(TCⅠ)とトランスコバラミンⅡ(TCⅡ)はビタミンB₁₂と結合し，肝臓に運搬する．TCⅡ-ビタミンB₁₂複合体も，TCⅠ-ビタミンB₁₂複合体(図示なし)も，各組織間のビタミンB₁₂の運搬を行う．

ビタミンB₁₂と葉酸の機能は合わせて考える必要がある

　ビタミンB₁₂と葉酸の機能は相互に関連しており，どちらの欠乏症も同じ徴候と症状を呈する．両ビタミンはホモシステインのメチオニンへの変換にかかわる（図7.9）．

　ビタミンB₁₂欠乏症に特徴的な**巨赤芽球性貧血**は，おそらく還元型葉酸の二次的な欠乏とN^5-メチルテトラヒドロ葉酸の蓄積の結果によるものであろう．貧血がない場合でも神経学的所見を示すことがある．これは**亜急性連合性脊髄変性症** subacute combined degeneration of the cord として知られており，おそらく脊髄においてメチオニンが相対的に欠乏していることが原因でおこる．

　ビタミンB₁₂欠乏症は，メチルマロン酸やホモシステインの蓄積をもたらし，その結果**メチルマロン酸尿症**や

ホモシステイン尿症をおこす．

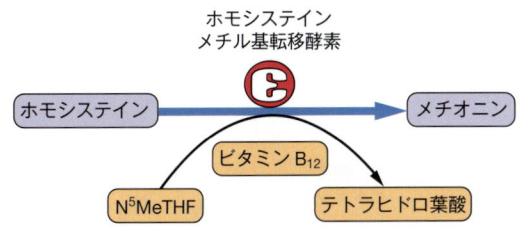

図7.9　"テトラヒドロ葉酸のトラップ"
ビタミンB₁₂と葉酸は，ホモシステインのメチオニンへの変換にかかわっている．ビタミンB₁₂がないとこの反応が抑制され，N^5-メチルテトラヒドロ葉酸(N^5MeTHF，5-メチルテトラヒドロ葉酸)が蓄積する．

葉酸投与中はビタミンB₁₂を補充しなくてはならない

　ビタミンB₁₂を補充せずに葉酸を補充すると，巨赤芽球性貧血の症状は抑えられるが，神経学的障害を生じることがある．

　ビタミンB群の欠乏症について図7.10にまとめた．最後に，単一のビタミンBの欠乏症はまれで，患者はほとんどの場合，複数のビタミンBの欠乏状態である．

● パントテン酸（ビタミンB₅）

パントテン酸は動植物に広く存在している

　パントテン酸 panthotenic acid は補酵素A coenzyme A（CoA，図7.11）の分子の一部を構成する．

　実験目的で欠乏食を投与する場合を除いて，ヒトでの欠乏症はないとされている．

ビタミン	構造	代表的欠乏症	多く含む食品
チアミン（ビタミンB₁）	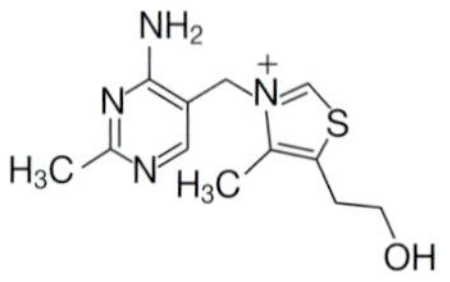	脚気	種子，ナッツ類，小麦胚芽，豆類，赤身肉
リボフラビン（ビタミンB₂）	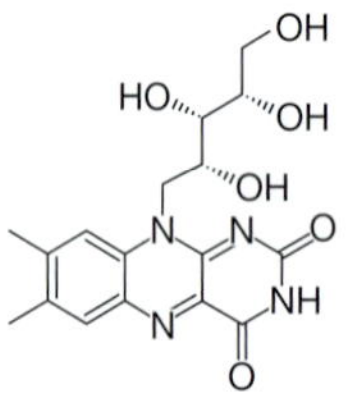	口角炎，舌炎，脂漏性皮膚炎	肉類，牛乳，レバー
ナイアシン（ビタミンB₃）	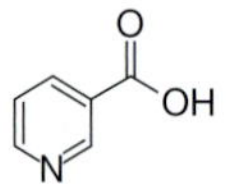	ペラグラ	肉類，ナッツ類，豆類
パントテン酸（ビタミンB₅）	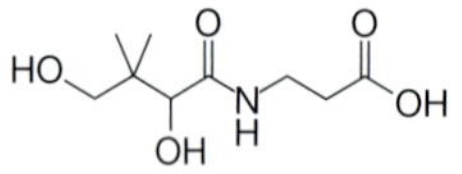		酵母，穀物，卵黄，レバー
ピリドキシン（ビタミンB₆）	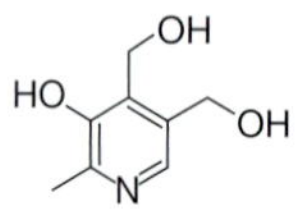	神経症状，貧血	魚，牛肉，レバー，鶏肉，ジャガイモ，果物（柑橘類は除く）
ビオチン（ビタミンB₇）	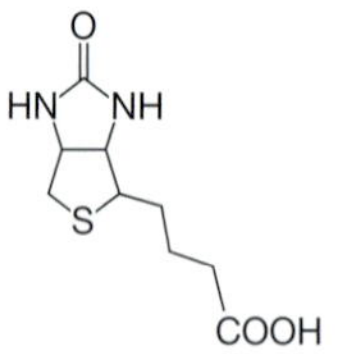	神経症状，皮膚炎，結膜炎，もろい爪，脱毛など	トウモロコシ，大豆，卵黄，レバー，腎臓，トマト
葉酸（ビタミンB₉）	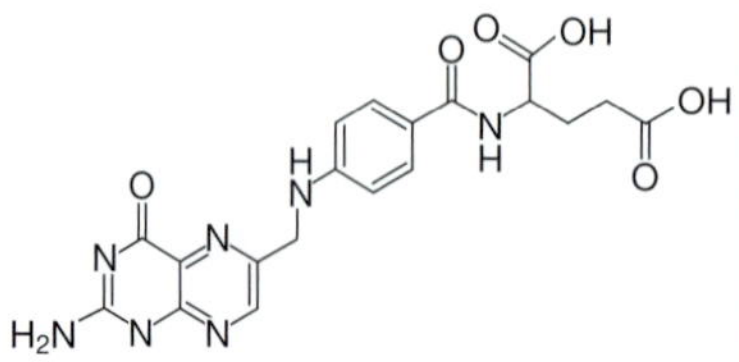	貧血	酵母，レバー，葉野菜
コバラミン（ビタミンB₁₂）	複合体（図7.7参照）	悪性貧血	レバー，腎臓，卵，チーズ

図7.10　ビタミンB群の構造，供給源と欠乏症

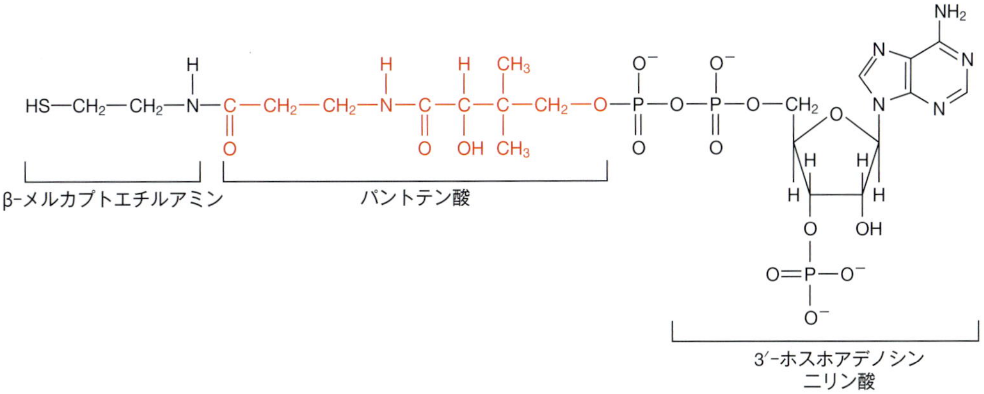

図 7.11　パントテン酸（ビタミン B₅）は補酵素 A の分子の一部を形成する

（図中ラベル）
β-メルカプトエチルアミン　　パントテン酸

3′-ホスホアデノシン
二リン酸

◆ ビタミン C

　ビタミン C vitamin C は還元剤としてはたらく．活性型はアスコルビン酸 ascorbic acid で，還元当量を転移することで酸化型のデヒドロアスコルビン酸 dehydroascorbic acid になる．ビタミン C の合成経路と構造を図 7.12 に，抗酸化活性については第 42 章に示している．ビタミン C は，もう 1 つの抗酸化ビタミンの α-トコフェロールの再生にかかわる．ビタミン C は，コラーゲンやアドレナリンの生合成，ステロイド合成，チロシンの分解，胆汁酸の生成，さらに L-カルニチンや神経伝達物質の合成にはたらいている．アスコルビン酸は，ドーパミンをノルアドレナリンに変換する酵素であるドーパミン β 水酸化酵素の補因子である（第 26 章）．非ヘム鉄の吸収を亢進させ，骨塩代謝にかかわる．主な機能は，金属補因子を低原子価状態（例えば Fe^{2+} や Cu^{2+}）に維持することである．コラーゲンの合成において，ビタミン C は特にプロリンのヒドロキシ化（水酸化）に必要とされる（第 19 章）．

　ビタミン C は，ナトリウム依存性輸送体という担体を介して腸で吸収される．ビタミン C は腎近位尿細管で再吸収される．摂取が増加すると，徐々に多くのビタミン C が尿中に排泄される．

ヒトはアスコルビン酸を生合成できないのでアスコルビン酸は必須栄養素である

　ビタミン C は不安定である．酸素，金属イオン，pH 上昇，熱や光によって容易に破壊される．柑橘類，ソフトフルーツ〔訳注：イチゴなど〕，トマト，コショウはビタミン C を多く含む．

ビタミン C 欠乏症は壊血病を引きおこし，免疫機能を損なう

　ビタミン C 欠乏症ではコラーゲン合成が阻害される．壊血病 scurvy は，皮下などの出血をおこす血管脆弱性，筋力低下，歯肉の腫脹と出血，歯周組織の崩壊，創傷治癒力の低下や貧血を特徴とする．疲労感，倦怠感，抑うつもみられる．脱塩に伴って骨基質の維持ができなくなり，骨粗鬆症をおこす．

　壊血病のすべての臨床像を示すビタミン C 欠乏症は，今では高齢者を除いてまれである．軽度のビタミン C 欠乏症のほうがよくみられ，あざや点状出血（皮下の小さなピンポイントの出血）がおこりやすい．免疫機能も損なわれる．この免疫能の低下は，風邪の予防のためのビタミン C の大量摂取やがん予防における有効性の根拠とされてきた．こうした主張は，1970 年代に Linus Pauling（ライナス・ポーリング）〔訳注：米国の化学者．ノーベル化学賞（1954 年）とノーベル平和賞（1962 年）を受賞した〕によってはじめて提唱されたが，これを実証

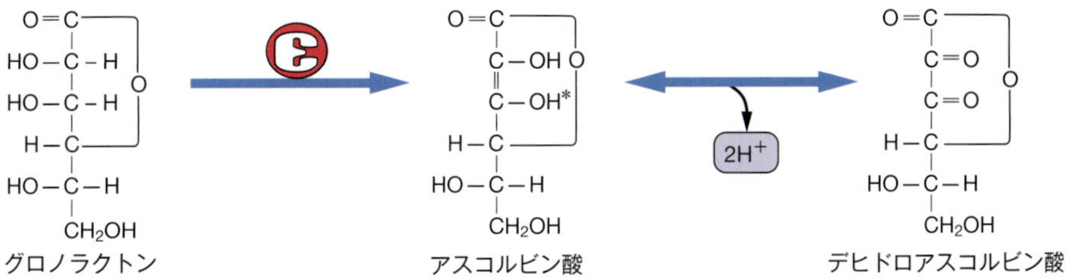

（図中ラベル）
グロノラクトン　　アスコルビン酸　　デヒドロアスコルビン酸

図 7.12　ビタミン C（アスコルビン酸）の構造と生合成
グロノラクトンをアスコルビン酸に変換する酵素は，ヒトや高等霊長類には存在しないことに注意すべきである．＊：アスコルビン酸塩ではイオン化している．

する明白な証拠は存在しない．ビタミンCは，正常な白血球機能に確かに必要であり，白血球中のビタミンC濃度は外傷や感染症によるストレスで急激に低下する．高齢者は，喫煙者および無糖練乳や沸騰させた牛乳を与えている乳幼児と同じように欠乏症の危険性が高い．

ビタミンCの過剰摂取によって中毒症になる証拠はない．理論的には，シュウ酸に代謝されるので，感受性の高い人は腎シュウ酸結石をおこす危険性があるが，実証されていない．

ビタミンの食物からの補充

ビタミンのなかには，補充すると明らかに健康に有益になるものがある．例えば，妊娠中または妊娠を計画している女性に葉酸を補充することで，胎児の神経管欠損を防ぐことができる．日照の少ない地域に住む人々にビタミンDを提供することも有益である．

ビタミン補充は有害となる場合がある

前述のように，高用量のビタミン補充は有害なことがある．例えば，高容量のビタミンA補充は骨塩密度の減少，肝障害，催奇形性に関連がある．喫煙者にβ-カロテンを補充することも有害であり，肺がん死亡率を増加させることが明らかになった．

果物と野菜はビタミンの最良の供給源である

臨床研究では，ビタミンは食材そのままのかたちではなく，精製品のかたちで補充されてきており，これが補充による利点が明確にならなかった理由かもしれない．ビタミンの最も重要な供給源である野菜や果物を多く含む食事を摂ることは，明らかに有益である．中毒症が証明されている場合は別として，ビタミンのサプリメントを摂取するのを止めさせる理由はない．

ビタミンの代謝における役割を**表7.1**にまとめている．

ミネラル

人体に存在する多量ミネラルは，ナトリウム，カリウム，塩素，カルシウム，リン，マグネシウムである

ミネラルの1日必要量は，g（ナトリウム，カルシウム，塩素，リン）からmg（鉄，ヨウ素，マグネシウム，マンガン，モリブデン），そしてμg（亜鉛，銅，セレン，他の微量元素）までの範囲に及ぶ．多くは人体の機能を正常に維持するために必須である〔訳注：塩素は，厚生労働省の定める『日本人の食事摂取基準（2020年版）』で摂取量が策定されている13元素のミネラルに含まれないが，13種類に塩素とイオウ，コバルトを加えた16種類のミネラルを必須ミネラルという〕．

表7.1　ビタミンの代謝機能

	ビタミン	代謝における機能
脂溶性ビタミン		
A	レチノール，レチナール	視覚
A	レチノイン酸	胚発生，器官形成，上皮の維持，細胞の増殖と分化
D	コレカルシフェロール，エルゴカルシフェロールおよび誘導体	骨代謝とカルシウムの恒常性
E	トコフェロール	活性酸素種消去（細胞膜の抗酸化剤）
K	2-メチル-1,4-ナフトキノン(3-)誘導体	血液凝固
水溶性ビタミン		
B$_1$	チアミン	糖質代謝，ピルビン酸脱水素酵素，α-ケトグルタミン酸脱水素酵素，アミノ酸代謝
B$_2$	リボフラビン	酸化還元酵素，FMN，FAD
B$_3$	ナイアシン	酸化還元酵素，NAD^+，$NADP^+$
B$_5$	パントテン酸	補酵素Aの構造
B$_6$	ピリドキシン	糖質・脂質・アミノ酸代謝，神経伝達物質の合成，スフィンゴ脂質の合成，ヘムの合成
B$_7$	ビオチン	カルボキシ化反応，脂質合成，糖新生，分岐鎖アミノ酸代謝
B$_9$	葉酸	一炭素転移反応，アミノ酸のコリン合成，プリン塩基とピリミジン塩基（チミン）の合成
B$_{12}$	コバラミン	ヘム構造，葉酸再利用，メチル基供与体S-アデノシルメチオニンの合成
C	アスコルビン酸	抗酸化機能，コラーゲン合成，胆汁酸合成，神経伝達物質合成

ナトリウム sodium と塩素 chloride は，細胞外液の浸透圧や細胞容積の維持のために重要である（第35章）．ナトリウムは電気生理学的現象にかかわり，カリウムとともに膜電位や神経刺激伝導の維持に必須である（第4章）．カリウム potassium は細胞内の主要な陽イオンである．カリウムは，野菜，果実（特にバナナ）や果汁に含まれている．排泄障害とそれに起因する高カリウム血症のため，腎臓疾患では食事からのカリウム摂取を制限する必要がある（第35章）．重要なのは，高カリウム血症も低カリウム血症も生命を脅かす不整脈を引きおこす場合がある点である．

マグネシウム magnesium は，多くの酵素の補因子として機能し，膜電位の維持にも重要である．その役割はカリウムやカルシウム calcium の機能にも関連する．マグネシウム欠乏症は，飢餓や吸収障害のとき，下痢や嘔吐で胃腸管からマグネシウムが失われた後におこる．利尿剤投与でおこることがある．また，急性膵炎やアル

コール依存症ともかかわっている．マグネシウム代謝は第35章で説明する．

カルシウムとリン酸 phosphate は，骨代謝，分泌過程や細胞情報伝達に必須である．血漿カルシウム濃度は主に副甲状腺ホルモン parathyroid hormone（PTH）とビタミンDによって調節されている（第38章）．カルシウムは牛乳・乳製品や一部の野菜に含まれている．リン酸は動植物の細胞に豊富に含まれている．

ヨウ素 iodine は，甲状腺ホルモンの合成に必須である（第27章）．ヨウ化物は海水に含まれている．酸化するとヨウ素分子になり，揮発性で大気中に蒸発し，雨とともに土壌に戻る．この循環が機能しない地域では，土壌と作物はヨウ素不足になる．これは内陸部や山岳地帯で最もよく発生する．この地域の住民はヨウ素欠乏症になることがあり，唯一の対処法はヨウ素を補充した食物（ヨウ素添加塩など）を摂ることである．海洋魚介類はヨウ素含有量が最も高い．淡水魚，肉，乳製品，豆類，野菜，果物にも含まれている．ヨウ素欠乏症は甲状腺腫をおこす．

ヨウ素はヨウ素酸に還元された後，胃と十二指腸で吸収され，ナトリウム／ヨウ素共輸送体を用いて甲状腺に輸送される．甲状腺は通常摂取したヨウ素の約10％を取り込むが，ヨウ素欠乏症のときは80％以上取り込む．このヨウ素は甲状腺ホルモンに組み込まれる（第27章）．乳腺は授乳中にヨウ素を濃縮することもある．過剰なヨウ素はほとんど尿中に排泄される．

ヨウ素欠乏症は，子宮内の胎児に悪影響をもたらし，胎児の発育や脳の発達に障害を与える．胎児の甲状腺は，10～12週目から機能しはじめる．甲状腺ホルモンは神経細胞の遊走や髄鞘形成に必要である．したがって，ヨウ素（ひいては甲状腺ホルモン）欠乏症は脳の発達障害をおこす．妊娠中のヨウ素欠乏症は，精神遅滞，低身長，痙縮，難聴などがみられるクレチン症の原因となる．ヨウ素欠乏症は，世界中の予防可能な精神障害のなかで最も多い原因である．

ヨウ素欠乏症は，血清甲状腺刺激ホルモン（TSH）（長期間のヨウ素の栄養状態を反映），血清チログロブリン（中期間），および尿中ヨウ素（過去数日間の摂取）の測定によって診断される．生後3～4日に測定されるTSH濃度は，新生児のヨウ素の栄養状態の指標となる．

食品のヨウ素添加はヨウ素欠乏症を予防する方法であるが，過剰なヨウ素摂取もヨウ素誘発性甲状腺機能亢進症をおこすため有害になることがある．

フッ素 fluoride は，骨や歯のエナメル質の構造に影響を与える．多くの地域で，虫歯の予防のためにフッ素が水道水に添加されている．過剰なフッ素は，歯の変色や骨の脆弱化をおこす．

🔹 鉄代謝

鉄は酸素分子の運搬に重要である

鉄 iron は，ヘモグロビンやミオグロビン中のヘムの構成成分であり（第5章），シトクロム a，b および c の構成成分でもある（第8章）．鉄の代謝については，第34章でヘムの代謝とともに説明する．

🔹 亜鉛代謝

亜鉛は，糖質代謝，エネルギー代謝，タンパク質の生合成と分解，核酸合成にかかわる約100種類の酵素に含まれる微量元素である

亜鉛 zinc は，細胞内物質輸送，免疫機能，細胞の分裂や増殖，酸化的障害からの保護にはたらいている．精子形成にも亜鉛が必要である．亜鉛は，膵臓の外分泌および内分泌機能や皮膚のバリア機能の維持にはたらき，創傷治癒に不可欠である．

亜鉛は消化管からの吸収で銅や鉄と輸送機構を共有する

亜鉛は吸収過程で，システインリッチタンパク質ファミリーのメタロチオネインと結合する．メタロチオネインは銅などの他の二価金属イオンとも結合する．メタロチオネインは，食物中に存在する微量金属の量に依存して合成され，外傷に対する代謝応答の一部として合成が増加し，血清亜鉛濃度の減少をもたらす．

亜鉛欠乏症はよくおこる

重度の熱傷や腎障害の患者では，亜鉛の喪失量が増す．腎疾患における亜鉛の喪失は，亜鉛が血清アルブミンと会合していることが原因であり，尿タンパク質の喪失に伴っておこる．かなりの量の亜鉛が透析で失われることもある．経静脈栄養時に症候性の欠乏症が生じることがある．亜鉛は体内に貯蔵されない．

亜鉛を多く含む食品は，牡蠣（非常に含有量が多い），赤身肉，鶏肉，豆類やナッツ類である．フィチン酸は亜鉛に結合することに注意すべきである．

亜鉛欠乏症は，消化管手術，短腸症候群，Crohn病，潰瘍性大腸炎に伴う吸収障害の結果として生じ，肝疾患や腎疾患でもおこることがある．糖尿病，悪性腫瘍，慢性下痢などの慢性疾患でも欠乏症が生じる．妊娠中の女性やアルコール依存症患者は亜鉛欠乏症になりやすい．

亜鉛欠乏症は，成長，皮膚のバリア機能，創傷治癒に影響を与える

小児における亜鉛欠乏症は，成長遅延，皮膚病変，免疫機能や性的発達の障害を特徴とする．消化管からの亜鉛吸収に障害をおこす遺伝性疾患が1970年代に同定された．それは重度皮膚病変（**腸性肢端皮膚炎 acrodermatitis enteropathica**），下痢，毛髪の消失（脱毛

症)を示す．亜鉛欠乏症はまた，味覚や嗅覚の障害や**創傷治癒の遅延 delayed wound healing** をきたす．

　亜鉛はおそらく微量金属で最も毒性が低いが，経口摂取量が増えると銅の吸収を妨げて，銅欠乏症や貧血をきたすことがある．

亜鉛補充は小児の下痢の治療目的で行われる

　亜鉛補充は，開発途上国において小児の下痢の重症度や期間を軽減し，さらなる下痢の発症を防ぐことが証明されている．したがって現在，世界保健機関（WHO）と国際連合児童基金（UNICEF）は，経口補水療法とともに亜鉛補充を推奨している．

　亜鉛の栄養状態評価には，一般的に血清亜鉛濃度の測定が行われる．炎症，ストレス，がん，喫煙，ステロイド投与，溶血を含む多くの条件と環境因子が血中濃度に影響を及ぼす．

銅代謝

銅はスーパーオキシドや他の活性酸素種を消去する

　銅 copper の主な役割の1つは，スーパーオキシドや他の活性酸素種を消去することである．銅は，シトクロムオキシダーゼやスーパーオキシドジスムターゼ（本酵素は亜鉛も必要である）を含む**オキシゲナーゼ酵素 oxygenase enzyme** に結合している．銅はまた，リシルオキシダーゼの必須成分であり，コラーゲンの架橋にも必要である．

銅は他の金属と代謝経路を共有する

　消化管からの銅の吸収には，亜鉛と同様にメタロチオ

ネインがかかわる（図7.13）．食物繊維を多く摂取すると銅と錯体を形成して吸収率を低下させるが，食物からの銅の吸収率は亜鉛以外の食事内容の影響を受けにくい．血漿中では，吸収された銅はアルブミンと結合する．銅–アルブミン複合体は肝臓に速やかに取り込まれる．肝細胞内では，銅は亜鉛やカドミウムとも結合可能な細胞内メタロチオネインと結合する．銅は肝細胞内でシャペロンタンパク質によってタンパク質合成の場に輸送され，アポセルロプラスミンに取り込まれる．その取り込みは，ATP7Bと呼ばれるATP分解酵素によって行われる．セルロプラスミンはその後循環系に放出される．胆汁中への排出が銅排泄の唯一の機構である（図7.13）．

銅欠乏症は貧血をおこし，皮膚や毛髪にも影響を及ぼすがまれである

　銅欠乏症は，摂取量減少や過剰喪失（腎透析など）が原因でおこることが最も多いがまれである．銅欠乏症は，鉄補充療法耐性の**小球性低色素性貧血 microcytic hypochromic anemia** として現れる．エラスチンやコラーゲンの合成ができない結果，血中の白血球数の減少（好中球減少症）や出血による血管組織の変性もおこる．重度の欠乏症では，皮膚色素脱失や毛髪構造の変質もおこる．非常にまれな **Menkes（メンケス）症候群 Menkes syndrome** は，腸のATP7B酵素の欠損が原因で銅が枯渇する結果生じる．

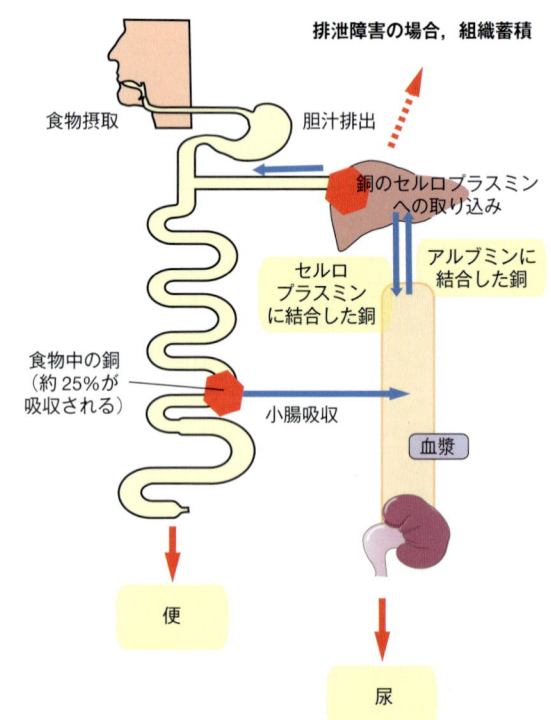

図7.13　銅代謝

Dominiczak MH. Medical Biochemistry Flash Cards. London: Elsevier, 2012, card 42 から引用．

臨床症例
Wilson 病は単一遺伝子による常染色体潜性（劣性）遺伝病である

　原因遺伝子 *ATP7B* は銅を輸送する P 型 ATP アーゼをコードする．*ATP7B* には現在 500 を超える変異がみつかっている．Wilson 病は肝臓と中枢神経系の両方に障害をおこす疾患である．*ATP7B* が原因遺伝子として同定される前に，ヘテロ接合性の *ATP7B* 遺伝子変異の保因率は 1：90 であり，Wilson 病の有病率は 1：30,000 であると推定され，広く引用されていた．最近の研究では，**血漿セルロプラスミン plasma ceruloplasmin** の測定に基づいて 1：1,500 から 1：3,000 とかなり高い有病率が推定されている．

　Wilson 病では肝臓でのセルロプラスミン合成能が損なわれる．これにより，セルロプラスミンへの銅の取り込みが減少し，銅が細胞内に蓄積する．銅を結合していない余分のアポセルロプラスミンは分解される．銅は脳や角膜などの組織に蓄積する．細胞内の銅が増加すると，酸化ストレスやフリーラジカル形成がおきたり，酸化ストレスとは無関係にミトコンドリア機能不全が生じたりする．これらの複合的な要因により，肝臓や脳の組織や他の臓器において細胞死がおこる．患者は神経症状や肝硬変を呈し，角膜に典型的な **Kayser-Fleischer（カイザー-フライシャー）角膜輪 Kayser-Fleischer ring** がみられる．セルロプラスミンの血中濃度は低く，尿への銅排泄は多い．

銅過剰症は肝硬変をおこす

　銅を経口で摂取した場合，一般に毒性はない．しかし，大量に摂取すると銅は組織に蓄積し，慢性的な過剰摂取は肝硬変をおこす．急性中毒は，著しい溶血および肝細胞と脳細胞の両方の障害として現れる．後者の症状は，常染色体潜性（劣性）遺伝代謝障害の Wilson（ウィルソン）病 Wilson disease でみられる（臨床症例：Wilson 病は単一遺伝子による常染色体潜性（劣性）遺伝病である）．

● セレン

セレンはアミノ酸であるセレノメチオニンとセレノシステインのかたちですべての細胞に存在する

　セレン selenium は，アミノ酸である**セレノシステイン selenocysteine** を含むセレンタンパク質の構成成分である．抗酸化酵素の**グルタチオンペルオキシダーゼ glutathione peroxidase** は，トリヨードチロニン（T_3）やリバース T_3（rT_3）を合成する酵素である**ヨードチロニン脱ヨード酵素 iodothyronine deiodinase** と同様に，セレンタンパク質である．細胞増殖，アポトーシス，DNA 合成にかかわる**チオレドキシン還元酵素 thioredoxin**

reductase もセレノシステインを含んでいる．セレンは，T 細胞の分化誘導，活性化 T 細胞の増殖，ナチュラルキラー細胞の活性亢進など免疫系の機能に影響を与え，精子形成にもはたらいている．

　セレンは小腸で吸収される．循環系ではタンパク質に結合したままであり，尿中に排泄される．セレノプロテイン P は 10 個のセレノシステイン残基をもち，血液を介してセレンを肝臓から主として脳，精巣，腎臓に運搬する．

　セレンは，食物中では**セレノメチオニン selenomethionine** やセレノシステインとして存在する．ブラジルナッツに最も多く，内臓肉，魚介類（マグロなど），穀物にも含まれている．植物性食品の含有量は土壌の組成に依存する．

セレンの栄養状態は多くの慢性疾患の危険要因となりうる

　セレンの低下は，免疫能の低下や認知障害を引きおこす．てんかん発作や妊娠中毒症の患者で濃度の低下がみられる．**中心静脈栄養 total parenteral nutrition** でもセレン欠乏症が発症することがある．まれな疾患ではあるが，セレン応答性心筋症〔**ケシャン病（克山病）Keshan disease**〕は，中国でセレン摂取がきわめて少ない地域におこる風土病として知られる．セレン欠乏症は，慢性筋肉痛，異常爪床，心筋症をおこすことがある．一方，セレン過剰症は，肝硬変，脾腫，消化管出血，抑うつをおこす．

　授乳中にはセレンの摂取量を増やす必要がある場合がある．セレンが肺がん・前立腺がん・膀胱がんやその他のがんの危険性を減少させる効果があることを示す研究がいくつかある．セレンタンパク質遺伝子の一塩基多型が，さまざまながん，妊娠中毒症，そしておそらく心血管疾患などの疾患の危険性を決定するのに重要であることがわかっている．

　セレン補充は，セレン濃度が低値の人には有効であるが，セレン濃度が正常値または高値の人には有害となることがある．

● その他の金属

　マンガン，モリブデン，バナジウム，ニッケル，カドミウムなど，他の多くの微量金属が，正常な生物学的機能に必要である．そのうちのいくつかは，亜鉛や銅と同様に，酵素の補欠分子族を形成する．これらには**モリブデン molybdenum**（キサンチンオキシダーゼ）や**マンガン manganese**（スーパーオキシドジスムターゼやピルビン酸カルボキシラーゼ）が含まれる．**クロム chromium** は耐糖能と関連している．

　これらの金属の多くは，毒性があると以前は考えられていた．実際，長期間にわたり**カドミウム cadmium** に曝露された造船所の労働者にみられる腎毒性などのよう

に，環境中に過剰に存在すると有害である．分離や分析の技術が向上するにつれて，他の金属や必須ミネラルのもつ別の機能が明らかになるだろう．これにより，環境が病因の少なくとも一部となっている特定疾患に関しての疫学的理解がより進むであろう．

まとめ

- ビタミンは主に酵素の補因子として機能する．
- 脂溶性ビタミンは脂肪組織に貯蔵されるが，水溶性ビタミンは通常，短期間しか保持されない．
- 食物中の微量栄養素の必要量が増していることに影響を受けやすい人たちや，継続して十分に摂取できない人たちに欠乏症が最も起きやすい．小児，妊婦，高齢者，アルコール依存者，低所得者は特にかかりやすい．
- 高カロリーを摂取するとビタミンBの必要量が増加する．タンパク質を多く摂取するとピリドキシンの必要量が増加する．
- 消化器病や消化管手術が原因となって，微量栄養素の欠乏症となることがある．
- 人工栄養や中心静脈栄養を続けている患者にとっては，ビタミンと微量金属の補充は特に重要である．
- 一部のビタミンの補充に関しては議論があるものの，微量栄養素の供給源として果物や野菜の摂取が推奨されることに疑いの余地はない．

✎ アクティブラーニング

(1) ビタミン B₁₂ と葉酸の欠乏症を比較対照して議論しなさい．
(2) どのようなときに栄養素やエネルギーの摂取量が増加し，それがビタミン欠乏症を引きおこすか．
(3) ビタミン A のサプリメント補充は安全か．
(4) 銅の臨床的な重要性を説明しなさい．
(5) どのビタミンが高ホモシステイン血症の発症にかかわるか．

参考文献

Ala A, Walker AP, Ashkan K, et al. Wilson's disease. *Lancet.* 2007;369:397–408.

Asplund K. Antioxidant vitamins in the prevention of cardiovascular disease: A systematic review. *J Int Med.* 2002;251:372–392.

Bhutta ZA, Haider BA. Maternal micronutrient deficiencies in developing countries. *Lancet.* 2008;371:186–187.

Chan YM, Bailey R, O'Connor DL. Folate. *Adv Nutr.* 2013;4:123–125.

Fisher Walker CL, Black RE. Zinc treatment for serious infections in young infants. *Lancet.* 2012;379:2031–2033.

Hughes CF, Ward M, Hoey L, et al. Vitamin B12 and aging: Current issues and interaction with folate. *Ann Clin Biochem.* 2013;50:315–329.

Lonsdale DA. Review of the biochemistry, metabolism and clinical benefits of thiamin(e) and its derivatives. *eCAM.* 2006;3:49–59.

Rayman M. Selenium and human health. *Lancet.* 2012;379:1256–1268.

Simkin SK, Tuck K, Garrett J, Dai S. Vitamin A deficiency- an unexpected cause of visual loss. *Lancet.* 2016;387:93–94.

Zimmermann MB, Jooste PL, Pandav CS. Iodine-deficiency disorders. *Lancet.* 2008;372:1251–1262.

関連ウェブサイト

Dietary reference values for energy, 2021 Dietary reference values for energy: https://www.gov.uk/government/uploads/system/uploads/attachment_data/file/339317/SACN_Dietary_Reference_Values_for_Energy.pdf Accessed May 2021

FAO Corporate Document Repository, 2021 FAO Corporate Document Repository. Human vitamin and mineral requirements: http://www.fao.org/docrep/004/Y2809E/y2809e01.htm#TopOfPage Accessed May 2021

FAO Corporate Documents Repository – Human Vitamin and Mineral Requirements, 2021 FAO Corporate Documents Repository – Human Vitamin and Mineral Requirements. Chapter 5: Vitamin B12: http://www.fao.org/docrep/004/Y2809E/y2809e0b.htm Accessed May 2021

World Health Organisation, 2021 World Health Organisation. Zinc supplementation in the management of diarrhoea. https://www.who.int/elena/titles/bbc/zinc_diarrhoea/en/ Accessed May 2021

第8章　生体エネルギー論と酸化的代謝

Norma Frizzell*

本章で学ぶこと

本章の到達目標
- 熱力学がいかに栄養や肥満と関連しているかを説明できる.
- ミトコンドリアの電子伝達系の概観を, 8つの主要な電子の担体を示しつつ説明できる.
- ユビキノン, ヘム, および鉄-イオウクラスターがどのように電子伝達にかかわっているかを説明できる.
- 膜電位と電気化学的勾配を定義し, ATP合成と熱産生におけるそれらの役割を説明できる.
- 脱共役タンパク質の機能を説明し, 熱産生における役割を示すことができる.
- ATP合成酵素の機構を説明できる.
- ミトコンドリアの酸素消費に対するロテノン, アンチマイシンA, 一酸化炭素, シアン化物, およびオリゴマイシンなどの阻害効果について説明できる.

はじめに

ATPは代謝の主要通貨である

　代謝燃料の酸化は生命にとって必要不可欠である. 高等動物においては, 糖質のような燃料や脂質は酸化的に二酸化炭素と水に代謝され, それによって代謝の主要通貨である**アデノシン三リン酸** adenosine triphosphate (ATP)を生成する. ほとんどの代謝エネルギーはミトコンドリアにおける酸化還元(レドックス)反応によって産生される. エネルギー代謝の調節はかなりの大仕事である. なぜなら, 温血動物では低温における熱産生や仕事, 運動時の呼吸速度に合わせたATP合成など, さまざまなエネルギー要求があるからである. 本章では, 自由エネルギーの概念, 酸化的リン酸化の経路, そして燃料から仕事へのエネルギー転換について紹介する. 電子が酸素に受け渡される過程とそこではたらく分子について解説し, 細胞の発電所でありATPの主たる産生の場であるミトコンドリアの構造と結び付けて論じる.

エネルギーの源としての酸化

食物のエネルギー含有量

　栄養そして肥満, 糖尿病, およびがんのような疾病を考えるにあたって, いずれも熱力学の理解が必要である. 例えば, 肥満はエネルギーの取り込みと利用の不均衡による異常である. そこで, 食物のもつエネルギー量を知ることが重要になる. 主要な4種の食物のカテゴリーについて, 広く認められているエネルギーの値を**表8.1**に示した. アルコールを入れたのは人によっては食物としてかなり意味をもってくるからである. これらの値は, 実験室においてボンベ熱量計でそれぞれの食物を完全に焼却(酸化)することによって得られる. 生物学的に, 食物のエネルギーの40%程度はATPに転換され, 残りの60%は熱として放出される.

表8.1　主要な食物のエネルギー含量

代謝燃料	エネルギー含量	
	(kJ/g)	(kcal/g)*
脂肪	38	9
糖質	17	4
タンパク質	17	4
アルコール	29	7**

*熱力学的用語のkcal〔1 kg(1 L)の水の温度を1℃上昇させるのに必要なエネルギー〕は通常用いられる栄養学的な大カロリー(Calorie)と同じである. すなわち1 Cal = 1 kcal, 1 kcal = 4.2 kJ.
** 5.5 kcal/mLに相当する.

基礎代謝率(BMR)

BMRは休息時の身体が1日に消費するエネルギーを測定したものである

　身体でおこる化学反応は事実上すべて発熱的であり, 休息時におけるすべての反応で発生する熱の和は**基礎代謝率** basal metabolic rate(BMR)と呼ばれ, 2通りの基本的な方法によって測定される. 1つは**直接カロリメト**

＊米国サウスカロライナ医科大学生化学分子生物学名誉教授のL. William Stillway博士の本章オリジナル原稿への貢献に深謝する.

リー direct calorimetry（熱測定）で，一定時間内にある動物によって放出された熱全体を測定するものであり，もう1つは**間接カロリメトリー** indirect calorimetry で，BMR と直接的に比例関係にある酸素消費量から計算で求めるものである．ミトコンドリアによる熱産生が BMR の大部分を占めている．成人男子（70 kg）は1日あたり 7,500 kJ（1,800 kcal）〔訳注：体重の記載がないが，55 kg でおおむねこの値になる〕，成人女子は1日あたり 5,400 kJ（1,300 kcal）の BMR を有している〔訳注：体重の記載がないが，25歳，165 cm，55 kg でこの値になる〕．BMR は年齢，性別，体重や身体の組成などに依存して，個人個人によって2倍程度の開きがみられる．BMR は管理された条件，すなわち8時間の睡眠の後に，背もたれを倒した体位で，食物の消化後（多くは 12時間の絶食後）という条件のもとで測定される．

　もう1つよく使われる測定は，**静止代謝率** resting metabolic rate（RMR）である．これは事実上 BMR と同じであるが，より緩い条件下で測定される点が違っている．RMR は安静時の最小エネルギー消費（およそ1日の全エネルギー消費の 70% を占める）を測定するものである．運動科学ではよく安静時のエネルギー消費速度に相当する量としてメッツ（身体活動の代謝当量）metabolic equivalent task（METs）というものを活動の単位として用いている（1 METs は RMR に等しい）．ゆっくりした歩行から早足の歩行になると活動は2 METs から4 METs になる．トレッドミル上で走るとエネルギー消費は 15 METs にも達する．

燃料の酸化の段階

　燃料の酸化は2つの段階に分けられる．1つは燃料の酸化による還元型ヌクレオチド補酵素の産生の段階であり，もう1つはその還元型ヌクレオチド補酵素を酸化することで得られた自由エネルギーを用いて ATP を合成する段階である（図 8.1）．

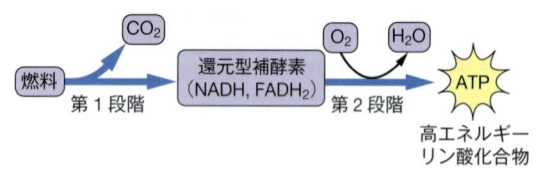

図 8.1　燃料の酸化の段階
NADH：還元型ニコチンアミドアデニンジヌクレオチド，
FADH$_2$：還元型フラビンアデニンジヌクレオチド．

自由エネルギー

反応の方向は反応物と生成物の自由エネルギー差に依存する

　ある反応の Gibbs（ギブズ）**自由エネルギー** Gibbs' free energy 変化（ΔG）はある一定の温度と圧力における反応から取り出すことのできるエネルギー量の最大値である．自由エネルギーの単位は kcal/mol（kJ/mol）である〔訳注：本来，"自由エネルギー" は SI 単位系で J を単位とするものであり，J/mol とするのであれば "モル自由エネルギー" と表現しなければならないのであるが，慣習的に mol あたりのエネルギーで "自由エネルギー" を表している〕．ある物質の自由エネルギー含量の絶対量を測定することはできないが，反応物 A が反応して生成物 B を与えるとき，この反応の自由エネルギー変化 ΔG は決めることができる．

　反応 A → B に対して

$$\Delta G = G_B - G_A$$

　ここで，G_A および G_B はそれぞれ A（反応物）および B（生成物）の自由エネルギーである．生体におけるすべての反応は可逆反応と考えられるので，逆反応 B → A についての自由エネルギー変化は，数字については等しく，しかし正反応とは逆の符号になる．

　もし，平衡において B のほうが A よりも濃度が高い（すなわち $K_{eq} > 1$）であると，A → B の変化が有利である．つまり，A と B がいずれも同濃度で存在する状態から反応を開始すると，反応は正方向に進もうとする．この場合，反応は自発的，あるいは発エルゴン的な反応であるといわれ，自由エネルギー変化は負（ΔG < 0）であり，これは反応によってエネルギーが放出されることを意味している〔訳注：後述のように平衡定数と結び付けられるのは自由エネルギー変化 ΔG ではなく標準自由エネルギー変化 ΔG° であるが，ここでは A と B が等しい濃度と仮定しているので ΔG = ΔG° となっており，ΔG° の正負と ΔG の正負が一致していることに注意〕．反対に，もしも平衡において A のほうが B よりも濃度が高いと，正反応は不利である，あるいは自発的でない，もしくは吸エルゴン的であるといわれ，反応は正の自由エネルギー変化を有することになる．すなわち，A と B が等しい濃度から反応が開始すると，A が B に変わるよりも B が A に変わろうとする．この場合，A と B が平衡の状態から正方向の反応 A → B を推し進めて A と B が等しい濃度にもっていくためには，エネルギーが必要となる．ある反応から得られる全自由エネルギーは，−ΔG と生成物に変化した反応物の量（モル数）の積となる．

代謝反応の標準自由エネルギー変化は，Gibbs の式における平衡定数に関係している

すべての反応物と生成物が 1 mol/L の濃度，すべての気体が 1 気圧で存在し，25℃（298 K）の状態を標準状態と呼び，熱力学的議論の基礎となる．標準自由エネルギー変化は記号 $\Delta G°$ で表され，生物学的な標準自由エネルギー変化は $\Delta G°'$ で表される．後者のプライム "′" は pH7 を意味しており，生体内の反応を扱う際に使われる．一般的に，ある反応が平衡に達した後，反応物と生成物の濃度を測定し，その結果から平衡定数を算出して，Gibbs の式に基づいて標準自由エネルギー変化を得る〔訳注：反応 A → B の Gibbs 自由エネルギー変化 ΔG と標準 Gibbs 自由エネルギー変化 $\Delta G°$ との間には $\Delta G = \Delta G° + RT\ln[B]/[A]$ の関係がある．また，平衡定数 K_{eq} と標準 Gibbs 自由エネルギー変化 $\Delta G°$ との間には $\Delta G° = -RT\ln K_{eq}$ の関係がある〕．

$$\Delta G°' = -RT\ln K'_{eq}$$

ここで T は絶対温度（ケルビン），$\ln K'_{eq}$ は pH7 における平衡定数の自然対数，そして R は気体定数であり，その値はおよそ

$$R = (8.3\ \mathrm{J\ mol^{-1}/K}\ または\sim 2\ \mathrm{cal\ mol^{-1}/K})$$

である．

一般的な代謝中間体と，それらの加水分解反応の平衡定数および標準自由エネルギー変化の値を表8.2に示した．これらのなかで ATP に匹敵する，あるいはそれ以上の標準自由エネルギー変化を有する中間体は，高エネルギー化合物 high-energy compound とみなされ，通常酸無水物あるいはチオエステル結合の構造をもっている．これに比して，リスト中の低エネルギーの化合物はすべてリン酸エステルであり，加水分解されてもそれほど大きな自由エネルギーを放出しない．グルコース-6-リン酸（Glc-6-P）の加水分解は

$$\mathrm{Glc\text{-}6\text{-}P + H_2O} \rightarrow グルコース + \mathrm{P_i}$$

と書かれる．

この反応は負の標準自由エネルギー変化を有し，自発的に反応が進行する〔訳注：$\Delta G°' < 0$ であれば，自発的に反応がしやすいとはいえるが，実際は反応物と生成物の濃度比で補正した ΔG の正負で決まり，$\Delta G < 0$ であれば自発的に反応が進行する〕．その逆反応，すなわち Glc-6-P をグルコースとリン酸から合成する反応はエネルギーの注入が必要となる．

ATP 加水分解との共役によるエネルギーの保持

ATP は分解反応の産物であり，かつ生合成反応の推進者である

生体システムにおいては，1 つの物質から他の物質へエネルギーが渡されるとき，そのエネルギーのすべてを熱として失ってしまうことがないようにしなければならない．こエネルギーのいくらかは化学的な形態として蓄えられ，自発的には進行しない生合成反応を推進するために利用される．事実，代謝燃料の酸化によって得られるエネルギーの半分近くは，**生体システムにおける共通のエネルギー変換器である ATP** の合成に向けられる．ATP は数多くのエネルギーを要求する反応を推進するのに用いられるので，しばしば代謝エネルギーの共通通貨と称される．ATP はプリン塩基の 1 つであるアデニン，五炭糖のリボース，そして α，β，および γ のリン酸基からなっている（図8.2）．2 つのリン酸無水物結合は加水分解されたときに自由エネルギーが大きく減少するため，高エネルギー結合と呼ばれる．ATP が代謝上の仕事に使われるとき，これらの高エネルギー結合は壊され，ATP は**アデノシンニリン酸** adenosine diphosphate（ADP）や**アデノシン一リン酸** adenosine monophosphate（AMP）に変換される．

高エネルギー結合，例えば ATP のリン酸無水物結合の自由エネルギーは，不利な反応を推し進めるのに使うことができる．事実，ほとんどの生合成反応は熱力学的に不利であるが，それらはさまざまな反応を高エネルギー化合物の加水分解と共役させることで熱力学的に有利になる．グルコースの代謝の第 1 段階の Glc-6-P の合成（図3.4）を例にとってみると，表8.2に示したようにこれは有利な反応ではなく，Glc-6-P の加水分解（$\Delta G°' = -13.8$ kJ/mol あるいは-3.3 kcal/mol）が有利な反応である．しかしながら，後述するように，Glc-6-P の合成（反応 I）は ATP の加水分解（反応 II）とエネル

表8.2　加水分解反応の熱力学

代謝物質	K'_{eq}	$\Delta G°'$	
		(kJ/mol)	(kcal/mol)
ホスホエノールピルビン酸	1.2×10^{11}	-61.8	-14.8
ホスホクレアチン	9.6×10^{8}	-50.2	-12.0
1,3-ビスホスホグリセリン酸	6.8×10^{8}	-49.3	-11.8
ピロリン酸	9.7×10^{5}	-33.4	-8.0
アセチル CoA	4.1×10^{5}	-31.3	-7.5
ATP	2.9×10^{5}	-30.5	-7.3
グルコース-1-リン酸	5.5×10^{3}	-20.9	-5.0
フルクトース-6-リン酸	7.0×10^{2}	-15.9	-3.8
グルコース-6-リン酸	3.0×10^{2}	-13.8	-3.3

pH7 におけるさまざまな代謝物質の加水分解反応の平衡定数と標準自由エネルギー変化（**$\Delta G°'$**）．

的に**共役 coupling** され，Glc-6-P の合成が有利になるような"正味の反応"Ⅲを生み出すのである．

	$\Delta G^{\circ\prime}$
Ⅰ：Glc + P_i → Glc-6-P + H_2O	+3.3 kcal/mol
Ⅱ：ATP + H_2O → ADP + P_i	−7.3 kcal/mol
Ⅲ：Glc + ATP → Glc-6-P + ADP	−4 kcal/mol

これが可能になるのは，ATP のもつ大きな自由エネルギーあるいは"リン酸基転移ポテンシャル"のおかげである．ATP からグルコースへのリン酸基の移動はある種のキナーゼ（例えばグルコキナーゼ）の活性部位で行われる．ATP が生合成反応，輸送過程や筋収縮をおこさせるために使われていることは，代謝経路において繰り返しみることができる．

理解を深めるために
ATP の代謝における機能はマグネシウムを必要とする

ATP は容易にマグネシウムイオン（Mg^{2+}）と錯体をつくり，この錯体は ATP の関与するすべての反応（ATP 合成をも含む）において必要である．マグネシウムが欠乏している状態では，ATP は十分につくられず利用されないので，事実上すべての代謝が障害される．

ミトコンドリアにおける還元型補酵素からのアデノシン三リン酸の合成

酸化的リン酸化は燃料の酸化によって発生したエネルギーを ATP のかたちに変える機構である

　糖質の代謝は細胞質での解糖系（**第 9 章**）から始まるが，脂肪酸からのエネルギー産生はミトコンドリアだけ

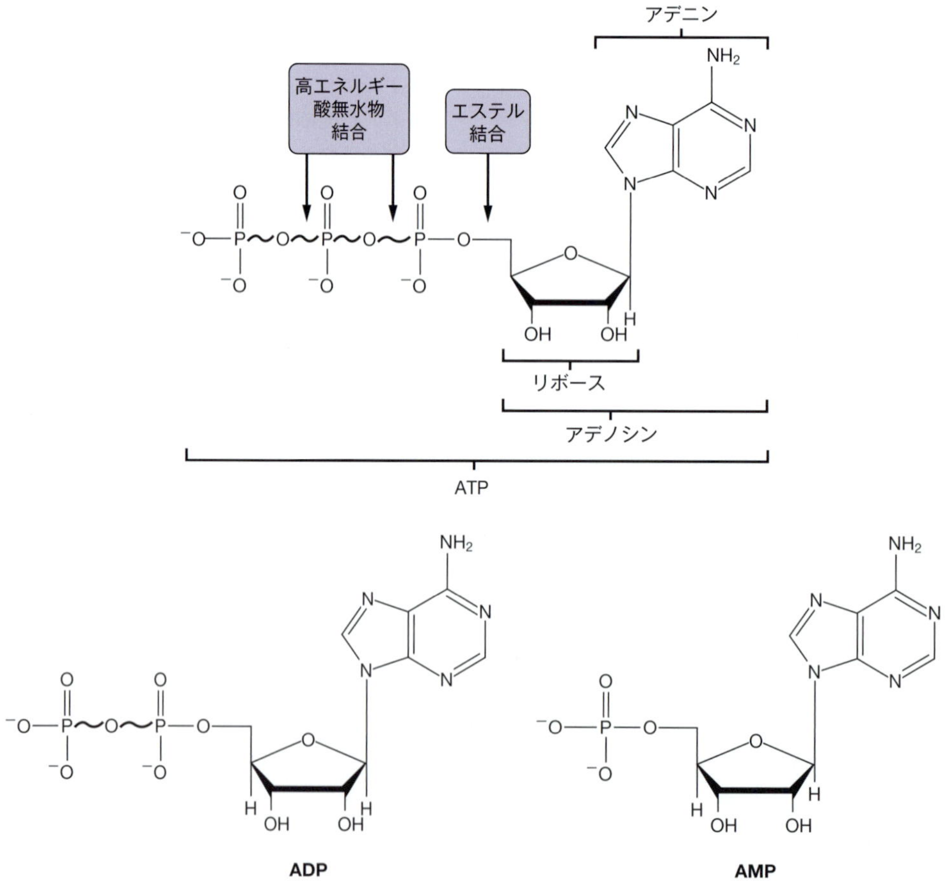

図 8.2　アデニンヌクレオチドの構造
ATP を，その加水分解産物であるアデノシン二リン酸（ADP）およびアデノシン一リン酸（AMP）とともに示す．ATP は 2 つの高エネルギーリン酸無水物結合〔P(=O)-O-P(=O)〕を有し，ADP は 1 つ有する．AMP は低エネルギーリン酸エステル結合〔C(=O)-O〕のみを有する．

で行われる．ミトコンドリアは細胞内小器官であり，細菌とほぼ同じ大きさをもっている．ミトコンドリアは真核生物の好気的代謝に必須であり，その主要な機能は，代謝燃料を酸化してそれから得られる自由エネルギーをATP合成のかたちで蓄えることである．

　ミトコンドリアは二重の膜によって外部と仕切られている（図8.3）．ミトコンドリア外膜 outer mitochondrial membrane（OMM）は酵素や輸送タンパク質を含んでおり，孔を形成するタンパク質ポリン〔P，電位依存性陰イオンチャネル（VDAC）としても知られる〕のために，事実上すべてのイオン，低分子物質，そして10,000 Da以下の大きさのタンパク質を素通りさせる．大きなタンパク質は，外膜トランスロカーゼ translocase in the outer mitochondrial membrane（TOM）複合体と内膜トランスロカーゼ translocase in the inner mitochondrial membrane

（TIM）複合体によって二重層を透過する．これは細胞にとって特に重要で，それは大部分のミトコンドリアのタンパク質は核によってコードされており，細胞質からミトコンドリアのなかに運ばれる必要があるからである．ミトコンドリアDNA mitochondrial DNA（mtDNA）はプロトンポンプ（電子伝達系）の11個，ATP合成酵素 ATP synthase の2個のサブユニットタンパク質をコードしている．ミトコンドリア内膜 inner mitochondrial membrane（IMM）はクリスタ crista と呼ばれるヒダ状の構造をしており，ほとんどのイオンやヌクレオチド（ATPを含む），補酵素，リン酸，プロトン（H^+）を通さないようになっている．内膜を越えて何らかの分子の移動を促すには輸送体タンパク質が必要となる．内膜はまた酸化的リン酸化（還元型ヌクレオチド補酵素の酸化をATP合成に共役させる過程）を構成する成分を含んでいる．

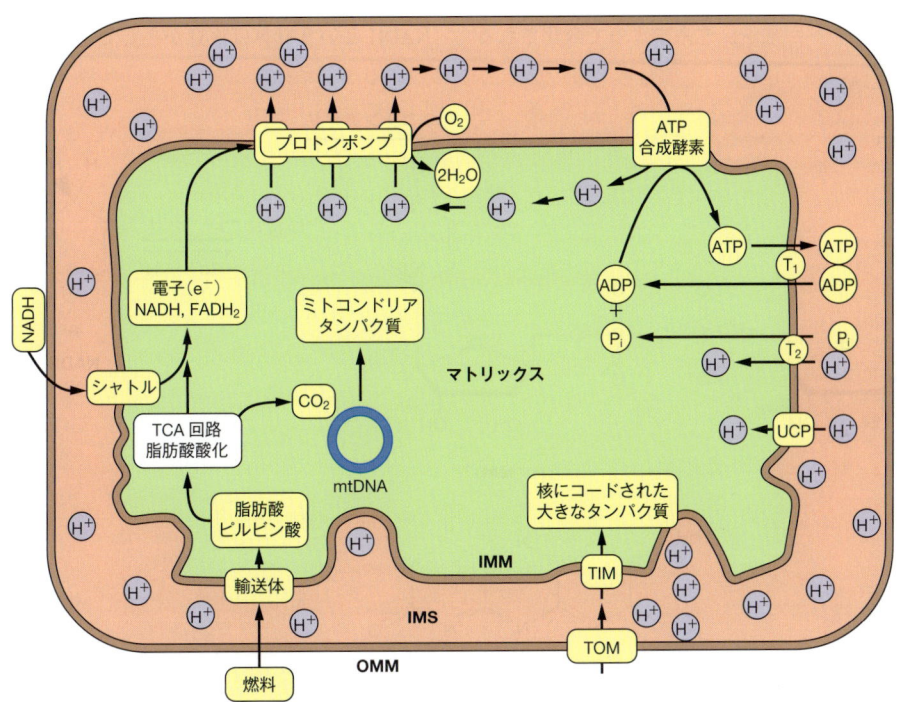

図8.3　ミトコンドリアの構造とエネルギー転換の経路：酸化的リン酸化の機構

主な燃料，例えば糖質から生成したピルビン酸やトリアシルグリセロールから生成した脂肪酸はマトリックスに輸送され，酸化されてCO_2と還元型ヌクレオチド補酵素であるNADHやFADH$_2$を生じる．これらのヌクレオチドの電子伝達系による酸化は酸素を水にまで還元し，3ヵ所にあるプロトンポンプによってプロトンをマトリックスから膜間腔 intermembrane space（IMS）に汲み出し，pH勾配を形成する．このpH勾配は膜電位の形成に主要な役割を果たす．膜間腔のプロトンは，プロトンチャネルであるタンパク質ポリンを介し外膜を通って自由に拡散する．そのために膜間腔のpHはほぼ細胞質のpHと同じである．膜電位は大部分がプロトンの勾配によってつくられているが，実際はいくつかの電気化学勾配も含んでおり，それらをまとめて1つの電圧で表される〔訳注：マトリックスから膜間腔・細胞質にプロトンが移動しても，それぞれの場所での緩衝作用のために，プロトンの濃度勾配自体はそれほど増加しない．しかし，緩衝作用の結果，H^+とOH^-のそれぞれの電荷は他のイオンに振り分けられ，それらが膜電位の形成に寄与するため，結果的に汲み出されたプロトンの分，膜電位が増加することになる．内膜を隔てたプロトンの電気化学的ポテンシャル差のうちのおよそ3/4が膜電位によるもの，1/4がプロトンの濃度勾配によるものである〕．ATP合成酵素を通ったプロトンの制御された流入はATP合成酵素（F型ATPase，表4.3）によるATPの合成に必要なエネルギーを供給する．ミトコンドリアのATPは細胞質のADPと**ADP-ATP トランスロカーゼ**（T$_1$）によって交換される．ATPの合成に必要なもう1つの基質であるリン酸 phosphate（P$_i$）はリン酸トランスロカーゼ phosphate translocase（T$_2$）によって運ばれる．内膜はまた脱共役タンパク質（UCP）を含んでおり，これはプロトンのマトリックスへの制御された漏出をおこすために使われる．OMM：ミトコンドリア外膜，IMM：ミトコンドリア内膜，mtproteins：ミトコンドリアタンパク質，mtDNA：ミトコンドリアDNA，TOMおよびTIM：内膜トランスロカーゼ，TCA回路：トリカルボン酸回路．

● 還元型補酵素のエネルギーの高エネルギーリン酸化合物への転換

NAD⁺，FAD，そして FMN は主な酸化還元補酵素である

　燃料から ATP へエネルギーを転換するのに関与する主な酸化還元補酵素は，ニコチンアミドアデニンジヌクレオチド nicotinamide adenine dinucleotide（NAD⁺），酸化型フラビンアデニンジヌクレオチド flavin adenine dinucleotide（FAD），そしてフラビンモノヌクレオチド flavin mononucleotide（FMN）である（図 8.4）．エネルギー代謝において，電子は糖質や脂肪からこれらの補酵素に渡され，これらの補酵素は燃料が酸化される間にそれぞれ NADH，FADH₂，および FMNH₂ になる．いずれの場合においても 2 電子が移るが，移るプロトンの数は異なる．NAD⁺ はプロトン 1 つと電子 2 つで構成されるヒドリドイオン（H⁻）を受け取る．FAD と FMN はプロトン 2 つと電子 2 つを受け取る．

　還元型ヌクレオチドが電子伝達系によって酸化される

と大量の自由エネルギーを発生する．1 mol の NADH の酸化は 0.5 mol の分子状酸素の水分子への還元を伴い，その際に放出されるエネルギーは 7.0 mol の ATP の合成に十分な量となる．

$$NADH + H^+ + ½ O_2 \rightarrow NAD^+ + H_2O$$

$$\Delta G^{\circ\prime} = -220\ kJ/mol\,(-52.4\ kcal/mol)$$

$$ADP + P_i \rightarrow ATP + H_2O$$

$$\Delta G^{\circ\prime} = -30.5\ kJ/mol\,(-7.3\ kcal/mol)$$

　NADH の酸化で得られる 220.0 kJ/mol（$\Delta G^{\circ\prime}$ の値の符号を変えたもの）を，ATP 合成に要する $\Delta G^{\circ\prime}$ の値 30.5 kJ/mol で割ると，理論的には 7 mol ATP/mol NADH となる．しかし，実際は後述のように 1 mol の NADH の酸化によっておよそ 2.5 mol の ATP がつくられることになる〔訳注：後述の訳注で解説するように，この 7 mol ATP/mol NADH という計算は注意が必要である〕．

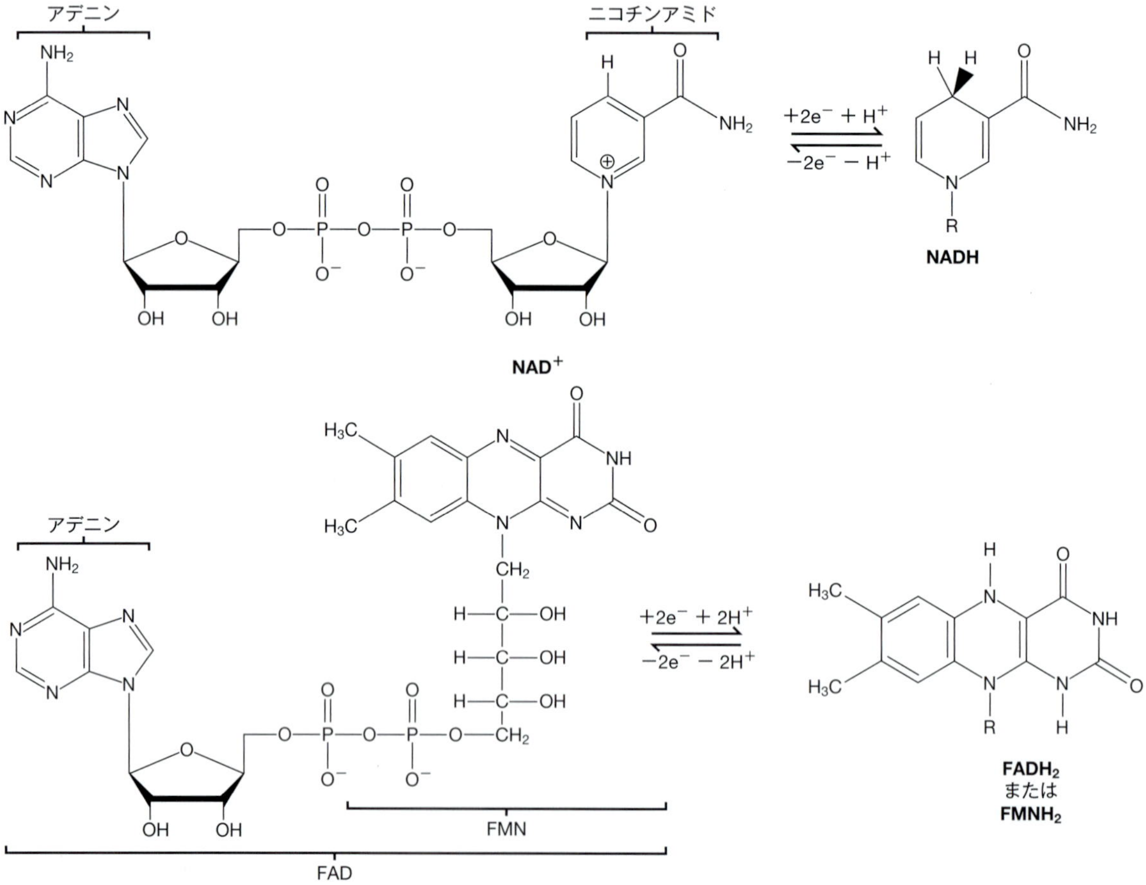

図 8.4　酸化還元補酵素の構造
NAD⁺ とその還元型の NADH（ニコチンアミドアデニンジヌクレオチド）はアデニン，2 つのリボース単位，2 つのリン酸，およびニコチンアミドからなっている．FAD とその還元型 FADH₂（フラビンアデニンジヌクレオチド）はリボフラビン，2 つのリン酸，リボースおよびアデニンからなっている．FMN と FMNH₂ はリボフラビンリン酸からなっている．これらの補酵素のニコチンアミド部分とリボフラビン部分は電子伝達（酸化還元）反応の間に可逆的に酸化・還元される．NADH と FADH₂ は，しばしば還元型ヌクレオチドや還元型補酵素と呼ばれる．

NADH や FADH$_2$ の酸化の自由エネルギー変化は電子伝達系によってプロトンを膜間腔に汲み出すのに使われる．これらのプロトンがミトコンドリアマトリックスに戻るときに発生するエネルギーは ATP の合成に使われる．この過程は酸化的リン酸化として知られる（**図 8.3**）．

ミトコンドリアの電子伝達系

ミトコンドリアの電子伝達系は還元型補酵素から酸素までの，明確に区切られた多段階反応である

電子伝達系はときに電子伝達鎖あるいは呼吸鎖と呼ばれるが，その全体がミトコンドリア内膜に局在している（**図 8.5**）．電子伝達系はいくつかの巨大なタンパク質複合体と，2 つの小さな成分（**ユビキノン** ubiquinone と**シトクロム *c*** cytochrome *c*）からなっている．タンパク質成分は多数のサブユニットを有する．例えば，**複合体 I** complex I は NADH から電子を受け取るものであるが，少なくとも 45 個のサブユニットからなっている．電子伝達系の各段階では，電子がより負の還元電位をもつ成分からより正の還元電位をもつ成分に受け渡される酸化還元反応がおこっている．この系において，電子は還元型ヌクレオチド補酵素から酸素へ決まった順序で受け渡され，その際の自由エネルギー変化はプロトンをマトリックスから膜間腔へ 3 つのプロトンポンプを通じて運ぶのに使われる．それぞれの段階が終わると，電子はより低エネルギーの状態になる〔訳注：より高い酸化還元電位の物質のなかに存在するということである〕．

電子はいくつかのフラビンタンパク質によって電子伝達系に集められる

電子伝達系には 4 種類のフラビンタンパク質がある．複合体 I は FMN を含み，他の 3 つのタンパク質は FAD を含んでいる．これらのフラビンタンパク質はすべて，小さな脂溶性分子である**ユビキノン**（Q あるいは補酵素 Q$_{10}$ coenzyme Q$_{10}$）を還元する．この段階以降は，Q，**複合体 III** complex III，シトクロム *c*，**複合体 IV** complex IV からなる 1 つの電子伝達経路にまとめられる（**図 8.5**）．

$$\text{フラビンタンパク質}_{(還元型)} + Q$$
$$\rightarrow \text{フラビンタンパク質}_{(酸化型)} + QH_2$$

複合体 I，III，および IV によって，プロトンはマトリックスから膜間腔に汲み出される．酸素（O$_2$）は電子伝達系の最終の電子受容体であり，複合体 IV からの 4 つの電子とミトコンドリアマトリックスからの 4 つのプロトンを受け取って 2 つの水分子に還元される．

酸化的リン酸化の効率は ADP に取り込まれたリン酸の量を還元された酸素原子の量で割ること〔訳注：式の *n* がこの値になる〕，すなわち P：O 比で測ることができる．1 原子の酸素は 2 個の電子（1 つの電子対）によって還元される．

$$nADP + nP_i + \tfrac{1}{2} O_2 + 2H^+ + 2e^- \rightarrow nATP + H_2O$$

電子伝達系により，酸素 1 原子が 2 電子によって還元されることになるが，この 1 対の電子が複合体 I，III あるいは IV を通過するたびに，ほぼ 1.0 分子の ATP の合成に十分な数のプロトンがこれらの複合体によって汲み出される．NADH から電子伝達が始まると，ほぼ 2.5 分子の ATP が合成され，これとは別に複合体 I と複合体 III の間に位置する 3 つのフラビンタンパク質の FADH$_2$ から電子伝達が始まると，ほぼ 1.5 分子の ATP が合成される．後者の場合は，複合体 I を迂回するため，複合体 I によるプロトンの汲み出しがおこらないからである．

● フラビンタンパク質は FAD あるいは FMN を補欠分子族として含む

複合体 I は NADH-Q 還元酵素 NADH-Q reductase あるいは NADH 脱水素酵素（デヒドロゲナーゼ）とも呼ばれるが，FMN を含むフラビンタンパク質である．複合

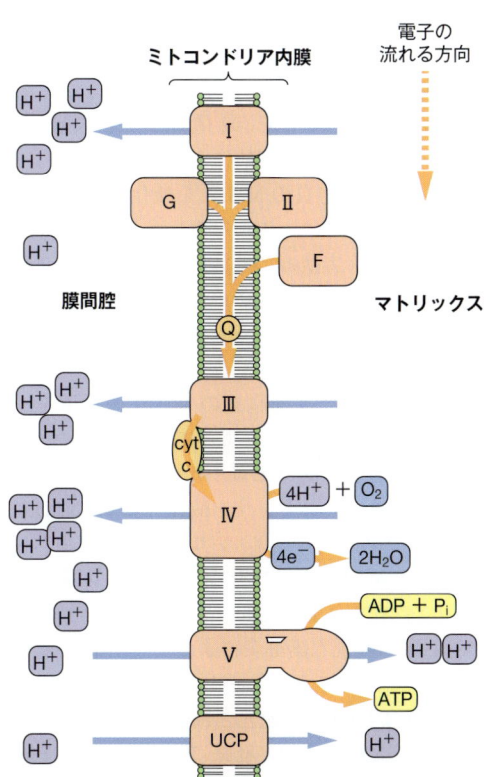

図 8.5　ミトコンドリア内膜の断面図（電子伝達系と ATP 合成酵素とともに）

I：複合体 I（NADH-Q 還元酵素），II：複合体 II（コハク酸脱水素酵素），III：複合体 III（シトクロム *c* 還元酵素），IV：複合体 IV（シトクロム酸化酵素），V：複合体 V（ATP 合成酵素），G：グリセロール-3-リン酸脱水素酵素，F：脂肪酸アシル CoA 脱水素酵素，Q：ユビキノン，cyt *c*：シトクロム *c*，UCP：脱共役タンパク質．

体ⅠはミトコンドリアのNADHを酸化してその電子を
FMNおよび鉄-イオウ（FeS）クラスターを経てユビキノ
ンに渡し，その過程で4つのプロトンをマトリックスか
ら汲み出すのに十分なエネルギーを得る．

$$NADH + Q + 5H^+_{マトリックス} \longrightarrow NAD^+ + QH_2 + 4H^+_{膜間腔}$$

他の3つのフラビンタンパク質は，酸化可能な基質か
ら電子をFADH$_2$のかたちで得て，ユビキノン（Q）に渡
す（図8.5）．

- コハク酸-Q還元酵素 succinate-Q reductase（複合体
ⅡあるいはTCA回路のコハク酸脱水素酵素，第10章）
はコハク酸をフマル酸に酸化し，FADをFADH$_2$に還
元する．
- グリセロール-3-リン酸-Q還元酵素〔訳注：ミトコンド

リア型グリセロール-3-リン酸脱水素酵素のことであ
る〕はグリセロール-3-リン酸シャトル glycerol-3-P
shuttle の一部を構成し，細胞質のグリセロール-3-リ
ン酸をジヒドロキシアセトンリン酸 dihydroxyacetone
phosphate（DHAP）に酸化し，FADをFADH$_2$に還元す
る．
- アシルCoA脱水素酵素 acyl CoA dehydrogenase は
脂肪酸のミトコンドリアにおける酸化の最初の段階を
触媒し（第11章），やはりFADH$_2$を生成する．

FMNもFADも水溶性ビタミンであるリボフラビンを
含んでいる．食事のリボフラビンの欠乏はこれらや他の
フラビンタンパク質の機能を大きく損なうことになる．

NADHからミトコンドリアへの電子の移動

電子シャトル

細胞質でつくられたNADHをミトコンドリアで酸化す
るために電子シャトルが必要となる

NADHは細胞質において糖質の代謝でつくられる．
NADHはミトコンドリア内膜を通過できないため，細胞
質のNADHはそのままでは電子伝達系で酸化すること
ができない．しかしながら，2種類の酸化還元シャトル
のおかげで，NADHを物理的にミトコンドリア内に移動
することなく，細胞質のNADHを酸化することができ
る．特筆すべきことに，これらのシャトル経路は細胞質
型とミトコンドリア型のアイソザイムによって動かされ
ている．それぞれのアイソザイムは内膜の両側で同じ反
応の正反応と逆反応をそれぞれ触媒している．2つのう
ちで単純なほうはグリセロール-3-リン酸シャトルであ
る（図8.7上）．これは細胞質のNADHの電子を，FAD
をFADH$_2$に還元することによってミトコンドリアに運
んでいる．細胞質のグリセロール-3-リン酸脱水素酵素
は，ジヒドロキシアセトンリン酸（DHAP）をNADHで還
元することでグリセロール-3-リン酸をつくり，NAD$^+$
を再生する．細胞質のグリセロール-3-リン酸は，ミト
コンドリア内膜の外側に面している別のかたちのグリセ
ロール-3-リン酸脱水素酵素によってDHAPに再酸化さ
れる．この酵素はフラビンタンパク質で，この反応に
よってFADはFADH$_2$に還元される．そして，この電子
はユビキノンを経て共通の経路に渡される．電子は直接
FADに渡されるので，細胞質のNADHからのこの経路
によって生じるATPは，1分子のNADHあたりほぼ1.5
分子となる．これは，ミトコンドリアのNADHから電
子がNADH-Q還元酵素複合体（複合体Ⅰ）を通ることに
よって生じるATPがほぼ2.5分子であることに比べて
少ない．

多くの細胞，例えば骨格筋では，グリセロール-3-リ

理解を深めるために
鉄-イオウクラスター

鉄-イオウクラスターは酸化還元反応にかかわる

鉄はヘモグロビン，ミオグロビン，シトクロム，カ
タラーゼといったヘムタンパク質の重要な成分である
が，さまざまな酸化還元反応において機能する非ヘム
タンパク質の鉄-イオウ（FeS）クラスターにも見いだ
される．複合体ⅠおよびⅡともにFeSクラスターを
もっており，電子伝達系における一電子移動に関与し
ている．Fe$_2$S$_2$およびFe$_4$S$_4$型を図8.6に示す．いず
れの場合も，鉄-イオウ中心はポリペプチドにシステ
イン残基を介して結合している．FeSクラスターは酸
化還元反応に際して，可逆的な歪みと緩和をおこす．
酸化還元のエネルギーは電子伝達反応において"配座
エネルギー"のかたちとして蓄えられるといえる．

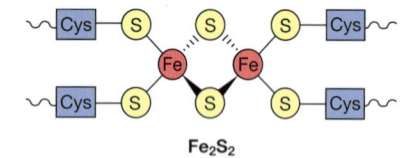

Fe$_2$S$_2$

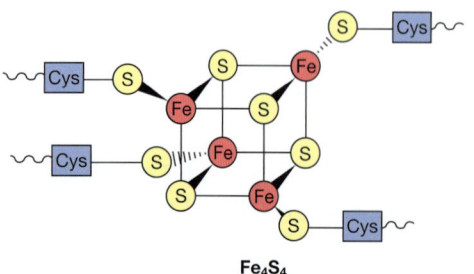

Fe$_4$S$_4$

図8.6　鉄-イオウ複合体
Cys：システイン残基．

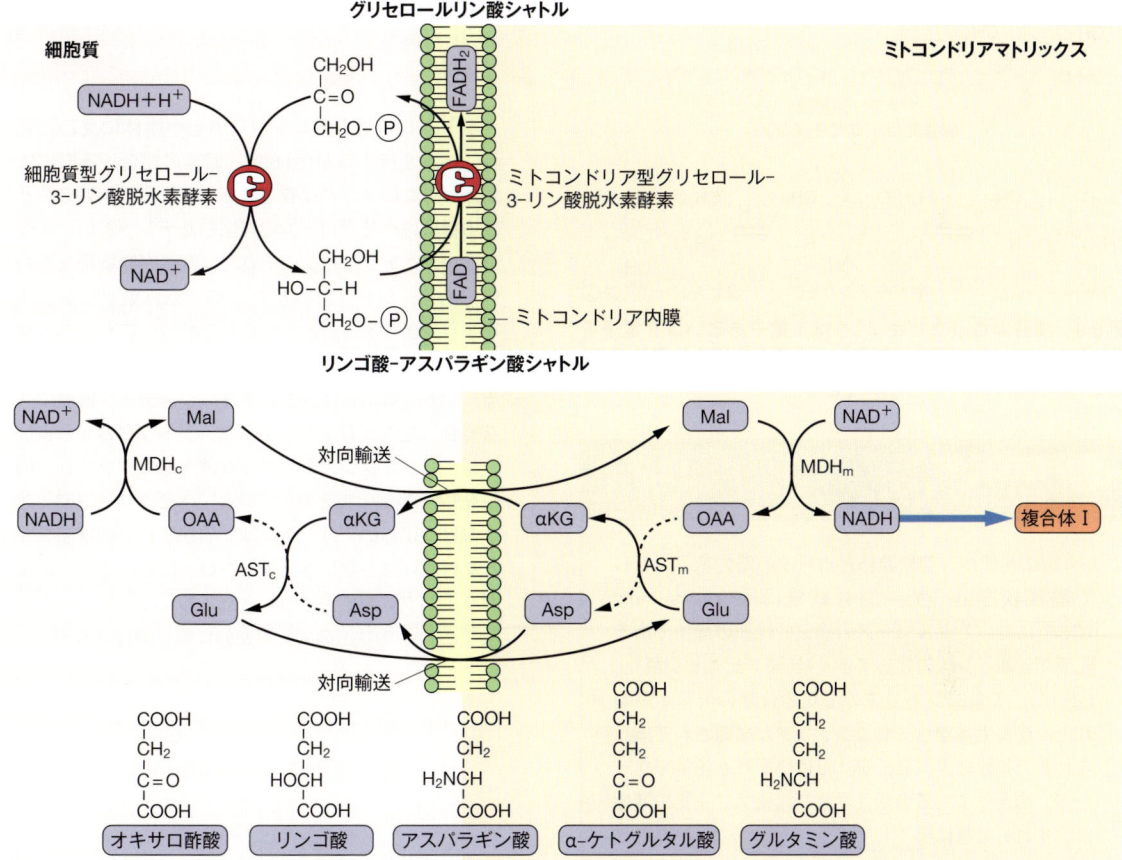

図8.7　ミトコンドリア内膜における酸化還元シャトル
(上)グリセロール-3-リン酸シャトル. (下)リンゴ酸-アスパラギン酸シャトル. MDH：リンゴ酸脱水素酵素, AST：アスパラギン酸アミノトランスフェラーゼ. 添字のcおよびmは, それぞれ細胞質およびミトコンドリアのアイソザイムであることを示す.

ン酸シャトルを用いているが, これは活動している筋肉などATP要求性が高いために細胞質のNADH濃度が低くなっているときでも効率よくはたらく. それに対して心筋や肝臓では, NADH 1 molあたり2.5 molのATPを産生できるリンゴ酸-アスパラギン酸シャトルmalate-aspartate shuttle(図8.7下)に依存している. このシャトルはより複雑である. というのは, ミトコンドリア内膜はオキサロ酢酸を透過しない(オキサロ酢酸輸送体が存在しない)ため, オキサロ酢酸はいったん還元されてリンゴ酸となり, これがミトコンドリア内膜を通過し, そしてオキサロ酢酸に再酸化されているからである. 細胞型とミトコンドリア型のリンゴ酸脱水素酵素がこの反応を触媒する. 細胞質およびミトコンドリアのグルタミン酸とα-ケトグルタル酸, そしてグルタミン酸-オキサロ酢酸アミノ基転移酵素(アスパラギン酸アミノ基転移酵素)のアイソザイムがかかわるα-ケト酸とα-アミノ酸の相互転換によってシャトルが完結する.

● ユビキノン(補酵素 Q_{10})

ユビキノンはフラビンタンパク質から複合体Ⅲへ電子を運ぶ

　ユビキノンは事実上すべての生体に普遍的(ubiquitous)な存在であるため, その名が付けられている. これは動植物のミトコンドリア内膜と細菌の細胞膜に存在する小さな脂溶性の物質である. 哺乳類のユビキノンの基本的な形は10個のイソプレン単位からなる側鎖を有しており, そのためにしばしば補酵素 Q_{10} (CoQ_{10})と呼ばれる. これは内膜のなかを拡散し, 複合体ⅠおよびⅡのなかの4種類の主要なミトコンドリアフラビンタンパク質から電子を受け取って複合体Ⅲ(QH_2-シトクロムc還元酵素)に渡している. ユビキノンは電子伝達の過程で1電子(セミユビキノン)あるいは2電子(ユビキノール, 図8.8)をもつことができる. この副反応として, セミユビキノンは分子状酸素をスーパーオキシドラジカルに還元し, それによって虚血再還流や炎症の際の酸化ストレスの一端を担っている(**第42章**).

イソプレン側鎖
補酵素 Q_{10}（ユビキノン）

図 8.8　補酵素 Q_{10}（ユビキノン）は 1 電子あるいは 2 電子を受け取り，それらをフラビンタンパク質から複合体Ⅲに渡す． セミキノン型はフリーラジカルである．

🩺 臨床症例
珍しい補酵素 Q_{10} 欠乏症

　4 歳の男児が，痙攣発作と進行する筋力低下，そして脳症状を呈した．脳脊髄液 cerebrospinal fluid（CSF）においてグルコースの嫌気的代謝の産物である乳酸がピルビン酸に比して多く（乳酸／ピルビン酸比，L/P 比），ミトコンドリアの酸化的代謝の欠陥が疑われた．筋肉生検からミトコンドリアが単離されて調べられた．複合体Ⅰ，Ⅱ，Ⅲ，Ⅳはいずれも正常であったが，複合体Ⅰ＋Ⅲの活性および複合体Ⅱ＋Ⅲの活性はいずれも有意に低下していた．補酵素 Q_{10} 補充の結果，筋力低下は改善したが，脳症状は改善しなかった．

解説

　いわゆるミトコンドリアミオパチーやミトコンドリア脳症において，重度の筋力低下，脳症状，あるいはその両方は，電子伝達系にからむミトコンドリアの障害によって引きおこされる．これらの障害に加えてピルビン酸カルボキシラーゼやピルビン酸脱水素酵素複合体の機能に影響する障害をひとまとめにしてミトコンドリア病と名付けられている．複合体Ⅰ＋Ⅲの活性と複合体Ⅱ＋Ⅲの活性が低下していることは，補酵素 Q_{10} の欠乏を示唆しており，これは直接測定することで確かめられた．

🟢 複合体Ⅲ–シトクロム c 還元酵素

複合体Ⅲはユビキノンからシトクロム c に電子を渡し，内膜を横切って H^+ を汲み出す

　この酵素複合体は**ユビキノン–シトクロム c 還元酵素** ubiquinone–cytochrome c reductase あるいは QH_2–シトクロム c 還元酵素とも呼ばれ，ユビキノンを酸化してシトクロム c を還元する．還元型ユビキノンはミトコンドリアのフラビンタンパク質から電子を集めてきたものであるが，これらを複合体Ⅲに渡す．この電子は 2 種類のシトクロム b，1 つの FeS 中心，シトクロム c_1 を経て最

理解を深めるために
シトクロム

　シトクロムはミトコンドリアと小胞体に見いだされ，ヘムを有するが（図 8.9），酸素の結合・運搬にはかかわらないタンパク質である．これらのヘムの核となる構造はヘモグロビンに類似したテトラピロール環であり，ヘモグロビンのそれとは側鎖が時折異なるだけである．シトクロム b や c_1 のヘムは鉄プロトポルフィリンⅨであることが知られており，これはヘモグロビン，ミオグロビン，カタラーゼのヘムと同じである．シトクロム c はタンパク質のシステイン残基に共有結合したヘム C を有している．シトクロム a および a_3 は，ユビキノンと同じような疎水的なイソプレン側鎖をもったヘム A を有している．ヘモグロビンやミオグロビンにおいては，ヘムは二価鉄（Fe^{2+}）の状態を保たなければならないが，シトクロムにおいては，電子がタンパク質間で受け渡しされるのにつれて，ヘムは Fe^{2+} と Fe^{3+} の状態の間を可逆的に酸化還元される．

シトクロム c のヘム（ヘム C）

シトクロム a のヘム（ヘム A）

図 8.9　シトクロム類のヘムの構造の多様性
シトクロムはヘムを有するタンパク質である．

終的にシトクロムcに渡される．シトクロムcへ2個の電子が渡されることによって，1分子のATPの合成に十分な量のプロトンを汲み出すための自由エネルギー変化がもたらされる．全体の反応は次のとおりである．

$$QH_2 + 2cyt\ c_{酸化型} + 2H^+_{マトリックス}$$
$$\rightarrow 2Q + 2cyt\ c_{還元型} + 4H^+_{膜間腔}$$

4個のプロトンがこの反応で汲み出されるが，そのうちの2個は還元型ユビキノンから，残りの2個はミトコンドリアマトリックスからくる〔訳注：還元型ユビキノン由来の2個のプロトンはユビキノンが複合体Iによって還元される際にミトコンドリアマトリックスから入ってきたものであることに注意〕．

シトクロムc

シトクロムcは膜の端に結合したタンパク質であり，複合体IIIから複合体IVへの電子の受け渡しを仲介する

シトクロムcは内膜の外側に弱く結合した小さなタンパク質であり，複合体IIIから複合体IVへの電子の受け渡しを行っている．それぞれのシトクロムcは電子を1個だけ受け取ることができるため，複合体IVによるO_2のH_2Oへの還元は4個の還元型シトクロムcを必要とする．シトクロムcの複合体IIIおよび複合体IVへの結合はほぼ静電的に行われ，タンパク質の表面のいくつかのリシン残基が関与する．シトクロムc_1〔訳注：複合体IIIのなかにある〕によるフェリシトクロムc（Fe^{3+}）のフェロシトクロムc（Fe^{2+}）への還元は，シトクロムcタンパク質の立体構造，電荷分布，そして双極子モーメントの変化を

伴い，複合体IV（図8.5）のシトクロムaへの電子の移動を促進する．酸化ストレスや細胞障害に反応して（**第42章**），シトクロムcはミトコンドリア内膜から細胞質へと遊離し，アポトーシス（細胞死）を誘発する．

複合体IV

電子伝達系の最後に位置する複合体IVは電子を酸素に渡して水分子をつくる

複合体IVはシトクロムc酸化酵素あるいはシトクロム酸化酵素としても知られており，内膜に二量体として存在する．これは内膜上を動き回っているシトクロムcを酸化し，その電子をシトクロムaおよびシトクロムa_3を経由させて最終的に四電子還元反応として酸素を還元し，水分子をつくる（**図8.10**）．銅はこの酵素や他の酸化酵素に共通の成分である．**アジ化物 azide**，**シアン化物 cyanide**，そして**一酸化炭素 carbon monoxide**はシトクロムc酸化酵素のシトクロムa_3のヘムに結合し，複合体IVを阻害する．複合体Iおよび複合体IIIと同様，シトクロム酸化酵素複合体はプロトンをミトコンドリア外に汲み出し，酸素へ移動する電子2個あたり1個のATPを生成するのに十分な量のプロトンを供給する．実際に汲み出されるプロトンの数は4個である．この他，もう4個のプロトンがO_2を水分子に還元するのに必要である．複合体IVによって触媒される反応は次式となる．

$$4cyt\ c_{還元型} + 8H^+_{マトリックス} + O_2$$
$$\rightarrow 4cyt\ c_{酸化型} + 2H_2O + 4H^+_{膜間腔}$$

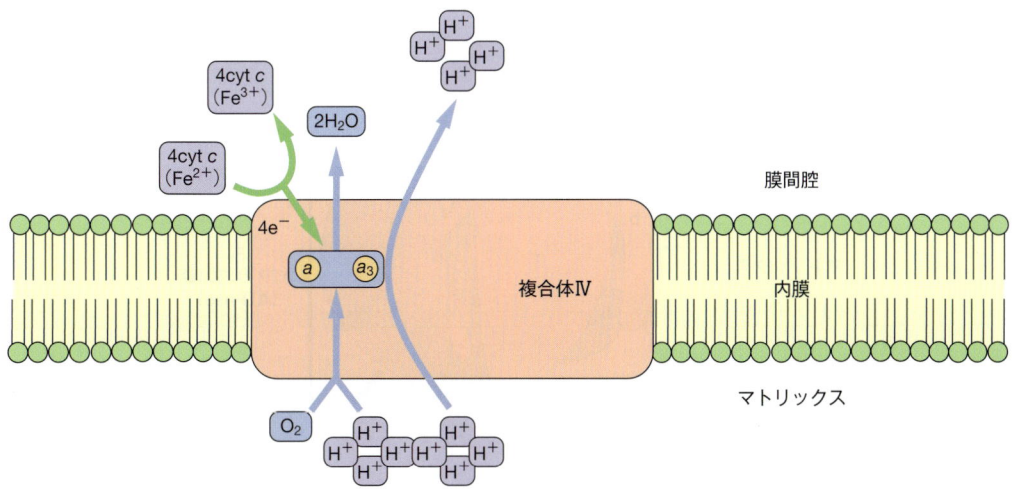

図8.10　複合体IV
複合体IVは，シトクロムcからの4つの電子とマトリックスからの8個のプロトンを用いる．4個のプロトンと4個の電子が酸素を水に還元し，残りの4個のプロトンはマトリックス外に放出される．複合体IVはATPによって，可逆的なリン酸化あるいは脱リン酸化によって，甲状腺ホルモン（T_2，ジヨードチロニン）によって，アロステリックに制御を受ける．a：シトクロムa，a_3：シトクロムa_3．

アデノシン三リン酸の合成：化学浸透理論

化学浸透理論 chemiosmotic theory によれば，ミトコンドリアは NADH や FADH$_2$ の酸化によって発生したプロトン勾配の自由エネルギーを使って ATP を産生している．このエネルギーは**プロトン駆動力 proton motive force** と表現されるが，これはミトコンドリア内膜を隔てたプロトン濃度勾配とプロトンの電荷の差（外側が正）に起因する**電気化学的勾配 electrochemical gradient** である．これが作動するためには，ATP 合成酵素や他の制御された複合体以外の部分ではプロトンが透過できないようになっている内膜の系が必要である．プロトンがマトリックスから汲み出されると，膜間腔はマトリックスに比べてより酸性でより正に荷電する．

ATP 合成酵素複合体（複合体Ⅴ）は回転触媒の例である

1個のミトコンドリアの内膜の内側（マトリックス側）には数千の数の **ATP 合成酵素複合体 ATP synthase complex**（複合体Ⅴとも F$_0$F$_1$-ATP 合成酵素とも呼ばれる．F は共役因子のこと．**第4章**）が並んでいる．ATP 合成酵素は逆反応（こちらのほうが熱力学的に有利）とし て ATP を加水分解するので，ATPase（ATP アーゼ）とも呼ばれる．ATP 合成酵素は2つの主要な複合体からなっている（**図 8.11**）．内膜の複合体は F$_0$ と名付けられ，a，b$_2$，c$_{10-14}$ の化学量論的組成〔訳注：14 となるのはクロロプラストであり，ミトコンドリアでは c$_{10}$ であることがわかっている〕のサブユニット構成をもつプロトン駆動型モーターである．c-サブユニットはc-リングを形成し，これはプロトンがこの複合体を通るのに応じて時計回りに回転する〔訳注：プロトンの透過方向に向かって時計回りである〕．後述の γ-サブユニットと ε-サブユニットは c-リングに結合しているため，これらは c-リングと一緒に動き，F$_1$ 複合体の3つの αβ 二量体に大きなコンフォメーション変化を引きおこす．2つの b-サブユニットは2番目の複合体（F$_1$-ATP 合成酵素）を固定している．

F$_1$ は化学量論的に α$_3$，β$_3$，γ，δ，ε の構成である．主要な部分は，オレンジの実の房のように並んだ3つの αβ 二量体であり，触媒活性は β-サブユニットに存在する．γ-サブユニットが 120 度回転するたびに，3つのヌクレオチド結合部位が3つの状態の間を交互に変化することになる．第1の状態は ADP と P$_i$ を結合し，第2の状態は ATP の合成を行い，そして第3の状態は ATP を遊離する．このようにして1回転ごとに3分子の

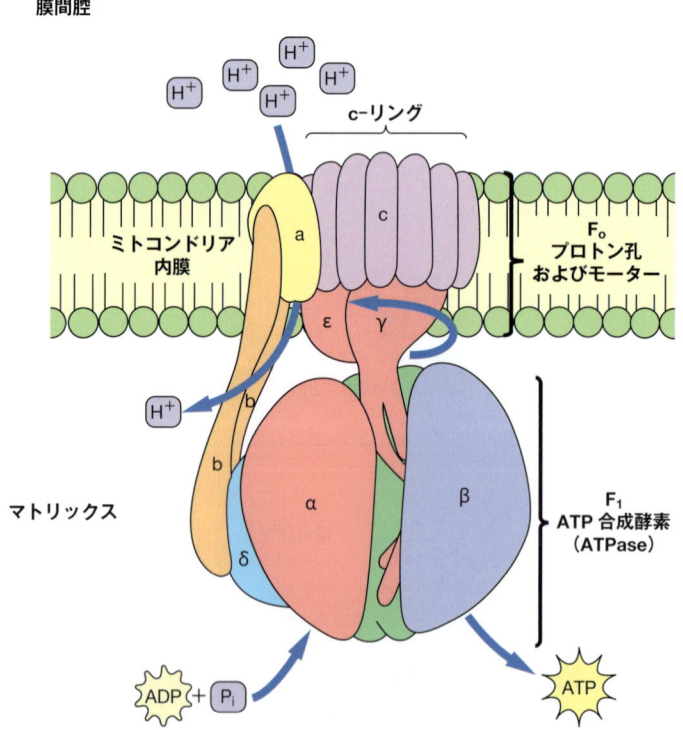

膜間腔

c-リング

H$^+$

ミトコンドリア内膜

a

c

F$_0$
プロトン孔およびモーター

ε　γ

H$^+$

b

b

マトリックス

α

β

δ

F$_1$
ATP 合成酵素
（ATPase）

ADP ＋ P$_i$

ATP

図 8.11　ATP 合成酵素複合体

ATP 合成酵素複合体はモーター（F$_0$）と発電機（F$_1$）からなっている．プロトンの通過孔は c-リングと a-タンパク質で形成されている．回転部分は γ-サブユニットであり，これは ε-サブユニットと c-リングに結合している．非回転部分は六量体の α$_3$β$_3$ であり，δ-サブユニット，b-タンパク質および a-タンパク質によって固定されている．

臨床症例
鉄欠乏は貧血をおこす

　45歳の女性が疲労を訴え，皮膚が蒼白の状態であった．この女性は菜食主義者であり，経血の量が多く長く続いていた．ヘマトクリットは0.32（参考値0.36〜0.46）であり，ヘモグロビン濃度は90 g/L（正常範囲120〜160 g/L，12〜16 g/dL）であった．

解説

　鉄欠乏性貧血はよくみられる栄養上の問題であり，食事における鉄の要求量が高まっている有経女性や妊婦において，特に頻度が高い．鉄の1日所要量は，男性は1 mg，有経女性は2 mg，そして妊婦は3 mgである．鉄は，酸素の輸送やエネルギー代謝において中心的な役割を果たすヘモグロビン，シトクロム，そして鉄-イオウ複合体の正常な量を保つために必要である．鉄欠乏時にはこれらの過程すべてが障害される．

臨床症例
新生児における銅欠乏

　最適なヒトの栄養には微量の銅が必要である．成人において銅欠乏はまれであるが，未熟児は銅の貯蔵量が少なく，銅欠乏症に陥る可能性がある．銅欠乏症は，シトクロム c オキシダーゼ cytochrome c oxidase やヘム合成に関与するいくつかの銅酵素を含む他の酵素を十分量つくれないために，貧血や心筋症を引きおこす可能性がある．

解説

　銅欠乏症は，電子伝達系の最後の反応を阻害することでATP産生を障害し，エネルギー要求量の高い心筋の障害を招く可能性がある．未熟児の食事は，十分量の銅が含まれていなければならない．牛乳だけの献立は銅の含有量が低いため，不適当である．

ATPがつくられる．これは結合変化機構 binding-change mechanism として知られている〔訳注：結合変化機構はPaul Boyer（ポール・ボイヤー）が1960年代に提唱した仮説のことであり，その後，吉田賢右らの研究によって大きく修正されて現在の回転触媒機構 rotational catalysis に至っている．ここでは"回転触媒機構"というべきであろう〕（図8.12）．驚くべきことに，このATP合成酵素によって利用されるプロトン駆動力はATP合成そのものに使われるのではなく，ATPの遊離に使われるのである．もしもプロトン勾配がATP遊離を助けるほど大きくなければ，ATPはATP合成酵素に結合したままとなり，それ以上のATP産生は行われなくなる〔訳注：一見，ATP合成が自由エネルギーを必要とする反応であることと矛盾するように思えるが，このような場合では，ヌクレオチドとβ-サブユニットの複合体全体の自由エネルギーを考えなければならない．β-サブユニットはADP + P_iよりもATPとの結合のほうが非常に強いと考えれば，この文章の意味が理解できるであろう〕．ATPが外れるとすぐにADPとP_iが結合する．触媒のどの段階においても，3つのαβ二量体は別々のコンフォメーションをとっているので，$\alpha_3\beta_3$としては非対称である．1分子のATPを合成するためにおよそ3個のプロトンの移動が必要である．この複合体は電子伝達系とは独立にはたらいており，例えば酢酸などの弱酸を単離したミトコンドリアの懸濁液に加えただけで，試験管内でのATPの生合成が始まるのである．

● P：O 比

　P：O 比 P：O ratio は，1原子の酸素の消費，あるい

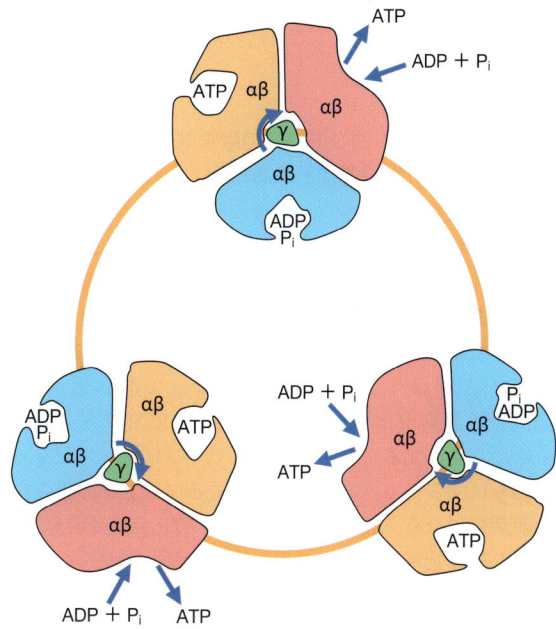

図8.12　ATP合成酵素の結合変化機構
プロトンによってエネルギーを得て，ATP合成酵素のγ-サブユニットはすべての3つのαβ二量体において同時にコンフォメーション変化を引きおこす．γ-サブユニットが120度ずつ回転するたびに，ATPの放出，ADPとP_iの結合，そしてATP合成がおこる．

は同じことであるが1分子の水の産生に伴って合成された高エネルギーリン酸化合物の数（すなわちATPの量）である．P：O 比はATPの合成に使われたADPの物質量とミトコンドリアが取り込んだ酸素の物質量から計算される．例えば，もし2.0 mmolのADPがATPに変換され，0.5 mmol（酸素原子に換算して1.0 mmol）の酸素

がミトコンドリアに取り込まれたとしたら，P：O比は2.0となる．前述したように，1 molのNADHの酸化によって標準状態で7.0 molのATPが得られるはずであるが，実際に単離したミトコンドリアで測定してみると，NADHを産生する代謝物の代謝によるATPの産生ではP：O比は2.5であり，FADH₂を産生する代謝物の場合はP：O比は1.5である．NADHの酸化によって得られるエネルギーのうち，ATP合成に使われなかった残りは熱に変わる〔訳注：P：O比が7になるというこの記述は，ATP，ADP，Pᵢが標準状態の濃度（1 mol/L）の場合の発エルゴン反応と吸エルゴン反応の自由エネルギー変化の値の比較からのものであり，実際の濃度（標準状態とは大きく異なる）で計算すると，この値は3.5程度となる．ただし，現在では酸化的リン酸化の理想的な化学量論は確立しているので，このような自由エネルギー変化の比較で計算するのは意味がない．電子伝達系によって1分子のNADHが酸化される際に10個のプロトンが汲み出され，ATP合成酵素のc–リングが十量体であることから，10個のプロトンがミトコンドリア内に戻ることでc–リングが1回転し，3個のATPがつくられると考えられる．したがって，真の理論的なP：O比は3となる〕．

“呼吸制御”はミトコンドリアの酸素取り込みがADPによって制御されていることである

　通常，酸化とリン酸化は密接に結び付いている．ATP合成が必要となってはじめて，基質が酸化され，電子が運ばれ，酸素が消費される（共役呼吸）．すなわち，静止状態にあるミトコンドリアは酸素消費がゆっくりしているが，ADPを加えることで急激に酸素消費が高まる（**図8.13**）．ADPはミトコンドリアによって取り込まれ，ATP合成酵素がはたらき，それによってプロトン勾配をなだらかにする．これに反応して，プロトン勾配を元どおりにするべく，電子伝達系によるプロトンの汲み出しが活発になる．ADPが枯渇すると，ATP合成は終息し，酸素の取り込みは最初の静止状態の速度と同じになる．

　ミトコンドリアは内膜の構造的完全性が失われると，部分的な脱共役がおこる．このような状態は“漏れやすい”状態と呼ばれる．というのは，プロトンがATP合成酵素を通らずに内膜を横切って拡散するからである．これは，例えば単離されたミトコンドリアを，内膜を壊すような弱い界面活性剤で処理したり，長期間保存したりした場合におこる．このようになったミトコンドリアは“脱共役された”といわれ，ATPを産生することなくNADHやFADH₂の酸化が進行している．脱共役されたミトコンドリアは，電子伝達系で汲み出されたプロトンがATP合成酵素を迂回してマトリックスに非生産的に漏れ出すため，呼吸の制御〔訳注：冒頭に書かれているように，ADPが存在するときにのみ電子伝達系がはたらき，酸素が消費されるということ〕を失ってしまっ

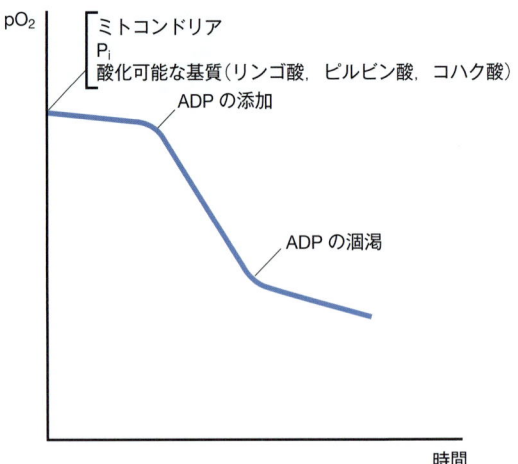

図8.13　単離したミトコンドリアによる酸素の取り込みに与えるADPの影響
これは孤立した（密閉された）系において，酸素電極と記録計を用いて測定される．このグラフは，ADP添加に伴う正常のミトコンドリアによる酸素の消費（pO₂，酸素分圧）の典型的な記録である．

ている．このような条件下ではP：O比は低下する．

　呼吸制御の機構はATP合成酵素の反応がADPとPᵢの基質結合を必要とすることを使っている．ADPとPᵢがない状態では，プロトンはATP合成酵素を通ることができない．そうすると，電子伝達系でのプロトンの汲み出しは，高いプロトン勾配の“背圧”を受けることになるため，酸素消費は顕著に低下する．電子伝達系で生み出されるエネルギーがつくる内膜内外のpH勾配は，たかだか約2pH単位である〔訳注：実際は内膜内外のプロトンの電気化学ポテンシャルの差は大部分が内外の電位差によるものであり，プロトン濃度だけを論じるのは意味がない．この場合は内側の電位が外側より0.15 V低いと考えられる〕．もしもATP産生によってpH勾配を取り崩すことがなければ，この2pH単位のプロトン勾配は永続し，電子伝達系によるプロトンの汲み出しが停止することになる．そうなると，電子伝達系の成分は還元側に傾き，NADH，FADH₂やそれらを生み出す基質の酸化も酸素消費も遅くなる．ここでごくわずかに活動をして，ATPを消費しADPとPᵢを産生すれば，ATP合成酵素が回転を始め，プロトン勾配が崩され，電子伝達系が動き，燃料の酸化や酸素消費が再開することになる．個体レベルでみれば，運動時にはより速く呼吸をし，酸化的リン酸化の亢進に見合うだけの酸素を供給している．

🟢 脱共役物質

脱共役物質や脱共役タンパク質は熱を産生させる

　酸化的リン酸化の**脱共役物質** uncoupler はATP合成酵素を迂回してプロトンをミトコンドリア内に戻すことによってプロトン勾配を打ち消す．そこで，プロトン勾

配を再構築しようとしてより多くの燃料を酸化し，より多くのプロトンをミトコンドリア外に汲み出すため，脱共役物質は呼吸と熱産生を促進することになる．**典型的な脱共役物質は疎水性の物質であり，pK_a が pH7 付近の弱酸あるいは弱塩基である．**古典的な脱共役物質である 2,4-ジニトロフェノール 2,4-dinitrophenol（DNP）（図 8.14）は内膜の内側より酸性である外側においてプロトン化される．DNP はその疎水性のために自由に内膜を通ることができる．そしてマトリックスに到達すると，pH が上昇するために DNP はプロトンを遊離する．このようにして効果的に pH 勾配を崩すことができる．他の脱共役物質には保存料や抗菌物質，例えばペンタクロロフェノールや p-クレゾールなどがある．

脱共役タンパク質

化学浸透理論によれば，ミトコンドリア内膜はトポロジー的に閉じている．しかし，プロトンは膜間腔からマトリックスに ATP 合成酵素や内膜の輸送体以外の経路でも移動する．BMR のかなりの部分が脱共役タンパク質（UCP）と呼ばれる内膜でのプロトンの"漏れ"をおこす成分によるものである．最初に発見された UCP は，以前**サーモゲニン thermogenin** と呼ばれた，**褐色脂肪組織 brown adipose tissue** にのみ存在する脱共役タンパク質 1（UCP1）である．褐色脂肪組織はミトコンドリアを多く含むために褐色をしている．UCP1 は若年個体や一部の成体において寒冷ストレスにさらされたときに身体の熱を供給する（UCP1 は軽度の寒冷曝露で誘導される）．UCP1 は ATPase を迂回したプロトン移動を許すことで脱共役をおこし，ATP の産生の代わりに熱を産生している．脱共役タンパク質は冬眠する動物において高度に発現しており，動きや労作を伴うことなしに体温を維持することを可能にしている．

ヒトのゲノムからは，さらに 4 つの脱共役タンパク質，UCP2，UCP3，UCP4 そして UCP5 が発現している．UCP1 が褐色脂肪組織に限局しているのに対して，UCP2 は普遍的に発現し，UCP3 は主として骨格筋に発現し，UCP4 と UCP5 は脳に発現している．UCP1 を除いてこれらのタンパク質が本当に熱産生にはたらいているか，あるいはそうではなく代謝物の運搬を行っているかは議論のあるところである．寒冷順応は甲状腺ホルモン（T$_3$，トリヨードチロニン）を誘導し，上昇した T$_3$ はヒトの褐色脂肪組織の熱産生を促す．感染によっておこる発熱は筋肉における UCP3 による脱共役が関係しているかもしれない．

酸化機構の阻害薬

電子伝達系の阻害薬

電子伝達の阻害薬は複合体 I，III あるいは IV のいずれ

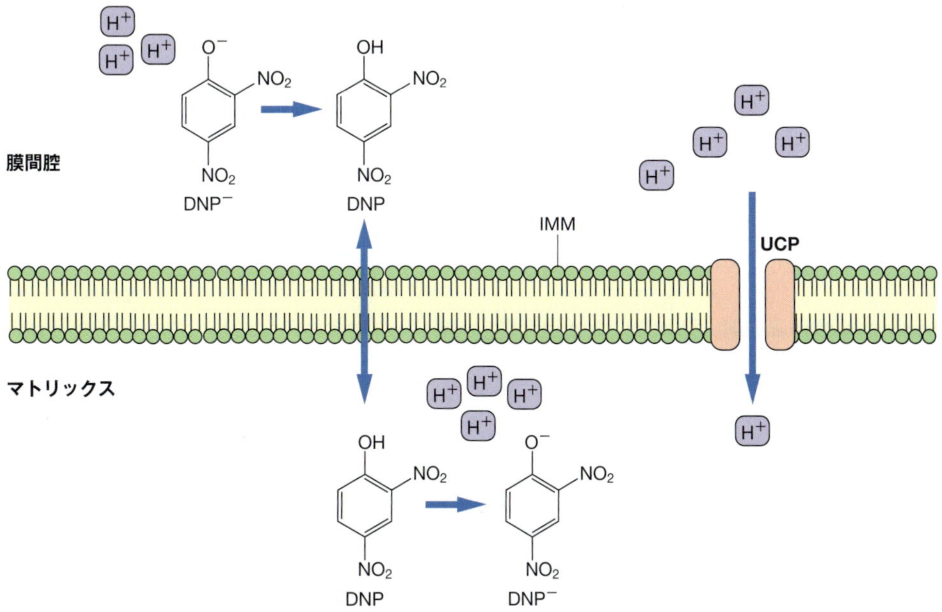

図 8.14　脱共役物質によるプロトンの輸送
脱共役物質はプロトンをミトコンドリアに流入させ，プロトン勾配を消滅させる．DNP は外来性の脱共役物質の例である．脱共役タンパク質は内膜にある内在性の脱共役物質であり，ホルモンによって制御を受ける．プロトンや他の要素からなる濃度勾配がミトコンドリアの膜電位（MMP）を形づくり，膜電位は mV で表される（訳注：通常マトリックスは膜間腔に比べて-150 mV 程度の電位をもつ）．DNP：2,4-ジニトロフェノール，IMM：ミトコンドリア内膜．

かを選択的に阻害し，呼吸鎖を介する電子の流れを遮断する．これはプロトンの汲み出し，ATP の合成，酸素の消費をいずれも停止させることになる．いくつかの阻害薬は容易に手に入る毒であり，臨床の現場で出合う可能性がある．例えば，抗糖尿病薬メトホルミンは高濃度で複合体 I を阻害する．メトホルミンは代謝されるのではなく腎尿細管からの分泌によって身体から除去されるので，臨床医は腎機能の低下した糖尿病患者においてはメトホルミン関連乳酸アシドーシスに気を付けなければならない．特筆すべきことに，呼吸鎖の遺伝的障害の症状はしばしばこれらの阻害薬の効果に類似しており，ATP 産生を解糖系に頼るようになるため乳酸アシドーシスを引きおこす（第10章）．

ロテノンは複合体 I（NADH-Q 還元酵素）を阻害する

一般的な殺虫剤や殺魚剤であるロテノンや，アミタールなどのいくつかのバルビツール酸は複合体 I を阻害する．リンゴ酸と乳酸は NAD^+ によって酸化されるので，これらの酸化はロテノンによって低下する．それに対して，$FADH_2$ を産生するような基質は依然として酸化される．なぜなら，この場合電子は複合体 I を迂回して，直接 $FADH_2$ からユビキノンに渡されるからである．リンゴ酸とリン酸を補充したミトコンドリアの懸濁液にADP を加えると（図8.15），ATP の合成に伴って顕著に酸素の取り込みが活性化される．この酸素の取り込みはロテノンによって明瞭に抑制されるが，コハク酸を加えると，ATP 合成と酸素消費が再開し，ADP が尽きるまでそれらは続く．ロテノンによる複合体 I の阻害は阻害の場所から前のすべての成分の還元をおこす．それはこれらの成分が酸化されないからである．一方，阻害の場所から後ろの成分は完全に酸化される．この場所は交差点（**クロスオーバーポイント crossover point**）として知られ，分光学的に決定することができる．それは，呼吸鎖の成分の光吸収はその成分の酸化還元状態によって変化するからである．このような分析は呼吸鎖の成分の並び方（電子の受け渡しの順序）を決定するのに使われた．

アンチマイシンは複合体 III（QH₂-シトクロム c 還元酵素）を阻害する

アンチマイシン A による複合体 III の阻害の結果，複合体 I から，あるいは $FADH_2$ を含むフラビンタンパク質からのシトクロム c への電子の受け渡しがおこらなくなる．この場合，III より前の成分は完全に還元され，後ろの成分は酸化されることになる．酸素取り込みの曲線（図8.16）は ADP による呼吸の活性化がアンチマイシン A によって阻害され，しかもコハク酸の添加によっても呼吸が回復しないことを示している．シトクロム c を直接還元することができるアスコルビン酸の添加は呼吸を回復させる．すなわち，複合体 IV はアンチマイシンに影響されないことがわかる．

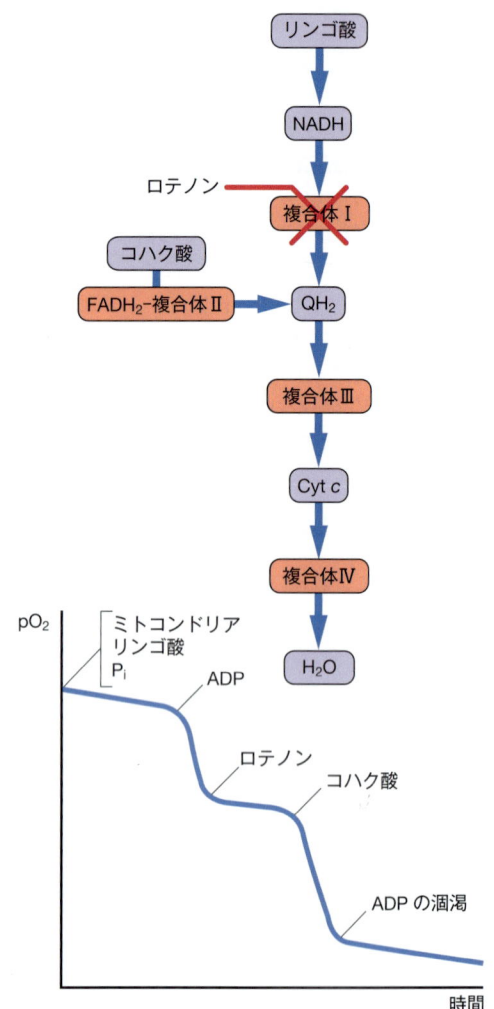

図8.15　複合体 I の阻害
ロテノンのような阻害薬は，NADH を産生するような基質が酸化されている場合，ミトコンドリアによる酸素の取り込みを阻害する．

シアン化物と一酸化炭素は複合体 IV を阻害する

アジ化物（N_3^-），シアン化物（CN^-），一酸化炭素（CO）は複合体 IV（シトクロム c 酸化酵素）を阻害する（図8.17）．複合体 IV は最後の電子伝達複合体であるので，その阻害は迂回することができない．複合体 IV の前のすべての成分は還元されるようになり，酸素は還元されず，どの複合体もプロトンを汲み出すことができず，ATP は合成されない．プロトン勾配が形成されないので，DNP のような脱共役物質は酸素の取り込みに影響を与えない．シアン化物や一酸化炭素はまたヘモグロビンに結合し，酸素の結合と運搬を妨げる（第5章）．これらの中毒では，酸素運搬と ATP 合成の両方の能力が損なわれることになる．これらの中毒の治療として酸素の投与やシアン化物を結合するためのコバラミン（ビタミン B_{12}）の投与が行われる．

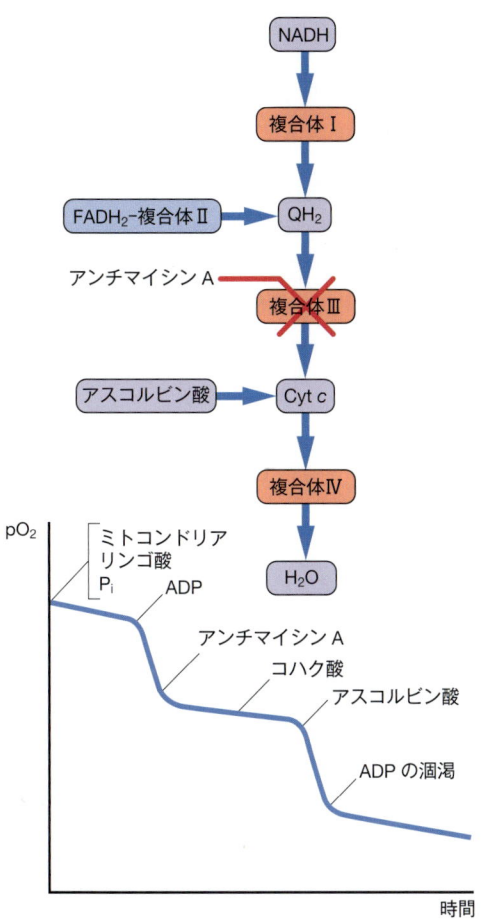

図 8.16　アンチマイシンによる複合体Ⅲの阻害
アンチマイシン A は複合体Ⅲを阻害し，複合体Ⅰやフラビンタンパク質（複合体Ⅱなど）からの電子の輸送を遮断する.

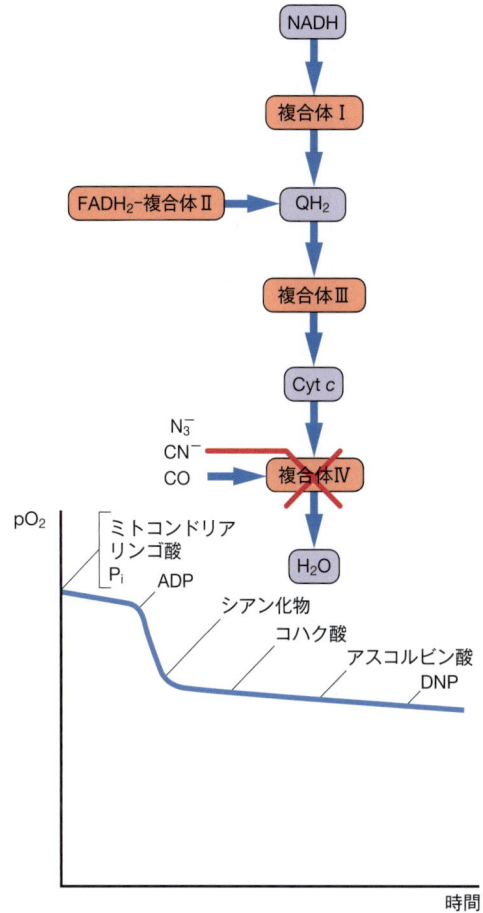

図 8.17　複合体Ⅳの阻害
複合体Ⅳの阻害は，電子伝達の最後の段階において電子伝達を遮断する. 電子は酸素に受け渡されず，ATP の合成は停止する.

● オリゴマイシンは ATP 合成酵素を阻害する

　オリゴマイシン oligomycin は呼吸を阻害するが，電子伝達の阻害薬と違って，これは電子伝達を直接阻害するものではない. 代わりに，これは ATP 合成酵素のプロトンチャネルを阻害するのである. オリゴマイシンが存在すると，プロトン汲み出しの系は依然として正常であり，プロトンチャネルが阻害されるため，膜管腔へのプロトンの集積がおこる. オリゴマイシンによって酸素の取り込みが止まった状態で，脱共役物質 DNP を加えてみるとそのことがよくわかる. DNP はプロトン勾配をなくし，そのために電子伝達系がプロトン勾配を再構築しようとするので，酸素の取り込みが活発になるが，ATP 合成は回復しない（図 8.18）.

● ADP–ATP トランスロカーゼの阻害薬

　ほとんどの ATP はミトコンドリアで合成されるが，細胞質で生合成反応などに使われる. 新たに合成された

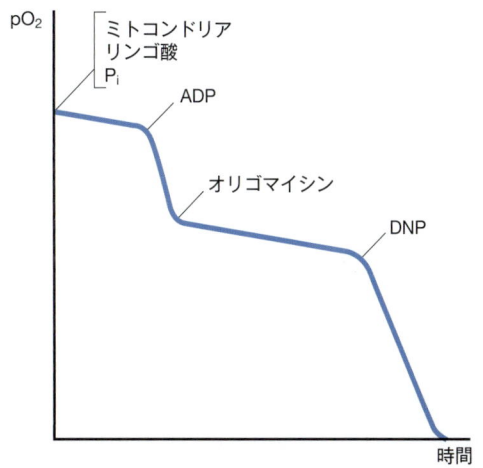

図 8.18　オリゴマイシンによる酸素取り込みの阻害
オリゴマイシンは，ATP を合成しているミトコンドリアにおいて，酸素の取り込みを阻害する. オリゴマイシンは，エネルギー共役反応がきちんと行われているミトコンドリアにおいて，ATP 合成酵素および酸素の取り込みを阻害する. しかし，オリゴマイシンで阻害を受けている状態のミトコンドリアにおいて，DNP はプロトン勾配を壊すことによって酸素の取り込みを活性化させる.

ミトコンドリアのATPと細胞質でATPが消費されて生じたADPは，ミトコンドリアの内膜のタンパク質の10％を占める**ADP-ATPトランスロカーゼ** ADP-ATP translocaseによって交換される（**図8.3**）．このトランスロカーゼは，**ボンクレキン酸** bongkrekic acidや**アトラクチロシド** atractylosideといった，細菌や植物の産生する毒素によって阻害される．試験管内でのこれらの阻害効果は，オリゴマイシンに類似している．すなわち，プロトン勾配が形成されて電子伝達が停止するわけであるが，オリゴマイシンと同様，脱共役物質によって呼吸が再開する．

酸化的リン酸化の制御

呼吸の調節とフィードバック制御

ADPは酸化的リン酸化の主要なフィードバック制御物質である

最も古典的かつ単純な呼吸の制御の機構は，ADPの供給である．これは，ミトコンドリアにADPが加えられると，呼吸とATPの産生が活発になるという事実に基づいている．ADPのすべてがATPに転換されると，呼吸はADPの添加前の速さに戻る．酸化的リン酸化はまた，ミトコンドリアへの燃料の流れを制御するフィードバック調節機構によって，解糖系，脂肪酸酸化系，トリカルボン酸回路のような基幹代謝系と密接に連関している（**第9，10，11章**）．酸化的リン酸化の速度は$FADH_2$，NADH，ADP，P_iの供給やATP/ADP比，ミトコンドリア内膜の膜電位，脱共役物質，ホルモン因子などに依存するので，その調節は明らかに複雑である．

共有結合修飾による制御とアロステリックエフェクター（ATP-ADP）

酸化的リン酸化の制御の主な標的は複合体IVであるようである．複合体IVは**サイクリックアデノシン3′,5′−−リン酸（cAMP）依存性プロテインキナーゼ** cyclic adenosine-3′,5′-monophosphate（cAMP）-dependent protein kinase（PKA）によってリン酸化され，Ca^{2+}依存性プロテインホスファターゼによって脱リン酸化される．リン酸化されるとATP/ADP比によるアロステリック制御を受けるようになる．ATP/ADP比が高くなると酸化的リン酸化が阻害され，低くなると活性化される．複合体IVは通常はリン酸化された状態で存在しており，ATPで阻害されると考えられている．活動中の筋肉のようにCa^{2+}濃度が高まると（**第37章**），複合体IVは脱リン酸化され，ATPによる阻害がなくなり，その活性は大きく上昇し，ATP産生を増大するようにはたらく．

2型糖尿病で，ATP合成酵素のβ-サブユニットがリ

ン酸化されるとATP産生が低下するという観察結果から，ATP合成酵素もリン酸化／脱リン酸化による制御を受けているという仮説がある．

甲状腺ホルモンによる制御

甲状腺ホルモンはミトコンドリアにおいて2つのレベルで作用する．T_3は寒冷順応の際に褐色脂肪組織の活動を刺激する．甲状腺機能低下症の患者は寒さに弱いが，甲状腺機能が正常に回復すると熱産生機構が刺激される．さらに，T_2は複合体IVにマトリックス側から結合し，複合体IVに"スリップ"をおこさせる．ここで"スリップ"というのは，複合体IVを同じだけ電子が通過しても，汲み出すプロトンの数が通常よりも少なくなるということで，その結果熱産生がおこる．T_3の効果は部分的に長期間の，そしてT_2の効果は短期間の，甲状腺ホルモンの熱産生効果を説明する可能性がある（**第27章**）．

ミトコンドリア透過性遷移孔（MPTP）

ミトコンドリア透過性遷移孔mitochondrial permeability transition pore（MPTP）はミトコンドリア内膜に存在して，アポトーシスの決定的な因子となる非選択的な孔である．これは通常は閉じているが，細胞がしばらく虚血となった後に再灌流がおこると開き〔**虚血再灌流障害** ischemia/reperfusion injury（IRI），**第42章**〕，ミトコンドリアマトリックスから低分子が外に漏れ出す．今ではMPTPの開口は，虚血単独よりもはるかに細胞に深刻な障害を与えるIRIの鍵となる特徴と考えられている．IRIに引きおこされるカスケード反応の結果，アポトーシス，壊死，そして細胞死がおこる．

心臓発作においてみられるような虚血は動脈をふさぐ血栓によっておこされる．ストレプトキナーゼのような

> ※ **理解を深めるために**
> 運動とミトコンドリアの生合成
>
> 運動はミトコンドリアの生合成を誘導することで骨格筋の酸化能力を高める．継続的な運動はエネルギーを消費させ，AMP濃度を増大させる．AMP活性化プロテインキナーゼ（AMPK）は燃料のセンサーであり，細胞内のAMPの濃度が増加するとリン酸化される．リン酸化されたAMPKは直接分解経路（例えば解糖系）を活性化して速やかにATPを産生し，一方でATPを消費するような合成経路を抑制する．AMPKは新たなミトコンドリアの産生やミトコンドリアの動態の制御に決定的な役割を有している．このような機構は運動において重要であるのみならず，外傷や心臓発作や脳卒中などの後の組織再生において重要である．

血栓溶解剤が血栓を溶かして虚血に陥った細胞を再灌流するために投与される．しかし，もしも血栓溶解剤が投与されるまでに虚血状態が長く続けば，活性酸素分子種の蓄積による再灌流障害と MPTP の開口によって死に至る可能性がある．これは心臓発作の患者において非常に頻繁におこることである．シクロスポリン A のような薬物は MPTP が開口するのを阻害し，細胞が血栓溶解剤の投与の後に壊死やアポトーシスに陥るのを防ぐ可能性がある．

まとめ

- 電子伝達系はミトコンドリア内膜に存在する電子キャリア複合体からなっている．
- 燃料の酸化は還元型ヌクレオチドである NADH と $FADH_2$ の産生につながり，4 つのフラビンタンパク質が電子をユビキノンに渡す．ユビキノンは電子伝達経路の共通部分の最初の構成要素である．
- 電子伝達系を電子が流れることによって生じたエネルギーは 3 つの複合体がプロトンを膜間腔に汲み出すのに使われ，その結果電気化学勾配あるいはプロトン駆動力が生まれる．
- プロトン勾配は ATP 合成酵素による ATP 合成のために使われる．
- 多くの毒素が電子伝達系，ATP 合成酵素，そして内膜を介して ATP と ADP の交換を行うトランスロカーゼを強く阻害する．
- 電子伝達系による ATP 産生の速度は，プロトン勾配の変動，アロステリック変調，リン酸化／脱リン酸化，そして甲状腺ホルモンによって制御される〔訳注：甲状腺ホルモン制御の機構はその前にあげられている因子を通じてのものである〕．
- 数個の，特徴的な組織分布を示す脱共役タンパク質（UCP）が内膜に見いだされ，膜電位，エネルギー消費，熱産生を制御している．
- 糖尿病，がん，肥満，老化などの慢性疾患や状態は，すべて電子伝達系や ATP 合成酵素に対する効果を通じて，酸化的リン酸化の制御不全と代謝的につながっている．
- ミトコンドリアと細胞の完璧な状態は虚血再灌流とミトコンドリア透過性遷移孔の開口によって損なわれ，死や組織障害につながる．

アクティブラーニング

(1) 褐色脂肪組織と白色脂肪組織の違いおよびそれらの小児と成人における機能についてまとめなさい．

(2) ミトコンドリアの ATPase の分子モーターとミトコンドリア外の代謝経路における分子モーターを比較しなさい．

(3) ユビキノンは薬局のビタミンの棚にサプリメントの 1 つとして置かれているが，治療薬としては米国 FDA に認可されていない．ユビキノンの生合成経路，食物から得られるものと体内でつくられるものの利用のされ方，そしてユビキノンをサプリメントとして摂取することの利点（例えば，高コレステロール血症をスタチンで治療している場合）についてまとめなさい．

(4) ミトコンドリアの温度についての最近の発表についてまとめなさい．身体における熱の移動を論じ，まわりの温度が高いとき（37℃），特に湿度が高いときに不快になるのはなぜかを説明しなさい．

(5) 肥満の治療にジニトロフェノールが使われた歴史について調べなさい．

参考文献

Abramov AY, Angelova PR. Cellular mechanisms of complex I-associated pathology. *Biochemical Society Transactions*. 2019;47:1963–1969.

Baker N, Patel J, Khacho M. Linking mitochondrial dynamics, cristae remodeling and supercomplex formation: How mitochondrial structure can regulate bioenergetics. *Mitochondrion*. 2019;49:259–268.

Borsche M, Pereira SL, Klein C, Grünewald A. Mitochondria and Parkinson's Disease: Clinical, Molecular, and Translational Aspects. *Journal of Parkinson's Disease*. 2021;11:45–60.

Grundlingh J, Dargan PI, E-Zanafaly M, Wood DM. 2-4-dinitrophenol: A weight loss agent with significant acute toxicity and risk of death. *Journal of Medical Toxicology*. 2011;7:205–212.

Herzig S, Shaw RJ. AMPK: Guardian of metabolism and mitochondrial homeostasis. *Nature Reviews in Molecular Cell Biology*. 2018;19:121–135.

Kadenbach B. Complex IV - The regulatory center of mitochondrial oxidative phosphorylation. *Mitochondrion*. 2020;S1567-7249(20). https://doi.org/10.1016/j.mito.2020.10.004. 30200-2.

McKnight S, Hack N. Toxin-Induced Parkinsonism. *Neurological Clinics*. 2020;38:853–865.

Morciano G, Bonora M, Campo G, et al. Mechanistic Role of mPTP in Ischemia-Reperfusion Injury. *Advances in Experimental Medicine & Biology*. 2017;982:169–189.

Nicholls DG. Mitochondrial proton leaks and uncoupling proteins. *Biochimica Biophysica Acta Bioenergetics*. 2021;1862:148428. https://doi.org/10.1016/j.bbabio.2021.148428.

Stefely JA, Pagliarini DJ. Biochemistry of Mitochondrial Coenzyme Q Biosynthesis. *Trends in Biochemical Science*. 2017;42:824–843.

関連ウェブサイト

講義：

Oxidative Phosphorylation: https://aklectures.com/subject/biochemistry/carbohydrate-mebatolism. Section 4: Oxidative Phosphorylation

アニメーション：

ATP synthase: http://vcell.ndsu.nodak.edu/animations/atpgradient/index.htm

Virtual Cell Animation Center: http://vcell.ndsu.nodak.edu/animations/home.htm

YouTube: Biovisions: electron transport and ATP production in cells https://www.youtube.com/watch?v=VALSIDZN-pY&ab_channel=LabXchange

その他：

Bioenergetics: http://www.bmb.leeds.ac.uk/illingworth/oxphos/

MitoCanada: https://mitocanada.org/mitochondrial-disease/

United Mitochondrial Disease Foundation: http://www.umdf.org/

第9章　解糖とペントースリン酸経路

John W. Baynes

本章で学ぶこと

本章の到達目標

- すべての細胞において糖質代謝の中心的な経路である，解糖の反応の概略を説明できる．
- ATP の消費と産生，解糖における ATP の正味の生産量を含め，嫌気的解糖をエネルギー論的観点から説明できる．
- 解糖系の酵素のうち，アロステリック制御を受ける最も重要なものを示し，その制御機構を説明できる．
- 解糖系のステップのなかで，基質レベルのリン酸化など，熱力学的に不利な反応を進めるために共役反応を利用している場所はどこかを示すことができる．
- 赤血球と有核細胞におけるペントースリン酸経路の役割の違いを説明できる．
- 解糖系の酵素が不足するとどうなるか，あるいは高地順応の際に解糖がどのような役割を果たすかなど，解糖がなぜ赤血球の機能に重要なのかを説明できる．
- G6PD 欠損症における薬剤性の溶血性貧血の発症機序を説明できる．

はじめに

すべての細胞において解糖はグルコース代謝経路の最も中心的なものである

　グルコースは地球上で最も主要な糖質であり，セルロースやデンプンはその重合体である．また，生体のすべての細胞のエネルギー源となる唯一の物質でもある．すべての細胞（小腸中の腸内細菌も含めて）のグルコース代謝は，解糖系と呼ばれる経路から始まる．解糖系はグルコース代謝における普遍的かつ主要な代謝経路であり，細胞質の可溶性の酵素によって触媒される．**赤血球 erythrocyte** または **red blood cell（RBC）** は，生体内のすべての細胞のなかで，グルコースのみをエネルギー源とする唯一の細胞である．したがって，赤血球は解糖系を紹介するのに適したモデルである．

解糖の最終産物は炭素数 3 のカルボン酸であるピルビン酸であり，グルコース 1 分子からピルビン酸 2 分子が生成される

　ミトコンドリアをもち，酸化的リン酸化が行われる細胞では，ピルビン酸は水と二酸化炭素に完全酸化されるが，この際の解糖は**好気的解糖 aerobic glycolysis** と呼ばれる．赤血球にはミトコンドリアがなく酸化的リン酸化が行われないため，**嫌気的解糖 anaerobic glycolysis** が行われ，ピルビン酸は還元されて炭素数 3 のヒドロキシ酸である乳酸を生じる．グルコース 1 分子から乳酸 2 分子が生じ，乳酸は血中に放出される．乳酸 2 分子は，グルコース 1 分子とまったく同数の炭素，水素，酸素原子を有している（図 9.1）．しかし，1 分子のグルコースを 2 分子の乳酸に分解することによって 2 分子の**アデノシン三リン酸 adenosine triphosphate（ATP）** を産生するのに十分な自由エネルギーが得られる．赤血球は，この ATP のほとんどを細胞膜内外の電位差やイオン勾配の維持に用いている．

　赤血球では，解糖系の中間代謝産物である 1,3-ビスホスホグリセリン酸の 10 〜 20％ が **2,3-ビスホスホグリセリン酸 2,3-bisphosphoglycerate（2,3-BPG）** に変換されるが，この 2,3-BPG は，ヘモグロビンの酸素親和性のアロステリック制御因子である（**第 5 章**）．**ペントースリン酸経路 pentose phosphate pathway** は解糖系の側副路であるが，赤血球におけるグルコース代謝の 10％ を占める．赤血球におけるペントースリン酸経路は酸化ストレスに対する防御反応で非常に重要な役割を果たしているが，有核細胞においては生合成反応に必要な**ニコチンアミドアデニンジヌクレオチドリン酸 nicotinamide adenine dinucleotide phosphate（NADPH）** や，核酸の生合成に必要なペントースの供給源という役割も果たしている．

赤血球

赤血球では血中グルコースが唯一のエネルギー源である

　赤血球は血液の体積の 40 〜 45％ を占め，かつ血中の固形成分（赤血球，白血球，血小板）の 90％ 以上を占める．赤血球は，構造的にも代謝的にも，生体で最も単純な細胞であり，骨髄の網状赤血球が成熟して形成される．こ

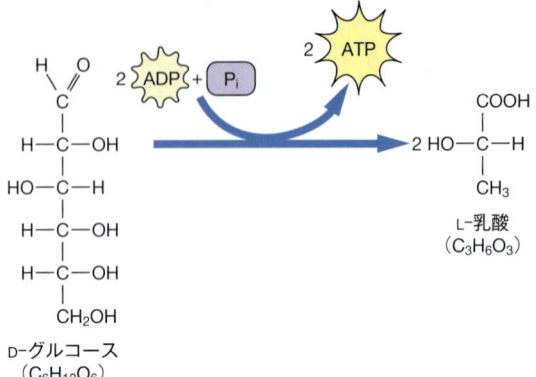

図 9.1　嫌気的解糖におけるグルコースから乳酸への代謝
嫌気的解糖によって，グルコース1分子からは乳酸が2分子生成される．この経路では酸素は消費されず，二酸化炭素は発生しない．グルコース1分子が乳酸に代謝されると，正味としてATP2分子が産生される．

理解を深めるために
赤血球におけるグルコースの消費について

　体重70 kgの人では，血液は約5 Lで，そのうち2 kg（2 L）以上が赤血球である．赤血球は体全体の体積の約3%で，1日あたり約20 g（0.1 mol）のグルコース，すなわち全体の必要量の約10%を消費する．赤血球はヒトのすべての細胞のなかで最もグルコース消費速度が高い細胞であり，体全体では1日1 kgあたり約2.5 gのグルコースを消費するところ，赤血球では1 kgあたり約10 gのグルコースを消費する．

　赤血球はグルコース消費速度が速いにもかかわらず，ATP産生速度は1日1 kgあたり約0.1 molと，生体中で最も遅い細胞の1つである．このことは嫌気的解糖ではグルコースを水と二酸化炭素に完全酸化して得られるエネルギーの，ほんの一部しか回収できないことを反映している．

の成熟の過程で，すべてのオルガネラが抜け落ちる．核がないため，DNAやRNAを合成する能力がない．リボソームや小胞体がないため，タンパク質の合成および分泌ができない．ミトコンドリアがないため，脂質の酸化ができず，エネルギー源を完全に血中グルコースに依存している．食物由来の他の糖，例えばショ糖やブドウ糖果糖液糖由来のフルクトースや，乳糖（ラクトース）由来のガラクトースは主に肝臓でグルコースに変換される．赤血球のグルコース代謝は完全に嫌気的であり，酸素を消費しないため，赤血球の本来の役割である酸素の運搬に好都合である．

解糖系

 概要

乳酸は嫌気的解糖の最終産物である

　グルコースは，赤血球ではインスリン非依存性のグルコース輸送体であるGLUT1を介した促進拡散によって細胞内に入る．その後，**グルコース-6-リン酸 glucose-6-phosphate（Glc-6-P）**の生合成から始まる，中間代謝産物のリン酸化の連続というかたちで解糖系が進行する．この過程には酵素が触媒する10の反応が存在するが，まず2分子のATPが消費されて（**投資段階 investment stage**）ほぼ左右対称な**フルクトース-1,6-ビスリン酸 fructo++se-1,6-bisphosphate（Fru-1,6-BP）**が生成され，これが分裂して（**分裂段階 splitting stage**）2分子の炭素数3のトリオースリン酸，すなわちアルドースであるグリセルアルデヒド-3-リン酸とケトースであるジヒドロキシアセトンリン酸を生成する．これらは解糖の**報酬段階 yield stage**と呼ばれる段階でATPを産生し，嫌気的解糖では最終的に乳酸に代謝される．この報酬段階には酸化還元反応とリン酸化反応の両方が含まれており，2分子のトリオースリン酸を乳酸に変換する際に4分子のATPを産生する．総合すると，グルコース1分子が乳酸に代謝されると，ATP2分子が産生されることになる．

　解糖は，グルコースからエネルギーを取り出す方法としては効率が悪い経路である．なぜなら，解糖で得られるATPはグルコース1分子あたり2分子だが，他の組織ではミトコンドリアでグルコースを水と二酸化炭素に完全酸化することによって30～32分子のATPが得られるため（第10章），比較するとおよそ5%にしかならないからである．

　解糖系の酵素はすべて可溶性であるが，細胞質中，あるいは細胞膜と結合するかたちで，自然に集合体を形成することがある．解糖系の酵素の集合体はG-body（glycolytic body）と呼ばれ，解糖が亢進している場合，例えば低酸素状態やがんのときに観察される（後述）．酵素どうしが近接していることにより，基質の拡散を防ぎ，またグリセルアルデヒド-3-リン酸のような反応性の高い中間代謝産物の蓄積を抑えることもできる（第29章）．

　グルコースから乳酸への転換に，なぜ10ものステップが必要なのか疑問に思うかもしれない．なぜもっと少ないステップでできないのか，もしくは炭素を1つずつ切り離すのではダメなのか．代謝の観点からみた場合，その答えは"解糖は孤立した代謝経路ではないから"ということになる．解糖の中間代謝産物のほとんどは他の代謝経路とも共通で，分岐点となっている．このようにして，グルコース代謝は脂質，タンパク質，核酸の代謝，あるいは他の糖質の代謝と相互に関係している．これらの代謝の相互関係のいくつかを**図9.2**に示した．

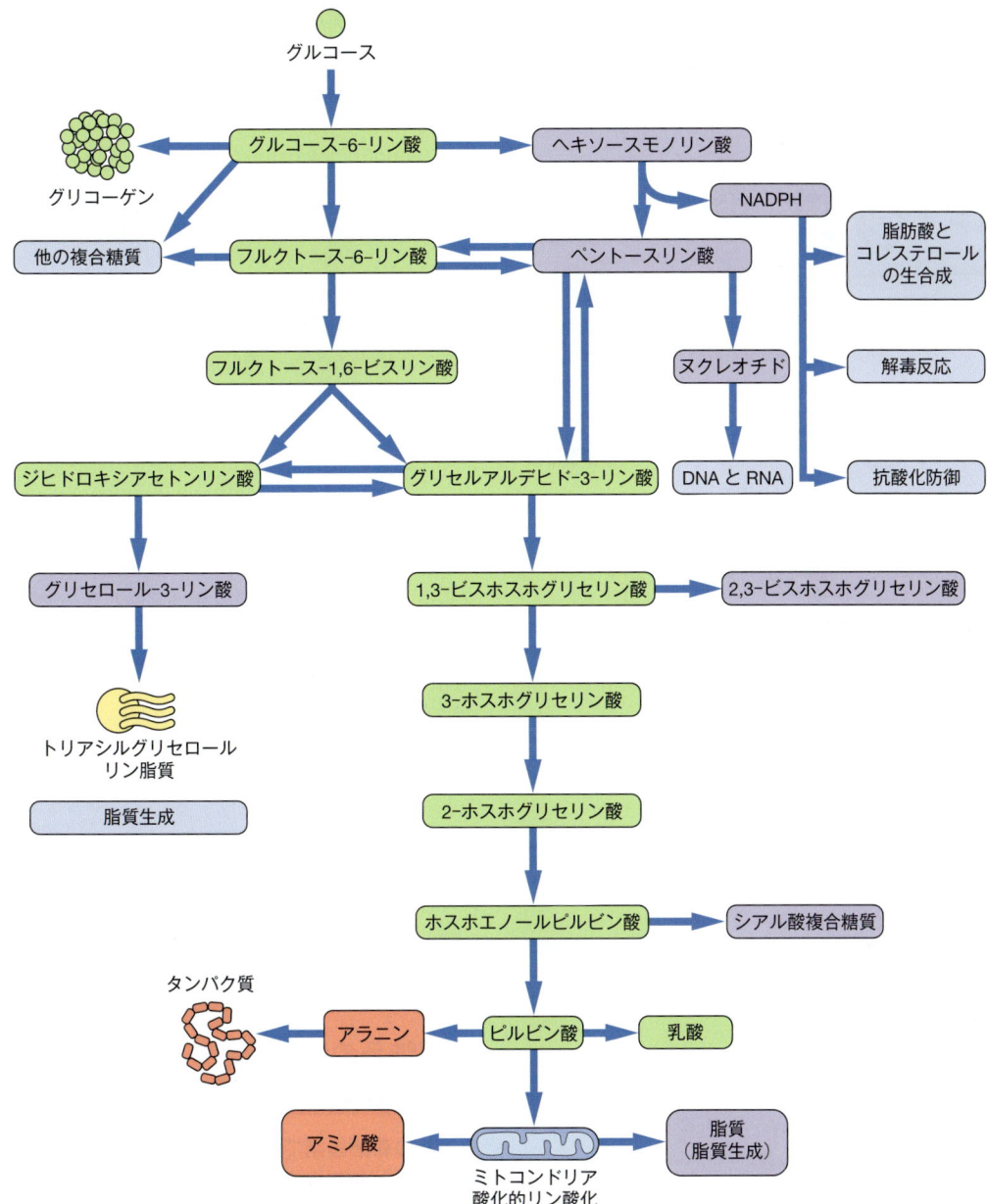

図 9.2　解糖系と他の代謝経路との関連
緑の四角で囲んだ部分は，解糖系の中間代謝産物である．他の四角は細胞における解糖系と他の代謝経路との代謝的な関連を示している．赤血球では，生合成の能力が低いうえにミトコンドリアをもたないため，ここに示したすべての経路が存在するわけではない．

🔷 解糖系の投資段階

解糖によるグルコース代謝でははじめに ATP 2 分子が投資される

◉ グルコース-6-リン酸

　赤血球では，グルコースは輸送促進タンパク質である GLUT1 によって細胞内に取り込まれる（**第 4 章**）．GLUT1 は赤血球の膜タンパク質の 5% を占めるため，グルコースの輸送は解糖を律速していない．よって，赤血球中の

グルコースの定常濃度は血漿のそれより 20% 低い程度である．グルコースが解糖系に入るときの最初のステップは，グルコースをリン酸化してグルコース-6-リン酸にする反応で，**ヘキソキナーゼ** hexokinase によって触媒される（**図 9.3**，最初の反応）．遊離のグルコースと無機リン酸からグルコース-6-リン酸を生成することは，エネルギー的におこりにくい反応であり，そのためこのリン酸化反応では ATP 1 分子が消費，あるいは"投資"されなくてはならず，ATP の加水分解がグルコース-6-リン酸の合成と共役している．哺乳類細胞の細胞膜では

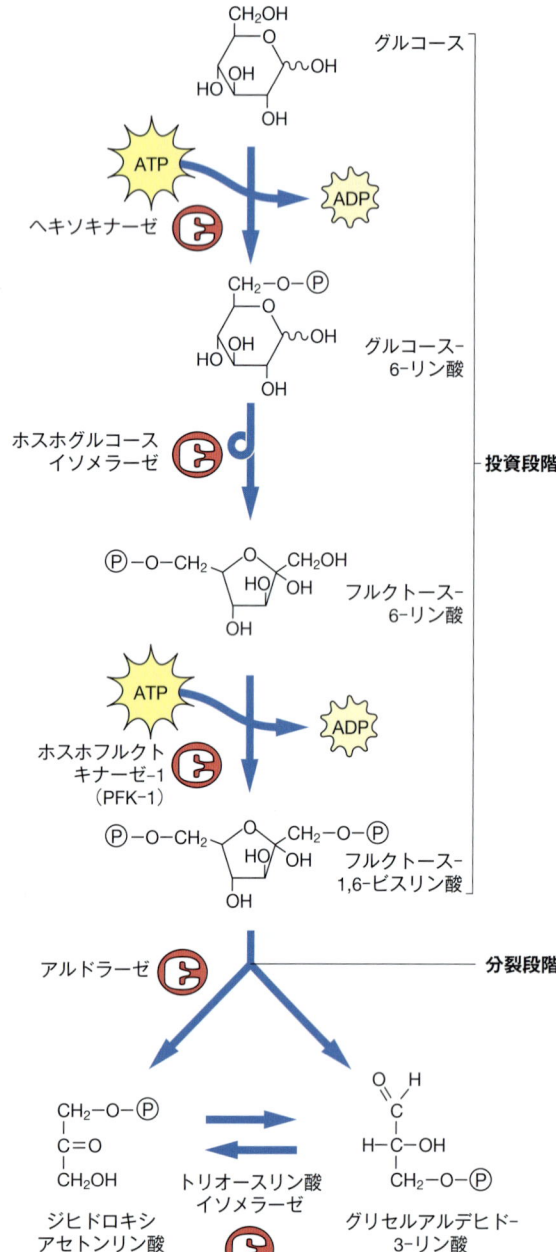

図9.3　解糖系の投資段階と分裂段階
ヘキソキナーゼとホスホフルクトキナーゼ1(PFK-1)の反応の
ところでATPが消費されることに注意.

糖リン酸の輸送システムがないため,グルコース-6-リン酸は解糖系の,他のリン酸化した中間代謝産物とともに赤血球中にとどまる.

◉ フルクトース-6-リン酸

　解糖系の第2段階は,グルコース-6-リン酸から**ホスホグルコースイソメラーゼ** phosphoglucose isomerase の作用によってフルクトース-6-リン酸(Fru-6-BP)が生じることである(図9.3,中央).イソメラーゼは,完全

に可逆的な平衡反応を触媒するが,この場合はアルドース-ケトース相互転換を触媒する.次に,2分子目のATPが投資され,フルクトース-6-リン酸の1位の炭素をリン酸化するが,この反応は**ホスホフルクトキナーゼ1 phosphofructokinase-1(PFK-1)**によって触媒される.この反応で**フルクトース-1,6-ビスリン酸(Fru-1,6-BP)**が生じるが,この分子は両端にリン酸エステルをもつ擬対称な代謝産物である.PFK-1は,ヘキソキナーゼと同様にATPを熱力学的駆動力として必要とし,基本的に不可逆反応を触媒する.ヘキソキナーゼとPFK-1は,ともに解糖系の重要な調節酵素であるが,PFK-1が触媒する反応は特に重要なステップである.フルクトース-1,6-ビスリン酸は,解糖以外で代謝されないため,グルコースはこの反応を経ると解糖系へと向かう.

🔵 解糖系の分裂段階

フルクトース-1,6-ビスリン酸はアルドラーゼ反応(逆アルドール反応)によって分子の中央から分裂する

　アルドラーゼ aldolase 反応(図9.3,下部)は完全に可逆的な平衡反応であり,フルクトース-1,6-ビスリン酸分子の上半分と下半分から,それぞれジヒドロキシアセトンリン酸とグリセルアルデヒド-3-リン酸という2分子のトリオースリン酸を生成する.グリセルアルデヒド-3-リン酸のみが解糖系の報酬段階へと進むが,**トリオースリン酸イソメラーゼ** triose phosphate isomerase がジヒドロキシアセトンリン酸とグリセルアルデヒド-3-リン酸の相互転換を触媒するため,グルコースが分裂して生じた2つの分子は両方ともピルビン酸へと代謝される.

🔵 解糖系の報酬段階：基質レベルのリン酸化によるATPの合成

解糖系の報酬段階では4分子のATPが生じるため,グルコース1分子が乳酸に変換されると正味で2分子のATPが生じる

　解糖系におけるATP合成は,**基質レベルのリン酸化** substrate-level phosphorylation を触媒するリン酸化酵素のはたらきによるものであり,その過程では高エネルギーリン酸化合物(X〜P)がそのリン酸を**アデノシン二リン酸** adenosine diphosphate(ADP)に移すことによってATPを生じる.

　　基質レベルのリン酸化：X〜P＋ADP → X＋ATP

◉ グリセルアルデヒド-3-リン酸脱水素酵素(GAPDH)

GAPDHは酸化還元反応を触媒し,高エネルギーアシルリン酸化合物を生成する

　基質レベルのリン酸化を行うために,グリセルアルデ

ヒド-3-リン酸のアルデヒド基がカルボキシ基に酸化され,この酸化反応からのエネルギーの一部は細胞質内のリン酸基をアシルリン酸としてトラップするのに使われる.この反応は**グリセルアルデヒド-3-リン酸脱水素酵素** glyceraldehyde-3-phosphate dehydrogenase（GAPDH）によって触媒され,高エネルギーリン酸化合物（X～P）である **1,3-ビスホスホグリセリン酸** 1,3-bisphosphoglycerate（1,3-BPG）を生成する.補酵素 NAD$^+$（酸化型ニコチンアミドアデニンジヌクレオチド oxidized nicotinamide adenine dinucleotide）は同時に NADH（還元型ニコチンアミドアデニンジヌクレオチド reduced nicotinamide adenine dinucleotide）に還元される（図9.4, 9.5）.

　GAPDH の反応は,高エネルギーリン酸の形成における酵素結合中間代謝産物の役割を説明するよい例である.アルデヒドの酸化と NAD$^+$ の還元が 1,3-BPG のアシルリン酸結合の形成とどう関係するのか? リン酸はいつ関係して高エネルギー状態になるのか? GAPDH が,ヨードアセトアミドや p-クロロマーキュリ安息香酸および N-エチルマレイミドなどのチオール化合物によって阻害されることは,活性部位に SH 基をもつことを示している.この酵素活性のメカニズムは**図9.5**に示した.

◉ 基質レベルのリン酸化

基質レベルのリン酸化は他の高エネルギーリン酸結合から ATP を産生する

　ホスホグリセリン酸キナーゼ phosphoglycerate kinase（PGK）は,1,3-BPG の高エネルギーアシルリン酸から ADP にリン酸基を移して ATP を産生する反応を触媒する.この基質レベルのリン酸化によって,解糖系における最初の ATP が産生されるが,解糖系において1分子のグルコースから2分子のグリセルアルデヒド-3-リン酸が生じるため,1分子のグルコースから2分子の ATP が生じる計算になる.

　3-ホスホグリセリン酸の残りのリン酸基はエステルリン酸であり,ADP をリン酸化するほどエネルギーをもっていない.したがって,異性化や脱水などの連続した反応でエステルリン酸を高エネルギーエノールリン酸に変換する.最初のステップは,**ホスホグリセリン酸ムターゼ** phosphoglycerate mutase の触媒によって,リン酸をグリセル酸の2位の炭素に移すことによって,3-ホスホグリセリン酸から 2-ホスホグリセリン酸に変えることである（**図9.4**）.ムターゼとは活性基を分子内で転移する反応性を触媒する酵素である.ホスホグリセリン酸ムターゼは,活性部位にヒスチジンをもっており,リン酸基の転移反応の際に酵素結合中間産物としてリン酸-ヒスチジン付加体が形成される.

　2-ホスホグリセリン酸は,脱水酵素である**エノラーゼ** enolase による脱水反応を受けて,高エネルギーエノー

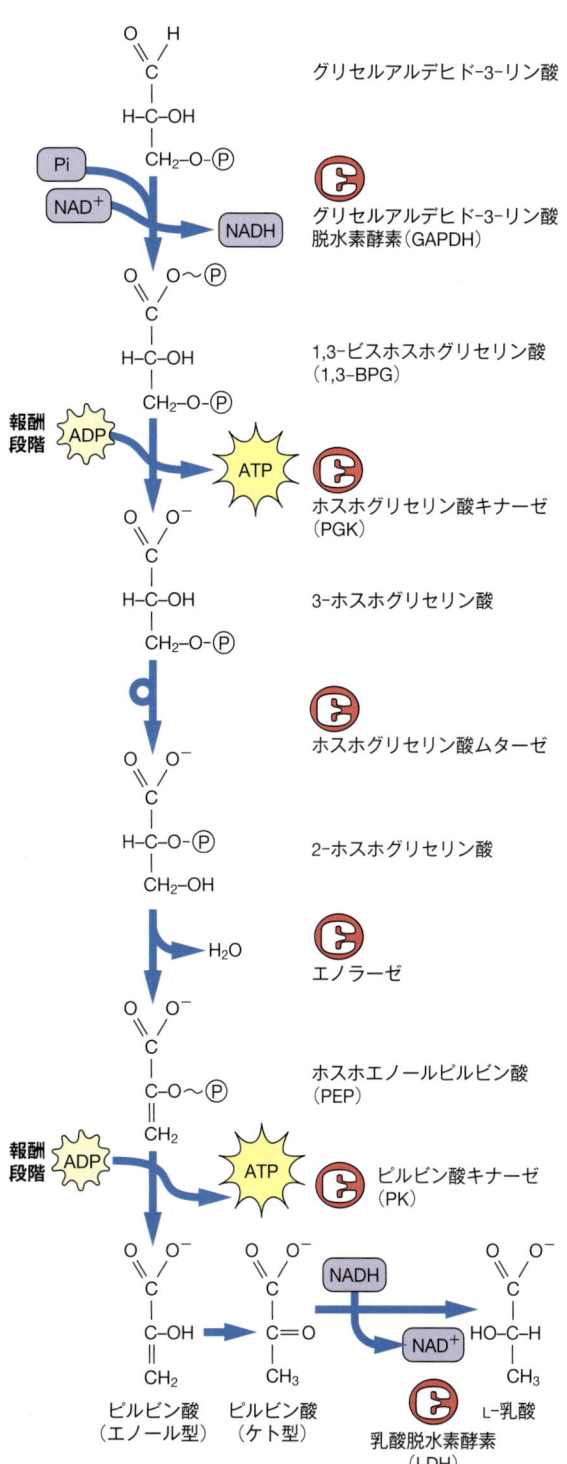

図9.4　解糖系における報酬段階

ホスホグリセリン酸キナーゼとピルビン酸キナーゼは,それぞれ 1,3-ビスホスホグリセリン酸とホスホエノールピルビン酸という高エネルギー化合物を用いて基質レベルのリン酸化を触媒し,ATP を産生する.グリセルアルデヒド-3-リン酸の反応で生じる NADH は,乳酸脱水素酵素の反応で NAD$^+$ に再生されるので,触媒量の NAD が存在すれば解糖反応は継続する.

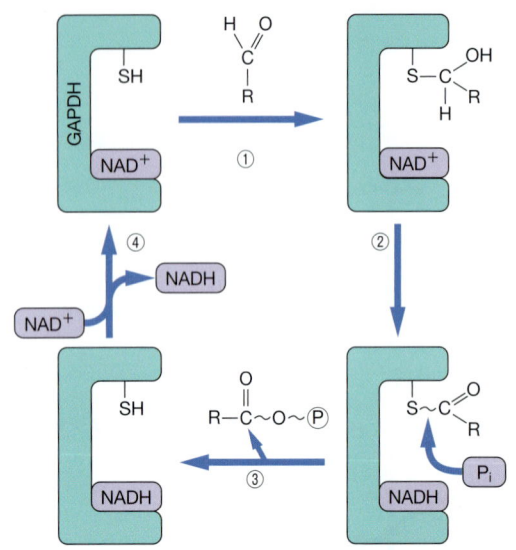

図9.5　グリセルアルデヒド-3-リン酸脱水素酵素（GAPDH）の反応機構
①では，グリセルアルデヒド-3-リン酸（RCHO）がGAPDHの活性部位のチオール基と反応してチオヘミアセタールを形成する．②では，そのチオヘミアセタールがNAD$^+$によって酸化されチオエステルを生じる．NAD$^+$は酵素の活性部位に結合しており，NADHに還元される．③では，リン酸が活性部位に入り，ホスホリラーゼによって炭素-硫黄結合が切断され，3-ホスホグリセリン酸基を置換して1,3-ビスホスホグリセリン酸を生じるとともにチオール基を再生する．④では，NADHが酵素反応でNAD$^+$に変換され，触媒回路が完結する．

ルリン酸化合物である**ホスホエノールピルビン酸** phosphoenolpyruvate（PEP）を生じる．PEPと**ピルビン酸キナーゼ** pyruvate kinase（PK）が反応することによって，解糖系における2回目の基質レベルのリン酸化がおこり，ADPがリン酸化されるとともにピルビン酸が産生される．PEPの高エネルギーリン酸結合が，低エネルギーリン酸化合物である2-ホスホグリセリン酸から単純な反応である異性化と脱水反応だけで形成されることは奇妙にみえる．しかし，これらの反応を進ませる熱力学的な力は，おそらく2-ホスホグリセリン酸中のリン酸とカルボキシ基との間の電気的斥力と，リン酸化反応に続いておこるエノールピルビン酸からピルビン酸への異性化からきていると考えられる（図9.4）．

PGKとPKは基質レベルのリン酸化を触媒する

解糖系におけるATP産生反応では，トリオースリン酸1分子につき2分子のATPが産生されるため，フルクトース-1,6-ビスリン酸1分子あたり4分子のATPが産生されることになる．ヘキソキナーゼとPFK-1の反応のところでATPが投資されることを考えると，1分子のグルコースからピルビン酸が生じるまでの正味のATP生産量は2分子となる．

❄ 理解を深めるために
ヒ酸による基質レベルのリン酸の脱共役

ヒ素（$_{33}$As）は周期表ではリン（$_{15}$P）の真下に位置する元素であり，リン酸（H_3PO_4）のPがAsに置き換わったヒ酸（H_3AsO_4）の性質や反応性はリン酸と似ている部分があると考えられる．実際に，ヒ酸はリン酸に近似したpK_a値を示し，GAPDHによって1-ヒ酸-3-ホスホグリセリン酸を生じる．しかし，アシル-ヒ酸結合は不安定であり容易に加水分解されるため，基質レベルのリン酸化によってATPが産生されることはない．ヒ酸は解糖系のどの酵素も阻害しないが，GAPDHの反応から得られる酸化還元エネルギーを消し，PGK反応による基質レベルのリン酸化によるATP産生を阻害する．結果として，ヒ酸はGAPDHとPGKの反応を"脱共役"する作用をもつといえる．注意すべきなのは，ヒ素と亜ヒ酸（As(OH)$_3$）はヒ酸同様に毒物であるが，ヒ酸とは反応メカニズムが異なるということである．ヒ素と亜ヒ酸はGAPDHのようなSH（sulfhydryl）酵素のSH基と反応して（図9.5），不可逆的に活性を阻害する．

✺ 臨床検査
フッ化物によるエノラーゼの競合阻害

糖尿病の診断や管理に，血糖値の測定が行われる．病院の検査室では，採血の後1時間以上してから血糖値の測定が行われることが多い．密封して酸素が入らない状態であっても，赤血球はグルコースを乳酸に代謝することができるため，血液サンプルが酸性になることがある．これは室温であっても赤血球中でおこる反応であり，サンプルを静置している間に血糖値とpHの両方ともが低下し，低血糖や乳酸アシドーシスといった誤った検査結果が出る可能性がある．

グルコースの嫌気的代謝は，採血管に解糖の阻害剤を加えることで防ぐことができる．SH試薬はGAPDHの強力な阻害剤であるため効果があると考えられるが，たいていの場合もっと安価な薬品であるフッ化ナトリウムを用いる．フッ化物はエノラーゼの強力な競合阻害剤であり，赤血球中の解糖と乳酸産生を抑制する．フッ化物は競合阻害剤としては珍しく，2-ホスホグリセリン酸と相同性がほとんどない．この場合，フッ化物は酵素の活性部位でリン酸やMg^{2+}と複合体を形成し，基質分子の接近を阻害する．

◉ 乳酸脱水素酵素（LDH）

LDHはGAPDHの反応中で消費したNAD$^+$を再生し，嫌気的解糖の最終産物である乳酸を産生する

2分子のピルビン酸は1分子のグルコースと同数の炭

素と酸素をもっている．しかし 1 分子のグルコースが 12 個の水素をもつのに対し，1 分子のピルビン酸は 4 つの水素，すなわちピルビン酸 2 分子は 8 つの水素をもつため，4 つの水素が不足していることになる．この"失われた"4 つの水素は GAPDH の反応で生ずる 2 分子の NADH と 2H⁺ というかたちで残っている．NAD⁺ は細胞中では触媒量しか存在しない物質であるが，解糖系（および他の反応）には不可欠な補酵素で，解糖系を継続するためには NAD⁺ を再生するしくみが必要である．

嫌気的条件下では，NADH の酸化は**乳酸脱水素酵素 lactate dehydrogenase（LDH）**による．LDH は NADH と H⁺ を用いてピルビン酸を乳酸に還元し，NAD⁺ を再生する．哺乳類ではすべての細胞に LDH が存在し，嫌気的条件下では解糖の最終産物は乳酸である．好気的条件下では，ミトコンドリアが NADH を NAD⁺ に酸化し，ピルビン酸を水と二酸化炭素に分解するため（**第 8 章**），乳酸は形成されない．しかし，酸素不足の状態の筋肉や，膿のなかの食細胞，あるいは灌流不足の組織などでは，

細胞は酸化的代謝能力をもっているにもかかわらず嫌気的解糖を行って乳酸を産生することがある．血中に放出された乳酸は，肝臓に運ばれて糖新生の基質として使われる（**第 12 章**）．

🔵 発酵

発酵は，通常は単細胞生物でのグルコースの嫌気的解糖を指す一般的用語である

乳酸菌などの一部の嫌気性菌は乳酸を産生するが，他の細菌は解糖系で生じた NADH の嫌気的酸化のために別の経路を使う．酵母の発酵では，解糖系の経路は赤血球と同じだが，ピルビン酸はエタノールに転換される（**図 9.6**）．ピルビン酸はまずピルビン酸脱炭酸酵素によって脱炭酸され，二酸化炭素を放出してアセトアルデヒドになる．GAPDH の反応で生成した NADH はアルコール脱水素酵素で再酸化され，NAD⁺ を再生するとともにエタノールを産生する．

エタノールには毒性があり，その濃度が培地のおよそ 12 ～ 16%，すなわち普通のワイン程度に達するとほとんどの酵母は死滅する．アルコールのエネルギーは好気的代謝ではおよそ 7 kcal/g（29 kJ/g）（**表 8.1**）と糖質と脂質の中間で，アルコール飲料はカロリーが高いといえる．食品としてのアルコール飲料は，原料である果物や野菜よりも長期保存において安定である．ビール，ワイン，シードル，蜂蜜酒は，ビタミン，ミネラル，フィトケミカル（植物由来天然化学物質），ゼノバイオティクス（外因性化学物質）を含んでいる．

発酵食品は世界で摂取されている食品の 1/3 を占めると考えられているが，他にピクルス，ザワークラウト，バターミルク，ヨーグルト，ソーセージ，肉や魚の加工食品，パン，チーズ，さまざまなソースや調味料，そしてコーヒーやチョコレートも含まれている．発酵はこれらの食品の風味や香りに重要な役割を果たしている．細菌発酵によって生じる乳酸や他の有機酸による pH の低下は，腐敗や病原性微生物の増殖を抑制する．

小腸には 1,000 種類もの嫌気性菌が存在する．これら

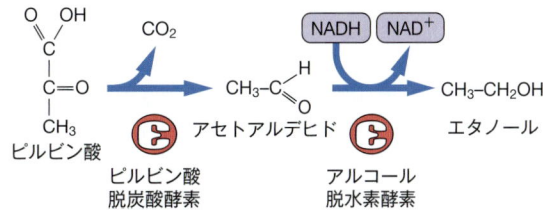

図 9.6　酵母における嫌気的解糖

発酵でおこる嫌気的解糖によるエタノールの産生．ピルビン酸はピルビン酸脱炭酸酵素によって脱炭酸され，アセトアルデヒドと二酸化炭素を生じる．アセトアルデヒドはアルコール脱水素酵素によって NADH を用いて還元され，エタノールを生じるとともに，NAD⁺ が再生されて解糖系に供給される．

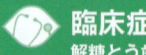

臨床症例
解糖とう歯(虫歯)

Streptococcus mutans(ストレプトコッカス・ミュータンス)と*Lactobacillus*(ラクトバチルス)は口腔に存在する嫌気性菌で,う歯(虫歯)の発症に関与している.これらの細菌は,食品中の精製糖(例:ブドウ糖果糖液糖中のグルコースやフルクトース,甜菜やサトウキビ中のスクロース)で非常によく増殖する.歯の溝や歯肉ポケットのなかのような,酸性かつ嫌気的条件下で繁殖する.発酵で生じた有機酸は歯のエナメル質や象牙質を少しずつ腐食し,歯のリン酸カルシウム(ヒドロキシアパタイト)が慢性的に溶解する状態になると,穴があく段階に進む.フッ化物を,エノラーゼを阻害しない程度の濃度で局所的,あるいは歯磨き粉に入れて塗布すると,歯の表面に浸み込んでフルオロアパタイトを形成し,リン酸カルシウムの溶解を防ぐ.

の腸内細菌はヒトと共生関係にある.例えば,食べ物を消化しエネルギーを得るのを助けたり,ビオチンやビタミンKを産生したり,あるいは病原体の感染から生体を防御したり,胃腸の蠕動運動を促進したりすることに役立っている.これら腸内細菌の種類は,食物中の糖質,脂質,タンパク質の内容によって変化する.

赤血球における解糖系の調節

解糖系は,3つのリン酸化酵素の反応でアロステリックな制御を受ける

◉ ヘキソキナーゼ

赤血球におけるグルコースの消費速度は一定である.筋肉のように物理的に運動するわけでもなく,酸素や二酸化炭素を運搬するのにはエネルギーをあまり必要としない.赤血球において,解糖系は単純に赤血球のエネルギー必要量によって調節され,その最も重要な目的はイオン勾配の維持である.ATPの消費と産生のバランスは,3つの段階でアロステリックな制御を受ける.**ヘキソキナーゼ,ホスホフルクトキナーゼ1(PFK-1),そしてピルビン酸キナーゼ(PK)の反応である(図9.2)**.赤血球の溶解物中のさまざまな酵素のV_{max}を*in vitro*で測定すると,ヘキソキナーゼはすべての解糖系の酵素のなかで最も活性が低い.実はヘキソキナーゼの最大活性は赤血球のグルコース消費速度のおよそ5倍であるが,その活性はグルコース-6-リン酸によって(アロステリックな)強いフィードバック阻害を受ける.ヘキソキナーゼはその始原遺伝子の遺伝子重複・融合のため,N末端とC末端が30%ホモロジー(相同性)を示す.したがって,

グルコース-6-リン酸がN末端に結合すると活性が阻害され,C末端の活性部位におけるグルコース-6-リン酸の産生を抑制する.

◉ ホスホフルクトキナーゼ1(PFK-1)

PFK-1は解糖の律速酵素のなかで最も重要である

PFK-1はフルクトース-6-リン酸からのフルクトース-1,6-ビスリン酸の産生を調節するほか,ホスホグルコースイソメラーゼ反応を通じて間接的にグルコース-6-リン酸の量を調節し,ヘキソキナーゼを制御する.PFK-1は近傍のATPで強力に阻害を受けるため,細胞のエネルギー状態によって活性が変化する.グルコース-6-リン酸とヘキソキナーゼの関係と同様に,ATPもまた,PFK-1の基質であるとともに(図9.3),PFK-1のアロステリック阻害剤でもある(図9.7)という二重の機能をもっており,酵素活性の微細な調節を可能にしている.

図9.7に示したとおり,赤血球のATPの濃度(〜2 mmol/L)は通常PFK-1の活性を阻害する.**アデノシンーリン酸** adenosine monophosphate(AMP)はそれよりはるかに低い濃度だが(〜0.05 mmol/L),この阻害を解除する.両者の相対的な濃度の関係から,赤血球中の少量のATPがAMPに変換しただけでAMP濃度の相対的増加は大きいことになり,PFK-1は活性化される.ADPもまた,ATPによるPFK-1の阻害を解除するが,エネルギー消費による濃度変化はあまり大きくない.AMPはATPによるPFK-1の阻害を解除するが,同時に基質であるフルクトース-6-リン酸に対するK_mも下げるため,PFK-1の触媒効率をいっそう増加させる.

赤血球中のPFK-1の活性は,ATP,ADP,AMPの相対的濃度によって評価される細胞のエネルギー状態の変化に,アロステリックなしくみで巧みに反応する.実際,PFK-1の総活性,すなわち解糖の速度は,細胞の(AMP+ADP)/ATP濃度比に依存する.これらの産物は,アデニル酸キナーゼの反応によって相互に変換が可能である.

$$2ADP \leftrightarrows ATP + AMP$$

ATPが消費されADPが増加すると,AMPがアデニル酸キナーゼによって形成される.AMP濃度が上昇する

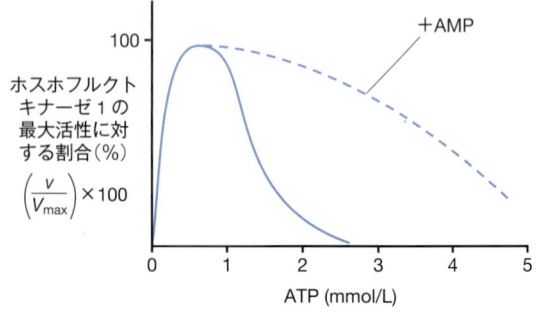

図9.7　PFK-1のATPによるアロステリック制御
AMPはATP存在下におけるPFK-1の強力な活性化因子である.

と，ATP による PFK-1 の抑制が解除され，解糖系が促進される．解糖系による ADP のリン酸化と，それに続くアデニル酸キナーゼによる AMP のリン酸化は，徐々に ATP 濃度を回復させて細胞のエネルギーを補充し，AMP 濃度が減少するにつれて解糖の速度が落ちて定常状態になる．

◉ ピルビン酸キナーゼ（PK）

ヘキソキナーゼと PFK-1 の制御に加えて，肝臓中のピルビン酸キナーゼは，PFK-1 反応の産物であるフルクトース-1,6-ビスリン酸によってアロステリックに活性化される．この過程はフィードフォワード制御として知られており，化学的に反応性の高い代謝産物であるグリセルアルデヒド-3-リン酸が細胞質内に蓄積するのを防ぐため，赤血球中でも重要である．

◆ 調節酵素の特徴

調節酵素は代謝経路における律速酵素である

解糖の制御にかかわる 3 つの酵素（ヘキソキナーゼ，PFK-1，そしてピルビン酸キナーゼ）は，それぞれ調節酵素として次の特徴を備えている．(1)二量体あるいは三量体の酵素で，アロステリック調節因子によって構造や活性が制御される．(2)解糖系の他の酵素と比べて V_{max} が低い．(3)触媒する反応は不可逆である．

肝臓，筋肉，その他の組織では，エネルギーの消費速度の大きな変化や（例：運動時），糖質代謝と脂質代謝の相互作用があるため，解糖系の制御は赤血球よりも複雑である（**表 9.1**）．これらの組織では，調節酵素の量や酵素活性は他のアロステリック因子や，共有結合修飾，あるいは酵素の発現誘導や抑制によって制御される．

2,3-BPG の合成

2,3-BPG はアロステリック阻害因子としてヘモグロビンの酸素親和性を下げる

2,3-BPG（**図 9.8**）は，赤血球中の解糖系の重要な副産物で，時に濃度が 5 mmol/L に達するが，それは赤血球中の**ヘモグロビン** hemoglobin(Hb) のモル濃度の〜25％に匹敵する．2,3-BPG は赤血球中の主要なリン酸化中間体であり，ATP（1〜2 mmol/L）や無機リン酸（1 mmol/L）よりも高い濃度で存在する．2,3-BPG は，ヘモグロビンの酸素親和性に対してアロステリック阻害因子としてはたらく．すなわち，ヘモグロビンの酸素親和性を下げて，末梢組織での酸素の遊離を促進する．精製成人型ヘモグロビン adult hemoglobin(HbA) の酸素親和性が赤血球全体で測定するよりも高いのは，赤血球中には 2,3-BPG が存在するからである．高地順応（**第 5 章**）や閉塞性肺疾患，貧血の際には赤血球中の 2,3-BPG の

臨床症例
がん細胞における解糖系

腫瘍ではしばしば解糖系が亢進する，すなわち解糖系によるエネルギー産生への依存度が高くなるといわれている．この解糖系の亢進は，がん細胞の増殖速度が速いために血中の酸素や栄養の補給が追いつかず，低酸素となった結果，ミトコンドリアでの酸化的リン酸化が抑制されるためと考えられる．これらのケースでは，乳酸の産生や蓄積はがん細胞にとって有害であり，細胞のネクローシスや，腫瘍における壊死性コアの形成に関与している．

腫瘍のなかには血管新生（脈管形成）を促進するサイトカインを分泌するものがあり，エネルギーや酸素を供給することによってがんを増殖させる．化学療法のため多くの血管新生阻害薬が FDA の認可を受けているが，がん細胞は低酸素状態で生存し，増殖する．血管新生阻害薬はがんを死滅させるというより単に増殖を抑えるだけなので，通常他の治療法と一緒に使われる．

表 9.1　赤血球中における解糖系の制御

酵素	制御因子
ヘキソキナーゼ	グルコース-6-リン酸で不活性化
ホスホフルクトキナーゼ-1	ATP で不活性化；AMP で活性化
ピルビン酸キナーゼ	フルクトース-1,6-ビスリン酸で活性化

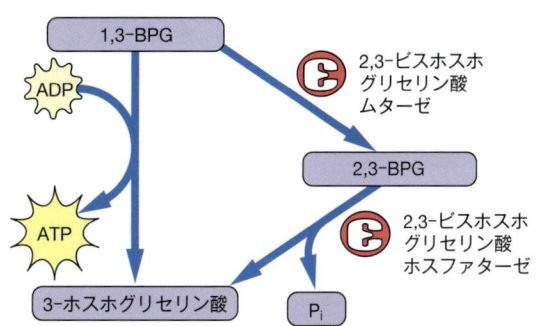

図 9.8　2,3-BPG の生合成および分解経路

2,3-ビスホスホグリセリン酸ムターゼは 1,3-BPG を 2,3-BPG に変える反応を触媒する．この酵素は同時にビスホスホグリセリン酸ホスファターゼ活性も有しているため，2,3-BPG の生合成と加水分解の平衡を維持する．この経路はホスホグリセリン酸キナーゼの反応をバイパスするので，ATP の正味の生産量は，2 ATP/mol グルコースに減少することに注意．

濃度は増加し，肺における酸素分圧やヘモグロビンの酸素飽和度が低いときに，組織での酸素の遊離を促進する．**胎児性ヘモグロビン** fetal hemoglobin(HbF) は，HbA よりも 2,3-BPG に対する感受性が低い．したがって，2,3-BPG の存在下であっても HbF の酸素親和性はより高い

ことになり，胎盤を通じて酸素を HbA から HbF へ効果
的に転移するのに役立つ．

ペントースリン酸経路

◆ 概要

ペントースリン酸経路は，NADPH とペントースリン酸の両方を産生する不可逆的な酸化的過程と，過剰なペントースリン酸が解糖系の中間代謝産物にリサイクルされる可逆的な非酸化的過程に分かれている

　ペントースリン酸経路はすべての細胞の細胞質に存在する経路であり，有核細胞において DNA や RNA のヌクレオチド合成に必要なペントースリン酸を産生する最も主要な経路であることからその名が付いた．この経路は解糖系からグルコース-6-リン酸のところで枝分かれしており，そのため，別名ヘキソースリン酸側路 hexose monophosphate shunt とも呼ばれている．ペントースリン酸経路が，時に側路とも呼ばれるのは，生合成経路にペントースが必要でないときには中間代謝産物であるペントースリン酸がフルクトース-6-リン酸やグリセルアルデヒド-3-リン酸になって解糖系の本流へと戻ることができるからである．このような経路の変更は，赤血球や非分裂細胞，休止細胞など，DNA や RNA の合成の必要がないか，もしくは限定的な細胞において特に重要である．

すべての細胞において，ペントースリン酸経路の主な産物は NADPH である

　脂質生合成がさかんな組織（例：肝臓，副腎皮質，乳汁分泌期の乳腺）では，NADPH は脂肪酸，コレステロール，胆汁酸，ステロイドホルモンの生合成に必要な還元反応に使われる．肝臓では，NADPH は薬物の解毒や排泄に関係するヒドロキシ化反応でも使われる．赤血球では生合成反応はほとんど行われないが，それでもグルコースの約10％はペントースリン酸経路を通り，その場合ほとんどが NADPH 産生に使われる．その NADPH は主に，システインを含んだトリペプチドであるグルタチオン glutathione（GSH，図2.6）の還元に使われるが，そのグルタチオンは抗酸化酵素の重要な補酵素である（第42章）．

◆ ペントースリン酸経路の酸化的過程：NADPH の合成

NADPH は2つの脱水素酵素によって合成されるが，それはペントースリン酸経路の1番目の反応と3番目の反応にあたる

　ペントースリン酸経路（図9.9）の1番目の反応では，グ

ルコース-6-リン酸脱水素酵素 glucose-6-phosphate dehydrogenase（G6PD または G6PDH）の作用で，グルコース-6-リン酸を酸化して 6-ホスホグルコノラクトン 6-phosphogluconic acid lactone という環状糖エステルを生じ，NADPH を産生する．6-ホスホグルコノラクトンはラクトナーゼ lactonase の作用で加水分解されて 6-ホスホグルコン酸を生じる．次いで 6-ホスホグルコン酸脱水素酵素 6-phosphogluconate dehydrogenase の触媒で，6-ホスホグルコン酸の酸化的脱炭酸がおこり，ケトースであるリブロース-5-リン酸と CO_2，そして 2 分子目の NADPH を産生する．

　G6PDH と 6-ホスホグルコン酸脱水素酵素は，細胞質内の NADPH/NADP$^+$ 比を～100に保っている．興味深いことに，NAD$^+$ は解糖に必要なため，細胞質内の NADH/NAD$^+$ 比はほぼその逆数で 0.01 以下である．赤

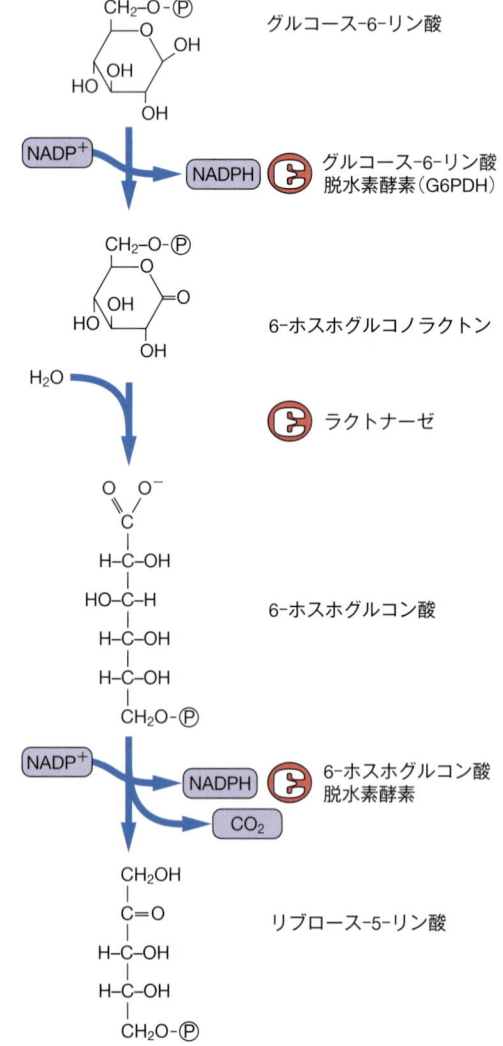

図9.9　ペントースリン酸経路の酸化的過程
3つの連続した酵素反応によって，グルコース-6-リン酸1分子あたり NADPH2 分子が産生され，グルコース-6-リン酸は脱炭酸されてリブロース-5-リン酸を生じる．

血球中の，NAD（H）の総量（酸化型と還元型を合計したもの）とNADP（H）の総量はほぼ等しいにもかかわらず（～ 25 μmol/L），細胞はこれら2つの同程度の酸化還元電位をもつ酸化還元系（レドックスシステム）を，それだけ異なる設定値に保っている．それは，細胞質の脱水素酵素の特異性によって代謝を個別に制御することができるからである．**解糖系の酵素（GAPDH と LDH）は NAD（H）のみを利用するが，ペントースリン酸経路は NADP（H）のみを利用する**．赤血球中には NAD^+ を NADPH によって還元する酵素が存在しないので，高濃度の NAD^+ と NADPH が同時に同じ区画のなかで存在しうる．

■ ペントースリン酸経路の非酸化的過程

ペントースリン酸経路の非酸化的過程では，余剰のペントースリン酸はフルクトース-6-リン酸とグリセルアルデヒド-3-リン酸に変換される

　核酸合成が活発な細胞では，6-ホスホグルコン酸脱水素酵素の反応でリブロース-5-リン酸が生成し，異性体化されてリボース-5-リン酸を生じ，リボヌクレオチドやデオキシリボヌクレオチドが産生され，それぞれ RNA と DNA 合成に使われる（**図9.10，右上**）．しかしながら赤血球や非分裂細胞，休止細胞ではペントースリン酸は解糖系へと戻される．これは3分子のリブロース-5-リン酸が2分子のフルクトース-6-リン酸と1分子のグリセルアルデヒド-3-リン酸になるという一連の平衡反応によってなされる．この非酸化的過程にはある種の制限がかかっており，糖リン酸の間の2炭素か3炭素の転移のみで行われている．かつ，それぞれの反応は送り手側がケトースで，受け手側はアルドースである．リブロース-5-リン酸から，**イソメラーゼ isomerase** や**エピメラーゼ epimerase** のはたらきでケトースリン酸やアルドースリン酸が生じ，非酸化的過程の基質となっている．**チアミン依存性の酵素であるトランスケトラーゼ** transketolase は，2炭素の転移反応を触媒する．**トランスアルドラーゼ transaldolase** は解糖系のアルドラーゼと似た作用をもつが，解糖系のアルドラーゼが3炭素をトリオースリン酸として放出するのに対し，トランスアルドラーゼは3炭素を別の糖に転移させるという点で異なる．

　図9.10 と**表9.2** に示したとおり，酸化的過程から生じる最初の五炭糖であるリブロース-5-リン酸2分子から，別の産物が生じる．1つは異性体化してアルドースであるリボース-5-リン酸になり，もう1つはエピマー化してキシルロース-5-リン酸となる．次いでトランスケトラーゼが作用してキシルロース-5-リン酸からリボース-5-リン酸へ2炭素を転移し，炭素数7のケトースであるセドヘプツロース-7-リン酸と炭素数3のグリセルアルデヒド-3-リン酸を生じる．トランスアルドラーゼが次に作用して，セドヘプツロース-7-リン酸か

らグリセルアルデヒド-3-リン酸へ3炭素の転移を触媒し，解糖系の最初の中間産物のフルクトース-6-リン酸と，もう1つの産物としてエリスロース-4-リン酸を生

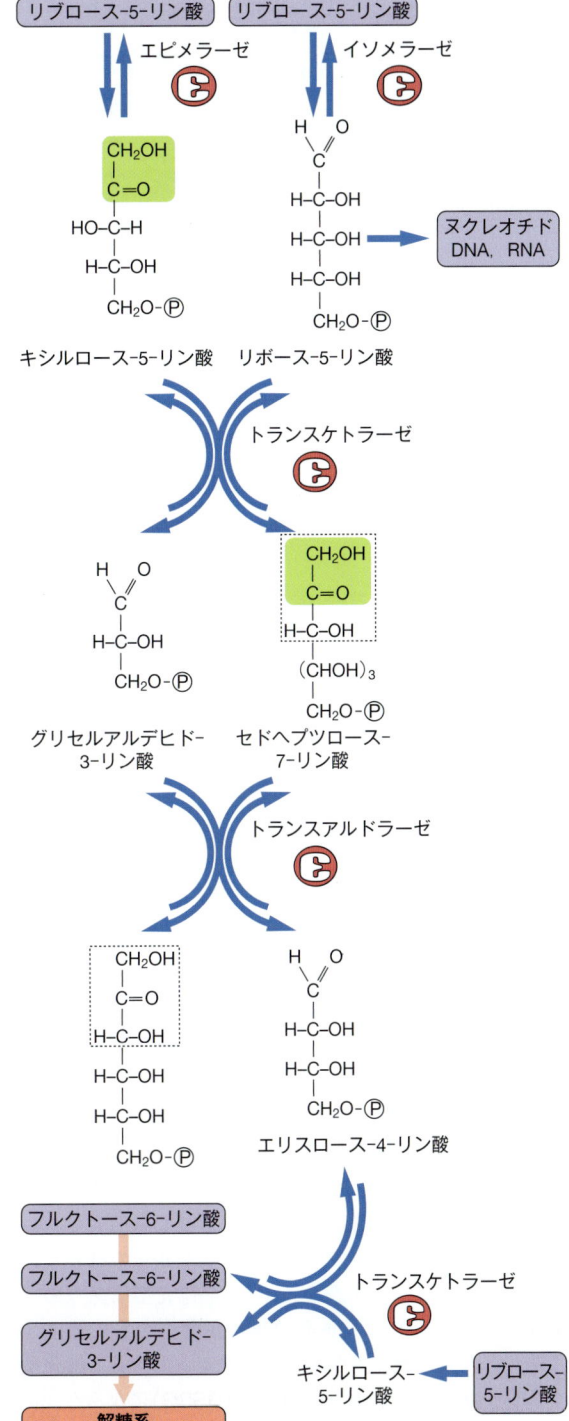

図9.10　ペントースリン酸経路のなかの非酸化的過程
リブロース-5-リン酸3分子の炭素骨格がフルクトース-6-リン酸2分子とグリセルアルデヒド-3-リン酸1分子に変換され，グリセルアルデヒド-3-リン酸は解糖系に入る．ここに示したすべての反応は可逆的である．

表 9.2　ペントースリン酸経路中の平衡反応のまとめ

基質		反応産物	酵素
リブロース-5-リン酸	⇆	リボース-5-リン酸	イソメラーゼ
2 リブロース-5-リン酸	⇆	2 キシルロース-5-リン酸	エピメラーゼ
キシルロース-5-リン酸＋リボース-5-リン酸	⇆	グリセルアルデヒド-3-リン酸＋セドヘプツロース-7-リン酸	トランスケトラーゼ
セドヘプツロース-7-リン酸＋グリセルアルデヒド-3-リン酸	⇆	エリスロース-4-リン酸＋フルクトース-6-リン酸	トランスアルドラーゼ
キシルロース-5-リン酸＋エリスロース-4-リン酸	⇆	グリセルアルデヒド-3-リン酸＋フルクース-6-リン酸	トランスケトラーゼ
3 リブロース-5-リン酸	⇆	グリセルアルデヒド-3-リン酸＋2 フルクトース-6-リン酸	総括

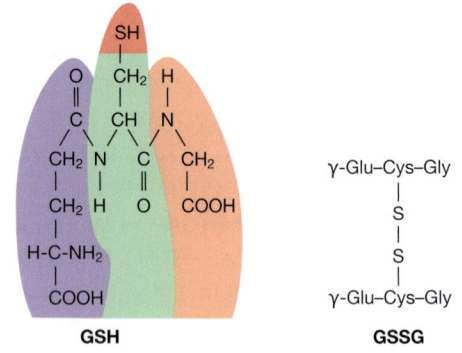

図 9.11　グルタチオン
還元型グルタチオン（GSH）と酸化型グルタチオン（GSSG）の構造．グルタミン酸の α-カルボキシ基ではなく，γ-カルボキシ基とシステインの α-アミノ基の間にイソペプチド結合が形成されることに注意．

じる．2 度目のトランスケトラーゼの反応において，3 分子目のリブロース-5-リン酸由来のキシルロース-5-リン酸がエリスロース-4-リン酸に 2 炭素を供与して，2 分子目のフルクトース-6-リン酸とグリセルアルデヒド-3-リン酸を生じ，両者とも解糖系に入っていく．

　要約すると，ペントースリン酸経路の酸化的段階で生じた 3 分子の五炭素・糖リン酸（リブロース-5-リン酸）は，2 分子の六炭素化合物（フルクトース-6-リン酸）と 1 分子の三炭素化合物（グリセルアルデヒド-3-リン酸）という解糖系の中間代謝産物を生じる．赤血球中では，これらは解糖系を進んで乳酸になるため，グルコースが解糖系の本流から一時的に分岐しただけということになる．

ペントースリン酸経路の抗酸化作用

ペントースリン酸経路は赤血球を酸化損傷から防御する
　グルタチオン（GSH）はグルタミン酸-システイン-グリシンという 3 つのアミノ酸が結合したトリペプチドである（図 9.11）．細胞内の濃度は 2 ～ 5 mmol/L であり，99％が還元型（チオール型）として存在し，酸化ストレスや化学的損傷から細胞を守るのに重要な補酵素である（第 42 章）．赤血球中で産生される NADPH のほとんどは，グルタチオン還元酵素が GSH を還元型に保つのに利用される．GSH は抗酸化酵素の補酵素として機能する際に，自身は酸化されてジスルフィド型である**酸化型グルタチオン oxidized glutathione（GSSG）**になるが，グルタチオン還元酵素の作用で還元型に再生される（図 9.12）．

　GSH は細胞内で広範囲な防御作用を示す．**グルタチオンペルオキシダーゼ glutathione peroxidase（GPx）**はすべての細胞に発現し，GSH を用いて細胞質や細胞膜

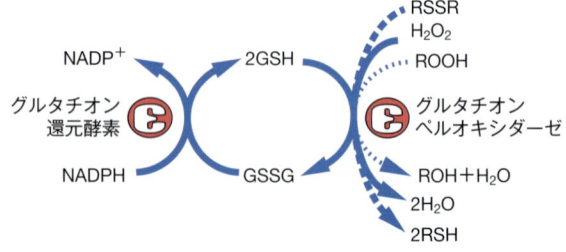

図 9.12　グルタチオンの抗酸化作用
GSH は，過酸化水素や有機過酸化物，過酸化脂質を解毒するグルタチオンペルオキシダーゼの補酵素である．過酸化水素や過酸化脂質は，赤血球のヘモグロビンによる酸素輸送の際，ヘム鉄の副反応で自然に発生する．GSH はまた，酸化ストレス（第 42 章）で生じるタンパク質のジスルフィド結合（RSSR）を還元して，元の状態（RSH）に再生する．

の過酸化水素や脂質過酸化物の解毒にはたらく（図 9.12）．GPx は活性部位にセレノシステインをもつため，必須微量元素であるセレンはしばしば抗酸化栄養素と呼ばれる（第 7 章）．

　GSH はまた，細胞内の SH 基（チオール基）の予備としても機能しており，酵素などのタンパク質の露出した SH 基を還元状態に保つはたらきをしている．標準状態では，タンパク質が酸素にさらされた場合フリーの SH 基は次第に酸化されてジスルフィドになり，分子内あるいは他のタンパク質と分子間の架橋形成をする．赤血球中では，GSH はヘモグロビンの SH 基を還元状態に保ち，ジスルフィドによるタンパク質の架橋形成や凝集を防いでいる．

臨床症例
グルコース-6-リン酸脱水素酵素欠損症は溶血性貧血をおこす

ある患者が，熱帯地方へ出発する直前に，かかりつけの内科医に体調不良を訴え，最近尿の色が濃くなったことを伝えた．診察の結果，眼球強膜に軽い黄疸（黄染）の所見があった．検査では，ヘマトクリット値の低下，網状赤血球の増加，血中ビリルビン値の著しい上昇を認めた．患者は1ヵ月前に予防接種を受け，抗マラリア薬を処方されているが，それ以来非常に健康であった．

解説

プリマキンおよびそれに関連した抗マラリア薬を含む多くの薬剤が，細胞内において酸化還元反応をおこし，大量の活性酸素を産生する（第42章）．この活性酸素は，ヘモグロビンのSH基の酸化や細胞膜中の脂質の過酸化をおこす．遺伝的にグルコース-6-リン酸脱水素酵素（G6PDH）に異常がある患者では，G6PDHの安定性が低いため赤血球中での半減期が短い，NADPHによる阻害を受けやすいなどの特徴がみられる．いずれの場合も，G6PDHの活性低下により，酸化ストレス下でNADPHが十分産生できないため，細胞中のGSSGをGSHに還元する能力が低下し，薬剤性の酸化ストレスを過剰に受けて赤血球の破壊（溶血）および溶血性貧血をきたす．ビリルビンはヘム代謝によって産生される褐色の色素であるが，肝臓の処理能力を超えると血漿や組織に蓄積し，黄疸をおこす．溶血が非常に多いとヘモグロビンが尿に漏れ出てヘモグロビン尿を呈し，尿の色が濃くなる．ヘモグロビンがジスルフィド架橋して凝集したものをHeinz（ハインツ）小体と呼ぶが，そのHeinz小体が血液塗抹標本に観察されるようになる．G6PDH欠損症は通常は無症状であるが，薬剤（抗マラリア薬，サルファ剤）や食品（ソラマメ），重症感染症などによる酸化ストレスによって症状を呈する．

*G6PDH*遺伝子には200以上の変異が知られており，重症度には非常に幅がある．赤血球は他の細胞と違って酵素を合成したり補充したりできないため，酸化ストレスの影響を特に受けやすく，標準的な寿命は約120日である．細胞が古くなるとG6PDH活性が低くなるため，さらに影響を受けやすくなる．赤血球中のすべての酵素活性は細胞の寿命につれて低下していき，最終的にATP産生が不足して細胞内のイオンの濃度勾配を保てなくなり，細胞死に至る．古くなった細胞において，ペントースリン酸経路の活性が漸減することで，酸化ストレスによる膜タンパク質の架橋形成や細胞膜の弾力性の低下をおこし，そのため赤血球が脾臓内で補足されて分解される．

まとめ

本章では，解糖系とペントースリン酸経路という，生体内のすべての細胞において共通の，進化的に起源の古い2つの代謝経路について説明した．

- 嫌気的解糖では，六炭糖であるグルコースが炭素数3のケト酸であるピルビン酸2分子に転換され，ATPが2分子得られる．ピルビン酸は乳酸に還元され，細胞から排出される．
- 解糖系の中間代謝産物のさまざまな糖リン酸は，多くの他の代謝経路の分岐点となっている．
- 解糖の速度はヘキソキナーゼ，ホスホフルクトキナーゼ-1，ピルビン酸キナーゼという3つの酵素のアロステリック制御によってコントロールされている．
- ペントースリン酸経路の酸化的過程で，グルコース-6-リン酸はリブロース-5-リン酸に酸化され，その際に2分子のNADPHを産生する．すべての細胞で，NADPHは補酵素グルタチオンを還元型に保つことで，抗酸化保護作用に役立っている．有核細胞では，NADPHはいろいろな生合成反応に必須である．
- ペントースリン酸経路の非酸化的過程で，リブロース-5-リン酸はイソメラーゼ，エピメラーゼ，トランスアルドラーゼ，トランスケトラーゼの作用で解糖系の中間代謝産物に転換される．そのなかの1つであるリボース-5-リン酸は，有核細胞ではリボ核酸やデオキシリボ核酸（RNA，DNA）のようなヌクレオチド合成に使われる．

アクティブラーニング

(1) なぜグルコースは進化の過程で血糖として選ばれたのか．他の糖，例えば，ガラクトース，フルクトース，スクロースではなく，なぜグルコースなのか？

(2) 赤血球の酵素とNAD（P）（H）の産生・分解を測定する吸光度計のみを用いて，血糖と乳酸濃度の測定に利用できる共役反応について説明しなさい．

(3) 慢性閉塞性肺疾患におけるアシドーシスの代謝性因子を説明しなさい．

参考文献

Andoh A. Physiological Role of Gut Microbiota for Maintaining Human Health. *Digestion*. 2016;93:176–181.

Bar-Even A, Flamholz A, Noor E, et al. Rethinking glycolysis: On the biochemical logic of metabolic pathways. *Nature Chemical Biology*. 2012;8:509–517.

Bose S, Le A. Glucose Metabolism in Cancer. *Advances in Experimental Medicine and Biology*. 2016;1063:3–12.

Gill KS, Fernandes P, O'Donovan TR, et al. Glycolysis inhibition as a cancer treatment and its role in an anti-tumour immune response. *Biochimica Biophysica Acta*. 2016;1866:87–105.

Grace RF, Glader B. Red Blood Cell Enzyme Disorders. *Pediatric Clinics of North America*. 2018;65:579–595.

Hertig V, Matos-Nieves A, Gard V, et al. Hexose monophosphate shunt, the role of its metabolites and associated disorders: A review. *Journal of Cellular Physiology*. 2019;234:14389–14404.

Hill Jr. RD, Pontefract BA, Mishcon HR, et al. Gut Microbiome: Profound Implications for Diet and Disease. *Nutrients*. 2019;11:1613. https://doi.org/10.3390/nu11071613.

Jin M, Fuller GG, Han T, et al. Glycolytic Enzymes Coalesce in G Bodies under Hypoxic Stress. *Cell Reports*. 2017;20:895–908.

Schwartz L, Supuran CT, Alfarouk K. Anticancer agents, the Warburg effect and the hallmarks of cancer. *Anti-cancer Agents in Medicinal Chemistry*. 2017;17(2):164–170.

関連ウェブサイト

Glucose-6-phosphate dehydrogenase deficiency: https://www.youtube.com/watch?v=opZwQCYg9ao&ab_channel=iMedicalSchool

Glycolysis: https://www.youtube.com/watch?v=8qij1m7XUhk&ab_channel=MEDSimplified

Glycolysis and the pentose phosphate pathway: https://www.youtube.com/watch?v=eXXpUxg9vn4&ab_channel=NinjaNerdLectures

Glycolytic enzyme deficiencies: https://www.youtube.com/watch?v=x41vJfWn9Y8

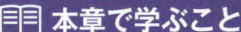 **本章で学ぶこと**

本章の到達目標
- トリカルボン酸（TCA）回路の一連の反応の概要とその目的を説明できる.
- TCA 回路の 4 つの酸化酵素とその産物を説明できる.
- TCA 回路のはじめのステップに必要な 2 つの中間代謝産物とその供給源を説明できる.
- TCA 回路の中間代謝産物から合成される 4 つの重要な代謝産物を説明できる.
- TCA 回路がどのように基質の供給，アロステリック因子，共有結合修飾，タンパク質合成によって調節されるかを説明できる.
- アセチル CoA からは正味のグルコースの産生がない理由を説明できる.
- "自殺基質" について TCA 回路を例として説明できる.
- TCA 回路の障害により引きおこされる代謝産物の蓄積と基質の代謝経路の変更に関して，代謝上おこる結果を予想できる.

はじめに

　トリカルボン酸回路〔TCA 回路，Krebs（クレブス）回路，クエン酸回路〕は，ミトコンドリアに局在し，エネルギー代謝に供されるすべての燃料物質の共通代謝経路である. TCA 回路は，脂質，糖質，タンパク質の共通の異化産物であるアセチル CoA（アセチル–補酵素 A）から酸化的に電子を奪い，電子伝達系におけるアデノシン三リン酸（ATP）生成のために供給されるほとんどの還元型補酵素を生成する. TCA 回路は，それ自体の反応では酸素を使用しないが，還元型補酵素の再酸化のためにミトコンドリア内での酸化的代謝を必要とする. TCA 回路は，2 つの重要な機能を担っている. それはエネルギー産生と生合成のための中間体の供給である（図10.1）.

TCA 回路の機能

4 つの酸化的ステップが ATP 合成のための自由エネルギーを供給する

　糖質，脂質，アミノ酸代謝の共通の最終産物であるアセチル CoA（図 10.2）は，TCA 回路が 1 回転する間に 4 つの酸化還元反応によって還元型の補酵素を生成するために酸化を受ける. 3 つの酸化反応でニコチンアミドアデニンジヌクレオチド nicotinamide adenine dinucleotide（NADH）が生成し，1 つの酸化反応では還元型フラビンアデニンジヌクレオチド flavin adenine dinucleotide（FADH$_2$）が生成する（図 8.4）. これらの還元されたヌクレオチドは，電子伝達系での ATP 生成のためのエネルギーを供給する（第 8 章）. さらに TCA 回路では，基質レベルのリン酸化により，もう 1 つの高エネルギーリン酸化合物であるグアノシン三リン酸 guanosine triphosphate（GTP）が生成する. 代謝によって生じる二酸化炭素のほとんどすべてが，ミトコンドリア内のピルビン酸脱水素酵素と TCA 回路の酵素による脱炭酸反応によって生成される.

TCA 回路は燃料物質と代謝産物の相互変換のための共通基盤を提供する

　以下の章で述べられるように，異化作用における役割に加えて，TCA 回路は飢餓時と絶食時におけるアミノ酸と乳酸からのグルコース生成にもかかわっている（糖新生）. また，TCA 回路は，糖質に富む食事を摂ることでおこる糖質の脂肪への変換にも関与する（脂質生合成）. TCA 回路は，アスパラギン酸やグルタミン酸（これらは，それぞれ直接オキサロ酢酸と α–ケトグルタル酸から合成される）などの非必須アミノ酸や，ヘムの合成に必要なポルフィリンの前駆体となるスクシニル CoAの供給源でもある.

アセチル CoA は多くの異化経路の共通産物である

　TCA 回路はアセチル CoA（図 10.2）から始まるが，アセチル CoA は 3 つの主要な代謝前駆物質に由来する. 糖質は解糖系を経てピルビン酸を生成し（第 9 章），ピ

＊米国サウスカロライナ医科大学生化学分子生物学名誉教授の L. William Stillway 博士の本章オリジナル原稿への貢献に深謝する.

エネルギー産生

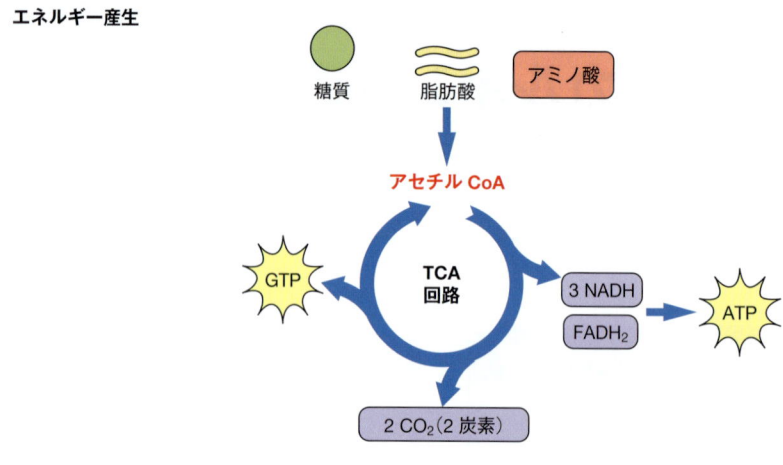

生合成

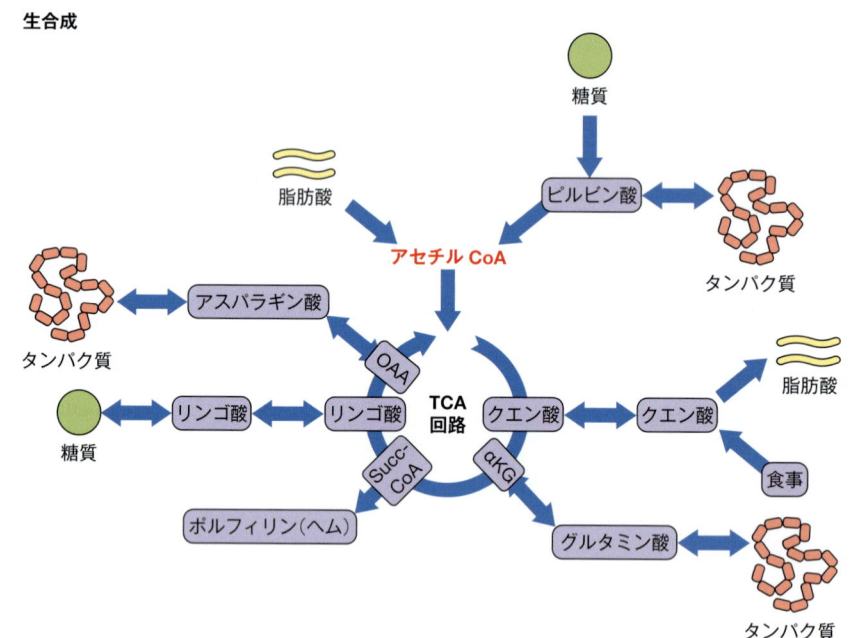

図 10.1　TCA 回路の二面性

TCA 回路は，エネルギーとともに代謝中間体を細胞の代謝系に供給する．TCA 回路は異化的な性質(上図)と同化的な性質(下図)の両方を備えていることから，両性代謝経路と呼ばれる．アセチル CoA は，代謝における燃料物質と TCA 回路との間を橋渡しする普遍的な中間代謝産物である．αKG：α-ケトグルタル酸，$FADH_2$：還元型フラビンアデニンジヌクレオチド，GTP：グアノシン三リン酸，NADH：還元型ニコチンアミドアデニンジヌクレオチド，OAA：オキサロ酢酸，Succ-CoA：スクシニル CoA.

ルビン酸はミトコンドリア内に移行してピルビン酸脱水素酵素複合体による酸化的脱炭酸を受けてアセチル CoA となる．脂質分解においては，トリアシルグリセロールがグリセロールと脂肪酸に分解され，脂肪酸は細胞に取り込まれてミトコンドリア内に輸送され，そこで酸化されてアセチル CoA となる(第 11 章)．3 番目として，組織のタンパク質分解により構成要素のアミノ酸が放出され，その多くは代謝されてアセチル CoA や TCA 回路の中間代謝産物になる(第 15 章)．

　Krebs によって 1937 年にはじめて TCA 回路が提唱された際は，その反応はアセチル CoA ではなくピルビン酸から始まっていた．ピルビン酸は未知の機構により脱

炭酸を受け，オキサロ酢酸と縮合しクエン酸を生成するとされていた．鍵となる中間代謝産物のアセチル CoA の発見は何年も後のこととなる．脂肪酸や多くのアミノ酸が，ピルビン酸を通らない経路によりアセチル CoA を生成するという認識のない当時としては，TCA 回路がピルビン酸から始まると考えてもやむをえなかった．付け加えると，ケトン体とアルコールの酸化もまた TCA 回路へ流入するアセチル CoA の産生を行う(第 11，34 章)．こうした経緯を経て，現在では TCA 回路はピルビン酸ではなく，アセチル CoA が反応系に入ることで始まると理解されている．

図10.2 アセチルCoAの構造

補酵素A coenzyme A(CoA)はアデニンヌクレオチドである．パントテン酸に由来する部分を含み，末端にチオール基をもつ．アセチル基はこのチオール基と高エネルギーチオエステル結合により結合する．

TCA回路はミトコンドリアのマトリックスに局在する

　TCA回路がミトコンドリアマトリックスに存在することは，代謝的に重要である．すなわち，このおかげで，同じ中間代謝産物がミトコンドリアの内側と外側で異なる目的に使用することが可能になる．例えば，アセチルCoAは，ミトコンドリア内膜(IMM)を通過できない．ミトコンドリア内でのアセチルCoAの主な運命は，TCA回路で酸化されることにあるが，細胞質のアセチルCoAは脂肪酸とコレステロールの生合成に用いられる．

ピルビン酸カルボキシラーゼ

ピルビン酸からは異なる4種類の代謝産物が直接生成する

　ピルビン酸は代謝の分岐点となる．それは1段階の酵素反応で，乳酸(乳酸脱水素酵素)，**アラニン〔アラニンアミノ基転移酵素 alanine aminotransferase(ALT)〕**，オキサロ酢酸(ピルビン酸カルボキシラーゼ)，アセチルCoA(ピルビン酸脱水素酵素複合体)にそれぞれ変換される(図10.3)．代謝の必要性に応じて，ピルビン酸は糖新生(第12章)，脂肪酸合成(第13章)，またはTCA回路に差し向けられる．

　ピルビン酸カルボキシラーゼは他の大部分のカルボキシラーゼ同様，二酸化炭素と補酵素としての水溶性ビタミンのビオチン(図10.4)，さらにATPを使用してカルボキシ化反応を行う．この酵素は同一のサブユニットからなる四量体であり，それぞれのサブユニットには，正のヘテロトロフィックエフェクター(基質と異なるアロステリック調節因子)であるアセチルCoAが結合するアロステリック部位が存在する．ピルビン酸カルボキシラーゼはアセチルCoAに対する絶対的要求性があり，それなしでは機能しない．ミトコンドリア内にアセチルCoAが豊富にあることは，オキサロ酢酸をさらに生成するためのシグナルとなる．例えば，脂肪分解が亢進し

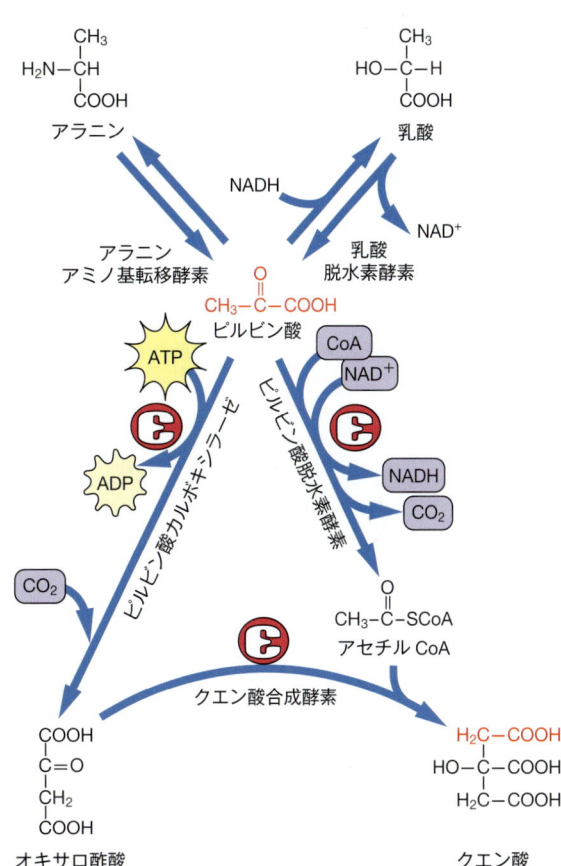

図10.3 ピルビン酸は代謝の分岐点に位置する

ピルビン酸は，乳酸やアラニンから容易に生成する．アセチルCoAとオキサロ酢酸は，それぞれピルビン酸脱水素酵素とピルビン酸カルボキシラーゼの触媒作用によって，ピルビン酸から生成される．ADP：アデノシン二リン酸．

脂肪酸の酸化がさかんになったとき，ミトコンドリア内のアセチルCoA含有量は上昇し，ピルビン酸カルボキシラーゼはアロステリック効果により活性化され，余分に生成したオキサロ酢酸は糖新生に利用される(**第12章**)．

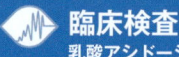

図 10.4　カルボキシ-ビオチン中間体

ピルビン酸カルボキシラーゼは，ピルビン酸をカルボキシ化し，オキサロ酢酸を生成する．補酵素であるビオチンは，ピルビン酸カルボキシラーゼと共有結合しており，二酸化炭素に由来する炭素をピルビン酸に付加する際にはたらく（第 7 章）．

ピルビン酸脱水素酵素複合体

ピルビン酸脱水素酵素複合体 pyruvate dehydrogenase complex(PDC)は，糖質と TCA 回路との橋渡しの役割をする（図 10.5）．PDC は数ある α-ケト酸脱水素酵素の 1 つであり，TCA 回路の α-ケトグルタル酸脱水素酵素やロイシン，イソロイシン，バリンの異化に関与する α-ケト酸脱水素酵素などと類似の反応機構をもつ．この酵素反応が不可逆的であることが，アセチル CoA を基質として正味のグルコース産生ができない理由の 1 つになっている（以下参照）．ピルビン酸脱水素酵素複合体は次の 3 つの主要な酵素からなる 1 つの反応単位として機能する．

臨床検査
乳酸アシドーシス

乳酸の蓄積は突然死を引きおこす場合があることから，臨床の現場では血漿中の乳酸濃度が測定されている．乳酸脱水素酵素(LDH)が，NADH を用いてピルビン酸を可逆的に還元することで乳酸は生成される．乳酸とピルビン酸の双方は代謝系に共存し，ピルビン酸と乳酸の比は細胞質内の NAD^+/NADH 比にほぼ比例する．乳酸とピルビン酸は，ともに体液の酸性化を引きおこすが，乳酸のほうが通常は高濃度で存在し，より簡単に測定できる．血中の乳酸は慢性閉塞性肺疾患や，酸素供給が酸化的リン酸化の律速になるような高強度の運動で増加する．代謝性アシドーシスの特徴であるアニオンギャップ（$[Na^+]-([Cl^-]+[HCO_3^-])$）の上昇は，血漿中に何らかのアニオンが存在することを意味していることから，そうした場合，通常は乳酸の測定が必要とされる．まれではあるが，PDC や TCA 回路，電子伝達系や ATP 合成酵素など，エネルギー産生経路の酵素の代謝障害によって乳酸アシドーシスがおこることがある．電子伝達系の構成要素を障害するいくつかの薬剤や環境由来の殺虫剤なども，乳酸アシドーシスを引きおこすことがある．

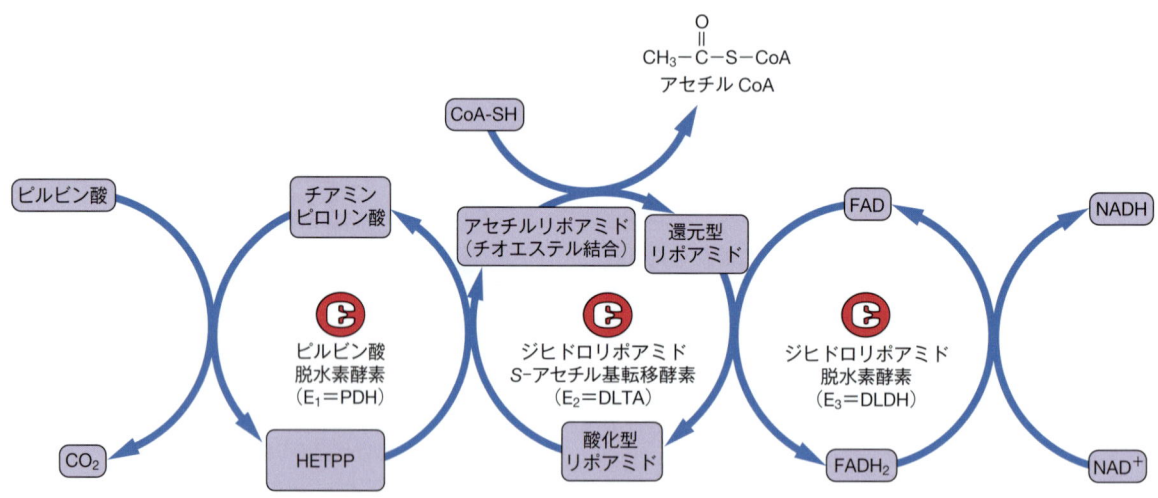

図 10.5　ピルビン酸脱水素酵素複合体(PDC)の作用機構

PDC を構成する 3 つの酵素は，ピルビン酸脱水素酵素(E_1 = PDH)，ジヒドロリポアミド S-アセチル基転移酵素(E_2 = DLTA)，そしてジヒドロリポアミド脱水素酵素(E_3 = DLDH)である．ピルビン酸は，まずチアミンピロリン酸を含む酵素(E_1)によって脱炭酸化され，二酸化炭素とヒドロキシエチル-チアミンピロリン酸 hydroxyethyl-thiamine pyrophosphate(HETPP)を生成する．E_2 の補欠分子族であるリポアミドが，HETPP から補酵素 A(CoA)に 2 炭素単位を受け渡す際の運搬役としてはたらく．酸化された環状ジスルフィド型のリポアミドは，HETPP からヒドロキシエチル基を受け取る．この転移反応の過程でリポアミドは還元され，ヒドロキシエチル基はアセチル基に変換されてアセチルジヒドロリポアミドを形成する．アセチル基が CoA に転移されるのに続いて，E_3 が FAD を用いてリポアミドを再酸化し，生成した $FADH_2$ は，今度は NAD^+ により酸化されて NADH を生成する．総計としての反応は次のようになる．ピルビン酸 + NAD^+ + CoA-SH → アセチル CoA + NADH + H^+ + CO_2．

- ピルビン酸脱水素酵素(PDH)
- ジヒドロリポアミド *S*-アセチル基転移酵素
- ジヒドロリポアミド脱水素酵素

　反応過程では中間産物が複合体中のジヒドロリポアミド *S*-アセチル基転移酵素につなぎ止められている(図10.5, 10.6). このため, 基質が溶液中に拡散していかないので, 酵素反応は効率的に行われる.

　PDC に付属する他の2つの酵素, ピルビン酸脱水素酵素キナーゼとピルビン酸脱水素酵素ホスファターゼは, ピルビン酸脱水素酵素の活性を, 可逆的なリン酸化／脱リン酸化の共有結合による修飾で調節している. このキナーゼに関しては4つ, ホスファターゼには2つのアイソフォームがあることが知られており, それぞれの相対的な存在比は細胞により異なる.

　PDC の活性に5つの補酵素〔**チアミンピロリン酸** thiamine pyrophosphate(TPP), リポアミド(リポ酸がタンパク質にアミド結合したもの), CoA, FAD, NAD$^+$〕

が必要とされ, それらの合成に4つのビタミン(チアミン, パントテン酸, リボフラビン, ニコチンアミド)が必要とされる. これらビタミンのどれかが欠乏してもエネルギー代謝に明らかな影響があらわれる. 例えば, **脚気** beriberi では, チアミンの欠乏のため細胞内のピルビン酸と α-ケトグルタル酸濃度が上昇する(第7章). この場合, 酵素タンパク質にはまったく問題はないが, 必要な補酵素が不足しているため, ピルビン酸からアセチル CoA, α-ケトグルタル酸からスクシニル CoA への変換が顕著に減少する. 症状としては心筋と骨格筋の衰弱と神経疾患などがある. チアミン欠乏はアルコール依存症の場合によくみられ, Wernicke-Korsakoff(ウェルニッケ-コルサコフ)症候群(WKS)として知られる症候に関与するが, それは蒸留酒中にビタミン類が欠落しているためで, アルコール依存症ではしばしば脚気の症状がみられる.

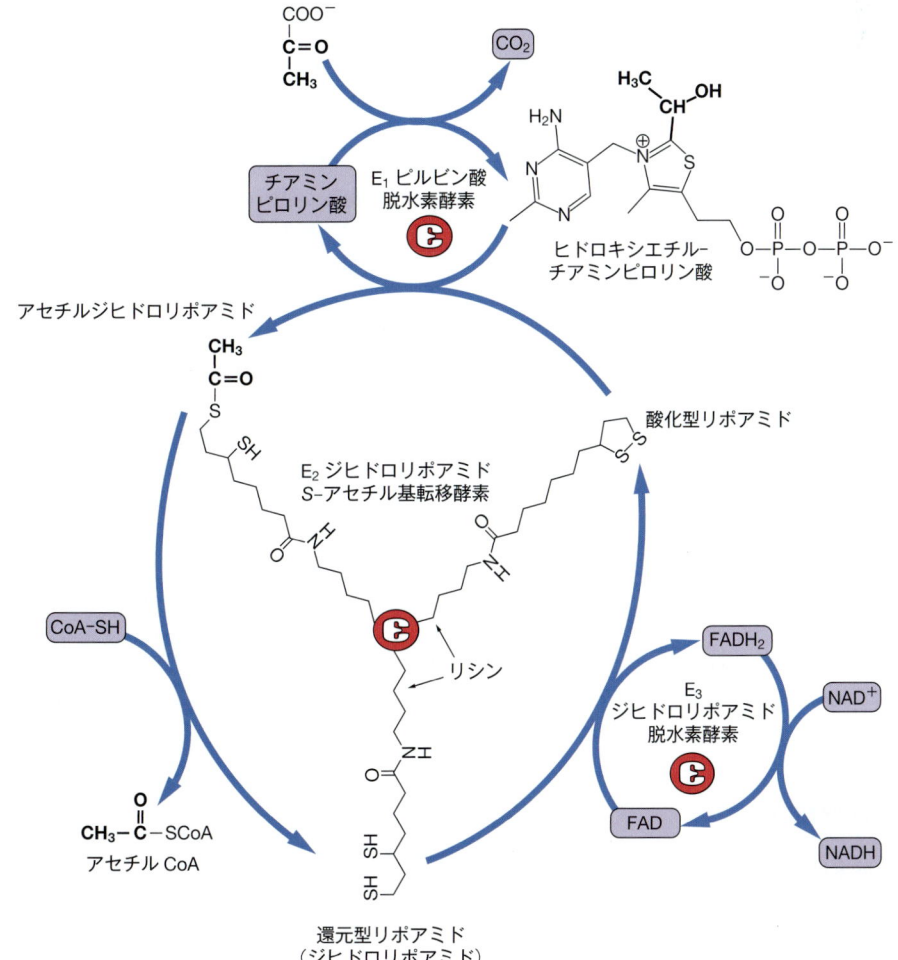

図10.6　ピルビン酸脱水素酵素複合体中のリポ酸
補酵素リポアミドは, ピルビン酸脱水素酵素のサブユニットであるアセチル基転移酵素のリシン残基に結合している. リポアミドは, トランスアセチラーゼサブユニットの1つの活性中心から, もう1つの活性中心へ "スウィンギングアーム swinging arm" と呼ばれる機構で移動する. チアミンピロリン酸とリポアミドの構造を図示した.

臨床症例
ピルビン酸脱水素酵素複合体（PDC）欠損症

PDC欠損症の子どもの大部分には，幼児期に発育遅滞と，しばしば運動失調と痙攣を伴う筋緊張低下が症状としてあらわれる．なかには先天性の脳の奇形をもつ患児もいる．

解説

ミトコンドリアによる酸化が行われないと，ピルビン酸は乳酸に還元される．解糖系による嫌気的なATP産生は，TCA回路を介してグルコースが酸化されたときに産生されるATPの1/10以下である．したがって，グルコース消費と乳酸産生の双方が亢進する．正常の乳酸／ピルビン酸比にもかかわらず（すなわち，低酸素症の徴候がない），乳酸値が上昇している場合は本欠損症が疑われる．ケトン食療法を行い，タンパク質（15%以下）と糖質（5%以下）の摂取を厳しく制限することで，精神発達は改善する．こうした処置により，細胞を脂質代謝に由来するアセチルCoAの利用に導くことができる．少数の患児ではチアミンの大量療法で血中乳酸値の低下がみられるが，予後は一般的によくない．

 臨床症例
TCA回路におけるピルビン酸代謝欠損症

生後7ヵ月の乳児に，協調運動障害と筋緊張低下（ハイポトニア）を特徴とする進行性の神経学的な退行がみられた．首を直立に維持することができず，四肢の動作に非常な困難があり，足を引きずっていた．乳児はまた，代謝性アシドーシスをおこしていた．チアミン投与は無効であった．検査では，血中の乳酸，α-ケトグルタル酸，分枝鎖アミノ酸の上昇がみられた．1週間後に患児は死亡した．肝臓，脳，腎臓，骨格筋，心臓の病理解剖による所見では，すべての糖新生系の酵素活性は正常だったが，ピルビン酸脱水素酵素（PDH）とα-ケトグルタル酸脱水素酵素の双方の活性が欠損していた．欠損していた構成成分は，すべてのα-ケト酸脱水素酵素に共通に必要とされ，単一の遺伝子がコードしているジヒドロリポアミド脱水素酵素（E₃）であった．

解説

これはさまざまな型を示すLeigh（リー）症候群Leigh diseaseの一例であり，一連の疾患はすべて乳酸アシドーシスを特徴とする．嫌気的な条件下や，ピルビン酸からATP合成に至る過程にかかわるいずれかの酵素が欠損する場合に，乳酸が蓄積する．この症例では，ピルビン酸脱水素酵素とα-ケトグルタル酸脱水素酵素の双方の複合体に欠損があり，加えて分枝鎖アミノ酸の代謝に必要なα-ケト酸脱水素酵素複合体にも欠損があった．好気的代謝の障害は血中の乳酸，α-ケトグルタル酸，分枝鎖アミノ酸の増加を引きおこす．脳や筋肉など好気的代謝に依存する臓器は最も深刻な障害を受ける．そのため臨床像としては，運動神経機能障害と神経学的な異常，そして精神発達遅滞が含まれる．これらの疾患はまれであるが，ピルビン酸カルボキシラーゼと，ピルビン酸脱水素酵素複合体（PDC）のすべての構成酵素および付随するキナーゼやホスファターゼに関する欠損が報告されている（図10.12）．さらに電子伝達系複合体のいくつかの特徴的な遺伝子変異によってもLeigh症候群は発生することがわかっている．

TCA回路の酵素と反応

TCA回路はアセチルCoAのアセチル基を酸化して二酸化炭素と還元型ヌクレオチドを生成する一連の反応である

TCA回路は，アセチルCoAとオキサロ酢酸（OAA）の縮合によるクエン酸生成から開始する連続的な8つの酵素反応から成り立っている（図10.7）．TCA回路が一回りすると，OAAが再び生成する．TCA回路の4つの酸化反応のうち，2つの反応は脱炭酸反応を伴う．3つの脱水素酵素はNADHを生成し，1つの脱水素酵素はFADH₂をつくり出す．1つの反応過程では，高エネルギーリン酸結合を有するGTPが基質レベルのリン酸化により生成する．

◆ クエン酸合成酵素

クエン酸合成酵素は，アセチルCoAとOAAの縮合を触媒しクエン酸を生成することによってTCA回路を開始する．この反応は，中間反応産物であるシトリルCoAの高エネルギーチオエステル結合が切断されることにより進行する．産生されるクエン酸は食後の肝臓と脂肪組織における新規脂質合成の重要な前駆体となる（第13章）．

◆ アコニターゼ

アコニターゼは，酵素に結合した中間産物のシス-アコニット酸を経由して，クエン酸をイソクエン酸に異性化する鉄-イオウタンパク質である．2段階からなる酵素反応は可逆的であり，脱水反応の後に水和反応がおこる．クエン酸は対称性分子であるが，アコニターゼはクエン酸のアセチルCoA由来の側ではなく，OAAに由来

酵素

① クエン酸合成酵素
② アコニターゼ
③ イソクエン酸脱水素酵素
④ α-ケトグルタル酸脱水素酵素
⑤ スクシニル CoA 合成酵素
　（コハク酸チオキナーゼ）
⑥ コハク酸脱水素酵素
⑦ フマラーゼ
⑧ リンゴ酸脱水素酵素

基質

①→② クエン酸
②→③ イソクエン酸
③→④ α-ケトグルタル酸
④→⑤ スクシニル CoA
⑤→⑥ コハク酸
⑥→⑦ フマル酸
⑦→⑧ リンゴ酸
⑧→① オキサロ酢酸

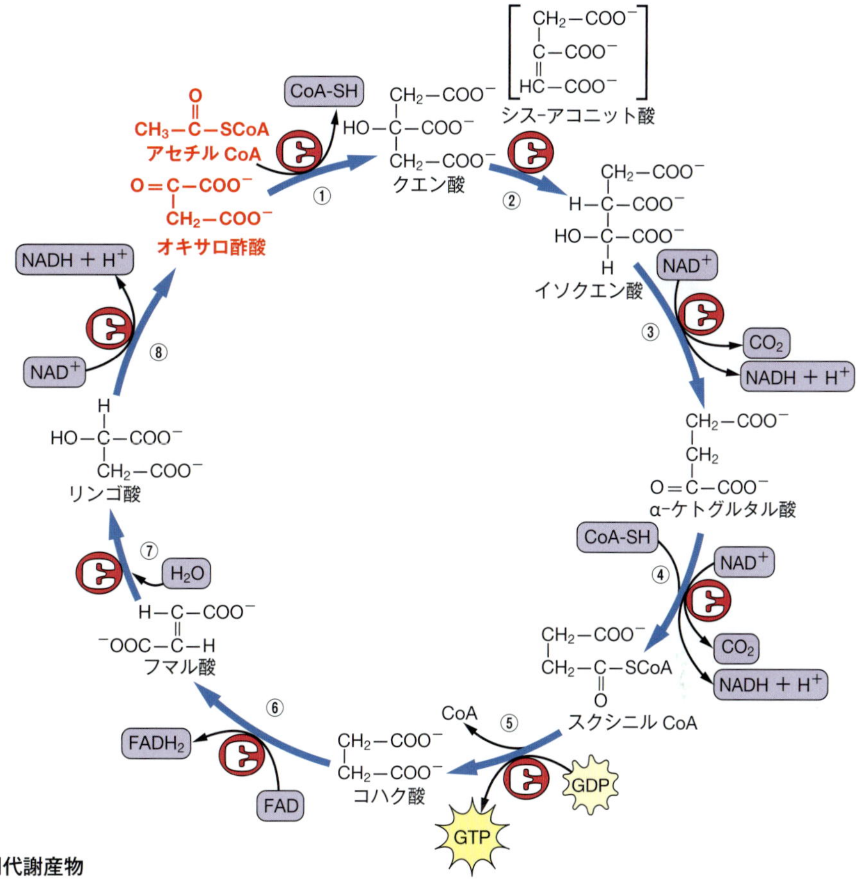

図 10.7　TCA 回路の酵素と中間代謝産物

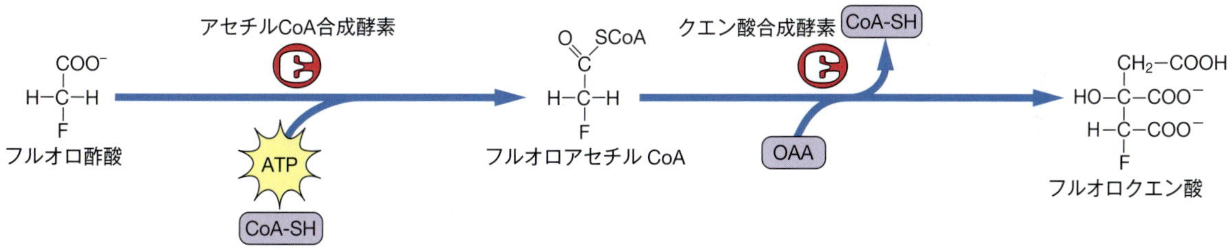

図 10.8　フルオロ酢酸の毒性：自殺基質

フルオロ酢酸はアコニターゼの競合的阻害物質である．OAA：オキサロ酢酸．

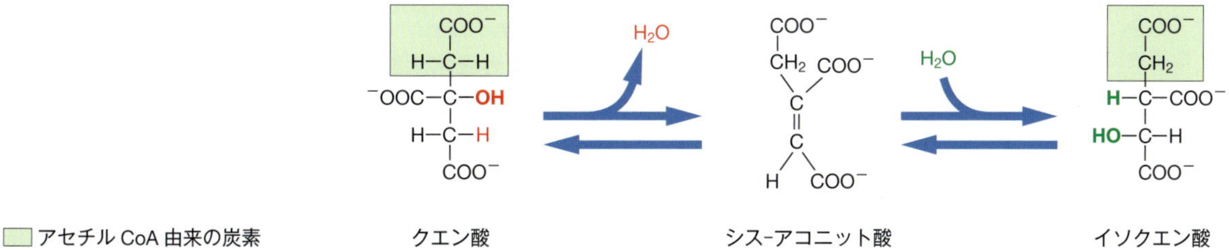

☐ アセチル CoA 由来の炭素　　クエン酸　　　　　シス-アコニット酸　　　　イソクエン酸

図 10.9　アコニターゼが触媒する異性化反応の部位特異性

する部分に選択的に作用する（**図 10.9**）．このような立体化学的な特異性はアコニターゼの活性部位の幾何学的構造によって決まる（**図 10.10**，以下の**理解を深めるために：酵素の立体特異性**を参照）．細胞質にはアコニター

ゼ活性をもつ類似タンパク質があり，鉄応答配列結合タンパク質 iron-response element binding protein（IRE-BP）として知られ，鉄の貯蔵を調節する機能をもつ．

アセチル CoA 由来

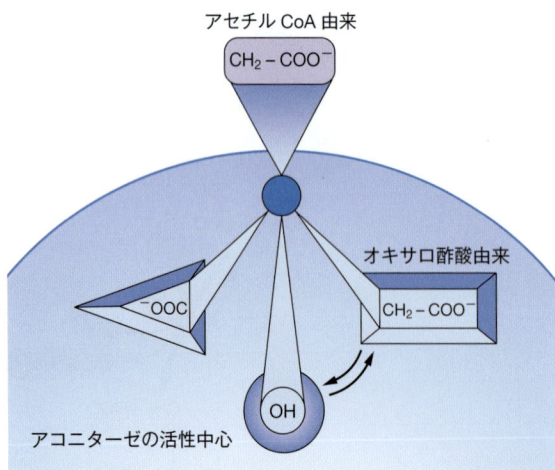

図10.10　アコニターゼ反応の立体化学

アコニターゼは，光学不活性なクエン酸を，イソクエン酸の特異的な 1 つの鏡像異性体に変換する．クエン酸の C3 に結合している隣り合うヒドロキシ基（-OH）とカルボキシ基（-COO⁻）が酵素表面に結合することにより，オキサロ酢酸に由来する末端側のカルボキシメチル基（-CH₂-COO⁻）は，アコニターゼの活性中心である第 3 の結合部位に配置される．これにより，ヒドロキシ基はアセチル基由来のメチレン基ではなく，矢印に示すようにオキサロ酢酸由来のメチレン基に確実に転移される．

 理解を深めるために
フルオロ酢酸の毒性：自殺基質

　フルオロ酢酸はもともと植物から単離されたものだが，強力な毒素である．また，スプレー用のガスであり，時に娯楽目的で吸入されることもある 1,2-ジフルオロエタンから代謝によりフルオロ酢酸が発生しうる．それは活性化されてフルオロアセチル CoA となり，OAA と縮合してフルオロクエン酸を生成する（図10.8）．2-フルオロクエン酸は，アコニターゼの強力な阻害物質であるため，TCA 回路を阻害して死をもたらす．その物質それ自体は毒性をもたないが，代謝により活性化されて毒性を獲得する化合物を**自殺基質 suicide substrate** と呼び，フルオロ酢酸はその一例である．このように，細胞が一見無毒な物質を致死的な毒物に変換して死ぬため，「細胞が自殺する」といわれる．類似した過程は，数多くの環境中の前がん物質が DNA 変異を引きおこす発がん物質に活性化される機構にもみてとれる．

● イソクエン酸脱水素酵素と α-ケトグルタル酸脱水素酵素

　イソクエン酸脱水素酵素と α-ケトグルタル酸脱水素酵素複合体は，2 つの連続した酸化的脱炭酸反応を触媒するが，その反応によって NAD⁺ が NADH に還元され

 理解を深めるために
酵素の立体特異性

　アコニターゼはクエン酸分子のうち OAA 由来の末端を異性化する．しかし，クエン酸は不斉中心をもたない．すなわち，光学不活性である．どのようにしてアコニターゼは“どちらの側が上か”知るのだろうか．答えは“三点接着”として知られるクエン酸が酵素の活性中心に結合する過程にある．図10.10 に示すように，アコニターゼの活性中心の立体構造によってクエン酸は一方向にしか結合できないようになっている．この“三点接着”が OAA 由来の炭素原子を異性化に適切な向きに配置する．一方，アセチル CoA 由来の炭素原子は，活性中心から外れてしまうために反応にはかかわらない．

　クエン酸は対称的な，あるいは光学不活性な分子ではあるが，不斉性をもつイソクエン酸へと変換されるので“プロキラル prochiral”分子と称される．よく似た“三点接着”の過程には，ケト酸から L-アミノ酸を特異的に生成するアミノ基転移酵素反応がある．NAD(H)依存性の脱水素酵素によるニコチンアミド環の還元も，やはり立体特異的である．脱水素酵素のなかには水素原子をニコチンアミド環の前面（アミノ基を右にみて）のみに付加するものがあるが，水素原子を背面だけに付加する酵素もある（図10.11）．

　二酸化炭素が放出される．はじめのほうの酵素，イソクエン酸脱水素酵素はイソクエン酸の α-ケトグルタル酸への変換を司る．これは重要な調節酵素であり，エネルギーが豊富な状態では高濃度の NADH や ATP により阻害され，代謝により NAD⁺ や ADP が産生される状態では活性化される．糖質に富む食事を摂った後にこの酵素が阻害されると，ミトコンドリア内にクエン酸が蓄積し，クエン酸は細胞質に輸送され脂質生合成の前駆体となり（第 13 章），また，ホスホフルクトキナーゼ-1 に対する負のアロステリック因子であるため，解糖系を阻害する（第 9 章）．

　2 番目の脱水素酵素である α-ケトグルタル酸脱水素酵素複合体は，α-ケトグルタル酸の酸化的脱炭酸反応を触媒し，NADH と二酸化炭素，高エネルギーチオエステル化合物であるスクシニル CoA を生成する．ピルビン酸脱水素酵素複合体と同様に，この酵素複合体は 3 つのサブユニットを含んでおり，それらはピルビン酸脱水素酵素と同じ呼称をもつ（E₁，E₂，E₃）．E₃ は α-ケトグルタル酸脱水素酵素複合体とピルビン酸脱水素酵素複合体で共通であり，同じ遺伝子にコードされている．反応機構とチアミンピロリン酸，リポ酸，CoA，FAD，NAD⁺ という補酵素も同じである．双方の脱水素酵素は，いずれもその反応が α-ケト酸，すなわちピルビン

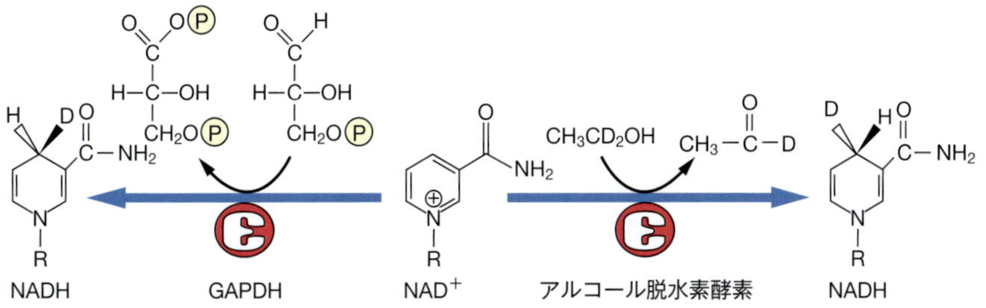

図 10.11　脱水素酵素による NAD$^+$還元の立体化学

アルコール脱水素酵素は，H$^+$をニコチンアミド環の前面に配置するが，グリセルアルデヒド-3-リン酸脱水素酵素 glyceraldehyde-3-phosphate dehydrogenase（GAPDH）は，H$^+$を環の後面に位置させる．この 2 つの配置の違いは，重水素 deuterium（D）で標識した基質を使うことによって識別できる．

酸または α-ケトグルタル酸から始まり，両者とも CoA のエステル，すなわちアセチル CoA またはスクシニル CoA をそれぞれ生成する．

　この段階で TCA 回路の炭素の収支はゼロとなる．つまり，2 つの炭素原子がアセチル CoA として導入され，2 つの炭素原子が二酸化炭素として放出されている．しかし，アコニターゼの反応機構が非対称的であるため，ここまでの TCA 回路の初期段階の反応で放出されるいずれの二酸化炭素も，アセチル CoA に由来しない点に注意すべきである．すなわち，それらはクエン酸分子中の OAA 由来の炭素である．アセチル CoA に由来する 2 つの炭素は TCA 回路の中間体中に残っており，TCA 回路から分岐する生合成経路で生成する化合物，グルコールやアスパラギン酸，ヘムなどを構成する炭素となりうる．しかしながら，この段階で 2 分子の二酸化炭素を失っているため，正味の反応としては，TCA 回路に入ったアセチル CoA からはこうした代謝産物は生成しないことになる．

　動物はアセチル CoA からグルコースを新規に合成することができない．これは飢餓や糖尿病，ケトン体産生を理解するうえで特に重要な概念である．なぜなら，脂肪酸からは大量のアセチル CoA が生成するが，その反応はグルコースの正味の生成をもたらさないからである．"正味の"生成という点に注意すべきである．標識したアセチル CoA 由来の炭素は実際にグルコース分子中に検出され，一見グルコースがアセチル CoA から生成したようにみえるが，アセチル CoA として投資された 2 つ分の炭素は TCA 回路の 2 つの脱炭酸反応により失われてしまっているわけである．

スクシニル CoA 合成酵素

　スクシニル CoA 合成酵素（コハク酸チオキナーゼ）は，高エネルギー化合物であるスクシニル CoA の，コハク酸と遊離 CoA への変換を触媒する．スクシニル CoA のチオエステル結合の自由エネルギーは，GDP と無機リン酸（P$_i$）から合成される GTP のかたちで保存される．高エネルギーチオエステル結合が GTP 合成の駆動力と

なることから，これは解糖系のホスホグリセリン酸キナーゼとピルビン酸キナーゼによる反応と同じく，基質レベルのリン酸化である（**第 9 章**）．GTP は，糖新生におけるホスホエノールピルビン酸カルボキシキナーゼ（PEPCK，**第 12 章**）や，タンパク質合成のいくつかの段階（**第 22 章**），そして細胞内情報伝達（**第 25 章**）などで利用されるだけではなく，ヌクレオシド二リン酸キナーゼにより容易に ATP に変換されうる．

$$GTP + ADP \leftrightarrows GDP + ATP$$

オキサロ酢酸の再生

　次の TCA 回路の 3 つの反応は，分子中にカルボニル基をいかに導入するかという，代謝における共通の過程を説明するためのよい例である．
- 二重結合導入のための FAD 依存的酸化反応．
- 二重結合にまたがった水分子の付加とアルコールの形成．
- アルコールの酸化によるケトンの形成．

　これと同様の一連の反応が，脂肪酸酸化の過程で酵素に結合した中間体の上におこる反応にみてとれる（**第 11 章**）．

コハク酸脱水素酵素

　コハク酸脱水素酵素は，補欠分子族として FAD を含むフラビンタンパク質である．**第 8 章**で述べたように，この酵素はミトコンドリア内膜（IMM）に埋め込まれており，複合体 II（コハク酸-ユビキノン還元酵素複合体）の構成要素となっている．この反応により，コハク酸は酸化を受け，トランスジカルボン酸であるフマル酸に変換され，それには FAD の FADH$_2$ への還元が伴う．

フマラーゼ

　フマラーゼは，立体特異的に水分子をフマル酸のトラ

理解を深めるために
マロン酸による阻害

　リンゴ酸脱水素酵素は，TCA回路が周回する性質をもっていることを解明するのに重要な役割を担った．トリカルボン酸（クエン酸，アコニット酸）とα-ケトグルタル酸を加えることにより，ピルビン酸代謝が進行することは知られていたが，現在ではこのピルビン酸代謝の活性化は，反応液に加えたこれらの中間代謝物質から触媒量のOAAが形成されるためであることがわかっている．Krebsは，1937年にマロン酸（3炭素のジカルボン酸で，コハク酸類似化合物であるためコハク酸脱水素酵素を競合阻害する物質）が，ミンチにした筋肉切片のピルビン酸代謝を阻害することを見いだした．さらに彼は，マロン酸によるピルビン酸代謝の阻害が，コハク酸だけではなくクエン酸とα-ケトグルタル酸の蓄積を引きおこすことを示し，コハク酸がピルビン酸代謝の生成物であり，トリカルボン酸がこの過程における中間代謝産物である可能性を示唆した．興味深いことに，マロン酸による阻害時に，フマル酸とOAAはピルビン酸の酸化を促進し，クエン酸とコハク酸の蓄積をもたらした．この結果は，三炭素酸であるピルビン酸と四炭素酸（フマル酸もしくはOAA）が結合してトリカルボン酸を形成する可能性を示していた．このフマル酸を用いた実験は，フマル酸とコハク酸の間に2つの経路があることを示していた．1つはコハク酸脱水素酵素の反応の逆行に関連し，マロン酸により阻害されているときに抑制される．もう1つは，一連の有機酸を経てフマル酸がコハク酸に変換される経路に関するものである．この数年前にKrebsが尿素回路を解き明かしたときの経験と合わせて（第15章），これらの観察が彼をTCA回路の解明に導くのである．

表10.1　好気的代謝時のグルコースからのATP生成量

反応	反応機構	mol ATP/ mol グルコース
ヘキソキナーゼ	リン酸化	−1
ホスホフルクトキナーゼ	リン酸化	−1
GAPDH	NADH，酸化的リン酸化	＋5（＋3）*
ホスホグリセリン酸キナーゼ	基質レベルのリン酸化	＋2
ピルビン酸キナーゼ	基質レベルのリン酸化	＋2
ピルビン酸脱水素酵素	NADH，酸化的リン酸化	＋5
イソクエン酸脱水素酵素	NADH，酸化的リン酸化	＋5
α-ケトグルタル酸脱水素酵素	NADH，酸化的リン酸化	＋5
スクシニルCoA合成酵素	基質レベルのリン酸化（GTP）	＋2
コハク酸脱水素酵素	$FADH_2$，酸化的リン酸化	＋3
リンゴ酸脱水素酵素	NADH，酸化的リン酸化	＋5
合計		32（30）*

ATP生成量は，生きた単離ミトコンドリアを用いた実験で測定しており，いくらか変動があるため近似値である．近年の研究では，1 molのNADHと$FADH_2$からの実際のATP生成量をそれぞれ約2.5 molと1.5 molと推定しており，1 molのグルコースあたり約30〜32 molのATPが生成するとされている．ボンベ熱量計によるグルコースの酸化は，1 molあたり2,870 kJ/mol（686 cal/mol）の熱量を産生し，ATP生成には31 kJ/mol（7.3 kcal/mol）が必要とされる．それゆえ，好気的なグルコースの酸化では約40％の効率でATP合成がなされることになる〔2,870 kJ/mol グルコース／31 kJ/mol ATP＝93 ATP（理論値）/mol グルコース：36/93＝39％〕．
*：リンゴ酸-アスパラギン酸シャトルを経由した場合，細胞質のNADHの電子はグルコース1 molあたり5 molのATP生成をもたらすが，グリセロールリン酸シャトルを経由するとわずか3 molしか生成できない（第8章）．

ンス二重結合に付加し，α-ヒドロキシ酸であるL-リンゴ酸を生成する．

リンゴ酸脱水素酵素

　リンゴ酸脱水素酵素は，L-リンゴ酸からオキサロ酢酸（OAA）への酸化を触媒するとともに，NADHを生成し，TCA回路の1回転を締めくくる．OAAは再びアセチルCoAと反応して，TCA回路の反応を繰り返すことができる．

TCA回路のエネルギー産生

　TCA回路の反応過程において，アセチルCoA 1 molあたり約9 molのATPが酸化的リン酸化により生成する

のに十分な量の還元型ヌクレオチド補酵素が生成される．

$$3\ NADH \rightarrow 7.5\ ATP$$
$$1\ FADH_2 \rightarrow 1.5\ ATP$$

　スクシニルCoA合成酵素（コハク酸チオキナーゼ）の反応により，基質レベルのリン酸化で合成されるGTPをあわせて考えると，アセチルCoA 1 molあたりATPに換算して合計約10 molが生成する．その結果，1 molのグルコースが解糖系とピルビン酸脱水素酵素複合体とTCA回路で完全に異化されると，30〜32 molのATPが生成することになる（**表10.1**）〔実際のATP生成量は，細胞質からミトコンドリアへの還元当量の輸送経路によって異なってくる．すなわち，リンゴ酸-アスパラギン酸シャトル経由では約5 molのATPが生成するが，グリセロールリン酸シャトル経由では約3 molの生成となる（第8章）〕．対照的に，グルコースが乳酸に変換される嫌気的な解糖系では，正味で2 molのATPしか生成しない（第9章）．

カタプレローシス（消費反応）cataplerosis とアナプレローシス（補充反応）anaplerosis

　図 10.1 に示したように，多くの TCA 回路の中間代謝産物が生合成経路に用いられており，その結果それらが欠乏する可能性がある．例として，ヘム 1 mol の合成には 8 mol のスクシニル CoA が必要とされる．組織特異的な生合成の需要をまかなうために TCA 回路の中間代謝物が失われることは，カタプレローシス（消費反応）として知られている．例えば，脂肪酸合成に必要とされる細胞質のアセチル CoA を生成するために，クエン酸はミトコンドリアから細胞質に運び出される．アセチル CoA からは正味としての OAA を生成できないため，これらの中間代謝産物が新たに補充されないと TCA 回路の機能は停止する．アナプレローシス〔補充（増強）反応〕は，アセチル CoA 以外の中間代謝産物を TCA 回路に供給することで TCA 回路の機能を維持するようにはたらく．ピルビン酸カルボキシラーゼはアナプレローシスを実行する酵素の好例である．ピルビン酸カルボキシラーゼは，ピルビン酸をクエン酸回路の開始に必要な OAA に変換する．細胞質中のリンゴ酸酵素もピルビン酸をリンゴ酸に変換し，リンゴ酸はミトコンドリアのなかに入り TCA 回路の基質となることができる．アスパラギン酸もまた OAA の前駆体であり，その変換はアミノ基転移反応により行われる．グルタミン酸からは，アミノ基転移酵素の作用，または

グルタミン酸脱水素酵素による反応で α-ケトグルタル酸が生成する（第 15 章）．他の "糖原性" アミノ酸のうちのいくつか（第 15 章）もまた，ピルビン酸や TCA 回路の中間代謝産物の供給源となり，中間産物の欠乏により TCA 回路が止まらないように念入りに保険がかけられている．

TCA 回路の調節

ピルビン酸脱水素酵素（PDH）とイソクエン酸脱水素酵素が TCA 回路の活性を調節する

　TCA 回路はいくつかの段階で調節を受ける．全体的にみると，TCA 回路の総活性は脱水素酵素反応に利用できる NAD^+ の量によって決まる．逆にいうと，TCA 回路の総活性は電子伝達系における NADH の消費速度に規定される，すなわち最終的には代謝による ATP の消費と ADP の生成の速度に依存する．したがって，ATP が代謝のために使用されると ADP が生成し，それに続いて ATP 生成のために電子伝達系で NADH が消費されて，NAD^+ が産生する．TCA 回路は活性化され，燃料物質が消費されて，より多くの NADH が産生され，より多くの ATP 生成が可能になる．

　TCA 回路の活性に影響を与える調節酵素がいくつか存在する．ピルビン酸脱水素酵素複合体（PDC）の活性と，それに伴うグルコースや乳酸，アラニンからのアセチル CoA の供給は，アロステリックな調節と共有結合修飾による調節を受けている（図 10.12）．PDH の反応

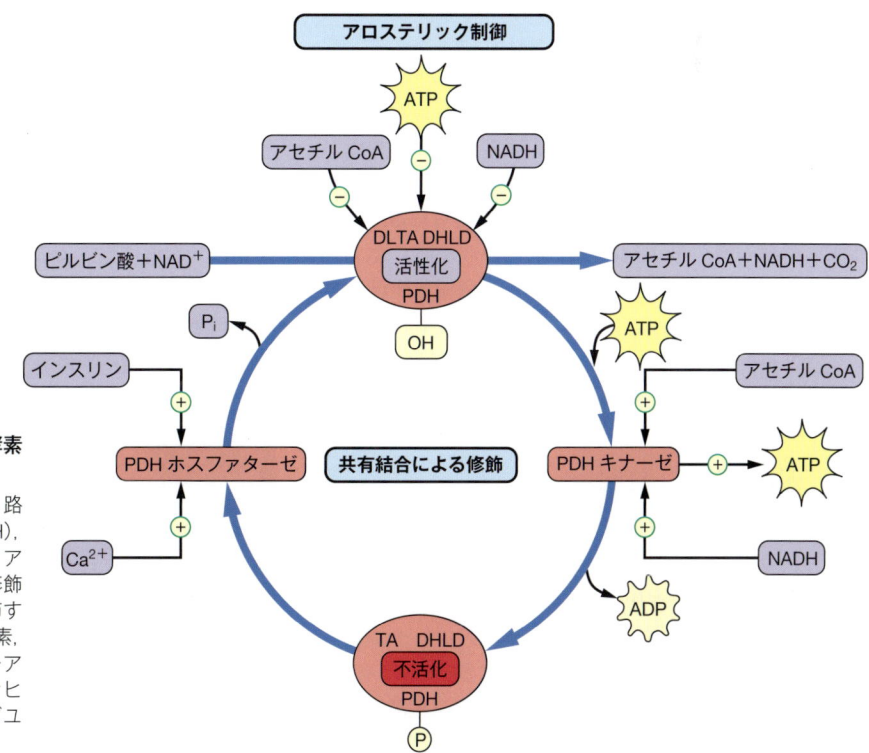

図 10.12　ピルビン酸脱水素酵素複合体（PDC）の調節
PDC は，ピルビン酸の TCA 回路への流入を調節する．NAD(H)，ATP，およびアセチル CoA は，アロステリック効果と共有結合修飾の双方によって酵素活性を調節する．PDH：ピルビン酸脱水素酵素，DLTA：ジヒドロリポアミド S-アセチル基転移酵素，DHLD：ジヒドロリポアミド脱水素酵素サブユニット．P_i：無機リン酸．

生成物である NADH とアセチル CoA は，ATP とともに PDC に対して負のアロステリック効果因子としてはたらく．それに加えて，PDC には，活性調節に関与する酵素中のセリン残基のリン酸化レベルを制御するキナーゼとホスファターゼが結合している．NADH とアセチル CoA，ATP はキナーゼを活性化し，その結果酵素複合体をリン酸化して不活性化する．対照的に，それらの 3 つの化合物の濃度が低いときには，酵素複合体はアロステリック効果とホスファターゼによる脱リン酸化によって活性化される．これは絶食や飢餓状態のときの重要な調節機構で，この間は糖新生が血糖値の維持に必須となる．絶食時には脂質代謝が活性化され，ミトコンドリア内の NADH とアセチル CoA が増加する．それは PDH の阻害をもたらし，肝臓におけるエネルギー代謝のための糖質の利用を阻害する．このような状態では，乳酸やアラニンなどの中間代謝物からつくられたピルビン酸は糖新生経路に導かれる（第 12 章）．反対に，食事中の糖質に反応して分泌されるインスリンは，ホスファターゼを活性化することにより PDH を活性化する．これにより糖質由来の炭素は，クエン酸合成酵素を経由して脂肪酸分子中に取り込まれる（脂質合成，第 13 章）．筋収縮時の細胞内 Ca^{2+} の上昇時には，Ca^{2+} もまた PDC のホスファターゼ活性に影響を与える（第 37 章）．

イソクエン酸脱水素酵素もまた TCA 回路の重要な調節酵素である．それはアロステリック効果により ATP と NADH による阻害と，ADP と NAD^+ による活性化を受ける．休息時に高糖質食を摂取すると，ATP への需要は減少し，糖質由来の中間代謝産物が増加する．このような条件下では，インスリン分泌の増加により PDC が活性化され，蓄積した ATP と NADH はイソクエン酸脱水素酵素を阻害し，ミトコンドリア内でのクエン酸の蓄積を誘導する．その後クエン酸は脂肪酸合成のために細胞質に輸出され，アセチル CoA に変換され，合成された脂肪酸は肝臓外に輸送されて脂肪組織にトリアシルグリセロール（トリグリセリド）として蓄えられる．エネルギー需要が増加したとき（例：筋肉の収縮時），NAD^+ と ADP が蓄積し，それらはイソクエン酸脱水素酵素を活性化する．

オキサロ酢酸（OAA）はアセチル CoA を TCA 回路に導入するのに必要とされるが，時に OAA の利用可能量が TCA 回路の活性を調節しているようにみえることがある．これはとりわけ絶食時，すなわち脂肪代謝による ATP と NADH のミトコンドリア内濃度が上昇しているときにおこる．NADH の増加はリンゴ酸：OAA の平衡をリンゴ酸に傾け，TCA 回路の中間代謝産物もリンゴ酸に集積するようになり，それは糖新生に向けて細胞質に輸送される．一方で，脂肪代謝からのアセチル CoA は OAA の欠乏によりケトン体産生に振り向けられ，CoA-SH を再生し，絶食時の血清中のケトン体増加が導かれる（第 11 章）．ピルビン酸カルボキシラーゼや，

PDC ならびに TCA 回路の構成タンパク質などについては，遺伝子発現の誘導と抑制は酵素タンパク質の分解と同様に重要な調節機構としての役割をもつ．実際，TCA 回路とそれに付随するすべての酵素は細胞質で合成され，複雑な一連の段階を経てミトコンドリア内に輸送される．調節は翻訳，転写，細胞内輸送のどのステップでもおこる．例えば食事は，4 つの PDH キナーゼの発現を制御することが知られている．そのうちの 1 つは高脂肪食で誘導され，高糖質食で抑制される．利用可能な栄養素に応じて PDC が強力に調節を受けることは，骨格筋などの組織における代謝の可塑性に寄与している．

TCA 回路の酵素欠損

いくつかの TCA 回路の酵素の生殖細胞系列における遺伝子変異は，種々の異なったタイプのがんに特徴的である．コハク酸脱水素酵素のサブユニットの遺伝子変異は，褐色細胞腫と傍神経節腫（パラガングリオーマ）双方の原因となる．フマル酸ヒドラターゼの変異は，遺伝性平滑筋腫症腎細胞がん（HLRCC）として知られる症候群の腎臓，子宮，皮膚の腫瘍のなかのフマル酸の産生亢進を伴う．$NADP^+$ 依存性イソクエン酸脱水素酵素（IDH1）の遺伝子変異は，グリオーマの一連のサブタイプに最も頻繁に（〜 70%）みられる異常である．IDH1 の遺伝子異常は機能獲得型であり，α-ケトグルタル酸から D-2-ヒドロキシグルタル酸が産生される．これら腫瘍細胞は，TCA 回路の酵素が欠損したときでさえ，生き残ることができるように特殊な性質の代謝を獲得しているようにみえる．がん細胞は高い頻度でアナプレローシス（補充反応）をミトコンドリアの代謝維持に利用する．例えば，α-ケトグルタル酸を補充するためにグルタミンをグルタミン酸に変換する．その後 α-ケトグルタル酸は還元的なカルボキシ化（これは TCA 回路の順方向の酸化的脱炭酸とは反対の反応である）を受け，（$NADP^+$ 依存性 IDH2 により）イソクエン酸となり，次いでクエン酸に変換され，腫瘍細胞による脂肪酸合成のための前駆体を供給することになる．がん細胞における TCA 回路の酵素欠損の意義については，参考文献で引用された研究においてさらに詳細に検討されている．

まとめ

- TCA 回路は燃料物質を酸化する中心的な共通経路であり，また，主要な生合成経路にも関与する．
- TCA 回路の酸化反応において，主要な生成物は GTP と還元型補酵素の NADH と $FADH_2$ である．そのうち還元型補酵素は大量の自由エネルギーを含んでおり，酸化的リン酸化による ATP 合成に使用される．
- TCA 回路の生合成における役割は，グルコース，脂

肪酸，アミノ酸，ヘムの生合成に必要な中間代謝産物とATPを供給することである．

- TCA回路の活性は，燃料物質の消費がエネルギー需要に密接に応答するように，基質の供給，アロステリック調節因子，遺伝子発現の制御によって，厳密に調節されている．

✎ アクティブラーニング

(1) 脚気ではビタミンのチアミンが欠乏している．どのような中間代謝産物が蓄積するか．また，その理由は何か．

(2) ピルビン酸脱水素酵素複合体と細胞質の酵素について，リン酸化／脱リン酸化反応による調節を比較せよ．

(3) クエン酸脱水素酵素，フマラーゼ，リンゴ酸脱水素酵素などのTCA回路酵素の欠損によりもたらされる結果を予測せよ．

(4) 臨床検査で血漿または血清中の乳酸を測定するための酵素を用いた測定法を記述せよ．

参考文献

Akram M. Citric acid cycle and role of its intermediates in metabolism. *Cell Biochem Biophysics*. 2014;68:475–478.

Anderson N,M, Mucka P, Kern J,G, Feng H. The emerging role and targetability of the TCA cycle in cancer metabolism. *Protein Cell*. 2018;9:216–237.

Ambrus A. An Updated View on the Molecular Pathomechanisms of Human Dihydrolipoamide Dehydrogenase Deficiency in Light of Novel Crystallographic Evidence. *Neurochem Res*. 2019;44:2307–2313.

Corbet C, Feron O. Cancer cell metabolism and mitochondria: Nutrient plasticity for TCA cycle fueling. *Biochimi et Biophys Acta*. 2017;1868:7–15.

Gerards M, Sallevelt SC, Smeets HJ. Leigh syndrome: Resolving the clinical and genetic heterogeneity paves the way for treatment options. *Mol Genet Metab*. 2016;117:300–312.

Lee S, Urman A, Desai P. Emerging drug profile: Krebs cycle and cancer: IDH mutations and therapeutic implications. *Leuk Lymphoma*. 2019;60:2635–2645.

Murphy M,P, O'Neill L,A,J. Krebs Cycle Reimagined: The Emerging Roles of Succinate and Itaconate as Signal Transducers. *Cell*. 2018;174:780–784.

Patel KP, O'Brien TW, Subramony SH, et al. The spectrum of pyruvate dehydrogenase complex deficiency: Clinical, biochemical and genetic features in 371 patients. *Mol Genet Metab*. 2012;106:385–394.

Rabinowitz J,D, Enerbäck S. Lactate: the ugly duckling of energy metabolism. *Nat Metab*. 2020;2:566–571.

Sciacovelli M, Frezza C. Oncometabolites: Unconventional triggers of oncogenic signalling cascades. *Free Radic Biol Med*. 2016;100:175–181.

Vazquez A, Jurre J, Kamphorst EK, et al. Cancer metabolism at a glance. *J Cell Sci*. 2016;129:3367–3373.

関連ウェブサイト

TCA回路のアニメーション：

https://www.youtube.com/watch?v=_SkPwVO9BFI
https://www.youtube.com/watch?v=juM2ROSLWfw
https://www.youtube.com/watch?v=kp3bC5N5Jfo
https://www.khanacademy.org/test-prep/mcat/biomolecules/krebs-citric-acid-cycle-and-oxidative-phosphorylation/v/regulation-of-krebs-tca-cycle

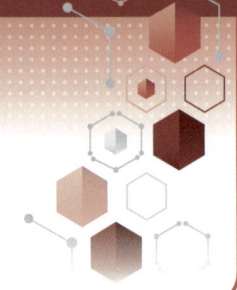

第11章 脂肪酸とトリアシルグリセロールの異化

John W. Baynes

📖 本章で学ぶこと

本章の到達目標

- 脂肪酸の異化代謝に必要な脂肪酸の活性化とミトコンドリアへの輸送経路を記述できる.
- 脂肪酸のミトコンドリアでの酸化に関連する一連の反応を記述できる.
- 不飽和脂肪酸, 奇数個の炭素鎖からなる脂肪酸, 分岐を有する脂肪酸の酸化経路の特徴を記述できる.
- ケトジェネシス(ケトン体生成)経路の合理性を説明できる. また, この経路における主要な中間代謝物と最終産物を記述できる.
- 絶食や生理的または病的ストレス下における, 脂肪組織でのホルモンにより活性化される脂肪分解と, 肝臓での糖新生の活性化を連携させるメカニズムについて記述できる.

はじめに

通常, 脂肪は肝臓と筋肉, およびその他の多くの組織(脳と赤血球を除く)における主要なエネルギー源である

　トリアシルグリセロール(トリグリセリド, 第33章の臨床検査:トリアシルグリセロールはトリグリセリドとも呼ばれるを参照)は脂肪の貯蔵や輸送に使われる. 脂肪酸は, 即時的にエネルギーに変換される原料である. 脂肪酸は脂肪組織に蓄積しているトリアシルグリセロールから遊離し, 血中のアルブミンに結合して運搬され, 各組織に配送され, そこで代謝を受ける. 脂肪酸の異化反応は完全に酸化的である. 細胞質を通過してペルオキシソームとミトコンドリアに運搬された後, β酸化 β-oxidation と呼ばれる反応の繰り返しにより酸化を受ける. β酸化により, 脂肪酸のアシル鎖はそのカルボキシ末端(C末端)から炭素原子2個分短くなり, **アセチルCoA acetyl coenzyme A(acetyl-CoA)**, **還元型フラビンアデニンジヌクレオチド** reduced flavin adenine dinucleotide(FADH₂), **還元型ニコチンアミドアデニンジヌクレオチド** reduced nicotinamide denucleotide(NADH)を産生する. 筋肉ではアセチルCoAはトリカルボン酸(TCA)回路 tricarboxylic acid cycle(クエン酸回路)と酸化的リン酸化により代謝され, アデノシン三リン酸 adenosine triphosphate(ATP)を産生する. 肝臓ではアセチルCoAの大部分はケトン体に代謝される(**ケトジェネシス(ケトン体生成)ketogenesis**). ケトン体は, 水溶性の脂質誘導体であり, グルコースと同様に他の組織へ運搬することができ, そこで利用される. 個体の脂質代謝は, 脂肪組織でのトリアシルグリセロールの加水分解(**リポリシス lipolysis**)の速度によってその大部分が制御されるが, その制御には**インスリン**, **グルカゴン**, **アドレナリン**, **コルチゾール**などのホルモンが関与している. これらのホルモンは, 全身の糖, 脂質, タンパク質の代謝を適切に調整している(第12, 31章).

ミトコンドリア内への輸送に必要な脂肪酸の活性化

脂肪酸は補酵素A(CoA)と高エネルギーチオエステル結合を形成することで活性化される

　脂肪酸は体内で遊離のかたちではほとんど存在しない. 脂肪酸塩は洗剤として機能し, 細胞膜を溶かしてしまうからである. 血中で脂肪酸はアルブミンと結合して存在している(血漿濃度:0.5 mmol/L=35 mg/mL). アルブミン(分子量 66,500)1分子は6～8個の脂肪酸と結合する. 細胞内に運搬された脂肪酸は, 種々の脂肪酸結合タンパク質と結合する. 脂肪酸結合タンパク質は, 脂肪酸を細胞質ゾルからさらに細胞内各所へと運搬する. 脂肪酸代謝の準備段階として, 脂肪酸はATPをエネルギー源として, CoA誘導体へ変換される(図11.1). 脂肪酸のカルボキシ基は, まずATPと反応して, **アシルCoA合成酵素 acyl-CoA synthetase** に結合した高エネルギーアシルアデニル酸中間体 acyl-adenylate intermediate へ活性化される. 次いで, 同じ酵素のはたらきで脂肪酸の部分がCoAに転移し, アシルCoAとなる. アシルCoA合成酵素は(脂肪酸)**チオキナーゼ thiokinase** の名前でも知られているが, それはアシルCoAのチオエステル結合を形成するのにATPを消費するからである.

脂肪酸鎖の長さが, CoA体として活性化される場所を規定する

　短鎖および中鎖脂肪酸(**表11.1**)は受動拡散により細

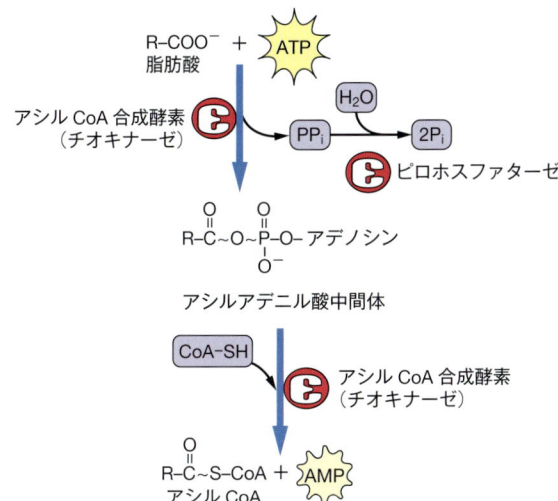

図 11.1　アシル CoA 合成酵素(チオキナーゼ)による脂肪酸の活性化
ATP は酵素に結合したアシルアデニル酸中間体を形成する. アシルアデニル酸は, 補酵素 A(CoA)と反応し, 酵素から遊離したアシル CoA を形成する. AMP:アデノシンーリン酸, CoA-SH:補酵素 A, PPᵢ:無機ピロリン酸, Pᵢ:無機リン酸.

表 11.1　炭素数の異なる 4 種類の脂肪酸の代謝

脂肪酸の長さによる分類	炭素数	代謝を受ける細胞小器官	膜の通過形態
短鎖	2 ～ 4	ミトコンドリア	拡散
中鎖	4 ～ 12	ミトコンドリア	拡散
長鎖	12 ～ 20	ミトコンドリア	カルニチンサイクル
極長鎖	＞ 20	ペルオキシソーム	不明

胞膜およびミトコンドリア膜を通過し, ミトコンドリア内でアシル CoA 体へと変換される. 食事から摂取した極長鎖脂肪酸はペルオキシソームで長鎖脂肪酸へと変換される. 長鎖脂肪酸は, 貯蔵脂質であるトリアシルグリセロールや食事由来の脂肪の主要な成分である. 長鎖脂肪酸は細胞質ゾルでアシル CoA 体へと変換され, 次いで**カルニチンシャトル carnitine shuttle** によりミトコンドリア内膜を通過する.

◆ カルニチンシャトル

カルニチンシャトルは, CoA のミトコンドリア膜非透過性の問題を回避する

　CoA は, 極性をもった大きなヌクレオチド誘導体であり(**図 10.2**), ミトコンドリア内膜を通過することができない. そこで, 長鎖脂肪酸はミトコンドリア外膜に局在する**カルニチンパルミトイル基転移酵素 I carnitine palmitoyl transferase-I(CPT-I)**のはたらきで, 低分子であるカルニチンに受け渡され, アシルカルニチンへと変

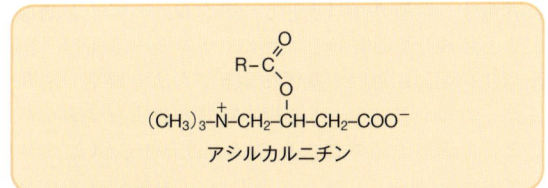

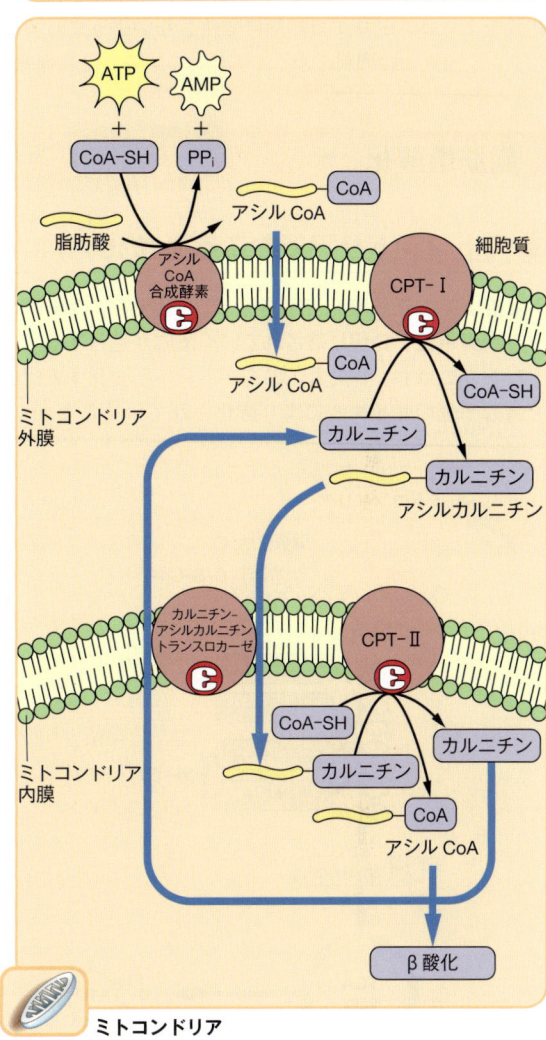

図 11.2　長鎖脂肪酸のミトコンドリア内部への輸送
カルニチンシャトルは, ミトコンドリア外膜と内膜に局在する 2 種類のカルニチンパルミトイル基転移酵素と, カルニチン-アシルカルニチントランスロカーゼの 3 つの要素から構成されている.

換される. ミトコンドリア内膜に局在する**アシルカルニチントランスポーター acyl-carnitine transporter**〔または**トランスロカーゼ(輸送酵素)translocase**〕は, アシルカルニチンをミトコンドリア内部〔訳注:ミトコンドリアマトリックス〕へと運搬する. 運搬されたアシルカルニチンは, **カルニチンパルミトイル基転移酵素 II carnitine palmitoyl transferase-II(CPT-II)**のはたらきで, アシル CoA とカルニチンへと再変換される. カルニチンシャトル(**図 11.2**)は, ミトコンドリア内膜を逆方向

に移動する遊離カルニチンと，アシルカルニチン誘導体によって成り立っている．カルニチンシャトルは，脂肪酸酸化の制御における重要な要素である．次章で説明するが，カルニチンシャトルは，糖質が豊富な食事を摂ることで生産される**マロニル CoA malonyl-CoA** により抑制される．よって，マロニル CoA は新規合成された脂肪酸をミトコンドリアで無駄に酸化しないように，カルニチンシャトルの抑制を通じて機能していることになる．

脂肪酸酸化

■ ミトコンドリアでおこる β 酸化

β 炭素上でおこる酸化を引き金に，脂肪酸の C 末端から 2 炭素単位ずつ切り離されていく反応が進行する

　アシル CoA は，β 炭素(C3)をケトンへと変化する反応を含む一連のサイクルにより酸化されていくことから，

この反応は β 酸化と呼ばれる（図 11.3，11.4）．β 炭素の酸化後，**チオラーゼ thiolase** によりケトアシル CoA の α-β 炭素間が CoA 依存的に開裂する．1 回のサイクルにより，アセチル CoA，$FADH_2$，NADH がそれぞれ 1 分子形成され，アシル CoA は炭素原子 2 個分短くなる．パルミチン酸のような 16 個の炭素原子からなる脂肪酸の酸化には，7 回の反応サイクルが必要になるが，その結果，8 個のアセチル CoA（図 11.3），7 個の $FADH_2$，NADH，H^+ が産生される．この反応はミトコンドリア内でおこり，アセチル CoA はクエン酸回路により二酸

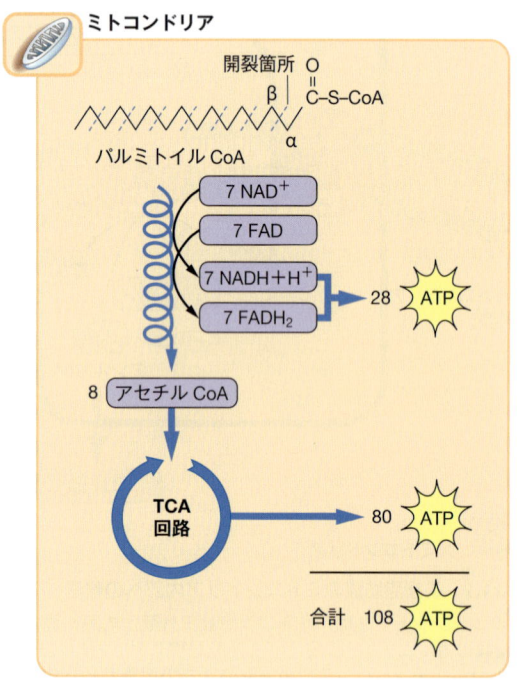

図 11.3　パルミチン酸の β 酸化の概要
反応サイクル 1 回ごとに，アシル CoA からアセチル CoA が切り出され，炭素原子 2 個分短くなる．1 分子のパルミチン酸は 7 分子の $FADH_2$ と NADH を産生し，これは 28 分子の ATP に相当する．この ATP 産生量は，1 分子のグルコースの完全酸化によって産生される ATP 量とほぼ等量である．アセチル CoA は肝臓ではケトン体の合成に利用されるが，他の組織では TCA 回路に入り，ATP の合成に利用される．アシル CoA 合成酵素の反応（訳注：図 11.1 参照）に 2 分子相当の ATP が消費されることを考慮すると，1 分子のパルミチン酸の完全酸化により，106 分子の ATP が産生する計算となる．グラム重量あたりの ATP の生成量は，グルコースの約 2 倍となるが，これはグルコースがすでに部分的に酸化されているからである．その結果，グラム重量あたりの発熱量は，脂肪が糖質の約 2 倍となる（表 11.2）．

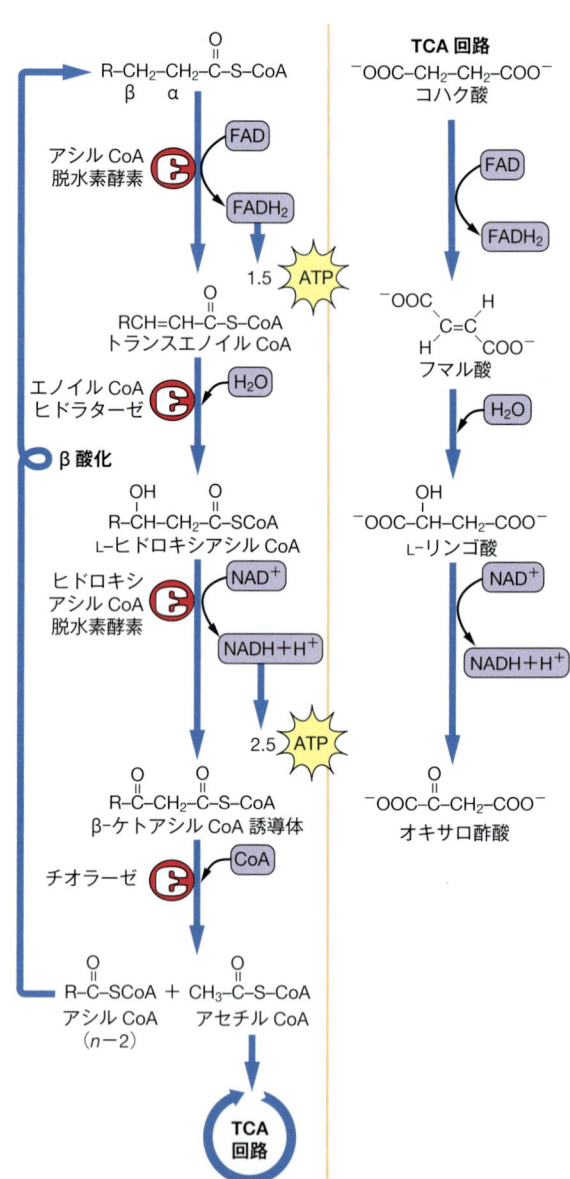

図 11.4　脂肪酸の β 酸化
β 酸化は，β 炭素をケトンへと変換する一連の反応で進展する．チオラーゼは，β-ケトアシル CoA 誘導体をアセチル CoA と炭素原子 2 個分短くなったアシル CoA へと変換し，後者は β 酸化によってさらに酸化されていく．右側に書かれた TCA 回路との反応の相似性に注目すること．

表11.2　グルコースとパルミチン酸の生成エネルギーの比較

基質	分子量	総ATP産生量 (mol/mol)	ATP (mol/g)	発熱量 cal/g(kJ)
グルコース	180	36〜38	0.2	4(17)
パルミチン酸	256	129	0.5	9(37)

化炭素と水へ代謝され，還元型ヌクレオチドは，酸化的リン酸化により直接ATPの産生に使用される（第8章および表11.2）．

　図11.4で，β酸化を構成する4つのステップについて詳述する．TCA回路におけるコハク酸からオキサロ酢酸への変換反応との相似性に着目すること．コハク酸脱水素酵素と共通して，アシルCoA脱水素酵素はミトコンドリア内膜に局在し，酸化型フラビンアデニンジヌクレオチド（FAD）を補酵素として利用する．β酸化におけるトランスエノイルCoAをL-ヒドロキシアシルCoAに変換する反応も，TCA回路におけるトランス体であるフマル酸をL-リンゴ酸に変換する反応に対応している．β酸化の最後のステップはチオラーゼにより触媒されるが，この反応によりα-β炭素間の開裂後にアシルCoAが産生され，これにより脂肪酸を再活性化することなく，再びβ酸化を行うことが可能になっている．

ペルオキシソームにおける脂肪酸代謝

　ペルオキシソームは，すべての有核細胞に存在する細胞内小器官である．ペルオキシソームは，尿酸および長鎖，極長鎖，そして分岐鎖脂肪酸など多様な物質の酸化を行うとともに，細胞内の過酸化水素（H_2O_2）発生の主要な場所（肝実質細胞での酸素消費の約20％を占める）でもある．ミトコンドリアとペルオキシソームでおきる脂肪酸の酸化には2つの大きな差がある：（1）ペルオキシソームへの脂肪酸の輸送はATP結合カセット輸送体により行われる（第4章），（2）ペルオキシソームのアシルCoA脱水素酵素は，脱水素酵素というよりも酸化酵素（オキシダーゼ）である．この反応や，FAD依存的な脂肪酸のα酸化やω酸化（下記参照）によって産生される$FADH_2$は，酸素分子によって酸化され，H_2O_2を生成する．H_2O_2は，カタラーゼにより無毒化される（第42章）．ペルオキシソームでのβ酸化は，酸化的リン酸化によりATPを産生するミトコンドリアのβ酸化に比べてエネルギー効率が悪い．ペルオキシソームの酵素は短鎖脂肪酸を酸化できないので，ブタノイルカルニチン，ヘキサノイルカルニチン，オクタノイルカルニチンは，ペルオキシソーム外へ輸送されるか，または拡散し，ミトコンドリアでの代謝を受けることになる．

　Zellweger（ツェルヴェーガー）症候群 Zellweger syndrome は，ペルオキシソーム内への酵素の輸送欠損を原因とする疾患で，重度の多臓器不全を引きおこし，生後6ヵ月でほぼ死に至る．神経組織での長鎖脂肪酸の蓄積が特徴である．これは，神経の脂肪酸の代謝異常に基づくものである．ペルオキシソームは，異化作用だけでなく同化作用も有する．コレステロールやポリイソプレノイド合成（第14章）に利用されるアセチルCoAの合成を行っているものと考えられている．また，プラズマローゲン（第18章）の合成に必要なジヒドロキシアセトンリン酸アシル基転移酵素を有している．フィブラート系薬剤は，肝臓のペルオキシソームの増生を誘導することによって機能する脂質降下薬の一種である．

臨床症例
中鎖アシルCoA脱水素酵素の欠損による酸化不全

　アシルCoA脱水素酵素は単一の酵素でなく，短鎖，中鎖，および長鎖脂肪酸の酸化にそれぞれ特異性をもつ複数の酵素の総称である．脂肪酸は，その長さに応じてこれらの酵素によって適宜酸化され，β酸化の次のステップに入る．中鎖アシルCoA脱水素酵素 medium-chain fatty acyl CoA dehydrogenase（MCAD）の欠損は，低ケトン性低血糖によって特徴づけられる常染色体劣性遺伝疾患を引きおこす．幼児に発症し，血漿と尿中に高濃度の中鎖カルボン酸，アシルカルニチン，アシルグリシンを認める．肝臓障害の結果，高アンモニア血症を伴うことがある．肝臓中では中鎖アシルCoA誘導体の濃度も上昇し，アセチルCoAを利用するケトジェネシスを抑制する．絶食時に脂肪を代謝できないことは，糖新生を抑制し低血糖を引きおこすため，致命的である．MCAD欠損症の患者は，飢餓を避ける食事指導やカルニチンの補充により治療される．短鎖および長鎖アシルCoA脱水素酵素の欠損も，同様の臨床所見を呈する代謝疾患の原因となる．

臨床症例
β酸化の欠損：ジカルボン酸尿症と脂肪酸のβ酸化

　いくつかの脂質代謝の異常症（カルニチンシャトルの異常やアシルCoA脱水素酵素の欠損）やZellweger症候群（ペルオキシソームの生合成の欠陥）では，尿中に中鎖のジカルボン酸が検出される．ミトコンドリアでの脂肪酸のβ酸化が損なわれると，脂肪酸はα酸化やミクロソーム膜画分に存在するシトクロムP450依存的な水酸化酵素と脱水素酵素によりω酸化を受ける．その結果生じた長鎖ジカルボン酸は，ペルオキシソームでのβ酸化の基質となり，短鎖ジカルボン酸まで代謝される．これら短鎖ジカルボン酸はペルオキシソームを脱出し，最終的に尿中に検出されるようになる．

β 酸化以外の脂肪酸酸化経路

酸化により，不飽和脂肪酸は飽和脂肪酸酸化よりも少ない $FADH_2$ を生産する

　不飽和脂肪酸はすでに部分的に酸化されているので，その酸化によって得られる $FADH_2$ の量，そしてそこから得られる ATP の量は必然的に少なくなる．多価不飽和脂肪酸の二重結合は，シス体で 3 炭素原子間隔に配置されている．一方，β 酸化で生じる中間体はトランス体であり，反応は 2 炭素原子ずつ切り離すかたちで進行する．よって，不飽和脂肪酸の代謝には，別の 2 つの酵素（異性化酵素と酸化還元酵素）が必要となる．これらの酵素は，二重結合の位置と幾何異性を変換することができる．

奇数個の炭素鎖の脂肪酸は，プロピオニル CoA を生じ，次いでスクシニル CoA に変換される

　奇数個の炭素をもつ脂肪酸の酸化は，偶数個の脂肪酸と同様に，その C 末端から進行し，チオラーゼによる最後の開裂反応により，プロピオニル CoA を生成する．

プロピオニル CoA は，3 種類の酵素と 2 種類のビタミン（ビオチン biotin とコバラミン cobalamin）により，スクシニル CoA に変換される（図 11.5）．スクシニル CoA は直接 TCA 回路に入る．

分岐を有する脂肪酸の酸化は α 酸化により開始し，アセチル CoA とプロピオニル CoA を産生する

　フィタン酸 phytanic acid は，分岐構造を有するポリイソプレノイド脂質であり，植物の葉緑素に含まれている．フィタン酸の β 炭素は分岐構造をとっているため，この炭素をケトンへと酸化できない．はじめにおこるフィタン酸の代謝に必要な反応は，α 酸化によりフィタン酸をプリスタン酸に変換する反応である．この反応で，C 末端が二酸化炭素として遊離する．それ以降は，図 11.6 に示すように，アセチル CoA とプロピオニル CoA が等量ずつ繰り返し産生されていく．Refsum（レフサム）病 Refsum disease はまれにおこる神経疾患であり，α 酸化に関与する酵素の遺伝的欠失により発症する．神経組織にフィタン酸が蓄積する特徴をもつ．

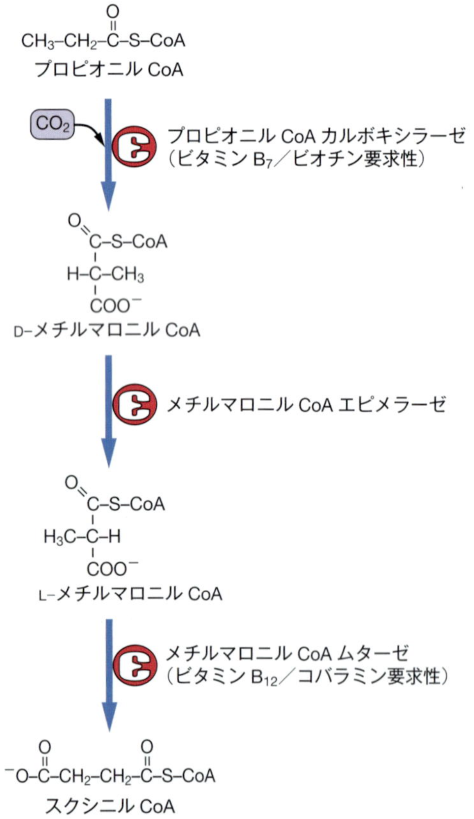

図 11.5　プロピオニル CoA からスクシニル CoA への代謝
奇数個の炭素鎖の脂肪酸から生成するプロピオニル CoA は，糖新生における（主要ではない）炭素の供給源となる．中間代謝物であるメチルマロニル CoA も含めて，これらは分岐鎖アミノ酸の代謝でも産生される．メチルマロニル CoA ムターゼの欠如，または，ビタミン B_{12} の欠如はメチルマロン酸尿症を引きおこす．

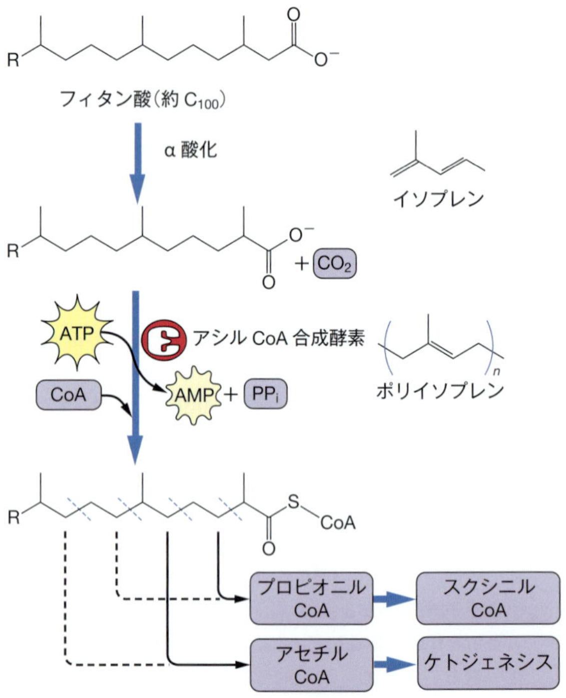

図 11.6　分岐を有するフィタン酸の α 酸化
フィタン酸の C 末端が二酸化炭素として除去される（α 酸化）．引き続きおこる β 酸化により，アセチル CoA とプロピオニル CoA が等量ずつ繰り返し産生されていく．

ケトジェネシス：肝臓に特異的な代謝経路

◆ 絶食や飢餓状態におけるケトジェネシス

ケトジェネシスは，過剰なアセチルCoAからCoAを再生産する経路である

絶食や飢餓時の糖新生において，肝臓は脂肪酸をエネルギー源として利用する．脂肪は高エネルギー源であり，絶食や飢餓時の肝臓のミトコンドリア内では，脂肪分解の結果生じたATPとNADHの濃度上昇がおこる．高濃度のATPは呼吸鎖によるNADHの酸化を抑制，よって，NADH/NAD$^+$比が増加する．その結果，オキサロ酢酸とリンゴ酸の平衡がリンゴ酸側に傾き，TCA回路におけるアセチルCoAの酸化を開始するためのオキサロ酢酸を枯渇させる．すなわち，ATPとNADHはともにTCA回路を抑制し，リンゴ酸はミトコンドリアを脱出して糖新生の基質となる（第12章）．アセチルCoAの蓄積，それに伴うCoAの減少は，最終的にβ酸化を抑制する可能性がある．もし，蓄積したアセチルCoAをCoAへとリサイクルする方法がなければ，肝臓の代謝機能は停止してしまうだろう．ケトジェネシス経路によって，クエン酸回路を利用せずCoAを再生することができ，この問題が解決されている．

絶食や飢餓時に蓄積する過剰なアセチルCoAを肝臓はどう処理するか

過剰なアセチルCoAの蓄積にどう対応するかは，重要な問題である．なぜなら，CoAは組織において少量しか存在しないものの，β酸化の開始とβ酸化のサイクルに使用され，その結果生じるATPが肝臓における糖新生の主要なエネルギーであるからである．アセチルCoAをCoAへ変換するために，肝臓は**ケトジェネシス**と呼ばれるユニークな経路を使っている．その結果，**アセト酢酸 acetoacetate**，**β-ヒドロキシ酪酸 β-hydroxybutyrate**，**アセトン acetone** の3種類の水溶性の脂質誘導体が生じ，血中に分泌される．これら"ケトン体 ketone body"（図11.7）の形成には，ミトコンドリアでの**3-ヒドロキシ-3-メチルグルタリル-CoA 3-hydroxy-3-methylglutaryl-CoA（HMG-CoA）**の合成と分解が関与している．肝臓はケトン体の合成に必要なHMG-CoA合成酵素とHMG-CoAリアーゼを有している点でユニークであるが，ケトン体の代謝に関する酵素を欠失している．その結果，蓄積したケトン体は血中に放出されることになる．

ケトン体は，骨格筋や心筋を含む肝臓外の組織に吸収され，そこでCoA誘導体に変換される（図11.8）．絶食や飢餓時に血漿中のケトン体濃度が上昇する（表11.3）．これらは豊富なエネルギー源である．ケトン体は，血漿

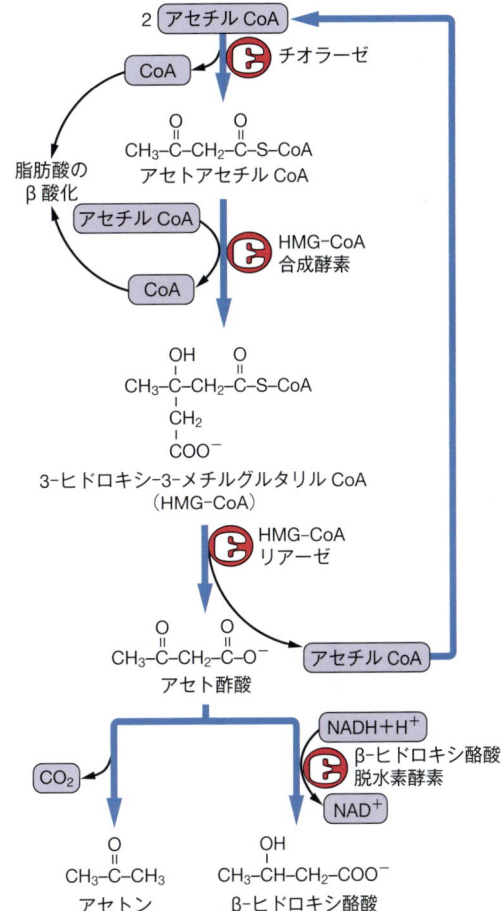

図11.7　アセチルCoAを初発とするケトン体生成経路
ケトジェネシスは，アセチルCoAからケトン体とCoAを産生する反応であり，そこから得られるCoAをβ酸化に利用することができる．この反応に関与するHMG-CoA合成酵素とリアーゼは肝実質細胞特異的に発現しており，ミトコンドリアのHMG-CoAは必要不可欠な中間代謝物である．最初にアセト酢酸が生成されるが，これはβ-ヒドロキシ酪酸脱水素酵素によりβ-ヒドロキシ酪酸に変換されるか，または自発的に（非酵素的に）アセトンに分解する．これらは，尿や肺から（呼気として）排出される．

表11.3　異なる栄養状態における脂肪酸とケトン体の血漿中濃度

基質	血漿中濃度（mmol/L）		
	正常時	絶食	飢餓
脂肪酸	0.6	1.0	1.5
アセト酢酸	<0.1	0.2	1〜2
β-ヒドロキシ酪酸	<0.1	1.0	5〜10

中の濃度に応じて心筋や骨格筋で利用される．絶食時には，脳はその50％以上のエネルギーをケトン体に依存するようになり，グルコースの利用や筋肉のタンパク質の分解を行わないですむようにしている（第12, 31章）．

血漿中のケトン体濃度の増加（**ケトン血症 ketonemia**）

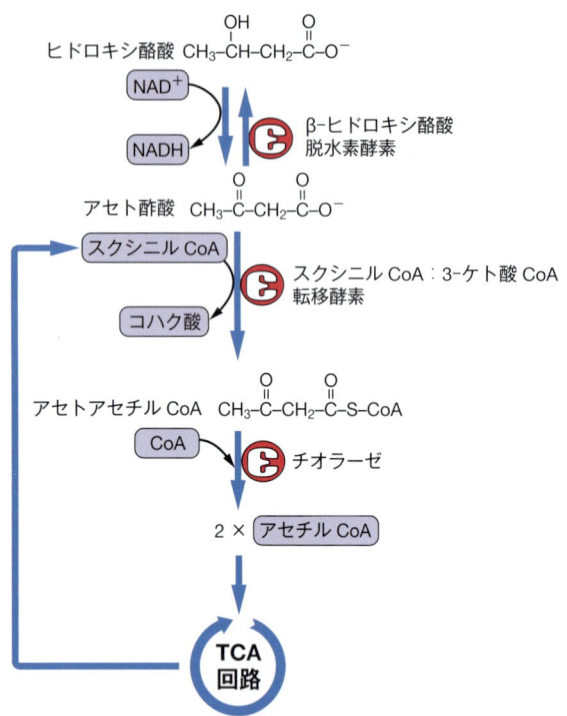

ヒドロキシ酪酸　$CH_3\text{-}\underset{\underset{OH}{|}}{CH}\text{-}CH_2\text{-}\underset{\underset{O}{\|}}{C}\text{-}O^-$

NAD$^+$

NADH

β-ヒドロキシ酪酸
脱水素酵素

アセト酢酸　$CH_3\text{-}\underset{\underset{O}{\|}}{C}\text{-}CH_2\text{-}\underset{\underset{O}{\|}}{C}\text{-}O^-$

スクシニル CoA

スクシニル CoA：3-ケト酸 CoA
転移酵素

コハク酸

アセトアセチル CoA　$CH_3\text{-}\underset{\underset{O}{\|}}{C}\text{-}CH_2\text{-}\underset{\underset{O}{\|}}{C}\text{-}S\text{-}CoA$

CoA

チオラーゼ

2 × アセチル CoA

TCA
回路

図 11.8　末梢組織でのケトン体の代謝
スクシニル CoA：3-ケト酸 CoA 転移酵素は，アセト酢酸をアセ
トアセチル CoA に変換する．いくつかの組織では，チオキナー
ゼ型の酵素がアセト酢酸を直接活性化することもある．

は尿中でのケトン体の出現（**ケトン尿症 ketonuria**）につ
ながる．食事制限ができていない 1 型糖尿病患者におい
ては，高頻度の脂肪分解とケトジェネシスがおこり，そ
のことにより血中のケト酸（主に，β-ヒドロキシ酪酸）

　尿中のケトン体の出現は，活発な脂肪代謝と糖新生
がおきていることを示唆する．ケトン尿は，正常人で
も高脂肪低糖質食を摂り続けるとおこりうる．いくつ
かの痩身プログラムでは，尿中にケトン体（ケトス
ティックで測定）が出現するまで，糖質と摂取する総
カロリー量を徐々に減少させていくことを勧めてい
る．食事制限をする人は，摂取する総カロリー量を維
持し，体脂肪の消費を確認するために，定期的に尿中
のケトン体を確認することが求められる．

解説

　ケトスティックや類似した "ドライケミストリー"
は，尿中のケトン体量を簡便に見積もることを目的と
したテスト試験紙である．これら試験紙はニトロプル
シドなどの化合物を含み，尿中のアセト酢酸と反応す
ると赤紫色を呈示するようになる．色のグレードは最
大が "4＋" と設定されている．"1＋"（100 mL あた
り 5～10 mg のケトン体量），"2＋"（100 mL あたり
10～20 mg のケトン体量）が，活発な脂肪の代謝，す
なわち体重の減少を保証する目標とされている．この
種の食事制限は現代においては推奨されていない．な
ぜなら，尿中のケトン体の出現はより高濃度のケトン
体が血漿中に存在していることを意味し，それはアシ
ドーシスを引きおこす可能性があるからである．

　カルニチン代謝異常によっておこる臨床的な所見は，
幼児期からあらわれ，しばしば致死的である．特徴的な
症状に，低ケトン性低血糖，高アンモニア血症，血漿中
遊離カルニチン濃度の変動などがある．共通して，肝臓
の損傷，心筋症，筋力低下などが認められる．

解説

　カルニチンは，主に肝臓と腎臓で，アミノ酸のリシン
から生合成され，血漿中の通常濃度は 50 μmol/L（8 mg/dL）
である．腎臓を含むほとんどの組織でカルニチンを効率
よく取り込むシステムが備わっている．腎臓では，腎糸
球体ろ液からカルニチンを再吸収することで，尿への排
出を抑制している．カルニチントランスポーター，2 種
類のカルニチンパルミトイル基転移酵素（CPT-I および
CPT-II），カルニチン-アシルカルニチントランスロカー
ゼのいずれかをホモ接合で失うと，長鎖脂肪酸の酸化に

不全がおこる．カルニチントランスポーターの欠損で
は，血漿および組織でのカルニチン濃度は＜1 μmol/L ま
で減少するが，これは組織での吸収欠損と尿中への過剰
な排泄によっておこる．一方，CPT-I の欠損では，血漿
中の遊離カルニチンは 100 μmol/L（20 mg/dL）を超える
濃度まで上昇することがある．トランスロカーゼや CPT
-II の欠損では，血漿中の総カルニチン濃度は通常である
が，そのほとんどが長鎖脂肪酸のカルニチンエステル体
である．トランスロカーゼの欠損では，長鎖脂肪酸のカ
ルニチンエステルがミトコンドリア内部へ輸送されない
こと，CPT-II の欠損ではミトコンドリア内部に蓄積して
しまった長鎖脂肪酸のカルニチンエステルが，ミトコン
ドリアから逆流してしまうことが原因である．カルニチ
ン代謝異常によって引きおこされる疾患の治療法として
は，カルニチンの補充や高糖質食の頻繁な摂取などがあ
る．

の濃度が増加する．これは，生命を脅かす糖尿病性ケトアシドーシス ketoacidosis を引きおこす可能性がある（第31章）．

糖新生における脂肪動員

摂食空腹サイクルにおいて，糖質と脂質の代謝はホルモンの作用により統合されている

　インスリン，グルカゴン，アドレナリン，コルチゾールは，肝臓におけるグリコーゲンとグルコース代謝の方向性と効率を制御する（第12章）．グルコースを食事から摂取できない絶食や飢餓状態では，肝臓でグルコースの合成がおきる（糖新生）．このプロセスは，膵臓由来のホルモンであるグルカゴンで活性化される．糖新生には，タンパク質分解の結果生じるアミノ酸の筋肉からの放出，トリアシルグリセロールの分解の結果生じる脂肪酸の脂肪組織からの放出が必要である．アミノ酸，乳酸，グリセロールは，グリセロールの炭素骨格に利用され，脂肪酸は，合成に必要なエネルギーを供給する．トリア

シルグリセロールの分解は，脂肪分解と呼ばれ，脂肪組織の酵素である**ホルモン感受性リパーゼ hormone-sensitive lipase** によって制御されている．この酵素は，血漿中のグルカゴン濃度の上昇に応答して活性化されるサイクリックアデノシン 3',5'-一リン酸（cAMP）依存性のプロテインキナーゼ A によって活性化される（この反応経路の詳細は，第12，31章を参照）．糖新生と同様に，脂肪分解もインスリンによって抑制される．インスリン濃度は食事後，血糖とアミノ酸濃度とともに増加するが，この状況でグルコースの合成は生存にとって必要ない．

　予想されるように，ホルモン感受性リパーゼの活性化は絶食や飢餓状態において血漿中の遊離脂肪酸とグリセロールの濃度を上昇させる（**図 11.9**）．同様の効果は，ストレス応答におけるアドレナリンの活性化によってもおこる．アドレナリンは肝臓でのグリコーゲン分解と脂肪組織での脂肪分解を活性化するが，そのことによって，グルコースと脂肪酸というエネルギー源の血中濃度がストレス下において上昇する（第12章）．ステロイドホルモンであるコルチゾールはより慢性的な影響を脂肪分解

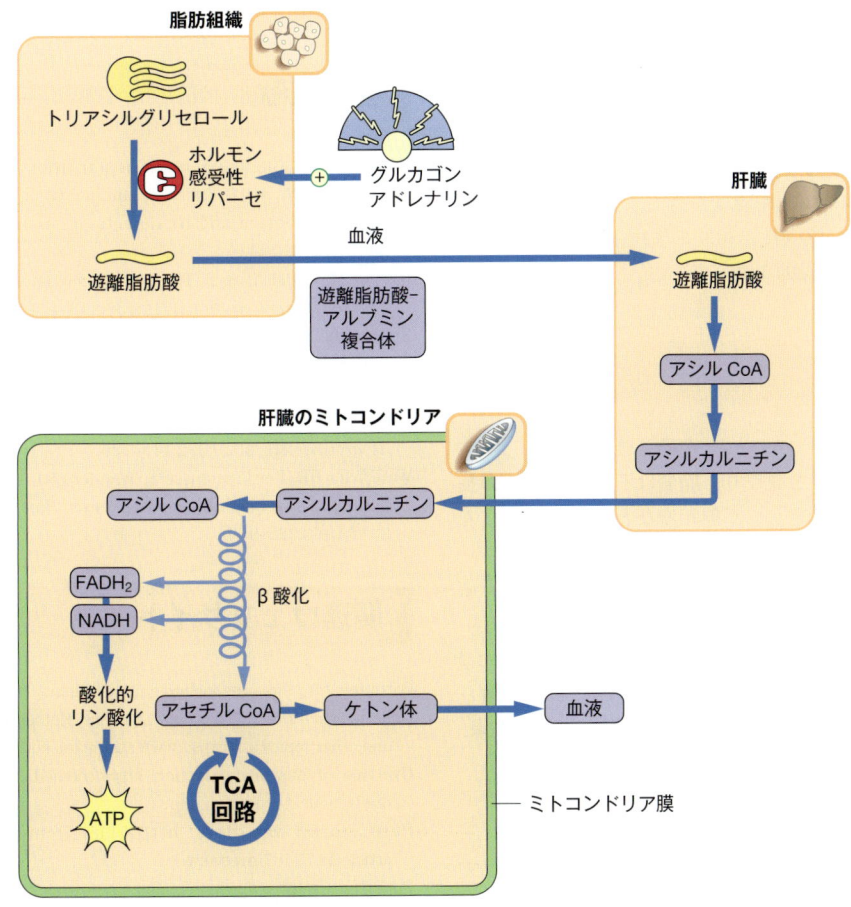

図 11.9　グルカゴンとアドレナリンによる脂質代謝の制御
筋肉でのタンパク質分解の活性化と，肝臓での糖新生と連携して，グルカゴンとアドレナリンは脂肪組織でホルモン感受性リパーゼを活性化する．肝臓でのβ酸化による脂質の代謝は，糖新生に必要な ATP を産生する．アセチル CoA はケトン体に変換され，血中に放出される．食後，これらのグルカゴンとアドレナリンの作用は，インスリンによって打ち消される．

臨床症例
LCHAD ホモ欠損の胎児を妊娠している母親におこる
HELLP症候群・AFLP症候群（20万人に1人の発症頻度）

長鎖 3-ヒドロキシアシル CoA 脱水素酵素 long-chain L-3-hydroxyacyl-CoA dehydrogenase (LCHAD) 欠損症は，さまざまな症状を呈する．非ケトン性の低血糖を示す傾向があるが，劇症肝炎，心筋症，横紋筋融解症，神経症，網膜症なども発症する．中鎖アシル CoA 脱水素酵素（MCAD）欠損症と同様に，飢餓を避け，中鎖脂肪酸に富んだ食事療法によって治療される．

このまれな脂肪酸代謝疾患の顕著な特徴は，妊婦のHELLP 症候群〔訳注：Hemolysis（溶血），Elevated Liver enzymes（肝逸脱酵素の上昇），Low Platelets（血小板現象）〕や AFLP 症候群〔訳注：Acute Fatty Liver of Pregnancy（急性妊娠脂肪肝）syndrome〕にみられる．この致死性の緊急事態は，妊婦が LCHAD のヘテロ保因者であり，さらに胎児が LCHAD 欠損症のときにおこりうる．また，これらの症候群は，劣性変異であるカルニチンパルミトイル基転移酵素Ⅰの欠損によっても引きおこされることがある．

に及ぼし，インスリン抵抗性を引きおこす（第31章）．Cushing（クッシング）症候群 Cushing syndrome（第27章）は，血中コルチゾール濃度が高く，高血糖，筋萎縮，そしてグルカゴン感受性の脂肪の異所的な沈着（頬，背中上部，胴体）が特徴的な病気である．

まとめ

● グルコースやグルコースへと変換される糖分として主に摂取される糖質と異なり，脂質はその脂肪酸鎖の長さ，分岐の有無，そして不飽和度など，多様性に富んでいる．
● 脂肪の代謝は主にミトコンドリアでおこるが，ペルオキシソームでもおこる．
● 種々の脂肪酸鎖長特異的な輸送と代謝酵素を使った β酸化として知られる酸化経路により，脂肪酸は代謝される．脂肪酸は 2 炭素原子ずつ分解され，その結果，アセチル CoA を産生する．
● ほとんどの組織で，アセチル CoA はミトコンドリアにおける ATP の生成に利用される．
● 肝臓では，アセチル CoA はミトコンドリアで進行するケトジェネシスと呼ばれる反応により，ケトン体（主にアセト酢酸，β-ヒドロキシ酪酸）へと代謝される．

ケトン体は肝臓から他の組織へ輸送され，そこでエネルギー源として利用される．
● ケトン血症やケトン尿症は絶食時に徐々に進行する．一方，ケトアシドーシスは，糖新生を促すために脂肪酸代謝が強く亢進してしまっている糖尿病患者で発症する可能性がある．

✎ アクティブラーニング

(1) 肝臓と筋肉におけるアセチル CoA の代謝を比較しなさい．なぜ，肝臓では糖新生の際にケトン体を産生するのか説明しなさい．
(2) 運動能力の亢進剤として，また，高齢者患者のための補助剤としてカルニチンを利用することについて，その有益性を証拠に基づいて評価しなさい．
(3) 脂質異常症や糖尿病の治療として，ペルオキシソーム増殖系の薬が現在どのように使われているか，また，その作用メカニズムについてもまとめなさい．
(4) ケトアシドーシス性の高血糖と非ケトン性の低血糖の発症にかかわるメカニズムを比較しなさい．

参考文献

Cahill Jr. GF. Fuel metabolism in starvation. Annual Review of Nutrition, 26, 1–22. Fukao T, Mitchell G, et al. (2020). Ketone body metabolism and its defects. *J Inherit Metab Disord*. 2006;37:541–551.

Islinger M, Voelkl A, et al. The peroxisome: an update on mysteries 2.0. *Histochem Cell Biol*. 2018;150:443–471.

Knottnerus SJG, Bleeker JC. Disorders of mitochondrial long-chain fatty acid oxidation and the carnitine shuttle. *Rev Endocr Metab Disord*. 2018;19:93–106.

O'Neill B, Raggi P. The Ketogenic Diet: Pros and Cons. *Atherosclerosis*. 2020;292:119–126.

Waterham HR, Ferdinandusse S, Wanders RJ. Human disorders of peroxisome metabolism and biogenesis. *Biochim Biophys Acta*. 2016;1863:922–933.

関連ウェブサイト

Carnitine: http://lpi.oregonstate.edu/mic/dietary-factors/L-carnitine

Concise articles on β-Oxidation, Lipolysis, Ketogenesis, Ketoacidosis, and other topics at: https://www.statpearls.com/articlelibrary/

Overview of fatty acid oxidation: http://themedicalbiochemistrypage.org/fatty-acid-oxidation.php

Peroxisomal disorders: http://emedicine.medscape.com/article/1177387-overview

Peroxisomes: https://www.ncbi.nlm.nih.gov/books/NBK9930/

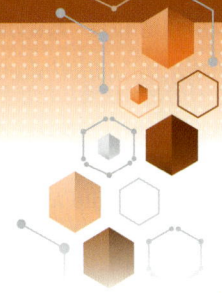

第12章　糖質の貯蔵と合成

John W. Baynes

📖 本章で学ぶこと

本章の到達目標
- グリコーゲンの構造を説明できる.
- 体内におけるグリコーゲン貯蔵の主要臓器と, そのグリコーゲンの役割を説明できる.
- グリコーゲンの合成と分解の経路を概説できる.
- 肝臓におけるグルカゴンによるグリコーゲン動員メカニズムと, 筋肉における運動中のグリコーゲン動員メカニズム, ならびに両者のアドレナリンに対する反応を説明できる.
- 肝臓と筋肉における糖原病の原因と病態を説明できる.
- 肝臓における, グリコーゲンの合成と分解の相互調節メカニズムを説明できる.
- 原料となる基質, 独自の酵素, 調節メカニズムなどを含め, 糖新生経路を概説できる.
- 血糖維持における, グリコーゲン分解と糖新生の相補的なはたらきを説明できる.
- 空腹時における肝臓での糖新生および脂肪組織での脂肪分解の協調的なはたらきを概説できる.

はじめに

　赤血球と脳は, エネルギーとして血液中のグルコースが絶対的に必要である. 体内で1日に消費するグルコース200gのうち, 赤血球と脳で約80%を消費している. 血漿中ならびに細胞外液中には, 1日の必要量の5%に相当する約10gのグルコースしか存在しないため, 血液中のグルコースは絶えず補充される必要がある. そうでなければ低血糖に陥り, 脳機能が障害され, 錯乱, 失見当識, そして血糖値が2.5 mmol/L(45 mg/dL)以下では致命的な昏睡に至る可能性がある. ヒトでは, 糖質を含む食事後2～3時間だけ小腸からグルコースが吸収される. したがって, 食間と睡眠中に血糖を維持するメカニズムが必要なのである.

　グリコーゲンは, グルコースの貯蔵形である多糖で, 血糖値の低下に対して最初にはたらく防御機構である. 食事中ならびに食事直後に肝臓と筋肉の両方でグルコースはグリコーゲンに変換され, この過程はグリコーゲン合成 glycogenesis と呼ばれる. グリコーゲンの組織濃度は筋肉より肝臓が多いが, 相対的に筋肉のほうが肝臓より大きいため, ヒトにおけるグリコーゲンの多くは筋肉に存在する(表12.1).

肝臓におけるグリコーゲン分解と糖新生は, 正常な血糖値の維持に必要である

　食間では, 肝臓のグリコーゲン glycogen がグリコーゲン分解 glycogenolysis 経路によって徐々に分解され, グルコースが放出されることで血糖値が維持される. しかしながら, 肝臓のグリコーゲン貯蔵量は, 絶食12時間の血糖値を維持する程度にすぎない.

　睡眠中, すなわち食事を摂れない間, 肝臓ではグリコーゲン分解からグルコースを新たに合成する糖新生 gluconeogenesis 系へと反応が徐々に移行する(図12.1). 絶食や飢餓 starvation のときのように貯蔵グリ

表12.1　糖質エネルギー貯蔵の臓器分布(体重70 kg成人)

組織	タイプ	量	組織重量に対する割合(%)	カロリー(kcal)
肝臓	グリコーゲン	75 g	3～5%	300
筋肉	グリコーゲン	250 g	0.5～1.0%	1,000
血液ならびに細胞外液	グルコース	10 g	—	40

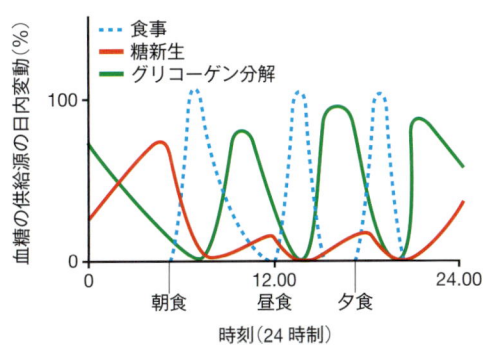

図12.1　血液中のグルコース原料の日内変動
食間では, 血液中のグルコースは主に肝臓のグリコーゲンに由来する. 日中は, 間食の頻度によってグリコーゲン分解と糖新生の活性は多少変化する. 夜遅く, あるいは早朝など, 肝臓のグリコーゲンの大半が枯渇した後は糖新生が主要な血液中グルコース源となる.

コーゲンが枯渇した状態では，糖新生系は生存に必須である．肝臓はグルコース炭素骨格の主原料として筋肉タンパク質に由来するアミノ酸を使う．加えて，解糖系からの**乳酸 lactate** および脂肪異化反応からの**グリセロール glycerol** も利用する．脂肪組織に蓄えられたトリアシルグリセロールから動員される**脂肪酸 fatty acid** は，糖新生のためのエネルギーを供給している．

筋肉のグリコーゲンはエネルギー代謝のために貯蔵されている

筋肉のグリコーゲンは血糖の維持には用いられない．筋肉では，血液から得られたグルコースもしくはグリコーゲン分解から得られたグルコース-6-リン酸は，特に爆発的な肉体運動中などでエネルギー代謝にのみ用いられる．心筋ならびに骨格筋は脂質を主なエネルギー源として用いるが，これらの臓器でも効率的な脂質代謝にはグルコース代謝が必要である（**第37章**）．

本章では，肝臓と筋肉におけるグリコーゲンの合成と分解経路，ならびに肝臓における糖新生経路について解説する．

グリコーゲンの構造

組織中のグリコーゲンは高度に枝分かれしたグルコースの貯蔵多糖である

グリコーゲンは分岐構造をもつグルコースの多糖体である．グリコーゲンは2種類のグリコシド結合から構成されており，α-1,4 結合の主鎖に対しておよそ4～6残基ごとに α-1,6 分岐結合が存在している（**図12.2**）．グリコーゲンは，植物の貯蔵多糖である**デンプン starch** に非常によく似ているが，デンプンはアミロースとアミロペクチンの混合物である．アミロースは α-1,4 結合のみで直線的な構造である．アミロペクチンはグリコーゲンに似た分岐構造をもつが，α-1,6 分岐結合はグリコー

図12.2 グリコーゲン構造の拡大図
α-1,4 結合と α-1,6 分岐結合の分岐点を示す．グリコーゲンは肝臓と筋肉中に顆粒として蓄積される．

ゲンより少なく，α-1,4 結合の主鎖に対しておよそ12残基ごとに1ヵ所である．グリコーゲンの全体構造は樹枝状であり，**グリコゲニン glycogenin** タンパク質のチロシン残基に結合した核となるグルコース直鎖配列から拡大して，最終的にはカリフラワーの頭のような形になる．グリコーゲンの代謝酵素はグリコーゲン粒子の表面に結合する．グリコーゲン表面には多くのグルコース末端分子が存在するため，グリコーゲンからグルコースをすばやく放出することができる．

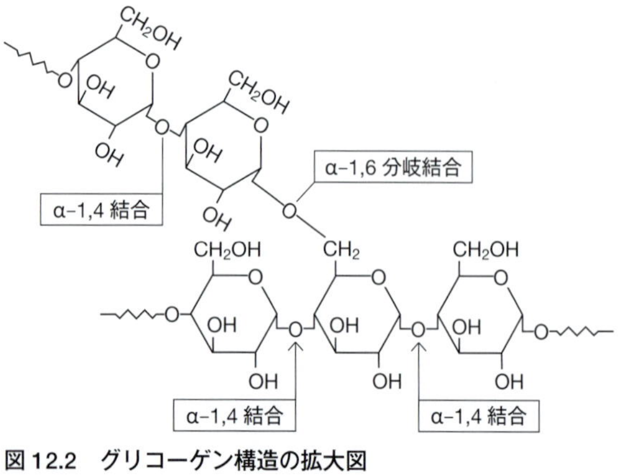

肝臓における血液中のグルコースからのグリコーゲン合成

肝臓と筋肉では食後にグリコーゲン合成が活性化される

肝臓には，高容量かつ低親和性（$K_m > 10$ mmol/L）の**グルコース輸送体2 glucose transporter-2（GLUT2）**が豊富に存在するため，食中食後に門脈血中の高濃度のグルコースを容易に取り込むことができる（**表4.2**）．肝臓ではグルコースに特異的な**グルコキナーゼ glucokinase（GK）**も豊富であり，グルコースを**グルコース-6-リン酸 glucose-6-phosphate（Glc-6-P）**に変換する．高糖質食が続くと GK が誘導される．この酵素は K_m 値が約5～7 mmol/L と高いため，門脈血中のグルコース濃度が血糖の正常値である5 mmol/L（約100 mg/dL）以上に上昇しても，それに伴って活性が増加する．

ヘキソキナーゼとは異なり，GK は Glc-6-P で阻害されない．そのため，高糖質食の後は肝臓で Glc-6-P 量が急上昇し，解糖系，ペントースリン酸経路，グリコーゲン合成経路などグルコースの主要代謝経路に Glc-6-P が流れ込む（**図9.2**）．食間の血糖値を維持するための備蓄とするため，グルコースはまずグリコーゲンへと誘導される．余剰のグルコースは解糖系に流れ込む．その一部はエネルギー産生に使われるが，大半は脂肪酸とトリアシルグリセロールに変換され，これらは肝臓から脂肪組織に運ばれて貯蔵される．高糖質食の後，肝臓に取り込まれなかったグルコースは末梢の血糖値を上昇させることになる．このグルコースは筋肉ではグリコーゲン合成と貯蔵に用いられ，脂肪組織ではトリアシルグリセロール生合成のためのグリセロールの原料となる．

グルコースからのグリコーゲンの合成経路（**図12.3A**）は，4段階から構成される．

- **ホスホグルコムターゼ phosphoglucomutase** によって Glc-6-P は**グルコース-1-リン酸 glucose-1-phosphate（Glc-1-P）**に変換される．
- **UDP-グルコースピロホスホリラーゼ UDP-glucose pyrophosphorylase** によって Glc-1-P は**ウリジンニリン酸グルコース uridine diphosphate（UDP-グルコース）**へと活性化される．
- 糖転移酵素の一種である**グリコーゲン合成酵素**

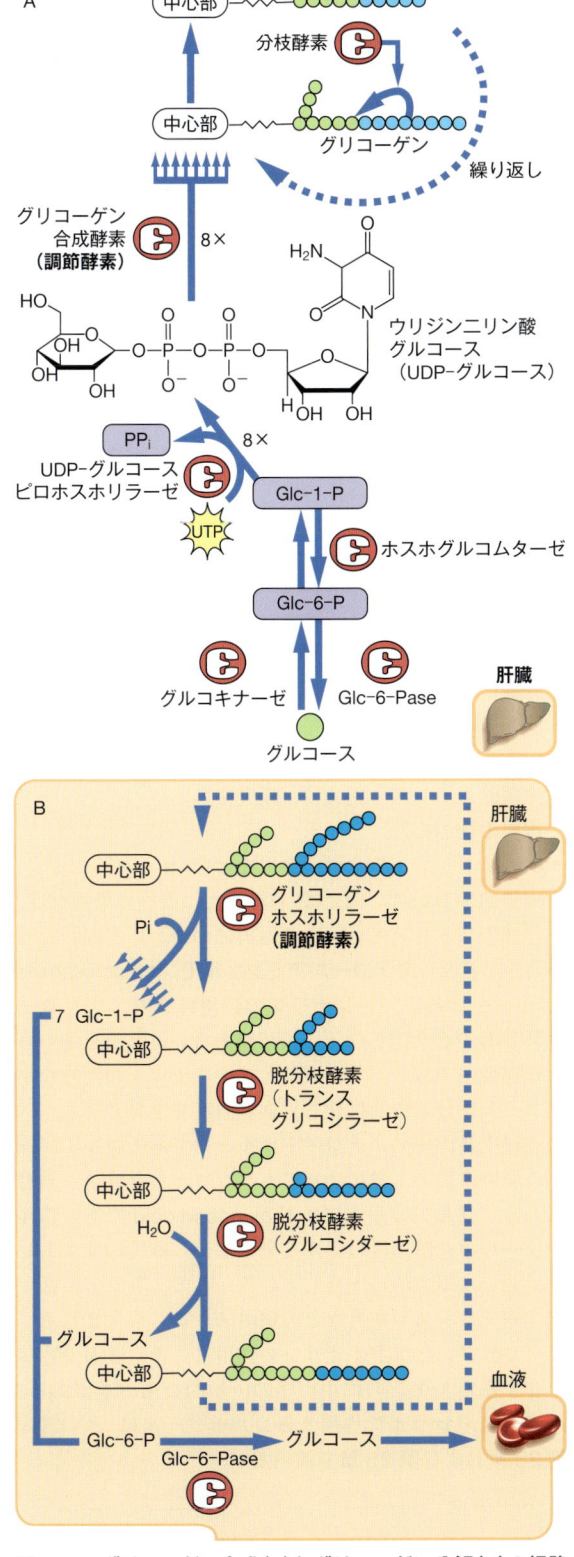

図 12.3　グリコーゲン合成(A)とグリコーゲン分解(B)の経路

glycogen synthase によって UDP-グルコースからグリコーゲンに α-1,4 結合でグルコース残基が転移される.

● α-1,4 結合したグルコースが 8 残基以上の鎖長になると, トランスグリコシラーゼの一種である**分枝酵素 branching enzyme** が数残基まとめて切り離し, それを α-1,6 結合で主鎖に転移して分枝鎖をつくる. 主鎖および分岐鎖の α-1,4 結合グルコース鎖は, 再度分枝酵素がはたらく長さ(8 残基以上)になるまで伸長する.

　グリコーゲン合成の調節酵素は UDP-グルコースピロホスホリラーゼではなく, **グリコーゲン合成酵素**である. その理由は, UDP-グルコースは他の糖の合成や, 複合糖質(糖タンパク質, 糖脂質, プロテオグリカン)の合成に利用されるからである(第 17 ～ 19 章). ピロホスホリラーゼ pyrophosphorylase のもう 1 つの反応生成物であるピロリン酸 pyrophosphate(PP$_i$)は, 高エネルギーリン酸化合物である. これはピロホスファターゼによって速やかに無機リン酸に加水分解され, グリコーゲン合成のための熱力学的駆動力を供給する.

肝臓におけるグリコーゲン分解経路

空腹時, 肝臓のグリコーゲンホスホリラーゼは血中にグルコースを速やかに供給する

　ほとんどの代謝経路では, 順方向と逆方向の反応を別々の酵素が触媒したり, 場合によっては別々の細胞内区画で行う必要がある. グリコーゲン分解は, グリコーゲンの末端側に大量にある α-1,4 結合グルコース残基を切りだすことから始まる(図 12.3B). この反応はヒドロラーゼ(加水分解酵素)ではなく, グリコーゲン分解経路の開始と調節を担う**グリコーゲンホスホリラーゼ glycogen phosphorylase** が触媒する. グリコーゲンホスホリラーゼは細胞質のリン酸を利用してグリコーゲンからグルコースを Glc-1-P のかたちで遊離させる. Glc-1-P はホスホグルコムターゼによって異性体化され, 解糖系の最上流の Glc-6-P となる. グリコーゲンホスホリラーゼの反応は, ヘキソキナーゼやグルコキナーゼとは異なり, **アデノシン三リン酸 adenosine triphosphate (ATP)** を必要としない. 肝臓では**グルコース-6-ホスファターゼ glucose-6-phosphatase(Glc-6-Pase)** によって Glc-6-P からグルコースが生成し, このグルコースは GLUT2 輸送体によって細胞外に放出される.

　グリコーゲンホスホリラーゼは α-1,4 グリコシド結合に特異的で, α-1,6 結合を分解できない. さらに, この酵素は巨大であるため, 枝分かれ部分に近いグルコース残基を効率的に認識できない. そのため, **図 12.3B** で示すように, 枝分かれ部分が 3 または 4 残基程度になるまでグリコーゲンホスホリラーゼが末端側からグルコース残基を分解していく. その後, トランスグリコシラーゼとグルコシダーゼの両方の活性をもつ**脱分枝酵素**

臨床症例
von Gierke(フォン・ギールケ)病 von Gierke disease：グルコース-6-ホスファターゼ欠損による糖原病

　乳児(女児)が，慢性的に不機嫌，易刺激性，発汗，嗜眠傾向を示し，頻繁に食事を要求した．身体所見では，肝腫大による腹部膨満を認めた．食後1時間の血糖値は3.5 mmol/L(約70 mg/dL)であった(基準値5 mmol/L(100 mg/dL)以下)．4時間後，乳児は怒りっぽくなり発汗を呈し，心拍数は増加し(脈拍110)，血糖は2 mmol/L(約40 mg/dL)にまで低下していた．これらの症状は，摂食により改善した．肝生検では，肝細胞の細胞質に大量のグリコーゲン顆粒の沈着を認めた．

解説
　この子どもはグリコーゲンの動員ができない．低血糖の重篤さから考えて，グリコーゲン分解と糖新生によるグルコースの生成に必須の肝臓 Glc-6-Pase に変異のある可能性が最も高い．治療は，生のデンプンなど緩徐に消化される糖質を頻回に与えること，および夜間は鼻から挿入された胃管チューブによる栄養滴下である．

表12.2　グリコーゲン分解に関与するホルモン

ホルモン	生成部位	分泌刺激	グリコーゲン分解への影響
グルカゴン	膵臓α細胞	低血糖	急激な活性化
アドレナリン	副腎髄質	急性ストレス,低血糖	急激な活性化
コルチゾール	副腎皮質	慢性ストレス	慢性的な活性化
インスリン	膵臓β細胞	高血糖	阻害

　グルカゴンはペプチドホルモン(分子量3,500 Da)で，膵臓の内分泌腺のα細胞 α cell から分泌される．その主要なはたらきは，血液中の正常なグルコース濃度(正常血糖)を維持するために肝臓のグリコーゲン分解を活性化することである．グルカゴンの血漿中の半減期は約5分と短い．これは受容体に結合したり，腎臓でろ過されたり，肝臓で分解されて不活性化されるからである．そのため，血漿中のグルカゴン濃度は血糖の需要に応じて速やかに変化する．血中のグルカゴンは食間に増加し，食事中は減少する．また，絶食時や低糖質食の場合は継続的に増加している(第31章)．

　肝臓におけるグリコーゲン分解は，急性または慢性のストレスの両方に反応して活性化される．そのストレスの例としては次のようなものがある．

- 生理的ストレス：例えば，運動中におけるグルコース需要の増加など．
- 病的ストレス：例えば，失血など(ショック)．
- 精神的ストレス：例えば,急性または慢性の恐怖など．

　急性のストレスでは，その原因にかかわらず副腎髄質から分泌される**カテコールアミンホルモン catecholamine hormone** であるアドレナリンの作用により，グリコーゲン分解が活性化される．長時間あるいは緊張を強いられる運動中では，グルカゴンとアドレナリンの両方がグリコーゲン分解を活性化し，血糖濃度を上昇させる．

　副腎皮質由来のステロイドホルモンであるコルチゾールの血中濃度の上昇によってもグリコーゲン分解が誘導される．**グルココルチコイド glucocorticoid** である**コルチゾール**の血漿濃度は日内変動するが，継続的なストレス状態では慢性的に上昇している．このストレスには生理学的ストレスや寒冷などの環境ストレスも含まれる．

　グルカゴンとアドレナリンの作用は，細胞表面受容体を介するホルモンの作用機序の一般的なモデルである．遺伝子発現レベルで作用するコルチゾールについては，**第23章**および**第25章**で述べる．

debranching enzyme がはたらき，α-1,6 分岐側に残った数個のグルコース残基をまとめて隣接する α-1,4 直鎖の終末に結合させる．その際，枝分かれ部分に1個だけ α-1,6 分岐結合したグルコース残基が残ってしまうが，脱分枝酵素の 1,6-エクソグルコシダーゼ活性によって遊離される．その結果，グリコーゲンホスホリラーゼは伸長した α-1,4 結合鎖の分解を続けることができる．そして次の枝分かれ部分が近づくと，再びトランスグリコシラーゼとグルコシダーゼ反応が繰り返される．グリコーゲンから切りだされるグルコースの約90%は Glc-1-P であり，残りは α-1,6 分岐結合の枝分かれ部分由来の遊離グルコースである．

肝臓のグリコーゲン分解に対するホルモン制御

3つのホルモン(インスリン, グルカゴン, コルチゾール)は，グリコーゲン分解と合成を相互に拮抗制御する

　血液中のグルコース濃度の低下に反応して肝臓ではグリコーゲン分解が活性化される．すなわち空腹時のグルコース利用，またはストレスによるグルコース利用の増加に備えるためである．グリコーゲン分解を活性化する主なホルモンは，**グルカゴン glucagon**，**アドレナリン adrenaline**(エピネフリン)および**コルチゾール cortisol**(**表12.2**)の3種類である．

グルカゴンの作用メカニズム

グルカゴンは空腹時のグリコーゲン分解を活性化する

　空腹時において，グルカゴンが肝細胞膜の受容体に結

合すると，肝臓のグリコーゲンを動員する一連の反応が開始される（図 12.4）．細胞膜の内側には，**G タンパク質 G-protein** と呼ばれる**シグナル伝達 signal transduction** タンパク質が存在する．G タンパク質は，ATP とアデノシン二リン酸（ADP）に類似したヌクレオチドであるグアノシン三リン酸（GTP）とグアノシン二リン酸（GDP）に結合する．静止状態では G タンパク質に GDP が結合している．細胞膜の受容体にグルカゴンが結合すると，G タンパク質に結合した GDP が GTP に置換され，その結果，G タンパク質は構造が変化して α サブユニットが遊離する．α サブユニットは，細胞膜に存在する**アデニル酸シクラーゼ adenylate cyclase** に結合して活性化する．この酵素は細胞質の ATP を**サイクリックアデノシン 3′,5′-一リン酸 cyclic adenosine 3′,5′-monophosphate**（cAMP）に変換する（図 25.4）．cAMP は，グルカゴン（および他のホルモン）が作用するための**セカンドメッセンジャー second messenger** と呼ばれる水溶性の伝達物質である．cAMP は細胞質の酵素である**プロテインキナーゼ A protein kinase A**（PKA）に結合し，ヘテロ二量体酵素の触媒サブユニットから抑制（制御）サブユニットを切り離し，PKA 阻害を解除する．その結果，PKA は標的酵素やタンパク質のセリン残基やトレオニン残基をリン酸化する．

ホルモンによる**グリコーゲンホスホリラーゼ**の活性化は，PKA によるグリコーゲンホスホリラーゼキナーゼ分子のリン酸化と（図 12.4），それに続くグリコーゲンホスホリラーゼ分子のリン酸化によっておこる．G タンパク質によるアデニル酸シクラーゼの活性化から始まるこの一連の反応は，ラジオやステレオセットの増幅装置のような**段階的増幅 cascade amplification** システムである．このため，肝細胞膜受容体にグルカゴンが結合すると数秒以内にシグナル強度が増大する．グリコーゲンホスホリラーゼ b はリン酸化を受けていない不活性型のグリコーゲンホスホリラーゼのことであり，通常，肝臓では ATP とグルコースによって阻害されている（図 12.4）．しかし，リン酸化によって活性型グリコーゲンホスホリラーゼ a になるとグリコーゲン分解が始まり，生じたグルコースと Glc-1-P は Glc-6-P に変換され，グルコースへと加水分解されたのち，血中に放出される．

✺ 理解を深めるために
G タンパク質

　G タンパク質は細胞膜のグアノシンヌクレオチド結合タンパク質で，さまざまなホルモンの情報伝達にかかわっている（図 12.4，第 25 章）．あるときはキナーゼを活性化し（G_s），また不活性化する（G_i）．G タンパク質は細胞膜にあるホルモン受容体と深く関連しており，α，β，γ のサブユニットで構成されている．不活性化状態の α サブユニットは GDP と結合しているが，ホルモンと受容体との結合（ライゲーション）によって G タンパク質が引き寄せられると，α サブユニット上の GDP と GTP の交換が促進される．GTP との結合によって β サブユニットと γ サブユニットが解離すると，遊離した α サブユニットはアデニル酸シクラーゼに結合し，活性化する．ホルモン応答が受容体結合によって増幅されるのは，1 つの受容体が複数の α サブユニットを活性化するためである．ホルモン応答の停止には 2 つのメカニズムがあり，受容体と G タンパク質が関与する．

●α サブユニットは反応性の弱い**グアノシン三リン酸ホスファターゼ guanosine triphosphate phosphatase**（GTPase）活性をもち，半減期が数分という速さで GTP を加水分解する．その結果，α サブユニットはアデニル酸シクラーゼから徐々に解離し，アデニル酸シクラーゼが不活性化する．

●PKA によってホルモン受容体がリン酸化されると，ホルモンに対する親和性が低下する．このプロセスは脱感作またはホルモン耐性と表現される．

✺ 理解を深めるために
プロテインキナーゼは cAMP 濃度のわずかな変化に応答する

　図 12.4 に示すように，cAMP 依存性 PKA は 2 種類のサブユニットからなる四量体の酵素（R_2C_2）である．触媒（catalytic）C サブユニットは**プロテインキナーゼ protein kinase** 活性をもち，制御（regulatory）R サブユニットはプロテインキナーゼ活性を阻害する．C サブユニットは基質タンパク質中の特定のアミノ酸配列を認識してリン酸化する．R サブユニットもこれに似たアミノ酸配列をもつため C サブユニットに認識されるが，リン酸化に必要なアミノ酸（セリンあるいはトレオニン）がアラニンに置換されているため，C サブユニットは結合したままとなり，基質にアクセスできない．それぞれの R サブユニットに 2 分子の cAMP が結合すると構造変化がおこり，$cAMP_2$-R_2 ダイマー（二量体）が C サブユニットから解離する．モノマー（単量体）となった活性型 C サブユニットは，標的酵素のセリンならびにトレオニン残基をリン酸化する．PKA の活性化には 4 分子の cAMP が 2 つの R サブユニットに結合することが必要であるが，アロステリック因子（cAMP）の結合がサブユニットの解離をおこすという点で典型的なアロステリック酵素とは異なる．PKA は低濃度（μM 以下）の cAMP があれば完全に活性化されるため，グルカゴンに反応してわずかに変化するアデニル酸シクラーゼの活性にきわめて鋭敏に応答し，活性化する．

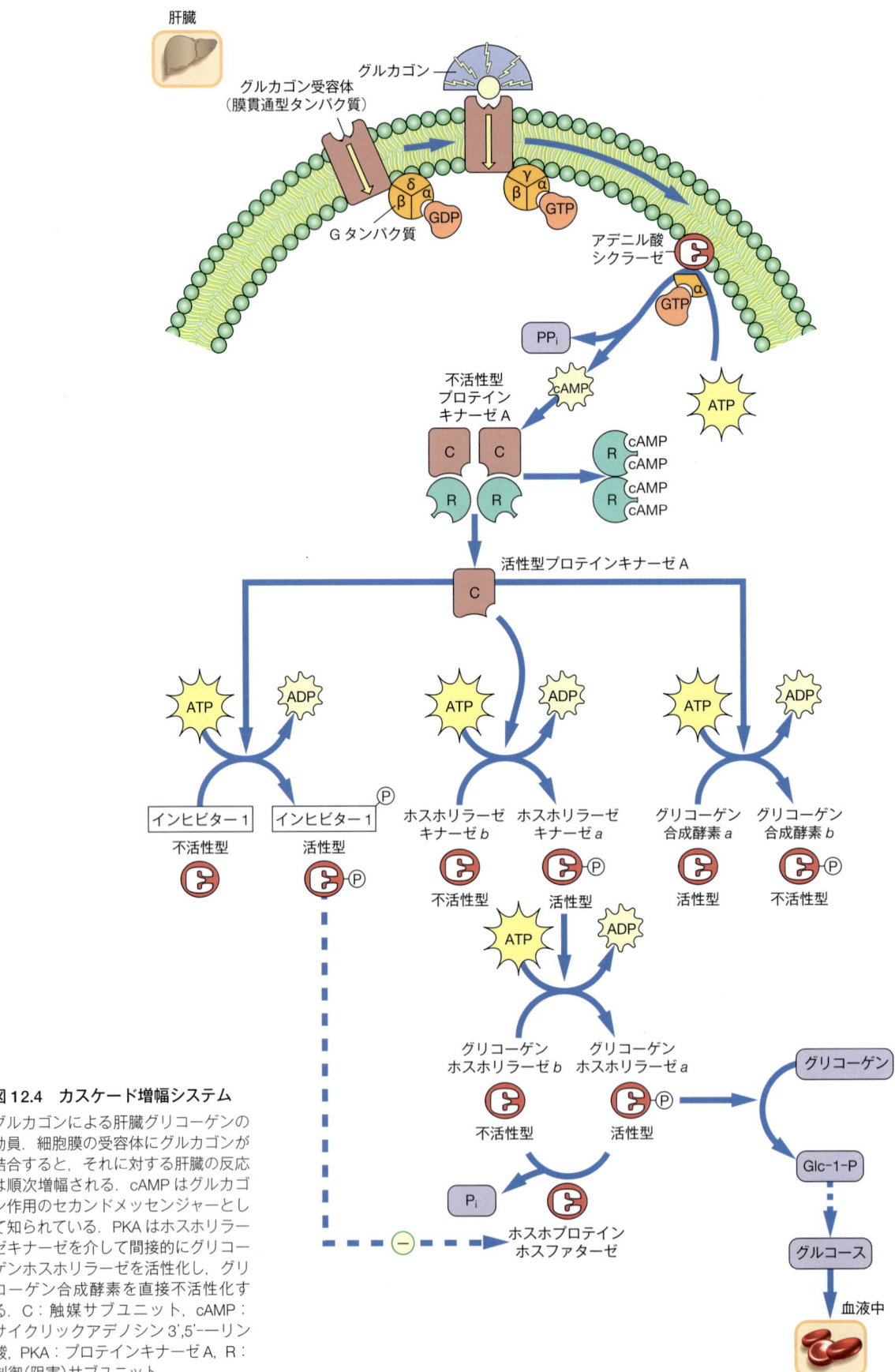

図 12.4　カスケード増幅システム

グルカゴンによる肝臓グリコーゲンの動員．細胞膜の受容体にグルカゴンが結合すると，それに対する肝臓の反応は順次増幅される．cAMP はグルカゴン作用のセカンドメッセンジャーとして知られている．PKA はホスホリラーゼキナーゼを介して間接的にグリコーゲンホスホリラーゼを活性化し，グリコーゲン合成酵素を直接不活性化する．C：触媒サブユニット，cAMP：サイクリックアデノシン 3′,5′-一リン酸，PKA：プロテインキナーゼ A，R：制御（阻害）サブユニット．

プロテインキナーゼ A（PKA）によるグリコーゲン分解と合成の拮抗制御：グリコーゲンホスホリラーゼの活性化とグリコーゲン合成酵素の阻害

　グリコーゲン分解とグリコーゲン合成は逆方向の経路である．理論的にはグリコーゲンホスホリラーゼによって生成された Glc-1-P は速やかに UDP-グルコースに活性化され，グリコーゲンに再度組み込まれる可能性がある．この無益回路 futile cycle を防ぐため，PKA はグリコーゲン合成酵素をリン酸化し，不活性化する．このように，PKA はグリコーゲンホスホリラーゼ（グリコーゲン分解）を活性化すると同時に，グリコーゲン合成酵素（グリコーゲン合成）を不活性化する．解糖系や，肝臓における他の生合成経路（タンパク質，コレステロール，脂肪酸，トリアシルグリセロール）も鍵となる調節酵素のリン酸化による制御を受けている．多くの場合には生合成反応が抑制されるため，グルカゴンに応答して肝臓から血中にグルコースが供給され，生体機能が維持される（第 31 章）．

　グルカゴンによるグリコーゲン分解の増幅カスケードを制御するため，ホルモン応答を速やかに終結させるメカニズムがいくつも用意されている（表 12.3）．α サブユニットによるゆっくりとした GTP の加水分解に加えて，細胞内のホスホジエステラーゼ phosphodiesterase が cAMP を AMP に加水分解することにより（図 25.4），PKA の C サブユニットと R サブユニットが再会合し，キナーゼ活性が低下する．ホスホプロテインホスファターゼ phosphoprotein phosphatase も存在し，リン酸化によって活性化されたホスホリラーゼキナーゼやグリコーゲンホスホリラーゼからリン酸基を除去することでこれらの酵素を不活性化する．PKA はインヒビター-1 inhibitor-1 をリン酸化して活性化する．この活性化したインヒビター-1 は，活性型グリコーゲンホスホリラーゼが細胞質内のホスホプロテインホスファターゼによって脱リン酸化されるのを抑制し，グルカゴン応答を持続させる（図 12.4）．一方，cAMP 濃度や PKA 活性が低下するとインヒビター-1 のリン酸化が低下し，その結果ホスホプロテインホスファターゼの活性が上昇することでグルカゴン応答が低下する．これらの多くのメカニズムが協調的にはたらくことで，食後の血糖上昇と血中グルカゴン濃度の減少に応じて肝臓のグリコーゲン分解が速やかに低下していく．

　グリコーゲン代謝に異常を示す常染色体潜性遺伝性疾患が多く存在する（表 12.4）．これらの疾患は糖原病 glycogen storage diseases と呼ばれ，グリコーゲン顆粒が組織に蓄積し，最終的に組織の機能を低下させる．肝臓のグリコーゲン代謝に影響を及ぼす糖原病は空腹時低血糖を特徴とし，命にかかわる場合がある．一方，筋肉グリコーゲン代謝の欠損は運動時の急激な筋疲労を特徴とする．

表 12.3　グルカゴンに対するホルモンの反応を停止させる複数のメカニズム

1. α サブユニット上の GTP の加水分解
2. ホスホジエステラーゼによる cAMP の加水分解
3. プロテインホスファターゼ活性

表 12.4　主な糖原病一覧

型	病名	酵素欠損	構造または臨床症状
I	von Gierke（フォン・ギールケ）病	グルコース-6-ホスファターゼ	重篤な空腹時低血糖，乳酸血症，高脂血症
II	Pompe（ポンペ）病	リソソームの α-グルコシダーゼ	リソソームのグリコーゲン蓄積
III	Cori（コリ）病	脱分枝酵素	グリコーゲン構造変異，低血糖
IV	Andersen（アンダーセン）病	分枝酵素	グリコーゲン構造変異
V	McArdle（マッカードル）病	筋肉のグリコーゲン	筋肉の過剰なグリコーゲン沈着，運動による痙攣と易疲労
VI	Hers（ハース）病	肝臓のグリコーゲンホスホリラーゼ	低血糖（I 型ほど重篤ではない）

アドレナリンによる肝臓のグリコーゲンの動員

アドレナリンはストレス時にグリコーゲン分解を活性化し，血液中のグルコース濃度を上昇させる

　アドレナリンはカテコールアミンの 1 つであり，さまざまな細胞の表面にある複数の受容体に結合して作用を及ぼす．これらの受容体のうち，最もよく研究されているのが α アドレナリン受容体 α-adrenergic receptor と β アドレナリン受容体 β-adrenergic receptor である．これらはアドレナリン分子の異なる部位を認識し，アドレナリンに対する親和性も異なり，異なるメカニズムで応答し，そして阻害薬も異なる．著しい低血糖の場合は，グルカゴンとアドレナリンはともに肝臓のグリコーゲン分解を加速させる．しかし，血糖が正常であっても，実際の脅威や差し迫った脅威を感じた場合にはアドレナリンが分泌され，血糖を上げて闘争・逃走反応に備える．コーヒーのカフェイン caffeine と紅茶のテオフィリン theophylline は，ホスホジエステラーゼの阻害薬であり，肝臓の cAMP と血糖を上昇させる．アドレナリンと同様に，数杯の濃いコーヒーを飲んだ場合などにカフェインはわれわれを目覚めさせ，敏感に，そして攻撃的にする．

　重度の低血糖（代謝ストレス）時，アドレナリン応答は肝臓に対するグルカゴンの作用を増強する．これは，低血糖が心拍増加，発汗，震え，不安感を伴うことと部分的に一致する．肝臓におけるアドレナリンのグリコーゲン分解作用は 2 つの経路で進行する．1 つ目は β アドレ

ナリン受容体を介するもので，グルカゴンの作用と同様に細胞膜の特異的なアドレナリン受容体，Gタンパク質，cAMPが関与する．2つ目はαアドレナリン受容体を介するもので，メカニズムが異なる．この場合，ホルモン応答シグナル伝達に共通のGタンパク質が関与するが，このGタンパク質はホスホリパーゼC phospholipase C（PLC）の細胞膜アイソザイムを特異的に活性化する．PLCは膜リン脂質であるホスファチジルイノシトール4,5-ビスリン酸 phosphatidylinositol 4,5-bisphosphate（PIP$_2$）を特異的に分解する（図12.5）．PLCの作用でジアシルグリセロール diacylglycerol（DAG）とイノシトール1,4,5-トリスリン酸 inositol 1,4,5-trisphosphate（IP$_3$）の2つが生成し，アドレナリン応答のセカンドメッセンジャーとして作用する．DAGはプロテインキナーゼC protein kinase C（PKC）を活性化するが，このPKCはPKAと同じように標的タンパク質のセリンならびにトレオニン残基のリン酸化を始める．これと同時に，IP$_3$はCa^{2+}の細胞質への輸送を促進する．Ca^{2+}が細胞質のタンパク質であるカルモジュリン calmodulin に結合すると，カルモジュリンはホスホリラーゼキナーゼに結合し，ホスホリラーゼキナーゼを直接的に活性化する．その結果，cAMP非依存的にグリコーゲンホスホリラーゼのリン酸化と活性化がおこる．Ca^{2+}-カルモジュリン依存性プロテインキナーゼや他の酵素も，リン酸化もしくはCa^{2+}-カルモジュリン複合体 Ca^{2+}-calmodulin complex との会合を介して同様に活性化される（図12.5）．このように，ストレスに応答して入り組んだ代謝経路が活性化され，特に貯蔵エネルギーの動員を伴う．Ca^{2+}-カルモジュリン依存的経路はおそらく肝臓よりも運動時の筋肉でより重要であろう．

理解を深めるために
複数のキナーゼの連続的な作用により，グリコーゲン合成が最大限に阻害される

　グルカゴンとアドレナリンが同時に肝臓に作用している場合，少なくともプロテインキナーゼA（PKA），プロテインキナーゼC（PKC），Ca^{2+}-カルモジュリン活性化プロテインキナーゼの3種類のキナーゼ kinase がグリコーゲン分解の活性化とグリコーゲン合成の阻害を仲介する．これら3種類のプロテインキナーゼは，制御性酵素のセリンやトレオニン残基をリン酸化する．これらのプロテインキナーゼと他のプロテインキナーゼとの協調的な作用は連続的リン酸化あるいは階層的リン酸化 hierarchical phosphorylation として知られ，グリコーゲン合成酵素のアミノ酸残基を最大で9個リン酸化する．このように，グリコーゲン合成酵素の最大阻害はいくつものキナーゼの連続的な活性によって達成されている．このとき，特定のセリンまたはトレオニン残基が特定の順番でリン酸化されなければならない．これは，ある酵素が1つの部位をリン酸化するためには，他の酵素が別の部位を前もってリン酸化しておく必要があるためである．

臨床症例
McArdle（マッカードル）病：運動能が低下する糖原病

　30歳の男性が，慢性的な腕と脚の筋肉痛と，運動中の痙攣を理由に主治医を受診した．患者は以前から常に筋力の虚弱を自覚しており，そのため，体育の授業でも活動的ではなかったが，健康増進のために運動クラブに入会するまでは大きな問題とはなっていなかった．また，筋肉痛は通常，運動後15〜30分で軽快し，その後痛みはなく，運動を継続できるとのことであった．運動中の血糖値は正常であったが，血清中のクレアチンキナーゼ（筋肉由来のMM型アイソフォーム）は上昇しており，筋肉の傷害が示唆された．血糖値は15分間の運動中に緩徐に低下したが，予想に反して，筋肉が痙攣しているときも血液中の乳酸は上昇ではなくむしろ低下していた．生検では筋肉中に大量のグリコーゲンの異常な蓄積を認め，糖原病が疑われた．

解説
　この患者はMcArdle（マッカードル）病 McArdle disease に罹患しており，これは筋肉のグリコーゲンホ

スホリラーゼ活性が欠損するまれな疾患である．他にも筋肉のグリコーゲン代謝に影響を及ぼす変異は数多くあるため，酵素欠損の確定は活性測定で確認すべきである．激しい運動の最初の時期は，筋肉はグリコーゲンを代謝して大部分のエネルギーを得ている．痙攣は通常，酸素不足のときに発生するが，その際には解糖系で生じたピルビン酸は乳酸として血中に分泌され，その結果，血液中の乳酸濃度が上昇する．しかしながら，この症例では痙攣があっても乳酸を排泄しておらず，筋肉のグリコーゲンを動員できていないと考えられる．15〜30分後に回復するのは，アドレナリンを介した肝臓のグリコーゲン分解亢進によるもので，血液中に供給されたグルコースが筋肉のグリコーゲン分解欠損を補うからである．McArdle病の治療は，運動を避けるか運動前に糖質を摂取することである．それ以外では，この病気の予後は問題ない．

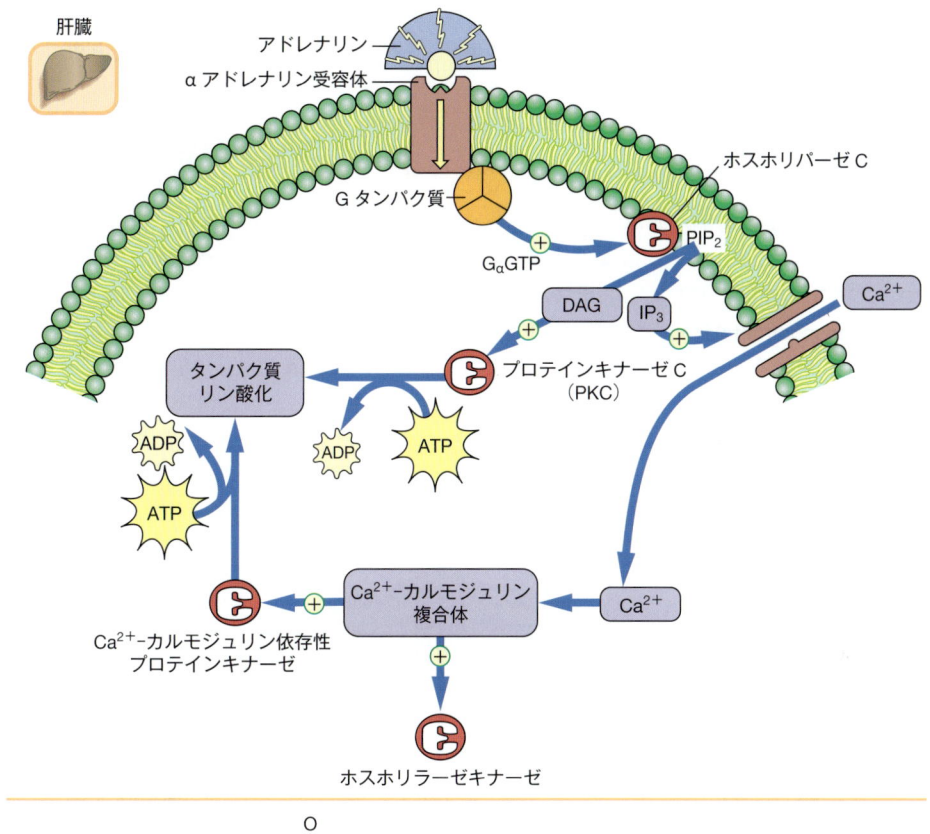

図 12.5　肝臓における α アドレナリン受容体を介したタンパク質リン酸化の活性化（グリコーゲン分解の活性化）のメカニズム
ジアシルグリセロール（DAG）とイノシトール 1,4,5-トリスリン酸（IP_3）は，α アドレナリン受容体の反応を仲介するセカンドメッセンジャーである．PIP_2：ホスファチジルイノシトール 4,5-ビスリン酸，PKC：プロテインキナーゼ C（第 25 章）．

筋肉におけるグリコーゲン分解

筋肉にはグルカゴン受容体とグルコース-6-ホスファターゼがないため，筋肉のグリコーゲンは低血糖時の血糖源にはならない

　組織ごとにホルモン受容体の分布が異なるため，組織ごとのホルモン応答に特徴が生じる．例えば，グルカゴン受容体を発現している組織だけがグルカゴンに応答する．筋肉には低血糖の状態でもグリコーゲンが豊富に含まれる．しかし，筋肉にはグルカゴン受容体も Glc-6-Pase も存在しないため，筋肉のグリコーゲンは血糖源にならない．アドレナリンは，cAMP 依存性の **β アドレナリン受容体**を介して心筋と骨格筋のグリコーゲン分解を活性化する．しかし，筋肉のグリコーゲン分解によって生成した Glc-6-P は解糖系で代謝され，エネルギー産生のために用いられる．これは，闘争・逃走反応の際だけでなく，激しい運動によってエネルギー需要が高まった際にもおこっている．

　ストレス時のホルモン応答に加えて，筋肉にはホルモン非依存的にグリコーゲン分解を活性化するメカニズムが 2 つ存在する（**図 12.6**）．1 つ目は，神経刺激に伴って Ca^{2+} が筋肉細胞の細胞質に流入することで，Ca^{2+}-カルモジュリン複合体がホスホリラーゼキナーゼ（ホスホリラーゼキナーゼ b）を活性化する．この機構によって，アドレナリンがなくても瞬発的な運動時にグリコーゲン分解が速やかに活性化される．2 つ目は，AMP によるホスホリラーゼのアロステリック活性化である．瞬発的な運

動中は，筋肉で ATP の消費が増加し，ADP が急速に蓄積する．この ADP の一部はミオキナーゼ（アデニル酸キナーゼ）myokinase（adenylate kinase）のはたらきによって AMP に変換される．この酵素は下の反応を触媒する．

$$2ADP \leftrightarrows ATP + AMP$$

AMP は，ホルモン刺激の有無に関係なくグリコーゲンホスホリラーゼ a もグリコーゲンホスホリラーゼ b も活性化する．また，AMP は ATP によるホスホフルクトキナーゼ-1 phosphofructokinase-1 の阻害（第 9 章）を解除することで，解糖系を介したエネルギー産生におけるグルコース消費を活性化する．このように，筋肉は

ホルモンの作用がなくても Ca^{2+} と AMP の活性化作用を介してエネルギー需要に対応できる．

グリコーゲン合成の調節

インスリンのはたらきはグルカゴンの作用と反対で，グリコーゲン合成を促進する

一般的なエネルギー貯蔵と同様に，グリコーゲン合成は食事中ならびに食後すぐに始まる．グルコースや他の糖質が門脈系を介して小腸から肝臓へ一気に流れ込み，効率的に吸収されてグリコーゲンが合成される．過剰な

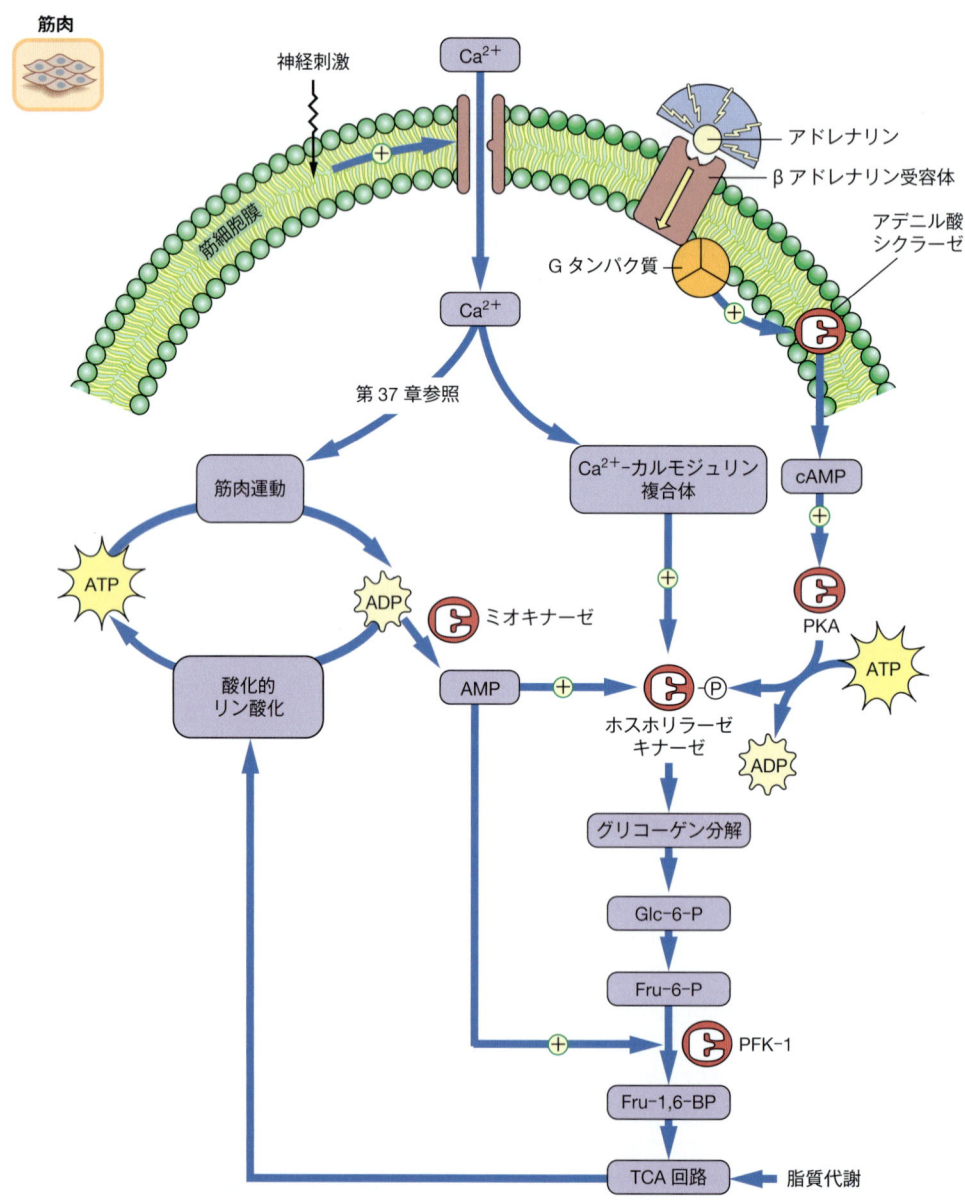

図 12.6　筋肉におけるプロテインキナーゼ A（PKA）の制御
筋肉における運動中のグリコーゲン分解と解糖系の活性化．PFK-1：ホスホフルクトキナーゼ-1.

グルコースは末梢循環によって運ばれ，筋肉に取り込まれるとグリコーゲン合成に利用され，脂肪組織に取り込まれるとトリアシルグリセロール合成(脂質生合成)に利用される．私たちは通常，座って食事をする．このため，私たちの生活時間のなかでエネルギー源の吸収と蓄積と，それに対する動員と利用という正反対の経路が分けられている．

エネルギー貯蔵は，ペプチドホルモンである**インスリン** insulin によって制御されている．インスリンは膵臓の Langerhans(ランゲルハンス)島にある β 細胞で合成され，貯蔵されている(第30章)．インスリンは，食後の血糖上昇に応答して分泌される．インスリンは糖質代謝において2つの重要な機能を果たしている．1つ目は，タンパク質のリン酸化をおこすグルカゴンの作用に拮抗してグリコーゲンホスホリラーゼを不活性化し，グリコーゲン合成酵素を活性化して，グルコースの貯蔵を促進する．2つ目は，**グルコース輸送体4 GLUT4** を介した末梢組織(筋肉ならびに脂肪組織)へのグルコース取り込みを刺激し，グリコーゲンとトリアシルグリセロールの合成と貯蔵を促進する．インスリンは遺伝子発現のレベルにも作用を及ぼし，糖質代謝とグルコースをトリアシルグリセロールに変換する酵素の合成を増加させる．また，インスリンは複雑なメカニズムを介して成長ホルモンとしてもはたらき，エネルギーが豊富な状況でのタンパク質の合成と分解の両方を活性化する．

インスリンの成長因子シグナル伝達は，**タンパク質のチロシンリン酸化** protein tyrosine phosphorylation を介しておこる．インスリンがその膜貫通型受容体に結合す

ると(図12.7)，受容体の二量体化を促進し，受容体の細胞内ドメインの**チロシンキナーゼ** tyrosine kinase が活性される．するとインスリン受容体は自分自身のチロシン残基を**自己リン酸化** autophosphorylation してチロシンキナーゼ活性を上昇させ，他の細胞内エフェクタータンパク質のチロシン残基をリン酸化する．その結果，次の経路が活性化されることになる．これらのエフェクタータンパク質にはタンパク質のセリンやトレオニン残基をリン酸化するキナーゼが含まれるが，これらのキナーゼでリン酸化される部位やタンパク質の種類は，PKA や PKC でリン酸化されるものとは異なる．GTPase，ホスホジエステラーゼ，ホスホプロテインホスファターゼもインスリン依存性に活性化され，食間(最後の食事から数時間後)に高値となるグルカゴンの作用を抑える．

肝臓は血糖値に直接反応しているかにみえる．例えば，肝臓のグリコーゲン合成は血中のインスリン濃度の上昇よりも早く始まる．生体外で肝臓をグルコース溶液で灌流すると，インスリンがなくてもグリコーゲン分解が阻害され，グリコーゲン合成が活性化される．これは，グルコースによるグリコーゲンホスホリラーゼ *b* の直接的なアロステリック阻害と，プロテインホスファターゼの副次的な活性化がおこっていると考えられる．

生体内の多くの細胞は何らかの方法でインスリンに応答するが，集団として考えると，インスリン作用の主要な対象は筋肉と脂肪組織である．これらの組織では，細胞表面のグルコース輸送体の発現は低レベルであるため，グルコースの細胞内への流入が制限されている．これらの臓器ではエネルギー代謝の大部分を脂質に依存し

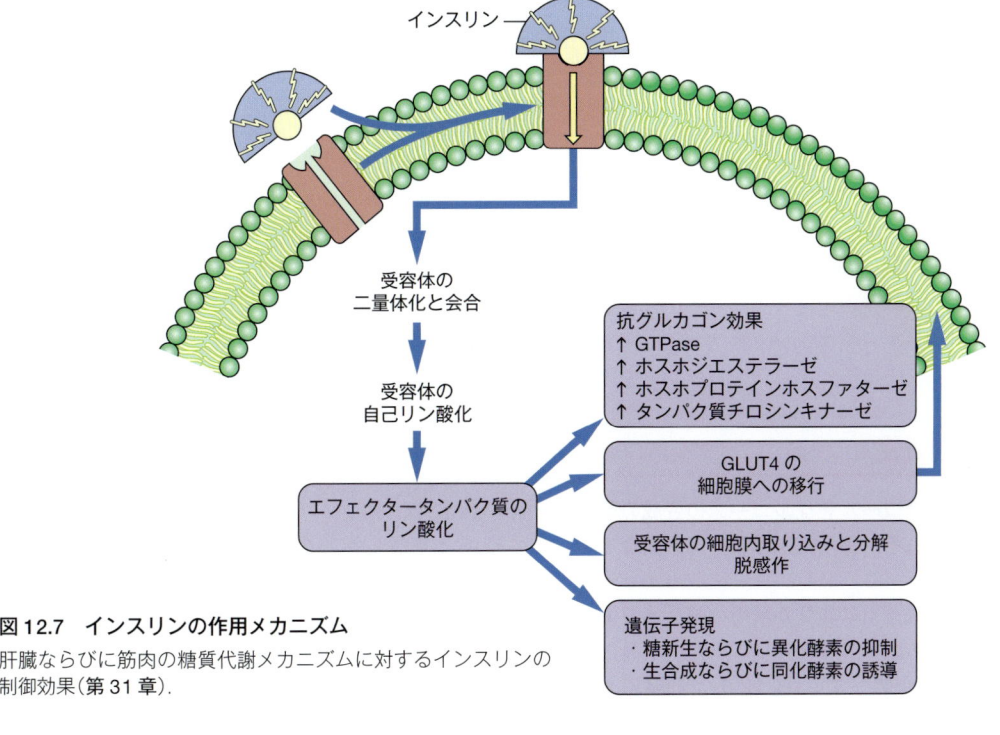

図12.7　インスリンの作用メカニズム
肝臓ならびに筋肉の糖質代謝メカニズムに対するインスリンの制御効果(第31章)．

ている．筋肉や脂肪組織では，インスリン受容体のチロシンキナーゼ活性によってグルコース輸送体4（GLUT4，表4.2）が細胞内の小胞から細胞表面へ輸送され，細胞内へのグルコースの取り込みが増加する．その後，取り込まれたグルコースは筋肉ではグリコーゲン合成に用いられ，脂肪組織ではグリセルアルデヒド-3-リン酸となり，さらにグリセロール-3-リン酸に変換されてトリアシルグリセロール合成に使われる（第13章）．インスリン刺激によるGLUT4を介した筋肉と脂肪組織へのグルコースの取り込みは，食後の血糖の上昇を抑える主要なメカニズムである．

糖新生

糖新生は絶食時や飢餓時の血糖維持に必要である

ホルモン刺激に反応して速やかに開始されるグリコーゲン分解と異なり，糖新生は遺伝子発現の変化に依存して数時間かけて最大活性に達する（図12.1）．そして糖新生は空腹状態になって約8時間で血糖の主要な供給源となる（第31章）．糖新生では，グルコース分子生合成のためのエネルギー源に加えて，その骨格となる炭素の両方の供給が必要となる．エネルギーは，アドレナリンとグルカゴンがcAMPとPKAを介して脂肪組織のホルモン感受性リパーゼを活性化することによって供給される（第11章）．

糖新生のための炭素骨格の供給には3つの主要な経路がある．

- 赤血球や筋肉などの嫌気的解糖系で生じる乳酸．
- 筋肉タンパク質由来のアミノ酸．
- 脂肪組織の脂肪分解で生じるグリセロール．

これらのなかで，**筋肉タンパク質が絶食と飢餓における血糖の主要な前駆体である**．ただし，糖新生の速さは，**基質 substrate** がどの程度利用できるかに左右されやすい．すなわち，筋肉のタンパク質分解の速さ，ならびに筋肉量に依存する．長期に絶食や低栄養,飢餓が続くと，脂肪量と筋肉量の両方が減少する．脂肪は体全体と糖新生のためのエネルギー需要を満たすために用いられるが，タンパク質のアミノ酸の大半はグルコースに変換される．糖新生が活発になると尿中への窒素（尿素）排泄も増加する．

乳酸からの糖新生

乳酸，アミノ酸，グリセロールをグルコースの合成の基質として糖新生が行われる．脂肪酸は糖新生に必要なエネルギーを供給する

乳酸からの糖新生は概念上は嫌気性解糖の逆反応であるが，経路が多少異なる．この経路にはミトコンドリアと細胞質の両方の酵素が関与する（図12.8）．肝臓にお

臨床症例
糖尿病の母体から出生した巨大児

コントロール不調で慢性的な高血糖である糖尿病の母親から生まれた新生児（男児）は，出生時（体重5 kg）は大きく丸々と太っていた（巨大児）が，それ以外は正常であると思われた．しかしながら，急激に状態は悪化し，1時間以内に低血糖のすべての症状を示し，栄養不良の母親から生まれた女児の症例と類似していた（本章後述）．この症例で異なっていた点は，男児は痩せて低栄養でではなく，むしろ明らかに太っていたことである．

解説

この新生児は，母胎で成長する間は慢性的に高血糖な環境で過ごしてきた．そのため，内因性のインスリン産生を増加させ適応しており，インスリンは**成長ホルモン様作用 growth hormone-like activity** があるため，結果的に巨大児となった．出生後，胎盤からのグルコースの供給は途絶え，正常な血糖値と肝臓からかなりの量のグルカゴンが供給されるはずである．しかしながら，出生前の慢性的な高インスリン血症によって，糖新生系の酵素が抑制されており，出生時の血中高インスリン濃度が筋肉や脂肪組織へのグルコース取り込みを促進したのである．母体からのグルコース供給がない状態で，インスリンによる低血糖に対するストレス反応が惹起されたのであるが，グルコース輸液によって改善された．この新生児は身体が大きいため，1～2日後には筋肉タンパク質からグルコースを合成して血糖として供給できる十分な貯蔵能力を有していると考えられる．

ける糖新生では，グルコースを乳酸に変換する解糖系と同じ酵素を一部利用して，乳酸がグルコースに変換される．この乳酸回路はCori（コリ）回路 Cori cycle として知られ，肝臓，赤血球，筋肉が関与する．乳酸回路については，**第31章**で説明する．ここでは，乳酸からグルコースへの代謝経路に焦点を当てて解説する．

解糖系の逆行で問題となるのは，不可逆的な反応を触媒するグルコキナーゼ（GK），ホスホフルクトキナーゼ1（PFK-1），そしてピルビン酸キナーゼ（PK）で，それをどう克服するかである．なお，解糖系の4つ目のキナーゼであるホスホグリセリン酸キナーゼ phosphoglycerate kinase（PGK）は，完全に可逆な平衡反応を触媒している．この反応は**基質レベルのリン酸化反応 substrate-level phosphorylation reaction** で，1,3-ビスホスホグリセリン酸にあるアシルリン酸をエネルギー的に等価なATPのピロリン酸結合に移す反応である．解糖系の3つの不可逆反応を迂回するため，肝臓は4つのユニークな酵素を

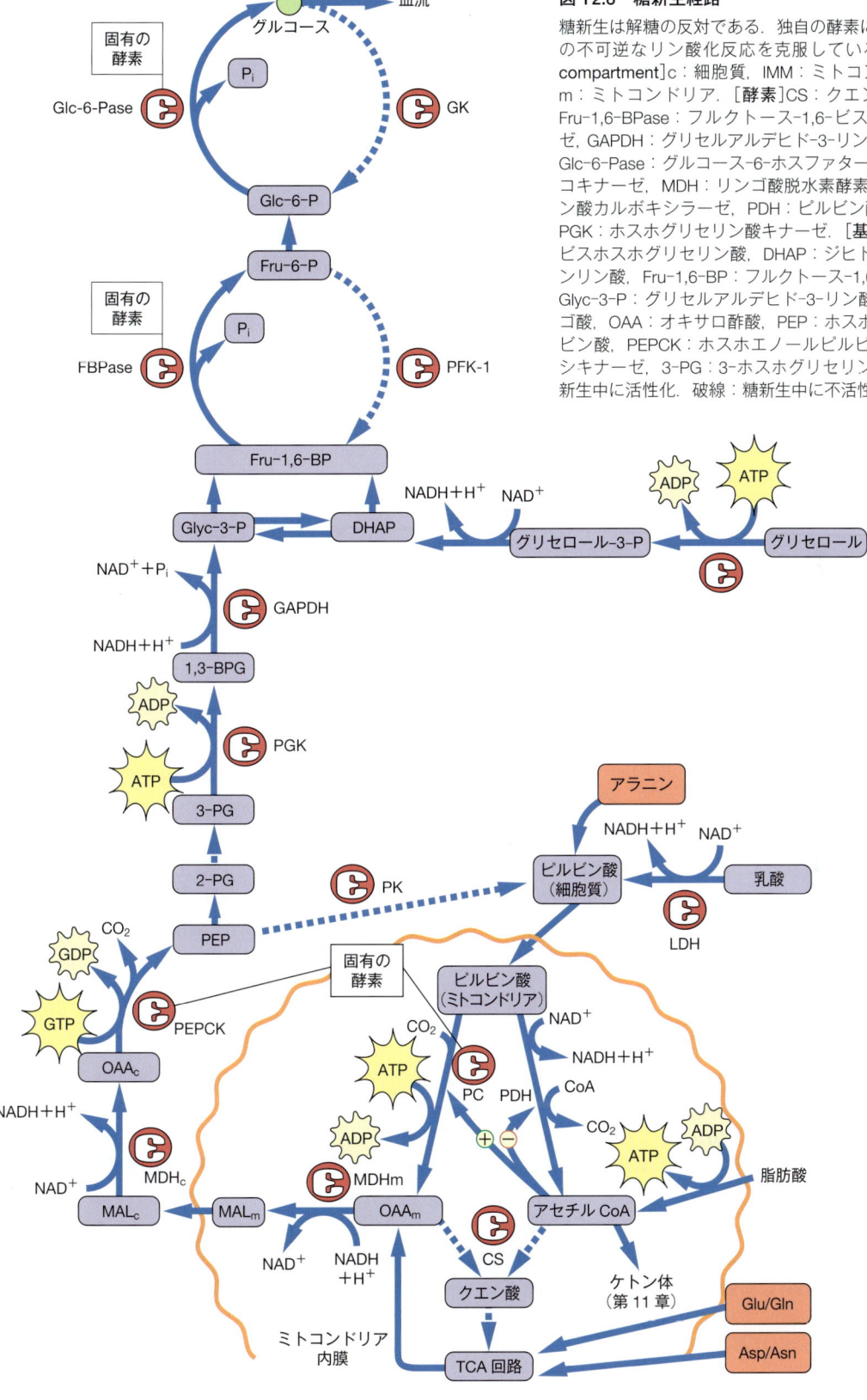

図12.8　糖新生経路

糖新生は解糖の反対である．独自の酵素によって解糖系の不可逆なリン酸化反応を克服している．[**細胞画分 compartment**]c：細胞質，IMM：ミトコンドリア内膜，m：ミトコンドリア．[**酵素**]CS：クエン酸合成酵素，Fru-1,6-BPase：フルクトース-1,6-ビスホスファターゼ，GAPDH：グリセルアルデヒド-3-リン酸脱水素酵素，Glc-6-Pase：グルコース-6-ホスファターゼ，GK：グルコキナーゼ，MDH：リンゴ酸脱水素酵素，PC：ピルビン酸カルボキシラーゼ，PDH：ピルビン酸脱水素酵素，PGK：ホスホグリセリン酸キナーゼ．[**基質**]2,3-BPG：ビスホスホグリセリン酸，DHAP：ジヒドロキシアセトンリン酸，Fru-1,6-BP：フルクトース-1,6-ビスリン酸，Glyc-3-P：グリセルアルデヒド-3-リン酸，MAL：リンゴ酸，OAA：オキサロ酢酸，PEP：ホスホエノールピルビン酸，PEPCK：ホスホエノールピルビン酸カルボキシキナーゼ，3-PG：3-ホスホグリセリン酸．実線：糖新生中に活性化．破線：糖新生中に不活性化．

利用している．すなわち，**ピルビン酸キナーゼ（PK）**を
バイパスするためのミトコンドリアの**ピルビン酸カルボ
キシラーゼ** pyruvate carboxylase（**PC**）と細胞質の**ホス
ホエノールピルビン酸カルボキシキナーゼ**
phosphoenolpyruvate carboxykinase（**PEPCK**），**ホスホ
フルクトキナーゼ 1** phosphofructokinase-1（**PFK-1**）を
バイパスする**フルクトース-1,6-ビスホスファターゼ**
fructose-1,6-bisphosphatase（**Fru-1,6-BPase**），そして
グルコキナーゼ（GK）をバイパスする Glc-6-Pase であ
る（図 12.8）．

乳酸からの糖新生では，まず**ホスホエノールピルビン
酸** phosphoenolpyruvate（**PEP**）への変換がおこる．この
反応では，PEP 中の高エネルギーエノール-リン酸結合
を形成するために，2 個の ATP に相当するエネルギー
投資が必要である．乳酸は，まず**乳酸脱水素酵素**
lactate dehydrogenase（**LDH**）によってピルビン酸に変
換されてミトコンドリアに入る．ミトコンドリアでは，
PC が**ビオチン** biotin と ATP を使ってピルビン酸をオキ
サロ酢酸（OAA）に変換する．この OAA は，ミトコンド
リアの TCA 回路の酵素である**リンゴ酸脱水素酵素**
malate dehydrogenase によってリンゴ酸に還元され，
ミトコンドリアから出る．続いて細胞質のリンゴ酸脱水
素酵素によって再酸化され，OAA に戻る．細胞質の
OAA は，GTP を補基質とする PEPCK によって脱炭酸
され，PEP が生じる．OAA から PEP を生成するエネル
ギーは，GTP の加水分解と OAA の脱炭酸の両方から得
られる．

PEP が生じると，解糖系は次の不可逆反応である
PFK-1 のところまで逆行する．PFK-1 をバイパスする
のは単純な加水分解反応で，Fru-1,6-BPase によって触
媒され ATP は生成しないが，PFK-1 の反応を逆行して
Fru-6-P を生成する．同様に，GK をバイパスするのは
Glc-6-Pase で，ATP を産生せずに Glc-6-P を加水分解
する．生成した遊離グルコースは血液中に放出される．

糖新生はとても効率的で，肝臓は 1 日あたり 1 kg 程
度のグルコースを生成できる．コントロールが悪く高血
糖となった糖尿病患者では，実際にこの程度生成されて
いる．経口からの糖質摂取がない場合は，健常人のグル
コース産生は 1 日あたり約 200 g，およそ半ポンドであ
る．ピルビン酸からの糖新生はエネルギー的にはかなり
高くつき，2 mol のピルビン酸を 1 mol のグルコースに
変換するためには，ATP 4 mol 相当のエネルギーを必要
とする（PC 反応に ATP 2 mol，PEPCK 反応に GTP 2 分
子）．この ATP と GTP は脂肪酸の酸化によって供給さ
れる（第 11 章）．

🔶 アミノ酸ならびにグリセロールからの糖新生

ほとんどのアミノ酸は**糖原性** glucogenic であり（第

15 章），脱アミノ化された後，炭素骨格がグルコースに
変換される．糖新生のために筋肉から運び出される主要
なアミノ酸は，アラニンとグルタミンである．筋肉に由
来するこれらのアミノ酸の静脈血内の相対的濃度は，筋
肉タンパク質内の相対的濃度を上回っている．このこと
は，糖新生の材料として筋肉のアミノ酸を供給する場合
には，筋肉のアミノ酸がかなり入れ替わっていることを
示している．第 15 章で詳しく説明するが，アラニンは
アラニンアミノ基転移酵素 alanine aminotransferase
〔alanine transaminase（**ALT**）〕という酵素により直接ピ
ルビン酸に変換される．それから乳酸で説明したような
糖新生が行われる．他のアミノ酸は TCA 回路の中間代
謝産物に変換され，それからリンゴ酸に変換されて糖新
生に供される．例えばアスパラギン酸は，**アスパラギン
酸アミノ基転移酵素** aspartate aminotransferase
〔aspartate transaminase（**AST**）〕によりオキサロ酢酸に
変換される．グルタミン酸はグルタミン酸脱水素酵素で
α-ケトグルタル酸に変換される．糖原性アミノ酸のな
かには，いくつかの経路を経てアラニンまたは TCA 回
路の中間代謝産物に変換され，糖新生に使われるものが
ある．これらのアミノ酸のアミノ基は，肝細胞の**尿素回
路** urea cycle を介して尿素に変換され，尿中に排泄さ
れる（第 15 章）．

グリセロールは，**トリオースリン酸** triose phosphate
〔訳注：ジヒドロキシアセトンリン酸（DHAP），グリセ
ルアルデヒド -3- リン酸（Glyc-3-P）の両方を指す〕と
して糖新生経路に入る（図 12.8）．すなわち，脂肪組織か
らグリセロールと脂肪酸が血漿中に遊離された後，グリ
セロールは肝臓に取り込まれて**グリセロールキナーゼ**
glycerol kinase によってリン酸化されてグリセロール-
3-リン酸になる．その後，**グリセロール-3-リン酸脱水
素酵素** glycerol-3-phosphate dehydrogenase（図 8.7）の
作用を受けてジヒドロキシアセトンリン酸となり，糖新
生経路に入る．脂肪のなかではグリセロール部分だけが
グルコースに変換されうる．この経路は PC と PEPCK
が関与しないため，グリセロールをグルコースに組み込
むには，グルコース 1 mol あたり 2 mol の ATP しか必
要としない．

🔘 脂肪酸からはグルコースを生成できない

第 11 章で解説したとおり，脂肪酸は炭素 2 分子ずつ
の酸化〔訳注：β 酸化〕を繰り返してアセチル CoA とな
り，TCA 回路で OAA と縮合してクエン酸となる．この
アセチル CoA の炭素は理論的には糖新生に利用可能で
ある．しかし，TCA 回路でクエン酸がリンゴ酸に変換
される間に**イソクエン酸脱水素酵素** isocitrate
dehydrogenase と **α-ケトグルタル酸脱水素酵素** α-
ketoglutarate dehydrogenase の反応によって 2 分子の
CO_2 が除かれる．すなわち，TCA 回路でエネルギーは
産生されるが，アセチル CoA から供給された 2 分子の

炭素原子は見た目上 CO_2 として失われてしまう．こうした理由で，アセチル CoA，したがってすべての偶数鎖（炭素数が偶数）の脂肪酸は，**正味の糖新生の基質**にならない．しかし，奇数鎖脂肪酸ならびに分枝鎖脂肪酸は**プロピオニル CoA propionyl-CoA** を形成するため，少量ではあるが糖新生の前駆体となりうる．プロピオニル CoA は，まずカルボキシ化されてメチルマロニル CoA となり，さらにエピメラーゼとムターゼの反応で TCA 回路の中間代謝産物であるスクシニル CoA となる（第11章）．スクシニル CoA はリンゴ酸に変換され，リンゴ酸はミトコンドリア外に出て酸化されて OAA となる．PEPCK によって脱炭酸された後，プロピオン酸に由来する3つの炭素は PEP となり，その後グルコースのなかに残ることになる．

糖新生の調節

フルクトース-2,6-ビスリン酸は，解糖系と糖新生が同時におこらないようにアロステリック調節している

　肝臓におけるグリコーゲン代謝と同じように，糖新生

も主にホルモンによって制御されている．この場合，グルカゴンとインスリンの制御下にある酵素のリン酸化／脱リン酸化を介して，解糖系と糖新生が同時におきないように調節される．主要な制御点は PFK-1 と Fru-1,6-BPase であり，これらの酵素は肝臓ではアロステリック因子の**フルクトース-2,6-ビスリン酸 fructose 2,6-bisphosphate**（Fru-2,6-BP）に対して大変高い感受性を示す．Fru-2,6-BP は PFK-1 の活性化因子であると同時に Fru-1,6-BPase の阻害因子であり，2 つの逆方向の経路が同時にはたらかないように制御している．図 12.9 に示すように，Fru-2,6-BP は**ホスホフルクトキナーゼ-2／フルクトース-2,6-ビスホスファターゼ phosphofructokinase-2/fructose-2,6-bisphosphatase**（PFK-2/Fru-2,6-BPase）という二機能性酵素 bifunctional enzyme によって合成される．この酵素はキナーゼとホスファターゼの 2 つの活性をもつが，グルカゴンの作用で PKA によるリン酸化を受けると Fru-2,6-BPase 活性を示し，Fru-2,6-BP の量を低下させる．Fru-2,6-BP 量が低下すると PFK-1 のところで解糖系の活性化が抑えられ，同時に Fru-1,6-BPase のところで糖新生の阻害が解除される．このように，グルカゴンによる PFK-2/Fru-2,6-BPase のリン酸化は肝細胞を糖新生の方向に向かわせる．このアロステリック調節による Fru-

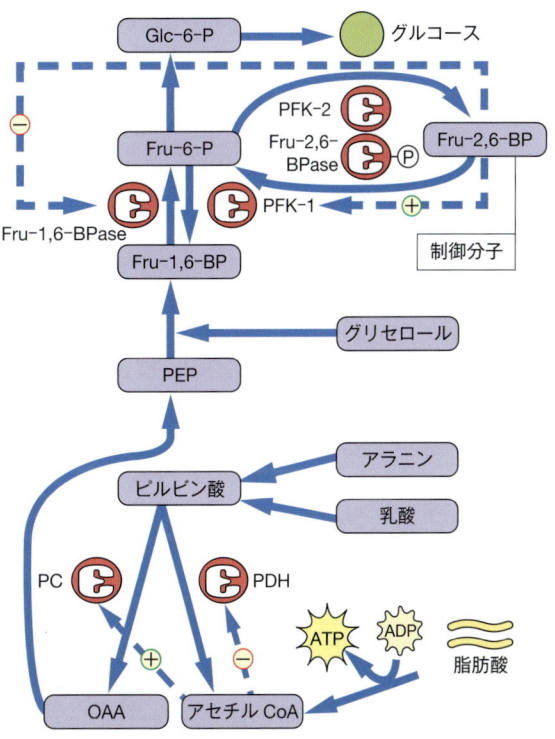

図 12.9　糖新生の制御
糖新生は，Fru-2,6-BP とアセチル CoA の肝臓内の濃度によって制御されている．図の上半分は Fru-2,6-BP による Fru-1,6-BPase と PFK-1 の相反する制御に，下半分はアセチル CoA によるピルビン酸脱水素酵素（PDH）とピルビン酸カルボキシラーゼ（PC）の相反する制御に注目している．

1,6-BPase の活性上昇と，PFK-1 の活性低下の連携により，糖新生でつくられたグルコースが解糖系で無駄に消費されることはなく，Glc-6-Pase によって血液中に放出される．グルカゴンによって誘導されるグリコーゲン分解由来のグルコースも同様に，PFK-1 が阻害されているため，解糖系で消費されずに血液中に放出される．PK も PKA によるリン酸化を受けて阻害されるため，解糖系を阻害するもう 1 つの制御点となっている（図12.9）．

食後にグルコースが肝臓に取り込まれると，**インスリン insulin** 応答によって PFK-2/Fru-2,6-BPase が脱リン酸化され，PFK-2 の活性化がおこる．その結果，増加した Fru-2,6-BP によって PFK-1 が活性化される一方で，Fru-1,6-BPase が阻害される．糖新生は抑制され，肝臓に入ったグルコースはグリコーゲンに組み込まれるか，あるいは脂質合成のために解糖系へと導かれる．このように，食後の肝臓の代謝は，糖質と脂質の両方のエネルギー貯蔵物質を合成し蓄える方向に集中する．蓄えられたものは，空腹時の血糖の維持のために利用される．

糖新生は，ミトコンドリア内のアセチル CoA によっても調節される．**グルカゴン glucagon** によって脂肪組織から血漿中に脂肪酸が放出されると（第 11 章），肝臓のアセチル CoA が増加する．このアセチル CoA は**ピルビン酸脱水素酵素 pyruvate dehydrogenase（PDH）**の阻害因子であると同時に，ピルビン酸カルボキシラーゼ（PC）の重要なアロステリック活性化因子である（図12.9）．このように，脂肪の代謝はピルビン酸の酸化を阻害し，肝臓で糖新生に利用されるように仕向ける．空腹時の筋肉では，細胞膜の GLUT4 量が少なく（血漿インスリン濃度が低いため），PDH がアセチル CoA によって阻害されるため，グルコースをエネルギー代謝に利用することが制限されている．筋肉では，脂質代謝が活発でアセチル CoA が高濃度であるため，安静時でもピルビン酸の多くは**乳酸**として放出される．グルコースの炭素骨格は Cori 回路を介して肝臓に戻り（第 31 章），そしてピルビン酸（実際には乳酸）からグルコースが再合成されるため，結果的に筋肉タンパク質は温存される．

🔶 フルクトースおよびガラクトースのグルコースへの変換

第 17 章で詳しく説明するが，ほぼすべての**フルクトース fructose**（果糖）は肝臓で**フルクトキナーゼ fructokinase** という酵素によって代謝される．その生成物である**フルクトース-1-リン酸 fructose-1-phosphate** は**アルドラーゼ aldolase** によって**トリオースリン酸**に変換されるため，調節酵素である PFK-1 を回避して解糖系に合流する．フルーツジュースやスポーツドリンク，ブドウ糖果糖液糖を多く含む食品を摂取した後は，大量のピルビン酸がエネルギー産生または脂質合成のた

めにミトコンドリアに供給される可能性がある．糖新生が行われている状態では，フルクトースも Glc-6-P に移行し，血糖の維持に利用される．**ガラクトース galactose** からの糖新生の場合も，フルクトースの場合と同様に効率的である．それは，ガラクトース-1-リン酸（第 17 章）由来の Glc-1-P がホスホグルコムターゼによって速やかに Glc-6-P に異性化されるためである．フルクトースとガラクトースは，グリコーゲン分解や糖新生とは無関係に，グルコースのよい供給源となる．

まとめ

- グリコーゲンは体のなかで 2 つの組織に蓄えられているが，その目的は異なる．肝臓では血糖の恒常性を短期間維持するためであり，筋肉ではエネルギー源である．これらの臓器におけるグリコーゲン代謝は，アロステリック調節とホルモン調節の両方に速やかに反応する．

- 肝臓におけるグリコーゲン分解と合成のバランスは，循環中のグルカゴンとインスリンの濃度のバランスによって制御されており，酵素のリン酸化状態を制御している．

- グルカゴン応答によって酵素がリン酸化されると，グリコーゲンが動員される．この状態は，睡眠中や食間などの肝臓でおこる．

- 食事中や食後に血液中のインスリンが上昇すると，これらの酵素が脱リン酸化され，グリコーゲン合成に向かう．またインスリンは，食後のグリコーゲン合成やトリアシルグリセロール合成のために，筋肉や脂肪組織におけるグルコースの取り込みを促進する．

- アドレナリンは肝臓の酵素のリン酸化を促進することで，ストレス反応のために肝グリコーゲン分解を引きおこし，血糖を上昇させる．

- 筋肉はアドレナリンには応答するが，グルカゴンには応答しない．この場合，グリコーゲン分解でつくられた Glc-6-P は筋肉のエネルギー代謝のために利用される．いうなれば，闘争・逃走反応のためである．それだけではなく，筋肉のグリコーゲン分解は細胞内の Ca^{2+} 濃度や AMP 濃度にも応答し，その結果グリコーゲン分解をホルモン非依存的に通常の運動中のエネルギー消費に結び付けている．

- 糖新生は主に肝臓で行われ，絶食中の血糖維持に使われる．糖新生は，肝臓の大部分のグリコーゲンが消費される 12 時間以上の絶食では必須である．

- 糖新生の主な基質は乳酸，アミノ酸，グリセロールである．脂肪酸代謝はエネルギーを供給する．主要な制御ポイントは PFK-1 で，アロステリック因子である Fru-2,6-BP によって活性化される．

- Fru-2,6-BP の合成は二機能性酵素である PFK-2/Fru-

2,6-BPase によって調節されている．そのキナーゼ活性とホスファターゼ活性は，インスリンやグルカゴンのホルモン制御のもと，リン酸化／脱リン酸化によって調節されている．

- 絶食時で糖新生が活発な間は，グルカゴンが PFK-2/Fru-2,6-BPase をリン酸化してそのホスファターゼ活性を上昇させる．その結果，Fru-2,6-BP 量が低下し，解糖が減少する．ミトコンドリアでは脂肪代謝に由来するアセチル CoA によって PDH が阻害されるため，ピルビン酸の酸化も抑制される．絶食や飢餓の間は脂肪組織における脂質分解が活性化され，脂肪酸が主要なエネルギー源となる．

- 食後，PFK-2/Fru-2,6-BPase のリン酸化が減少すると PFK-2 活性が上昇する．その結果，Fru-2,6-BP 濃度が上昇して PFK-1 を活性化し，解糖系が加速される．解糖系から供給されたピルビン酸はアセチル CoA に変換され，脂質合成に利用される．インスリン，グルカゴン，アドレナリンの作用は，ホルモン作用の基本的原理を多く示している（**表 12.5**）．

表 12.5　ホルモン作用の一般的特徴

1. 受容体分布で決定される組織特異性
2. 多段階の連続した増幅
3. 細胞内のセカンドメッセンジャー
4. 反対向きの経路の抑制による調整
5. 他のホルモンによる増強および／または拮抗
6. 反応を終結させる複数のメカニズム

グルコース代謝のホルモンによる制御は，ホルモン作用の基本原理をよく表す．

✎ アクティブラーニング

(1) アドレナリンによるグリコーゲン合成の不活性化は，グリコーゲン合成酵素に対する PKA の作用により 1 段階で行われる．一方，グリコーゲン分解の活性化は，グリコーゲンホスホリラーゼをリン酸化するホスホリラーゼキナーゼを介している．グリコーゲン分解を 2 段階で活性化する代謝上の利点と欠点について論じなさい．

(2) 2 型糖尿病の治療における糖新生阻害薬の使用について調べなさい．

(3) グルコース-6-ホスファターゼは，肝臓における糖新生に必須であるが，細胞質の酵素ではない．この酵素の活性ならびに細胞内局在，また肝臓におけるグルコース産生の最終段階について説明しなさい．

(4) ホルモン依存的およびホルモン非依存的なグリコーゲンとグルコース代謝の制御機構について議論しなさい．

参考文献

Adeva-Andany MM, González-Lucán M, Donapetry-García C, et al. Glycogen metabolism in humans. *BBA Clin*. 2016;5:85–100.

Hatting M, Tavares DDJ, et al. Insulin regulation of gluconeogenesis. *Ann N Y Acad Sci*. 2018;1411:21–35.

Murray B, Rosenbloom C. Fundamentals of glycogen metabolism for coaches and athletes. *Nutr Rev*. 2018;76:243–259.

Petersen MC, Vatner DF, Shulman GI. Regulation of hapatic glucose metabolism in health and disease. *Nat Rev Endocrinol*. 2017;13:572–587.

Nawaz A, Zhang P, et al. The importance of glycogen molecular structure for blood glucose control. *https://pubmed.ncbi.nlm.nih.gov/33458612/*

Ravnskjaer K, Madiraju A, Montminy M. Role of the cAMP Pathway in Glucose and Lipid Metabolism. *Handb Exp Pharmacology*. 2016;233:29–49.

Weinstein DA, Steuerwald U, et al. Inborn errors of metabolism with hypoglycemia: Glycogen storage diseases and inherited disorders of gluconeogenesis. *Pediatr Clin North Am*. 2018;65:I247–265.

関連ウェブサイト

https://www.statpearls.com/articlelibrary/ - Search terms: Glycogen, Glycogenolysis, Glycogenesis, Gluconeogenesis

AK LECTURES: Glycogen, structure, metabolism, regulation Glycogen Storage Diseases: https://www.youtube.com/watch?v=LuVcPNF5Slg&ab_channel=DirtyMedicine

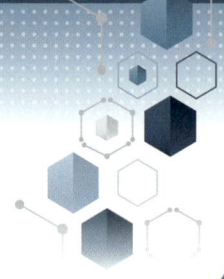

第13章　脂肪酸の合成と貯蔵

Fredrik Karpe, Iain Broom

本章で学ぶこと

本章の到達目標

- 脂肪酸合成経路，特にアセチル CoA カルボキシラーゼの役割と，多機能酵素である脂肪酸合成酵素の役割を説明できる．
- 脂肪酸合成酵素の短期・長期の調節機構を説明できる．
- 脂肪酸鎖の伸長と不飽和化の概念を説明できる．
- トリアシルグリセロールの合成経路を説明できる．
- 脂肪組織の内分泌作用について説明できる．

はじめに

　ヒトが必要とする脂肪酸のほとんどは食物から供給される．しかしながら，肝臓，脳，腎臓，乳腺および脂肪組織のような組織には，炭素2単位から脂肪酸を新規に合成する経路（脂肪酸合成経路 fatty acid biosynthetic pathway）が存在する．多くのがん組織でも脂肪酸合成は非常に活発である．一般的に，過剰なエネルギー摂取時，特に過剰な糖質の摂取時に新規脂肪酸合成が活発になる．この状況では，糖質，および（量は少ないものの）アミノ酸前駆体が主に肝臓，時に脂肪組織で脂肪酸に変換され，トリアシルグリセロール triacylglycerol〔TAG，トリグリセリド（TG）〕として細胞内の脂肪滴中に貯蔵される．この過程は de novo 脂質合成 de novo lipogenesis（DNL）と呼ばれる．DNL によって肝臓で生成された脂肪酸は，長期貯蔵用の組織（すなわち脂肪組織）に輸送される必要がある．この輸送が効率的でない場合，TAG は脂肪貯蔵専用ではない組織に蓄積する．こうして「異所性の」脂質蓄積が生じる．脂肪組織の脂肪細胞は大量の TAG 貯蔵に特化しており，TAG を細胞内の大きな脂肪滴に詰め込むとともに，脂肪酸の取り込みと放出をコントロールできる．こうして大量の脂肪酸を安全に貯蔵することができる．

　脂肪酸合成経路は，脂肪酸 β 酸化（第11章）の単純な逆反応ではない．脂肪酸合成は，β 酸化とは異なり細胞質で進行する反応で，β 酸化とはまったく異なる酵素群

を必要とする．さらに，β 酸化が酸化型ニコチンアミドアデニンジヌクレオチド oxidized nicotinamide adenine dinucleotide（NAD$^+$）を利用するのに対し，脂肪酸合成は，還元型ニコチンアミドアデニンジヌクレオチドリン酸 reduced nicotinamide adenine dinucleotide phosphate（NADPH）を還元力として利用する．

　ステロール調節エレメント結合タンパク質1 sterol regulatory element-binding protein-1（主に SREBP1c，時に SREBP1a）は，転写調節を介して新規脂肪酸合成の主要な調節因子としてはたらく．SREBP は小胞体膜に存在するセンサータンパク質であり，タンパク質切断を受けると核内へ移動する．核へ移行した SREBP は，脂肪酸合成に必要な酵素遺伝子群の転写調節部位に存在する特定の DNA 配列〔ステロール調節エレメント sterol regulatory element（SRE）〕に結合する（第14章）．

脂肪酸合成

脂肪酸はアセチル CoA から合成される

　哺乳動物の脂肪酸合成は，次の2つの段階に分けて考えることができる．どちらの段階もアセチル CoA acetyl coenzyme A 単位と，複数のタンパク質からなる酵素複合体が必要である．

- 第1段階では，アセチル CoA カルボキシラーゼによって，アセチル CoA からマロニル CoA がつくられる．
- 第2段階では，脂肪酸合成酵素によって脂肪酸の鎖長が2炭素分ずつ伸長する．

　脂質生合成 lipogenesis という用語は，脂肪酸合成とトリアシルグリセロール（トリグリセリド）合成の両方を意味することに注意されたい．

● 準備段階：アセチル CoA カルボキシラーゼ

アセチル CoA をカルボキシ化してマロニル CoA をつくる反応は，脂肪酸合成を調節する律速段階である

　脂肪酸合成の第1段階では，主に糖質代謝に由来するアセチル CoA がアセチル CoA カルボキシラーゼの作用により，マロニル CoA に変換される（図13.1）．アセチル CoA カルボキシラーゼ acetyl-CoA carboxylase

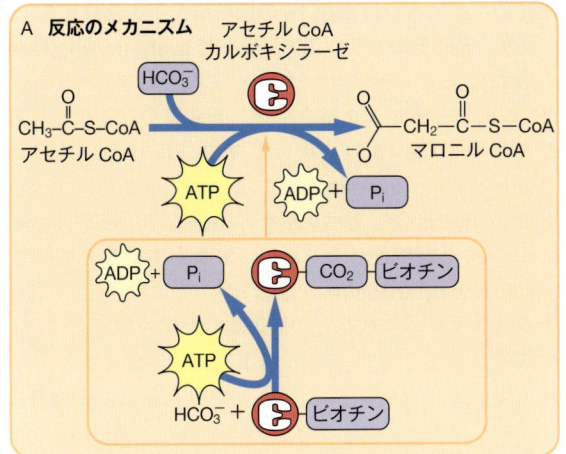

A 反応のメカニズム　アセチル CoA カルボキシラーゼ

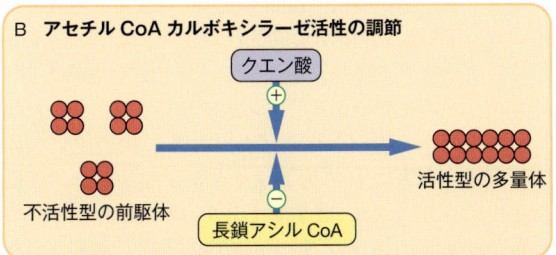

B アセチル CoA カルボキシラーゼ活性の調節

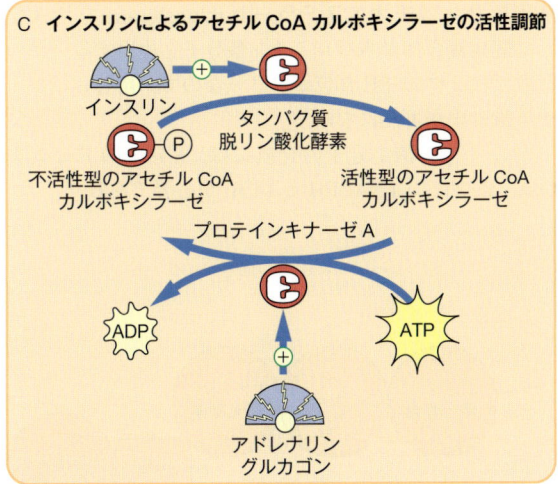

C インスリンによるアセチル CoA カルボキシラーゼの活性調節

図 13.1　アセチル CoA からマロニル CoA への変換
(A)アセチル CoA カルボキシラーゼが触媒する反応．この酵素は共有結合したビオチンを含有し，これが 1 分子の ATP を用いてカルボキシ化される．(B)アセチル CoA カルボキシラーゼは，クエン酸存在下で重合し，活性型となる．(C)アセチル CoA カルボキシラーゼの活性は，リン酸化／脱リン酸化によって調節される．これは，エネルギー代謝を調節するホルモン，すなわちインスリン，グルカゴンおよびアドレナリンによる制御である．

(ACC)には，2 つの酵素 ACC1 および ACC2 が存在する．ACC1 は細胞質に局在し脂肪酸合成に関与する一方，ACC2 はミトコンドリアに局在し，脂肪酸酸化を制御する．ACC2 はマロニル CoA の生成を促進するが，マロニル CoA はミトコンドリアへの脂肪酸取り込みを担うカルニチンパルミトイル基転移酵素 1(CPT-1)の阻害を通じて脂肪酸酸化を妨げる．ACC1 はビオチン依存性酵

素であり，酵素としての役割と輸送タンパク質としての役割をもつ．ACC1 はビオチンカルボキシラーゼ，トランスカルボキシラーゼ，ビオチンカルボキシキャリアタンパク質のサブユニットからなる．ACC1 は不活性型プロトマーとしてつくられ，それぞれのプロトマーは，上記の各サブユニット，1 分子のビオチン，そしてクエン酸〔TCA 回路の代謝物〕やパルミトイル CoA(脂肪酸合成の最終産物)が結合するアロステリック調節部位からなる．反応は段階的に進行する．最初にアデノシン三リン酸(ATP)依存性にビオチンがカルボキシ化され，このカルボキシ基がアセチル CoA に受け渡されてマロニル CoA が生成する．この段階で，遊離酵素–ビオチン複合体が解離する．

　真核生物の細胞では 2 炭素単位の合成が行われるため(後述)，偶数個の炭素原子をもつ脂肪酸がつくられる．プロピオニル CoA は奇数個の炭素原子をもつ脂肪酸合成の基質であるが，ヒトには存在しない．通常，ヒトで観察される奇数鎖の脂肪酸は乳脂肪の摂取に由来する．こうした奇数鎖脂肪酸が反芻動物の細菌／発酵の過程で産生されるためである．

アセチル CoA カルボキシラーゼは厳密な制御を受けている

　アセチル CoA カルボキシラーゼのプロトマーは，**クエン酸 citrate またはイソクエン酸 isocitrate の存在下で多量体化し，活性型の酵素となる**．多量体化は，同じアロステリック部位への**パルミトイル CoA palmitoyl-CoA の結合によって阻害される**．クエン酸による活性化効果，およびパルミトイル CoA による阻害効果は，とても理にかなっている．クエン酸濃度が高いときには，エネルギー貯蔵が望ましい．脂肪酸合成経路の産物であるパルミトイル CoA が蓄積するような状況では，脂肪酸合成を抑えたほうがよい．クエン酸やパルミトイル CoA とは無関係に，酵素のリン酸化や脱リン酸化がかかわる別の制御機構が存在する．これには，ホルモン依存性プロテインホスファターゼ／キナーゼが関与する(図13.1)．**アセチル CoA カルボキシラーゼはリン酸化で阻害され，脱リン酸で活性化される**．グルカゴンまたはアドレナリンは，このリン酸化を促進し，脂肪生成ホルモンであるインスリンは脱リン酸化を促進する．アセチル CoA カルボキシラーゼのリン酸化は，**AMP 活性化プロテインキナーゼ AMP-activated protein kinase(AMPK)にも依存する**(第 32 章)．活性化された AMPK は，細胞内の ATP 枯渇のシグナルとしてはたらき，ACC2 を阻害し，マロニル CoA 脱炭酸酵素を活性化してマロニル CoA 依存性の CPT-1 の阻害を弱めることでミトコンドリアにおける脂肪酸酸化を可能にする．

食物中の糖質や脂肪摂取がアセチル CoA カルボキシラーゼを調節する

アセチル CoA からマロニル CoA へのカルボキシ化は，脂肪酸合成の開始を決定する因子である．そのため，この酵素は短期間で厳密に調節される．アセチル CoA カルボキシラーゼの発現量は，高糖質／低脂肪摂取の条件下で亢進する一方，飢餓または高脂肪／低糖質摂取時にはこの酵素の発現量は減少する．

脂肪酸の合成：脂肪酸合成酵素

脂肪酸合成の第2の重要なステップには，多酵素複合体である脂肪酸合成酵素が関与する．この酵素は，アセチル CoA カルボキシラーゼよりもはるかに複雑である．このタンパク質は，**7つの異なる酵素活性とアシルキャリアタンパク質** acyl carrier protein（ACP）を含む．高度に保存されたタンパク質である ACP は，CoA の代わりに伸長する脂肪酸鎖に結合して脂肪酸合成反応の足場となる．脂肪酸合成酵素は，**図 13.2** に示されるとおり，大きな同一のポリペプチドが点対称に結合した二量体である．各単量体には7つの酵素活性すべてと ACP が含まれている．ACP にはまた，柔軟な"腕"としてはたらく長い**パンテテイン基** pantetheine group が存在し，これにより脂肪酸合成酵素複合体中の異なる酵素が合成中の分子にアクセスすることを可能にしている．脂肪酸合成は，2つのサブユニット間の協働作業により行われる．

脂肪酸合成酵素は炭素数 16 の脂肪酸までを合成する

まず，**アセチルトランスアシラーゼ** acetyl transacylase の触媒により，第1サブユニットのシステイン（Cys-SH）基にアセチル基を結合させ，下準備することで反応が開始する（**図 13.3**）．次いで**マロニルトランスアシラーゼ** malonyl transacylase によって，第2サブユニットの ACP に結合したパンテテイン基の-SH 残基にマロニル CoA が転移される．次に，**3-ケトアシル合成酵素** 3-ketoacyl synthase（縮合酵素）が，先に結合したアセチル基とマロニル残基との間の縮合反応を触媒し，CO_2 を遊離させて3-ケトアシル酵素複合体を形成する．これにより，アセチル CoA によって占有されていた第1サブユニット上のシステイン残基が露出する．続いて，3-ケトアシル基が順次，還元，脱水，再度還元されて飽和アシル-酵素複合体が形成される．第2サブユニットのパンテテイン-SH 基に結合していたアシル基が第1サブユニットの遊離のシステイン基に転移され，空いた第2サブユニットのパンテテイン-SH 基に次のマロニル CoA 分子が転移されて第2サイクルが開始され，反応をさらに6サイクル（計7サイクル）繰り返す．16 炭素の脂肪酸鎖（パルミチン酸）が形成されると，飽和アシル酵素複合体は**チオエステラーゼ** thioesterase を活性化し，酵素複合体からパルミチン酸分子を放出する．この状態では2つの-SH 部位がフリーなので，新しいパルミチン酸合成が可能になる．

パルミチン酸1分子の合成には，8分子のアセチル CoA，7 ATP，14 NADPH と 14 H^+ が必要である．

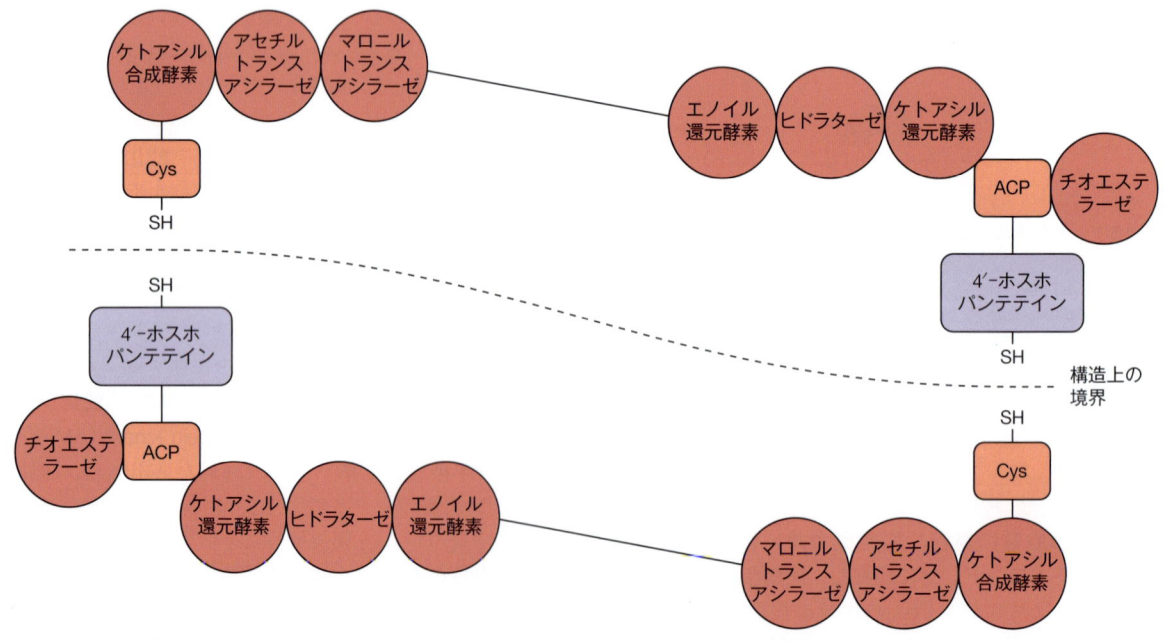

図 13.2　脂肪酸合成酵素の構造
脂肪酸合成酵素は，2つの大きなサブユニットが点対称に会合した二量体からなる．脂肪酸合成酵素は，7つの異なる酵素活性とアシルキャリアタンパク質（ACP）からなる．Cys：システイン残基．

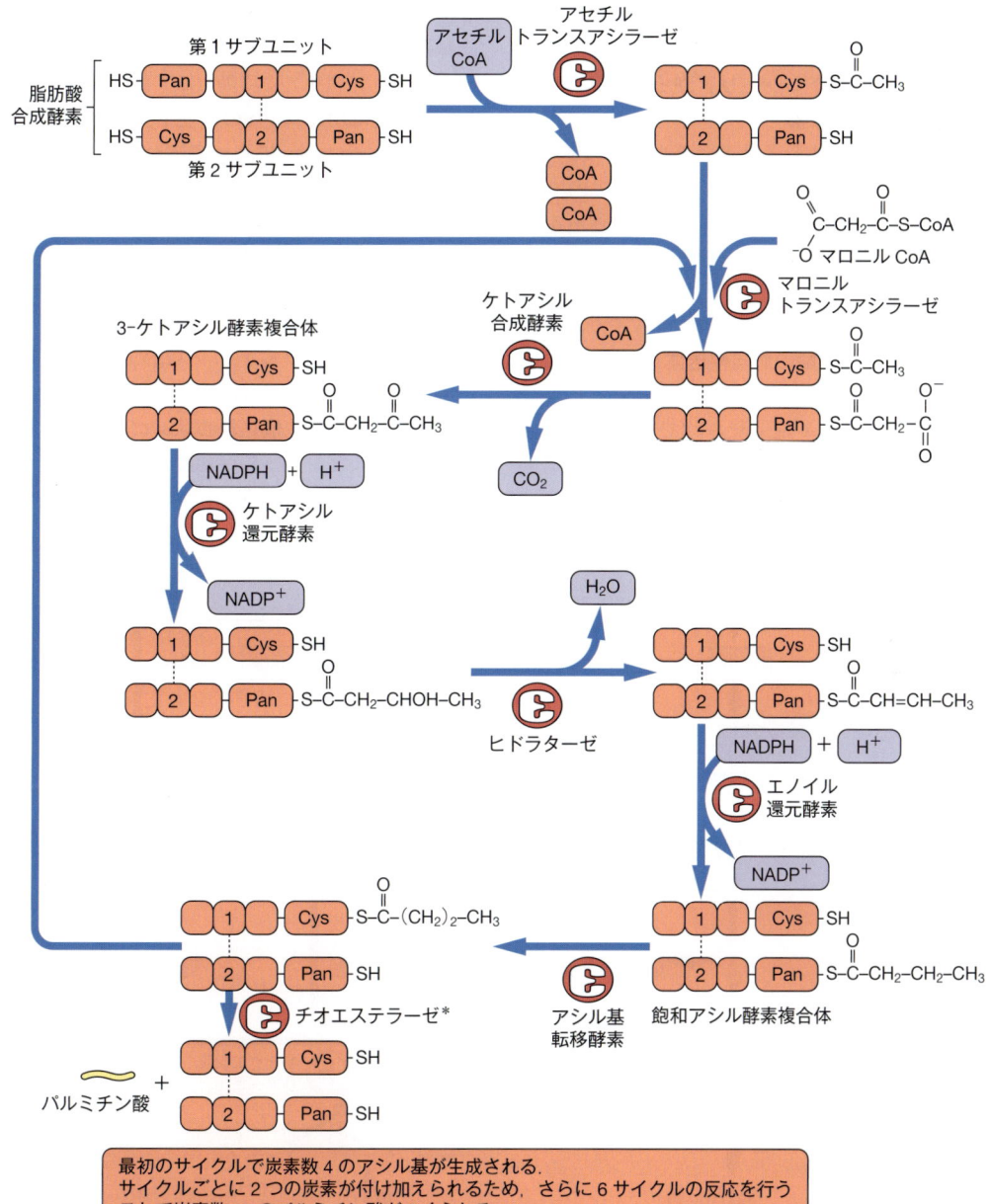

図 13.3　脂肪酸合成酵素の触媒する反応

脂肪酸鎖の合成は，最初に酵素に結合したアセチル CoA(C2)と1分子のマロニル CoA(C3)の反応で開始し，C4 分子を生成する(マロニル CoA とアセチル CoA の縮合中に炭素1個が CO_2 として失われる)．さらに6回のサイクルの過程で脂肪酸鎖に2炭素単位がそれぞれ付加され(合計7サイクル)，その結果，16 炭素分子であるパルミチン酸が生成する．NADPH：還元型ニコチンアミドアデニンジヌクレオチドリン酸，Cys：システイン，Pan：パンテテイン．＊：この反応は，16 炭素の脂肪族アシル鎖が形成された後に生じる．

$$8Ac\text{-}CoA + 7ATP + 14NADPH + 14H^+$$
$$\rightarrow CH_3(CH_2)_{14}COO^-(パルミチン酸) + 14NADP^+ + 8CoA$$
$$+ 6H_2O + 7ADP + 7P_i + 7CO_2$$

アセチル CoA カルボキシラーゼと同様に，リン酸化された糖〔訳注：グルコース-6-リン酸など〕が存在すると，脂肪酸合成酵素はアロステリックに酵素活性が調節される．また，酵素の発現誘導および発現抑制によっても酵素活性の制御が行われる．

酵素タンパク質の量は栄養状態による影響を受ける

脂肪酸合成の速度は，高カロリーの高糖質／低脂肪の食事後に最大になり，空腹時／飢餓時，または高脂肪食時に最低になる．

◆ クエン酸シャトル

クエン酸シャトルは，ミトコンドリアから細胞質への2炭素単位の輸送を可能にする

　脂肪酸合成に必要な基本分子はアセチル CoA である．しかしながら，アセチル CoA はミトコンドリア内で生成されるものの，ミトコンドリア内膜を自由に通過することができない．前述したように，脂肪酸生合成は細胞質で進行する．クエン酸シャトルは，ミトコンドリアから細胞質への2炭素単位の移動を可能にするメカニズムであり，**リンゴ酸-クエン酸の対向輸送体 malate–citrate antiporter** からなる（図 13.4）．解糖系に由来するピルビン酸は，ミトコンドリアで脱炭酸されてアセチル CoA になる．続いて，TCA 回路（**第10章**）においてオキサロ

酢酸と反応してクエン酸となる．1分子のクエン酸が対向輸送体を通って細胞質に移動すると，1分子のリンゴ酸がミトコンドリアに移動する．細胞質において，**クエン酸は ATP および CoA の存在下，ATP クエン酸リアーゼ ATP-citrate lyase によってアセチル CoA およびオキサロ酢酸に切断される**．これにより，アセチル CoA がマロニル CoA へのカルボキシ化および，脂肪酸の合成に利用可能となる．脂肪酸合成はまた，その合成に必要な NADPH の主な供給源である**ペントースリン酸経路 pentose phosphate pathway** を介したグルコース代謝とも関連している．フルクトースは特異的にこの経路を介して代謝され，きわめて脂質に変換されやすい．一部の NADPH は，NADP⁺ 依存性のリンゴ酸酵素による，リンゴ酸からピルビン酸への脱炭酸反応によっても生成され

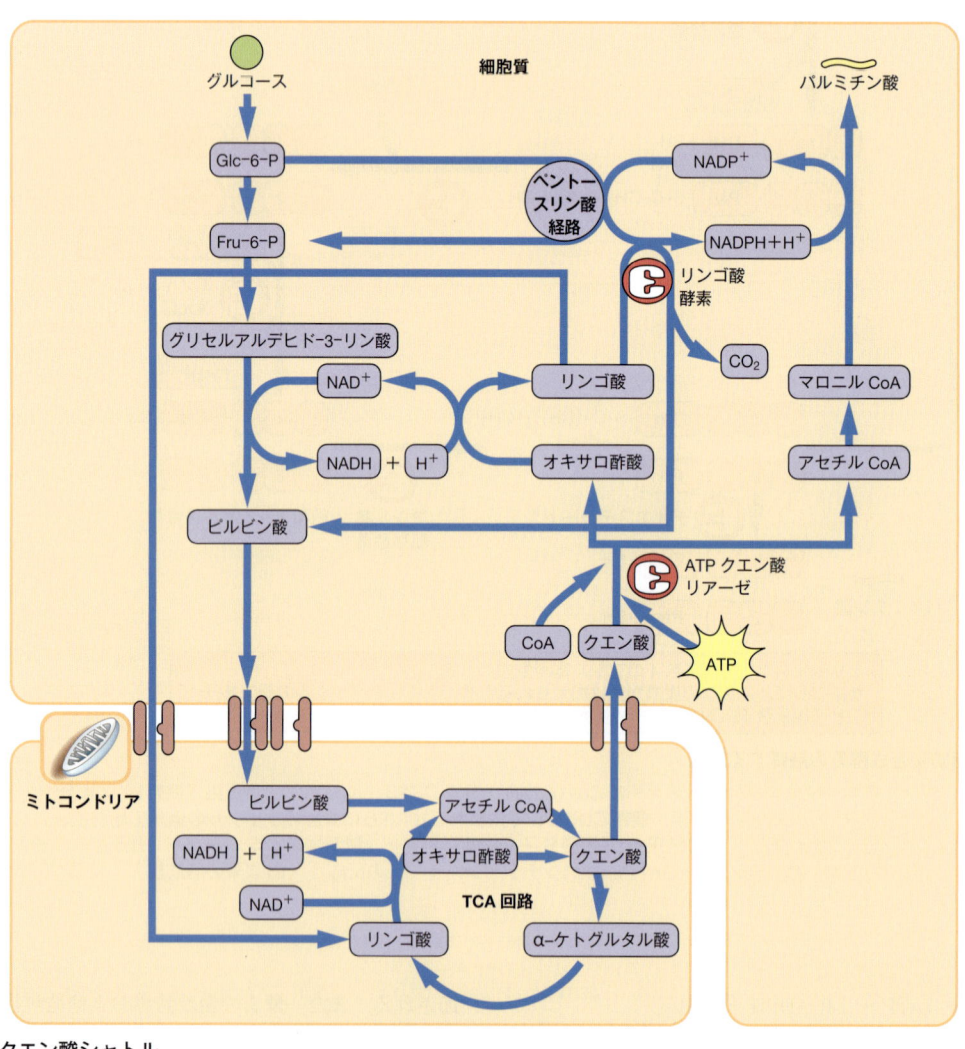

図13.4　クエン酸シャトル

アセチル CoA はミトコンドリア内で生成されるが，ミトコンドリア膜を通過することができない．クエン酸シャトルは，ミトコンドリアから細胞質への2炭素単位の輸送を行う．アセチル CoA とオキサロ酢酸から合成されたクエン酸は，ミトコンドリアから細胞質に輸送される．細胞質では，これをアセチル CoA とオキサロ酢酸に再分割する．オキサロ酢酸はリンゴ酸に変換され，ミトコンドリアに戻るので "シャトル（乗り物）" と呼ばれる．アセチル CoA は細胞質中で再合成され，脂肪酸合成経路に入る．ペントースリン酸経路とリンゴ酸酵素によって NADPH がつくられることにも注意を要する．Fru-6-P：フルクトース-6-リン酸，Glc-6-P：グルコース-6-リン酸，NADH：還元型ニコチンアミドアデニンジヌクレオチド．

理解を深めるために

食物摂取によって生じる酵素の発現量の変化は，エネルギー基質の貯蔵を調節している

　摂食状態（第31章）は，肝臓における脂肪酸合成を増加させる酵素の発現誘導に影響する．食後には，解糖に関与する酵素を含むいくつかの酵素が誘導される．グルコキナーゼ（肝臓型ヘキソキナーゼ）およびピルビン酸キナーゼ，ならびに NADPH の産生増加に関連する酵素（グルコース-6-リン酸脱水素酵素，6-ホスホグルコン酸脱水素酵素，およびリンゴ酸酵素）が誘導される．さらに，ATP クエン酸リアーゼ，アセチル CoA カルボキシラーゼ，脂肪酸合成酵素，および Δ^9 不飽和化酵素の発現が増加する．

　また食後には，糖新生にかかわる酵素の発現抑制も生じる．ホスホエノールピルビン酸カルボキシキナーゼ，グルコース-6-ホスファターゼ，およびいくつかのアミノ基転移酵素の発現量が低下する．これは，酵素合成の減少または分解の促進のいずれかのメカニズムによる．

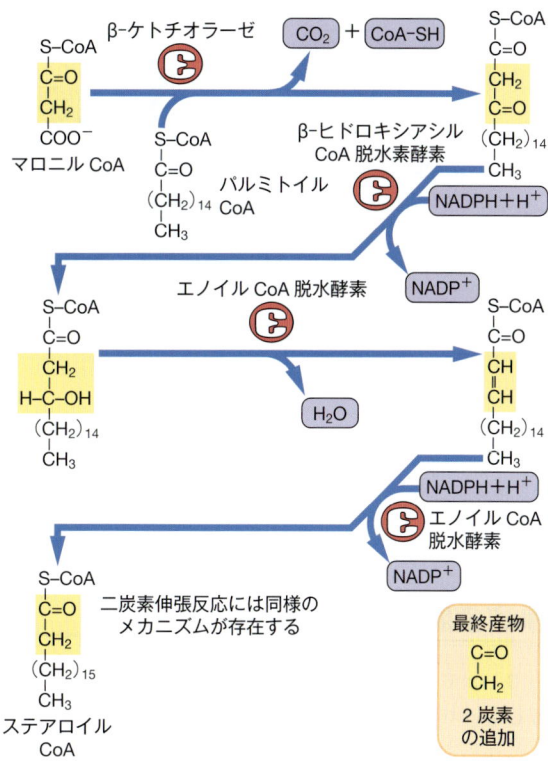

図 13.5　脂肪酸伸長反応
脂肪酸の伸長は，小胞体の多酵素複合体である脂肪酸伸長酵素が行う．

脂肪酸鎖の伸長

脂肪酸鎖長を炭素数 16 よりも長く伸ばすためには，他の酵素が必要である

　脂肪酸合成酵素から放出されたパルミチン酸は，より長鎖の脂肪酸合成のための基質となるが，必須脂肪酸には変換されない（後述）．脂肪酸鎖はマロニル CoA 由来の 2 炭素の添加によって伸長する（図 13.5）．このプロセスは，別の多酵素複合体である**脂肪酸伸長酵素 fatty acid elongase** の作用により小胞体膜上でおこる．この脂肪酸鎖伸長反応は，脂肪酸が ACP ではなく CoA に結合して進行すること以外は脂肪酸合成時に生じる反応と同様である．実際，異なる組織発現および基質特異性を有する 7 種類の脂肪酸伸長酵素が存在する（ELOVL1 〜 7：ELOVL は"極長鎖脂肪酸の伸長"を表す）．

　10 炭素以上の鎖長を有する飽和脂肪酸，および不飽和脂肪酸が，細胞質酵素である脂肪酸伸長酵素の基質となる．極長鎖脂肪酸（$C_{22} \sim C_{24}$）が脳で産生され，髄鞘形成中にはステアロイル CoA（C_{18}）の伸長が急速に増加し，スフィンゴ脂質の合成に必要な脂肪酸が供給される．

　脂肪酸はミトコンドリアにおいても伸長するが，それにはさらに別の系が使用されている．その系は，NADH 依存性で，アセチル CoA が 2 炭素単位の供給源である．これは β 酸化（第 11 章）の単なる逆反応であり，脂肪酸鎖伸長の基質は炭素数が 16 未満の短鎖および中鎖脂肪酸である．空腹時および飢餓時には，脂肪酸の伸長が大きく減少する．

脂肪酸の不飽和化

不飽和化反応には酸素分子が必要である

　生体には，飽和脂肪酸に加えて一価不飽和脂肪酸および多価不飽和脂肪酸が必要である．これらのうちのいくつかは食物から摂取する必要があり，リノール酸およびリノレン酸の 2 つの不飽和脂肪酸は，**必須脂肪酸 essential fatty acid（EFA，第 32 章）**として知られている．二重結合を導入する不飽和化システムは，酸素分子，NADH，およびシトクロム b_5 を必要とする．不飽和化反応は，脂肪酸鎖伸長と同様に小胞体膜上で進行し，脂肪酸と NADH の両方を酸化する（図 13.6）．

　ヒトの不飽和化システムでは，（カルボキシ基から数えて）10 番目の炭素と ω 炭素（末端メチル）との間の炭素間に二重結合を導入することができない．ほとんどの不飽和化は，炭素原子 9 と 10 番目の間でおこる（Δ^9 不飽和と呼ばれる）．例えば，パルミチン酸からはパルミトレイン酸（C16：1，Δ^9）が，ステアリン酸からはオレイン酸（C18：1，Δ^9）が生じる．この反応は，ステアロイル CoA 不飽和化酵素（SCD）が触媒する．

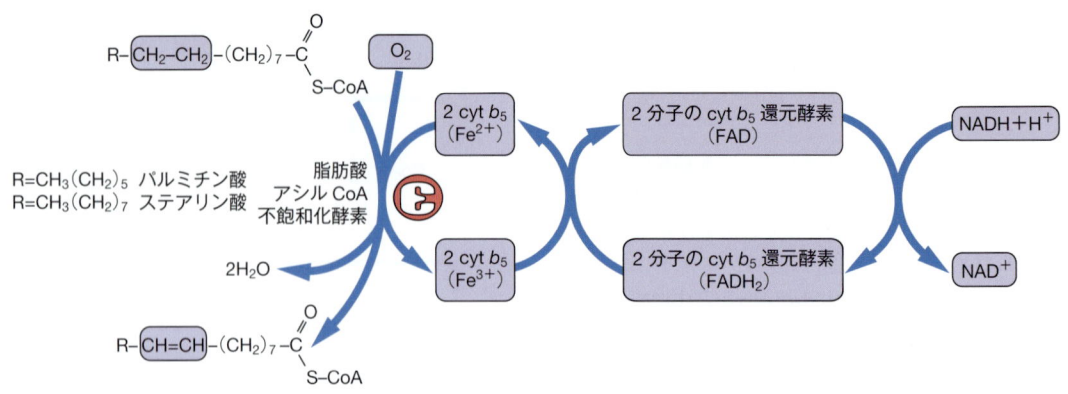

$R-CH_2-CH_2-(CH_2)_7-C$
$S-CoA$

$R=CH_3(CH_2)_5$ パルミチン酸
$R=CH_3(CH_2)_7$ ステアリン酸

脂肪酸
アシルCoA
不飽和化酵素

$2H_2O$

$R-CH=CH-(CH_2)_7-C$
$S-CoA$

2 cyt b_5 (Fe^{2+})　2分子の cyt b_5 還元酵素（FAD）　NADH+H$^+$

2 cyt b_5 (Fe^{3+})　2分子の cyt b_5 還元酵素（FADH$_2$）　NAD$^+$

全反応：$(-CH_2-CH_2-)+O_2+NADH+H^+\rightarrow(-CH=CH-)+2H_2O+NAD^+$

図13.6　脂肪酸の不飽和化
脂肪酸の不飽和化は小胞体で行われる．この反応には，酸素分子，NADH，FADH$_2$ およびシトクロム b_5 が必要である．cyt b_5：シトクロム b_5，FAD：酸化型フラビンアデニンジヌクレオチド，FADH$_2$：還元型フラビンアデニンジヌクレオチド．

必須脂肪酸

ω-3，ω-6脂肪酸（もしくはその前駆体）は食物から摂取しなければならない

前述したように，ヒトの不飽和化酵素は C9 を超えて二重結合を導入することができない．一方，プロスタグランジン，トロンボキサンおよびロイコトリエンなどの重要な分子の前駆体であるエイコサノイド（C20脂肪酸）やリン脂質の合成には，メチル末端から3炭素目（ω-3脂肪酸 ω-3 fatty acid）とメチル末端から6炭素目（ω-6脂肪酸 ω-6 fatty acid）に二重結合を有する2種類の脂肪酸が必要である．したがって，ω-3およびω-6脂肪酸（またはその前駆体）は，食物から供給されなければならない．ω-6脂肪酸であるリノール酸（C18：2，$\Delta^{9,12}$）およびω-3脂肪酸であるリノレン酸（C18：3，$\Delta^{9,12,15}$）は，食用植物油および肉から得られる．リノール酸は，ヒトでは一連の伸長および不飽和化反応によって，他のエイコサノイド合成の前駆体である**アラキドン酸 arachidonic acid**（C20：4，$\Delta^{5,8,11,14}$）に変換される．リノレン酸の伸長および不飽和化によって，他の種類のエイコサノイドの前駆体である**エイコサペンタエン酸 eicosapentaenoic acid**（EPA：C20：5，$\Delta^{5,8,11,14,17}$）が生じる．しかしながら，C18：3，$\Delta^{9,12,15}$ から EPA を生じる伸長／不飽和化反応の速度は遅く，人体の EPA の大部分は摂取した魚に由来する．

脂肪酸の貯蔵と輸送：トリアシルグリセロール（トリグリセリド）の合成

体内でつくられたり，食物から摂取された脂肪酸はトリアシルグリセロールとして輸送され，保存される

肝組織および脂肪組織では，**ホスファチジン酸**phosphatidic acid を中間体とする代謝経路によって**トリアシルグリセロール（TAG）**が産生される（図13.7）．しかしながら，この2つの組織におけるグリセロール-3-リン酸の供給源は異なっている．肝臓では，**グリセロール glycerol** がホスファチジン酸の骨格の材料となる．しかし，脂肪組織にはグリセロールキナーゼが発現していないため，**グルコース**がグリセロール3-リン酸の間接的な供給源となり，解糖系代謝物であるジヒドロキシアセトンリン酸を前駆体としてグリセロール-3-リン酸ができる．グリセロール-3-リン酸からの最初の反応は，**グリセロール-3-リン酸アシル基転移酵素 glycerol-3-phosphate acyltransferase** によるグリセロール-3-リン酸のアシル化であり，必要なアシル鎖は脂肪酸-アシル-CoA に由来する．生成物はリゾホスファチジン酸であり，**アシルグリセロールアシル基転移酵素 acylglycerol acyltransferase（AGPAT2）**による2回目の脂肪酸付加を経てホスファチジン酸がつくられる．この反応は脂肪細胞のトリアシルグリセロール合成に必須である．AGPAT2 活性が消失する変異が生じると，脂肪組織でトリアシルグリセロールを形成できなくなり，結果として先天性脂肪萎縮症（先天性脂肪異栄養症）を引きおこす．ホスファチジン酸はホスファチジン酸ホスファターゼによって脱リン酸化され，**ジアシルグリセロール diacylglycerol（DAG）**となる．この経路で形成された DAG は滑面小胞体に存在するため，ホスファチジルイノシトールにホスホリパーゼ C が作用して生じる，細胞膜や細胞質での DAG 形成とは異なることに注意が必要である．TAG 合成経路を介して形成される DAG は飽和脂肪酸と1価不飽和脂肪酸の混合物を含むのに対し，細胞質の DAG はホスファチジルイノシトールの脂肪酸組成を有し，主に1-ステアロイル-2-アラキドノイル-グリセロールである．最後に，**ジアシルグリセロールアシル基転移酵素 diacylglycerol acyltransferase（DGAT）**に

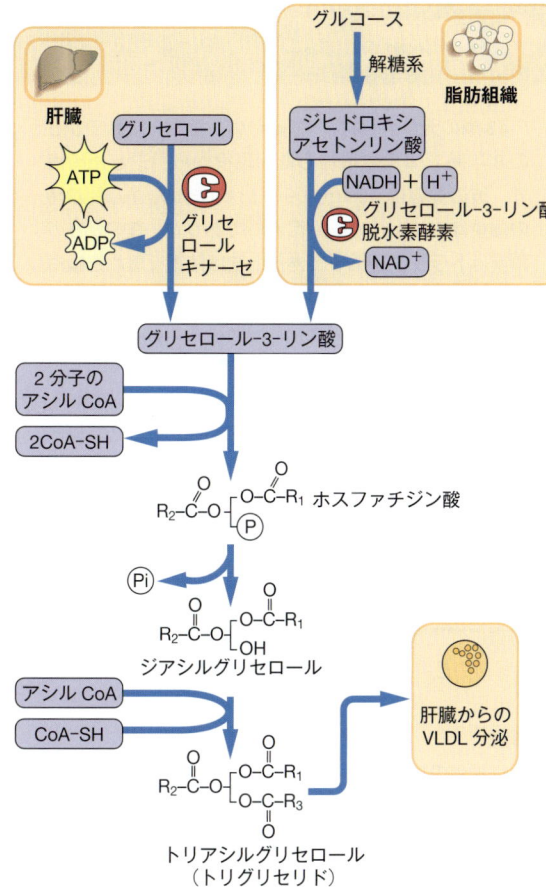

図 13.7　トリアシルグリセロール合成

トリアシルグリセロール（トリグリセリド）は肝臓および脂肪組織で合成される．グリセロール-3-リン酸の供給源は，この2つの組織では異なる．肝臓ではグリセロールが供給源となるが，脂肪組織にはグリセロールキナーゼ活性が存在しない．そのため脂肪組織では，解糖系の中間体であるジヒドロキシアセトンリン酸からグリセロール-3-リン酸がつくられる．図に示されているホスファチジン酸，ジアシルグリセロールおよびトリアシルグリセロール分子の中心的な"骨格"は，水素で飽和された3つの炭素原子からできている（図30.8 比較参照）．肝臓で合成されたトリアシルグリセロールが，その後 VLDL に取り込まれて他の組織に向けて放出されることにも注意．

よって DAG から TAG が形成される．これらの反応は，いわゆるモノアシルグリセロール経路である．TAG は Kennedy（ケネディ）経路を経由してつくられることもあり，この場合，ホスファチジン酸の段階で合流する（参考文献：Gibellini and Smith, 2010）．

肝臓の滑面小胞体膜上で産生されるトリアシルグリセロールは，一時的に蓄積されているにすぎない

　肝臓は，コレステロール，リン脂質およびアポリポプロテイン（アポリポプロテインも小胞体で合成される）からなるリポプロテイン複合体を合成し，**超低密度リポプロテイン very low-density lipoprotein（VLDL，第33章）** として放出することで，蓄えたトリアシルグリセロール

 臨床症例
アルコール依存症における脂質異常

　婦人科クリニックに通う36歳の女性は，血清中トリアシルグリセロール濃度73 mmol/L（6,388 mg/dL）およびコレステロール13 mmol/L（503 mg/dL）であった．最初は隠していたが，週に3本のウォッカと6本のワインを飲んでいることを認めた．彼女がアルコールを中止すると，トリアシルグリセロール濃度は2 mmol/L（175 mg/dL）に減少し，コレステロール濃度は5 mmol/L（193 mg/dL）に低下した．3年後に再受診した際，肝臓の腫大と脂質異常症の再発を認めた．肝生検で，脂肪肝（肝細胞に脂肪が蓄積）を伴うアルコール性肝疾患であることがわかった．

解説

　アルコール依存症患者では，アルコールの代謝が肝臓の NADH を増加させる．増加した NADH/NAD$^+$ 比は，脂肪酸酸化を阻害する．そのため，食物や脂肪組織からの動員によって肝臓に到達した脂肪酸は，グリセロールに再エステル化されてトリアシルグリセロールを生じる．アルコール中毒の初期の段階では，これらのトリアシルグリセロールはアポリポプロテインとともに複合体を形成し，超低密度リポプロテイン（VLDL）として血液に放出される．高 VLDL 値，したがって血清トリアシルグリセロール濃度の上昇は，アルコール性肝疾患の初期段階でしばしば認められる．肝疾患が進行するにつれて，アポリポプロテインの産生能は低下し，脂質を VLDL として排出することができなくなるため，肝細胞にトリアシルグリセロールが蓄積する（**第34章**）．

負荷から逃れるという独特の能力を有している．VLDL は小胞体でつくられて**ゴルジ（Golgi）体**に運ばれ，血流に放出される．一時的に貯蔵された TAG を動員するために，脂肪分解反応がおこる．その際，DAG が産生され，その後，VLDL アセンブリー〔訳注：脂質とアポリポプロテインが会合すること〕の際の TAG 合成経路に再度入ることができる．この反応にかかわるリパーゼの性質には不明な点が多いが，脂肪肝疾患に関連があるとされ，医学的に注目されている．また，ゴルジ体において未熟な VLDL とすでに存在する脂肪滴が融合して大きな VLDL 粒子を生成することで，TAG の一部が VLDL に入る可能性もある．

　VLDL は，血流に放出されたのち，**リポプロテインリパーゼ lipoprotein lipase（LPL）** の作用を受ける．この酵素は，毛細血管内皮細胞の基底膜糖タンパク質に結合しており，VLDL およびキロミクロン（カイロミクロン）の両方に対して活性がある（**第33章**）．したがって，脂肪

組織に貯蔵されるTAGの脂肪酸は，食物中の脂肪酸（キロミクロンによって運ばれる）とVLDLによって運ばれる内因性脂肪酸を反映することになる．後者は（脂肪組織からの）再循環される脂肪酸と肝臓で合成されたDNL脂肪酸からなる．これ以外にも，組織内で生成されるDNL脂肪酸がわずかに含まれる可能性がある．

食後には，脂肪組織がリポプロテインから脂肪酸を積極的に取り込んでTAGとして貯蔵する．脂肪細胞はLPLを合成し，脂肪組織の毛細血管に分泌する．このLPLの合成および分泌はインスリンによって促進される．インスリン濃度の上昇はまた，脂肪組織によるグルコースの取り込みを刺激し，解糖を促進する．これはグリセロール-3-リン酸の量を増加させ，脂肪細胞内でのTAGの合成を促進する．骨格筋の毛細血管床にもLPLが存在するが，このLPLはインスリンによって阻害される．代わりに，**骨格筋のLPLが筋収縮やアドレナリン刺激によって活性化される**．

インスリンは，脂肪酸合成および貯蔵にかかわる重要なホルモンである．インスリンは，肝臓および脂肪組織の両方でグルコース取り込みを促進する．肝臓ではフルクトース-2,6-ビスリン酸濃度を上昇させ，解糖を促進し，ピルビン酸生成を増加させる．インスリンは，ピルビン酸脱水素酵素複合体の脱リン酸化を介してこの酵素を活性化することにより，アセチルCoAの産生を促進し，TCA回路を活性化し，クエン酸濃度を上昇させる．クエン酸の増加は，アセチルCoAカルボキシラーゼの活性化を介して脂肪酸合成速度を上昇させる（第31章）．

身体全体の脂肪量の調節

脂肪組織は活発な内分泌臓器である

これまでずっと，エネルギー消費量を増やすことなくエネルギー摂取量が増加すると，脂肪細胞の数および脂肪含量の両方が増加して**肥満 adiposity**を引きおこすと理解されてきた．この意味では，TAGの貯蔵量は，単にエネルギー収支の結果ということになる．しかし今や，脂肪組織が単なる貯蔵庫ではなく，シグナル伝達を行うタンパク質やペプチドを放出する臓器であることが明らかになっている．脂肪細胞は，レプチン，アディポネクチンやレジスチン（総称してアディポカインと呼ばれる），血管内皮増殖因子などの**増殖因子 growth factor**，**腫瘍壊死因子α tumor necrosis factor-α（TNFα）**および**インターロイキン6 interleukin-6（IL-6）**などの**炎症性サイトカイン proinflammatory cytokine**を産生する．そのようなホルモンシグナル，特にレプチンは，エネルギーバランスを変化させる可能性がある．これについては，**第32章**でさらに詳しく説明する．

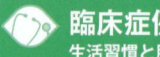

臨床症例
生活習慣と肥満

48歳の元歩兵（身長191 cm）は，陸軍を離れてからの8年間で体重が増加した．現役から引退した時点で，彼の体重は95 kg（209ポンド）だったが，受診時の体重は193 kg（424.6ポンド）であった．彼の現在の職業はトラック運転手である．彼は陸軍を離れた後も食物摂取量は変わっていないが，運動をほとんど行わなくなったと認めた．詳細な問診によると，毎日の食事摂取量は12,600〜16,800 kJ（3,000〜4,000 kcal）で，脂肪摂取量は40%に達していた．患者にはまず，脂肪摂取量を総カロリーの35%まで減らした健康的な食事計画が提案された．さらに彼は運動を勧められ，週に3〜4回泳ぐことにした．彼の体重は，最初は急速に減少し，その後，月あたり2〜3 kg（4.4〜6.6ポンド）の体重減少となり，180 kg（396ポンド）で落ち着いた．その後，高タンパク質・低糖質・低脂肪食に変更すると，再び体重が減少するようになり，1年後の最終体重は173 kg（381ポンド）になった．

解説

世界中の多くの地域で肥満が増えている．臨床的肥満は，身長と体重から計算されるボディマス指数 body mass index（BMI）によって明確に定義されている．BMIは体重（kg）を身長（m）の2乗で割ったものである（第32章）．

BMI 25〜30 kg/m²は体重過多もしくはⅠ度肥満，BMI > 30 kg/m²は，臨床的またはⅡ度肥満，BMI > 40 kg/m²は，病的またはⅢ度肥満に分類される．この患者は初診時のBMIが53であり，長期間にわたる食事療法によって48に低下した．エネルギー入力が出力を超える状態が長い間続くと，体重が増加する．肥満はさまざまな疾患の原因となる．最も重要なのは2型糖尿病で，その80%は肥満と関連している．肥満に関連する他の病気には，冠状動脈性心疾患，高血圧，脳卒中，関節炎および胆嚢疾患がある．

まとめ

- 脂肪酸の合成と貯蔵は，身体のエネルギー恒常性の重要な因子である．
- 脂肪酸合成は細胞質中でおこる．その鍵となる段階は，アセチルCoAカルボキシラーゼの触媒する反応である．
- 脂肪酸鎖の伸長（炭素原子16の長さまで）は，複数の酵素活性を有する二量体の脂肪酸合成酵素が行う．アセチルCoAカルボキシラーゼおよび脂肪酸合成酵素

は，いずれも複雑な活性制御を受ける．

● クエン酸シャトルは，脂肪酸合成に使用する2炭素単位をミトコンドリアから細胞質に移動する．

● 脂肪酸合成のための還元力は，NADPHのかたちでペントースリン酸経路およびクエン酸シャトルが供給する．

● 必須不飽和脂肪酸は，リノール酸とリノレン酸である．リノール酸はアラキドン酸に変換され，プロスタグランジンの前駆体となる〔訳注：リノール酸から合成されるアラキドン酸の量は少なく必要量に満たないため，栄養学的には必須不飽和脂肪酸に分類される〕．

● 肥満シグナルは，アディポカイン，特にレプチンが伝達する〔訳注：レプチンは交感神経活動を亢進してエネルギー消費を増大させ，肥満の抑制や体重増加の制御にはたらく〕．インスリンは食物からのエネルギー摂取の調節においても重要である．

✎ アクティブラーニング

(1) 伸長しつつある脂肪酸鎖が，脂肪酸合成酵素のサブユニット間でどのように移動するかを説明しなさい．

(2) エイコサノイドはどのようにして合成されるかを説明しなさい．

(3) 食後に脂肪分解が低下する理由を説明しなさい．

(4) 脂肪酸合成の重要な調節段階と，その制御メカニズムを説明しなさい．

(5) 脂肪酸合成に使われるアセチルCoAの供給源は何かを説明しなさい．

(6) 脂肪酸合成と脂肪酸β酸化を比較し，その違いを説明しなさい．

参考文献

Coleman RA. It takes a village: channeling fatty acid metabolism and triacylglycerol formation via protein interactomes. *Journal of Lipid Research*. 2019;60:490–497.

Gibellini F, Smith TK. The Kennedy pathway: De novo synthesis of phosphatidylethanolamine and pohosphatidylcholine. *IUMB Life*. 2010;62:414–428.

Guillou H, Zadravec D, Martin PG, et al. The key roles of elongases and desaturases in mammalian fatty acid metabolism: Insights from transgenic mice. *Progress in Lipid Research*. 2010;49:186–199.

Gurr MI, Harwood JLK, Frayn KN, eds. *Lipid biochemistry: An introduction*. Oxford: Blackwell Science; 2008.

Wallace M, Metallo CM. Tracing insights into de novo lipogenesis in liver and adipose tissues. *Seminars in Cell and Developmental Biology*. 2020;108:65–71.

Wu AS, Kersten S, Qi L. Lipoprotein lipase and its regulators: an unfolding story. *Trends in Endocrinology and Metabolism*. 2021;32:48–61.

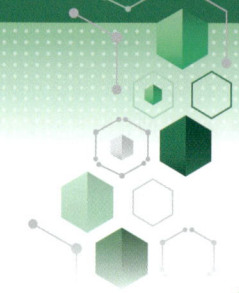

第14章 コレステロールとステロイドの生合成

Marek H. Dominiczak

本章で学ぶこと

本章の到達目標

- コレステロール分子の合成にかかわる主要な過程を説明できる.
- 細胞内コレステロール濃度の調節について論じることができる.
- コレステロール代謝と排泄に関する機構を説明できる.
- 胆汁酸と腸肝循環について述べることができる.
- ステロイドホルモンの主要な合成経路の要点を述べることができる.

はじめに

コレステロールは細胞の構造と機能に必須である

コレステロールは哺乳動物の**細胞膜 cell membrane**に必須の成分である. コレステロールはまた, **ステロイドホルモン steroid hormone**, **ビタミンD vitamin D**, **胆汁酸 bile acid**の前駆体でもある. さらに, コレステロール合成の初期段階では, 細胞増殖, 電子伝達, 酸化ストレス防御において重要なシグナル伝達分子の合成のための基質となる(図14.1).

コレステロールの輸送障害と細胞によるコレステロールの処理は, アテローム性動脈硬化症の発症に関連する(第33章).

ステロイドホルモンの合成障害は, 多くの臨床上の問題の原因となる. 新生児医学では, ステロイドホルモンの合成経路にまれな遺伝性酵素欠損がみられる. コレステロールは胆汁中に排泄され, 胆石の主成分でもある. コレステロールの「臨床的背景」を図14.2に示す. 身体におけるコレステロール処理の全体像を理解するには, リポプロテインの代謝について説明している第33章も参照すること.

血漿コレステロール濃度は内因性コレステロール合成とその食事からの摂取量に依存する

ヒトは毎日約1gのコレステロールを合成する. 日々の典型的な洋風の食事は, 主に肉, 卵, そして乳製品の

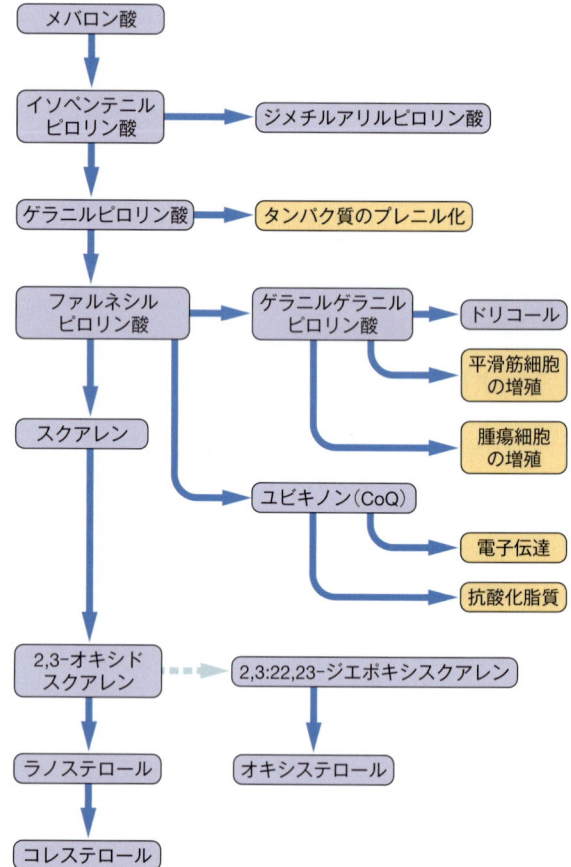

図14.1 コレステロール合成と関連する経路

コレステロール合成経路は, 黄色のボックスに示すように, さまざまな細胞機能にかかわる化合物の起源でもある(Charlton-Menys V, Durrington PN. Human cholesterol metabolism and therapeutic molecules. *Exp Physiol* 2007; 93: 27-42 より許可を得て改変). CoQ: 補酵素Q.

なかに約500 mg(1.2 mmol)のコレステロールを含んでいる. 普通の状況では, 消化管を通過する間にその30～60%が吸収される. 腸で吸収された後, コレステロールはリポプロテインである**キロミクロン(カイロミクロン)chylomicron**の成分として肝臓や末梢組織に運ばれる. その後, **超低密度リポプロテイン very-low-density lipoprotein(VLDL)**および**低密度リポプロテイン low-density lipoprotein(LDL)**によって末梢組織に運ばれる. また, **高密度リポプロテイン high-density**

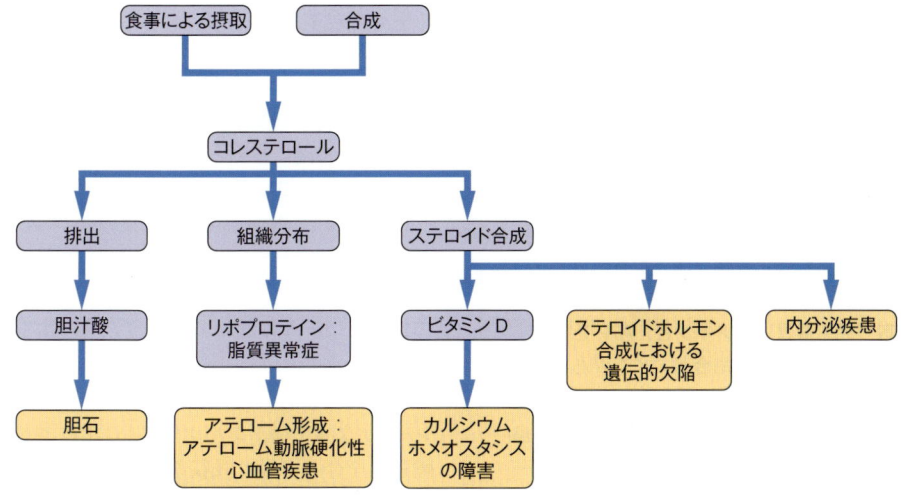

図14.2　コレステロールの合成と代謝の臨床的背景

lipoprotein（HDL）によって細胞から除去される．リポプロテインの代謝については，**第33章**で詳述する．

ヒトはコレステロールのステロール環を代謝できない

　コレステロールは，肝臓から胆汁酸もしくは遊離コレステロールとして胆汁中に分泌される．ほとんどの胆汁酸は，**回腸 ileum** の末端で再吸収され，肝臓に戻されて再利用される．

コレステロール分子

　図14.3 にコレステロールの構造を示す．コレステロールの分子量は386 Da で，27個存在する炭素原子のうち17個がコレスタン構造の4つの縮合環 A，B，C，D に組み込まれている．残りの炭素原子のうち，2個はそれぞれ環 A と B，および環 C と D の接合部にあるメチル基を，8個は側鎖を形成している．唯一のヒドロキシ基（水酸基）が環 A の3番目の炭素に結合している．環 B の5番目と6番目の炭素の間にだけ二重結合が1つある．

コレステロールは膜の流動性を下げる

　コレステロールは，平板状のステロイド環と脂肪酸鎖との間の物理的相互作用によって，脂質二重層中に支えられている．共有結合がないため，膜から自由に出入りができる．膜はリン脂質とスフィンゴ脂質が豊富な流動的な構造をしており，脂質とタンパク質分子が動き回って構造変化することができる（**第3章**）．リン脂質分子のアシル尾部は，膜の疎水性コアを構成する．これらの脂肪酸鎖の密度は，関与する脂肪酸の種類によって異なる．飽和脂肪酸鎖はより緻密で規則性の高い膜を形成するが，不飽和脂肪酸は二重結合によって引きおこされる

図14.3　コレステロールの構造

A～D は，コレスタン構造の4つの環を表すために使用される従来の表記法である．1～27の数字は炭素原子に付された番号．

「ねじれ」のため，規則性の低い構造となる．体温では，脂質二重層の長鎖炭化水素鎖は非常に活発に動くことができる．コレステロールは，こうした炭化水素鎖の間に位置している．**コレステロールは膜内のリン脂質分子の動きを減少させる．つまり，膜の流動性（したがって透過性）が低下することになる**．リン脂質二重層の流体が多いほど，膜の透過性は高くなる．

　コレステロールは脂質二重層内の領域に塊で存在する．コレステロール，スフィンゴ脂質，糖脂質を含むこのようなクラスターは**脂質ラフト lipid raft** として知られている．これらの領域では，リン脂質1 mol あたり1 mol のコレステロールが存在する可能性があるが，隣接する領域ではコレステロールが存在しないこともある．コレステロールに富む区画は，コレステロールのない領域よりも透過性が低くなる．例えば，ミトコンドリア内膜にはコレステロールはほとんど存在しない．

脂質ラフトのコレステロール含有量は細胞のシグナル伝達システムに影響を与える

　脂質ラフトは，細胞のシグナル伝達システムに影響を

理解を深めるために
ATP結合型（ABC）輸送体

　ABC輸送体 ABC transporter は，ATPase活性を有する大きなファミリーである．これらの輸送体のなかには物質を細胞質または細胞膜から外部に輸送するものがあるが，分子の取り込みにはたらくものもある．後者の場合，輸送される化合物を捕捉する結合タンパク質が必要となる．これらのタンパク質の構造には，輸送経路を取り囲む膜貫通ドメインと，ATPを結合する2つの細胞質ヌクレオチド結合ドメインがある．

　細菌では，ABC輸送体は栄養素の膜輸送に関与する．ヒトでは例えば，多剤耐性関連タンパク質，膵島のスルホニルウレア受容体，肝臓からのコレステロールのクリアランスや細胞からコレステロールを除いてHDL粒子に渡すといった異なる方面にはたらく輸送体を含む．ABC輸送体スーパーファミリーには，囊胞性線維症の膜貫通コンダクタンス調節因子（CFTR）である塩化物イオン（Cl⁻）チャネルも含まれており，その機能不全により囊胞性線維症が引きおこされる（第30章）．

らに水溶性が低い．

　細胞中では，コレステロールはアシルCoAコレステロールアシル基転移酵素 acyl-CoA：cholesterol acyltransferase（ACAT）でエステル化され，CEは小胞体（ER）の脂肪滴に蓄えられる．血漿中では，コレステロールはレシチンコレステロールアシル基転移酵素 lecithin cholesterol acyltransferase によってエステル化されるが，リポプロテインではほとんどがCEとして存在する．

コレステロールは腸にある特定の輸送体で吸収・分泌される

　食物由来のコレステロールは，Niemann-Pick（ニーマン-ピック）C1様タンパク質（NPC1L1）として知られる膜輸送体を介して腸で吸収される．細胞からコレステロールを輸送する別の輸送体は，ATP結合カセット輸送体ABCG5/G8である．これらは，胆汁への他のステロールの分泌にも関与している．こうした遺伝子に変異があると，植物ステロールが組織に蓄積する（シトステロール血症 sitosterolemia）．エゼチミブ ezetimibe という薬剤は，NPC1L1を介したコレステロール輸送を抑制し，重篤な症例または高リスク症例におけるスタチン治療の補完として高コレステロール血症の治療に使用される．

コレステロールの生合成

コレステロールはアセチルCoAから合成される

　ほぼすべてのヒト細胞は，コレステロールを合成できる．肝臓はコレステロール合成の主要臓器であり，腸・副腎皮質・生殖腺も少量を合成する．コレステロール分子合成の原料として，炭素原子と還元力，そして大量のATPによって供給されるエネルギーが必要である．出発物質はアセチルCoA acetyl-coenzyme A（acetyl CoA）となる．アセチルCoAは，長鎖脂肪酸のβ酸化，ピルビン酸の脱水素，およびロイシンやイソロイシンといったケトン原性アミノ酸の酸化によって供給される．還元力は，ペントースリン酸経路（第9章）で生成された還元型ニコチンアミドアデニンジヌクレオチドリン酸 nicotinamide adenine dinucleotide phosphate（NADPH）から供給される．

　1 molのコレステロールを合成するために，全部で18 molのアセチルCoA，36 molのATP，そして16 molのNADPHが使用される．必要な酵素のうちのいくつかは小胞体膜に結合しているが，すべての生合成反応は細胞質で進む．

コレステロール合成経路の最初の重要なステップは，メバロン酸の合成である

　3分子のアセチルCoAが，炭素原子6個からなるメバロン酸 mevalonic acid になる（図14.4）．最初の2つの段

与える膜構造である．ラフトはコレステロールを含有するため，構造的に比較的硬い．また，パターン認識型受容体〔Toll様受容体（TLR）〕，トランスフォーミング増殖因子β（TGFβ）受容体，種々のサイトカインや成長因子によって共有されるヘテロ二量体受容体複合体など，多くの受容体のプラットフォームを形成する．

　膜のコレステロール含有量が高いと，ラフトの膨張が引きおこされる．コレステロール含有量は，コレステロールを膜外に輸送するABCA1やABCG4などのABC輸送体によって制御されている．ラフトからのコレステロールの除去が損なわれると，成長因子やサイトカインのシグナル伝達パターンが変化する．これにより，造血幹・前駆細胞 hematopoietic stem and progenitor cell（HSPC，第40章）増殖反応が誘発される．この現象は，高コレステロール血症とアテローム発生に関連する炎症細胞反応の刺激との間に，概念的なつながりを与える．

コレステロールは細胞内および血漿中でエステル化される

　コレステロールは水にはほとんど溶けない．循環しているコレステロールの約30%だけが遊離型で存在し，大部分はオレイン酸やリノール酸といった長鎖脂肪酸とエステル結合している．コレステロールエステル cholesteryl ester（CE）は，遊離コレステロールよりもさ

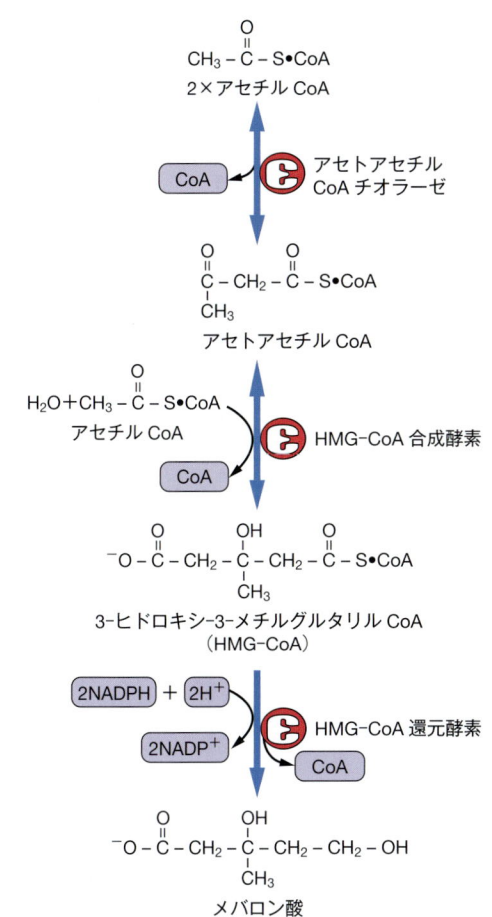

図 14.4 コレステロールの合成経路：メバロン酸の合成
メバロン酸は 3 分子のアセチル CoA に由来する 6 つの炭素原子からなる.

階は細胞質でおこり，縮合反応によって **3-ヒドロキシ-3-メチルグルタリル CoA 3-hydroxy-3-methylglutaryl-CoA（HMG-CoA）** が生成する．アセトアセチル CoA チオラーゼと HMG-CoA 合成酵素によって触媒されるこれらの反応は，**ケトン体 ketone body** の合成反応と同じであるが，後者はミトコンドリア内でおこる.

この経路の律速酵素は，HMG-CoA 還元酵素である

コレステロール合成の律速段階は，**HMG-CoA 還元酵素 HMG-CoA reductase** が触媒する，不可逆的にメバロン酸を合成する反応である．この反応には 2 分子の NADPH を必要とする.

HMG-CoA 還元酵素は小胞体に埋もれている．この酵素は，**フィードバック阻害 feedback inhibition**，酵素タンパク質の分解，リン酸化（脱リン酸化状態で活性がある），遺伝子発現の変化といった多様な調節を受ける．**インスリン insulin** や **トリヨードチロニン triiodothyronine** が活性を上昇させ，**グルカゴン glucagon** と **コルチゾール cortisol** が阻害するといったように，ホルモンによる

影響も受ける．HMG-CoA 還元酵素は，エネルギー感受性酵素である **AMP 活性化プロテインキナーゼ AMP-activated protein kinase（AMPK）**（第 32 章）によってもリン酸化され，阻害される.

3 つのイソプレン単位からファルネシルピロリン酸ができる

3 分子のメバロン酸が，ATP を必要とする 2 段階の反応でリン酸化される．続いて，脱炭酸反応がおきて 5 つの炭素からなる **イソプレン単位 isoprene unit** 異性体，すなわち，イソペンテニルピロリン酸とジメチルアリルピロリン酸ができ，その 2 つが縮合して，10 炭素からなるゲラニルピロリン酸となる．ゲラニルピロリン酸は伸長してゲラニル-ゲラニルピロリン酸になる．イソペンテニルピロリン酸とさらに縮合して，15 炭素原子からなるファルネシルピロリン酸が生成する（図 14.5）．ファルネシルピロリン酸はコレステロール生合成の中間体であるばかりでなく，**ドリコール dolichol**（糖タンパク質合成の基質）や **ユビキノン ubiquinone** 合成の分岐点に位置している（図 14.1）.

スクアレンは環形成可能な直鎖状分子

スクアレン合成酵素は，2 分子のファルネシルピロリン酸を縮合させて，6 つの二重結合をもつ炭素数 30 の炭化水素の **スクアレン squalene** を合成する（図 14.6）．スクアレンは後に折りたたまれてステロイド核様の環となる．この過程ではいくつかの中間体が形成される.

スクアレンは環化してラノステロールになる

環が閉じる前に，スクアレンはスクアレン **モノオキシゲナーゼ monooxygenase** によってスクアレン 2,3-オキシドになる．このモノオキシゲナーゼは NADPH 依存的酵素が構造のなかに酸素分子を挿入する．この後，オキ

> **理解を深めるために**
> コレステロール分子のモジュール式構築
>
> イソペンテニルニリン酸（IPP）はイソプレン単位誘導体とも呼ばれ，植物や動物のイソプレノイドとして知られる多数の化合物の前駆体である.
>
> これは，ステロイド分子の 5 炭素からなる構築要素でもある．2 つのイソプレン分子が縮合したものをテルペンと呼ぶ．コレステロール合成では，まず 2 つの IPP 異性体の縮合により炭素数 10 のテルペンゲラニルが生成される．さらにもう 1 つ IPP が追加されて，炭素数 15 のファルネシルが生成される．2 つのファルネソール単位が融合して，炭素数 30 のスクアレンが形成される．経路の最終段階で 3 つのメチル基が除去され，コレステロールが生成する.

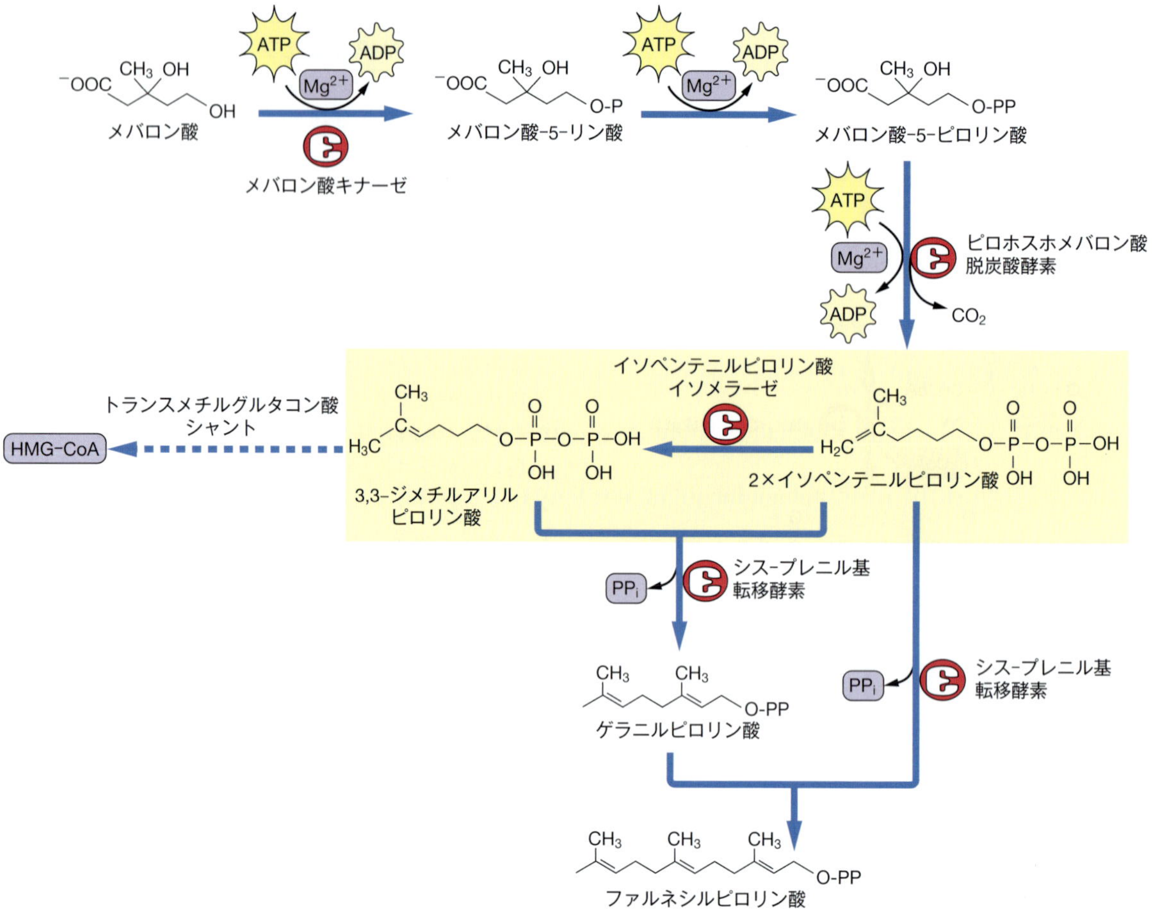

図の上部（図14.5の化学反応経路）のラベル：

メバロン酸　メバロン酸キナーゼ　メバロン酸-5-リン酸　メバロン酸-5-ピロリン酸

ATP　ADP　Mg^{2+}

ピロホスホメバロン酸脱炭酸酵素

ATP　Mg^{2+}　ADP　CO$_2$

イソペンテニルピロリン酸イソメラーゼ

トランスメチルグルタコン酸シャント　HMG-CoA

3,3-ジメチルアリルピロリン酸　2×イソペンテニルピロリン酸

PP$_i$　シス-プレニル基転移酵素

ゲラニルピロリン酸

PP$_i$　シス-プレニル基転移酵素

ファルネシルピロリン酸

図14.5　コレステロール合成経路：メバロン酸からファルネシルピロリン酸
ファルネシルピロリン酸は3つの五炭素イソプレン単位からできている．ADP：アデノシンニリン酸．PP$_i$：無機ピロリン酸．

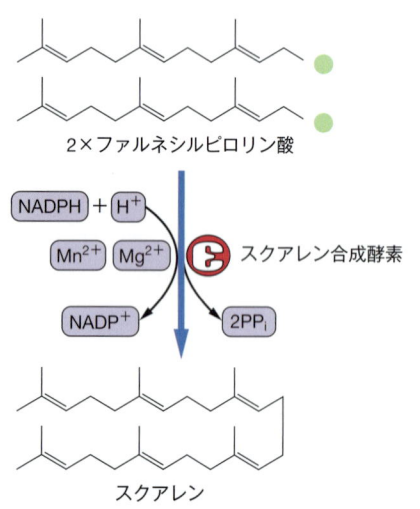

2×ファルネシルピロリン酸

NADPH＋H$^+$　Mn^{2+}　Mg^{2+}　スクアレン合成酵素　NADP$^+$　2PP$_i$

スクアレン

図14.6　コレステロール合成経路：ファルネシルピロリン酸からスクアレン
スクアレンは，2分子のC15ファルネシルピロリン酸の重合によってできる，直鎖状の分子である．スクアレンには6つの二重結合があるため，のちに環状化する．PP$_i$：無機ピロリン酸．

シドスクアレン-シクラーゼの作用で**ラノステロール** lanosterol ができる（**図14.7**）．

　植物には，シクロアルテノールと呼ばれるスクアレン環化の別の生成物があり，これはさらに代謝されてシトステロールを含むさまざまな植物ステロールになる．

コレステロール生合成の最終反応はキャリアタンパク質の上でおこる

　コレステロール合成における，スクアレン，ラノステロール，そして続いてできるすべての中間体は，疎水性の分子である．水溶系媒体のなかで反応の最終段階が進むためには，こうした中間体化合物はスクアレン結合タンパク質ならびにステロール結合タンパク質に結合しながら反応する．30炭素からなるラノステロールが27炭素からなるコレステロールに変換される過程には，脱炭酸反応，異性化反応，そして還元反応がかかわり，その結果3つのメチル基が除去される（**図14.7**）．

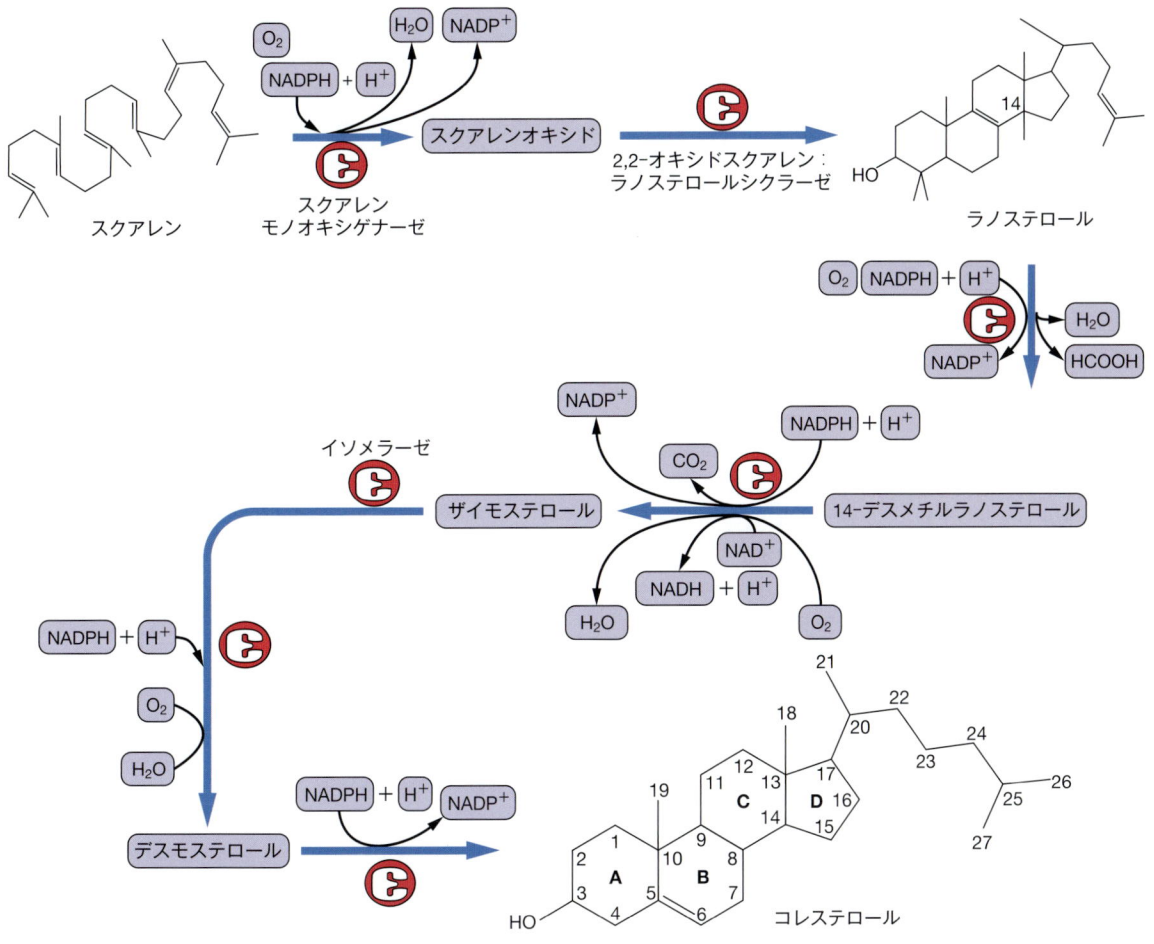

図14.7 コレステロール合成経路：スクアレンからコレステロール
この反応はスクアレン結合タンパク質およびステロール結合タンパク質上で進行する.

コレステロール側鎖の酸化によりオキシステロールが生成される

シトクロム P450 酵素，脳に存在するコレステロール 24-水酸化酵素（CYP46A1），および他の組織に存在する 25-水酸化酵素（CYP25A1）と 27-水酸化酵素（CYP27A1）は，コレステロールの側鎖を酸化する．27-ヒドロキシコレステロールは，エネルギーを必要とする輸送体がなくとも血液脳関門を通過する．25-ヒドロキシコレステロールは肝臓 X 受容体（LXRα）を制御する．

コレステロール吸収と代謝のマーカーとしての，植物ステロールとコレステロール前駆体の測定

コレステロール代謝の研究では，植物ステロールであるカンペステロールとシトステロール，そして胆管ステロールの 5α-コレステロールの測定値が，コレステロール吸収のマーカーとして用いられる．一方，コレステロール前駆体であるメバロン酸，スクアレンそしてラノステロールの測定値は，コレステロール合成のマーカーとして用いられる．

🟢 細胞のコレステロール含有量の調節

細胞は，新規な合成と外部からの供給によりコレステロールを獲得する

ここで細胞の場合の「外部からの供給」とは，必ずしも食事のことを意味するわけではないことに注意する．コレステロールは主にリポプロテインの成分として細胞に到達する．LDL 受容体は，アポリポプロテイン ApoB100 および ApoE に結合する膜タンパク質であり，したがって LDL および中間密度リポプロテイン（IDL，第 33 章）に結合することができる．

LDL を結合した LDL 受容体は，クラスリンというタンパク質によって細胞質側が覆われた膜の領域に移動する．いわゆるクラスリンで覆われたピットが陥入し，LDL：LDL 受容体複合体をエンドソーム内に包み込み，膜から剥離する．

エンドソーム内の pH が低下し，複合体が解離する．エンドソームはリソソームと融合し，そこでアポリポプロテインはプロテアーゼで，CE はエステラーゼによっ

て加水分解され，遊離コレステロールが細胞膜に放出される．受容体は再循環して膜に戻り，次のコレステロール取り込みサイクルに備える．リガンド-受容体複合体取り込みの過程は，受容体媒介エンドサイトーシスとして知られている．

理解を深めるために
受容体媒介によるエンドサイトーシスにおけるクラスリンの役割

　受容体媒介によるエンドサイトーシスは，クラスリン被覆ピットとして知られる膜の領域でおこる．この膜の領域は，細胞質側から格子を形成するタンパク質であるクラスリンを動員する．クラスリン格子はアダプタータンパク質とホスホイノシトールポリリン酸を介して膜に固定され，陥入した「ピット」を形成する．次に，アダプタータンパク質は，ピット膜受容体を捕捉（「キャッチ」）する．受容体を含むクラスリンピットはさらに陥入し，リガンド-受容体複合体を含む小胞を形成し，つままれてエンドソームを形成する．

理解を深めるために
PCSK9プロテアーゼはLDL受容体の分解を制御している

　セリンプロテアーゼ serine protease のPCSK9（proprotein convertase subtilisin/kexin type 9）はLDL受容体を制御している．PCSK9は肝臓から分泌され，血漿中に存在してLDL受容体の細胞外ドメインに結合する．PCSK9は，LDL受容体複合体が細胞内に移行した際にLDLが膜に戻るのを妨げ，分解に導く．PCSK9を過剰発現したトランスジェニックマウスでは，LDL受容体の量が低下してコレステロールを取り込む細胞の能力が低下するため，血漿コレステロール濃度が上昇する．PCSK9の機能獲得変異によって**高コレステロール血症 hypercholesterolemia**をきたす患者では，LDL受容体に対する親和性が増加している．一方，機能喪失変異では，より多くのLDL受容体が細胞膜にリサイクルできるようになり，血漿からのコレステロールの取り込みが増加するため，血漿コレステロールの低下をもたらす．PCSK9に対するモノクローナル抗体はその活性を抑制する．このような抗体は現在，強力なコレステロール低下薬として使用されている（第33章）．

● コレステロール合成の調節

コレステロールの新規合成とリポプロテインによる輸送は相互に関連している

　食事によるコレステロール摂取量とコレステロール生合成速度の間には逆相関がある．これにより，細胞へのコレステロールの継続的な供給が保証される．

　細胞内コレステロールの同調的な制御には，HMG-CoA還元酵素，LDL受容体，コレステロールのクリアランスに関与する酵素である7α-水酸化酵素，および核内受容体のネットワークが関与する．細胞内（細胞膜内）のコレステロール濃度は，細胞のコレステロール合成とLDL受容体の発現の両方を調節している鍵因子である．したがって，遊離コレステロール濃度が増すと次のことがおこる（**表14.1**および**図14.8**）．

- HMG-CoA還元酵素の活性と発現の低下がおこり，コレステロール合成量を制限する．
- LDL受容体の下方制御により細胞のコレステロール取り込みを制限する．
- 細胞からHDLへのコレステロールとリン脂質の流出が増加し，これにより細胞内コレステロールが減少する．
- コレステロールから胆汁酸への変換速度が増し，コレステロールが排泄される．

ステロール調節エレメント結合タンパク質（SREBP）はコレステロール合成にかかわる酵素をコードする遺伝子の発現を調節する

　ステロール調節エレメント結合タンパク質 sterol regulatory element-binding protein（SREBP）は，小胞体膜

表14.1　細胞内コレステロール濃度の調節

遊離コレステロール濃度を増加させる過程
de novo 合成
コレステロールエステル水解酵素による細胞内コレステロールエステルの加水分解
食物からのコレステロール摂取
LDLの受容体を介した取り込み：LDL受容体の上方調節
細胞内遊離コレステロール濃度を減少させる過程
コレステロールの *de novo* 合成の阻害
LDL受容体の下方調節
アシルCoAによるコレステロールのエステル化：コレステロール-アシル転移酵素
細胞から高密度リポプロテイン（HDL）へのコレステロールの受け渡し
コレステロールの，胆汁酸もしくはステロイドホルモンへの変換
HMG-CoA還元酵素の活性を阻害する因子
HMG-CoA濃度の低下
コレステロールの膜内濃度の高さ

に挿入された 120 kDa の不活性な前駆体として合成される. 小胞体では, **SREBP 切断活性化タンパク質 SREBP cleavage-activating protein（SCAP）** と結合している. SCAP/SREBP 複合体は小胞体からゴルジ（Golgi）体に移

送され, そこで SREBP は 2 つのプロテアーゼによって切断されて活性型転写因子を遊離する. 活性型転写因子は続いて核に移動し, コレステロール合成および脂肪酸合成にかかわるすべての遺伝子を活性化する（**図 14.9**）.

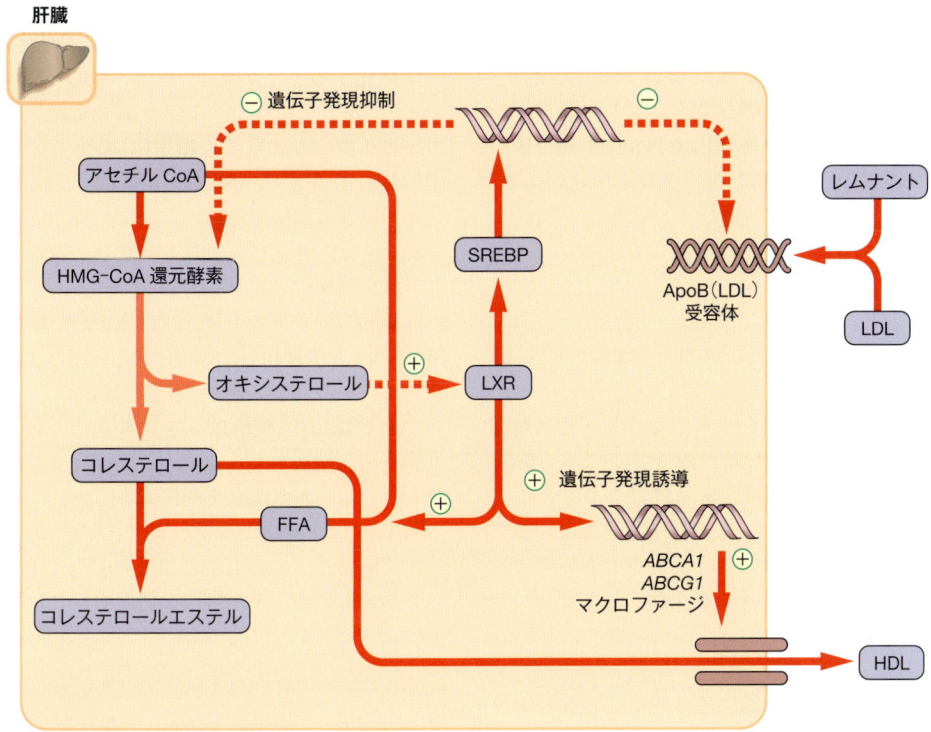

図 14.8　細胞内コレステロール濃度の調節

膜中の遊離コレステロールとオキシステロールは, 遺伝子発現を誘導したり抑制したりすることで細胞内コレステロール濃度を調節する. 細胞内コレステロール濃度が増すと HMG-CoA 還元酵素と ApoB/E 受容体の合成を抑え, 同時にコレステロールのエステル化と細胞からの排泄を促進する. 詳細については本文を参照. FFA：遊離脂肪酸, LXR：肝臓 X 受容体, SREBP：ステロール調節エレメント結合タンパク質.

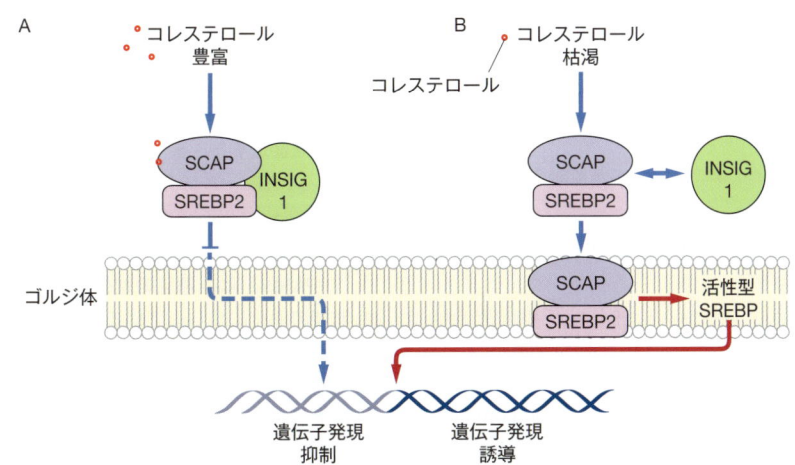

図 14.9　ステロール調節エレメント結合タンパク質 SREBP2 による遺伝子の転写調節

（A）膜の遊離コレステロール濃度が低いときには, SCAP/SREBP 複合体が小胞体からゴルジ体に移動する. SREBP2 が切断されて活性型となり, 活性化された転写因子が核のなかに入って遺伝子発現を開始させる. （B）膜の遊離コレステロール濃度が高いときには, コレステロールが結合することで SCAP タンパク質のコンフォメーション変化が誘導され, INSIG-1 との結合が安定化される. この複合体は SREBP2 が不活性型で小胞体内に残り, 転写が抑制される. 詳細については本文を参照. ER：小胞体, SCAP：SREBP 切断活性化タンパク質, SREBP2：ステロール調節エレメント結合タンパク質 2.

コレステロール分子はSCAPにあるステロール感受性膜内ドメイン（コレステロールの受容部）に結合する．これによって，SCAP/SREBP複合体は別の小胞体タンパク質であるインスリン誘導性遺伝子1（INSIG-1）に結合可能となる．SCAP/SREBP/INSIG-1複合体の安定性が調節の鍵を握る．複合体は次のようなはたらきをする．

コレステロールが枯渇すると，SCAP/SREBP複合体はINSIG-1から離れてゴルジ体に移動する．しかし，膜内のコレステロール濃度が高い場合，コレステロールがSCAPに結合すると，SCAP/SREBP/INSIG-1複合体が安定化し，ゴルジ体への移動が抑制される．その結果，SREBPは活性化されず，関連遺伝子の転写は抑制されたままとなり，コレステロール合成が阻害される（図14.9）．

コレステロールによるHMG-CoA還元酵素の調節には酵素分解が関与する

HMG-CoA還元酵素もステロール感受性ドメインを有している．コレステロールレベルが高いと，SCAP/SREBP複合体同様にHMG-CoA還元酵素もINSIG-1タンパク質に結合する．しかし，この場合は異なる効果をもたらす．すなわち，結合することで酵素のユビキチン化がおこり，分解に向かう．そして全体としてコレステロール合成の抑制にはたらく．

SREBPはコレステロールと脂肪酸合成に広範な効果をもたらす

コレステロール合成に加えて，SREBPは**LDL受容体遺伝子の発現を増加**させ，また**脂肪酸合成を促進**する．哺乳類には，SREBP1とSREBP2という2つの密接に関連したタイプのSREBPがある．SREBP1には，選択的スプライシングによって同じ遺伝子から生成する2つのアイソフォーム，SREBP1aおよびSREBP1cがある．

SREBP2はコレステロール合成とLDL受容体遺伝子発現を調節するが，SREBP1cは肝臓と脂肪組織の脂肪酸合成を制御し，インスリン制御下にある．SREBP1aはすべてのSREBP応答性遺伝子の発現を誘導する．

SREBP1cは，オキシステロールに応答して肝臓X受容体によって活性化される

SREBP1cは肝臓X受容体（LXR）によって発現が亢進する．LXRはリガンドにより活性化される転写因子で，核内受容体スーパーファミリーのメンバーである（第25章）．レチノイドX受容体retinoid X receptor（RXR）（第7章）やファルネソイドX受容体farnesoid X receptor（FXR）といった，別の類似分子とヘテロ二量体を形成する．できた複合体はDNAのLXR応答配列に結合し，遺伝子発現をもたらす．LXRはまた，細胞内コレステロール濃度を感知し，その生合成と細胞からの流出の調節にかかわる．しかし，LXRに結合するのはコレステロー

ルではなく25-ヒドロキシコレステロールもしくは27-ヒドロキシコレステロールである（図14.1）．

肝臓X受容体は細胞からのコレステロール流出を制御する

LXRαは，コレステロールのエステル化に必要な脂肪酸（FA）を生成して脂肪合成の調節に関与するSREBP1cを活性化することができる．脳では，LXRを介して作用する25-ヒドロキシコレステロールは，ApoE（脳内のコレステロールの重要な輸送体）の発現を制御し，星状細胞膜に存在するABCA1，ABCG1，およびABCG4輸送体の発現も制御する．

LXRαは，肝臓によるコレステロールの流出とクリアランスの制御にも関与している．

肝細胞内のコレステロール濃度が高い場合，LXRαはSREBP1cを活性化し，脂肪合成を刺激し，コレステロールのエステル化に必要なFAを生成する．

LXR-SREBP1c機構は，コレステロール輸送体をコードする遺伝子の発現も誘導し，細胞からHDL粒子へのコレステロールの流出を制御する．

ABCA1は，細胞から新生HDLへのコレステロールの排出を制御し，ABCG1は，より成熟したHDL2とHDL3へのコレステロールの排出を促進するコレステロール輸

🌀 理解を深めるために
ペルオキシソーム増殖剤活性化受容体が糖と脂質の代謝を制御する

ペルオキシソーム増殖剤活性化受容体（PPAR）は，転写因子として機能する核内受容体のスーパーファミリーに属する．それらは，糖と脂質の恒常性を制御する遺伝子を調節している．PPARはレチノイドX受容体（RXR）と二量体を形成し，その後，二量体は標的遺伝子のプロモーター領域の応答配列に結合する．

PPARαは，脂肪酸異化，ケトン体生成，および糖新生を促進する．また，リポプロテインの組み立てやコレステロールの代謝にも関与している．これは，LPL，apoAI，apoAIIの発現を増加させ，apoCIII遺伝子の発現を減少させる．

PPARβ/δは，細胞の増殖と分化の制御，および脂肪酸の異化に関与している．PPARγはエネルギー恒常性と脂肪組織の分化に影響を与え，インスリン感受性を改善する．PPARαとPPARγの作用は抗炎症作用である．

PPARは薬物作用の重要な標的である．一般的に使用される脂質降下薬であるフィブリン酸誘導体（フィブラート系薬剤）は，PPARαを活性化する．抗糖尿病薬であるチアゾリジンジオンはPPARγを活性化する（第31章）．

送体である．もう１つの転写調節因子のペルオキシソーム増殖剤活性化受容体α peroxisome proliferator-activated receptor α（PPARα）も，LXR を介してコレステロールの排出を調節する．

PPARα は，フィブリン酸（フィブラート系）の誘導体である一連の脂質降下薬の影響を受ける．

主要なコレステロール低下薬であるスタチンは，HMG-CoA 還元酵素を阻害する

スタチン statin として知られる HMG-CoA 還元酵素阻害薬は，酵素の HMG-CoA 結合部位に結合しその活性を競合的に阻害することで，コレステロール合成を低下させる．その結果，細胞内コレステロール濃度を低下させる．遊離コレステロールの減少は LDL 受容体の発現を促進する．LDL クリアランスが増して血漿コレステロールは低下する．肝臓の HMG-CoA 還元酵素の量は概日リズムで変動する．その活性は，日没後約６時間でピーク

に達し，光に当たっておよそ６時間で最低となる．そのため，最大限の効果を得るためにスタチンは通常夜に摂取する．

コレステロールクリアランス：胆汁酸

コレステロールは遊離型，もしくは胆汁酸として排出される

コレステロールの代謝産物として量が最も多いのが胆汁酸である．ヒトには主に４種類の胆汁酸がある（図14.10）．それらはすべて 24 個の炭素からなる．コレステロール側鎖末端の３つの炭素は胆汁酸合成の際に取り除かれる．胆汁酸はまた，飽和ステロイド核をもつが，加わったヒドロキシ基の数と位置が互いに異なるだけである．ヒドロキシ基はすべて α 配置をとる（すなわち，ステロイド核の面の下側に位置する）．このことは，コレステロールの 3β-ヒドロキシ基の異性化を意味する．

一次胆汁酸は肝臓で合成される

一次胆汁酸であるコール酸 cholic acid およびケノデオキシコール酸 chenodeoxycholic acid は，肝臓実質細胞で合成される．ミクロソームの 7α-水酸化酵素 7α-hydroxylase（CYP7A1 と呼ばれるモノオキシゲナーゼ）が触媒する，コレステロール環の 7α の位置にヒドロキシ基を導入する反応が，生合成の律速段階である．

一次胆汁酸は，分泌前にカルボキシ基の部分でグリシン glycine もしくはタウリン taurine とアミド結合し，抱合反応 conjugation reaction を受ける．ヒトでは，3対 1 の割合でグリシン抱合が多い．したがって，分泌産物は主にグリココール酸 glycocholic acid，グリコケノデオキシコール酸 glycochenodeoxycholic acid，タウロコール酸 taurocholic acid，そしてタウロケノデオキシコール酸 taurochenodeoxycholic acid である．生理的pH では，胆汁酸は大部分がイオン化しており，そのためナトリウムもしくはカリウム塩として存在する（注意：胆汁酸と胆汁酸塩の用語は同じ意味で使用する）．こうした化合物は，十二指腸に直接分泌されるか，もしくは名前のとおり胆嚢に一時的に蓄えられる．胆汁酸は，水・リン脂質・コレステロール・ビリルビンのような排出物とともに胆汁の重要な成分である．

肝臓 X 受容体（LXR）は胆汁酸合成と分泌にかかわる

LXR は，コレステロール 7α-水酸化酵素や ABC 輸送体などコレステロールの排出に関連するいくつかの遺伝子の発現を調節する．コレステロールは，ABCG5 および ABCG8 輸送体によって胆汁に注ぎ込まれる．胆汁へのコレステロール排出の調節には，他の核内受容体もかかわっている．例えば，ファルネソイド X 受容体（FXR）は RXR とヘテロ二量体を形成し，DNA 上の胆汁酸応答

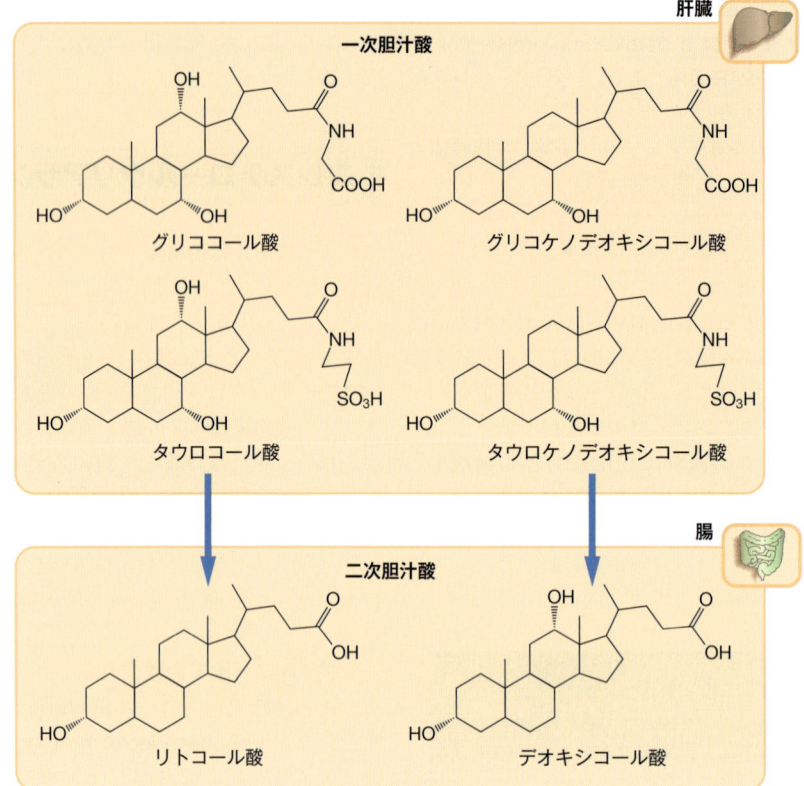

一次胆汁酸

肝臓

グリココール酸

グリコケノデオキシコール酸

タウロコール酸

タウロケノデオキシコール酸

二次胆汁酸

腸

リトコール酸

デオキシコール酸

図14.10　胆汁酸
肝臓は一次胆汁酸を合成する．一次胆汁酸は腸内細菌によって二次胆汁酸に変換される．

配列に結合する．FXR は細胞の胆汁酸センサーとしてはたらき，胆汁酸と結合して胆汁酸の合成を抑える．

コレステロールで過飽和された胆汁がコレステロール胆石の形成を促進する点は重要である．

腸では二次胆汁酸が合成される

二次胆汁酸である**デオキシコール酸 deoxycholic acid** と**リトコール酸 lithocholic acid** は，腸内で嫌気性細菌〔主に *Bacteroides*（バクテロイデス属）〕によって一次胆汁酸から生成される（図14.10）．一次胆汁酸のごく一部が二次胆汁酸に変換されるにすぎない．

胆汁酸は食物中の脂肪分解を助ける

胃腸ホルモンである**ヘパトクリニン hepatocrinin** と**コレシストキニン cholecystokinin** が，それぞれ肝臓からの胆汁の分泌と胆嚢からの排出を調節している．これらのホルモンは，部分消化された食物が胃から十二指腸を通過する際に分泌される．腸内に分泌された胆汁酸（極性のカルボキシ基とヒドロキシ基をもつ）は，界面活性剤として作用し，摂取した脂質の乳化を助ける．これによって，食事中の脂質が酵素により消化，吸収されやすくなる（第30章）．

胆汁酸は肝臓に再循環する

毎日最大30 g の胆汁酸が胆管から腸のなかに入るが，このわずか2％（約0.5 g）が糞便とともに失われる．ほとんどは脱抱合されて再吸収される．これらは**空腸 jejunum** と**結腸 colon** で受動的に再吸収され，**回腸**ではほとんどが能動輸送によって再吸収される．再吸収された胆汁酸は，非共有結合により**アルブミン albumin** に結合した後に門脈を介して肝臓に戻され，胆汁のなかに再び分泌される．この過程は**腸肝循環 enterohepatic circulation** として知られる．この再循環の現象は，胆汁がなぜ一次と二次胆汁酸の両方を含むかを説明する．プールされている胆汁酸は全部で3 g だけであるため，それは1日に5～10回再循環されなければならない．

7α-水酸化酵素は門脈から肝臓に戻る胆汁酸によってフィードバック阻害を受ける．食事中の胆汁酸も7α-水酸化酵素を減少させる．図14.11 に胆汁酸の代謝を示している．

糞便中に排出されるコレステロール

毎日，ほぼ1 g のコレステロールが糞便として体外に排泄される．このうちの50％は胆汁酸としての排泄であり，残りはコレステロール分子が細菌によって還元されてできる，飽和中性ステロール異性体のコプロスタ

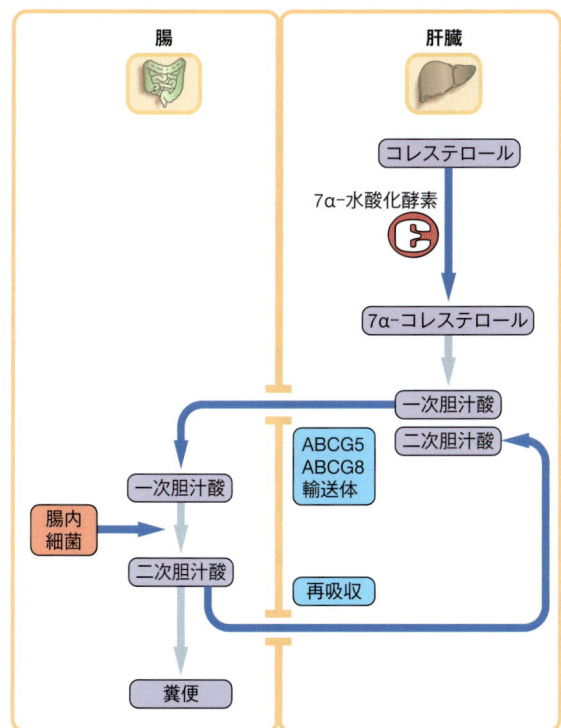

図14.11　胆汁酸の腸肝循環

ノール（5β-）とコレスタノール（5α-）である.

血漿コレステロールを下げるために胆汁酸結合樹脂のコレスチラミンが使用される

　コレスチラミン colestyramine は胆汁酸と結合し，腸肝循環を遮断する薬である. コレスチラミンは7α-水酸化酵素活性を上げることで，胆汁酸合成を増加させて排泄量を増やす. これに続いて細胞のコレステロール合成の増加をもたらし，LDL受容体の発現を増加させる. コレスチラミンは最初に開発されたコレステロール低下薬の1つである. 胆汁酸捕捉薬は，コレステロールの低下作用を最大限に高めるために，スタチンと組み合わせて今でも使用されることがある. より最近では，新世代のコレステロール結合樹脂が開発されている.

■ ステロイドホルモン

コレステロールはすべてのステロイドホルモンの前駆体である

　哺乳動物はさまざまなステロイドホルモンをつくり，そのなかには二重結合があるか否かや，ヒドロキシ基の配向が異なるだけのものもある. そのため，正確な構造を詳細に記載するために，体系的な命名法を構築する必要があった. ステロイドホルモンには大きく3グループがある（図14.12）. 副腎皮質ステロイド（コルチコステ

ロイド）corticosteroid は，プレグナン環を基本に21の炭素原子からなる. コレステロール側鎖の2つの炭素原子が消失すると，アンドロスタン環 androstane ring を有するアンドロゲン androgen として知られるホルモンとなる. 最後にA環の芳香族化に伴い，19番炭素についているメチル基が除去されて，エストロゲン estrogen にみられるエストラン構造ができる. 二重結合が存在するか否かとその位置，そして基本核についている官能基の位置と配向が個々のホルモンの性質を決める.

● ステロイドホルモンの生合成

ステロイドホルモンの合成は，副腎皮質，精巣，卵巣の3つの臓器で行われる

　実際には，副腎皮質ステロイドを副腎皮質の産物，アンドロゲンを精巣の産物，そしてエストロゲンを卵巣の産物として簡略化して考えることができる. このようなステロイド合成の簡略化された経路を図14.13（第27章および図27.7）に示す. ただし，3つの臓器はすべて，他のグループに属する少量のステロイドを分泌すること

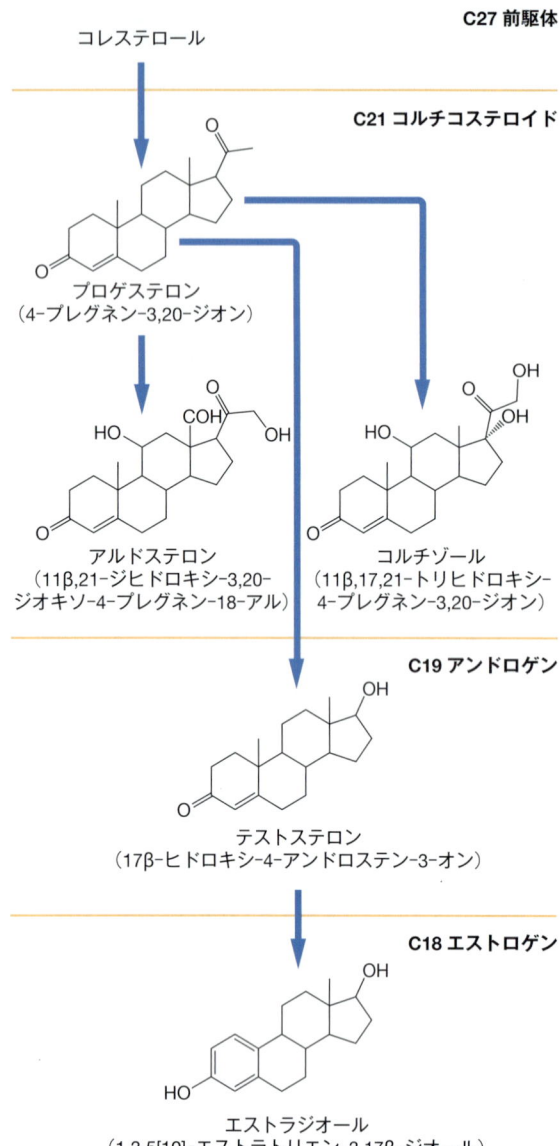

図14.12　主要なヒトのステロイドホルモン
ステロイドホルモンの慣用名と体系的名称(括弧内)を示す.ステロイド分子の原子の番号付けについては,その前駆体であるコレステロールの構造(図14.3)を参照のこと.

ができる.これは,ステロイド産生の欠陥やステロイドの欠損などの病理学的状況では変化する可能性がある.

ステロイド産生はシトクロム P450 モノオキシゲナーゼによって制御される

コレステロールからステロイドホルモンへの変換にかかわる酵素のほとんどは,酸素とNADPHを必要とする**シトクロム P450 モノオキシゲナーゼ cytochrome P450 monooxygenase** である.これらの酵素は,炭素-水素結合の炭素-ヒドロキシ結合への置換を触媒するため,モノオキシゲナーゼと呼ばれている.隣接する炭素原子のヒドロキシル化は,炭素-炭素結合が切断する前触れ

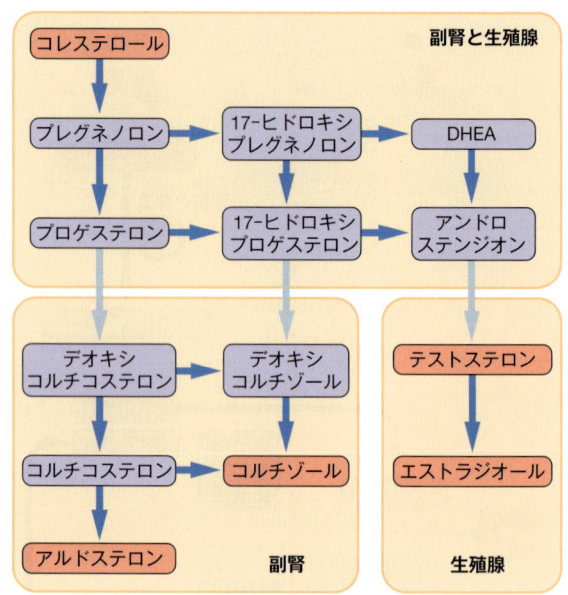

図14.13　ステロイドホルモン合成の概要
コレステロールからの合成経路がどのように分枝し,最終的にミネラルコルチコイド(例:アルドステロン),グルココルチコイド(コルチゾール),アンドロゲン(テストステロン),エストロゲン(エストラジオール)になるかが重要である.DHEA:デヒドロエピアンドロステロン.

臨床症例
Smith-Lemli-Opitz(スミス-レムリ-オピッツ)症候群:7-デヒドロコレステロール還元酵素の欠損

Smith-Lemli-Opitz(スミス-レムリ-オピッツ)症候群では,生後に,小脳髄症・短鼻根・小顎・高アーチ型口蓋,そして正中頸裂を伴う.しばしば**中枢神経系 central nervous system(CNS)異常・多指症,そして男性の両性的外性器**を伴う.

コレステロール合成および代謝経路はよく理解されているにもかかわらず,7-デヒドロコレステロール還元酵素欠損は1993年と,近年になって同定された.病態としては,胚性シグナルタンパク質(HH タンパク質)に不完全なプロセシングがおこり,さまざまな組織に多様な障害がおこる.

本疾患の子どものなかには幼少期に死に至るケースもあるが,それ以外の補助食を与えることで生存する患者の場合も,重篤な精神障害を示す(IQ 20 ～ 40).また,そのほとんどに成長遅延があらわれる.

である.コレステロール(図14.3)の構造をステロイドホルモンの構造(図14.12)と比較すると,生合成過程は炭素-炭素結合の切断とヒドロキシル化反応からなることがわかる.反応にかかわる酵素は,CYP の記号の後に特有の接尾語が続くかたちで命名される.例えば,CYP21A2は炭素21のヒドロキシル化を行う酵素を指す.

● 副腎皮質ステロイド（コルチコステロイド）

副腎腺では束状帯と網状帯がコルチゾールと副腎アンドロゲンの合成の場であり，外側の層（球状帯）はアルドステロンを合成する

　主要なグルココルチコイドであるコルチゾールの生合成は，細胞膜受容体に結合する下垂体**副腎皮質刺激ホルモン** adrenocorticotropic hormone（ACTH）による刺激に依存する．ACTH の作用で脂肪滴のなかに蓄えられていたコレステロールエステルが加水分解され，コレステロール 20,22-デスモラーゼが活性化して，C27 コレステロールから最初の C21 プレグナンファミリーの副腎皮質ステロイドである，プレグネノロンが生成する（**図 14.13**）．

　この過程はステロイド合成の律速段階である．その後のコルチゾールへの変換で，脱水素と異性化，そして CYP 酵素の触媒する C17，C21，C11 に 3 段階の連続するヒドロキシル化反応がおこる（**図 14.13**）．この経路では，コルチゾールによって ACTH 分泌が負のフィードバック調節を受ける（**第 27 章**）．

　アルドステロン aldosterone は主要なミネラルコルチコイド mineralocorticoid である．アルドステロンの場合は，主な合成刺激は ACTH ではなく，**アンジオテンシンⅡ** angiotensin Ⅱ（**第 35 章**）であり，二次刺激としてカリウムが重要である．アンジオテンシンⅡがその受容体に結合しカリウムと協調して，合成経路の最初の段階，すなわちコレステロールをプレグネノロンに変換する過程を活性化する．球状帯には 17α-水酸化酵素はなく，アルドステロンの 18-アルデヒド基形成にかかわる 2 段階反応の最初の段階を触媒する 18-水酸化酵素が豊富に存在する（**図 14.13**）．

● アンドロゲン

副腎皮質ステロイドのアンドロゲンへの変換には C17,20 の分割と 17α-ヒドロキシ基の付加が必要

　C17-C20 結合が切断される前に 17α-ヒドロキシ基が付加されて，アンドロスタン環構造ができる（**図 14.12**）．この酵素は，精巣の Leydig（ライディッヒ）細胞と卵巣の顆粒膜細胞に多い．しかしこの 2 つの組織では，同じ生合成過程が 2 つの異なるホルモンによって制御されている．律速段階であるコレステロール側鎖の切断を，精巣では**黄体形成ホルモン** luteinizing hormone（LH）が，卵巣では**卵胞刺激ホルモン** follicle-stimulating hormone（FSH）が促進する．

● エストロゲン

アンドロゲンのエストロゲンへの変換には 19-アロマターゼによる C19 のメチル基の除去が必要

　A 環は 2 段階の脱水素反応を受けて 1,3,5(10)-エスト

ラトリエン核となる（**図 14.12**）．脂肪組織にもテストステロンをエストラジオールに変換する酵素があるが，この**アロマターゼ** aromatase は卵巣の顆粒膜細胞に最も豊富に存在する．生合成に関与する CYP 酵素に多数の遺伝子欠損がみつかっている．こうした欠損によってステロイド生合成に異常をきたし，**先天性副腎皮質過形成** congenital adrenal hyperplasia といった疾患を発症する．

● ステロイドホルモンの作用機構

ステロイドホルモンは核受容体を介して作用する

　すべてのステロイドホルモンは，リガンドにより活性化される核受容体に結合して作用する．甲状腺ホルモンのトリヨードチロニン（T_3）や活性型ビタミン A および D の受容体も，このホルモン受容体スーパーファミリーに含まれる（**第 25 章**）．ホルモン結合ドメインの近傍には高度に保存された，2 つのジンクフィンガーを特徴的にもつ DNA 結合ドメインがある（**第 23 章**）．リガンドであるステロイドが結合して活性化された受容体は核に移行し，標的遺伝子のプロモーター領域にある特異的なステロイド応答配列に結合する．程度の異なるホルモン耐性や多様な臨床症状には，ステロイド受容体の構造の遺伝的多様性が関係する場合がある．第 23 章のステロイド受容体に関する説明を参照のこと．

● ビタミン D

　ビタミン D はコレステロールに由来し，カルシウム代謝において重要な役割を果たす．ビタミン D の作用

臨床症例
両性的外性器をもって生まれた新生児：先天性副腎皮質過形成

　新生児が両性的外性器をもって誕生した．その新生児は，48 時間以内にひどく苦しみ低血圧を示した．生化学的な検査により，次のことが明らかとなった．

- Na$^+$ 115 mmol/L（基準値：135 〜 145 mmol/L）
- K$^+$ 7.0 mmol/L（基準値：3.5 〜 5.0 mmol/L）
- 17-ヒドロキシプロゲステロン 550 nmol/L（基準値上限：50 nmol/L）

解説
　この新生児は重症型 21-水酸化酵素欠損症で，ステロイド合成経路の酵素の 1 つに活性異常があるためにおこる，先天性副腎皮質過形成に最もよくみられる症状を示している．遺伝子の異常によっておこる疾患であり，コルチゾールを（そしておそらくアルドステロンも）つくることができない．その結果，脳下垂体における ACTH の負のフィードバック調節が減弱される．ACTH は，副腎腺を連続的に刺激し続けて，ブロックされた酵素の上流のステロイド産生を継続させる．**17-ヒドロキシプロゲステロン 17-hydroxyprogesterone** を含む蓄積したステロイドは，さらに代謝されてテストステロンになる（図 14.14）．その結果，女性の新生児が**男性化 androgenization** する．ミネラルコルチコイド欠損は腎性塩分消耗をおこし，ステロイドと塩分の緊急の補給が必要である．ヒドロコルチゾンとミネラルコルチコイドの長期維持療法により，ACTH とアンドロゲンの産生が抑制される．

　酵素の部分的な欠損では，これよりも軽度の症状となる．副腎皮質アンドロゲンが過剰となる結果，若い女性に月経不順や多毛症がおこる．

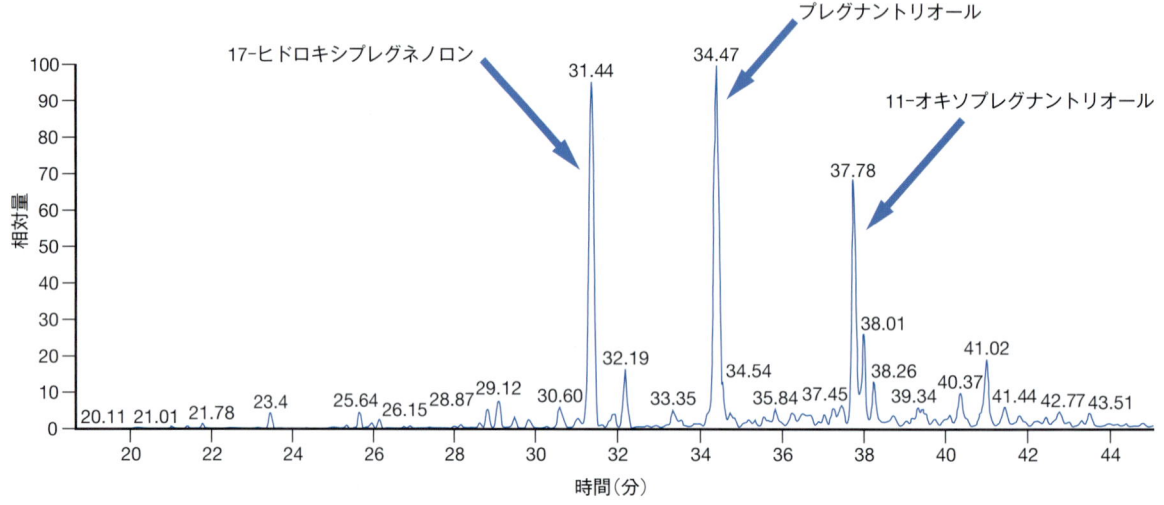

図 14.14　ガスクロマトグラフィー質量分析法（GC-MS）による尿中ステロイドの分離
臨床検査室では，副腎ステロイドの合成や代謝に関する数々の遺伝性疾患，ステロイド産生腫瘍の診断を目的として，尿中ステロイド代謝産物を測定する．先天的副腎皮質過形成における，代謝過程の異常な部位を同定するためには特に有用である．こうした検査は，外性器異常を示す新生児，性的早熟の子ども，そして Cushing（クッシング）病（第 27 章）が疑われる患者で最も頻繁に行われる．ここでは，**21-水酸化酵素の欠損多型を有する**，先天性副腎皮質過形成の患者の尿中ステロイド代謝物のパターンを示している．最も顕著なステロイド代謝物は，17-ヒドロキシプレグネノロン，プレグナントリオール，そして 11-オキソプレグナントリオールである．横軸：ステロイド代謝物をクロマトグラフィーで分離し，その時点で質量分析機により検出している．縦軸：相対量（イオンの量）．

と代謝については，第 38 章で述べる．

ステロイドホルモンの排泄

　ほとんどのステロイドホルモンは尿中に排出される．この過程には 2 つの主要な段階がある．第 1 段階では，**一連の還元反応によってステロイドの生物学的活性が除去される**．第 2 段階では，通常は C3 のヒドロキシ基が**グルクロン酸抱合 glucuronide conjugation** もしくは硫酸抱合 sulfate conjugation を受けて，ステロイド構造が水溶性になる．その結果，尿中にはさまざまな異なるステロイドホルモン抱合体が存在し，なかには高濃度となるものもある．GC-MS を用いて尿中ステロイドを調べると，30 以上にも及ぶステロイドが同定される．それらの相対量によって，ステロイド合成経路のどの段階が特異的に欠損しているかを特定できる（図 14.14）．

まとめ

- コレステロールは細胞膜の構成成分として不可欠であり，胆汁酸・ステロイドホルモン・ビタミン D の前駆体である．
- コレステロールの由来には，食事とアセチル CoA からの *de novo* 合成の両方がある．
- コレステロールの合成経路の律速酵素は HMG–CoA 還元酵素である．
- コレステロールからの胆汁酸やステロイドホルモンへの合成には，シトクロム P450 モノオキシゲナーゼの触媒するヒドロキシル化反応がかかわる．

✎ アクティブラーニング

(1) 細胞内コレステロールの調節について述べなさい．
(2) 二次胆汁酸とは何か．そしてどのようにして生じるかを説明しなさい．
(3) 胆汁酸の腸肝循環について説明しなさい．
(4) ステロイド合成におけるモノオキシゲナーゼの役割を説明しなさい．

参考文献

Barnes PJ, Adcock IM. Glucocorticoid resistance in inflammatory diseases. *Lancet*. 2009;373:1905–1917.

Charlton-Menys V, Durrington PN. Human cholesterol metabolism and therapeutic molecules. *Experimental Physiology*. 2007;93: 27–42.

de Winther MPJ, Lutgens E. The link between hematopoiesis and atherosclerosis. *N Engl J Med*. 2019;380:1869–1871.

Goldstein J, DeBose Boyd RA, Brown MS. Protein sensors for membrane sterols. *Cell*. 2006;124:35–46.

Goldstein JL, Brown MS. History of discovery. The LDL receptor. *Arterioscler Thromb Vasc Biol*. 2009;2009(29):431–438.

Griffiths WJ, Abdel-Khalik J, Hearn T, et al. Current trends in oxysterol research. *Biochemical Society Transactions*. 2016;44: 652–658.

Soyal SM, Nofziger C, Dossena S, et al. Targeting SREBPs for treatment of the metabolic syndrome. *Trends in Pharmacological Sciences*. 2015;36:406–416.

Vegiopoulos AA, Herzig S. Glucocorticoids, metabolism and metabolic diseases. *Molecular and Cellular Endocrinology*. 2007;275:43–61.

Young SG, Fong LG. Lowering plasma cholesterol by raising LDL receptors – revisited. *The New England Journal of Medicine*. 2012;366:1154–1155.

関連ウェブサイト

Cholesterol biosynthetic pathway - Rat Genome Database: Rat Genome Database Web Site, Medical College of Wisconsin, Milwaukee, Wisconsin. Cholesterol biosynthetic pathway: http://rgd.mcw.edu/rgdweb/pathway/pathwayRecord.html?acc_id=PW:0000454 Accessed May 2021

KEGG Pathway Database. Primary bile acid biosynthesis - Reference pathway: http://www.genome.jp/kegg/pathway/map/map00120.html Accessed May 2021

Bile acid biosynthesis - The Metabolomic Innovation Centre (TMIC). The Small Molecule Pathway Database (SMPDB): http://smpdb.ca/view/SMP00035 Accessed May 2021

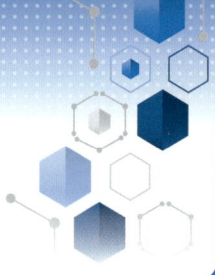

第15章 アミノ酸の生合成と分解

Allen B. Rawitch†, John W. Baynes

📖 本章で学ぶこと

本章の到達目標

- ヒトが炭素骨格の代謝前にアミノ酸から窒素を除去するために用いる3つのメカニズムについて説明できる.
- 尿素回路における反応の順序を概説し，その回路を出入りするアミノ酸由来の窒素の流れを説明できる.
- アミノ基転移反応におけるビタミン B_6 の役割を説明できる.
- 糖原性アミノ酸とケト原性アミノ酸の用語を定義し，例をあげることができる.
- 動物における遊離アミノ酸プールの流入と枯渇に関与する因子を要約できる.
- 動物におけるアンモニアの源と用途を要約し，窒素平衡の概念を説明できる.
- 必須アミノ酸を特定し，非必須アミノ酸の代謝における生成源を説明できる.
- フェニルケトン尿症やメープルシロップ尿症の治療における生化学的基礎と治療の根拠を説明できる.

はじめに

アミノ酸は食物に由来し，絶食時のエネルギー源である

　多くのアミノ酸は，ペプチドやタンパク質の構成成分として，また神経伝達物質やホルモンの前駆体としての役割に加えて，その炭素骨格は糖新生を通してグルコースの産生に使われている．その結果，赤血球や脳などグルコースを要求あるいは好む組織に燃料を供給する．そのようなアミノ酸を**糖原性アミノ酸 glucogenic/glycogenic amino acid** と呼ぶ．いくつかのアミノ酸の炭素骨格は，アセチルCoAやアセト酢酸に相当する化合物を産生することができ，**ケト原性 ketogenic** と呼ばれる．すなわち，それらは脂質やケトン体となる直接の前駆体へと代謝されることを示している．少数のより大きなアミノ酸の炭素骨格からは，グルコース合成のため

の構成成分とアセチルCoAに相当する化合物の両方が生成するため，これらのアミノ酸を糖原生かつケト原性アミノ酸と呼ぶ．適正な量のタンパク質を消費する個体においては，アミノ酸から生じるかなりの量の炭素が，貯蔵のために糖質（グリコーゲン）や脂肪（トリアシルグリセロール）に変換されることもある．糖質や脂質と異なり，アミノ酸にはグリコーゲンや脂肪に相当する専用の貯蔵形態は本来存在しない．しかし，組織タンパク質に由来するアミノ酸は，例えば飢餓などの状況下では，重要なエネルギー源となりうる．

　アミノ酸が代謝されるとき，結果として生じる過剰な窒素は排泄されなければならない．アミノ酸から窒素が取り除かれる際の基本形態はアンモニアであるが，遊離アンモニアはきわめて有害であるため，ヒトやほとんどの高等動物はアミノ酸代謝で発生したアンモニアを速やかに尿素に変換する．尿素は中性で毒性が低く，水に非常に溶けやすく，尿中に排泄される．結果として，**ヒトの主要な窒素排泄物は尿素であり，肝臓の尿素回路で産生される．**尿素を排泄する動物は尿素排泄動物と呼ばれ，平均的なヒトで窒素の80％以上は尿素として排泄される（25〜30g/24h）．一部の少量の窒素は，尿酸，クレアチニンやアンモニウムイオン（NH_4^+）のかたちで排泄される．

　一部のアミノ酸の炭素骨格は主要代謝経路の代謝物から生成されており，すべてではないが，ヒトにおけるいくつかのアミノ酸の生合成を可能にしている．こうして合成されるアミノ酸については，それゆえに食物からの摂取は必要ないため，**非必須アミノ酸 nonessential amino acid** と呼ばれる．一方で，ヒトの通常の代謝から生成することのできない炭素骨格をもつアミノ酸は，食物から供給されなければならず，**必須アミノ酸 essential amino acid** と呼ばれる．非必須アミノ酸の生合成には，該当する炭素骨格へのアミノ基の付加が必要である．これは通常，特定のアミノ酸の炭素骨格に相当する **α-ケト酸 α-keto acid** への**アミノ基転移 transamination** の過程を経ておこる．

† 著者故人

食物と内在性タンパク質の代謝

主要代謝との関係

筋タンパク質と脂肪組織の脂質は絶食時や飢餓時の糖新生を維持するために消費される

身体タンパク質は潜在的なエネルギー貯蔵量のかなりの割合を占めているが（表 15.1），通常の状態では，エネルギー産生のためにあまり使われていない．しかし，長期の絶食では，筋タンパク質はアミノ酸へと分解されて生存に必須なタンパク質合成のために利用される．また，α-ケト酸へと分解されて，血中のグルコース濃度の維持や，エネルギー産生のための代謝物を供給する糖新生に利用される．絶食時に筋肉量が減るのはそのためである（第 12 章）．

食物タンパク質には，酸化的代謝やエネルギー産生のための炭素骨格の重要な源としての役割の他に，通常のタンパク質合成を維持できるように，そうしたアミノ酸を適量供給する役割がある．これは成長や外傷からの回復期にはとりわけ重要である．身体タンパク質および食物タンパク質の重要なアミノ酸プール・主要代謝との関係を図 15.1 に示す．

表 15.1　体内におけるエネルギーの貯蔵形態

貯蔵燃料	組織	量（g）*	エネルギー	
			（kJ）	（kcal）
グリコーゲン	肝臓	70	1,176	280
グリコーゲン	筋肉	120	2,016	480
遊離グルコース	体液	20	336	80
トリアシルグリセロール	脂肪	15,000	567,000	135,000
タンパク質	筋肉	6,000	100,800	24,000

タンパク質は体内での実質的なエネルギー貯蔵庫に相当する．ただし，ストレス下あるいは飢餓時の場合を除いて，タンパク質は通常利用されない．＊：体重 70 kg に換算．
（Cahill, 1976 より許可を得て改変）

理解を深めるために
アラニンと組織間の炭素・窒素の流れ

骨格筋などの末梢組織と肝臓との間で発生する炭素の流れの多くは，末梢組織から血中へのアラニンの放出によって促進されている．アラニンは肝臓でピルビン酸に変換され，窒素成分は尿素に取り込まれる．ピルビン酸は，糖新生によってグルコースを産生するのに用いられ，グルコースは血中に放出されて末梢組織に運ばれる．このグルコース-アラニン回路 glucose-alanine cycle は，アミノ酸炭素のグルコースへの正味の転換，アミノ酸窒素の尿素としての排除，そしてグルコースというかたちでの末梢組織への炭素の返還を可能にしている．

グルコース-アラニン回路は Cori（コリ）回路 Cori cycle（第 31 章）と同様の方法で機能する．Cori 回路では，乳酸は骨格筋から放出され，肝臓の糖新生に使われる．この 2 つの決定的な違いは，アラニンが窒素原子を肝臓に運ぶことである．注目すべきは，アラニンとグルタミンは骨格筋からほぼ等量放出され，骨格筋から血中に放出されるアミノ酸の約 50％を占める．これは筋タンパク質のこの 2 種のアミノ酸の割合を，はるかに超えた量にあたる．これは，筋肉からの放出の前に，アミノ基転移反応によりタンパク質由来アミノ酸の多くが再構築されていることを示している．

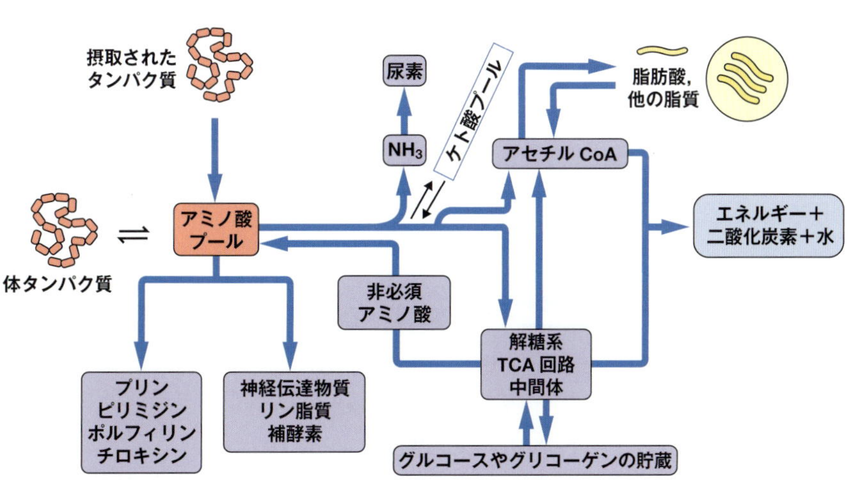

図 15.1　アミノ酸間の代謝の関係
遊離アミノ酸プールは，食事と身体タンパク質の分解および代謝回転に由来する．この図に示されているように，アミノ酸は重要な生体分子の前駆体である．これには，ホルモン，神経伝達物質，およびすべてのタンパク質が含まれる．アミノ酸はまた，糖新生，脂質生合成，エネルギー産生を含む主要代謝のための炭素源としても利用されている．

◆ 食物タンパク質の消化と吸収

　食物タンパク質がエネルギー代謝あるいは必須アミノ酸のプールに利用されるためには，タンパク質は遊離アミノ酸あるいは短いペプチドのレベルまで消化され，腸で吸収されなければならない．タンパク質の消化は，胃においてタンパク質の変性とペプシンの作用から始まる．ペプシンは非常に低いpH環境下で活性を示すプロテアーゼである．胃内容物は小腸に運ばれ，膵液と混合して消化は続く．膵液はアルカリ性で，トリプシン，キモトリプシン，エラスターゼなどのいくつかのセリンプロテアーゼの不活性型前駆体とカルボキシペプチダーゼを含んでいる．その酵素前駆体は，小腸内の一連のペプチダーゼによって活性化される（第30章）．残りのジペプチドやトリペプチドは腸管吸収上皮細胞で分解され，遊離したアミノ酸はアミノ酸の種類に選択的ないくつかのアミノ酸輸送体の助けによって吸収される．その後，血液を介して門脈に輸送され，肝臓へと運ばれて，エネルギー代謝やタンパク質合成に利用されるか，あるいは他の組織に送られて同様の用途に用いられる．

◆ 内在性タンパク質の代謝回転

　食物タンパク質の摂取・消化・アミノ酸の吸収に加えて，身体を構成するタンパク質には半減期あるいは寿命があり，恒常的にアミノ酸に分解され，新しく合成されたタンパク質に置き換わっている．ある種の身体タンパ

ク質は半減期がたった数分であるが，別のタンパク質は代謝が非常に遅く，半減期が数年の場合もある．このタンパク質の代謝回転のプロセスは，リソソームlysosomeでの分解や，細胞質のプロテアソームproteasomeによる分解から始まる（第22章）．リソソームによる消化の場合，タンパク質代謝回転は**オートファジー** autophagyと呼ぶ過程で，オートファゴソームとして知られる小胞がタンパク質や細胞小器官を貪食することから始まる．次に小胞はリソソームと融合し，タンパク質・脂質・糖鎖はリソソームの酸性加水分解酵素によって分解される．細胞質タンパク質は，主にプロテアソームという複数のタンパク質分解活性をもつ高分子量タンパク質複合体によって分解される．このプロセスは，通常**ユビキチン** ubiquitinと呼ばれる小さなタンパク質の共有結合によって開始される．細胞質タンパク質の分解は，このユビキチン依存的な経路に加えて，ユビキチンに依存しない経路も存在する．

アミノ酸分解

エネルギー代謝に向かうアミノ酸は炭素骨格を産生するために脱アミノ化されなければならない

　アミノ酸からアミノ基を取り除く3つのメカニズムがある．
- **アミノ基転移**：アミノ基を適切なケト酸受容分子へ転移する（**図15.2**）．

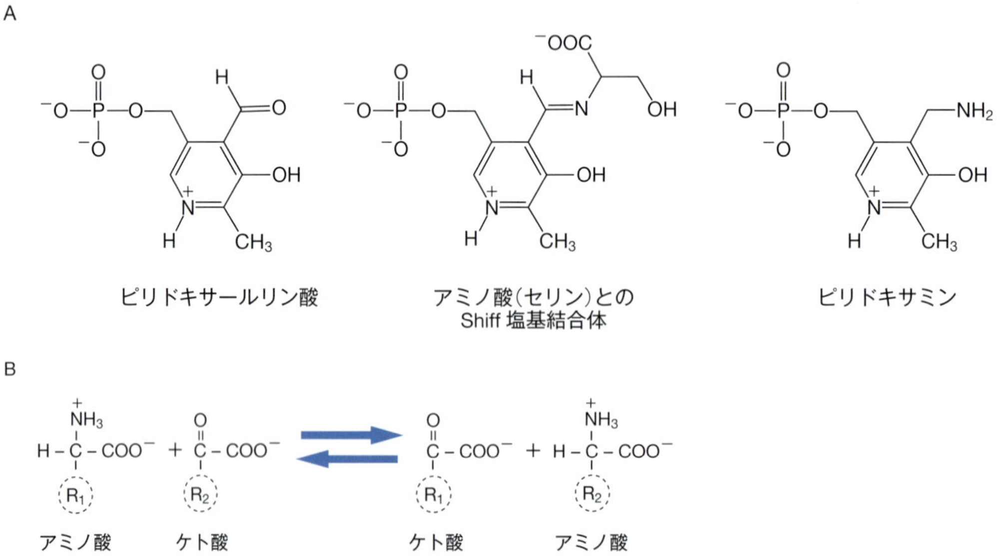

ピリドキサールリン酸　　　アミノ酸（セリン）とのShiff塩基結合体　　　ピリドキサミン

アミノ酸　　ケト酸　　　　ケト酸　　アミノ酸

図15.2　アミノ基転移酵素におけるピリドキサールリン酸の触媒反応
アミノ基転移酵素は，補酵素としてピリドキサールリン酸を利用する．ピリドキサミン付加体は，α-アミノ酸とα-ケト酸との間のアミノ基の転移における中間体としてはたらく．(A)関与する構成分子の構造．補酵素であるピリドキサールリン酸は，アミノ基転移反応や脱炭酸反応を含む，アミノ化合物およびケト化合物の両方が関係するさまざまな酵素触媒反応に用いられる．(B)アミノ基転移は α-アミノ酸供与体(R_1)と α-ケト酸受容体(R_2)の両方が関与する．R_1 の炭素骨格から生成された α-ケト酸と R_2 の炭素骨格から生成された α-アミノ酸が生成物である．分解代謝では，R_2 は通常は α-ケトグルタル酸である．

- **酸化的脱アミノ化 oxidative deamination**：アミノ基の酸化的除去により，ケト酸，還元型フラビン補酵素，およびアンモニアが生成する（図15.3）．
- **脱水酵素による水分子除去**（例：セリン脱水酵素やトレオニン脱水酵素）：この反応はイミン中間体を産生するが，不安定なため自然に加水分解して，α-ケト酸とアンモニアを生じる（図15.3）．

　一般的なアミノ酸からアミノ基を取り除く主な機構は，アミノ基転移反応を介するものである．すなわちアミノ酸からのアミノ基をα-ケトグルタル酸に転移して，グルタミン酸を形成する反応である．**アミノ基転移酵素 aminotransferase（別名：トランスアミナーゼ transaminase**）と呼ばれるいくつかの酵素は，多くのアミノ酸からアミノ基を取り除き，対応するα-ケト酸を生成する．アミノ基転移酵素は**ピリドキサールリン酸 pyridoxal phosphate** というビタミンB$_6$（ピリドキシン）**vitamin B$_6$（pyridoxine**）由来の補酵素を，触媒機構における必須成分として用いる．ピリドキサミンはこの反応の中間体である．ビタミンB$_6$のさまざまな形態の構造やアミノ基転移酵素の触媒する正味の反応を**図15.2**に示す．

窒素原子はグルタミン酸とアスパラギン酸の2つの供給源から尿素に取り込まれる

　あるケト酸炭素骨格から別のケト酸炭素骨格へのアミノ基の転移は非生産的で，有用ではないようにみえる．しかし，これらの反応にかかわる主要なケト酸受容分子（α-ケトグルタル酸とオキサロ酢酸）と，その生成物（グルタミン酸とアスパラギン酸）の性質を考えると，この代謝の意義が明確となる．尿素中の2つの窒素原子は，もっぱらこれら2つのアミノ酸に由来する（図15.4）．尿素回路の直前の段階において，主にグルタミン酸から**グルタミン酸脱水素酵素 glutamate dehydrogenase（GDH**）反応（**図15.5B**）を介して生成されるアンモニアは，**カルバモイルリン酸 carbamoyl phosphate** として尿素回路に入る．尿素の2つ目の窒素はアスパラギン酸に由来する．この過程でフマル酸が生成し，**トリカルボン酸 tricarboxylic acid（TCA**）回路でオキサロ酢酸に変換されてアミノ基を受け取ったのちに尿素回路に再び入る，あるいはエネルギー代謝や糖新生に使われることもある．この過程は，窒素代謝における尿素回路とTCA回路・細胞エネルギー代謝を結び付けている．このように，他のアミノ酸からのグルタミン酸やアスパラギン酸へのアミノ基の転移・集積が，尿素合成に適したかたちで尿素回路に窒素を供給している．アミノ酸酸化酵素あるいは脱水酵素の作用を通して，アミノ酸からアミノ基の放出を誘導する他の経路は（図15.3），アミノ酸から尿素へのアミノ基の流れとしては比較的小さな寄与となっている．

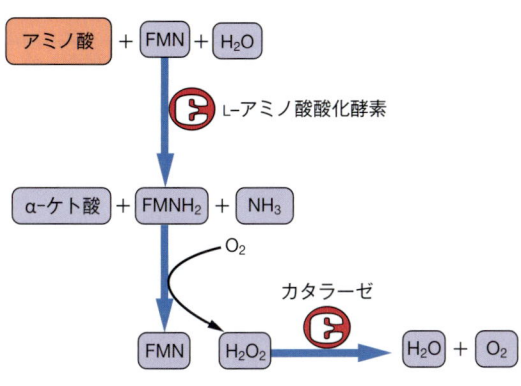

A　酸化的脱アミノ化

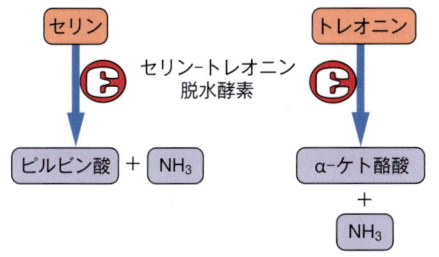

B　非酸化的脱アミノ化

図15.3　アミノ酸の脱アミノ化
アミノ基除去の主要経路はアミノ基転移を介するが，α-アミノ基除去能力を有する酵素は他にも存在する．ただ，それらの酵素のα-アミノ基除去の過程における役割は小さいと考えられている．（A）L-アミノ酸酸化酵素は**フラビンモノヌクレオチド flavin mononucleotide（FMN**）を補酵素として利用して，アンモニアとα-ケト酸を直接産生する．還元型フラビンは酸素分子を使って再生されるが，この反応は細胞内で過酸化水素を産生する反応系の1つである．生じた過酸化水素はカタラーゼによって分解され，細胞を酸化的損傷から保護する．興味深いことに，肝臓にはかなりの量のD-アミノ酸酸化酵素が存在し，L-アミノ酸の代謝には関与しないが，グリシンには作用する可能性がある．（B）2つ目の脱アミノ反応は脱水酵素の機構によりヒドロキシ基を有するアミノ酸（セリンとトレオニン）のみに作用可能である．Schiff（シッフ）塩基であるイミン中間体（図示していない）が加水分解して，ケト酸（ピルビン酸またはα-ケト酪酸）とアンモニアを生成する．

🔵 グルタミンの重要な役割

アンモニアはグルタミンに取り込まれて無毒化され，最終的に尿素となる

　グルタミン酸は，アミノ基をGDHに運搬する役割に加えて，1分子のアンモニアを使用してグルタミンを合成する際の前駆体として機能する．グルタミンは，アラニンとともにさまざまな組織と尿素合成を行う肝臓との間のアミノ基の基本的な輸送担体であるため重要である．グルタミンは，血中では他のほとんどのアミノ酸よりも高い濃度で存在している．同じ炭素骨格を有する3つの化合物，α-ケトグルタル酸，グルタミン酸，グルタミンは，アミノ基転移酵素，グルタミン合成酵素，グルタミナーゼ，そしてGDHを介して相互変換される（図

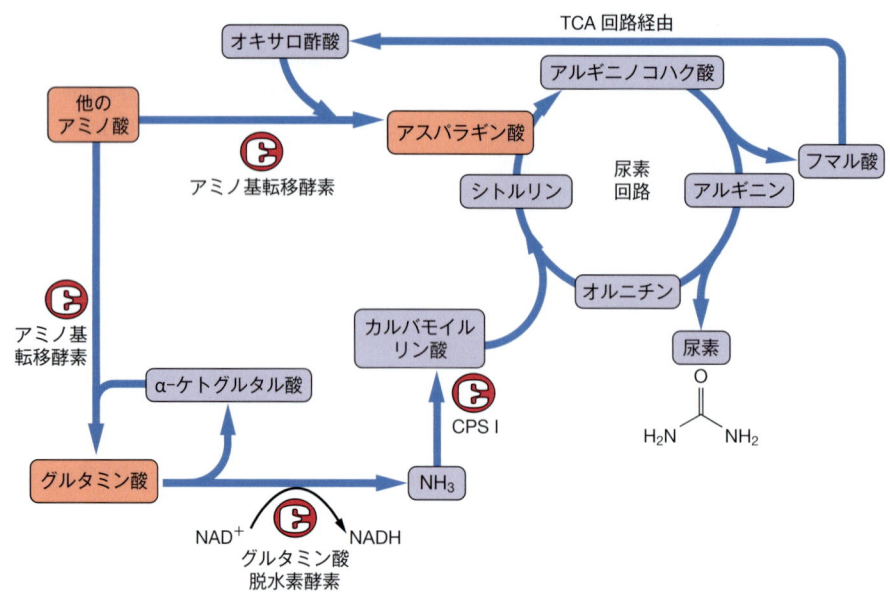

図15.4　尿素回路における窒素原子の供給源

尿素回路は肝臓で進行する．ほとんどのアミノ酸からの窒素は尿素回路に入る．その過程でα-アミノ基はオキサロ酢酸やα-ケトグルタル酸に転移し，それぞれアスパラギン酸やグルタミン酸を生合成する．グルタミン酸はグルタミン酸脱水素酵素（GDH）の作用により，肝臓でアンモニアを放出する（図15.5）．アンモニアはカルバモイルリン酸に取り込まれ，アスパラギン酸はシトルリンと結合して，尿素合成のための第2の窒素を供給する．この回路で生成したフマル酸は，TCA回路を介してオキサロ酢酸に再生されることに注意されたい．このように，オキサロ酢酸の再生はこの組織における尿素回路とTCA回路を結び付けている．オキサロ酢酸とα-ケトグルタル酸は繰り返し再利用され，窒素をこの経路に運ぶ．CPS I：カルバモイルリン酸合成酵素 I．

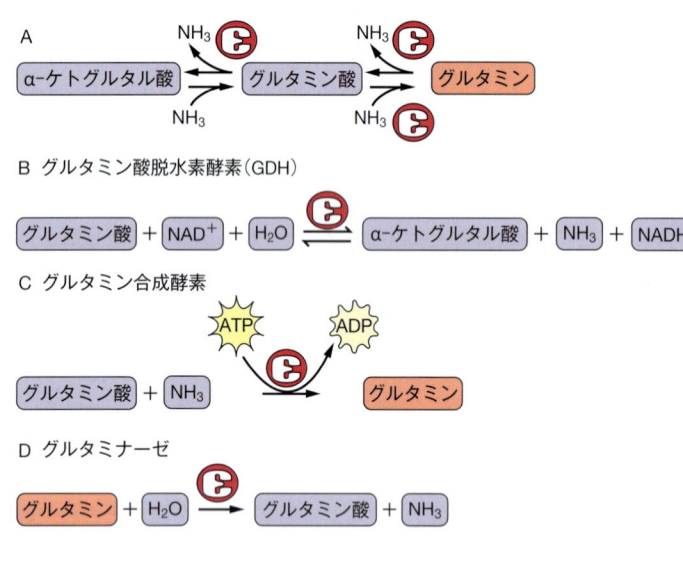

図15.5　グルタミン酸，グルタミン，α-ケトグルタル酸の関係

グルタミン酸の炭素骨格のいくつかの構造は，アミノ代謝において重要な役割を担っている．**(A)** 同じ炭素骨格をもつ3つの化合物．**(B)** グルタミン酸脱水素酵素の反応は可逆的で，細胞の必要性に応じてα-ケトグルタル酸からグルタミン酸を生成したり，グルタミン酸をα-ケトグルタル酸とアンモニアに変換したりすることができる．後者の反応は尿素合成に重要である．なぜなら，アミノ基は他のアミノ酸からアミノ基転移によってα-ケトグルタル酸に供給されるからである．**(C)** グルタミン合成酵素は，ある組織から別の組織にアミノ基を移行するという重要な役割を果たす，エネルギー要求性の反応を触媒する．また，組織内の高濃度の遊離アンモニアに対する緩衝作用ともなる．**(D)** グルタミンによる窒素輸送システムの後半では，グルタミンをグルタミン酸とアンモニアに加水分解するグルタミナーゼがはたらく．この反応は，プロトン輸送やpHコントロールを制御する腎臓において重要である．

15.5）．したがって，グルタミンはアンモニア解毒の緩衝剤，アンモニアの源，そしてアミノ基の担体としての機能を果たしている．アンモニアはきわめて有毒なので，その生成と利用のバランスは維持されなければならない．アンモニアを利用あるいは生成する源と経路の概要を図15.6に示す．生理的条件下ではGDH反応は可逆的であり，アミノ基がアミノ酸や他の生合成過程に必要な場合，反応は逆方向に進む可能性があることに注意すべきである．

表15.2　尿中窒素排泄量

尿中代謝物	24時間あたりの グラム排泄量*	全体の%
尿素	30	86
NH₄⁺	0.7	2.8
クレアチニン	1.0 ～ 1.8	4 ～ 5
尿酸	0.5 ～ 1.0	2 ～ 3

＊：平均的な成人男性の概算値．

臨床症例
グルタミン酸ナトリウムに対する反応

　健康な30歳女性が，アジア料理レストランで食事をしたあと，突然頭痛，発汗，吐き気に襲われた．彼女は全身に力が入らなくなり，顔や上半身にチクチクした痛みとほてりを覚えた．症状は30分ほどで治まり，それ以上の問題はおきなかった．翌日，かかりつけ医を訪ねると，食品添加物でグルタミン酸のナトリウム塩である，グルタミン酸ナトリウムを高濃度に含む料理に反応をおこす人がいることを知った．グルタミン酸ナトリウムは一般的な食品添加物で，多くの料理でコクのある風味を増すために使われる．それは他の基本的な味や，味の組合せによる風味効果を引き立てる，うま味や風味を担う主要な物質の1つである．

解説

　これまで"中華料理店症候群"として表現されていたインフルエンザのような症状は，グルタミン酸やその誘導体で抑制性神経伝達物質の γ-アミノ酪酸 γ-aminobutyric acid (GABA) の中枢神経系 central nervous system (CNS) への影響が原因である．興味深いことに，研究によると，この現象は恒久的な中枢神経系への損傷は引きおこさない．重篤な喘息患者の場合には，気管支痙攣が誘発される可能性はあるが，症状は一般的に短く，完全に元に戻ることが示されている．グルタミン酸ナトリウムは添加物として多くの加工食品に広く使われており，米国食品医薬品局 Food and Drug Administration (FDA) によって認可されている．

臨床検査
血中尿素窒素の測定

　血清尿〔研究室によっては血中尿素窒素 blood urea nitrogen (BUN) とも報告されている〕の測定は，アミノ酸代謝に影響を与えるさまざまな代謝疾患をもつ患者をモニターする場合や，腎臓に問題がある患者の状態を追跡する場合に重要である．血中尿素を測定する際に使われていた伝統的方法では，尿素を二酸化炭素とアンモニアに変換するウレアーゼという酵素の反応を用いていた．結果として，生じるアンモニアは，フェノールやその関連化合物との反応によって生じた着色化合物の形成を，分光測定によって検出できる〔Berthelot (ベルテロー) 反応〕．

理解を深めるために
カルバモイルリン酸合成

　カルバモイルリン酸合成酵素 I (CPS I) は，ミトコンドリアに，そして主に肝臓に存在する．一方，第2の酵素である CPS II は，細胞質に，そしてほとんどすべての組織に存在する．両酵素の生成物は同じカルバモイルリン酸 carbamoyl phosphate であるが，これらの酵素は異なった遺伝子に由来し，それぞれ尿素生成 (CPS I) とピリミジン生合成 (CPS II) にはたらく．この2つの酵素の性質におけるさらなる相違点としては，窒素源 (CPS I はアンモニアで CPS II はグルタミン) と N-アセチルグルタミン酸要求性 (CPS I には必要で CPS II には必要ではない) がある．通常の状況下では，CPS I と CPS II は独立して異なった細胞画分で機能している．しかし，例えばオルニチントランスカルバミラーゼ欠損により尿素回路が阻害されたときには，ミトコンドリアに蓄積したカルバモイルリン酸が細胞質画分に流出して，過剰なピリミジン合成を促し，結果として血中や尿中にオロト酸が蓄積する可能性がある．

尿素回路と主要代謝との関係

尿素回路は過剰な窒素を処理するための肝臓の経路である

　尿素は，ヒトの主要な窒素排泄産物である（**表15.2**）．尿素回路（**図15.4**）は，明確に定義された最初の代謝回路であり，TCA回路より先に報告されている．尿素回路は，肝臓のミトコンドリアにおいて，主にGDHを介してグルタミン酸から生成する NH_4^+（**図15.5**）と重炭酸塩からカルバモイルリン酸が合成されて開始すると考えられる．この反応は2分子のATPを必要とし，ミトコンドリアマトリックスに高濃度に存在する**カルバモイルリン酸合成酵素 I** carbamoyl phosphate synthetase I（CPS I，**図15.7**）によって触媒される．

　ミトコンドリアのアイソザイムである CPS I は，*N-*アセチルグルタミン酸 *N-*acetylglutamate を補酵素として要求する点が特徴である．これは，代謝において重要な役割を担う2つのカルバモイルリン酸合成酵素のうちの1つである．もう1つの CPS II は細胞質に存在し，

*N-*アセチルグルタミン酸を必要とせず，ピリミジン生合成に関与している（**第16章**）．

　オルニチントランスカルバミラーゼ ornithine transcarbamoylase は，カルバモイルリン酸とアミノ酸の一種である**オルニチン** ornithine の縮合による**シトルリン** citrulline の合成を触媒する（経路は**図15.4**，構造は**表15.3**参照）．次に，シトルリンはアスパラギン酸と縮合してアルギニノコハク酸となる．この過程はアルギニノコハク酸合成酵素が触媒し，ATPとアスパラギン酸

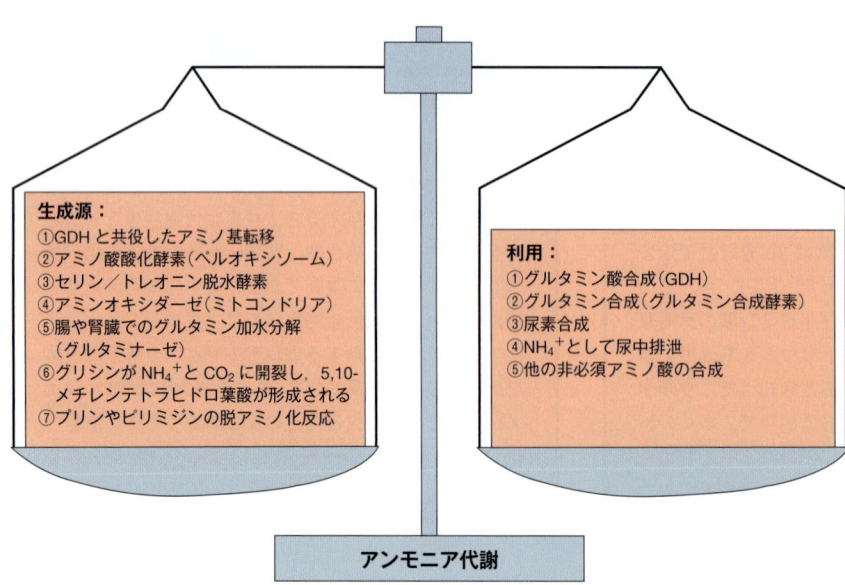

図15.6 アンモニア代謝の均衡
遊離アンモニアの産生と利用のバランスは健康維持に重要である。この図は，アンモニアを利用する供給源と経路をまとめたものである。これらの反応のほとんどは多くの組織でおこるが，尿素合成と尿素回路は肝臓に限られている。尿素回路の酵素は他の組織にも存在するが，その役割は主にアルギニンの合成にあるように思われる。グルタミンとアラニンは末梢組織から肝臓への窒素の主たる輸送体として機能している。GDH：グルタミン酸脱水素酵素。

生成源：
①GDH と共役したアミノ基転移
②アミノ酸酸化酵素（ペルオキシソーム）
③セリン／トレオニン脱水酵素
④アミノオキシダーゼ（ミトコンドリア）
⑤腸や腎臓でのグルタミン加水分解（グルタミナーゼ）
⑥グリシンが NH_4^+ と CO_2 に開裂し，5,10-メチレンテトラヒドロ葉酸が形成される
⑦プリンやピリミジンの脱アミノ化反応

利用：
①グルタミン酸合成（GDH）
②グルタミン合成（グルタミン合成酵素）
③尿素合成
④NH_4^+ として尿中排泄
⑤他の非必須アミノ酸の合成

アンモニア代謝

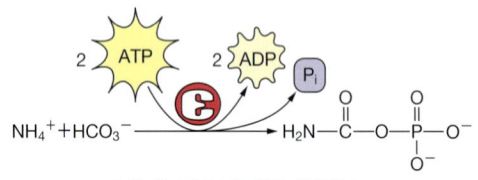

カルバモイルリン酸合成酵素 I

図15.7 カルバモイルリン酸の合成
アンモニアから供給される最初の窒素は，肝臓でカルバモイルリン酸合成酵素 I によってカルバモイルリン酸に合成されて尿素回路に入る。この反応はエネルギーを必要とし，2 分子の ATP の加水分解を必要とすることに注意する必要がある。

表15.3 尿素回路の酵素

酵素	触媒反応	摘要	反応産物
カルバモイルリン酸合成酵素 I（CPS I）	アンモニアと CO_2 からカルバモイルリン酸を生成する	ミトコンドリアに局在する。2 個の ATP を利用して，アミノ酸から放出されたアンモニアを固定する。欠乏するとアンモニアの血中濃度が高くなり中毒をきたす。補酵素として N-アセチルグルタミン酸を必要とする	$H_2N-\overset{O}{\overset{\|}{C}}-O-\overset{O}{\overset{\|}{P}}-O^-$ O^- カルバモイルリン酸
オルニチントランスカルバミラーゼ	オルニチンとカルバモイルリン酸からシトルリンを生成する	ミトコンドリアに局在する転移酵素の一例であり，リン酸（P_i）を放出する。欠乏するとカルバモイルリン酸がピリミジン生合成へと向けられるため，アンモニアとオロト酸の血中濃度が高くなる	$NH_2-\overset{O}{\overset{\|}{C}}-NH-(CH_2)_3-\overset{\overset{+}{NH_3}}{CH}-COO^-$ シトルリン
アルギニノコハク酸合成酵素	シトルリンとアスパラギン酸からアルギニノコハク酸を生成する	細胞質に局在する。ATP を必要とし，AMP とピロリン酸（PP_i）に分解する。欠乏するとアンモニアとシトルリンの血中濃度が高くなる	COO^- $\overset{+}{NH}-CH-CH_2-COO^-$ $NH_2-\overset{O}{\overset{\|}{C}}-NH-(CH_2)_3-\overset{\overset{+}{NH_3}}{CH}-COO^-$ アルギニノコハク酸
アルギニノコハク酸リアーゼ	アルギニノコハク酸をアルギニンとフマル酸に分解する	細胞質に局在するリアーゼの一例であり，欠乏するとアンモニアとシトルリンの血中濃度が高くなる	$^-OOC-CH=CH-COO^-$ $\overset{+}{NH_2}$ $\overset{+}{NH_3}$ $NH_2-\overset{O}{\overset{\|}{C}}-NH-(CH_2)_3-CH-COO^-$ フマル酸＋アルギニン
アルギナーゼ	アルギニンをオルニチンと尿素に分解する	細胞質に局在する加水分解酵素の一例であり，主に肝臓に存在する。欠乏すると血中アンモニア濃度が中等度に上昇し，アルギニンの血中濃度が高くなる。尿素は排泄されオルニチンは尿素回路に再び入る	$NH_2-\overset{O}{\overset{\|}{C}}-NH_2$ $\overset{+}{NH_3}$ $NH_2-CH_2-CH_2-CH_2-CH-COO^-$ 尿素＋オルニチン

これら 5 つの酵素が肝臓で尿素回路を触媒する。第 1 段階の酵素である CPS I（カルバモイルリン酸合成酵素 I）は，NH_4^+ を固定してカルバモイルリン酸を合成する調節酵素であり，アロステリック効果分子の N-アセチルグルタミン酸に感受性がある。

の両方を必要とする．この反応でATPはアデノシン一リン酸（AMP）とピロリン酸（PP_i）に分解される（AMPをATPに再合成するには2個のATPを必要とするため，2個のATP消費に相当）．アルギニノコハク酸の合成により，尿素となる第2の窒素原子を取り込む．アルギニノコハク酸はアルギノコハク酸リアーゼによってアルギニンとフマル酸に分解され，アルギニンは次に**アルギナーゼ** arginase によって分解されて尿素とオルニチンを生成する．こうして回路が完了する．オルニチンとフマル酸は，それぞれ尿素回路とTCA回路に再び入り，一方で尿素は血中に拡散し，尿として排泄される．フマル酸からの炭素はTCA回路でオキサロ酢酸に変換され，再びアスパラギン酸に戻る．尿素生成の全過程を**表15.4**に要約している．

尿素回路はミトコンドリアマトリックスと細胞質で分けられる

　尿素回路の最初の2段階はミトコンドリアでおこる．ミトコンドリアで生成されるシトルリンは，その後特定の受動輸送システムによって細胞質に移動する．尿素回路は，細胞質でのアルギニンからの尿素の放出とオルニチンの再生により完了する．オルニチンはミトコンドリア膜を横切って逆輸送され，回路を継続する．アルギノコハク酸リアーゼの段階で放出されたフマル酸からの炭素も再びミトコンドリアに入り，TCA回路の酵素によってオキサロ酢酸，そして最終的にアスパラギン酸へ再利用される場合もあり（**図15.8**），尿素回路の第2の部分が完了する．尿素合成は，実際にはもっぱら肝臓でおきており，アルギナーゼは他の組織にも見いだされるが，その酵素の役割は，尿素産生よりもむしろポリアミン合成のためのオルニチン要求性に密接に関連していると考えられる．

表15.4　尿素合成

尿素合成の反応系	
二酸化炭素＋アンモニア＋2個のATP	→ カルバモイルリン酸＋2個のADP＋リン酸（P_i）
カルバモイルリン酸＋オルニチン	→ シトルリン＋リン酸（P_i）
シトルリン＋アスパラギン酸＋ATP	→ アルギニノコハク酸＋AMP＋ピロリン酸（PP_i）
アルギニノコハク酸	→ アルギニン＋フマル酸
アルギニン	→ 尿素＋オルニチン
二酸化炭素＋アンモニア＋3個のATP＋アスパラギン酸	→ 尿素＋2個のADP＋AMP＋2個のリン酸（P_i）＋ピロリン酸（PP_i）＋フマル酸

これらの反応のうち，2つの過程でATPを必要とする．AMPを生じる反応では，AMPをATPに再合成するために2分子のATPを必要とするため，2分子のATP消費に相当する．したがって反応過程全体では4分子のATPを消費したことになる．アンモニアの解毒は多くのエネルギーを消費するが，非常に重要である．

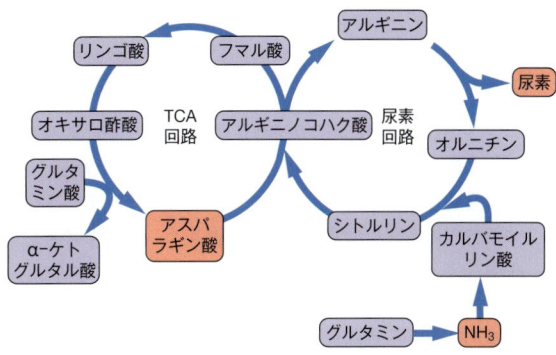

図15.8　トリカルボン酸（TCA）回路と尿素回路
尿素回路を解析すると，実際には2つの回路が関連しており，第1段階の尿素合成経路と，第2段階の窒素供与体を再生するためのフマル酸からアスパラギン酸への再利用を行う経路の間で炭素の流れが分かれることがわかる．後者の回路はミトコンドリアでおこり，TCA回路の一部とアミノ基転移酵素が関与する．

◈ 尿素回路の制御

N-アセチルグルタミン酸（および間接的にアルギニン）は，尿素回路の不可欠なアロステリック制御因子である

　尿素回路は，CPS Ⅰの必須アロステリック活性化因子である *N*-アセチルグルタミン酸 *N*-acetylglutamate の濃度によって，部分的に制御されている．アルギニンは，*N*-アセチルグルタミン酸合成酵素のアロステリック活性化因子であり，尿素回路におけるオルニチン（アルギナーゼを介して）の供給源でもある．尿素回路ではたらく酵素の濃度も高タンパク質あるいは低タンパク質の食事に応じて増減する．アシドーシスが生じたときには尿素の合成や排泄が低下するとともに，H^+ を尿中に排泄するための代償のメカニズムとして，NH_4^+ の排泄が亢進する．この複雑な制御の詳細はまだ完全に理解されていないが，アロステリックメカニズムと遺伝的メカニズムの両方が関与していることは明らかである．最後に，絶食時にはタンパク質は遊離アミノ酸にまで分解され，糖新生に使われることに留意すべきである．絶食中のタンパク質分解の亢進は，放出された窒素を処理するメカニズムとして尿素の合成と排泄を増加させる．

　尿素回路の酵素のいずれかが欠損すると重篤な結果をもたらす．この経路の最初の4つの酵素のどれかを欠損して生まれた乳幼児は，出生時は正常にみえるが，すぐに仮死状態で低体温となり，頻繁に呼吸困難になる．アンモニアの血中濃度が急激に上昇し，脳浮腫が出現する．この回路の初期段階が影響を受けると，症状は最も重篤となる．しかし，この経路の酵素のどれが欠損しても重大な問題であり，高アンモニア血症を引きおこし，急激に中枢神経系の浮腫をきたして昏睡から死に至る．尿素回路の異常のなかでは，オルニチントランスカルバミラーゼの欠損が最も頻度が高く，X染色体連鎖遺伝様式を示す．尿素回路の関連で知られている他の欠損は，常

理解を深めるために
アンモニア脳症

　アンモニア中毒（特に脳症）が関与するメカニズムは，詳細には明らかにされていない．しかしながら，その濃度が血中や他の体液で増大すると，アンモニアは細胞内に拡散し血液脳関門を通過する．アンモニアが増加すると，α-ケトグルタル酸からのグルタミン酸の合成が増加し，グルタミンとアスパラギンの合成が増加する．これは細胞内での正常な解毒反応であるが，アンモニアの濃度が著しく増加すると，中枢神経系細胞の α-ケトグルタル酸の供給が枯渇し，結果として主にアストロサイトで TCA 回路が阻害され，ATP 産生が低下する．血中アンモニア濃度が高い人でみられる奇異行動を説明する，さらなるメカニズムがあるかもしれない．主要な抑制性神経伝達物質であるグルタミン酸あるいはその誘導体の γ-アミノ酪酸（GABA）も，この中枢神経系への影響に寄与している可能性がある．

臨床症例
遺伝性アンモニア血症

　みたところ健康そうな生後 5 ヵ月の女性乳児が，周期的嘔吐発作と体重が増えないことを主訴として，母親に連れられ小児科医を訪れた．母親は，女児にはイライラするときと無気力なときが交互にやってくるようだとも伝えた．その後の試験と検査結果から，異常な脳波と，著しく増加した血漿アンモニア濃度〔323 mmol/L（550 mg/dL），基準値は 15 ～ 88 mmol/L（25 ～ 150 mg/dL）〕，そしてグルタミン濃度は正常値より高く，シトルリン濃度は低いことも判明した．彼女の尿のピリミジンヌクレオチド前駆体であるオロト酸は高値を示した．

解説

　この乳児は入院し，アルギニンとともに安息香酸とフェニル酢酸の点滴治療を行った．安息香酸とフェニル酢酸は，それぞれ代謝されてグリシンとグルタミン酸の抱合体となり，それらに含まれる窒素とともに尿中に排泄される．アルギニンは，残存している尿素回路の酵素活性の発現を刺激する．この乳児は急速に回復し，アルギニンを補充した低タンパク質食により退院した．その後，患者の肝臓を生検したところ，肝臓のオルニチントランスカルバミラーゼ活性は正常の約 10% であることがわかった．

染色体潜性である．この回路の最後の酵素であるアルギナーゼの欠損は，症状は軽いものの，血中アルギニン濃度の上昇と少なくとも血中アンモニア濃度の中等度上昇を特徴とする．血中アンモニアが高濃度の人には血液透析が施行され，しばしば引き続いて解毒剤として安息香酸ナトリウムやフェニル乳酸の静脈内投与が行われる．

窒素平衡の概念

窒素の摂取と排泄の平衡は厳重に維持されている

　ヒトには窒素やアミノ化合物の有効な貯蔵形態がないため，窒素代謝は非常に動的である．平均的で健康的な食事では，タンパク質含量はタンパク質合成のために必要とされる必須アミノ酸と非必須アミノ酸の量を超えており，排泄される窒素量は摂取される窒素量とおおよそ同じである．このような健康な成人では“中性的な窒素平衡”状態にあるといえるかもしれない．外傷から回復する場合や，急速に成長する子どものようにタンパク質合成を増加させる必要があるとき，アミノ酸は新たなタンパク質合成に用いられ，排泄される窒素の量は食事から吸収される量よりも少なくなる．そのようなヒトは，“正の窒素平衡 positive nitrogen-balance”にある．タンパク質の栄養失調ではその逆となる．身体に必須なタンパク質を合成する必要から，他のタンパク質，特に筋肉タンパク質が分解され，食事から吸収されるよりも多くの窒素が失われる．そのようなヒトは“負の窒素平衡 negative nitrogen balance”にあるといえるであろう．絶食や飢餓，そして管理不良の糖尿病も負の窒素平衡に特徴づけられている．身体タンパク質は分解されてアミノ酸になり，それらの炭素骨格は糖新生に使われるからである．窒素平衡の概念は臨床的に重要である．なぜなら，それは体内のアミノ酸やタンパク質の持続的な代謝回転を想起させるからである（第 32 章）．

アミノ酸の炭素骨格の代謝

アミノ酸代謝と糖質・脂質代謝は相互連関する

　一般的な 20 種類のアミノ酸の炭素骨格代謝を俯瞰すれば，糖質代謝・脂質代謝との明らかなつながりがある．実際にすべての炭素は，解糖系，TCA 回路，あるいは脂質代謝を構成する中間体に変換される．この過程の最初の段階は，α-ケトグルタル酸やオキサロ酢酸への α-アミノ基の転移であり，グルタミン酸やアスパラギン酸を産生する．これらは尿素回路への窒素原子の供給源である（図 15.9）．この例外はリシンとプロリンである．リシンはアミノ基転移を受けず，複雑な過程を経て分解される．プロリンは，最初に酸化を受けてそのイミド環が開環する．

　アミノ酸代謝経路の詳細はアミノ酸の種類で異なる

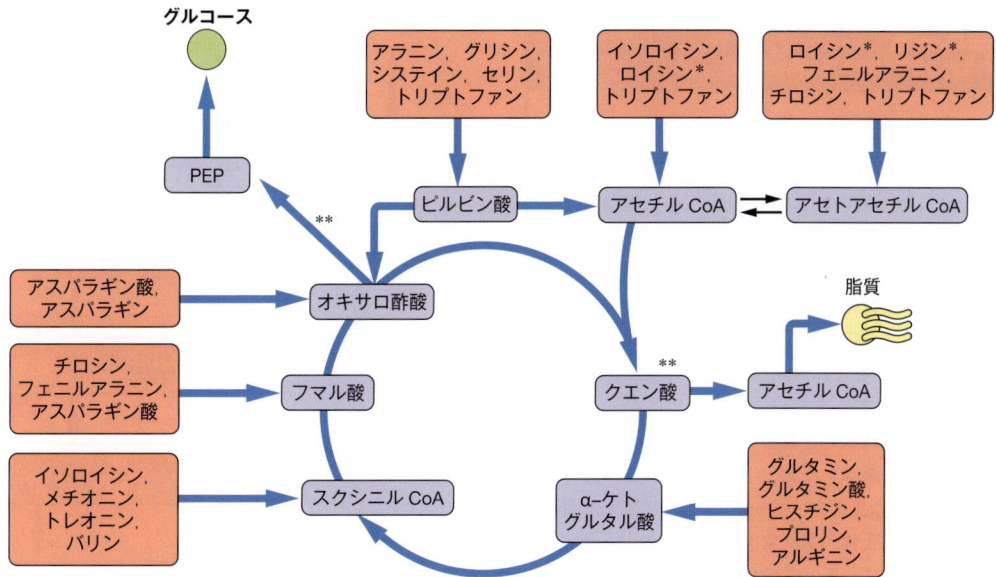

図15.9　アミノ酸代謝と主要代謝経路
この図はアミノ酸代謝と主要代謝経路の相互作用をまとめている。＊が示しているアミノ酸はケト原性のみである。＊＊が示しているアミノ酸に由来する炭素は、エネルギーを供給するだけでなく、それぞれオキサロ酢酸とクエン酸を経由してグルコースと脂肪酸を産生する。

が、一般的なルールとしては、アミノ基を喪失しそれに続いて主要経路（解糖系・TCA回路・ケトン体代謝）で直接的に代謝されるか、1つあるいは複数の中間体に変換されてから主要代謝経路の代謝物となる。前者のしくみに従うアミノ酸の例として、アラニン、グルタミン酸、アスパラギン酸があり、それぞれピルビン酸、α-ケトグルタル酸、オキサロ酢酸を産生する。分枝鎖アミノ酸であるロイシン、バリン、イソロイシン、そして芳香族アミノ酸であるチロシン、トリプトファン、フェニルアラニンは、後者のより複雑な経路を経るアミノ酸の例である。

アミノ酸は糖原性かケト原性のどちらかである

　アミノ酸からの炭素がどの時点で主要代謝経路に入るかによって、そのアミノ酸は**糖原性**か**ケト原性**に分類される。すなわち、それぞれを動物に与えたときにグルコースかケトン体のどちらの濃度を増加させる能力を有しているかによって判断される。α-ケトグルタル酸、スクシニルCoA、フマル酸あるいはオキサロ酢酸のレベルでTCA回路に炭素を供給するアミノ酸、そしてピルビン酸を生成するアミノ酸は、すべて糖新生を介して正味のグルコース合成を引きおこすことができ、それゆえ糖原性と呼ばれる。アセチルCoAやアセトアセチルCoAとなって主要代謝系に炭素を供給するアミノ酸は、ケト原性とみなされる。TCA回路の性質上、ケト原性アミノ酸由来の酢酸あるいはそれと同等のもの（酪酸やアセト酢酸など）からグルコースへの、糖新生を通じた正味の炭素の流れは生じない（第10、12章）。

　いくつかのアミノ酸、主に複雑なまたは芳香環構造を有するアミノ酸の分解産物からは、糖原性とケト原性の両方の化合物が生成する（図15.9）。ロイシンとリシンだけが一般的に純粋なケト原性としてみなされているが、リシンの複雑な代謝とアミノ基転移をおこす能力の欠如から、リシンをケト原性ではないと考える専門家もいる。これらの分類をまとめると以下のようになる。

- 糖原性アミノ酸：アラニン、アルギニン、アスパラギン、アスパラギン酸、システイン、グルタミン、グルタミン酸、グリシン、ヒスチジン、メチオニン、プロリン、セリン、バリン。
- ケト原性アミノ酸：ロイシン、リシン。
- 糖原性かつケト原性アミノ酸：イソロイシン、フェニルアラニン、トレオニン、トリプトファン、チロシン。

🔷 特定のアミノ酸の炭素骨格の代謝

20種類のアミノ酸は複雑な経路で代謝され、糖質代謝や脂質代謝のさまざまな中間体になる

　アラニン、アスパラギン酸、グルタミン酸は糖原性アミノ酸の例である。いずれの場合にも、アミノ基転移あるいは酸化的脱アミノ化反応を経て生じるα-ケト酸は、主要代謝経路を介してオキサロ酢酸の直接の前駆体となる。オキサロ酢酸はその後、**ホスホエノールピルビン酸 phosphoenolpyruvate（PEP）**に変換され、続いて糖新生を経てグルコースに変換される。他の糖原性アミノ酸はアミノ基の除去後、いくつかの段階を経てTCA回路あるいは関連代謝中間体に到達する（図15.10）。

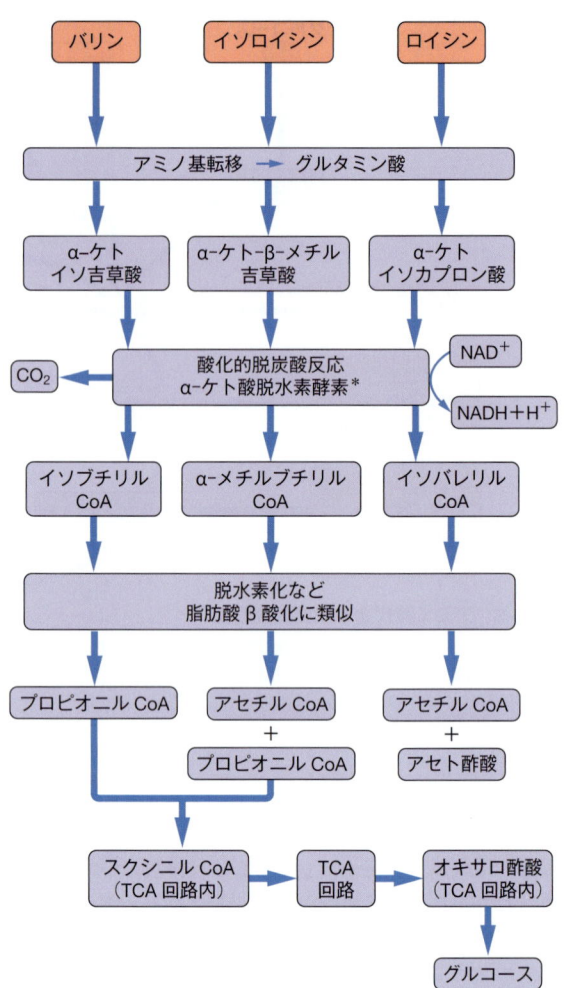

図 15.10　分枝鎖アミノ酸の分解
ロイシンの代謝により，アセチル CoA とアセト酢酸が産生され，
ケトン体になる．バリンとイソロイシンの場合，プロピオニル
CoA が産生され，ビタミン B 群由来の補酵素を必要とする 2 つ
のステップを経て，糖原性であるスクシニル CoA に代謝される．
したがって，イソロイシンは糖原性アミノ酸であると同時にケ
ト原性アミノ酸でもある．＊：分枝鎖アミノ酸脱水素酵素はピ
ルビン酸脱水素酵素や α−ケトグルタル酸脱水素酵素と構造的に
関連しており，同じ 5 つの補酵素（チアミンピロリン酸，リポ酸，
フラビンアデニンジヌクレオチド（FAD），ニコチンアミドアデ
ニンジヌクレオチド（NAD+），補酵素 A（CoA））を利用すること
に注意．

　ロイシンはケト原性アミノ酸の例である．その異化は
アミノ基転移で始まり，2-ケトイソカプロン酸を生成す
る．2-ケトイソカプロン酸の代謝には脱水素酵素複合体
による酸化的脱炭酸が必要で，イソバレリル CoA を生成
する．イソバレリル CoA がさらに代謝されると，アセ
チル CoA とケトン体の前駆体である 3-ヒドロキシ-3-
メチルグルタリル CoA が生成する（図 11.7）．ロイシン
や他の分枝鎖アミノ酸の代謝を図 15.10 に要約してい
る．アミノ酸分解あるいは奇数鎖脂肪酸代謝に由来する
プロピオニル CoA は，ビオチン（ビタミン B7）とコバラ
ミン（ビタミン B12）を必要とする 2 段階の反応でスクシ
ニル CoA に変換され（図 11.5），その後，糖新生に寄与
する可能性があることに注意されたい．
　トリプトファンは，糖原性前駆体とケト原性前駆体の
両方を生成するアミノ酸のよい例である．その複素環の
開環と複雑な一連の反応の後，アミノ酸構造の主要部分
はアラニン（グルコース前駆体）として放出され，炭素の
残りは最終的にグルタリル CoA（ケト原性前駆体）へと
変換される．図 15.11 に芳香族アミノ酸の異化におけ
る重要なポイントをまとめてある．

アミノ酸の生合成

**進化の結果，ヒトはタンパク質や他の生体分子の合成の
ために必要なアミノ酸の約半数を合成する能力を失った**
　ヒトは 20 種類のアミノ酸を使って，細胞の多くの機

能発現に不可欠なペプチドやタンパク質をつくってい
る．アミノ酸の生合成は，対応する α−ケト酸の炭素骨
格を合成し，続くアミノ基転移反応によりアミノ基を付
加して行う．しかし，ヒトが十分量の α−ケト酸の炭素
骨格を生合成できるのは，そのうちの約半分のアミノ酸
だけである．ヒトが合成できない，あるいは十分量を合
成できないアミノ酸は**必須アミノ酸**と呼ばれ，食事で摂
取することが必要である．栄養に関する実験に基づいた
研究により，ほとんどすべてのアミノ酸は必須か非必須
かに明確に分けることができるが，いくつかのアミノ酸
についてはさらなる分類が必要である．例えば，システ

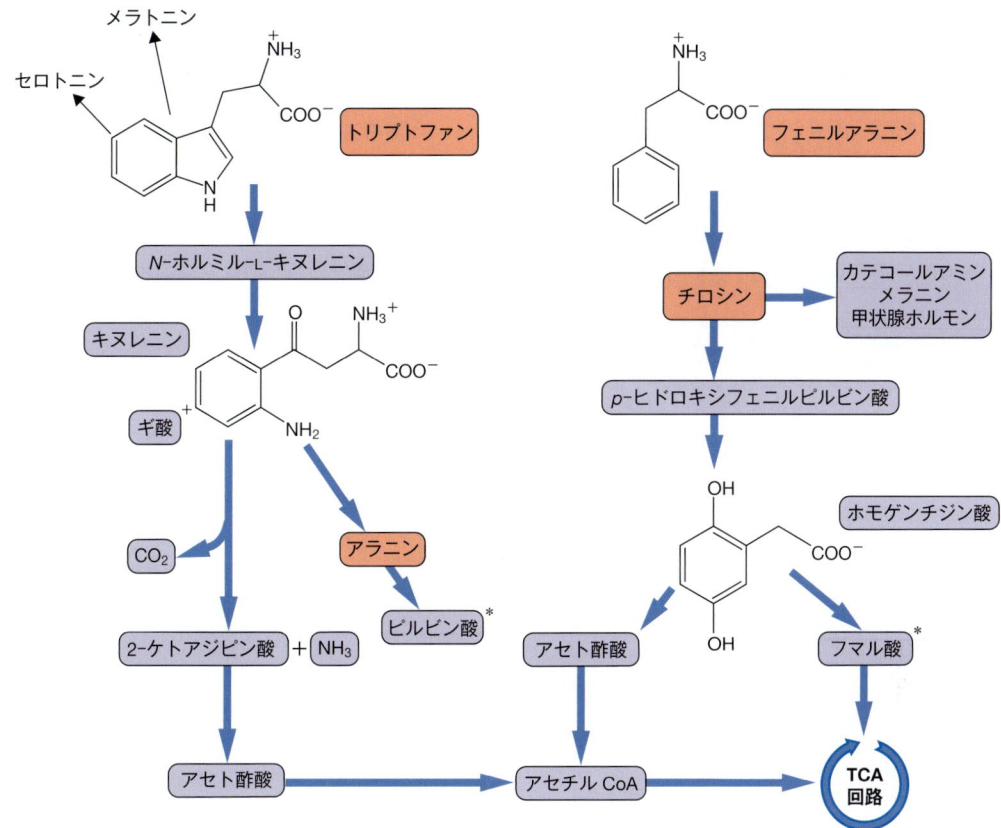

図15.11　芳香族アミノ酸の異化
この図は芳香族アミノ酸の異化をまとめており，チロシンとトリプトファンの両方からケト原性や糖原性アミノ酸前駆体に至る経路を示している．＊：ピルビン酸とフマル酸は，両方とも正味のグルコース合成（糖新生）につながる．これらはアミノ酸代謝の糖新生部分を構成する．

インは非必須アミノ酸であるセリンから生じるため，一般的には必須アミノ酸とは考えられていないが，システインのイオウは必須アミノ酸のメチオニン由来である．同様に，チロシンは食事から摂取する必要はないが，必須アミノ酸フェニルアラニン由来である．このフェニルアラニンとチロシンの関係は，遺伝性疾患である**フェニルケトン尿症 phenylketonuria（PKU）**を考える際にさらに解説する．アルギニンは尿素回路の中間体として合成され，正常で健康な成人の必要量を満たすが，成長期の小児や外傷からの回復中の人では必須アミノ酸とみなされる．表15.5と表15.6に，非必須アミノ酸，必須アミノ酸，および食事から摂取する必要のない炭素骨格源を一覧で示している．

アミノ酸は多くの必須化合物の前駆体である

アミノ酸はペプチドやタンパク質の構成要素としてのはたらきに加えて，多くの神経伝達物質，ホルモン，炎症性メディエーター，担体そしてエフェクター分子の前駆体である（表15.7）．ヒスチジンはその例であり，ヒスタミン（肥満細胞やリンパ球から放出される炎症性メディエーター）の前駆体として機能しており，グルタミ

表15.5　非必須アミノ酸の由来

アミノ酸	供給源
アラニン	アミノ基転移を介してピルビン酸から合成される
アスパラギン酸，アスパラギン，アルギニン，グルタミン酸，グルタミン，プロリン	クエン酸回路の中間代謝物から合成される
セリン	3-ホスホグリセリン酸（解糖系）から合成される
グリシン	セリンから合成される
システイン*	セリンから合成され，メチオニン由来のイオウを必要とする
チロシン*	フェニルアラニンからヒドロキシ化（水酸化）により誘導される

＊：適正量の必須アミノ酸の依存を必要とする非必須アミノ酸の例．

ン，グリシン，アスパラギン酸もまた神経伝達物質として機能している．他の例として，神経伝達物質である**γ-アミノ酪酸 γ-aminobutyric acid（GABA）**はグルタミン酸に，チロシンはフェニルアラニンに由来する．チロシンはさらに 3,4-ジヒドロキシフェニルアラニン 3,4-

表15.6 必須アミノ酸

アミノ酸の頭文字	アミノ酸*	評注
P	フェニルアラニン	チロシンの前駆体で，食事からの摂取が必要である
V	バリン	3つの分枝鎖アミノ酸の1つ
T	トレオニン	分枝鎖アミノ酸のように代謝される
T	トリプトファン	この複素環インドール側鎖はヒトでは合成できない
I	イソロイシン	3つの分枝鎖アミノ酸の1つ
M	メチオニン	システインにイオウ原子を供給し，メチル基供与体として代謝に関与する．ホモシステインは再利用される
H	ヒスチジン	この複素環イミダゾール側鎖はヒトでは合成できない
A	アルギニン	アルギニンは尿素回路のオルニチンから成人に必要とされる量を充足できるが，成長期には食事からの摂取が必要
L	ロイシン	ケト原性アミノ酸
L	リシン	直接アミノ基転移反応をおこさない

＊：PVT TIM HALL（語呂合わせ）は必須アミノ酸の名前を覚えるのに役に立つ〔訳注：アミノ酸の綴りの頭文字とアミノ酸の一文字表記が異なる場合があるので，注意が必要である．フェニルアラニン，トリプトファン，アルギニン，リシンの一文字表記はそれぞれ F，W，R，K である〕．

表15.7 エフェクター分子あるいは前駆体としてのアミノ酸の例

アミノ酸	エフェクター分子あるいは補欠分子族
アルギニン	尿素の直接前駆体，一酸化窒素の前駆体
アスパラギン酸	興奮性神経伝達物質
グリシン	抑制性神経伝達物質，ヘムの前駆体
グルタミン酸	興奮性神経伝達物質；γ-アミノ酪酸（GABA）の前駆体，抑制性神経伝達物質
ヒスチジン	ヒスタミンの前駆体（炎症や神経伝達物質の仲介因子）
トリプトファン	セロトニンの前駆体（強力な平滑筋収縮刺激物質であり神経伝達物質），メラトニンの前駆体（サーカディアンリズムの調節因子），ニコチン酸の前駆体（補酵素 NADH と NADPH に必要）
チロシン	チロキシン，カテコールアミン，ドーパミン，アドレナリン，ノルアドレナリンなどのホルモンや神経伝達物質の前駆体

dihydroxyphenylalanine（DOPA），ドーパミン，アドレナリンといった神経伝達物質，また甲状腺ホルモンのトリヨードチロニンやチロキシン，そしてメラニンの前駆体となる．

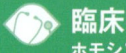

臨床症例
ホモシスチン尿症

21歳の男性が，失語と右半身の著しい脱力を主訴として入院した．虚血性発作と診断され，患者は抗凝固薬を処方されて改善した．臨床検査から，血中ホモシステインのレベルがかなり上昇していることが判明した．患者は著しく回復してビタミン B_6，葉酸，ビタミン B_{12} の栄養補助とともに食事の改善によって退院した．

解説

ホモシスチン尿症は比較的まれな常染色体潜性（劣性）遺伝（出生児の約20万人に1人の割合）であり，精神遅滞，視覚障害，若年での血栓性脳卒中や冠動脈疾患などのさまざまな症状を引きおこす．本疾患はホモシステインからセリンへのイオウの移動を触媒し，システインを形成する酵素の欠損によっておこる．その結果，血中のホモシステインの濃度が高くなる．このような患者のなかにはビタミン補充療法に反応する者もいる．

横断的および遡及的研究は，ホモシステインのレベルの中等度上昇であっても，心疾患や脳卒中の発生率増加とかかわっていることを示しているが，ホモシステインのレベルを下げることでこのような重篤な病気の進展を抑えられるかどうかについては，結論がまだ出ていない〔訳注：メチオニンの代謝経路で生成するホモシステインは，システインと同様に酸化的な環境ではジスルフィド結合により2分子が連結したホモシスチンとなる．本遺伝子欠損症では，細胞内に増加したホモシステインは血中に放出され，増加する．その結果，一部は腎臓で再吸収されずに尿中に排泄される．細胞内に比べて血中はより酸化的な環境のためホモシステインの一部はホモシスチンとなり，さらに酸化的な尿中ではほとんどがホモシスチンとして存在する〕．

アミノ酸代謝に関連する遺伝性疾患

尿素回路における欠陥に加えて，種々のアミノ酸の炭素骨格代謝の欠陥は，早い時期に単純な遺伝性形式による病態として同定された疾患群に含まれていた．この知見は，遺伝性の代謝疾患の病態は遺伝学的基盤によるとする概念を生みだし，先天性代謝異常 inborn errors of metabolism としても知られるようになった．Garrod（ガロッド）は，多くの病態が Mendel（メンデル）の法則に基づいて遺伝すると考え，病態の出現が顕性か潜性を問わず，そうした異常とある特定の遺伝子には関連があると唱えた．現在では数十におよぶ新生児のアミノ酸代謝異常が報告され，それらの多くについて分子欠損が報告さ

臨床症例
Parkinson 病

　60 歳の男性は，リラックスしてテレビをみている際にときどき左腕に振戦を感じていたが，他の点ではいたって健康であった．彼は左足にときどき筋肉の痙攣も感じており，時折われを忘れて何かを凝視していることに彼の配偶者は気づいた．精密な身体検査と神経科医の診察により，Parkinson（パーキンソン）病という診断が下された．彼はL-ジヒドロキシフェニルアラニン L-3,4-dihydroxyphenylalanine（L-ドーパ（L-DOPA））とモノアミンオキシダーゼ阻害薬 monoamine oxidase inhibitor（MAOI）を含む薬剤を処方された．L-ドーパは神経伝達物質ドーパミンの前駆体であり，モノアミンオキシダーゼはドーパミンの酸化的脱アミノ反応と分解を担う酵素である．彼の症状はすぐに改善したが，薬物治療による重篤な副作用，特に不随意運動や行動，気分の問題などが徐々にあらわれた．

解説

　Parkinson 病は，黒質や青斑核におけるドーパミン産生細胞の死によって引きおこされる．薬物治療は症状を顕著に低減するが，病気は進行性で重篤な身体障害をもたらす結果となることもある．ドーパミン作動薬はしばしば副作用が生じ，振戦への効果は限定的であることから，特定の症例では脳深部刺激療法，患部焼灼療法のような他の治療法が選択される．モノアミンオキシダーゼも脳内の他のアミン類の脱アミノ化反応にかかわっており，MAOI は多くの望まれない副作用を有する．ドーパミン産生胎児組織の患者脳への移植が試みられているが，現在のところは物議を醸す実験的治療である．

臨床症例
ヒスタミン，抗ヒスタミン薬とアレルギー

　8 歳の男児が，激しいかゆみを伴う湿疹を繰り返し発症したため，アレルギー専門クリニックを受診した．他に健康上の問題はなかった．以前に抗ヒスタミン経口薬の投薬で症状の軽減はあったが，再発を抑えることはできなかった．広範な検査の後で，イヌやネコの鱗屑やイエダニに対してのアレルギー反応はわずかに陽性であったが，トマトに対して強いアレルギーがあった．少年の食事の精査（彼はトマトソースをベースにしたピザやスパゲッティがとても好きだった）から，トマトを含有する食物の消費と湿疹発作に関連があることがわかった．トマト食品に対するアレルギー反応を避けるよう食事内容の改善をしたところ，彼の症状はすぐに軽減し，抗ヒスタミン経口投薬と局所にステロイド軟膏をときどき塗布することで症状を適切に管理できるようになった．

　これは適切なアレルギー検査の重要性と，アレルギー反応の治療における抗ヒスタミン薬の重要性の両方を示すよい例である．このクラスの抗ヒスタミン薬（多くが現在使用可能である）は，ヒスタミンとその受容体との相互作用を阻害したり，前駆体であるアミノ酸のヒスチジンからのヒスタミン産生を阻害したりすることで作用する．

れている．アミノ酸に関係する 3 つの古典的な先天性代謝異常について，詳細をここで解説する．

● フェニルケトン尿症（PKU）

　PKU の一般的な病態は，フェニルアラニン水酸化酵素の欠損の結果生じる．フェニルアラニンのヒドロキシ化は，このアミノ酸の炭素骨格の正常な分解とチロシンの合成（図 15.12）の両方に必要な過程である．治療しなければ，この代謝欠陥では血中フェニルアラニン濃度が高くなり，フェニルピルビン酸とフェニル乳酸が尿中に過剰に排泄されるが，それを検出して処置しないと重篤な精神遅滞を惹起する．加えて，PKU の患者はとても薄い皮膚の色を示す（メラニンの生合成が減少するため）．また，異常な歩行や歩幅，そして着座姿勢を示し，高頻度にてんかんを発症する傾向がある．米国では，こ

の常染色体潜性の欠損は新生児の約 3 万人に 1 人の割合で生じる．PKU の頻度が高く，欠損による多くの重篤な症状は低フェニルアラニン食で防ぐことができるため，たいていの先進国では新生児のフェニルアラニンの血中濃度測定は通常の検査項目である．幸いにも，早期発見とフェニルアラニンを制限してチロシンを補充した食事の施行で，たいていの精神遅滞は回避される．この欠損がホモ接合型の母親は，血中フェニルアラニン濃度については食事で調節されていたとしても，きわめて高い確率で出産する子どもに先天的異常や精神遅滞がみられる．発育している胎児は，母体の高濃度のフェニルアラニンや関連したフェニルケトン体の中毒効果にきわめて敏感である．すべてではないが，ほとんどの高フェニルアラニン血症はフェニルアラニン水酸化酵素の欠損によって生じる．酵素そのものでなく，反応に必要な補酵素テトラヒドロビオプテリンの生合成不全や減少でもみられる場合がある．

● アルカプトン尿症（黒尿症）

　フェニルアラニン-チロシン経路の第 2 の遺伝性欠損は，チロシンとフェニルアラニンの異化での中間体であるホモゲンチジン酸の酸化を触媒する酵素の欠損であ

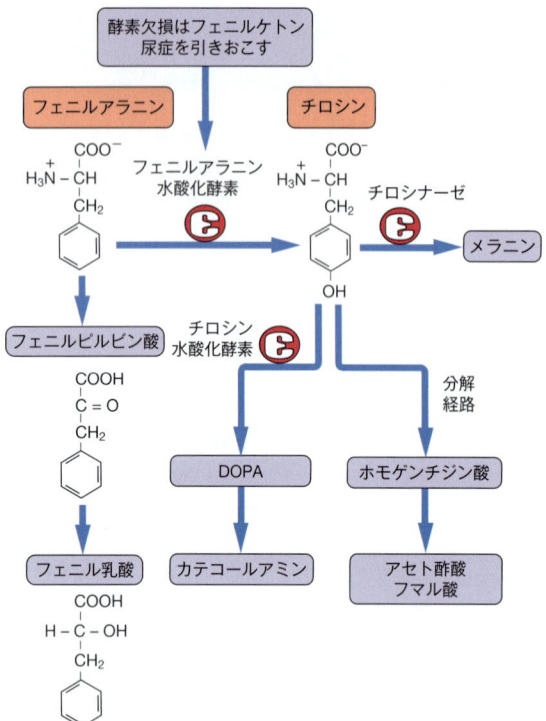

図15.12　フェニルアラニンの代謝
通常の代謝に入るために, フェニルアラニンはフェニルアラニン水酸化酵素によってヒドロキシ化されなければならない. この酵素の欠損はフェニルケトン尿症(PKU)を引きおこす. チロシンは, アセチル CoA とフマル酸, カテコールアミン, 神経伝達物質ドーパミン, そしてメラニン色素の前駆体である. 必須アミノ酸であるトリプトファンも, セロトニン, メラトニン, ニコチン酸(ビタミン B₃)の前駆体である.

臨床症例
白皮症

　正常で健康な両親から生まれた正期産児で, 皮膚色素の顕著な欠如が観察された. その新生児は他の点では正常にみえたが, 青い目ととても薄いブロンド, ほとんど白い髪の毛だった. この色素沈着の欠如は, 家族歴と, 酵素チロシナーゼが欠如していることから, 古典的な白皮症であると確定診断された. チロシナーゼは, チロシンをヒドロキシ化して 3,4-ジヒドロキシフェニルアラニン(DOPA)に変換し, 続いてさらなる酸化によりメラニン細胞の色素メラニンの前駆体であるキノンへと変換するという 2 段階を担う.

解説
　白皮症の主な原因は, チロシナーゼあるいは補助的 P タンパク質のホモ接合型欠失である. 別の DOPA 産生酵素であるチロシン水酸化酵素は, カテコールアミン神経伝達物質の生合成に関与しており, 白皮症には神経学的欠損はみられない. しかし, 色素沈着欠如の結果, 太陽光からの傷害にかなり敏感であり, 太陽からの紫外線に対して念入りに警戒をしなければならない. 白皮症患者は一般的に明るい光にとても敏感である. 色素沈着欠如にもかかわらず視力は正常であり, これは網膜色素がチロシンに由来するのではなく, カロテン(ビタミン A)に由来するからである. しかし, 白皮症患者は目の病気になりやすい.

る. 新生児の約100万人に1人の割合で生じるこの病態では, ホモゲンチジン酸が蓄積し尿中に排泄される. この化合物は放置あるいはアルカリで処理するとアルカプトンに酸化され, 尿が黒ずんだ色になる. **アルカプトン尿症 alkaptonuria** の患者は, 最終的には関節での黒色(黄土色の)色素沈着と, 続く重篤な関節炎を含む関節破壊に苦しむ. これらの症状は, 一般的に 30 歳代あるいは 40 歳代に発症する. この常染色体潜性(劣性)遺伝疾患は, Garrod が先天性代謝異常に関する初期の仮説を提案する契機となった, いくつかのうちの最初の疾患である. アルカプトン尿症は PKU と比べると比較的良性であるが, 症状の軽減以外に利用できる治療法がほとんどない.

メープルシロップ尿症
maple syrup urine disease

　分枝鎖アミノ酸ロイシン, イソロイシン, バリンの正常な代謝は, α-アミノ基を除去して生じる α-ケト酸の酸化的脱炭酸反応による. この脱炭酸反応は, 分枝鎖ケト酸脱炭酸酵素というミトコンドリアの内膜に結合している多酵素複合体が触媒する. 新生児の約30万人に1

人の割合で生じるこの酵素の欠損では, 血中にこれら分枝鎖アミノ酸に対応するケト酸が蓄積し, 分枝鎖ケト酸尿症を呈する. 治療や処置を怠れば, この病態は新生児の身体的および精神的遅滞の両方を惹起し, 尿にメープルシロップのような特有の匂いを生じる. この欠損症状は低タンパク質食あるいは改善食である程度は抑えられるが, すべてのケースでうまくいくわけではない. この酵素複合体の補因子であるチアミンピロリン酸の高用量補助療法が有効な場合がある.

アミノ酸輸送体の遺伝性欠損

　アミノ酸代謝の欠陥に加えて, アミノ酸の輸送の欠陥に起因する障害もある. 腸からのアミノ酸の吸収や尿からのアミノ酸の再吸収において機能するアミノ酸輸送系は, 約12種類が知られている. これらの輸送体のいずれかに欠陥があると, 良性のものから重篤なものまで, 場合によっては発育不全や精神遅滞を含むさまざまな結果をもたらすことがある. このような遺伝性輸送体異常の例としては, 腎結石の原因となるシスチン尿症(**臨床症例:シスチン尿症**参照)や Hartnup(ハートナップ)病

臨床症例
シスチン尿症

　21歳の男性が，右脇腹と背中に激しい痛みを訴えて救急処置室を受診した．その後の検査で，腎結石と尿中のシスチン，アルギニン，リシン濃度の上昇が判明した．この患者はシスチン尿症の特徴的な症候を呈していた．

解説

　シスチン尿症は，二塩基性アミノ酸の腸管吸収や近位尿細管再吸収に異常を生じる常染色体潜性（劣性）遺伝病であり，それ自体はシステイン代謝の欠陥によるものではない．輸送不全のため，本来であれば近位尿細管で再吸収されるシステインが尿に残ってしまう．システインは自発的に酸化して，そのジスルフィド型であるシスチンになる．シスチンは比較的不溶性であり，尿路で沈殿して腎結石をつくりやすい．この疾患の治療では，一般的に食事からのメチオニン（システインの生合成前駆体）摂取の制限，多量の水分摂取による尿の希釈の励行，さらに最近では，尿中システインを沈殿しない，より溶解しやすい化合物へと変換する薬物療法が行われている．

理解を深めるために
遺伝性欠損症の治療の可能性

　アミノ酸の代謝異常など，遺伝性代謝異常の治療は，現在さかんに研究されている分野である．ウイルスベクター（通常は改変されたアデノ随伴ウイルス）を用いて遺伝子を修複する方法は，例えば鎌状赤血球貧血の治療において一定の成功を示している．このアプローチは，他の多くの遺伝性欠損症についても検討されている．これらの欠損症の治療に対するもう1つの有望なアプローチは，欠損タンパク質をコードするmRNAを導入することである．このアプローチでは治癒はしないが，欠損あるいは欠陥のあるタンパク質の継続的治療法として用いることができる．CRISPR-Cas9（第23，24章）は，アミノ酸の輸送と代謝に欠陥のある患者の長期的治療にも用いられる可能性がある．

まとめ

- アミノ酸の異化は一般にアミノ基転移酵素による α-アミノ基の除去から始まる．α-アミノ基は通常，α-ケトグルタル酸やオキサロ酢酸へ転移され，最終的には尿素のかたちで排泄される．
- さまざまなアミノ酸に対応する炭素骨格は，解糖系，TCA回路，脂肪酸生合成や糖新生に由来したり，それらに供給されたりするため，アミノ酸代謝を独立した経路として考えるべきではない．
- アミノ酸はグルコース（グリコーゲン）や脂肪酸（トリアシルグリセロール）のように貯蔵されないが，ペプチドやタンパク質の合成や代謝回転のための構成要素を提供するだけでなく，通常のエネルギー代謝においても必要時に糖新生のための炭素源となったり，飢餓時の最終手段としてエネルギー源となるなど，重要かつ動的な役割を果たす．
- アミノ酸は神経伝達物質として機能し，ホルモンや神経伝達物質を含むさまざまな低分子量のシグナル分子の生合成の前駆体となる．
- フェニルケトン尿症やメープルシロップ尿症といった遺伝性疾患の重篤な症状は，異常なアミノ酸代謝の影響として説明でき，このような遺伝性疾患の多くについて新生児スクリーニングが急速に拡大している．

アクティブラーニング

(1) チロシンは，フェニルケトン尿症（PFU）の患者に対して食事計画における補助剤として含まれている．この補助剤の論理的根拠は何か．フェニルアラニン水酸化酵素自身が原因ではないさまざまな形態のPKUの治療法をどのように提案するか．

(2) カテコール-O-メチルトランスフェラーゼ阻害剤のレボドパとモノアミンオキシダーゼ阻害剤をParkinson病の治療に用いる論理的根拠について確認しなさい．

(3) 神経伝達物質であるセロトニン，メラトニン，ドーパミン，カテコールアミンの生合成経路を確認しなさい．これら化合物の不活性化に寄与する酵素名をあげ，治療においてどのような役割を果たしているか説明しなさい．

　がある．トリプトファンを含む中性アミノ酸の腸からの吸収と腎臓からの再吸収の両方が障害されるHartnup病の場合，ナイアシンやニコチンアミド，セロトニンの前駆体であるトリプトファンの欠乏により重大な神経症状が生じる．さらに，これらの患者はペラグラ（ナイアシン欠乏症）に似た皮膚症状を示す．

参考文献

Demirci S, Uchida N, Tisdale JF. Gene therapy for sickle cell disease: An update. *Cytotherapy*. 2018;20(Issue 7):899–910.

Lichter-Konecki U, Vockley J. Phenylketonuria: Current treatments and future developments. *Drugs*. 2019;79(5):495–500.

MacLeod E, Hall K, McGuire P. Computational modeling to predict nitrogen balance during acute metabolic decompensation in patient with urea cycle disorders. *Journal of Inherited Metabolic Disease*. 2016;39:17–24.

Phipps WS, Jones PM, Patel K. Amino and organic acid analysis: Essential tools in the diagnosis of inborn errors of metabolism. *Advances in Clinical Chemistry*. 2019;92:59–103.

Prieve MG, Harvie P, Monahan SD, Roy D, et al. Targeted mRNA therapy for ornithine transcarbamylase deficiency. *Molecular Therapy*. 2018;26:801–813.

Schiff M, de Baulny HO, Dionisi-Vici C. Branched-chain organic acidurias/acidaemias. In: Saudubray JM, Baumgartner M, Walter J, eds. *Inborn Metabolic Diseases*. Berlin, Heidelberg: Springer; 2016.

Sun R, Xi Q, Sun J, et al. In low protein diets, microRNA-19b regulates urea synthesis by targeting SIRT5. *Scientific Reports*. 2016;6:33291.

Yahyaui R, Perez-Frias J. Amino acid transport defects in human inherited metabolic disorders. *International Journal of Molecular Sciences*. 2020;21:119–146.

関連ウェブサイト

Inborn errors of metabolism
https://www.ncbi.nlm.nih.gov/books/NBK459183/

Amino acid metabolism
http://www2.csudh.edu/nsturm/CHE452/11_A.A.%20Metabolism.htm
http://education.med.nyu.edu/mbm/aminoAcids/introduction.shtml

Amino acid profiling for the diagnosis of metabolic disorder
https://www.intechopen.com/books/biochemical-testing-clinical-correlation-and-diagnosis/amino-acids-profiling-for-the-diagnosis-of-metabolic-disorders

Nitrogen metabolism
http://themedicalbiochemistrypage.org/nitrogen-metabolism.php

Parkinson's disease
http://www.mayoclinic.org/diseases-conditions/parkinsons-disease/basics/definition/con-20028488

Phenylketonuria
http://www.nlm.nih.gov/medlineplus/phenylketonuria.html

Urea cycle
https://www.youtube.com/watch?v=Gt-hNq9ZHSk&ab_channel=Dr.GBhanuPrakashAnimatedMedicalVideos https://www.youtube.com/watch?v=RJ5NI7tEzio&ab_channel=SimplifiedMedicalNotes

Urea cycle disorders
http://www.ncbi.nlm.nih.gov/books/NBK1217/

第16章 ヌクレオチドの生合成と分解

Alejandro Gugliucci, Teresita Menini*

📖 本章で学ぶこと

本章の到達目標

- *de novo* 経路とサルベージ経路の違いに焦点を当て，プリンとピリミジンの構造および生合成を比較・対比できる.
- 細胞周期のさまざまな段階で，細胞がどのようにしてヌクレオチドの必要量を満たすかを説明できる.
- 化学療法で，フルオロウラシルおよびメトトレキサートを使用する生化学上の根拠を説明できる.
- ヌクレオチド代謝の典型的な疾病〔痛風，Lesch-Nyhan（レッシュ-ナイハン）症候群，重症複合免疫不全症〕の代謝的基礎と治療法について説明できる.

はじめに

ヌクレオチドは五炭糖，窒素塩基，リン酸からなる分子であり，細胞内で以下の重要な役割を果たしている.

- DNA と RNA の前駆物質となる.
- ニコチンアミドアデニンジヌクレオチド nicotinamide adenine dinucleotide（NAD）とその還元型（NADH），ニコチンアミドアデニンジヌクレオチドリン酸 nicotinamide adenine dinucleotide phosphate（NADP）とその還元型（NADPH），フラビンアデニンジヌクレオチド flavin adenine dinucleotide（FAD）とその還元型（$FADH_2$），フラビンモノヌクレオチド flavin mononucleotide（FMN）とその還元型（$FMNH_2$），コエンザイム A coenzyme A（CoA）などの補酵素成分である.
- 多くの代謝過程に必要なアデノシン三リン酸 adenosine triphosphate（ATP），グアノシン三リン酸 guanosine triphosphate（GTP）などのエネルギー通貨となる.
- 生合成において担体としてはたらく〔例：糖質の担体となるウリジン二リン酸 uridine diphosphate（UDP），脂質の担体となるシチジン二リン酸 cytidine diphosphate（CDP）〕.

- 重要な代謝酵素のアロステリックな調節因子となる.
- シグナル伝達において重要なセカンドメッセンジャーとなる〔例：サイクリックアデノシン 3′,5′-ーリン酸 cyclic adenosine 3′,5′-monophosphate（環状アデノシンーリン酸 cyclic adenosine monophosphate）（cAMP），サイクリックグアノシン 3′,5′-ーリン酸 cyclic guanosine 3′,5′-monophosphate（環状グアノシンーリン酸 cyclic guanosine monophosphate）（cGMP）〕.

われわれは，生体に必要なプリンヌクレオチド purine nucleotide とピリミジンヌクレオチド pyrimidine nucleotide をすべて代謝中間体から合成することができる. したがって，食物から核酸やヌクレオチドを摂取するが，生きていくうえでそれらは必須ではない. ヌクレオチドは，代謝の非常に多くの段階に関与することから，微生物や寄生虫の感染症，またがんの治療に用いられる化学療法薬の重要な標的分子となる.

本章では，プリンヌクレオチドとピリミジンヌクレオチドという 2 種類のヌクレオチドの構造と代謝について説明する. 代謝経路として 4 つがあげられる.

- 基本的な代謝物質からのヌクレオチドの**新生（de novo）合成** de novo synthesis. この経路は増殖期の細胞に必要不可欠である.
- すでに生成されている塩基やヌクレオシドを再利用する**サルベージ経路** salvage pathway. この経路は休止期（G0期）の細胞に必要な量のヌクレオチドを供給する.
- ヌクレオチドの分解産物を排泄するための異化経路. この経路は，細胞内でヌクレオチドが毒性を示すほどに蓄積するのを防ぐために不可欠である. プリン塩基代謝の最終代謝産物である**尿酸** uric acid の排泄障害や産生増加は痛風を引きおこすおそれがあり，また高血圧やメタボリックシンドロームとも関係が深い.
- **リボヌクレオチド** ribonucleotide（RNA の構成単位）を**デオキシリボヌクレオチド** deoxyribonucleotide（DNAの構成単位）に変換するための生合成経路. この経路は，DNA の前駆物質を供給する.

＊米国アイオワ州立大学生化学・生物物理学・分子生物学科名誉教授の Robert W. Thornburg 博士の本章オリジナル原稿への貢献に深謝する.

■ プリンとピリミジン

ヌクレオチドは，窒素塩基，五炭糖，リン酸の3つの要素から構成される

　核酸に含まれている窒素塩基は，プリンとピリミジンの2種類のヘテロ環状化合物のいずれかに属する（図16.1）．DNAとRNAの両方に含まれる主なプリンは**グアニン** guanine（G）と**アデニン** adenine（A）である．DNAに含まれる主なピリミジンは**チミン** thymine（T）と**シトシン** cytosine（C）で，RNAでは**ウラシル** uracil（U）とシトシンである．**チミンはDNAにのみ，ウラシルはRNAにのみ含まれている**．

　窒素塩基が五炭糖である**リボース** ribose と結合したものを**ヌクレオシド** nucleoside，ヌクレオシドにリン酸が結合したものを**ヌクレオチド** nucleotide という．リン酸はリボースの5′位または3′位のいずれか，あるいは両方に付加される．最も重要なプリンとピリミジンの名称と構造を**表16.1** に示す．

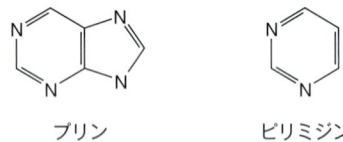

図16.1　ヌクレオチドの分類
プリンとピリミジンの基本構造.

表16.1　重要なプリンとピリミジンの名称と構造

構造	遊離塩基	ヌクレオシド	ヌクレオチド
（アデニン構造）	アデニン	アデノシン	AMP ADP ATP cAMP
（グアニン構造）	グアニン	グアノシン	GMP GDP GTP cGMP
（ヒポキサンチン構造）	ヒポキサンチン	イノシン	IMP
（ウラシル構造）	ウラシル	ウリジン	UMP UDP UTP
（シトシン構造）	シトシン	シチジン	CMP CDP CTP
（チミン構造）	チミン	チミジン	dTMP dTDP dTTP

NTPという呼称はリボヌクレオチドを指す．dATPなどの接頭語dはデオキシリボヌクレオチドを示すために用いている．

Aday AW, Ridker PM. Antiinflammatory therapy in clinical care: the CANTOS trial and beyond. *Front Cardiovasc Med*. 2018; 5: 62.
Libby P, Everett BM. Novel antiatherosclerotic therapies. *Arterioscler Thromb Vasc Biol*. 2019; 39(4): 538-545.

プリン代謝

■ プリン環の *de novo* 合成：イノシン一リン酸（IMP）の合成

プリンとピリミジンは *de novo* 経路とサルベージ経路の両方によって合成される

　ヌクレオチド生合成の必要量は状況に応じて大きく変化する．例えば，細胞が分裂間近の状態にある細胞周期の合成期（S期）に必要量は高くなる（**第28章**）．そのため，このヌクレオチド生合成の過程は，成長中の組織や胎児期の組織，活発に増殖している細胞（毛包，腸上皮細胞，血液細胞，がん細胞など），創傷治癒や組織再生の間などに非常に活発になる．プリンとピリミジンの生合成はエネルギー消費が多い過程であり，不要なエネルギー消費を避けるため細胞内にはその中間体と生成物の量を検知し，効率的に制御する調節機構が存在する．

　プリン合成の原料は，CO_2，非必須アミノ酸〔アスパラギン酸 aspartic acid（Asp），グルタミン glutamine（Gln），グリシン glycine（Gly）〕，一炭素基供与体となる葉酸 folic acid 誘導体である．プリン合成の最初の生成物であり，**アデノシン一リン酸** adenosine monophosphate（AMP）と**グアノシン一リン酸** guanosine monophosphate（GMP）の共通の前駆物質である**イノシン一リン酸** inosine monophosphate（IMP）の合成には，5分子のATPが必要となる．IMP合成の出発物質は，ペントースリン酸経路の生成物であるリボース-5-リン酸 ribose 5-phosphate である（**第9章**）．最初のステップは，**リボースリン酸ピロホスホキナーゼ** ribose phosphate pyrophosphokinase〔別名：5-ホスホリボシル-α-ピロリン酸合成酵素 5-phosphoribosyl-α-pyrophosphate（PRPP）synthetase〕が触媒し，ATPからピロリン酸基を転移してPRPPを形成することにより，活性型のペントースリン酸を生成する（**図16.2**）．10回の一連の反応を経て，PRPPはIMPへと変換される．プリン環の大部分の炭素原子とすべての窒素原子は非必須アミノ酸（グリシン，グルタミン，アスパラギン酸）由来であり，1個の炭素は CO_2 由来，2個の炭素は葉酸誘導体の N^{10}-ホルミルテトラヒドロ葉酸 N^{10}-formyltetrahydrofolate（N^{10}-ホルミルTHF）由来である．葉酸はビタミンの一種であり，これが欠乏するとプリン合成が抑制され，貧血や妊娠中であれば胎児の神経系の異常などが引きおこされる可能性がある．一方で葉酸欠乏を誘導する治療法は，急速に分裂しプリン生合成の需要が高いがん細胞を死滅させること

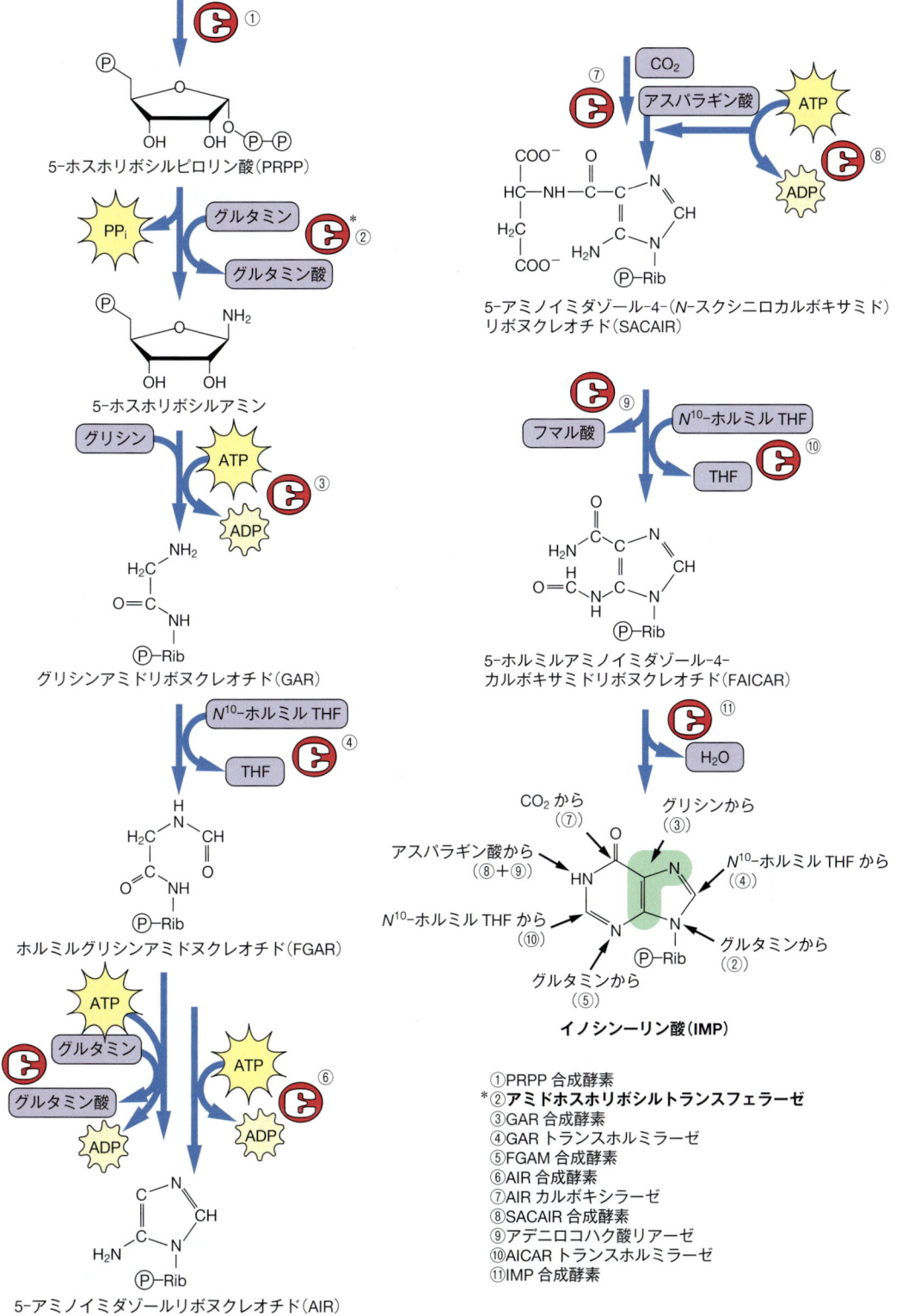

図16.2　IMP の合成

＊：調節酵素アミドホスホリボシルトランスフェラーゼを示す②．この酵素は AMP と GMP の両方によって阻害され，その阻害によってプリン生合成のサルベージ経路が優位となる．

ができるため，がんの化学療法として臨床的に利用されている．この一連の反応の最終生成物はリボヌクレオチドの IMP であり，そのプリン塩基を**ヒポキサンチン** hypoxanthine と呼び，ヌクレオシドはイノシン，ヌクレオチドは IMP である．

IMP から ATP および GTP の合成

IMP は細胞内で AMP と GMP の両方に変換されるか，尿酸，リボース，およびリン酸へと分解されるため，過剰に蓄積することはない．AMP と GMP への変換は，どちらも 2 段階の酵素反応によって行われる（図 16.3）．合成されたヌクレオシド一リン酸（AMP および GMP）から，それぞれ異なる酵素（アデニル酸キナーゼとグアニル酸キナーゼ）が ATP を利用して，対応するヌクレオシド二リン酸を合成する．最後に，どちらの場合においても**ヌクレオシド二リン酸キナーゼ** nucleoside diphosphokinase

がヌクレオシド二リン酸をヌクレオシド三リン酸へと変換する．この酵素は，ピリミジン，プリン，RNA 合成のためのリボヌクレオチド，DNA 合成のためのデオキシリボヌクレオチドをはじめとするすべてのヌクレオシド二リン酸に対して活性を示す．

プリンヌクレオチド生合成のサルベージ経路

細胞には，*de novo* 経路に加え，すでに生成されているヌクレオチドを利用するサルベージ経路がある．サルベージ経路では，食物や内因性核酸の分解から得られるものを原料としており，この経路を利用することでエネルギー消費を大きく節約することができる．哺乳類の場合，プリンサルベージ経路には 2 つの酵素が存在する．**アデニンホスホリボシルトランスフェラーゼ** adenine phosphoribosyl transferase（APRT）は，遊離アデニンを AMP に変換する（図 16.4A）．同様に，**ヒポキサンチングアニンホスホリボシルトランスフェラーゼ** hypoxanthine-guanine phosphoribosyl transferase（HGPRT）はヒポキサンチンを IMP へ，またグアニンを GMP へと変換する（図 16.4B）．遊離プリン塩基が利用できる状態にある限り，サルベージ経路によるプリンヌ

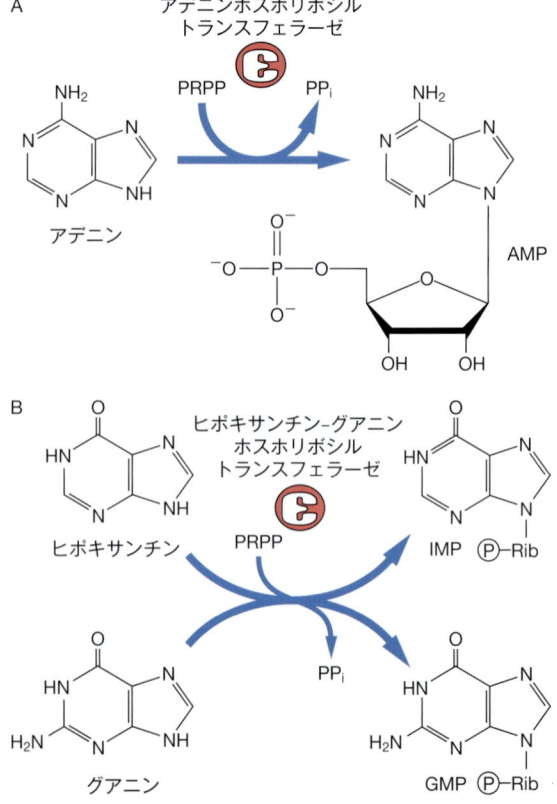

図 16.3　IMP から AMP および GMP への変換
IMP から分岐したそれぞれの経路で 2 段階の酵素反応が必要である．XMP：キサントシン一リン酸．

図 16.4　プリンサルベージ経路
（A）アデニンホスホリボシルトランスフェラーゼ．（B）ヒポキサンチン-グアニンホスホリボシルトランスフェラーゼ．

理解を深めるために
サルベージ経路はリンパ球におけるヌクレオチドの主な供給源となる

ヒトにおいて，胸腺で産生される免疫系細胞である休止期Tリンパ球〔訳注：T細胞は骨髄で産生され胸腺で分化する〕（第43章）は，サルベージ経路により通常のヌクレオチド要求量を満たすが，急速に分裂する細胞の増殖を支えるには de novo 合成が必要となる．ヌクレオチドの再利用は，ヒト免疫不全ウイルス human immunodeficiency virus（HIV）感染Tリンパ球で特に重要となる．無症状の患者における休止期リンパ球では，ピリミジンの de novo 生合成が阻害され，その結果，ピリミジン貯蔵量が減少する．このような状況でTリンパ球が活性化されると，新たなDNAを十分に合成することができないため，これらの細胞は細胞死をおこす．これが，HIV感染の後期におけるTリンパ球集団の減少の一因となっている．

サルベージ経路は多くの寄生虫にとっても特に重要である．*Mycoplasma*（マイコプラズマ），*Borrelia*（ボレリア），*Chlamydia*（クラミジア）などの一部の寄生虫は，ヌクレオチドの de novo 合成に必要な遺伝子を欠失している．そのため，これらの生物は，ヌクレオチドをはじめ，すでに生成している代謝物を宿主から略奪して生存する．

臨床症例
Lesch-Nyhan（レッシュ-ナイハン）症候群：HGPRT欠損

HGPRTをコードする遺伝子はX染色体上に存在する．その遺伝子の欠損は，まれなX連鎖潜性遺伝病であるLesch-Nyhan（レッシュ-ナイハン）症候群 Lesch-Nyhan syndrome を引きおこす．HGPRTの欠損は，アミドホスホリボシルトランスフェラーゼの基質でもあるPRPPの過剰な蓄積をもたらす．これにより，プリン生合成が最大200倍増加する．プリン合成の増加に伴い，分解産物である尿酸も高濃度に蓄積する．尿酸の増加は，重篤な痛風性関節炎や重症神経障害を引きおこし，精神遅滞，痙縮，攻撃的行動，噛んだり引っ掻いたりすることによる自傷行為の衝動を招く．

臨床症例
重症複合免疫不全症（SCID）はプリンサルベージ経路の異常により生じる

重症複合免疫不全症 severe combined immunodeficiency（SCID）は，細胞性免疫と液性免疫の両方の欠損に起因する致死的な疾患である．SCID患者は，抗原刺激に反応して抗体を効率的に産生する能力がない．常染色体潜性型SCIDの患者の約50％で，プリンサルベージ経路ではたらく酵素であるアデノシンデアミナーゼ adenosine deaminase の遺伝子欠損がみられる．この病態には，胸腺と骨髄に由来するリンパ球（Tリンパ球とBリンパ球）の他，抗原刺激後の分化細胞の"自己破壊"が関与している．細胞死の正確な原因はまだわかっていないが，リンパ系組織におけるアデノシン，デオキシアデノシン，デオキシアデノシン三リン酸 deoxyadenosine triphosphate（dATP）の蓄積と，それに伴うATPの枯渇が関係している可能性がある．dATPは，リボヌクレオチド還元酵素を阻害し，それによりDNA合成を妨げる．プリンサルベージ経路で次にはたらく酵素であるヌクレオシドホスホリラーゼの欠損も免疫不全疾患と関連しているという知見からも，ヒトの免疫担当細胞の正常な分化と機能には，プリンサルベージ経路が健全に機能していることが不可欠であると考えられる．

調節段階であることに注意が必要である．

● ヒトにおけるプリンと尿酸代謝

◎ 尿酸の発生源と排泄

尿酸はヒトにおけるプリン異化の最終生成物である

ヒトにおいて尿酸はプリン異化の最終生成物で，それ以上は代謝されないため（図16.5），体外へ排泄する必要がある．しかし，腎臓での尿酸処理の複雑さから考えると（後述），尿酸の循環血中濃度を高めることには進化上の利点があるのかもしれない．図42.2で示すように，尿酸は循環血中で抗酸化作用を示す．pH7.4の溶液中で尿酸は98％イオン化しているため，尿酸ナトリウムとして循環している．この塩は溶解性が低く，細胞外液の尿酸濃度は基準範囲上限をわずかでも上回ると飽和する．そのため，高尿酸血症 hyperuricemia 患者では尿酸ナトリウムが結晶化しやすい．この結晶化は低温また低pHによって促進され，四肢，特につま先でおこりやすい．この病態に最も顕著な臨床症状は**痛風 gout** であり，主に足の関節の軟骨，滑膜，滑液に結晶が形成される．これに伴い，**腎結石 renal calculi**（尿酸結石）や**痛風結節 tophi**（軟部組織への尿酸ナトリウムの沈着）が生じることがある．例えば，多くの細胞が急速に死滅する化学療法の施行中などに尿酸産生量が突然増加すると，関節内

クレオチドの合成が優先的に行われる．*de novo* 経路の2段階目を触媒する**アミドホスホリボシルトランスフェラーゼ** amidophosphoribosyl transferase（図16.2）の異なる部位にAMPとGMPが結合して相乗的に作用してその活性を阻害することで，サルベージ経路が優先的に利用される．PRPPはヌクレオチドサルベージ経路を含むその他の生合成過程にも利用されるため，PRPP合成酵素がかかわる2段階目の反応はプリン生合成の重要な

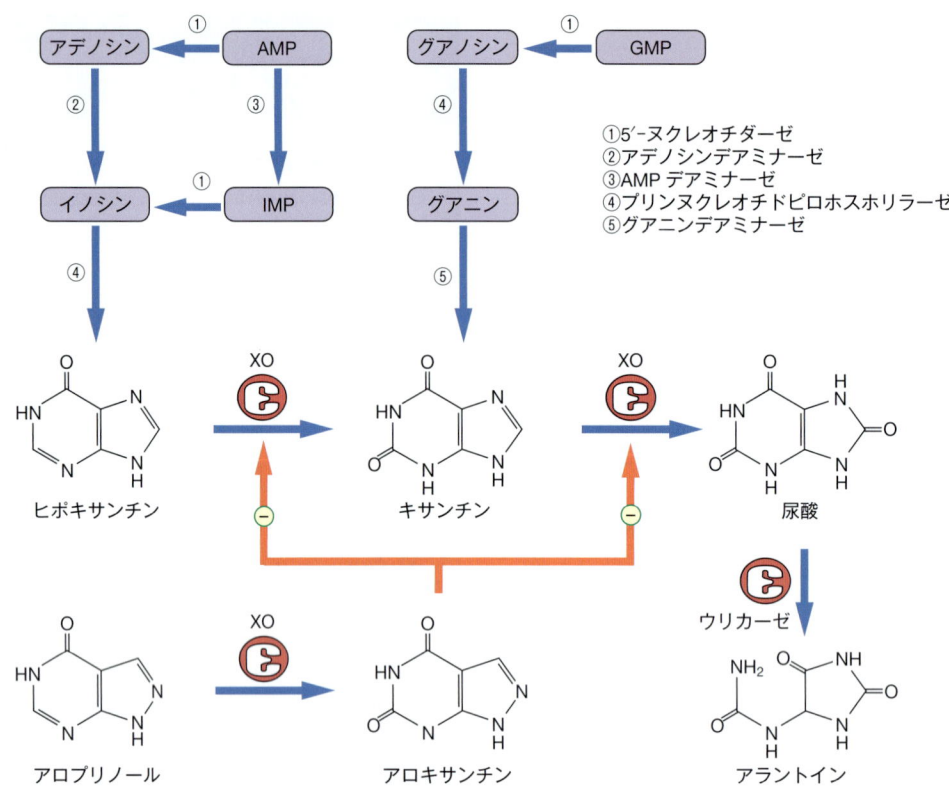

図16.5　プリンの分解とアロプリノールによる痛風治療の生化学的根拠

アロキサンチンによるキサンチンオキシダーゼ(XO)の阻害がアロプリノールによる痛風治療の作用機序である. 酵素のウリカーゼは霊長類(ヒトを含む)には存在しないが, ヒトの血清中尿酸濃度の測定にはよく用いられる. ①：5′-ヌクレオチダーゼ, ②：アデノシンデアミナーゼ, ③：AMP デアミナーゼ, ④：プリンヌクレオチドピロホスホリラーゼ, ⑤：グアニンデアミナーゼ.

および尿中で広範に尿酸の結晶化がおこり, 急性**尿酸腎症** urate nephropathy をきたすことがある.

　ヒトにおけるプリンの発生源は, *de novo* 合成, サルベージ経路, 食物の3つである. 体内の尿酸蓄積量(ひいては, 血漿中尿酸濃度)は, 尿酸の生成と排泄の相対的な割合によって調節されている. 尿酸の半分以上は腎臓から排泄され, 残りは腸で細菌によって処理されて排泄される. 腎臓では, ろ過された尿酸は近位尿細管でほぼ完全に再吸収され, 遠位尿細管では分泌と吸収の両方が行われる. 全体としての尿酸クリアランスはろ過量の約10%で, つまり90%が体内に貯留することになる. 正常であれば, ろ過の増加に伴って尿中排泄量は増加する. 尿酸代謝には腎臓が関与することから, いくつかの腎臓の疾患では腎臓や尿中における尿酸の貯留や析出を招き, 時に腎結石を引きおこす可能性がある. 食物由来のプリンは排泄される尿酸の約20%であることから, 食事から摂取するプリンを制限(肉の摂取の制限)しても, 尿酸値の低下率はわずか10〜20%にすぎないと考えられる.

◉ 尿酸の内因性の生成

　各プリンヌクレオシド-リン酸(IMP, GMP, AMP)は, 5′-ヌクレオチダーゼによってそれぞれ対応するヌクレオシドへと変換される. 産生されるヌクレオシドのうち, イノシンとグアノシンは, プリンヌクレオシドホスホリラーゼによってヒポキサンチンとグアニンという遊離プリン塩基に変換され, その際リボース-1-リン酸が産生される. その後, ヒポキサンチンは酸化され, そしてグアニンは脱アミノ化されることで, キサンチンとなる(図16.5). AMP は AMP デアミナーゼ AMP deaminase によって, またアデノシンは**アデノシンデアミナーゼ** adenosine deaminase によって脱アミノ化され, それぞれ IMP またイノシンへと変換される. その後, これらはヒポキサンチンへと変換される. すなわち, グアニンは直接キサンチンへと変換され, イノシンとアデノシンはヒポキサンチンへと変換されてからキサンチンへと変換される.

　この経路の最終酵素である**キサンチンオキシダーゼ** xanthine oxidase(XO)は, ヒポキサンチンからキサンチンへの変換とその後のキサンチンから尿酸への変換という2段階のヒドロキシ化反応を触媒する. 尿酸は, 霊長類, 鳥類, 爬虫類, 多くの昆虫類におけるプリン異化の最終代謝産物である. 多くの哺乳類, 魚類, 両生類, 無脊椎動物を含めたその他の生物では, 尿酸は代謝されて, アラントインなどのさらに溶解度の高い生成物となる(図16.5).

高尿酸血症と痛風

高尿酸血症であっても多くの人々は生涯を通して無症状で経過するが，痛風患者は必ず高尿酸血症を呈する

　平均すると，血漿中尿酸濃度は女性より男性が高く，年齢とともに上昇する傾向にあり，通常は肥満の人や社会経済的地位の高い集団に属する人で高値となる．尿酸濃度の高さは糖分（フルクトース），肉，アルコールの摂取量が多いことと相関する．痛風は数千年間「贅沢病」として知られてきた疾患で，関節や真皮で尿酸ナトリウムの結晶が沈着することに起因する痛みを伴う．痛風に

🌸 理解を深めるために
フルクトースは血漿中の尿酸の量を増加させ，メタボリックシンドロームにかかわる：どのように進むのだろうか？

　フルクトースは，代謝の過程で尿酸を産生する唯一の糖である．ここ数年でフルクトースの摂取（特にフルーツジュースを含む加糖飲料）と血漿尿酸の増加との間に関連があることが疫学的に強く証明されている．これは多くの場合，高血圧やメタボリックシンドロームと関連している．第12章で示したように，フルクトースは主に肝臓で代謝される．その代謝は，解糖系における2つの重要な調節段階をバイパスして行われる．そのため，フルーツジュースや甘味ソーダとしてフルクトースが大量に摂取されると，無制限にフルクトースがリン酸化され，ATPが消費される．その結果生成するADPはヌクレオシドジホスホキナーゼによってATPへと再変換されるが，その際にAMPが蓄積する．AMPは尿酸に変換され，AMPキナーゼを阻害することで，肝脂肪生成，コレステロール生合成，グルコース分泌を刺激する．これらはすべてメタボリックシンドロームに関連する．フルクトースによるメタボリックシンドロームに核酸代謝がかかわることは，その病態がアロプリノールによって部分的に抑制されることからもわかる（**図16.5**）．フェブキソスタットのようなキサンチンオキシダーゼ（XO）阻害薬も，フルクトースによる脂肪肝を減少させる．

💚 臨床症例
尿酸過剰による痛風

診断

　痛風の診断は，主に臨床症状に基づいて行われ，高尿酸血症も診断をサポートする．患者の約90%は血漿中濃度に対して尿酸排泄率が低く，約10%では過剰産生がみられる．痛風性関節炎は，通常，超急性に発症し（24時間未満），主に足親指の中足指節関節またその他にも肘や膝などの関節で，重度の疼痛，腫脹，発赤，熱感がみられる．痛風性関節炎の診断は，痛風結節（皮下や腱の腫脹）や滑液中における尿酸ナトリウム結晶の存在によって確定される．結晶は針状で好中球内にみられ，偏光顕微鏡下で観察すると負の複屈折を示す．

病因

　関節内の尿酸結晶は好中球（血中および組織内ではリンパ球）によって貪食される．結晶は細胞膜を傷害し，また関節内にリソソーム酵素が放出されると，急性炎症性反応が生じる．複数のサイトカインが炎症を増強・遷延させ，貪食細胞，単球，マクロファージが炎症を悪化させる．

治療

　急性発作には，ステロイド性抗炎症薬（プレドニゾンなど）や非ステロイド性抗炎症薬 nonsteroidal antiinflammatory drug（NSAID）などで対処する．食習慣の変更（肉とアルコールの摂取を減らして水分の摂取を増やし，体重を減らす）や，利尿薬などの使用中の薬物療法の変更が有用となる場合がある．尿酸排泄薬プロベネシドは，血中尿酸値を下げるためによく用いられる．微小管阻害薬コルヒチンも，急性発作の際に貪食と炎症を抑制するために用いることがある．すでに過度の排泄がみられる場合や，痛風結節，腎疾患がみられる場合にはアロプリノール allopurinol が用いられる．アロプリノールはキサンチンオキシダーゼ（XO）阻害薬である（図16.5）．アロプリノールは，最初に酸化されてアロキサンチンとなるが，2回目の酸化は受けない．アロキサンチンは，このキサンチンオキシダーゼに結合したまま強力な競合阻害薬として作用する．一方で，新たに開発されたXO阻害薬であるフェブキソスタットは，XOの活性中心の近く，モリブドプテリンが存在する部位に結合し，非競合的に酵素活性を阻害する．これらのXO阻害薬の作用により尿酸の生成が抑制され，キサンチン，ヒポキサンチンが蓄積する．キサンチン，ヒポキサンチンは溶解度が10倍高く，容易に尿中に排泄される．最近承認されたもう1つの薬であるレシヌラドは，有機酸アニオントランスポーターであるURAT1による尿酸の再吸収を阻害する（したがって排泄を増加させる）ことにより作用する．

臨床症例
新たな難治性痛風治療薬ウリカーゼ

　痛風患者の治療に用いられる薬剤は，40年以上にわたって使用されているものが多い．近年，痛風の病態生理に対する理解が進み，ウリカーゼを投与する酵素療法など新たな画期的治療法が開発され，臨床応用されている．遺伝子組換えウリカーゼであるペグロチカーゼとラスブリカーゼは，慢性難治性痛風に悩まされている患者に対する治療の新たな選択肢である．ブタのウリカーゼをポリエチレングリコール（PEG）と結合させることで，その血漿中半減期が2週間と長くなる．そのため，この薬剤の静脈内注射は，既存の尿酸降下剤が無効または禁忌の症候性痛風患者に対する治療法の選択肢となる．

　臨床試験によると，ペグロチカーゼは慢性痛風患者の尿酸濃度を7mg/dL未満に維持できることが示されている．これらの遺伝子組換えウリカーゼは，特に重症の結節性痛風患者において，痛風結節の溶解を促進する痛風治療薬として活躍が期待される．

理解を深めるために
キサンチンオキシダーゼの陰と陽：尿酸産生の他に

　キサンチンオキシダーゼ（XO）は，普遍的に存在する細胞質内のフラビンタンパク質であり，プリン異化の律速段階を制御する．キサンチンのヒドロキシ化による尿酸の産生によってFADH$_2$が生成される．一方で，XOがもつオキシダーゼ活性によって活性酸素種reactive oxygen species〔ROS：スーパーオキシド（O$_2$·$^-$）や過酸化水素（H$_2$O$_2$）〕が生成される．高濃度のROSは細胞毒性を示し，過剰なROS産生は，虚血再灌流障害ischemia-reperfusion injury（IRI），心血管障害，微小血管疾患，メタボリックシンドローム，がんなど，数多くの急性，慢性の疾患と深くかかわっている（第42章）．特にXOは，これらの病態において過剰なROS産生に寄与する．IRIでは，組織再灌流時，つまり回復期にROSが産生される．

　XO阻害薬であるアロプリノール（図16.5）は，心筋梗塞や脳卒中からの回復期にROS産生を抑制する補助療法として評価されている．さらに，プリン様XO阻害薬は，特に高リスク患者において有害な心血管イベントの発生率を減少させる．XO阻害薬は内皮依存性の血管拡張，酸化ストレス，動脈硬化を改善する．この効果は尿酸と酸化ストレスを同時に減少させるという作用に起因している．

　一方，がん細胞を死滅させることを目的として腫瘍環境でのROS産生を誘導するために，XOを抗腫瘍抗体と結合させる実験的研究が行われている．

　このように，XOはプリン異化における主役である一方で病態や治療において他の役割も果たしている．

なるリスクは，血漿中尿酸濃度が上昇するにつれて増加する．高尿酸血症は，尿酸の生成量の増加または排泄量の減少，あるいはその両方によって生じる．尿酸の腎臓での排泄は，ろ過と分泌の少なくとも一方が減少することによって低下する．薬物やアルコールなど多くの要因も尿細管での尿酸処理に影響を及ぼし，高尿酸血症を引きおこしたり，増悪させたりする原因となる．

ピリミジン代謝

　プリン同様，ピリミジン（ウラシル，シトシン，チミン）も細胞内で容易に利用できる原料を用い，一連の複雑な反応を介して合成される．大きな違いの1つは，プリンがリボース-5-リン酸を土台に組み立てられていくのに対し（図16.2），ピリミジンについては塩基が最初につくられ，その後に糖が付加されるという点である（図16.6）．すべてのピリミジンヌクレオチドの前駆体物質はウリジン一リン酸 uridine monophosphate（UMP）である．de novo経路ではUMPが合成され，その後シチジン三リン酸 cytidine triphosphate（CTP）とデオキシチミジン三リン酸 deoxythymidine triphosphate（dTTP）へと変換される．すでに生成されているピリミジンはサルベージ経路で回収される．

▶ de novo 経路

　ピリミジンヌクレオシドとプリンヌクレオシドの生合成では，いくつかの共通した前駆物質〔CO$_2$，アミノ酸（Asp，Gln），N^5,N^{10}-メチレン-テトラヒドロ葉酸 N^5,N^{10}-methylene-THF（チミンの場合，図16.9）〕が利用される．UMPの生合成経路の概略を図16.6に示す．カルバモイルリン酸合成酵素Ⅱ carbamoyl phosphate synthetase Ⅱ（CPS Ⅱ）が最初の段階を触媒し，重炭酸塩，グルタミン，2molのATPを利用してカルバモイルリン酸を生成する（アイソザイムであるCPS Ⅰは尿素回路でアンモニアからカルバモイルリン酸を合成する，第15章）．ピリミジン環の生成に必要な原子の多くは，アス

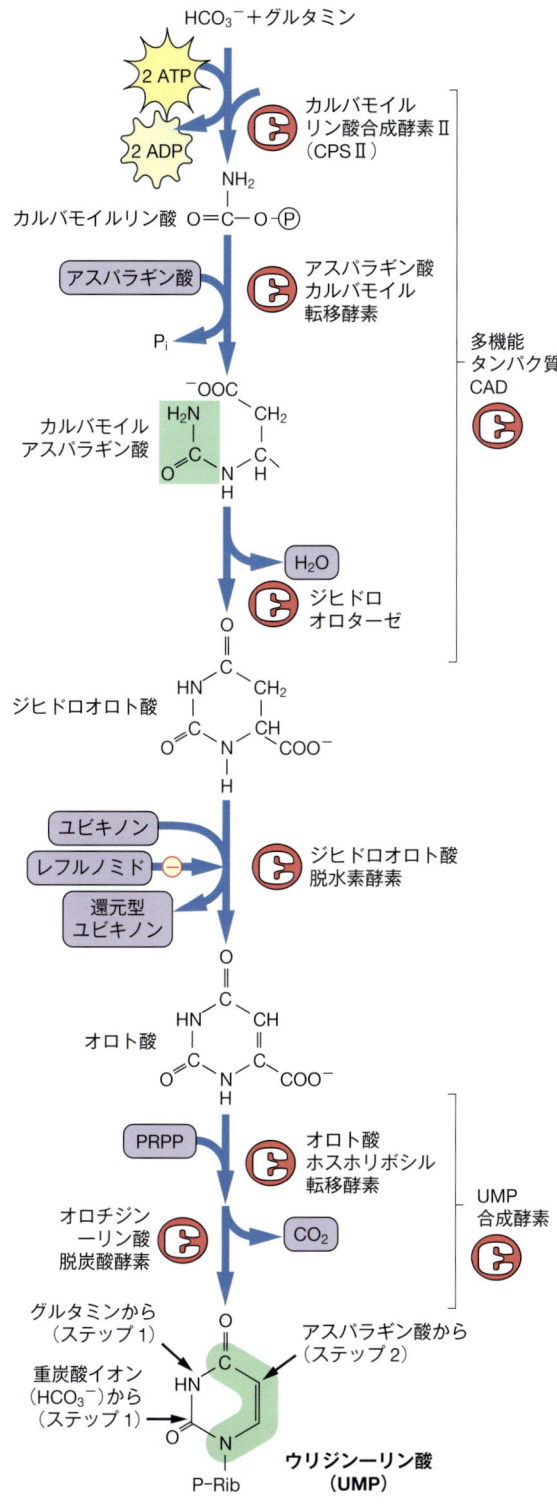

図16.6　ピリミジン合成の代謝経路
オロト酸およびUMP(最初のピリミジンヌクレオチド)の生成.

酸は次に，**ジヒドロオロターゼ** dihydroorotase によって環化されてジヒドロオロト酸となる．ジヒドロオロト酸は，ミトコンドリア酵素であるジヒドロオロト酸脱水素酵素によって酸化されてオロト酸となる．この酵素に対して特異的な阻害作用を示す**レフルノミド** leflunomide は，この過程を阻害することによりリンパ球の活性化を抑制し，結果として炎症を抑えることから，関節リウマチの治療薬として用いられている．その後，PRPPからリボース-5′-リン酸基がオロト酸に転移して，**オロチジン一リン酸** orotidine monophosphate(OMP)が生成する．最後に，OMPからカルボキシ基が除去され，UMPが生成する．**ウリジン三リン酸** uridine triphosphate (UTP)は，UMPキナーゼとヌクレオシド二リン酸キナーゼの作用によって2段階の酵素的リン酸化反応を経て合成される．CTP合成酵素は，UTPをアミノ化してUTPをCTPへと変換する(**図16.7**，左)．この過程で，RNA合成に用いられるリボヌクレオチドの合成が完了する．

多機能酵素による代謝経路構築が効率を上げている

　細菌において，ピリミジン(UMP)生合成に関与する6つの酵素は，異なったタンパク質として存在する．しかし，哺乳類の進化の過程で最初の3つの酵素の活性は融合し，単一遺伝子のコードする1つの多機能ポリペプチドである**CAD**となった．この酵素の名称の由来は，それを構成する3つの酵素(カルバモイルリン酸合成酵素 carbamoyl phosphate synthetase，アスパラギン酸カルバモイル転移酵素 aspartate transcarbamoylase，ジヒドロオロターゼ dihydroorotase)の頭文字である．ピリミジン生合成に関与する最後の2つの酵素(オロト酸ホスホリボシル転移酵素，オロチジル酸脱炭酸酵素)も融合し，単一の酵素(UMP合成酵素)となる．脂肪酸合成酵素複合体(**第13章**)と同様，連続した酵素活性がこのように融合することにより，代謝中間体の細胞内環境への拡散が回避され，結果的に個々のステップの代謝効率が向上する．

● ピリミジンサルベージ経路

　プリン同様，食物や核酸の分解によって得られる遊離ピリミジン塩基は，いくつかのサルベージ酵素によってピリミジン合成に利用される．**ウラシルホスホリボシルトランスフェラーゼ** uracil phosphoribosyl transferase (UPRTase)は，プリンサルベージ経路の酵素と類似している．この酵素は，5-フルオロウラシル 5-fluorouracil (5-FU)や5-フルオロシトシン 5-fluorocytosine(5-FC)など一部の化学療法剤も活性化する．ウリジンシチジンキナーゼとより特異性の高いチミジンキナーゼは，これらのヌクレオシドのリン酸化を触媒する．続いて作用するヌクレオシド一リン酸キナーゼと二リン酸キナーゼでサルベージプロセスは完了する．

パラギン酸由来であり，**アスパラギン酸カルバモイル転移酵素** aspartate transcarbamoylase(ATCase)によって1段階の反応で付加される．カルバモイルアスパラギン

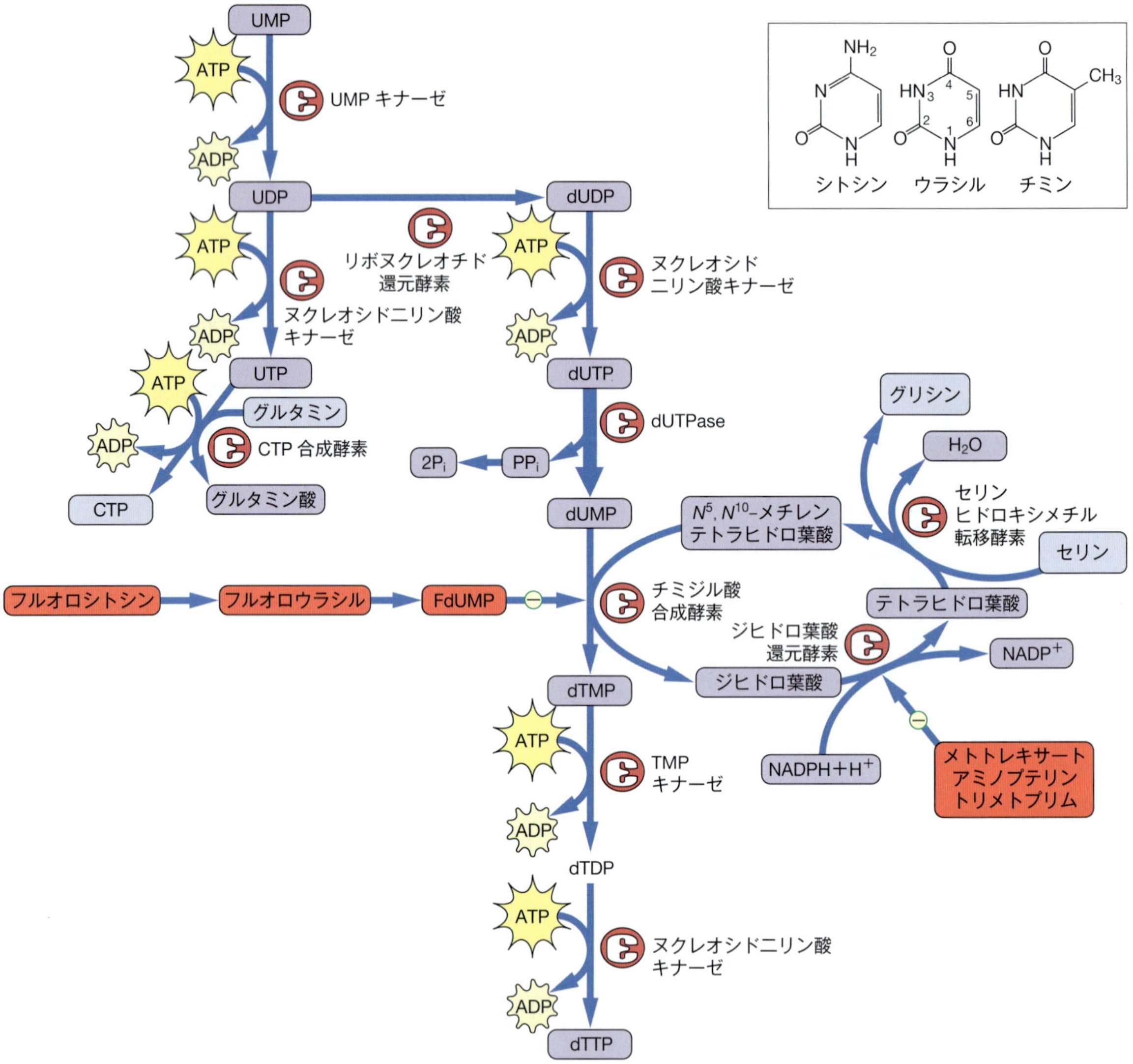

図の中のテキスト：

UMP

ATP

UMP キナーゼ

ADP

UDP

dUDP

ATP

リボヌクレオチド
還元酵素

ヌクレオシド
ニリン酸キナーゼ

ATP

ADP

ヌクレオシドニリン酸
キナーゼ

ADP

UTP

dUTP

ATP

グルタミン

ADP

CTP 合成酵素

dUTPase

グルタミン酸

2Pᵢ

PPᵢ

CTP

dUMP

N^5, N^{10}-メチレン
テトラヒドロ葉酸

グリシン

H_2O

セリン
ヒドロキシメチル
転移酵素

セリン

フルオロシトシン

フルオロウラシル

FdUMP

チミジル酸
合成酵素

テトラヒドロ葉酸

ジヒドロ葉酸
還元酵素

NADP⁺

dTMP

ジヒドロ葉酸

NADPH＋H⁺

メトトレキサート
アミノプテリン
トリメトプリム

ATP

TMP
キナーゼ

ADP

dTDP

ATP

ヌクレオシドニリン酸
キナーゼ

ADP

dTTP

シトシン　ウラシル　チミン

図 16.7　ピリミジン三リン酸の合成
チミジンの合成はフルオロデオキシウリジン酸(FdUMP)，メトトレキサート，アミノプテリン，トリメトプリムによって阻害される（赤ボックスで示す）．

デオキシリボヌクレオチドの生成

● リボヌクレオチド還元酵素

リボヌクレオチド還元酵素は，DNA 合成のために，ヌクレオチド中のリボースを還元してデオキシリボースに変換する

　DNA は RNA に含まれているリボヌクレオチドではなくデオキシリボヌクレオチドを利用するため，細胞にはリボヌクレオチドをデオキシ型に変換する経路が必要となる．アデニンデオキシリボヌクレオチド，グアニンデオキシリボヌクレオチド，ウラシルデオキシリボヌクレオチドは，図 16.8 でデオキシウリジンニリン酸 deoxyuridine diphosphate(dUDP)について示している

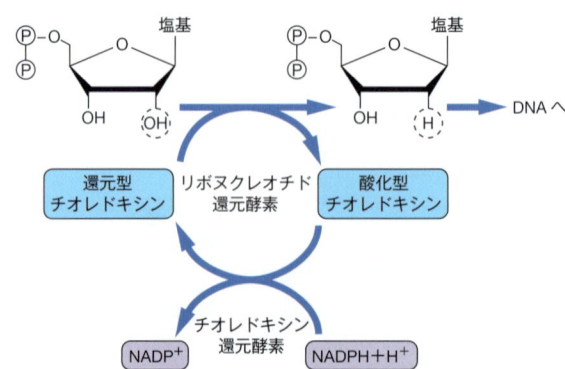

図 16.8　リボヌクレオチド還元酵素による dTTP 以外のデオキシリボヌクレオチドの生成
この酵素の再利用にはチオレドキシンと NADPH(ペントースリン酸経路より)が必要である．

ように，リボヌクレオチド還元酵素 ribonucleotide reductase による 2′-ヒドロキシ基の直接還元によって，それぞれに対応するリボヌクレオシド二リン酸から合成される．リボースの 2′-ヒドロキシ基の還元では，酵素内の 1 対のシステイン残基が利用される．その反応の間に，ヒドロキシ基は水として遊離し，システインは酸化してシスチンとなる．活性型酵素を再生するために，ジスルフィドはジスルフィド交換反応によって還元され，元の 1 対のチオール基（スルフヒドリル基）となる．この反応では，低分子タンパク質である**チオレドキシン** thioredoxin が還元剤としてはたらく．高度に保存されたタンパク質であるチオレドキシンは，次にフラビンタンパク質である**チオレドキシン還元酵素** thioredoxin reductase によって還元される．

チミジン三リン酸に特有の経路

チミンは複雑な反応経路によって合成されるため，化学療法の標的となる過程が複数ある

ヌクレオチドのデオキシチミジン一リン酸 deoxythymidine monophosphate（dTMP）〔訳注：チミンが DNA のみに含まれているという理由から d を付さない略語を用いている文献もあるが，本書では deoxyribose を有する分子には d を付した略語を用いる〕は，ウリジル酸のデオキシリボース型〔**デオキシウリジン一リン酸** deoxyuridine monophosphate（dUMP）〕のメチル化が関与する特殊な経路によって合成される（図 16.7，右）．dTMP 生合成経路で UMP から UDP が生成し，その後リボヌクレオチド還元酵素によって dUDP が生成される．dUDP はその後，リン酸化されて**デオキシウリジン三リン酸** deoxyuridine triphosphate（dUTP）となるが，このとき予想外の生化学的な問題がおきてしまう．それは，DNA ポリメラーゼが dUTP と dTTP（これらの唯一の違いは C5 位のメチル基である）という 2 種類のデオキシリボヌクレオチドを効果的に区別できないことに起因する．DNA ポリメラーゼが dUTP を DNA 内に取り込むことが試験管内反応実験で示されており，それが細胞内でおこると変異導入率が高くなる可能性がある〔訳注：dTTP の代わりに dUTP をゲノム DNA に導入する可能性があるため〕．この問題を回避するため，細胞は非常に特異性が高く（K_m：～1 μM），反応速度の速い酵素である dUTPase を用いて dUTP から dUMP への加水分解を急速に行うことで dUTP の濃度を制限している．この酵素が高エネルギー結合を切断してピロリン酸を遊離させ，そのピロリン酸が急速に加水分解されてリン酸になるため，dUMP を生成する方向へ平衡状態がさらにシフトする．dUMP は，N^5,N^{10}-メチレン-THF をメチル供与体として**チミジル酸合成酵素** thymidylate synthase（TS）によって dTMP へと変換される．そこで生成したジヒドロ葉酸は，ジヒドロ葉酸還元酵素 dihydrofolate reductase とセリンヒドロキシメチル転移酵素の作用によって N^5,N^{10}-メチレン-THF へと再生される．dTMP のリン酸化が 2 回行われることにより，DNA 合成基質の dTTP となる．

dTTP 合成は遠回りする経路ではあるが，dTMP の生合成を阻害する過程が生じることで化学療法の機会を与えるものである（図 16.7）．ピリミジン合成において，葉酸（THF）誘導体を必要とする反応は 1 つのみである．それは，チミジル酸合成酵素によって触媒される dUMP から dTMP への変換である．この反応は細胞分裂の律速段階であることが多い．実際，葉酸が欠乏すると，細胞増殖，特に急速に分裂する細胞の増殖に障害をきたす．赤血球造血に関与する骨髄細胞が体内で最も急速に分裂する細胞であることから，葉酸欠乏は貧血の原因となる

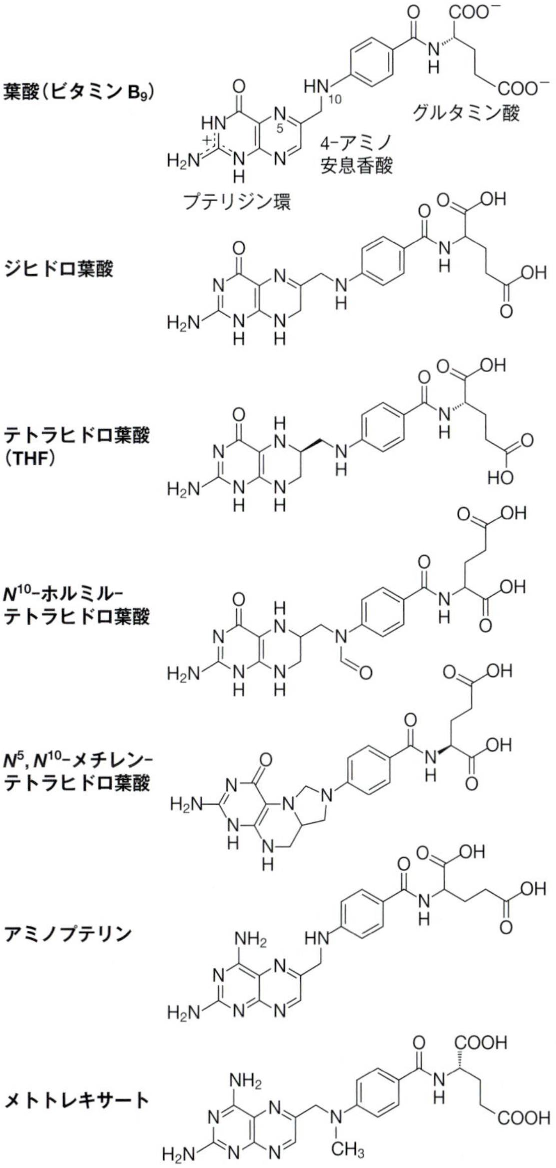

葉酸（ビタミン B9）

グルタミン酸

プテリジン環　4-アミノ安息香酸

ジヒドロ葉酸

テトラヒドロ葉酸（THF）

N^{10}-ホルミル-テトラヒドロ葉酸

N^5,N^{10}-メチレン-テトラヒドロ葉酸

アミノプテリン

メトトレキサート

図 16.9　葉酸およびそれに関連する補酵素と化学療法剤の構造

ことが多い．**理解を深めるために：化学療法の標的──葉酸再利用とチミジル酸合成酵素**に示されるように，直接的な阻害か THF 再利用の阻害による間接的な阻害かを問わず，チミジル酸合成酵素の阻害は急速に分裂するがん細胞における DNA 前駆物質の合成を標的とする化学療法にとっての絶好の機会となる．

● *de novo* ヌクレオチド代謝は高度に調節されている

哺乳類の細胞増殖にはヌクレオチドが必要となるため，プリンとピリミジンの *de novo* 合成に関与する酵素は細胞分裂の S 期に誘導される．ヌクレオチド合成の制御には，共有結合による調節とアロステリックな調節も重要な役割を果たしている．多量体タンパク質である CAD は，成長因子に応答してプロテインキナーゼによるリン酸化を受けて活性化すると，PRPP に対する親和性が上昇し，UTP による阻害作用が減弱する．これらの2つの変化はいずれも，細胞分裂のためのピリミジン生合成を促進する．

ピリミジン生合成はプリン生合成に並行して等モルで進むことから，協調のとれた制御が行われていると推察される．なかでも重要なポイントは PRPP 合成酵素の反応である．PRPP は，すべてのリボヌクレオチド，デオキシリボヌクレオチドの前駆物質である．PRPP 合成酵素は，ピリミジンヌクレオチド，プリンヌクレオチドの両方によって阻害される．

● リボヌクレオチド還元酵素は4種類すべてのデオキシリボヌクレオチドの生合成を調整する

リボヌクレオチド還元酵素は，DNA 合成のためにデオキシリボヌクレオチドがバランスよく供給されるように調整するアロステリック酵素である

単一の酵素がすべてのリボヌクレオチドをデオキシリボヌクレオチドに変換する役割を担っているため，この酵素は複雑なフィードバック調節のネットワークの影響を受ける．リボヌクレオチド還元酵素には，代謝調節のためのいくつかのアロステリック部位がある．各**デオキシリボヌクレオシド三リン酸** deoxyribonucleoside triphosphate（dNTP）の濃度により，他の**ヌクレオシド**

❋ 理解を深めるために
化学療法の標的──葉酸再利用とチミジル酸合成酵素

フルオロデオキシウリジル酸 fluorodeoxyuridylate（FdUMP）は，チミジル酸合成酵素（TS）に特異的な**自殺阻害薬** suicide inhibitor である．FdUMP では，電気陰性度の高いフッ素がウリジンの C5 プロトンと置き換わっている．この化合物は，酵素-FdUMP 共有結合複合体を形成することによってデオキシチミジン一リン酸（dTMP）への酵素的変換を開始することができる（図16.7）．しかし共有結合中間体は，メチレン THF から供与されたメチル基を受け入れることができず，また分解して活性化した酵素を遊離することもできない．その結果，基質が TS の活性部位に共有結合した状態の自殺基質複合体が形成される．この薬剤は**フルオロウラシル** fluorouracil として投与されることが多く，体内の正常な代謝によってフルオロウリジンは FdUMP へと変換される．フルオロウラシルは，乳がん，結腸直腸がん，胃がん，子宮がんの治療に使用される．

フルオロシトシン fluorocytosine は強力な抗菌薬である．その作用機序は FdUMP と同様だが，まずはシトシンデアミナーゼ cytosine deaminase の作用によってフルオロウラシルに変換される必要がある．その後，フルオロウラシルは FdUMP へと変換され，前述のとおりその FdUMP が TS を阻害する．シトシンデアミナーゼは多くの真菌や細菌には存在するが，動植物には存在しない．そのため，ヒトではフルオロシトシンはフルオロウ

ラシルに変換されず無毒であるのに対して，微生物ではフルオロシトシンは代謝されるため細胞死を誘導する．

アミノプテリン aminopterin と**メトトレキサート** methotrexate は葉酸類似体であり（図16.9），ジヒドロ葉酸に比べて**ジヒドロ葉酸還元酵素** dihydrofolate reductase（DHFR）に約1,000倍強く結合する．そのため，これらは競合的かつほぼ不可逆的に dTMP の合成を阻害する．これらの化合物は，プリン，ヒスチジン，メチオニンの生合成に用いられるその他の THF 依存性酵素反応に対しても競合阻害作用を示す．トリメトプリムは DHFR に結合するが，哺乳類の酵素と比べて細菌の DHFR に対してより強力に結合するため，有効な抗菌剤となる．葉酸類似体は比較的特異性の低い化学療法剤である．葉酸類似体は，急速に分裂する細胞に対して（がん細胞だけでなく毛包，造血細胞，腸管上皮細胞に対しても）毒性を示すため，化学療法によって脱毛，貧血，消化管に副作用を引きおこす．これらの役割以外にも，低用量のメトトレキサートはリンパ球の増殖を抑制するため，関節リウマチの治療に用いられる．一方，アテローム性動脈硬化症における炎症の役割を考えて，低用量のメトトレキサートが心血管系疾患のリスクを減らすかどうかを評価する大規模な多施設共同研究（CIRT 試験）が実施されたが，有効性は示されなかった．

二リン酸 nucleoside diphosphate（NDP）に対するこの酵素の活性が調節される．各種 dNTP の濃度に応じてデオキシリボヌクレオチド合成の酵素活性を調節することで（経路間の"クロストーク"と呼ばれることが多い），細胞は正常な増殖と細胞分裂のために各種デオキシリボヌクレオチドの比率が適正になるようにしている．

■ ピリミジンヌクレオチドの異化

　プリンから尿酸への分解とは対照的に，ピリミジンは可溶性の化合物へと分解されて容易に尿中に排泄されるため，病因となることは少ない．まれにピリミジン異化経路を構成する酵素に欠損がある場合，**オロチン酸尿症 orotic acidurias** を発症するおそれがある．そうでなければ，ピリミジンヌクレオチドとピリミジンヌクレオシドは遊離塩基へと変換され，複素環が開環すると，アンモニアや CO_2 に加え，主な排泄産物として β-アミノイソブチル酸 β-aminoisobutyrate が生成される．

■ まとめ

- ● ヌクレオチドは，主にアミノ酸前駆物質とホスホリボシルピロリン酸から，複雑で，代謝に伴うエネルギー消費の多い，多段階からなる経路によって合成される．
- ● 細胞増殖には de novo ヌクレオチド代謝が必要であるが，サルベージ経路もヌクレオチド代謝において大きな役割を果たす．
- ● プリンとピリミジンのいずれに分類されるヌクレオチドもそれぞれ前駆物質（IMP，UMP）として合成された後に，DNA 前駆物質（dATP，dGTP，dCTP，dTTP）へと変換される．
- ● リボヌクレオチドはリボヌクレオチド還元酵素によってデオキシリボヌクレオチドへと変換される．dTTP は，葉酸が関与する特殊な経路によって dUMP から合成される．
- ● サルベージ経路が，医薬品の活性を高めるのに有用であることが証明されている．一方，dTTP 合成に特有の経路は，がん細胞の DNA 合成と細胞分裂を阻害する化学療法の優れた標的となっている．
- ● 高尿酸血症のヒトでは，プリン異化の最終産物である尿酸の血漿中濃度が高値となり，痛風や腎結石を引きおこし，またメタボリックシンドロームと関連する．

✎ アクティブラーニング

（1）さまざまな種類の細胞（例：赤血球，リンパ球，また筋肉と肝臓の細胞）における，ヌクレオチド合成の de novo 経路とサルベージ経路の役割を比較しなさい．

（2）アロプリノールについて，キサンチンオキシダーゼ阻害薬としての活性以外に，どのような活性が痛風治療薬としての有効性に寄与していると考えられるか．

（3）がん以外の疾患（例：関節炎，乾癬）の治療における，チミジル酸合成酵素阻害薬や葉酸類似体の使用について説明しなさい．

（4）代謝における葉酸の役割を概説し，葉酸欠乏の影響と妊娠中の葉酸補給の根拠を説明しなさい．

（5）痛風になりやすい人にアルコール摂取を控えることが推奨されるのはなぜかを説明しなさい．

参考文献

Bredemeier M, Lopes LM, Eisenreich MA, et al. Xanthine oxidase inhibitors for prevention of cardiovascular events: a systematic review and meta-analysis of randomized controlled trials. *BMC Cardiovasc Disord.* 2018;18:24. https://doi.org/10.1186/s12872-018-0757-9.

Doghramji PP. Hot topics in primary care: Update on the recognition and management of gout; More than the great toe. *J Fam Pract.* 2015;64(Suppl 12):S31–S36.

Fernandez-Villa D, Aguilar MR, Rojo L. Folic acid antagonists: antimicrobial and immunomodulating mechanisms and applications. *Int J Mol Sci.* 2019;20:496. https://doi.org/10.3390/ijms20204996.

Libby P, Everett BM. Novel Antiatherosclerotic Therapies. *Arterioscler Thromb Vasc Biol.* 2019;39:538–545.

Punzi L, Scanu A, Galozzi P, et al. One year in review 2020: gout. *Clin Exp Rheumatol.* 2020;38:807–821.

Tran C. Inborn errors of fructose metabolism. What can we learn from them? *Nutrients.* 2017;9:356. https://doi.org/10.3390/nu9040356.

Wu AH, Gladden JD, Ahmed M, et al. Relation of serum uric acid to cardiovascular disease. *Int J Cardiology.* 2016;213:4–7.

関連ウェブサイト

Review: http://themedicalbiochemistrypage.org/nucleotide-metabolism.php

Allopurinol: http://go.drugbank.com/drugs/DB00437

Antifolates: www.ncbi.nlm.nih.gov/pmc/articles/PMC3777421/

Gout: http://www.niams.nih.gov/Health_Info/Gout/default.asp

Lesch-Nyhan Syndrome: http://emedicine.medscape.com/article/1181356-overview

SCID: http://www.scid.net

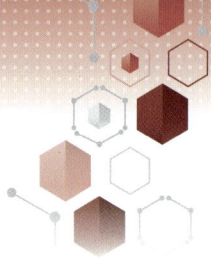

第17章　複合糖質：糖タンパク質

Koichi Honke[*]

本章で学ぶこと

本章の到達目標

- さまざまな糖タンパク質における，糖鎖の構造を説明できる.
- N–グリカン（N–結合型糖鎖，N 型糖鎖）のさまざまな糖鎖を産生する生合成と，プロセシングにかかわる一連の反応について概要を説明できる.
- タンパク質のフォールディング（折りたたみ），安定性，細胞間認識における N–グリカンの役割を説明できる.
- ムチン機能における O–グリカン（O–結合型糖鎖，O 型糖鎖）の重要性を説明できる.
- N–グリカンや O–グリカンの生合成において，各単糖がどのようにグルコースからつくられ，複合糖質の合成のために活性化されるかを説明できる.
- レクチンと他のタイプのタンパク質とを区別でき，生理学や病理学におけるレクチンの役割について説明できる.
- 複合糖質の生合成，修飾，分解にかかわる酵素の欠損によって惹起される病気について説明できる.

はじめに

複合糖質には糖タンパク質，プロテオグリカン，糖脂質がある

　多くの哺乳類タンパク質は糖タンパク質である. すなわち，タンパク質の特定のアミノ酸に糖鎖が共有結合している. 動物細胞には，糖タンパク質とプロテオグリカンと呼ばれる 2 つのタイプの糖鎖をもつタンパク質が存在する. 糖脂質（**第 18 章**参照）とともに，これらは**複合糖質 glycoconjugate** と呼ばれる糖鎖をもつ巨大分子群を構成する.

　糖タンパク質 glycoprotein（**図 17.1A**）は短い糖鎖をもつ. それらは最大 20 個の糖を有するが，通常は 3 〜 15 個の糖を有する. 糖鎖は高度に分岐しており，ユニット

の繰り返しはない. 通常，アミノ糖（N–アセチルグルコサミンまたは N–アセチルガラクトサミン），中性糖（D–ガラクトース，D–マンノース，L–フコース），酸性糖（シアル酸）を有する. 一般的に糖タンパク質はウロン酸をもたない. ウロン酸はプロテオグリカンの主要な構成物質である. 糖タンパク質における糖鎖の割合はタンパク質よりもずっと小さく，典型的には重量比で数％から 10 〜 15％を占める.

　プロテオグリカン proteoglycan（**図 17.1B**，**第 19 章**）は 50 〜 60％の糖鎖を含む. プロテオグリカンの糖鎖は長く，数百個の単糖でできた直鎖の多量体であり，ウロン酸とアミノ糖からなる二糖繰り返しユニットで構成される.

　ホルモン受容体として機能したり，細胞間相互作用など他の重要な膜関連プロセスにかかわる細胞膜のタンパク質のほとんどは糖タンパク質である. 小胞体やゴルジ（Golgi）体の多くの膜タンパク質や，血清タンパク質や粘液タンパク質など，細胞から分泌されるタンパク質も糖タンパク質である. 事実，糖鎖付加は生体におけるタンパク質の主要な翻訳後修飾である. タンパク質への糖鎖付加については，小胞体でおこるタンパク質合成と同時に同じ場所で（翻訳と同時に）行われる修飾反応と，タンパク質合成が完了して，タンパク質がゴルジ体に運ばれた後（翻訳終了後）に行われる修飾反応がある. このようにしてできた糖タンパク質の糖鎖の役割は多様である（**表 17.1**）.

構造と結合

糖鎖はタンパク質の特定のアミノ酸に付加される

　糖鎖は，タンパク質に N–グリコシド結合 N-glycosidic linkage あるいは O–グリコシド結合 O-glycosidic linkage で付加されている. N–グリカン（N–結合型糖鎖，N 型糖鎖）は自然界に広くみられ，膜タンパク質や分泌タンパク質の特徴となっている. N–グリカンのタンパク質への付加は，N–アセチルグルコサミン N-acetylglucosamine（GlcNAc）残基とアスパラギン残基の間の N–グリコシド結合による（**図 17.2A**）. N–グリカンが転移されるアスパ

＊米国アーカンソー大学医学部生化学・分子生物学科教授の Alan D. Elbein 博士（故人）の本章オリジナル原稿への貢献に深謝する.

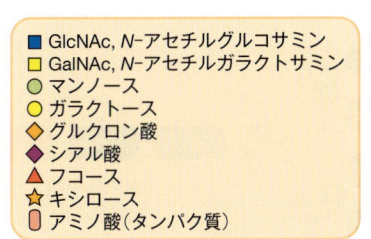

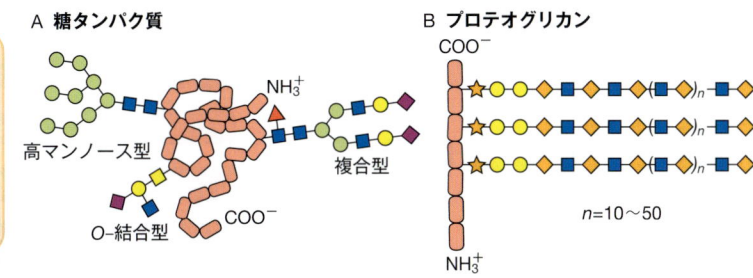

図17.1　糖タンパク質とプロテオグリカンの構造の一般的モデル

表17.1　糖タンパク質糖鎖の機能

- タンパク質が正しい三次構造にフォールディングされるのを手助けする
- タンパク質の可溶性を高める
- タンパク質を安定化させ，変性に対して抵抗性にする
- タンパク質を酵素による分解から防御する
- タンパク質を特定の細胞内の場所に運ぶ
- 糖鎖結合タンパク質（レクチン）に対する認識シグナルを提供する

ラギンは，オリゴ糖転移酵素に認識されるために Asn-X-Ser（もしくは Thr）（ただし X は Pro 以外のアミノ酸）の**コンセンサス配列 consensus sequence** のなかになければならない．一方，コンセンサス配列をもつすべてのアスパラギンが糖鎖付加を受けるわけではない．このことは，タンパク質の構造や性質など他の要因の関与を示唆する．

O-グリカン（O-結合型糖鎖，O 型糖鎖）は粘液タンパク質に最もよくみられるが，N-グリカンを有する膜タンパク質や分泌タンパク質にもみられる．O-グリカンは，典型的に 3 個以上の糖が直鎖あるいは分岐鎖としてタンパク質に付加している．O-グリカンのタンパク質への付加は，**N-アセチルガラクトサミン N-acetylgalactosamine（GalNAc）**残基とセリンまたはトレオニン残基のヒドロキシ基（水酸基）との間の O-グリコシド結合による（**図 17.2B**）．O-グリカン付加にはコンセンサス配列がみつかっていないが，糖鎖付加部位の-1 と +3 の位置にプロリン残基がくることが多く，周囲に酸性アミノ酸が存在する場合が多いことや，逆に芳香族アミノ酸やかさ高いアミノ酸が少ないことが知られている．これらのことから，O-グリカン付加を受けるセリン残基やトレオニン残基は，タンパク質の親水性表面にあるペプチド鎖の折り返し部分の近傍に存在すると考えられている．

グルコース-ガラクトースの二糖構造は，繊維状タンパク質であるコラーゲンのヒドロキシリシン残基のヒドロキシ基によく付加される（**図 17.2C**）．**ヒドロキシリシン hydroxylysine** は通常みられないアミノ酸で，コラーゲンやコラーゲン用ドメインをもつタンパク質にだけ存在する．ヒドロキシリシンは，直接そのままタンパク質に取り込まれるわけではなく，リシン残基が翻訳後にヒドロキシ化されることにより生じる．リシン水酸化酵素

図17.2　さまざまな糖タンパク質における糖とアミノ酸の結合
A：N-グリコシド結合，B〜D：O-グリコシド結合．Glc：グルコース，Gal：ガラクトース，GlcNAc：N-アセチルグルコサミン，GalNAc：N-アセチルガラクトサミン．

は補欠因子としてビタミン C を必要とする．このため，創傷治癒を促すためにビタミン C が使用される．コラーゲンは細胞内で，まずプロコラーゲンと呼ばれる前駆体

A **高マンノース型**

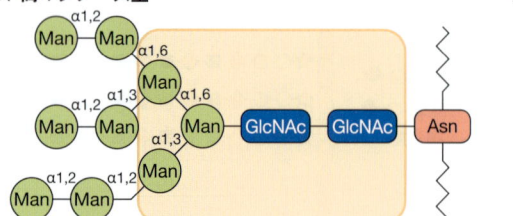

B **複合型（四本鎖）の場合**

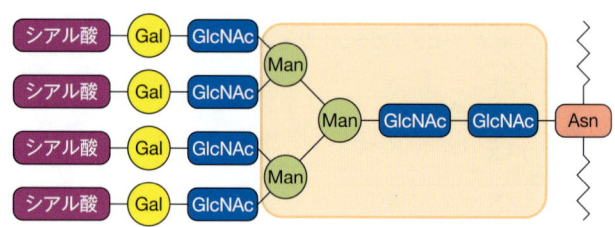

図 17.3   *N*-グリカンの(A)高マンノース型糖鎖と(B)複合型糖鎖の構造

コア構造(オレンジ色の枠内)は，両方の構造に共通である．Asn：アスパラギン，Gal：ガラクトース，GlcNAc：*N*-アセチルグルコサミン，Man：マンノース．

で合成される．プロコラーゲンは，通常 *N*-グリカン糖をもつタンパク質として合成されるが，その *N*-グリカンはコラーゲンへの成熟化の過程でプロコラーゲンから切り離されるペプチド部分とともに取り除かれ，*O*-結合型の二糖構造のみが成熟コラーゲン分子に残る．糖鎖付加が少ないコラーゲンは，腱にみられるような繊維状の構造を形成し，糖鎖付加が多いコラーゲンは，血管壁や腎糸球体の基底膜にみられるような網目状構造を形成する(第 19 章)．

多くの細胞質または核内タンパク質のセリンまたはトレオニン残基には，1 個の GlcNAc が付加する(図17.2D)．この *O*-結合型 GlcNAc(*O*-GlcNAc)は，ホルモン刺激や他のシグナルに応じてプロテインキナーゼによりリン酸化される特定のセリンまたはトレオニン残基に結合する．GlcNAc を付加する酵素は広く存在するが，それがどのように調節されているかは今なお不明である．プロテインキナーゼとホスファターゼによる対照的制御機能にみられるように，セリンまたはトレオニンに GlcNAc を付加する酵素と対になって外す酵素が存在する．この GlcNAc 修飾(*O*-GlcNAc 化 *O*-GlcNAcylation)は，細胞において特定のタンパク質の特定のセリン残基またはトレオニン残基のリン酸化を阻害する可能性がある．この場合，GlcNAc が適当な条件で外されるとリン酸化されるようになる．*O*-GlcNAc 化の供与体基質は**ウリジン二リン酸-*N*-アセチルグルコサミン uridine diphosphate-*N*-acetylglucosamine(UDP-GlcNAc)** である．UDP-GlcNAc はグルコースからできる．*O*-GlcNAc 化は細胞内の UDP-GlcNAc 濃度に依存し，これは細胞外のグルコース濃度に依存する．インスリンのシグナル経路にかかわるタンパク質の *O*-GlcNAc 化は，骨格筋，脂肪組織，膵 β 細胞におけるインスリン抵抗性を招き，2 型糖尿病の原因となる．さらに，*O*-GlcNAc 化は転写因子とタンパク質のターンオーバーに関与するプロテアソーム(第 22 章)を制御する．

マンノースがセリンまたはトレオニン残基に結合している新しいクラスの *O*-結合型タンパク質が，筋肉または神経に特異的なタンパク質のジストログリカンでみいだされた．典型的な *O*-マンノース糖鎖は，GlcNAc，ガラクトース，シアル酸からなるオリゴ糖がこの順にコアマンノースに結合している．*O*-マンノース糖鎖は細胞内の細胞骨格と細胞外マトリックスをつなぐ役割をもち，筋細胞の機能維持にはたらく．事実，*O*-マンノース糖鎖の生合成酵素の欠損は筋ジストロフィーの原因となる．

糖鎖付加を受けるもう 1 つのアミノ酸はチロシンである．この結合の唯一の例は，グリコーゲン(第 12 章)のコアタンパク質である**グリコゲニン glycogenin** にみられる．グリコゲニンは自らグルコース付加能をもつタンパク質で，まず 1 つのチロシン残基のヒドロキシ基にグルコースを付加する．続いてグリコゲニンは，チロシン残基に結合したグルコースに多数のグルコースを付加してオリゴ糖を生成する．このグルコースオリゴ糖がグリコーゲン合成酵素の基質となってグリコーゲンができる．

N-グリカンは共通のコア構造の上に"高マンノース型"または"複合型"糖鎖構造を有する

生細胞では非常に多様な糖構造が産生されるが，複合糖質のほとんどのオリゴ糖鎖は，共通の単糖とグリコシド結合でできている．すべての *N*-グリカンは分岐鎖構造をしており，3 個のマンノースと 2 個の GlcNAc からなる共通のコア構造をもつ．コア部分以外は異なり，高マンノース型糖鎖と複合型糖鎖に分類される(図17.3A，17.3B)．高マンノース型糖鎖は，複合型糖鎖の生合成過程における前駆体であるため，コア部分の構造が同じである．最初は，高マンノース型構造をもつオリゴ糖が小胞体の脂質キャリアの上につくられ，その後タンパク質に転移される(後述，図 17.11)．特に下等な生物でみられるように高マンノース型糖鎖として残る場合もあるが，動物のオリゴ糖鎖は，小胞体やゴルジ体においてマンノースの刈り取りや他種の単糖の付加などさまざまなプロセシングを受けることが多い．この結果，オリゴ糖鎖は高マンノース型糖鎖(図17.3A)あるいは複合型糖鎖(図17.3B)といった多様な構造を生じる．

複合型糖鎖は，ガラクトース，シアル酸，L-フコースを含み，構成単糖の種類が複雑なのでこのように命名されている．複合型糖鎖は，末端の三糖配列(シアル酸→ガラクトース→ GlcNAc →)が各分岐鎖のコアマンノー

スに結合していることが多い（**図17.3B**）．L-フコースが，コア GlcNAc や（**図 17.1A**），末端ガラクトースや（**図18.12**），末端の 1 つ手前の GlcNAc（**図17.9**）に付加することがある．シアル酸と同様にフコースは通常，糖鎖の末端にあり，他の単糖がそれに付加されることはない．複合型糖鎖には 2 つの三糖配列が各分岐鎖コアマンノースに 1 つずつ結合した構造をもつものがあり，二本鎖糖鎖と呼ばれる．他にも三糖配列の個数に応じて三本鎖，もしくは四本鎖と呼ばれる構造がある（**図17.3B**）．100種類以上の多様な複合型糖鎖構造が，さまざまな細胞表面タンパク質上に同定されている．この糖鎖構造の多様性（微小不均一性 microheterogeneity）は，細胞表面タンパク質の細胞認識や化学物質を介するシグナル伝達におけるメディエーター機能に多様性を与える．

◆ 糖タンパク質の一般構造

　糖タンパク質は，1 本の N-グリカンを有することもあれば，複数本の N-グリカンを有することもある．さらに，1 つの糖タンパク質に付加する N-グリカンは，同じ構造のこともあれば，異なる構造をもつこともある．例えば，インフルエンザウイルスの外被糖タンパク質であるヘマグルチニンとノイラミニダーゼは，7 本の N-グリカン鎖をもち，このうち 5 本は二本鎖複合型糖鎖であり，2 本は高マンノース型糖鎖である．このように，1 つの糖タンパク質にさまざまな構造をもつ糖鎖がついていることがよくあり，それどころか糖タンパク質の 1 つの糖鎖付加部位に多様な構造の糖鎖が付加されていることも実際にある．オリゴ糖鎖構造の微小不均一性は，生合成の過程における糖鎖に対するプロセシングの程度の違いによっておこる（後述，**図17.12**）．この結果，ある糖鎖は完全な複合型糖鎖になり，別の糖鎖は部分的にプロセシングを受けた構造になる．このような N-グリカンのプロセシングの多様性は，N-グリカン付加部位近傍のタンパク質の構造など多くの要因によって制御されている．一般的に，フォールディングされたタンパク質の表面に露出した N-グリカンは，プロセシング酵素の作用を受けやすい．一方，タンパク質の内部に隠された N-グリカンにはプロセシング酵素は近づけない．

　多くの N-グリカンタンパク質は，**図17.4** に示されるタイプの O-グリカンも有している．O-グリカンの本数は，タンパク質の種類と機能によってかなり異なる．例えば **低密度リポプロテイン low-density lipoprotein (LDL)受容体**は，平滑筋細胞や線維芽細胞の細胞膜に存在し，循環血液中の LDL と結合して，エンドサイトーシスによりコレステロールをこれらの細胞に運搬する．LDL 受容体には 2 本の N-グリカンが LDL 結合ドメインの近傍に付加し，O-グリカンのクラスターが膜貫通領域の近傍に付加している．**図17.5** に示すように，LDL 受容体は，疎水性アミノ酸でできた膜貫通領域，細胞膜

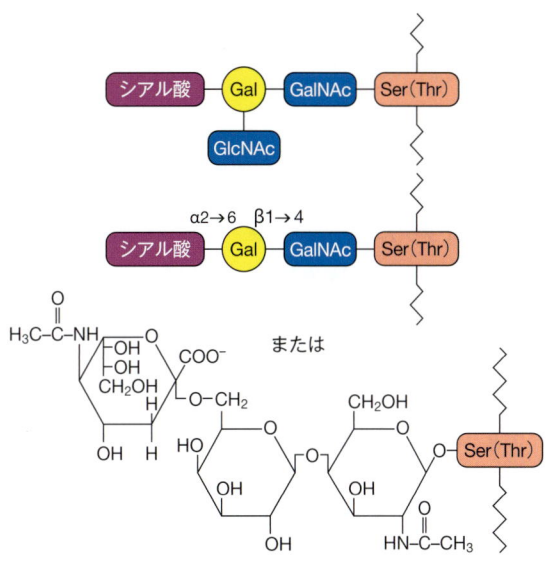

図17.4　O-グリカンの構造

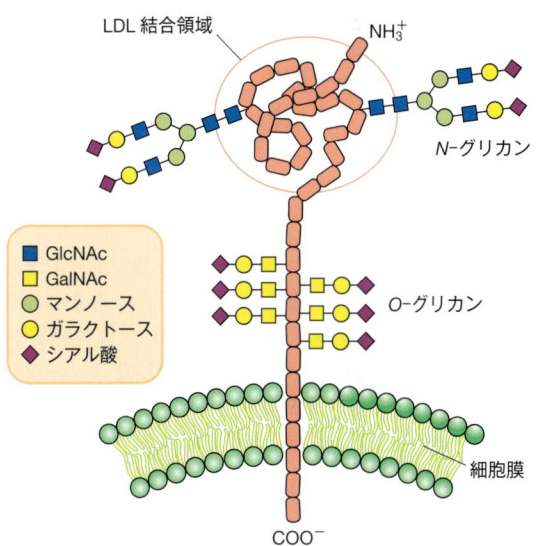

図17.5　低密度リポプロテイン(LDL)受容体のモデル

の外側に O-グリカンのクラスターが付加した伸展領域，LDL の結合に寄与する機能ドメインをもつ（**第33章**）．2 本の N-グリカンは機能ドメインの近傍に付加しているが，LDL の結合には関与しない．N-グリカンは，小胞体において LDL 受容体タンパク質が正しい三次構造にフォールディングされ，ゴルジ体に輸送されるのを手助けすると考えられている．シアル酸をもち陰性電荷を帯びた O-グリカンは，タンパク質が伸展した状態を保ち，その部位でフォールディングされるのを防いでいると考えられている．

◆ ムチン糖タンパク質の構造-機能相関

　ムチンは，呼吸器，消化器，生殖泌尿器の管の内面を

理解を深めるために
N-グリカンの構造は細胞でどの酵素群が発現しているかに依存する

糖タンパク質の N-グリカン鎖の最終構造は，タンパク質の遺伝子にはコードされておらず，糖鎖をつくる細胞がどの酵素群を発現しているかに依存する．すべての細胞は，高マンノース型糖鎖をもつ脂質結合糖鎖前駆体を合成するのに必要な酵素群を有しているので，コンセンサス配列と三次構造に裏付けられた適切なアスパラギン残基を有している膜タンパク質であれば，いずれのタンパク質分子でもコア糖鎖を付加できる．しかし，オリゴ糖鎖を最終的な複合型構造にプロセシングする糖転移酵素群とグリコシダーゼ群は，それほど広く分布しているわけではない．ある糖転移酵素は，あるタイプの細胞には存在するが，他のタイプの細胞には存在しない．例えばあるタイプの細胞は，2位に最初の GlcNAc が結合した α-マンノースに 2 番目の GlcNAc を付加して，三本鎖や四本鎖の糖鎖を生成するのに必要な GlcNAc T-IV あるいは GlcNAc T-V と呼ばれる GlcNAc 転移酵素を発現しているが，別のタイプの細胞はこれらの GlcNAc 転移酵素を発現していない．このような細胞は，二本鎖糖鎖のみを生成する．インフルエンザウイルスやヒト免疫不全ウイルス(HIV)など，エンベロープで包まれたウイルスでこの現象がみられる．これらのウイルスの N-グリカンの構造は，ウイルスが繁殖した細胞の N-グリカンの構造を反映する．ウイルスは宿主細胞の装置を使ってすべての N-グリカンの構造を合成するため，ウイルスの糖タンパク質は感染した細胞と同じ特徴の糖鎖構造を有する．このことはウイルスにとっては好都合である．なぜなら，ウイルスのタンパク質が外来者のタンパク質と認識されず，免疫監視から逃れることができるからである．さらに，ウイルスは宿主細胞の受容体に結合し，宿主のレクチンと相互作用することにより宿主細胞膜と融合することができる．この点については，バイオテクノロジー産業では注意を要する．すなわち，タンパク質は細胞のタイプにかかわらず同一のアミノ酸配列をもつが，タンパク質が発現する細胞のタイプによって異なる糖鎖構造をもつことを意味するからである．糖鎖構造の違いは，タンパク質の三次構造や機能に影響する可能性があり，タンパク質や酵素の補充療法に制限を与えるかもしれない．実際に，ヒトのタンパク質を発現させるのに使用される多くの細胞は，バイオテクノロジーによって標的タンパク質に適切に糖鎖付加するための酵素群をすべてもつように改変されている．

被う上皮細胞から分泌される糖タンパク質であり，また分子量が 100 万 Da を超えるサブユニットからなる非常に大きなサイズのタンパク質である．糖鎖は重量の 80％までを占める．**ムチンは機能に即したユニークな構造をしている．**ムチンを構成するアミノ酸のおよそ 3 分の 1 はセリンかトレオニンであり，これらのほとんどに O-グリカンが付いている．これらのオリゴ糖のほとんどは陰性の電荷を帯びたシアル酸をもつため，これらの陰性電荷が近傍に接すると互いに反発し，タンパク質が折りたたまれるのを防ぐ．このため，タンパク質は伸展状態に保たれる．ムチン溶液は非常に粘性が強く，上皮細胞表面に防御バリアを形成して表面をなめらかにし，胃腸管内の食物移動などの輸送を促す．ムチンには多様な直鎖あるいは分岐オリゴ糖鎖構造が存在し，このなかには血液型抗原(第18章)が含まれる．さまざまな細菌細胞表面と相互作用して結合するオリゴ糖鎖もある．この性質は，細菌の捕捉と除去，コロニー形成と感染の抑制に重要な役割を果たしている．

食物中単糖の相互変換

細胞は必要なすべての他の単糖をグルコースからつくることができる

ヒトには，必須脂肪酸，必須アミノ酸，ビタミンなど必要な栄養素があるが，複合糖質を合成するのに必要なすべての単糖は血糖，つまり D-グルコースから合成できる．**図 17.6** は，哺乳類細胞における単糖の相互変換反応の概要を表す．これらの単糖相互変換反応は，糖リン酸あるいは糖ヌクレオチドを介する．

グルコースからガラクトース，マンノース，フコースの生成

グルコース(Glc)は，細胞に入るとヘキソキナーゼ(肝臓ではグルコキナーゼ)によりリン酸化される．生成したグルコース-6-リン酸(Glc-6-P)はホスホグルコムターゼによってグルコース-1-リン酸(Glc-1-P)に変換される．Glc-1-P は UDP-グルコース(UDP-Glc)ピロホスホリラーゼの触媒によって，**ウリジン三リン酸 uridine triphosphate(UTP)** と反応して UDP-グルコース(UDP-Glc)を産生する(**図 17.6**)．この反応では，Glc-1-P のリン酸が UTP のピロリン酸(PP_i)を攻撃して切断し，UDP-Glc とピロリン酸を産生するが，酵素はその逆反応に対する触媒活性に基づいて命名されている．その際，ピロホスファターゼによるピロリン酸の高エネルギー結合の切断が，この反応に駆動力を与えている．この反応系は，肝臓や筋肉においてグルコースをグリコーゲンに組み込む際にも使われている(**第12章**)．UDP-Glc は UDP-ガラクトース UDP-galactose(UDP-Gal)に

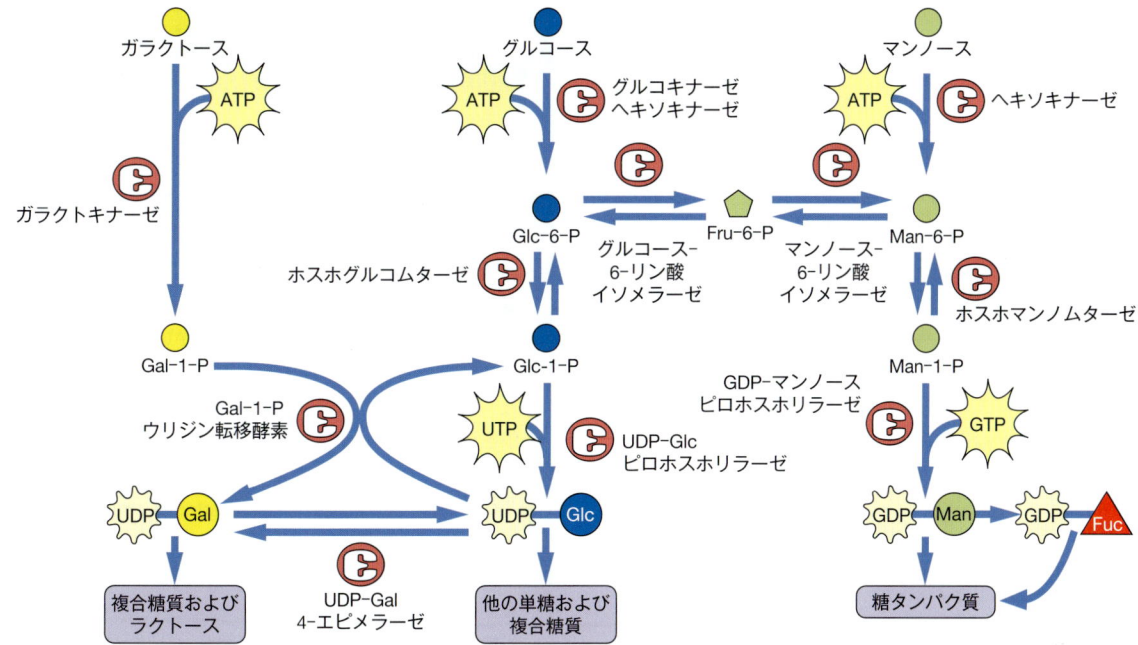

図17.6 グルコース（Glc），マンノース（Man），ガラクトース（Gal）とそれらの糖ヌクレオチドの相互変換
Fuc：フコース，Gal-1-P：ガラクトース-1-リン酸，Glc-1-P：グルコース-1-リン酸，Man-1-P：マンノース-1-リン酸.

エピマー化されるが，この反応は **UDP-Gal 4-エピメラーゼ UDP-Gal 4-epimerase** が触媒し，生成物は複合糖質の生合成に供される.

Glc-6-P は，解糖系酵素のグルコースリン酸イソメラーゼによって**フルクトース-6-リン酸 fructose-6-phosphate（Fru-6-P）**にも変換される．Fru-6-P は，マンノースリン酸イソメラーゼによって**マンノース-6-リン酸 mannose-6-phosphate（Man-6-P）**に変換される．Man-6-P は，ホスホマンノムターゼによって Man-1-P に変換される．Man-1-P は GTP と縮合して**グアノシンニリン酸-マンノース GDP-mannose（GDP-Man）**を生じる．GDP-Man は N-グリカンの合成のための供与体基質として使用される．GDP-Man は，また，活性型フコースである **GDP-ʟ-フコース GDP-ʟ-fucose（GDP-Fuc）**産生のための前駆体でもある．マンノースは食物中に少量しか存在しないが，グルコースから容易に産生されるので必須の栄養素ではない．一方，食物中のマンノースはヘキソキナーゼによって**マンノース-6-リン酸**にリン酸化され，マンノースリン酸イソメラーゼによって代謝経路に入る.

● ガラクトース代謝

正常の動物細胞は必要なガラクトースをすべてグルコースからつくることができるが，ガラクトースは乳中の二糖，つまりラクトースを構成する単糖成分の1つであるため，食物中の重要な栄養源である．ガラクトースの代謝経路は3つの酵素を必要とする（図17.6）．食物

❀ 理解を深めるために
乳糖の生合成：乳糖合成酵素とα-ラクトアルブミン

乳糖 lactose（ガラクトシル β-1,4 結合グルコース）は，授乳期に乳腺で UDP-Gal とグルコースから合成される．乳糖合成酵素は，通常は N-結合型糖タンパク質の合成に関与するガラクトース転移酵素に，**α-ラクトアルブミン α-lactalbumin** が結合することによって生成する．α-ラクトアルブミンは授乳期に乳腺でのみ発現し，酵素のグルコースに対する K_m 値を1 mol/L から1 mmol/L まで約3桁低下させる．その結果，ガラクトース転移酵素は，糖タンパク質にガラクトースを付加するよりも，好んで乳糖を合成する乳糖合成酵素へと変換する．α-ラクトアルブミンは，酵素の基質特異性を変える"指定"タンパク質"specifier" protein の唯一の例である.

中のガラクトースは肝臓に運ばれ，**ガラクトキナーゼ galactokinase** という特異的なキナーゼによってリン酸化される．ガラクトキナーゼは6位の炭素よりも1位の炭素のヒドロキシ基をリン酸化し，**ガラクトース-1-リン酸 galactose-1-phosphate（Gal-1-P）**を生成する．ヒトは UDP-Gal ピロホスホリラーゼを欠いているため，Gal-1-P から Glc-1-P への変換に糖ヌクレオチド UDP-Glc の介入を要する．**Gal-1-P ウリジン転移酵素 Gal-1-P uridyltransferase** は，UDP-Glc と Gal-1-P から UDP-

Gal と Glc-1-P への変換を触媒する（図17.6）．UDP-Gal は複合糖質の生合成に使われ，Glc-1-P はホスホグルコムターゼによって Glc-6-P に変換されて解糖系に合流する．

UDP-Glc は細胞内で μmol/L オーダーの濃度でしか存在しないため，3番目の酵素である UDP-Gal 4-エピメラーゼがなければガラクトース代謝への供給はすぐに枯渇してしまう．UDP-Gal 4-エピメラーゼは，UDP-Glc と UDP-Gal の平衡を触媒し，ガラクトース代謝における UDP-Gal の供給を維持する．①ガラクトキナーゼ，②Gal-1-P ウリジン転移酵素，③UDP-Gal 4-エピメラーゼの触媒する反応を，次の式にまとめている．ガラクトースが主流の代謝経路に合流する回り道を示している．

①　Gal + ATP → Gal-1-P + ADP
②　Gal-1-P + UDP-Glc → Glc-1-P + UDP-Gal
③　UDP-Gal ⇄ UDP-Glc
正味の反応：Gal + ATP → Glc-1-P + ADP

● フルクトース代謝

フルクトースは，ショ糖（砂糖）と高フルクトースコーンシロップのなかに含まれる糖分の半分を占める

図17.7 に示すように，フルクトースは細胞内で2つの経路によって代謝される．フルクトースはヘキソキナーゼによってリン酸化される．ヘキソキナーゼはすべての細胞に存在するが，酵素基質としてグルコースを好む．グルコースは血液中に約5 mmol/L の濃度で存在するため，フルクトースのリン酸化の強力な競争的阻害物質である．フルクトース代謝の主要経路は**フルクトキナーゼ fructokinase** を介する経路である．この経路は食後の肝臓で特に重要である．フルクトキナーゼはフルクトースに特異的なキナーゼで，ヘキソキナーゼのように6位の炭素ではなく1位の炭素のヒドロキシ基をリン酸化し，**フルクトース-1-リン酸 fructose-1-phosphate（Fru-1-P）**を生成する．肝臓のアルドラーゼは**アルドラーゼ B aldolase B** と呼ばれ，筋肉のアルドラーゼ A とは基質特異性が異なる．アルドラーゼ B は Fru-1-P と**フルクトース-1,6-ビスリン酸（Fru-1,6-BP）**の両者を切断するが，アルドラーゼ A は Fru-1,6-BP のみを切断する．このように，肝臓におけるアルドラーゼ B によるフルクトースの分解産物は，ジヒドロキシアセトンリン酸とグリセルアルデヒド（グリセルアルデヒド-3-P ではない）である．グリセルアルデヒドは，トリオースキナーゼによってリン酸化され，解糖系で代謝される．

肝臓では，フルクトースは筋肉のように Fru-6-P ではなく，トリオースリン酸中間産物の段階で解糖系に合流することに注意しなければならない．したがって肝臓では，摂取したフルクトースの代謝は，通常の解糖系制御酵素であるヘキソキナーゼとホスホフルクトキナーゼ

臨床症例
ガラクトース血症：授乳後に黄疸を発症した新生児

一見正常に生まれた新生児が，授乳後に嘔吐と下痢をきたし始めた．これらの症状が脱水を伴って数日間続いた後，新生児は食事を拒否し，肝障害を疑わせる黄疸を発症した．さらに，肝肥大と水晶体の混濁化（白内障）を呈した．グルコース酸化酵素アッセイ法（第6章）により血糖値を測定すると，血糖値が低く，食物吸収不全と一致する所見であった．しかし，比色定量法で測定した糖の値は，血液と尿の両方で非常に高かった．この方法は，全還元糖（つまりアルカリ条件下で銅を還元することができる糖）を測定する．蓄積していた還元糖は，最終的にガラクトースと同定された．このことは，**ガラクトース血症 galactosemia** として知られるガラクトース代謝の異常を示した．この所見は，食事からミルクを取り除き，乳糖の代わりにショ糖を含む調整粉乳を飲ませると嘔吐と下痢が止まり，肝機能が徐々に改善したという観察と一致していた．

解説

血中ガラクトースの蓄積の原因で最も頻度の高いのは，Gal-1-P ウリジン転移酵素の欠損症（古典的ガラクトース血症）である．ガラクトースからグルコースへの変換が阻害され，組織にガラクトースと Gal-1-P が蓄積する．蓄積した Gal-1-P は，リン酸とグルコースの代謝を阻害し，広範な組織障害，臓器不全，精神遅滞をきたす．さらに，組織に蓄積したガラクトースは，ポリオール経路 polyol pathway によってガラクチトールに変換される．水晶体中のガラクチトールは浸透圧ストレスとなり，白内障を発症する（第31章の糖尿病性白内障と比較すること）．ガラクトース血症のもう1つの型は，ガラクトキナーゼの欠損症が原因でおこる．この場合，Gal-1-P は蓄積せず，合併症は軽度である．

の制御を受けない．この2つの律速段階を回避して，フルクトースは肝臓における解糖と脂肪合成に必要なエネルギー源を迅速に供給する．このことは，ゲータレードのような高フルクトース飲料開発のための理論的根拠の一部となっている．フルクトース代謝におけるフルクトキナーゼ経路の重要性は，遺伝性フルクトース不耐症の病理解析によって証明されている．

糖ヌクレオチド代謝に関する他の経路

● UDP-グルクロン酸（UDP-GlcUA）

UDP-Glc は，グルクロン酸，キシロース，ガラクトー

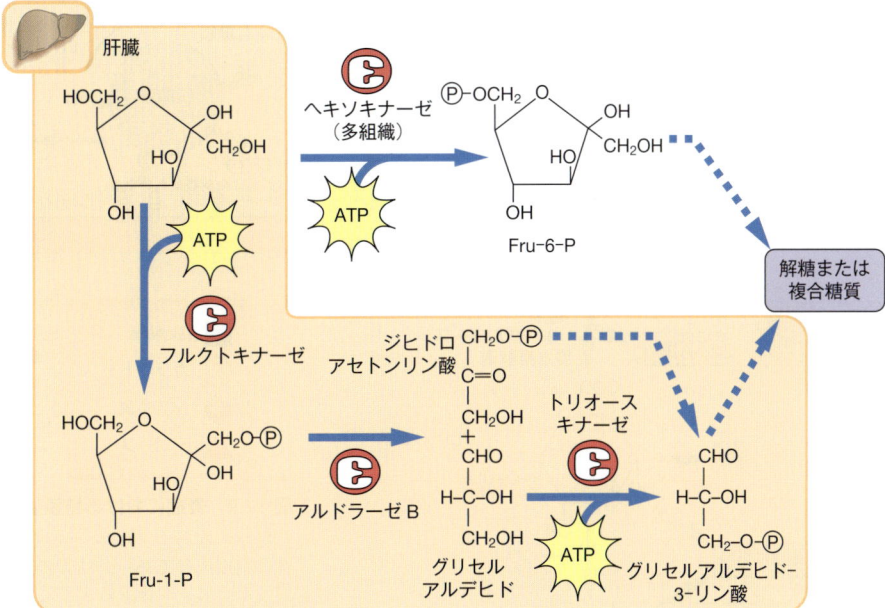

図17.7　フルクトキナーゼとヘキソキナーゼによるフルクトースの代謝

それぞれ，ジヒドロキシアセトンリン酸，グリセルアルデヒド，グリセルアルデヒド-3-リン酸.

スなど多くの他の単糖の前駆体である．これらの単糖は，プロテオグリカンや糖タンパク質の生合成に必要である．これらの他の単糖を生成する反応の概要を図17.6と図17.8に示している．UDP-Glc 脱水素酵素による2段階酸化反応により，**UDP-グルクロン酸 UDP-glucuronic acid（UDP-GlcUA）**が産生される（**図17.8**）．UDP-GlcUA は，プロテオグリカン合成（**第19章**）と，肝臓におけるビリルビン，薬物，異物の排泄のための解毒と，抱合反応（**第34章**）のためのグルクロン酸供与体

となる．UDP-GlcUA は，五炭糖ヌクレオチドの UDP-キシロースの前駆体ともなる（**図17.8**）．UDP-GlcUA は，脱炭酸反応で6位の炭素が取り除かれ，活性型キシロースである UDP-キシロースが産生される．キシロースは，プロテオグリカンにおけるタンパク質と糖鎖の結合部位の糖である（**図17.1B**，**第19章**）．キシロースはまた，植物の糖タンパク質の N-グリカンに存在し，落花生やナッツタンパク質に対するアレルギー反応の原因物質となる．

 臨床症例

遺伝性フルクトース不耐症：果物を食べた後に低血糖症を発症した小児

　ある小児が，吐き気，嘔吐と発汗，めまい，震えという低血糖症状を患い，救急室に搬送された．両親は，果物（フルクトースを含む）またはキャンディー（ショ糖）を食べた直後に発作がおこったといった．これらの症状によって，患児は果物に対して強い嫌悪を抱くようになった．そのため母親は，大量のマルチビタミン製剤を与えていた．患児は低体重だったが，授乳期はこれらの異常症状を示さなかった．一連の臨床検査で，軽い肝硬変がみつかった．グルコース負荷試験は正常であった．一方，還元性物質が尿中に検出され，この還元性物質はグルコース酸化酵素試験で反応しなかった（つまり，還元性物質はグルコースではない）．さらに，フルクトース（3 g/m² 体表面積）静注による**フルクトース負荷試験 fructose tolerance test** が行われた．患児は30分以内に低血糖症状をあらわした．血糖値測定により低血糖が確認され，低血糖は 60〜90 分後に最も顕著になった．

フルクトース濃度は15分後に最大値（3.3 mmol/L）に達し，その後徐々に低下して3時間後までに消失した．血漿リン酸濃度は50％にまで低下し，アラニンアミノ基転移酵素とアスパラギン酸アミノ基転移酵素の活性は約90分後に上昇した．尿からはフルクトースも検出された．

解説

　遺伝性フルクトース不耐症は，肝臓におけるアルドラーゼ B の欠損によっておこる（**図17.7**）．フルクトース負荷試験の結果は，血中と尿中にフルクトースと Fru-1-P が蓄積していることを明らかにした．アラニンアミノ基転移酵素とアスパラギン酸アミノ基転移酵素という肝酵素の上昇と黄疸などの症状は，肝障害があることを示し，Fru-1-P がガラクトース血症における Gal-1-P と類似のメカニズムで糖の中間代謝に影響することを示唆する．

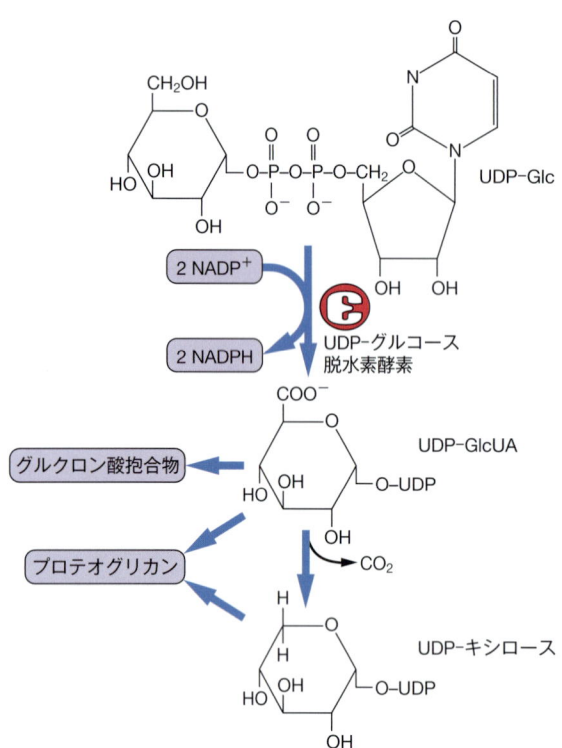

図 17.8　UDP-Glc の UDP-グルクロン酸（UDP-GlcUA）と UDP-キシロースへの変換

UDP-Glc の酸化は，アルコールからアルデヒド，アルデヒドから酸への 2 段階反応であることに注意すること．両方の反応が UDP-Glc 脱水素酵素によって触媒される．

GDP-マンノースと GDP-フコース

　GDP-マンノース（GDP-Man）は，大部分のマンノース転移酵素の供与体基質である．**図 17.6** で示したように，Man-6-P から産生され，GDP-L-フコース（GDP-Fuc）の前駆体にもなる．GDP-Fuc は，すべてのフコース転移酵素の供与体基質となる．フコースは 6-デオキシヘキソースであり，炎症反応のような生命現象における認識反応の多くに関与する重要な糖である（**図 17.9**）．GDP-Man から GDP-Fuc への変換には，複雑な酸化還元反応とエピマー化を要する．GDP-Fuc を細胞質からゴルジ体内腔に輸送する GDP-Fuc 輸送体の欠損は，炎症反応の欠落と感染感受性の亢進（白血球接着不全症Ⅱ：LAD Ⅱ）の原因となる．ゴルジ体内腔における GDP-Fuc が欠損するため，**白血球認識シグナルであるシアリル Lewis（ルイス）-X 構造 sialyl-Lewis X**（**図 17.9**）の生合成が阻害されるためである．

アミノ糖

Fru-6-P はアミノ糖の前駆体である

　図 17.10 は，GlcNAc，GalNAc，シアル酸の生合成経

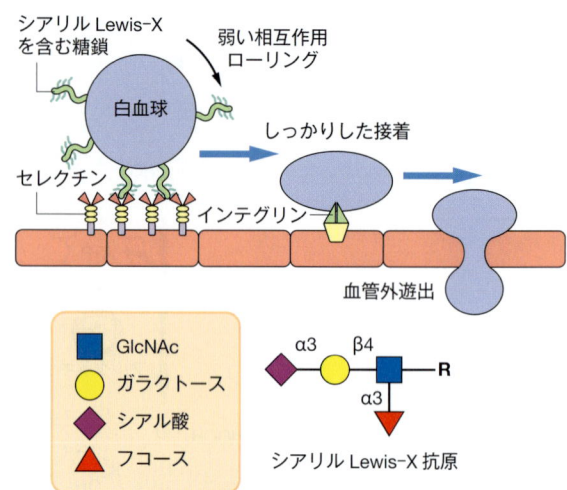

図 17.9　炎症における糖鎖依存性細胞間相互作用

四糖からなるシアリル Lewis（ルイス）-X 抗原は，白血球の膜構造の構成成分であり，血管内皮細胞表面上の糖鎖結合タンパク質であるセレクチンによって認識される．このシアリル Lewis-X-セレクチン間相互作用は，最初の弱い結合を媒介し，白血球が単層の血管内皮細胞上でローリングするようになる．これによって，タンパク質-タンパク質間相互作用の媒介するしっかりした接着が促され，白血球が血管外に遊出する．

路を示す．最初の反応は，グルタミンのアミド窒素からアミノ基を Fru-6-P に転移する反応で，**グルコサミン-6-リン酸 glucosamine-6-phosphate（GlcN-6-P）**を産生する．その後，アセチル CoA から GlcN-6-P のアミノ基にアセチル基が転移されて GlcNAc-6-P を生成する．GlcNAc-6-P は，ムターゼとピロホスホリラーゼの連続反応により活性型の UDP-GlcNAc に変換される．UDP-GlcNAc は，GlcNAc の供与体になるとともに，UDP-GalNAc にエピマー化される．複合糖質中のアミノ糖は，ほとんどアセチル化されている．このため，中性であり複合糖質のイオン性電荷には寄与しない．

シアル酸

　UDP-GlcNAc は **N-アセチルノイラミン酸 N-acetylneuraminic acid（NeuAc）**の前駆体である．NeuAc はシアル酸の代表的なものである．九炭素 N-アセチルアミノ-ケトデオキシグリコン酸の構造をもつシアル酸は，アミノ糖と**ホスホエノールピルビン酸 phosphoenolpyruvate** との縮合で産生される（**図 17.10**）．シチジン一リン酸ノイラミン酸 cytidine monophosphate neuraminic acid（CMP-NeuAc）は活性型シアル酸で，生合成反応のシアル酸供与体である．CMP-NeuAc は，複合糖質代謝における唯一のヌクレオシド一リン酸の糖供与体である．

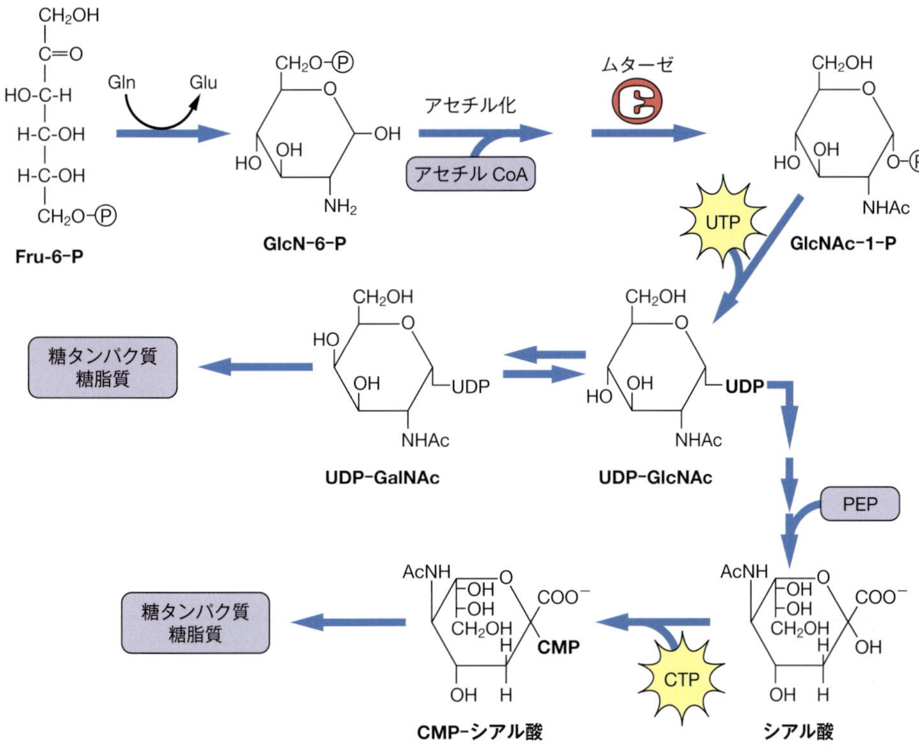

図 17.10　アミノ糖とシアル酸の合成
GlcN-6-P：グルコサミン-6-リン酸，GlcNAc-6-P：*N*-アセチルグルコサミン-6-リン酸，GalNAc：*N*-アセチルガラクトサミン，
HNAc(AcHN)：アセトアミド基，PEP：ホスホエノールピルビン酸.

糖鎖の生合成

◆ *N*-グリカン（*N*-結合型糖鎖）の生合成

N-グリカン（*N*-結合型糖鎖）の合成は小胞体で始まる

　N-グリカンの合成経路は，2 個の GlcNAc 残基が**ドリコールリン酸 dolichol phosphate** という膜結合脂質に転移されることで始まる．マンノースとグルコースが付加されて脂質結合オリゴ糖中間体が構築され，このオリゴ糖が小胞体内腔でタンパク質にまるごと転移される（**図 17.11**）．**ドリコール dolichol** は長鎖のポリイソプレノール誘導体で，通常 120 個の炭素原子（およそ 22 〜 26 イソプレン単位）と末端リン酸基からなる．ドリコールはコレステロールの合成と同じメカニズムで膜内にて生合成される．しかしコレステロールと違い，ドリコールは長い直鎖状をしている．ドリコールの長い鎖はリン脂質二重層をらせん状に貫通するのに必要で，伸長する糖鎖をしっかりと支える錨（いかり）の役目となる．

　最初の糖は，GlcNAc-1-P 転移酵素によって UDP-GlcNAc からドリコールリン酸に GlcNAc-1-P が付加され，**ドリコール-P-P-GlcNAc** が産生される．2 番目の GlcNAc は最初の GlcNAc に結合し，その後 GDP-Man から 4 〜 5 個のマンノースが付加される．残りのマン

ノースと 3 個のグルコースの付加には，ドリコール-P-Man とドリコール-P-Glc が糖供与体として使われる．各々の単糖は，小胞体の内腔あるいは膜上に局在する特異的な糖転移酵素によって転移される．糖タンパク質上のどの *N*-グリカンにもグルコースがみられないが，それは小胞体内でグルコシダーゼによって取り除かれるためである．では，なぜいったんグルコースが添加されるのだろうか？　グルコースは 2 つの非常に重要な機能を担っている．第 1 に，脂質結合オリゴ糖鎖上のグルコースは，脂質からタンパク質へのオリゴ糖の転移を促進する．転移酵素（オリゴ糖転移酵素）は 3 個のグルコースが付いているオリゴ糖に親和性が高く，タンパク質にかなり速く転移する．第 2 に，グルコースは小胞体内でのタンパク質のフォールディングに重要な役割を果たす．

小胞体とゴルジ体における中間体のプロセシング

　一連の刈り取り反応（**図 17.12**）で，3 個のグルコースすべてが小胞体内で取り除かれる．その後オリゴ糖鎖は，高マンノース型糖鎖として残るか，またはさらにプロセシングを受けて複合型糖鎖になる．1 個以上のマンノースが小胞体内で取り除かれ，フォールディングされたタンパク質はゴルジ体に運ばれ，そこでさらに 3 個または 4 個のマンノースが取り除かれ，3 個のマンノースと 2 個の GlcNAc からなるコア構造が残る．

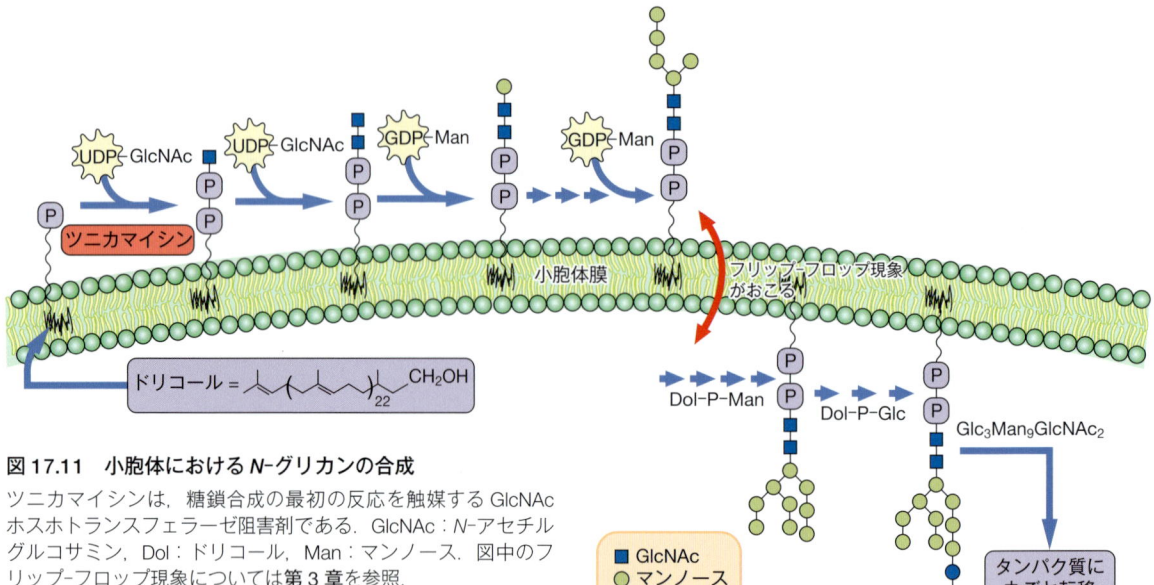

図 17.11　小胞体における N-グリカンの合成

ツニカマイシンは，糖鎖合成の最初の反応を触媒する GlcNAc ホスホトランスフェラーゼ阻害剤である．GlcNAc：N-アセチルグルコサミン，Dol：ドリコール，Man：マンノース．図中のフリップ-フロップ現象については第 3 章を参照.

理解を深めるために
糖タンパク質生合成の阻害薬

　たくさんの N-グリカン生合成阻害剤が同定されている．これらの阻害剤は，糖タンパク質の機能における特異的糖鎖構造の役割に関する研究のために貴重な試薬である．ツニカマイシン tunicamycin は，N-グリカンの合成の最初の段階，つまりドリコール-P-P-GlcNAc（図 17.11）の生成を阻害する抗グリコシド形成作用をもつ抗生物質である．ツニカマイシンは，糖タンパク質の合成と細胞に軽度から重度までさまざまな影響を及ぼす．ある場合は，糖タンパク質のタンパク質部分は合成されるが，糖鎖がないと不適切にフォールディングされて凝集し，細胞内で分解される．したがって，細胞をツニカマイシンで処理すると，小胞体ストレス endoplasmic reticulum（ER）stress（第22 章）を頻繁に誘導する．

　他の阻害剤はプロセシング経路の特異的な段階を阻害する．多くは構造がグルコースやマンノースと似ている植物アルカロイドで，余分な糖鎖の刈り取り反応を行うグリコシダーゼ（図 17.12）を阻害する．カスタノスペルミンは，小胞体グルコシダーゼを阻害する．キフネシン，デオキシマンノジリマイシン，スワンソニンは，それぞれプロセシングにはたらく異なるマンノシダーゼを阻害する．これらの阻害剤は，複合型糖鎖の合成を阻害するため，酵素-機能相関を評価するのに有用である．ある化合物は，HIV やがんに対して試され，抑制効果が示されている．しかし，正常細胞の酵素阻害による副作用もあるため，薬物治療には用いることができない．より特異的な化合物がみつかれば，治療目的で糖鎖構造を改変することが可能になるかもしれない．

臨床症例
糖タンパク質合成の欠損による疾患

　先天性グリコシル化異常症 congenital disorders of glycosylation（CDG）は，糖タンパク質の生合成が障害されるまれな遺伝病群である．すべての患者が複数の器官系の病態，特に神経系の重篤な異常を示す．これまで 3 つの異なるクラスが同定されており，血清タンパク質，リソソーム酵素，膜タンパク質の糖鎖構造の欠損によって特徴付けられている．診断は，一般に血清トランスフェリンの電気泳動によって行われる．CDG のトランスフェリンは少量のシアル酸しかもたず，正常より移動度が低い．シアル酸の減少は糖鎖生合成の欠損による．血清トランスフェリンの移動度の変化は，患者が CDG の一種に罹患していることを示すが，特異的な病変の特定にはつながらない．どの単糖や構造が欠けているかを明らかにするために，変化した糖鎖の構造を決定するか，または欠損すると最終的な糖鎖構造に影響する生合成経路の鍵酵素の全体像を明らかにすることによって，はじめて特異的な病変が特定される．

解説

　この疾患群の欠損は，基本的には N-グリカンの合成とプロセシングの過程におこる．しかし，ホスホマンノースイソメラーゼとホスホマンノースムターゼ（図 17.6）の欠損も CDG の原因として同定されている．

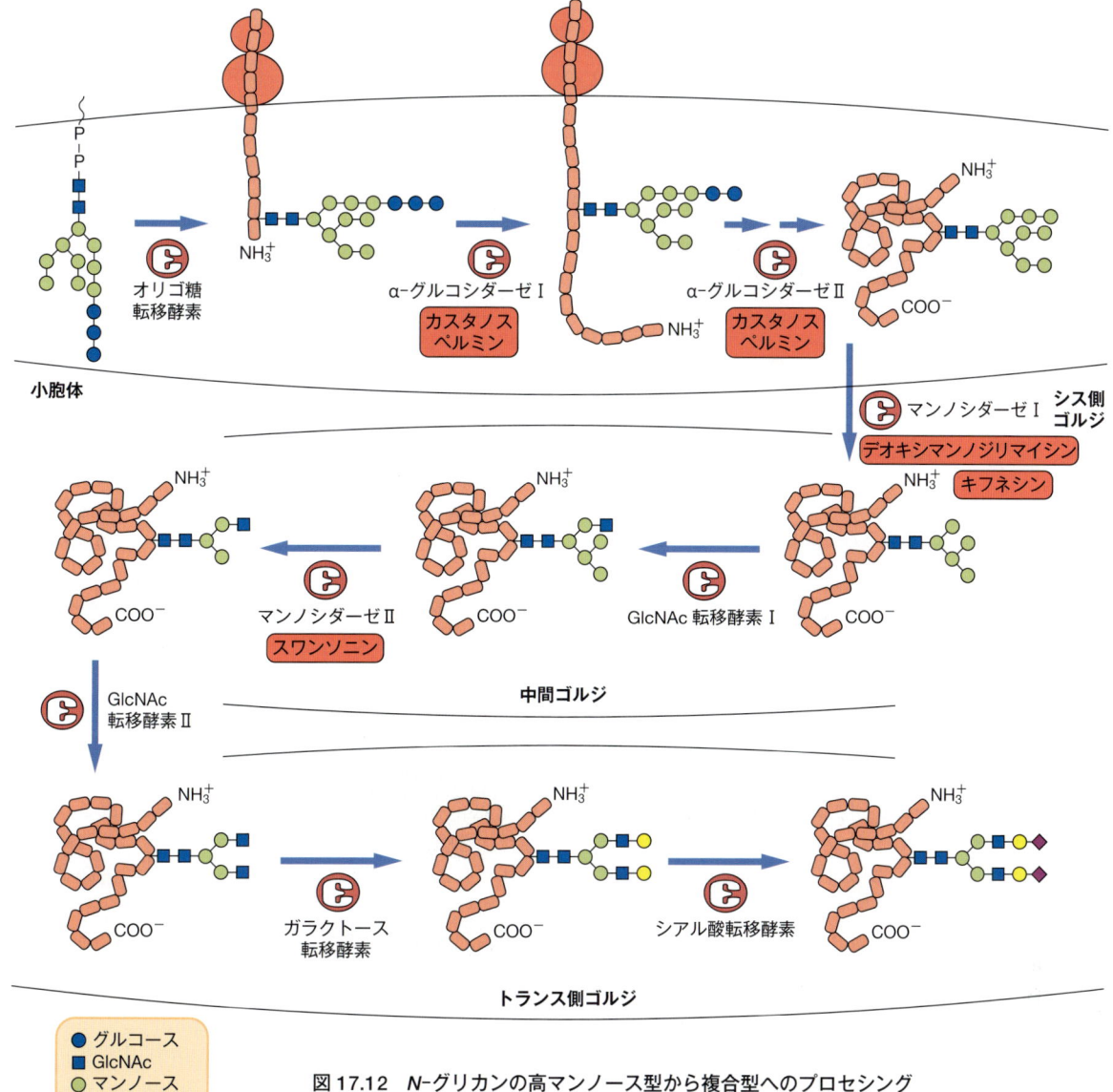

図17.12　N-グリカンの高マンノース型から複合型へのプロセシング
糖タンパク質は小胞体とゴルジ体の間を小胞で運ばれる．糖鎖プロセシングの阻害剤は赤塗りで示されている．GlcNAc：N-アセチルグルコサミン.

凡例:
- ● グルコース
- ■ GlcNAc
- ● マンノース
- ● ガラクトース
- ◆ シアル酸

中間ゴルジ体において，GlcNAc 残基がコア構造の各マンノースに付加される．その後，タンパク質はトランス側ゴルジ体に運ばれ，そこで三糖配列(GlcNAc，ガラクトース，シアル酸)の残りの糖が付加され，多様な複合型糖鎖がつくられる．糖鎖の最終構造は，細胞がどの糖転移酵素群を発現しているかに依存する．

● O-グリカン(O-結合型糖鎖)の生合成

O-グリカンはゴルジ体内で合成される

N-グリカンの生合成と違い，O-グリカンの合成はゴルジ体内でのみおこり，糖ヌクレオチドからタンパク質に単糖が逐一付加されることによって合成される．O-グリカンの生成には脂質中間体は関与しない．図17.13

に唾液ムチンオリゴ糖鎖の合成にかかわる反応経路の概要を示す．最初にゴルジ体局在 GalNAc 転移酵素によって，GalNAc が UDP-GalNAc からタンパク質のセリンまたはトレオニン残基に転移される．生じたセリンにGalNAc が付加したタンパク質がガラクトース付加，次いでシアル酸付加反応の受容体基質となる．ガラクトースとシアル酸は，ゴルジ体局在ガラクトース転移酵素とシアル酸転移酵素によって当該糖ヌクレオチド(UDP-Gal と CMP-シアル酸)から転移される．他のゴルジ体局在糖転移酵素は，より複雑なムチン糖鎖の合成，ならびにプロテオグリカンやコラーゲン(第19章)の O-グリカンの合成に関与する．典型的な細胞には，複合糖質合成にかかわる糖転移酵素が 100 種以上存在する．

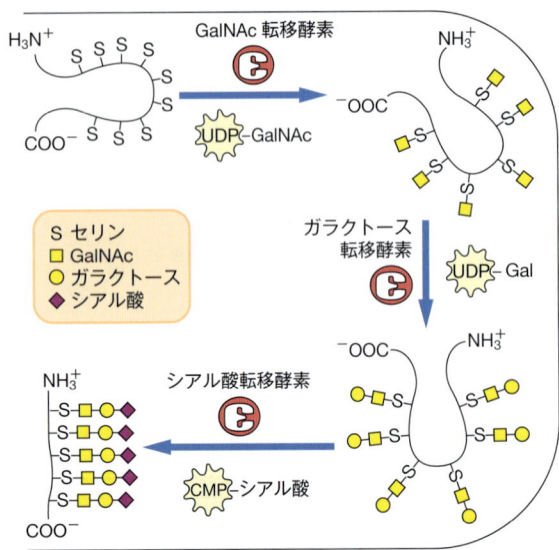

図 17.13　ゴルジ体におけるムチン O-グリカンの生合成
GalNAc：N-アセチルガラクトサミン，Gal：ガラクトース.

糖タンパク質糖鎖の機能

N-グリカンはタンパク質のフォールディングに重要な役割を果たす

　シャペロン chaperone と呼ばれる小胞体局在タンパク質は，新たに合成されたタンパク質が適切な三次構造をとるようにフォールディングするのを手助けする〔訳注：

シャペロンの多くはタンパク質に直接作用してそのフォールディングを助けるが，ここでは糖鎖を認識して結合し糖タンパク質のフォールディングを助けるシャペロン分子について述べている〕．カルネキシンとカルレティキュリンと呼ばれる2つのシャペロン分子は，グルコシダーゼによって3個のグルコースのうち2個が取り除かれて1個のグルコースだけが残った高マンノース型糖鎖を認識して，フォールディング前の糖タンパク質に結合する．細胞内で合成されるすべての糖タンパク質がフォールディングに手助けを必要とするわけではないが，シャペロンによってフォールディングの速さは格段に促進される．不適切にフォールディングされた，あるいはフォールディングされなかったタンパク質は，正常にゴルジ体へ運ぶことができない．適切にフォールディングされないと，タンパク質は小胞体内で凝集してしまうか，あるいは（ほとんどの場合）細胞質へ搬出され，細胞質にあるユビキチン-プロテアソーム系で分解される（第22章）．

Man-6-P をもつオリゴ糖鎖はリソソーム酵素をリソソームに向かわせる

　リソソームは，多くの細胞小器官やタンパク質の加水分解と代謝回転に関与する細胞小器官である．リソソームは，酸性側に至適 pH をもつ多様な加水分解酵素を含む．これらのリソソーム酵素のほとんどは N-グリカン糖タンパク質であり，小胞体とゴルジ体で合成されて糖鎖付加を受ける．リソソーム酵素の仕分けはシス側ゴルジ体でおこる．リソソームに運ばれるように運命づけら

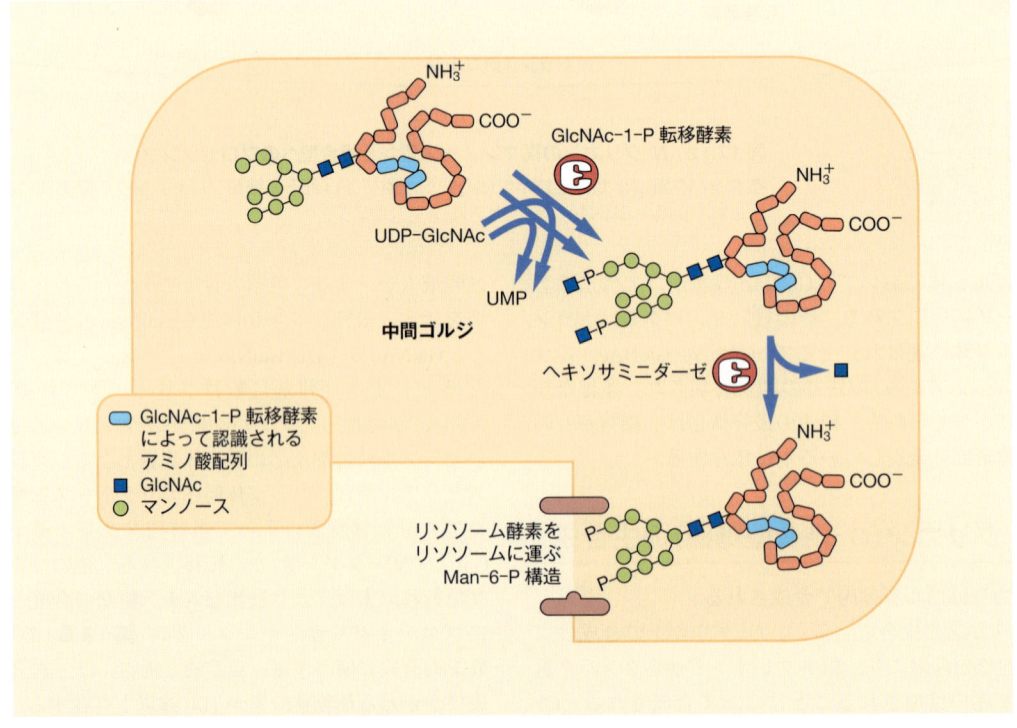

図 17.14　リソソーム酵素のリソソームへの輸送　GlcNAc：N-アセチルグルコサミン．Man：マンノース.

臨床症例
I 細胞病

　I細胞病 I-cell disease（ムコリピドーシスⅡ）と偽性 Hurler（ハーラー）ポリジストロフィー pseudo-Hurler polydystrophy（ムコリピドーシスⅢ）は，リソソーム酵素がリソソームに運ばれるしくみの欠損が原因でおこる，まれな遺伝病である．臨床症状は，重篤な精神遅滞，粗い顔貌，骨格異常を呈し，10歳までに死亡する．ムコリピドーシスⅡ患児から採取した培養線維芽細胞では，新たに合成されたリソソーム酵素は，リソソームに正常に運ばれず，細胞外培養液に分泌される．間葉系細胞，特に線維芽細胞は，細胞質に多くの膜結合液胞がみられる．液胞には繊維状および顆粒状物質が含まれてい

る．これらの沈着物質は封入体 inclusion body と呼ばれ，I細胞病の名前の由来となっている．

解説

　I細胞病は，標的シグナルである高マンノース糖鎖上の Man-6-P 残基の合成障害が原因でおこる．GlcNAc-1-P 転移酵素の欠損によることが多いが，脱離酵素の欠損も原因となる．Man-6-P 受容体の欠損も同じ病状を示すと思われる．I細胞病のリソソームはすべての種類の加水分解酵素を欠いているので，消化できない物質が蓄積する．

理解を深めるために
糖鎖依存性細胞間相互作用

　糖鎖依存性細胞間相互作用の重要な例として，炎症時におこる応答がある．血管内皮細胞への傷害または感染は，損傷組織から腫瘍壊死因子 α tumor necrosis factor-α（TNFα）やインターロイキン1 interleukin-1（IL-1）などのサイトカインを遊離させる炎症反応を惹起する．これらのサイトカインは，傷害部位や感染部位に白血球を引き込み，損傷組織や侵襲微生物を排除する．血流中の白血球は，停止して血管外に出て傷害組織に接触しなければならない．これを可能にするため，白血球は表面に糖鎖リガンドを発現しており，損傷を受けた血管内皮細胞の表面に露出したレクチンによって認識される．その糖鎖リガンドはシアリル Lewis-X 抗原（図17.9）と呼ばれる四糖で，白血球の表面の糖タンパク質あるいは糖脂質の上に表現されている．シアリル Lewis-X 抗原は，サイトカインの刺激で血管内皮細胞の表面に発現する E-セレクチン E-selectin あるいは P-セレクチン P-selectin というレクチンによって認識される．図17.9は，白血球の血管への接着と血管から炎症組織への遊出の連続過程を模式的に示している．シアリル Lewis-X-セレクチン間相互作用は，白血球-血管内皮細胞間相互作用の最初の段階を媒介する．この過程はテザリング tethering と呼ばれ，その後血管内皮細胞表面に沿って白血球がローリングする．この糖鎖-タンパク質間結合は弱く一時的であるが，強いずり応力を受けて血管内を流れている白血球のスピードを遅くすることができ，インテグリンとその受容体の間のしっかりしたタンパク質相互作用を促す．最終的に白血球は血管内皮細胞を通り抜け，周囲の組織に遊走する．
　一方，同様のメカニズムで，リンパ球に発現する L-セレクチン L-selectin と高内皮細静脈の血管内皮細胞上

のシアリル Lewis-X 様糖鎖との間の相互作用によって，血流を循環しているリンパ球がリンパ節に入ることができる．この過程をリンパ球ホーミング lymphocyte homing という．
　これらの糖鎖-タンパク質間相互作用は，免疫系において重要な役割を果たす半面，別の状況では危険で命を脅かすこともある．ある種のがん細胞は，この糖鎖-タンパク質間相互作用を血行性転移に利用する．がん転移の抑制を目的として，構造が糖鎖と類似している薬（糖模倣薬）を開発する研究がさかんに行われており，将来，腫瘍細胞の血管への接着を阻害して転移を防ぐことが可能になるかもしれない．

解説

　生体内でおこるレクチン-糖鎖間相互作用には多くの異なるレクチンが関与する．それぞれのレクチンは特異的な糖鎖認識部位をもつ．いったん糖鎖構造がわかりタンパク質結合部位が確定されると，化学者は糖鎖構造に類似する化合物をデザインできるようになる．この合成化合物はレクチンの糖鎖結合部位に結合し，本来の相互作用を阻害すると考えられる．しかしこのアプローチにはいくつかの問題がある．1つ目は，個々の結合は弱いため，細胞どうしが結合するために多数の箇所で細胞接触がおこっていることである．この多重の相互作用を小さな分子薬で阻害することは難しい．2つ目の問題は，特異的な糖鎖の合成は難しく高価である．さらに3つ目の問題として，糖鎖は血流中での半減期が短いため，効果的治療のためには大量の糖鎖を頻繁に血管内に注入しなければならないことがあげられる．

臨床症例
単糖の種類と構造の変化はある種のがんの診断マーカーとなる

　メラノーマ，卵巣がん，肝細胞がんなどさまざまなタイプのがん細胞表面の糖鎖について，タンパク質と脂質の両方で糖鎖付加の変化が相次いで報告されている．これらの変化はがんの原因ではないが，がんの早期発見のための診断ツールとして評価されている．ある種のがん細胞では，GlcNAc転移酵素Ⅴ（2番目の（分岐）GlcNAcをマンノースに付加して三本鎖複合型糖鎖を生成する転移酵素）の活性が亢進しており，分岐鎖糖鎖が増加し，大きなN-グリカンが産生される．O-グリカンの変化も報告されている．例えば，がん転移に寄与すると考えられているシアリルLewis-X抗原の増加などがある．ムチンに付加したシアル酸量の変化も，肺がんと結腸がんの転移と相関しており，診断および予後判定マーカーとしての有用性が研究されている．

　糖タンパク質上のフコース量の変化ががん細胞の生物学的形質を制御するという証拠もある．事実，フコシル化α-フェトプロテインfucosylated α-fetoprotein（AFP-L3）が肝細胞がんのマーカーとして臨床で使用されている．

解説

　腫瘍細胞の糖タンパク質と糖脂質の構造と単糖の種類は，正常細胞と比べて変化している．この変化はがんの原因ではないが，臨床転帰には重大な影響を及ぼす．例えば，糖鎖の変化が白血球の浸潤を制限しないか，免疫監視からの逃避を助けないか，転移を促進しないかなどである．糖鎖構造の解析は早期診断に有用であり，糖鎖構造の改変はある種のがんの治療に有用かもしれない．

 理解を深めるために
リシンと他のレクチンの毒性

　レクチンは，豆類，落花生，穀類などさまざまな食物に含まれている．多くの植物レクチンは動物細胞に対して毒性がある．食用植物については，食物を調理すればそれほど問題ではない．なぜなら，レクチンは変性され，胃と小腸のプロテアーゼで分解されるからである．一方，調理していない植物のレクチンは，プロテアーゼに対して非常に抵抗性が高く，重大な問題を引きおこす．レクチンは胃腸管の細胞に結合し，酵素活性の阻害や食物の消化と栄養素の吸収阻害により胃腸不全とアレルギー反応を引きおこす．

　リシンricinは，植物のトウゴマが産生するレクチンで，ヒトに対して最も毒性の強いタンパク質の1つである．このタイプの毒性レクチンは，通常，複数のサブユニットで構成されている．サブユニットの1つが糖認識，つまり糖鎖結合部位であり，他のサブユニットは例えばリボソームを不活性化するような酵素である．この触媒サブユニットが1分子細胞内に入ると，その細胞のタンパク質合成を完全に阻害する．他の毒性レクチンには，モデチン，アブリン，ヤドリギレクチンⅠがある．

る．このため，細胞外にあるリソソーム酵素も，このMan-6-Pシグナルをもっていればエンドサイトーシスされ，リソソームに運ばれる．

糖タンパク質糖鎖は，一般的にタンパク質の可溶性と安定性を高める

　糖鎖は親水性であるため，水性の環境においてタンパク質の可溶性を高める．アルブミン以外の血漿タンパク質など，細胞から分泌されるほとんどのタンパク質は糖タンパク質である．これらの糖タンパク質と酵素は，一般的に熱，化学変性剤，界面活性剤，酸，塩基に対して高い安定性をもつ．これらのタンパク質から糖鎖を酵素的に外すと，ストレスに対する安定性が減じる．実際，ツニカマイシンなど糖鎖付加阻害剤存在下で糖タンパク質が合成されると，不適切なフォールディングあるいは親水性の減少のため細胞内で不溶になり封入体を形成するようになる．ツニカマイシンは，N-グリカン鎖の合成を阻害するためN-グリカン鎖付加がおこらなくなる（図17.11を参照）．

糖はレクチンとの化学的認識による相互作用に関与する

　哺乳類細胞表面のN-グリカンは，細胞間相互作用や他の認識過程に重要な役割を果たす．細胞表面には**レクチンlectin**と呼ばれる糖鎖認識タンパク質が存在し，向かい合う細胞の表面にある特異的な糖鎖構造に結合す

れたタンパク質はリシン残基のクラスターをもち，それらはタンパク質が適切な三次構造にフォールディングされると1ヵ所に集まる．**図17.14**に示すように，このリシン残基クラスターにGlcNAc-1-P転移酵素が連結し，リソソーム酵素に付加されている高マンノース糖鎖の末端マンノース残基にUDP-GlcNAcからGlcNAc-1-Pを転移する．2番目の脱離酵素（ヘキソサミニダーゼ）がGlcNAcを取り外し，高マンノース糖鎖にリン酸基が付加したかたちで残る．生じた高マンノース糖鎖上のMan-6-Pをゴルジ体タンパク質のMan-6-P受容体が認識し，リソソーム酵素をリソソームに向かわせる．このように，細胞はリソソームに行くように運命づけられたタンパク質を，ゴルジ体で合成される他のタンパク質から選別するための**標的シグナルとしてMan-6-P残基を利用**している．Man-6-P受容体は細胞表面にも存在してい

る．この2つの化学的インターフェース間の相互作用は細胞間の特異的な化学的認識を媒介する．そしてこのプロセスは，受精，炎症，感染，発生，分化の鍵となる因子である．

　糖鎖-タンパク質間相互作用は，自分以外の相手との相互作用においても重要である．多くの病原体は，標的細胞を認識するためにこのメカニズムを使う．例えば，大腸菌や他のグラム陰性腸菌は，表面に線毛と呼ばれる短い毛様の突起物をもっている．この線毛の先端にはマンノース結合レクチンがあり，小腸上皮細胞の刷子縁膜上にある高マンノース糖鎖を認識して結合する．この相互作用のおかげで細菌は小腸に滞留する．インフルエンザウイルスは，ウイルス表面にあるヘマグルチニンタンパク質を用いて標的細胞の表面にある糖タンパク質や糖脂質上のシアル酸に結合する．

　ムチンの構造の多様性は，受精，細胞分化，免疫反応の発動，ウイルス感染性の特異性に重要な役割を果たす．マウス卵の透明帯に存在する糖タンパク質ZP3は，受精の際の精子受容体として機能する．ZP3から酵素的に*O*-グリカンを取り除くと，精子受容体としての活性が消失する．一方，*N*-グリカンを取り除いても精子の結合に影響しない．ZP3から分離した*O*-グリカンにも精子結合活性があり，この糖鎖は生体外における精子-卵相互作用と受精を阻害する．免疫反応における細胞傷害性リンパ球とヘルパー細胞の*O*-グリカンの構造の違いは，免疫反応時の細胞間相互作用の媒介に重要であると考えられている．

まとめ

- 糖鎖付加は組織タンパク質の主要な翻訳後修飾である．
- 糖鎖付加は複数の細胞小器官にまたがっておこる修飾で，細胞質における単糖の相互変換と活性化，小胞体における脂質中間体上の複雑な構造物の構築，小胞体とゴルジ体における糖鎖付加と余分な糖鎖の刈り取り反応からなる．その結果，非常に多様な糖鎖構造がタンパク質に付加される．
- 複合糖質糖鎖は，次のような多様な機能を担う．
  - ①タンパク質の物理的性質（可溶性，安定性，粘性）を変える．
  - ②タンパク質のフォールディングを手助けする．
  - ③タンパク質が細胞内の適切な場所へ運ばれることに寄与する．
  - ④受精，発生，炎症などの生命現象において，細胞-タンパク質間，細胞-細胞間認識を媒介する．
- 糖代謝欠損によるヒトの病気は多数存在する．例えば，ガラクトース血症，遺伝性フルクトース不耐症，白血球接着不全症，先天性糖鎖合成異常症，リソソーム蓄積症などがある．

参考文献

de Haas P, Hendriks WJAJ, Lefeber DJ, Cambi A. Biological and technical challenges in unraveling the role of N-glycans in immune receptor recognition. *Frontiers in Chemistry*. 2020;8:55. https://doi.org/10.3389/fchem.2020.00055.

Fairbanks AJ. Chemoenzymatic synthesis of glycoproteins. *Current Opinion in Chemical Biology*. 2019;53:9–15.

Frenkel ES, Ribbeck K. Salivary mucins in host defense and disease prevention. *Journal of Oral Microbiology*. 2015;7:29759.

Gabius HJ. The sugar code: why glycans are so important. *Biosystems*. 2018;164:102–111.

Hansson GC. Mucus and mucins in diseases of the intestinal and respiratory tracts. *Journal of Internal Medicine*. 2019;285:479–490.

Hennet T, Cabalzar J. Congenital disorders of glycosylation: A concise chart of glycocalyx dysfunction. *Trends in Biochemical Sciences*. 2015;40:377–384.

Lin B, Qing X, Liao J, Zhuo K. Role of protein glycosylation in host-pathogen interaction. *Cells*. 2020;9:1022. https://doi.org/10.3390/cells9041022.

Manning JC, Romero A, Habermann FA, et al. Lectins: A primer for histochemists and cell biologists. *Histochemistry and Cell Biology*. 2017;147:199–222.

Silsirivanit A. Glycosylation markers in cancer. *Advances in Clinical Chemistry*. 2019;89:189–213.

関連ウェブサイト

Overview of the field of glycobiology: Varki, A., Cummings, R. D., Esko, J. D., et al., Eds. (2017). Essentials of Glycobiology [Internet], 3rd edition, Cold Spring Laboratory Press. https://www.ncbi.nlm.nih.gov/books/NBK310274/

Glycobiology: https://www.youtube.com/results?search_query=Berotozzi+Chemical+Glycobiology%2C+Parts+I+and+II

Congenital disorders of glycosylation: https://rarediseases.org/rare-diseases/congenital-disorders-of-glycosylation/

Galactosemia: https://medlineplus.gov/genetics/condition/galactosemia/

Glycoprotein topics: https://www.glycoforum.gr.jp/index.html

Hereditary fructose intolerance: http://www.bu.edu/aldolase/HFI/

I-cell disease: https://emedicine.medscape.com/article/945460-overview

Plant lectins: https://www.ncbi.nlm.nih.gov/books/NBK20717/

Selectins: https://www.ncbi.nlm.nih.gov/books/NBK20727/

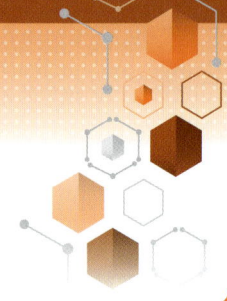

第18章 複合脂質

Koichi Honke*

はじめに

　複合脂質には，第3章で紹介した**グリセロリン脂質** glycerophospholipid と**スフィンゴ脂質** sphingolipid が含まれる．これらの分子は，主に生体膜か血流中のリポプロテインに組み込まれて存在している．スフィンゴ脂質は主に細胞膜に存在し，多様な糖鎖構造を細胞外に向けて有しており，糖タンパク質と同様に認識機能に寄与する．この2つのクラスの脂質の違いは，**グリセロリン脂質**はけん化できる（プラスマローゲン以外）が，**スフィンゴ脂質**はアルカリ分解できるエステル結合を含んでいないことである．このため，けん化処理で残った脂質を有機溶媒で抽出することによって，組織からスフィンゴ脂質を単離でき，都合がよい．単離されたスフィンゴ脂質の糖鎖構造を決定することは高度な技術を要する．したがって，その構造は長い間不明で神秘的であった．これがスフィンクスのようなスフィンゴ脂質の名前のもととなっている．

　本章では，グリセロリン脂質とスフィンゴ脂質の2つの主要なクラスの極性脂質の構造，生合成，機能について学習する．本章の準備段階として，第3章でリン脂質の構造を復習しておくとよい．

グリセロリン脂質の合成と代謝回転

🔶 グリセロリン脂質の合成

　異なる親水性頭部基と疎水性アシル基の組合せからなる，多種類のグリセロリン脂質が存在する（**第3章**）．アシル基に関しては，通常，飽和脂肪酸がsn-1位にエステル結合して，不飽和脂肪酸がsn-2位にエステル結合している．グリセロリン脂質の生合成は，まず，**新生（de $novo$）経路** de novo pathway によって行われ，その後，新生経路で最初に付加された脂肪酸が**リモデリング経路** remodeling pathway で新しい脂肪酸に取り替えられる．リモデリング経路によって，アシル基の多様性と非対称性がつくられる．

🔶 de novo 経路（新生経路）

リン脂質は合成，代謝回転，リモデリングの平衡状態にある

　新生経路は，グリセロール-3-P がアシル CoA から2本の脂肪酸が転移されてアシル化され，リゾホスファチジン酸の中間体を経て**ホスファチジン酸 phosphatidic acid（PA）**が産生される一連の反応で始まる（**図18.1**）．その後，PA は特異的な細胞質ホスファターゼによって，**ジアシルグリセロール diacylglycerol（DAG）**に脱リン酸化される．代替経路として，PA は**シチジン三リン酸 cytidine triphosphate（CTP）**と反応して，活性型ホスファチジン酸である**シチジン二リン酸 ジアシルグリセロール cytidine diphosphate（CDP）-DAG** を生じ（**図18.1**），これはリン脂質生合成の中間体となる．ホスファチジン酸は，トリアシルグリセロール（トリグリセリド，**図13.7**）とリン脂質の両者の前駆体である．赤血球以外のすべての動物細胞は，リン脂質を新たに（de $novo$）合成することができるが，トリアシルグリセロールの合成は主に肝臓，脂肪組織，小腸上皮細胞でおこる．原料の**グリセロール-3-リン酸 glycerol-3-phosphate** は，ほとんどの組織において，解糖系中間代謝物質の**ジヒドロキシ**

＊米国アーカンソー大学医学部生化学・分子生物学科教授の Alan D. Elbein 博士（故人）の本章オリジナル原稿への貢献に深謝する．

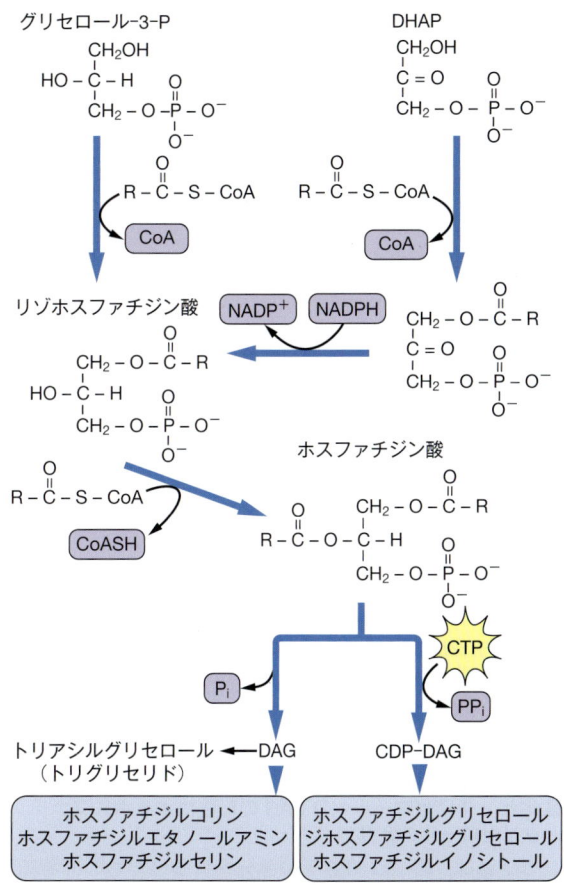

図18.1　グリセロリン脂質合成の新生（*de novo*）経路
CDP：シチジンニリン酸, CDP-DAG：CDP-ジアシルグリセロール, CTP：シチジン三リン酸, CoA：補酵素 A, DHAP：ジヒドロキシアセトンリン酸, P_i：無機リン酸, PP_i：無機ピロリン酸.

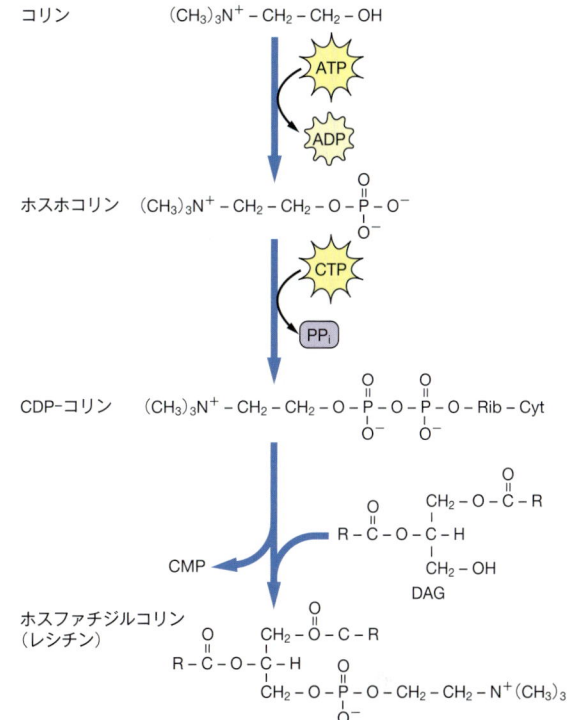

図18.2　CDP-コリン経路によるホスファチジルコリンの合成
この経路は，図18.1の左下の部分を拡張したものである．Cyt：シトシン，CDP：シチジンニリン酸，CMP：シチジンーリン酸，DAG：ジアシルグリセロール，Rib：リボース，CTP：シチジン三リン酸.

アセトンリン酸 dihydroxyacetone phosphate（DHAP）の還元によって産生される．一方，肝臓，腎臓，小腸では，グリセロールキナーゼによってグリセロールを直接リン酸化することにより，グリセロール-3-P が産生される．DHAP はまた，1 本の脂肪酸が 1 位のヒドロキシ基（水酸基）に付加してアシル化される．この中間体は還元され，さらにアシル化されて PA を生じる（図18.1）．

　DAG から主要なリン脂質であるホスファチジルコリン phosphatidylcholine（PC，レシチン lecithin とも呼ぶ）の生合成には，コリンの CDP-コリンへの活性化を必要とする．図18.2に示す一連の反応において，コリン頭部基がホスホコリンに変換され，ピロホスホリラーゼ反応によって CDP-コリン CDP-choline に活性化される．ピロリン酸結合が切断されてホスホコリン（リン酸化コリン）が DAG に転移されることによって，PC が生成する．この反応は，ヌクレオチド誘導体から糖鎖とリン酸の両方が転移される，*N*-アセチルグルコサミン-6-リン酸 *N*-acetylglucosamine-6-phosphate（GlcNAc-6-P）がドリコールまたはリソソーム酵素の高マンノース糖鎖に転移される反応と類似している．CTP とホスホエタノー

ルアミンからできる CDP-エタノールアミンを用いるホスファチジルエタノールアミン phosphatidylethanolamine（PE）の合成経路におけるその後の反応は，PC と同様の経路で進行する．PC と PE の両者は，遊離のセリンと反応し，交換反応によってホスファチジルセリン phosphatidylserine（PS）となり，遊離の塩基とコリンもしくはエタノールアミンをそれぞれ生じる（図18.3）．

　肝臓では，リポプロテインと胆汁の生合成のために大量の PC が必要である．絶食時の肝臓におけるこれらの CDP-コリン経路を補う第 2 の経路において，PC は PE のメチル化によっても合成される（図18.3）．メチル化にはメチル基供与体の *S*-アデノシルメチオニン *S*-adenosylmethionine（SAM）が用いられる（図18.4）．このメチル化反応は，3 個の SAM 分子から 3 個の活性化メチル基が順次転移されることによっておこる．この経路における PE は，特異的なミトコンドリアの脱炭酸酵素によって PS から供給される（図18.3）．

　PS とホスファチジルグリセロール phosphatidylglycerol（PG）やホスファチジルイノシトール phosphatidylinositol（PI）など，頭部アルコール基をもつ他のリン脂質は，別の経路で合成される．この場合，PA は CTP で活性化され CDP-DAG を生じる（図18.1，18.5）．その後，PA 基が遊離のセリン，グリセロール，イノシトールに転移し，

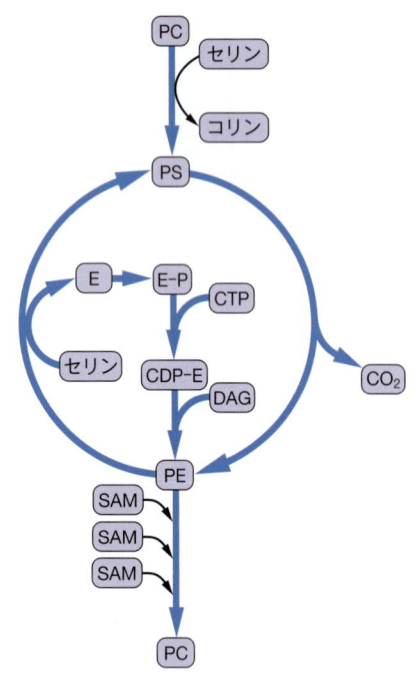

図18.3　頭部基の交換，メチル化，脱炭酸反応によるリン脂質相互変換経路

CDP：シチジン二リン酸，CTP：シチジン三リン酸，DAG：ジアシルグリセロール，E：エタノールアミン，PC：ホスファチジルコリン，PE：ホスファチジルエタノールアミン，PS：ホスファチジルセリン，SAM：S-アデノシルメチオニン.

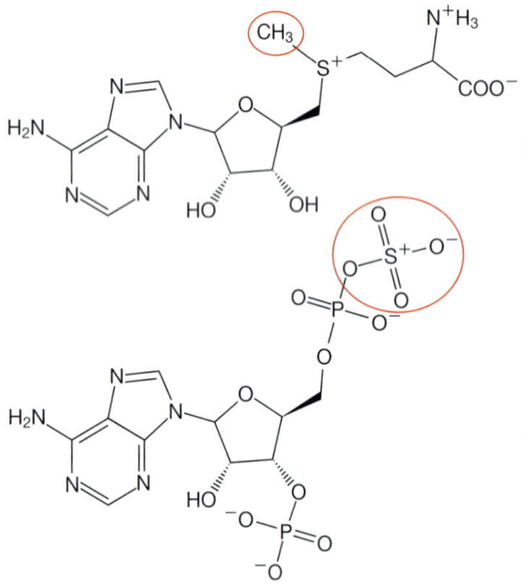

図18.4　膜脂質の合成に関与するメチル基供与体と硫酸基供与体の構造

SAM：S-アデノシルメチオニン，PAPS：3'-ホスホアデノシン-5'-ホスホ硫酸(活性型硫酸).

それぞれ，PS，PG，PI を産生する．さらに，PG のグリセロール部分に 2 つ目の PA が付加して**1,3-ジホスファチジルグリセロール 1,3-diphosphatidylglycerol (DPG)**を生成することもある．この脂質は通常，**カルジオリピン cardiolipin** とも呼ばれ，もっぱらミトコン

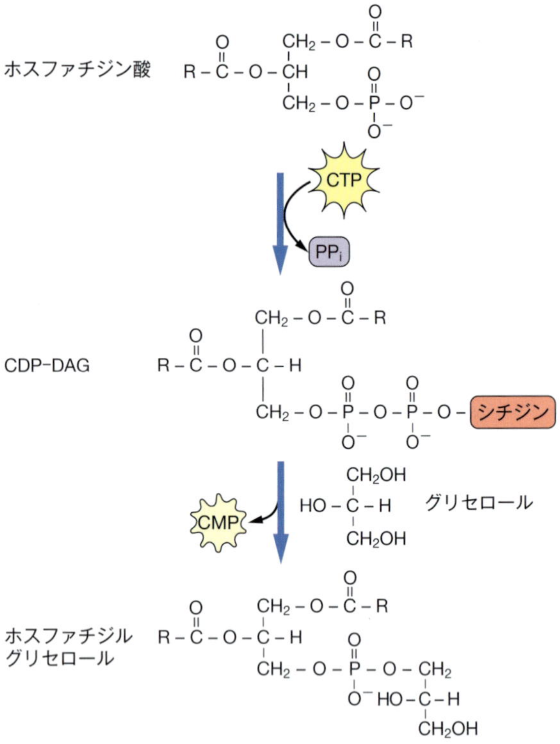

図18.5　CDP-DAG を生成するためのホスファチジン酸の活性化と，グリセロールへの DAG の転移によるホスファチジルグリセロールの合成

この経路は，図 18.1 の右下の部分を拡張したものである．CMP：シチジン一リン酸，CTP：シチジン三リン酸.

ドリア内膜にみられる．カルジオリピンは，心臓のミトコンドリアのリン脂質の約 20% を占め，電子伝達系複合体Ⅲと Ⅳおよび ATP：ADP 交換輸送体の効率的な活性のために必要である．

プラスマローゲン plasmalogen はミトコンドリアの脂質において 2 番目に主要なクラスの脂質で，神経組織と筋組織に豊富である．心臓では，全リン脂質の 50% 近くを占める．プラスマローゲンの生合成は DHAP から始まる．まず 1 位の炭素がアシル化され，次にアシル基が脂質アルコールと交換してエーテル脂質を生成する．このエーテル脂質は不飽和化され，最終的に 1-アルケニルエーテル-2-アシルリン酸となる．ジアシルリン酸脂質とプラスマローゲンの機能の違いは不明であるが，プラスマローゲンは，さかんに有酸素代謝を行っている組織における酸化ストレスに抵抗性を与える(第 42 章).

● リモデリング経路

グリセロリン脂質のアシル基は非常に多様であり，グリセロールの sn-1 位と sn-2 位の間で非対称に分布している．アラキドン酸のような多価不飽和脂肪酸は，主に sn-2 位にみられる．リン脂質の脂肪酸アシル基の組

急性呼吸促迫（窮迫）症候群 acute respiratory distress syndrome（ARDS）は，西洋諸国における新生児死亡の 15 ～ 20％を占める．ARDS は未熟児におこり，発症頻度は未熟度に直接的に相関する．

解説

未熟な肺は，リン脂質のジパルミトイルホスファチジルコリン dipalmitoyl phosphatidylcholine（DPPC）を十分量産生できるⅡ型上皮細胞を有していない．DPPC は，正常肺の肺胞を裏打ちする細胞外脂質層に含まれる全リン脂質の 80％以上を占める．DPPC は，肺の水性表面層の表面張力を低下させることにより，吸気時に肺胞の膨張を促す．界面活性剤がないと，肺は呼吸の際の呼気時につぶれてしまい，ARDS を発症する．胎児肺の成熟化は，羊水のレシチン：スフィンゴミエリン比を測定することによって評価できる．もし問題がありそうな場合，母親は，胎児肺の成熟化を促進するグルココルチコイドで治療される．ARDS は，免疫抑制薬や化学療法薬の投与によってⅡ型上皮細胞が損傷を受けた成人にもみられる．

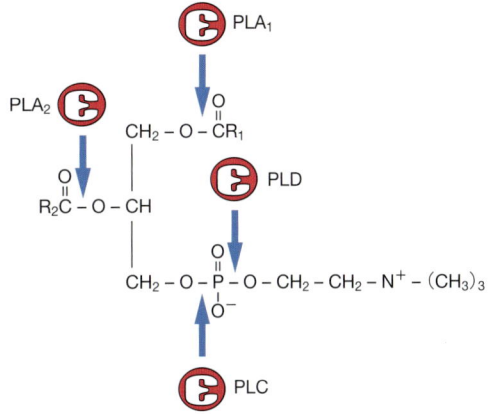

図18.6　ホスファチジルコリンに対するホスホリパーゼの作用部位
PLA₁，PLA₂，PLC，PLD は，それぞれ，ホスホリパーゼ A₁，A₂，C，D のことである．

性化される．ホスホリパーゼ B（図 18.6 に示されていない）は，PLA₁ または PLA₂ が作用して残った 1 本のアシル基を取り外すリゾホスホリパーゼである．リゾリン脂質は分解されるかリサイクル（再アシル化）される．

成も組織や膜の間で異なり，コリン・エタノールアミン・セリン・イノシトール・グリセロールという頭部基の性質によっても異なる．リン脂質の多様性と非対称性は，ホスファチジン酸と DAG がトリアシルグリセロールとリン脂質両方の共通の前駆体であるため，新生経路では説明できない．その代わり，リン脂質の脂肪酸の再分布はリモデリング経路によってなしとげられる．リモデリング経路では，ホスホリパーゼ A₂ phospholipase A₂（PLA₂）とリゾリン脂質アシルトランスフェラーゼ lysophospholipid acyltransferases（LPLAT）の共役反応により，脂肪酸の除去と置換が行われ，その過程でリン脂質の脂肪酸が再分布される．今世紀になってはじめて LPLAT 酵素群が同定された．LPLAT は，リン脂質に多価不飽和脂肪酸を取り込むのに不可欠な役割を果たす．

リン脂質の代謝回転

リン脂質はほとんどの膜で絶えず代謝回転している．リン脂質の代謝回転は炎症時の酸化的損傷によって，また，ホルモン刺激に応答してホスホリパーゼが活性化されることによりおこる．図 18.6 に示すように，リン脂質構造の特定の結合に作用する複数のホスホリパーゼが存在する．PLA₂ とホスホリパーゼ C phospholipase C（PLC）は，特に炎症反応の際にシグナル伝達によって活

睡眠病の原因となる寄生虫トリパノソーマ *Trypanosoma brucei*（トリパノソーマ・ブルセイ）は，可変表面抗原と呼ばれるタンパク質をもっている．このタンパク質は，GPI アンカーで細胞表面に結合している．可変表面抗原は宿主に特異抗体の産生を促し，この抗体は寄生虫を攻撃して殺す．しかし寄生虫のなかには，この抗原タンパク質をコートを脱ぐかのように脱離（シェディング）して免疫監視から逃れるものがいる．

解説

トリパノソーマや他の病原体のあるものは，ホスホリパーゼ C（PLC）をもっているため表面抗原を脱離することができる．PLC は，GPI-アンカーをリン酸-ジアシルグリセロール結合のところで切断し，タンパク質-糖鎖部分を細胞外液に放出する．生き残った細胞は，もともとある抗体で認識されない異なる抗原構造をもつ新しいコートをすぐにつくる．もちろん，この新しいコートも新しい特異抗体の産生を促すが，トリパノソーマは再びこのコートを脱ぐことができる．このように，いたちごっこを繰り返して宿主の免疫系から逃れる．

理解を深めるために
グリコシルホスファチジルイノシトール膜アンカー

ホスファチジルイノシトールは，さまざまなタンパク質を細胞膜につなぎとめる（アンカーする）グリコシルホスファチジルイノシトール glycosylphosphatidylinositol（GPI）構造の構成成分である（図18.7）．ホスファチジルイノシトールなど他の膜リン脂質とは異なり，GPIはイノシトールに結合したグルコサミンとマンノースからなる糖鎖をもっている．アルカリホスファターゼやアセチルコリンエステラーゼなど，真核細胞の多くの膜タンパク質が GPI 構造でアンカーされている．アルカリホスファターゼは骨のミネラル化に，アセチルコリンエステラーゼは神経伝達にはたらく．膜貫通タンパク質や表在性膜タンパク質と違い，GPI-アンカータンパク質は制御プロセスに応じて，PLC により細胞表面から遊離される．

臨床症例
造血細胞における GPI-アンカー合成欠損症：夜間発作性血色素尿症

夜間発作性血色素尿症 paroxysmal nocturnal hemoglobinuria（PNH）は，溶血性貧血，通常おこらない部位の静脈塞栓，造血不全の特徴をもつ複雑な血液疾患である．赤血球の補体（第43章）による溶血活性に対する感受性が高い場合に PNH と診断する．PNH 患者由来の赤血球は，細胞表面で補体の活性化を抑制する数種類のタンパク質を欠いているため，溶血しやすい．

解説

これらの細胞表面タンパク質の1つは，GPI-アンカータンパク質の崩壊促進因子 decay accelerating factor（DAF）である．DAF は，補体の活性化によって形成される溶血複合体を不活化する．このため，DAF がないと溶血が亢進する．PNH は，造血性幹細胞の遺伝子変異が原因でおこる後天性遺伝病である．遺伝子変異が，GPI-アンカー合成の最初の段階の，N-アセチルグルコサミン（GlcNAc）をホスファチジルイノシトールのイノシトール残基に付加する GlcNAc 転移酵素の欠損をもたらす（図18.7）．

スフィンゴ脂質

スフィンゴシンの構造と生合成

スフィンゴ脂質は，複雑な両親媒性の極性脂質グルー

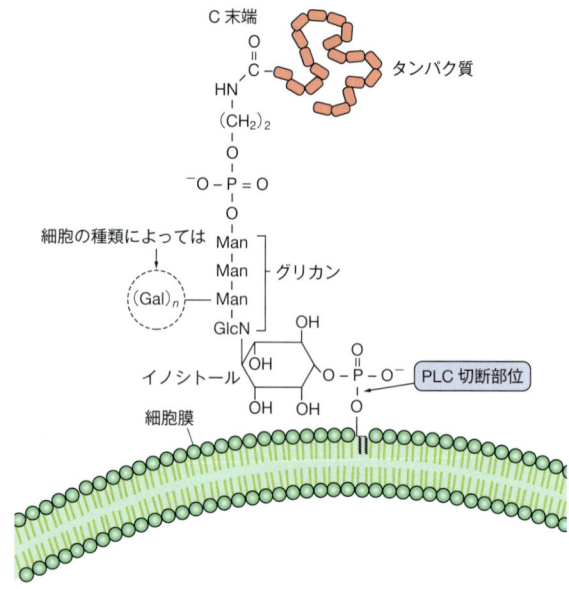

図18.7　グリコシルホスファチジルイノシトール（GPI）アンカーの構造とそれのタンパク質への付加
Gal：ガラクトース，GlcN：グルコサミン，Man：マンノース，PLC：ホスホリパーゼ C.

図18.8　スフィンゴシンとスフィンゴミエリンの構造

プである．スフィンゴ脂質は，長鎖アミノアルコールであるスフィンゴシンのコア構造の上に構築されている．スフィンゴシンは，パルミチン酸とセリンの酸化的脱炭酸反応と縮合反応によって生成する．すべてのスフィンゴ脂質において，長鎖脂肪酸がスフィンゴシンのアミノ基にアミド結合で結合している（図18.8）．アミドはエステルよりもアルカリに安定であるため，スフィンゴ脂質はけん化されず，アルカリに弱いグリセロ脂質からの分離を促す．

スフィンゴシン sphingosine 塩基の合成は，パルミトイル CoA とセリンの縮合でおこり，セリンの1位の炭素が二酸化炭素として消失する．この反応産物は，いくつかの段階を経てスフィンゴシンに変換される．スフィンゴシンは，その後，N-アシル化されてセラミド（N-アシルスフィンゴシン）を生成する．**セラミド ceramide**

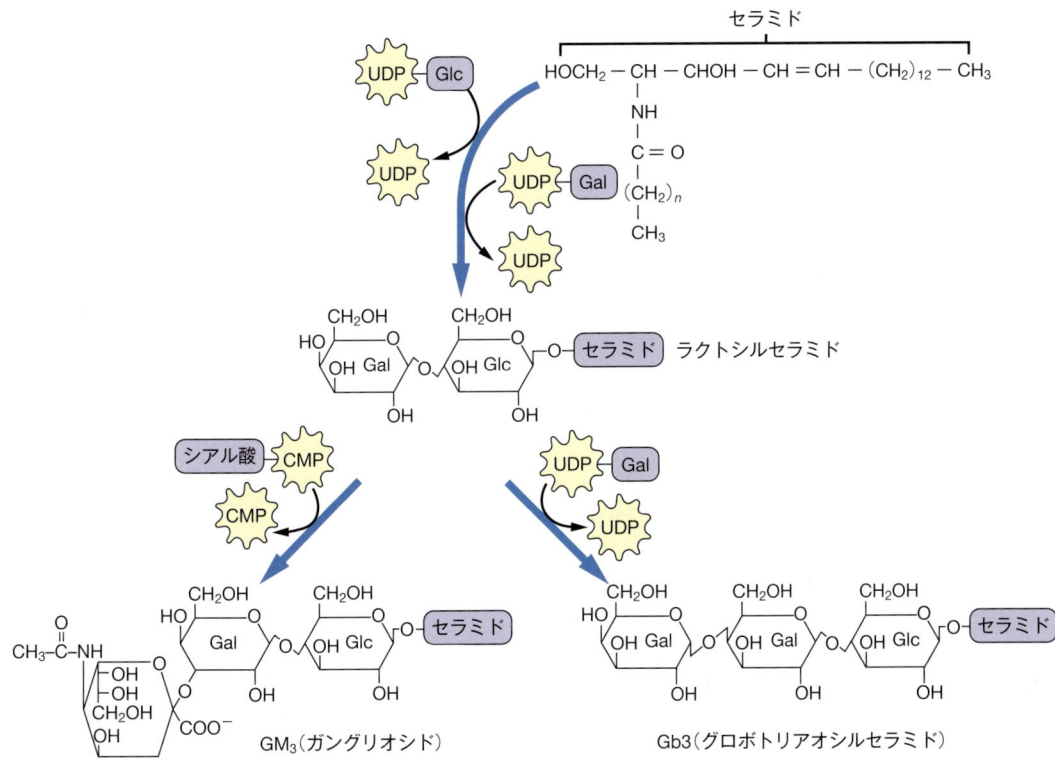

図18.9　糖脂質の伸長とガングリオシドの合成のための糖転移反応の概略
CMP：シチジン一リン酸，Gal：ガラクトース，Glc：グルコース，UDP：ウリジン二リン酸.

（図18.9）は，スフィンゴミエリンとスフィンゴ糖脂質の前駆体であり骨格構造である．

スフィンゴミエリン

スフィンゴミエリンはリン酸を含む唯一のスフィンゴ脂質であり，神経のミエリン鞘の主要なリン脂質である

　スフィンゴミエリン sphingomyelin（図18.8）は，細胞膜，細胞小器官，小胞体，ミトコンドリアにみられるリン脂質で，ほとんどのタイプの細胞において全リン脂質の5〜20%を占め，主に細胞膜に局在している．スフィンゴミエリンのホスホコリン基は，ホスファチジルコリンとのエステル交換反応によってスフィンゴシン末端のヒドロキシ基に転移される．脂肪酸組成は多様であるが，リグノセリン酸（24：0），セレブロン酸（2-ヒドロキシリグノセリン酸），ネルボン酸（24：1）などの長鎖脂肪酸が共通にみられる．これらの脂肪酸は必須脂肪酸ではないが，発生中の脳に重要であり，母乳や多くのナッツ類に含まれる．

糖脂質

　共有結合した糖鎖を含むスフィンゴ脂質は，スフィンゴ糖脂質あるいは糖脂質と呼ばれる．一般に複合糖質にみられるように，糖鎖構造は非常に多様である．さらに，細胞における糖転移酵素の分布と糖脂質の含有量は，発生過程や制御プロセスに応じて変化する．

　糖脂質は，中性糖脂質，**スルファチド sulfatide**，ガングリオシド ganglioside の3つの主要グループに分類される．これらのすべての分子において，極性頭部をなす糖鎖が，セラミドを構成するスフィンゴシンの末端ヒドロキシ基とグリコシド結合している．図18.9は，簡単な糖脂質の構造と生合成を模式的に示す．中性糖脂質は中性糖とアミノ糖のみからなる．**グルコシルセラミド glucosylceramide（GlcCer）**と**ガラクトシルセラミド galactosylceramide（GalCer）**が最も小さい中性糖脂質であり，より複雑な構造を構築するための核を提供する．スルファチドは，硫酸供与体である**3'-ホスホアデノシン-5'-ホスホ硫酸 3'-phosphoadenosine-5'-phosphosulfate（PAPS）（図18.4）**から硫酸基を転移して産生される．例えば，GalCer 3-硫酸などができる．最後に，シアル酸〔*N*-アセチルノイラミン酸 *N*-acetylneuraminic acid（NeuAc）〕を含む糖脂質はガングリオシドと呼ばれる．

ガングリオシドの構造と略号

ガングリオシドはシアル酸を含むスフィンゴ糖脂質である

　ガングリオシドは，もともと中枢神経系のガングリオン細胞に高濃度に同定された糖脂質を指す．一般的に，ガングリオン細胞中のシアル酸の50%以上は，ガング

セラミド - Glc – Gal – NeuAc　　　　GM₃

セラミド - Glc – Gal – GalNAc　　　　GM₂
　　　　　　　　　｜
　　　　　　　　NeuAc

セラミド - Glc – Gal – GalNAc – Gal　　　GM₁
　　　　　　　　　｜
　　　　　　　　NeuAc

セラミド - Glc – Gal – GalNAc – Gal　　　GQ₁ᵦ
　　　　　　　　　｜　　　　　｜
　　　　　　　　NeuAc　　　NeuAc
　　　　　　　　　｜　　　　　｜
　　　　　　　　NeuAc　　　NeuAc

図18.10　ガングリオシドの一般的構造
Glc：グルコース，Gal：ガラクトース，NeuAc：N-アセチルノイラミン酸，GalNAc：N-アセチルガラクトサミン.

リオシドに存在する．ガングリオシドは，神経外組織のほとんどの細胞の細胞膜にもみられるが，神経外組織では全シアル酸の10%以下しか占めない．

多様なガングリオシドを特定するために使用される略号は，ガングリオシドに含まれるシアル酸の数と単糖の配列に基づく（図18.10）．GMは1個（mono）のシアル酸をもつガングリオシドを指し，GD，GT，GQは，それぞれ2個，3個，4個のシアル酸をもつガングリオシドを指す．例えばGM₁について，GMの後ろの数字は糖鎖の構造を指す．これらの数字は，薄層クロマトグラム上での糖脂質の相対移動度に由来する．GM₁のように大きなガングリオシドほど遅く移動する．

糖脂質分解の欠損が原因となるリソソーム蓄積症

糖脂質の複雑な糖鎖は，ゴルジ体内で一度に1個ずつの単糖が組み上げられて合成され，リソソームの一連のエクソグリコシダーゼによって同様に段階的にではあるが，反対方向に分解される（図18.11）．糖脂質の連続的分解反応における欠損症は，スフィンゴリピドーシスとガングリオシドーシスと呼ばれる複数の**リソソーム蓄積症** lysosomal storage disease になる（表18.1）．これらの疾患は，常染色体潜性遺伝の遺伝様式をとる．ヘテロ接合体は無症状である．このことは，機能する酵素をコードする遺伝子が1コピーあれば，糖脂質の正常な分解のために十分であることを示す．I細胞病（**第17章**）のようなスフィンゴリピドーシスは，分解できない脂質が細胞内に封入体として蓄積することが特徴である．

ABO式血液型抗原

輸血 blood transfusion は，失血あるいは貧血（**第5章**）の患者血液の酸素運搬能を補充する．**輸血**という言葉は，洗浄あるいは保存赤血球を注入するだけなので，や

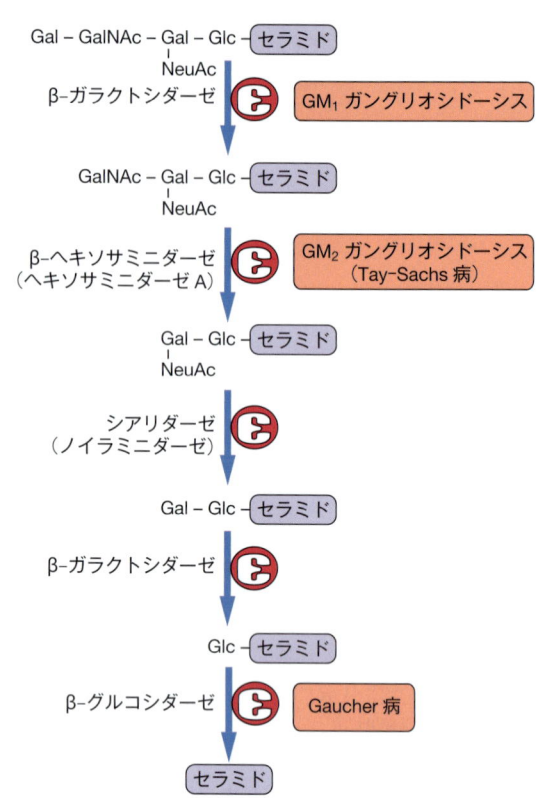

Gal – GalNAc – Gal – Glc - セラミド
　　　　｜
　　　NeuAc

β-ガラクトシダーゼ　　　GM₁ ガングリオシドーシス

GalNAc – Gal – Glc - セラミド
　　　　｜
　　　NeuAc

β-ヘキソサミニダーゼ　　　GM₂ ガングリオシドーシス
（ヘキソサミニダーゼA）　　　（Tay-Sachs 病）

Gal – Glc - セラミド
　　｜
　NeuAc

シアリダーゼ
（ノイラミニダーゼ）

Gal – Glc - セラミド

β-ガラクトシダーゼ

Glc - セラミド

β-グルコシダーゼ　　　Gaucher 病

セラミド

図18.11　ヒト細胞のリソソームにおけるガングリオシドGM₁の分解経路
表18.1 に示すように，脂質蓄積症ではさまざまな酵素が欠損している．Glc：グルコース，Gal：ガラクトース，NeuAc：N-アセチルノイラミン酸，GalNAc：N-アセチルガラクトサミン.

表18.1　脂質蓄積症例

疾患名	症状	主な蓄積産物	欠損酵素
Tay-Sachs 病	盲目，精神遅滞，1～2歳で死亡	ガングリオシド GM₂	ヘキソサミニダーゼA
Gaucher 病	肝脾腫，幼児型では精神遅滞	グルコセレブロシド（グルコシルセラミド）	β-グルコシダーゼ
Fabry 病	発疹，腎不全，下肢痛	セラミドトリヘキソシド(Gb3)	α-ガラクトシダーゼ
Krabbe 病	肝脾腫，精神遅滞	サイコシン（ガラクトシルスフィンゴシン）	β-ガラクトシダーゼ

や誤った名称である．赤血球膜は複数の血液型抗原を含む．そのうち ABO 式血液型システムが最もよく理解され，最も広く研究されている．

ABO 式血液型抗原は，赤血球膜の糖タンパク質あるいはスフィンゴ糖脂質の上に発現する糖鎖からなる（図18.12）．H遺伝子座は，フコースを糖鎖のガラクトース残基に付加するフコース転移酵素をコードする．血液型がA型の人は，**H型物質** H substance に加えて，特異的な**N-アセチルガラクトサミン**（GalNAc）転移酵素を

臨床症例
スフィンゴリピドーシスとガングリオシドーシス

Tay-Sachs（テイ-サックス）病 Tay-Sachs disease はガングリオシドーシスの一種で, ヘキソサミニダーゼAが欠損するためガングリオシドGM$_2$が蓄積する（図18.11）. Tay-Sachs 病の患児は, 通常, 精神遅滞をきたし盲目であり, 1〜2歳で死亡する. Fabry（ファブリー）病 Fabry disease はスフィンゴリピドーシスの一種で, リソソームの α-ガラクトシダーゼが欠損するためグロボトリアオシルセラミド globotriaosylceramide（Gb3）が蓄積する（表18.1）. Fabry 病の症状は, 発疹, 腎不全, 下肢痛である. Fabry 病患者は腎移植による延命が可能であり, 通常, 青壮年期まで生存することができる.〔訳注：Krabbe（クラッベ）病 Krabbe disease は, ガラクトセレブロシダーゼ（β ガラクトシダーゼ）の欠損により, サイコシンが蓄積する〕ことにより, 中枢神経と末梢神経のミエリンの脱髄を引きおこす. これらのリソソーム蓄積症のほとんどは, ゲノム上の異なる変異に基づく数種類の型（亜型）に分類される. あるリソソーム蓄積症の亜型のなかには, 他よりも重篤かつ消耗性の場合がある. リソソーム蓄積症は, 比較的まれな疾患であるが, リソソームの機能と重要性を理解するために大きく貢献した.

解説

細胞が死ぬとき, スフィンゴ糖脂質や糖タンパク質などの生体分子は個々の成分に分解される. 図18.11 は, リソソームにおけるガングリオシド GM$_1$ の分解経路を示す. 多くのリソソーム病は, この水解酵素の連鎖反応にとって不可欠なグリコシダーゼの欠損が原因でおこる（表18.1）. スフィンゴリピドーシスは, 欠損酵素の基質がリソソーム内に蓄積する特徴がある. 蓄積物質は, 生体分子の分解にはたらくリソソーム機能を妨害する.

 臨床症例
Gaucher 病：酵素補充療法のモデル

Gaucher（ゴーシェ）病 Gaucher disease は, β-グルコシダーゼ（グルコセレブロシダーゼとも呼ばれる）の欠損によっておこるリソソーム蓄積症の1つである. この酵素はセラミドから最後の糖を取り外し, 脂質部分がリソソーム内でさらに分解できるようにする. Gaucher 病は肝肥大と神経変性をきたすが, 酵素補充療法による治療に適した軽症型がある.

Gaucher 病の治療を目的として外から投与した β-グルコシダーゼが, マクロファージのリソソームにうまく届いた. これを行うためには, 末端マンノース残基をもつ N-グリカン（N-結合型糖鎖）を付加した組換え補充酵素を産生しなければならない. これは, 哺乳動物の細胞で産生された酵素の糖鎖を, シアリダーゼ, β-ガラクトシダーゼ, β-ヘキソサミニダーゼの組合せで切断し, 複合型糖鎖をマンノースコア構造まで刈り込むことによって達成された. 別の組換えグルコシダーゼは, バキュロウイルスを感染させた昆虫細胞のシステムで産生された. どちらの酵素も高マンノース型糖鎖をもっている. それらは Man-6-P 残基をもっていないが, マクロファージの細胞表面にある高マンノース糖鎖受容体によって認識される. グルコシダーゼは細胞内に取り込まれ, リソソーム区画に到達し, グルコシルセラミドを分解する. 組換え酵素は静脈内投与される. Gaucher 病の治療のために組換えグルコセレブロシダーゼを使うことに成功したことを受け, リソソーム蓄積症の治療を目的とする他のリソソーム水解酵素の開発が促進された.

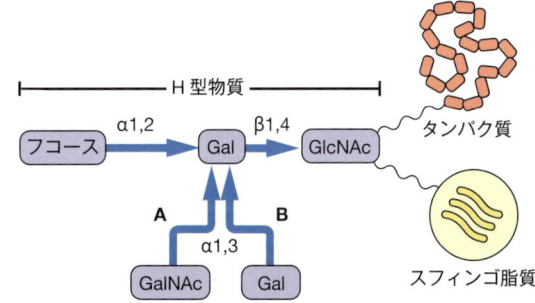

図18.12　H 型，A 型，B 型血液型物質の関係
末端オリゴ糖が他の糖を介して赤血球膜のタンパク質や脂質に結合している. GlcNAc：N-アセチルグルコサミン, GalNAc：N-アセチルガラクトサミン, Gal：ガラクトース.

コードする A 遺伝子を有している. この GalNAc 転移酵素は, H 型物質のガラクトース残基に GalNAc を α1,3 結合で付加して A 抗原を生成する. 一方, B 型の人は, ガラクトース転移酵素をコードする B 遺伝子を有している. この Gal 転移酵素は, H 型物質のガラクトース残基にガラクトースを α1,3 結合で付加して B 抗原を生成する. AB 型の人は, GalNAc 転移酵素と Gal 転移酵素の両方をもっており, 赤血球は A 型物質と B 型物質の両方を含む（モザイク）. O 型の人は, GalNAc 転移酵素と Gal 転移酵素のどちらもつくることができないため, 赤血球膜上に H 型物質しかもたない. コーヒー豆由来 α-ガラクトシダーゼのような酵素は, B 型赤血球からガラクトースを取り除くことができるため, O 型赤血球（万能供血者 universal donor）の供給を増やす試験が行われている.

個々の人は, A 型, B 型, AB 型, O 型のいずれかの赤血球を有している. A 型の人は, 血漿中に B 型と AB 型の赤血球を標的として凝集させる自然抗体を産生す

臨床症例
Fabry病(10万人に1人の発症頻度)

　30歳の男性が，健康診断でタンパク尿がみつかった．10歳頃から長年にわたって，頭痛，めまい，腕や脛に電撃痛があった．診断がつかず，これらの症状と付き合いながら成長してきた．内科医が，患者の会陰部と陰嚢を注意深く診察し，小さな赤く盛り上がった被角血管腫をみつけた．

解説

　この男性はFabry病と診断された．Fabry病は，α-ガラクトシダーゼ活性の測定に基づく確定診断までに何年もかかる．セラミドトリヘキソシド(Gal-α1-4-Galβ1-4-Glc-β-セラミド，Gb3)の内皮への沈着が腎臓(タンパク尿と腎不全をきたす)，心臓と脳(心筋梗塞と脳卒中をきたす)，神経周囲血管(電撃痛をきたす)におこる．自然経過をみていると，ほとんどの患者は，移植を必要とする末期の腎臓病を経験する．しかし，組換え酵素補充療法では沈着したGb3が取り除かれ，初期の研究では腎機能の維持が示唆された．

理解を深めるために
細菌や細菌毒素は糖脂質に結合する

　細菌は，アドヘシンadhesinと呼ばれる進化したレクチン様タンパク質をもっている．アドヘシンは，糖質，糖タンパク質，プロテオグリカン上の特異的な糖鎖構造を認識して結合する．細菌のアドヘシンの多くは細菌表面の毛様構造である線毛(ピリ)のタンパク質サブユニットである．糖鎖認識ドメインは通常，線毛の先端にある．ほとんどの細菌は表面に異なる数種類のアドヘシンをもつ．各アドヘシンは異なる糖鎖認識部位をもち，これらのアドヘシンが，細菌が結合し侵入することができる感受性組織の範囲を決定する．個々のアドヘシンの結合は親和性が低く結合力も弱いが，アドヘシンは細菌表面に多コピー存在しクラスターを形成しているため，結合全体としては多価であり結合力も非常に強い．アドヘシンと受容体の結合はシグナル伝達経路を活性化し，コロニー形成とおそらく感染にとって重要な状況をつくりだす．

　複数のアドヘシンがGalβ1-4Glcを含む糖鎖を標的とする．この構造は糖脂質のラクトシルセラミドにみられる二糖構造で，このままで存在する場合もあるが，ABO式血液型抗原でみられるように他の単糖が付加していることもある．しかし細菌のなかには，これらの末端に付加した糖を取り除いて，アドヘシンの結合のためにラクトース構造を露出させる酵素(グリコシダーゼ)を分泌するものがある．大腸上皮細胞はラクトシルセラミドを発現しているが，小腸上皮細胞は発現していない．このため，Bacteroides(バクテロイデス)属，Clostridium(クロストリジウム)属，大腸菌Escherichia coli，Lactobacillus(ラクトバチルス)属は，正常状態では大腸にのみ結合してコロニーを形成する．

　細菌の結合に加えて，細菌細胞から分泌される複数の毒素も特異的な糖脂質に結合する．最もよく研究されている毒素がコレラ毒素である．コレラ毒素は，コレラ菌によって産生されGM_1に結合する．赤痢菌の毒素も大腸の細胞に結合するが，異なる糖脂質のGb3を認識する．これらの2つの例は，糖鎖分子の構造上のいかに微妙な違いが異なるタンパク質によって認識されるかを，また，いかに糖鎖構造が化学認識情報を供与するかを明示する．他の毒素としては，破傷風菌によって産生される破傷風毒素や，ボツリヌス菌によって産生されるボツリヌス毒素などがある．これらの毒素も神経細胞膜上の糖脂質に結合する．これらはもっと複雑な構造をした糖脂質を認識する．例えば，破傷風毒素はガングリオシドGT_{1b}と結合する．

る．B型の人は，A型とAB型の物質に対する自然抗体を産生し，A型とAB型の赤血球を凝集する．AB型の人は，抗A抗体も抗B抗体ももっておらず，どのタイプの赤血球も輸血ができるので**万能受血者 universal recipient**と呼ばれる．O型の人は，赤血球上にH型物質しかもたず，A型物質もB型物質ももっていない．O型の人の赤血球は，抗A抗体でも抗B抗体でも凝集されないので**万能供血者**と呼ばれるが，その一方で，O型の人はO型供血者からの血液しか受け入れることができない．

　ABO式血液型抗原は体中のほとんどの細胞に存在するが，輸血反応と関連するため血液型抗原と呼ばれる．輸血反応は，宿主抗体と輸血された赤血球との反応の結果である．抗体が赤血球に結合すると補体を介して溶血する(第43章)．輸血反応は，外来性の赤血球の認識における糖鎖の役割を明らかにしたが，血液型物質の生理的機能は不明である．O遺伝子型の人は，A遺伝子型あるいはB遺伝子型の人と同じくらい健康である．一方，血液型の違いが異なる疾患抵抗性を与える証拠がある．例えば，A型とO型の人は，それぞれ，天然痘とコレラに罹患しやすい．

　Lewis(ルイス)式血液型抗原 Lewis blood groupは，一群のフコシル化された糖鎖構造に相当する．Lewis-A抗原(Lewis[a])は，フコースを糖鎖のGlcNAc残基に転移するフコース転移酵素によって合成される(図18.13)．一方，Lewis-B抗原(Lewis[b])は，フコースを同じ糖鎖の末端ガラクトース残基に転移する第2のフコース転移酵

素によって合成される．これらの糖鎖構造と図17.9のシアリルLewis-X抗原，あるいは図18.12のABO式血液型抗原との類似性に注目すべきである．ヒトゲノムに

理解を深めるために
脂質ラフトは糖脂質と GPI-アンカータンパク質に富む

　生体膜は，多種多様な膜脂質や膜タンパク質が同一平面上を活発に動き回るダイナミックな構造をしている．しかし，膜の流動性は均一ではない．グリセロリン脂質とは対照的に，糖脂質は飽和脂肪酸鎖しかもたずシス型不飽和脂肪酸による炭素骨格の屈曲がないため，脂肪酸鎖どうしが密着している．コンパクトな平面構造をもつコレステロールは，糖脂質の脂肪酸鎖と共局在化する．リン脂質，糖脂質，コレステロールを用いて人工膜を形成すると，リン脂質の海のなかに糖脂質とコレステロールに富んだ島ができる．

　生体では，脂質の分布も無秩序ではない．脂質ラフト lipid raft は動的な細胞膜構造であり，糖脂質とコレステロールに富んでいる．脂質ラフトは GPI-アンカータンパク質やホルモン受容体を含み，エンドサイトーシスや細胞間コミュニケーションに関与する細胞表面の領域にみられる．細胞接着，増殖，分化，免疫認識など，細胞膜に関連する重要な生物学的事象は脂質ラフトでおこり，細胞内にシグナルを送るプラットフォームとして機能する．小胞体にも脂質ラフトが存在する証拠がある．

臨床症例
コレラ毒素に対するガングリオシド受容体

　小腸上皮細胞の細胞膜上のガラクトースを含む糖脂質が，細菌の結合場所である．その糖脂質は，正常の小腸細菌叢（共生生物）の滞留を手助けしているが，逆に，病原性細菌が糖脂質に結合することは上皮細胞の感染を促すと考えられている．共生細菌と寄生細菌の間には，毒素を分泌するか，それとも結合したあとに宿主細胞に侵入するか，という違いがある．

　小腸粘膜細胞は，ガングリオシド GM_1（図18.10）をもっている．GM_1 は，コレラ毒素が小腸細胞に侵入する過程の最初の段階として小腸細胞に結合するための受容体となっている．コレラ毒素は，コレラ菌によって分泌される六量体タンパク質で，1個の A サブユニットと5個の B サブユニットからなる．B サブユニットの多価の相互作用によってガングリオシドに結合すると，A サブユニットが細胞内に入り，膜の内面に存在するアデニル酸シクラーゼを活性化する．産生された cAMP が，次に小腸細胞を刺激して Cl^- を外に出す．これによって，浸透圧性下痢，電解質不均衡，栄養失調をきたす．**コレラは依然として世界で小児の死亡原因の第1位である**．

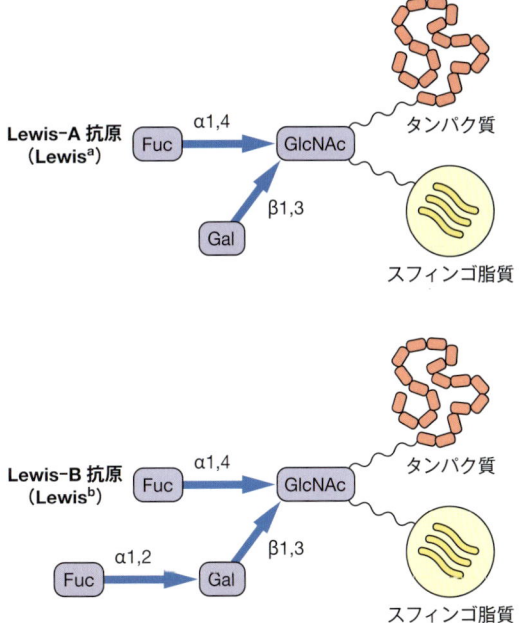

図18.13　Lewis 血液型抗原の構造
Fuc：フコース，Gal：ガラクトース，GlcNAc：N-アセチルグルコサミン．

は13種類のフコース転移酵素の遺伝子が存在する．糖鎖のフコシル化の変化は分化，発生，がん化，そして転移と関連する．

　P 式血液型抗原 P blood group は，グロボ系スフィンゴ糖脂質（図18.9）の上に発現しており，赤血球と他の組織に分布している．ここでも，P 式血液型糖鎖は異なる糖転移酵素の連続反応によって合成される．P 式血液型糖鎖の生理学的機能は不明であるが，P 抗原は尿道感染症やパルボウイルス感染症と関係がある．尿路病原性大腸菌は，P^k 抗原と P_1 抗原中の $Gal\alpha-1,4Gal$ 部分と結合するレクチンを発現している．これらや他の血液型抗原の遺伝学と生化学，および生理学や病気における血液型抗原の役割を理解するには，さらなる研究が必要である．

まとめ

- 極性複合脂質は，すべての細胞の膜に不可欠な成分である．
- リン脂質は，すべての膜の主要な構造脂質である一方，界面活性剤，膜酵素の補欠因子，シグナル伝達系の成分としての重要な機能的性質を有している．
- リン脂質の新生合成の主な経路では，構成部分の一方（DAG か頭部基）を CTP と反応させて活性化した CDP-DAG や CDP-コリンなどの高エネルギー中間代謝物に変換して用いる．

- リン脂質は，リモデリング経路で成熟する．リモデリング経路では，*sn*-2位のアシル基が切断されて新しいアシル基と取り替えられる．これにより，リン脂質の疎水性尾部の多様性と非対称性が生じる．
- スフィンゴ糖脂質は，細胞–細胞間の認識と相互作用のための受容体として，また，共生細菌，病原性細菌，ウイルスの結合部位として機能する．赤血球膜のスフィンゴ糖脂質上の糖鎖構造は，ABO式や他の血液型の原因となる抗原決定基である．
- スフィンゴ糖脂質は，リソソームにおいて，糖鎖の非還元末端から単糖を1個ずつ外す連続反応によって分解される．各反応には特異的なリソソームのエクソグリコシダーゼが関与する．スフィンゴ脂質の分解にかかわる酵素欠損症が原因で複数の先天性リソソーム蓄積症がおこる．

✎ アクティブラーニング

(1) 細胞の膜における，プラスマローゲンとジアシルグリセロールリン脂質の役割を対比しなさい．

(2) トリパノソーマ症に対する予防ワクチン開発の課題について議論しなさい．

(3) 急性呼吸促迫（窮迫）症候群の診断と治療に対する現在の治療戦略を概説しなさい．

(4) リソソーム蓄積症に対する酵素補充療法の現状について概説しなさい．また，この治療法で治療可能な他の遺伝性疾患にはどのようなものがあるか説明しなさい．

参考文献

Abegaz SR. Human ABO blood groups and their associations with different diseases. *Biomedical Research International*. 2021;2021:6629060. https://doi.org/10.1155/2021/6629060.

Johannes L, Wunder C, Shafaq-Zadah MJ. Glycolipids and lectins in endocytic uptake processes. *Molecular Biology*. 2016;428:4792–4818.

Li M. Enzyme replacement therapy: a review and its role in treating lysosomal storage diseases. *Pediatric Annals*. 2018;47:e191–e197. https://doi.org/10.3928/19382359-20180424-01.

Lingwood D, Simons K. Lipid rafts as a membrane-organizing principle. *Science*. 2010;327:46–50.

Liu S-Y, Fujita M. Mammalian-GPI-anchor modifications and the enzymes involved. *Biochemical Society Transactions*. 2020;48:1129–1138.

Regen SL. The origin of lipid rafts. *Biochemistry*. 2020;59:4617–4621.

Schnaar RL. The biology of gangliosides. *Advances in Carbohydrate Chemistry and Biochemistry*. 2019;76:113–148.

Unione L, Gimeno A, Valverde P. Glycans in infectious diseases: A molecular recognition perspective. *Current Medicinal Chemistry*. 2017;2017 Advance online publication.

関連ウェブサイト

ABO Blood group: https://www.ncbi.nlm.nih.gov/books/NBK2267/

Gaucher's disease: https://www.ninds.nih.gov/Disorders/All-Disorders/Gaucher-Disease-Information-Page

Glycosylphosphatidylinositol anchors: Paroxysmal Nocturnal Hemoglobinuria (PNH): https://rarediseases.org/rare-diseases/paroxysmal-nocturnal-hemoglobinuria/Glycosphingolipids: https://www.ncbi.nlm.nih.gov/books/NBK1909/

Sphingolipid metabolism: http://themedicalbiochemistrypage.org/sphingolipid-metabolism-and-the-ceramides/

Tay-Sachs disease: https://www.ninds.nih.gov/Disorders/All-Disorders/Tay-Sachs-Disease-Information-Page

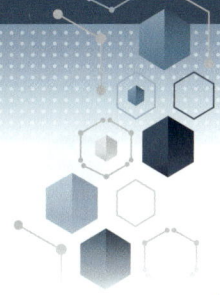

第19章　細胞外マトリックス

Wayne E. Carver[*]

本章で学ぶこと

本章の到達目標

- 細胞外マトリックス(ECM)の構成，構造と機能，およびコラーゲン，非コラーゲン性タンパク質，ヒアルロン酸とグリコサミノグリカン／プロテオグリカンを含む構成成分について説明できる.
- 構造と架橋形成を含めて，コラーゲンおよびエラスチンの生合成と翻訳後修飾における連続した過程について概説できる.
- プロテオグリカンの生合成および代謝経路について説明できる.
- ECM 分子の受容体であるインテグリンの構造と機能について説明できる.
- ECM 構成成分の欠陥に関連する主要な疾患の病理を説明できる.

はじめに

　細胞外マトリックス extracellular matrix(ECM)は，細胞外空間に分泌された巨大分子の複雑なネットワークである．当初，ECM は単に組織と器官を構築するための三次元構造を付与するものとされていた．しかしながら，次第に細胞増殖，分化，移動，さらには生存を含む基本的な細胞プロセスの制御に中心的な役割を担うなど，多くの事実が明らかになってきた．ECM の高分子ネットワークは，線維状成分(コラーゲンとエラスチン)，特殊な非コラーゲン性糖タンパク質，およびプロテオグリカンから構成される．そのような構成成分は，線維芽細胞，軟骨細胞，骨芽細胞と平滑筋細胞などを含むさまざまな種類の細胞から分泌される．ECM はそれらの成分を産生した細胞と密接に接着し，そのなかで細胞が増殖する三次元のゲル状土台を形成する(図 19.1)．さらに，ECM 分子は細胞表面に存在する異なる受容体に結合しているため，組織の伸縮により生じた機械的シグナルを伝達する．組織の種類，発生段階および病的状態に依存して，ECM 成分の相対的な量，分布および分子構成が大きく変わる．ECM の成分多様性，蓄積と構成は，組織の力学，構造および機能の特性に劇的に影響を与える．これらの ECM の特徴における変化は，老化や年齢と関連した慢性疾患(例えば，関節炎，アテローム性動脈硬化，がん，線維症)とかかわっている.

コラーゲン

コラーゲンは ECM の主要なタンパク質である

　コラーゲンは，生体にある総タンパク質量の約30%を占めるタンパク質の一群であり，含有する割合は異なるがすべての組織や臓器に存在している．これまでに，機能，ドメイン構造，および超分子組織によって広く分類される 25 種類以上のコラーゲンが特定されている．個々のコラーゲンは，それらが発見された順序を示すローマ数字によって指定される(コラーゲン I など)．コラーゲンファミリーにはいくつかの分類方法がある．最も単純な分類方法は，それらの線維状構造もしくはその他の超分子構造を基本としている．コラーゲン線維は，ECM の最も豊富な構造成分であり，それらの柔軟性と高い張力は，組織の構造と完全性において重要な役割を果たす．表 19.1 は，コラーゲンの 1 つの分類基準を示し，各サブクラスのタイプ，それらの一般的な機能および分布をリストしている.

コラーゲンの三重らせん構造

コラーゲンの左巻き三重らせん構造はタンパク質のなかでもユニークである

　すべてのコラーゲンは，**コラーゲン三重らせん** collagen triple helix という共通の構造モチーフを共有する．コラーゲン分子は，α鎖として知られる 3 本の個別のペプチド鎖から構成される．コラーゲンの三重らせん構造は，3 つの α ポリペプチド鎖が折りたたまれてできる．X 線回折分析では，3 つの左巻きらせんポリペプチド鎖がロープのようにお互いに巻きついて，超らせん構造またはスーパーコイル構造を形成していることを示している(図 19.2)．3.6 個のアミノ酸で 1 回転する球状タ

＊米国アーカンソー医科大学医学部教授の Gur P. Kaushal 博士の本章オリジナル原稿への貢献に深謝する.

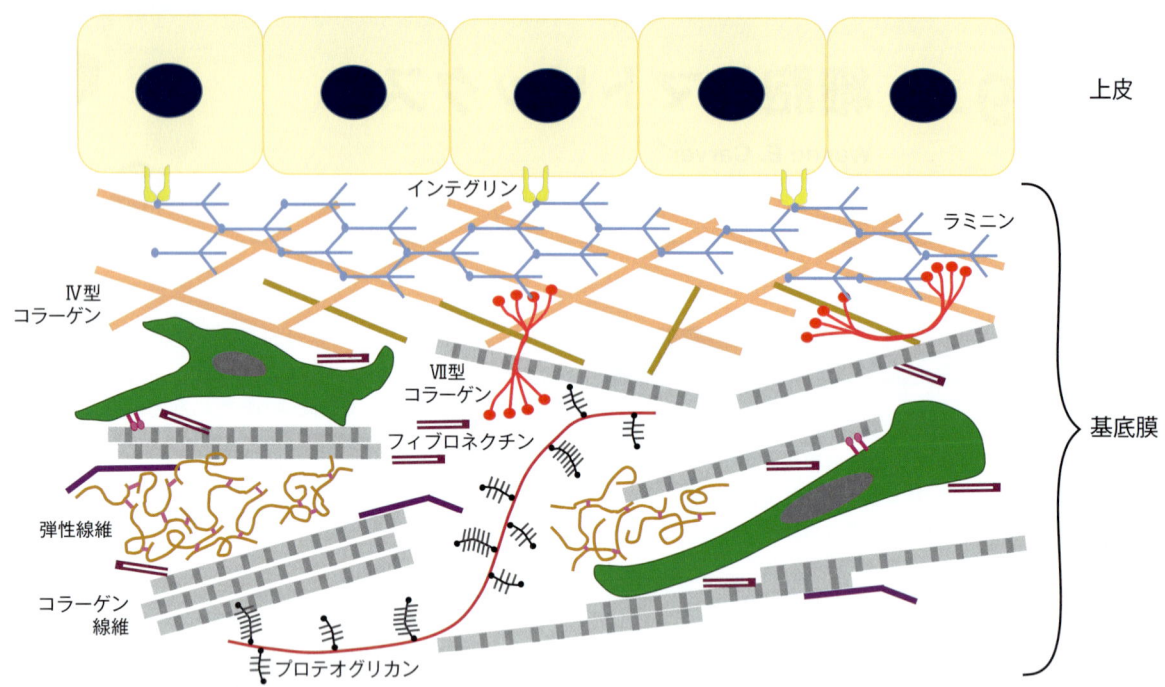

図19.1　細胞外マトリックス(ECM)組織

この図は，線維性と非線維性コラーゲン(IV型およびVII型コラーゲン)，弾性線維，マルチドメイン糖タンパク質(ラミニンとフィブロネクチン)，およびプロテオグリカンを含むECMの主要な構成成分と構造を示す．上皮細胞の下にあり，筋細胞を含む他の細胞タイプを取り囲むECMは，基底膜と呼ばれるネットワークに組織されている．細胞はインテグリンなどを含む複数の受容体ファミリーを介してECMの構成成分と相互作用する．上皮層と基底膜層の厚さは，共通の縮尺で描かれていない．

表19.1　コラーゲン種類の分類と分布

分類	型	分類／機能
線維性	I, II, III, V, XI, XXIV	結合組織に広く分布する．組織の生体力学的特性に大きく関与する
FACIT，断続性三重らせんを有する線維性コラーゲン	IX, XII, XIV, XVI, XIX, XX, XXI, XXII	三重らせん構造の途切れる領域により，分子に柔軟性が与えられる．一般的にコラーゲン線維の表面に結合する
基底膜の形成	IV, VI, VII	上皮，骨格筋，その他の種類の細胞の基底膜の上部構造を形成し，基底膜を下にある結合組織に固定するのに役立つ
六角形ネットワークの形成	VIII, X	特有の六角形格子構造を形成する．一般的に，タイプVIIIは血管内皮細胞に関連する一方，タイプXは骨の鉱化に関与する
マルチプレキシン	XV, XVIII	複数の三本鎖ヘリックスドメインとその中断された領域をもつ．一般的に基底膜に関連する
膜貫通型	XIII, XVII, XXIII	細胞膜を貫通している．細胞外領域は，他のコラーゲンを含む他のECM成分と相互作用する

ンパク質のαヘリックスに対して，その左巻きヘリックスは，わずか3個のアミノ酸で1回転し，1回転につき約2倍伸長する．3残基ごとのアミノ酸はグリシンである．それは，最も小さな側鎖をもつこのアミノ酸だけが，原子が密集した中央部に適合するためである．特徴的なコラーゲンの繰り返し配列はGly-X-Yである．その配列中のXとYには任意のアミノ酸がくることが可能であるが，Xはプロリン，Yはヒドロキシプロリンの頻度が最も高い．プロリンとヒドロキシプロリンの側鎖の大きさとその回転運動が制限されることにより，コラーゲンヘリックスは高い強度を示す．主にペプチドの

NH基とC=O基の間の水素結合によって，ペプチド鎖内と鎖間のヘリックス構造は安定化する．Xアミノ酸とYアミノ酸の側鎖はヘリックスから外側に向いているのでタンパク質の表面に位置し，それらは他の三重らせんまたはタンパク質と側面で相互作用する．

　各種のコラーゲンには，さまざまな長さの1つ以上の三重らせんドメインがある．成熟型の線維状コラーゲンは非常に長い三重らせん領域からなり，アミノ酸で1,000個以上，長さでは300 nmに達する．非線維性コラーゲンでは，三重らせん構造を形成しているアミノ酸の数が分子全体の10%に満たないことがある．

◉ 線維性コラーゲン

線維性コラーゲンは，腱，靱帯，および皮膚の引張り強度を提供する

　Ⅰ型コラーゲンは最も豊富な線維性コラーゲンで，さまざまな組織に存在する．一方，他の多くのコラーゲンはより限られた組織に分布する．Ⅰ型コラーゲンと関連した線維性コラーゲンは，規則正しく，束ねられた線維を形成し（図19.2），コラーゲン分子間の共有結合によって皮膚，腱，靱帯，および他の器官に高い引張り強度を提供する．先に示したように，コラーゲンは3本のαヘリックスポリペプチド鎖からなる三量体である（図19.2，19.3）．Ⅰ型コラーゲンは，2本のα1（Ⅰ）ポリペプチド鎖と1本のα2（Ⅰ）ポリペプチド鎖からなるヘテロ三量体である．これらのポリペプチド鎖の各々は約1,000個のアミノ酸を含み，コラーゲン分子のほぼ全長にわたって三重らせんドメイン構造をもつ．コラーゲン線維は，三重らせんの側面での相互作用により，最も近い隣の分子と長さでおよそ1/4横方向に位置がずれた"1/4ずらした配列 quarter-staggered array"をとりながら形成される（図19.2）．この横方向に1/4ずれた配列は，電子顕微鏡でみられるコラーゲン線維構造の縞模様に反映される．これらの線維状構造は，リシン残基に由来する非共有結合力とペプチド鎖間の架橋によって安定される．

◉ 非線維性コラーゲン

非線維性コラーゲンであるネットワーク形成コラーゲンは，基底膜の主要な構造成分である

　非線維性コラーゲンは，異なる長さの三重らせん構造に1つ以上の非らせん領域が挟まれた多様な性質をもつ

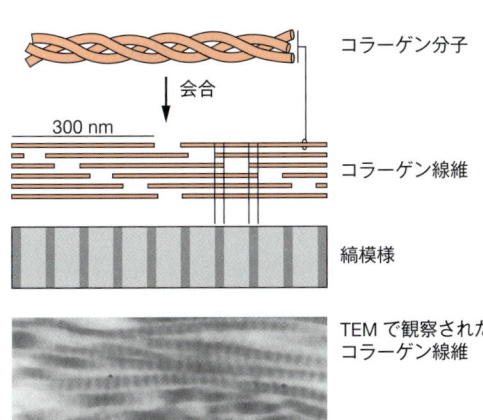

図19.2　コラーゲンの三次元構造
個々のコラーゲンポリペプチド鎖（α鎖）は，左巻きのαヘリックス三次構造をとる．それから3つのポリペプチドが結合して，コラーゲン分子に特徴的な三本鎖の右巻き超らせん構造を形成する．コラーゲン分子は会合して，コラーゲン分子の"1/4ずらした配列"により特徴的な縞模様を有する線維を形成する．TEM：透過型電子顕微鏡．

臨床症例
骨形成不全症

　サッカーの試合で脛骨と腓骨を骨折した6歳の男児が救急病棟に運ばれた．彼の父親は身長が6フィート（約183 cm）あり，学校では4回も脚を骨折したことがあると説明した．父親の歯はわずかに透明で変色していた．

解説

　骨形成不全症 osteogenesis imperfecta（OI）は，脆性骨症とも呼ばれ，Ⅰ型コラーゲンの合成にかかわる多様な遺伝的欠損による先天性の遺伝病である．それは，脆い骨，薄い皮膚，歯の異常と腱が弱いといった特徴を示す．この病気の大部分の患者には，α1（Ⅰ）鎖またはα2（Ⅰ）コラーゲン鎖をコードする遺伝子に突然変異がある．これらの突然変異の多くは，Gly-X-Y繰り返し配列中のグリシンを大きなアミノ酸に変換する単一塩基の置換であり，コラーゲンポリペプチド鎖を正確に三重らせんに折りたためず，コラーゲン線維への会合が阻害される．骨にⅠ型コラーゲンが大量に存在することから，骨がなぜ主に影響を受けるか説明がつく．しかし，骨の脆弱性，骨減少症，程度の異なる低身長と進行性の骨格変形で特徴づけられる多様な臨床像がある．時には児童虐待と誤解されることもある症状を示すが，最も一般的な骨形成不全症では，思春期以降に骨折の頻度が減少し，骨量が全般的に減少していることで生涯にわたって危険を抱えるものの，予後は良好である．患者は，症例によっては骨硬化症が原因でアブミ骨の骨折を繰り返し，しばしば難聴になる．ビスホスホン酸製剤は破骨細胞の活性を抑制し，正常な骨の代謝回転を抑えることで骨折の発生率を減らす．長期使用についての追跡調査が進行中である．

グループである．このグループはさまざまな分類方法で細分化されているが，一般的には基底膜コラーゲン（Ⅳ型ファミリー），断続性三重らせんをもつフィブリル関連コラーゲン fibril-associated collagens with interrupted triple helices（FACIT），膜貫通コラーゲン，六角形ネットワークコラーゲン，そしてマルチプレキシン multiplexin として知られる，中断された領域をもつ複数の三重らせんドメインをもつコラーゲン（表19.1参照）を含む．非線維性コラーゲンの多くは，線維性コラーゲンと相互作用し，ミクロフィブリルや網目状構造を形成する．Ⅳ型コラーゲンは，基底膜 basement membrane 内で柔軟な網目状ネットワークの構造を形成する．

　基底膜は上皮細胞の基底面にみられ，筋細胞，Schwann（シュワン）細胞，脂肪細胞などの細胞を囲んで

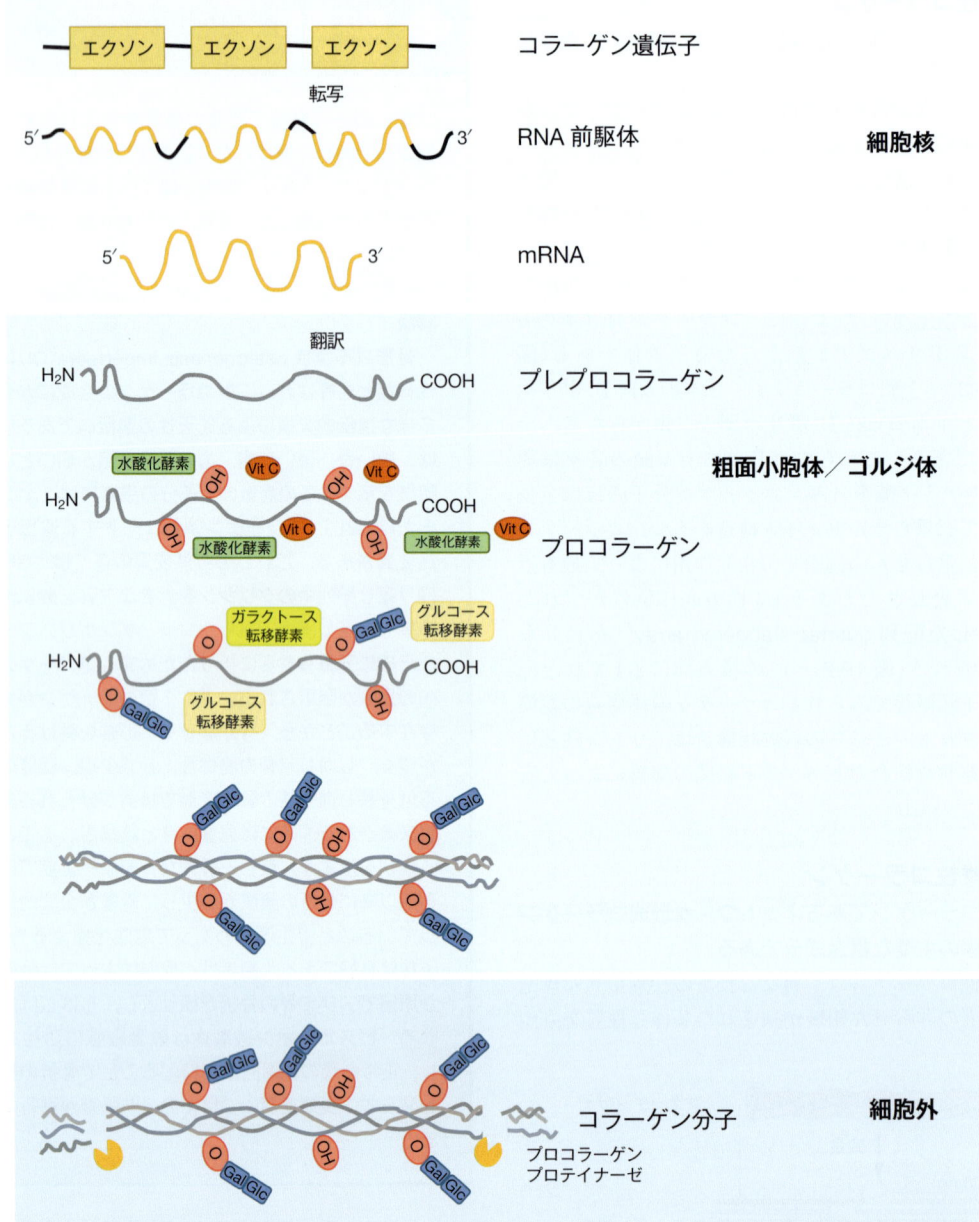

図 19.3　コラーゲンの生合成および翻訳後修飾過程

コラーゲン線維の形成は，核内でのコラーゲン α 鎖 mRNA の転写から始まる複雑な多段階のプロセスである．コラーゲン mRNA は細胞質に輸送され，そこで粗面小胞体(rER)と会合する．rER 内では，アミノ末端(N 末端)とカルボキシ末端(C 末端)のプロペプチドを含むポリペプチド(この段階ではプレプロコラーゲンと呼ばれる)の翻訳がおこる．rER 内では，特定のプロリンおよびリシンの(ビタミン C 依存性に形成される)ヒドロキシ(−OH)化，O−グリカンおよび N−グリカン(Gal, Glc)の糖鎖修飾，N または C 末端領域における鎖内結合およびジスルフィド結合の形成が行われる．α 鎖ポリペプチドは会合して三本鎖プロコラーゲン分子を形成し，鎖間水素結合とシャペロンタンパク質との結合によって安定化される．可溶性プロコラーゲン分子はゴルジ体に輸送され，そこで分泌小胞にパッケージングされ，細胞表面に輸送されてエキソサイトーシスされる．細胞外に放出されると，N 末端と C 末端の非らせん状プロペプチドは，N 末端と C 末端のプロテイナーゼによって切断される．その後，コラーゲン分子は自己集合して，通常は細胞表面の「くぼみ」にコラーゲン線維を形成する．これらの線維は，リシルオキシダーゼを介する共有結合架橋の形成によって安定化される(図示せず)．

いる比較的薄い層の ECM である．その基底膜は周囲の結合組織への細胞の足場やろ過などの多くの機能を担う．

　IV 型コラーゲンは，短い非コラーゲン性配列によって中断された長い三重らせんドメインをもつ．この三重らせんドメイン内の中断は，2 つの三重らせんの連続的な会合を妨げ，他の分子との会合により基底膜内に格子型構造を形成させる．糸球体基底膜の IV 型コラーゲンの異

常は，**抗糸球体基底膜疾患** antiglomerular basement membrane disease または Goodpasture（グッドパスチャー）症候群 Goodpasture syndrome を含む糸球体疾患をもたらす．Goodpasture 症候群は，Ⅳ型コラーゲンと特異的に結合する抗体の産生に起因し，基底膜の構造と機能を破壊するまれな自己免疫疾患である．この症候群の症状は，尿中の血液（血尿）から，過剰なタンパク質を含んでいる尿（タンパク尿）を経て，最終的に腎不全へと進行する．

🔷 コラーゲンの合成および翻訳後修飾

コラーゲン合成は粗面小胞体（rER）で始まる

ほとんどの線維性コラーゲンの合成過程は類似しており，細胞の基本的な分泌経路をたどる．コラーゲン α 鎖は，その mRNA から長い前駆体であるプロ-α 鎖またはプレプロコラーゲン分子として**粗面小胞体** rough endoplasmic reticulum（rER）で翻訳され，その後 rER，ゴルジ体，および細胞外で広範な修飾を受ける（図19.3）．まずプレプロコラーゲンの一部が最初に合成され，その疎水性シグナル配列はリボソームの小胞体への結合を促進する．小胞体でのシグナルペプチドの除去からこのタンパク質の翻訳後修飾が始まり，プロコラーゲンになる．その後，3種の異なる水酸化酵素がプロリンとリシン残基にヒドロキシ基（水酸基）を付加し，3-および4-ヒドロキシプロリン 4-hydroxyproline と δ-ヒドロキシリシン δ-hydroxylysin を形成する．これらの水酸化酵素は補因子としてアスコルビン酸（ビタミンC）を必要とする（図19.3）．ビタミンCの欠乏は，コラーゲンの合成や架橋形成の欠陥による**壊血病** scurvy につながる．

O-グリカン付加は，ガラクトース転移酵素によってガラクトース残基のヒドロキシリシンへの付加により生じる．グルコース転移酵素によってガラクトシル-ヒドロキシリシンにグルコースが付加され，二糖構造が形成される（図19.3）．これらの酵素はヒドロキシリシンまたはガラクトシル-ヒドロキシリシンに対して厳密な基質特異性をもち，非コラーゲン様ドメインにあるペプチド配列だけに糖鎖修飾する．N-グリカン付加も非線維性ドメインにあるアスパラギン残基に特異的におこる．非線維性コラーゲンは，非らせん領域がより広範囲であるため，線維性コラーゲンよりも多く糖鎖修飾を受ける．したがって糖鎖修飾の程度は，線維形成を妨げ，網状構造に必要な分子間の相互作用の促進によって線維構造に影響を与える可能性がある．タンパク質ジスルフィドイソメラーゼによって C 末端ドメインに分子内と分子間にジスルフィド結合が形成され，三重らせん構造をつくるためのペプチド鎖の結合と折りたたみが促進される（図19.3）．この段階では**プロコラーゲン** procollagen はまだ可溶性であり，その N 末端と C 末端に余分な非ら

せん延長部分が含まれている．

プロコラーゲンは最後にゴルジ体で修飾されてコラーゲンになる

三重らせん体へ組み立てられた後，プロコラーゲンは rER からゴルジ体へと輸送され，そこで分泌小胞にパッケージされ，そしてエキソサイトーシスによって細胞外に輸送される．プロコラーゲンの余分な非らせん延長部分は，N 末端と C 末端に特異的な**プロコラーゲンプロテイナーゼ** procollagen proteinase によって細胞外で除去される（図19.3）．その後，このコラーゲン分子（以前はトロポコラーゲンと呼ばれた）は自己会合して不溶性コラーゲン線維になる．それはアルデヒド由来の分子間架橋の形成によってさらに安定化する．Cu^{2+} 依存性酵素である**リシルオキシダーゼ（リシン酸化酵素）** lysyl oxidase（ヒドロキシリシンの形成にかかわるリシン水酸化酵素と混同しないように注意すること）は，一部のリシンやヒドロキシリシン残基の ε-アミノ基を酸化的に除去（脱アミノ化）し，**アリシン** allysine と**ヒドロキシアリシン** hydroxyallysine として知られる反応性アルデヒド誘導体を生じる．このアルデヒド基は，隣接するアルデヒド基とアルドール縮合産物を形成し，三重らせん分子内と分子間の両方の架橋を形成する．さらに，Schiff（シッフ）塩基（イミン）架橋を形成するため，酸化されていないリシンとヒドロキシリシン残基のアミノ基とも反応する（図19.4）．この初期の Schiff 塩基産物に再編成がおこり，脱水もしくは還元されて，**リシノノルロイシン** lysinonorleucine のような安定な架橋を形成する．

リシルオキシダーゼを阻害する β-アミノプロピオニトリルを用いた研究は，コラーゲンの架橋形成が組織の引張り特性と強度の重要な決定要素であることを示している．

リシルオキシダーゼの阻害は，脊椎の変形，関節の脱臼，骨の脱灰，大動脈瘤および関節血症を特徴とする食事誘発性疾患である**ラティリズム** lathyrism を引きおこす可能性がある．ラティリズムは，種子に β-アミノプロピオニトリルを含むスイートピー〔学名 *Lathyrus odoratus*（ラティルス・オドラタス）〕の慢性摂取によって引きおこされる．同様に，膜貫通型の銅輸送 ATPase である ATP7A の変異によって引きおこされる X 連鎖遺伝性疾患である Menkes（メンケス）病では，リシルオキシダーゼおよび他の Cu^{2+} 依存性酵素の活性が低下する．この病気は主に神経系と結合組織に影響を与える．症状は生後数ヵ月以内にあらわれ，まばらで縮れた髪，発作，知的障害，低緊張症（筋緊張の低下），そして成長の遅延（全体的な成長の鈍化）などがみられる．コラーゲン架橋の減少に関連して，これらの人は骨密度が低下し，その結果，度重なる骨折や，血管破裂につながる動脈の蛇行をおこす可能性がある．Menkes 病に対する特効薬はないが，一部の患者は銅補給，主に銅ヒスチ

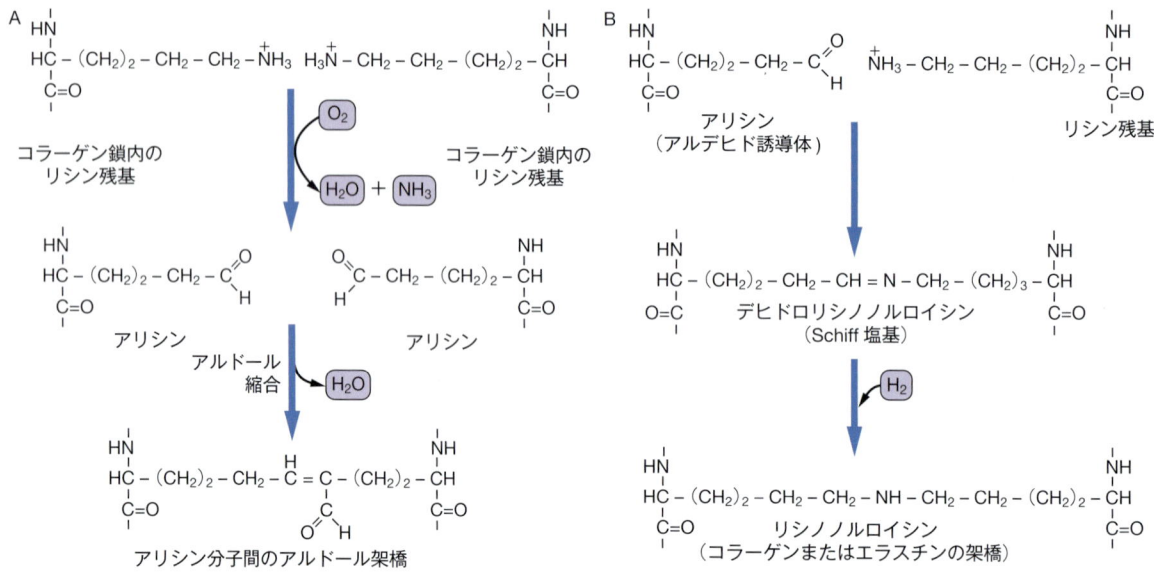

図19.4　コラーゲンの架橋形成
(A) アルドール縮合と **(B)** Schiff(シッフ)塩基(イミン)中間体によるコラーゲン架橋形成の概略図．アリシン(およびヒドロキシアリシン)はこれらの反応の基質である．

ジンによる早期治療で効果がみられている.

細胞外マトリックス内の非コラーゲン性タンパク質

■ エラスチン

バリン残基間の弱い疎水性相互作用はエラスチンの柔軟性と伸縮性を可能にする

　血管,肺,靱帯と皮膚の機能に必要とされる柔軟性は,これらの組織のECM中の弾性線維のネットワークによって与えられる.弾性線維は,エラスチン,フィブリリンやフィブリンなどの複数の糖タンパク質を含む直径10～15 nmの微小線維の鞘からなる.多重遺伝子のコラーゲンファミリーと異なり,エラスチンには1個の遺伝子しかなく,約750個のアミノ酸からなるポリペプチドをコードする.ただし,エラスチンについては選択的にスプライシングされた多数のmRNAが同定され,その一部は組織または器官特異的であると考えられている.コラーゲンと同じように,グリシンとプロリン残基が豊富に存在する.しかし,エラスチンはより疎水性で,アミノ酸の1/7がバリンである.コラーゲンとは異なり,エラスチンはヒドロキシプロリンをほとんど含まず,ヒドロキシリシンや糖鎖を含まず,規則的な二次構造をもたない.その一次構造は,リシンとアラニンが豊富な親水性ドメインと,バリン,プロリン,グリシンが豊富な疎水性ドメインが交互に並んでいる.交互に配置される親水性ドメインと疎水性ドメインは,エラスチン遺伝子の

別々のエクソンによってコードされているため,エラスチンのドメイン構造は遺伝子のエクソン構成を反映する.リシンは分子間の架橋に関与するが,疎水性ドメインのバリン残基間の弱い相互作用は分子に弾力性を与える.

　最初にrERで合成される可溶性の単量体エラスチンは,トロポエラスチンと呼ばれる.プロリンの一部のヒ

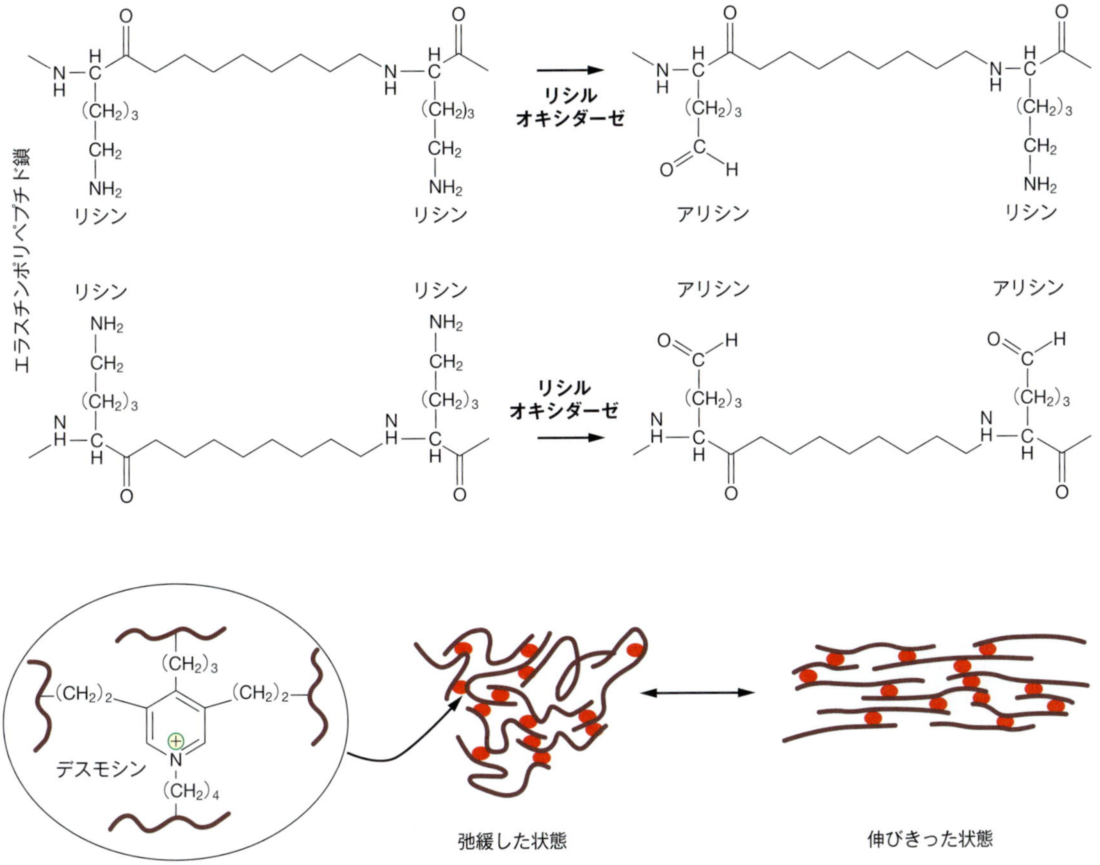

図 19.5　デスモシン-エラスチンの多鎖間架橋
エラスチンにおけるアリシン残基の形成は，リシルオキシダーゼによって媒介される．隣接するエラスチン鎖のアリシン残基とデヒドロリシノルロイシン残基が反応して，デスモシンによって架橋された三次元弾性重合体を形成する．弾性線維間のこれらの架橋により，線維が伸びることができ，弛緩すると元の形状に戻ることができる．

ドロキシル化（水酸化）を除いて，トロポエラスチンは翻訳後修飾を受けない．翻訳後，トロポエラスチンはエラスチン結合タンパク質を含むプロセスで細胞表面に輸送されるが，その分子機序はまだ明らかになっていない．トロポエラスチンは分泌され，細胞表面で自己会合した後，フィブリリン含有ミクロフィブリル上に沈着し，架橋して弾性線維を形成する．コラーゲンと同様に，架橋には Cu^{2+} 依存性酵素リシルオキシダーゼが関与し，特定の配列-Lys-Ala-Ala-Lys-および-Lys-Ala-Ala-Ala-Lys-のなかにアリシンを生じる（**図 19.5**）．コラーゲンと同様に，アリシンの反応性アルデヒドは，他のアリシンまたは未修飾のリシンと縮合する．異なるトロポエラスチン鎖上のアリシンとデヒドロリシノルロイシンも縮合し，**デスモシン desmosine** あるいは**イソデスモシン isodesmosine** として知られる複素環構造であるピリジニウム架橋構造を形成する（**図 19.5**）．エラスチン単量体が架橋されてポリマーとなるため，エラスチンは二次元方向に伸縮することができる．

他の主要な ECM 糖タンパク質

フィブロネクチンとラミニンには，ECM タンパク質やプロテオグリカンの複数の結合部位がある

　フィブロネクチンは，ECM の構造成分として，また，可溶性タンパク質として血漿にも存在する糖タンパク質である．また，230 kDa の 2 つの同一サブユニットが C 末端で一対のジスルフィド結合によって連結した二量体である．各サブユニットは，I 型，II 型と III 型と名付けられた多数のドメインにより構成される．通常，12 個の I 型，2 個の II 型と 15 〜 17 個の III 型ドメインが結合してフィブロネクチンポリペプチドを形成する．フィブロネクチンの機能は，特定のドメイン配列の他の ECM 成分や細胞表面に対する結合親和性によって決定される．I 型ドメインはフィブリン，ヘパリン，コラーゲンとの相互作用，II 型ドメインはコラーゲンとの結合，そして III 型ドメインはヘパリンと細胞表面との結合に関与する．これらの特異的な相互作用には，より短いアミノ酸配列が関係する．例えば，フィブロネクチンの III 型ドメインに存在する**アルギニン-グリシン-アスパラギン酸**

の認識配列 Arg-Gly-Asp（RGD）を含む短いペプチドには，細胞表面に存在するインテグリンファミリーのメンバーが結合する．この配列はフィブロネクチンに固有ではなく，ECM 内の他のタンパク質にも存在する．少なくとも20種以上の異なる組織特異的なフィブロネクチンアイソフォームが同定され，これらはすべて単一の前駆体メッセンジャー RNA（第21章）の選択的スプライシングにより生成される．その選択的スプライシングは組織特異的なだけではなく，胚形成，創傷治癒および腫瘍形成の過程でも制御される．

　ラミニンは基底膜に存在する非コラーゲン性の糖タンパク質ファミリーで，組織の違いにより多型が発現している．ラミニンは，α，β，γ鎖からなる巨大なヘテロ三量体（850 kDa）である．現在までに5種類のα鎖，4種類のβ鎖と3種類のγ鎖が同定され，それらの組合せによって少なくとも15の異なるラミニン多型を生じる．ヘテロ三量体を形成する3本の鎖が，非対称な十字架あるいは十文字形に並び，ジスルフィド結合で会合している．ラミニンは，カルシウムの存在下で可逆的な自己会合を経て多量体を形成し，基底膜の複雑な網目状ネットワークに寄与する．フィブロネクチンのように，ラミニンは分子内のいくつかのドメインにある複数の結合部位を介して細胞と相互作用する．ラミニン多量体はまた，コラーゲン結合部位をもつ一本鎖タンパク質である**ナイドジェン／エンタクチン nidogen/entactin** を介して，Ⅳ型コラーゲンともつながる．ナイドジェン／エンタクチンは，フィブロネクチンと同様，インテグリンに結合するための RGD 配列も有している．ナイドジェンは，ラミニンとⅣ型コラーゲン間の架橋形成に中心的な役割を担い，細胞を基底膜の ECM 分子につなぎとめるための足場を生みだす．

プロテオグリカン

　プロテオグリカンは，ECM のゲル形成成分であり，古典的に"基質"と呼ばれる物質を構成する．それらは，コアタンパク質にグリコサミノグリカン（GAG，図19.6）が共有結合した構造をしている．プロテオグリカンのペプチド鎖は，糖タンパク質のタンパク質部分より剛性で伸展している．そして，プロテオグリカンは一般的に95％以上の大量の糖鎖を含有する．プロテオグリカンには，そのコアタンパク質に結合する GAG の数については，1つ（デコリン）から200以上（アグリカン）に及ぶ多様性がある．軟骨やその他の組織では，**リンクタンパク質 link protein** を介してプロテオグリカンとヒアルロン酸（それ自体がユニークな GAG である）との非共有結合によってプロテオグリカンモノマーの大きな集合体が形成される．これにより，コラーゲン線維や他のECM の糖タンパク質が埋め込まれたゼリー状のマトリックスが形成される．アグリカンは最も大きなプロテオグリカンの1つで，約250 kDa のコアタンパク質と100以上の関連する GAG が"ボトルブラシ"構造を形成する（図19.6）．

◆ プロテオグリカンの構造

グリコサミノグリカンはプロテオグリカンの多糖成分である

　GAG は分枝のない直鎖状の糖鎖で，糖タンパク質の糖鎖より非常に長く，1本の糖鎖には100個以上の糖残基を含むものもある．GAG は，通常1つのウロン酸と1つのアミノ糖からなる繰り返しの二糖単位をもつ（表19.2）．ウロン酸のカルボキシ基や糖のヒドロキシ基，あるいはアミノ基に付加した硫酸基が多くの負電荷をもつため，プロテオグリカン糖鎖はポリアニオンである．**繰り返し二糖単位 disaccharide repeat** は GAG の種類に

臨床症例
筋ジストロフィー

　筋ジストロフィーは，筋力低下と筋組織の構造の変性が徐々に進行していく遺伝性筋疾患の総称である．現在まで，30種類以上の遺伝子に筋ジストロフィーの原因となる変異が同定されている．同定された遺伝子産物の多くは，筋細胞の ECM-細胞表面-細胞骨格複合体の構成成分である．特に，一群の筋ジストロフィーは，ラミニン-211 の α2 鎖の変異に起因する．これらの変異は，正常なラミニン2のポリマー形成を妨げ，この筋ジストロフィー患者に骨格筋線維を囲む異常な基底膜構造をもたらす．最も重度の障害では，新生児期における深刻な筋力低下，乏しい自発的な動き，そして最終的に呼吸不全といった特徴を示す．

臨床症例
表皮水疱症

　表皮水疱症は，皮膚と上皮組織に重度の水疱をつくることを特徴とするまれな遺伝疾患であり，3病型が知られている．
- **単純型**：ケラチン線維の異常に起因し，皮下に水疱を生じる．
- **接合部型**：ラミニンの異常に起因し，真皮-上皮接合部に水疱を生じる．
- **栄養障害型**：Ⅶ型コラーゲンをコードする遺伝子の突然変異に起因し，真皮内に水疱を生じる．
　表皮水疱症は，類似した臨床的特徴を示す一群の結合組織疾患である．

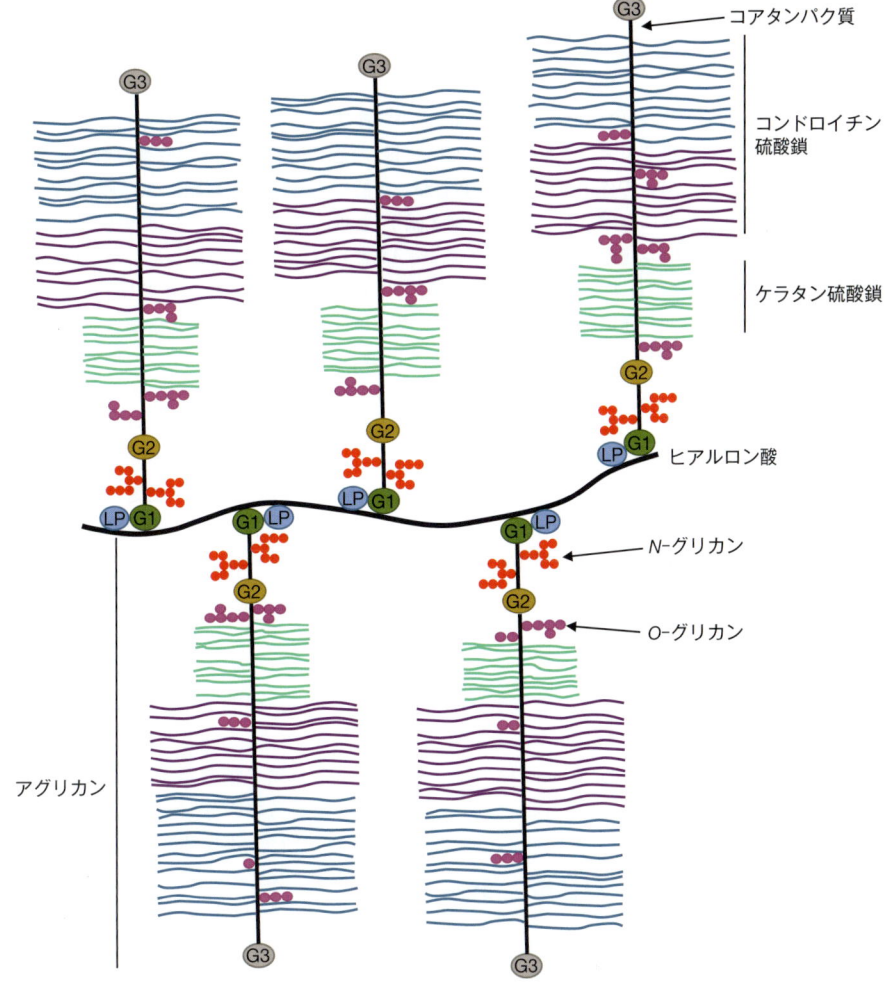

図 19.6　アグリカンの構造

アグリカンは，他のプロテオグリカンと同様に，コアタンパク質とそれに結合したグリコサミノグリカン（コンドロイチン硫酸およびケラタン硫酸）からなる．アグリカンのコアタンパク質には 3 つの球状ドメイン（G1，G2，および G3）と，多数の N-グリカンおよび O-グリカンがある．アグリカン単体は，リンクタンパク質（LP）を介してヒアルロン酸と結合し，他のECM 成分が埋め込まれている細胞を取り囲む広範なマトリックスを生成するプロテオグリカンの大きな三次元配列を形成できる．

図中ラベル：
コアタンパク質
コンドロイチン硫酸鎖
ケラタン硫酸鎖
ヒアルロン酸
N-グリカン
O-グリカン
アグリカン

表 19.2　プロテオグリカンの構造と分布

グリコサミノグリカン	特徴的な二糖単位	硫酸化	組織分布
ヒアルロン酸	4 D-グルクロン酸 β1-3 N-アセチルグルコサミン β1	なし	関節と眼液
コンドロイチン硫酸	4 D-グルクロン酸 β1-3 N-アセチルガラクトサミン β1	N-アセチルガラクトサミン	軟骨，腱，骨，心臓弁
デルマタン硫酸	4 L-イズロン酸 α1-3 N-アセチルガラクトサミン β1	L-イズロン酸，N-アセチルガラクトサミン	皮膚，心臓弁，血管
ヘパラン硫酸	4 L-イズロン酸 α1-3 N-アセチルグルコサミン β1	N-アセチルグルコサミン	一般的に細胞表面と基底膜
ヘパリン	4 L-イズロン酸 α1-4 N-アセチルグルコサミン β1	グルコサミン，L-イズロン酸	マスト細胞と好塩基球の顆粒
ケラタン硫酸	3 ガラクトース β1-4 N-アセチルグルコサミン β1	N-アセチルグルコサミン	軟骨，角膜と骨

よって異なるが，ウロン酸がガラクトースに置換されるケラタン硫酸のケースを除いて，通常ヘキソサミンとウロン酸残基からなる．GAG のアミノ糖はグルコサミン（GlcNH$_2$）かガラクトサミン（GalNH$_2$）で，両者はたいてい N-アセチル化形（GlcNAc，GalNAc）として存在する．一部の GAG（ヘパリン，ヘパラン硫酸）においては，アミノ基がアセチル化ではなく硫酸化されている．ウロン

酸は，一般的に D-グルクロン酸（GlcUA）であるが，デルマタン硫酸やヘパリンのように L-イズロン酸 L-iduronic acid（IdUA）の場合もある．ヒアルロン酸とケラタン硫酸を除いて，すべての GAG は，Gal-Gal-Xyl というコア三糖構造を介してタンパク質についている．キシロースはコアタンパク質のセリンあるいはトレオニン残基に連結する．ケラタン硫酸もタンパク質につく

理解を深めるために
ヘパリンの抗凝固作用の機序

　ヘパリンは，不均一（3,000 ～ 30,000 kDa）かつ多アニオン性のオリゴ糖で，アンチトロンビンⅢ（ATⅢ）の活性化因子である．ATⅢの作用は緩やかであるが，量的に血液凝固カスケードにおけるトロンビン（第Ⅹ因子）と他の因子（Ⅸ，Ⅺ，Ⅻ）の重要な阻害剤である（第41章）．ヘパリンがATⅢに結合すると，ATⅢは凝固酵素に対する緩やかな阻害剤から速い阻害剤に変化する．ヘパリンは，ATⅢのリシン残基と相互作用して構造変化を誘導し，ATⅢが凝固酵素の活性中心のセリンに共有結合するのを促進する．その結果，三者複合体が形成され，凝固酵素の凝血促進活性が抑制される．

　ヘパリンの最小限にして最大の活性部分は，GlcN-(*N*-sulfate-6-*O*-sulfate)-α1,4-GlcUA-β1,4-GlcN-(*N*-sulfate-3,6-di-*O*-sulfate)-α1,4-IdUA-(2-*O*-sulfate)-α-1,4-GlcN-(*N*-sulfate-6-*O*-sulfate)の五糖で，ATⅢには約10 μMの解離定数で結合する．ヘパリンの血中での平均半減期は30分なので，一般的には点滴で投与される．ヘパリンは線維素溶解活性をもたないため，既存の血栓を溶解しない．ヘパリンは，抗凝固活性以外に血管壁のプロテオグリカン結合部位からリポプロテインリパーゼなどの酵素を放出させる．リポプロテインリパーゼは，ヘパリン処理で放出可能な血漿リポプロテインリパーゼ活性，つまりポストヘパリンリパーゼ活性として活性測定する．リポプロテインリパーゼはインスリンによって誘導されるため，糖尿病で活性が低下し，キロミクロン（カイロミクロン）と超低密度リポプロテイン（VLDL）の血漿クリアランスが遅延して，高トリグリセリド血症を惹起する．

が，連結は*N*-グリカン（ケラタン硫酸Ⅰ）か*O*-グリカン（ケラタン硫酸Ⅱ）のいずれかを介する．最も長い多糖鎖をもつ**ヒアルロン酸** hyaluronic acid は，コアタンパク質に付加されない唯一のGAGである．

プロテオグリカンの合成と分解

グリコサミノグリカンの構造は，細胞で発現している糖転移酵素と硫酸基転移酵素の種類によって決定される

　プロテオグリカンは，一連の糖転移酵素，エピメラーゼ，硫酸転移酵素によって合成され，タンパク質がまだrERにある間に**コア三糖** core trisaccharide（Gal → Gal → Xyl）の合成が始まる．繰り返し糖鎖の合成と他の修飾はゴルジ体で行われる．糖タンパク質や糖脂質の合成と同様に，別々の酵素が個々のステップに関与する．例えば，コア糖鎖の2つのガラクトースの付加には異なるガラクトース転移酵素が，コア糖鎖と繰り返し二糖単位には異なるグルクロン酸転移酵素が，コンドロイチン硫酸の*N*-アセチルガラクトサミンのC4位とC6位には異なる硫酸転移酵素がはたらく．3′-ホスホアデノシン-5′-ホスホ硫酸（PAPS，**図18.4**）は，硫酸基転移酵素の硫酸基供与体である．コンドロイチン-6-硫酸の生合成経路を**図19.7**に示す．

プロテオグリカン分解不全がムコ多糖症を引きおこす

　プロテオグリカンの分解は，リソソームで進む．タンパク質部分はリソソームのプロテアーゼによって分解され，GAG鎖は多くの異なるリソソーム加水分解酵素の連続的な作用によって分解される．GAGの逐次分解にはエキソグリコシダーゼとスルファターゼが関与し，糖鎖の非還元末端から始まる．それには，スルファターゼにより硫酸基の除去，特異的なグリコシダーゼにより末端の糖残基の除去などが含まれる．**図19.8**にヘパラン硫酸の分解過程を示す．スフィンゴ糖脂質の分解と同様に，逐次分解経路にかかわる酵素の1つが欠失すれば，すべての分解過程がそこで停止し，リソソームに未分解の分子が蓄積する．GAGは**ムコ多糖類** mucopolysaccharidesと最初に命名されたため，GAGの蓄積に由来するリソソーム蓄積病はムコ多糖症として知られる（**表19.3**）．GAGの分解不全のため発症するムコ多糖症は多数ある．一般的にこれらの病気の診断は，尿中の特徴的なGAG鎖の同定と，それに続いて，白血球または線維芽細胞の特異的な加水分解酵素の活性測定により行う．

プロテオグリカンの機能

　プロテオグリカンの主要な機能の1つは，組織，特に軟骨と結合組織を構造的に支持することである．その負電荷のため，GAGは1価および2価陽イオンを大量に結合する．例えば，2×10^6 Daの軟骨プロテオグリカン分子は，約10,000の負電荷をもつことになる．したがって，電気的中性を維持するために高濃度の対イオンを必要とする．これらのイオンは，水をECMに引き込み，マトリックスの膨張と硬化を引きおこす．これは浸透圧とプロテオグリカンとコラーゲン間の相互作用の結果である．ECMの構造と水和は，柔軟性と圧縮性を併せもつ，ある程度の剛性を与え，組織がねじれや衝撃に耐えられるようにしている．椎骨円板と関節円板にあるヒアルロン酸-プロテオグリカン-コラーゲンの集合体は，"シリーパティー"〔訳注：日本でいうスライムのような玩具〕

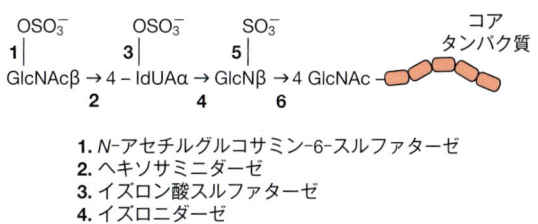

1. *N*-アセチルグルコサミン-6-スルファターゼ
2. ヘキソサミニダーゼ
3. イズロン酸スルファターゼ
4. イズロニダーゼ
5. *N*-スルファターゼ
6. グルコサミニダーゼ

図 19.8　ヘパラン硫酸の分解
この過程はリソソーム加水分解酵素活性の決まった順序によって進行する.

表 19.3　さまざまなムコ多糖症の酵素欠損の特徴

症候群	欠損酵素	リソソームに蓄積され, 尿中に分泌される産物
Hunter(ハンター)症候群	イズロン酸スルファターゼ	ヘパランとデルマタン硫酸
Hurler(ハーラー)症候群	α-イズロニダーゼ	ヘパランとデルマタン硫酸
Morquio(モルキオ)A 症候群	ガラクトース-6-スルファターゼ	ケラタン硫酸
Morquio B 症候群	β-ガラクトシダーゼ	ケラタン硫酸
Sanfilippo(サンフィリポ)A 症候群	ヘパランスルファミダーゼ	ヘパラン硫酸
Sanfilippo B 症候群	*N*-アセチルグルコサミニダーゼ	
Sanfilippo C 症候群	*N*-アセチルグルコサミン-6-スルファターゼ	

のような粘弾性特性を有しており, 反発力と弾力をもち, 骨間の衝撃を緩衝する. これらの円板は日中に圧迫され, 夜間に弾力的に伸展される. そして年齢とともに徐々に変形していく.

細胞と細胞外マトリックスのコミュニケーション

インテグリンは細胞膜上のタンパク質で, ECM と細胞内タンパク質間の結合を媒介し, 機械的なシグナルを伝達する

　細胞と ECM の間の相互作用を媒介する, インテグリン, ジスコイジンドメイン受容体, ジストログリカンなどの細胞表面受容体が同定されている. それらのうち, **インテグリン** integrin は最も普遍的な ECM 受容体である. インテグリンは α 鎖と β 鎖からなるヘテロ二量体で, β 鎖の構成に基づいておおまかにサブファミリーに分類されている. 現在まで, 哺乳類では 18 種の α 鎖と 8 種の β 鎖が同定されている. それぞれの α 鎖と β 鎖の

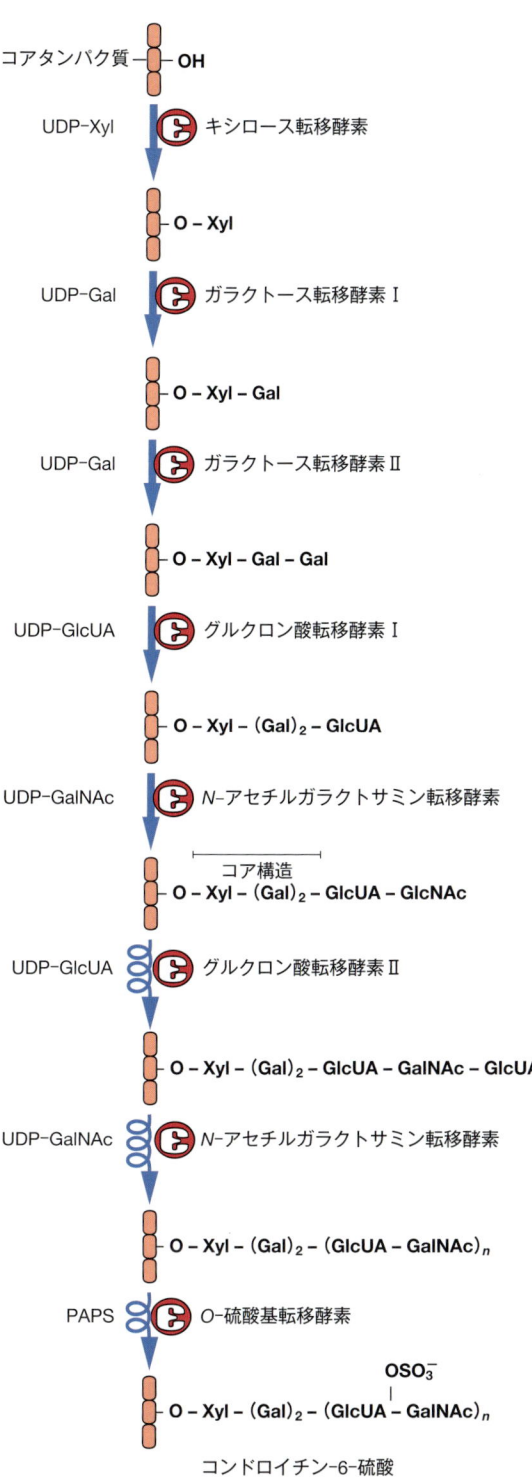

図 19.7　プロテオグリカンを含むコンドロイチン-6-硫酸の合成
グリコサミノグリカンであるコンドロイチン-6-硫酸を含むプロテオグリカンの合成に関与する反応の模式図. このプロセスは, キシロース転移酵素およびガラクトース転移酵素によって, rER 内でコア三糖(Xyl-Gal-Gal)がコアタンパク質に付加されることで始まる. 他の酵素はコンドロイチン硫酸の特徴である繰り返しオリゴ糖の合成に関与する.

組合せにより，20 以上の異なる機能的なインテグリンヘテロ二量体が報告されている．α 鎖と β 鎖の組合せの特異性により，特定のインテグリンヘテロ二量体が結合する ECM リガンドの特異性が決める．しかし，複数のインテグリンヘテロ二量体が，ある 1 つの ECM 構成分子と結合する場合もある．例えば，$\alpha_4\beta_1$，$\alpha_5\beta_1$ と $\alpha_v\beta_3$ のすべては RGD 配列を認識してフィブロネクチンと結合する．この複雑さに加えて，いくつかのインテグリンヘテロ二量体は多数の ECM 分子と結合する．例えば，もともとビトロネクチン受容体として報告された $\alpha_v\beta_3$ は，ビトロネクチンのみならず，フィブロネクチン，フィブリノーゲン，オステオポンチンとも相互作用する．

機能的なインテグリンでは，α 鎖と β 鎖の両方が細胞膜を貫通している（図 19.9）．典型的に，各鎖は大きな細胞外ドメイン，1 回膜貫通ドメイン，短い細胞質尾部をもつ．インテグリンヘテロ二量体の細胞外領域は，2 価の陽イオン依存的に ECM 分子と相互作用する．インテグリンは，ECM から細胞内へ物理的または機械的なシグナルを伝達する最適な位置にある．これらの物理的なシグナルは，さらにアクチン骨格を介して細胞中に拡散し，最終的に核での遺伝子発現を調節する．ECM からの物理的なシグナルは，インテグリンを介して細胞質

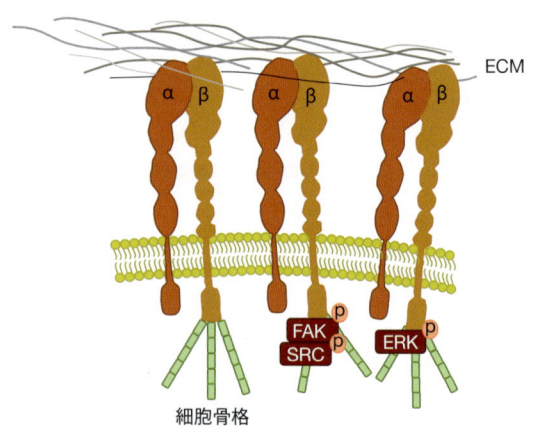

図 19.9　インテグリンの構造

インテグリンの α 鎖と β 鎖は，細胞膜を貫通し，細胞外の ECM と細胞内の細胞骨格およびシグナル分子（FAK，SRC，ERK など）と相互作用する．このようにして，インテグリンは ECM からのシグナルを細胞質の生化学的ならびに機械的なイベントに変換し，最終的に細胞の形態，遺伝子発現，および機能の変化につなげる．

 理解を深めるために
細胞外マトリックスと組織工学

組織工学を通じた代替組織の製造に対する関心はかなり高まっている．組織工学の最終目的は，適切な細胞と生体物質を組み合わせて，正常組織と器官を模倣する組織同等品をつくり，ケガや病気の組織を取り替えられるようにすることである．組織の生物学的および機械的な特性は，部分的には ECM の不均一な構成成分と構造によって決まる．したがって，組織の同等品の完成には，適切な三次元 ECM 足場の開発が必要である．

未分化幹細胞に適切な ECM の足場を与え，生化学因子と組み合わせて，特定の系統に細胞分化させて代替組織の構築を促進するアプローチは魅力的な治療法である．ECM の組成，多孔性および機械的特性を含めた ECM の足場特性は，幹細胞分化に重要な影響を与える．比較的硬い足場のなかで間葉系幹細胞を培養すると骨様の組織や骨芽細胞の形成を促進し，同じ幹細胞を硬度の低い足場で培養すると軟骨細胞や軟骨芽細胞の形成につながる．こうした結果とその他の研究によっても，ECM からの物理的および機械的情報が幹細胞の分化を制御する際に重要であることを示している．組織工学と代替組織の製造の進歩には，正常ならびに病態にかかわる ECM に関する徹底的な理解が必要である．

 理解を深めるために
マトリックスリモデリング

ECM は，例えば，細胞移動，形態形成，血管新生，炎症や損傷への応答においておこる，合成と分解，修復ならびにリモデリングの過程で恒常的な状態が保たれる．ECM の代謝回転は，ECM の異なる成分に特異性をもつ約 30 種の亜鉛含有エンドプロテアーゼからなる**マトリックスメタロプロテアーゼ matrix metalloproteinase（MMP）**ファミリーが担う．MMP ファミリーには，コラゲナーゼ，ストロメライシン，マトリライシンそしてエラスターゼが含まれる．これらの酵素は広い基質特異性をもち，コラーゲンやアグリカン，そしてフィブロネクチンやラミニンのように付属的にはたらく ECM タンパク質の分解を触媒する．

MMP には，細胞膜に内在するもの，グリコシルホスファチジルイノシトール（GPI）アンカーを介して細胞膜に結合するもの（図 18.7），そして細胞外空間に分泌されるもの，といった種類がある．MMP はチモーゲン（酵素前駆体）として存在し，細胞シグナルや，血液凝固と線維素溶解の際に活性化されるトロンビンやプラスミンのような細胞外酵素に応答してタンパク質切断を受け，局所的に活性化される．血液凝固にみられるプロテアーゼ反応カスケードと同様に，内因性の MMP 阻害因子として組織メタロプロテアーゼ阻害因子（TIMP）が知られている．TIMP ファミリーは，MMP を不活性化して損傷の広がりを抑制する 4 種類のタンパク質からなる．MMP の活性化と阻害との間の均衡は，ECM の統合と機能に重要である．MMP 活性の変動は，骨格の形成異常，冠状動脈疾患，関節炎やがん転移と関連がある．

における生化学反応にも変換される．他の受容体と異なって，インテグリン自身は酵素活性をもたない．しかし，インテグリンは，**フォーカルアドヒージョンキナーゼ focal adhesion kinase（FAK）**や SRC など多数の細胞質プロテインキナーゼと会合する．インテグリンの活性化は，これら関連キナーゼを介する酵素反応カスケードを開始させ，最終的に細胞の挙動や遺伝子発現の変化をもたらす．

まとめ

● ECM には，線維性コラーゲン，ネットワーク形成コラーゲン，弾性線維，プロテオグリカンのゼリー状のマトリックス，およびこれらの分子間や細胞表面との相互作用を媒介する糖タンパク質が含まれる．

● ECM のタンパク質および糖鎖成分の不均一性は，さまざまな組織における ECM の構造と機能に多様性を提供する．

● ECM の構成分子間の相互作用は，ECM に構造，安定性と弾力を与え，組織内外の環境の間の情報交換のための経路を提供する．

✎ アクティブラーニング

(1) コラーゲンタンパク質の主要ファミリーの特性と役割について説明しなさい．

(2) ヘパリンの構造，作用機序，投与経路と投与頻度をアスピリンやクマリン誘導体など他の常用抗凝固剤と比較しなさい．

(3) プロテオグリカンの硫酸化における遺伝子欠損の結果を概説しなさい．

(4) 研究ツールおよび治療デバイスに関連して，生体模倣 ECM 材料について議論しなさい．

参考文献

Cui N, Hu M, Khalil RA. Biochemical and biological attributes of matrix metalloproteinases. *Progress in Molecular Biology and Translational Science*. 2017;147:1–73. https://doi.org/10.1016/bs.pmbts.2017.02.005.

Karamanos NK, Theocharis AD, Piperigkou Z, et al. A guide to the composition and functions of the extracellular matrix. *FEBS Journal*. 2021 https://doi.org/10.1111/febs.15776.

Kowitsch A, Zhou G, Groth T. Medical application of glycosaminoglycans: a review. *Journal of Tissue Engineering and Regenerative Medicine*. 2018;12:e23–e41. https://doi.org/10.1002/term.2398.

Micek HM, Visetsouk MR, Masters KS, Kreeger PK. Engineering the extracellular matrix to model the evolving tumor microenvironment. *iScience*. 2020;23:101742. https://doi.org/10.1016/j.isci.2020.101742.

Salo AM, Myllyharju J. Prolyl and lysyl hydroxylases in collagen synthesis. *Experimental Dermatology*. 2020;00:1–12. https://doi.org/10.1111/exd.14197.

Seetharaman S, Etienne-Manneville S. Integrin diversity brings specificity in mechanotransduction. *Biology of the Cell*. 2018;110:49–64. https://doi.org/10.1111/boc.201700060.

Theocharis AD, Manou D, Karamanos NK. The extracellular matrix as a multitasking player in disease. *FEBS J*. 2019;286:2830–2869. https://doi.org/10.1111/febs.14818.

Wang X, Lu Y, Xie Y, Shen J, Xiang M. Emerging roles of proteoglycans in cardiac remodeling. *International Journal of Cardiology*. 2019;278:192–198. https://doi.org/10.1016/j.icard.2018.11.125.

関連ウェブサイト

Extracellular Matrix: https://www.youtube.com/watch?v=M2LaNJbh-M4&ab_channel=BiochemistrybyDrRajeshJambhulkar

Extracellular matrix overview https://www.ncbi.nlm.nih.gov/pmc/articles/PMC4185430/

Diseases associated with the extracellular matrix:
https://rarediseases.org Search: extracellular matrix, collagen, etc.

Marfan's syndrome: https://www.marfan.org/about/marfan

Mucopolysaccharidoses:
https://www.ninds.nih.gov/Disorders/Patient-Caregiver-Education/Fact-Sheets/Mucopolysaccharidoses-Fact-Sheet

第20章 核酸

Alejandro Gugliucci, Teresita Menini*

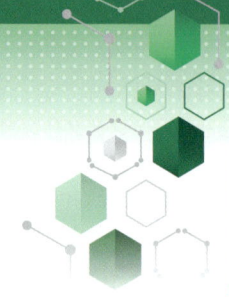

本章で学ぶこと

本章の到達目標

- Watson-Crick（ワトソン-クリック）モデルにおける DNA 構造の方向性や相補性など，DNA の組成と構造を説明できる.
- 核における DNA の収納様式を説明できる.
- DNA が高精度に複製されるしくみを説明できる.
- 複製フォークではたらく酵素とその活性，複製過程にかかわる構造や中間体を説明できる.
- 真核細胞における複製調節機構を概説できる.
- DNA 損傷の種類と修復機構を説明できる.
- 後天性免疫不全症候群（AIDS）の治療におけるアジド 2,3-ジデオキシチミジン（AZT）の作用機構を説明できる.
- ハイブリダイゼーションとサザンブロッティング，およびノーザンブロッティングの基本を説明できる.
- DNA クローニングと組換え DNA 技術の重要な応用例を説明できる.
- 制限酵素断片長多型（RFLP）と一塩基多型（SNP）の定義を述べ，活用を説明できる.

はじめに

　細胞の核酸はデオキシリボ核酸（DNA）とリボ核酸（RNA）の 2 つのかたちで存在する．細胞内の核酸の約 90% は RNA であり，残りが DNA である．DNA は遺伝子としての情報を保有する〔訳注：NAD，FAD などの補酵素も構造的にはヌクレオチド（核酸）に分類されるが，本章では，狭義の遺伝物質としての核酸について記載している〕．本章では最初に DNA の構造，核で DNA が染色体として収納されるしくみ，そして生合成と修復の機構を取り上げる．その後に DNA 組換え技術を取り上げ，現在の研究，臨床医学，そして法医学に多大な貢献をしていることをみていく．

デオキシリボ核酸（DNA）の構造

DNA は逆平行に並んだ 2 本のポリデオキシリボヌクレオチド鎖からなる

　DNA は糖としてデオキシリボースを含むヌクレオチドから構成される．デオキシリボースはリボースの 2′ 位のヒドロキシ基（水酸基）がないものである．DNA 鎖は 1 つのリボースの 3′-ヒドロキシ基と次のリボースの 5′-ヒドロキシ基の間でホスホジエステル結合が形成され，重合している．したがって，DNA はデオキシリボースの 3′ と次のデオキシリボースの 5′ がリン酸により連結した二重鎖ポリマーであり，デオキシリボースの 1′ の炭素にプリンおよびピリミジン塩基が結合している．

　Erwin Chargaff（エルヴィン・シャルガフ）が決定した塩基組成と Rosalind Franklin（ロザリンド・フランクリン）が取得した DNA の X 線回折像に基づいて，James Watson（ジェームズ・ワトソン）と Francis Crick（フランシス・クリック）が 1953 年に DNA の構造を提唱した．このモデルによれば，**DNA は互いに巻き付いた 2 本の相補的な鎖**からなり，向かい合う塩基の間に形成される水素結合が 2 つの鎖を結び付けている（図 20.1B）．この構造の基本的単純さは，すべての DNA では A（アデニン adenine）と T（チミン thymine），G（グアニン guanine）と C（シトシン cytosine）のモル量が等しいという，Chargaff が観察した結果と整合した．このモデルの詳細は修正されてきたものの，Watson-Crick（ワトソン-クリック）仮説は急速に受け入れられ，その主だった点は提唱された当時から変わっていない．

Watson-Crick の DNA モデル

　Watson と Crick がもともと提唱したように，DNA は互いに右巻きに巻き付いたらせん構造をとる 2 本の鎖からなり，中央に塩基対が，その外側にデオキシリボース-リン酸の鎖が位置する．DNA 鎖の向きは**逆平行 antiparallel** であり，互いに逆の方向に伸びている関係にある．一方の DNA 鎖の塩基は他方の DNA 鎖の塩基と対合し，塩基対を形成する（図 20.2）．平面状の塩基

＊米国アイオワ州立大学生物物理学分子生物学部生化学講座名誉教授の Robert W. Thornburg 博士の本章オリジナル原稿への貢献に深謝する.

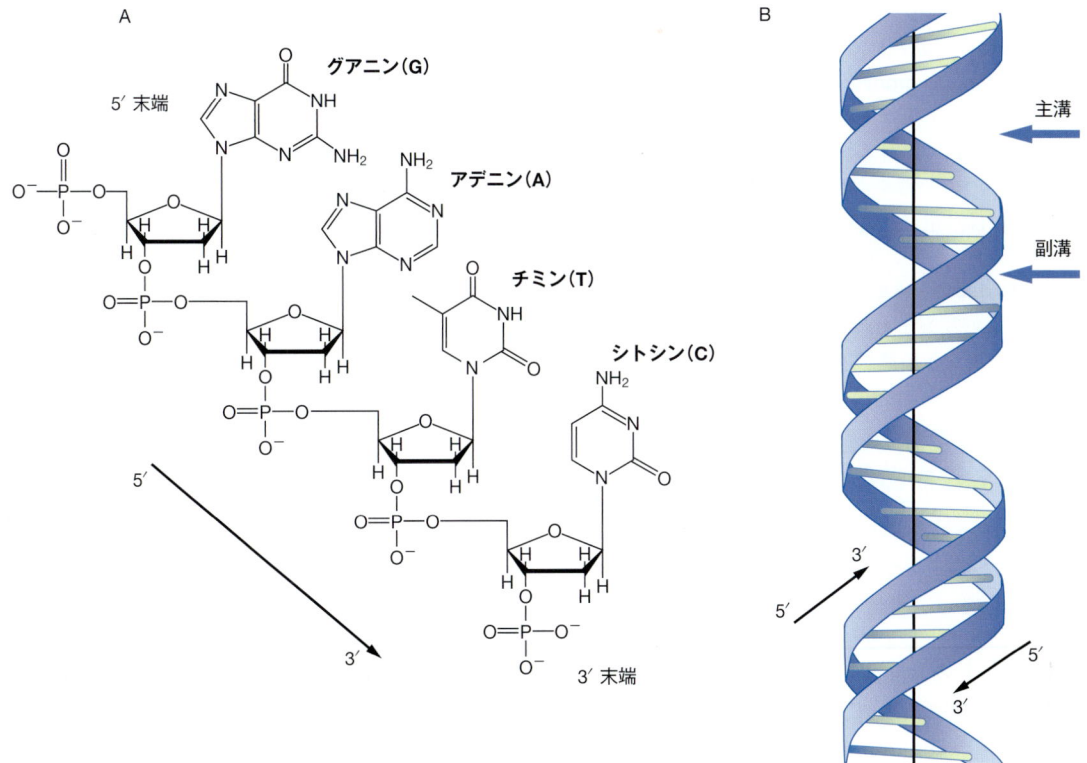

図 20.1　DNA の構造

(A)DNA に通常みられるヌクレオチドである 4 種類のヌクレオチドからなる配列を示す．デオキシリボースは，RNA には存在する 2′-ヒドロキシ基をもたない．DNA は 5′ から 3′ への方向に読むのが通例で，この配列は 5′-GATC-3′ となる．**(B)**細胞内 DNA の主たる構造である B 型 DNA の模式図．中央に存在する塩基対はらせん軸に対してほぼ垂直となっている．主溝および副溝を示す．二本鎖 DNA は逆平行であることに注意．

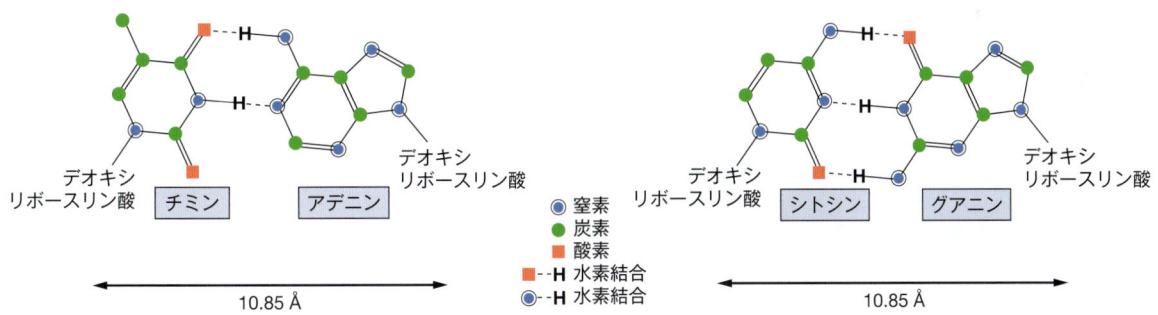

図 20.2　DNA のヌクレオチドの Watson-Crick 塩基対

AT 塩基対は 2 つの水素結合を，GC 塩基対は 3 つの水素結合を形成する．したがって，GC に富む領域は AT に富む領域と比べて，より安定となる．

対はらせんに対してほぼ垂直に位置する．各塩基対は**プリン purine** と**ピリミジン pyrimidine** との間の水素結合により形成される．この対合および窒素塩基の互変異性体としての性質により，**グアニン guanine** は**シトシン cytosine** との間に 3 個の水素結合を，**アデニン adenine** は**チミン thymine** との間に 2 個の水素結合を形成する．対合する DNA 鎖のプリンとピリミジンとの間の結合の特異性により，DNA の 2 本の鎖は相補的構造をもつ．二本鎖 DNA の塩基の間には多数の水素結合が，また積

み重なる塩基の間には疎水結合が形成されて Van der Waals(ファンデルワールス)力がはたらくことで，DNA の**二重らせん double helix** はきわめて安定な構造をとる．塩基対の水素結合は温度とイオン強度の影響を受け，6 ～ 8 ヌクレオチドの長さがあれば室温で安定な相補的構造をとる．

DNA の三次元構造

　DNA 二重らせんの三次元構造では，デオキシリボー

スーリン酸骨格がらせんの中央から若干ずれている．このため，鎖の間に形成される 2 つの溝のサイズは異なる．この溝は**主溝 major groove** と**副溝 minor groove** と呼ばれる（図 20.1B）．主溝はより広く，塩基対が露出している．副溝はより狭く，塩基対の連結しているデオキシリボース分子がその一部を占める．タンパク質が DNA に結合する際には，主に主溝に結合し，ヌクレオチド配列に特異的に起こる．このような結合は特異性が高く DNA 機能を制御する重要な相互作用となる．すなわち，この制御には転写因子と呼ばれるタンパク質が関与し，特異的相互作用がどの遺伝子が発現するかを規定する．

DNA 構造変化が遺伝子発現調節に寄与する可能性がある

細胞の DNA の大部分は上に述べた B 型の形をとるが，他の形も存在する（少なくとも 6 種）．DNA 溶液の含水量が 75% を切ると B 型は A 型へと構造を変える．この A 型構造では，ヌクレオチド塩基対はらせんの軸に対して 20 度傾き，B 型と比べてらせんの直径は大きくなる（図 20.3）．生体内において，A 型は DNA 鎖がプリンの繰り返し（相補的 DNA 鎖ではピリミジンの繰り返し）を

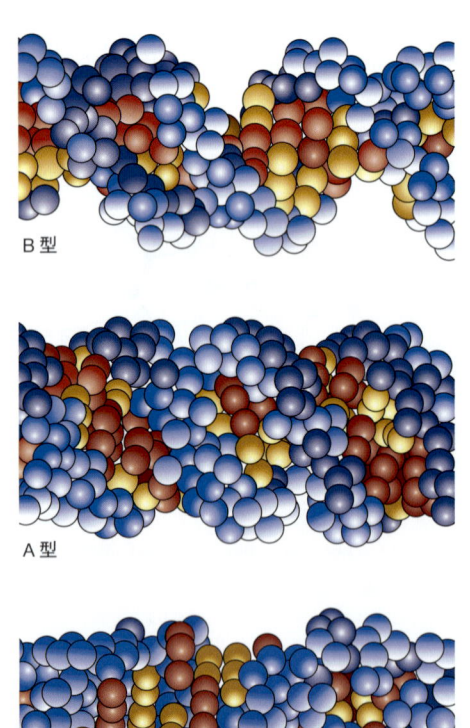

B 型

A 型

Z 型

図 20.3　DNA には B 型，A 型，Z 型の異なる構造がある
DNA の糖-リン酸骨格を青色で示す．内部で塩基対を形成している塩基については，ピリミジン（チミンおよびシトシン）を黄色で，プリン（アデニン，グアニン）を赤で示す．

有する際に観察される．このような領域はヒストンに結合しにくくヌクレオソーム nucleosome を形成しにくいため（後述），ヌクレオソーム構造をとらない DNA が露出した領域となる傾向がある．

Z 型 DNA はプリン／ピリミジンが交互に繰り返すヌクレオチド配列〔例えば $(GC)_n$〕の場合に形成され，塩基対は糖ヌクレオチド結合に対して 180 度反転する．これにより糖-リン酸骨格に対する塩基対の位置が変化し，糖-リン酸バックボーンはジグザグの構造をもつ DNA となる（Z 型はこれに由来した命名）．驚くべきことに，この構造変化により DNA は左巻きらせんとなる．Z 型 DNA はイオン強度が高いときに形成されやすいが，DNA のエピジェネティクス修飾 epigenetic modification の 1 つであるシトシンのメチル化（第 23 章）により，生理的イオン強度下でも形成されやすくなる．このような DNA 型はゲノム上に広く分布しており，タンパク質が結合することで遺伝子発現の調節にかかわっている．

DNA 二重らせんのデジタル暗号（塩基対）は，その丈に沿って分子の形や硬さを変えることで機能する側面ももつ．すなわち，DNA の一部の構造が別の構造に変化し，三次元空間という別のレベルで暗号化された情報となる．このような局所的な構造と硬さの変化は，DNA の超らせん構造と DNA の三次元空間的相互作用を可能にする．広く受け入れられている DNA のデジタル情報に加え，超らせん密度がアナログ制御モードとして機能する．

分離した DNA 鎖は再び会合し，二重らせんを形成する

相補的 DNA 鎖は自然に対合してらせん構造をつくる

DNA の相補鎖は非共有結合により保持されているので，それぞれの DNA 鎖に分離することができる．この DNA の鎖分離（変性）あるいは DNA の融解は，溶液を加熱することで生じる．この解離は可逆的であり，冷却すれば相補的な核酸配列は再び対合（リアニール）して，元の塩基対を再び形成する．アデニン（A）とチミン（T）は 2 個の水素結合で，グアニン（G）とシトシン（C）は 3 個の水素結合でそれぞれ対合しているので（図 20.2），AT に富む領域は GC に富む領域と比べて，より低い温度で分離する．この DNA 変性は酵素や DNA 結合タンパク質によって局所的に生じることもある．**プロモーター領域 promoter region** の DNA は TATA 配列（TATA ボックス）を含むので容易に解離し，これが遺伝子発現の最初の段階の DNA 巻き戻しを促進する（第 23 章）．

ヒトゲノム

ヒトゲノムの 23 対の染色体には，2 万〜2 万 5,000 の異なるタンパク質コード遺伝子が存在する．

遺伝子はタンパク質をコードするユニークな DNA 配列をもち，それぞれゲノムあたり単一コピーから多くと

も数コピー存在する．ゲノムにはタイプの異なる数種類の繰り返し配列も存在する．これは大きく中等度反復配列(ゲノムあたり10コピー未満)と高度反復配列(ゲノムあたり10コピー以上)という2つのクラスに分けることができる．

中等度反復DNAには，タンパク質合成にかかわる**転移RNA transfer RNA(tRNA)**や**リボソームRNA ribosomal RNA(rRNA)**をコードする遺伝子(**第22章**)，そしてヌクレオソームを構成するヒストンタンパク質(後述)をコードする遺伝子が含まれる．他の中等度反復DNA配列には知られている機能はないが，減数分裂時のDNA鎖の会合や染色体組換えにかかわるのかもしれない．ヒトの高度反復配列のなかで最もよく解析されているのは**Alu配列 Alu sequence**と呼ばれるものである．約300塩基対(bp)のAlu I配列は，ヒトゲノム上で30万〜50万個存在し，総DNA量の3〜6%を占める．Alu配列は遺伝子発現制御や選択的スプライシング(**第23章**)にかかわる．Alu配列の挿入や変異はさまざまなヒト疾患にかかわる．

サテライトDNA

サテライトDNAは，もともとはAT塩基対に富むためにゲノム全体と比べてわずかに比重の軽いDNA領域として発見された．これは，短く生物種特異的なほぼ同一の配列が，横並びに数百回から数千回繰り返されたクラスターを形成している．このようなクラスターにはタンパク質をコードする遺伝子は存在せず，主に染色体セントロメア近傍に位置することから，この配列は細胞分裂時の染色体整列にかかわり，組換えを促進する可能性がある．このような繰り返し配列は染色体上で長い領域〔数百〜数千キロベースペア(kbp)〕を占めており，サテライトDNAやセントロメアの配列を決めることは，真核生物ゲノムの非コード領域の配列を完成するうえで難しい課題となっている．

ミトコンドリアDNA

真核生物細胞が有するDNA(ゲノムDNA)の大部分は核に存在する．しかし，DNAはミトコンドリアや植物の葉緑体にも存在する．このことから，これら細胞小器官の起源について**内部共生説 endosymbiont hypothesis**が唱えられている．この説は，これら細胞小器官はもともと共生により細胞内に適応した寄生体だとする考えである．

ミトコンドリアDNAはサイズが小さく環状であり，比較的少数のタンパク質をコードする

ヒトでは，ミトコンドリアゲノムは22種類のtRNA，2種類のrRNA，そして電子伝達系にかかわるNADH脱水素酵素，シトクロムb，シトクロム酸化酵素，ATP加水分解酵素のサブユニットなど，13種類のミトコンド

リアタンパク質をコードする．

ミトコンドリアに存在するその他のタンパク質(およそ1,000種類)は核遺伝子にコードされ，細胞質の"遊離"リボソーム(**第22章**)で合成され，その後にミトコンドリア内へと移送される．この輸送過程にはN末端に存在する**ミトコンドリア局在化配列 mitochondrial-import sequence**がかかわる．これは約25アミノ酸残基からなり，両親媒性ヘリックスを形成してミトコンドリア内膜および外膜やマトリックスに存在する輸送タンパク質やシャペロンタンパク質と結合する．ミトコンドリアゲノムのコードするタンパク質はミトコンドリア内で合成される．その際には，細胞質におけるタンパク質合成装置と似たものが用いられる．

DNAは染色体のなかに圧縮されている

染色体は高度に組織化され圧縮されたDNAの存在形態である

高等生物では，核DNAは染色体という高次構造をとる．各染色体は4,800万〜2億4,000万塩基対のDNAを含む．B型DNAでは隣接する塩基対の間の距離は3.4 Åである．したがって染色体は1.6〜8.2 cmの長さとなるが，これは1つの細胞よりもだいぶ長い．DNAはおおよそ1万倍に凝集されて組織だった構造をとり，核に収まる．DNAと陽イオン(Na^+やMg^{2+}，および**スペルミン spermine，スペルミジン spermidine**といったポリアミンなど)との間の相互作用は，DNAの物理的性状や生物学的機能に重要な役割を有する．希釈された溶液中でも，DNAの4個の負電荷のうち3個は陽イオンとの結合により中和されている．この電荷の中和は，DNAがタンパク質により構造を変え，より密に折りたたまれたクロマチンへと凝集するのを促進する．

クロマチンはDNA，RNA，タンパク質，そして有機および無機の対イオンを含む

染色体では，DNAはRNAに加えてほぼ等量のタンパク質と複合体を形成している．このDNA-RNA-タンパク質複合体はクロマチンと呼ばれる．クロマチンのタンパク質の大部分はヒストンである．ヒストンは進化上，高度に保存されたタンパク質ファミリーであり，核内におけるDNAの折りたたみと収納にかかわる．H1，H2A，H2B，H3，H4という5種類のヒストンが存在し，いずれも陽性に荷電する塩基性アミノ酸(リシンおよびアルギニン)に富む(20%以上)．この陽性電荷はDNA鎖の陰性電荷を有する酸性リン酸基と結合し，電気的反発を解消してDNAのより密な折りたたみを可能とする．

ヌクレオソームは染色体の構成単位である

ヒストンタンパク質は互いに結合してDNAとともにヌクレオソームという複合体を形成する(**図20.4**)．こ

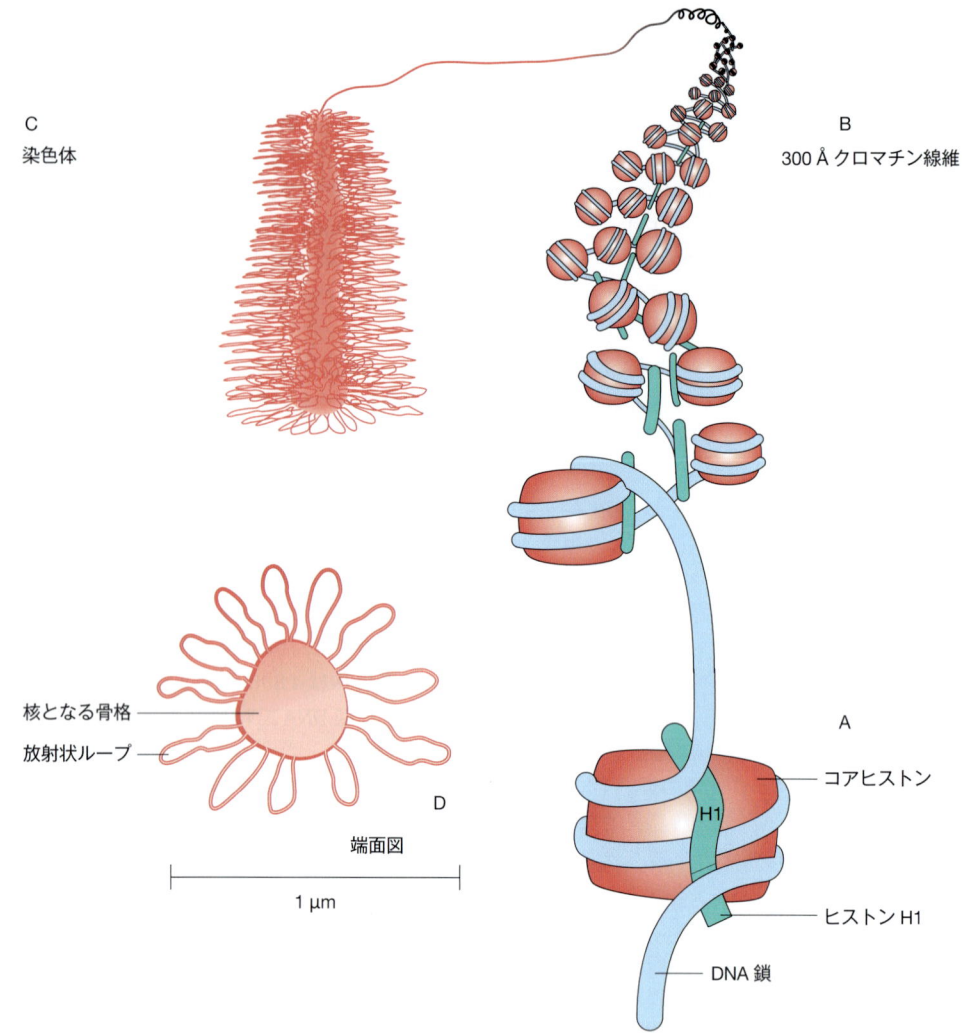

C
染色体

B
300 Å クロマチン線維

核となる骨格

放射状ループ

D

端面図

1 μm

A

コアヒストン

H1

ヒストン H1

DNA 鎖

図 20.4　染色体形成にかかわる構造
(A)ヌクレオソームコアは，ヒストン H2A，H2B，H3，H4 サブユニットそれぞれ 2 分子からなる．コアには DNA が約 2 周巻き付き，ヒストン H1 がさらに結合する．(B)300 Å クロマチン線維はヌクレオソームをバネ状のソレノイドに巻き取ることで形成される．(C)染色体は核となる骨格に結合し大きなループを形成した 300 Å の線維からなる．(D)染色体の端面図を示す．中心に核となる骨格があり，周辺をクロマチンの放射状ループが取り囲む．染色体の直径は約 1 μm である．

の複合体は H2A，H2B，H3，H4 をそれぞれ 2 分子，そして H1 を 1 分子有する．このヌクレオソームタンパク質複合体には，およそ 200 **塩基対（ベースペア）base pair（bp）**分の DNA が約 2 周巻き付く．H1 タンパク質はヌクレオソームコアの外側に結合し，この複合体を安定化する．ヌクレオソームを形成することで，DNA の収納密度はおよそ 7 倍上昇する．

　ヌクレオソームは，より密にパックされた 300 Å クロマチン線維と呼ばれる構造を形成する．この線維はヌクレオソーム粒子がソレノイドと呼ばれる 1 回転あたり 6 個のヌクレオソームを含むバネ状の構造へと巻き取られることでつくられる（図 20.4）．ソレノイドはヒストン H1 が頭-尾の配置で結合することで安定化する．分裂期では，クロマチン線維は核骨格を使って成熟染色体へと凝集する．核骨格は直径約 400 nm であり，染色体

の中心に位置する．線維は足場の周囲に分布し，長さ約 300 nm のループを形成する．最終的な染色体の直径は約 1 μm となり，1.6 〜 8.4 cm といった元の DNA の長さからだいぶ小さくなる．

⬡ テロメア

　テロメア telomer は核酸タンパク質複合体であり，真核生物染色体 DNA の 3′ 末端領域の構造である．テロメアは細胞の生存に必須である．テロメアを構成する DNA は，短い G に富む，種ごとに特有の配列をもつオリゴヌクレオチドの繰り返しからなる．ヒトではこの繰り返し配列は TTAGGG である．テロメアでは，この配列が多い場合で 1,000 コピーほど繰り返している．テロメアの合成では，リボ核タンパク質複合体の**テロメラーゼ telomerase** という酵素により，酵素のもつ RNA を鋳

型として6ヌクレオチドを単位とするDNAが合成され染色体の3′末端に繰り返し付加される．この反応にはDNA鋳型は必要とされない．ヒトの体細胞では，細胞分裂ごとにテロメアDNAが短くなり，末端保護機能（染色体末端が二本鎖DNA切断を受けた切断端と誤認されるのを防ぐ役割）を果たせなくなる．細胞複製に伴うテロメア短縮は，細胞老化の誘導に関係するとされている．テロメアが限度以下に短縮した場合やテロメア結合タンパク質の不全により機能できなくなると，細胞増殖を制限する経路が活性化される．テロメア異常に由来する染色体不安定性は，発がんを促進することが提唱されている．

真核生物の細胞周期

　図20.5に**細胞周期 cell cycle**といわれる真核生物細胞の成長と分裂の各相を示す．G1（growth）期は細胞の成長の時期であり，DNA複製の前に位置する〔訳注：G1は1回目の間（gap）を意味すると解釈する場合もある〕．DNAが合成される時期はS（synthesis）期（合成期）と呼ばれる．第2の成長の時期であるG2（gap）期はDNA複製と細胞分裂の間に位置する．M（mitosis）期（分裂期）では細胞分裂が生じる．分裂の後で，娘細胞はG1期に再び進むか，あるいはG0期と呼ばれる静止期に入り，成長と複製を止める．この細胞周期の進行は，さまざまなサイクリン依存性キナーゼにより緻密に調節される（**第28章**）．

✵ 理解を深めるために
ウイルス，細菌，真核生物のDNAの違い

　生命の樹のなかではDNAの基本構成要素は同じだが，DNAが組織化され，収納され，配置されるしくみはウイルス，細菌，真核生物の間で大きな違いがある．ウイルスDNA（ウイルスにはRNAウイルスとDNAウイルスがある）は通常は二重鎖であるが，単一鎖の場合もある．ウイルスDNAは脂質とタンパク質が結合して保護されている．この脂質やタンパク質は細菌や真核生物宿主への伝播にかかわるが，それ以外の調節機能は知られていない．真核生物とは異なり，細菌DNAは細胞内の他の領域から隔離されてはいない．ヒストン様DNA結合タンパク質がさまざまな細菌に存在し構造形成にかかわるが，ヌクレオソームはつくらない．細菌はプラスミドと呼ばれる環状DNAをもち，これはゲノムとは独立して複製する．プラスミド伝達は細菌が抗生剤耐性を獲得する1つのしくみである．プラスミドは分子生物学の重要なツールともなっている（本章の後半で詳しく述べる）．真核生物DNAは大部分が細胞核のなかに隔離されており，ヌクレオソームや染色体として核重量の10％を占める．

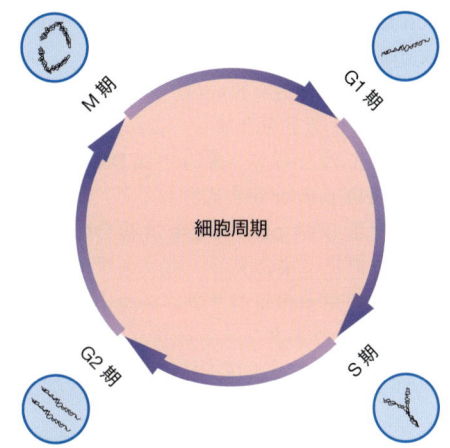

図 20.5　細胞周期の段階
G1およびG2は成長期であり，それぞれDNA合成の前と後の時期である．DNA複製はS期に進行する．分裂はM期に起きて新しい娘細胞ができ，生成した娘細胞は再びG1期に進むことができる（図28.1と比較すること）．

DNA 複製

DNAの本鎖が解離し，コピーされて複製される

　細胞が分裂するためには，細胞周期のS期においてDNAが2倍に増える必要がある．DNAの二重らせん構造とその相補性に基づいて，二本鎖DNAの解離とその後のDNA鎖のコピーというDNA複製の様式が提唱された．解離した親DNA鎖は，それぞれ新しい娘DNA鎖の合成のための鋳型として使われる．このDNA複製の様式は**半保存的 semi-conservative**と呼ばれ，複製された二本鎖娘DNA分子は，1本の親DNA鎖と新規に合成された1本のDNA鎖からなる．

DNA 複製

　DNA複製が始まる場所は**複製起点 origin of replication**と呼ばれる．

　原核生物では，DnaAというDNA結合タンパク質が複製起点に存在する繰り返しヌクレオチド配列に結合する．20～30分子のDnaAが複製基点に結合すると，DNAの巻き戻しが生じ，DnaA結合部位に隣接するATに富む領域の二本鎖DNAが解離する．次いで，DnaB六量体が解離したDNA鎖に結合する．DnaBは**ヘリカーゼ helicase**活性を有し，ATP依存性に二本鎖DNAの解離を触媒する．**DNA ジャイレース DNA gyrase**（DNAトポイソメラーゼⅡの一種）もこのDNA鎖の解離にかかわる．この複合体が二本鎖DNAを複製基点から両方向へと解離させ，一本鎖DNA結合タンパク質が分離した一本鎖DNAに結合して二本鎖DNAに戻るのを防ぐ．

　二本鎖DNAが分離されると，**DNA プライマーゼ DNA primase**という別の酵素が結合し，**複製フォーク**

replication fork に**プライモソーム複合体** primosome complex が形成される. このプライモソームはそれぞれの親 DNA 鎖に相補的な短い(10 ヌクレオチド以下)オリゴリボヌクレオチドを合成し, これが DNA 合成のプライマーとしてはたらく. 両方の親 DNA 鎖上で **RNA プライマー** RNA primer が合成されると, 2 分子の **DNA ポリメラーゼⅢ** DNA polymerase Ⅲ 複合体がそれぞれのプライマー部位に集合する. ポリメラーゼ活性に加え, DNA ポリメラーゼⅢのサブユニットの 1 つは**校正** proofreading を行うエクソヌクレアーゼ活性をもち, ミスマッチの塩基対を修正して DNA 複製の精度を上げる.

リーディング鎖とラギング鎖の DNA 合成は鋳型 DNA 上では逆方向へ進む

　ポリメラーゼが単一方向に DNA を合成する性状をもつこと, そして DNA の逆平行構造により, 2 本の親 DNA 鎖上での DNA 合成は異なる様式をもつ(図 20.6). 合成される娘 DNA 鎖はそれぞれ**リーディング鎖** leading strand と**ラギング鎖** lagging strand と呼ばれる. DNA 合成は 5′ から 3′ の方向へと進むため, リーディング鎖では単一の長い連続した DNA 鎖ができる. しかし, DNA 合成では伸張する DNA 鎖の 3′ 末端にのみ新規ヌクレオチドを付加するので, ラギング鎖の合成では, リーディング鎖とは異なり, DNA ポリメラーゼⅢは 1 本の長い連続した DNA 鎖として複製することはできない. ラギング鎖の合成は連続的に進まず, 原核生物では 1,000 〜 5,000 bp〔訳注:真核生物では 100 〜 200 bp〕の**岡崎フラグメント** Okazaki fragment と呼ばれる短い断片として合成される(図 20.6). プライモソームはラギング鎖に留まり, 一本鎖 DNA に分離した鋳型に相補的な **RNA プライマー**を周期的につくり続ける. DNA ポリメラーゼⅢは親 DNA 鎖に沿って動き, プライマーがあると岡崎フラグメントの合成を開始し, 各プライマーからそれぞれの断片を伸張させる.

　伸張される岡崎フラグメントの 3′ 末端が, 先に合成された岡崎フラグメントの 5′ 末端に達すると, DNA ポリメラーゼⅢは鋳型 DNA 鎖から離れ, ラギング鎖のより後ろ側(合成方向に対して)にある別の RNA プライマーを探し出し, 新たに岡崎フラグメントを合成する. 最終的には岡崎フラグメントが **DNA ポリメラーゼ I** DNA polymerase I と **DNA リガーゼ** DNA ligase のはたらきにより連結される. DNA ポリメラーゼ I は DNA 修復でも機能する酵素であり, エクソヌクレアーゼ活性をもち, DNA 鋳型に沿って進む際にヌクレオチドを取り除きつつ DNA の合成を行う. DNA 複製の際には, DNA ポリメラーゼ I は RNA プライマーを分解して DNA に置き換える. 最終的に DNA リガーゼがラギング鎖の DNA 断片を連結し, 連続した DNA 鎖とする.

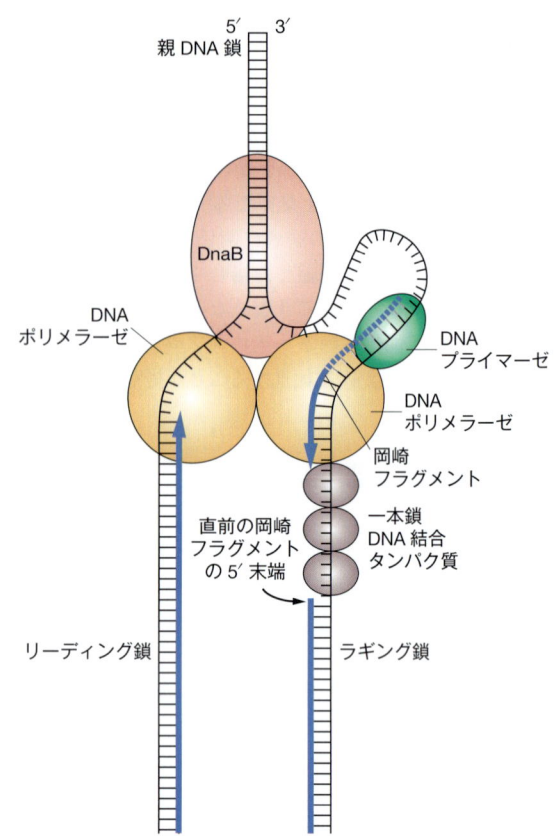

親 DNA 鎖
5′　3′
DnaB
DNA ポリメラーゼ
DNA プライマーゼ
DNA ポリメラーゼ
岡崎フラグメント
一本鎖 DNA 結合タンパク質
直前の岡崎フラグメントの 5′ 末端
リーディング鎖
ラギング鎖

図 20.6　DNA 合成

DNA 複製は複製フォークで進行し, リーディング鎖とラギング鎖と呼ばれる 2 本の新しい DNA 鎖をつくる. "鉄道線路"様の表示は二本鎖 DNA を示す. DnaB(ヘリカーゼ), DNA プライマーゼ, DNA ポリメラーゼ, 一本鎖 DNA 結合タンパク質(SSBP)といった DNA 複製にかかわる酵素のいくつかを示す. リーディング鎖は連続的に合成される. 一方ラギング鎖では, 鋳型 DNA 鎖に沿って DNA プライマーゼにより RNA プライマーが周期的に合成される. DNA ポリメラーゼⅢによりこの RNA プライマーが伸張されて岡崎フラグメントをつくる. 岡崎フラグメントが完成すると DNA ポリメラーゼⅢはラギング鎖上の別の RNA プライマーへと場所を変え, さらに岡崎フラグメントを合成する. DNA ポリメラーゼ I のエクソヌクレアーゼ活性により RNA プライマーが除去され, DNA へと置換される. DNA リガーゼが DNA 鎖のギャップを連結し, ラギング鎖の合成が完了する.

真核生物は DNA 複製を厳密に調節する

　真核生物における DNA 複製は原核生物のものととてもよく似ている. しかし, 真核生物ではより多くの複製起点が存在する. この多数の複製起点が S 期において同時に活性化されることで, 染色体全体がすばやく複製される. DNA が過剰に複製されることを防ぐため, 細胞では複製開始前に核に存在する**ライセンス因子** licensing factor と呼ばれるタンパク質がはたらく. 複製が始まるとこの因子は不活性化され, あるいは分解され, 複製が再び開始することはない. ライセンス因子は細胞周期が進むと再び合成される.

　ヒト免疫不全ウイルス（HIV）に感染した患者は，免疫系に重篤な機能低下が生じ，さまざまな細菌，真菌，原虫，ウイルスに感染しやすくなる〔訳注：これを後天性免疫不全症候群 acquired immunodeficiency syndrome（AIDS）という〕．Kaposi（カポジ）肉腫 Kaposi sarcoma も生じることがあるが，これはヒト 8 型ヘルペスウイルス（HHV-8）の感染により生じる血管のがん様疾患である．HIV ウイルス感染の効果的な治療法は，ウイルス生活環の詳細な知見に立脚している．HIV のゲノムは RNA である．感染細胞中では，この RNA は逆転写酵素 reverse transcriptase と呼ばれるウイルス酵素により DNA へとコピーされる．逆転写酵素は DNA ポリメラーゼⅢのような校正機能をもたず，複製間違いをしやすい酵素である．HIV に対して 6 クラスの薬剤が開発され，25 以上の薬剤が販売されている．ウイルス生活環の複数の相を攻撃するため，これらの薬剤は組み合わせて使われる．HAART と呼ばれる多剤併用療法では，逆転写酵素に対する 2 つのヌクレオシド系阻害剤と，非ヌクレオシド系逆転写酵素阻害剤，プロテアーゼ阻害剤，あるいは他のクラスの薬剤のいずれか 1 つを組み合わせる．

　異なる薬剤クラスから 3 つ以上の薬剤を組み合わせることで，血中 HIV 量を下げる確率が大きくなる．また 3 つの抗 HIV 薬剤を 1 つの錠剤にして，1 日 1 回服用する HAART 療法もいくつかある．各クラスの薬剤はそれぞれ別のしくみでウイルスを抑えるため，異なるクラスの薬剤を組み合わせることで以下の利点がある：
- 薬剤耐性（ウイルス遺伝子型）それぞれに対応できる
- 新規薬剤耐性 HIV 株が生じるのを防ぐ
- 血中ウイルス量を十分下げることができる
　1 つのクラスから 2 つの薬剤，別のクラスから 1 つの薬剤を組み合わせるのが典型的である．
抗 HIV 薬のクラスの例：
- 非ヌクレオシド系逆転写酵素阻害剤（NNRTIs）は HIV が自身のコピーをつくるために必要なタンパク質を阻害する．
- ヌクレオシド／ヌクレオチド系逆転写酵素阻害剤（NRTIs）は HIV が自身のコピーをつくる際に必要な基質の誘導体である．
- プロテアーゼ阻害剤（PI）は HIV が自身のコピーをつくる際に必要な HIV プロテアーゼを不活性化する．
- インテグラーゼ阻害剤は HIV がその遺伝情報をリンパ球に挿入する際に必要なインテグラーゼというタンパク質を不活性化する．
- 侵入／融合阻害剤は HIV のリンパ球への侵入を抑える．
　AIDS 治療における重要な治療法は，逆転写酵素の低い特異性を利用して，相補的な基質を選択することである．重要な抗ウイルス薬のなかには，アジド-2′,3′-ジデオキシチミジン（AZT，図 20.7）を含む逆転写酵素を阻害するヌクレオチド類似体（NRTI）がいくつかある．

　例えば AZT は，代謝されてチミン三リン酸（TTP）の類似体であるアジド-TTP となる．HIV 逆転写酵素は，逆転写の過程で誤ってアジド-TTP をウイルスゲノムに取り込む．すると，3′-アジド基は次のヌクレオチド三リン酸とリン酸ジエステル結合を形成することができないので，伸張反応が阻害される．ウイルス RNA から DNA を合成することができないと，ウイルス複製が阻害される．HIV の細胞への侵入，複製，会合，新規ウイルス粒子放出という一連の生活環はおよそ 1.5 日である．HIV は，RNA から DNA が逆転写される際に生じるエラーを修復する校正酵素をもたない．HIV の短い生活環と高いエラー頻度によりウイルスは急速に変異し，著しい遺伝的多様性が HIV に生じうる．このような変異のほとんどは，ウイルスにとって有害である．しかし，自然淘汰に関して親ウイルスより優位になるようにはたらくものもあり，ヒト免疫系や抗ウイルス薬の作用を逃れることができるようになる．ウイルスが活発に複製するほど，複数の抗ウイルス薬に耐性をもつウイルスが生じる可能性が高まる．

　もしも抗ウイルス薬療法が不適切に用いられると，このような多剤耐性株が急速に主たる遺伝子型となる可能性がある．ジドブジン，ジダノシン，ザルシタビン，サニルブジン（スタブジン），ラミブジン（エピビル）といった逆転写酵素阻害薬を不適切に次々と使うことで，多剤耐性変異が生じる可能性がある．

DNA 修復

細胞あたり 1 日に 1 万ヵ所以上に DNA 修飾が生じる

　DNA は細胞における遺伝情報の保持媒体であるので，DNA の品質を維持することはきわめて重要となる．細胞は DNA の修飾や損傷に対する，非常に効率のよいさまざまな修復機構を獲得してきた．

　DNA は内因性や外因性の物質によりヌクレオチドの修飾，欠失，挿入，配列倒置，転移などを受けて傷害される．このような傷害のいくつかは，アルキル化剤（多くの発がん性物質を含む），活性酸素種（第 42 章），電離放射線（紫外線や放射性）による DNA 化学修飾の結果生じる．DNA の糖と塩基のいずれもが修飾の標的となり，1 細胞あたり 1 日に 1 万〜10 万個の修飾が生じると推定されている．この損傷の性状は多様であり，単一塩基の修飾，一本鎖あるいは二本鎖 DNA 切断，塩基間や塩基-タンパク質間の架橋などがある．酸化的損傷は

図20.7　抗ウイルス化学療法薬の作用機構
このクラスの阻害薬は，化学構造が微妙に異なる塩基や糖の3′炭素の置換などを有する複数の物質を含む．最もよく使われる3つの薬剤の構造を示す．この薬剤は正常の細胞代謝系により代謝されて三リン酸化型となる．三リン酸化型は逆転写酵素によりウイルスゲノムに取り込まれる．ウイルスDNA分子の3′末端に薬剤由来の分子が入り，そのR$_2$が修飾されていると次のDNA合成の基質となることができないので，ウイルスDNA合成が阻害される．AZT：アジド-2,3-ジデオキシチミジン，ddC：2′,3′-ジデオキシシチジン，3TC：2′,3′-ジデオキシ-3′-チアシチジン．

DNA損傷のなかで最も頻度が高く，炎症，喫煙，加齢，および動脈硬化や糖尿病，神経変性疾患といった加齢関連疾患で増加する（**第29章**）．もし修復されないと，蓄積した損傷はDNA構造に恒久的な変化を引き起こし，細胞機能の低下，細胞死，あるいはがん化へとつながる．

複数の酵素経路がさまざまな化学修飾を受けたDNAを修復する

DNA鎖のヌクレオチドの化学修飾は，DNA複製の際にミスマッチ塩基対形成へとつながる．その結果，染色体複製後には，娘DNA鎖は親DNA鎖とは異なるDNA配列（変異）をもつようになる．細胞は**除去修復** excision repair 機構を用いてアルキル化されたヌクレオチドや他の異常塩基類似体を取り除き，これにより，DNA配列に変異が蓄積することを防ぐ．その際に，化学修飾を受けていない側のDNA鎖が修復過程において鋳型として使われる．

紫外線はチミン二量体を形成する：ヌクレオチド除去修復

短波長の紫外線がDNAに作用すると，隣どうしのチミン塩基が異常な二量体化を受け，そのDNA鎖にシクロブチルチミン二量体（**図20.8**）が生じる．このような

臨床症例
色素性乾皮症

色素性乾皮症 xeroderma pigmentosum（**XP**）は命にかかわるまれな常染色体劣性遺伝の疾患（発症頻度は25万人に1人の割合）であり，太陽光に対する異常な過敏性を特徴とする．太陽光や紫外線（UV）に曝露されると，XP患者の皮膚にはしみのような色素斑が生じる．幼少期より多発性皮膚がんやメラノーマがしばしば発生し，これは太陽光への曝露で悪化し，患者の多くは成人に達する前にがんで死亡する．

XPは紫外線で誘発されるDNAチミン二量体の修復系の障害による．これまで少なくとも8種類のポリペプチド（遺伝子）が，UVで形成されるチミン二量体の検出，巻き戻し，そして除去修復にかかわることが知られている．XP患者は太陽光，蛍光灯，ハロゲン灯などに含まれる紫外線への曝露を避ける必要がある．タンパク質を用いる臨床治験が現在進行中であり，例えば欠損するタンパク質や酵素を含む皮膚ローションを用いる療法がある．理想的には，このタンパク質を細胞に取り込ませ，紫外線障害を受けたDNAの修復を活性化させることが期待される．しかし，このような防御作用はローション塗布が可能な場所だけでしか得られない．そのためこのような治療法は，例えばXP患者の20%が有する神経障害には効かない．

図20.8　チミン二量体
隣接するチミンヌクレオチドが架橋されて（赤で示す共有結合）シクロブタン環を形成し，チミン二量体を生じる．

DNA鎖内チミン二量体の修復には主にヌクレオチド除去修復機構がかかわる．このような修飾に特異的に作用するエンドヌクレアーゼが**チミン二量体** thymine dimer の周辺で二量体を含むDNA鎖を切断し，小さな断片が取り除かれる．DNA複製にもかかわるDNAポリメラーゼⅠがこの部位を認識し，生じているギャップの配列を複製する．DNAリガーゼがDNA鎖の間をつなぎ，修復

が完了する.

脱アミノ化：塩基除去修復

　シトシンとアデニンはアミンを含むヌクレオチドであり, 自然に**脱アミノ化 deamination** され, それぞれ**ウラシル uracil** あるいは**ヒポキサンチン hypoxanthine** となる. DNA 上でこのような塩基が生じると, 特異的な *N*-グリコシラーゼ *N*-glycosylase により除去される. これにより生じる塩基対のギャップは, プリン欠損, ピリミジン欠損に対する特異的なエンドヌクレアーゼにより認識され, 欠損部位の近傍で DNA 鎖が切断される. 次いで, エクソヌクレアーゼにより欠損部位を含む DNA 鎖が除去される. 修復 DNA ポリメラーゼが DNA を挿入し, 最後に DNA リガーゼが DNA 鎖を再連結する. この修復機構も除去修復の一種である.

脱プリン化

　一塩基変化には**脱プリン化 depurination** も含まれる. プリンの *N*-グリコシド結合は特に弱く, 1 細胞あたり 1 分間に 3 〜 7 個のプリンが DNA から失われると推定されている. このような脱プリン化部位を特定の酵素が認識し, 除去修復が行われる.

DNA 鎖切断

　一本鎖 DNA 切断はしばしば電離放射線により生じる. この損傷は直接の連結, あるいは除去修復機構により修復される. 二本鎖 DNA 切断は電離放射線やある種の化学療法剤により生じる. それ以外の理由で二本鎖 DNA 切断が生じることはまれである. 二本鎖 DNA 切断は染色体の末端に生じたり, 遺伝子再編の際に生じたりすることがある. 二本鎖 DNA 切断末端を認識し修復する酵素群が存在するが, 修復されずに断端が互いに遊離してしまった場合には損傷の修復は困難となる〔訳注：二本鎖 DNA 切断は主に相同組換え修復か非相同末端結合により修復される〕.

ミスマッチ修復

　DNA ポリメラーゼⅢの校正作用で修正されなかった間違いは, 新生 DNA 鎖の塩基対のミスマッチとなる. これはすぐに修復されるが, 修正されるべき DNA 鎖を同定すること, すなわち, 二本鎖 DNA のうちのどちら側がエラーを含む娘 DNA 鎖なのかを決めることが重要な問題となる. 細菌のシステムでは, ゲノム上に散在する特異的配列のアデニンを複製後にメチル化することで**ミスマッチ修復 mismatch repair** が行われる. なお, このメチル化は塩基対合には影響しない. 新生 DNA 鎖はメチル化アデニンをもたないので, ミスマッチ修復にかかわる酵素が DNA を調べてミスマッチを検出した際には, メチル化されていないほうの DNA 鎖を塩基除去修復によって修復する. 哺乳類 DNA の複製に際して生じるミスマッチも, 類似したしくみにより修復される. ミスマッチ修復の障害が引き起こすヒト疾患には, 常染色体顕性遺伝を示す遺伝性非ポリポーシス大腸がんがある.

8-オキソ-2′-デオキシグアノシン

　これまで20種を超える DNA の酸化的修飾がみつかっている. なかでも最もよく研究されているのが, **8-オキソ-2′-デオキシグアノシン 8-oxo-2′-deoxyguanosine**（8-oxoG, 図20.9）である. DNA 複製過程において, 鋳型 DNA 鎖の 8-oxoG と対合する塩基対のミスマッチにより G から T へのトランスバージョンが生じ, DNA 鎖に変異が入る. 酸化的修飾は塩基除去修復機構により効率的に修復されるが, 除去後に再び 8-oxoG や他の修飾された塩基が取り込まれる可能性がある.

　哺乳類の Mut homolog 1（MTH1）タンパク質（EC 3.6.1.56）は, 8-oxo-dGTP を分解し, この修飾ヌクレオチドが間違って DNA に取り込まれるのを防ぐことで知られている. 遺伝子ターゲティングにより MTH1 遺伝子を欠損するノックアウトマウスが作製された. 野生型マウスと比べると, このノックアウトマウスでは肺, 肝

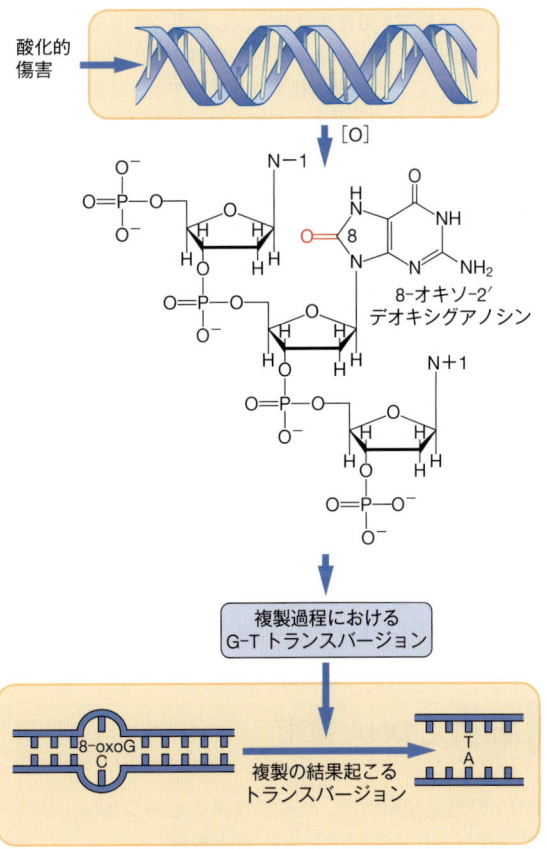

図 20.9　DNA の酸化的損傷
8-オキソ-2′-デオキシグアノシン（8-oxoG）は DNA の酸化的修飾であり, DNA 複製の際に変異を生じる. 8-oxoG を含む DNA 鎖の複製により相補鎖にしばしば A が入り, さらに複製されると本来の GC 塩基対から AT 塩基対へと変異する.

臨床症例
がん治療のニュース：“再発”と“薬剤耐性”を解決する 2 つの新しいタンパク質標的分子

　電離放射線や化学療法といった現行のがん治療は DNA を治療標的とする．その治療原理は明解であり，いずれもゲノムを壊すことである．したがって，がん細胞の増殖分裂を抑えつつ，かつ，より増殖が遅い正常細胞には非可逆的な障害を起こさないというバランスが重要となる．しかし，がん細胞はさまざまな DNA 修復機構をもつため，障害が抑えられる．このことから，DNA を標的とする薬剤に対するがん細胞の感受性を上げることを目的として，DNA 修復機構も補助療法の標的とされる．塩基除去修復とヌクレオチド除去修復は DNA 修復の主要な反応である．化学療法の際に生じる“再発”や“薬剤耐性”にかかわる 2 つのタンパク質標的として，ERCC1 および DNA ポリメラーゼ β がみつかっている．前者はヌクレオチド除去修復にとって重要な因子であり，後者は塩基除去修復の際にはたらく忠実度の低いポリメラーゼである．ERCC1 を阻害すると，がん細胞に対するプラチナ製剤とシクロフォスファミドの細胞障害性が増強される．ERCC1 阻害薬はわずかしかみつかっていないが，DNA ポリメラーゼ β 阻害薬は 60 以上みつかっている．これらの酵素に対する強力でがん特異性の高い阻害薬が発見されたことで，ブレオマイシン，アルキル化薬，シスプラチンといった耐性が生じやすい現行の治療法が改善されていくことが期待される．

臨床検査
突然変異原の Ames（エイムス）試験による検出

　突然変異原は DNA の塩基配列に変化を誘導する化合物である．膨大な数の天然ならびに人工の化合物が突然変異を誘発する．生化学者である Bruce Ames（ブルース・エイムス）は，化合物が DNA を変異させる潜在的性質を有するかどうか評価するために，ヒスチジンを欠く培地では増殖できない**サルモネラ菌** Salmonella typhimurium（His⁻株）を用いた簡便な検出法を開発した．このヒスチジン要求株には，ヒスチジン合成系の酵素の産生を妨げる塩基置換もしくは欠失がある．

　突然変異原性を検査するためには，突然変異原性が疑われる化合物を，ヒスチジンを含まない寒天培地に添加し，そのうえで変異のある細菌（His⁻株）を培養する．突然変異原は時として His⁻株に復帰突然変異を起こさせ，その結果，ヒスチジン合成が可能となり欠乏培地でも増殖できる復帰突然変異体を生じさせる．化合物の変異原性は，増殖して生じた菌，すなわち復帰突然変異により His⁺株となったコロニーの数を数えることでスコア化する．Ames 変異原性試験の結果と，実際の動物を用いた発がん活性の検査との間には高い相関関係がある．

　化合物のなかには，それ自体には変異原性はなくとも，代謝反応（肝臓や腎臓での薬物解毒反応など）を受けて変異原性のある化合物に活性化される場合があり，こうした化合物は**前発がん物質** procarcinogen と呼ばれる．例えば，ベンゾピレンに変異原性はないが，肝臓で解毒反応を受ける間に，変異原性で発がん性の高いジオールエポキシド体に変換される．Ames 試験では前発がん物質の検出を行うために，薬物代謝酵素を含んでいる滑面小胞体に富む細胞画分である，肝臓ミクロソーム抽出物を培地に補う．

臓，胃でより多くの腫瘍が生じ，MTH1 や他の因子など，修復後に機能する防御機構の重要性が示された．

　肺の細胞では，ある種の微粒子状物質を吸い込むことで 8-oxoG レベルが上昇する．アスベストによる肺がんの発生には，炎症がかかわる可能性がある．喫煙も酸化的障害を増やし，肺，血液，尿における DNA 酸化物のレベルを上昇させる．8-oxoG は，腎臓におけるろ過により除去される．したがって，さまざまな臨床研究において，尿中におけるこの物質の量が酸化ストレス（第 42 章）の鋭敏なバイオマーカーとして使われている．

組換え DNA 技術

DNA の塩基配列決定，ハイブリダイゼーション，クローニングは遺伝子工学の基本技術である

　われわれがゲノムを分析し操作するときに今日用いられる技法は，1970 年代に報告された方法に始まる．それは DNA を特定の部位で切断し，新たな DNA 断片を細菌の**プラスミド** plasmid に挿入し，ほんの数ヌクレオ

チド程度の長さの DNA の塩基配列を決定する方法であった．これが知識の爆発的増加，技術的な成果，そして組換え DNA 技術の生物学医学的応用へとつながっていった．この技術は現在，以下のような応用に活用されている．（a）治療用ヒトタンパク質の大量産生，（b）疾患の診断や疾患感受性の予測，（c）薬剤応答性の個別予想（遺伝薬理学），（d）ワクチン用タンパク質の産生，（e）法医学，（f）人類学およびヒト進化の研究，（g）疾患の分子機構の解明，（h）遺伝子治療．そうした技法の開発以前には，ヒトの遺伝子はもっぱらそれらによる影響，すなわち表現型や疾病によって知られるにすぎず，遺伝子は化学構造というよりもいわば一種の概念であった．しかし，次第に遺伝子が何であるのかが理解されるようになり，それが正常であるか，あるいは変異しているかを

調べることができるようになった．この過程における1つの大きな前進は，"一本鎖核酸は，相補的であるときにのみ互いに対となって二本鎖を形成する"ことの発見である．ちょうど抗体が数千の他のタンパク質のなかからたった1つのタンパク質を検出できるように，数百万の配列のなかから核酸はその相補鎖とのみ結合する．2つ目の大きな進展は，**制限酵素 restriction enzyme** の発見である．制限酵素は染色体 DNA を利用しやすい長さのバラバラの断片に切断する．長さによって分離したのち，これらの短い DNA 断片を核酸プローブを用いて検出することでさらに配列を決定することができる．20世紀に開発された多くの遺伝子解析技術は，今日では歴史的な興味の対象でしかないが，そうした技術を知ることは古い論文を読むときに必須であるだけでなく，最新の組換え DNA 技術を理解するのにも必要である．DNA 断片をウイルス DNA や細菌のプラスミド，あるいは染色体とつなぎ合わせ，組換え体を形成させることにより，臨床的に有用な多くのタンパク質やワクチンの生産が可能になった．

ここでは，いわゆる組換え DNA の作製と DNA クローニングの技術について概説する．

ハイブリダイゼーションの原理

ハイブリダイゼーションは DNA が二本鎖を形成する性質に基づく

ハイブリダイゼーション hybridization は，15塩基対〜数百キロ塩基対の長さの DNA あるいは RNA が，それと相補的な配列をもつ DNA 断片や相補的な配列を含んだ領域を検出するのに用いられる過程である．この DNA，あるいは RNA 断片はプローブ（釣り針）と呼ばれる．プローブ DNA は，標的と呼ばれるもう1つの DNA 鎖との間で，互いに相補的で十分な数の水素結合が形成されるとき，塩基対を構成する．

ハイブリダイゼーションにおいて，プローブと標的は最初に一本鎖であることが必須である

プローブは長さや化学的特性（DNA か RNA かオリゴヌクレオチドか）が異なるものを用いることができる．しかしながら，ハイブリダイゼーション反応において必須なことは，プローブと標的の両方がどちらも**塩基対**を形成していないことである．DNA のハイブリダイゼーションにおいて，2本の DNA 鎖は熱や化学的な処理によってまず解離させられなければならない．この過程を**変性 denaturation**，あるいは**融解 melting** という．プローブと標的がともに一本鎖になれば，それらが二重ヘリックスの形成に好ましい条件におかれると相補的な塩基対が形成され，二重ヘリックスがつくられる．この過程を**アニーリング annealing**，または**再会合 reassociation** と

いい，プローブが標的と反応してできる複合体を**ヘテロ二本鎖 heteroduplex** という．

プローブ-標的のヘテロ二本鎖形成は，ハイブリダイゼーションの有用性の鍵である

DNA のハイブリダイゼーションが起きる条件と，ハイブリダイゼーションの信頼性と特異性（これを**厳密性 stringency** という）は多くの因子によって影響を受ける．

- **塩基組成**：G（グアニン）と C（シトシン）のペア（GC）は3つの水素結合を形成するのに対して，A（アデニン）と T（チミン）のペア（AT）は2つの水素結合を形成する．そのため，G と C を多く含む DNA 二本鎖はより安定で，**溶融温度 melting temperature（T_m）**が高い．
- **鎖長**：DNA 分子が長いほど二本鎖間の水素結合の数は多い．そのため，長い二本鎖 DNA を変性させるには，より高い温度や強いアルカリ処理が必要とされる．非常に短いプローブの場合，二本鎖の安定性はその長さによって大きく変わってくるが，長さが数百塩基対を超えると二本鎖の安定性はその長さに影響されにくくなり，主に塩基組成によって決定される．
- **反応条件**：高い陽イオン（典型的な実験では Na^+）濃度は，糖-リン酸骨格の負電荷が互いに相殺されるため，二本鎖の形成に有利にはたらく．高濃度の尿素やホルムアミドは，塩基の積み重なりを緩くし，また水素結合の形成を阻害するために，一本鎖への解離に有利である．2本の鎖の間でいくつかのミスマッチがあっても二重鎖ができるような条件のハイブリダイゼーションは**厳密性が低い low stringency** といわれる．反対に，完全に一致した相補的な二本鎖のみが形成される条件の場合は**厳密性が高い high stringency** という．

したがって，適切な（厳密性の高い）条件を選べば，30〜50塩基プローブがその標的と完全な相補性を有するときのみ，安定な二本鎖を形成するようにできる．反対に，厳密性の低い条件では，500塩基長のような長いプローブは，複数のミスマッチや変異を含んだ標的と二本鎖を形成することができる（**図 20.10**）．

核酸二量体の安定性は溶融温度（T_m）を調べることで評価できる

溶融温度（T_m）は，試験管内で二本鎖の50%が一本鎖に解離する温度である．比較的長い DNA プローブの場合，T_m はほぼ塩基組成だけで決定される．AT が多い DNA は GC に富んだ DNA よりも低い温度で解離する．ヒトや他の哺乳動物のゲノムでは，平均的な GC 含量は約40%で，適度な塩濃度の溶液中での溶融温度は約87℃である．**ポリメラーゼ連鎖反応 polymerase chain reaction**（PCR，**第24章**）のプライマーのような短いオリゴヌクレオチドでは，その長さや塩基組成，隣り合った塩基の組合せによって T_m は変わってくる．これは，DNA の二重ヘリックスが連続するヌクレオチドの塩基の積み重な

A 長いプローブ（200塩基以上）を用いたハイブリダイゼーションの特性

一致率	完全一致	1塩基の不一致	多数の不一致
厳密性	高い	中間	低い
例	標的(ヒト)+プローブ(ヒト) 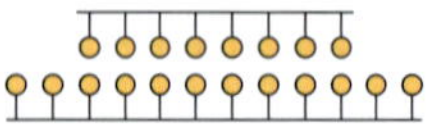	標的(ヒト)+変異を含んだプローブ(ヒト) 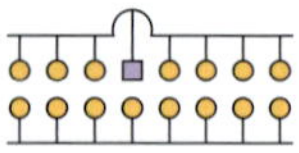	標的(ヒト)+プローブ(マウス) 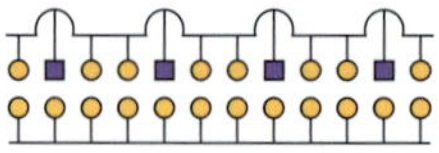
安定性	安定	安定	安定

B 短いオリゴヌクレオチドプローブを用いたハイブリダイゼーションの特性

一致率	完全一致	1塩基の不一致
厳密性	高い	高い
例	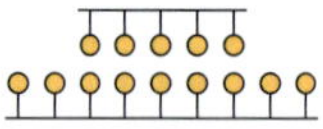	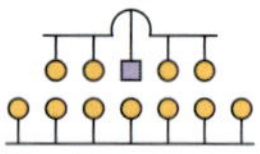
安定性	安定	不安定

図20.10　プローブと鋳型のハイブリダイゼーション

(A) 200塩基以上の長いプローブは，厳密性が低い条件ではかなりの数の非相補的な塩基が含まれていても，標的DNAと安定なヘテロ二重鎖を形成する．**(B)** 一方オリゴヌクレオチドプローブは，厳密な条件では標的中の1塩基の違いを識別することができる．

りによって安定化されるためであり，その程度は隣り合った塩基の組合せで異なる．T_m値を予測するためにコンピューターのプログラムが広く用いられている．

プローブは検出のために標識して用いる

相補的DNAを同定するためにプローブを用いる実験では，ハイブリダイゼーションが起きて形成されたヘテロ二本鎖を特異的に検出する必要がある．したがって，プローブ–標的二量体を同定するためにプローブを標識化する．標識化合物は，一般的に2つのカテゴリーに分けられる．同位体（例：放射性原子を含むもの），あるいは非同位体（例：蛍光タグや小さなリガンド分子を末端に標識したプローブ）の2つである．蛍光タグをレーザーで検出する方法はこの数年で非常に普及してきた．それでも，プローブのハイブリダイゼーションを用いる技術の一部やタンパク質のDNAへの結合を調べる実験では，今でも^{32}Pや^{35}S，^{3}Hのような放射性同位体を使っており，放射活性を検出しその分布を決める方法を利用している．最も一般的な方法はオートラジオグラフィー autoradiography というものである．オートラジオグラフィーは，ゲルや固定された組織切片などの固相からの情報を感光された写真画像として記録できる．

サザンブロットは，特異的なハイブリダイゼーションプローブを利用してDNAやRNAの配列を同定する方法の原型である

分子生物学の進化における重要な進展の1つは，DNAが半固相のゲル（例：アガロースやポリアクリルアミド）からニトロセルロース膜上へ写し取られ（ブロット），その膜をゲルのなかにあったDNAの記録として，ハイブ

リダイゼーション実験に何回も利用できることが発見されたことである．DNAを膜上に写し取る技術は Edward Southern（エドワード・サザン）によって考案された．後続のブロッティング技術にはRNAの転写であればノーザン Northern，タンパク質ではウェスタン Western という名称が研究室隠語として使われたが，この隠語は正式名となっている．

● 制限酵素：ゲノムDNAの解析に制限酵素が用いられる

制限酵素は特定の塩基配列でDNAを切断する

制限酵素は二本鎖DNAを切断する．これらの酵素は配列特異的で，それぞれの酵素は"認識部位"あるいは"切断部位"というDNA中の特定の部位に作用する．制限酵素は，細菌の"免疫機構"の一部を構成する．細菌はDNAの特定の配列を認識する制限酵素をつくるとともに自分の配列をメチル化し，それ自身の制限酵素による切断を免れるが，メチル化されていない外敵であるウイルス／ファージDNAを特定の部位で切断し，ウイルスを不活化して感染を制限（抑制）する．200以上の標的配列に対する3,000以上の制限酵素が知られている．

DNAが制限酵素で切断されると，分子中にいくつの切断部位があるかによって異なる長さの断片が生じる．切断部位は，ほとんどの場合パリンドローム（回文）配列 palindromic sequence であり，二本鎖DNAの一方の鎖を5′から3′へ読んだ配列と相補鎖を5′から3′に読んだ配列が同じ配列になる．それぞれの制限酵素は，DNA分子を一意の長さの組合せをもつ断片に切断する（図20.11）．多くの制限酵素は，4塩基（Hae III など）や6塩

基(EcoR I など), 8 塩基(Not I など)を認識する(**表20.1**). 認識部位のなかでたった1つでも塩基が異なると, その制限酵素で切断されなくなる.

さまざまな酵素による切断部位の頻度は, 認識部位の長さによって違ってくる. Hae III のような4塩基対認識の酵素の切断部位は, 256 bp に1つの割合で現れる. 一方, Not I のような8塩基対認識の酵素の場合は, 約656 kbp に1つである. したがって, 一般的に切断部位の頻度が高い酵素は多数の短い DNA 断片を, 切断部位の頻度が低い酵素は少数の長い断片を生じる. この違いは, 遺伝子の構造やその染色体上の位置の解析などに利用される.

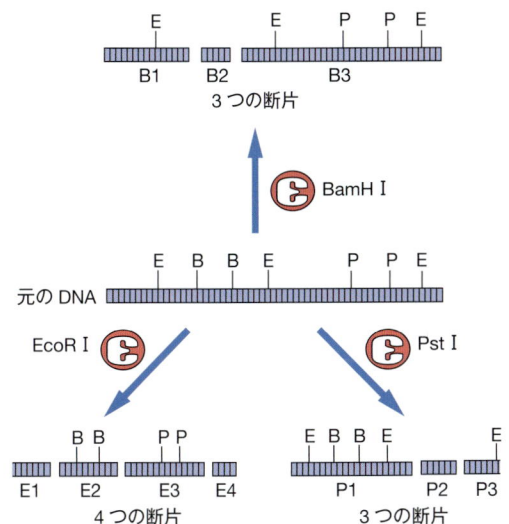

図 20.11　DNA の制限酵素による消化
DNA 分子を異なる制限酵素で切断すると, 長さは似ているが, 異なる DNA 断片が多数得られる. 例えば, 断片 E1 と P3 は長さが似ているが, 明らかにまったく異なる DNA 断片である. E:EcoR I 切断部位, B:BamH I 切断部位, P:Pst IS 切断部位.

表 20.1　制限酵素

制限酵素	切断部位	末端
Hae III	GG*CC CC*GG	平滑末端
Msp I	C*CGG GGC*C	粘着末端
EcoR V	GAT*ATC CTA*TAG	平滑末端
EcoR I	G*AATTC CTTAA*G	粘着末端
Not I	GC*GGCCGC CG CCGG*CG	粘着末端

制限酵素は, DNA を"まっすぐに"切断すると, 突き出た一本鎖配列をもたない"平滑末端"を生じる. しかし, DNA が"斜めに"切断されると, 短い一本鎖が突き出た状態になる. こうした末端どうしは選択的に再結合(ハイブリダイズ)できるため, "粘着末端"という. 制限酵素の DNA 切断部位は, 多くの場合, 相補鎖を反対に読むとまったく同一となる回文配列になっている.

膜に写し取られた DNA 断片は, 種々のプローブに対する鋳型として用いられる

DNA は制限酵素で切断され, 生じた断片はゲル電気泳動で長さに従って分離される. アガロースゲル電気泳動は, 通常 100 bp からおよそ 20 kbp までの長さの断片の分離に用いられる(40 kbp 以上では分解能はごく低い). その後, ゲルを強アルカリ溶液に浸して DNA を変性させる. 生じた一本鎖 DNA はニトロセルロースやナイロンの膜上に写し取られる. その表面に DNA 分子は容易に結合し, 適切に保存されればその結合は永続的である. 転写は, DNA が溶質のゲル中の通過に伴って行われる受動的な過程で, ゲル中の DNA の分離像が膜上にそのまま再現される(**図 20.12**). この膜を, オリゴヌクレオチドや DNA プローブと反応させて(**サザンブロット Southern blot**), 後に述べるように, 遺伝子型の決定や親子鑑定, クローニング実験における形質転換細胞の同定などを行う.

🟢 制限酵素断片長多型(RFLP)と一塩基多型(SNP)

制限酵素処理によって生じた DNA 断片の長さの解析は, 遺伝子の変異や多型の検出に用いられる

プローブが認識する DNA 断片中の塩基配列に制限酵素による認識配列が新たに生じたり破壊されたりする

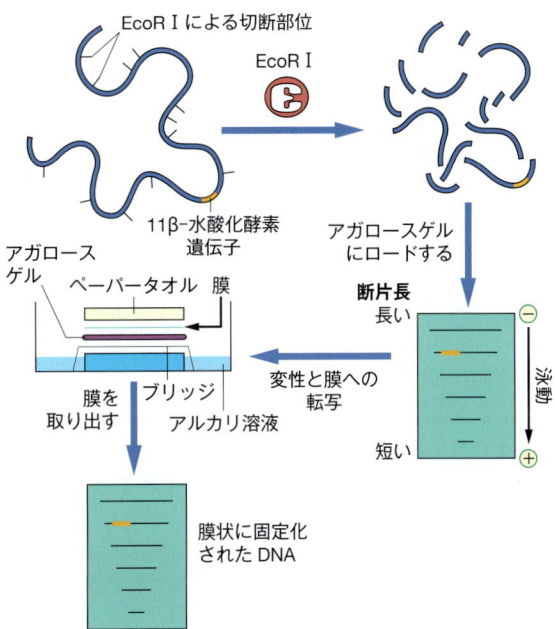

図 20.12　DNA のサザンブロッティング
制限酵素で切断された DNA は, アガロースゲル電気泳動でその長さに従って分離される. 次にアガロースゲルをアルカリで処理して, DNA を変性させる. 一本鎖になった DNA は, 毛細血管現象による緩衝液の上向きの流れに伴ってゲルから(ナイロンやニトロセルロースの)膜上に移行し, 切断された DNA の安定な記録となる.

と，サザンブロットによって検出される断片の長さが変わる．DNA 配列の変化が単一ヌクレオチドによる場合，**一塩基多型** single nucleotide polymorphism（SNP）と呼ぶ．この変化によって，制限酵素の認識部位が新たにつくられたり，あるいは破壊されたりすると，サザンブロッティングによって検出される DNA 断片の長さが変化する．新たに切断部位ができると制限酵素によって生じる断片は短くなり，切断部位がなくなると DNA 断片は長くなる．変異や遺伝子多型によって生じる切断パターンの違いを**制限酵素断片長多型** restriction fragment length polymorphism（RFLP）という（図 20.13）．一塩基の変異によって制限酵素の認識配列がつくられたり破壊されたりするため，RFLP は病気を引き起こす遺伝子変異の同定や，遺伝的連鎖を調べるための非コード領域 DNA の解析に利用される．例をあげると，James Watson の DNA 配列が 2008 年に発表されたとき，この配列には 2003 年に発表された「標準」ヒトゲノムと比べて 300 万以上の SNP が含まれることがわかった．ヒトゲノムの RFLP や SNP の地図がつくられ，単一遺伝子疾患や多遺伝子疾患をより詳細に調べることが可能となった．

RFLP は遺伝子の欠失や重複のような病気に関連した，より大規模な遺伝子の変化も検出することができる．

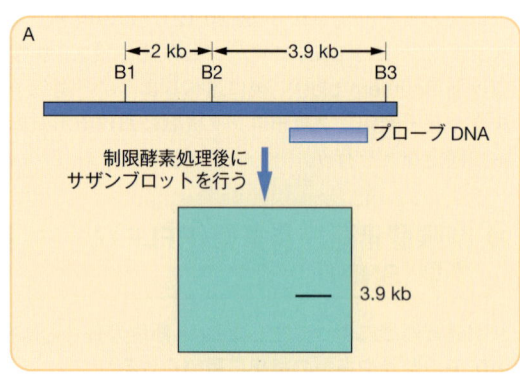
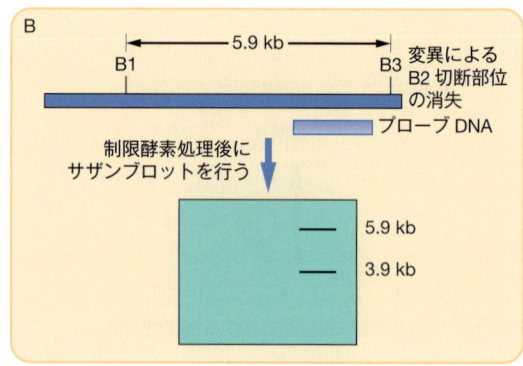

図 20.13　制限酵素断片長多型（RFLP）
もともとあった個体差や突然変異による DNA の塩基配列の多様性は，制限酵素の認識部位の欠落を引き起こす．その結果，制限酵素処理によって生じる DNA 断片の長さが変化する．サザンブロッティングとプローブを用いたハイブリダイゼーションにより，この変化を検出することができる．**(A)**正常なホモ接合体と**(B)**変異したヘテロ接合体の代表的な遺伝子の結果を示す．B は BamH I の認識部位．プローブ DNA は放射活性や蛍光を用いて可視化される．

 臨床症例
RFLP による鎌状赤血球遺伝子の検出

　24 歳のアフリカ系カリブ人の妊娠した女性が出生前カウンセリングに紹介された．彼女の弟は鎌状赤血球貧血に罹患していた．彼女のパートナーは鎌状赤血球の変異（鎌状赤血球形質）の保因者であることがわかっており，彼女は子どもが鎌状赤血球貧血を発症するかどうかを知りたかった．

　彼女は自分が保因者であるリスクを有することから，子どもが鎌形赤血球変異をもっているかを調べるために，**絨毛採取** chorionic villus sampling（CVS）を受けることを選択した．自身の DNA の解析から彼女が保因者であることが明らかとなり，また，CVS によって子どもも保因者であるが，鎌状赤血球貧血を発症することはないことが判明した．

解説

　しばしば，遺伝子の変異は制限酵素部位を欠損したり，創出したりすることがあり，対立遺伝子の変異の有無を検出するために制限酵素を使った方法が利用可能になる．この方法によってよく調べられている変異は，鎌状赤血球病の原因となる β-グロビン遺伝子の第 6 コドンの A から T への置換である（第 5 章）．この変異によって，β-グロビンタンパク質中のグルタミン酸がバリンに変化し，また遺伝子中の制限酵素 Mst Ⅱ の切断部位が失われる（CCTNAGG から CCTNTGG）．β-グロビン遺伝子の 5' 領域の上流 1.2 kb のところに Mst Ⅱ の認識部位があるため，正常なヒト DNA を Mst Ⅱ で消化し，そのプロモーター領域に特異的なプローブでサザンブロットを行うと，1.2 kb の 1 本のバンドが得られる．第 6 コドンに対応する制限酵素認識部位の欠損により，次の Mst Ⅱ の切断部位は 200 塩基下流（エクソン 1 に続くイントロン中）にあるため，サザンブロットのバンドは 1.4 kb に変化する．したがって，鎌状赤血球貧血の患者では 1.4 kb の 1 本のバンドが得られるのに対して，保因者は 1.4 kb と 1.2 kb の 2 本のバンド，健常者は 1.2 kb の 1 本のバンドがそれぞれ得られることになる．

遺伝子の大きな欠失は制限酵素部位を欠失させることがあり，その結果，ホモ接合型個体のサザンブロットではバンドが消失する．一方，DNA 重複が起こると新しい遺伝子が形成され，それにより新しい制限酵素処理パターンが生じる．こうした実験には，長鎖のプローブ（0.5～5.0 kb）が用いられ，ハイブリダイゼーションは中程度の厳密性で行われる．これは，多少塩基配列が異なっていても，プローブと標的のハイブリッド DNA を形成させるためである．

サザンブロットでの厳密性の低いハイブリダイゼーションは，元の遺伝子と同一ではないが関連のある遺伝子の検出にも用いられる．多くの遺伝子はファミリーを形成しており，また場合によってはゲノムの別の場所に元の遺伝子の機能を失ったコピー（偽遺伝子）が存在する．そのため，プローブとのハイブリッド形成によって1つかそれ以上の制限酵素断片が同定される．同様に，厳密性の低いハイブリダイゼーションでは，マウス，ラットなど他の生物種で，類似の関連した遺伝子を検出することもできる．

DNA クローニング

細胞を用いた遺伝子のクローニング

細菌のプラスミドはベクターとしての利用に最適化されるように加工されている

細胞を用いた遺伝子のクローニングは，増殖する細胞（例えば細菌）が細胞内でいわゆる組換え DNA 分子を複製することを利用している．**組換え DNA recombinant DNA** とは，もともと一緒には存在することがなかった

2つの DNA 断片から人工的に構築された DNA 分子を指す．片方の DNA は複製させたい標的 DNA で，他方は適当な宿主細胞中で DNA 複製を開始できる**ベクターvector**，あるいはレプリコンである〔訳注：ベクターは，外来遺伝物質を別の細胞に人為的に運ぶために利用される DNA または RNA 分子を指す．レプリコンは，1つの複製起点から複製される DNA 分子または RNA 分子を指す．真核細胞の染色体 DNA には多数の複製単位すなわちレプリコンがある．プラスミドは，DNA 断片を運搬するベクターであると同時に，1つの複製起点を有する複製単位でもある〕．

今日，細胞を用いた遺伝子クローニングのほとんどで細菌を利用する．細菌は染色体 DNA に加えて，染色体外で複製される二本鎖 DNA をもっている．このような例の1つが**プラスミド plasmid** である．プラスミドは，環状二本鎖 DNA で，細胞内で複製され，細胞増殖に伴って親細胞から娘細胞に分配される．しかしながら，細菌の染色体と異なり，遺伝子工学で使われるプラスミドは細胞分裂のたびに何度も複製される．したがって，プラスミドは標的 DNA を増幅したり，コードされるタンパク質を発現したりするうえで理想的な運搬体である．プラスミドには薬剤耐性遺伝子も組み込まれており，プラスミドを取り込んだ宿主細胞を選別できる．

標的 DNA とプラスミド DNA が制限酵素で切断されると，多くの場合それぞれの両端には相補的な粘着末端ができる（図 20.14A）．次に，DNA リガーゼが標的DNA をベクター DNA と連結して，環状の組換え DNA を形成する．標的 DNA がプラスミドに組み込まれると，そのプラスミドは宿主細胞に導入され，複製される．細菌の細胞膜は選択的透過性を示し，DNA のような巨大分子は簡単に通過することができない．しかしながら，

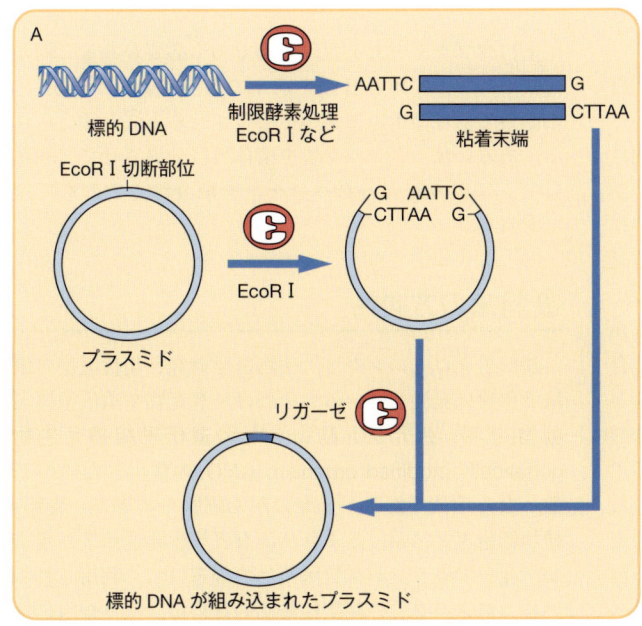

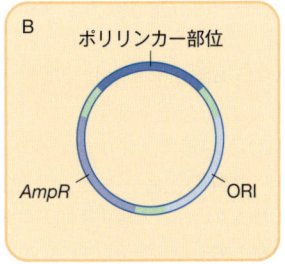

図 20.14　クローニングのための標的遺伝子をもつプラスミドの作製

（**A**）標的遺伝子を含む DNA を EcoRⅠなどの "粘着末端" を生じる制限酵素で切断する．プラスミド内にも EcoRⅠの切断部位があるので，EcoRⅠで消化すると，両端に標的DNA のものと相補的な "粘着末端" をもつ直鎖状の DNA となる．ライゲーションにより，標的とベクターは組換え体を形成する．（**B**）典型的なプラスミドの構造．プラスミドは抗生物質アンピシリンに対する耐性を与える遺伝子（*AmpR*）と，標的 DNA の挿入部位となる約10個の異なる制限酵素認識部位をもつポリリンカー領域を含んでいる．また，プラスミドには DNA の複製起点（ORI）が含まれる．

細胞膜の透過性は，エレクトロポレーションや高塩濃度（浸透圧ショック）などにより一時的に操作することができ，透過性を上げることで DNA が細胞内に入れるようになる．このような操作により細胞はコンピテントな状態，すなわち，細胞外液中の外来 DNA を細胞内に取り込ませる**形質転換 transformation** が可能な状態になる．しかし，形質転換の効率は一般的には低く，ごくわずかな細胞のみがプラスミド DNA を取り込むことができ，また，多くの場合たった 1 つのプラスミドしか取り込まれない．したがって，プラスミド DNA を細胞に取り込ませるこの過程が，細胞を用いる遺伝子クローニングで最も重要なものである．個々の組換え DNA を取り込んだ細胞を寒天培地上に播種するだけで，別々に分離可能である．

　形質転換に続き，通常は適当な抗生物質を含んだ寒天培地上で細胞を増殖させる（**図 20.14B**）．抗生物質は，それに対する耐性遺伝子を含むプラスミドをもたない細胞を殺すために用いる．細胞がプラスミドを取り込んで形質転換する効率が低いため，この抗生物質を用いた選択，あるいはスクリーニング操作は大変重要である．次に 1 つのクローンに由来する細菌のコロニーを選択し，試験管に移して液体培地中で培養すると，指数関数的にその数が増える．この操作はマイクロプレートを使って自動化されており，たった 1 つの細胞と 1 分子の DNA から，同一のプラスミドをもつ大量の細胞が比較的短時間で調製できる（**図 20.15**）．プラスミド DNA は完全な環状の小分子で，染色体 DNA からさまざまな方法（例えば電気泳動や超遠心）によって簡単に分離できるため，細胞からのプラスミド DNA の回収は容易である．

　細菌を培養し，溶菌させた細胞から標的タンパク質を回収する．あるいは，プラスミドが細菌の分泌シグナル配列をもったタンパク質をコードしている場合には，タンパク質は培地中に分泌され，シグナル配列は切断されて取り除かれる．

　タンパク質性の医薬品を製造する技術は複雑で，多段階を要し，多くの場合は企業秘密によって守られている．例えば，細菌による組換えインスリンの合成（**臨床症例：組換えタンパク質の生産——インスリン**参照）では，活性型インスリンのアミノ酸配列をコードする遺伝子や mRNA は存在しない．なぜならば，インスリンはインスリンの前駆体（プレプロインスリン）として合成され，膵臓の β 細胞で加工されて分泌型のホルモンとなるからである（**第 31 章**）．細菌を用いたヒトインスリンの合成には，プロインスリン遺伝子のプラスミドへの挿入と宿主細胞への形質転換，プロインスリンの合成，自発的ジスルフィド結合の形成，エンドペプチダーゼによる C ペプチドの除去，ペプチド鎖の正しい折りたたみによる活性型インスリンの生成が必要である．C ペプチド除去には，細胞内で起こさせる場合と，プロインスリンを精製した後に起こさせる場合がある．前者の場合，プラス

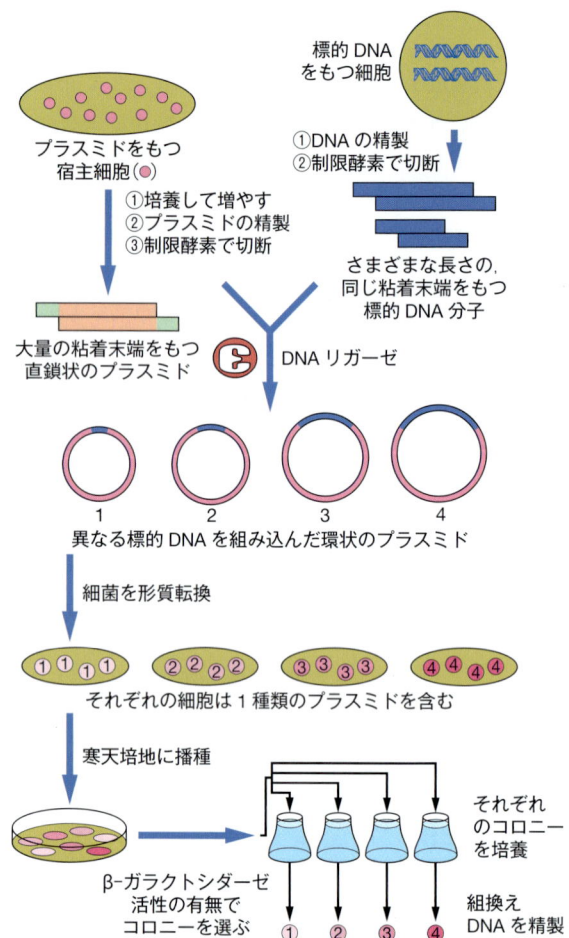

図 20.15　細胞を用いた DNA のクローニング
細菌を用いたゲノム DNA のクローニングの例．一般的に，形質転換された細菌はたった 1 分子のプラスミドを取り込んでいる．したがって，それぞれの細菌のコロニーは 1 種類の組換え DNA と同一のコピーを多数もつことになる．

ミドにペプチダーゼを組み込んでおく必要がある．別の方法として，A 鎖と B 鎖を別々の宿主によって合成し，細胞外で活性型ホルモンへと会合させる方法も考えられる．あるいは，タンパク質を菌体外に分泌させて，細胞外でシグナル配列と C ペプチドを取り除くことも可能であろう．

将来の方向性

　遺伝子クローニングは，生物医学研究と現代医療の領域で急速に発展している．それは，農産物や遺伝子導入動物，ノックアウト動物などの**遺伝子組換え生物 genetically modified organism**（GMO）の作出のための基盤となる手法である．ヒトのがん細胞やニワトリの卵，植物細胞などにおけるより高度な真核生物遺伝子発現系が，今日ではタンパク質医薬品の製造に広く利用されている．タンパク質の翻訳後修飾のために，宿主細胞には

臨床症例
組換えタンパク質の生産――インスリン

　13歳の少女が，脱水症状や吐き気，体重減少のため入院した．彼女の血中グルコース濃度は19.1 mmol/L（344 mg/dL）で，ケトン尿症を呈しており，1型糖尿病と診断された．組換えヒトインスリンによる治療が行われ，その結果脱水症状が改善し，その他の症状も迅速に回復した．

解説

　組換えDNA技術が登場する以前は，インスリン治療には，同一ではないが化学的に類似な構造をもつ，ウシやブタのインスリンが利用されていた．種間の違いにより，動物由来のインスリンはしばしば抗体の産生を促し，インスリンの効果を減弱させて治療が失敗に終わることがあった．

　インスリンは組換えDNA技術を利用して生産された，臨床的に有用な最初のヒトタンパク質である．ヒトのインスリン遺伝子が単離され，細胞を用いた増幅系に挿入することで，純度の高いヒトインスリンを大量に産生することが可能となった．インスリン遺伝子を増幅し，細菌や酵母を用いて発現させて得られた精製インスリンは糖尿病患者の治療に使用された．この方法により，糖尿病治療において，動物由来のインスリンは組換えヒトインスリンにほとんど置き換わっている．その他の重要なヒトの組換えペプチドには，成長ホルモンやエリスロポエチン，副甲状腺ホルモンなどがある．

理解を深めるために
長鎖DNA断片をクローニングするためのベクター系

　組換えDNA技術において考慮すべき重要な点の1つは，標的DNAの長さである．標準的な細菌のプラスミドは，使い勝手がよい一方で，挿入できるDNAの長さに制限がある．1〜2 kb（約600アミノ酸，75 kDaのタンパク質に相当）が標準的で，5〜10 kbが上限になる．コスミドcosmidと呼ばれる改良型のプラスミドベクターは，20 kbまでの長いDNA断片を組み込むことができる．もう1つの長いDNA断片を挿入することができるベクターとして，バクテリオファージλ bacteriophage lambda（λ）がある．このウイルス粒子は，二本鎖DNAゲノムとタンパク質の外殻から構成されている．λ-ファージは高効率で大腸菌に感染し，そのDNAが大腸菌内に導入される．感染によりウイルスDNAの複製と外殻タンパク質の合成が行われ，溶菌によりウイルス粒子が放出されて近くの細胞に感染を繰り返していく．ウイルスDNAを単離し，組換えDNAを得ることができる．

　長鎖DNAは，改変された細菌の染色体〔細菌人工染色体 bacterial artificial chromosome（BAC）〕や酵母の染色体〔酵母人工染色体 yeast artificial chromosome（YAC）〕に挿入することもできる．これらのベクターは，1〜2 MbまでのDNA断片を組み込むことができる．BACはヒトゲノム計画を完成させるうえでも有用であった．

特異的な修飾酵素（糖転移酵素など）を組み込む場合がある．Gaucher（ゴーシェ）病（**第18章**）の酵素補充療法に用いられる**β-グルコシダーゼ**は，生物工学的に改変された**チャイニーズハムスターの卵巣細胞 Chinese hamster ovary cell（CHO細胞）**で生産されている．細胞外へ分泌されたこの酵素にはマンノース-6-リン酸が付加されており，患者に静脈注射するとリソソームに取り込まれる．**ヒト化タンパク質**もマウスの細胞を利用して産生され，グリコシダーゼ（糖分解酵素）や糖転移酵素などにより臨床応用に適した翻訳後修飾が施されている．今からそう遠くない将来，遺伝子治療，すなわち治療のための遺伝子を，ウイルスベクターを使って直接標的細胞に導入することによって，このようなタンパク質製造段階が必要なくなるかもしれない．

まとめ

● ヒトゲノムは，デオキシヌクレオチドポリマーが逆平

行二重らせん構造をとるDNAからなり，相補的な塩基の間の水素結合により安定化している．

● DNAは，高度に組織化され凝集化したクロマチンという構造をとって染色体に収納されている．

● DNA複製は複雑で緻密に調節された過程である．遺伝情報は半保存的機構により複製され，この過程では分離された親DNA鎖のそれぞれが，娘DNA鎖合成のための鋳型として使われる．

● DNAは本質的に，化学的あるいは生物学的な修飾を受けた際に分解されるのではなく修復される唯一の生体内ポリマーである．修復機構は，一般的に修飾塩基の除去と置換からなり，修飾を受けていないDNA鎖を鋳型として用いる〔訳注：RNA，タンパク質や脂質にも部分的な修飾を受けた場合には修復する機構が存在するが，DNAほど高レベルには達していない〕．

● 組換えDNA技術は，DNA切断，ハイブリッド形成（ハイブリダイゼーション），そして遺伝的疾患の診断や疾患治療用ヒトタンパク質の産生に使われるクローニング技術などからなる．

✍ アクティブラーニング

(1) いくつかの機関が家系調査のための DNA 分析を提供している．そこではどのような分析が行われているか？　男性と女性では DNA の分析結果に違いが生じるが，それはどのような点が異なるのか？　またそれはなぜか，説明しなさい．

(2) 遺伝カウンセリングと法医学における RFLP と SNP の活用を説明しなさい．

(3) HIV/AIDS の治療に現在使われている薬剤のクラスと多剤療法を説明しなさい．

参考文献

Baeshen NA, Baeshen MN, Sheikh A, et al. Cell factories for insulin production. *Microbial Cell Factories*. 2014;13:141.

Brázda V, Coufal J. Recognition of local DNA structures by p53 protein. *International Journal of Molecular Sciences*. 2017;18:375.

Elmenoufy AH, Gentile F, Jay D, et al. Targeting DNA Repair in Tumor Cells via Inhibition of ERCC1-XPF. *Journal of Medicinal Chemistry*. 2019;62:7684–7696.

Gulick RM, Flexner C. Long-Acting HIV Drugs for Treatment and Prevention. *Annual Review of Medicine*. 2019;70:137–150.

Lai E, Liscia N, Donisi C, et al. Molecular-Biology-Driven Treatment for Metastatic Colorectal Cancer. *Cancers (Basel)*. 2020;12:1214.

Mukherjee S. *The gene: An intimate history*. New York, NY: Simon & Schuster; 2016.

Nieto Moreno N, Giono LE, Cambindo Botto AE, et al. Chromatin, DNA structure and alternative splicing. *FEBS Letters*. 2015;589:3370–3378.

Sanchez-Garcia L, Martín L, Mangues R, et al. Recombinant pharmaceuticals from microbial cells: A 2015 update. *Microbial Cell Factories*. 2016;15:33.

Travers A, Muskhelishvili G. DNA structure and function. *The FEBS Journal*. 2015;282:2279–2295.

Watson JD. *The double helix: A personal account of the discovery of the structure of DNA*. New York, NY: W. W. Norton; 1980.

関連ウェブサイト

Animations at DNA Learning Center, Cold Spring Harbor Laboratory: https://dnalc.cshl.edu/resources/animations/

DNA structure:http://www.chemguide.co.uk/organicprops/aminoacids/dna1.html

Watson and Crick discovery - *Nature*: http://www.nature.com/scitable/topicpage/discovery-of-dna-structure-and-function-watson-397

Encoding of biological information - *Nature*: http://www.nature.com/scitable/topicpage/dna-is-a-structure-that-encodes-biological-6493050

National Human Genome Research Institute: https://www.genome.gov/11006943/human-genome-project-completion-frequently-asked-questions/

DNA cloning: https://www.khanacademy.org/science/biology/biotech-dna-technology/dna-cloning-tutorial/a/overview-dna-cloning

DNA replication: https://www.youtube.com/results?search_query=DNA+replication+3d

DNA Learning Center: https://www.dnalc.org/resources/animations/cloning101.html

第21章 リボ核酸

Robert W. Thornburg

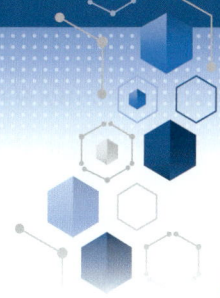

本章で学ぶこと

本章の到達目標

- 主要な細胞内 RNA の種類とそれぞれの機能を区別できる.
- RNA 分子の転写の主要な過程を説明できる.
- RNA ポリメラーゼ(RNA 合成酵素)の種類ごとの機能の違いを説明できる.
- 原核生物と真核生物, それぞれの mRNA の主な違いを説明できる.
- 真核生物の一次転写産物から mRNA への生成過程で, 種々のプロセシングとスプライシングによって RNA 分子にどのような変化が生じるかを説明できる.
- 非コード RNA による RNA 発現制御のしくみを説明できる.

はじめに

転写の定義:デオキシリボ核酸(DNA)を鋳型として, 相補的なリボ核酸(RNA)分子を合成する過程

転写は一連の酵素反応過程からなり, これにより, 二本鎖 DNA に保持されている遺伝情報が一本鎖 RNA 分子に写しとられる.

リボソーム RNA ribosomal RNA(rRNA), 転移 RNA transfer RNA(tRNA), メッセンジャー RNA messenger RNA(mRNA)は, ゲノムの塩基配列からタンパク質のアミノ酸配列への変換過程にかかわる, 主要な3種のRNA 分子種である. さらに, タンパク質／RNA 複合体を形成して他の mRNA に結合し, 切断または編集(塩基の書き換え)をすることで, 細胞内の遺伝子発現を変化させる非コード RNA が近年になって見いだされた. 主要な3種の RNA 分子種はそれぞれ大きさや機能が異なるが(**表21.1**), 大きさの違いについては, 超遠心分離操作での沈降係数〔S:Svedberg(スベドベリ)係数〕や塩基数〔kb(キロベース)〕, ヌクレオチド数を基準として nt(ヌクレオチド)と表記する場合がある〔訳注:短い一本鎖核酸でよく使われる〕. 原核生物にも, 真核生物と同じ主要な3種の RNA 分子種があるが, 次に示すように, 大きさや構造的特徴に違いがある.

リボソーム RNA(rRNA):原核生物には, 大きさの異なる3種の rRNA があるのに対し, 真核生物には, 大きさの異なる4種の rRNA が存在する. これらの rRNA 分子は互いに相互作用するだけでなく, 多くのタンパク質とも結合して, タンパク質合成の場で基本装置であるリボソームを形成する.

転移 RNA(tRNA):長さ65〜110 nt の一群の RNA であり, アミノ酸のキャリア(運搬体)として機能するだけでなく, tRNA 自体が mRNA の塩基配列を識別して結合し, 塩基配列からタンパク質のアミノ酸配列への変換, すなわち翻訳を可能にしている.

メッセンジャー RNA(mRNA):細胞内に存在する RNA 分子種のなかで最も多様性があり, 大部分の mRNA の大きさは, 500 nt から約6 kb の範囲におさまる(まれに重要な mRNA のなかに 100 kb を超えるものがある). mRNA は遺伝情報の運搬体であり, 細胞内のタンパク質のアミノ酸配列はすべて mRNA の配列から翻訳されたものである. また, mRNA はゲノムにコードされている遺伝子情報に基づいてタンパク質を合成する過程における作業コピーとなっている.

これら3種の主要な RNA 分子種の合成に必要な, 一連の複雑な過程を説明するにあたり, 本章を5つの項目に分ける. 第1項(「**リボ核酸(RNA)分子の構造**」)では主要な RNA 分子種の構造とその形成にかかわる過程を扱い, 第2項(「**RNA ポリメラーゼ**」)では転写を担う主要な酵素を解説する. 第3項(「**メッセンジャー RNA:転写**」)では, mRNA 合成に必要な3つの過程(開始・伸長・終結)について, 第4項(「**リボ核酸(RNA)の転写後プロセシング**」)において一次転写産物に対する修飾(転写後プロセシング)を学ぶ. 第5項(「**RNA の選択的分解または不活性化**」)では, 新たに発展している領域である, 非コード RNA による RNA レベルでの遺伝子発現調節機構を解説する.

リボ核酸(RNA)分子の構造

DNA とは異なり, RNA 分子の大部分は一本鎖構造をとり, チミンの代わりにウラシルが含まれる

RNA 分子は原核細胞・真核細胞を問わず, 一般的に一本鎖の核酸分子として存在し, アデニン adenine, グ

表21.1 主要なRNA分子種

RNA	大きさ・長さ	細胞内RNA全体に占める割合(%)	機能
rRNA	28S, 18S, 5.8S, 5S (23S, 16S, 5S)*	80	種々のタンパク質と結合して成熟リボソームを形成する
tRNA	65〜110 nt	15	塩基配列の暗号が特定のアミノ酸に変換される過程を仲介する
mRNA	0.5〜6+kb	5	細胞内タンパク質合成の設計図としてはたらきアミノ酸配列を指定する

＊：()内は原核細胞rRNAの大きさ．nt：ヌクレオチド，kb：キロベース，S：Svedberg(スベドベリ)単位．

アニンguanine，シトシンcytosine，ウラシルuracilの各塩基が結合したヌクレオチドが，互いに**ホスホジエステル結合** phosphodiester linkageを介して連結している．RNA分子では，合成が開始される側は5′末端で，合成が終わる側は3′末端である．大部分のRNAは一本鎖で存在しているものの，RNA分子内で折れ曲がり，二重らせんの二次構造をとる．この分子内二本鎖構造は機能的に重要であり，**ヘアピンループ** hairpin loop(図21.1)として知られる，この二次構造は一本鎖RNA分子内の相補的なヌクレオチド間の分子内塩基対形成により生じる．

rRNA：リボソームRNA

真核生物のrRNAは，長さが約13 kb程度(45S)の1本のRNA転写産物として，まとめて合成される．この長大な一次転写産物から，28S，18S，5.8S，5Sのサイズ(それぞれ，約3 kb，1.5 kb，160 nt，120 ntの長さとなる)のrRNAへと加工される(表21.1)．28S，5.8S，5Sの3種のrRNAは，リボソームタンパク質群と結合してリボソーム大サブユニットを形成する．18S rRNAは，別のリボソームタンパク質群と結合して，リボソーム小サブユニットを形成する(表21.1)．RNA・タンパク質を含むリボソームの各サブユニットの大きさは，大サブユニットが60Sとなり，小サブユニットは40Sとなる．これら大小のサブユニットが結合することで，機能的な80Sリボソームが形成される(第22章参照)．原核生物rRNAも，真核生物rRNAと同様の様式で，大小のリボソームサブユニットを形成するが，各サブユニットのサイズは真核生物と比べてやや小さく，50Sと30Sである．これは原核・真核生物間でのrRNA転写産物の大きさと結合するタンパク質の違いを反映している(表21.2)．

tRNA：部分的な二次構造によりクローバーの葉の形をしたRNA

tRNAの大きさと構造は，原核生物と真核生物でほぼ同じである．tRNA分子は複雑な二次構造をとり，4種

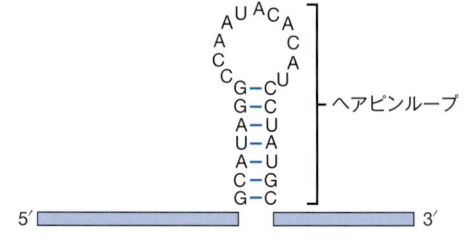

図21.1 RNAヘアピンループ

RNA(とDNA)はヘアピンループと呼ばれる二次構造をとる場合がある．RNAの二次構造は，同一RNA分子内に存在する相補的な塩基どうしが水素結合を介して相互作用し，塩基対が形成されるときに生じる．ヘアピンループは，真核細胞・原核細胞の両方で，転写調節において重要な役割を果たしていることがわかっている．

表21.2 rRNAとリボソーム

細胞の種類	rRNAの大きさ	サブユニットの名称	サブユニットの大きさ	完成形リボソームの大きさ
原核細胞	23S, 5S	大	50S	70S
	16S	小	30S	
真核細胞	28S, 5.8S, 5S	大	60S	80S
	18S	小	40S	

S：Svedberg(スベドベリ)単位．

の正常なリボヌクレオチドに対する化学修飾で生じる数個の**修飾リボヌクレオチド** modified ribonucleotideを含んでいる．すべてのtRNA分子種は相同の折りたたみ構造をとり，明瞭に分かれた4個のループを形成しているため，**クローバーの葉** cloverleafのように慣習的に描かれる(図21.2A)．しかし，tRNAのX線結晶構造によると，クローバーの葉ではなく，L字型分子構造となっている(図21.2B)．**Dループ** D loopには，修飾塩基のメチル化シトシンとジヒドロウリジン(D)が数個含まれており，そのため，Dループと命名されている．**アンチコドンループ** anticodon loopは，mRNA分子内にある相補的なコドンを認識するために必要な構造をとっている．tRNA分子内の**アンチコドン** anticodonが，mRNA分子内の適切な**コドン** codonと特異的に結合できるのは，それぞれの相補的な3塩基間で塩基対が形成されるためである．大部分のtRNA分子種に，3〜21 ntの長さの可変ループが存在するが，その機能は不明である．他に，修飾塩基の**シュードウリジン(プソイドウリジン，偽ウリジン)** pseudouridine(ψ)を含む**TψCループ** TψC loopが存在する．一方，すべてのtRNA分子に存在する，特徴的な構造である**アクセプターステム** acceptor stemは，tRNAの両末端のヌクレオチドどうしの塩基対により形成される．3′末端にある最後の3塩基は塩基対を形成しておらず，すべてのtRNA分子で同じ配列(5′-CCA-3′)となっている〔訳注：後述するように，この5′-CCA-3′配列はtRNA遺伝子にはコードされておらず，遺伝子

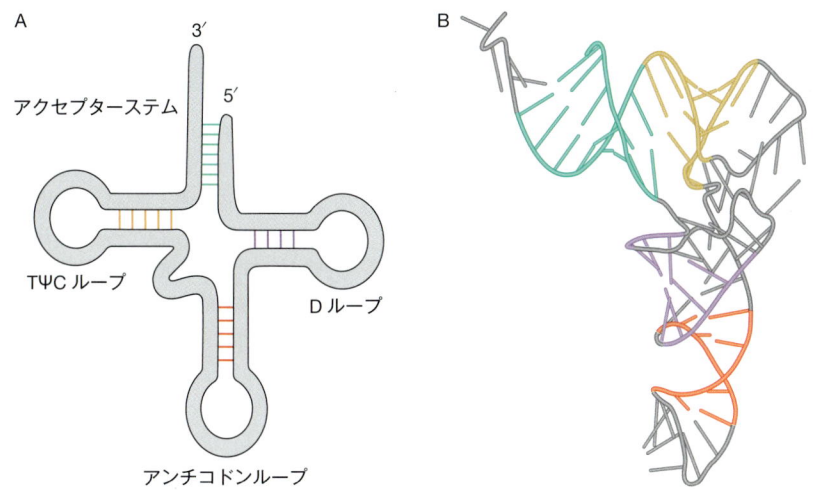

図 21.2　tRNA 分子の構造

(A) 典型的な tRNA には，TψC ループ，アンチコドンループ，D ループと名付けられた 3 つのヘアピンループ構造がある．tRNA 分子の 3 次元構造は，1 本の RNA 分子内のヌクレオチド間に形成される相補的塩基対によって決まる．すべての tRNA 分子種はこの基本構造をとっている．**(B)** X 線結晶解析から，tRNA は L 字型分子構造をとり，塩基対形成がその構造を保持していることがわかる．A に示した各ループの色は B の折りたたみ構造の色に対応する．

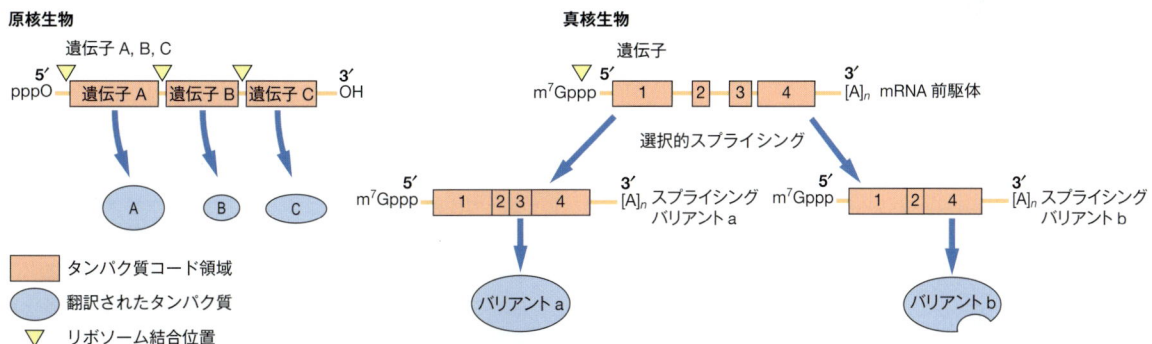

図 21.3　原核生物（ポリシストロン性）mRNA と真核生物 mRNA の典型的構造

原核生物 mRNA の末端は修飾されていない（5′ 末端は三リン酸，3′ 末端は OH 基のままである）．四角は mRNA 内のタンパク質をコードする部分を示す．逆三角形はリボソームの結合する位置を示す．このシストロンの 3 つの遺伝子 A，B，C からは 3 種の異なるタンパク質が翻訳される．原核生物のシストロンのなかには，単一の mRNA が 10 種類にわたる異なるタンパク質をコードするものもある．転写されたばかりの真核生物 mRNA 転写産物（mRNA 前駆体）は，エクソン（四角部分）とイントロン（太線部分）の両方を含んでいる．真核生物 mRNA では，5′ 末端が 7-メチルグアニンキャップ（m⁷Gppp）〔訳注：ppp は三リン酸 5′-5′ 結合〕により，3′ 末端はポリ A 尾部（[A]ₙ）により保護されている．スプライシング後，成熟 mRNA にはエクソンと 5′-UTR，3′-UTR のみが残る．選択的スプライシングによりできた mRNA からは，異なるタンパク質アイソフォームが翻訳される．

から転写された後にすべての tRNA に酵素的に付加される〕．タンパク質合成に利用されるアミノ酸は，アクセプターステムの CCA 配列のアデノシンの 3′ 位のヒドロキシ基（水酸基）とアミノ酸のカルボキシ基との間のエステル結合を介して結合している（第 22 章参照）．

mRNA：原核生物と真核生物間での mRNA の構造とプロセシングの大きな違い

　原核生物と真核生物は，大きく異なる生活環をもったまったく違った生物である．それゆえ，原核生物と真核生物の間で，遺伝子や転写機構，mRNA の構造に違いがあることは意外ではない．そのため真核生物とはまったく異なる，原核生物に特異的な生活環の一部を標的と

した新規の抗生物質の開発が実際に可能である．mRNA にも，原核生物と真核生物との間で大きな違いがいくつかある．これらの違いの詳細については後述するが，大まかにまとめると，次のような違いが存在する．

- 転写単位の構造的違い：原核生物の mRNA は**ポリシストロン性** polycistronic であるのに対し，真核生物の mRNA は**モノシストロン性** monocistronic である（図 21.3）．
- 転写と翻訳を行う細胞内区画の違い：原核生物は真核生物にみられる明確な核構造をもたず，RNA とタンパク質を単一の区画，すなわち細胞質で合成するのに対し，真核生物では転写を核で翻訳を細胞質で別々に行う．

- mRNA の 5′ および 3′ 末端の保護の有無：原核生物の mRNA の両末端は特に保護されていないが，真核生物の mRNA の末端は **5′ キャップ 5′-cap** と **3′ ポリ A 尾部 3′-poly A tail** により保護されている．
- mRNA のプロセシングの有無：原核生物の mRNA はプロセシングを受けないのに対し，真核生物の mRNA は転写直後の一時期は**イントロン intron** を含んでおり，最終的にスプライシングを受けて除去される．

　原核生物と真核生物の mRNA の大きな違いは，それぞれの転写単位の構造にある．原核生物では，転写単位は一般的に複数のタンパク質をコードする領域を含んでいる（**図 21.3**）が，真核生物では，それぞれの転写単位は一般的に単一のタンパク質をコードしている．こうした原核生物の**ポリシストロン性 mRNA polycistronic mRNA** には，それぞれの**オープンリーディングフレーム open reading frame**（ORF）の始まりと終わりに，独自の**開始コドン start codon** と**終止コドン stop codon** があり，その間の mRNA の塩基配列がポリペプチドのアミノ酸配列を特定している．それぞれの終止コドンのすぐ後には，別のリボソーム結合部位と，次のオープンリーディングフレームの翻訳開始部位が存在している．

　原核生物と真核生物の mRNA に関する 2 番目の大きな違いは，転写および翻訳が進行する細胞区画にある．原核生物には核がないため，転写と翻訳は細胞質で連続して行われる．たいていの場合，原核生物の mRNA5′ 末端の翻訳は，3′ 末端の転写が終わる前に開始される．転写と翻訳が連続的に行われるため，原核生物はタンパク質発現速度が速くなっている．このことは原核生物のライフサイクルが相対的に短いことと整合性がとれる．一方，真核細胞の場合は，核では転写，細胞質では翻訳と分かれている．この方法では，タンパク質産生までに時間がかかることになるが，タンパク質発現をかなり巧妙に制御することを可能にしている．

　mRNA の転写後プロセシングにおいても，原核生物と真核生物の間には大きな違いがある．この違いは大変重要なので，詳細については転写後プロセシングを扱う別の項で述べるが，簡単に説明すると，真核生物では，特有の分子構造（5′ キャップとポリ A 尾部）の付加により mRNA の 5′ および 3′ 末端が保護されるため，mRNA の寿命が延長する．また，真核生物の遺伝子にはイントロンを含む．イントロンは，プロセシングを受ける前の転写産物には存在するが，成熟 mRNA となる過程でイントロンが除去される．

RNA ポリメラーゼ

RNA ポリメラーゼは，DNA の限局された領域を，高度に選択的かつ特異的に RNA に転写する

　RNA ポリマーの合成を行う酵素は **RNA ポリメラーゼ**

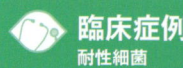
RNA polymerase（RNApol）と呼ばれる．DNA ポリメラーゼ（第 20 章）と異なり，RNA ポリメラーゼの場合は，RNA 合成開始にあたりプライマーを必要としない．RNA ポリメラーゼは一般的に 2 つの高分子量のサブユ

臨床症例
α-アマニチン中毒：誤ったキノコの採取

昨日まで健康であった若い女性が，ひどい吐き気，腹部痙攣，重い下痢のため，早朝に救急処置室を訪れた．患者の生命徴候（バイタルサイン）は頻脈を示し，皮膚の膨圧もかなり低下しており，脱水症状を示していた．患者への既往の聞き取りでは，夕食を摂ってから約6時間後に，突然，症状があらわれはじめたと説明があった．食中毒が疑われるため，患者に，過去24時間にわたって摂取したものすべてを思いだしてもらった．患者は，夕食にキノコを食べたと述べ，さらに，そのキノコが最近，ハイキングで森へ行ったときに採ってきたものであることを付け加えた．患者には，失われた体液を補充するため，大量の生理食塩水と電解質の点滴が開始され，さらに，消化管内に残存あるいは再循環している毒素を吸着させるため，活性炭が投与された．患者は24時間後には落ち着きを取り戻した様子だったが，注意を要した．患者は嗜眠状態のままで，皮膚が黄疸を呈しはじめた．血液検査から，血糖値の低下・血清アミノ基転移酵素（ALT）値の上昇・プロトロンビン時間の延長が認められ，すべて肝障害を示唆していた．アミラーゼおよびリパーゼ値は正常であることから膵臓機能は正常で，尿検査からは腎機能異常も疑われなかった．担当医は消化器専門医から，引き続き肝および腎機能をモニターし，静脈内への輸液と電解質の点滴を積極的に行うべきとの助言を受けた．約5日後，患者の容体は回復した．

解説

北米でのキノコ中毒による死者の約95%は *Amanita*（テングタケ）属のキノコ摂取が関係している．この種に属するキノコは，α-アマニチンと呼ばれる毒素を産生する．α-アマニチンは RNApol II に結合して，その機能を阻害する．この毒素が最初に作用するのは消化管上皮細胞である．細胞は mRNA を新たに合成できずに死ぬため，急性胃腸炎がおきる．肝障害はα-アマニチン摂取がもたらす重篤な症状であり，α-アマニチンによる肝細胞のアポトーシスの誘導が原因である．黄疸と肝機能検査（アルカリフォスファターゼ・ビリルビン・アミノ基転移酵素値・プロトロンビン時間）により肝障害の程度がわかる（第34章参照）．キノコ摂取事故の大部分は6歳以下の子どもにおこっている．その理由は，6歳以下の子どもはその体の小ささゆえ，摂取量が少なくとも，体重1kg あたりに換算した場合の毒素の割合が高くなるためである．一方，成人でさえ，*Amanita phalloides*（アマニタ・ファロイデス，和名：タマゴテングタケ）をたった1個摂取しただけで，致死量に達する場合がある．致死率は，全患者の10〜20%に及ぶ．アマニチンに対する解毒剤はみつかっておらず，大量のペニシリン G を投与して，循環する血清タンパク質に結合しているアマニチンを遊離させることで排泄を促進する．

ニットと多くの小サブユニットから構成されている．転写が間違いなく行われるためには，これら小サブユニトのすべてが必須である．原核生物には1種の RNA ポリメラーゼしかなく，それがすべての RNA 分子の合成を行うが，真核生物には RNA ポリメラーゼ I および II，III と称する3種類の RNA ポリメラーゼがある．

各真核生物 RNA ポリメラーゼは，1つのタイプの RNA の転写に特化している

RNA ポリメラーゼ I はリボソーム RNA を転写する．すべての rRNA は，1本の転写単位として転写され，その転写産物が加工されて，28S，18S，5.8S の各 rRNA ができる．

RNA ポリメラーゼ II は，mRNA を産生するタンパク質をコードするすべての遺伝子を含む，真核細胞のほとんどの遺伝子を転写する．また RNA ポリメラーゼ II は，毒キノコから発見された，強力で毒性のある転写阻害剤である α-アマニチンにより強く阻害される．RNA ポリメラーゼ II は，lncRNA やマイクロ RNA となる非コード RNA も転写する（詳細については本章で後述する）．

RNA ポリメラーゼ III は，tRNA と 5S rRNA を含む，細胞内の低分子量 RNA の大部分を転写する．

メッセンジャー RNA：転写

転写とは，酵素と DNA との特異的相互作用を介して RNA 分子を合成する動的過程である

転写は，開始・伸長・終結の3つの段階に分けて考えると理解しやすい．

転写開始に関する多くのことが酵母 RNA ポリメラーゼ II（RNApol II）の構造から理解できる．この酵素は12種のサブユニットからなるコア酵素を構成し，その構造はヒト RNA ポリメラーゼ II のモデルとして有用である．このコア酵素は2種類の立体構造をとる．1つは開放型で，丸めた手のような形のくぼみの部分に，DNA 分子および転写開始点近傍に会合している転写因子群を結合する．結合した二本鎖 DNA 鎖がはどけて一本鎖になると，複合体の立体構造が大きく変化し，手が閉じた形となり，DNA 鎖の**アンチセンス鎖 antisense strand**（**鋳型鎖 nontemplate**）の周囲を取り囲む留め金のような形となる．なお，複合体はセンス鎖（非鋳型鎖）には結合しな

い．その後，特定のタンパク質（rbp4/7）がその"留め
金"の根本の部分に結合することで，留め金に鍵がか
かった状態の閉鎖型に固定する．閉鎖型となると，転写
開始待機状態から転写伸長が可能な状態となる．転写伸
長中，酵母 RNApolⅡはアンチセンス鎖（非鋳型鎖）上を
進み，DNA センス鎖と同じ塩基配列の相補的 RNA を合
成する（図 21.4）．ただし，DNA のチミン残基は RNA
ではウラシル残基に置き換わっている．酵母 RNApolⅡ
の構造は，ヒトの RNApolⅡのモデルとして有用なだけ
でなく，コア酵素を構成するサブユニット群が RNA ポ
リメラーゼ間で共有されていたり，相同性が高いため
RNApolⅠおよびⅢのモデルとしても適していると考え
られる．

　細菌の RNA ポリメラーゼは，真核生物の RNA ポリメ
ラーゼと似ているものの，次の点で異なる．すなわち，
細菌のコア酵素に含まれるサブユニット数は真核生物酵
素より少なく，また真核生物酵素と違い，たった 1 種の
基本転写因子 σ（σ 因子）が**プロモーター promoter** に結
合するだけで，RNA ポリメラーゼがプロモーターに結
合可能となり，転写を開始する．

🔷 転写開始

RNA ポリメラーゼの，DNA に対する位置特異的な相互作用により転写が始まる

　ゲノム DNA の大部分はタンパク質をコードしていな
いため，望みの mRNA を転写するためには転写開始部
位をみつけることが決定的に重要である．プロモーター
と名付けられた特別の塩基配列が，転写開始部位に
RNA ポリメラーゼを引き寄せる（図 21.5）．多くの場合，
プロモーターは転写される遺伝子の手前（5′ 側上流）に位
置する（第 23 章参照）が，RNApolⅢ プロモーターの場
合は遺伝子内に存在する．

　一般的に原核生物遺伝子のプロモーターは単純な構造
である．多くのプロモーター配列にはアデニン（A）とチ
ミン（T）が多く含まれている．これらのヌクレオチドの
存在により，プロモーター部分の二本鎖 DNA の塩基対
の解離が容易になっている．なぜなら，A-T 塩基対間の
水素結合は G-C 塩基対間より弱いためである．多数の
原核生物プロモーターの比較から，2 つの共通に保存さ
れた領域が同定されている．これらの配列は転写開始部

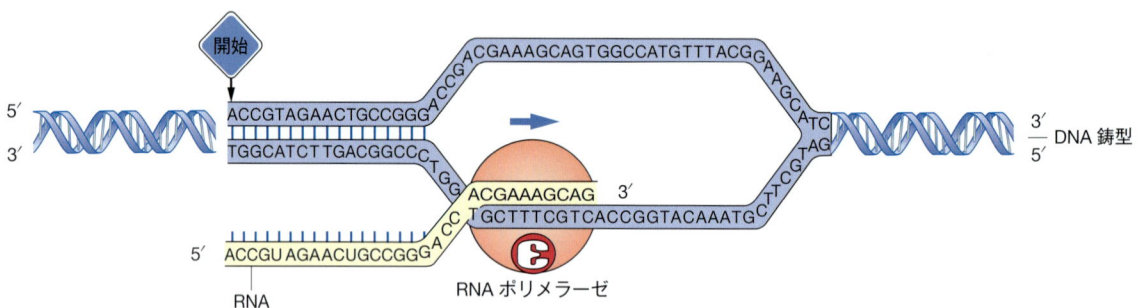

図 21.4　転写

転写とは，RNA ポリメラーゼが DNA を鋳型として RNA を合成する過程である．RNA ポリメラーゼホロ酵素は DNA のアンチセンス
鎖を利用して，この鎖と相補的な RNA 分子の合成を行う．

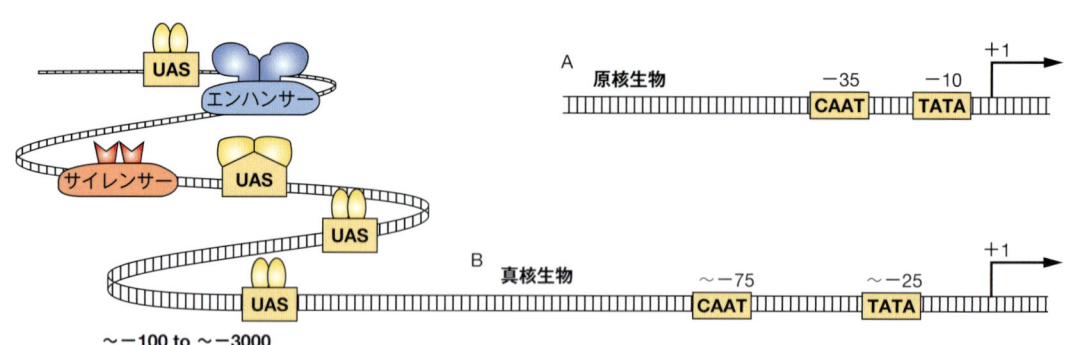

図 21.5　原核生物と真核生物のプロモーター

（A）原核生物遺伝子のプロモーターには転写開始部位（＋1）から約 10 nt 上流に位置する TATA ボックスと，＋1 から約 35 nt 上流に位
置する CAAT ボックスが含まれる．**（B）**真核生物遺伝子のプロモーターにも TATA ボックスと CAAT ボックスが含まれる（原核生物の
ものとはわずかな違いがある）が，これらのボックス配列は原核生物のものの位置より上流にある．コアプロモーターよりさらに上
流には一連の調節配列が存在する．これらの調節配列はプロモーターごとに異なり，1 つまたは複数の転写因子により認識される上
流調節配列（UAS）が含まれることがある．加えて，転写活性化因子と転写抑制因子は真核生物遺伝子プロモーターに存在する特定の
配列を認識する（第 23 章参照）．

位から約 10 nt と 35 nt 上流に存在する（図 21.5）．−10 nt にある配列は **TATA ボックス TATA box** として知られている．この配列には，原核生物の基本転写因子（σ 因子）が結合する．σ 因子は RNA ポリメラーゼと相互作用して，プロモーターに引き寄せる機能をもつ．強力なプロモーターはコンセンサス配列と一致する配列をもつ傾向にある．一方，弱いプロモーターの配列はコンセンサス配列と異なり，σ 因子と RNA ポリメラーゼは強く結合できず，低い転写活性を示す．

真核生物の RNApol Ⅱ が作用する遺伝子プロモーターには，**上流調節配列 upstream activation sequences (UAS)** や**エンハンサー enhancer**，抑制因子〔訳注：一般的には抑制性シス配列はサイレンサーと呼ぶ〕，CAAT ボックス，TATA ボックス配列などといった複数種の**調節配列 regulatory element**（特定の短い塩基配列からなる DNA 配列）が，数百から数千ヌクレオチドにわたって散在している．個々の転写因子（活性化因子または抑制因子）がこれらの上流調節配列などを認識し，結合する．転写開始の制御および遺伝子発現調節については第22章で詳しく解説する．

🔷 転写伸長

転写伸長とは合成中の RNA 鎖にヌクレオチドを付加する過程である

原核生物では，伸長は比較的単純な過程である．まずリボヌクレオチドが RNA ポリメラーゼの進入部位に結合する．入ったリボヌクレオチドが鋳型 DNA の次の塩基と相補的であれば〔すなわち，Watson-Crick（ワトソン-クリック）塩基対形成に適合していれば〕，RNA ポリメラーゼ活性部位に移動して，新しいホスホジエステル結合が形成される．相補的でない場合，入ったリボヌクレオチドは放出され，正しいリボヌクレオチドがみつかるまでこの過程が繰り返される．ホスホジエステル結合の形成後，RNA ポリメラーゼは鋳型 DNA 上を移動する．RNA ポリメラーゼは，自身の小さいらせん構造部分を直線的と屈曲的なコンフォメーションに交互に変化させ，振動することで，DNA 上を移動すると考えられており，1 回の振動によりアンチセンス鎖上を約 3 Å（約 1 nt 分）ずつ徐々に移動する．移動すると，そこにまた新しいヌクレオチドを付加する．

真核生物では，RNA ポリメラーゼ Ⅱ が転写を開始すると，1 対の転写伸長抑制因子（NELF と DSIF）が RNApol Ⅱ を転写開始部位にいったん引き留める．P-TEFb と命名されている RNA-タンパク質複合体がこの 2 つの抑制因子に対するリン酸化酵素である．P-TEFb が転写伸長抑制因子をリン酸化することにより RNApol Ⅱ から解離し，RNA 合成を継続することが可能となる．水疱性口内炎ウイルス（VSV）と HIV は，RNA ポリメラーゼ複合体を安定化させるタンパク質群を産生する．

これらのタンパク質群は，直接結合するか，または宿主のもつ因子を引き寄せることで，RNA ポリメラーゼ複合体を安定化させている．安定化タンパク質群のなかで，HIV タンパク質 TAT（トランス活性化調節タンパク質）は，比較的よく理解されているものの 1 つである．TAT タンパク質は，RNA ポリメラーゼと結合すると，すぐに P-TEFb 複合体を引き寄せ，宿主細胞の RNA 合成を犠牲にして，ウイルスの全長 RNA の転写を増加させる．

RNA 伸長は速く進む過程であり，毎秒約 40 nt の速さで伸長する．RNA 伸長が進むには，二本鎖 DNA のねじれが継続的に解消される必要があり，それにより RNA ポリメラーゼは鋳型鎖に接近することが可能となる．**DNA トポイソメラーゼ topoisomerase** Ⅰ および Ⅱ は転写複合体と結合しており，RNA ポリメラーゼとともに鋳型鎖上を移動しながら，DNA 鎖の切断再結合を行ってねじれを解消することで，RNA ポリメラーゼが RNA 合成のために DNA 鎖に接近できるようにしている．

🔷 転写終結

転写終結は，原核生物・真核生物ともに，複数の機構により制御される

RNA ポリメラーゼは，転写単位の 3′ 末端の決まった位置で RNA 合成を終結させる．真核生物に比べて，原核生物の転写終結機構はかなり理解が進んでいる．原核生物の転写の終結は，よく解明されている 2 つの機構（*rho* 依存的転写終結，*rho* 非依存的内因性転写終結）のいずれかを介しておこる．*rho* 非依存的内因性転写終結では，転写された RNA の一部が二次構造としてヘアピンループを形成することが必要である．*rho* 依存的転写終結は，転写産物 RNA に，*rho*（ATP 依存性ヘリカーゼで相補対を形成している DNA と RNA を解離させる）結合部位が存在する場合におこる．*rho* が転写産物 RNA に結合すると，RNA 上を移動して *rho* は RNA ポリメラーゼを"追跡"するものの，RNA 上の移動速度は RNA ポリメラーゼより遅いため，すぐに追いつくことはない．転写単位の終わり付近にある *rho* 終結部位により RNApol Ⅱ が一時停止するため，*rho* タンパク質が追いつき，RNA：DNA 二本鎖を解離させて，RNApol Ⅱ を鋳型鎖から引き離すことで転写が終結する．*rho* 非依存的内因性転写終結では，ヘアピンループが転写産物の 3′ 末端近傍に位置する 6 〜 8 残基のウリジン（U）が連続した配列のすぐ上流に形成される．このヘアピン二次構造の形成により，RNA ポリメラーゼは DNA 鋳型鎖から解離して，RNA 合成が終結する．

真核生物では，3 種類の RNA ポリメラーゼごとに，異なる転写終結機構が存在する．RNApol Ⅰ は，転写終結因子 1（TTF1）という特定のタンパク質を利用している．このタンパク質は，rRNA をコードする配列の約 1,000 nt 下流に位置する 18 nt の終結部位に結合する．

RNApol Ⅰが, DNA に結合している TTF1 に遭遇すると, 解離因子が rRNA 遺伝子からポリメラーゼⅠを解離させる. RNApol Ⅲの転写終結では, 細菌の *rho* 非依存的転写終結に似た機構が関与する. しかし, 連続したウリジン(U)配列の長さはやや短く, RNApol Ⅲを解離させるのに RNA の二次構造を必要としない. RNApol Ⅱは大部分の真核生物遺伝子を転写するが, その転写終結機構の詳細はあまりわかっていない. RNApol Ⅱの転写産物では, プロセシング前の 3′ 末端部分がすぐに除去され, その直後にポリアデニル酸(ポリ A)尾部が付加されることが理解を困難にしている理由の 1 つである.

リボ核酸(RNA)の転写後プロセシング

環境が増殖に適している場合, 可能な限り速く分裂するのが原核生物の生存戦略である. 真核生物は, より管理された生存戦略をもっており, 調節を精密に行うことに大きなエネルギーを注ぎ, それによって多様な状況で安定的な増殖を実現する一方, 急速な繁殖を抑制している. RNA 合成とそのプロセシングのしくみは, それぞれの生存戦略を最適化するように進化した.

◆ rRNA 前駆体と tRNA 前駆体

rRNA および tRNA は, 最終産物より大きな前駆体(RNA前駆体)として合成され, 成熟 RNA となるにはプロセシングを受ける必要がある(図 21.6)

原核生物では, 1 分子の 30S(約 6.5 kb)rRNA 前駆体転写産物が 23S および 16S, 5S rRNA 各 1 コピーを含むとともに, 5′ 末端にはリーダー領域を, 3′ 末端にトレーラー領域をもつ. この配置は, リボソーム大および小サブユニットの比率を一定に維持するのに明らかに有利である. 原核生物の rRNA 遺伝子は, RNA 前駆体転写産物に組み込まれている複数種の rRNA をコードしている. rRNA 転写産物はプロセシングを受けて, 種々の機能的な RNA 分子に分かれる必要がある.

原核生物では, rRNA 前駆体のプロセシングに, 複数の RNase を必要とする. リボヌクレアーゼⅢ(RNaseⅢ)は rRNA 前駆体の二本鎖領域を切断する. このような rRNA 前駆体内の二本鎖領域(ヘアピンループ)は, 16S および 23S rRNA 分子のそれぞれの末端に存在しており, その切断により rRNA 前駆体から上述の複数の rRNA 分子が切り出される. 切り出された 16S および 23S rRNA は, さらにそれぞれの 5′ 末端および 3′ 末端でプロセシングを受ける. しかし, この末端の "トリミング(刈り揃え)"には特定のリボソームタンパク質が必要なため, 会合してリボソームを形成する過程でおこる.

酵母から哺乳類までのすべての真核生物では, rRNA前駆体転写産物は, 原核生物 rRNA 前駆体プロセシング

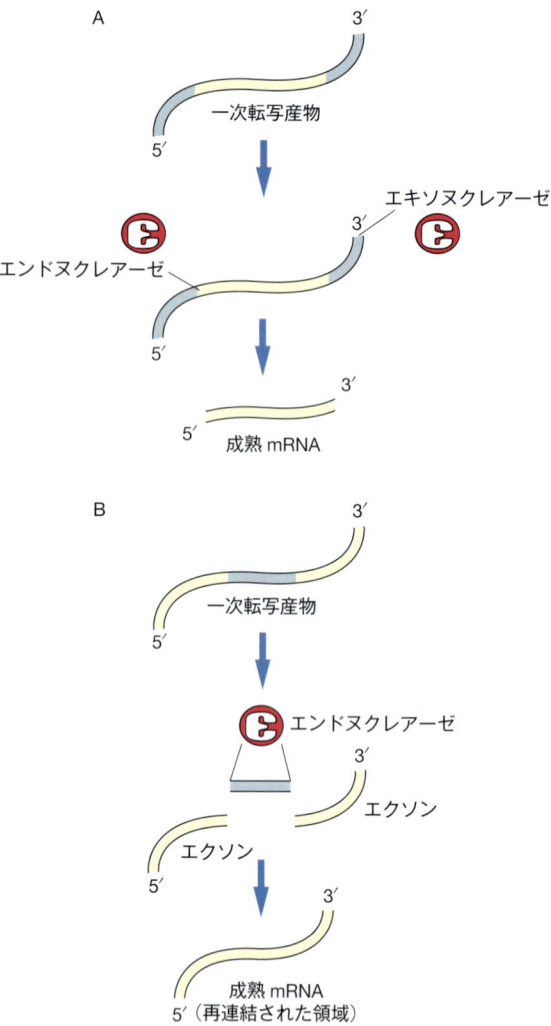

図 21.6　RNA プロセシングの概要

RNA プロセシングでおこる過程には, 一般的に 2 種類のタイプがある. RNA 転写産物のプロセシングは以下のとおりである. **(A)** エンドヌクレアーゼとエキソヌクレアーゼの作用による不要な配列の除去. このタイプは rRNA および tRNA 遺伝子のプロセシングで認められる. **(B)** 転写された直後の RNA におこる, 不要な配列の除去と残存部分の連結で, このタイプは mRNA のスプライシングに認められる.

に類似した様式でプロセシングを受ける. すべての 45S rRNA 前駆体転写産物(約 13.7 kb)には 18S および 5.8S, 28S rRNA のそれぞれが 1 コピー含まれている(真核生物では 5S rRNA は別の遺伝子にコードされている). しかし, ヒト rRNA のプロセシングはより複雑であり, rRNA 前駆体転写産物が 11 の異なる部位で切断されて, 18S および 5.8S, 28S の成熟 rRNA が生成する. プロセシングは, **プロセソーム processome** と名付けられた巨大なリボ核酸タンパク質複合体でおこる. 切断による修飾に加え, 成熟ヒト rRNA では, 115 ヵ所の特異的なメチル化修飾(これらの修飾の大部分は核酸の塩基に対してではなく, 糖–リン酸主鎖のリボースの 2′–ヒドロキシ基に

対するメチル基で，2′-O-メチル化修飾が生じる），95ヵ所の特異的なウリジンからシュードウリジンへの変換（U-to-ψ）が認められる．これらの修飾は，個々の**核小体低分子リボ核酸タンパク質複合体small nucleolar RNA protein complex(snoRNP)**との相互作用を介して，rRNA前駆体に導入される．各snoRNPは，特有のガイドRNA（長さ：約60〜300 nt）と，1個から4個のタンパク質分子から構成される．各snoRNPは，1ヵ所あるいはほとんどの場合，2, 3ヵ所のヌクレオチドの修飾を特異的に行う．snoRNPの構成因子である**核小体低分子RNA small nucleolar RNA(snoRNA)**には，C/DボックスまたはH/ACAボックスのどちらかに属する高度に保存された構造モチーフが存在する．H/ACAボックスには2つのヘアピンループが存在する．これらの配列は，rRNA前駆体の一部と相補対（長さ：約10〜20 nt に及ぶ）を形成することで，snoRNPをrRNA前駆体の特定の部位に結合させる．これにより，メチル基転移酵素（ボックスC/Dに結合）またはシュードウリジン合成酵素（ボックスH/ACAに結合）は，rRNA前駆体上の正確な位置に結合し，修飾を行う．プロセソームは100以上のsnoRNAと100種以上のタンパク質から構成される．

rRNA遺伝子に加え，tRNAも前駆体から合成される．1分子のtRNA前駆体遺伝子から，最大7分子のtRNAが合成される．tRNAのプロセシングにはRNase Pが関与し，tRNA前駆体5′末端付近の1ヵ所を切断してtRNAを切り出す．RNase PはRNA-タンパク質複合体で，377ヌクレオチド長のRNAと20 kDaのタンパク質からなる．しかし，タンパク質部分は酵素活性には必要ない（つまり，結合しているRNA自身が酵素活性をもっている）．別種の酵素，RNase Dは3′側の余計なヌクレオチドをtRNA前駆体から切り取る．その後，すべてのtRNAの3′末端に必ず認められるCCA尾部がCCA付加RNAポリメラーゼによって付加される．数種類のtRNA前駆体には，プロセシングで除去されるイントロンがアンチコドンループ内に存在する．

🔷 リボザイム

RNAのなかには，以前はタンパク質だけにあるとみなされていた活性と似たタイプの触媒活性（例えば，リボヌクレアーゼ活性）をもつものがある．こうした特異な触媒RNA分子は**リボザイム ribozyme**として知られる．リボザイムの基質特異性は，リボザイム内と，切断されるRNA基質のなかにある相補的な配列の間の塩基対形成により担保される．タンパク質性の酵素とまったく同様に，リボザイムはその基質（RNA）の特定の部位を切断し，その反応によって自らが消費されることなく，切断物を放出する触媒である．RNAウイルスのなかの，特に植物ウイルスおよび，ローリングサークル型複製様式で増殖するD型肝炎ウイルス因子（HVD）のようなウ

理解を深めるために
RNA ワールドとリボザイム

原始の生命は約35億年前に地球上にあらわれた．非生命から生命への変遷のメカニズムは不明である．分子生物学のセントラルドグマでは"DNAからRNAがつくられ，RNAからタンパク質がつくられる"とされるが，ここ20〜30年の間にDNAは最初の核酸ではなかった可能性を示唆する新しい説が提出され，代わりに，RNAが地球上で最初に生成した触媒作用のある生体高分子だと現在では考えられている．この説を支持する一連の証拠が存在する．第1は，RNA前駆体から内在する酵素活性によりイントロンを自ら取り除く自己スプライシングRNAの発見である．第2は，リボソームの構造および生化学解析から，リボソームはRNAとタンパク質の巨大な分子複合体であるが，リボソームタンパク質ではなくrRNAがタンパク質合成を触媒することが判明したことによる．したがって，タンパク質が利用される前から，最初の生命は遺伝情報を保存し生化学反応を触媒するためにRNAを利用した可能性がある．そして生命の歴史の初期段階に，遺伝情報を保存しているRNA鎖をコピーあるいは複製できるリボザイムが進化した．のちに，より安定な遺伝情報保存システム（DNA）と，改良された触媒物質（タンパク質）を利用するように進化し，現在の生命のシステムを獲得したと考えられる．

イルス様顆粒では，リボザイムの作用によりRNA前駆体産物からウイルスRNAが切り出される必要がある．

リボザイム活性に必要な配列が同定されているため，特定の対立遺伝子由来のRNAを切断するリボザイムを設計することが可能となっている．組換えリボザイムは，筋ジストロフィーやAlzheimer（アルツハイマー）病，Huntington（ハンチントン）病，Parkinson（パーキンソン）病のような，変異遺伝子の不適切な発現によって引きおこされる疾患に対する治療薬になると期待されている．ヒトに対する研究はまだ実験段階だが，ミトコンドリアアルデヒド脱水素酵素遺伝子（*ALDH2*）mRNAを特異的に切断するリボザイムを投与したラットでは，自発的なアルコール摂取の低下が認められている〔訳注：*ALDH2*はアルコール代謝においてエタノールの代謝産物のアセトアルデヒドを分解する主要な酵素であり，リボザイムによる*ALDH2* mRNA切断はアルコール摂取時の血中アセトアルデヒド濃度の上昇をもたらし，アルコール中毒症状をおこしやすくすると考えられる〕．

🔷 mRNA 前駆体のプロセシング

原核生物はmRNAを迅速に合成しており，mRNAの

加工や修飾は通常行わない．すなわち，原核生物 mRNA の 5′ 末端および 3′ 末端は，合成された直後の状態のままで守られていない．その結果，合成されたばかりの mRNA でさえ，細胞内に普通に発現している RNase により急速に分解されていく．このことは急速に増殖する生物（原核生物）にとっては問題ではない．タンパク質産生のため，原核生物は mRNA 合成速度を迅速に変えることができるためである．原核生物は mRNA の即時的需要が満たされた後，合成した mRNA を分解して，リボヌクレオチドを別の mRNA 合成のために再利用する．典型的な原核生物 mRNA の半減期は約 3 分である．対照的に真核生物は，mRNA の持続的利用のため，その安定性を維持するように特別な注意を払っている．真核生物での mRNA の半減期は，短いものでは高度に制御された転写因子の場合にみられるように 2 〜 3 分であり，長寿命の転写産物の場合では 30 時間もの長さに及ぶものまである．

真核生物 mRNA の 5′ 末端および 3′ 末端は防護的修飾を受けているため原核生物 mRNA より長寿命である

　真核生物は，mRNA の両末端を保護するように進化させた．5′ 末端には，"5′ キャップ"と名付けられた，特徴的な構造が付加されている．5′ キャップでは **7-メチルグアノシン三リン酸 7-methylguanosine triphosphate** 残基が mRNA の最初のヌクレオチドの 5′ 末端に反対の方向性で，すなわち 7-メチルグアノシンのリボースの 5′ 炭素に付加したヒドロキシ基が三リン酸を介して 5′ 末端のリボースの 5′ と 5′-5′ 結合により連結（m⁷Gppp）している．mRNA キャップ付加酵素も RNAPol II と結合しているため，転写されたばかりの mRNA へのキャップ付加は RNA 合成開始直後におこる．大部分の細胞のエキソ型の RNA 分解酵素（exo-RNase）はこのキャップ構造を加水分解する能力がないため，5′ 末端はキャップ構造があることで exo-RNase による分解から保護されている．ヒストン mRNA を除くほぼすべての真核生物 mRNA の 3′ 末端には，ポリアデニル酸配列〔**ポリ A 尾部 poly A tail**〕が mRNA 合成の終結直後に付加されている．ポリアデニル酸残基は DNA にコードされていないが，その代わりにポリ A ポリメラーゼのはたらきにより ATP を基質として付加される．ポリ A 尾部は長さ 250 ヌクレオチド以上であることが多く，特定のポリ A 結合タンパク質と結合する．ポリ A 尾部が付加されても 3′-exo-RNase による分解を受け続けるが，ポリ A 結合タンパク質と結合したポリ A 尾部の存在により mRNA の代謝回転は相当に低下する．それゆえ，mRNA の寿命が延びる．ポリ A 尾部の存在が真核細胞から mRNA をアフィニティークロマトグラフィーを使って分離するのに利用されている〔訳注：さらに，リボソームは 5′ キャップ構造を認識して結合し，また 5′ キャップ構造と 3′ ポリ A 尾部のそれぞれに結合するタンパク質を介して環状となることで，mRNA の翻訳効率を高める作用が知られている〕．

スプライソソームは mRNA 前駆体からイントロンを切除し，エクソンどうしを連結させ，成熟 mRNA を形成する

　真核生物 mRNA はより複雑な転写後プロセシングを受け，一次転写産物〔mRNA 前駆体，**ヘテロ核 RNA heterogeneous nuclear RNA（hnRNA）**の主要構成因子〕から**イントロン intron**（介在配列）が除かれる．**エクソン exon**（成熟 mRNA として発現される配列）と呼ばれる残りの断片がつなげられ，機能的な RNA が形成される．この過程を触媒するのは，タンパク質と補助 RNA である**核内低分子 RNA small nuclear RNA（snRNA）**とが会合した低分子リボ核タンパク質（snRNP）から形成される大きな複合体であり，さらに別のタンパク質と結合して，**スプライソソーム spliceosome** を形成する．スプライソソームに含まれる 5 種の snRNA（U1, U2, U4, U5, U6）は，基質の mRNA 分子内でスプライシング反応のおこるべき位置決定にかかわる．これにより，イントロンが除去され，適切なエクソンどうしが連結されることを可能にする．snRNA は，mRNA 上のイントロン／エクソン境界に相当する位置で塩基対を形成してこの役割を果たしている．

　この複雑な経路については，本章末に引用した YouTube ビデオで解説している．

選択的スプライシングにより，1 種類の mRNA 前駆体から複数種類の成熟 mRNA ができる

　大部分の真核生物 mRNA 前駆体は，複数のイントロンおよびエクソンを含んでいる．スプライシングが常に同じように行われるならば，mRNA 前駆体からは単一の成熟 mRNA しか生じないはずである．しかし，多くの真核生物遺伝子からの転写産物には，**選択的スプライシング alternative splicing** がおこり，この過程により，同一の mRNA 前駆体からさまざまな mRNA エクソン領域が切り取られる結果，異なる配列をもった複数種の成熟 mRNA が生じる．これらの異なる mRNA が翻訳されると，複数のタンパク質アイソフォームができる．ヒトでは mRNA 前駆体のほぼ 60% で選択的スプライシングがおこり，複数種の成熟 mRNA が生成する．選択的スプライシングにより，タンパク質のアミノ酸配列の挿入または欠失，フレームシフト，新しい終止コドンの導入さえ生じる場合がある．選択的スプライシングによる mRNA 領域の付加または除去によって，翻訳や mRNA の安定性，細胞内局在に影響する調節エレメントが変化する場合もある．

エディトソームは成熟 mRNA のヌクレオチド配列を変更する

　プロセシングが終わってから，mRNA が転写後に複

理解を深めるために
ゲノムインプリンティング（ゲノム刷り込み）

　snoRNA はゲノムインプリンティング genomic imprinting においても機能する．ゲノムインプリンティングは，受精後に発生した胚で，母親または父親のどちらか一方の親の遺伝子のみが選択的に発現するのを可能にする，エピジェネティック epigenetic な調節である．この調節は動物でも植物でもおこっている．なぜなら，動植物とも子孫と胎盤〔訳注：植物では胎座〕を介したつながりをもっているためである．減数分裂の間にメチル化され，不活性化される遺伝子がある．この特有のメチル化は，形成過程の卵母細胞と精母細胞のどちらか一方でのみおこる．そのため受精後の個体の胚発生段階では，ゲノムインプリンティングを受けている遺伝子に関しては，母親由来か父親由来の一方の対立遺伝子のみが不活性化されている．ヒトにおけるゲノムインプリンティングは，Angelman（アンジェルマン）症候群，Prader-Willi（プラダー–ウイリー）症候群などの神経行動障害に加え，喘息やがん，糖尿病，肥満に対する感受性を含む，さまざまな健康リスクに影響する可能性がある．Angelman 症候群と Prader-Willi 症候群は，インプリンティングを受ける遺伝子クラスターが含まれる 15 番染色体の同じ 2.0 Mb 領域（15q11–q13）の遺伝子の不活性化が原因で発症する．この 2 つの症候群が類似していないのは，不活性化領域に，父親由来でのみ発現する遺伝子と母親由来でのみ発現する遺伝子の両方が含まれているためである．この領域には，父親由来でのみ発現するタンパク質（NDN，MKRN3，MAGEL2，SNURF-SNRPN）をコードする遺伝子群と C/D box snoRNA，そして母親由来でのみ発現する唯一の遺伝子であるユビキチンリガーゼ（UBE3A）が含まれる．しかし，このインプリンティング領域の不活性化が父親から遺伝すると Prader-Willi 症候群を，母親から遺伝すると Angelman 症候群を発症する．ヒトでは，少なくとも 83 種類の遺伝子が，マウスでは，1,300 種類以上の遺伝子がインプリンティングを受けることがわかっている．

理解を深めるために
mRNA ワクチン

　歴史的に，ほとんどのワクチン開発技術では，不活化ウイルス顆粒や精製したウイルス抗原の生産を要するため，新規ワクチンの開発には長い年月がかかっていた．しかし，新型コロナウイルス感染症（COVID-19）の感染爆発（パンデミック）では，従来とは異なる革新的な技術，すなわち，mRNA ワクチン開発技術により短期間でのワクチン製造が可能となった．この技術では，変異がおこりにくく保存されている抗原の領域を同定し，そのペプチドをコードする mRNA が転写される DNA 断片をプラスミドベクターにクローニングする．この外皮タンパク質やスパイクタンパク質などのウイルス抗原をコードする mRNA を注射するために，脂質ナノ粒子に包み込む．リポソーム（脂質ナノ粒子を指す）は正に帯電しているため，負の電荷を帯びた mRNA と相互作用しやすい．当該 mRNA は 7-メチルグアニン（m7G）キャップとポリ A 尾部，3′-および 5′-UTR（非翻訳領域）を含む．アミノ酸を指定するコドンと終止コドンの塩基配列は，ウイルスタンパク質が最も効率的かつ正確に翻訳されるように改変されている．宿主細胞による，外来 RNA 認識とその後の分解を抑えるために，当該 mRNA にはウリジン修飾が導入されている．モデルナ Moderna〔訳注：mRNA ワクチン開発製造した会社の 1 つ〕という名称は modified RNA（修飾された RNA）からとられている．当該 mRNA が細胞に取り込まれると，翻訳されたウイルスタンパク質が細胞表面に発現し，そこで免疫反応が誘導される．現在，20 種類以上の mRNA ワクチン候補の臨床試験が進んでいる．

数のタンパク質からなる巨大なタンパク質複合体エディトソーム editosome により最終的な編集を受ける場合がある．この編集にかかわる機構には複数あり，特異的な塩基を対象とする．シトシン脱アミノ化酵素の触媒による C から U への変換や，アデノシン脱アミノ化酵素による A から I への変換，1 つあるいは複数の U 残基の欠失さえおこす各機構により，mRNA のヌクレオチド配列が変更されることがわかっており，これらの編集はmRNA の 3′ 非翻訳領域でよくおこるが，コード領域でおこると，フレームシフトやコドンが変化し，遺伝子 DNA にコードされたアミノ酸配列とは異なる配列のタンパク質を生じたり，調節配列では mRNA 発現レベルを変化させることもある．

　rRNA と tRNA の修飾にはたらく snoRNA は，これらの mRNA 編集過程でも機能する．ここではたらく snoRNA は，mRNA 内の編集部位に結合し，シチジン脱アミノ化酵素あるいはアデノシン脱アミノ化酵素活性を有するエディトソームを正確な位置に引き寄せ，修飾を完成させる．

mRNA の選択的分解または不活性化

非コード RNA とマイクロ RNA，siRNA，RNAi，RISC

　mRNA のエクソン，すなわち，タンパク質をコード

する領域はヒトゲノムのわずか2%程度にもかかわらず，ヒトゲノムの80%近くまで転写されている．それでは，細胞内の転写産物の大部分である非コードRNA（ncRNA）とは何者で，何をしているのか？　これらの非コードRNAは，機能不明のDNA，いわゆる"ガラクタDNA junk DNA"から転写されるが，これらの塩基配列は，最近の研究から，通常の細胞内のmRNAの発現制御において重要な機能を果たしていることが明らかにされている．

非コードRNA

非コードRNA noncoding RNAは種々の様態で発現され，長いタイプも短いタイプも存在する．長鎖非コードRNA long noncoding RNA（lncRNA）は200以上のヌクレオチド長で，タンパク質には翻訳されない．mRNAと同様に，RNAポリメラーゼIIにより転写される．ゲノム研究から，lncRNA遺伝子は16,000～100,000種以上に及ぶと推定されている．lncRNAは通常のmRNAのように，しばしば5′末端に7-メチルグアニン（m7G）でキャップ化され3′末端にポリアデニル化され，プロセシングで取り除かれるイントロンを含むこともある．RNAはDNAや他のRNA，タンパク質と特異的に相互作用することができるため，lncRNAは多段階で遺伝子発現に影響を与える．lncRNAは特定の領域でクロマチンに結合し，さまざまなクロマチン修飾タンパク質や転写因子，遺伝子発現抑制タンパク質，足場因子をその場に呼び寄せる．lncRNAの1種である*XIST*は，哺乳類のメスにおいて，発生過程でのX染色体の不活化を媒介する．胚発生過程で，*XIST*分子が一対のX染色体の一方にのみ結合して，Barr（バー）小体を形成し，結合したX染色体の遺伝子発現を完全に抑制する．

lncRNAのなかには，遺伝子のプロモーター領域のシス作動性配列に結合して転写を調節するものがあり，DNAに結合したlncRNAは，転写を促進するタンパク質を呼び寄せて転写活性を促進する，もしくは転写因子の結合を阻害して転写活性を低下させたりする．こうした多様な相互作用のため，lncRNAは，多数のRNAとタンパク質が協同して転写レベルでの遺伝子調節を修飾できるようにする"ハブ"としてしばしば機能する．またlncRNAのなかには，スプライシング因子と結合して転写後レベルでの遺伝子調節に関与することで，タンパク質発現を修飾するものもある．

lncRNAによる遺伝子調節の種々のメカニズムの影響は広範囲に及び，Parkinson病やHuntington病，筋萎縮性側索硬化症（ALS），Alzheimer病の発症機構にも関与している．造血や免疫反応はlncRNAから影響を受けることが知られており，赤血球成熟や，セリアック病のようなマクロファージ媒介性炎症疾患にも数種のlncRNAが関与している．さらには，lncRNAには，p53のようながん抑制因子やMYC，エストロゲン受容体の転写調

節において鍵因子として同定されているものもある．前述のように多様な生物学的過程での遺伝子発現に種々の影響を与えることから，lncRNAが細胞内の大部分の遺伝子発現過程に影響を与える可能性が高いことが一層明らかになっている．したがって，lncRNAを標的としたアンチセンスオリゴヌクレオチドの利用など，lncRNAに基づいた治療的介入の新たな機会を提供する．

短い非コードRNAはmiRNAとsiRNAに大別される．マイクロRNA micro RNA（miRNA）は，動植物ともにすべてのタンパク質をコードする遺伝子の多く（30%に及ぶ）を調節すると予測されている．miRNAはlncRNAと同様に，細胞での遺伝子発現レベルの微調整を可能にしている．低分子干渉RNA small interfering RNA（siRNA）は二本鎖RNA（dsRNA）から生成し，miRNAと同じメカニズムで機能し，遺伝子発現を低下させる．

miRNA

miRNAの一次転写産物は，ゲノムの非コード領域からRNAポリメラーゼIIにより転写される．miRNA遺伝子には逆方向に重複塩基配列が内在しており，転写後にmiRNA一次転写産物の分子内で自発的に複数のヘアピン構造を形成する（図21.7）．これらの分子内二本鎖構造には単一種または複数種のmiRNA分子が含まれる．2種のRNase III型のタンパク質によりmiRNA一次転写産物から成熟miRNA分子が切り出される．ドローシャDroshaと命名されている第1のRNase III型タンパク質は核内に局在し，miRNA一次転写産物を切断して，個々のmiRNA前駆体を生成する．その後，核内からGTP依存的輸送により細胞質へ移行して，miRNA前駆体は第2のRNase III型タンパク質であるダイサー dicerと結合する．ダイサーはmiRNA前駆体を切断して，3′末端が一本鎖となっているごく短い断片（21～25 nt）にする．さらに3′末端がリン酸化されて，二本鎖miRNAを生成する．このリン酸化された二本鎖RNAは一本鎖に解離し，短いオリゴヌクレオチドが2本できる．3′側の塩基対が少ない不安定な方のオリゴヌクレオチドが選択されて"ガイド鎖"となり，アルゴノートタンパク質 Argonaute protein（AGO）と結合する．残りの"パッセンジャー鎖"は分解される．ガイド鎖と結合したアルゴノートタンパク質は，RNA誘導サイレンシング複合体 RNA-induced silencing complex（RISC）と呼ばれる多量体タンパク質複合体に取り込まれる．その後，RISC／ガイド鎖複合体は，RNA標的補因子として作用して，相補的な配列をもつ，細胞内のmRNAを捜索する．相補的な配列がみつかりRISC／ガイド鎖複合体が結合すると，アルゴノートタンパク質が活性化され，標的mRNAを切断する．その結果，遺伝子発現が抑制される．本章末で引用したウェブサイトでは，この過程をより動的に解説している（関連ウェブサイトと動画を参照）．

ヒトゲノムには，900種以上に及ぶmiRNAが存在す

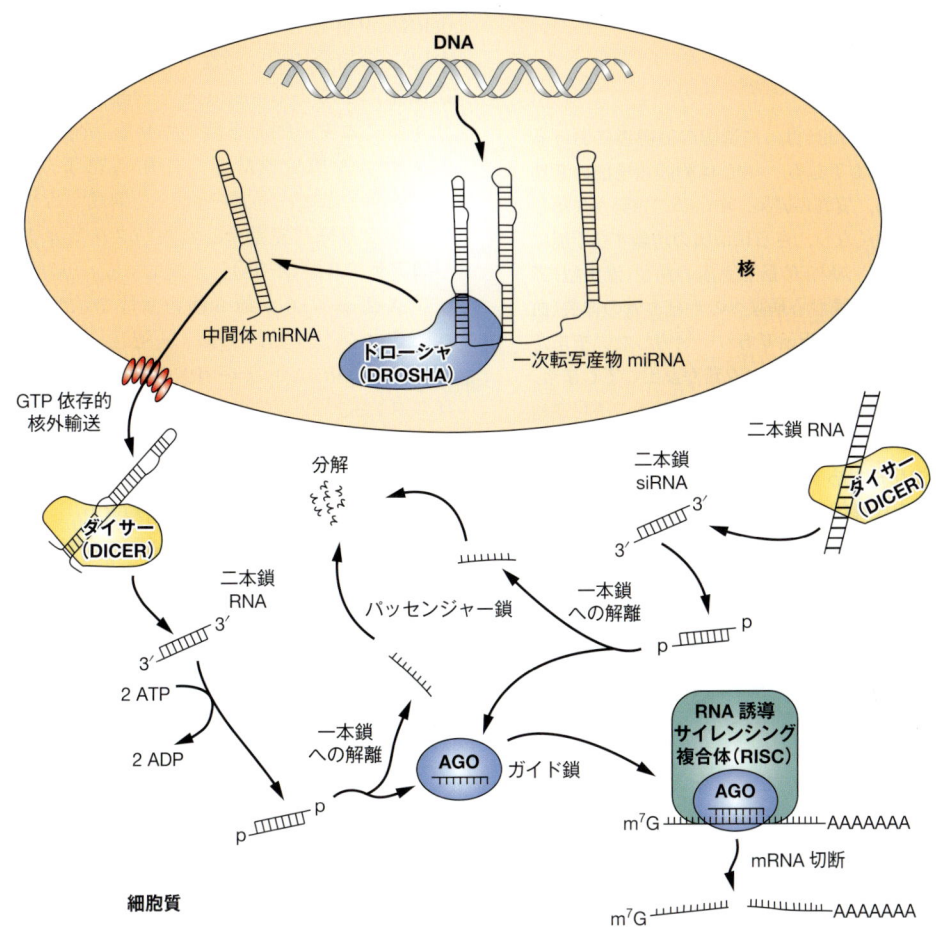

図 21.7　マイクロ RNA（miRNA）と短鎖干渉 RNA（siRNA）の合成と作用

核内で miRNA 一次転写産物がゲノムの非コード領域から合成される．pri-miRNA は RNase であるドローシャにより認識され，中間体 miRNA（pre-miRNA）へと切断される．核から細胞質へ輸送後，第 2 の RNase であるダイサーが pre-miRNA を切断して短い二本鎖断片（21 〜 25 nt）を生成する．リン酸化後，二本鎖 miRNA は一本鎖に解離され，ガイド鎖がアルゴノートタンパク質（AGO）と結合する．AGO／ガイド鎖複合体は RNA 誘導サイレンシング複合体（RISC）に取り込まれ，RISC は細胞内 mRNA 内のガイド鎖と相補的な配列を捜索する．認識されたすべての mRNA は AGO を活性化し，活性化された AGO は認識された mRNA を切断して遺伝子発現を低下させる．siRNA は同様に細胞質に局在する二本鎖 RNA より加工されるが，二本鎖 RNA はウイルス RNA 由来である．

ると推定されている．miRNA のなかには複数の遺伝子（おそらく 200 種程度の遺伝子）を標的とするものがあることから，miRNA は数百，数千種の mRNA に影響を与える可能性がある．遺伝子のなかには複数の miRNA の標的となっているものもあり，遺伝子発現を制御している複雑な調節ネットワークの存在が示唆される．miRNA は，肥満と糖尿病の発症にかかわる脂肪細胞分化やインスリン分泌のような中心的代謝経路をも調節している．

低分子干渉 RNA

　低分子干渉 RNA（siRNA）は，細胞性自然免疫の一部として，特定の RNA 配列を標的として RNA を迅速に分解するしくみを担っている．この過程は RNA 干渉 RNA interference（RNAi），あるいは転写後遺伝子サイレンシング（PTGS）と命名されている．siRNA は細胞内のゲノ

ムからではなく，ウイルス感染により細胞に導入された二本鎖 RNA から生成される．siRNA 二本鎖 RNA ウイルスに対する生体防御システムとして進化してきたと考えられている一方で，多くの真核生物の発生過程における内因性遺伝子調節機構としても機能している．

　RNA 干渉は，二本鎖 RNA が細胞内で酵素である**ダイサー**により認識される過程から始まる．前述したように，ダイサーは二本鎖 miRNA に似た短い二本鎖 RNA 断片を切り出す．一本鎖へ解離した後，siRNA のガイド鎖はアルゴノートタンパク質と結合し，発現している細胞内 mRNA を分解する．細胞性自然免疫応答で，siRNA と **RISC** は多数の RNA ウイルスの複製サイクル時の RNA を分解する．この反応は，研究者が遺伝子発現を低下させる手法として，多数の遺伝子を対象としてその機能研究や治療手段として広く利用されている（**理解を深めるために：mRNA ワクチン**参照）．

理解を深めるために
治療手段としての RNA 干渉

　加齢黄斑変性（AMD）は，先進国の高齢者における失明原因の第1位である．AMD は網膜黄斑部の変性により発症する．変性の結果，中心部の視野が欠落して文字を読めなくなり，さらには顔の認識すら不能になる場合がある．AMD の最も重症の病型（滲出型）では，網膜下の脈絡膜から網膜への毛細血管の伸長（血管新生）が視野喪失の原因であり，治療しないままだと，黄斑部の下に血液とタンパク質が漏出してしまう．これにより，最終的には光受容体が傷つき，不可逆的な障害がおこる．

　血管新生をもたらすしくみの1つに，血管新生を促す血管内皮増殖因子（VEGF）があり，これが網膜で異常発現することにより血管の過剰増殖がおこる．治療法の1つとして，抗 VEGF 抗体〔ラニビズマブ（ルセンティス）またはベバシズマブ（アバスチン）〕を，月1回，眼球の硝子体へ直接注入することが行われる．これらの抗体は VEGF に結合して不活化することで，血管新生を抑制し，視力を維持させる効果を発揮する．ポリマーナノ構造に基づく長期薬剤放出技術を利用した最近の研究から，薬剤放出装置を眼球の硝子体に移植することで，12ヵ月間まで活性な薬剤の放出を持続できること明らかとなっている．

　AMD の治療では，硝子体液を介する組織が限局された治療となり，RNA 干渉により細胞内の特定の mRNA レベルを低下させる治療対象として，VEGF 遺伝子は理想的な候補遺伝子である．硝子体液に注入した VEGF mRNA に相補的な低分子 RNA が細胞に取り込まれると，siRNA としてはたらく．その結果 VEGF mRNA の分解がおこり，細胞内での VEGF タンパク質合成が低下する．これ以外にも，siRNA による治療研究は進行中である．2016年には，多種多様な疾患の27種類の標的遺伝子に対する RNA 干渉治療薬候補の，少なくとも29の臨床試験が進行中であった．

インターフェロンは，RNA ウイルスの増殖阻害にはたらく細胞内経路を活性化する

　真核細胞にとって，RNA ウイルスは大きな脅威である．一般的に RNA ウイルスには，生活環のなかで二本鎖複製中間体を形成する期間がある．この**二本鎖 RNA double-stranded RNA（dsRNA）**は，真核細胞には通常認めない，RNA ウイルス特有の構造である．ドローシャと siRNA が dsRNA を認識し，さらに他の dsRNA 結合タンパク質が結合することで，ウイルス感染を抑える応答が誘導される．**二本鎖 RNA 依存性プロテインキナーゼ double-stranted RNA-activated protein kinase（PKR）**は，こうして開始する機構の1つに関係する．細胞内に

dsRNA が存在するとき（すなわちウイルス感染時），dsRNA の結合により活性化した PKR は，タンパク質翻訳開始因子である eIF2α をリン酸化してそれを不活性化することで，翻訳を低下させる．同様に，2′-5′-オリゴアデニル酸合成酵素も dsRNA により活性化され，ATP を重合して，通常の RNA を構成する 5′-3′連結構造とは異なる様式で重合した短いヌクレオチド〔**2′-5′-オリゴアデニル酸(2-5A)**〕を産生する．三量体の pppA-2′-p-5′-A-2′-p-5′-A が最も強い活性を示す．2-5A が蓄積するとエンドリボヌクレアーゼ（RNase L）が活性化し，細胞内の mRNA および rRNA を非特異的に分解し，ウイルス（および宿主）の翻訳を阻害する．PKR と 2-5A 合成酵素の両遺伝子は，ウイルス感染により発現上昇するインターフェロンにより誘導される．その結果，このウイルス感染防御系が効率よく増幅され，ウイルスの増殖と他の細胞への感染拡大を抑えるためにプログラム細胞死（アポトーシス apoptosis）を誘導する．

まとめ

　主要な転写産物には rRNA や tRNA，mRNA がある．これらの RNA は細胞内で特定の機能を果たす．mRNA は核 DNA から遺伝情報をコピー（転写）し，タンパク質合成のためにリボソームへ伝達する．rRNA はタンパク質と会合して，細胞のタンパク質合成を行う装置のリボソームを形成する．tRNA はアミノ酸運搬体として機能し，mRNA のヌクレオチド配列として保存されている情報をタンパク質のアミノ酸配列へと変換（翻訳）する．

- 真核細胞では，これらの RNA（rRNA/mRNA/tRNA）は，タイプごとに異なる特定の RNA ポリメラーゼ（RNApol Ⅰ/Ⅱ/Ⅲ）により合成される．一方，原核細胞では，1種類の RNA ポリメラーゼが3種類すべての RNA を合成する．

- rRNA および tRNA の基本的構造は，真核細胞と原核細胞の間で類似している．一方，真核細胞の mRNA には，5′キャップ（m⁷Gppp）と 3′ポリ A 尾部（[A]$_n$）が存在する．原核生物の mRNA の 5′末端および 3′末端にはこれらの修飾はなく，ポリシストロン性である．

- すべてではないが，大部分の真核生物 mRNA は，スプライシング過程を経て機能的となる．一方，原核生物 mRNA は，転写された直後から機能的である．スプライシングではイントロン配列が取り除かれ，エクソン配列どうしの再連結がおこる．この過程により機能的な成熟 mRNA が形成される．

- 転写の過程は，転写開始，転写伸長，転写終結の3つの部分からなっている．転写開始過程では，RNA ポリメラーゼと付随する転写因子がプロモーター配列を認識して結合する．転写伸長過程では，適切なヌクレオチドを選択し，RNA 分子内のヌクレオチド間にホ

スホジエステル結合を形成する．最後の転写終結過程では，鋳型 DNA から RNA ポリメラーゼの解離がおこる．原核細胞では，この過程は RNA の二次構造か，特定のタンパク質因子かのどちらかが関与する．

● 非コード RNA 分子は，RNA/DNA 結合や RNA/RNA 結合，RNA／タンパク質結合を含む多様なメカニズムにより mRNA の発現を調節する．

✏️ アクティブラーニング

(1) よく使われる抗生物質のなかで，細菌の RNA ポリメラーゼを阻害するが，哺乳類の RNA ポリメラーゼには影響しない抗生物質は何か．また，これらの薬物が真菌感染にはあまり効果的でない理由は何か述べなさい．

(2) 自己免疫疾患の 1 つである全身性エリテマトーデス（SLE）のなかには，リボ核酸タンパク質顆粒（RNP）に対する抗体が慢性炎症の惹起に関係すると考えられる症例があるが，その発症機序について説明しなさい．この場合の臨床症状には，関節の腫れや 37.8℃ 以上の発熱，頭髪の脱毛，鼻や口の痛み，日射による発疹などがある．SLE の発症機序から，これらの各症状がどのようにして発現するかを説明しなさい．

(3) ヘモグロビン E/β-サラセミアの発症機序について説明しなさい．ヘモグロビン β 鎖の 26 番目のコドンでの点変異（β26，<u>GAG</u> → <u>AAG</u>）が，どのようにヘモグロビン E 転写産物の発現低下を引きおこし，β-サラセミアを発症させるかを説明しなさい〔訳注：ヘモグロビン E は β 鎖の 26 目のグルタミン酸（E）がリシン（K）に変異した異常ヘモグロビン〕．

参考文献

Alves C, Franco RR. Prader-Willi syndrome: Endocrine manifestations and management. *Arch Endocrinol Metab*. 2020;64:223–234. https://doi.org/10.20945/2359-3997000000248.

Bobbin ML, Rossi JJ. RNA Interference (RNAi)-based therapeutics: Delivering on the promise? *Annual Review of Pharmacology and Toxicology*. 2016;56:103–122.

Charbe NB, Amnerkar ND, Ramesh B, Tambuwala MM, Bakshi HA, Aljabali AAA, Khadse SC, Satheeshkumar R, Satija S, Metha M, Chellappan DK, Shrivastava G, Gupta G, Negi P, Dua K, Zacconi FC. Small interfering RNA for cancer treatment: Overcoming hurdles in delivery. *Acta Pharm Sin B*. 2020;10:2075–2109.

https://doi.org/10.1016/j.apsb.2020.10.005.

Das S, Reddy MA, Senapati P, Stapleton K, Lanting L, Wang M, Amaram V, Ganguly R, Zhang L, Devaraj S, Schones DE, Natarajan R. Diabetes mellitus-induced long noncoding RNA Dnm3os regulates macrophage functions and inflammation via nuclear mechanisms. *Arterioscler Thromb Vasc Biol*. 2018;38:1806–1820. https://doi.org/10.1161/ATVBAHA.117.310663.

Fridrichova I, Zmetakova I. MicroRNAs contribute to breast cancer invasiveness. *Cells*. 2019;8(11):1361. https://doi.org/10.3390/cells8111361.

Iavarone C, O'hagan DT, Yu D, Delahaye NF, Ulmer JB. Mechanism of action of mRNA-based vaccines. *Expert Rev Vaccines*. 2017;16:871–881. https://doi.org/10.1080/14760584.2017.1355245.

Li X, Zeng Z, Wang J, Wu Y, Chen W, Zheng L, Xi T, Wang A, Lu Y. MicroRNA-9 and breast cancer. *Biomed Pharmacother*. 2020;122:109687. https://doi.org/10.1016/j.biopha.2019.109687.

Montes M, Sanford BL, Comiskey DF, Chandler DS. RNA splicing and disease: Animal models to therapies. *Trends Genet*. 2019;35:68–87. https://doi.org/10.1016/j.tig.2018.10.002.

Romero-Barrios N, Legascue MF, Benhamed M, Ariel F, Crespi M. Splicing regulation by long noncoding RNAs. *Nucleic Acids Res*. 2018;46:2169–2184. https://doi.org/10.1093/nar/gky095.

Rotival M, Quach H, Quintana-Murci L. Defining the genetic and evolutionary architecture of alternative splicing in response to infection. *Nat Commun*. 2019;10:1671. https://doi.org/10.1038/s41467-019-09689-7.

Schier AC, Taatjes DJ. Structure and mechanism of the RNA polymerase II transcription machinery. *Genes Dev*. 2020;34:465–488. https://doi.org/10.1101/gad.335679.119.

Setten RL, Rossi JJ, Han S-P. The current state and future directions of RNAi-based therapeutics. *Nat Rev Drug Discov*. 2019;18:421–446. https://doi.org/10.1038/s41573-019-0017-4.

Statello L, Guo C-J, Chen LL, Huarte M. Gene regulation by long noncoding RNAs and its biological functions. *Nat Rev Mol Cell Biol*. 2020:1–23. https://doi.org/10.1038/s41580-020-00315-9.

Xia, X. Detailed dissection and critical evaluation of the Pfizer/BioNTech and Moderna mRNA vaccines. *Vaccines (Basel)*. 2021(9):734. https://www.ncbi.nlm.nih.gov/pmc/articles/PMC8310186/.

関連ウェブサイトと動画

RNA polymerase: http://pdb101.rcsb.org/motm/40

The RNA world: https://www.ibiology.org/evolution/origin-of-life/

Spliceosome and alternative splicing: https://www.youtube.com/watch?v=OuAGeQYjfus

lncRNAs:

https://www.youtube.com/watch?v=xAYXE-iplKk

https://www.youtube.com/watch?v=y3ST0whbA4k

micro-RNA and RNAi:

http://www.sigmaaldrich.com/life-science/functional-genomics-and-rnai/mirna/learning-center/mirna-introduction.html

https://www.youtube.com/watch?v=dupzE66J8u4

https://www.youtube.com/watch?v=OYIf6lILWI8

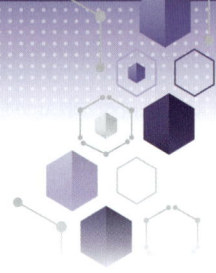

第22章　タンパク質の合成と分解

Edel M. Hyland*

本章で学ぶこと

本章の到達目標
- タンパク質合成にかかわる種々の RNA がどのように相互作用してポリペプチドを生成するのかを述べることができる.
- 遺伝暗号の構造，縮重の概略を理解する.
- タンパク質がどのように特定の細胞小器官に局在するのか説明することができる.
- 細胞質タンパク質の合成と分解の主な経路を述べることができる.

はじめに

翻訳とは，mRNA に記載されている遺伝情報をタンパク質の一次構造に変換する過程である

　タンパク質合成・翻訳は，DNA の塩基配列に格納されている遺伝情報を細胞内の主な構造・機能分子であるタンパク質に変換する過程である．翻訳の過程では mRNA の特異的な塩基配列がタンパク質合成を指示する．タンパク質は主にアミノ酸配列に含まれる情報に則って三次元的な構造を有するようにフォールディング（折りたたみ）を受ける．mRNA からタンパク質への翻訳には次の3つの RNA 成分が必要である.
- リボソーム RNA（rRNA）
- メッセンジャー RNA（mRNA）
- 転移 RNA（tRNA）

　リボソームは rRNA と数多くのタンパク質からなる高分子複合体装置であり，すべてのタンパク質の合成の場となる．タンパク質の一次配列の合成に必要な情報は mRNA に含まれている．タンパク質に組み込まれる個々のアミノ酸はそれぞれ特定の tRNA に結合し，アミノアシル-tRNA になる．リボソームは，mRNA とアミノアシル-tRNA の相互作用を促すことで，伸長中のポリペプチド鎖に正しいアミノ酸を組み込んでいく．mRNA の翻訳は 5′ 末端近傍から開始され，3′ 末端に向かって

進行し，タンパク質はアミノ末端（N 末端）から合成されはじめる．したがって mRNA のタンパク質コード領域の 5′ 末端と 3′ 末端は，それぞれタンパク質の N 末端とカルボキシ末端（C 末端）をコードしている.

　本章では，まず遺伝暗号とタンパク質合成に必要な分子を紹介する．次いでリボソームの構造と機能を紹介し，タンパク質合成の開始・伸長・終結の概要を説明することで，翻訳の過程と生成したタンパク質が特定の細胞小器官に搬送される機構の概要について述べる．さらにタンパク質の翻訳後修飾について解説し，最後に，巨大なタンパク質分解酵素複合体であるプロテアソームのタンパク質の品質管理と分解における役割を紹介する.

遺伝暗号

遺伝暗号は1対1対応ではなく，必ずしもすべての生物に共通ではない

　翻訳の鋳型となる mRNA にはたった4種の塩基，A（アデニン），C（シトシン），G（グアニン），U（ウラシル）しか存在しないが，その情報でタンパク質に含まれる20種もの異なるアミノ酸を規定している．塩基とアミノ酸は1対1で対応しているのではなく，mRNA 上の3つの連続する塩基（コドンと呼ばれる遺伝暗号）で，それぞれのアミノ酸を規定する．4塩基から考えられうるすべてのコドンは $4 \times 4 \times 4 = 64$ 種である（**表22.1**）．このうち，3種（UAA, UAG, UGA）はタンパク質合成を終えるシグナルとなる**終止コドン stop codon** であり，アミノ酸を規定しない．残りの61種のコドンで20種のアミノ酸を規定しているため，1つ以上のコドンが1つのアミノ酸に対応しており，これを遺伝暗号の**縮重 degeneracy** と称する．例えば，GUU, GUC, GUA, GUG はいずれもバリンをコードしている．メチオニン（AUG）とトリプトファン（UGG）以外のアミノ酸にはすべて2つ以上のコドンが対応している．メチオニンをコードする AUG コドンはタンパク質中のメチオニンをコードするだけではなく，タンパク質合成の開始点を定める**開始コドン start codon** でもある（ごく少数の例外

＊米国サウスカロライナ大学医学部病理学・微生物学・免疫学名誉教授の Jeffrey R. Patton 博士による本章オリジナル原稿への貢献に深謝する.

表 22.1 遺伝暗号

1番目の塩基	2番目の塩基				3番目の塩基
	G	A	C	U	
G	Gly	Glu	Ala	Val	G
	Gly	Glu	Ala	Val	A
	Gly	Asp	Ala	Val	C
	Gly	Asp	Ala	Val	U
A	Arg	Lys	Thr	Met	G
	Arg	Lys	Thr	Ile	A
	Ser	Asn	Thr	Ile	C
	Ser	Asn	Thr	Ile	U
C	Arg	Gln	Pro	Leu	G
	Arg	Gln	Pro	Leu	A
	Arg	His	Pro	Leu	C
	Arg	His	Pro	Leu	U
U	Trp	Stop	Ser	Leu	G
	Stop	Stop	Ser	Leu	A
	Cys	Tyr	Ser	Phe	C
	Cys	Tyr	Ser	Phe	U

遺伝暗号は1つのアミノ酸に対して1つ以上のコドンが対応しており（縮重），多くの場合はコドンの3番目の塩基の種類にかかわらず同じアミノ酸をコードする．特定のアミノ酸をコードするコドンを探すには表からアミノ酸をみつけだし，コドンのそれぞれの位置の塩基をつなげればよい．例えば，メチオニン（Met）は AUG にコードされている．コドン配列に対応するアミノ酸を探す場合はその逆の操作をすればよい．

臨床症例
ウイルスゲノムの突然変異と COVID-19 パンデミック

　すべての生物は，遺伝物質の複製の際に非常に低い頻度ではあるが間違いをおこして突然変異を生じる．多くの変異はゲノム上のタンパク質をコードしない領域に生じ，また，たとえタンパク質のコード領域に変異が生じたとしても，先述した遺伝暗号（表 22.1）の縮重のためサイレント突然変異 silent mutation となることもあることから，突然変異の多くは問題とはならない（表 22.2）．しかし，非同義的アミノ酸への置換を引きおこすミスセンス突然変異 missense mutation は有害な影響を与えうる．

　COVID-19 パンデミックの間，多くの異なる SARS-CoV-2 ウイルス株が人々の間で検出された．各々のウイルス株はそれぞれ特異的な変異を含んでおり，遺伝的に異なっている．たいていの場合は，これらの変異はウイルスの生物学的性質や病原性に目立った影響を与えない．しかし，数多くの SARS-CoV-2 株が，ヒトの細胞にウイルス粒子が侵入するのに必要なスパイクタンパク質のミスセンス変異を含んでいる．パンデミック初期には，アスパラギン酸を規定するコドン GAU がグリシンを規定する GGU に変化する D614G 変異〔訳注：D614G は，614番目のアスパラギン酸（D）が，グリシン（G）に変わった変異体を意味する簡便な標記法〕が発生し，瞬く間に世界中に広まった．この一塩基置換に基づくスパイクタンパク質の構造変化が，ヒトどうしでの感染性を高めた可能性があると考えられている．これは，負電荷をもつアスパラギン酸が非極性アミノ酸であるグリシンに置き換わることで，スパイクタンパク質の物性に影響を与えるからである．さらなる裏付けが必要ではあるものの，現在の仮説の1つは，D614G 変異をもつスパイクタンパク質は，ヒト細胞膜との融合を促進するのにより好都合なコンフォメーションをとるというものである．

について以下に記載）．

　3塩基で規定される遺伝暗号は，ほとんどの場合すべての生物で共通であり，"普遍的"であるといえるが，例外もある．例えばバクテリアでは，GUG と UUG がmRNA の5′末端に近いところにある場合は，メチオニンのコドンとして認識される．また，ミトコンドリアにおいても例外がある．例えば脊椎動物のミトコンドリアでは，AUG 以外のコドンもメチオニンをコードすることや，通常は終止コドンである UGA がトリプトファンをコードすること，また，UAA，UAG，UGA 以外の終止コドンもある．

　遺伝暗号のもう1つの重要な点は，ひとたび最初のAUG コドンが規定するメチオニンから翻訳が開始されると，その開始コドンから連続する3塩基ずつ，終止コドンがあらわれるまで中断することなく翻訳されることである．このように，mRNA の**読み枠** reading frame は開始コドンによって決まる．1塩基でも欠失や挿入がおこる突然変異があれば，読み枠がずれて変異点以降のアミノ酸配列が異なるタンパク質になったり，読み枠に終止コドンが入って途中で合成が終了した不完全なタンパク質となったりすることがある（**ナンセンス変異** nonsense mutation：表 22.2）．

　酸性アミノ酸から極性をもたない疎水性アミノ酸への変異など，物理化学的性質が異なるアミノ酸への変異は**非保存的変異** nonconservative change と呼ばれる．一

方，似た物理化学的性質をもつアミノ酸への変異は**保存的変異** conservative change と呼ばれ，タンパク質機能にとってさほど重大な結果には至らないと予想される（例えば，アルギニン→リシン，アスパラギン酸→グルタミン酸の変異）．

タンパク質の合成装置

リボソームはタンパク質合成のための多段階の組み立てラインである

　タンパク質合成の場であるリボソームは，大・小2つのサブユニットからなり，それぞれがリボ核タンパク質

表22.2　塩基の変異がタンパク質合成に与える影響

遺伝子配列の変化	mRNA配列	アミノ酸配列	変化の結果
正常な遺伝子	AUG GGG AAU CUA UCA CCU GAU C…	Met-Gly-Asn-Leu-Ser-Pro-Asp-…	正常なタンパク質
C塩基の挿入	AUG GG**C** GAA UCU AUC ACC UGA UC…	Met-Gly-Glu-**Ser-Ile-Thr-Stop**	フレームシフトにより生じる未成熟終止
A塩基の欠失	AUG GGG AAU CUA UCC UGG AUC…	Met-Gly-Asn-Leu-Ser-**Leu-Ile**-…	フレームシフトにより生じる, 異なるアミノ酸配列
UCから**CG**への置換	AUG GGG AAU CUA **CG**A CCU GAU C…	Met-Gly-Asn-Leu-**Arg**-Pro-Asp-…	1アミノ酸置換
Aから**G**への置換	AUG GGG AAU CU**G** UCA CCU GAU C…	Met-Gly-Asn-Leu-Ser-Pro-Asp-…	変化なし（サイレント）
Cから**G**への置換	AUG GGG AAU CUA U**G**A CCU GAU C…	Met-Gly-Asn-Leu-**Stop**	未成熟終止

mRNAに転写された遺伝子の変異と, その結果変化するアミノ酸配列を示す. 変異の部位により, 1塩基の置換がアミノ酸配列を変化させるかどうかによって同義 synonymous または非同義 nonsynonymous に分類される. 同義変異はサイレント変異とも呼ばれ, アミノ酸配列は変化しない. 非同義変異は1アミノ酸の変化（ミスセンス）, あるいは未成熟終止（ナンセンス）を引きおこす.

粒子（rRNAとタンパク質の比率はおよそ1：1）で, 全部で4種類のRNAと80種類のタンパク質サブユニットから構成される. これらのサブユニットが結合することで, リボソーム内には3つの特殊なtRNA結合部位が形成され, タンパク質合成の段階が進むにつれて, 個々のtRNAが決まった順序で結合していく. 各tRNA結合部位は, AサイトA site（アミノアシル-tRNA aminoacyl-tRNA）, PサイトP site（ペプチジル-tRNA peptidyl-tRNA）, EサイトE site（出口 exit）である. Aサイトには, 伸長中のポリペプチドにこれから組み込まれるアミノ酸を結合したtRNA, すなわちアミノアシル-tRNAが配置する. Pサイトは, 新規に合成されつつあるタンパク質のN末端部分のポリペプチドが結合した状態のtRNA分子が配置する部位である. この2つの部位の間でペプチド結合が形成される. この反応はペプチド転移酵素 peptidyl transferase が触媒し, Aサイトのアミノ酸のアミノ基とPサイトのtRNAに結合している新生ペプチドのC末端との間にペプチド結合を形成する. Eサイトはリボソーム上でtRNAとmRNAが相互作用する第3の部位で, ペプチド結合の形成後にリボソームから出ていく前の脱アシル化tRNA（アミノ酸をもたない）が占めている. Eサイトで脱アシル化tRNAが一時留まることは, 読み枠を維持し, 翻訳の忠実性を保証するうえで重要である.

● Aサイト：アミノ酸を供給するアミノアシル-tRNAが占める部位.

● Pサイト：伸長しているペプチド鎖をもつtRNAが占める部位.

● Eサイト：アミノ酸をもたない脱アシル化tRNAが占める部位.

それぞれのアミノ酸を対応するtRNAに結合させる特異的な酵素が存在する

表22.1に示されているコドンのほとんどには異なるtRNAが存在するが, 個々のtRNA分子の構造はとてもよく似ている（図21.2）. すべてのtRNAは73〜93塩基からなり, 4つの異なる塩基対をもつステムと3つのループからなる「クローバーの葉」様の二次構造をもつ. tRNAは, 三次元的に折りたたまれた状態ではL型構造をとる（図21.2）. アミノアシル-tRNA合成酵素 aminoacyl-tRNA synthetase は, tRNAの3′末端（"L"の一端）のアクセプターステム acceptor stem と呼ばれる部分に特定のアミノ酸を付加し, "L"のもう一方の端にあるアンチコドンループ anticodon loop はmRNAと相互作用する. アミノアシル-tRNA合成酵素は, tRNAのアデノシンの3′位のヒドロキシ基（水酸基, OH基）とアミノ酸のカルボキシ基との間のエステル結合の形成を触媒する（図22.1）. アミノ酸のtRNAへの結合は2段階で行われる. まず, アミノ酸のカルボキシ基は

臨床症例
処方された抗生物質をきちんと服用しない患者の場合

　副鼻腔炎で治療を受けた若い男性の患者が, 頭痛や鼻づまりの症状がまだ改善しないと訴えて1週間後に診療所を再度受診した. 医師が処方した抗生物質であるテトラサイクリンを3日ほど服用したところ, 症状が改善しだしたと患者は述べた. 医師が, 症状が改善しだしてからも処方した薬をすべて終わるまで飲み続けたかと尋ねると, 彼は, 症状が改善してきたらすぐに服薬をやめたことを渋々認めた. 医師はその患者に対し, 症状がよくなっても処方した薬を最後まで飲み続けることが重要であると説明した.

解説

　医師は, テトラサイクリンはバクテリアのリボソームのAサイトに結合してタンパク質合成系を阻害する, 広いスペクトラムを有する抗生物質であることを知っている. また, 服薬を中断するとタンパク質合成が再開することも知っている. もし推奨した期間ずっと薬を服用しなければ, バクテリアは増殖を再開し感染の再燃につながる. 加えて, 治療中断後に増殖するバクテリアはその治療薬への抵抗性を獲得することが多い. 最も抵抗性の強い変異菌が生き残るため, 二次感染はよりコントロールしにくいことが多い.

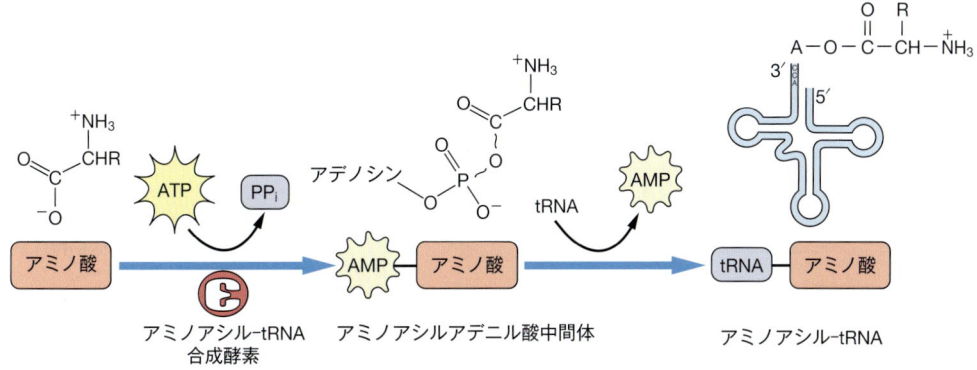

図 22.1　アミノ酸の活性化と対応する tRNA への結合

アミノ酸は，まずアミノアシル–tRNA 合成酵素によって活性化されてアミノアシル–アデニル酸中間体を形成した後に，tRNA の 3′ 末端(CCA)に結合する．AMP：アデノシン一リン酸，PP$_i$：無機ピロリン酸.

ATP と反応して活性化され，合成酵素と結合したアミノアシル–アデニル酸中間体が生成する．2 段階目のアミノ酸のカルボキシ基の活性化様式はアシル CoA 合成酵素(チオキナーゼ)による脂肪酸の活性化(**第 11 章**)と同様である．ただし，脂肪酸の場合は補酵素 A (CoA)のチオール基(SH 基)と結合するが，アミノアシル基は tRNA の 3′ 位の OH 基に転移する．生成産物はアミノアシル–tRNA と呼ばれる．対応するアミノ酸を結合した

アミノアシル–tRNA はリボソームの A サイトに配置し，P サイトに配置している tRNA に結合している伸長中のペプチド鎖へのアミノ酸の付加に使われる．20 種類のアミノ酸それぞれに特有の合成酵素があり，各々の合成酵素はそのアミノ酸を規定する各コドンを認識する tRNA に正しいアミノ酸を結合させる．

mRNA 上のコドンの 3 番目の塩基との塩基対の形成はある程度柔軟である

アミノアシル–tRNA と対応するコドンは，mRNA のコドンと tRNA のアンチコドンループの相補的な塩基対との間の水素結合によって結合する(**図 22.2**)．しかし生物は通常，64 個もあるコドンのそれぞれを認識する特有の tRNA をもつわけではない．mRNA と tRNA との間の塩基対形成のルールは，特にコドンの 3 番目(3′ 末端)に関しては，DNA の場合とは明らかに異なっている(**第 20 章**)．コドンの 3 番目はアンチコドンの 1 番目(5′ 末端)と典型的ではない塩基対を形成する．このいわゆるコドン–アンチコドンの**ゆらぎ塩基対仮説 wobble hypothesis** は，mRNA のコドンに完全に相補的ではないアンチコドンをもつ tRNA でも伸長中のペプチド鎖に

🔆 理解を深めるために
翻訳の忠実性

アミノアシル–tRNA 合成酵素は校正機能を有している

遺伝暗号により規定されたコドンとアミノ酸の明確な対応を維持するうえで，個々のアミノアシル–tRNA 合成酵素は，正しい tRNA とそれに対応したアミノ酸で対をつくるために，それぞれユニークな tRNA 間のわずかな違いを識別できる．これは，酵素と正しい tRNA との間の特異的な水素結合によって促進される．さらに，アミノアシル–tRNA 合成酵素は，アミノ酸が適切な tRNA に結合する前にアミノ酸を識別するだけでなく，校正によって間違った tRNA に結合したアミノ酸を取り除く機能も進化させてきた．それらは，酵素内の 2 つの特定の部位がアミノ酸を大きさによって識別することで行われる．第 1 の部位は，tRNA をアシル化する「合成部位」で，対応するアミノ酸と，それに似ているがより小さいアミノ酸を受け入れる．第 2 の部位である「編集部位」では，本来対応するアミノ酸と酵素との間に形成される水素結合を欠くために，間違って取り込まれたことがわかる小さなアミノ酸を取り除く．これらの識別機構が組み合わさることで，mRNA からタンパク質へと遺伝情報が正確に伝わることが保証され，翻訳エラーは重合アミノ酸 $10^3 \sim 10^4$ 個につきわずか 1 個という低い頻度に抑えられている．

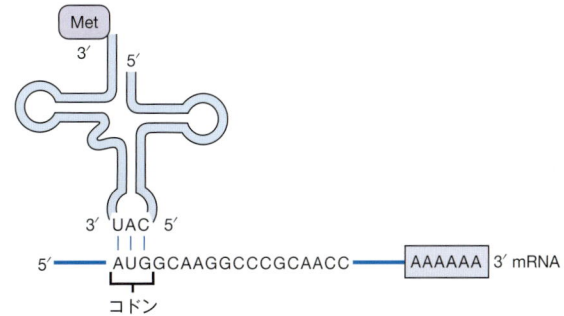

図 22.2　アミノアシル–tRNA と mRNA の相互作用

アミノ酸と結合した tRNA と mRNA の相互作用は，tRNA のアンチコドンループのアンチコドンと mRNA のコドンの相補的な塩基対形成による．Met：メチオニン.

表22.3　コドンの3番目（3′位の塩基）とtRNAのアンチコドンの1番目（5′位の塩基）の可能な塩基対形成

コドンの3番目，3′位（mRNA）	アンチコドンの1番目，5′位（tRNA）
G	C
U	A
AまたはG	U
CまたはU	G
AまたはCまたはU	I

適切なアミノ酸を組み込むことを可能にしている．例えば，tRNAのアンチコドンの5′末端がGであればコドンの3′部位はCかUと塩基対を形成できる．同様に，アデノシンの修飾塩基であるイノシン（I）がアンチコドンの5′末端であれば，コドンの3′末端はU，A，Cとでも塩基対を形成できる（表22.3）．つまり，この精密でない塩基対形成により，GAGというアンチコドンをもつtRNAはロイシンをコードする2つのコドンCUU，CUCを読み解くことができる．よって，ゆらぎ塩基対形成はmRNAを読み解くのに必要となるtRNAの数を減らし，また，遺伝暗号の縮重が必ずコドンの3番目の塩基で生じることは，遺伝暗号の縮重を説明するメカニズムについての根拠を提供している．

リボソームはどのようにして翻訳開始点を認識するのか？

mRNAはタンパク質のポリペプチド鎖の合成を指示するための情報をもっているが，その合成装置はどこから始めたらよいのか，すなわち，タンパク質に翻訳される最初のコドンとなるヌクレオチドをどうやって知るのだろうか？　ほとんどの真核生物のmRNAにはタンパク質をコードしている領域の前後に，それぞれ5′および3′ **非翻訳領域** untranslated regions（UTR）と呼ばれる領域がある．この領域は，mRNAの安定性およびタンパク質合成の開始点の決定と合成速度の制御に重要である．真核生物の場合，リボソームはまずmRNAの5′末端にあるキャップ構造（7-メチルグアニン：m^7G）に結合し（第21章），その後最初のAUGコドンと遭遇するまでmRNA上を3′側に向かって移動する（図22.3）．リボソームのAUGへの結合が対応するメチオニンからタンパク質の合成を開始し，終止コドンに遭遇するまで合成を継続するシグナルとなる．ウイルスや真核生物のmRNAのなかには，**配列内リボソーム進入部位** internal ribosome entry site（IRES）と呼ばれるリボソームを呼び込む部位を別にもつものがあり，キャップ構造に依存しない翻訳開始ができる（図22.3）．

原核生物のmRNAは多くの点で異なっていて，まず，リボソームとの結合を促進する5′ m^7Gキャップをもたない．次に原核生物のmRNAは**ポリシストロン性** polycistronic，すなわち，1つのmRNAに複数のポリペ

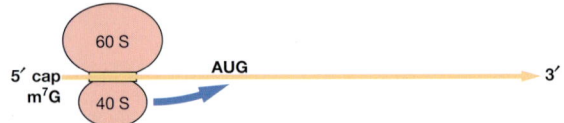

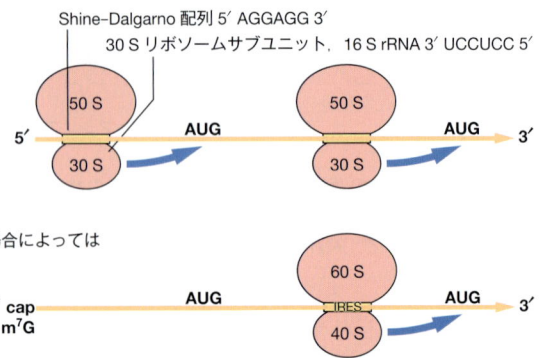

図22.3　タンパク質をコードする領域の検出

リボソームはタンパク質コード領域を特定する前にmRNAの別の領域に結合する．（上段）真核細胞のリボソームはmRNAの5′キャップに結合した後，mRNA上を3′方向に最初のAUGコドンと遭遇するまで移動していく．（中段）バクテリアのリボソームは，16S rRNA内の配列に相補的なShine-Dalgarno配列に結合する．この配列はタンパク質をコードする領域が始まる位置の近傍にある．真核細胞のmRNAとは異なり，バクテリアのmRNAはポリシストロン性であり，同一mRNA内に多数の開始点をもつ．（下段）場合によっては，特にウイルスのmRNAでは，真核細胞のリボソームは配列内リボソーム進入部位 internal ribosome entry site（IRES）に結合した後に3′側の最初のAUGまで移動する．このキャップ非依存的メカニズムにより，ゲノムに由来するmRNAの翻訳がウイルスタンパク質によって阻害されても，ウイルスmRNAの翻訳が可能になる．

プチドがコードされていることがあり，リボソームがタンパク質合成をどこから開始すべきかを知るのを難しくしている．しかし，ほとんどの原核生物のmRNAには，個々のタンパク質をコードする領域の最初の部分にリボソームを導く配列がみつかっている．このプリン塩基に富んだ**Shine-Dalgarno（シャイン-ダルガノ）配列** Shine-Dalgarno sequence（SD配列）は，バクテリアのリボソームの小サブユニットの16S rRNAの一部配列と相補的である（図22.3）．16S rRNAとSD配列の塩基間の水素結合により，リボソームがそれぞれのタンパク質の翻訳開始点に位置することができる．

タンパク質の合成過程

翻訳は，mRNA，酵素，tRNA，翻訳因子，リボソームタンパク質，rRNAの相互作用がかかわるダイナミックな過程である

翻訳は通常，次の3段階に分けられる．

● 開始

- 伸長
- 終結

🔵 開始

タンパク質合成は mRNA の最初の AUG(メチオニン)コドンから開始される

　真核生物では，翻訳開始は少なくとも 12 個の開始因子(eIF)，mRNA，そしてリボソームの協調的な相互作用に依存している．まず，eIF-2，グアノシン三リン酸(GTP)，開始メチオニン-tRNA(Met-tRNAi)(図 22.4)の三者複合体 ternary complex が形成され，Met-tRNAi が 40S 小リボソームサブユニットの A サイトに送られる．この翻訳開始前複合体 preinitiation complex は，eIF-1，eIF-1A，eIF-3，eIF-5 との相互作用によって 40S 小リボソームサブユニット上に組み立てられる．この開始前複合体は，7-メチルグアノシンキャップ結合タンパク質の eIF-4E と，他の関連する eIF-4 からなる eIF-4F 複合体との相互作用によって mRNA の 5′ 末端へと導かれる．ATP の加水分解エネルギーを使って，複合体は mRNA をスキャンし最初の AUG コドンをみつける．AUG の識別により，IF-2 に結合した GTP は加水分解され，すべての eIF の解離と同時に 60S 大リボソームサブユニットが導かれてくる．eIF-5B(ここには示していない)の助けで，続く伸長段階の準備として Met-tRNAi が P サイトに正しく配置される(図 22.5)．原核細胞では，この過程に 3 つの翻訳開始因子(IF-1，IF-2，IF-3)

臨床症例
ヒトの疾患における翻訳開始の調節異常

タンパク質合成の開始を制御するタンパク質の変異と疾患の関連性

　翻訳の制御は，細胞の要求に応じて各々のタンパク質量の微調整に不可欠である．タンパク質合成の制御を変化させると有害な影響を及ぼすことがある．そのような例の 1 つに，真核生物の開始因子 2B(eIF2B)の量と機能を変えるような翻訳開始装置の遺伝子変異があり，まれな変異ではあるが，中枢神経系の低髄鞘化を伴う小児期運動失調症(CACH)および白質消失病(VWM)のような致命的な神経性疾患を引きおこす．eIF2 と eIF2α キナーゼの変異もまた，急性骨髄性白血病や膵臓 β 細胞の発達不全によるまれな小児の糖尿病〔Wolcott-Rallison(ウォルコット-ラリソン)症候群〕と関連している．また，Alzheimer 病や Parkinson 病を含む神経変性疾患の脳においては eIF2 のリン酸化の変化もみられる．これらの疾患やさらに他の疾患について，真核細胞の翻訳開始因子の制御を標的とした薬物治療の開発に対する関心が大きく高まってきている．

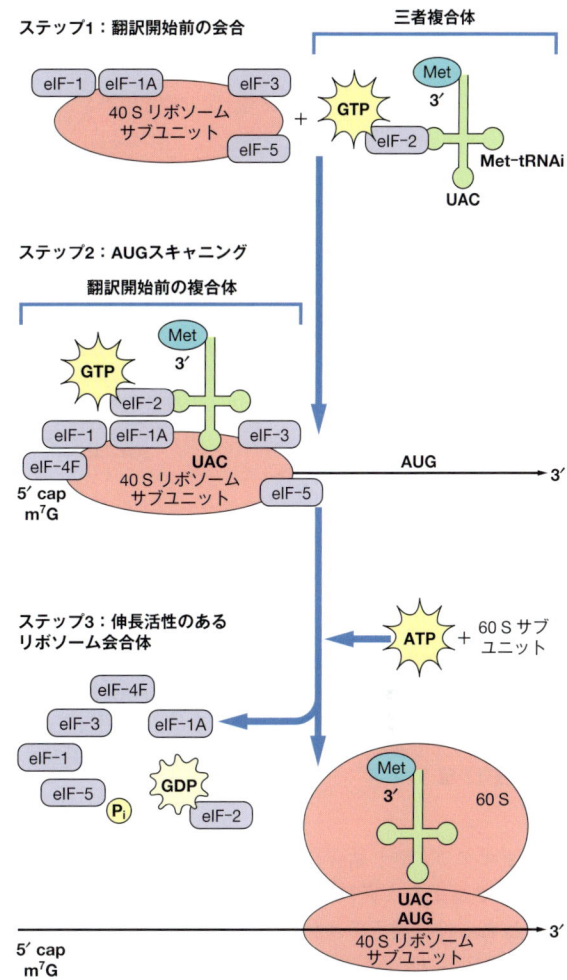

図 22.4　真核細胞のタンパク質合成の開始

リボソーム 40S サブユニットと翻訳開始因子である eIF-1，eIF-1A，eIF-3，eIF-5，mRNA とその 5′ キャップに結合した eIF-4F，eIF-2 に結合したメチオニン(Met)-tRNAi が集まってくる．ひとたびこれらが複合体を形成すると ATP の加水分解により生じるエネルギーを利用して mRNA 上を動き AUG まで移動する．60S サブユニットが翻訳開始複合体を完成し，その過程で翻訳開始因子群が遊離する．翻訳開始時には開始メチオニン-tRNAi は図 22.5 に示すように P サイトに存在する．GDP：グアノシンニリン酸，eIF：真核生物の翻訳開始因子．

が関与し，小サブユニット中の 16S rRNA と Shine-Dalgarno 配列との相互作用によって，翻訳開始複合体は mRNA のタンパク質をコードする領域のすぐ 5′ 側にまず形成される．すべてのバクテリアでは，メチオニンではなく N-ホルミルメチオニンが開始 AUG に対応するタンパク質の最初のアミノ酸になる．

🔵 伸長

タンパク質の伸長に関与する因子のいくつかは抗生物質のターゲットである

　翻訳開始装置が完成すると，mRNA に書き込まれた情報をタンパク質へと翻訳する過程が始まる．伸長サイク

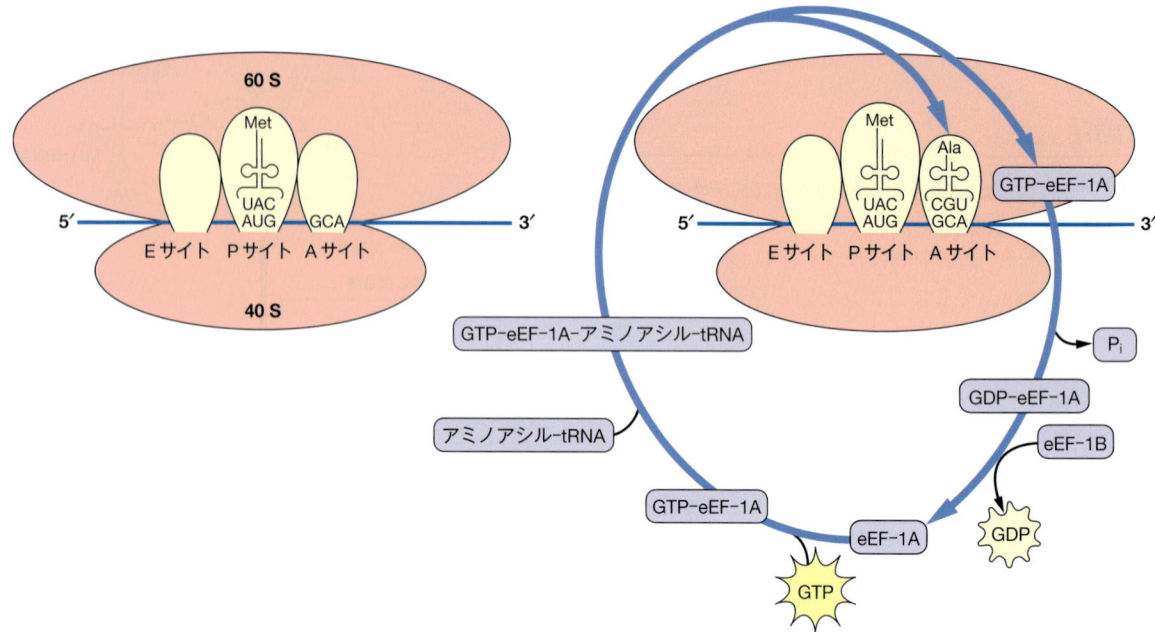

図22.5　伸長因子 eEF-1A のリサイクル
アミノ酸と結合した tRNA は，GTP と結合した eEF-1A のはたらきによって翻訳開始複合体の A サイトに運ばれ，伸長反応を開始する．GTP が加水分解されると，eEF-1A は離れるが，交換因子である eEF-1B の助けによって eEF-1A はリサイクルされる．連続する各々の伸長サイクルでは，コドンに対応した正しいアミノ酸と結合した tRNA がリボソームの A サイトに運ばれてくる．Ala：アラニン，P$_i$：無機リン酸．

ルはまずアミノ酸と結合した tRNA が A サイトに結合することで始まる．真核細胞では GTP 結合型の eEF-1A と呼ばれる伸長因子のはたらきで，アミノ酸と結合した tRNA がリボソームに運ばれる（**図22.5**）．tRNA のアンチコドンが対応する mRNA のコドンと塩基対を形成すると，GTP が加水分解されて eEF-1A が離れる．eEF-1A の再利用のために，伸長因子 eEF-1B は eEF-1A の再生にはたらく．すなわち，eEF-1A の GDP を GTP に交換することで再びアミノ酸を結合した tRNA と結合できるようになる（**図22.5**）．ひとたび正しくアミノ酸と結合した tRNA がリボソームの A サイトに供給されれば，リボソームの**ペプチド転移酵素 peptidyl transferase** 活性によって，A サイトのアミノ酸のアミノ基と P サイトの生成中ペプチド鎖の C 末端アミノ酸との間にペプチド結合が生成される．その際，ペプチド鎖-tRNA 複合体は一時的に A サイトに留まる（**図22.6**）．eEF-2 のはたらきでリボソームが 1 コドン分 3′ 側へ移動することで，新生鎖と結合している tRNA が A サイトから P サイトに移動する．P サイトにあったペプチド鎖が外れた tRNA は E サイトに移動する．つまり総計 9 つの塩基対がリボソーム-mRNA-tRNA 複合体の安定化に寄与している．このサイクルは次のアミノ酸付加の際に繰り返される（**図22.6**）．この過程は原核細胞でも同一である．ただし，リボソームや伸長因子は異なっており，バクテリアのタンパク質合成を選択的に阻害する抗生物質の開発を可能としている（**表22.4**）．

 終結

　真核細胞，原核細胞ともに，リボソームの A サイトが mRNA の終止コドンに到達したときにタンパク質の合成が終了する．真核細胞の終結因子(eRF)と呼ばれるタンパク質が終止コドンを認識し，P サイトにある tRNA に結合していたタンパク質を tRNA から遊離させ

理解を深めるために
タンパク質合成：ペプチド転移酵素

ペプチド転移酵素は典型的な酵素ではなく，リボザイムである

　ペプチド転移活性はタンパク質合成の際にペプチド結合の形成に寄与する酵素活性である．この活性は，A サイトのアミノアシル-tRNA のアミノ基と P サイトのペプチジル-tRNA の C 末端カルボキシ基の間で，エステル結合からペプチド結合への切り替えを触媒する．この酵素活性はリボソームが有するが，リボソームのタンパク質はこの酵素活性をもたない．リボソームの結晶構造解析から，ペプチド転移酵素活性は rRNA の大サブユニット内の 28S rRNA に帰属することが示された．リボソームタンパク質の特定のアミノ酸残基は tRNA の位置や rRNA との相互作用の安定化には寄与するが，酵素活性はもっぱら rRNA が有する．

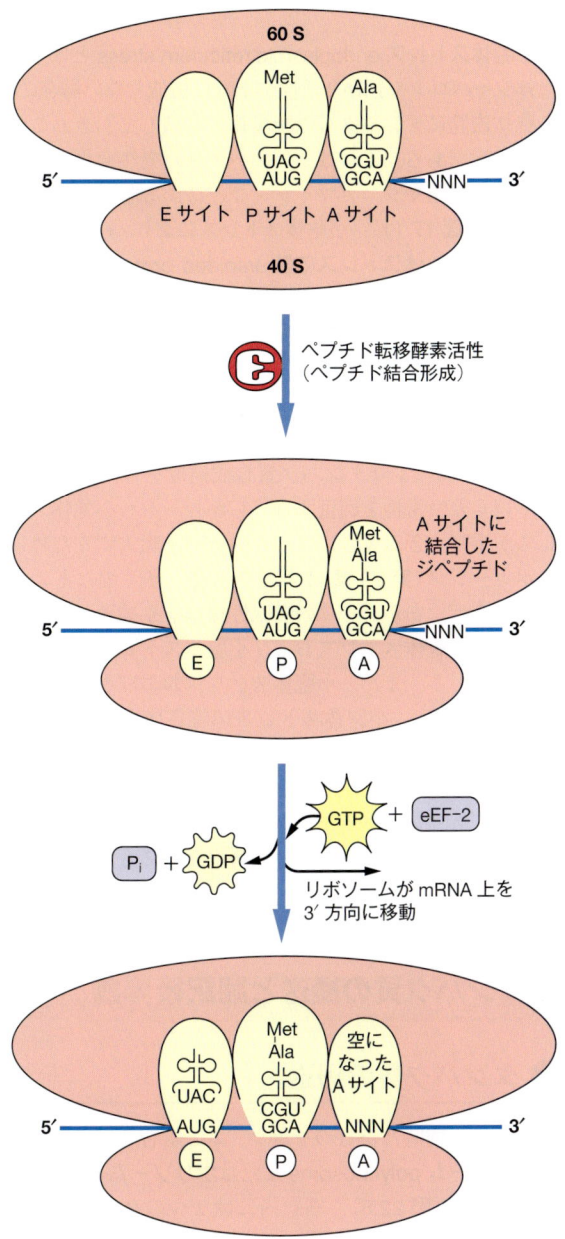

図 22.6　ペプチド結合の形成と移動
アミノ酸間のペプチド結合の形成は，ペプチド転移酵素によって触媒される．ひとたびペプチド結合が形成されると，伸長因子(図の場合は eEF-2)がリボソームを 1 コドン分，mRNA 上を移動させ，次のアミノ酸と結合した tRNA を受け入れることができるように A サイトを空にする．E サイトにはアミノ酸をもっていない tRNA(開始 Met)が入っている．NNN は次のアミノ酸の任意のコドンである．

る(図 22.7)．終結の過程は GTP の加水分解によって触媒されるエネルギーを必要とし，水分子を tRNA に結合しているタンパク質の C 末端に結合させて，P サイトにある tRNA から遊離させる．新生鎖を遊離したのち，リボソームの大小サブユニット，tRNA，mRNA は会合を解き，別の mRNA の翻訳に携わる．

表 22.4　タンパク質合成に影響を与える抗生物質の例

抗生物質	阻害部位
テトラサイクリン	バクテリアのリボソームの A サイト
ストレプトマイシン	バクテリアのリボソームの30S サブユニット
エリスロマイシン	バクテリアのリボソームの50S サブユニット
クロラムフェニコール	バクテリアのリボソームのペプチド転移酵素
ピューロマイシン	未成熟終止を惹起
シクロヘキシミド	真核細胞の 80S リボソーム

シクロヘキシミドはヒトにも毒性をもつことに注意すること．

タンパク質のフォールディングと小胞体(ER)ストレス

タンパク質のフォールディング(折りたたみ)の障害の結果生じる小胞体ストレスは，肥満，糖尿病，がんをはじめとした多くの慢性疾患を引きおこす

　新生タンパク質が機能的に活性を有するタンパク質になるには，それぞれのタンパク質が特有の三次元構造をとるようにフォールディングしなければならない．新生鎖がとる可能性のある構造は多様なので，正しい本来の構造をとるために**シャペロン chaperone** と呼ばれる一群のタンパク質の助けを必要とする．シャペロンはタンパク質のみならず，ヌクレオソームや電子伝達系の複合体のような高分子量タンパク質複合体の正しいフォールディング，複合体の集合，構成を補助する．小胞体では，シャペロンは正しくフォールディングを受けていないタンパク質の表面に露出している疎水性部分に結合し，そのような相互作用しやすい表面を覆い隠すことで，タンパク質のミスフォールディングや非特異的凝集を防いでいる．シャペロンは ATPase 活性と特定の補助タンパク質による制御を受けて，基質であるタンパク質との結合と遊離を繰り返すことで，新生タンパク質の正しいフォールディングを促進する．**熱ショックタンパク質 heat shock protein(HSP)**は温度上昇によって発現が誘導される一群のシャペロンタンパク質であるが，熱によるストレスだけでなく，物理的・化学的ストレスで変性したタンパク質の再フォールディングを助ける．

　小胞体内でミスフォールディングをおこしたタンパク質が検出されると，**GRP78/BiP**(78-kDa glucose-regulated protein/binding immunoglobulin protein)と呼ばれるタンパク質は正しくフォールディングを受けていないタンパク質と結合し，さらなる輸送と分泌を妨げる．それらの正しくフォールディングを受けていないタンパク質は**小胞体関連分解経路 ER-associated degradation(ERAD) pathway** で細胞質に輸送され，プロテアソームで分解

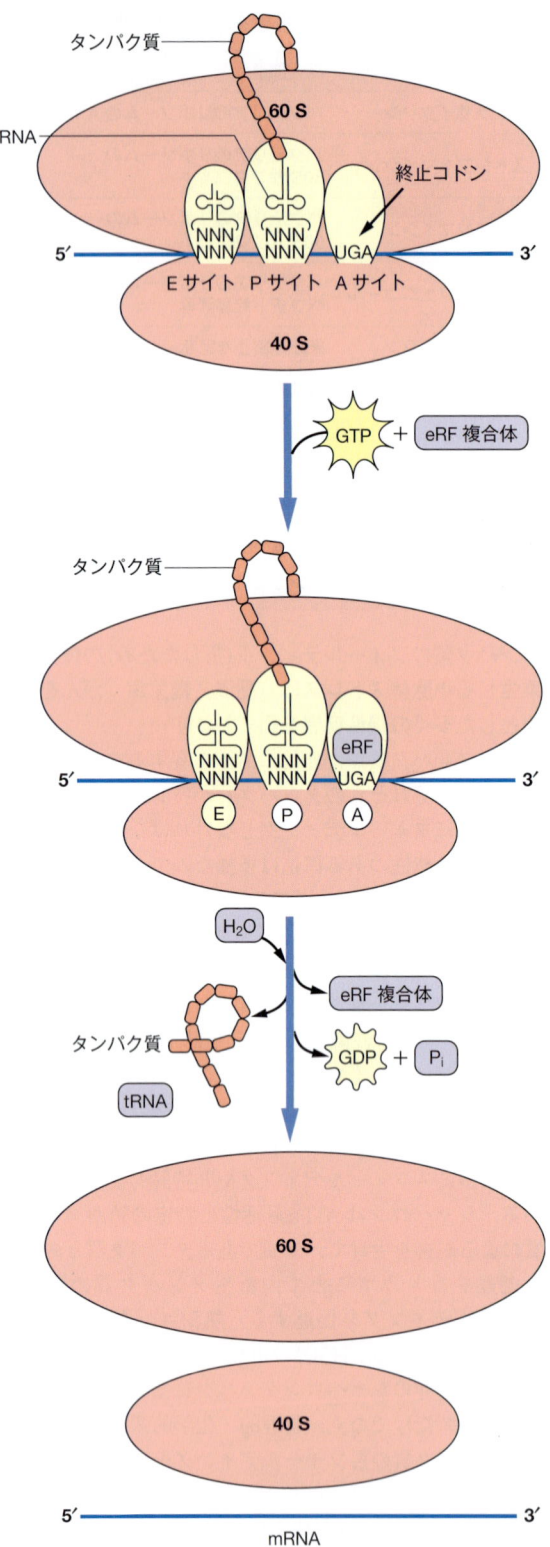

図22.7　タンパク質合成の終結

タンパク質合成はAサイトが終止コドンにきたときに終結する。翻訳終結因子複合体(eRF)がeRF-1とともにAサイトに入ると翻訳を完了したタンパク質は離れ，リボソーム，mRNA，tRNAは遊離して次の翻訳サイクルに用いられる。

される（後述）。

小胞体ストレス endoplasmic reticulum stress とは，小胞体シャペロンやERAD活性が十分に機能しない場合に，小胞体内腔にタンパク質の凝集体が蓄積して引きおこされる状態である。これは，タンパク質の突然変異，糖転移酵素の欠乏やツニカマイシンなどによる阻害の結果おこりうる（図17.11）。小胞体ストレスにより，GRP78/BiP依存的に小胞体ストレス応答 unfolded protein response (UPR)が活性化し，いくつかのシャペロンやERADに関与するタンパク質の発現を亢進させる。加えて，小胞体膜タンパク質のPERK(protein kinase RNA-like ER kinase)が多量体化と自己リン酸化により活性化して，eIF-2をリン酸化することで翻訳の開始を抑制する（図22.4）。これによりタンパク質合成速度を低下させ，うまくいくと恒常性を回復する。しかし，もし小胞体ストレスが重篤すぎる場合には，その細胞を除去するためにアポトーシス（第29章）が惹起される。多くのヒトの病気，例えば，あるタイプの嚢胞性線維症や網膜色素変性症などに小胞体ストレスおよび小胞体ストレス応答がかかわっている。また，小胞体ストレスおよび小胞体ストレス応答〔訳注：小胞体ストレス応答自体は本来防御系としてはたらいている。しかし強い小胞体ストレス下では異常な応答がおこり細胞死をもたらすこともある〕は，インスリンシグナルを抑制してインスリン抵抗性を惹起するため，肥満や2型糖尿病の発症にも関与している（第31章）。

タンパク質の搬送と翻訳後修飾

タンパク質の搬送

　mRNAは同時に複数のリボソームと結合しており，ポリリボソーム polyribosome またはポリソーム polysome と呼ばれる（図22.8）。細胞内には2つのタイプのポリソームがある。細胞質，核に局在するタンパク質をコードするmRNAは主として細胞内に遊離しているポリソームで翻訳され，膜タンパク質および分泌タンパク質をコードしているmRNAは主に小胞体に結合しているポリソームで翻訳される。リボソームが点在している小胞体は粗面小胞体（RER）と呼ばれる。

細胞内でのタンパク質の局在・運命はシグナル配列によって決定される

　細胞外へ放出，膜に挿入，あるいは核やリソソーム，ミトコンドリアなどの特定の細胞内小器官に局在するタンパク質は，細胞質に局在するタンパク質とは差別化される。それらのタンパク質は，たいていはN末端にある20〜30のアミノ酸からなるシグナル配列 signal sequence によって局在が決定される。分泌タンパク質

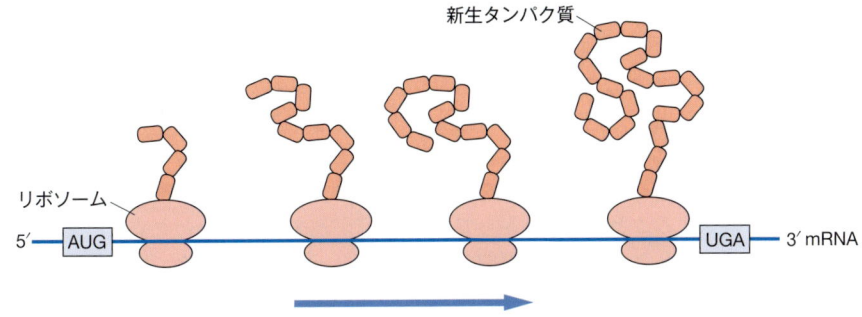

図 22.8　ポリソームでのタンパク質合成
1つの mRNA に複数のリボソームが結合してタンパク質を合成しており，この構造をポリソームと呼ぶ.

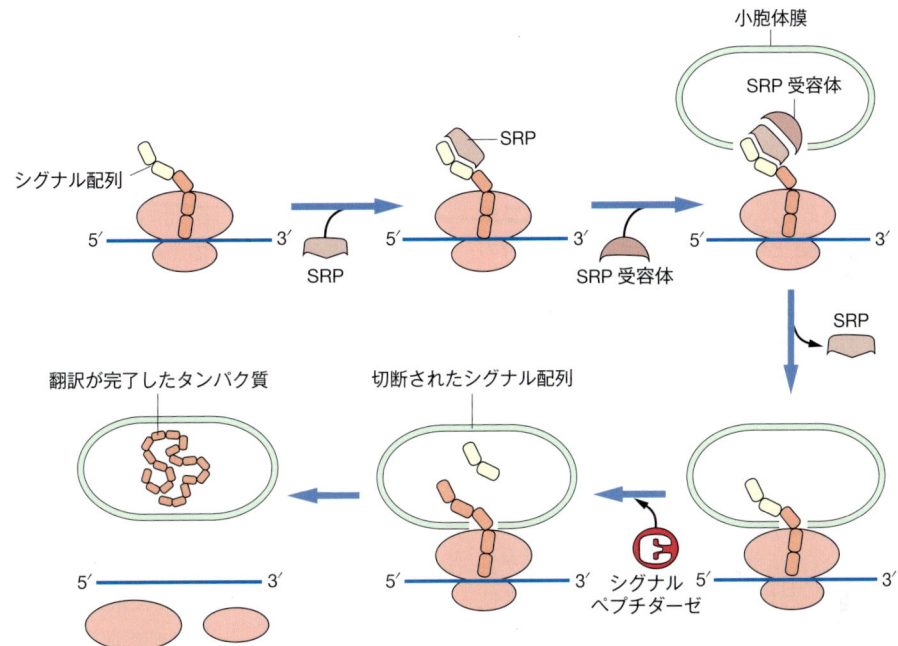

図 22.9　小胞体でのタンパク質合成
翻訳過程にあるタンパク質のシグナル配列は SRP と結合しており，小胞体(ER)膜上にある SRP 受容体によって認識されると，シグナル配列は小胞体膜に挿入される．すべてではないが，多くの場合シグナルペプチダーゼがシグナル配列を切断する．タンパク質合成が完了すれば，タンパク質は膜に挿入された状態のままか分泌される.

または膜タンパク質の場合，翻訳と同時に疎水性の高いアミノ酸からなるシグナル配列が，1つの小さな RNA と6種のタンパク質から構成される**シグナル認識粒子 signal recognition particle(SRP)** という RNA-タンパク質複合体に認識される．SRP がシグナル配列に結合すると，リボソームはタンパク質の残りの部分の翻訳をいったんストップする．そしてこの複合体は，新生ペプチド鎖とリボソームに結合した mRNA を，小胞体膜上の SRP 受容体を介して小胞体膜へと送り届け，シグナル配列を膜へ挿入する．SRP が遊離し，翻訳が再開して合成されたポリペプチド鎖は，膜を通過して小胞体内腔へと移行する(図 22.9)．そのタンパク質はゴルジ体を経て最終目的地に輸送される〔訳注：分泌タンパク質の場合，新生ペプチドを小胞体内に誘導する役割を終え

たシグナルペプチドは小胞体内で切除される．膜タンパク質の場合は，シグナルペプチドの位置する部位とタンパク質の膜内における存在様式により，分解を受けるか膜タンパク質の一部として残り，膜貫通領域となる〕．

分泌タンパク質や膜タンパク質とは異なり，ミトコンドリアと核のタンパク質は細胞質で翻訳が完了してから局在する部位に輸送される．ミトコンドリアタンパク質の場合は，ミトコンドリアのマトリックスに存在するか，内膜と外膜の膜間腔に存在するかによってタンパク質の N 末端に1つないし2つのシグナル配列をもつ．ミトコンドリアタンパク質は内膜および外膜に存在する輸送体(それぞれ TIM 複合体および TOM 複合体：図8.3)を通って輸送される．輸送に先立ちアンフォールド(折りたたみが解かれる)される必要がある．それに対し，核タン

パク質は，タンパク質の一次配列のどこかに**核局在シグナル nuclear localization signal**〔訳注：典型的なシグナルは塩基性アミノ酸のクラスターからなる〕をもつが，その配列はタンパク質の表面に露出している．核への輸送時にアンフォールドされる必要はなく，それは核膜孔が非常に大きく開いたチャネルであり，タンパク質をそのままのかたちで認識して輸送することができるからである．リソームに輸送される糖タンパク質は典型的なシグナル配列を欠いている．代わりに，これらのタンパク質は高マンノース型オリゴ糖鎖に作用する酵素により末端にマンノース-6-リン酸（Man-6-P）を付加され，それが標的シグナルとして機能する（図17.14）.

● 翻訳後修飾

ほとんどのタンパク質は翻訳後修飾を受けて生物学的に活性型になる

　小胞体とゴルジ体は，タンパク質の翻訳後修飾を行う主な細胞内の部位である．小胞体では**シグナルペプチダーゼ signal peptidase**と呼ばれる酵素がタンパク質のN末端からシグナル配列を切断するので，成熟タンパク質はmRNAにコードされているアミノ酸配列より20〜30アミノ酸短くなる．小胞体とゴルジ体ではタンパク質の特定の部位に糖鎖が付加し，さらに修飾を受ける（第17章）．真核細胞でよくみられるN末端の修飾は，タンパク質の翻訳開始残基であるメチオニンの除去である．さらに，ホルモンであるインスリンやグルカゴンなどの多くのタンパク質はプレプロタンパク質，プロタンパク質として合成され，活性型になるためにタンパク質分解酵素による切断を受ける必要がある．前駆体の活性型への変換にかかわる切断は特異的なタンパク質分解酵素が担っており，細胞内のイベントによって厳密に制御されている.

● プロテアソーム：細胞内の主たるタンパク質分解装置

DNAとは異なり，傷んだタンパク質は修復されず，分解される

　タンパク質分解は生物の機能制御と品質管理に重要な役割を果たしている複雑な系である．タンパク質の分解を引きおこす要因は次に示すように数多くある.

1. 通常の環境ストレスによって徐々に変性した場合.
2. 代謝中間体や活性酸素種，カルボニル化合物のような反応性の高い細胞内の化合物と自然に（非酵素的に）化学反応して修飾を受けた場合（第29, 42章）.
3. そのタンパク質の機能がもはや必要ではなくなり，除去される必要がある場合．例えば，シグナル伝達経路や細胞周期にかかわるタンパク質，また転写因子としてはたらくタンパク質は，時として機能する

時間が限られていることがあり，応答やシグナルを弱めるために速やかに除去される必要がある．こうしたタンパク質のなかには，速やかな分解を促す特徴的なアミノ酸配列を有していたり，あるいはN末端アミノ酸残基をもつものがあったりする．ある種のタンパク質は，内部のPEST（Pro-Glu-Ser-Thr）配列が速やかにタンパク質分解を引きおこすシグナルとなっている．また，N末端にアルギニンをもつタンパク質は，一般的にメチオニンをもつタンパク質と比べて半減期は短い.

プロテアソームは細胞質タンパク質を分解する複合体型タンパク質分解酵素である

　タンパク質分解は破壊的な過程なので，ある特定の細胞小器官に隔絶しておくべきである．例えば，リソームは傷害を受けたミトコンドリアや他の膜性の細胞小器官を取り込んで分解する．しかし，ほとんどの可溶性の細胞質タンパク質は**プロテアソーム proteasome**と呼ばれる構造中で分解される．26S プロテアソーム（図22.10）は2つのタイプの複合体から構成されており，多サブユニットからなり複数の活性をもつタンパク質分解酵素（MCP）である20S プロテアソームと，19S ATPaseがある．20S プロテアソームは7つの相同性の高いサブユニットからなる4個のリングが積み重なって形成する樽状の構造をしている．α-サブユニットが樽状構造の外側，β-サブユニットが内側に位置する．β-サブユニットには3種の異なるタイプのトレオニンタンパク質分解酵素活性があり，活性部位は樽状構造の内側を向くことで，細胞質タンパク質が不適切な分解を受けないように防いでいる．19S ATPase複合体が樽状の20S プロテアソームの両側にあり，分解すべきタンパク質だけが内部に入るように門番のような役割を果たしている．ターゲットのタンパク質はATP依存的にアンフォールドされ，タンパク質分解酵素活性で6〜9アミノ酸の小ペプチドに分解され，細胞質に放出されてさらに分解される.

ユビキチンは分解するタンパク質をプロテアソームに導く

　プロテアソームによる分解が運命づけられたタンパク質は，**ユビキチン ubiquitin**（76アミノ酸から構成されるすべての細胞に存在する高度に保存されたタンパク質）が共有結合的にタグとして付加される．まずユビキチンはその役目を果たすために，E1と呼ばれるユビキチン活性化酵素によって活性化される必要がある（図22.10）．活性化は，E1がATPを用いてユビキチン-アデニル酸中間体を生成し，その後E1とユビキチンのC末端との間にチオエステル結合が形成される．次に，活性化されたユビキチンはユビキチン結合酵素に渡されて，E2とチオエステル結合をつくる．そして最後に，E3として知られるユビキチン転移酵素がE2から標的タンパク質にユビキチンを転移させ，その結果，ユビキ

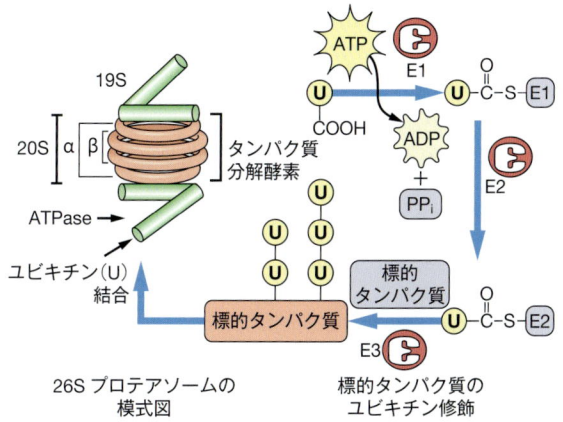

図 22.10　プロテアソームの構造と，タンパク質分解におけるユビキチン(U)の役割

左に示すプロテアソームは樽状の構造をしている．20S プロテアソームは中央部のリング状の構造であり，樽の内側にタンパク質分解酵素活性を有している．樽状の 20S の両端にある 19S キャップはユビキチン結合，切断活性に加え，ATPase 活性を有しており，分解されるタンパク質の樽の内側への誘導を調節している．ユビキチン修飾はプロテアソームによる分解を受けるタンパク質の目印となる．ユビキチンは，まずユビキチン活性化酵素 E1 とチオエステル結合を形成することで活性化され，ユビキチン結合酵素 E2 に転移した後に，ユビキチン転移酵素 E3 の作用で標的タンパク質のリシン残基に転移される．最終的には，ユビキチンは標的タンパク質上に重合体を形成する．高度にポリユビキチン化されているほどプロテアソームにより分解されやすい．図は各分子の実際の大きさの比率を反映していない点に注意すること．プロテアソームは 26S 高分子量複合体 (2×10^6 Da 以上) で標的タンパク質は小さく，ユビキチンは 1×10^4 Da 以下である．

チンの C 末端と標的タンパク質のリシン残基の ε-アミノ基との間に**イソペプチド結合 isopeptide bond** が形成される．この標的タンパク質上のユビキチン単量体に，さらにユビキチンの鎖が重合していき (**ポリユビキチン化 polyubiquitination**)，これがプロテアソームの 19S サブユニットのユビキチン結合部位に認識される．いったん結合すると，ポリユビキチン化タンパク質は 20S プロテアソームの樽のなかに入り，脱ユビキチン化酵素活性によってユビキチンは単量体となって遊離する．ユビキチンは細胞質に移行して再利用される．

　タンパク質を分解に導くユビキチン系は複雑で，厳密に制御されている．E1 酵素の数は少ないが，いくつかの E2 と標的タンパク質に対する特異性が異なる数多くの E3 が存在する．19S サブユニットには 6 種の異なる ATPase 活性がある．これらの酵素活性は，ユビキチン化されたタンパク質の変性とペプチド鎖の 20S プロテアソームの中心部への輸送にかかわっている．この経路の構成タンパク質の多様性が，タンパク質分解の状況に応じた調節を可能にしている．

　多発性骨髄腫は B リンパ球から分化した形質細胞のがんである．形質細胞は，通常，骨に存在して免疫系の一翼を担い抗体を産生する (第 40，43 章)．形質細胞の無秩序な増殖は，貧血や骨の腫瘍，免疫抑制を引きおこす．多発性骨髄腫が再発した患者に対して成功した治療法の 1 つに，ボルテゾミブというプロテアソームを標的とするタンパク質分解酵素活性阻害薬がある．特に放射線治療や他の化学療法などとの併用で，この薬は多発性骨髄腫患者の生存率を高め，寛解期間を延長する．ボルテゾミブはがん細胞の小胞体において正しくフォールディングを受けていないタンパク質の蓄積を引きおこし，小胞体ストレスとアポトーシスを誘導する．プロテアソームの他の部分を標的にした第 2 世代の阻害薬についても，異なるタイプのがんや，ボルテゾミブ抵抗性の多発性骨髄腫患者に対する臨床試験が現在進行中である．

まとめ

- タンパク質合成は DNA の保持する遺伝情報をタンパク質に変換する最終段階である．この過程では 4 塩基で記載される DNA，RNA の情報を 20 種類のアミノ酸で記載されるタンパク質の一次構造に変換する．
- mRNA の 3 塩基 (コドン) がアミノ酸を規定する遺伝暗号表は，コドンとアミノ酸という 2 つの言語の翻訳に必要な辞典のようなものである．
- tRNA 分子は mRNA の塩基配列とタンパク質のアミノ酸との間を橋渡しする．tRNA は，アンチコドンループが mRNA の特定のコドンに結合し，3′ 末端の結合部位でコドンに対応するアミノ酸と結合することで，運搬の役割を果たしている．
- 翻訳は開始，伸長，終結の 3 段階から構成されている．
- 翻訳の開始にはリボソーム，アミノ酸と結合した tRNA，mRNA の開始コドン (AUG) の会合を必要とする．
- 伸長はリボザイムであるペプチド転移酵素のはたらきで，生成途上のペプチド鎖にコドンに対応するアミノ酸を 1 つずつ付加していく過程である．
- リボソームが終止コドンに到達し，翻訳終結因子がタンパク質の遊離を触媒してタンパク質合成が終結する．
- リボソームから遊離後，新生タンパク質はシャペロンと呼ばれる補助タンパク質の助けで正しく折りたたまれ，なかには翻訳後修飾を受けるものもある．シグナル配列は生成したタンパク質を細胞内の特定の場所に

搬送する標識としてはたらく.

● 巨大分子であるプロテアソームによるタンパク質分解
は，細胞が不要なタンパク質や傷んだタンパク質を除
去するための制御されたメカニズムである.

✎ アクティブラーニング

(1) バクテリアのリボソームにはたらいてタンパク質合
成を阻害する種々の薬剤の作用メカニズムを復習し
なさい.

(2) タンパク質をリソソーム，ミトコンドリア，または
核に局在させるシグナル配列について述べなさい.

(3) 細胞質タンパク質の分解速度を制御する因子として
の N 末端アミノ酸の役割を考察しなさい.

(4) ウイルスがどのようにして感染時に細胞のタンパク
質翻訳系を乗っ取って，ウイルスのタンパク質をつ
くらせるのか説明しなさい.

参考文献

Brar GA. Beyond the triplet code: Context cues transform translation. *Cell*. 2016;167:1681–1692.

Callaway E. The coronavirus is mutating, does it matter? *Nature*. 2020;585:174–177.

Chen Y, Shanmugam SK, Dalbey RE. The principles of protein targeting and transport across cell membranes. *The Protein Journal*. 2019;38:236–248.

Coux O, Zieba BA, Meiners S. The proteasome system in health and disease. *Advances in Experimental Medicine and Biology*. 2020;1233:55–100.

Finley D, Chen X, Walters KJ. Gates, channels, and switches: Elements of the proteasome machine. *Trends in Biochemical Sciences*. 2016;41:77–93.

Gilda JE, Gomes AV. Proteasome dysfunction in cardiomyopathies. Journal of Physiology. 2017;595:4051–4071.

Javed A, Orlova EV. Unravelling ribosome function through structural studies. *Subcellular Biochemistry*. 2019;93:53–81.

Mohan S, Preetha Rani MR, Brown L, et al. Endoplasmic reticulum stress: a master regulator of metabolic syndrome. *European Journal of Pharmacology*. 2019;860:172553. https://doi.org/10.1016/j.ejphar.2019.172553.

Park SV, Yang J-S, Jo H. Catalytic RNA, ribozyme, and its applications in synthetic biology. *Biotechnology Advances*. 2019;37:107452. https://doi.org/10.1016/j.biotechadv.2019.107452.

Thibaudeau TA, Smith DM. A practical review of proteasome pharmacology. *Pharmacological Reviews*. 2019;71:170–197.

関連ウェブサイト

Translation: https://www.youtube.com/results?search_query=mrna+translation

The genetic codes: http://www.ncbi.nlm.nih.gov/Taxonomy/Utils/wprintgc.cgi?mode=c

Animations at DNA Learning Center, Cold Spring Harbor Laboratory: https://dnalc.cshl.edu/resources/animations/

Proteasome: http://www.biology-pages.info/P/Proteasome.html

Ribosome Structure: http://www.weizmann.ac.il/sb/faculty_pages/Yonath/home.html

Translocation Movies: http://rna.ucsc.edu/rnacenter/ribosome_movies.html

はじめに

すべての細胞が同じ DNA を保有しているにもかかわらず, 体内での遺伝子発現は性別や時空間依存的に変化する

　遺伝子および遺伝子のもっている情報が機能するタンパク質に変換されるメカニズムに関する研究は, 分子生物学が扱う領域である. 赤血球や一部の例外的細胞を除いて, ほとんどすべての細胞は同じ一揃いの DNA をもっている. それにもかかわらず, 細胞種ごとに特徴的な遺伝子セットを発現し, 明らかに異なっている. 分子生物学で最も魅力的なのは, 時空間特異的な遺伝子発現調節の分子機構に関する研究と, これらの調節機構の破綻によりもたらされる結果に関する研究である.

　本章の目標はタンパク質をコードする遺伝子の発現制御にかかわる基本概念を提示し, これらの過程がいかにヒトの疾患の原因にかかわっているかを理解することである. 最初に遺伝子発現の基本メカニズムを説明し, 次に基本メカニズムの多様な側面に焦点を当てるために具体的な遺伝子発現システムについて議論したい. そして章の最後では, さまざまな組織および局面での必要性に応じて遺伝子発現制御装置が適応している種々の方法を議論する.

遺伝子発現の基本メカニズム

遺伝子発現は種々の異なる段階で制御される

　ヒトの遺伝子発現調節は主に mRNA を合成する**転写 transcription** の段階でなされている. しかしながら, 転写は遺伝子にコードされている情報が最終的に処理された遺伝子産物に変換されるうえでの第 1 ステップにすぎず, 転写後の調節メカニズムが絶妙な遺伝子発現調節を可能にしていることが近年ますます明らかになってきた. 特定の遺伝子が最終的な発現に至るまでの一連の過程は次のようにまとめることができる.

1. 転写の開始
2. mRNA 転写産物の転写後のプロセシング
3. mRNA の細胞質への移行
4. mRNA のタンパク質への翻訳

　これらのすべてのステップにおいて, 反応が次に進むか, いったん停止するか, それとも完全に停止するかを決めるのは品質管理機構である. 例えば, もし RNA のプロセシングが正確または完全でなければ, できた mRNA は役に立たず, おそらく分解されるであろう. それに加えて, もし mRNA が核から核外に輸送されなければ, それが翻訳されることはないであろう. 1 個の受精卵が新生児に成長するまでの過程で, 1 個の細胞が多種類の細胞に分化し組織特異的な特徴をあらわすに至るためには, 遺伝子発現制御に関して多くの変化が必要なのは明らかである. このようなプログラムされた出来事は, すべての生物に共通であり, 鍵となる遺伝子の発現変化により細胞ひいては個体全体の形質発現がおこる. それぞれの細胞系列や発生段階は異なる遺伝子サブセットの発現によっているが, 違いを生みだすメカニズムは基本的にはすべての細胞にあてはまる. ヒトや多く

＊米国サウスカロライナ大学医学部病理学・微生物学・免疫学名誉教授の Jeffrey R. Patton 博士による本章オリジナル原稿への貢献に深謝する.

表 23.1　遺伝子発現制御機構とその効果

制御段階	制御機構	予想される効果
mRNA の転写	クロマチン構造の変化による結合配列へのアクセスの調節（凝集したクロマチンは転写の鋳型になりにくい）	i　一時的な遺伝子発現の調節 ii　対立遺伝子特異的な転写
	プロモーター配列のメチル化による転写抑制	i　特定プロモーターの転写の永久的抑制 ii　異なる転写開始点を使用する選択的プロモーターの利用
	転写因子や転写補因子のようなトランス因子の可用性	i　組織／細胞特異的な転写 ii　一時的な遺伝子発現の調節
mRNA プロセシング	N-7-メチルグアノシンによる mRNA5' 端末のキャッピング，大部分の mRNA3' 端末へのポリアデノシン（ポリ A）の付加	i　mRNA の安定化 ii　mRNA の細胞質移行にかかわる因子による認識 iii　制御された mRNA の翻訳開始
	mRNA スプライシングによるイントロンの除去	選択的スプライシング，コーディング可能性の増加
	mRNA の 3' 非翻訳領域（UTR）による RNA の安定化または分解のための目印となる塩基配列	mRNA 転写産物の半減期の調節
mRNA 編集	mRNA 編集によるコーディング配列の変化，アミノ酸の変化あるいは終止コドンの形成	i　タンパク質のアミノ酸配列の変化 ii　mRNA への終止コドンの導入による短いタンパク質の生成
mRNA の翻訳	mRNA を細胞質へ輸送する因子の可用性	i　翻訳開始の時間的制御 ii　mRNA の軸索終末などの特異的細胞質領域への輸送による局所的翻訳
	タンパク質合成に必要な因子の可用性	i　翻訳開始の時間的な調節 ii　配列内リボソーム進入部位（IRES）による選択的翻訳開始機構の利用
	miRNA の生成による特異的転写産物量の減少	転写産物の翻訳に制限がある，または翻訳がない

の真核生物における遺伝子発現の各段階における制御機構とその効果について**表 23.1** に記載した.

遺伝子の転写は遺伝子の特定の領域に存在する鍵となる制御配列に依存している

タンパク質をコードする遺伝子にとって，転写のゴールは DNA がもつ情報の mRNA への変換であり，それは遺伝子産物であるタンパク質の合成の鋳型として使用される. 遺伝子発現がおこるためには，mRNA の合成を触媒する酵素である **RNA ポリメラーゼ II** RNA polymerase II（RNApol II）が，遺伝子のはじめと終わりを知らせる塩基配列を認識できなければならない. すべての生物において RNApol II はこれを単独で行うことはできない. すなわち，制御された転写のためには，それぞれの遺伝子に付随した特定の DNA 配列を認識する他のタンパク質が必要である. これらの DNA 配列は転写される遺伝子と同じ分子に存在するのでまとめて**シス配列** cis-acting sequences と呼ばれる. これらのシス配列は，プロモーター，エンハンサー，応答配列などを含む. これらの DNA 配列を認識するタンパク質は**トランス因子** trans-acting factor と呼ばれる.

転写ユニットは単なる遺伝子以上のものを意味する

伝統的に，タンパク質をコードする遺伝子は，機能的なタンパク質をつくるために必要な情報を含んだ DNA 配列として定義されてきた. 歴史的に，1 つの遺伝子は 1 つの遺伝子産物すなわちタンパク質を生成すると信じられてきた. しかしながら，今では，1 つの転写される DNA 領域から転写あるいは転写後のプロセスによって複数の機能的産物，すなわち多くの異なる mRNA 種やタンパク質がつくられることが明らかになっている. そのような理由で今日 "遺伝子" を**転写ユニット** transcription unit と呼ぶ傾向がある. 転写ユニットは従来遺伝子ユニットとみなされてきたプロモーター，エクソンやイントロンばかりではなく，転写の開始から転写後タンパク質修飾に影響する制御配列を含む. **図 23.1** には，その遺伝子発現の量や時期を制御する転写ユニット内の既知の制御配列が示されている. 以下のセクションではこれらの配列について詳細に記載する.

🔶 プロモーター

プロモーターはたいていの場合，遺伝子転写開始点の上流に存在する

転写開始点の比較的近傍に存在し，その遺伝子発現を調節する塩基配列は**プロモーター** promoter と呼ばれる. 真核生物においてこれは転写開始点上流の数百，または数千ヌクレオチド以内のところに存在するので，よく**近位プロモーター** proximal promoter と呼ばれる. プロモーター配列は基本認識部位としてはたらき，転写され

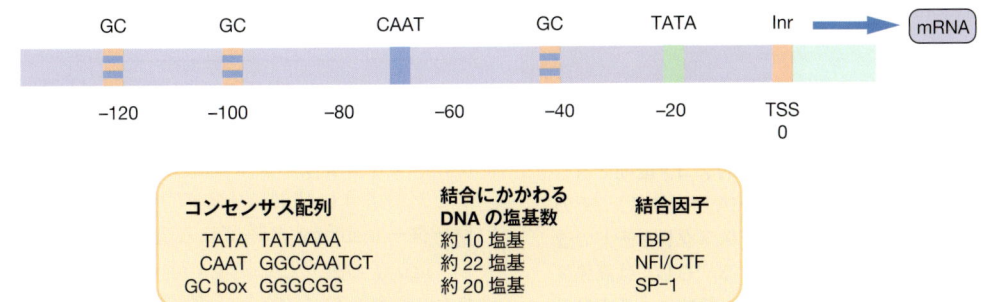

コンセンサス配列		結合にかかわる DNAの塩基数	結合因子
TATA	TATAAAA	約10塩基	TBP
CAAT	GGCCAATCT	約22塩基	NFI/CTF
GC box	GGGCGG	約20塩基	SP-1

図23.1　多様なプロモーター配列からなる任意の転写ユニット

各転写ユニットはイントロン，エクソン，非翻訳領域と転写開始点(TSS)からの距離によってコア，近位，遠位などに分類されるプロモーター配列からなっている．遠位プロモーター配列の位置は厳密に規定されておらず，転写開始点から2～50 kb離れた位置にある．配列によってはコンセンサス配列を有するものもあり，基本転写因子など広く発現する転写因子に結合する．転写因子は，コンセンサス配列と，プロモーターのエレメントごとに近傍に存在する異なる数の塩基を取り囲んで結合する．CTF：転写因子としてはたらくタンパク質ファミリーの1つ，TBP：TATA結合タンパク質，NFI：核因子Ⅰ，SP-1：広く発現する転写因子．

るべき遺伝子が存在することを伝える．さらにプロモーターは正しいDNA鎖を鋳型として正しい位置から転写を開始するのに必要とされる情報を提供する．プロモーターはさらに正しい細胞において，正しい時期にRNAの転写がおこるために重要な役割を果たす．プロモーターは遺伝子の発現に必須なので，それはしばしば制御する遺伝子の一部であると考えられる．プロモーターなしでは，mRNAはつくられない．多くの調節領域は転写開始点の上流(すなわち5′側)にあり，例外はあるものの転写はされない．プロモーターの構造は同一生物内でも遺伝子ごとに異なるが，多くの鍵となる制御配列がプロモーター中に見いだされる．これらの制御配列は異なる組合せで存在しており，特定の遺伝子にのみ存在する配列もある．

遺伝子発現の効率と特異性はプロモーターのDNA配列によって決まる

遺伝子の転写開始点のごく近傍の塩基配列は遺伝子ごとに異なる．しかしながら，転写産物の最初のヌクレオチドの塩基はアデニンであることが多く，普通は**イニシエーター initiator(Inr)** と呼ばれるピリミジンに富んだDNA配列が続く．通常それはPy_2CAPy_5(Pyはピリミジン塩基)の塩基配列を有しており，転写開始点の-3～$+5$の位置に存在する．イニシエーターに加えて，ほとんどのプロモーターには転写開始点からおよそ25塩基対上流に**TATAボックス TATA box** と呼ばれる塩基配列がある．TATAボックスはごくまれにグアニンとシトシン(G-C)塩基対も存在することがあるが通常アデニンとチミン塩基対(A-T)のみからなる8塩基対のコンセンサス配列を有している．A-T塩基対は2つの水素結合をもち，G-C塩基対は3つの水素結合をもっている(**第20章**)．そのため，TATAボックスなどのATに富んだ配列を開裂するにはより少ないエネルギーで十分である．そのようなわけでTATAボックスはDNA二本鎖の巻き戻しを促進して転写を活性化する．実際にTATAボックス

を破壊するようなDNA変異を導入すると転写の効率が劇的に減少する．イニシエーターとTATAボックスの転写開始点からの位置はほぼ固定されていて，転写開始点とRNAポリメラーゼ結合部位を含めて**コアプロモーター core promoter** と呼ぶ(**図23.1**)．しかしながら，TATAボックスがみあたらない遺伝子は真核生物に多数存在し，他のDNA配列が転写開始点を決めるのに重要な役割を果たしている．

プロモーターには，TATAボックスの他にも遺伝子間で共通に認められるシス作用性近位DNA配列が存在する．例えば，**CAATボックス CAAT box** は，TATAボックスの上流で，典型的には転写開始点から約80塩基対上流にしばしば認められる．組織および時期特異的な遺伝子発現を調節するというより，TATAボックスの場合と同じように，プロモーターのシグナルを増強する機能のほうが重要なようである．その他によく知られているプロモーター配列に**GCボックス GC box** がある．これはGCに富んだ配列で単一の遺伝子中にも多数コピーが存在することがある．図23.1には，真核生物のプロモーターに共通してみられるシス配列を例示する．

選択的プロモーターが組織や発生段階特異的な遺伝子発現を可能にする

プロモーターが遺伝子発現のために必須であるのは明らかだが，常に正確な時空間での遺伝子発現をおこすための組織特異性や発生段階特異性を可能にするには，より複雑なプロモーターの構造が必要である．例えば，組織特異的な遺伝子発現を可能にするために一群の物理的に隔たったプロモーターを進化させ，1つの組織では1つだけがはたらく遺伝子もある．さらに，それぞれのプロモーターはそれぞれ独自の第一エクソンを有しており，その結果，生成するmRNAとタンパク質産物はそれぞれに組織特異的な5′領域もしくはアミノ酸配列をもつことになる．選択的プロモーターを使用しているヒトでの好例は，Duchenne(デュシェンヌ)型筋ジストロ

コンセンサス配列 consensus sequence とは，配列の機能や特異性を規定する特徴的なコア配列を含むヌクレオチド配列である（例：TATA ボックス）．その配列は遺伝子やさまざまな種間で数ヌクレオチドの違いがあるかもしれないが，核となる，もしくは高頻度に存在する配列が常に存在する．一般的に，その数ヌクレオチドの違いは配列の効果に影響は与えない．これらのコンセンサス配列は(a)真核生物がもつ同じ遺伝子のプロモーターの種間での比較，(b)同じ転写因子が結合するプロモーター配列の比較，(c)転写因子の実際の結合配列の決定などにより得られる（図23.1）．

フィーで欠失しているジストロフィン遺伝子である（第37章）．この遺伝子は複数の選択的プロモーターを使用して，脳，骨格筋，網膜特異的なアミノ酸配列を N 末端にもつタンパク質を産生する．

エンハンサー

エンハンサーは細胞の遺伝子発現強度を調節する

プロモーターは転写の開始に必須ではあるものの，ある特定の遺伝子の転写強度を決めるうえで必ずしも唯一のものではない．エンハンサー enhancer と呼ばれるグループの配列が遺伝子の転写レベルを制御するが，その転写開始点からの位置はプロモーターと違ってエンハンサーごとに大きく異なっており，二本鎖 DNA 上における向きもまた転写の効率に影響を与えない．エンハンサーはプロモーターの上流にあることも下流にあることもあり，遠位プロモーターと呼ばれることもある．例えば，免疫グロブリンにおいて，エンハンサーは活発に転写が行われている転写開始点下流に存在する．多くのエンハンサーは組織特異的な転写に重要であり，ヒトのゲノムにおいては多くの非特異的なプロモーターが組織特異的エンハンサーの存在下で転写を行っている．あるいは，組織特異的なプロモーターが近傍の非組織特異的なエンハンサーにより非常に効率的な転写を行う．実際に近年の研究から，ある一定距離にあるエンハンサーの共有により，複数遺伝子が共発現されることが示唆されている．線維芽細胞増殖因子による特定のエンハンサーの活性化が複数の周辺の遺伝子の発現を誘導する事実は，この考えと一致している．

インスレーター

インスレーターはエンハンサーの作用を制限する

エンハンサーが遺伝子の近位プロモーターから離れて存在することを考慮すると，エンハンサーが正しい遺伝子をどのように標的にするのかは不明である．インスレーター insulator と呼ばれる遺伝子配列が境界を形成し，遺伝子の独立した発現を可能にすることが見いだされた．これらのインスレーター配列は境界形成タンパク質を動員する短い配列であり，エンハンサーが意図せず近傍のプロモーターに影響するのを妨げる．インスレーター配列の特徴はよくわかっているがその詳細な作用機構については，現在熱心に研究されている段階であり，例えばループ形成の誘導などの局所的な DNA 構造に影響しているという証拠がある．ゲノムの高次構造の構造的，機能的単位であるトポロジカルドメイン topologically associated domain（TAD）はその境界がインスレーター配列で区切られていることが，染色体コンフォメーションキャプチャー chromatin conformation capture 技術，すなわち 3C 技術により明らかになっている．TAD はエンハンサーとプロモーターの優先的空間相互作用を促進する微小空間であり，同じ TAD に位置する遺伝子間のエンハンサー共有を助ける．実際にレポーター遺伝子の組織特異的発現パターンはそれが同じ TAD 内にあったほうが隣の TAD 内にあるよりも，より連携する．

応答配列

応答配列は転写因子の結合配列であり，ホルモンや環境刺激などに応じて多数の遺伝子の発現を協調的に制御する

応答配列 response element（RE）とは，特異的な刺激やシグナル因子が遺伝子発現を活性化または抑制するのを可能にする DNA 配列である．例えばステロイド steroid hormone〔ステロイド応答配列 steroid response element（SRE）を介する〕，cAMP〔cAMP 応答配列 cyclic AMP response element（CRE）を介する〕，インスリン様成長因子-1〔インスリン応答配列 insulin response element（IRE）を介する〕などの刺激がある．応答配列は典型的には 6 ～ 12 塩基からなるシス作用性の配列であり，コンセンサス配列は同じ刺激に反応する配列として決定される．多数の遺伝子が同じ応答配列をもつこともあり，これによって例えばホルモンの刺激に応じて一群の遺伝子の共誘導または共抑制を促進する．

転写ユニットは原核生物と真核生物で異なる

原核生物と真核生物とでは転写制御が大きく異なる．遺伝子構造は原核細胞では根本的に異なっており，遺伝子はポリシストロン性のオペロンを形成し，1つのプロ

モーター配列が複数の遺伝子の発現を制御する．それに加えて，原核生物では，一般的に転写の開始と位置を制御するシス配列は転写開始点のより近傍に位置する．シス配列は真核生物に比べて少数であり多様性も少なく，エンハンサーのような遠位エンハンサー配列は存在しない．さらに，遺伝子発現を調節する転写因子は少なく，多くの原核生物において遺伝子はオンの状態にあり，トランス転写調節因子は主に転写のリプレッサーとしてはたらく．全体的に遺伝子発現制御は真核生物に比較して原核生物ではずっと単純である．

🟥 転写因子

転写因子は遺伝子発現を制御する DNA 結合タンパク質である

プロモーターやエンハンサー，応答配列は遺伝子の一部であり，転写因子はこれらの配列を認識するタンパク質である．転写因子はトランス作用性因子であり，核内を拡散する可溶性タンパク質として異なる染色体の複数の遺伝子に作用する．シス配列のように転写される遺伝子に物理的に結合していない．ヒトゲノムは 1,600 を超える転写因子をコードしており，これは全遺伝子の 8% に相当する．

転写因子は直接的に RNA ポリメラーゼの機能を調節するか，または間接的にクロマチン構造を変化することにより転写を制御する

転写因子には主に 2 つのタイプが存在する：(1) 基本転写因子と (2) 配列特異的転写因子である．基本転写因子はすべての遺伝子の発現に必要とされる．これらの転写因子は RNA ポリメラーゼと相互作用し，転写の開始に必要な転写開始複合体を形成する．基本転写因子は転写される遺伝子のクラスにより変わり，一般的に RNApol I，RNApol II，RNApol III に対応して異なる（第21章）．例えば RNApol II の場合だと TFIIA，B，D，E，F，H といった転写因子が必要である．

配列特異的転写因子は特異的な塩基配列を認識して結合し，遺伝子発現を制御する DNA 結合因子である（図23.2）．これらの因子は正に転写を促進することもできれば，負に転写を抑制することもできる．ある時点での細胞内の転写因子の独特な組合せによって，ゲノムのどの部位が RNA に転写されるのかといった点について大部分が決まる．真核細胞，特に哺乳動物の細胞では RNA ポリメラーゼがプロモーター配列自体に結合できない．基本転写因子を成功裏に動員する局所環境をつくるのは遺伝子特異的因子の役割であり，それが引き続き RNA ポリメラーゼを動員する．しかしながら，RNA ポリメラーゼ複合体自身が特にクロマチン関連因子との相互作用を介して遺伝子発現制御に重要であるという証拠も近年得られつつある（後述）．

こうした因子に加えて他のタンパク質も配列特異的な転写因子に結合し，その活性を抑制したり活性化したりする．これらの因子はしばしば補助活性化因子 coactivator あるいは補助抑制因子 corepressor と呼ばれる．したがって，多くの転写因子，補助活性化因子，補助抑制因子の複雑な連携の結果，遺伝子からの転写速度が最終的に決定される．細胞にはこれらの因子が何千も存在しているので，ほとんど想像を絶する数のおこりうる組合せがあり，その結果として遺伝子発現調節はとても特異的で巧妙なものとなっている．

転写開始は転写因子の DNA への結合を必要とする

転写がおこるためには，転写因子が DNA に結合しなくてはならない．転写開始の最初のステップは TATA 結合タンパク質 TATA-binding protein（TBP）が TATA ボックス領域に結合することである．RNApol II による転写開始において，TBP は他のさまざまなタンパク質と相互作用して，多サブユニット基本転写因子 TF-IID を形成する．TBP が TATA ボックスに結合することで 2 つの効果が生まれる：(1) 転写開始点から特定の位置に転写装置を配置し，RNApol II を正確に転写開始点につかせることが可能となる．(2) DNA 二本鎖を歪ませ，結合した部位の DNA を曲げる．他の基本転写因子が動員されて，ATP が存在すると，この部位の DNA は部分的に巻き戻される．その結果，RNApol II の活性部位に正しい DNA 鎖が露出されて DNA を鋳型とする RNA 合成が

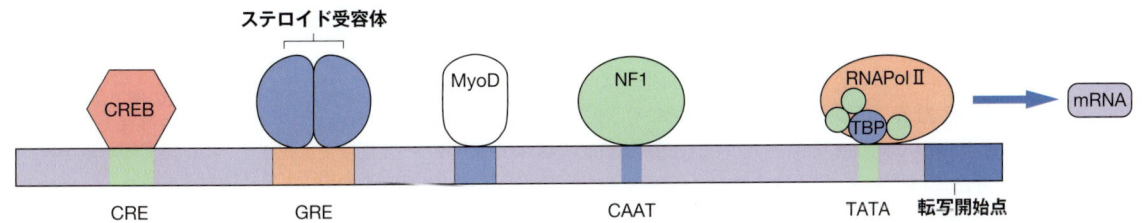

図 23.2　特異的制御配列による遺伝子発現制御
ステロイド応答配列への転写因子の結合によって mRNA の転写速度が調節される．ある配列は他の配列よりも強い効果を示すというように，配列ごとに転写レベルに対して異なる効果を示し，さらに組織特異的に遺伝子発現を活性化することもある．CRE：cAMP 応答配列，CREB：CRE 結合タンパク質，SRE：ステロイド応答配列，MyoD：筋肉細胞特異的転写因子，NFI：核因子 I．タンパク質は都合により一列に記載しているが，実際の分子は大きく，また DNA が折りたたまれることで物理的に相互作用している．

可能となる．これは，**プロモーターオープニング** promoter opening と呼ばれる．いったん転写が開始して，初期の RNA：DNA ハイブリッドが安定化すると，RNApol II の結合や配置に必要とされた転写因子の多くは解離して，RNApol II は DNA に沿って移動し，転写産物の mRNA 前駆体を生成する．この過程は**プロモータークリアランス** promoter clearance と呼ばれる．

転写因子の機能は成長因子やホルモン，その他の細胞外からの情報といった外来シグナルを処理する巧妙なシグナル伝達ネットワークにより調節され，その転写活性化能の獲得へと転換される．それらの変化はしばしばリン酸化によりもたらされ，転写因子の核への局在，DNAへの結合，あるいは RNA ポリメラーゼの活性を制御する．複数の転写因子結合部位が 1 つの遺伝子プロモーターに存在することで，組合せによるさらなる制御が可能になる．この多層的なタイプの調節が，高度に柔軟性をもったかたちで特定の細胞状態や環境の要求に精密に対応することを可能にする．

転写因子は高度に保存された DNA 結合ドメインを有する

転写因子の DNA への結合には転写因子の比較的小さい部分が関与しており，それは転写される DNA 二重らせんの主溝と副溝に直接結合する．これらのタンパク質の DNA に結合する部分は **DNA 結合ドメイン** DNA-binding domain またはモチーフと呼ばれ，生物種間で高度に保存されている．これらの DNA 結合ドメインは，多くの転写因子に共通していたり，同じ因子のなかに複数見いだされたりすることもある．4 つの主な DNA 結合ドメインを以下に記す．

1. ヘリックス-ターン-ヘリックス helix-turn-helix motif
2. ヘリックス-ループ-ヘリックス helix-loop-helix motif
3. ジンクフィンガー zinc finger motif
4. ロイシンジッパー leucine zipper motif

これまでわかっている配列特異的転写因子のほとんどは，これらの DNA 結合モチーフを少なくとも 1 つ有しており，逆に機能未知のタンパク質であってもこれらのモチーフが存在すればそれらは転写因子の可能性が高い．平均的な転写因子は 10 塩基の DNA 配列を認識し，20 以上のタンパク質-DNA 間の相互作用により，結合の強度および特異性を増強している．

DNA 結合ドメインに加えて，配列特異的転写因子は転写を制御する能力を有した**転写調節ドメイン** transcription-regulatory domain をもっている．このドメインは種々の方法ではたらくことができる．転写調節ドメインは，RNA ポリメラーゼ-基本転写因子複合体と相互作用する，補助活性化因子や補助抑制因子を介して二次的な影響を発揮する，あるいはクロマチン構造を再編成する（後述）ことにより，プロモーターが他の転写因子を動員する能力を変化させる．

転写因子の重要性を考えると，これらを特定し特に DNA 結合の特異性を明らかにすることに多大な興味が湧くことは不思議ではない．歴史的に，ある転写因子と特定の DNA 配列との相互作用を解析する最も優れた方法に**ゲルシフトアッセイ** electrophoretic mobility shift assay（EMSA）がある（図 23.3）．研究者はこの方法により，細胞抽出液のような複雑な混合物から転写因子を精製・同定し，結合に必要な配列の長さの決定，転写因子

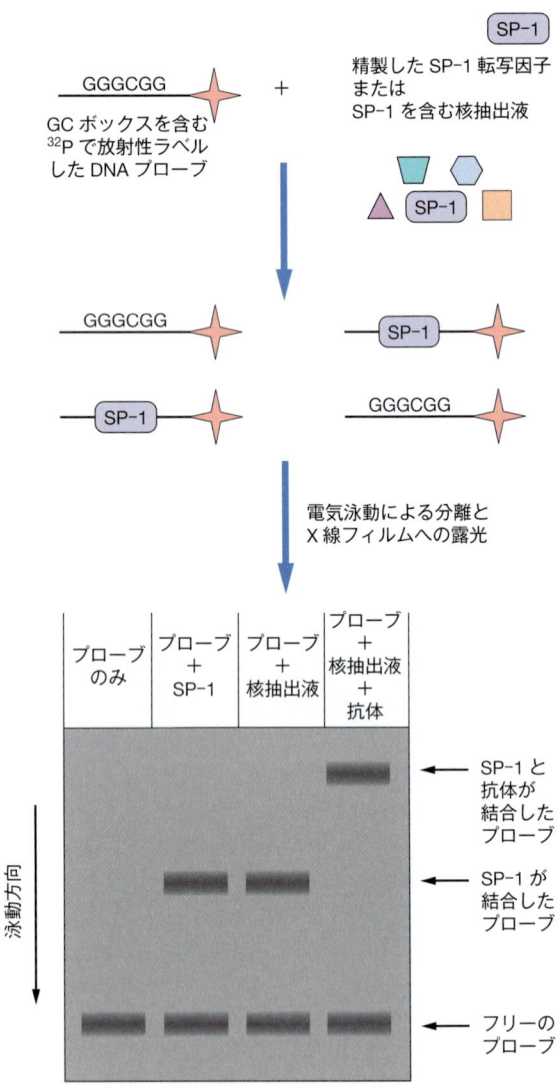

図 23.3　ゲルシフトアッセイ（EMSA）

EMSA 法の基本的な構成要素を図に示す．この例では，^{32}P で標識した DNA プローブを精製した転写因子 SP-1 または SP-1 を含む核抽出液と一定温度で反応させ，次に非変性ゲルを用いて電気泳動している．もし SP-1 がプローブに結合すれば，タンパク質を結合していないフリーのプローブよりゲル中での電気泳動度が遅くなる．さらに SP-1 に対する抗体を核抽出液との反応液に混和すれば，プローブと SP-1 抗体を含む複合体のゲル中の移動はより遅くなるため，プローブに結合したタンパク質が本当に SP-1 であることを確認することができる．EMSA は RNA とタンパク質との相互作用を含めて，いかなる核酸-タンパク質の相互作用解析にも使用することができる．

と DNA との結合の強さ，それらが認識する DNA 配列といった観点から DNA 結合能を解析できる．より最近では，転写因子と DNA の相互作用の発見を効率化するハイスループットな方法も開発された．例えば，**クロマチン免疫沈降 chromatin immunoprecipitation** を DNA 配列解読する技術（ChIP-seq，**第36章**）は転写因子研究を刷新し，ある転写因子のヒトゲノム上の結合部位をすべてマッピングすることを可能にした．逆に，4万個に及ぶヒトタンパク質をスライドガラスに貼り付けた**タンパク質結合アレイ protein binding microarray** により，特定の DNA 配列に結合するヒトの転写因子をすべて同定することが可能になった．このような方法により転写因子-DNA 相互作用についてより完全で広範な理解が可能になり，それは転写因子が転写中に果たす役割を知るうえでの第一歩である．

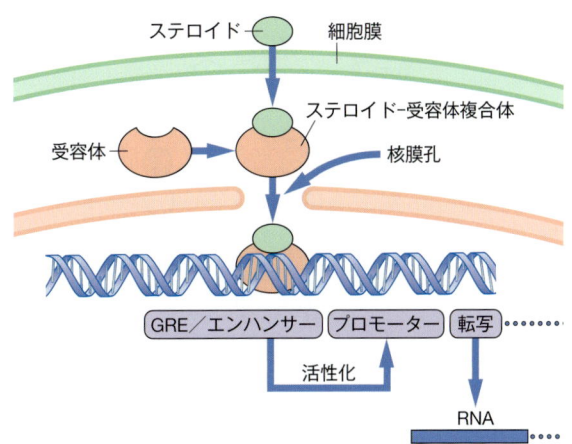

図 23.4　グルココルチコイドによる遺伝子発現制御
グルココルチコイドは受容体分子の二量体化を誘導し，その後受容体は GRE ／エンハンサーに結合して遺伝子発現を活性化する．GRE：グルココルチコイド応答配列．

ステロイド受容体

ステロイド受容体は転写因子が有する多くの特徴をもち，DNA 結合におけるジンクフィンガータンパク質の役割の説明に適するモデル分子である

　ステロイドホルモンはヒトにおいて多様な機能を有しており，日常生活に必須である．共通の前駆体であるコレステロールから生成され，類似の基本構造をもっている（**第14章**）．しかしながら，特定の炭素のヒドロキシル化（水酸化）の状態やステロイド A 環の芳香族化の違いで，生物学的活性については大きな違いが生まれる．ステロイドホルモンは，ステロイドホルモン特異的な受容体に結合することによりその生物学的効果を生みだす．これらの受容体は細胞質または核に存在する．例えばタイプ I 受容体（細胞質型）では，ステロイドホルモンリガンドが結合することで，受容体の二量体化と**核移行シグナル nuclear localization signal（NLS）**の露出をもたらす構造変化を誘導する．非刺激下で受容体に結合している**熱ショックタンパク質（HSP）**は，この核移行シグナルの露出と二量体化の両方を阻害しており，受容体のリガンドであるステロイドホルモンの結合に伴って遊離する．その後ステロイド-受容体複合体は核に入り，別名**ホルモン応答配列 hormone response element（HRE）**とも呼ばれるステロイド応答配列（SRE）に結合する．SRE は転写開始点の何千塩基対も上流または下流にみつかる場合もある．ステロイド-受容体複合体は塩基配列特異的転写因子として機能し，複合体の SRE への結合は，プロモーターおよび転写の開始の活性化（**図 23.4**），または転写の抑制を引きおこす．予想されることではあるが，ヒトには多数のステロイドホルモンがあるのに相応して多くの異なるステロイドホルモン受容体が存在し，これらのそれぞれが SRE というプロモーターに存在するコンセンサス配列を認識する．

ジンクフィンガーモチーフ

ステロイドホルモン受容体のジンクフィンガーモチーフが DNA のステロイド応答配列に結合する

　DNA に存在する SRE の認識および結合に中心的な役割を果たすのは，受容体分子の DNA 結合ドメインに存在するいわゆるジンクフィンガー領域の存在である．ジンクフィンガーは，核となるところに亜鉛原子が結合したペプチドループからなる．典型的なジンクフィンガーのループでは，相互の位置が高度に保存されて存在する 2 つのヒスチジンと 2 つのシステインが存在し，その間には一定数のアミノ酸配列が介在する．システインとヒスチジンは亜鉛二価イオン（Zn^{2+}）に配位している．ジンクフィンガーは，ステロイドホルモン受容体分子が DNA 二重らせんの SRE 部分の主溝と結合するのに必要である．ジンクフィンガーモチーフは，一般的に縦列反復する複数のフィンガーから構成されており，その数は個々の転写因子で異なっている．ステロイドホルモン受容体のジンクフィンガーの正確な構造は，**図 23.5** に示すように，上述のコンセンサス配列とは違っていることもある．

　ジンクフィンガータンパク質は DNA の**回文配列 palindromic sequence** を認識して結合する．回文配列とは，二本鎖 DNA の塩基配列を 5′ → 3′ の方向に読んだ場合に，1 本の DNA 鎖の塩基配列と，他方の DNA 鎖の塩基配列が同じ配列になっているものを指す．例えば，5′-GGATCC-3′ であれば相補鎖においても 5′ から 3′ に向かって同じ配列に読める．受容体が二量体化し，対合する鎖上の同一配列を単量体のそれぞれが認識することで，受容体と DNA 間の相互作用を強め，SRE 認識の特異性を増強する．

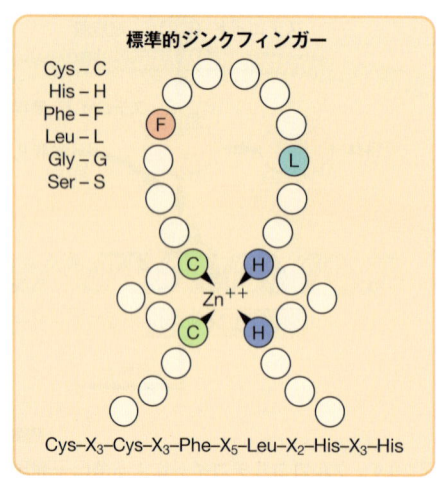
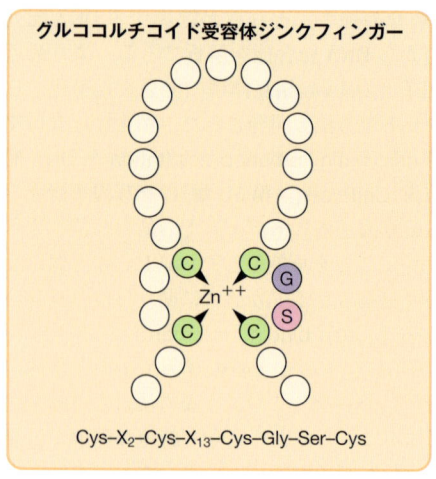

図23.5 標準的なジンクフィンガーとグルココルチコイド受容体ジンクフィンガー

ジンクフィンガーは，タンパク質の二本鎖DNAへの結合を可能にするためによくみられるモチーフである．C：システイン，H：ヒスチジン，F：フェニルアラニン，L：ロイシン，G：グリシン，S：セリン，X：介在する任意のアミノ酸配列．

ステロイドホルモン受容体の構造

ステロイドホルモン受容体は高度に保存された遺伝子ファミリーの産物である

すべてのステロイドホルモン受容体に共通する特徴は，受容体分子の機能ドメインの構成がほぼ同じことである．各々の受容体はDNA結合ドメイン，転写活性化ドメイン，ステロイドホルモン結合ドメインと二量体化ドメインをもつ．ステロイドホルモン受容体の構造には3つの顕著な特徴がある．

- DNA結合領域は常に高度に保存されたジンクフィンガーを含み，もし変異がおこれば受容体機能の喪失に至る．
- すべてのステロイドホルモン受容体のDNA結合領域は互いに高い相同性をもつ．
- ステロイドホルモン結合領域は互いに高い相同性をもつ．

こうした共通の特徴を有するタンパク質分子は，ステロイドホルモン受容体遺伝子ファミリーの遺伝子産物とみなすことができる．進化過程における生物種の多様化により，異なる生理機能をもつ多様なステロイドホルモンの存在を必要とし，結果として，単一の祖先遺伝子が数百万年の間に重複と進化による変化を経て，わずかに異なるが構造的に関連のある一群の受容体を生じるに至ったと推測される（図23.6）．

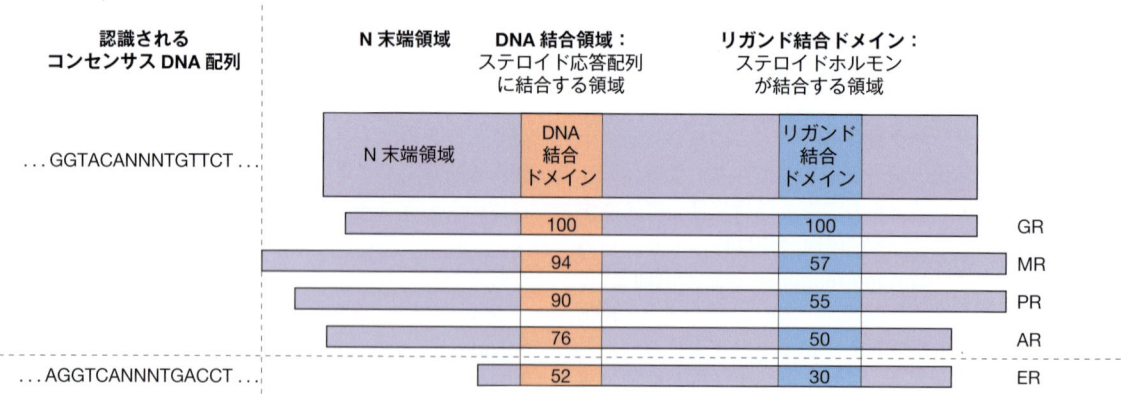

図23.6 異なるステロイドホルモン受容体間の相同性

ステロイドホルモン受容体のDNA結合およびホルモン結合領域は高い相同性を有している．エストロゲン受容体は他の受容体と比べてグルココルチコイド受容体との相同性が低い．AR：アンドロゲン受容体，ER：エストロゲン受容体，GR：グルココルチコイド受容体，MR：ミネラルコルチコイド受容体，NNN：任意の3個のヌクレオチド，PR：プロゲステロン受容体．数字はグルココルチコイド受容体に対するアミノ酸の相同性をパーセント表示で示している．

理解を深めるために
ステロイドホルモン受容体遺伝子ファミリー：甲状腺ホルモン受容体

ステロイドホルモン受容体遺伝子ファミリーは，それ自体とても大きいファミリーであるが，実際にはいわゆる核内受容体というさらに大きなファミリーの一部である．このファミリーのメンバーは，すべてがステロイドホルモン受容体と同じ基本的構造をもつ．それらは多様性の著しいN末端領域，高度に保存されたDNA結合領域，可変の蝶番部分，そして高度に保存されたリガンド結合領域である（図23.6）．それらは2つの基本的なグループに分かれる．**タイプⅠ（細胞質型）受容体 type Ⅰ(cytoplasmic)receptor** は，グルココルチコイド受容体のようにホモ二量体を形成し，リガンド存在下でのみ特異的に応答配列に結合する一群の受容体タンパク質である．**タイプⅡ（核内型）受容体 type Ⅱ(nuclear)receptor** は，ホモ二量体を形成し，リガンドなしでも応答配列に結合する．タイプⅡ受容体は甲状腺ホルモン，ビタミンD，レチノイン酸受容体を含む．

ヒトにおけるそれ以外の遺伝子制御方法

■ プロモーターへのアクセス

クロマチン構造は転写因子の遺伝子へのアクセスに影響し，それにより遺伝子発現を調節する

細胞核内のDNAは**ヒストン histone** およびその他のタンパク質と会合して，**ヌクレオソーム nucleosome** および，より高次の構造に収納されてクロマチンを形成する（第20章）．したがって，たとえ核に転写因子自体は存在しても，すぐにはアクセスできない遺伝子のプロモーターもある．配列特異的転写因子や基本転写因子と結合した RNApol Ⅱ 複合体がプロモーターにアクセスするうえで，プロモーターDNAの凝集化の程度，あるいはプロモーター領域のヌクレオソームの有無や配置の正確性が大きな影響を与えていることが近年明らかになった．DNAが強固なヌクレオソームを形成している**ヘテロクロマチン heterochromatin** と呼ばれる凝縮した状態のクロマチンは，転写に際しては通常，好ましい鋳型とはならず，転写が進行するためにはクロマチンのリモデリング（後述）が必要である．**ユークロマチン euchromatin** は部分的にしかクロマチンに凝集していないゲノム領域で，必ずというわけではないが典型的には転写が活発に行われている領域を含む．細胞や組織によっては，ユークロマチン部分でもリモデリングが必要なことがある

が，クロマチンの状態としてはもともと転写因子にとってアクセスしやすい．細胞種によって異なる領域がヘテロクロマチンあるいはユークロマチンとなっており，DNAへのアクセスのしやすさの違いによる遺伝子発現制御を可能にしている．セントロメアやテロメアなどの染色体のいくつかの部分は，恒常的にヘテロクロマチンとして存在しているゲノム領域であり，転写はおこりにくい．

ヌクレオソームは遺伝子発現の過程において修飾リモデリングを行う酵素のはたらきによって動的に変化する

真核細胞におけるクロマチンへのDNAのパッケージングが，ヒストンのパッケージングやヌクレオソームの安定性を制御することによってDNAの転写装置へのアクセス性を調節する制御メカニズムを進化させた．クロマチン構造を制御する2つのクラスの転写因子が存在する．それらは転写を促進することも抑制することもある．

1. ヒストンタンパク質の翻訳後修飾によりクロマチンの化学組成を変化させるもの
2. ATP加水分解により得られるエネルギーを利用して，DNAに対するヌクレオソームの物理的な位置を変えるもの

ヒストンタンパク質は化学官能基や小タンパク質を付加したり除いたりする酵素の基質である（**表23.2**）．最初にみつかったヒストン修飾は**ヒストンのアセチル化 histone acetylation** で，アセチルCoAのアセチル基が主にヒストンH3やH4のN末端ドメインのリシンのアミノ基に転移する．ヒストンはさらにリン酸化，メチル化

表23.2　ヒトにおけるヒストンの翻訳後修飾の例

転写の効果	修飾	標的ヒストンタンパク質	修飾残基
転写抑制	アルギニンのメチル化	H3	Arg2
	リシンのメチル化	H3	Lys9, Lys27
転写の活性化	リシンのメチル化	H3	Lys4, Lys36, Lys79
		H4	Lys20
		H2B	Lys5
	リシンのアセチル化	H3	Lys4, Lys14, Lys18, Lys23, Lys27
		H4	Lys5, Lys8, Lys12, Lys16, Lys20, Lys91
		H2A	Lys5, Lys9
		H2B	Lys5, Lys12, Lys20, Lys120
	セリンのリン酸化	H3	Ser10
		H4	Ser1

およびユビキチン化などを受ける．これらの修飾をおこしたり除いたりする多くの酵素が見いだされた．ヒストン修飾は二重に効果を発揮する．第1に，それは直接的にDNAとヒストンの相互作用を阻害する．例えば，リシンのアセチル化は正の電荷を中和しDNAとヒストンの相互作用を減弱させてDNAをよりアクセスしやすくする．第2に，ヒストン修飾はゲノムの特定領域に他の転写因子がリクルートするための結合サイトとして間接的にはたらく．例えば，ヒストンH3の9番目のリシンのメチル化はHP-1タンパク質とその関連因子を結合し，この領域のDNAの凝集をおこす．この2つの例は異なるヒストン修飾がクロマチン構造に対照的な影響を与え，それゆえに転写に対して逆の効果を与えることをよく例示している．一般的に，ヒストンのアセチル化は転写の活性化と相関し，メチル化は転写に負の影響を与える．しかしながら，このルールに矛盾する例は複数あり，ある特定のヒストン修飾の効果はヒストンの修飾部位や修飾されたヌクレオソームがどのような状況にゲノムがおかれているかに依存して変わる．

クロマチンリモデリング因子chromatin remodelerはクロマチン構造に影響を与える第2のクラスの転写因子である．それらはゲノムを詰め込み，詰め込んだ後のDNA領域へのアクセス性を制御する重要なはたらきをATP依存性に行うDNA輸送酵素である．転写はクロマチンリモデリング因子によって拮抗的に制御される．すなわち，あるリモデリング因子はクロマチンを形成し転写装置へのアクセスを制限する一方，他はプロモーターのシス制御配列からヌクレオソームを除き，転写を活性化する．転写の伸長反応において遺伝子に沿ってRNAポリメラーゼが進行するのに必須なリモデリング因子もある．多くのリモデリング因子は修飾ヒストン認識ドメインをもち，修飾されたヒストンと直接的に相互作用して特異的なゲノム領域に局在するので，ヒストン修飾と協調してはたらく．まとめると遺伝子が転写されるか否か，またどのくらい効率的にRNAポリメラーゼが転写するかは，クロマチン構造や転写因子と補因子との結合の動的な相互作用によって決まることが明らかである．

🔶 DNAのメチル化が遺伝子発現を制御する

メチル化はいくつかあるDNAのエピジェネティックな修飾のうちの1つであり，出生時のメチル化のパターンが数多くの加齢関連疾患のリスクに影響する

真核多細胞生物において特定の塩基，特にシチジンのピリミジン環の5位が酵素的にメチル化を受ける（ᵐC）が，それはWatson-Crickの塩基対形成には影響を与えない．メチル化したシチジンは通常グアニンヌクレオチドとともに二本鎖DNAのCpG配列にみつかる．二本鎖DNAにおいては相補鎖に存在するシチジンもメチル化

された次のような回文配列を形成する．

$$5' \,^mCpG \, 3'$$
$$3' \, Gp^mC \, 5'$$

メチル化したシチジンの存在は，CpGがメチル化されていない場合にのみCpGを含む部位でDNAを切断する制限酵素と，CpGのメチル化にかかわらずDNAを切断する制限酵素を用いて，それらに対する感受性の違いを比較することで解析することができる（第20章）．それに加えて，**バイサルファイトシーケンス法** bisulfite sequencing technique というメチル化シチジンの化学的反応性の違いを利用した方法により，一塩基の解像度で正確にメチル化部位を決めることができる（第24章）．

DNAのメチル化は**DNAメチル転移酵素** DNA-methyl transferase（DNMT）として知られる細菌からヒトにまで保存されている一群の酵素によってなされる．しかしながら，ゲノムがメチル化されている程度は大きく異なっている．ヒトのゲノムは大概がメチル化されていて**メチル化はRNAへの転写が活発でない領域と関連がある**ことが明らかになった．これは(a)特定の転写因子がメチル化されたDNAには結合できないこと，および(b)より凝縮された転写的に不活性なヘテロクロマチン化を誘導するヒストン修飾酵素の直接的動員の両方によるものと考えられる．DNAのメチル化は，かつては永久的な修飾であると考えられたが，遺伝子のプロモーターとコーディング配列の積極的な脱メチル化がそれぞれ転写開始と最適転写効率のそれぞれを活性化することが明らかになった．実際に，プロモーターのメチル化状態の制御は以前に考えられていたよりも動的なプロセスであり，この修飾を除去するたくさんの脱メチル化酵素が同定された．このようなDNAの脱メチル化は細胞分化や胎児形成に重要であり，さらには運動後に筋肉の特定の遺伝子のプロモーターで脱メチル化がおこることが観察されている．

ヒトの遺伝子の多く（ほぼ50％）は，プロモーター領域にいわゆる**CpGアイランド** CpG island（CPI）をもっている．**これらのCPIは，メチル化されていない傾向があるため転写の開始がおこりやすい**．しかしながら，がん，統合失調症，自閉スペクトラム症といった疾患においては特定のCPIが過メチル化されていることが知られている．さらに最近では，CPIの過メチル化と老化の間に関連が見いだされている．

🔶 mRNAの選択的スプライシング

選択的スプライシングは1つのmRNA前駆体から多くの多型タンパク質を生成する

第21章では，初期転写産物あるいはmRNA前駆体からのスプライシングの概略を紹介した．ほとんどのmRNA前駆体は**選択的スプライシング** alternative

理解を深めるために
遺伝子発現のエピジェネティック制御

　メチル化はより広いエピジェネティック epigenetic 研究の一領域であり，それは一般的に DNA 配列の変化を伴わない DNA やタンパク質の修飾などによる代替的で遺伝的な遺伝子発現を研究する．エピジェネティック調節機構は DNA のメチル化やヒストン修飾などが含まれ，これらの分子機構は環境によって影響を受けることが知られている．例えば，栄養ゲノミクスは食事や栄養素がどのように遺伝子発現制御を行うかを研究する．例をあげると，幼少期の短期間の栄養不良はエピジェネティックな影響を及ぼす．特に，この栄養不足によってインプリンティングがおこり，クロマチン状態変化を介して，特定の人々にずっと後の人生になってから病気をおこすような遺伝子発現を開始させる．このように，メタボリックシンドローム，肥満，動脈硬化，糖尿病，関節炎，およびがんといった加齢関連疾患へのリスクが若い頃の生活習慣によって影響を受ける可能性がある．疾患の最

初の徴候があらわれる何年も前に疾患への第一歩は始まっているかもしれず，エピジェネティック因子のインパクトは我々の医療の取り組みを変える可能性があり，予防医学の重要性および加齢関連疾患への早期の介入の重要性を強く示している．

　がんへの罹患性や進行もエピゲノムにより事前に決定されているかもしれない．例えば，腫瘍抑制遺伝子の過剰なメチル化はヒトのがんにおいてしばしば観察される．DNA メチル化酵素を阻害する薬剤が，白血病の治療薬として現在試されている．腫瘍細胞ではしばしば，ヒストンの脱アセチル化により凝縮した（転写されにくい）クロマチンが形成される結果，細胞の増殖を抑えるがん抑制遺伝子の発現が阻害されている．ヒストン脱アセチル化酵素（HDAC）阻害剤 histone deacetylase（HDAC）inhibitor はリンパ腫などの急速に成長するがんの治療薬として近年承認された．

臨床症例
選択的スプライシングと組織特異的な遺伝子発現：頸部に腫脹のある少女

　17 歳の少女が頸部の左側にある腫脹に気づいた．彼女はその他については健康だったが，彼女の母親と母方の叔父は両者とも副腎腫瘍を切除したという病歴があった．血液を採取して臨床検査室に送ったところ，髄様がんのマーカーであるカルシトニン含有量が大きく増加しているのがわかった．取り除いた甲状腺の病理切片の解析から甲状腺髄様がんであることが明らかになった．この家族は多発性内分泌腫瘍タイプ II A（MEN IIA）の遺伝子変異をもっていた．MEN IIA は RET がん原遺伝子の生殖系列変異でおこり，高い浸透率を有する常染色体顕性の腫瘍症候群である．約 5 ～ 10％のがんが生殖系列変異でおこるが，がんの発生にはさらに体細胞変異がおこる必要がある．

解説
　カルシトニンの発現制御機構は，いかに異なるメカニズムが遺伝子発現を制御し，著しく異なる活性をもった

組織特異的な遺伝子産物を生ずるかを示す好例である．カルシトニン遺伝子は 5 つのエクソンと 2 つの選択的ポリアデニル化シグナル部位をもっている．甲状腺では，髄質 C 細胞がエクソン 4 に付随したポリ（A）シグナルを使ってエクソン 1 ～ 4 を含む mRNA 前駆体を産生する．付随したイントロンはスプライシングを受けて除去され，mRNA はカルシトニンに翻訳される．増加したカルシトニンは甲状腺髄様がんの診断に使われる．しかしながら，神経組織では，エクソン 5 に続く第 2 のポリアデニル化部位が使用される．結果として 5 つのエクソンと介在するイントロンのすべてをもった mRNA 前駆体ができる．このより大きな mRNA 前駆体はそれからスプラシイシングを受けて，すべてのイントロンとともにエクソン 4 もスプライシングされてエクソン 1 ～ 3 と 5 からなる mRNA ができ，これは翻訳されてカルシトニン遺伝子関連ペプチド（CGRP）という活性の高い血管拡張因子になる．

splicing を受け，異なるエクソンの組合せが排除されたり残ったりする．ヒトでは複数エクソンからなる遺伝子の 90％以上が選択的スプライシングを受ける．選択的スプライシングは，種間で遺伝子の組合せが類似しているにもかかわらず，個体ごとに独自性がある十分な多様性を生み出すメカニズムの 1 つであると考えられている．平均して各遺伝子に約 7 つのエクソンがあり，

mRNA 前駆体には最終的に多くの異なる mRNA およびアイソフォームと呼ばれる異なるタンパク質を産生することができる．アイソフォーム間ではタンパク質のアミノ酸配列の数残基が異なることもあれば，大きく異なることもあり，それらはしばしば異なる生物学的役割をもつ．例えば，1 つのエクソンが削られるか削られないかでタンパク質がどこに局在するのか，タンパク質が細胞

内に留まるのか分泌されるのか，骨格筋あるいは心臓特異的なアイソフォームができるか否かといった影響を与える．ある場合には，選択的スプライシングは**ドミナントネガティブ変異タンパク質 dominant negative mutant protein** という，全長タンパク質を阻害することのできる不完全なタンパク質を生成することもある．

選択的スプライシングは厳密に制御されているため，特定のスプライシング産物は特定の細胞または組織，発生の限られた時期あるいは特定の状況でしか発現しない．例えば，ヒトの脳では，**ニューレキシン neurexin** という細胞表面接着タンパク質ファミリーがあり，約 10^{12} 個のニューロン間の複雑な相互作用を担っている．ニューレキシンは最も大きなヒトの遺伝子の1つで，数百か数千のニューレキシンアイソフォームがたった3つの遺伝子から選択的プロモーターおよび選択的スプライシングにより産生される．これらのアイソフォームが洗練された神経ネットワークの発生に必要な多様な細胞間コミュニケーションを可能にしている．ニューレキシンはおそらく同様に複雑なセットのリガンドアイソフォームを有しており，これにより中枢神経の発達においておこる可逆的な細胞間相互作用に驚異的ともいえる柔軟性を付与している．

🟥 転写後レベルでの RNA 編集

エディトソームが成熟 mRNA の塩基配列を修飾する

RNA編集とは，翻訳される前の成熟 mRNA が酵素を介して改変される現象である．この**エディトソーム editosome** によって遂行される過程（第21章）には，RNA分子におけるヌクレオチドの挿入，欠失，逆位などがある．選択的スプライシングと同様に，一塩基置換でも転写産物の組織特異的な違いを生み出す．例えば，低密度リポプロテインの構成成分であるヒトアポリポプロテイン B（ApoB）遺伝子（*ApoB*）は，肝臓において 4,536 アミノ酸からなる ApoB100 に翻訳される mRNA 14.1 kb をコードしている（第33章）．しかしながら，小腸においてはこの mRNA は RNA 編集を受けて 2,152 アミノ酸（4,536 の約48％に相当する）の長さの apoB48 というタンパク質に翻訳され，このアミノ酸は apoB100 の前半 2,152 アミノ酸と同一である．この小腸におけるタンパク質サイズの違いは，ヌクレオチド残基の番号で 6,666 番のシチジン残基が脱アミノ化されウリジンに置換されることによりおこる．この結果，グルタミンから終止コドンへと変化し，ApoB としては未成熟な段階での翻訳停止をおこすことにより，小腸では ApoB48 を生成する（図 23.7）．

シチジン脱アミノ化酵素に加え，他にも **RNA を基質とするアデノシン脱アミノ化酵素 adenosine deaminases acting on RNA（ADAR）**のように，翻訳前に mRNA の修飾を行う酵素がある．ADAR1 は二本鎖 RNA 中のアデノシン残基（アデニン塩基）からイノシン残基（ヒポキサンチン塩基）への脱アミノ化反応を触媒する．この RNA 編集は造血幹細胞の発生に必須であり，この酵素の変異マウスは早期胎生致死となる．ADAR2 は神経のグルタミン酸受容体 mRNA を編集するが，それはこの受容体の機能に必要な1アミノ酸に変化をもたらす．この酵素の欠損マウスは，てんかん発作と新生児致死をおこす．

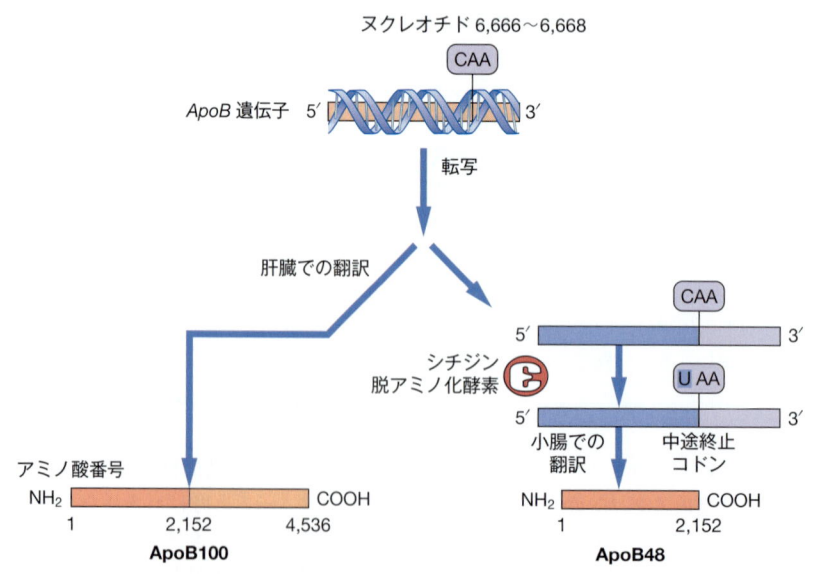

図 23.7　ヒトにおける *ApoB* 遺伝子の mRNA 編集は組織特異的な転写産物を生む
小腸では ApoB mRNA の 6,666 番目のヌクレオチドについては，シチジン脱アミノ化酵素のはたらきによりシトシンからウラシルへ変換される．この変化は ApoB100mRNA のグルタミンのコドンを中途終止コドンに変換し，mRNA が翻訳されたときに短いタンパク質産物である ApoB48 を生成する（第33章）．

理解を深めるために
CRISPR：ゲノムを編集する

Clustered regularly interspaced short palindromic repeat（CRISPR）は，もともとは細菌のゲノムに報告された遺伝子座である．DNA のなかには過去のウイルス感染に由来する遺伝情報が，複数の反復配列として特定の配列で隔離されて存在する．これらの遺伝子クラスターは CRISPR 関連システム（cas）遺伝子とともに細菌の適応免疫システムとしてはたらく．ウイルスが感染すると，CRISPR システムはウイルス DNA を認識して相補的遺伝子配列を切断し，複製を阻害する．同様なシステムが外来 RNA をも標的とする．

Cas9 は RNA にガイドされた DNA エンドヌクレアーゼで，CRISPR/Cas9 システムの中心構成要素である．Cas9 は 20 塩基ほどからなるガイド RNA といわれる伸長部分をもった高度に構造化された CRISPR RNA（crRNA）に結合する．ガイド RNA は散在するウイルスの DNA に由来しウイルスゲノムに相補的である．ガイド RNA が Cas9 をターゲットの配列まで高い正確性で誘導し，ウイルスゲノムは Cas9 により二本鎖切断されそれは Cas9 のエクソヌクレアーゼ活性によりさらに分解される．この結果感染性の核酸は破壊される．

CRISPR 技術はゲノム編集を刷新した．特異的 DNA 配列に相補的になるようにガイド RNA を設計し Cas9 を発現するだけで，CRISPR は真核生物を含む多くの細胞種に適用できる．実際に，CRISPR/Cas9 システムは mRNA のエクソンになる部分に二本鎖切断を導入することにより真核生物の遺伝子を破壊する，すなわちノックアウトするのに用いられる．二本鎖切断自体は，非相同性末端結合（第 20 章）に典型的に認められるように適正に修復されれば遺伝子の機能を損ねるわけではないが，切断部位周囲の DNA 配列が改変されると遺伝子機能が影響を受ける．このようにして，DNA は編集されて遺伝子機能は永久に破壊される．より洗練された方法では，DNA 切断と修復を調整して改変した DNA 配列を挿入することで，ゲノムの特定部位の変異を修復することができる．

CRISPR/Cas9 技術は培養細胞，幹細胞，胎児，哺乳動物にさえ適用されてきた．現在，動物モデルでの研究は有望であり，Cas9 はときどきエラーがあるものの，CRISPR/Cas9 システムはヒトや臨床研究でも用いられる．これらの努力が実り，ゲノム編集はがんを第 1 の研究対象の候補として，鎌状赤血球症，嚢胞性線維症などの広範な遺伝性疾患に適用されるであろう．

RNA 干渉

RNA 干渉 RNA interference（RNAi）については，第 21 章においてより詳細に論じているように，遺伝子発現調節に関与する．RNA 干渉の中心となるのは，20 ～ 30 塩基長のマイクロ RNA microRNA（miRNA）と呼ばれるタンパク質をコードしない，とても小さな RNA である．マイクロ RNA は，mRNA の 3′ 非翻訳領域に結合して翻訳を阻害する因子を動因することで翻訳の停止または抑制をおこす〔例：RNA 誘導サイレンシング複合体（RISC，第 21 章）〕．もしくは，別のメカニズムによって mRNA を分解して，翻訳されるタンパク質量を減らす．胎児発生期やがんなどの特定の病的状態において，細胞における miRNA 発現のパターンの変化がおこり，それにより遺伝子発現を変化させて細胞の運命を変えたり，増殖をさかんにしたりする．RNA 干渉は，ウイルス感染やがんのように遺伝子産物の生成を阻害したり，RNA を破壊したりすることが治療につながるような，ヒトの疾患の治療手段として有望である．

片方の対立遺伝子の選択的活性化

通常のヒトの遺伝子には一対の対立遺伝子があるが，片方の対立遺伝子のみが発現する場合がある

正常なヒト染色体は，それぞれ両親から受け継いだ全部で 22 対の常染色体と 2 本の性染色体からなる．遺伝子は対をなす常染色体それぞれに存在するため 2 コピーあり，対立遺伝子を形成する．通常の状況では，どちらかの遺伝子に偏ることなく両方の対立遺伝子が均等に発現される．すなわち，片方の遺伝子に発現を阻害するような遺伝子変異がなければ，母親由来および父親由来の遺伝子の両方が発現する．

この状況は性染色体については若干異なる．性染色体には X 染色体と Y 染色体の 2 つのタイプがあり，X 染色体は Y 染色体よりもかなり大きい．女性は 2 本の X 染色体をもっており，男性は 1 本の X 染色体と 1 本の Y 染色体をもっている．いくつかの遺伝子は X と Y 染色体に共通であるが，X 染色体は Y 染色体には存在しない遺伝子を有しており，さらに Y 染色体には性決定遺伝子である *SRY* 遺伝子のように Y 染色体にしか存在しないものもある．こうした遺伝子は単一対立遺伝子と呼ばれ，どちらの対立遺伝子が発現するかという選択肢はない．

性染色体における単一対立遺伝子のような特別な場合は別として，両方の対立遺伝子の遺伝子が発現しうる．しかしながら，ヒトをはじめとする哺乳類では 2 つの対立遺伝子が完全に正常あるいはまったく同一であるにもかかわらず，母親または父親由来の一方の対立遺伝子のみが発現する遺伝子がある．3 つのメカニズムが対立遺伝子の発現を制限する（**表 23.3**）．ゲノムインプリン

表 23.3　片方の対立遺伝子の不活性化の例

ゲノムインプリンティング	常染色体の特定の遺伝子(100未満)が親に起源をもった発現様式を示す現象で，生殖細胞で確立される．インプリンティングは，いくつかの組織における片親の対立遺伝子のみからの発現であり，他の組織では両対立遺伝子からの発現である．例としてはインスリン様成長因子2(IGF-2)やWilms(ウィルムス)腫瘍抑制遺伝子(WT1)などが含まれる．
対立遺伝子排除	機能的抗体の産生を促進するために，免疫グロブリン重鎖と軽鎖の発現中にB細胞で特異的におこり，ある時点で一方の対立遺伝子のみが発現する．いったん発現する遺伝子が確定すると，機能的抗体産生に寄与しなかった対立遺伝子の発現は永久に抑制される．
X染色体の不活化（ライオニゼーション）	X染色体を1本しかもたない男性との遺伝子量の不均衡を避けるために，すべての女性で1本のX染色体上の大部分の遺伝子の転写が抑制される．女性ではどちらの染色体が不活化されるかはランダムにおこる．

一組の対立遺伝子が存在するにもかかわらず，一方のみが活発に転写される遺伝子もある．つまり実際のところは対立遺伝子として2つ存在するが，単一対立遺伝子であるかのように振る舞う．

ティング genomic imprinting はいずれかの親に特化しておこる遺伝子発現であり，母親あるいは父親由来の対立遺伝子が恒常的に発現する一方で，もう片方の対立遺伝子は永久的に抑制される．これに対して，X染色体の不活化および対立遺伝子排除では，どちらの対立遺伝子が発現するかは確率論的で同じヒトの違う細胞でも母親由来または父親由来の対立遺伝子から発現する．それぞれの対立遺伝子特異的遺伝子発現を支配するメカニズムはわかっていないが，エピジェネティックなメカニズムが鍵となる役割を果たす．

理解を深めるために
X染色体の不活化

　男性はX染色体を1本，女性は2本もっている．したがって，女性においてはX染色体にある遺伝子を一対有するが，男性では単一対立遺伝子性である．この遺伝子量の不均衡を防ぐため，女性においては初期発生段階で，それぞれの細胞でX染色体の一方が不活化され，そのほとんどの遺伝子発現が抑制される．転写抑制は主に不活化された染色体のほとんどの遺伝子のCpGアイランドのメチル化による．不活化されたX染色体は父親由来のときもあれば，母親由来のときもあり，どちらの染色体が不活化されるかはランダムであるが，その細胞の子孫細胞においては同じX染色体が不活化されている．しかしながら，不活化されたX染色体であっても，X染色体の不活化に重要な役割を果たすノンコーディングRNAであるXIST(不活化X染色体特異的転写産物)を含めて2，3の遺伝子が発現可能である．不活化されたX染色体は女性の卵形成の過程で再活性化される．

まとめ

- 遺伝子発現は，転写および転写後のメカニズムにより，時空間特異的あるいは発生，ホルモン，ストレスといった多くの刺激に応答して調節される．

臨床症例
鉄の状態は鉄運搬タンパク質の翻訳を制御する：息切れと疲労を訴える男性

　57歳の白人男性が息切れと疲労を訴えて家庭医を訪問した．医師は彼の皮膚が黒ずんでいることに気づいた．臨床評価では，拡張性心筋症による左心室機能障害を伴う心不全，血清テストステロンの低値，空腹時高血糖を認めた．血清フェリチン濃度は高度に増加して300 µg/L を超えており，遺伝性ヘモクロマトーシスが疑われた．男性は定期的な瀉血により血清フェリチン濃度が20 µg/L 以下になるまで治療を受け(正常値30～200 µg/L)，それ以降は瀉血間隔を延長して，血清フェリチン濃度が50 µg/L 以下になるように保った．

解説
　ヘモクロマトーシスのような鉄過剰の状態では，鉄結合・貯蔵タンパク質であるフェリチンの合成が増加する．それとは逆に鉄欠乏状態では，鉄の取り込みに必須であるトランスフェリン受容体の合成の増加がおきる．

いずれの場合でも，RNA分子自体には変化はなく，それぞれのmRNAの合成についても変化はない．しかしながら，フェリチンmRNAにもトランスフェリン受容体mRNAにも鉄応答配列 iron-response element(IRE)と呼ばれる特異的配列が存在し，IRE結合タンパク質がmRNAに結合する．鉄欠乏状態では，IRE結合タンパク質がフェリチンmRNAに結合してフェリチンの翻訳を阻害し，トランスフェリン受容体mRNAに結合してその分解を阻害する．したがって，鉄欠乏状態ではフェリチン濃度は低く，トランスフェリン受容体は多くなる．鉄過剰状態ではこれとは逆の過程がおこり，フェリチンmRNAの翻訳が増加する一方でトランスフェリン受容体mRNAは分解され，血清フェリチン濃度は高く，トランスフェリン受容体は少なくなる(図23.8)．米国人口の約10％が遺伝性ヘモクロマトーシスの保因者であるが，原因遺伝子についてホモ接合体のみが発症する．

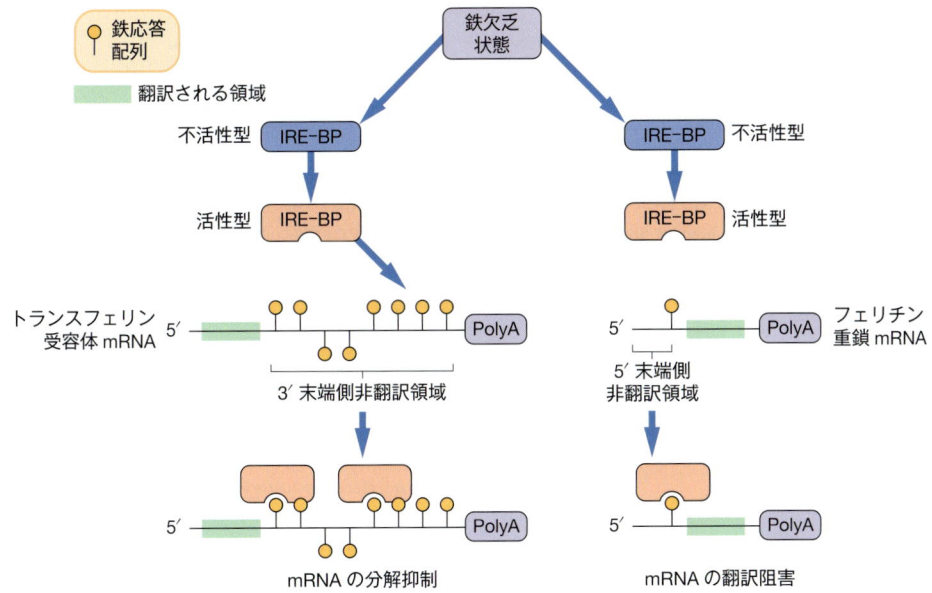

図 23.8 鉄に応答しておこる mRNA 翻訳の制御

鉄応答性遺伝子の mRNA 中の鉄応答配列(IRE)に特異的タンパク質が結合して，mRNA から機能タンパク質への翻訳に異なる方法で影響を与える．鉄が欠乏したときには，鉄応答配列結合タンパク質(IRE-BP)は活性化されてトランスフェリン受容体の 3′ 末端部に結合する．これが mRNA の分解を阻害し，合成されるトランスフェリン受容体量を増加させて(左側)，細胞内に取り込める鉄量を増やす．しかしながら，IRE-BP はフェリチン mRNA の 5′ 末端部にも結合し，その翻訳を阻害する(右側)．フェリチンは細胞質に鉄を隔離して貯蔵するタンパク質であり，鉄欠乏のときには必要とされる量は少ない(図 32.8)．

- DNA 配列と DNA 結合タンパク質が遺伝子発現を調節する．DNA 配列には TATA ボックスのようなシス作用性のプロモーターとエンハンサーおよび応答配列がある．
- DNA 結合タンパク質はトランス作用性の因子であり，高い特異性で DNA 配列に結合し，mRNA 前駆体の合成のために RNApol II の結合と配置を促進する．
- 遺伝子がもつ情報のタンパク質への変換に影響する他の要因には次のようなものがある．
  ・転写装置の遺伝子へのアクセス
  ・DNA 塩基およびヒストンの酵素的修飾
  ・選択的スプライシングに影響を与える因子
  ・mRNA 前駆体の転写後の編集
  ・RNA 干渉
  ・対立遺伝子の限定された遺伝子発現

✎ アクティブラーニング

(1) ゲノム中にみられるステロイド応答配列(SRE)とはどのような性質をもつか．SRE に変異を導入した場合と SRE 結合タンパク質に変異を導入した場合の違いについて説明しなさい．同じジンクフィンガータンパク質でもグルココルチコイド受容体とアンドロゲンまたはエストロゲン受容体ではどのように違うかについても説明しなさい．

(2) ヒトにおいて ApoB 遺伝子の mRNA 編集はどのような生化学的結末をもたらすか？ 置換をもたらす編集と，挿入や欠失をもたらす編集の効果を比較しなさい．

(3) TATA ボックスを有しないプロモーターをもつ遺伝子もある．この配列がないときには，何が RNApol II 複合体による転写開始部位を決めるのか，考察しなさい．

(4) ヒトゲノムの全遺伝子数と全翻訳・合成タンパク質数を比較しなさい．細胞における転写因子の濃度と解糖系酵素の濃度を比較し，それぞれの役割の違いに基づいてその結果について考察しなさい．

参考文献

Bhadra M, Howell P, Dutta S, Heintz C, Mair WB. Alternative splicing in aging and longevity. *Human Genetics*. 2020;139:357–369.

Cavalli G, Heard E. Advances in epigenetics link genetics to the environment and disease. *Nature*. 2019;571:489–499.

Derry WB. CRISPR: development of a technology and its applications. *FEBS Journal*. 2021:288.

Doudna JA. The promise and challenge of therapeutic gene editing. *Nature*. 2020;578:229–236.

Gil N, Ulitsky I. Regulation of gene expression by cis-acting long noncoding RNAs. *Nature Reviews Genetics*. 2020;21:102–117.

Lambert SA, Jolma A, Campitelli LF, et al. The Human Transcription Factors. *Cell*. 2018;172:650–665.

Ling C, Ronn T. Epigenetics in human obesity and Type 2 diabetes. *Cell Metabolism*. 2019;29:1028–1044.

Nakayama K, Kataoka N. Regulation of gene expression under hypoxic conditions. *International Journal of Molecular Science*. 2019;20:3278. https://doi.org/10.3390/ijms20133278.

Schoenfelder S, Fraser P. Long-range enhancer-promoter contacts in gene expression control. *Nature Reviews Genetics*. 2019;20:437–455.

関連ウェブサイト

Catalog of genetic diseases: https://omim.org

CRISPR

CRISPR: https://www.youtube.com/watch?v=MnYppmstxIs

https://www.google.com/search?q=crispr+video&oq=crispr+video&aqs=edge.69i57j0i512l3j0i22i30l4j69i64.3126j1j4&sourceid=chrome&ie=UTF-8

https://www.addgene.org/crispr

Epigenetics: http://learn.genetics.utah.edu/content/epigenetics/

Gene regulation: http://www.biology-pages.info/P/Promoter.html

Protein Based Microarray Database: http://thebrain.bwh.harvard.edu/uniprobe/

RNA editing: https://www.biology-pages.info/R/RNA_Editing.html

RNA interference: https://www.ncbi.nlm.nih.gov/probe/docs/techrnai/

https://www.youtube.com/watch?v=cK-OGB1_ELE&ab_channel=naturevideo

Steroid hormone receptors: http://www.biology-pages.info/S/SteroidREs.html

第24章

ゲノミクス，プロテオミクス，メタボロミクス

Andrew R. Pitt, Walter Kolch

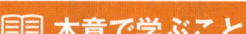

本章で学ぶこと

本章の到達目標

- ゲノミクス，トランスクリプトミクス，プロテオミクス，メタボロミクスという言葉の意味を説明できる.
- 各オミクスの解析手法の違いと，そこで解決すべき問題点について説明できる.
- オミクス解析に用いる方法例をいくつかあげて説明できる.
- バイオマーカーと精密医療におけるバイオマーカーの役割について説明できる.

はじめに

　驚くことに，30億塩基からなるヒトの**ゲノム** genome には，タンパク質をコードすると推定される遺伝子がたったの22,000しかない. この数は酵母の約4倍，ショウジョウバエ（*Drosophila melanogaster*）の2倍でしかなく，多くの植物よりも少ない. しかし，2,300以上の**マイクロ RNA** microRNA（miRNA）-ヒトゲノムから転写される生物機能をもつ小さな非コード RNA の発見により，ゲノム上で生物学的に重要なのは遺伝子の部分だけではないことが示された. ヒトの生物学の複雑さは，遺伝子，miRNA，タンパク質，代謝物の複雑な相互作用によって説明可能と考えられる.

転写後および翻訳後の修飾によってさらなる複雑さがもたらされる

　遺伝子レベルでの複雑性は，遺伝子が発現する際のさまざまなメカニズムによりさらに増加する. 哺乳動物の細胞は**選択的スプライシング** alternative splicing と**選択的プロモーター** alternative promoter のしくみによって，1つの遺伝子から4～6の異なる mRNA をつくり出す. このため，遺伝子の転写によりつくられるタンパク質をコードする全 mRNA の数，すなわち**トランスクリプトーム** transcriptome は約100,000にも達する.

　タンパク質レベルでは，リン酸化や糖鎖付加，タンパク質切断などの翻訳後修飾により，50万以上の機能的に異なるタンパク質がつくられる. これらタンパク質の機能実体のすべてを指して**プロテオーム** proteome と呼ぶ. これらのうちの10～15%のタンパク質が代謝に関連する機能をもっていると推計されており，協同してエネルギーやアミノ酸，脂肪酸，糖などの細胞内低分子化合物を生み出す. これには，薬物や環境中の化学物質などの外来の化合物を代謝する過程も含まれる.

　ヒト体内の低分子化合物の情報が納められているヒトメタボロームデータベース human metabolome database には，現在約115,000の代謝物が登録されている. 環境中で生物がさらされている化学物質の数の増加に伴って体内の代謝物は増えるため，真の意味での全代謝物（**メタボローム** metabolome）の数はまだ不明である. それぞれのオミクスを構成する分子数の規模については**図24.1**に記載している. トランスクリプトームとプロテオームは，遺伝子発現，mRNA の安定性，翻訳を制御する非コード RNA noncoding RNA によりさらに制御されている. これらの複雑な過程は，物理的・機能的な分子相互作用のネットワークにより組織化されている. 細胞の生化学的，生物学的機能を理解するには，これらネットワークを理解することが重要であり，そのためにはコンピューターを用いた手法が鍵となる.

複雑な生物機能の多くは，個々の遺伝子のみのはたらきよりも，むしろ複数の遺伝子の相互作用によって生み出される

　ヒトをヒトたらしめる複雑な生物機能の多くは，**遺伝子の組合せがおこす相互作用**によるものであり，特定の生物機能に不可欠な個々の遺伝子によるというのは時代遅れのドグマである. 確かに，単一遺伝子の変異は疾患を引きおこす可能性があり，そのような単一遺伝子性に起因する疾患の種類は5,000～8,000にもなりうるが，それらの大部分はきわめてまれにしか認められない疾患である. むしろ，**高血圧，糖尿病，がんや炎症性疾患の易感受性**といった罹患者の多い疾患は，複数の遺伝子によるものであり，数十から数百の遺伝子のバリエーションが協同することで，病的な表現型を引きおこす. 本書では，このような複雑な遺伝子相互作用のことを，**遺伝子制御ネットワーク** gene regulatory network と呼ぶ. これは，複数の遺伝子とそれらの発現制御が関係していることを意味する表現である. 同様に，遺伝子産物であるタンパク質は，特定の生物機能を果たすためのタンパ

図 24.1　オミクス間の関連性

複雑性，変化の幅，および物理化学的性質の多様性は，遺伝子から転写物そしてタンパク質へと進むに従って大きくなるが，代謝物のレベルでは再び小さくなる．このようなオミクス間の性質の差は，解析技術の困難さを生む．しかしその半面，特に異なるオミクスの研究分野が共通の考えのもとで 1 つになるとき，得られる情報量は多くなる．

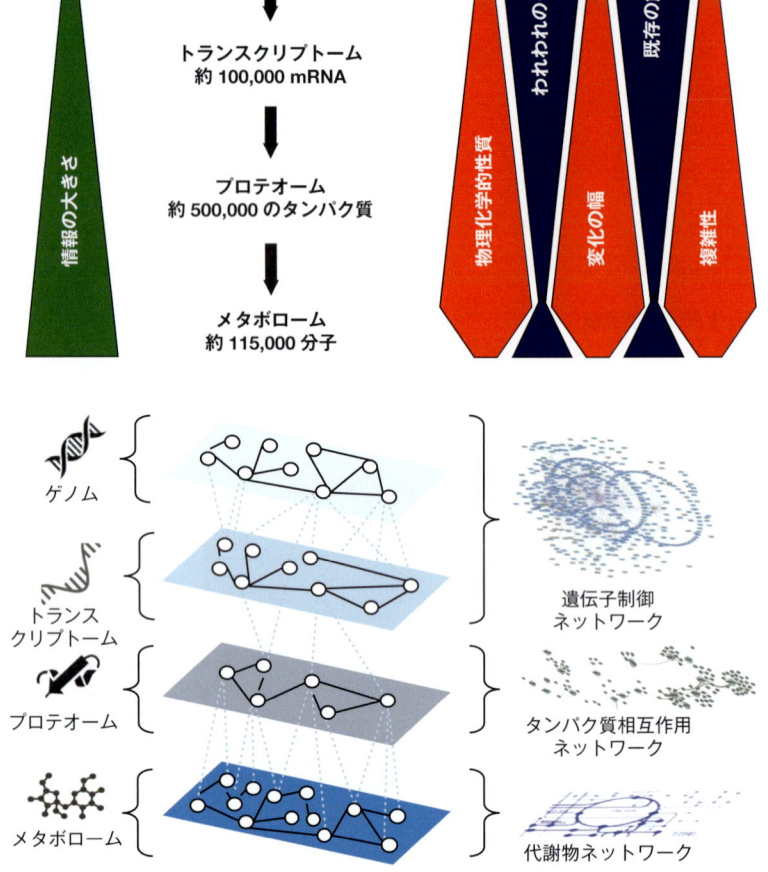

ヒトゲノム
約 22,000 遺伝子

トランスクリプトーム
約 100,000 mRNA

プロテオーム
約 500,000 のタンパク質

メタボローム
約 115,000 分子

情報の大きさ

物理化学的性質　われわれのもつ知識　既存の解析技術

変化の幅

複雑性

図 24.2　異なるオミクス層の間で相互に連結されたネットワーク

個々のオミクス層〔訳注：図では平板として表す〕は，ネットワークで組織化されており，そのネットワークは，フィードバックループを含むさらに複雑な連結により，他のオミクスレイヤーとつながっている．この組織化の原則の解読には，先進的なバイオインフォマティクスとコンピューターモデリングが必要である．

ゲノム

トランスクリプトーム

プロテオーム

メタボローム

遺伝子制御
ネットワーク

タンパク質相互作用
ネットワーク

代謝物ネットワーク

ク質グループにより組織された**タンパク質相互作用ネットワーク** protein interaction network（図 24.2）を形成する．大部分のタンパク質は，機能的に異なる複数のタンパク質グループの一部となっている．例えば，グリコーゲンシンターゼキナーゼ3は，100 以上のタンパク質のリン酸化にかかわっており，グリコーゲン合成の制御のみならず，体内時計，細胞の生存，精神疾患，神経疾患，炎症性疾患，がんなどにもかかわっている．これらのネットワークは，機能的に異なる関係性によって相互につながっている．例えば，あるタンパク質キナーゼは，生合成代謝物に応答する転写因子をリン酸化して活性化し，その転写因子により誘導された mRNA がコードするタンパク質がその転写因子を分解する，などである．そのような相互に絡み合う制御のループはしばしばみられ，生物学的プロセス間でのホメオスタシスの維持を可能にしている．しかし，それらの複雑性，動的性質，機能的変化のために，実験だけでそれらを研究するのは困難である．その結果，**現代の生物学や生化学はデータサイエンスとなりつつあり**，計算科学によるモデルや人工知能への依存度が増してきている．

ゲノム，トランスクリプトーム，プロテオーム，メタボロームの研究には，それぞれの難しさがある

ゲノムとトランスクリプトームは核酸のみからなり，それぞれ DNA と RNA で構成されている．これらの核酸の鎖は物理化学的に比較的均一な性質をもっているため，増幅，合成，シーケンシング（配列決定），またそれらを複合した解析を効率よく安価に行うことができる．一方，プロテオームとメタボロームでは，構成する分子の物理化学的な性質や量がさまざまであることから，核酸よりも分析が困難である．例えば，われわれは個々の遺伝子を 2 コピーずつもっている（性染色体上の遺伝子を除く）が，それら遺伝子の発現は大きく異なり，結果としてヒトの血清中に存在するタンパク質の濃度幅は 12 桁にまでなる．さらに，ゲノムは生物が生きている間は比較的安定であるが，トランスクリプトームとプロテオームは，内因性および外因性の刺激に応じて数分や数時間でダイナミックに変化しうる．なかでも生物と環境との相互作用（例えば食事，運動，環境汚染物質への曝露）が直接反映されるメタボロームは，最もダイナミックに変動する．したがって，ゲノムからトランスクリプトーム，さらにプロテオーム，メタボロームへと進むにつれて複雑性が

増す一方，われわれがもっているそれらの構成要素に関する詳細な知識は乏しくなる．このようにすべてのオミクスデータの解析には高度に洗練された**バイオインフォマティクス bioinformatics** の助けが必要であり，そのために**システム生物学 systems biology** が発展してきた．システム生物学とは，これらのデータのなかに含まれる生物機能に関する情報を解釈するために，**数学とコンピューターによるモデリング**を用いる手法である．

ゲノミクス

ゲノムを解析することによって，特定の状況がおこる可能性を予測できるが，それが実際におこるかどうか，また，いつおこるかという情報を得ることはできない

　特定の状況がおこるかどうか，また，いつおこるかという情報は，ゲノムよりもトランスクリプトーム，プロテオーム，およびメタボロームからのほうが得られる．それら（トランスクリプトーム，プロテオーム，メタボ

ローム）は，生物が置かれた現在の状況をダイナミックに反映したものであり，状況の変化（例えば疾患の進行や治癒）を追跡するのに適している．このように，異なるオミクスの解析技術によって得られる情報は互いに相補的である．そして診断目的でオミクス解析を用いることができるかどうかは，主に装置や分析方法の複雑さに依存する．ゲノミクスとトランスクリプトミクスはすでに臨床の研究室に浸透してきており，日常の診断の一部となりつつある．

多くの疾患は遺伝的素因を含んでいる

　多くの疾患は遺伝子の異常によって引きおこされ，そして遺伝的な素因や要素をもっている疾患についてはその数はさらに多くなる．OMIM（Online Mendelian Inheritance in Man）データベースには，現在病気を引きおこす，もしくは病気の要因となる 6,500 以上の表現型と関連する 25,000 以上の遺伝子変異が登録されている．この数字の大きさは，多くの疾患が 1 つの遺伝子の変異によって引きおこされること，そしてさらに多くの疾患に遺伝的

理解を深めるために
ヒトゲノム計画

　ヒトゲノム計画 Human Genome Project（HGP）は 1990 年に正式に始まり，2003 年にはついに全配列を公的なデータベースに登録し，完結した．一方，より詳細な分析と解釈はさらに今後も長く続いていくと考えられる．HGP はいくつかのユニークな点をもっていた．まず，生命科学の分野でははじめての世界的なプロジェクトとなったことである．米国のエネルギー省と国立衛生研究所 National Institutes of Health（NIH）が調整して始めた HGP は，1992 年にイギリスのウェルカムトラスト（Wellcome Trust）社が主要な協力者となり，また日本，フランス，ドイツ，中国，その他の国からも多くの貢献があった．2004 年に発表された DNA 配列決定終了を報告する論文には，世界の 20 以上の研究施設に所属する 2,800 人以上の研究者たちが貢献した．HGP はまた，産業的な体制と組織のもとに，産業としての側面ももって行われた．実際 HGP は，1998 年に創設された民間企業である米国のセレラ（Celera）社とゲノム解読の競争にさらされることになった．はじめてのヒトゲノムのドラフト（草案）配列の発表は，2001 年に独立した 2 つの論文として別々に発表された．HGP は**逐次クローニング法 clone-by-clone approach** を採用しており，この方法ではゲノムをまず大きな断片としてクローニングする．そしてそれらの大きな断片をさらに分断してクローニングし，その小断片の配列を決定する．一方セレラ社は，**ショットガンシーケンシング法 shotgun sequencing** という根本的に異なる方法を採用した．これは，全ゲノム

を最初から小さく断片化して配列を直接決定し，それらを後からつなぎ合わせるという方法である．この方法のほうがかなり速いが，切れ目なく配列を決定するうえでの信頼性は低く，また決定した小断片の間の配列のギャップを埋めることにも不向きであった．2001 年のドラフトゲノム配列からは，30,000 〜 35,000 の遺伝子が存在すると推定された．一方 2003 年の HGP の改良版のゲノム配列では，19,599 のタンパク質コード遺伝子が確認され，その他に遺伝子と予測される配列が 2,188 ヵ所同定されているが，その数は驚くほど少なかった．現在でもタンパク質コード遺伝子の正確な数は議論されているが，約 22,000 である．これらは，28 億 5 千万塩基の染色体領域に含まれ，**ユークロマチン euchromatin** と呼ばれる，遺伝子を多く含む領域の 99% を占める．それ以来，何千ものゲノムが配列決定され，ヒトの基準ゲノム〔訳注：新たなゲノム配列決定や疾患遺伝子を検索する際の基準となる，正常とみなされる標準的なゲノム〕も絶えず更新されている．当初ドラフトゲノム配列のなかには 15 万ヵ所のギャップが配列内にあったが，2016 年の 4 つのアプローチを組み合わせた方法により解析された配列では，ユークロマチン内のギャップは 85 ヵ所にまで減り，現在の配列はきわめて正確なものとなっている．すべての主要な核酸データベースを通してゲノム配列に公にアクセスできる．ゲノム配列の解析にかかる費用は急速に低下しており，研究や臨床における診断での幅広い使用が可能になってきている．

素因が関係することを示している．すなわちゲノムは，われわれの生理学や病態生理学に関する情報の宝庫である．現在では，ゲノムの解析のためのさまざまな技術が使えるようになっており，ゲノム全体の大きな異常から1塩基の変化まで検出できる．そしてそれらの解析技術は，次々に臨床の診断に使われるようになってきている．

核型分析，比較ゲノムハイブリダイゼーション（CGH），染色体マイクロアレイ解析（CMA），蛍光 *in situ* ハイブリダイゼーション（FISH）

核型分析は染色体全体の構造を調べる

ヒトの疾患の診断に染色体情報を利用した初期の成功例として，1959年にトリソミー21〔訳注：21番染色体が3本あること〕がDown（ダウン）症候群 Down syndromeの原因であると発見されたこと，1960年にフィラデルフィア染色体 Philadelphia chromosome と慢性骨髄性白血病 chronic myelogenous leukemia（CML）との関連性が発見されたことなどがあげられる．それ以来，**核型分析 karyotyping** によって，増幅・欠失・転座などさまざまな染色体異常が，特にがんにおいて発見されてきた．核型分析の方法は，分散させた染色体を Giemsa（ギムザ）

染色液や他の染色液で染めるという単純なもので，それぞれの染色体の特徴的なバンドパターンを光学顕微鏡で観察する．この方法では，染色体の数，形，大きな構造変化などの大まかな情報しか得られないが，現在でもまだ臨床における遺伝学的分析の中心となっている．

比較ゲノムハイブリダイゼーションは対象とする2つのゲノムを比較するものである

核型分析を改良したものが**比較ゲノムハイブリダイゼーション** comparative genome hybridization（CGH）であり，本法は2つの染色体 DNA サンプル間でのコピー数の違いを検出する．CGH のしくみは，対象となる2つのゲノムを比較することであり，多くの場合は疾患と正常の間でゲノムを比較する．方法としてはまず，比較する2つのゲノムをそれぞれ2種類の蛍光色素で標識する．次に，蛍光標識した DNA の混合物を，展開した正常な染色体とハイブリダイゼーションさせ，得られた蛍光強度を画像解析によって定量的に評価する（**図24.3**）．蛍光は広いダイナミックレンジをもっている（すなわち蛍光強度とプローブ濃度が幅広い濃度域で直線的な関係となっている）ため，CGH により核型分析よりも高い精度と分解能で，染色体の一部分の増幅や欠失を検出できる．5～10 Mb（メガベース）の欠失や1 Mb の増幅が

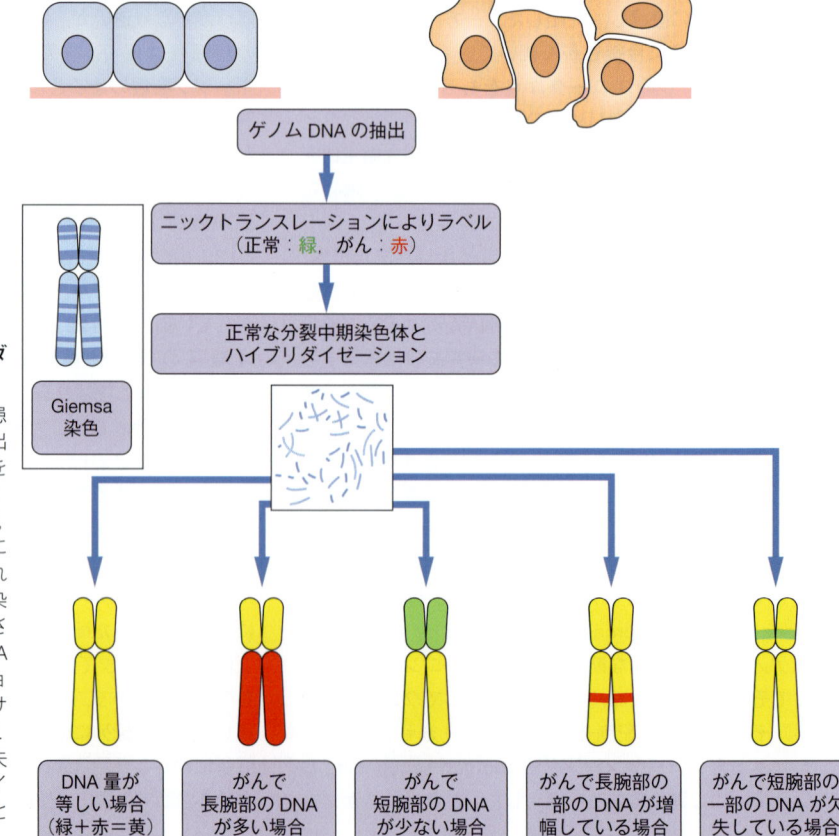

図24.3　比較ゲノムハイブリダイゼーション（CGH）の原理

ゲノム DNA を正常サンプルと疾患サンプル（ここではがん）から抽出して比較する．抽出した DNA をニックトランスレーション〔訳注：DNA の切れ目を修復する方法で，修復時に DNA をラベルできる〕により緑と赤の蛍光色素でそれぞれ標識し，正常な細胞分裂中期の染色体とハイブリダイゼーションさせる．正常（緑）とがん（赤）のDNAが等量ずつハイブリダイゼーションする場合は，DNA量が2つのサンプル間で等しくなり黄色を示す．染色体の全体や一部が増幅や欠失している場合には，ハイブリダイゼーションの不均衡が色の変化としてあらわれる．

正常サンプル　　　　疾患サンプル（がん）

ゲノム DNA の抽出

ニックトランスレーションによりラベル
（正常：緑，がん：赤）

正常な分裂中期染色体と
ハイブリダイゼーション

Giemsa
染色

DNA 量が
等しい場合
（緑＋赤＝黄）

がんで
長腕部の DNA
が多い場合

がんで
短腕部の DNA
が少ない場合

がんで長腕部の
一部の DNA が増
幅している場合

がんで短腕部の
一部の DNA が欠
失している場合

CGH により検出可能で，染色体の欠失や重複を検出できる．しかし，逆位や平衡転座など，コピー数やハイブリダイゼーションの強さの変化を伴わない場合は，CGH では検出できない．

染色体マイクロアレイ解析では，標識した DNA をオリゴヌクレオチドのアレイとハイブリダイゼーションさせる

CGH からさらに分解能を改良した方法が，**染色体マイクロアレイ解析 chromosomal microarray analysis（CMA）**である．この方法では，標識した DNA を，オリゴヌクレオチドのアレイ〔訳注：多種類の化合物を基板上に整列させたもの〕とハイブリダイゼーションさせる．現在のオリゴヌクレオチドの合成技術とアレイ製造技術では，顕微鏡用スライドガラスの大きさのチップに数百万ものオリゴヌクレオチドを貼り付けたアレイの製造が可能である．調べたいゲノム領域を同程度に網羅するオリゴヌクレオチドを選択することで，高い分解能の

分析が可能であり，ヒトゲノムにおいても，コピー数の変化を 5 ～ 10 kb を単位として検出できる．CMA は**染色体欠損を検出するための出生前診断**に用いられている．プローブ DNA は**ポリメラーゼ連鎖反応 polymerase chain reaction（PCR，図 24.4）**によって増幅することができるため，非常に少量の出発材料でも解析できる．

調べたい遺伝子が既知のものである場合には蛍光 *in situ* ハイブリダイゼーションが用いられる

もし調べたい遺伝子が既知のものであれば，その遺伝子の組換え DNA を標識してプローブとして用い，染色体を分析することができる．**蛍光 *in situ* ハイブリダイゼーション fluorescence in situ hybridization（FISH）**と呼ばれるこの方法は，遺伝子の増幅や欠失，染色体転座などを検出することができる．複数の蛍光色を使うことによって，複数の遺伝子を同時に染色することができる．現在では，核型分析法からゲノムシーケンシングによる

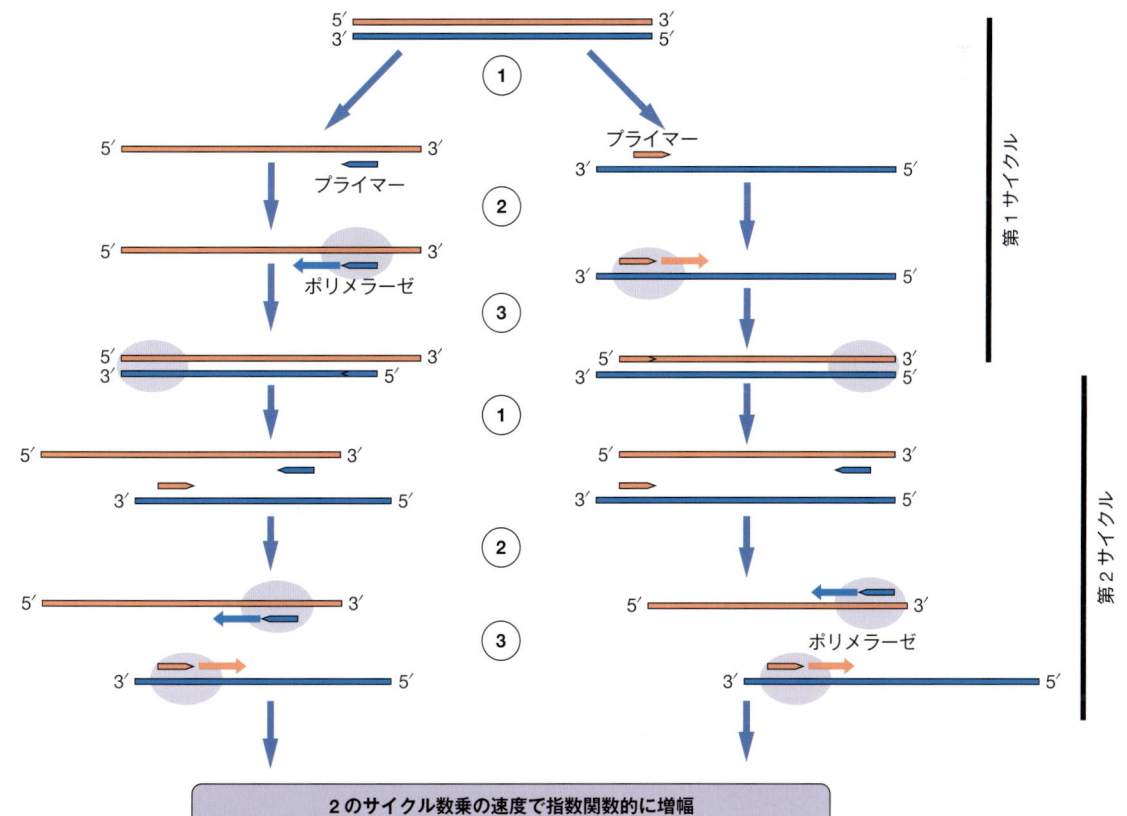

図 24.4　ポリメラーゼ連鎖反応（PCR）
この方法は，DNA や RNA を増幅するために広く用いられている．RNA を増幅する場合には，一般にあらかじめ逆転写酵素によって相補的 DNA を合成する必要がある．図には DNA の増幅過程を模式的に示す．鋳型となる DNA を熱で変性させた後，温度を下げて特異的なプライマーをアニーリングさせる（①）．DNA ポリメラーゼを作用させて，鋳型 DNA に結合したプライマーから伸長反応を行う（②）．その結果，二本鎖 DNA の産物が生じる（③）．DNA 産物を再び熱変性させることによって次の新しいサイクルが始まる．一般的には，PCR は 25 ～ 35 回のサイクルを行う．指数関数的に増幅するので，PCR を行うことによって一細胞レベルといった非常に少ない量の DNA や RNA を分析することができる．また，熱に安定で正確性の高い DNA ポリメラーゼを使うことによって，途中で DNA ポリメラーゼを追加することなく，数千塩基対の長さの DNA 断片を増幅することができる．PCR の変法が数多く開発され，さまざまな用途に応用されてきた．例えば，分子クローニング，点突然変異の導入，ハイブリダイゼーションのための標識プローブの作製，RNA 発現量の定量，DNA シーケンシング，遺伝子型の判定などがあげられる．

配列分析へと分析方法が変わってきている．

遺伝子の変異はシーケンシング（塩基配列決定）によって検出できる

　以前は，ゲノムに関するわれわれの知識が不足しており，また高い分解能で変異箇所をマッピングする手法や複数DNAの同時シーケンシングの手法がなかったため，個々の疾患関連遺伝子を発見することは容易ではなかった．しかし，2003年にヒトゲノムの配列決定が完了し，さらに技術が急速に発展したことによりこの状況は劇的に変わった．

次世代シーケンシング next-generation sequencing（NGS）

　DNAのシーケンシングにはさまざまな方法があるが，最も広く用いられる方法はDNA合成反応を用いたシーケンシングである（図24.5）．最初に開発されたSanger（サンガー）法では，ポリメラーゼを用いてDNAを合成する際に，取り込まれるとそれ以上DNAが伸長しなくなるジデオキシヌクレオチド dideoxynucleotide（ddNTP）を少量混ぜておき，1塩基ずつ長さの異なる断片を合成する．それぞれのddNTPに異なる蛍光を付加しておくことで，鎖長と蛍光が異なるDNA断片が生じ，それらをキャピラリー電気泳動によって鎖長で分離し，配列を決定することができる．この方法は，ヒトゲノム配列をはじめて決定する際に用いられた．しかし最近では，この方法はマイクロチップを使って同時に数百万の配列決

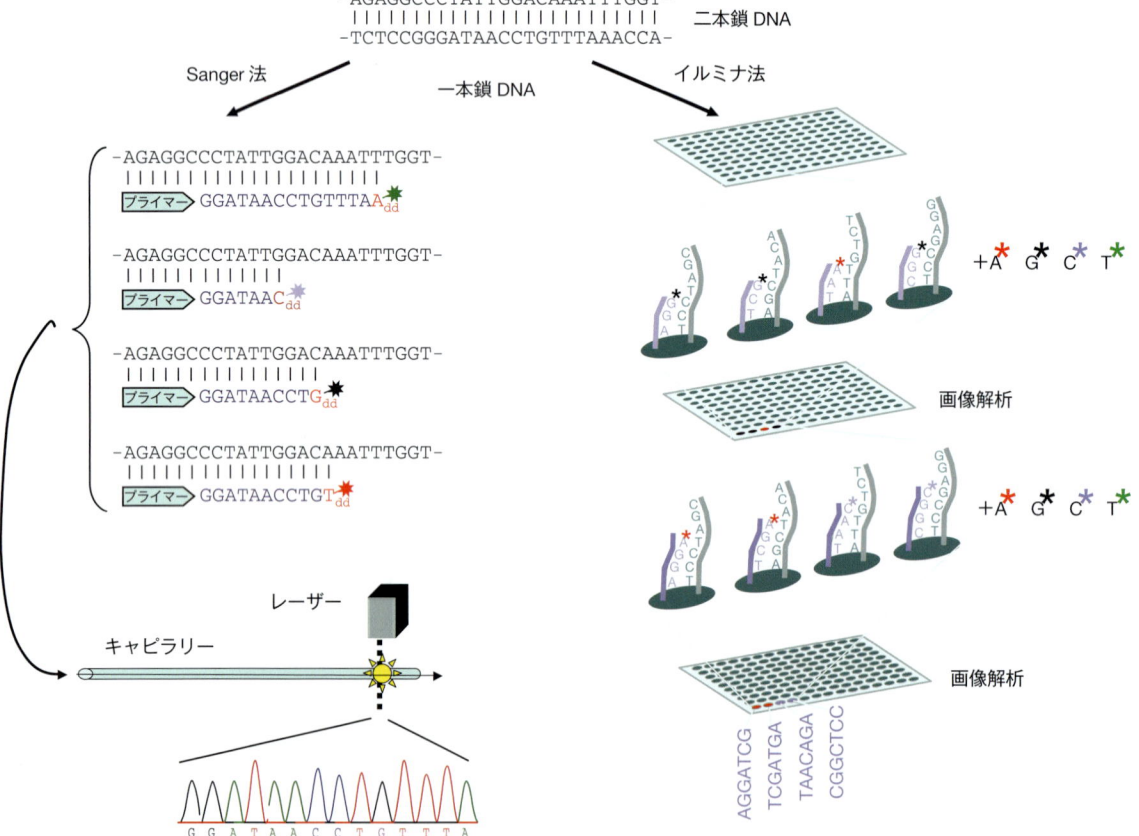

図24.5　合成法を用いたDNAシーケンシング
Sangerの鎖合成停止法を左に示した．二本鎖DNAをまず熱変性によって一本鎖DNAにする．プライマー（この方法では通常ランダムな配列の6塩基を用いる）をアニーリングさせ，DNA合成の開始点とする．DNA合成は，DNAポリメラーゼ，デオキシヌクレオチド deoxynucleotide（dNTP），異なる蛍光色で標識した少量のジデオキシヌクレオチド dideoxynucleotide（ddNTP）の存在下で行う．ジデオキシヌクレオチドはDNA鎖の伸長に必要な3′位のヒドロキシ基をもっていない．そのため，ddNTPが取り込まれたところでDNA合成が止まり，異なる蛍光のヌクレオチドを末端にもつさまざまな長さのDNA断片が生じる．これらの断片は，キャピラリー電気泳動によって分離でき，レーザーによりオンラインで蛍光を検出することで配列を直接決定することが可能になった．右側には，イルミナ（Illumina）社によって開発され頻用されている方法を示す．この場合は，ゲノムDNAを切断し，その断片をマイクロチップ上に配列し，PCRによって増幅して（この過程は図に掲載されていない），合成する方法で配列決定する．dNTPは異なる蛍光色素で標識され，保護基を含むため1サイクルで1つのマッチしたdNTPだけが取り込まれる．マイクロチップを画像化し，取り込んだdNTPの保護基を外すと，次の合成ラウンドに入ることができる．画像収集により，数百万のDNA断片の配列を並行して決定することができる．

定を並行して行い，コストを下げてスループット性を大きく高めた方法に取って代わられている．広く用いられているイルミナ法では，短く読んだ数百万の配列をバイオインフォマティクスによりつなぎ合わせる必要がある．しかし，目的のゲノムの領域をカバーする 30 ～ 100 個の DNA 断片について解読しているため，臨床診断にも適した質の高い配列情報を得ることができる．このようにして，ゲノム配列中の変異やバリエーションを高速かつ高い精度で体系的にマップすることが可能となっている．

　しかし，特にゲノムの構造異常（染色体転座，遺伝子融合，遺伝子の増幅や欠失）の分析には，長い領域について配列決定する方法が望ましい．そのような方法も開発され，質の向上も常に図られている．例えば，魅力的な手法の 1 つであるナノポアシーケンシングは，電圧をかけた膜中のナノメートルサイズの穴に DNA 鎖を物理的に通していく．それぞれの塩基は電場に特徴的な変動をおこすため，電界の乱れを記録することで，DNA やRNA などの単一の核酸分子の配列を読むことができる．この手法は増幅を必要とせず，非常に長い配列を読むことができ，さらに装置を USB キー程度のサイズまで小さくすることができる．現在，ヒトゲノム配列の決定を臨床レベルで行うにはエラー率が高すぎるが，このようなロングリードの配列決定技術の進歩は目覚ましい．また，RNA は逆転写酵素を用いて容易に DNA に変換できるため，以上の手法はいずれも RNA の配列決定にも用いることができる．トランスクリプトーム（発現している全 RNA）はゲノムよりもサイズが小さいため，全 RNAの配列決定（RNAseq）により，低価格で質の高いデータを得ることができる．それらは，バイオマーカーの探索や計算科学による疾患モデリングにおける強力なデータソースになってきている．

　最初のヒトのゲノム配列決定には，27 億ドルの費用と 10 年以上の歳月がかかったが，NGS のおかげで，現在ではヒトのゲノム配列を約 1,000 ドルの費用で 1 日のうちに決定できる．こうして NGS を用いて直接塩基配列を決定することによって，遺伝子変異の大規模な探索が可能になった．その代表例が，約 50 種類の異なるがんについて，それぞれ約 500 のがんサンプルのゲノム配列を決定することを目標とする International Cancer Genome Consortium（ICGC）や，100 万人以上のゲノムの配列決定を目指す Million European Genomes Alliance（MEGA）である．これらの計画に共通する狙いは，人種のなかでのゲノムバリエーションや，疾患でおこる変異の系統的なマップを作成し，これらのマップを利用して，疾患発症の分子メカニズムの理解，リスク分類，早期診断，最適な治療の選択を行うことである．NGS は，個別化医療，精密医療の中心にある．

シングルセルシーケンシング

　NGS の進歩により，今やヒト細胞 1 個の DNA や RNA の配列決定が可能になっている．典型的な手法では，マイクロ流体デバイスによって単一の細胞や核を分離し，DNA や RNA を増幅して，配列決定に十分な量のサンプルを得る．増幅の際に分子バーコード（特定の配列）を付加しておくことで，読んだ DNA や RNA の配列と由来となる単一細胞を紐づけられる．現在，ヒト体内のすべての細胞種における遺伝子発現パターンを特徴づけるための大規模な試みがなされている（Human Cell Map）．さらに，シングルセルシーケンシングによって，組織中の新しい細胞種がすでに発見され，異なる細胞種の細かな協調作用で成立している免疫機能の理解に重要な示唆を与えている．また補完的な技術として，**空間トランスクリプトミクス** spatial transcriptomics の手法が開発されてきた．この技術は，スライド上の組織における単一細胞に発現する mRNA を検出することが可能である．この技術により，形態学に基づく通常の組織病理学と，分子の特徴とを結びつけることによって，病因の理解のための深い洞察を得ることが可能である．

🔶 一塩基多型（SNP）は疾患リスクの同定と評価に有用である

　ある人口集団のなかのゲノムの多様性は小さく，多型間における塩基配列の違いはわずかである．ほとんどの場合はたった 1 つのヌクレオチドの違いであり，**一塩基多型** single nucleotide polymorphism（SNP，第 20 章）と呼ばれる．SNP を調べる最も一般的な手法は，直接のシーケンシングか，もしくはアレイを用いる方法である．前者では通常，DNA を PCR によって増幅してから配列を決定する．後者では，考えられるすべての SNP を含むオリゴヌクレオチドのアレイを用いて，標的のゲノム配列と完全に一致するオリゴヌクレオチドのみがハイブリダイズすることを利用する．

体系的な SNP マッピングは，遺伝的同一性や世代間の遺伝的継承を調べたり，遺伝性疾患の同定やリスク評価を行ったりするうえで有用である

　最初に行ったヒトゲノムの配列決定により，およそ 250 万の SNP が発見され，さらに現在までに 5 億 5 千万の SNP がカタログ化されている．大規模な比較疫学研究において，SNP はゲノム構造の全体像を早く安価に調べるためのゲノム内目印として有用である．また，SNP は血縁関係の分析，祖先の追跡，表現型の解析，などにも用いられる．

ゲノムワイド関連解析 genome-wide association studies（GWAS）は，SNP と疾患リスクを関連付けることができる

　SNP が最も活用されているのは，おそらくゲノムワイド関連解析（GWAS）である．GWAS は，生物学的，病

的な表現型に関連する SNP や SNP のパターンを同定する試みである．例えば，肌の色はメラノコーチン 1 受容体遺伝子の SNP と関連しており，白い肌と赤い髪の表現型をもつヒトの大部分はたった 3 つの SNP だけが必要である．そのような比較的単純な関連性は，Crohn（クローン）病や加齢黄斑変性といった疾患にかかわる新規の遺伝子の発見につながった．しかし多くの疾患，特に複数の遺伝子がかかわる疾患では，個々の SNP とその疾患との関連性は，たいていの場合低リスクに留まるため，大規模な集団の研究によって複数の SNP のパターンと疾患リスクとの相関を同定する必要がある．最近の研究（糖尿病や肥満に関するものなど）では，大規模なコホートと先進的な統計解析を使うことによって，その試みが功をなしている．

エピジェネティックな修飾は，ゲノムに適応性を与える

ゲノム上のエピジェネティックな変化は迅速でダイナミックな適応を促進するだけでなく，遺伝する場合もある

　エピジェネティック epigenetic な変化は DNA の配列変化を伴わず（第 23 章），DNA とヒストンのアセチル化やメチル化といった修飾からなる．こうした修飾は，いわゆる修飾書き込み（writer）タンパク質が付加し，修飾認識（reader）タンパク質が読み取り，修飾取り消し（eraser）タンパク質が除去する．典型的には，ヒストンのメチル化は DNA の凝縮と遺伝子発現の抑制を引きおこし，ヒストンのアセチル化はクロマチン構造を緩くして転写因子の結合と遺伝子の転写を促進する．また DNA そのものがメチル化される場合があり，一般的には CpG 配列のなかのシトシンの N-5 位がメチル化される．**遺伝子プロモーター gene promoter** のなかの，いわゆる **CpG アイランド CpG island** と呼ばれる CpG クラスターのメチル化は遺伝子の発現を抑制する．一方，遺伝子内部の DNA メチル化は時に遺伝子発現を促進することがある．この DNA メチル化のパターンは遺伝的に受け継がれ，それを**ゲノムインプリンティング genomic imprinting** と呼ぶが，そのしくみの詳細はまだよくわかっていない．

　遺伝子のメチル化パターンの異常はさまざまな疾患の原因となる．特にヒトのがんではよくみられ，DNA メチル化によりしばしばがん抑制遺伝子の発現が抑制されている．DNA のメチル化は組織特異的であり，その解析は原発巣不明の転移がんの由来を特定するために有用である．

　バイサルファイト bisulfite（亜硫酸水素塩）によってシトシン残基はウラシルに変換される（バイサルファイト法）が 5-メチルシトシンや 5-ヒドロキシメチルシトシンは変換されない，という原理に基づいた方法が，DNA のメチル化の解析に最もよく用いられている．（図

24.6）．その結果 DNA 配列におこった変化は，さまざまな方法により検出することができる．例えば，バイサルファイト処理した DNA と未処理の DNA のシーケンシングによる比較，処理により変換した DNA もしくは未変換の DNA のどちらかを特異的に検出するオリゴヌクレオチドを用いたハイブリダイゼーション，あるいはアレイを用いた方法などである．オリゴヌクレオチドやアレイを使った方法では，SNP 解析と同様に，バイサルファイトで誘導される DNA 配列の変化によってハイブリダイゼーションの度合いが異なることを利用している．またアレイを使った方法では，何百万ものオリゴヌクレオチドプローブをアレイ上にのせることができるため，多くの配列のメチル化パターンを一度に調べることができる．バイサルファイトを用いた方法の主な技術的制約は，化学変換が不十分な場合に偽陽性を生じる可能性があること，またバイサルファイト処理の条件が厳しいと DNA の分解が生じる点である．新しい方法として，酵素を利用したメチル化 DNA 配列決定法（EMseq）があり，連続的な酵素反応により，5-メチルシトシンと 5-ヒドロキシメチルシトシンを NGS で検出可能な塩基へと変換するものである．この方法は，DNA へのダメージを最小限にし，バイサルファイトシーケンシングよりも少ない量の DNA で解析可能であり，よりよい結果が得られるようである．

　エピゲノムはゲノムよりも個体間の多様性が大きい．このため，エピゲノムのマップを体系的につくることはたいへんな労力を要するが，現時点では，個別化医療をデザインするうえで有用なより多くの個人情報をエピゲノムは含んでいる．

トランスクリプトミクス

トランスクリプトミクスは，細胞中のすべての RNA を研究する手法である

　ヒトは約 22,000 のタンパク質コード遺伝子をもっているが，選択的スプライシング，RNA 編集，選択的プロモーターなどのしくみによって，1 つの遺伝子からは平均して 4 ～ 6 の mRNA 転写物が生み出される．トランスクリプトームとは，ゲノムから転写されるすべての RNA を表す．しかし，トランスクリプトームの大部分は，タンパク質コード遺伝子に由来するものではなく，非コード RNA であり，それらは構造的機能や制御的機能をもっている．またトランスクリプトームはゲノムよりも変化しやすい性質をもっており，細胞種，組織，状況によって大きく変化しうる．

　mRNA のタンパク質への翻訳（第 22 章）もまた高度に制御されたプロセスであるため，mRNA の発現量とタンパク質濃度との間に直接的な相関関係が成立すると一般化することはできない．**タンパク質をコードする遺伝子はヒトのゲノム配列のほんの 1 ～ 2% にすぎない．**以

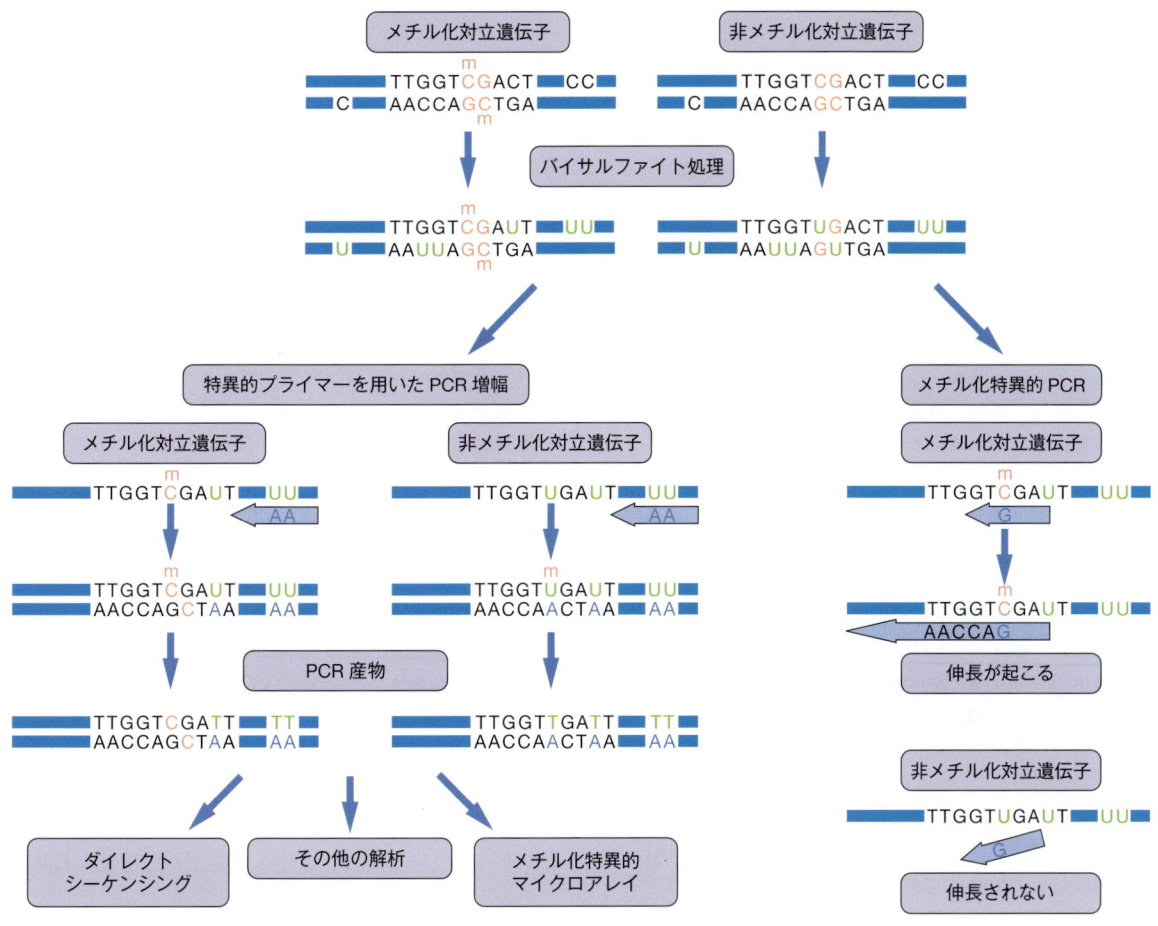

図 24.6 DNA メチル化の解析

(左)DNA のメチル化は一般的に，遺伝子のプロモーター領域に豊富に存在する"CpG アイランド"中のシトシン(図中ではオレンジで示している)におこる．バイサルファイトはシトシンをウラシルに変換するが，5-メチルシトシンは変換されずに残る．この変換により DNA の塩基が変わるため，さまざまな方法で検出することができる．変換後の DNA に選択的にハイブリダイゼーションするプライマー(太い矢印)を用いた PCR 増幅がよく用いられる．(右)PCR 産物の配列は特徴的に変化している．すなわち，非メチル化シトシン-グアニンの塩基対はチミン-アデニンに置き換わり，シトシンがメチル化されている場合には元の配列が維持される．この PCR 産物はさまざまな方法で解析することができる．ダイレクトシーケンシング，もしくは可能なすべての塩基配列をもつオリゴヌクレオチドを貼付したマイクロアレイとのハイブリダイゼーションが最もよく用いられる．もう 1 つよく用いられるのはメチル化特異的 PCR methylation-specific PCR(MSP)法で，メチル化シトシンがバイサルファイト処理後にシトシンとして残ったときにのみハイブリダイゼーションと伸長がおこるようにプライマーをデザインし，PCR を行う方法である．

前は，大部分の転写物は遺伝子から生じると考えられていたが，ゲノム DNA の 80% 以上が転写されうる(すなわち mRNA は RNA のうちのごく一部)という発見によってその考えは最近塗り替えられた．**非コード RNA non-coding RNA(ncRNA)**のなかには，例えばリボソームの構成要素といったように構造的な役割を担うものがあるが，大部分の非コード RNA は，遺伝子の転写，mRNA のプロセシング，mRNA の安定性やタンパク質の翻訳などを制御している．すなわち，**トランスクリプトームの大半は制御的に機能する**ようである．これらの制御性 RNA はタンパク質コード遺伝子の内部からも転写される．したがって，何が遺伝子を構成するかという概念については，非コード RNA を含めるように現在は改められつつある．

● 遺伝子(マイクロ)アレイと RNA シーケンシング(RNA-seq)による転写の研究

現在では転写を包括的に研究するための手法が確立されている．最初に開発された方法は，数百万の DNA がスライドガラス上に決まった順序で配置された**遺伝子(マイクロ)アレイ gene(micro)array** を用いるものである(**図 24.7**)．現在のアレイには合成のオリゴヌクレオチドを用いる．これらのオリゴヌクレオチドは，合成後にチップ上にのせるか，もしくはチップ表面で直接合成する．通常，1 つの遺伝子に対して複数個のオリゴヌクレオチドを用いる．こうしたオリゴヌクレオチドは，特異的な RNA を明確に特定できるように，ゲノムの配列情報に基づいてそれぞれに特徴的な配列となるようにデ

理解を深めるために
非コード RNA（ncRNA）

　非コード RNA noncoding RNA（ncRNA）とは，タンパク質をコードしていない RNA の総称である．ncRNA は，タンパク質の翻訳にかかわる転移 RNA（tRNA）やリボソーム RNA（rRNA）などの豊富に存在する RNA 分子種も含む．また ncRNA のなかには，RNA スプライシングやテロメアの維持などの配列特異的な認識を必要とする過程で分子ガイドとして機能するものもある．しかし大多数の ncRNA は，遺伝子発現を制御する機能をもつと考えられている．2006 年に，Andrew Z. Fire（アンドリュー・ファイアー）と Craig C. Mello（クレイグ・メロー）が "RNA 干渉 RNA interference，すなわち二本鎖 RNA による遺伝子サイレンシングの発見" の功績でノーベル生理学・医学賞を受賞したことによって，ncRNA の名は広く世に知られることになった．ここで述べる低分子干渉 RNA small interfering RNA（siRNA）は RNA を切断する酵素複合体の一部となり，この酵素複合体は siRNA 配列がもつ高い特異性で標的 mRNA と結合しそれを切断する．現在では，siRNA は分子生物学者のもつ強力な研究手法の 1 つであり，標的となる mRNA の発現を高い特異性と効率で抑制することができる．マイクロ RNA micro RNA（miRNA）もまた小さな RNA であり，自身のもつプロモーターの制御下で転写されるか，もしくはタンパク質コード遺伝子のイントロンの一部として存在する場合もある．miRNA は，siRNA の場合よりも長い転写物に由来しており，より多くの切断を受けて生じる．両者には重要な機能的違いがあり，siRNA は標的に完全にマッチした配列を必要とし，非常に特異的であるのに対し，miRNA は配列の認識が不完全で，それゆえ多数の標的に作用し，関連遺伝子群をまるごと制御することも多い．もう 1 つの違いは，siRNA が mRNA の分解を誘導するのに対し，miRNA はそれに加えて mRNA の翻訳も阻害する．ヒトゲノムには 2,300 を超える miRNA がコードされており，全遺伝子の 60% にも及ぶ遺伝子の制御を担っているため，遺伝子発現の調節において主要な役割を果たしている．その多面的な標的結合様式から，miRNA は遺伝子発現のプログラム全体に影響を与える可能性があり，miRNA の発現異常はがん，肥満，循環器疾患を含む多くのヒトの疾患にかかわることがわかってきた．さらに，200 塩基長以上の長鎖非コード RNA long noncoding RNA（lncRNA）がさまざまな機能を有することから，RNA の役割はさらに広がりをみせている．10 年前から広く信じられてきたように，ゲノムのなかには "ジャンク junk" な領域はほとんどないようである．

ザインされている．現在の高密度アレイを使えば，ヒトの全遺伝子の転写，エクソンのマッピング，mRNA のスプライシングバリアントなどについて調べるために十分な情報が得られ，タイリングアレイでは全ゲノム領域をカバーするオリゴヌクレオチドが用いられる．そのなかには siRNA や miRNA などの非コード RNA の情報も含まれている．

　方法としては，比較したい細胞や組織から単離した RNA 転写物に対応する相補的 RNA complementary RNA（cRNA）のプローブとアレイをハイブリダイゼーションさせる．この RNA プローブの作製には，まず逆転写酵素 reverse transcriptase を用いて単離した RNA を相補的 DNA complementary DNA（cDNA）に変換する．RNA のほうが cDNA よりもアレイ上の DNA オリゴヌクレオチドと強くハイブリダイゼーションするため，逆転写の結果生じた cDNA を再び転写して cRNA を合成する．cRNA を合成するときに，蛍光色素やビオチンなどのタグで標識した修飾ヌクレオチドを取り込ませる．これは cRNA プローブをアレイとハイブリダイゼーションさせた後の検出を容易にするためである．ハイブリダイゼーションさせた後に結合していないプローブを洗浄し，続いてアレイをスキャンして結合したプローブを検出する．ハイブリダイゼーションの結果得られるシグナルの強さを，バイオインフォマティクスを用いて統計的に解析する．その結果，2 種のサンプル間や異なる時点での転写物の量の変化を相対的に定量することができる．マイクロアレイを用いた実験結果の報告に関する共通の決まりごと（ガイドライン）として，Minimal Information for the Annotation for Microarray Experiments（MIAME）があるおかげで，異なる実験間におけるアレイの結果を比較することができる．また遺伝子アレイの公共のデータベースは，さらなる解析のための貴重な情報源である．遺伝子アレイ解析はすでに臨床応用されており，例えば乳がん breast cancer における遺伝子の転写パターンが，再発リスクや化学療法の有効性を見積もるために用いられている．

　RNA を cDNA に変換し，ダイレクトシーケンシング direct sequencing によりトランスクリプトーム解析を行う手法が現在最もよく用いられている．高速で安価な DNA シーケンシングの方法が進歩したことで，すべての転写物を複数回シーケンシングすることが可能になった．"ディープシーケンシング deep sequencing method" と呼ばれるこの方法は，転写物やスプライシングバリアントを特定するだけでなく，発現レベルの異なるすべての転写物の数を測定することができ，相対的比較ではなく転写物の絶対数を算出できる．RNAseq と呼ばれるこのシーケンシングの手法は，トランスクリプトーム解析の中心となった．RNAseq は，高速かつ事前の知見がなくともすべての RNA を捕らえることができるため，新たな発見をするための最良の方法である．しかし，通常

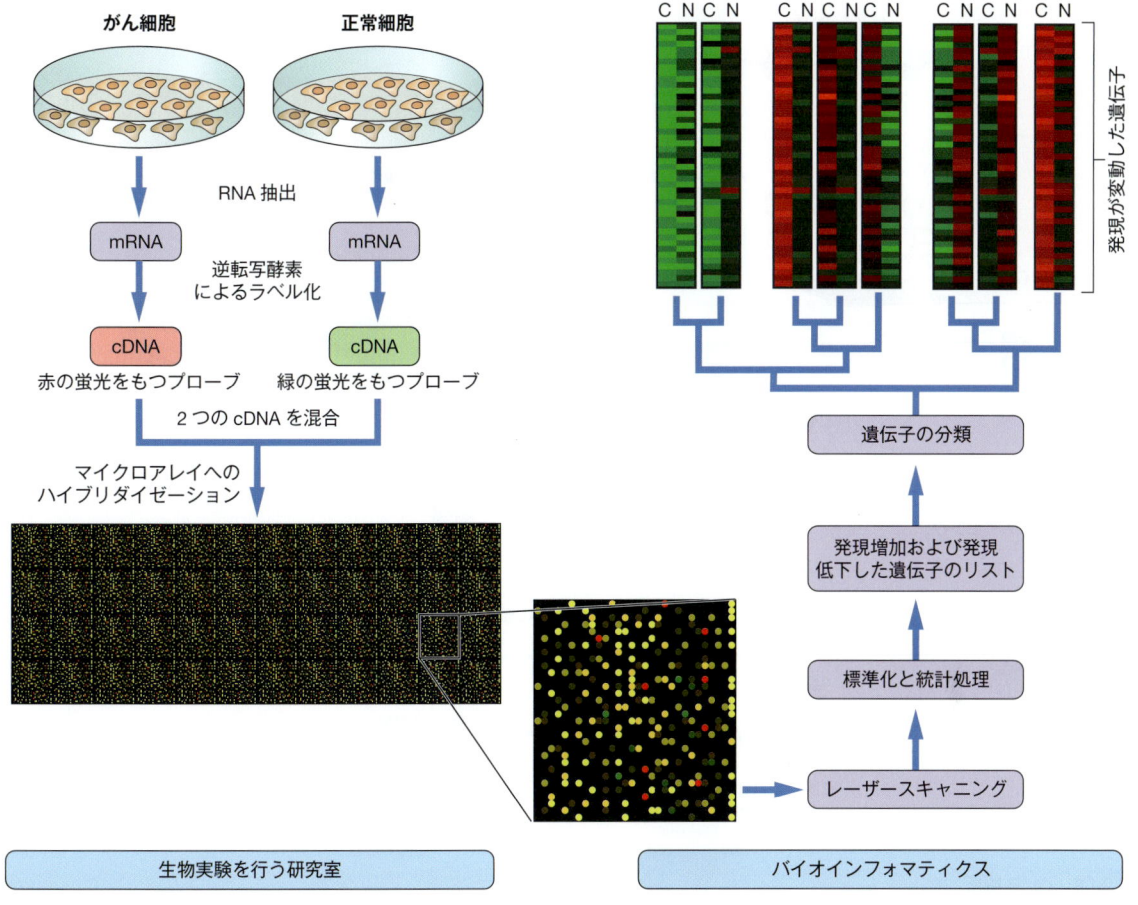

図 24.7 トランスクリプトミクスの実験行程

遺伝子の発現解析（トランスクリプトミクス）には，遺伝子アレイか RNA シーケンシング（RNAseq）が広く行われている．例として，2 色のアレイ解析によって正常細胞とがん細胞を比較する実験を示す．詳細は本文を参照のこと．RNAseq は安価であり，シーケンスのリード数から正確に転写物が定量できるため，標準的な方法になりつつある．多くの洗練された解析方法があるが，一般的に用いられるのは，結果をヒートマップで表示する方法である．そこでは，遺伝子の発現上昇の度合いを赤の強度で，発現低下の度合いを緑の強度で示し，黒は変化がないことを示す．C：がん細胞，N：正常細胞（図は http://en.wikipedia.org/wiki/DNA_microarray より改変）．

は RNA を短い断片にする必要があり，分析後に全長への再構築を要するため複雑になり，一部のデータが失われかねない．しかしこの分野の技術は急速に向上しており，ナノポアシーケンシングなどの進歩とともに，近い将来，クリニックのなかで USB をつないだ小さな装置でトランスクリプトーム情報を読み取ることができるようになるかもしれない．

● ChIP-on-chip 法はクロマチン免疫沈降とマイクロアレイを組み合わせた技術である

ゲノム中で転写因子が結合している場所をマッピングすることにより，その転写因子によって制御される可能性が高い遺伝子を明らかにすることができる

　ヒトの全遺伝子からの転写を調べることができるようになると，観察される転写パターンがどの転写因子に

よって制御されているのか，という疑問が湧いてくる．どの転写因子についてもヒトゲノム中には数千もの結合可能部位があるが，それらのなかで対象とする転写因子が実際に占有し，遺伝子の転写制御にかかわっているのはごく一部である．したがって，**転写因子結合可能部位の占有率をマッピングすることによって，対象とする転写因子が実際に制御している遺伝子がどれかを明らかにすることができる**．そのための技術として，**クロマチン免疫沈降法 chromatin immunoprecipitation（ChIP）とマイクロアレイ技術 microarray technology（chip）〔訳注：この chip は略語ではなく，ガラススライドマイクロアレイを指す〕**もしくは DNA シーケンシングとを組み合わせた技術が開発され（**図 24.8**），それぞれ ChIP-on-chip 法および ChIP-seq 法と呼ばれている．

　ChIP 法では，生きた細胞をホルムアルデヒドで処理することにより，DNA と DNA に結合したタンパク質とを共有結合で可逆的に架橋する．その後 DNA を精製し，

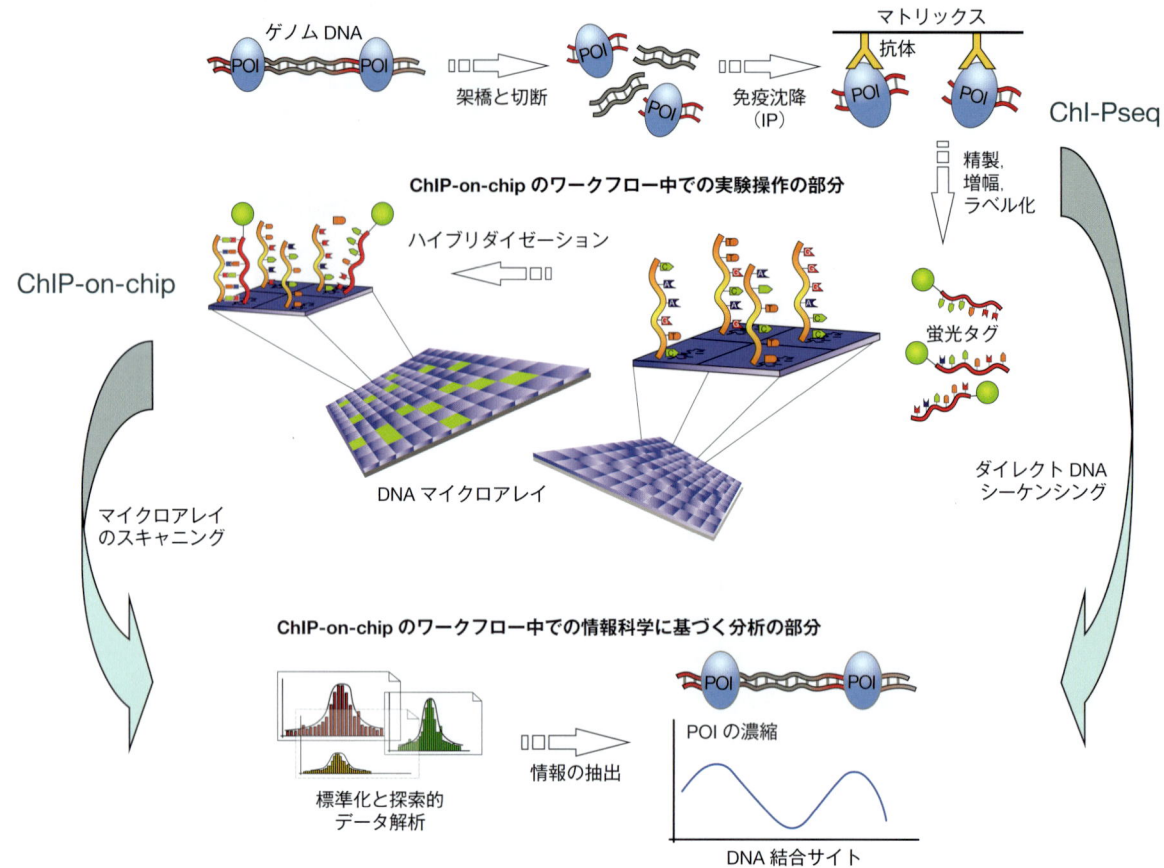

図 24.8 ChIP 解析
詳細は本文を参照. POI(protein-of-interest)：調べたいタンパク質.

超音波もしくは酵素処理〔訳注：本文では触れられていないが，一般的な方法である〕で小さく断片化(0.2 ～ 1.0 kb)する．架橋されたタンパク質を特異的な抗体を用いて免疫沈降することによって，タンパク質が結合したDNA断片を単離する．温和な加熱によってタンパク質-DNA複合体を分離させた後，調べたいDNA領域に特異的なプライマーを用いたPCRでDNAを特定する．この方法では，一度に1ヵ所の結合部位しか調べられないため，どの結合部位を調べるべきか，あらかじめ仮説を立てておく必要がある．しかし，DNAマイクロアレイ(ChIP-on-chip)やシーケンシング(ChIP-seq)によって，沈降したDNAを大規模に同定することができる．

ChIP-on-chip法とChIP-seq法は強力かつ多くの情報が得られる技術であり，転写因子の結合と転写活性との相関を調べることができる．こうした**ChIP を用いた技術**は，DNAの複製・修復，クロマチン修飾にかかわるタンパク質など，**DNAと相互作用するすべてのタンパク質に適用することができる**．実験の成否は，用いる抗体の品質と特異性によって決まる．その理由は，共沈してくるDNAの量が非常に少なく，また標的DNAを分離するステップが抗体の特異的な結合の他にないためである．

● CRISPR を用いた正確なゲノム編集

ゲノム配列の解読が進むにつれて，われわれはそれを改変したいという野望を募らせることになった．細胞株や実験モデル動物において任意のDNA変化を導入することができれば，その詳細な生物学的効果の解析や，最終的には疾患のもととなるDNAの異常を再現することもできるだろう．その答えは，バクテリアが外来ウイルスDNAを破壊するために用いるしくみから見いだされ，そこから真核生物のゲノムを効率的かつ正確に編集できる"遺伝子はさみ"が開発された．**CRISPR は，ガイドRNA guide RNA によって標的DNAと特異的に結合し，DNA 二本鎖を切断するバクテリアのヌクレアーゼ Cas9** を利用している(図24.9，第23章)．DNA切断は，**非相同末端結合 nonhomologous end joining** によって修復されるが，正しい配列に戻すための鋳型がないため，修復は不正確である．その結果生じる短い欠失や挿入はしばしばフレームシフトを引きおこし，機能的な遺伝子産物の発現が欠損する(ノックアウト)．それだけでなく，**CRISPRはこれまでにない多用途性をもっている**．例えば，両側に相同領域をもったDNA断片をCas9とともに

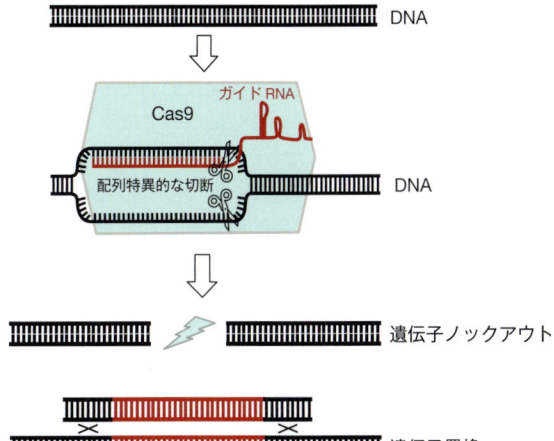

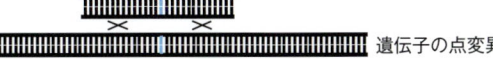

図 24.9　CRISPR/Cas9 を用いた遺伝子改変
Cas9 はバクテリアの DNA ヌクレアーゼであり，ガイド RNA によって特異的な DNA を切断できる．Cas9 によって DNA を切断することで，遺伝子をノックアウトしたり，さらに相補的な DNA 断片を添加したりして遺伝子置換や点変異導入を行うこともできる．

に導入すれば，相同組換えによる修復によって遺伝子を置換したり点変異を導入したりすることができる．ガイド RNA は任意にデザインすることができるので，ゲノム中のすべての遺伝子が標的となりうる．また，この標的 DNA への特異性は，それ自体を利用することもできる．例えば，酵素活性のない Cas9 変異体と転写活性化因子や転写抑制因子を融合させることで，遺伝子の発現を制御することができる．この系では，ガイド RNA によって融合タンパク質を標的遺伝子のプロモーター領域へ特異的に運ぶことができ，そこで標的の発現を活性化もしくは抑制できる．現在の CRISPR-Cas9 システムでは，必要な因子がすべて 1 つのベクターに組み込まれている．これによって，特定の表現型(例えば薬物耐性など)をもたらすのに必要な遺伝子を特定するための遺伝子ノックアウトスクリーニングがゲノムワイドに可能となっている．また，CRISPR/Cas9 システムは，遺伝子治療によって疾患の原因となる遺伝子を置換したり修復したりするための新たなアプローチとなる．

プロテオミクス

プロテオミクスとは，細胞のもつすべてのタンパク質を包括的に調べることであり，トランスクリプトームやゲノムのタンパク質版である

　プロテオミクスはすべてのオミクス科学のなかでおそらく最も複雑であるが，一方で最も多くの情報が得られる．なぜなら，タンパク質なくしては事実上どの生物学的プロセス(ゲノムの複製や維持，遺伝子発現，代謝物の合成や分解などを含む)もおこらないからである．プロテオームをマッピングすることによって，生物現象がどのようにおこり，それが疾患でどのように乱れるのかを理解することができる．それによって，診断の高度化や，疾患の進行や治療効果の追跡を向上させることができる．ゲノムシーケンシングとその後のトランスクリプトミクスに焦点を当てていた The Cancer Genome Atlas は，今や Clinical Proteomic Tumor Analysis Consortium (CPTAC)によって得られたプロテオミクスのデータも含むようになっている．

　当初プロテオミクス研究は，あるオルガネラ・細胞・組織・生物中に含まれるタンパク質の一覧をつくることに多くの力を注ぎ，ゲノムの塩基配列から推測されていた遺伝子の存在を検証してきた．しかしこれはすぐに**比較プロテオミクス comparative proteomics** へと発展した．これは 2 つ以上のサンプルのタンパク質のプロファイルを比較して，表現型の原因となるタンパク質の量的な差を同定する手法である．例えば，疾患状態と健康な細胞との違い，もしくはホルモンや薬剤の処理によって誘導される変化などを解析する．現在では，プロテオミクスはさまざまな対象を含んでおり，例えば個々のタンパク質の翻訳後修飾，タンパク質複合体の形成とダイナミクス，**タンパク質間相互作用 interactions between proteins** のネットワークのマッピング，疾患における**バイオマーカー biomarker** の同定などがあげられる．定量的プロテオミクスは信頼性の高い手法になってきており，基礎研究と臨床研究の双方に適用できる．特に，タンパク質のリン酸化やタンパク質間相互作用ネットワークの研究により多くの情報が得られ，シグナル伝達の過程や生合成・代謝経路の全体像を理解するための多くのヒントを与えてくれる．

プロテオミクスにはいくつかの課題がある

　1 つの細胞や組織のすべてのタンパク質とその修飾をすべて調べるには，プロテオームの複雑性が大きな障壁となっている．1 つの生物がもつ遺伝子の数はそれほど多くはない．一方，真核生物のタンパク質には，選択的スプライシングや，40 種を超える化学基(リン酸化や糖鎖付加などがよく知られている)が共有結合により付加した翻訳後修飾が存在する．そのため，それぞれの遺伝子からつくられる，かなりよく似ているタンパク質が，10 種類から，極端な例では 1,000 種類も存在しうる．おそらくヒト細胞では，ゲノム中に推定される 22,000 の遺伝子から 500,000 種類以上のタンパク質が生み出されるであろう．翻訳後修飾は，タンパク質の活性・安定性・細胞内局在・他のタンパク質との相互作用などをしばしば制御している．また，これらのメカニズムは並

行して同時におこることが多く，それにより個々のタンパク質には多様な機能をもった多数のレパートリーが生まれる．さらに，細胞内のタンパク質の量には大きな幅があり，1 つの細胞に存在が推定される分子数は，10 以下のものから 500,000 以上のものまでと多様であり，タンパク質機能はその存在量にも大きく依存している．

タンパク質には，核酸の PCR に相当するようなアミノ酸配列の増幅手段がないため，サンプルから単離できるタンパク質量が制限要因となる

サンプル量が非常に限られる場合(例えば針生検)，血液中を循環するがん細胞などのまれな細胞種，あるいは単離したシグナル複合体などでは，タンパク質を検出して分析するために超高感度の手法が求められる．

プロテオーム分析の試みが実現したのは，1990 年代中頃に質量分析 mass spectrometry(MS)に関する新たな手法が導入されてからのことである．酵母などの単純な真核生物のプロテオームについては，発現しているタンパク質やそれらの相互作用の同定という点においては解読されたといえる．しかし注意すべき点は，この単純な生物についての最も包括的な研究においてですら，明確に予測されている遺伝子の 5% についてはタンパク質が生成するかどうかがまだわかっていないことである．ヒトのタンパク質では，最近になって多くの細胞株で発現しているタンパク質の網羅的同定がされており，タンパク質コード遺伝子と予測されたすべての遺伝子から発現するタンパク質の 90% 以上が関連付けられている．これらの事実は，現代の技術が複雑な生物学的課題を解決するのに適した感度とスループット性を備えていることを示している．一方，一細胞からのプロテオミクス解析技術は開発段階にある．この技術は一細胞トランスクリプトミクスと密接にかかわっており，今後一細胞からのオミクス解析により貴重な情報を大量に得ることが期待される．

 理解を深めるために
翻訳後修飾

転写や翻訳の過程で，また細胞内で機能しているとき，タンパク質はさまざまな修飾を受けている．転写の過程でイントロンはスプライシングにより除かれるが，選択的スプライシングによって多数の異なる mRNA が生じる．これにより，同じ遺伝子から配列の大きく異なるタンパク質が多数生じる．mRNA がタンパク質へ翻訳された後には，それらのタンパク質はめまぐるしいほど多くの化学基の共有結合による修飾を受ける．そしてそれらの多くはタンパク質の活性を制御している．こうした修飾の例をいくつか次に示す．

- **脂肪酸付加**：システイン残基への脂肪酸の付加は，タンパク質を脂質膜につなぎとめる．
- **糖鎖付加**：複雑な構造のオリゴ糖がアスパラギンやセリン，トレオニン残基に付加される反応で，細胞外領域を有する膜タンパク質や，分泌されるタンパク質によくおこる．細胞間認識にかかわる多くのタンパク質(例えば抗体など)は糖鎖修飾されている．正常な糖鎖付加はしばしばタンパク質機能に不可欠となるため，糖鎖付加は抗体医薬品や他の生物製剤の生産においてきわめて重要である．
- **リン酸化**：リン酸基がセリン，トレオニン，チロシン，もしくはヒスチジン残基に付加される反応．リン酸化は可逆的な修飾であり，環境の変化に細胞がすばやく反応するシステムを可能にしている．また細胞におけるシグナル伝達の基本を担う．真核生物の全タンパク質の 3 分の 1 が可逆的にリン酸化されると推定されている．

- **ユビキチン化**：ポリユビキチン鎖が付加されたタンパク質はプロテアソームにより分解される．またユビキチン化は，酵素活性やタンパク質の細胞内局在の制御にもかかわっている．ユビキチン自身は小さなタンパク質である．
- **ジスルフィド結合**：タンパク質が折りたたまれた後，空間的に近い距離にあるシステイン残基間に架橋構造が形成される．構造的な安定性の増加(特に分泌タンパク質)や細胞内の酸化還元バランスの感知など，さまざまな役割をもつ．
- **アセチル化**：アセチル基が付加されるのは，タンパク質の N 末端かリシン残基の場合がほとんどである．ヒストンのリシンのアセチル化は遺伝子の転写過程で重要な役割を果たしており，ヒストンのアセチル化や脱アセチル化を担うタンパク質を標的とした薬剤はがんの治療薬候補である．
- **タンパク質切断**：ほとんどのタンパク質では，翻訳後に開始コドン ATG に由来するメチオニンが除かれる．ポリペプチド鎖の切断がおこるタンパク質もある．例えば，血液凝固カスケードにおけるチモーゲン(酵素前駆体)の活性化や，プロインスリンからインスリンへの変換のように最初のポリペプチド鎖のかなりの部分が取り除かれる場合もある．
- **非酵素的修飾**：糖化，酸化，カルボニル化，脱アミド化，架橋など．

医学におけるプロテオミクス

プロテオミクス解析は困難であるにもかかわらず，今では生物現象の基本過程を理解するための強力なツールとなってきた

　プロテオミクスにより，細胞の成り立ちや基本的な生物現象の過程の理解について重要な知見が得られてきた．例えば，タンパク質相互作用ネットワークのマッピングによって，タンパク質は生物機能を発揮するために機能的に整然と配列していることが示されている．そのようなタンパク質複合体は，情報を生物学的決定に変換する分子コンピューターと捉えることもできる．また，細胞の刺激によっておこるタンパク質相互作用の変化を追跡することは，シグナル伝達経路をマップするのに強力な手法であることが証明されている．さらに，このようなタンパク質機能単位は疾患で異常をきたすため，疾患に関連する遺伝子群は，互いに相互作用するタンパク質をコードしている可能性が高い．このように，タンパク質組織化についての基本原理は，医学にまで浸透しつつある．

プロテオミクスは，細胞，組織，血漿，尿，脳脊髄液，そして微小透析で採取した間質液など，さまざまなタイプの生体試料を用いた基礎的な生化学的変化に関する研究で成果をあげてきた

　培養により単離された細胞を用いた解析により，複雑かつ普遍的な生物学的疑問に対する答えを探すことができる．例として，複合体中のタンパク質の特異的な相互作用がかかわる細胞分裂のシグナルカスケードを解明し，それががんでどのように異常になるかを理解することがよく研究されている．また体液サンプルからは，生物の個体全体の状態に関する情報を得ることができる．なぜなら，例えば血液は体のあらゆる部位と直接触れているからである．体の特定の部位でおこった病変でも，障害を受けた組織からの漏出があるため，最終的には血液中のタンパク質成分の変化としてあらわれることがある．現在，この研究分野は**バイオマーカー探索 biomarker discovery** と呼ばれることが多い．現在医療で使われているバイオマーカーの多くはタンパク質や代謝物である．一方，今では NGS のおかげで血液中に放出されたがん由来の変異 DNA を検出することができるし，血中のがん由来 DNA を検出する**リキッドバイオプシー liquid biopsy** が治療効果や再発を調べるためによく行われるようになっている．プロテオミクスによって血液サンプルから新たなバイオマーカーを探索するのはたいへん困難であった．それは，血中におけるタンパク質量の変動幅が非常に大きいことや，数種類のタンパク質が血清タンパク質の大部分を占めていることによる．

　一方プロテオミクスは，**組織由来のバイオマーカーの発見**において著しい進展をもたらした．疾患の進行度や治療効果を予測するためのタンパク質性バイオマーカー

が多数開発されたが，実際に臨床で使われているのはごく一部である．通常の臨床研究室では，高分解能でのタンパク質の分離と質量分析を用いたタンパク質の解析システムは使用できないうえ，ゲノミクスで用いられているような大規模な検証研究は，プロテオミクスではまだ行われていない．しかし，パラフィン包埋された組織（臨床で組織病理学のために通常集められるサンプル）からのプロテオミクス解析が可能になれば，プロテオミクスの臨床への導入が進む可能性がある．加えて，組織における多重タンパク質検出（**空間プロテオミクス spatial proteomics**）が急速に発展中である．これらの手法で取得された複雑な画像の人工知能による解釈を組み合わせることによって，組織病理学は，分子，形態，空間的関係を統合して診断する新しい時代へと向かっている．

プロテオミクスで主に用いられる手法

プロテオミクスの成否は，タンパク質やペプチドの複雑な混合物の分離方法，タンパク質の同定方法，そしてタンパク質の定量方法に大きく依存している

　プロテオミクスのアプローチは，分離・定量・同定の多くの組合せを反映する多段階のステップからなり，その技術は急速に発展している．本章では，包括的な説明ではなく，各ステップの原理に焦点を当てる．

◉ タンパク質の分離技術

　MS に基づくプロテオミクスにおいて，タンパク質を分離する目的は，複雑さを減らす（すなわち，分析するタンパク質の数を減らす）ことで，分析に要する時間とのバランスをとることにある．複雑さが減れば，MS 装置は特定のペプチドからデータを取得するのにより多くの時間をかけられるため，感度が増す．しかし，よい事前分離とは，より多くのサンプルを MS で調べる必要があることを意味しており，MS に要する時間が長くなる．最近の技術開発では，このバランスを最適化することに焦点が置かれている．例えば，MS に直接分離工程をつなぐオンライン分離技術を用いることや，ペプチド／タンパク質分離装置を内蔵する MS 装置を使うことなどである．

◉ 分子間相互作用解析のためのアフィニティー捕捉

　相互作用をみるプロテオミクスでシンプルかつよく用いられる方法が，**アフィニティー精製質量分析 affinity purification-MS（AP-MS）**である．この方法では，興味のあるタンパク質（"**餌 bait**"）を，抗体やその他のアフィニティー試薬で分離し，相互作用しているタンパク質（"**獲物 prey**"）を MS により同定する．この方法により，ヒトのプロテオームにおいて，4,600 を超えるタンパク質複合体と，56,000 を超えるタンパク質間相互作用の

マッピングに成功している．また，精製過程で失われてしまうような一過性の相互作用を捉えるために，より洗練された方法が開発されている．化学的に架橋することで，タンパク質間相互作用は共有結合となり，より過酷で複数にわたる精製条件でも失われなくなる．制約としては，架橋可能なアミノ酸が適正な距離にあるタンパク質ほど検出しやすいというバイアスがかかることである．**近接標識 proximity labeling** はより広い用途で使える手法である．この方法では，近い距離にある"獲物"分子にタグを付加する酵素を"餌"分子と融合させ，このタグを利用して"獲物"分子を分離する．広く使われているのが BioID と呼ばれる方法で，BirA という"獲物"にビオチンを付加する酵素を利用する．ビオチン化されたタンパク質は，ビオチンと高親和性で結合するストレプトアビジンを結合したビーズを用いて容易に単離可能である．この方法は，特定のクラスのタンパク質を選抜する目的や，薬剤の効果を理解する目的で利用されてきた．例えば，選択性の低いキナーゼ阻害薬を固定化したビーズを用い，細胞溶解液から多数のキナーゼ(そこに存在するすべてのプロテインキナーゼをまとめて"キノーム"と呼ぶ)をアフィニティー精製する方法である．溶解液をビーズに通して，阻害薬と相互作用するタンパク質をビーズに結合させる．結合したタンパク質は，可溶性の薬剤(阻害薬)と競合させることでビーズから解離させ，MS にかける．この手法は，**キノビーズ kinobeads** の名称で市販されている．また，薬剤の選択性を知る目的で同じ手法を使うことができる．すなわち，薬剤を固定化したビーズに結合するタンパク質を調べることで，薬剤の標的分子を同定できると同時に，副作用の原因となりうる薬剤結合タンパク質の情報も得られる．薬剤の改良や，選択性が改善できるかどうかを決めるのには，医薬化学が用いられる．ATPase，加水分解酵素，プロテアーゼなどの他の分子についても，捕捉可能な化学プローブが開発されつつある．

MS に基づくプロテオミクスのためのタンパク質分離には，主に液体クロマトグラフィーが用いられる

　MS に基づくプロテオミクスの前段階の処理に，タンパク質やペプチドを分離する目的で**高速液体クロマトグラフィー high-performance liquid chromatography (HPLC)** が現在主に用いられている(図 24.10)．HPLC 装置は MS 装置と直接つながっており，クロマトグラフィーカラムから溶出される分子をリアルタイムに測定・同定することが可能である．MS による同定は技術的な理由で低分子のほうが適していることから，HPLC-MS の前にタンパク質をプロテアーゼ(通常はトリプシン)によって消化し，小さなペプチド断片にする．液相はさまざまな原理の分離方法に適用可能であり，いくつかのカラムの素材(固定相)は高圧下でも用いることができ，高い分離能を可能にしている．複数のタンパク質か

らなる複合体の分離には，サイズ排除クロマトグラフィー(第2章)がしばしば用いられ，続く MS によって複合体の構成成分を分析できる．リン酸化ペプチドを捕捉するためには，リン酸と結合する Fe^{3+} や TiO_2 を用いたアフィニティークロマトグラフィー〔固定化金属イオンアフィニティークロマトグラフィー(IMAC)〕が用いられる．リン酸化は多くの生物現象を制御しているため，ホスホプロテオームは多様な生物現象，例えば細胞周期の制御，がん化，ウイルス感染に対する宿主応答などの理解にきわめて有効である．IMAC の前に**強陽イオン交換クロマトグラフィー strong cation exchange (SCX) chromatography** のステップを組み込めば，多くのリン酸化されていないペプチドを取り除き，IMAC で行うリン酸化ペプチドの濃縮効率を上げることができる．このような分離技術はいずれも異なる原理の分離カラムを連続的につなげることで，二次元や三次元〔多次元**液体クロマトグラフィー liquid chromatography (LC)**〕で行うことができる．多次元 LC は，分離能力を向上させるが，その分サンプル数が大きく増すため，MS に要する時間が長くなる．そのため，日常的に使用するには限りがある．

⊙ 質量分析(MS)によるタンパク質同定

MS は質量を正確に決定することで分子とその組成を同定する

　タンパク質は 20 種類のアミノ酸からなっており，それぞれ(同質量をもつロイシンとイソロイシンを除いて)特有の質量をもっている．したがって，特定の質量を有するペプチドは，特定のアミノ酸の組合せからしか生じない．ペプチドが小さいほど，また質量の測定が正確なほど，そのペプチドのアミノ酸組成の推定精度が高くなる．ペプチドをさらに小さな断片に分解し，それらの質量を測定することで，ペプチドのアミノ酸組成の推定精度が増すだけでなく，アミノ酸配列の情報も得ることができる．ペプチドは，ペプチド結合の部分が壊れて断片化しやすいため，断片は配列中に存在するアミノ酸の質量の差によって分離される．ペプチド鎖が小さいほど質量測定の正確性が増し，ペプチドを構成しうるアミノ酸の組合せの数も少なくなる．したがって質量分析は，大きなタンパク質よりも，小さなペプチドのほうがよりよい結果を生む．洗練されたコンピューターアルゴリズムを用いれば，可能性のあるアミノ酸の組合せや，それが生物のゲノム配列から予測されるタンパク質のアミノ酸配列と一致するかどうかを計算できる．つまり，ペプチドとその構成するタンパク質の同定が可能となる(図 24.11 および図 24.12)．質量分析だけでアミノ酸配列を決めることも可能ではあるが，ペプチドの断片化は画一的ではないうえ，スペクトルは通常アミノ酸配列の一部のみをカバーしているため，配列を再構成する際にはギャップや曖昧な部分が残る．しかし，ペプチドおよび

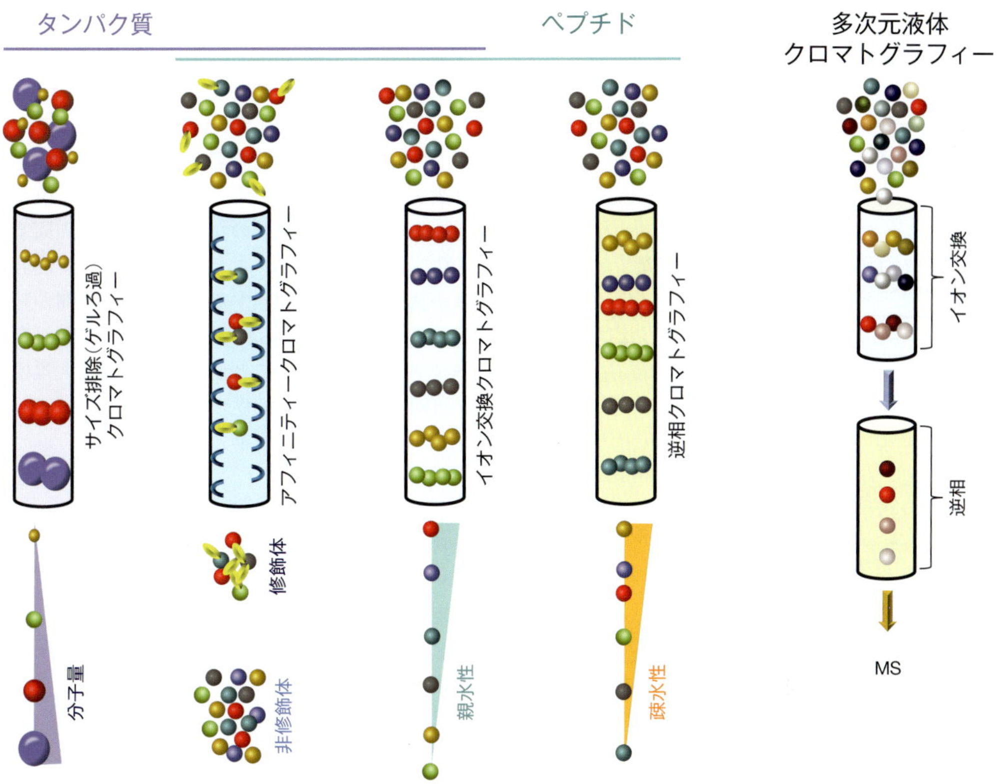

図 24.10　質量分析(MS)に基づくプロテオミクスで広く用いられるタンパク質およびペプチドの分離技術

MS は液体クロマトグラフィー(LC)と容易に接続することができ，その方法はたいてい LC-MS と呼ばれる．LC は，タンパク質やペプチドを分子量，修飾，疎水性，親水性といった物理化学的性質に応じて分離する．サイズ排除(ゲルろ過)クロマトグラフィーは，完全形のタンパク質に主に用いられる．逆相 LC は，ペプチドの分離に最も用いられる．一般的に，タンパク質をトリプシンなどで消化することでペプチドとし，質量分析計に導入する前に LC による分離が行われる．アフィニティー LC とイオン交換 LC はタンパク質とペプチドの両方に用いられる．連続的に LC を配置すること(多次元 LC と呼ばれる)も可能で，分離能が向上するが，解析する LC で分離後のサンプル数も増加する．分離カラムに高圧をかけることで分離能が向上し，これは高速液体クロマトグラフィー(HPLC)と呼ばれる．

アミノ酸配列の計測値をゲノム配列データベースから予測されるタンパク質の配列と比較することで，タンパク質の同定を迅速かつ効率的に行うことができる．

質量分析(MS)の原理

　現在，非常に複雑な多くのタイプの MS 装置が存在するが，MS の原理自体は単純である．最初のステップは，サンプル中の分子に電荷を与えて分子をイオン化することである．可溶性の生体分子の場合はたいてい高い極性を有するため電荷をもたせやすく，比較的容易にイオン化できる．例えば，N 末端アミノ酸やリシン，アルギニン，ヒスチジンなどの塩基性アミノ酸の側鎖にプロトン(H^+)を付加させて陽イオン性の分子にすることができる．荷電した分子を電場に置くと，異符号の電極のほうに向かって加速される．同じ電荷数ならばはたらく力はすべての分子で等しいので，大きな分子は小さな分子よりも加速度が小さくなり，また電荷数が多い分子ほど加速度が大きくなる．電磁気の原理は異なる場合があるが，すべての MS 法は，質量と電荷の比(m/z)を計測することで，荷電した分子の質量を決定する．現在の MS

装置は，電子の質量ほどの小さな質量差を区別することができる．この質量測定の正確さによって，高い正確さと信頼度をもって分子組成を同定することが可能となっている．

　今日のプロテオミクスでは，質量分析器が疎水性に基づいてペプチドを事前に分離する逆相 HPLC と直接つながっている **LC-MS/MS(タンデム MS)** 装置が主に使われている．液体を噴霧して分子を液相から気相へ輸送するエレクトロスプレーによってペプチドを MS 装置に導入する．このスプレーは電場のなかで行われるため，ペプチドはイオン化し，荷電してから電磁場によって MS 装置へと運ばれる．一次質量分析計(MS1)では，導入されたペプチドイオンの質量を計測し，最も豊富なペプチドを断片化して分析する．この方法は，存在量に基づいてプリカーサー(親)イオンを選択するため，**データ依存的 MS/MS 取得 data dependent acquisition(DDA)** と呼ぶ．MS1 には，特定の m/z をもったイオンだけが通過するフィルターとしての役割をもつ**四重極型装置がよく使われる**．四重極型装置のなかで電磁場を変えることによって，質量をある幅でスキャンし，異なる質量のイオ

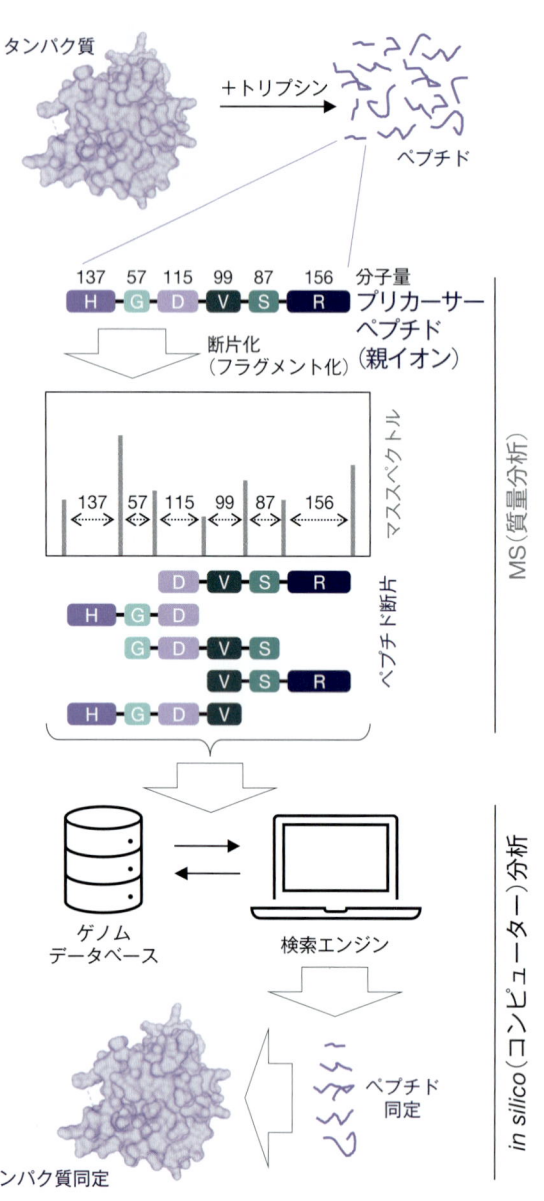

図24.11　質量分析(MS)の基本原理
タンパク質は，トリプシンなどの特定のプロテアーゼにより，小さなペプチド断片のセットに消化される．それらの多くはそのタンパク質に固有のフィンガープリントであり，それらからタンパク質の同定が可能である．個々のペプチドの質量はMSで決定する．これらのペプチド(イオン化前駆体)をMSによりさらに断片化し，断片イオンの質量もMSで計測する．断片化のスペクトルから，ペプチド配列を再構築できる．この再構築した配列をゲノムデータベースから計算によって予測されたペプチドに対して検索され，これによってペプチドの同定とそのペプチドが由来するタンパク質の同定が可能である．図中のペプチドは，ヒスチジン(H)，グリシン(G)，アスパラギン酸(D)，バリン(V)，セリン(S)，アルギニン(R)からなるもので，それぞれのアミノ酸の分子量を示している．

ンを選択することができる．そして次に，親イオンをさらに小さく壊す．通常この過程は衝突室内で低濃度の不活性気体と衝突させることによって行う．生成した断片を二次質量分析計(MS2)で分析し，上述の方法で同定す

る．MS2の装置構成として，飛行時間型質量分析計 time of flight mass spectrometer(TOF-MS)とオービトラップ質量分析計が最もよく用いられている．TOF-MSは，電磁場のなかでイオンを加速させ，フライトチューブ内の距離を移動した時間を測ることで，分子の質量を計測する．一方オービトラップMSでは，中央の紡錘形電極のまわりの電磁場のなかをイオンが周回する．軽いイオンは，重いイオンよりも小さな軌道で周回し，イオンが軌道を完全に周回するのに要する時間から質量を計算できる．現在のMS装置では1秒間に数百ものマススペクトルを取得することができ，手軽に大規模なタンパク質同定ができる．感度が向上することによって，一細胞プロテオミクスも可能となるだろう．

選択反応モニタリング selected reaction monitoring (SRM)もしくは多重反応モニタリング multiple reaction monitoring(MRM)は，特異的なタンパク質の選択的な同定を可能にする

　データ依存的MS/MS取得は，可能な限り多くの数のタンパク質を同定しようとする方法である．しかし研究者は，ある特定のセットのタンパク質や異なる条件(例えば，健常と疾患や薬物治療の前後)でタンパク質濃度がどう変わるのか，などを計測することが多い．この目的のために開発されたのが，SRM/MRM，もしくは**データ非依存的MS/MS取得** data independent acquisition (DIA)である．この方法では，最初の質量分析器MS1で混合物のなかから1つのペプチドイオンを選別してその後それを断片化し，特定の質量をもつ断片のみを選択して次の質量分析器MS2で検出する(図24.13)．MS1のペプチド選択とMS2の断片検出のためのソフトウェアプロトコルを使えば，選択した数個のペプチドの測定結果に基づいてタンパク質を同定することができる．これは，最も情報に富むペプチドの断片のみを体系的にモニターすることで，複雑なサンプルからのタンパク質同定を効率よく行うための強力な手法である．またこの方法は，限られた少数のペプチドからのイオンを分析するため，質量分析計が多くの時間をイオンの検出に費やすことができ，感度が向上する．

⬡ 定量的MS解析

　MSはいくつかの方法を用いることで定量的に行うことができる．例えば，サンプルを得る細胞を特殊な培地で培養する．すなわち，天然型の"軽い"必須アミノ酸を含む培地で培養した細胞と，例えば^{13}Cや^{2}Hなどの安定同位体で標識した"重い"必須アミノ酸を含む培地で培養する．質量分析計では，後者の同位体標識されたアミノ酸を含むものはすべて重いペプチドとして検出される．この方法は，**細胞培養中のアミノ酸を用いた安定同位体標識法** stable isotope labeling with amino acids in cell culture(SILAC)と呼ばれ，最も広く使われる確実

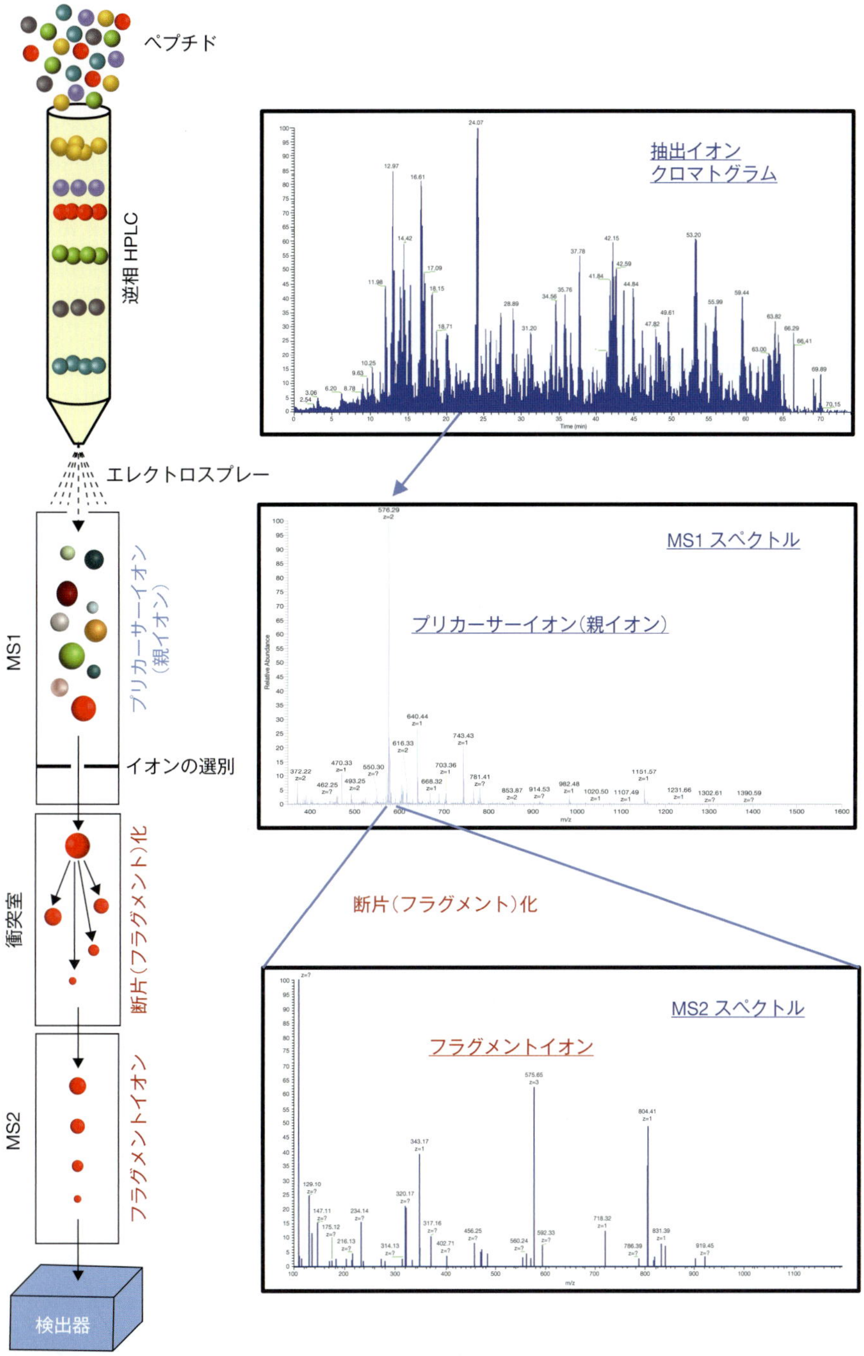

図中のラベル:

ペプチド

逆相 HPLC

エレクトロスプレー

MS1

プリカーサーイオン（親イオン）

イオンの選別

衝突室

断片（フラグメント）化

MS2

フラグメントイオン

検出器

抽出イオンクロマトグラム

MS1 スペクトル
プリカーサーイオン（親イオン）

断片（フラグメント）化

MS2 スペクトル
フラグメントイオン

図 24.12　MS によるタンパク質の同定

プロテアーゼ消化により生じたペプチドを逆相 HPLC で分離し，エレクトロスプレーでイオン化して MS 装置へ導入する（エレクトロスプレーイオン化質量分析計（ESI–MS））．MS1 では，ペプチドイオンの質量電荷比（m/z）を測定し，次に断片化するイオンを選択する（抽出したイオンピークを中央のクロマトグラフィーに示す）．この選択したプリカーサーイオンを衝突室でさらに断片化して，それらの断片の m/z を MS2 で測定する（訳注：結果を下のクロマトグラフィーに示す）．検出器は個々のイオンの m/z を測定し，断片イオンの質量のリストからプリカーサーペプチドの配列を再構築し，最終的に**図 24.11** の方法で相当するタンパク質を同定する．

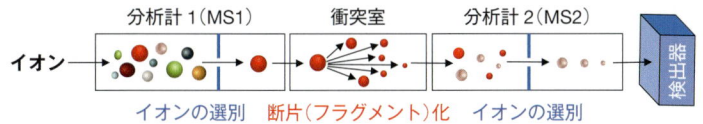

イオン

分析計 1（MS1）　　衝突室　　分析計 2（MS2）

イオンの選別　　断片（フラグメント）化　　イオンの選別

検出器

図 24.13　選択反応モニタリング（SRM）もしくは多重反応モニタリング（MRM）実験の原理

詳細は本文を参照．

な標識技術の1つである（図24.14）．サンプルを混合し，ショットガンの手法で分析する．重いペプチドと軽いペプチドとの比をとることで，元のタンパク質の相対量を決定する．

別の手段として，タンパク質やペプチドを化学修飾する方法がある．修飾に用いられるケミカルタグは特定の質量をもっており，それによって異なるサンプル由来のペプチドを MS で区別することができる．その方法として，**同位体コード化アフィニティータグ** isotope coded affinity tag（ICAT）や**相対および絶対定量用同重体タグ** in isobaric tags for relative and absolute quantification（iTRAQ）などがある．関連する方法に，**タンデム質量タグ** tandem mass tag（TMT）があり，それは特徴的な質量をもったレポーターとリンカーからなる．MS によるペプチドの断片化は，検出可能なレポーターイオンを非常に正確に切り離す．現在，16種類の TMT が利用可能であり，1回の MS で16種類のサンプルを同時に同定，定量することが可能である．

さらに，質量分析計でペプチドイオンの数を計測することにより，いわゆる**非標識化定量法** label-free quantitation method が可能となった．この方法では，ハードウェアとソフトウェアの改善により，細胞やタンパク質を標識することなく正確に定量できる．こうした手法では，容易に分析を自動化でき，高価な標識試薬を要さない．一方で，分析の時間は長くなり，標識する方法よりも費用は嵩む．上述の方法はすべて，相対定量（比較するサンプル間でのペプチドの相対的な量の差）である．絶対濃度については，既知の濃度のタンパク質／ペプチドの標準品を加え，測定を校正することでペプチドの濃度の推定が可能である．

◉ 空間質量分析

MS は，細胞や組織のなかのタンパク質を直接分析することもできる．これによって，イメージングで得られる形態的な情報と，生体分子，タンパク質およびその翻訳後修飾の MS による同定と定量によって得られる機能の理解とを結び付けられる．この手法は，例えば，腫瘍に対する免疫応答の評価の際に重要である．なぜなら免疫応答は，免疫細胞の腫瘍への空間的なアクセスと，マーカータンパク質の解析によって特定される免疫細胞のタイプや活性化状態の両方に依存しているからである．

MS イメージング MS imaging（図24.15A）では，光学顕微鏡で使われるような薄切組織切片にレーザービームやイオンビームを当てて，分子をイオン化する．ビームは，サンプルをスキャンし，MS は発生したイオンの質量とシグナル強度を記録する．これらのパラメーターを異なる色で表示することで，質量と強度分布を視覚的に表したサンプル画像の上につくり出すことができる．この方法は現在，シングルセル以上の分解能を達成しているが，観測されたイオンが由来するタンパク質や生体分子を同定することは非常に難しい．したがって，MS イメージングは既知の質量をもつ分子の分布を観察することに主に使われている（例えば，薬剤の組織分布やプロドラッグが活性体に変換される場所のマッピングなど）．また，抗体を使って組織切片上でタンパク質や翻訳後修飾を検出する**マスサイトメトリー** mass cytometry〔あるいは TOF 型サイトメトリー（CyTOF），**図24.15B**〕が広まりつつある．使用する抗体は，イオン化され TOF-MS で検出できる金属で標識してある．この方法では，一度に40種以上の抗体を使うことが可能で，組織中での高解像度のタンパク質分布のマップが得られる．同様に，

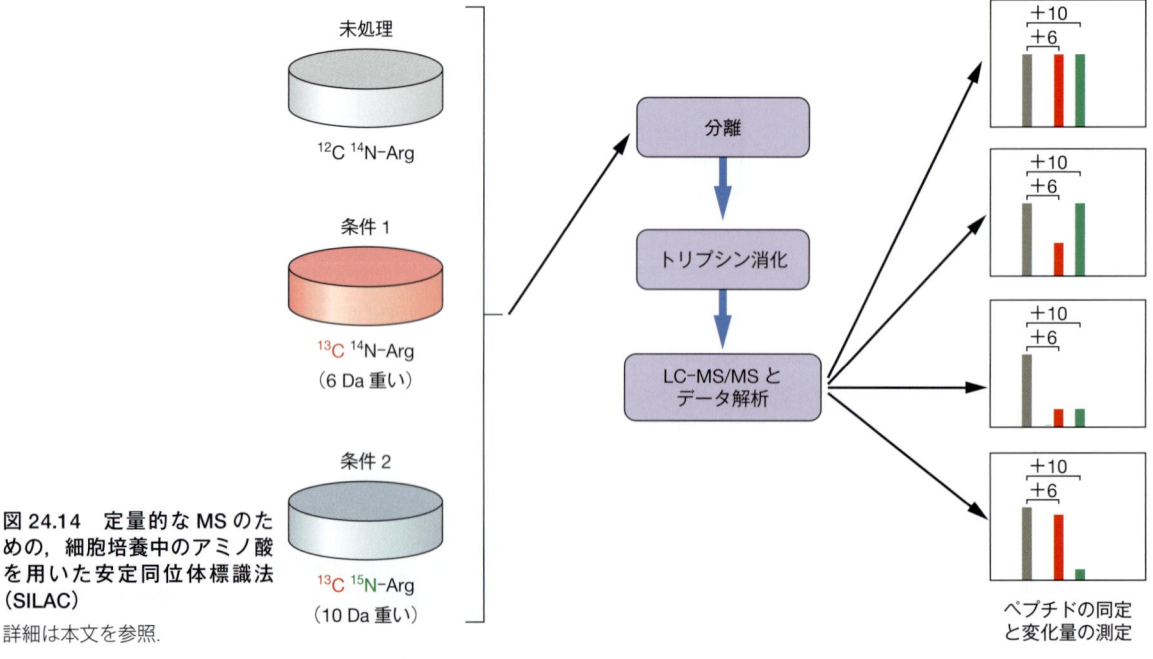

図24.14　定量的な MS のための，細胞培養中のアミノ酸を用いた安定同位体標識法（SILAC）
詳細は本文を参照．

未処理
^{12}C ^{14}N-Arg

条件1
^{13}C ^{14}N-Arg
（6 Da 重い）

条件2
^{13}C ^{15}N-Arg
（10 Da 重い）

分離

トリプシン消化

LC-MS/MS と
データ解析

+10
+6

ペプチドの同定
と変化量の測定

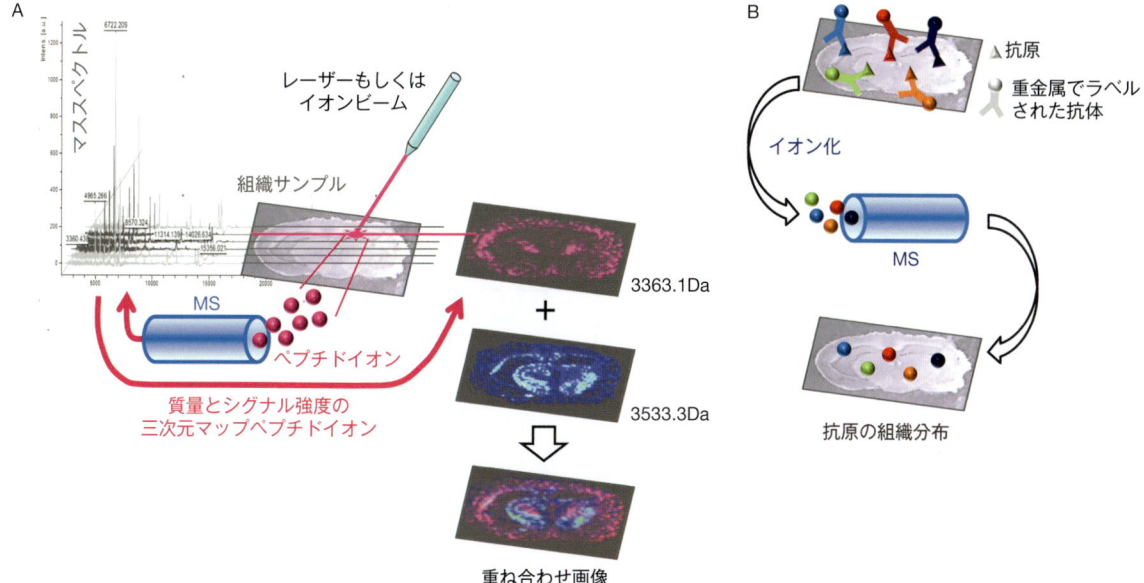

図 24.15　空間質量分析
(A)MS イメージング．薄切した組織切片(ここではマウス脳を例にしている)をレーザーもしくはイオンビームでスキャンし，イオンの質量を MS で記録する．これにより，質量とその強度分布を組織上にマップできる．(B)CyTOF イメージング．薄切した組織切片を，タンパク質や翻訳後修飾した抗原に対する抗体(40 種類程度まで)とインキュベートする．個々の抗体は，特有の質量をもつ金属で標識しておく．イオン化の後に金属を MS で検出することで，抗原分布の空間的な強度マップが得られる．

蛍光標識した抗体を使って切片を連続で染色する，光学的な検出方法も開発されており，類似の深度で分析可能である．しかしどちらの方法にも，特異性の高い抗体と，データ解釈のためのハイスペックなコンピューターが必要である．

　データ取得に長時間かかることで，それによってスループット性が著しく下がり，分析の間に組織の破壊を招いてしまうことが，これらの方法に共通する弱点である．それでもこれらの方法は，シングルセルシーケンシングやトランスクリプトーム解析を補完する強力なツールである．

⬡ MS 以外の技術

　MS は依然としてプロテオミクスに用いる主要な方法であるが，他のさまざまな方法も確立されつつある．**タンパク質マイクロアレイ** protein microarray の考え方はトランスクリプトミクスで用いる方法と類似している．この方法は 3 つのタイプに分かれる(**図 24.16**)．**逆相型タンパク質アレイ** reverse phase protein array(RPPA)では，まず細胞や組織の可溶化物を，タンパク質がコーティングされやすいスライドガラス上にスポットする．次に，これらのタンパク質のアレイを特定のタンパク質や翻訳後修飾物に特異的な一次抗体と反応させる．結合しなかった抗体を洗浄して除去した後に，結合した一次抗体に対する抗体(二次抗体)を用いて可視化する．通常，

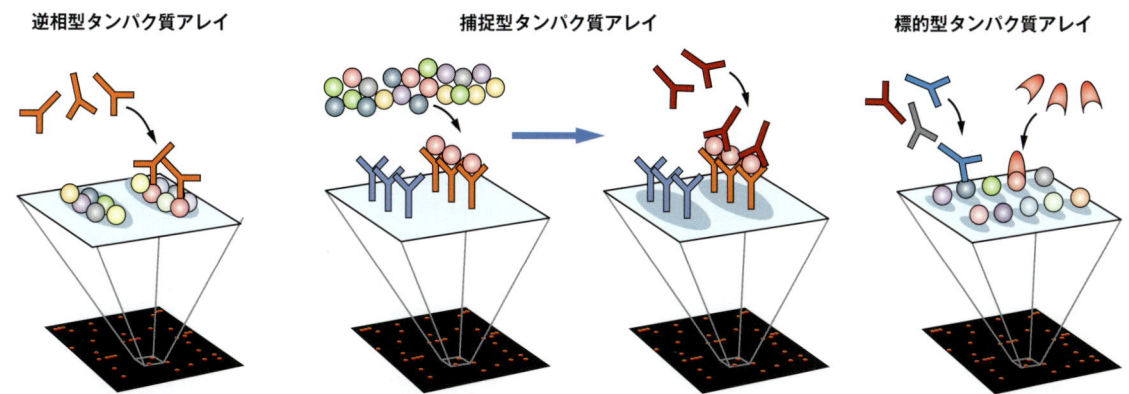

図 24.16　タンパク質(マイクロ)アレイ　詳細は本文を参照．

二次抗体は検出可能なように蛍光色素などで標識しておく．この手法により，多数のサンプルや異なる処理条件での比較を同時に行うことができる．この方法の成否は抗体の特異性に完全に依存しており，単一抗原に対して質の高い特異的抗体が使えるかどうかが重要である．**捕捉型タンパク質アレイ** capture array では，アレイ上に抗体を結合させた後，タンパク質可溶化物と反応させる．抗体に捕捉されたタンパク質は，同じタンパク質を認識する別の抗体を用いて検出する．したがって，全体の特異性は捕捉用抗体と検出用抗体の特異性が重なり合う部分によって決まるため，捕捉用と検出用の抗体が完全に特異的でなければならないという制約はない．**標的型タンパク質アレイ** target array は，単一の精製タンパク質のスポットからなる．このアレイは特異的なタンパク質と結合するパートナー分子を探すために用いられる．アレイは別の精製タンパク質や細胞可溶化物，抗体の混合物などと反応させる．例えば患者血清と反応させて，その患者が特定のタンパク質に対する抗体をもっているかどうか判定するために用いる．タンパク質マイクロアレイを用いると，サンプル中に含まれるタンパク質量を定量できるため，臨床診断への応用が期待される．

ヒトタンパク質アトラス Human Protein Atlas（HPA）の目的は，ヒトプロテオーム中のすべてのタンパク質に対する抗体を作製し，それを使ってヒトの健常組織と疾患部におけるタンパク質の細胞内局在を可視化することである

2016年の時点で，HPA は 17,000 以上のタンパク質から構成されており，それはスプライシングやその他の理由で生じる多型を無視すれば，遺伝子産物の 80% 以上に上る．タンパク質の多型や翻訳後修飾を HPA に含める取り組みが現在進行中である．このように，HPA はプロテオーム分析のための主要なリソースになりつつある．

顕微鏡を用いた方法も，空間プロテオミクスにしばしば用いられるようになってきており，細胞内でタンパク質がどこに局在しているか，またそれが異なる条件下でどのように変化するかを調べることができる．この方法は，目的タンパク質を**緑色蛍光タンパク質** green fluorescent protein（GFP），あるいはその類縁の蛍光タンパク質との融合タンパク質として細胞内に発現させる技術が進歩したことにより可能になった．目的タンパク質の細胞内の局在は，タンパク質に融合した蛍光タンパク質のシグナルを蛍光顕微鏡で検出することにより追跡できる．現在では，異なる波長域の蛍光を放つさまざまな GFP 類縁体があるため，3つ，時には4つのタンパク質を同時に追跡することができる．

メタボロミクス

代謝物とは，糖，アミノ酸，脂質，ヌクレオチドなど，生物学的試料のなかに存在する低分子の化学物質のことである．サンプル中に含まれるすべての代謝物のセット（メタボローム）を解析することを**メタボロミクス** metabolomics と呼び，特に刺激や環境変化などの結果生じる代謝物のダイナミックな変化を定量的に計測することを**メタボノミクス** metabonomics と呼ぶ．メタボロミクスとメタボノミクスという言葉はしばしば同義語として使われるが，一般的な用語として最も広く用いられるのはメタボロミクスである．

メタボロミクスによって生物学的システムに関するダイナミックな情報が得られる

メタボロミクスでは，代謝物の濃度を測定することで，それらの代謝物を合成する酵素の活性に関する情報が得られる．一般的に，代謝酵素の活性はその存在量に相関する．しかし代謝物の合成速度は，基質の供給，補因子や生成物の濃度，またさまざまな制御機構により調節されている．ある意味では，メタボロミクスはプロテオミクスよりも容易かもしれない．なぜなら，酵素は1分子で多くの基質分子を代謝するため，プロテオームでおきた変化がメタボロームでは増幅されるためである．

しかし，メタボロームは非常にダイナミックであるため，その分析はやはり複雑である．というのも，多くの代謝物は異なる対イオンや代謝物と付加体をつくることで複数の分子種を生じるからである．また，宿主のみからではなく，食物・薬物・環境・腸内微生物叢から生じる分子があり，これらによって分析がさらに複雑になる．メタボロームは，プロテオームと同じくらい複雑になりつつあるかもしれない．

2007年には，ヒトメタボロームプロジェクトによって，2,500 の代謝物，3,500 の食物構成成分，そして 1,200 の薬物からなるはじめてのヒトメタボロームのドラフト（草案）が発表された．2021年のデータベースには，約 114,265 の代謝物と，それら代謝物に関連する 5,702 のタンパク質に関する情報がある．それらの分子の情報は，生化学的な代謝経路と紐づけられており，分子の機能の理解が大きく進んでいる．同様に，膜・リポプロテイン・シグナル分子などさまざまな機能をもつ脂質のダイナミックな変化を研究する**リピドミクス** lipidomics は，脂質がもつ多様な機能ゆえにトピックとなってきている．

質量分析器と，核磁気共鳴分光法 nuclear magnetic resonance（NMR）spectroscopy が，メタボロームを分析するために最もよく用いられる．代謝物の質量分析による検出と同定は，上述したペプチドと基本的には同じ原理に基づいて行われる．代謝物を HPLC やガスクロマトグラフィーで分離し，イオン化して質量分析器に導入する．MS1 で分子の m/z を計測し，MS2 では断片化後にフラグメントイオンを計測する．親イオンとフラグメントイオンが既知の代謝物ライブラリーと一致するかどうかによって，目的の分子の同定を行う．代謝物の数は

急速に増え続けており，現在のデータベースでは未完成である．おそらく代謝物の多様性はまだ広がりをみせるだろう．

代謝物の特定と定量の方法として，**標的特定型のメタボロミクス** targeted metabolomics が広く用いられている．この方法では，同位体標識した数百の代謝物セットを対照として，調べたいサンプル中に存在する同一代謝物の同定と定量を行う．正確な定量が可能で，ある時点における代謝物の全体像がわかる．一方，代謝物の生合成を追跡するためには，**同位体標識法** isotope labeling method を用いる．この方法では，^{13}C-グルコースなどの重い同位体で標識した前駆体物質を細胞や個体に添加し，^{13}C を取り込んだ他の代謝物を時間に沿って追跡する．

メタボロミクスは細分化され多くの研究領域で活用されている

- 代謝物の**フィンガープリンティング** fingerprinting：ある系におけるメタボロームの"スナップ写真"を撮るようなもので，分子種から出るシグナル強度の値のセットを計測することである．この場合，それらの分子種が何であるかは必ずしも特定する必要はない．また，クロマトグラフィーによる分離をせずに行うこと

も多い．バイオマーカーの探索に用いられる．
- **代謝物のプロファイリング**：多数の代謝物の定量値のセットを複数の条件あるいは時間にわたって構築することであり，通常はすでに同定された代謝物に対して行う．この手法は，メタボロミクス，メタボノミクス，システム生物学，バイオマーカー探索に用いられる．
- **標的代謝物の分析**：特定の代謝物もしくは数種の代謝物の濃度を複数の条件あるいは時間にわたって測定すること．

バイオマーカー

バイオマーカーとは，医学において疾患の早期発見，診断，ステージ分類，予後診断，最も効果的な治療法の選択などに用いられる目印（マーカー）である

一般的にバイオマーカーは，"ある生物学的システムの特定の状態を特異的に反映する目印（マーカー）"として定義されている．したがってバイオマーカーには，代謝物・ペプチド・タンパク質や他のあらゆる生体分子に加えて，血圧などの物理的な特性も含まれる．こうしたバイオマーカーの重要性は急速に増している．なぜなら，個別化医療の進歩には，バイオマーカー分析により患者についての詳細かつ客観的な特徴が明らかになっている必要があるからである．バイオマーカーは，疾患の過程そのものからも生じ，疾患に対する生体の反応によっても生じる．したがってバイオマーカーは体液や組織のなかに見いだされる．試料採取の容易さや患者の承諾の得やすさから，ほとんどのバイオマーカー研究では尿や血漿を用いるが，唾液・間質液・乳頭吸引液・**脳脊髄液** cerebrospinal fluid（CSF）なども用いられている．

バイオマーカー探索に現在最もよく用いられる手法は，ゲノミクス，トランスクリプトミクス，プロテオミクス，メタボロミクスである

バイオマーカーの探索はしばしば少数の患者を対象とするコホート研究〔訳注：特定の要因と疾患との関連性を調べる疫学研究〕で行うが，臨床に役立つためには，健常人と患者からの多数のサンプルを用い，よく管理された研究方法で信頼性の高い統計解析を行って確立する必要がある．現在では統計解析の手法が改善されており，また複雑なサンプル中の数百から数万の分子を区別できる検出法と組み合わせることで，目的達成可能なレベルまで特異性が向上してきている．特異性をもって検出するためには，通常，疾患の指標となる多数のマーカー（すなわち，**バイオマーカーパネル** biomarker panel）を組み合わせて用いる必要がある．理論上はバイオマーカーがどのような物質で，その機能は何かということを実際に同定する必要はないが，同定することで疾患の病態生化学に関する洞察が得られるうえ，たいていの規制

当局は，方法を認可する前にその同定を求める．またバイオマーカーを同定することで，より安価により多くのサンプルを処理できる検出方法の開発につながる．

バイオマーカー探索は，オミクスの技術によって大きく進展した．ゲノムシーケンシングによってマップされた遺伝子変異やGWAS研究によって，多くの有用なバイオマーカーが生み出された．現代の個別化医療や精密医療では，薬物の標的となりうる遺伝子変異を患者個人のレベルで特定するために，ゲノムシーケンシングを用いる．特にがんの分野において，そのようなアプローチが患者の予後を改善してきた．この成功は，トランスクリプトーム，プロテオーム，メタボロームによるバイオマーカーの利用によってさらに補完される．特に，乳がんや結腸がんなどについては，**ゲノミクスとトランスクリプトミクス**で得られた"特徴的性質"が，がんにかかわる分子に基づいて再分類されることになった．これらの"特徴的性質"には，その出現が生物学的な形質と相関する複数の遺伝子，タンパク質，代謝物のセットが含まれる．これは増加し続けている推奨すべき選択肢から，患者に適した治療法を選択するために行う詳細な診断を可能にするものである．このように診断と治療法の選択は直接関連するため，分子バイオマーカーは重要な治療ツールとなっていくだろう．

PARP〔poly（ADP-ribose）polymerase〕阻害薬が臨床的に成功したことから，このアプローチが有用なことが裏付けられている．プロテオミクスによって乳がん細胞におけるDNA修復経路を調べることで，DNA修復遺伝子である*BRCA1/2*遺伝子に機能欠失変異があると，細胞は別のDNA修復タンパク質であるPARPに依存するようになることが発見された．これにより，PARPの阻害は*BRCA1/2*に変異を有するがん細胞を選択的に死滅させることができる．*BRCA1/2*の遺伝子変異は人口の0.25%程度でみられ，乳がんや子宮がんの素因となる．現在，PARP-1阻害薬は臨床で*BRCA1/2*変異を有するがんの治療に用いられている．さらに最近の結果では，PARP阻害薬は，*BRCA1/2*の変異をもたないと考えられるがんに対しても有効であることが示されている．この知見は，新たな治療法へつながる分子バイオマーカー研究の重要性を示すものである．

もう1つの急速に発展している方法は，**CRISPRスクリーニングを用いて，合成致死（組合せ致死）遺伝子を同定する方法**である．合成致死とは，単独の遺伝子の変異では効果を示さないが，同時に2つの遺伝子が変異すると致死になる表現型のことを指す（図24.17）．この特性は，新たな薬剤標的を同定するのに用いることができる．例えば，変異KRAS〔訳注：がん遺伝子の一種〕によって駆動されているがん細胞の生存に必要な遺伝子が，CRISPRスクリーニングによりゲノムワイドに同定されてきた．発がん性のKRAS変異は，すべてのがんの30%程度にみられ，予後を悪くし，治療抵抗性を増大させる．変異KRASそのものは薬剤による阻害が困難であることがわかっているが，KRAS変異をもつ細胞の生存に必要な合成致死遺伝子を阻害することが魅力的な代替手段となると考えられる．CRISPRによってヒトゲノムのすべての遺伝子を個別にノックアウトすることができるため，そのような遺伝子を探索するための全ゲノムにわたる系統的スクリーニングが可能である．

● データの解析と解釈

オミクスの実験はギガバイト，時にテラバイトの情報を生み出す．しかし，**データは情報ではなく，情報は知識ではない**．これらのデータを有効活用できるかどうかは，コンピューターを用いた解析に根本的に依存している．**バイオインフォマティクス** bioinformatics とは，オミクスの実験から生み出される複雑なデータセットのなかから有用な情報を抽出するための計算科学的手法を指す言葉である．例えば，NGSの結果から遺伝子の転写に関する定量的データを取得したり，MSで得られたペプチド断片に関するデータからタンパク質を同定したりするための手法である．これらのデータセットを，例えばタンパク質の機能や局在などについて注釈づけて，データを階層化することは，静的な情報と捉えることができる．**システム生物学** systems biology ではそこからさらに進み，われわれのもつ生物学の知識とバイオインフォマティクス解析により洗練されたデータから，コンピューターによる数学的モデルを構築する．これらのモデルは，*in silico*（"コンピューター上で行う"という意味）で生化学的あるいは生物学的プロセスをシミュレーションし，細胞内シグナルネットワークなどの複雑なシステムが実際にどのようにはたらいているのかを明らかにするために用いる．**人工知能** artificial intelligence（AI）が生物や医学のデータ分析に使用される頻度が増えている．AIは，多くの複雑なデータセットのなかから，隠されたパターンや相互作用を認識する．特に，生物や医学の画像解析においてAIは有用であり，専門家に匹敵する精度で画像解析をはるかに迅速に行うことができる．さらにAIは，例えば網膜スキャンなどにより，疾患の予後や併存する疾患リスクを予測することができる．データの取得はスマートフォンからもできるため，将来は，バイオマーカーのモニタリングをAIによるデータの分析によってリモートで行うことができるかもしれない．

オミクス技術の進展とコンピューターによる画像解析の進展は，**臨床意思決定支援システム** clinical decision support system（CDSS）の開発を加速させるだろう．CDSSは，患者個人の分子，病態生理に応じたベストの治療法を臨床医が決定するのを手助けすることになるだろう．そして，このような技術は，個別化医療，精密医療の土台となっていくだろう．

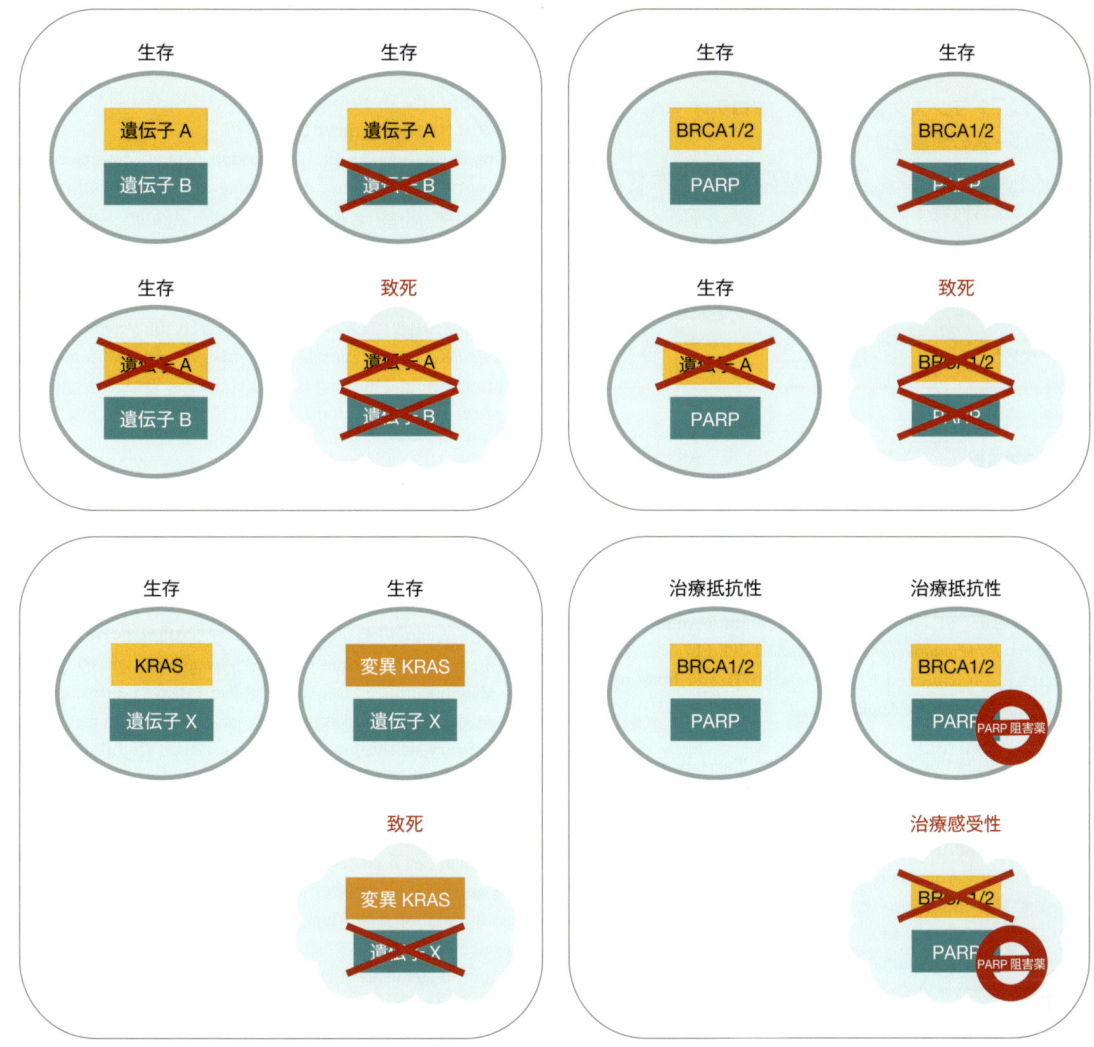

図 24.17　合成致死性

遺伝子スクリーニングによって，合成致死遺伝子のペアが同定可能である．このスクリーニングでは，CRIPSR 技術を使って，遺伝子を系統的に個々もしくは組合せでノックアウトする．このスクリーニングによって，変異 KRAS によってがん化した細胞のような，がん細胞の生存に必須な遺伝子を同定できる．またこの方法は，合成致死遺伝子を標的とした薬剤の同定などにも用いられる．BRCA1/2 の機能欠失によって，PARP 阻害薬の感受性が増すことなどが明らかにされたのは有名な例である．

まとめ

- オミクスのアプローチは，ヒトの疾患のリスクの推定，早期発見，診断，ステージ分類，個別化医療のための大きな潜在的能力を秘めている．
- オミクスの技術，特にゲノミクスとトランスクリプトミクスが先行して，実際の臨床に導入された．
- PCR や DNA シーケンシングは，法医学で日常的に用いられる．また今では，遺伝子変異や遺伝病の診断のための遺伝子検査が行われている．
- ゲノミクスとトランスクリプトミクスに基づいて患者の細かい層別化を行う検査が開発され，それにより治療の選択が推奨されるようになった．これらの検査

は，クリニックにも導入されつつある．
- プロテオミクスとメタボロミクスの分析は，より複雑である．
- しかし，これらの解析によりもたらされる情報量はゲノミクスを凌駕しており，技術の進歩とともに臨床応用が急速に進んでいる．
- オミクス技術により生み出される膨大なデータの解釈には，先進的なデータ分析が不可欠である．コンピューターによるモデリングと AI は，生物と医学の手法の鍵となりつつある．
- 本質的にオミクスデータは個人の特性を表すものであり，患者個人のもつ分子の包括的な評価を可能とし，個別化医療，精密医療への道を切り拓くものである．

✎ アクティブラーニング

(1) ゲノム，トランスクリプトーム，プロテオーム，メタボロームの関係性は何か？

(2) ゲノムとトランスクリプトームの分析に用いられている方法は何か？

(3) プロテオームとメタボロームを分析するのに用いられている方法は何か？

(4) オミクスの手法の臨床応用例をあげ，それについて議論しなさい．

参考文献

Adhikari S, Nice EC, Deutsch EW, et al. A high-stringency blueprint of the human proteome. *Nature Communications*. 2020;11:5301. https://doi.org/10.1038/s41467-020-19045-9.

Aronson JK, Ferner RE. Biomarkers - A General Review. *Current Protocols in Pharmacology*. 2017;76:9.23.1–9.23.17.

Bodenmiller B. Multiplexed Epitope-Based Tissue Imaging for Discovery and Healthcare Applications. *Cell Systems*. 2016;2:225–238.

Doudna JA, Charpentier E. Genome editing. The new frontier of genome engineering with CRISPR-Cas9. *Science (New York, NY)*. 2014;346:1258096. https://doi.org/10.1126/science.1258096.

Drew K, Lee C, Huizar RL, et al. Integration of over 9,000 mass spectrometry experiments builds a global map of human protein complexes. *Molecular Systems Biology*. 2017;13:932. https://doi.org/10.15252/msb.20167490.

Matthews H, Hanison J, Nirmalan N. "Omics"-informed drug and biomarker discovery: Opportunities, challenges and future perspectives. *Proteomes*. 2016;4(3):28. https://doi.org/10.3390/proteomes4030028.

O'Gorman A, Brennan L. The role of metabolomics in determination of new dietary biomarkers. *The Proceedings of the Nutrition Society*. 2017:1–8.

Panni S, Lovering RC, Porras P, Orchard S. Non-coding RNA regulatory networks. *Biochimica et Biophysica Acta Gene Regulatory Mechanisms*. 2020;1863:194417. https://doi.org/10.1016/j.bbagrm.2019.194417.

Silverman EK, Schmidt H, Anastasiadou E, et al. Molecular networks in network medicine: development and applications. *Wiley Interdisciplinary Reviews Systems Biology and Medicine*. 2020;12:e1489. https://doi.org/10.1002/wsbm.1489.

Slatko BE, Gardner AF, Ausubel FM. Overview of Next-Generation Sequencing Technologies. *Current Protocols in Molecular Biology*. 2018;122:e59. https://doi.org/10.1002/cpmb.59.

Wagner SK, Fu DJ, Faes L, et al. Insights into systemic disease through retinal imaging-based oculomics. *Translational Vision science & Technology*. 2020;9:6. https://doi.org/10.1167/tvst.9.2.6.

関連ウェブサイト

Introduction to proteomics: https://www.unil.ch/paf/files/live/sites/paf/files/shared/PAF/downloads/PROTEOMICS_INTRO.pdf

The Human Genome Project: https://www.genome.gov/10001772/

The Million European Genomes Project (MEGA): https://ec.europa.eu/digital-single-market/en/european-1-million-genomes-initiative

The Library of Integrated Network-Based Cellular Signatures (LINCS): https://lincsproject.org/

The Human Protein Project: http://www.thehpp.org/

The Human Protein Atlas: http://www.proteinatlas.org/

The Human Cell Atlas (HCA): https://www.humancellatlas.org

The Genome Atlas: https://cancergenome.nih.gov/

The Clinical Proteomic Tumor Analysis Consortium (CPTAC): https://proteomics.cancer.gov/data-portal

The Human Metabolome Database: http://www.hmdb.ca/

MicroRNA database: http://www.mirbase.org

Multi-organism peptide atlas: http://www.peptideatlas.org

Online Mendelian Inheritance in Man: https://www.omim.org/

第25章　膜受容体およびシグナル伝達

Ian P. Salt, Sophie J. Bradley

本章で学ぶこと

本章の到達目標

- ステロイドホルモンとポリペプチドホルモンを区別し，それらの作用機序を概説できる．
- G タンパク質共役型受容体（GPCR）を説明できる．
- ヘテロ三量体 G タンパク質による下流の細胞内シグナル伝達カスケードの活性化を概説できる．
- サイクリックアデノシン $3',5'-$リン酸（cAMP），イノシトール $1,4,5-$トリスリン酸（IP_3），ジアシルグリセロール（DAG），および Ca^{2+} などのセカンドメッセンジャーの生成について議論し，鍵となるプロテインキナーゼがどのように活性化されるかを説明できる．
- ホスホリパーゼがどのようにして，多様な脂質セカンドメッセンジャーを生成するか，説明できる．
- さまざまなセカンドメッセンジャーの生成がどのようにしてシグナルを増幅し，特異的な生物学的応答を可能にするのか考察できる．

はじめに

細胞外からのシグナルは，特異的な受容体，エフェクター要素および調節タンパク質によって伝達される

　細胞は，環境由来の多様な細胞外シグナルを感知，応答，統合化することができる．これらの細胞外シグナルには，作用部位とは別の場所で産生されるホルモン（**内分泌シグナル，エンドクリンシグナル** endocrine signaling），標的細胞の周辺で生成されるシグナル（**傍分泌シグナル，パラクリンシグナル** paracrine signaling），標的細胞と物理的に接触している細胞からのシグナル（**接触分泌シグナル，ジャクスタクリンシグナル** juxtacrine signaling），または標的細胞自身によって生成されるシグナル（**自己分泌シグナル，オートクリンシグナル** autocrine signaling）がある．疎水性細胞外シグナル分子および小分子については，細胞膜を通過し，細胞内の受容体を介してその効果を発揮する．一方，大部分の細胞外シグナル分子は親水性であり，脂質からなる細胞膜を通過できず，特異的な細胞表面の膜受容体を必要とする．いずれの場合でも，特異的受容体，エフェクターシグナル伝達エレメント，および調節タンパク質を含む**細胞内シグナル伝達カセット** cellular signal transduction cassette が細胞外シグナルを感知し，処理する．これらのシグナル伝達カセットは，多様な外部シグナルを感知，増幅，および統合して，適切な細胞応答をおこすために利用される（**図 25.1**）．シグナルは，エキソサイトーシスおよび代謝などの細胞応答に急速に影響を与え，転写因子を活性化し，最終的に標的遺伝子の発現を変化させる．

　本章において最初に説明するのは，細胞表面受容体が特異的な細胞外シグナルを感知し，細胞膜を乗り越えて情報を連動するエフェクター酵素系に伝達し，**セカンドメッセンジャー** second messenger と呼ばれる低分子量分子などを生成するしくみについてである．次に，これらのセカンドメッセンジャーの多様性と，セカンドメッセンジャーが一連の重要なエフェクタータンパク質にどのような影響を与えて，最終的におこる生物学的応答を決定するのかといった点について解説する．

ホルモンとモノアミン受容体の種類

ステロイドホルモンに対する受容体は，ポリペプチドホルモンおよびモノアミンに対する受容体とは異なる

　ホルモンは，多細胞生物内の異なる細胞の応答を調整する生化学的メッセンジャーである（**第27章**）．

　一般的にホルモンは特定の組織によって生合成され，血液中に直接分泌されて標的となる臓器へと輸送される．ホルモンを介したシグナル伝達は，大きく2つの主要なクラスに分けることができる．

- ステロイドホルモンを介したシグナル伝達．
- ポリペプチドホルモンおよびモノアミンを介したシグナル伝達．

　ホルモンは特定の受容体と相互作用し，細胞内シグナル伝達カスケードを活性化することによって，その生物学的効果をもたらす．

ステロイドホルモンは細胞膜を通過する

　グルココルチコイド，ミネラルコルチコイド，性ホルモン，ビタミン D などのステロイドホルモンは，その

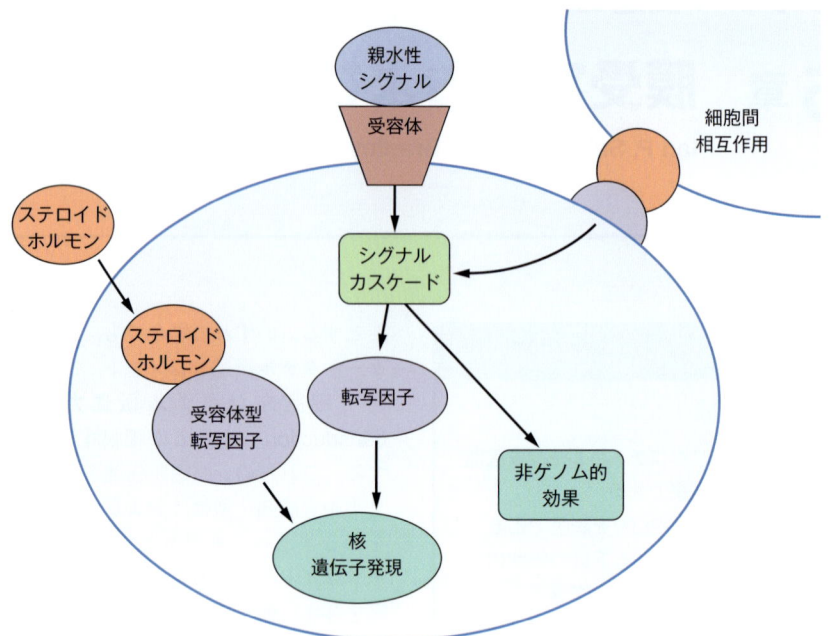

図 25.1　細胞シグナル伝達のメカニズム
ステロイドホルモンは細胞膜を通過でき，細胞内で転写因子としてはたらく受容体に結合する．親水性の細胞外シグナル伝達分子は膜結合型の受容体を必要とする．受容体は細胞内シグナル伝達カスケードを介してシグナルを伝達し，標的タンパク質の発現や機能を直接変化させることで，標的タンパク質の活性を調節する．細胞間相互作用も同様のメカニズムでシグナルを伝達するが，接触することで膜受容体がシグナル伝達カスケードを活性化する．

構造がコレステロールに由来し疎水性であるため，細胞膜を通過し，ステロイドホルモン受容体と呼ばれる細胞質に存在する受容体と結合して，細胞応答を開始させる（**図 25.1**）．ステロイドホルモン受容体は，細胞内受容体スーパーファミリーに属する．こうした受容体は，チロシンに由来する甲状腺ホルモン（例えば，チロキシン）やビタミン A に由来するレチノイド（例えば，レチノイン酸），その他の小さな疎水性シグナル伝達物質からのシグナルを伝達する分子も含む．

ステロイド，甲状腺ホルモン，レチノイドの細胞内受容体は転写調節因子である

ステロイド，甲状腺ホルモンおよびレチノイドの細胞内受容体は**転写調節因子 transcription regulatory factor** であり，特定のステロイド／甲状腺ホルモンに応答する遺伝子の DNA の調節領域に結合する．そのような "リガンド結合"（ライゲーション）は，転写因子の構造変化を誘導し，遺伝子発現を活性化または抑制する．すべての標的細胞には個々のホルモンに特異的な受容体が存在しているが，細胞の種類に特異的な制御タンパク質が細胞ごとに異なる組合せで発現し，それがホルモン特異的な受容体と協調することで，発現誘導される遺伝子の組合せを厳密に決定している．このようにしてホルモンは，異なる標的細胞に対して異なる応答を誘導できる（**第23章**）．

ポリペプチドホルモンは細胞膜受容体を介して作用する

ステロイドホルモンとは対照的にポリペプチドホルモンは細胞膜を通過できないため，標的細胞でその効果を発揮するには特異的な**細胞表面受容体 surface receptor** を介する必要がある（**図 25.1**）．特定の細胞表面受容体に結合することで，その受容体の構造変化を引きおこし，複数の異なる方法で**シグナル伝達カスケード signaling cascade** に関与する（**表 25.1**）．受容体に結合することで，以下のことが可能となる．

- セカンドメッセンジャーと呼ばれるサイクリックアデノシン 3′,5′−一リン酸（環状アデノシン一リン酸，cAMP）やイノシトール 1,4,5−トリスリン酸（IP_3）などの低分子量のシグナル伝達分子の産生を調節する．
- 受容体が本来有する触媒活性を変化させる．
- 調節分子の受容体への動員を変化させる．

細胞膜受容体を介して細胞外シグナルを伝達するその他の分子

ポリペプチドホルモンに加えて，多様な細胞外シグナル伝達分子がそれらの生物学的効果を誘発するために膜を隔ててシグナル伝達を行う "カセット" を使用する．そのようなシグナル伝達分子には，ポリペプチド性の増殖因子，サイトカインやケモカインのような炎症や免疫を媒介するポリペプチドシグナル，小さな親水性分子（アセチルコリン，カテコールアミン，プリン，ヌクレオチドなど）が含まれる．

受容体は細胞内情報伝達に共役する

膜受容体は多様なメカニズムを利用したシグナル伝達経路に共役する

　膜受容体(例えば，βアドレナリン受容体またはリンパ球の抗原受容体)のなかには，分子固有の触媒活性を有さず，特異的認識ユニットとしてはたらくものがある．これらの受容体は，アダプター分子や三量体Gタンパク質のように触媒活性をもった調節分子を含めて，さまざまなメカニズムを使う．Gタンパク質はGTPを加水分解するグアノシン三リン酸ホスファターゼ(GTPase)活性を有し，一般的には活性化受容体と，酵素(シグナル伝達酵素やシグナルトランスデューサーと呼ぶ)やイオンチャネルとしてはたらくエフェクターシグナル要素とを連携する(図25.2)．これとは対照的に，例えば，インスリンinsulinおよび多くの増殖因子growth factorに対応するチロシンキナーゼtyrosine kinase活性を有する受容体〔訳注：GPCRに対して「チロシンキナーゼ型受容体」と呼ぶことが多い〕や，トランスフォーミング

増殖因子-β(TGFβ)などの分子に対応するセリンキナーゼ活性をもつ受容体などの場合は，細胞外リガンド結合ドメインと細胞質触媒ドメインの双方を分子内にあわせもっている．これらの受容体にリガンドが結合すると，標的のシグナル伝達分子(下流シグナル伝達酵素群)をリン酸化してその活性を調節し，シグナル伝達カスケードを直接的に開始させる．これらはさらに特定のシグナルトランスデューサーまたは転写因子の活性を調節することによって増殖因子からの細胞外シグナルを細胞内に伝播させ，最終的には遺伝子発現を誘導する(第23章)．さらに，視覚(第39章)，味覚や嗅覚などの感覚系は，こうした細胞表面膜受容体に共役したシグナル伝達と同様のメカニズムを利用している．

受容体のなかにはプロテインキナーゼ活性を有するものがある

　増殖因子受容体については，多くの場合，リガンドが結合することで，受容体複合体の細胞内ドメインのプロテインキナーゼが活性化される．続いて活性型受容体は基質となるタンパク質をリン酸化する．その際に，セリ

表25.1　膜受容体の分類

受容体クラス	膜貫通-通過ドメイン	固有の触媒活性	補助的な共役／調節分子	受容体クラス／リガンドの例
Gタンパク質共役型受容体(セルペンチン受容体)	複数回貫通(7回膜貫通αヘリックス)	なし	Gタンパク質	グルカゴン αアドレナリン，βアドレナリン(エピネフリン) ムスカリン性(アセチルコリン) ロドプシン(視覚) ケモカイン(IL-8)
イオンチャネル受容体(リガンド開口型チャネル)	複数回貫通，一般に多量体複合体を形成する	イオンチャネル活性	なし	神経伝達物質 イオン ヌクレオチド イノシトール1,4,5-トリスリン酸(IP₃)
チロシンキナーゼ内蔵型受容体	1回通過型膜貫通ドメインであるが，多量体を形成することもある(例えば，インスリン受容体)	チロシンキナーゼ	なし	インスリン増殖因子 (例えば，PDGF，FGF，NGF，EGF)
チロシンキナーゼ関連受容体	1回通過型膜貫通ドメインであるが，一般に多量体を形成する	なし	ITAM/ITIMをもつタンパク質を必要とするものもある	抗原受容体(ITAM-SRC関連キナーゼ) FcγR(ITIM-SRC関連キナーゼ) レプチン，IL-6〔Janus(ヤヌス)キナーゼ〕
チロシンホスファターゼ内蔵型受容体	1回通過型膜貫通ドメイン	チロシンホスファターゼ	なし	CD45-ホスファターゼ受容体
セリン／トレオニンキナーゼ内蔵型受容体	1回通過型膜貫通ドメイン	セリン／トレオニンキナーゼ	なし	トランスフォーミング増殖因子β(TGFβ)
グアニル酸シクラーゼ内蔵型受容体	1回通過型膜貫通ドメイン	グアニル酸シクラーゼ(cGMPを生成する)	なし	心房性ナトリウム利尿ペプチド(ANP)
デスドメイン受容体	1回通過型膜貫通ドメイン	なし	デスドメインアクセサリータンパク質(TRADD，FADD，RIP，TRAF)	腫瘍壊死因子α(TNFα) FAS

cGMP：サイクリックグアノシン3′,5′-一リン酸，EGF：上皮増殖因子，FADD：FAS結合デスドメインタンパク質，FcγR：Fcγ受容体(免疫グロブリンGに対する受容体)，FGF：線維芽細胞増殖因子，IL：インターロイキン，ITAM/ITIM：免疫受容活性化／免疫受容抑制性チロシンモチーフ，NGF：神経成長因子，PDGF：血小板由来成長因子，RIP：receptor-interacting protein，SRC：SRC-チロシンキナーゼ，TRADD：TNF受容体結合デスドメインタンパク質，TRAF：腫瘍壊死因子受容体関連因子.

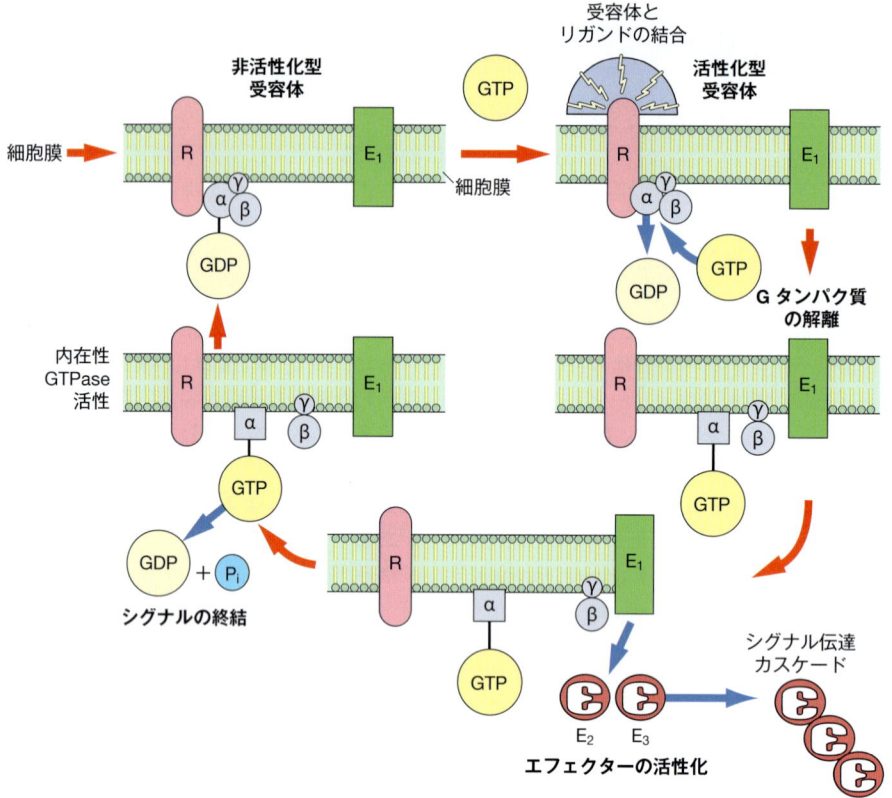

図 25.2　三量体 G タンパク質シグナル伝達のメカニズム

不活性状態では，三量体 G タンパク質はヘテロ三量体として存在し，GDP が α サブユニットに強く結合している．G タンパク質のいずれのサブユニットも膜貫通タンパク質ではないが，γ サブユニットの脂質による修飾（プレニル化）や α サブユニットのなかにも脂質修飾（例えば Gₐ ファミリーにおけるミリストイル化）を受けているものがあり，細胞膜に固定されている．受容体（R）がリガンドなどと結合することで GDP から GTP への置換がおこり，Gα の構造変化を誘導する．その結果，受容体と βγ サブユニットに対する Gα サブユニットの親和性の低下をもたらし，受容体-G タンパク質複合体が解離する．活性化された Gα サブユニット（GTP 結合型），遊離した βγ サブユニット，もしくはその両方が，1 つもしくは複数のエフェクター分子と相互作用し，下流のシグナル伝達カスケードを活性化させる細胞内セカンドメッセンジャーを生成する．Gα サブユニットの内因性 GTPase 活性により GTP が GDP に加水分解されると，再会合して不活性なヘテロ三量体 G タンパク質 Gαβγ となってシグナル伝達が終了する．

ン，トレオニンまたはチロシン残基の側鎖にあるヒドロキシ基（水酸基，OH 基）に ATP の γ-リン酸が転移する．すべての受容体型プロテインキナーゼは，セリン／トレオニンキナーゼまたはチロシンキナーゼのいずれかの活性を特異的に有し，両方の活性をあわせもつことはない．刺激を受けた受容体プロテインキナーゼは，リン酸化部位の周囲の配列を認識して，基質タンパク質のセリン，トレオニンまたはチロシン残基を特異的にリン酸化する．リガンド結合により，受容体プロテインキナーゼは多くの場合**自己リン酸化 autophosphorylation** する．受容体自身や他の基質タンパク質のリン酸により，かさばって荷電しているリン酸基が導入されると，タンパク質のコンフォメーションが著しく影響を受け，活性が変化したりアダプターと呼ばれる他のタンパク質の結合部位となったりする．アダプタータンパク質は，リン酸化されたタンパク質を認識して結合する特定のドメインを有している．受容体プロテインキナーゼは通常いくつかの部位がリン酸化されるため，活性化された受容体複合

体には複数の異なるアダプタータンパク質が動員されることになる．その後，これらのアダプタータンパク質は，複数の異なるシグナル伝達経路にかかわることになる．

インスリンシグナルの例

　インスリンシグナル伝達を例に説明する．インスリンが**インスリン受容体 insulin receptor（IR）**に結合すると，細胞内チロシンキナーゼドメインの活性化および自己リン酸化を引きおこす．アダプタータンパク質として，インスリン受容体基質（IRS）タンパク質および SRC-homology and collagen-like（SHC）タンパク質などが，IR 上のリン酸化チロシン残基に結合する．次に，IRS 自身のチロシン残基が IR によってリン酸化され，そこに脂質キナーゼである**ホスファチジルイノシトール 3-キナーゼ phosphatidylinositol 3-kinase（PI3K）**が結合し，PI3K は細胞膜中にホスファチジルイノシトール 3,4,5-トリスリン酸（PIP_3）を生成する．新たに生成した PIP_3 は，セリン／トレオニンプロテインキナーゼの **AKT** を

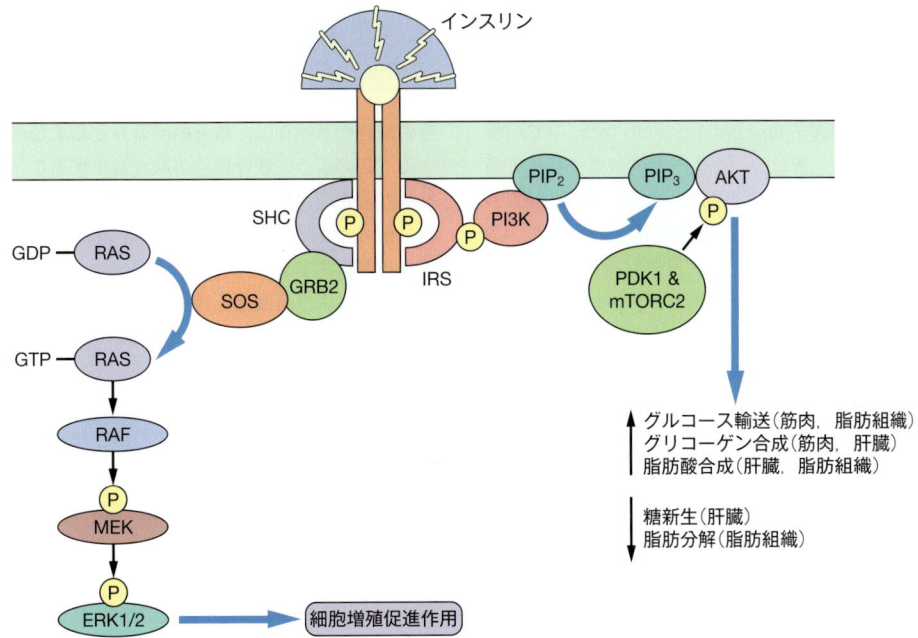

図25.3　インスリンシグナル伝達経路

インスリンはチロシンキナーゼ活性を有するインスリン受容体二量体に結合し，自己リン酸化を刺激する．**インスリン受容体基質タンパク質**およびアダプタータンパク質の SRC-homology and collagen-like(SHC)は，インスリン受容体上のリン酸化チロシンに結合する．続いて IRS はインスリン受容体によってリン酸化され，ホスファチジルイノシトール 3-キナーゼ(PI3K)の結合に必要な部位を生み出す．PI3K は，ホスファチジルイノシトール 4,5-ビスリン酸(PIP$_2$)をリン酸化し，脂質シグナル伝達分子であるホスファチジルイノシトール 3,4,5-トリスリン酸(PIP$_3$)を生成する．PIP$_3$ は，セリン／トレオニンプロテインキナーゼである AKT を細胞膜に引き寄せ，そこで AKT は 3-ホスホイノシチド依存性プロテインキナーゼ 1(PDK1)および哺乳動物ラパマイシン標的タンパク質 2(mTORC2)によってリン酸化され，活性化される．AKT は，筋肉(M)，肝臓(L)および脂肪組織(A)におけるインスリンの代謝効果の発現に必須である．インスリン受容体に結合した SHC は，増殖因子受容体結合タンパク質 2(GRB2)を動員する．そして，GRB2 は，グアニンヌクレオチド交換因子である Son of Sevenless タンパク質(SOS)と結合する．SOS は，低分子量 G タンパク質 RAS の GDP-GTP 交換を促進する．GTP に結合した活性型の RAS は，プロテインキナーゼカスケードを開始させる．このカスケードでは，プロテインキナーゼ RAF が，続くプロテインキナーゼ MEK をリン酸化し，活性化する．MEK はその後，プロテインキナーゼ ERK1 および ERK2 をリン酸化して活性化する．インスリンの細胞増殖促進作用の主要部分はこのようにして媒介される(第 31 章および図 31.4)．

細胞膜に引き寄せ，続いて AKT は他のプロテインキナーゼによってリン酸化されて活性化される(**図 25.3**)．AKT の活性化は，グルコース輸送の促進や糖新生の抑制といったインスリンによる主な代謝効果で鍵を握るシグナル伝達経路である(**第 31 章**)．一方，活性化された IR に SHC が結合すると，増殖因子受容体結合タンパク質 2(GRB2)が SHC へと引き寄せられ，その後，結合したグアニンヌクレオチド交換因子(SOS)を活性化する．その結果，低分子量 G タンパク質である RAS が活性型となり，タンパク質リン酸化カスケードを開始させて，いくつかのプロテインキナーゼが次々にリン酸化される．この経路を介したシグナル伝達は細胞分裂を促進し，インスリンの細胞増殖作用と関連している．このように，**受容体へのリガンドの結合は，細胞に異なる効果をもたらす多様なシグナル伝達経路を開始させる**．

細胞膜型の受容体中には三量体 G タンパク質と共役して機能するものがある

Ｇタンパク質共役型受容体 G protein coupled receptor (GPCR)は，ホルモン・神経伝達物質・炎症メディエー

ター・タンパク質分解酵素・味覚および匂い分子・光子の受容体に構造的に関連した受容体のスーパーファミリーからなる．このクラスの受容体の古典的な例は，**βアドレナリン受容体 β-adrenergic receptor**(リガンドはアドレナリン)であり，そのシグナル伝達カスケードの活性化における分子構造と機能の特性が広く研究されている．GPCR は，膜貫通タンパク質であり，構造内に膜を貫通する 7 つの α ヘリックス構造を特徴とする．一般に，細胞外領域である N 末端，7 回膜貫通 α ヘリックス(1 回につき 20 〜 28 個の疎水性アミノ酸)，3 つの細胞外および細胞内ループ，そして，細胞内領域である C 末端を含む．アドレナリンのようなリガンドは，典型的には，膜貫通 α ヘリックスによって形成されたポケットに"はまり込むような"かたちで GPCR に結合する．GPCR は分子固有の触媒ドメインをもたない．しかしながら，活性化されると 3 番目の細胞質ループを介して G タンパク質を引き寄せることで，シグナル伝達のための他のエレメントと共役させることができる．GPCR はしばしば薬物の標的となる．現在利用可能なすべての治療薬の実に 34％が GPCR に作用すると推定されている．

臨床症例
線維芽細胞増殖因子受容体 3 と軟骨無形成症

　　線維芽細胞増殖因子 fibroblast growth factor(FGF)受容体 3（FGFR3）は，チロシンキナーゼ内蔵型受容体であり，骨成長の調節に重要な役割を果たす．軟骨細胞（長管骨の骨端で軟骨を合成する細胞）では，FGF は 2 つの単量体 FGFR3 に結合してその二量体化を引きおこし，その結果，細胞内チロシンキナーゼドメインが互いをリン酸化する．FGFR3 の自己リン酸化は，転写因子のシグナル変換および活性化転写因子（STAT1）や低分子量 G タンパク質 RAS を含むシグナル伝達経路の活性化をもたらす．その後，RAF-MEK-ERK プロテインキナーゼカスケード（MEK は MAPK の一種）が活性化される．これ

らの経路の活性化は，軟骨細胞の分化および増殖を阻害する．このように軟骨細胞の数が減少することで，骨芽細胞が骨化により骨を形成する際に鋳型として機能する軟骨形成が減少するため，FGFR3 刺激は長骨（長管骨）の成長を抑制する．

　　低身長および巨頭症を特徴とする軟骨無形成症は，新生児の 15,000 ～ 40,000 人に 1 人の割合で発症する．軟骨無形成症の患者の大部分は FGFR3 遺伝子に変異を有し，FGF の非存在下でもチロシンキナーゼ活性が増加する．その結果，軟骨細胞増殖および軟骨形成が損なわれ，長管骨の長さが減少する．

さらに，ヒトゲノム配列より得られた情報によると，細胞外シグナル分子がまだ同定されていない GPCR ファミリーのメンバーが多数存在することは間違いない．

● G タンパク質は多様な生物学的プロセスを制御する

　G タンパク質は，多彩な生物学的プロセスの制御に関与する調節分子の 1 つのグループであり，シグナル伝達・タンパク質合成・細胞内輸送（細胞膜または細胞内小器官への分子の輸送）・エキソサイトーシスなどの他に細胞運動・細胞の成長，増殖・分化に関与する．G タンパク質スーパーファミリーは，主要な 2 つのサブファミリー，すなわち低分子量で単量体として存在する RAS のような G タンパク質と，ヘテロ三量体である G タンパク質に大別される．ヘテロ三量体 G タンパク質は，細胞表面受容体から細胞膜を横切って各種エフェクター分子へと伝わるシグナル伝達を制御する．エフェクター分子としては，例えば，アデニル酸シクラーゼ adenylyl cyclase，ホスホリパーゼ C phospholipase C（PLC），cGMP-ホスホジエステラーゼ（PDE）およびイオンチャネル ion-channel といったエフェクター系があげられる．ヘテロ三量体 G タンパク質は，α（39 ～ 46 kDa），β（37 kDa）および γ（8 kDa）の 3 つのサブユニットからなる．一般に，エフェクターの特異性は，GTP を結合し固有の GTPase 活性を含む α サブユニットが担う．しかしながら，βγ サブユニット複合体も直接的にエフェクターを制御できると広く認識されている．例えば，哺乳動物では，ホスホリパーゼ A$_2$ phospholipase A$_2$（PLA$_2$），PLC-β アイソフォーム，アデニル酸シクラーゼおよびイオンチャネルがその例である．これまでに，cDNA 配列の相同性および機能に基づいて，G$_s$α，G$_i$α，G$_{q/11}$α および G$_{12/13}$α の 4 種類の α サブユニット遺伝子が同定されている（表 25.2）．Gα サブユニットの多くは，

理解を深めるために
G タンパク質を標的とする細菌毒素は，いくつかの疾患を引きおこす

　　種々の細菌毒素は，G タンパク質を共有結合的に修飾し，その機能を不可逆的に調節することによって毒性を発揮する．例えば，コレラ菌 Vibrio cholerae 由来のコレラ毒素 cholera toxin は，G$_s$ タンパク質の α サブユニットに NAD$^+$ の ADP-リボース部位の転移を触媒する酵素（A サブユニット）を含んでいる．この修飾の結果，G$_s$ タンパク質に結合した GTP の加水分解が妨げられ，G$_s$ タンパク質は恒常的（永続的）に活性型となる．その結果，腸上皮細胞内での cAMP 濃度が長期的に増加し，PKA を介して Cl$^-$ チャネルをリン酸化する．そのため，電解質と水分が腸内に大量に流出し，コレラに特徴的な激しい下痢を引きおこす．こうしたエンテロトキシンの作用は，上皮細胞上のモノシアロガングリオシド GM$_1$ のオリゴ糖部分に対して，コレラ毒素（AB$_5$）の B サブユニットが特異的に結合することによって開始する．同様の分子メカニズムは，"旅行者の下痢" の原因となる大腸菌 Escherichia coli の数種類の菌株から分泌される不安定な毒素（易熱性エンテロトキシン heat-labile enterotoxin）の作用にもみられる．

　　対照的に，百日咳の原因物質である百日咳菌 Bordetella pertussis 由来の百日咳毒素（上記とは別の AB$_5$ 毒素）は G$_i$α サブユニットの ADP リボシル化を触媒し，活性化された G$_i$α サブユニットが受容体と相互作用するのを妨げる．G$_i$α タンパク質が不活性化される結果，アデニル酸シクラーゼの阻害，PLA$_2$ や PLC の活性化，K$^+$ チャネルの開放，Ca^{2+} チャネルの開閉を行うことができなくなり，ホルモン受容体とシグナル伝達カスケードの共役を全般的に破綻させてしまう．

少なくとも mRNA レベルでは，哺乳動物において広汎な発現パターンを示すが，なかには特定の組織に限局して発現するものもある．さらに，細胞の発生段階に応じて，α サブユニットが異なる様式で発現することが示唆されている．

G タンパク質は分子スイッチとしてはたらく

　ヘテロ三量体 G タンパク質は，分子スイッチとして作用することで膜を貫通して伝わるシグナルを制御し，細胞表面の GPCR と 1 つもしくは複数の下流のシグナル伝達分子の連絡を仲介している（図 25.2）．GPCR にリガンドが結合することで受容体側のコンフォメーションが変化し，活性のない GDP 結合型のヘテロ三量体 G タンパク質との相互作用が開始する．この相互作用により，GDP が GTP に交換し，Gα サブユニットの構造変化を誘導する．その結果，GPCR と βγ サブユニットの双方の親和性を低下させ，GPCR-G タンパク質複合体を解離させる．活性化された Gα サブユニット（GTP 結合型）または放出された βγ サブユニット，あるいはその両方が 1 つまたは複数のエフェクターと相互作用して細胞内セカンドメッセンジャーを生成し，それが下流のシグナル伝達カスケードを活性化する．こうしたシグナル伝達は，Gα サブユニットの内因性 GTPase 活性により GTP を加水分解して GDP にすることで，不活性ヘテロ三量体 G タンパク質（Gαβγ）の再会合が可能になり終了する．

セカンドメッセンジャー

サイクリックアデノシン 3′,5′-リン酸（cAMP）は細胞内シグナル伝達の鍵になる分子である

　cAMP は，細胞内シグナル伝達の調節において重要な役割を果たす小分子である．シグナル伝達酵素のアデニル酸シクラーゼの触媒作用によって ATP から cAMP がつくられる．ATP のリボースの 3′-OH 基が α ホスホリル基へ分子内攻撃することにより，ホスホジエステル結合が形成して環化反応がおこる．cAMP シグナルは，特異的な cAMP ホスホジエステラーゼが cAMP を 5′-AMP に加水分解することで終結する（図 25.4）．

グルカゴンや β アドレナリン受容体は cAMP 産生に連動する

　グルカゴンと β アドレナリンの受容体は GPCR に属し，cAMP の生成を促す．β アドレナリン作動性ホルモンであるアドレナリンは，筋肉ではグリコーゲンのグルコース-1-リン酸への分解を促進する（いくらかは肝臓でもおきる）．一方，肝臓中のグリコーゲンの分解は，血漿グルコース濃度が低下したときに膵臓から分泌されるポリペプチドホルモンであるグルカゴンによって主に刺激される（第 12，31 章）．アドレナリンまたはグルカゴンがそれぞれ β アドレナリン受容体またはグルカゴン受容体に結合すると，肝臓および筋肉細胞でアデニル酸シクラーゼが活性化され，グリコーゲンの分解が促進

表 25.2　哺乳動物 G タンパク質 α サブユニットの特性

G タンパク質サブファミリー	α サブユニット	組織分布	基質になる毒素	エフェクターの例
$G_s\alpha$	$G_s\alpha$	ユビキタス	コレラ毒素	アデニル酸シクラーゼの活性化（G_s, $G_{olf}\alpha$）K$^+$チャネル（$G_s\alpha$）
	$G_{olf}\alpha$	嗅覚神経細胞，中枢神経系	コレラ毒素	SRC チロシンキナーゼ（$G_s\alpha$）
$G_i\alpha$	$G_i\alpha$	遍在	百日咳毒素	アデニル酸シクラーゼの阻害（G_iG_o, $G_z\alpha$）K$^+$チャネルの活性化（G_i, G_o, $G_z\alpha$）cGMP ホスホジエステラーゼ（$G_i\alpha$）
	$G_o\alpha$	神経／神経内分泌組織	百日咳毒素	
	$G_z\alpha$	神経細胞，血小板	なし	
	$G_t\alpha$	網膜	百日咳毒素	
	$G_{gust}\alpha$	味蕾	百日咳毒素	
$G_{q/11}\alpha$	$G_q\alpha$	遍在	なし	Ca^{2+}の活性化を介して PLC を間接的に活性化 K$^+$チャネルの活性化（$G_q\alpha$）
	$G_{11}\alpha$	遍在	なし	
	$G_{14}\alpha$	肺，腎臓，肝臓，脾臓，精巣	なし	
	$G_{16}\alpha$（マウスでは $G_{15}\alpha$）	造血細胞	なし	
$G_{12/13}\alpha$	$G_{12}\alpha$	遍在	なし	K$^+$チャネルの活性化を介して間接的に PLCε を活性化 PLD 活性化 Rho GEF 活性化
	$G_{13}\alpha$	遍在	なし	

cGMP：サイクリックグアノシン 3′,5′-リン酸，PLC：ホスホリパーゼ C，PLD：ホスホリパーゼ D，Rho GEF：Rho GTPase グアニンヌクレオチド交換因子．

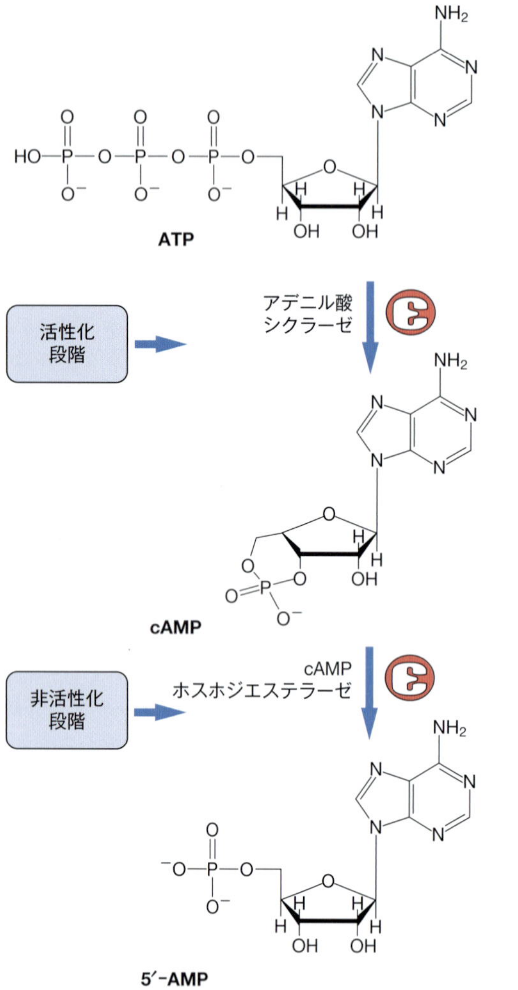

ATP

活性化段階 → アデニル酸シクラーゼ

cAMP

非活性化段階 → cAMP ホスホジエステラーゼ

5′-AMP

図 25.4　cAMP の代謝
アデニル酸シクラーゼは，環化反応を触媒することで活性をもつ cAMP を産生する．一方 cAMP は，cAMP ホスホジエステラーゼによって失活する．cAMP：サイクリックアデノシン 3′,5′——リン酸．

される．こうした効果は，ジブチリル cAMP などの細胞浸透性の類似体を肝細胞に作用させることで模倣できることから，cAMP が重要なことがわかる．

アデニル酸シクラーゼは，G タンパク質の α サブユニットにより制御されている

β アドレナリン受容体およびグルカゴン受容体は，G タンパク質の α サブユニットのアイソフォームである $G_s\alpha$ サブユニットの作用を介してアデニル酸シクラーゼを活性化する．他の GPCR，例えば平滑筋の α_2 アドレナリン受容体は，アデニル酸シクラーゼおよび cAMP の生成を阻害する．この場合，受容体は G タンパク質の阻害型 α サブユニットである $G_i\alpha$（**表 25.2**）と結合することでアデニル酸シクラーゼ活性を阻害し，cAMP 濃度を低下させる．

1 つの細胞外シグナルが異なる受容体のサブタイプを活性化することで，異なる結果を生み出すことができる

アドレナリンおよびアンジオテンシン II を含むいくつかの細胞外シグナルの受容体のサブタイプは，組織特異的な発現様式を示す．これらの異なるサブタイプは，異なる方法によって他の分子と共役する．例えば骨格筋では，アドレナリンは $G_s\alpha$ サブユニットと共役した β アドレナリン受容体を介して cAMP 合成を促進する．一方平滑筋では，$G_i\alpha$ サブユニットに共役した α_2 アドレナリン受容体を介して cAMP 合成を阻害する．したがって，同じ細胞外シグナルでも，組織が違えば細胞内シグナル伝達カスケードに対して異なる効果を発揮できる．さらに，異なる細胞外シグナルが同じ受容体を活性化する場合であっても，受容体構造を異なる形で安定化することがある．その結果，細胞外シグナルに特有の下流シグナル特性を引きおこす．これは「バイアスシグナル伝達」という概念として知られている．

GPCR シグナル伝達の終結は複数のメカニズムを介しておこる

シグナル伝達終結のメカニズムのなかで最も単純なも

臨床症例
オレキシン受容体拮抗薬-オーファンGタンパク質共役型受容体から不眠症治療へ

現在臨床で使用されている薬の約30%は，Gタンパク質共役型受容体(GPCR)を標的としている．ヒトゲノムの解読により，GPCRスーパーファミリーのメンバーをコードする800以上の遺伝子が同定された．そのうち約400は嗅覚受容体をコードする．約120のGPCRは本来のリガンドがまだ発見されておらず，オーファンGPCRと呼ばれている．GPCRはヒトの生理学や病態生理学的な調節に広く関与する．そのため，GPCRは薬物開発の点から注目される治療標的であり，オーファンGPCRの生物学，構造，および潜在的な治療応用の可能性に多大な関心が寄せられている．オーファンGPCRの機能を理解するために，組織分布や細胞内局在が研究され，さらにはオーファンGPCRを欠損した動物モデルが作製され，生理学的および行動学的表現型が研究されている．さらに，オーファンGPCRを高レベルで発現するように遺伝子操作した培養細胞を使用したスクリーニングにより，リガンド候補分子が同定されている．また，こうした「レポーターシステム」を使用してGPCRへの影響の有無が調べられている．

オレキシン受容体は，このようにして「脱オーファン化」された2つのGPCRである．研究者は50以上のオーファンGPCRについてそれぞれ1つだけを発現する細胞株に対して，組織抽出物からの分画を反応させてスクリーニングした．ラットの脳抽出物から分離した分画のいくつかが，個別に発現させたオーファンGPCRを刺激することをみつけ，その分画をさらに精製することでオーファンGPCRに作用する成分を決定した．こうして，GPCRに結合する2つのペプチドがみつかった．これらのペプチドはネズミに投与すると摂食行動が刺激された．そのため，これらのペプチドをオレキシンAおよびオレキシンBと名付けた．オレキシンは，ギリシャ語の"orexis"(「食欲」の意味)に由来する名前である．このように2つのGPCRは「脱オーファン化」され，オレキシン受容体-1およびオレキシン受容体-2と同定された．これがきっかけとなり，これらのまったく新しいペプチドとその受容体に関する生物学的理解を目的とする重要な研究が開始された．興味深いことに，犬でオレキシン受容体-2の変異がみつかり，ナルコレプシーと呼ばれる表現型を示した．さらに研究を続けると，多くのナルコレプシー患者がオレキシンを欠損することが明らかになった．ナルコレプシーは睡眠覚醒サイクルの周期に障害があり，日中に過度な眠気とカタプレキシーを示す．そこでナルコレプシーを治療するためのオレキシン受容体アゴニストと，不眠症を治療するためのオレキシン受容体拮抗薬を開発するための努力がなされた．この研究により，多くの国で不眠症の治療薬としてオレキシン受容体拮抗薬スボレキサントが承認されるに至った．

のは，リガンドの除去または分解である．GPCRの下流へのシグナル伝達のオフは，2種類の調節タンパク質が直接制御されている．すなわち，Gタンパク質共役型受容体キナーゼ(GPCRキナーゼまたはGRKs)とアレスチンタンパク質である．活性化された受容体はGRKsを引き寄せ，これにより受容体がリン酸化され，Gタンパク質の結合が低下する．アレスチンタンパク質は，活性型のリン酸化された受容体を選択的に認識し，Gタンパク質の結合を停止させる．アレスチンタンパク質は受容体の脱感作だけでなく，受容体を細胞内に取り込んで再利用または分解を促進することもある．GPCRシグナルをオフにするだけでなく，GPCR-アレスチン複合体もまたシグナル伝達にはたらくことが広く認められている．

プロテインキナーゼA

cAMPが伝達するグリコーゲンとグルコース-1-リン酸の相互変換の反応は，プロテインキナーゼA(PKA)が制御している．PKAは，標的となるタンパク質のセリンおよびトレオニン残基をリン酸化する重要なシグナル伝達酵素である．

PKAはcAMPを結合することで他の酵素をリン酸化する

PKAは2つの調節(R)サブユニットおよび2つの触媒(C)サブユニットからなる多量体酵素である．PKAのR_2C_2四量体型は不活性であるが，Rサブユニットに4分子のcAMPが結合することで，触媒活性のあるCサブユニットが遊離し，それが標的タンパク質をリン酸化してその機能を調節可能となる．例えば，グルカゴンやアドレナリンの作用により活性化したPKAは，グリコーゲン合成酵素やホスホリラーゼキナーゼをリン酸化し(図25.5)，グリコーゲンの分解を促進する(第12章)．

cAMP-PKAシグナル伝達カセットによって，その他たくさんの細胞応答が誘導される

PKAによるリン酸化は，K^+，Cl^-およびCa^{2+}チャネルなどの多数のイオンチャネルの活性，および細胞内シグナル伝達の調節に関与するホスファターゼの活性を調節する．さらに，活性化されたPKAが核に移行することにより，cAMP応答配列結合タンパク質cAMP response element-binding protein(CREB)およびactivation transcription factor(ATF)ファミリーのような転写調節因子の活性制御を可能にし，特異的な遺伝子の

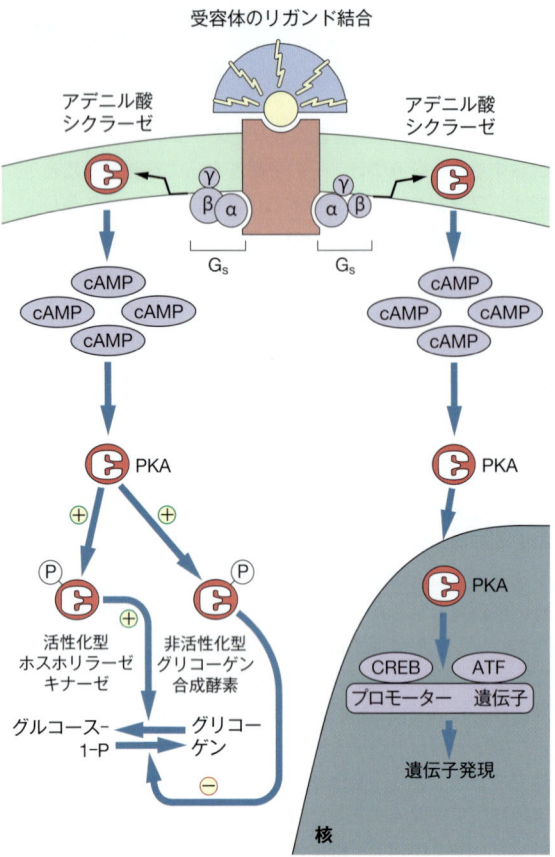

図 25.5　プロテインキナーゼ A（PKA）は，セカンドメッセンジャーである cAMP のシグナル伝達酵素として作用する
ホルモンと受容体の複合体に促進性 G タンパク質（G_s）が結合することで，アデニル酸シクラーゼが活性化され，cAMP を産生する．4 分子の cAMP が結合することによって PKA が活性化される．PKA は肝臓や横紋筋のグリコーゲンホスホリラーゼやグリコーゲン合成酵素などの標的タンパク質をリン酸化し，グリコーゲン分解を促進する．PKA が核へと移行することで，CREB や ATF（本文参照）といった転写調節因子の活性を調節し，遺伝子発現を誘導もしくは抑制する（第 12 章）．

発現を誘導もしくは抑制する（**図 25.5**）．

cAMP は，PKA とは独立して細胞のシグナル伝達を活性化できる

　cAMP のすべての作用が PKA によって媒介されるわけではない．cAMP は，低分子量 GTPase の RAP のグアニンヌクレオチド交換因子としてはたらく exchange protein directly activated by cAMP（Epac）にも結合する．Epac の活性化は，cAMP の抗炎症作用および神経細胞の成長や発生に関係している．

受容体結合によって開始するシグナルはシグナルカスケードにより増幅される

　ホルモンおよび他の細胞外シグナルの濃度は，1 L あたりナノモル（10^{-9} mol/L）またはピコモル（10^{-12} mol/L）の範囲であることが多い．その結果，細胞内シグナルが増幅されることが重要である．多段階から構成されるシグナル伝達のカスケードは，各段階で細胞内シグナルの著しい増幅を引きおこし，そのことにより少数のホルモン分子が結合するだけで，適切な生物学的応答をもたらすことが保証される．例えば，グルカゴンまたはアドレナリンによるグリコーゲン分解刺激では，G タンパク質，アデニル酸シクラーゼ，PKA およびホスホリラーゼの各レベルでシグナル増幅がおきる．その結果，多くのグルコース-1-リン酸分子が放出される（**図 25.6**）．

ホスホジエステラーゼは cAMP シグナルを終結させる

　ホスホジエステラーゼ phosphodiesterase（PDE）のなかには，cAMP を 5′-AMP 代謝産物に加水分解することによって cAMP シグナルを終結させるものがある（**図 25.4**）．したがって，PDE は多くの異なる細胞および組織におけるさまざまな生理学的応答の調節で重要な役割を果たす．PDE 酵素は，グアニル酸シクラーゼによって GTP から合成されるセカンドメッセンジャーである cGMP の加水分解も担っている．組織特異的な発現パターンや cAMP または cGMP に対する選択性の異なる PDE アイソフォームが多数存在する．PDE は血小板の活性化，血管弛緩，心筋収縮および炎症を調節することが示されている．

　PDE の選択的阻害剤は，喘息 asthma（メチルキサンチン），勃起不全 erectile dysfunction（シルデナフィル）および心不全 heart failure（ミルリノン）の治療薬として使用されている．ミルリノンは，心臓の収縮力を増加させる PDE3 アイソフォームに選択的である．そのメカニズムは，cAMP 濃度および PKA 活性を増加させて，心臓の Ca^{2+} チャネルのリン酸化およびその後の細胞内カルシウム濃度の上昇をもたらすためと考えられている．

● ホスホリパーゼが生成するセカンドメッセンジャー

ホスホリパーゼ C は，膜リン脂質のホスファチジルイノシトール 4,5-ビスリン酸を加水分解して 2 つのセカンドメッセンジャーを生成する

　G タンパク質 α サブユニットのうちの $G_q\alpha$ サブタイプに結合する GPCR は，ホスホリパーゼ C（PLC）を活性化する．さらに，内因性チロシンキナーゼ活性を有する血管内皮増殖因子（VEGF）受容体のような他のタイプの膜受容体も PLC を活性化する．PLC は，希少なリン脂質の一種であるホスファチジルイノシトール 4,5-ビスリン酸（PIP_2）の加水分解を触媒する．PIP_2 は膜中の総リン脂質の約 0.4% を占め，そこからイノシトール 1,4,5-トリスリン酸（IP_3）およびジアシルグリセロール diacylglycerol（DAG）の 2 つのセカンドメッセンジャーが生成する（**図 25.7**）．IP_3 は親水性であり，細胞質に放出されると小胞体に貯蔵されたカルシウムを動員する．

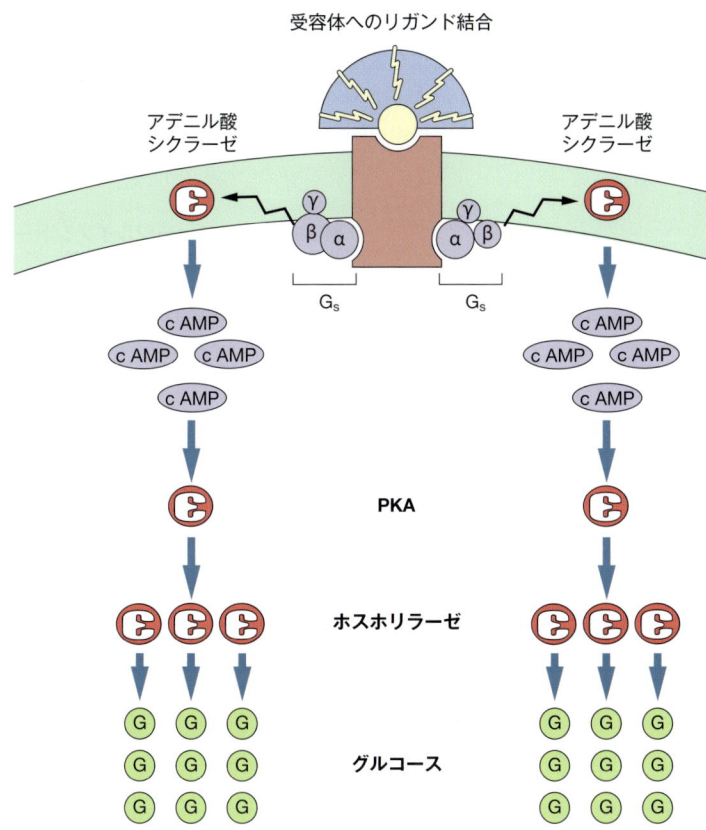

受容体へのリガンド結合

アデニル酸シクラーゼ　　　　　　アデニル酸シクラーゼ

G_s　　G_s

c AMP　　c AMP　　c AMP　　c AMP

c AMP　　c AMP

c AMP　　c AMP

PKA

ホスホリラーゼ

G G G　　G G G
G G G　　G G G
G G G　　G G G

グルコース

図 25.6　細胞内シグナルカスケードはホルモンのシグナルを増幅する

活性化されたそれぞれのホルモン-受容体複合体は，複数の G_s 分子を活性化することができる．1 分子のアデニル酸シクラーゼは多数の cAMP 分子を生成することができ，また，1 分子のプロテインキナーゼ A(PKA)は多数のホスホリラーゼ分子を活性化することができるため，グリコーゲン分解により多数のグルコース-1-リン酸分子が生成する(第 12 章).

DAG は脂質セカンドメッセンジャーであり，疎水性の脂肪酸側鎖により細胞膜に係留されており，カルシウムとともに主要なシグナル伝達酵素ファミリーであるプロテインキナーゼ C(PKC)を活性化する.

IP₃ は細胞内カルシウム動員にはたらく

PIP₂ から合成された IP₃ は，すべての細胞の小胞体に存在する受容体に結合する．IP₃ の受容体は，6 つの膜貫通ドメインを含む一群の糖タンパク質のファミリーからなる．活性化型の受容体は，4 つの IP₃ 受容体分子からなる多量体として存在し，**リガンド作動型 Ca²⁺ チャネル ligand-gated Ca²⁺** として作用する．IP₃ 受容体の四量体構造は，Ca²⁺ チャネル活性における協調性を可能にしている．IP₃ 結合により，20 〜 30 個の Ca²⁺ が輸送されると推定されており，このシグナル伝達カスケードに関する増幅作用が明らかになった．IP₃ の細胞濃度は，複数の分解経路によって急速に基底値(10 nmol/L)に戻ることは，ホルモンが受容体に結合したときだけ一過性に細胞内カルシウムが放出されることとつじつまが合う(図 25.7).

◆ Ca²⁺ によるシグナル伝達

Ca²⁺ は，普遍的にはたらくメッセンジャーであり，多様な細胞応答につながるシグナル伝達において重要な役割を果たす．例えば，細胞の運動性の変化，卵の受精，神経伝達，分泌，分化および増殖などの細胞応答に関与している．細胞内外の Ca²⁺ 濃度勾配を維持するために，大量のエネルギーが必要である．休止時の無刺激の細胞における細胞内 Ca²⁺ 濃度は 10⁻⁷ mol/L 程度であるのに対して，細胞外 Ca²⁺ 濃度はその約 10,000 倍，典型的には 10⁻³ mol/L である．この大きな濃度勾配により，急速で急激な Ca²⁺ 濃度の一時的な変化が可能になる．いろいろな種類の受容体の活性化により，PLC を介して細胞内 Ca²⁺ 濃度が急速(数秒以内)で一過性に 10⁻⁶ mol/L の範囲で変化する．Ca²⁺ 濃度の急激な変化は非常に厳密に制御されており，それは細胞内での区画化などのさまざまなメカニズムに依存している．例えば，Ca²⁺-ATPase のはたらきで小胞体に Ca²⁺ を取り込んだり，エネルギーにより駆動される電気化学的勾配を用いてミトコンドリアへ取り込んだりすることで細胞内 Ca²⁺ 濃度を低下させることができる．また，カルセケストリンなどの Ca²⁺ 結合タンパク質は，遊離の Ca²⁺ とキレート(結合)することができる.

Ca²⁺ の媒介でおこる下流のシグナル伝達のさまざまな事象は，Ca²⁺ を感知し結合するタンパク質(カルモジュリン)によって調節される

カルモジュリン calmodulin(CaM)は，細胞内に豊富に存在する 17 kDa のタンパク質である．CaM は，EF ハン

ドモチーフと呼ばれる Ca²⁺ 結合構造モチーフをもつ（図25.8）．CaM は，2 つの球状ドメインが長い α ヘリックスによって連結し，各球状ドメインには 2 つの EF ハンドモチーフが存在する．細胞内 Ca²⁺ 濃度が約 500 nmol/L

に増加すると，CaM に 3 〜 4 個の Ca²⁺ が結合して大きな立体構造変化を誘導し，標的タンパク質と結合して機能調節する．わずか数個の Ca²⁺ の結合が協調して CaM を活性化するため，Ca²⁺ 濃度のわずかな変化により活性

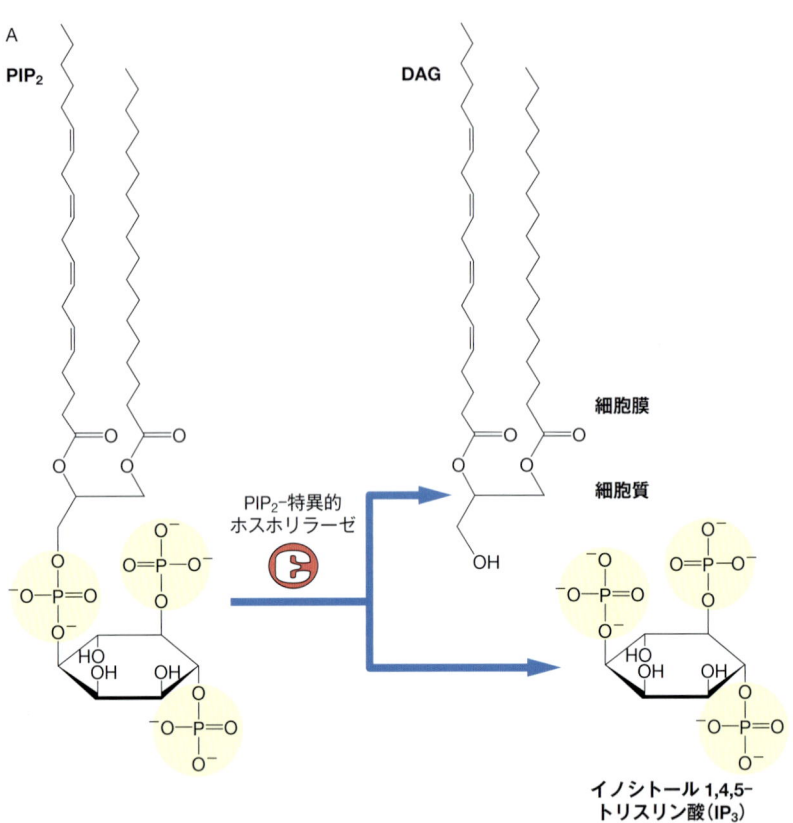

図 25.7 ホスファチジルイノシトール 4,5-ビスリン酸の合成と代謝

(A) ホスファチジルイノシトール 4,5-ビスリン酸（PIP₂）は，PIP₂ 特異的 PLC によって加水分解され，2 つのセカンドメッセンジャー，すなわちイノシトール 1,4,5-トリスリン酸（IP₃）と DAG を生成する．IP₃ は細胞質に放出され，小胞体に貯蔵された細胞内カルシウムを動員する．DAG は脂質セカンドメッセンジャーであり，細胞膜に固定され多状態で PKC を活性化する．(B) ホスファチジルイノシトールがホスファチジルイノシトール-4-キナーゼとホスファチジルイノシトール-5-キナーゼによってリン酸化されて PIP₂ が生成する．IP₃ は 2 つの経路で分解される．1 つ目はイノシトール 1,4,5-トリスリン酸（I-1,4,5-P₃）をイノシトールに脱リン酸化するホスファターゼが順次作用する経路，2 つ目は IP₃ キナーゼが作用し，イノシトール 1,3,4,5-テトラキスリン酸（I-1,3,4,5-P₄）を生成したのち，順次イノシトールリン酸に特異的なホスファターゼによってイノシトールに分解される経路である．イノシトールリン酸特異的ホスファターゼのいくつかは，リチウムによって阻害される．DAG：ジアシルグリセロール，PA：ホスファチジン酸，CMP-PA：シチジン-1-リン酸-ホスファチジン酸．

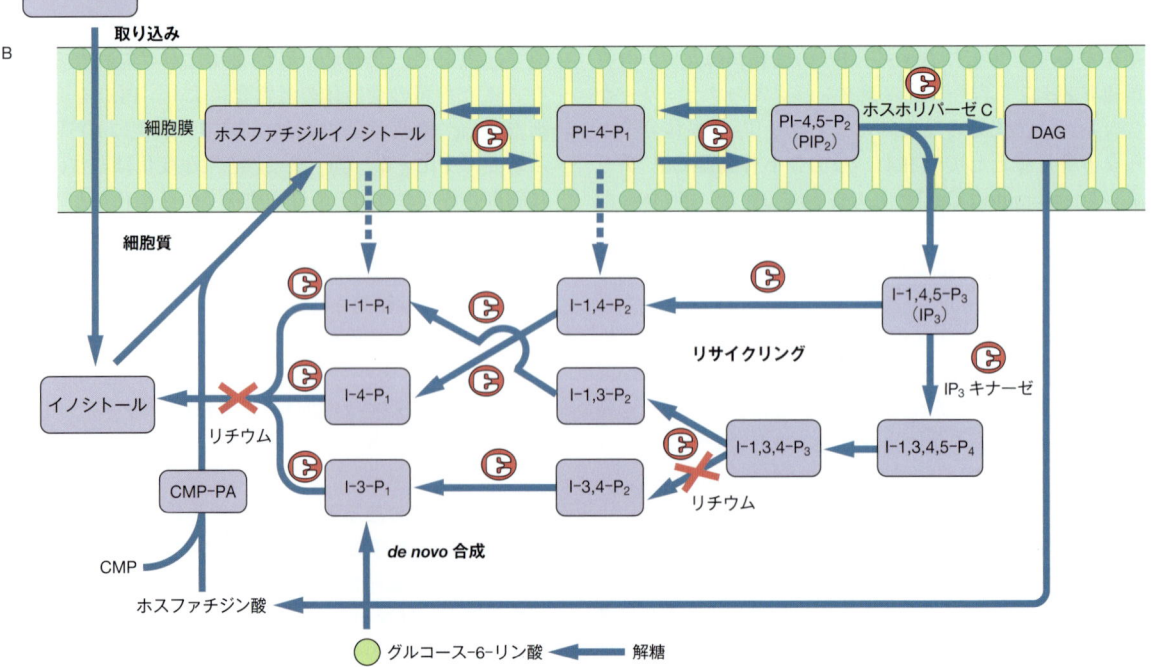

A

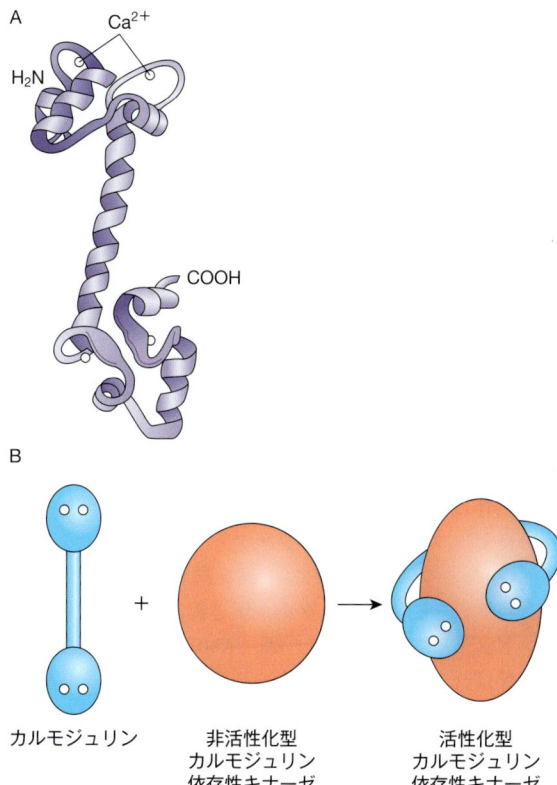

B

カルモジュリン　　　非活性化型　　　　活性化型
　　　　　　　　カルモジュリン　　カルモジュリン
　　　　　　　　依存性キナーゼ　　依存性キナーゼ

図 25.8　カルモジュリン
(A)カルモジュリンの構造．(B)カルシウムが結合することにより構造変化を誘発し，カルモジュリンの標的となるシグナル伝達酵素に結合して活性を調節する．

化型 Ca^{2+}/CaM 複合体量が大きく増加し，ホルモンからの細胞内シグナルを増幅させることができる．

カルモジュリンには，多数の標的となるエフェクター分子がある

　CaM には多数の標的となるエフェクター分子が存在している．その例として，タンパク質上のセリン–トレオニン残基をリン酸化して多様な過程を制御する Ca^{2+}/CaM 依存性プロテインキナーゼがあげられる（**図 25.8**）．例えば，特異性が広いキナーゼである Ca^{2+}/CaM キナーゼⅡは，エネルギー代謝，イオン透過性，神経伝達物質の生物学的効果，そして筋収縮の調節に関与している．CaM はホスホリラーゼキナーゼの調節サブユニットとして恒常的に結合しており，また，特定のアデニル酸シ

クラーゼアイソフォームおよび cAMP 特異的 PDE などの非キナーゼ型エフェクターも調節する．このようにして，cAMP と Ca^{2+} 依存性シグナル伝達経路間の「クロストーク」が可能となる．

ジアシルグリセロール（DAG）はプロテインキナーゼ C（PKC）を活性化する

　PKC アイソフォームのうちの DAG 感受性分子を活性化するのが DAG のセカンドメッセンジャーとしての役割であり，その結果，PKC の標的となる広範なシグナル伝達タンパク質のセリン–トレオニン残基がリン酸化される．PKC は関連するキナーゼのスーパーファミリーを構成して異なる活性化要件をもち（**表 25.3**），組織特異的な発現を示す．それにもかかわらずこれらの酵素はいずれも，N 末端調節ドメインおよび C 末端触媒キナーゼドメインの 2 つの主要なドメインからなる．調節ドメインは，PKC の基質にみられるリン酸化に必要な共通配列と類似した偽基質配列を含む．活性化に必要な補因子（Ca^{2+}，リン脂質，DAG）が存在しない場合，この偽基質配列は触媒ドメインの基質結合ポケットと相互作用し，PKC 活性を抑制する．活性化にはたらく補因子が結合すると，偽基質配列との相互作用の親和性が低下し，PKC 内部の構造変化が誘導され，PKC 活性が刺激される．一般的に PKC の活性化は細胞質から膜（細胞膜や核膜）への分子の移行を伴い，これはアクチベーター（補因子）である DAG が膜に固定されている事実と一致している．

他のホスホリパーゼはホスファチジルコリンまたはホスファチジルエタノールアミンを加水分解し，さまざまな脂質セカンドメッセンジャーを生み出す

　また，ホスファチジルコリンまたはホスファチジルエタノールアミンの加水分解が，受容体と共役した脂質シグナル伝達経路にかかわることが知られている．この場合，多数の増殖因子および細胞分裂促進因子に応答して，ホスファチジルコリンまたはホスファチジルエタノールアミンの加水分解がおこり，DAG や他の生物活性をもった脂質を生成する（**図 25.9**）．ホスファチジルコリンは全細胞のリン脂質の約 40％ を構成する．これが異なるホスホリパーゼによって加水分解されることで，多様な脂質セカンドメッセンジャーを生成する．例えば，さまざまな種類の DAG（PLC により生成），アラキドン酸

表 25.3　プロテインキナーゼ C（PKC）スーパーファミリー

	在来型 PKC			新型 PKC			非典型 PKC		
	α	β	γ	δ	ε	η	θ	λ（マウスでは ι）	ζ
Ca^{2+}–感受性	あり	あり	あり	なし	なし	なし	なし	なし	なし
DAG–感受性	あり	あり	あり	あり	あり	あり	あり	なし	なし

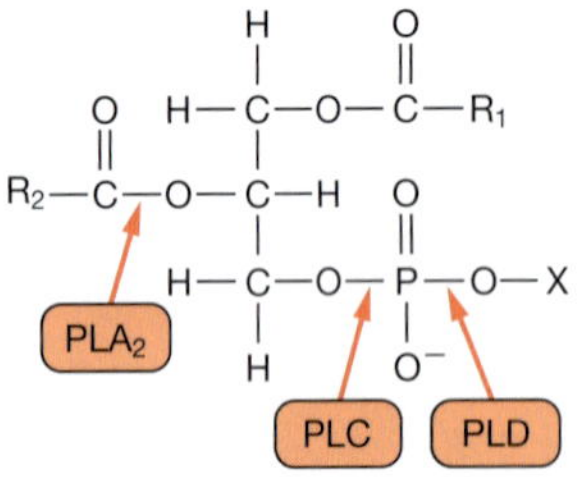

図25.9　ホスホリパーゼの作用部位
ホスホリパーゼ A_2(PLA$_2$)がホスファチジルコリン，もしくはホスファチジルエタノールアミンを加水分解すると，リゾホスファチジルコリンまたはリゾホスファチジルエタノールアミンと脂肪酸が生成する．一方，ホスホリパーゼC(PLC)による加水分解の結果，DAGとホスホコリンまたはホスホエタノールアミンが生成する．また，ホスホリパーゼD(PLD)がホスファチジルコリンまたはホスファチジルエタノールアミンが加水分解すると，ホスファチジン酸とコリンまたはエタノールアミンが生成する．R_1，R_2：脂肪アシル鎖，X：コリン／エタノールアミン.

(PLA$_2$により生成)などの脂肪酸やホスファチジン酸(PLDにより生成)が生成する(**図25.9**)．ホルモンにより活性化されるホスファチジルエタノールアミン特異的PLD活性も報告されている．ホルモンや増殖因子のなかにはこうしたホスホリパーゼの1つだけもしくは他にも活性化するものがあるが，特異的な受容体に結合したあとにいずれの経路をも活性化するリガンドもある．

アラキドン酸はホスホリパーゼとプロテインキナーゼを制御するセカンドメッセンジャーである

　アラキドン酸は，4つの二重結合を含むC20多価不飽和脂肪酸である．アラキドン酸合成が増加すると，PLCおよび従来から知られているPKCアイソフォームを含むいくつかのシグナル伝達酵素が調節されることが実証されている．さらに，アラキドン酸は主要な炎症性の中間体化合物でもある．アラキドン酸は，細胞質型および分泌型PLA$_2$を含むいくつかのPLA$_2$酵素によってリン脂質から切り離される．細胞質PLA$_2$はCa^{2+}とプロテインキナーゼによるリン酸化によって制御されるが，分泌型PLA$_2$はアラキドン酸の炎症作用に大きく関与している．

アラキドン酸はエイコサノイドの前駆物質である

　アラキドン酸は炎症仲介物質として重要であり，**プロスタグランジン** prostaglandin，**プロスタサイクリン** prostacyclin，**トロンボキサン** thromboxane および**ロイコトリエン** leukotriene を含むエイコサノイドと呼ばれる分子群の主要な前駆体である．エイコサノイドはGPCRを介してシグナルを伝達し，血管平滑筋収縮・血小板凝集・胃酸分泌・塩分・水分バランス・疼痛・炎症反応の調節など，多種多様な生物学的活性を有する．プロスタグランジン，プロスタサイクリンおよびトロンボキサンは，最初にアラキドン酸にシクロオキシゲナーゼが作用したあとに，連続するいくつかの酵素の作用によって細胞膜中で合成される(**図25.10**)．

まとめ

● 細胞は，特定の細胞表面膜受容体，エフェクターシグナル伝達系(例えば，アデニル酸シクラーゼ，ホスホリパーゼ，またはイオンチャネル)および調節タンパク質(例えば，Gタンパク質またはプロテインキナーゼ)を含むシグナル伝達カセットを介して，多様な環境からの細胞外シグナルに特異的に応答できる．

● これらのシグナル伝達カセットは，多様な外部シグナルを検出，増幅，および統合して，適切な細胞応答を生み出すことに役立つ．

● 受容体は，内在性の酵素活性(例えば，プロテインキナーゼ，プロテインホスファターゼ，イオンチャネル活性)をもつこともあれば，鍵を握るシグナル伝達タンパク質を制御してシグナル伝達機能を媒介するセカンドメッセンジャー(例えば，cAMP，IP$_3$，DAG，Ca^{2+})と呼ばれる低分子量化合物の細胞質での生成を促進するタンパク質と結合していることもある．

● 反応によっては，多様な脂質セカンドメッセンジャーを生成できる多様なホスホリパーゼシグナル伝達活性(PLC，PLD，PLA$_2$)がその特異性をさらに高める．

✎ アクティブラーニング

(1) ポリペプチドホルモンおよびステロイドホルモンの受容体の構造と機能を比較し，相違点を記しなさい．

(2) Gタンパク質によるシグナル伝達のメカニズムを説明しなさい．

(3) プロテインキナーゼ活性を有する受容体およびそのシグナル伝達カスケードの構成要素の例をあげて，それぞれの役割を説明しなさい．

(4) シグナル伝達におけるホスホリパーゼ酵素の多様性について述べなさい．

(5) cAMPの生成と活性の終結機構を説明しなさい．

参考文献

Gurevich VV, Gurevich EV. GPCR Signaling Regulation: The Role of GRKs and Arrestins. *Frontiers in Pharmacology*. 2019;10:125.

Haeusler RA, McGraw TE, Accili D. Biochemical and cellular properties of insulin receptor signalling. *Nature Reviews Molecular Cell Biology*. 2018;19:31–44.

Halls ML, Cooper DMF. Adenylyl cyclase signalling complexes - Pharmacological challenges and opportunities. *Pharmacology & Therapeutics*. 2017;172:171–180.

Laschet C, Dupuis N, Hanson J. The G protein-coupled receptors

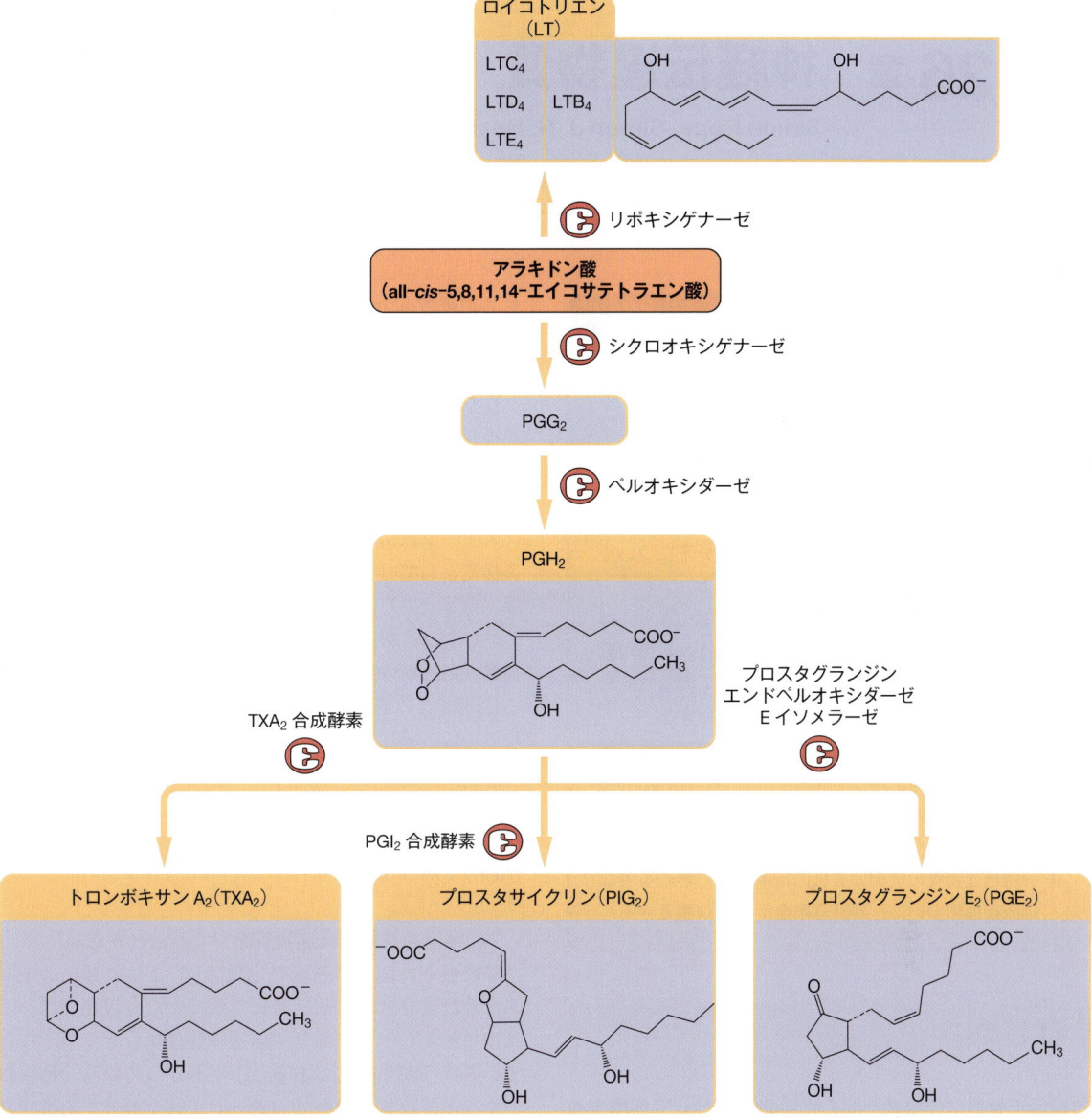

図 25.10　エイコサノイドの合成

エイコサノイドは主にアラキドン酸に由来する．ロイコトリエン(LT)はリポキシゲナーゼ依存性経路で生合成されるが，プロスタグランジン(PG)，プロスタサイクリンおよびトロンボキサン(TX)はシクロオキシゲナーゼ依存性経路で生合成される．

deorphanization landscape. *Biochemical Pharmacology.* 2018;153:62–74.

Leslie CC. Cytosolic phospholipase A2: Physiological function and role in disease. *Journal of Lipid Research.* 2015;56:1386–1402.

Marcelo KL, Means AR, York B. The Ca(2+)/Calmodulin/CaMKK2 Axis: Nature's Metabolic CaMshaft. *Trends in Endocrinology & Metabolism.* 2016;27:706–718.

McDermott MI, Wang Y, Wakelam MJO, Bankaitis VA. Mammalian phospholipase D: Function, and therapeutics. *Progress in Lipid Research.* 2020;78:101018.

Newton AC. Protein kinase C: perfectly balanced. *Critical Reviews in Biochemistry & Molecular Biology.* 2018;53:208–230.

Wootten D, Christopoulos A, Marti-Solano M, Babu MM, Sexton PM.

Mechanisms of signalling and biased agonism in G protein-coupled receptors. *Nature Reviews Molecular Cell Biology.* 2018;19:638–653.

関連ウェブサイト

Kimball's biology pages: http://www.biology-pages.info/C/CellSignaling.html

Cell signaling pathway maps: http://www.cellsignal.com/reference/pathway/index.html

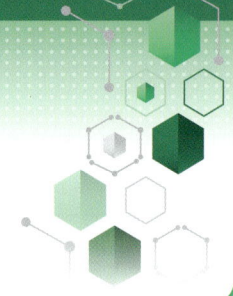

第 26 章　神経伝達物質

Simon Pope, Simon J. R. Heales

本章で学ぶこと

本章の到達目標

- 分子が神経伝達物質として分類されるために必要な基準を概説できる.
- 主要な神経伝達物質の種類を述べることができる. その際に, 神経伝達物質の性質はもっていても厳密には神経伝達物質として分類されない分子については, その根拠を明らかにして説明できる.
- 活動電位の生成過程について説明できる. さらに神経伝達物質がシナプス前細胞から放出される過程を要約し, 神経伝達物質がどのようにして興奮性あるいは抑制性に作用するかについて説明できる.
- 異なる神経伝達物質の受容体とその一般的な作用機序を説明できる.
- 神経伝達物質の合成や分解の主要な生化学的経路を説明できる.
- 神経伝達物質の代謝の破綻の結果としておこる主な臨床疾患について, 判断基準を示して説明できる.

はじめに

神経伝達物質は神経細胞間の化学的信号として作用する分子である

神経細胞は神経伝達物質と呼ばれる化学的メッセンジャーを分泌することによって, 神経細胞どうしや標的組織と連絡する. 本章では, 神経伝達物質にはさまざまな種類があり, それらが標的細胞とどのように相互作用するかを説明する. さらに神経伝達物質が身体に与える影響について述べ, シグナル伝達の変化がどのようにして疾患を引きおこし, 神経伝達物質の濃度を薬理学的に操作することが治療にどのように役立つか議論する.

従来, ある分子が神経伝達物質として認められるためには, 次のような多くの基準を満たさなければならない.

- 分子の合成が神経細胞内で行われる(すなわち, すべての生合成酵素, 基質, 補因子などが新規合成のために存在しなければならない).
- 放出前に神経終末内(例えばシナプス小胞)に分子が貯蔵されている.

- 活動電位 action potential のような適切な刺激に応答してシナプス前終末からの分子の放出がおこる.
- シナプス後部の標的細胞には, 想定される神経伝達物質を結合し認識する分子が存在する.
- 神経伝達物質の生物学的活性を不活性化し終了させるための機構が存在する.

これらの基準を厳格にあてはめれば, 神経細胞間のクロストークに関与するいくつかの分子が厳密には神経伝達物質として分類されないことになる. したがって, 一酸化窒素(NO), アデノシン, 神経ステロイド, ポリアミンなどは, 神経伝達物質というよりはむしろ**神経修飾物質 neuromodulator** と呼ばれることが多い.

化学組成に基づく神経伝達物質の分類を表 26.1 に示している. 多くはアミノ酸(表 26.2)のような単純な化合物に由来するが, ペプチドも現在では非常に重要であることが知られている. 末梢神経系の主な伝達物質はノルアドレナリン(ノルエピネフリン)とアセチルコリン(ACh)である(図 26.1).

1 つの神経が複数の伝達物質をつくることがある

神経機能に関する初期の定説では, 1 つの神経は 1 つの伝達物質を含有すると考えられていた. 現在では, これは単純化しすぎであり, 伝達物質は組合せでつくられているほうが一般的であることがわかっている. 細胞のつくる伝達物質の組合せパターンが特定の機能的役割と関係しているかもしれないが, その詳細も不明なままである. 数種類のペプチド, アミノ酸およびプリン誘導体とともに, アミンのような主要な低分子量の伝達物質がしばしば一緒に存在する. 交感神経 sympathetic nerve にアデノシン三リン酸(ATP)とノルアドレナリンが共存するように, 時には特定の小胞に複数の伝達物質が存在することさえある. どの伝達物質を放出するかを刺激の強度の違いが制御している場合があり, ペプチドの放出にはたいてい高いレベルの刺激を必要とする. さらに, 伝達物質が異なると作用時間も異なることがある. 交感神経はこれがあてはまるよい例であり, ATP が速い興奮を引きおこす一方で, ノルアドレナリンと神経修飾物質の神経ペプチド Y(NPY)は, よりゆっくりとした作用を引きおこすと考えられている. NPY 単独でも非常にゆっくりとした興奮を生じさせることができる組織もいくつかある.

表 26.1　神経伝達物質の分類

分類	例
アミン	アセチルコリン(ACh)，ノルアドレナリン，アドレナリン，ドーパミン，5-HT
アミノ酸	グルタミン酸，GABA
プリン	ATP，アデノシン
ガス(気体)	一酸化窒素(NO)
ペプチド	エンドルフィン，タキキニン，その他多数

5-HT：5-ヒドロキシトリプタミン，GABA：γ-アミノ酪酸．神経伝達物質を分類する方法にはいくつかある．示した表では化学的類似性に基づいている．ペプチドと一酸化窒素以外はいずれも神経終末で合成され，そこで小胞にパッキングされる．ペプチドは細胞体で合成され，軸索へと輸送される．

表 26.2　低分子量の神経伝達物質

化合物	前駆体	産生部位
アミノ酸		
グルタミン酸		中枢神経系(CNS)
アスパラギン酸		CNS
グリシン		脊髄
アミノ酸誘導体		
GABA	グルタミン酸	CNS
ヒスタミン	ヒスチジン	視床下部
ノルアドレナリン	チロシン	交感神経，CNS
アドレナリン	チロシン	副腎髄質，少数の CNS 神経
ドーパミン	チロシン	CNS
セロトニン	トリプトファン	CNS，腸クロム親和性細胞，腸管神経
プリン誘導体		
ATP		感覚神経，腸管神経，交感神経
アデノシン	ATP	CNS，末梢神経
ガス(気体)		
一酸化窒素	アルギニン	泌尿生殖器，CNS
その他		
アセチルコリン	コリン	副交感神経，CNS

多くの神経伝達物質は単純な化合物で，ありふれたアミノ酸に由来するものも多い．

神経伝達

活動電位は細胞膜を横切るイオンの流れの変化によって引きおこされる

　神経細胞の伝達するシグナルは，細胞膜を横切る電位差の急激な変化を反映している．通常の**静止電位**

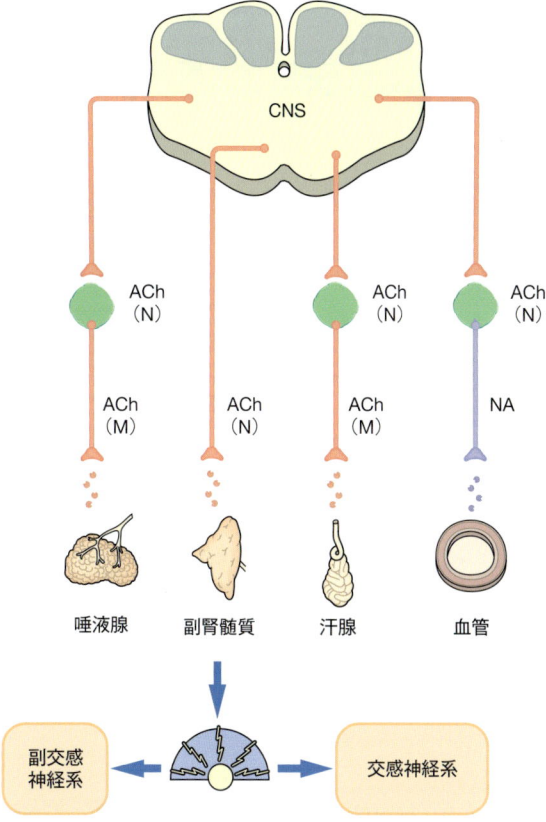

図 26.1　自律神経系における伝達物質
カテコールアミンとアセチルコリン(ACh)は交感神経および副交感神経系の伝達物質である．節前神経はすべて ACh を放出し，それは**ニコチン性(N)受容体**に結合する．節後の交感神経の多くはノルアドレナリン(NA)を放出する．一方，節後の副交感神経は ACh を放出し，それは**ムスカリン性(M)受容体**に作用する．副腎はアドレナリン(A)を放出する．運動神経は ACh を放出し，それは異なるニコチン性受容体に作用する．

resting potential の差は数十 mV であり，**細胞の内部が負**で，細胞膜を隔てたイオンの不均衡な分布に起因する．K^+ は細胞の外部に比べ内部により多く存在する．一方，Na^+ はその逆である．この差は **Na^+/K^+-ATPase**（第 35 章）の作用によって維持される．膜を透過できるこれらのイオンのみが，その濃度と電位差の複合的な影響下で電気化学的な定常状態になるので，電位に影響を与えることになる．すべての静止状態の細胞の膜は，電位非依存的(漏洩)K^+チャネルが存在しているので K^+ に対し比較的透過性であり，このイオンが静止電位の制御に大きくかかわる．

静止電位を通常の負の電位からゼロに向かって駆動する電位の変化は脱分極として知られている．一方，負の電位を増加させる過程は過分極と呼ばれる

　今のところ，この考えはすべての細胞に共通している．しかし，神経細胞は脱分極性の電位変化の際に急速に開口する電位依存性 Na^+ チャネルをもっている．それらが

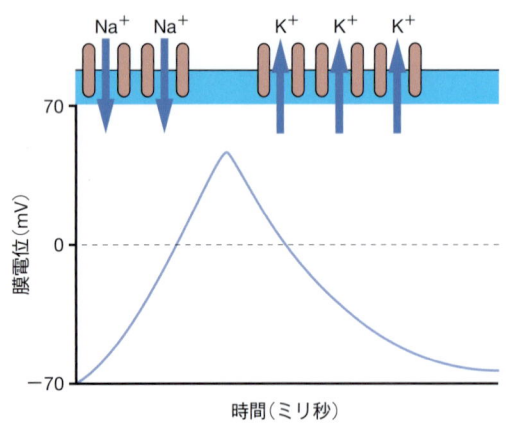

図26.2　活動電位の発生

活動電位は次のように形成される．活動電位の開始時には，膜は約−70 mVの静止電位にある．これは電位非依存的なK⁺チャネルによって維持されている．神経伝達物質からのシグナルによってインパルスが開始すると，電位依存的なNa⁺チャネルが開口する．これによってNa⁺が流入し，膜電位を正の値へと変化させる．その後，Na⁺チャネルが閉口し，遅延整流性K⁺チャネルと呼ばれるK⁺チャネルが開口し，イオンの初期平衡状態である負の膜電位に戻る〔訳注：イオンの濃度勾配を初期平衡状態に戻すには，Na⁺/K⁺-ATPaseにより，流入したNa⁺を細胞外に汲み出し，K⁺を汲み込む必要がある．神経細胞ではこの過程に多くのエネルギーを必要とする〕．

開口すると，細胞外から膨大な数のNa⁺が細胞のなかに流入する（図26.2）．これが静止電位を圧倒し膜電位を正の値にする．この電位の逆転が**活動電位**である．ほぼその直後に，Na⁺チャネルが閉口し，いわゆる遅延整流性K⁺チャネルが開口する．これらは膜を横切るイオンの分布を通常の静止平衡状態に回復させ，短い不応答期の後に，細胞に新たな活動電位が生じることを可能にする．一方，活動電位は電気的伝導によって神経細胞膜の次の部分に広がる．そして全体のサイクルが再び始まる．

神経伝達物質はさまざまなイオンチャネルの活性を変化させ，膜電位の変化を引きおこす

興奮性神経伝達物質 excitatory neurotransmitter は**脱分極性** depolarizing の電位変化を引きおこし，活動電位をより発生しやすくする．これとは対照的に，**抑制性** inhibitory の伝達物質は膜を**過分極** hyperpolarize させるので活動電位はより発生しにくくなる．

神経伝達物質はシナプスではたらく

神経伝達物質は，シナプス（図26.3）として知られている特殊な領域からなる細胞間の空間に放出される．最も単純な場合は，それらはシナプス前膜からシナプス空間あるいは間隙を横切って拡散し，シナプス後膜の受容体に結合する．しかし，多くの神経細胞，特にアミン類をもつ神経細胞は，軸索に沿って伝達物質を含む結節状構造をもっている．このような結節状構造は隣接する細胞の近くにあるとは限らないため，それらから放出された

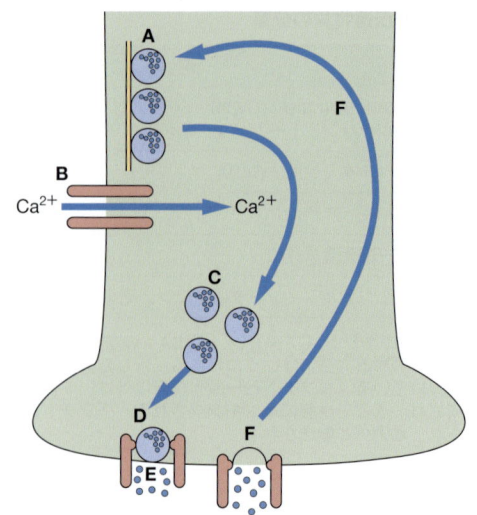

図26.3　神経伝達物質の放出

神経伝達物質はシナプス膜で小胞から放出される．**（A）**静止状態では，小胞は微小管に付着している．**（B）**活動電位を受け取ると，Ca²⁺チャネルが開口する．**（C）**小胞は細胞膜に移動して，**（D）**ドッキングタンパク質複合体に結合する．**（E）**神経伝達物質が放出され，**（F）**小胞は再利用される．

伝達物質は多くの神経細胞に影響を与える可能性がある．平滑筋を支配する神経はこのようなものが一般的である．

活動電位が軸索の末端に到達すると，電位の変化がCa²⁺チャネルを開口させる．Ca²⁺の流入は，伝達物質を含む小胞を移動させ，シナプス膜と融合させて，貯蔵していた伝達物質を最終的に放出させるために必須である．

伝達物質は小胞から放出されるので，インパルス（神経を伝達される刺激）はシナプス後細胞に個別のパケットあるいは素量として到達する．神経と骨格筋細胞との間の神経筋接合部では，一度に多くの小胞が放出されるので，筋細胞の収縮を引きおこすのに単一のインパルスで十分である．しかし，神経細胞間のシナプスで放出される小胞の数ははるかに少ない．その結果，それを受け取る細胞は，さまざまな正および負の刺激の総和が閾値を超えた場合にのみ興奮する．脳の各細胞は膨大な数の神経細胞からの入力を受けるので，神経筋接合部よりも**中枢神経系** central nervous system（CNS）のほうが，応答の微調整を行うためにずっと大きな能力を備えていることを意味している．

🟩 受容体

神経伝達物質は特異的な受容体に結合し，イオンチャネルを開閉することによって作用する

興奮性神経伝達物質に対する受容体がシナプス後神経細胞の活動電位の伝播を引きおこすメカニズムはいくつか存在する．神経伝達物質は，電位が臨界点あるいは閾値に達して活動電位が開始するまで，膜を横切るイオン流を直接的または間接的に変化させる．イオンチャネル

の開口を直接制御する受容体は**イオンチャネル型** ionotropic と呼ばれ，一方**代謝調節型** metabotropic 受容体は**セカンドメッセンジャー系の変化を引きおこし**，続いてその受容体とは別のチャネルの機能変化をもたらす．

◉ イオンチャネル型受容体（イオンチャネル）

イオンチャネル型受容体はその構造の内部にイオンチャネルをもっている（**図26.4** および**第4章**）．その例としては**ニコチン性アセチルコリン受容体（ニコチン性受容体）** nicotinic ACh receptor およびグルタミン酸受容体 glutamate receptor や **γ-アミノ酪酸（GABA）受容体** γ-aminobutyric acid（GABA）receptor がある．これらは，膜タンパク質であり，膜を貫通する1つの細孔を囲むいくつかのサブユニット（通常5つ）をもつ．それぞれのサブユニットは4回膜貫通領域をもっている．リガンドが結合すると複合体の立体構造が変化し，イオンがそのなかを流れることが可能になる．膜電位への影響は通過する特定のイオンに依存する．ニコチン性アセチルコリン受容体は Na^+ と K^+ に対する特異性が比較的低く，脱分極を引きおこす．一方，$GABA_A$ 受容体は Cl^- チャネルであり過分極を引きおこす．

◉ 代謝調節型受容体
既知の代謝調節型受容体はすべて G タンパク質に共役している

代謝調節型受容体はセカンドメッセンジャー経路と共役しており，イオンチャネル型受容体よりもゆっくりと作用する．既知の代謝調節型受容体はすべて G タンパク質 G-protein（第25章）に共役しており，ホルモン受容体と同様に7つの膜貫通領域をもつ．典型的には，それらは次にアデニル酸シクラーゼに共役して**サイクリックアデノシン 3′,5′−リン酸（cAMP）**の産生を変化させる，あるいは**ホスファチジルイノシトール経路**に共役して Ca^{2+} の流れを変化させる．通常は，代謝調節型受容体とは別のイオンチャネルが次にリン酸化修飾される．例えば，ノルアドレナリンやアドレナリンに応答する β-アドレナリン受容体（第25章）は，cAMP の増加を引きおこす．それはさらにキナーゼを活性化し，Ca^{2+} チャネルのリン酸化や活性化を引きおこす．ムスカリン性アセチルコリン受容体（ムスカリン性受容体）のなかには，K^+ チャネルに対し同様の効果をもつものがある．

🟩 神経伝達物質の調節

シナプス間隙から神経伝達物質を除去することにより，その作用を停止させなければならない

神経伝達物質がその機能を果たし終えた時点で，それらをシナプス間隙から取り除かなければならない．神経ペプチドが除去される主要な機構はおそらく単純拡散である．アセチルコリン（ACh）を切断する**アセチルコリンエステラーゼ** acetylcholinesterase のように，酵素が残存する神経伝達物質を壊す場合がある．再利用のために

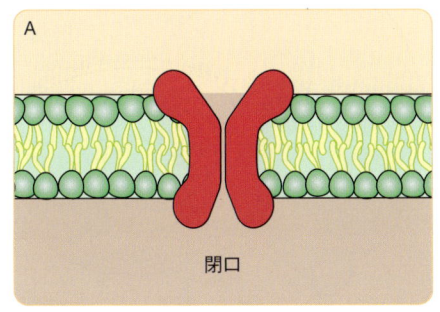
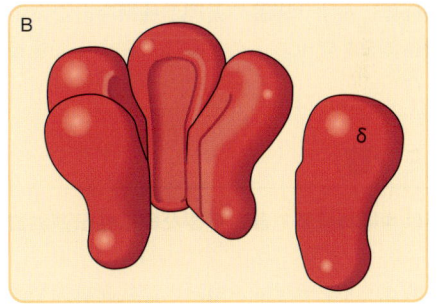
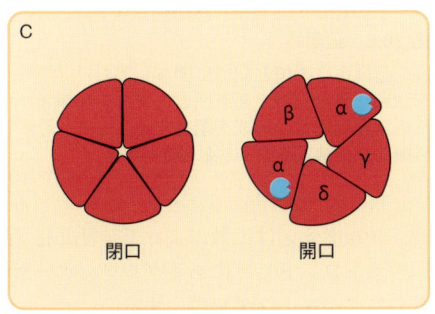
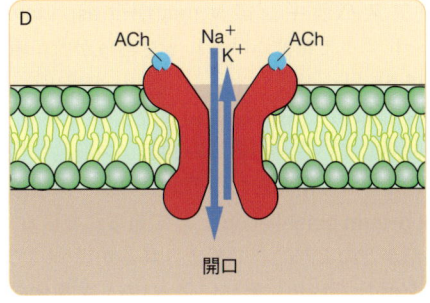

図26.4　イオンチャネル型受容体の作用機序
イオンチャネル型受容体は，リガンドが結合すると直接イオンチャネルが開口する（受容体自身が実際のイオンチャネルである）．最もよく研究されている例はニコチン性アセチルコリン受容体である．膜貫通型タンパク質であり（**A**），それぞれが膜を貫通している5つの異なるサブユニットからなる（**B**）．それらのサブユニットは細孔を取り囲んでおり（**C**），その細孔はリガンドの結合によって開口すると特定のイオンを選択的に通過させる（**D**）．

余った神経伝達物質がシナプス前神経細胞に取り込まれることもあり，これはカテコールアミンやアミノ酸の除去の主要な経路となっている．取り込みの妨害はシナプス空間における神経伝達物質濃度を増加させるので，神経伝達物質の不足が原因となっておこる疾患の場合にはしばしば有用な治療結果をもたらす．

神経伝達物質の濃度は調節されている

神経伝達物質の有効濃度あるいは受容体数を変えることによってその効果を適正化することが可能である．神経伝達物質の濃度は次の方法で変えることができる．
- 合成の速度を変える，
- シナプスでの放出速度を変える，
- 取り込みを阻害する，あるいは
- 分解を阻害する．

薬物投与に対する長期の適応として受容体の数が変化することがある．

神経伝達物質の分類（種類）

● アミノ酸

アミノ酸が真の神経伝達物質であることを証明するのは特に困難であった．アミノ酸は代謝において重要な役割を有するため，非常に高濃度で存在することから，単純に濃度測定しただけでは決定的な証拠にはならなかった．異なる類似体に対する応答の薬理学的研究，ならびに特異的な受容体をクローニングすることによって最終的に証明された．

● グルタミン酸

グルタミン酸は中枢神経系で最も重要な興奮性伝達物質である

グルタミン酸はイオンチャネル型および代謝調節型受容体の両方に作用する．臨床的には，*in vitro* において *N*-メチル-ᴅ-アスパラギン酸 *N*-methyl-ᴅ-aspartate（NMDA）の結合によって特徴づけられる受容体が特に重要である（図 26.5）．

海馬（図 26.6）は脳の大脳辺縁系の 1 つの領域であり，情動や記憶に関与している．ある種のシナプス経路は慢性的に刺激されるとより活動的になる．このような現象は**長期増強** long-term potentiation として知られている．この現象は記憶がどのようにして蓄えられるかについて 1 つのモデルを示しており，それには NMDA 受容体の活性化と，その結果としての Ca²⁺ 流入を必要とする．

グルタミン酸は高親和性の輸送体によって神経細胞と**グリア細胞** glial cell の両方を再循環する．グリア細胞はグルタミン酸を**グルタミン** glutamine に変換し，その

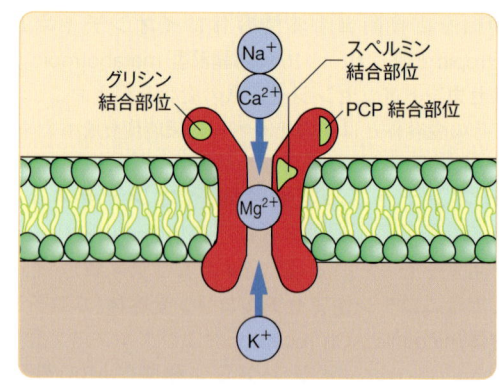

図 26.5　NMDA 型グルタミン酸受容体

N-メチル-ᴅ-アスパラギン酸 *N*-methyl-ᴅ-aspartate（NMDA）が結合するグルタミン酸受容体は複雑である．この受容体は脳卒中後に神経細胞に障害を引きおこす可能性がある（興奮毒性）ため，臨床的に重要である．この受容体はいくつかの調節物質の結合部位をもつので，その機能を変化させる薬物を開発することが可能である．グリシンは，スペルミンのようなポリアミンと同様に必須の補因子である．生理的な静止膜電位の状態でマグネシウムがチャネルを遮断しているので，チャネルは別の刺激によって細胞が部分的に脱分極したときにだけ開口することができる．したがって，別の刺激が伝わると興奮の延長を引きおこすことになる．この受容体はフェンシクリジン phencyclidine（PCP）とも結合する．この薬中毒は精神病症状を引きおこすことがあるため，NMDA 受容体がかかわる経路の機能不全は，統合失調症様の症状を引きおこす可能性があると考えられる．

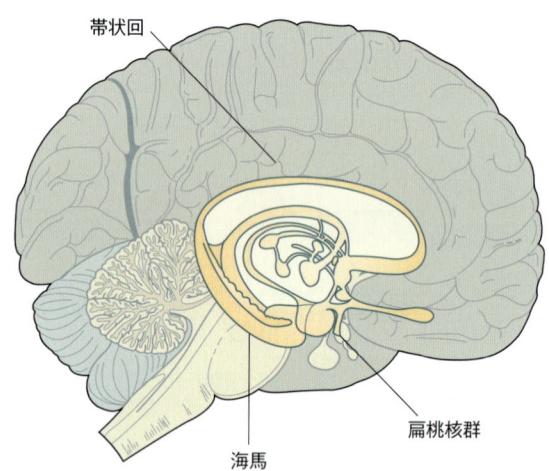

図 26.6　辺縁系

脳の辺縁系は感情と記憶に関与しており，海馬，扁桃体および帯状回を含む脳幹上部を囲むさまざまな領域からなる．海馬の除去は短期記憶の形成を阻害する．一方，恐怖の感情には扁桃体機能が正常であることを必要とする．

後，グルタミンは拡散によって神経細胞に戻る．神経細胞のミトコンドリアにあるグルタミナーゼが，再利用のためにグルタミン酸を再生する．

◉ グルタミン酸と興奮毒性

外傷 trauma や脳卒中 stroke の後や重度の痙攣の際，あるいは Huntington（ハンチントン）舞踏病 Huntington chorea，エイズ関連認知症 AIDS-related dementia および Parkinson（パーキンソン）病 Parkinson disease などの器質性の脳疾患において細胞外のグルタミン酸濃度は上昇する．これは，障害を受けた細胞からのグルタミン酸の放出やグルタミン酸取り込み経路の損傷による．

過剰なグルタミン酸は神経細胞に有毒である

　NMDA 受容体の活性化は細胞内への Ca^{2+} 流入を可能にする．これがさまざまなタンパク質分解酵素を活性化し，プログラムされた細胞死やアポトーシス（第28章）の経路を活性化することになる．さらに，他のイオンチャネル型グルタミン酸受容体を変化させることもあり，それが異常な Ca^{2+} 取り込みを引きおこすこともある．Na^+ の取り込みにも影響を与え，細胞の膨張を引きおこす．NMDA 受容体の活性化は NO の産生も増加させる．NO はそれ自身が有毒に作用することがある．興奮毒性のいくつかのモデルでみられる細胞死は，NO 産生阻害薬によって防ぐことができるが，その毒性のメカニズムは明らかではない．

　NMDA 受容体の活性化を阻害し，興奮毒性を抑制する薬物の開発が試みられている．残念なことに，その薬物の多くはフェンシクリジン結合部位に結合するため副作用を伴い，偏執症や妄想のような不快な心理的効果を与える．

◉ γ-アミノ酪酸（GABA）

GABA はグルタミン酸脱炭酸酵素によってグルタミン酸から合成される

　GABA（図 26.7）は脳における主要な抑制性伝達物質である．2つの既知の GABA 受容体が存在する．$GABA_A$ 受容体はイオンチャネル型であり，$GABA_B$ 受容体は代謝調節型である．$GABA_A$ 受容体はいくつかの遺伝子ファミリーから生じる5つのサブユニットからなり，結合親和性の異なる非常に多種類の受容体を形成することが可能である．この受容体はいくつかの有用な治療薬の標的である．ベンゾジアゼピン系化合物 benzodiazepine は，$GABA_A$ 受容体に結合し，内在性の GABA に対する応答の増強を引きおこすので，これらの薬物は不安を軽減し，筋肉の弛緩を引きおこすこともある．バルビツール酸系化合物 barbiturate も GABA 受容体に結合し，GABA の

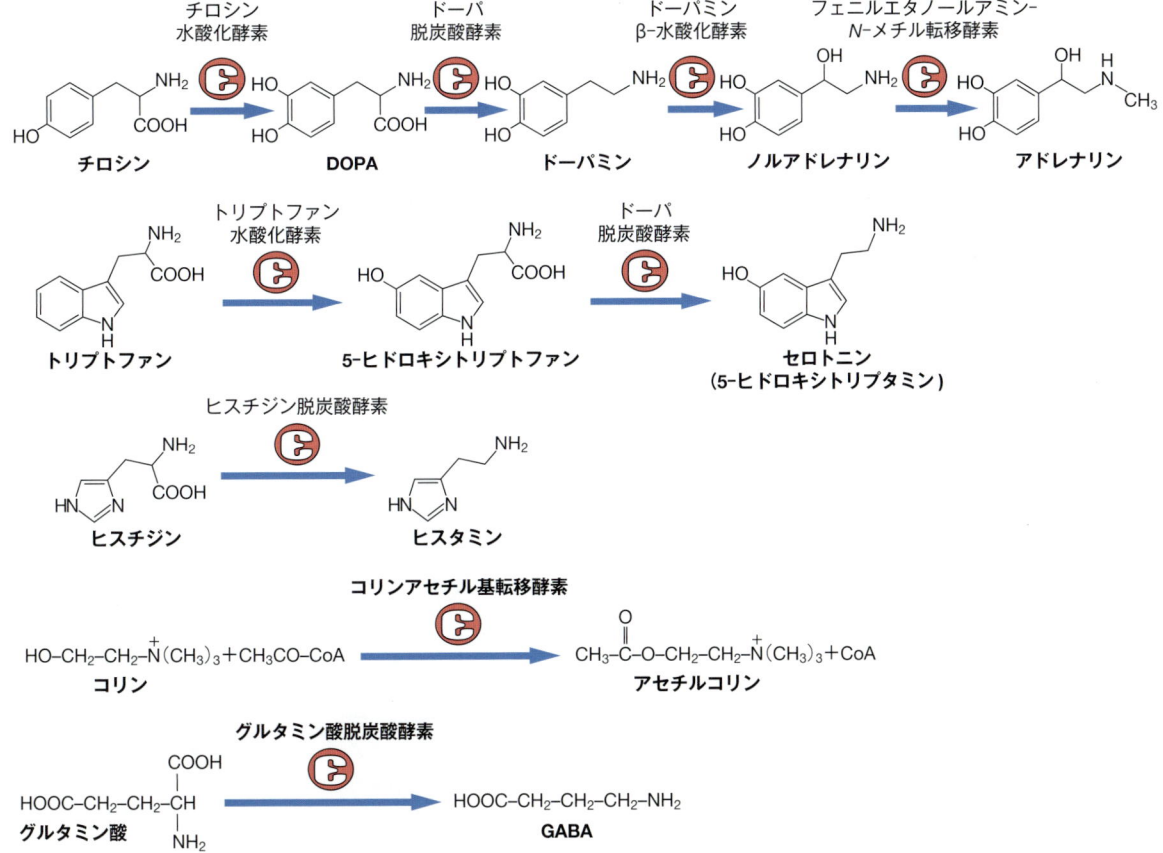

図 26.7　神経伝達物質の合成経路とその前駆体
アミノ酸のチロシンはドーパミン，ノルアドレナリンおよびアドレナリンの前駆体である．トリプトファンはセロトニン（5-ヒドロキシトリプタミン）の前駆体であり，ヒスタミンはアミノ酸のヒスチジンに由来する．アミノアルコールであるコリンはアセチルコリンの前駆体であり，ありふれたアミノ酸であるグルタミン酸は GABA の前駆体である．ドーパ脱炭酸酵素は L-芳香族アミノ酸脱炭酸酵素（AADC）としても知られていることに注意すること．

非存在下で受容体を直接活性化する．内因性のリガンドである GABA に依存しないため，過剰量で有毒な副作用をいっそう引きおこしやすい．

◆ グリシン

　グリシン glycine は主に脊髄の抑制性介在ニューロンにみられ，運動神経のなかで脊髄を下降し骨格筋を刺激するインパルスを遮断する．運動ニューロン上の**グリシン受容体 glycine receptor** はイオンチャネル型であり，ストリキニーネにより阻害される．したがって，ストリキニーネは抑制的制御なしに運動インパルスを通過させるため，それが原因でこの毒素は過剰刺激による硬直や痙攣をおこす．

◆ カテコールアミン

　ノルアドレナリン，アドレナリン，ドーパミンはカテコールアミンとして知られ，それらはすべて，アミノ酸のチロシンから生じる（**図 26.7**）．セロトニンのようなアミノ基をもつ他の化合物と同じように，**生体アミン biogenic amine** としても知られている．末端に単一の放出領域をもつ通常の神経とは異なり，カテコールアミンを放出する神経は，その代わりに軸索に沿って結節状構造をもっている．伝達物質はその結節状構造から放出され，受容体と出合うまで細胞外空間を拡散する．これにより組織の広い空間に影響を及ぼすことが可能となり，このような化合物は気分や覚醒など脳全体の機能を広く調節すると考えられている．

◉ ノルアドレナリンとアドレナリン
ノルアドレナリンは，交感神経系の主要な伝達物質である

　交感神経は脊髄から出て，脊髄の近くに位置する神経節に達し，そこから節後神経が標的組織へと走行する．ノルアドレナリン（**図 26.1** および **26.7**）は，これら節後神経における伝達物質であり，一方，中間の神経節での伝達物質はアセチルコリン（ACh）である．これらの神経の刺激は，"闘争や逃走" の反応時にみられる特徴である心拍数の増加，発汗，皮膚の血管収縮および気管支拡張などのさまざまな刺激応答に関与する．

　ノルアドレナリンをもつ神経細胞は中枢神経系にも存在し，大部分は脳幹にある（**図 26.8**）．それらの軸索は皮質全体の広いネットワークに及んでおり，覚醒や注意力といった脳全体の状態に影響を与える．**アンフェタミン amphetamine** はカテコールアミンと化学的に類似しているため，刺激性の効果を引きおこす．

アドレナリンは副腎髄質で合成され，その産生は交感神経の節前神経と類似しているアセチルコリン含有神経の影響を受ける

　アドレナリンは心臓や肺に対しノルアドレナリンよりも強い作用があり，皮膚から骨格筋へと血流の向きを変える．また，肝臓におけるグリコーゲン代謝を活性化する重要な効果をもっている．アドレナリンに応答して，筋肉へのグルコース供給の追加が急激におこり，心臓と肺がより激しく活動して酸素を循環系に送り出す．これらにより身体は，逃走もしくは防御のための準備ができる（**第 31 章**）．しかし，アドレナリンは生命にとっては必須のものではない．なぜなら，副腎髄質を除去しても

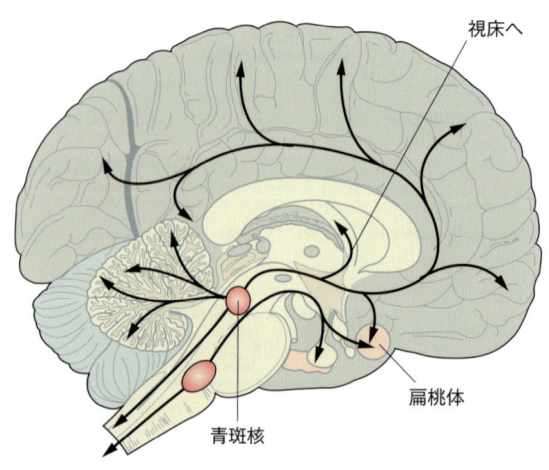

図 26.8　中枢神経系（CNS）におけるノルアドレナリン神経細胞
ノルアドレナリン神経細胞は脳幹の青斑核から皮質全体に投射している．

臨床症例
重度の頭痛と高血圧の男性

　50歳の男性が何年もうつ病に苦しんでいた．彼はモノアミンオキシダーゼ（MAO）A型とB型の阻害薬であるトラニルシプロミンによる治療を受けていた．彼は重度の拍動性の頭痛を発症し，血圧は200/110 mmHgであった．彼が前日の夕方カクテルパーティーに参加して，チーズスナックや赤ワインを数杯飲んだことが，日頃と異なる唯一の出来事であった．

解説

　その患者は，食べたものと処方された薬剤，すなわちモノアミンオキシダーゼ（MAO）阻害薬との相互作用によって引きおこされる高血圧緊急症を発症していた．この薬剤はカテコールアミンを代謝する主要な酵素を阻害する．チーズ，ニシンの塩漬け，赤ワインなどのいくつかの食物はチラミンと呼ばれるアミンを含んでいる．それは天然のアミン神経伝達物質と構造が類似しており，MAOによって分解される．もし，この酵素が機能しなければ，チラミンの濃度が上昇し，神経伝達物質として作用しはじめる．これが，この患者の場合と同様に高血圧緊急症を引きおこすことになる．

重篤な結果をもたらすことがないからである．
　ノルアドレナリンとアドレナリンに対する受容体は，アドレナリン受容体と呼ばれる．それらは薬理学的性質に基づき，αとβ受容体のクラスとさらにサブクラスに分類される．アドレナリンはすべてのクラスの受容体に結合するが，ノルアドレナリンはα受容体に対する特異性がより高い．アテノロールのようなβ遮断薬β-blockerは，心臓に対するカテコールアミンの刺激作用に拮抗するため，虚血性心臓疾患 ischemic heart diseaseにおける高血圧 hypertensionや胸痛（狭心症）の治療に用いる．非特異的なα遮断薬α-blockerは使用が限定されるが，プラゾシンのようなα_1受容体により特異性の高い遮断薬や，クロニジンのようなα_2遮断薬は高血圧の治療に使用することがある．β受容体の特定のサブクラスは限られた組織に存在する．例えば，β_2受容体は肺に存在する．そしてサルブタモール salbutamolのようなβ_2受容体作動薬（アゴニスト）β_2-receptor agonistは，心臓のβ_1受容体を刺激することなく喘息における気管支を拡張させるために用いる．

　ノルアドレナリンは高親和性輸送体によって細胞のなかに取り込まれ，モノアミンオキシダーゼ monoamine oxidase（MAO）によって異化される．カテコール O-メチル転移酵素（COMT）によってさらに酸化やメチル化を受け，その生成物はメタネフリンやバニリルマンデル酸（4-ヒドロキシ-3-メトキシマンデル酸）（図26.9）になる．尿中のこれらの測定値は，副腎髄質の機能の指標となる．その値は副腎髄質の腫瘍である褐色細胞腫の患者で特に増加する．この腫瘍が産生するカテコールアミンの血管収縮作用のために，患者は高血圧を示す．

◉ ドーパミン

ドーパミンはノルアドレナリンの合成中間体であり，また神経伝達物質でもある

　ドーパミンは神経における主要な伝達物質であり，大脳の基底核の神経核を相互接続し，随意運動を制御する

理解を深めるために
アミン神経伝達物質の欠乏が原因となる病気：うつ病と抗うつ薬の作用

　モノアミンオキシダーゼ（MAO）阻害薬 monoamine oxidase（MAO）inhibitorはカテコールアミンとセロトニンの異化作用を妨げる．したがって，MAO阻害薬はシナプスにおけるカテコールアミンやセロトニンの濃度を上昇させ，神経伝達物質としての作用を増強する．この特性を有する化合物が抗うつ薬 antidepressantである．カテコールアミンを枯渇させる抗高血圧薬のレセルピンはうつ病を引きおこすので，もはや使用されていない．この発見は"うつ病のアミン理論"のもととなった．その理論では，うつ病は中枢のシナプスにおけるアミン神経伝達物質の相対的な欠乏によって引きおこされ，アミンの濃度を増加させる薬物がその症状を改善すると予想している．

　この理論を支持するように，三環系抗うつ薬はノルアドレナリンとセロトニンの両方が神経細胞のなかへと取り込まれるのを阻害し，その結果シナプス間隙におけるアミン濃度を増加させる．フルオキセチン（プロザック）のような選択的セロトニン再取り込み阻害薬 selective serotonin reuptake inhibitor（SSRI）も非常に有効な抗うつ薬である．しかし，治療開始後数日間はうつの症状の改善がみられないので，シナプス間隙におけるアミンの急激な増加だけでは十分ではなく，神経伝達物質の濃度とその受容体が長期にわたって適応することが少なくとも同程度に重要と考えられる．

　うつ病におけるこのモノアミンの役割は間違いなく単純化しすぎである．したがって，コカインも効果的な再取り込み阻害薬であるが，抗うつ薬ではない．また，アンフェタミンは再取り込みを阻害し，神経終末からのカテコールアミンの放出を引きおこすが，うつ状態の軽減よりもむしろ躁病を引きおこす．

図 26.9　カテコールアミンの異化

カテコールアミンは，モノアミンオキシダーゼ(MAO)によるアミノ基の酸化，およびカテコール *O*-メチル転移酵素(COMT)によるメチル化を受けて分解される．図に示された経路はノルアドレナリンに対するものであるが，アドレナリン，ドーパミン，セロトニンの経路も類似している．

臨床症例
重篤な高血圧を示す 56 歳女性：褐色細胞腫

　56 歳の女性が重篤な高血圧を呈していた．彼女は，発汗，頭痛，動悸の発作に悩まされていた．彼女の高血圧は，アンジオテンシン変換酵素阻害薬や利尿薬による治療に反応性を示さなかった．尿試料を採取し，カテコールアミンと代謝物を測定した．ノルアドレナリンの排泄速度は 1,500 nmol/24 h(253 mg/24 h)〔基準範囲：< 900 nmol/24 h(< 152 mg/24 h)〕，アドレナリンの排泄速度は 620 nmol/24 h(113 mg/24 h)〔基準範囲：< 230 nmol/24 h(< 42 mg/24 h)〕，またバニリルマンデル酸は 60 mmol/24 h(11.9 mg/24 h)〔基準範囲：< 35.5 mmol/24 h(< 7.0 mg/24 h)〕であった．

解説

　患者は，カテコールアミンを分泌する副腎髄質の腫瘍である褐色細胞腫を患っていた．この腫瘍からノルアドレナリンとアドレナリンの両方が分泌されている可能性がある．ノルアドレナリンは血管平滑筋上の α_1-アドレナリン受容体を活性化することにより高血圧を引きおこす．またアドレナリンは心筋上の β_1 アドレナリン受容体を活性化することにより心拍数を上昇させる．高血圧は発作性で重度である可能性があり，脳卒中や心不全を引きおこすことがある．

　褐色細胞腫は血漿あるいは尿中のカテコールアミン，あるいは尿中のメタネフリンやバニリルマンデル酸などの代謝物を測定することにより診断する．通常，核磁気共鳴(NMR)やコンピューター断層撮影法(CT)などの放射線技法を用いて腫瘍の部位を特定する．

　この病態は高血圧の原因のなかで約 1%しか占めないまれなものであるが，状態が危険であり，また外科的治療に適しているので覚えておくことは重要である．

臨床症例
チロシン水酸化酵素と L-芳香族アミノ酸脱炭酸酵素(AADC)の欠損症：生体アミン代謝障害の遺伝的原因

　チロシン水酸化酵素はドーパミンの生合成の第 1 段階を触媒するため，この酵素活性に影響を与える遺伝的疾患は脳におけるドーパミンの欠乏をもたらす．多くの臨床上の表現型(臨床像)が知られており，進行性歩行障害や若年性 Parkinson 病を含む．チロシン水酸化酵素欠損症の治療には，L-DOPA を投与する．血中において，L-DOPA の脱炭酸〔L-芳香族アミノ酸脱炭酸酵素(AADC)〕によりドーパミンができること(図 26.7)を防ぐために，阻害薬(脳の AADC の活性には影響を与えない)を L-ドーパと同時に投与する．そのような阻害は血液脳関門を通過する L-ドーパの輸送を最適化する．脳内では，AADC が L-ドーパをドーパミンに変換し，効率よく神経に作用することができる．

　AADC は L-ドーパからドーパミンへの変換および 5-ヒドロキシトリプトファンからセロトニンへの変換を触媒する(図 26.7)．したがって，この酵素の活性に影響を与える先天性代謝異常症は脳におけるドーパミンとセロトニンの欠乏をもたらす．AADC 欠損症の患者は，重度の運動障害，異常な眼球運動および神経性機能障害を含む臨床像をもつ．AADC 欠損症の治療は，残存する AADC 活性により産生されたドーパミンやセロトニンの分解を防ぐこと(すなわち，モノアミンオキシダーゼ阻害薬を使用すること)によって行う．さらに，ドーパミンの効果を"模倣する"ペルゴリドやブロモクリプチンのようなドーパミン作動薬を使用する．

（図 26.10）．これらの神経への障害は，振戦および運動の開始や制御障害を特徴とする Parkinson 病を引きおこす．ドーパミンは，感情反応や記憶に関与する脳の辺縁系に影響を与える経路にも存在する．ドーパミン作動系の欠陥は統合失調症 schizophrenia と関係があり，この疾患を治療するために使用される多くの抗精神病薬がドーパミン受容体に結合することが知られている．

末梢では，ドーパミンは血管拡張を引きおこす．したがって，臨床では腎血流を促進させるために使用し，**腎不全 renal failure** の治療に重要である．ドーパミンの異化反応はノルアドレナリンと同様である．しかし，主要

な代謝物はホモバニリン酸 homovanillic acid（HVA）である．

セロトニン（5-ヒドロキシトリプタミン，5-HT）

5-ヒドロキシトリプタミン（5-HT）とも呼ばれるセロトニンはトリプトファンに由来する

セロトニン生合成は，ドーパミン合成過程と生化学的に類似している．すなわちチロシン水酸化酵素と同じように，トリプトファン水酸化酵素は，補酵素としてテトラヒドロビオプテリンを必要とする（**理解を深めるために：ポストゲノム時代**参照）．さらに，5-ヒドロキシト

臨床症例
ドーパミン輸送体の活性消失はドーパミン欠損状態を示唆する臨床像をもたらす

シナプス間隙に放出されたドーパミンはドーパミン輸送体 dopamine transporter（DAT：SLC6A3）を介してシナプス前神経細胞に取り込まれ，そこで再利用される．現在では DAT に影響を与える常染色体潜性変異が知られている．この変異は，神経細胞内のドーパミンを欠乏させ，細胞外で神経伝達物質としてはたらくドーパミンの量を顕著に増加させる．この過剰なドーパミンは，非神経細胞性モノアミンオキシダーゼとカテコール O-メチル転移酵素によってホモバニリン酸（HVA）に代謝される．脳脊髄液（CSF）での HVA 濃度の顕著な増加は，DAT 欠損症の強力な指標となる．血清中のプロラクチンもこの疾患で上昇する可能性がある．臨床的に，DAT に変異を有する患者は，眼球運動障害や錐体路徴候を合併する Parkinson 病様ジストニアを呈する．現在のところ適切な治療法がない．

臨床検査
血清ホルモン濃度は中枢神経伝達物質の欠乏を暗示することがある：プロラクチンとドーパミン

視床下部のドーパミンは，下垂体からのプロラクチンの放出を阻害する．したがって，中枢性ドーパミンの重度の欠乏は血清プロラクチン濃度の上昇を引きおこす．しかし，この現象を末梢のバイオマーカーとして使用する際には，年齢に応じた適切な基準値を用いる必要がある．例えば，血清プロラクチン濃度は生後 1 年で顕著に減少するからである．中枢性ドーパミン欠乏症のすべての症例で血清プロラクチンが上昇するわけではないが，テトラヒドロビオプテリン代謝の遺伝性疾患やチロシン水酸化酵素や芳香族アミノ酸脱炭酸酵素の欠乏状態においては，上昇することが報告されている．さらに，中枢性ドーパミン欠乏の是正は血清プロラクチン濃度の低下を伴うため，これを測定することにより治療効果をモニターできる．

理解を深めるために
神経伝達物質異常症を招く二次的要因

神経代謝性／神経変性疾患における遺伝子変異の解明が進むにつれて，それらが神経伝達に二次的な悪影響を及ぼすことが明らかになってきた．例えば，ミトコンドリア障害 mitochondrial impairment とその結果生じる脳内 ATP の利用能の低下などである．この場合結果として，ドーパミンなどの神経伝達物質の小胞へのパッキングが制限され，異化が促進される可能性がある．リソソーム機能 lysosomal function の喪失もまた，モノアミン神経伝達物質の代謝を障害することが報告されているが，その詳細なメカニズムはまだわかっていない．しかし，神経細胞のミトコンドリアの再利用（マイトファジー）はリソソーム機能に依存している．したがって，ミトコンドリアの機能もまた損なわれ，神経伝達物質の異化が増加する可能性がある．ミトコンドリア代謝やリ

ソソーム代謝に影響を与える遺伝子変異が，ドーパミン欠乏状態である Parkinson 症と関連していることは特記に値する．

CSF の結果を解釈する際は，評価対象の経路（代謝経路）を阻害する可能性があるため，患者の薬物使用歴を意識することも重要である．例えば（完全なリストではないが），セロトニン再取り込み阻害薬（5-HIAA 低値），モノアミンオキシダーゼ阻害薬（HVA 低値と 5-HIAA 低値），L-ドーパ（3-メチルドーパ高値と 5-MTHF 低値），メトトレキサートおよびトリメトプリム／スルファメトキサゾール（5-MTHF 低値）などである．非典型的な臨床像／病歴を取り扱うときには，乱用薬物も考慮する必要がある．例えば，ヘロインの熱分解物の吸入は可逆性 Parkinson 症や BH4，HVA，5-HIAA が低値となる可能性がある．

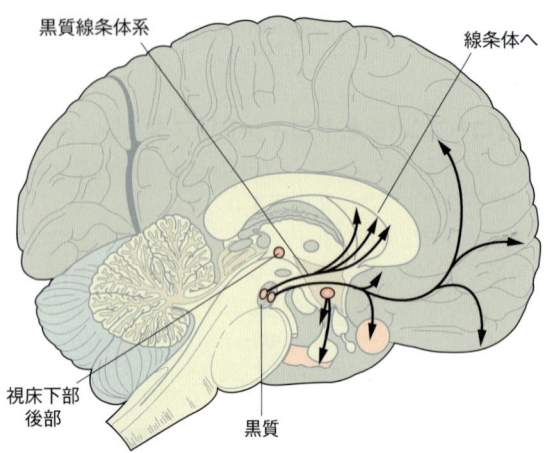

黒質線条体系　線条体へ

視床下部
後部

黒質

図 26.10　黒質線条体路におけるドーパミン

ドーパミンを含む神経は非常に限定された経路を走行する．最も重要な経路の１つである黒質線条体路は，中脳の黒質と皮質の下部にある基底核とを結んでいる．この経路の障害は Parkinson 病を引きおこし，運動の微調節ができなくなる．

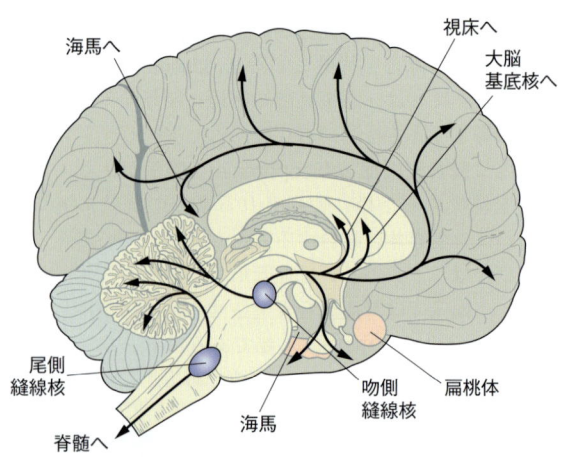

海馬へ　視床へ
大脳
基底核へ

尾側
縫線核

脊髄へ　海馬

吻側
縫線核　扁桃体

図 26.11　中枢神経系（CNS）におけるセロトニン作動性神経

セロトニン含有神経は脳幹上部の網様体の一部である縫線核から生じる．ノルアドレナリンを含む神経と同様，広く投射している．

 理解を深めるために
ポストゲノム時代

　この章で述べた神経伝達の欠損のほとんどは，代謝酵素やその補酵素の欠損について述べたものである．しかし，最近の全ゲノム配列解析の進歩により，代謝合成経路に直接関与しないが，神経伝達物質の代謝にも影響を与える付属タンパク質の欠損が発見されはじめている．そのような遺伝子の例としては，補酵素テトラヒドロビオプテリンに対するシャペロンタンパク質をコードする *DNAJC12* や神経細胞内の小胞（したがって神経伝達物質）の輸送に関与するタンパク質をコードする *DNAJC6* などがある．

リプトファンはドーパ脱炭酸酵素（芳香族アミノ酸脱炭酸酵素としても知られる．**図 26.7**）によってセロトニンに変換される．

　セロトニン作動性神経細胞は上部脳幹の縫線核に集中しているが（**図 26.11**），大脳皮質や脊髄へ投射している．それらは，被験者が眠っているときよりも目覚めているときのほうが活動的であり，またセロトニンは脊髄における運動神経細胞の応答性の制御にもかかわる．さらに，セロトニンは摂食，性行動，体温制御などのいわゆる自律神経行動に関係している．

🟢 アセチルコリン

アセチルコリン（ACh）は自律神経系の副交感神経と交感神経節の伝達物質である（図 26.1）

　副交感神経系は，心拍数の低下，気管支収縮，腸平滑筋の刺激といった作用を及ぼし，交感神経系の刺激はお

むね反対の作用を引きおこす．ACh は，運動神経と骨格筋細胞が接触している神経筋接合部でも作用し，筋肉収縮を引きおこす．このような役割とは別に，この伝達物質をもつ神経細胞は脳内にも存在しているので，ACh は学習や記憶にも関与している可能性がある．

　ACh はコリンからコリンアセチル基転移酵素によって合成される（**図 26.7**）．ACh がシナプス間隙に放出されたのち，アセチルコリンエステラーゼによって大部分が分解される．残りは，アミンと同様の輸送体によって神経細胞に戻される．

　アセチルコリン受容体には主に**ニコチン性 nicotinic** と**ムスカリン性 muscarinic** の２種類がある（**第 39 章および図 39.3**）

　いずれの受容体とも ACh に応答するが，関連する作動薬と遮断薬によって区別することができる．両受容体は構造的にまったく異なりまた作用機序も異なる．

- **ニコチン性受容体 nicotinic receptor はイオンチャネル型である**．これらの受容体はニコチンを結合し，神経節や神経筋接合部に存在する．ACh あるいはニコチンが結合すると孔が開口し，Na^+ と K^+ の両方が通過する．リガンドはチャネルに直接作用するため，作用は早くあらわれる．

- **真菌毒素のムスカリンに応答するムスカリン性受容体 muscarinic receptor は代謝調節型である**．ムスカリン性受容体はニコチン性受容体に比べて脳に広範に存在し，副交感神経が支配する平滑筋や腺にみられる主要な受容体でもある．**アトロピン atropine** はこの受容体を特異的に阻害する．いくつかの異なるムスカリン性受容体が存在し，それらの組織分布やシグナル伝達経路は異なっている．その分子種と特異的な機能の関連についてはまだよくわかっていない．

臨床的には，アセチルコリンエステラーゼ阻害薬と同

じように，ACh 作動薬は眼内圧が高い眼の病気である**緑内障** glaucoma の治療に用いられ，眼を調節する筋肉の緊張を高めることによって効果を発揮する．それらは手術後の小腸機能を刺激するためにも使用される．一方，**有機リン系殺虫剤** organophosphate insecticide や

神経ガス nerve gas によってアセチルコリンエステラーゼが阻害された場合，その結果生じる過剰な ACh によって中毒症候群が引きおこされる．下痢，数種の腺の分泌活性の増加および気管支収縮といった症状を示す場合がある．この一連の症状は，アトロピンによって中和する

理解を深めるために
ドーパミンとセロトニン受容体

　ドーパミンとセロトニンに対する複数の受容体が単離されている．クローン化されたすべての受容体が機能的であることが示されているわけではないが，薬剤開発の観点からその妥当性は明らかである．場合によっては，特定の受容体に特化した処置が治療に用いられる可能性がある．

　既知のドーパミン受容体が 5 種類存在し，2 つのグループに分類される（D_1 様の D_1 と D_5，および D_2 様の D_2，D_3 と D_4）．これらはシグナル伝達経路が異なっている．D_1 受容体は cAMP の産生を増加させるが，D_2 受容体は cAMP の産生を阻害する．フェノチアジンやハロペリドールのような抗精神病薬は D_2 受容体を阻害する傾向があることから，過剰なドーパミン活性が統合失調症の症状を引きおこすのに重要であることを示唆している．

　D_2 受容体は大脳基底核を相互に連結する神経の主要な受容体である．この神経の破壊が **Parkinson 病** Parkinson's disease を引きおこすことが知られているので，D_2 受容体を阻害する抗精神病薬が異常な動きを引きおこす副作用をもつ傾向があることは驚くべきことではない．薬剤のなかには複数の別の受容体にも結合するものがあるが，クロザピンのような D_4 受容体に優先的に結合する薬剤は，そのような副作用がないと思われる．

　分子生物学的な手法を用いて十数種以上の**セロトニン（5-HT）受容体** serotonin（5-HT）receptor が単離されて

いる．それらは薬理学的性質や構造に基づきクラスやサブクラスに分類されている．$5\text{-}HT_3$ 受容体はイオンチャネル型であり，腸管神経系において速いシグナル伝達を行うが，多くは代謝調節型である．$5\text{-}HT_{1A}$ 受容体は多くのシナプス前神経細胞に存在し，5-HT の放出を阻害する自己受容体として作用する．

　一般に，脳内の 5-HT 濃度の上昇は**不安** anxiety を増加させ，一方その濃度を減少させることは症状の治療に役立つ．抗うつ剤ブスピロンは $5\text{-}HT_{1A}$ 受容体の作動薬として作用し，おそらく 5-HT の産生を減少させる．クロザピンは D_4 ドーパミン受容体への効果に加えて，$5\text{-}HT_{2A}$ 受容体に強く結合する．統合失調症の治療に使用する副作用の少ない薬としては，$5\text{-}HT_{2A}$ に対する拮抗作用が強く D_2 受容体への結合活性が弱い性質をあわせもつことが望ましい．$5\text{-}HT_3$ 遮断薬オンダンセトロンは制吐薬であり，化学療法中の嘔吐を防ぐために広く使用されている．片頭痛は $5\text{-}HT_{1D}$ 作動薬であるスマトリプタンを用いて治療することができる．

　5-HT が脳機能調節において中心的役割を担い，関連する受容体が膨大な数に及ぶことは，特定の疾患を治療するために，それに合わせて多数の薬剤をつくることができる可能性を示唆している．一方で，神経系の機能の薬理学的操作については，おそらくまだ始まったばかりであることも示唆している．

臨床症例
顔面紅潮と下痢の発作に苦しむ 60 歳男性：カルチノイド症候群

　60 歳の男性が心拍数の増加を伴う顔面紅潮の発作を訴えた．彼は厄介な下痢や腹部の痛みもあり，体重が減少していた．この症状から，腫瘍からのセロトニンや他の代謝活性化物質の過剰分泌によって引きおこされるカルチノイド症候群とする診断が考えられた．確認のために尿を採取し，5-HT の主要な代謝産物である **5-ヒドロキシインドール酢酸** 5-hydroxyindoleacetic acid（5-HIAA）を測定したところ，その濃度は 120 mmol/24 h（23 mg/h）であった（基準範囲：10 ～ 52 mmol/24 h，3 ～ 14 mg/24 h）．

解説

　患者は，通常は回腸に存在する腸クロム親和性細胞由来の腫瘍の肝転移によって引きおこされるカルチノイド症候群を発症していた．これらの細胞は，副腎髄質に存在しカテコールアミンを産生するクロム親和性細胞の仲間であり，トリプトファンをセロトニン（5-HT）に変換する．セロトニンはそれ自身が下痢を引きおこすと考えられているが，顔面紅潮発作にはヒスタミンやブラジキニンなどの他のメディエーターがより重要かもしれない．尿中の 5-HIAA 濃度の測定は診断に有用な検査であり，腫瘍の治療がどの程度の効果を上げているかをモニターするために行われる．

理解を深めるために
酸化ストレスとその神経伝達への影響

アスコルビン酸 (ビタミン C) はドーパミンをノルアドレナリンに変換する酵素であるドーパミン β 水酸化酵素の補酵素である. この酵素やアスコルビン酸の欠乏は, 十分なノルアドレナリンが産生されないため, 起立性低血圧を引きおこすことがある.

アスコルビン酸は酸化ストレスから分子を保護する生体の抗酸化剤でもある. 酸化ストレスは, Parkinson 病, Alzheimer (アルツハイマー) 病, 外傷性脳損傷など多くの神経疾患の病因に関与している. 酸化ストレスは, 特にパーキンソン病に関してドーパミン作動性神経伝達に対する二次的影響にも関連している.

脳脊髄液中のアスコルビン酸の欠乏は, 脳に鉄が蓄積する脳表ヘモジデリン沈着症の患者において報告されている. アスコルビン酸の欠乏は, くも膜下腔に酸化鉄が慢性的に長期間蓄積し, それがアスコルビン酸の酸化と消失を引きおこすことに起因すると考えられている. このアスコルビン酸の消失と酸化ストレスの増大により, テトラヒドロビオプテリンや 5-メチルテトラヒドロ葉酸の欠乏もまた引きおこされることがある (すなわち, これら分子が酸化的異化を受けやすくなるため).

臨床症例
まれに複視と発声異常のある女性：重症筋無力症

35 歳の女性が, 眼を開けた状態でいるのが困難なことに気づいた. 彼女は, 声が不明瞭で鼻声のときには複視の状態となり, また嚥下障害があった. 彼女の担当医は, 神経筋伝導の異常によっておこる病気である筋無力症を疑った. 血清中の抗アセチルコリン受容体抗体 antiacetylcholine receptor antibody の力価を測定したところ, 上昇していることが判明した.

解説

患者は重症筋無力症に罹患していた. この病気は随意筋の脆弱性としてあらわれ, アセチルコリンエステラーゼ阻害薬による治療で是正される. この疾患は, ニコチン性アセチルコリン受容体に対する自己抗体によって引きおこされ, 自己抗体は血清中を循環している. この自己抗体が原因で, 神経インパルスの筋肉への伝達効率が通常よりはるかに悪い.

アセチルコリンエステラーゼを阻害する薬物は, シナプス間隙におけるアセチルコリンの濃度を増加させ, 受容体数の減少を補う. 診断のための検査として, エドロホニウムによる神経-筋伝導の改善の有無を調べることは可能だが, いくつかの点で注意が必要である. この疾患の治療には, ピリドスチグミンのような長時間作用するアセチルコリンエステラーゼ阻害薬が使用されるが, たいていの場合コルチコステロイドが有効である.

ことができる. しかし, より長期の治療には, 酵素から殺虫剤を除去することができるプラリドキシムのような薬剤を使用する.

一酸化窒素ガス

自律神経および腸管神経では, テトラヒドロビオプテリン依存性一酸化窒素合成酵素によって一酸化窒素が合成される

一酸化窒素 (NO) は血管と腸の平滑筋の弛緩, およびミトコンドリアのエネルギー産生の制御を含む多くの生理的機能をもつ. さらに, 脳内では NO は記憶形成にもかかわることがある. しかし過剰に産生された NO は, Parkinson 病や Alzheimer 病における神経変性過程に関係すると考えられている. 過剰の NO が神経細胞死を引きおこす正確なメカニズムはわかっていないが, ミトコンドリアの電子伝達系への不可逆的な障害が重要な要因であることを示す証拠が相次いでいる.

NO は小胞に貯蔵されず細胞外空間に直接放出される

したがって, 厳密には NO は, 神経伝達物質として分類されるべき現在の基準のすべてを満たしているわけではない. NO 自体は細胞間を比較的容易に拡散し, グアニル酸シクラーゼのヘム基に直接結合して活性化し, サイクリックグアノシン 3′,5′-一リン酸 cyclic guanosine monophosphate (cGMP) を産生させる.

その他の低分子性神経伝達物質

ATP とそれに由来する他のプリン塩基含有分子は神経伝達物質の機能をもつことが知られている

ATP は, ノルアドレナリンとともに交感神経のシナプス小胞に存在し, 平滑筋の速い興奮性電位に関与している. アデノシン受容体 adenosine receptors は脳や血管組織に広く分布している. 中枢神経系ではアデノシンは主に抑制性にはたらくため, カフェイン caffeine の刺激効果はアデノシン受容体を阻害することで発揮されると考えられている.

臨床症例
ピリドキサールリン酸の欠乏：新生児てんかんの原因

ピリドキサールリン酸 pyridoxal phosphate（PLP）はビタミンB_6（第11章）の生物学的活性化体であり，各種のアミノ基転移酵素に加えて，L-芳香族アミノ酸脱炭酸酵素（AADC），トレオニン脱水酵素，グリシン開裂系などの100以上の酵素の補酵素として利用されている．人体ではビタミンB_6は，PLPの前駆体である多くのビタマー（ビタミン誘導体）として存在している．PLPの形成における主要な酵素はピリドキシン（およびピリドキサミン）-5'-リン酸酸化酵素（PNPO）である．この酵素は前駆体であるピリドキシンリン酸やピリドキサミンリン酸からPLPへの変換を触媒する．PNPOの欠乏は，利用可能なPLPの量を低下させ，欠乏症となった新生児期の患者は重度のてんかんを含む臨床像を示す．脳脊髄液（CSF）の生化学的解析によって，トレオニンやグリシンの上昇と，AADC活性に異常が認められる．さらに，CSF中のPLP濃度が減少する．特に効果的な治療法はPLPの投与である．

神経におけるヒスタミンの研究は，肥満細胞に存在する大量のヒスタミンによって複雑になっている

ヒスタミン histamine は主に視床にある少数の神経細胞に見いだされるが，それらの投射は脳全体に広く及んでいる．ヒスタミンは，下垂体ホルモンの放出，覚醒および食物摂取を調節することが示されている．肥満細胞からのヒスタミン放出によって引きおこされる**アレルギー** allergy を制御するために設計された**抗ヒスタミン薬** antihistamine はH_1受容体に結合し，鎮静作用をもつことから，他の中枢作用も有すると考えられている．胃に存在するヒスタミン受容体はH_2クラスである．したがって，**シメチジン** cimetidine および**ラニチジン** ranitidine のような消化性潰瘍を治療するために用いられるヒスタミンH_2受容体拮抗薬は，アレルギーには効果がない．

ペプチド

多くのペプチドが神経伝達物質として作用する

記載されているすべてのペプチドが本当に真の神経伝達物質かどうかは疑問である．それにもかかわらず，50以上の小さなペプチドが神経機能に影響を与えることが示されている．既知のすべてのペプチド受容体は代謝調節型で，Gタンパク質（第25章）に共役しており，比較的ゆっくり作用する．特異的な取り込み経路や分解酵素はなく，単純拡散によって濃度が減少した後，細胞外液中に多数存在するペプチド分解酵素によって切断されるのが主な消去経路である．そのため，ペプチドは最終的に分解される前に多くの神経細胞に影響を与えることが可能である．

血管作動性腸管ペプチド vasoactive intestinal peptide（VIP）は，腸管神経系を通して小腸の機能に影響を与える多くのペプチドのなかの1つである．VIPは，最初は血流や体液分泌に影響を与える腸ホルモンとされていたが，今では平滑筋収縮を阻害する重要な腸管神経ペプチドの1つとして知られている．また，VIPはいくつかの分泌腺において血管拡張を引きおこし，AChによる刺激を増強する．

多くの神経ペプチドは多重遺伝子ファミリーに属する

オピオイドペプチド opioid peptide とオピオイド受容体は多重遺伝子ファミリーのよい例である．それらはモルヒネやコカインのようなアヘン鎮痛薬の受容体に対する内在性リガンドである．痛みの制御機構は複雑であり，オピオイドペプチドとその受容体は脊髄や脳に見いだされる．これらのペプチドをコードする遺伝子が少なくとも3つ存在し，それぞれが複数の活性分子となる配列を含んでいる．

- **プロオピオメラノコルチン** proopiomelanocortin（POMC）は前駆体ポリペプチドで，オピオイドμ-受容体に結合するβ-エンドルフィンの他に，下垂体ホルモン（第27章）である副腎皮質刺激ホルモン（ACTH）やメラニン細胞刺激ホルモン（MSHs）もその分子内に含む．
- **プロエンケファリンA** proenkephalin A 前駆体ポリペプチドは，C末端がメチオニンのメチオニンエンケファリンとロイシンのロイシンエンケファリンの配列を含み，これらはいずれもδ-受容体に結合し，脳や脊髄の局所において痛みの制御に関与する．
- **プロダイノルフィン** prodynorphin 前駆体ポリペプチドは，κ-クラスの受容体に結合するダイノルフィンやその他いくつかのペプチドに対応する配列を含む．

オピオイドは脳の快楽経路に影響を与えることで，その陶酔効果を発揮する．またオピオイドには呼吸抑制などの副作用があることから，その使用が制限されている．過剰では，目の筋肉を収縮させる結果，縮瞳を引きおこす．**エンドルフィン** endorphin は激しい運動の後に放出されることが知られており，いわゆる**ランナーズハイ** jogger's high をもたらす．特定のオピオイド受容体や神経オピオイド経路に対する知識が増えることで，より副作用や乱用の少ない鎮痛薬の開発が可能になることが期待される．

サブスタンスP substance P は，多重遺伝子ファミリーのもう1つの例であるタキキニンファミリーのメンバーである．サブスタンスPは，感覚神経の求心性線維に存在し，痛みに応答してシグナルを伝達する．また，神経の活動電位によって惹起される，いわゆる神経性炎

症にも関与する．さらに腸における重要な神経伝達物質
である．

神経ペプチドは神経修飾物質として作用する

　ペプチドのなかには真の神経伝達物質として作用する
が，他にも多くの作用をもっているものがある．それら
はたいてい，神経修飾物質として他の伝達物質の作用に
影響を与えるが，単独では作用しない．例えば，血管作
動性腸管ペプチド(VIP)はネコの顎下腺(顎骨の下にあ
る腺)に作用して，血管拡張を引きおこしコリン作動性
物質の作用を増強することによって，ACh による唾液
腺分泌の促進効果を増強する．神経ペプチド Y(NPY)は
自律神経終末において，シナプス前自己受容体に作用し
てノルアドレナリン放出の阻害を引きおこす．また，
NPY 自身の作用は弱いが，動脈によってはノルアドレ
ナリンの作用を増強する．オピオイドペプチドは神経伝
達物質の放出を調節することもできる．

まとめ

● シナプスでは，神経細胞は神経伝達物質を用いて情報
を伝える．
● 生体アミンのような低分子であろうと，より大きなペ
プチドであろうと，多数の化合物が神経伝達物質とし
て作用する．
● 神経伝達物質は特異的な受容体に作用し，通常それぞ
れの神経伝達物質に対応する受容体は 1 種類以上存在
する．
● 同一の神経にいくつかの神経伝達物質が存在し，複数
の受容体が同定されていることから，神経系で産生さ
れるシグナルには高度な柔軟性と複雑性があると考え
られる．

✎ アクティブラーニング

(1) 一酸化窒素は真の神経伝達物質として定義されるべ
き基準を満たしているか．
(2) 中枢神経系では，セロトニンのような 1 つの神経
伝達物質がどのようにして多様な効果を発揮するこ
とができるのか説明しなさい．
(3) 神経伝達物質がどのようにして興奮性あるいは抑制
性に作用しうるのか説明しなさい．
(4) チロシン水酸化酵素，芳香族アミノ酸脱炭酸酵素，
テトラヒドロビオプテリン代謝に影響を及ぼす先天
性異常をもつ患者の脳においては，どのような神経
伝達物質が欠乏する可能性があるか，それぞれにつ

いて説明しなさい．
(5) ドーパミンとセロトニンの代謝障害に対する診断法
を確立する際に，考慮すべき要素について考察しな
さい．
(6) イオンチャネル型および代謝調節型受容体の概
要を説明しなさい．

参考文献

Aitkenhead H, Heales SJ. Establishment of paediatric age-related reference intervals for serum prolactin to aid in the diagnosis of neurometabolic conditions affecting dopamine metabolism. *Annals of Clinical Biochemistry.* 2013;50:156–158.

Belsten J, Werring DJ, Jones H, Heales S, Pope S. Cerebrospinal fluid folate, ascorbate, and tetrahydrobiopterin deficiency in superficial siderosis: A new potential mechanism of neurological dysfunction? *Journal of the Neurological Sciences.* 2020;414:116856.

Clayton PT. B6-responsive disorders: A model of vitamin dependency. *Journal of Inherited Metabolic Disease.* 2006;29:317–326.

De la Fuente C, Burke D, Eaton S, et al. Inhibition of neuronal mitochondrial complex I or lysosomal glucocerebrosidase is associated with increased dopamine and serotonin turnover. *Neurochemistry International.* 2017 https://doi.org/10.1016/J.neuroint.2017.02.013.

Kurian MA, Zhen J, Meyer E, et al. Clinical and molecular characterisation of hereditary dopamine transporter deficiency syndrome: An observational cohort and experimental study. The. *Lancet. Neurology.* 2011;10:54–56.

Lam AAJ, Hyland K, Heales SJR. Tetrahydrobiopterin availability, nitric oxide metabolism and glutathione status in the hph-1 mouse: Implications for the pathogenesis and treatment of tetrahydrobiopterin deficiency states. *Journal of Inherited Metabolic Disease.* 2007;30:256–262.

Ng J, Papandreou A, Heales SJ, et al. Monoamine neurotransmitter disorders – clinical advances and future perspectives. *Nature Reviews. Neurology.* 2015;11(10):567–584.

van Spronsen FJ, Himmelreich N, Rüfenacht V, Shen N, Vliet DV, Al-Owain M, et al. Heterogeneous clinical spectrum of DNAJC12-deficient hyperphenylalaninemia: from attention deficit to severe dystonia and intellectual disability. *Journal of Medical Genetics.* 2017 Aug 9:jmedgenet-2017–104875.

関連ウェブサイト

AADC Research Trust: http://www.aadcresearch.org Accessed May 2021

Databases of pediatric neurotransmitter disorders (PNDs): http://www.BioPKU.org Accessed May 2021

PND Association, an organization representing children and families who are affected by a pediatric neurotransmitter disease: http://www.pndassoc.org Accessed May 2021

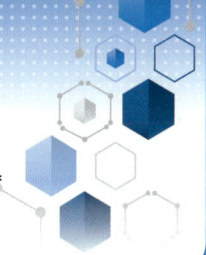

第27章　内分泌の生化学

David Church, Robert Semple, Marek H. Dominiczak*

📖 本章で学ぶこと

本章の到達目標

- ● ホルモンの定義と，内分泌系・傍分泌系・自己分泌系におけるその作用を説明できる．
- ● ホルモンの構造による分類を説明できる．
- ● 視床下部と下垂体の構造と相互制御を説明できる．
- ● 甲状腺ホルモンの生合成・輸送・作用の制御プロセスを説明できる．
- ● グルココルチコイドの合成・作用の調節機構を説明できる．
- ● 性ステロイドホルモンの合成・作用の制御とヒト生殖における役割を説明できる．
- ● 成長ホルモンの直接作用・間接作用を説明できる．
- ● プロラクチンの作用を説明できる．
- ● ホルモンの欠乏症・過剰症の臨床病態を説明できる．
- ● 内分泌機能障害の検査の原理を説明できる．

はじめに

　絶え間なく変化する環境において身体のバランスを維持するには，細胞プロセスの調節が必要である．視床下部は，神経系と内分泌系を統合し，適応過程を仲介する．神経系は，脅威に対する瞬時の反応が求められる，いわゆる"闘争・逃走"反応に際して，反射や運動行動を通じて迅速にはたらく．内分泌系は数秒から数日，あるいは数週間かけて変化をおこし，細胞代謝，成長，性機能などのプロセスを変更する．こうしたメカニズムの調節不全は，身体の恒常性（ホメオスタシス homeostasis）の乱れ，ひいては病気につながる可能性がある．

ホルモン

ホルモンには，内分泌型，傍分泌型，自己分泌系型がある

　ホルモンは，特殊な分泌細胞の産生する化学伝達物質であり，標的細胞の受容体と相互作用してその応答を開始させる．古典的には，**内分泌（エンドクリン）ホルモン** endocrine hormone（コルチゾール，インスリン，プロラクチンなど）は，分泌部位から血液中を離れた標的細胞へ輸送される一方，**傍分泌（パラクリン）ホルモン** paracrine hormone（神経伝達物質や増殖因子など）は分泌部位で局所的に作用する．さらに，ホルモンが合成細胞自身に作用する場合は，**自己分泌（オートクリン）ホルモン** autocrine hormone（活性化リンパ球における IL-2 など）と呼ばれ，自身のホルモン産生に影響を及ぼすことがある．

🔷 ホルモンの分類

構造的には，ホルモンは修飾アミノ酸，ペプチド，（糖）タンパク質，またはステロイドなどである

　ホルモンはその構造により，(1)修飾アミノ酸，(2)ペプチド，(3)糖タンパク質，(4)ステロイドなどに分類される．**修飾アミノ酸** modified amino acid は化学的に最も単純なホルモンの1つである（**表27.1**）．例として，大半が血漿タンパク質〔特にチロキシン結合グロブリン thyroid-binding globulin（TBG）〕に結合して血漿中に存在する**チロキシン** thyroxine（T_4）や，遊離ホルモンとして循環するアドレナリン（エピネフリン）およびノルアドレナリン（ノルエピネフリン）などのカテコールアミンがあげられる．**ペプチドホルモン** peptide hormone は，単純なトリペプチド〔**甲状腺刺激ホルモン放出ホルモン** thyrotropin-releasing hormone（TRH）など〕から複雑な**糖タンパク質** glycoprotein〔**黄体形成ホルモン（LH）**など〕に至るまで，その大きさはさまざまである．小さなペプチドホルモンは，より大きなポリペプチド前駆体，すなわちプロホルモンから合成されることが多く，タンパク質分解酵素による翻訳後切断を受け，生理活性のあるホルモンとして内分泌腺から分泌される．このような例として，インスリンがあげられる．エンドペプチダーゼのタンパク質分解作用によりプロインスリンが切断される結果，インスリンと連結ペプチド（Cペプチド）が生成する（第31章）．多くのアミン様ホルモンやペプチド

＊イギリス・エディンバラ大学臨床科学学部長 Robert Semple 博士，およびイギリス・オックスフォード大学ウェルカム人類遺伝学センターがんゲノム・免疫学グループ David Church 博士による本章オリジナル原稿への貢献に深謝する．

表 27.1　ホルモンの化学的由来

チロシン誘導体	チロキシン(T₄)
	トリヨードチロニン(T₃)
	アドレナリン(エピネフリン)
	ノルアドレナリン(ノルエピネフリン)
ペプチド	甲状腺刺激ホルモン放出ホルモン(TRH)
	副腎皮質刺激ホルモン放出ホルモン(CRH)
	副腎皮質刺激ホルモン(ACTH)
	ゴナドトロピン放出ホルモン(GnRH)
	成長ホルモン放出ホルモン(GHRH)
	グレリン
	成長ホルモン(GH)
	ソマトスタチン
	インスリン
	インスリン様成長因子-1(IGF-1)
	プロラクチン
糖タンパク質	甲状腺刺激ホルモン(TSH)
	卵胞刺激ホルモン(FSH)
	黄体形成ホルモン(LH)
	インヒビン
コレステロール由来のホルモン	コルチゾール
	テストステロン
	アンドロステンジオン
	デヒドロエピアンドロステロン(LH)
	エストラジオール(E₂)
	プロゲステロン
	アルドステロン

ホルモンは，細胞表面の受容体と相互作用して応答細胞には"セカンドメッセンジャー"を生じる．これらのホルモン作用により活性化された後におこるリン酸化反応のカスケードは，酵素活性や遺伝子発現を次々と変化させる（第25章）．**ステロイドホルモン steroid hormone** はコレステロールに由来し，疎水性で，血漿中では主にタンパク質と結合して存在する．結合していない（"遊離の"）ステロイドホルモンが生体内で利用されて，その作用を発揮する（**第14章**および**第40章**）．ステロイドホルモンの総濃度は，経口避妊薬を服用中の患者のコルチゾールに認められるように，キャリアタンパク質量の変化による影響を受ける．ステロイドホルモンは，受動拡散により細胞の脂質二重層を通過した後，細胞内受容体と相互作用する．新規ホルモンの探索は続いており，アミノ酸配列の相同性から受容体と同定されているもののリガンドが不明な，未発見のホルモンに対する受容体が

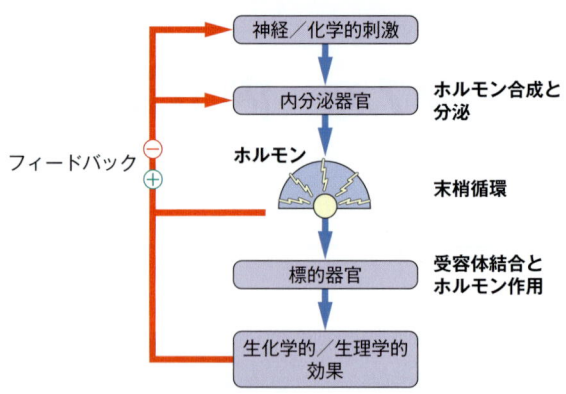

図 27.1　基本的な内分泌過程
ホルモン作用のフィードバック制御は自己制御の典型的な例であり，フィードバックループは内分泌系のさまざまな段階で作動する可能性がある．

数多く存在すると推定されている．こうした推定上の受容体をコードする遺伝子は，医薬研究のための潜在的な薬物標的の探索の対象となっている．

● ホルモン作用の原理

　内分泌系は，（1）刺激に応答したホルモンの分泌，（2）標的組織へのホルモンの輸送，（3）ホルモンによる細胞受容体の刺激，（4）ホルモン分泌のフィードバック制御（**図27.1**），（5）ホルモンのクリアランス，といった中核となる一般特性を示す．

● ホルモン産生の調節

ホルモン系は通常，フィードバック機構により制御されている

　負のフィードバック negative feedback とは，ホルモン自体，あるいはホルモンの作用に対する応答として生じるホルモン産生の抑制を指し，恒常性維持機構における最も一般的なフィードバック形式である．その例として，視床下部および下垂体に対する**チロキシン thyroxine（T₄）** と**トリヨードチロニン triiodothyronine（T₃）** の作用があげられる．負のフィードバック機構は産生細胞に対する外的な影響なしには存在しない．もし外的影響がなければ，ホルモン産生は一定のままになるだろう．実際，多くの内分泌器官，特に視床下部の制御下にある器官は，神経細胞からの入力信号の影響を受けて律動性を示す．**正のフィードバック positive feedback** とは，ホルモン自体，またはホルモンの作用に対する応答として，ホルモン産生が促進されることを指す．これはまれであり，女性の月経周期における黄体形成ホルモン（LH）の分泌がその例で，排卵前にホルモン濃度が急速に上昇する．

ホルモンの分解とクリアランス

ホルモンの不活化はホメオスタシスの制御装置としてのホルモンの機能に重要である

　ホルモン分泌の減少は血漿中濃度を低下させる機序の1つではあるが，ホルモンが循環から十分に排除されるまでは作用が持続する可能性がある．ホルモンの分解は，血液中，肝臓や腎臓などの臓器，あるいは受容体を介した内在化後の標的組織自体でおこる．ホルモンのクリアランスは，数分（インスリンの場合）から数時間（グルココルチコイドの場合），さらには数日（チロキシンの場合）と実にさまざまである．クリアランスはまた，肝疾患で観察されるインスリンクリアランスの遅延のように，疾患の状態によっても変化しうる．

臨床検査によるホルモン作用の評価

血液中・体液（尿や唾液）中のホルモンを測定することで，ホルモン作用および内分泌系を評価する

　一般的な内分泌疾患の診断基準は，通常，標準化された条件下でのホルモンの測定値に基づいている．ホルモン値は連続変数で，臨床的相関に準拠して設定した基準範囲 reference limits あるいは臨床判断値 action limits があり，臨床医による診療の指針となる．内分泌学的検査の結果を臨床的に正しく解釈するには，ホルモン測定値や関連の生化学検査の結果に加えて，**クリニカルシナリオ clinical scenario（CS）**を理解する必要がある．個々の値は，臨床上の背景によってまったく違った意味合いをもつことがある．重要なのは，内分泌学的検査の結果がたとえ基準範囲内であっても，異常である場合があるということである．その一例が**副甲状腺ホルモン parathyroid hormone（PTH）**であり，高カルシウム血症では基準範囲内でも異常な（つまり抑制されない）ことがある（第38章）．もう1つの例は血清コルチゾールであり，その解釈には検体採取のタイミングや，経口避妊薬あるいは外因性グルココルチコイドのような薬剤を患者が服用しているかどうかといった情報が必要である．臨

床検査により，臨床症状を有する患者だけでなく，モニタリング（経過観察）や治療が必要な"無症候性の"患者をも特定することができる．

　通常は，内分泌評価の一環として，血液中の目的のホルモン濃度を測定する．ただし，技術的（測定上または分析対象の安定性の問題のため）もしくは生理学的（一時点の測定では誤診を招きかねないレベルの急激な変動があるため）理由で，上流の刺激ホルモン（25-ヒドロキシビタミンDなど）または下流の代謝産物（尿中メタネフリンなど）を測定するほうがよいこともある．ホルモン軸を全面的に評価し，自律的なホルモン分泌過多と続発性のホルモン上昇，あるいはホルモン分泌不全と適切な分泌抑制を鑑別するために複数のホルモンの測定が必要な場合がある．

ホルモンの日内変動，刺激試験および抑制試験

コルチゾールや成長ホルモンなど，日内リズムを示すホルモンの単独測定はあまり意味がない

　概日リズムを示すホルモンの単独測定は，個人差に加えて個人における変動が単回測定で得られた値の解釈を複雑にするため，その診断的価値は限定的である．内分泌専門医ならば，例えば，日中と夜間のコルチゾール濃度を比較して日内変動を評価することができる．また，副腎機能不全の患者では，コルチゾールの日内プロファイルが，適切なヒドロコルチゾン補充を確認するのに役立つ．ホルモンの分泌低下と分泌亢進を特定するのに，ホルモンの**刺激試験 stimulation test** と **抑制試験 suppression test**（表27.2）がそれぞれ行われる．これらの検査では，定常状態でホルモンを測定し，適切な薬理学的負荷または生理学的負荷を与えた後に再度測定する．問題となっている内分泌腺の機能的予備能〔訳注：その臓器がどれだけの負荷に耐えうるかということ〕に関する情報を得るために，高度の分泌反応を誘発することを目的として内分泌腺を刺激し，生化学検査の結果と臨床転帰との相関に基づいて臨床行為を行う．逆に，ホ

表27.2　広く用いられている動的機能試験の例

内分泌軸	刺激	測定	理論的根拠／使用
視床下部-下垂体-副腎皮質	合成副腎皮質刺激ホルモン	コルチゾール	副腎皮質刺激ホルモンのコルチゾール分泌調節作用による副腎の全体的な機能的試験
視床下部-下垂体-副腎皮質	インスリン誘導性低血糖	コルチゾール	極度の低血糖により負荷をかけて，視床下部機能を確実に検査する
視床下部-下垂体-甲状腺	甲状腺放出ホルモン（TRH）	甲状腺刺激ホルモン（TSH）	TRH刺激後のTSH放出のパターンは，中枢性甲状腺機能低下症の診断に有用な情報を示す
視床下部-下垂体-成長ホルモン	インスリン誘導性低血糖	成長ホルモン	成長ホルモン欠乏症を検査するには，強い成長ホルモン分泌刺激を行う
視床下部-下垂体-成長ホルモン	経口グルコース負荷	成長ホルモン	グルコースによる成長ホルモン分泌抑制がなくなることを用いて末端肥大症を診断

ルモンの分泌を抑制することが知られている薬剤を使用すると，正常な生理的（負の）フィードバックを示す自律的分泌（腺腫などによる）を特定することができる．臨床の現場で使用する内分泌腺の代謝刺激には，膵 β 細胞のインスリン分泌を評価するための経口グルコース負荷試験 oral glucose tolerance test（OGTT），下垂体–副腎軸を評価するためのインスリン低血糖試験などがある．

内分泌の臨床検査

通常の臨床検査では，免疫学的測定法または質量分析法（MS）を用いて血中および尿中のホルモンレベルを測定する

　免疫学的測定法では，対象のホルモンと結合する抗体を利用して蛍光などのシグナルを発生させ，そのシグナルを既知のホルモン値の検量線と比較することで検体中のホルモン濃度を決定する．MS は，特定のホルモン（テストステロンなど）を特異的に測定するのに有用であり，イオン化合物（およびその断片）の特徴的な質量電荷比に基づいて同定と測定を行う．ホルモン測定の正確性は，目的のホルモンを測定し，他の化合物と区別するための検査法の特異性に依存する．分析前の試料品質の劣化を抑えるため，内分泌検査では特定の試料調製（血漿への防腐剤の添加など）や収集要件（迅速な遠心分離など）が必要となる場合がある．

内分泌疾患の原因

自己免疫と腫瘍形成

内分泌組織の機能喪失は，自己免疫または腫瘍形成による破壊の結果の場合もある

　自己免疫性内分泌疾患は臓器特異的なこともあれば，自己免疫性多内分泌症候群のように複数の内分泌腺に影響を及ぼすこともある．自己免疫性内分泌疾患では，血清中に内分泌器官特異的な抗体が検出され，将来的な疾患発症の予測に用いられる．通常，自己免疫は内分泌腺の機能低下と関連するが，Basedow（バセドウ）病 Basedow disease〔訳注：日本では Basedow 病が一般的に使われるが，英語圏では Graves（グレーブス）病 Graves disease が一般的である〕では，甲状腺刺激ホルモン（TSH）受容体を刺激する抗体の存在により甲状腺機能亢進症が生じる．

内分泌腫瘍性疾患には良性と悪性がある

　画像検査で良性腺腫が偶然発見されることがある（"偶発腫"と呼ばれることが多い）．良性であっても，ホルモンの自律的な過剰分泌により病気を誘発することもあり，特に下垂体窩などの解剖学的に閉鎖された空間では，

腫瘤効果によって隣接の内分泌組織を損傷することがある．内分泌腺の悪性腫瘍には原発性または転移によるものがある．

外因性ホルモン投与

ホルモン療法は，過剰なホルモン投与，生理的拍動性の喪失，または日内リズムの喪失に起因する臨床上の問題を引きおこす可能性がある

　抗炎症または免疫抑制の目的でグルココルチコイド療法を行う場合に，主訴（自己免疫疾患や炎症性疾患など）の臨床的改善の結果として，Cushing（クッシング）症候群 Cushing syndrome を生じることがよくあるが，これについては後ほど本章で詳しく説明する．外因性ホルモンの潜在的な自己投与でも，内因性の過剰分泌を模倣する可能性がある．例としては，減量のために過剰に処方されたチロキシン（心機能や骨密度に悪影響を及ぼす可能性がある）をひそかに使用する場合や，筋肉量の増加あるいは運動能力の向上を目的にアナボリックステロイド（テストステロンなど）を娯楽的に使用する場合などがある．

視床下部と脳下垂体

構造

　視床下部 hypothalamus は第三脳室に隣接する前脳を占め，下垂体茎で下垂体とつながっている（図 27.2）．

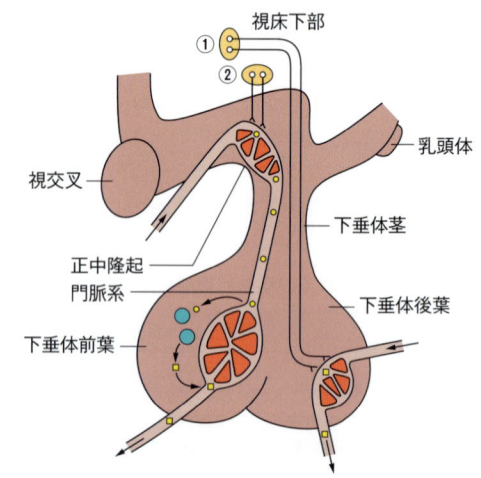

図 27.2　視床下部と下垂体の間の解剖学的関係の基本概要
下垂体後葉ホルモンは視床下部の視索上核と室傍核①で合成され，一括的にニューロン軸索に沿って輸送されて循環血に放出される前に下垂体後葉に蓄えられる．下垂体前葉放出あるいは放出抑制ホルモンは，弓状核やその他のさまざまな視床下部の核②で合成され，正中隆起に運ばれる．そこからそれらのホルモンは門脈を介して下垂体前葉へ移動する．

下垂体は豆粒大の腺であり，トルコ鞍と呼ばれる頭蓋骨の骨空洞に包まれている．下垂体は，**下垂体前葉** anterior pituitary（下垂体前葉下垂体）と**下垂体後葉** posterior pituitary（下垂体後葉下垂体，神経下垂体）という発生学的・生理学的に異なる2つの構成要素に分けられる．下垂体前葉は発生学的には口腔外胚葉〔Rathke（ラトケ）囊胞 Rathke's pouch〕に由来し，分泌腺組織からなる．下垂体は視床下部ホルモンの標的器官であり，視床下部とつながる下垂体門脈を介して血液を受け取る．下垂体後葉は主にニューロンで構成され，発生学的には脳から発生し，視床下部と連結している．視床下部の室傍核および視索上核には特殊なニューロンの細胞体が存在し，ホルモンはこれらの細胞体で合成されてパッケージングされ，軸索に沿って下垂体後葉に輸送され，そこで軸索末端から血中に放出される．

視床下部による下垂体の調節

下垂体前葉と下垂体後葉はともに視床下部の影響下にある

視床下部は，脳のさまざまな高次中枢からシナプス入力を受け，**血液脳関門** blood-brain barrier（BBB）を超えて末梢の信号を受け取る．

下垂体前葉と下垂体後葉はいずれも視床下部の影響下にある．視床下部は，多くの内分泌や神経プロセスを調整するようにはたらく．下流の標的器官を制御する視床下部-下垂体ネットワークは軸 axes と称する（後述）．

下垂体前葉

視床下部は，下垂体前葉からのホルモン放出を刺激または抑制するホルモンを分泌する

視床下部は，下垂体前葉からのホルモン放出を刺激ま

たは抑制するホルモンを分泌しており，それぞれ放出ホルモンまたは抑制ホルモンと呼ばれる．下垂体ホルモンおよび下流の標的器官の産物は，負のフィードバック阻害により視床下部を調節することができる（図27.3）．

下垂体前葉からは，よく知られた6種のペプチドホルモン，すなわち，**副腎皮質刺激ホルモン** adrenocorticotropic hormone（ACTH），**甲状腺刺激ホルモン** thyroid-stimulating hormone（TSH），**卵胞刺激ホルモン** follicle-stimulating hormone（FSH），**黄体形成ホルモン** luteinizing hormone（LH），**プロラクチン** prolactin および**成長ホルモン** growth hormone（GH）が分泌される．ACTH，TSH，FSH/LH は，標的内分泌器官（それぞれ，副腎，甲状腺，生殖腺）に対する "刺激ホルモン tropic hormone" とみなされ，下流ホルモンの産生量と生物学的半減期を増大させる．GH は直接的な代謝作用も有する刺激ホルモン〔肝臓における**インスリン様成長因子-1** insulin-like growth factor-1（IGF-1）の生産を促進する〕であるが，プロラクチンは刺激ホルモンではない．下垂体ホルモンの過剰または欠乏により，内分泌疾患が発症する（表27.3）．

下垂体後葉

オキシトシンとバソプレシンはペプチドホルモンであり，視床下部ニューロンの細胞体で合成されたのち，下垂体後葉から分泌される

オキシトシン oxytocin は，出産時と授乳時にそれぞれ機能する，子宮および乳房の平滑筋の収縮を促す．オキシトシンは，授乳による乳房内の機械受容器の刺激に反応して放出される．陣痛の誘発や出産後の子宮出血の制御のために，合成オキシトシンを使用することがある．**バソプレシン** vasopressin（VP）は，抗利尿ホルモン

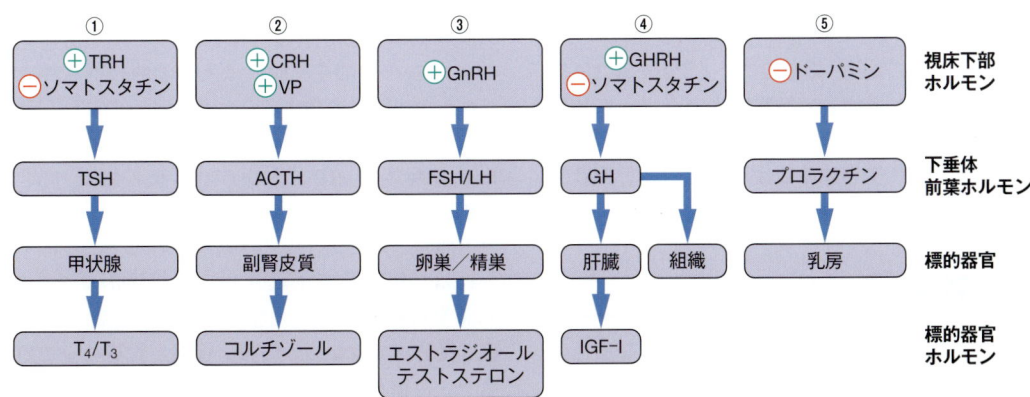

図 27.3　視床下部-下垂体前葉-制御標的器官軸
視床下部-下垂体前葉-制御標的器官系は互いに独立した5つの内分泌の軸からなり，①甲状腺ホルモン，②グルココルチコイド，③性ステロイド，④成長ホルモン（GH），⑤プロラクチンの生合成と放出を制御する．ACTH：副腎皮質刺激ホルモン，CRH：副腎皮質刺激ホルモン放出ホルモン，FSH：卵胞刺激ホルモン，GHRH：成長ホルモン放出ホルモン，GnRH：ゴナドトロピン放出ホルモン，IGF-1：インスリン様成長因子1，LH：黄体形成ホルモン，TSH：甲状腺刺激ホルモン，TRH：甲状腺刺激ホルモン放出ホルモン，T_4：チロキシン，T_3：トリヨードチロニン，VP：バソプレシン．⊕は刺激作用を，⊖は抑制作用を示す．

表 27.3　下垂体ホルモン異常に起因する臨床病態

ホルモン	過剰症	欠損症
副腎皮質刺激ホルモン	Cushing 病	続発性副腎皮質機能低下症
甲状腺刺激ホルモン	続発性甲状腺機能亢進症	続発性甲状腺機能低下症
卵胞刺激ホルモン／黄体形成ホルモン	思春期早発症	続発性性腺機能低下症
成長ホルモン（GH）	巨人症／末端端肥大症	子どもの低身長
プロラクチン	乳汁漏出／勃起不全（男性），不妊症（女性）	なし

（ADH）としても知られ，細胞外液浸透圧の恒常性の制御に重要であり，その機能については**第 35 章**で詳しく述べている．昇圧反応は，VP の名称の由来に関連しているものの，生理学的にはそれほど重要ではない．ヒトの VP は，ノナペプチド〔訳注：9 アミノ酸からなるペプチド〕の 8 位にアルギニンが存在することから，アルギニンバソプレシン（AVP）と呼ばれる．

甲状腺機能：視床下部–下垂体–甲状腺軸

甲状腺刺激ホルモン放出ホルモン thyrotropin-releasing hormone（TRH）

TRH（チレオリベリンとしても知られる）は，視床下部のペプチド作動性核で合成されるトリペプチドで，下垂体門脈循環を介して下垂体前葉に運ばれ，TSH の合成と分泌を促進する

TRH が下垂体の甲状腺刺激ホルモン産生細胞膜上の G タンパク質共役型受容体に結合することによって，TSH の分泌を刺激する．この受容体はホスホリパーゼ C（**第 25 章**）と連結しており，細胞内の**イノシトール 1,4,5-トリスリン酸（IP$_3$）**が増加して細胞内カルシウムが放出され，その結果 TSH が分泌される．甲状腺刺激ホルモン産生細胞上の TRH 受容体の数は，TRH 自体と甲状腺ホルモンの濃度によって調節される．

甲状腺刺激ホルモン（TSH）

TSH は α サブユニットと β サブユニットからなるヘテロ二量体の糖タンパク質で，重量の約 15% が糖である

α サブユニットは，他の糖タンパク質ホルモン〔黄体形成ホルモン（LH），卵胞刺激ホルモン（FSH），**ヒト絨毛性ゴナドトロピン human chorionic gonadotropin（hCG）**〕と同一の構造であるが，β サブユニットは TSH に特有である．TSH の産生は，TRH による刺激作用と

T$_4$ および T$_3$ による抑制作用によって調節されている．また，TSH の分泌は拍動性かつ概日性であり，血漿中の半減期は約 1 時間である．TSH 受容体はロドプシン様 G タンパク質共役型受容体ファミリーに属し，甲状腺濾胞細胞の基底膜上に存在している．TSH は G タンパク質共役型受容体の細胞外ドメインに高い親和性で結合し，これを介して作用する．TSH は甲状腺濾胞上皮へのヨウ素の取り込み，**チログロブリン thyroglobulin（Tg）**の合成と分泌，Tg のチロシン残基のヨウ素化，および循環中への T$_4$ と T$_3$ の分泌の促進にはたらく．

チロキシン（T$_4$）とトリヨードチロニン（T$_3$）

甲状腺は球状の濾胞で構成されており，単層の立方上皮細胞が濾胞内腔を取り囲んでいる．濾胞内は，チロシンに富んだコロイド結合糖タンパク質である Tg などのタンパク質からなる均質なコロイドで満たされている．Tg は 115 ～ 123 個のチロシン残基をもつ二量体分子で，甲状腺細胞で産生され，コロイド中に分泌される．Tg は糖鎖付加されたあと濾胞内腔に分泌され，そこでチロシン残基がヨウ素化される．

ヨウ化物イオンは濃度勾配に逆らって濾胞上皮に能動的に汲み上げられ，甲状腺濾胞に入り，そこで酸化されてヨウ素分子になる．ヨウ化物イオンの酸化は，甲状腺細胞の内側面にある甲状腺ペルオキシダーゼ（TPO）が触媒する．ヨウ素は Tg のチロシンに結合し，モノヨードチロシン（MIT）とジヨードチロシン（DIT）が生成する．甲状腺の濾胞細胞は，T$_4$ としても知られる生理活性ホルモンのチロキシン（2 つの DIT からなる）と，より少量ではあるが T$_3$ としても知られるトリヨードチロニン（MIT と DIT からなる）の分泌装置であり，これらは血中に放出されるまでコロイド中に貯蔵される（**図 27.4**）．合成された甲状腺ホルモンは，甲状腺濾胞を取り囲む毛細血管網に分泌される．甲状腺はまた，脱ヨウ素化によって T$_4$ の一部を一般には生物学的に不活性であるとされる生成物に変換することがあり，これは "リバース T$_3$"（rT$_3$）として知られている．甲状腺は少量の rT$_3$ や T$_4$/T$_3$ 前駆体の MIT および DIT も分泌する．MIT および DIT の脱ヨウ素化によって回収されたヨウ素は，甲状腺で追加のホルモン合成に再利用される．

T$_4$ は，甲状腺で生成される甲状腺ホルモンの 80 ～ 95% を占める．T$_3$ の大部分（80% 以上）は，甲状腺からの直接分泌ではなく，肝臓，腎臓，骨格筋などの末梢組織や，中枢神経系（CNS）に存在する脱ヨウ素化酵素（**図 27.5**）による T$_4$ の 5′ 脱ヨウ素化によって形成される．T$_3$ は T$_4$ の約 5 倍の効力をもち，そのため T$_4$ は一般にプロホルモンとみなされる．T$_4$ は血漿中に大量に存在してターンオーバーは遅く，主に細胞内に存在してターンオーバーの速い T$_3$ とは対照的である．rT$_3$ は T$_4$ の 3′

脱ヨウ素化によって産生され（図27.5），この機構によって T$_4$ からの T$_3$ 産生を制御することができる．

遊離ホルモンが甲状腺から分泌されるが，T$_4$ と T$_3$ は比較的脂溶性で，血漿中では主にタンパク質と結合しており，両ホルモンの99％以上がチロキシン結合グロブリン（TBG）やアルブミン（後者は T$_4$ 結合能が最も高い）

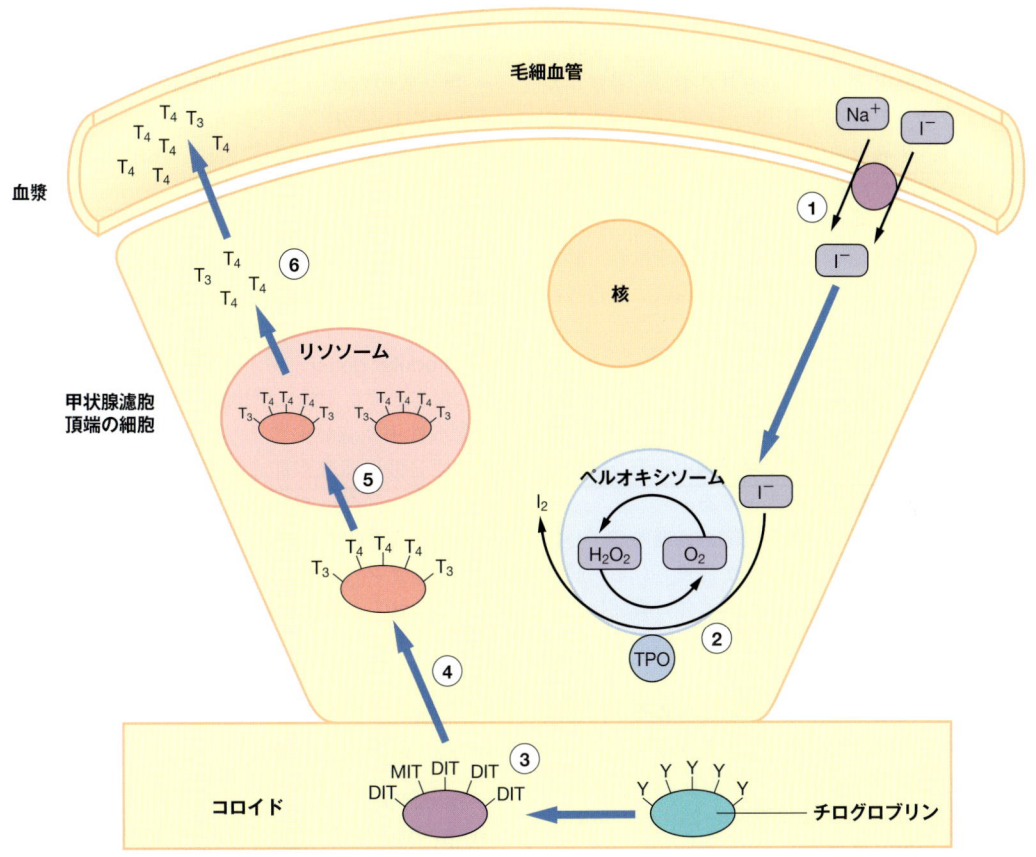

図27.4　甲状腺ホルモンの生合成機構

①ヨウ化物イオン（I$^-$）が Na$^+$-I$^-$ 共輸送体を介して濾胞上皮細胞に入って濃縮され，②ペルオキシソームにおいて甲状腺ペルオキシダーゼ（TPO）によって酸化されてヨウ素になる．③濾胞腔に隣接した細胞膜で，甲状腺糖タンパク質であるチログロブリンの表面のチロシン残基（Y）が，モノヨードチロシン（MIT）あるいはジヨードチロシン（DIT）に変換される．ヨウ素化チロシンどうしが結合して，T$_4$（DIT + DIT），あるいは T$_3$（MIT + DIT）を生成する．④チログロブリンはエンドサイトーシスによって濾胞上皮細胞へ取り込まれ，⑤リソソームで加水分解され，⑥遊離型の T$_3$ と T$_4$ が放出される〔訳注：この後に，キャリアタンパク質と結合するものと遊離型で血液中に存在するものに分かれる〕．甲状腺ホルモンは細胞膜に運ばれ，血流へ放出される．

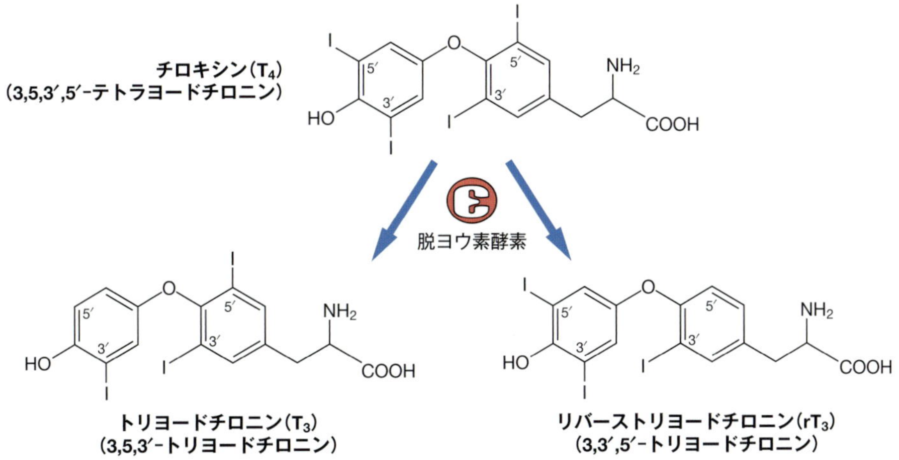

チロキシン（T$_4$）
（3,5,3′,5′-テトラヨードチロニン）

脱ヨウ素酵素

トリヨードチロニン（T$_3$）
（3,5,3′-トリヨードチロニン）

リバーストリヨードチロニン（rT$_3$）
（3,3′,5′-トリヨードチロニン）

図27.5　甲状腺ホルモンのチロキシン（T$_4$），トリヨードチロニン（T$_3$），リバース T$_3$（rT$_3$）の構造

およびトランスサイレチンと結合している．測定される総 T_4（"遊離" + 結合）濃度は T_3 の約 40 倍であるが，タンパク質結合の違いのため，遊離 T_4（fT_4）濃度は遊離 T_3（fT_3）の 4 倍でしかない．T_4 から T_3 への変換は，幅広い T_4 濃度で保たれている．循環中の甲状腺ホルモン総量は血漿中の結合タンパク質濃度に依存しており，生理活性があって通例の臨床診療で測定されるのは，遊離ホルモン（fT_4 および fT_3）である．甲状腺ホルモンの主なクリアランス機構は，組織での代謝と肝での抱合である．さらには尿中への排泄もあるが，これはタンパク質結合により制限されている．抱合型の甲状腺ホルモン（硫酸塩およびグルクロン酸と結合）は胆汁中に排泄され，腸に送られて，そこでヨウ素の一部が腸肝循環により再吸収される．

甲状腺ホルモンの作用

甲状腺ホルモンの代謝への影響：甲状腺ホルモンは代謝率を高め，酸素消費と熱産生を亢進する

糖，遊離脂肪酸，タンパク質の代謝が亢進する．心拍数と心拍出量が増加し，消化管運動が促進される．胆汁酸の形成が亢進し，コレステロール誘導体の糞便排泄が増加するため，循環コレステロール濃度が低下する．

甲状腺ホルモンの発達への影響：甲状腺ホルモンは正常な骨格と中枢神経系の発達に重要な影響を及ぼす

母体循環から胎児循環への T_4 または T_3 の移行はほとんどなく，正常な成長と発育には機能的な胎児甲状腺（妊娠 10 週前後から）が必要である．

甲状腺ホルモンの作用機序

甲状腺ホルモンは核内受容体を介して効果を発揮する

甲状腺ホルモン受容体 α（*THRA*）遺伝子からは選択的スプライシングによって 2 種類の受容体アイソフォームが生成する．*TRα1* は主に骨，心臓，骨格筋，中枢神経系，消化管に発現し，*TRα2*（非 T_3 結合型）は精巣や脳などの組織に発現する．甲状腺ホルモン受容体 β（*THRB*）遺伝子は，アミノ末端（N 末端）領域が異なる他の 2 つの受容体アイソフォームをコードしている．*TRβ1* は主に腎臓，肝臓，甲状腺で発現し，*TRβ2* は聴覚と視覚の発達に関与する．甲状腺ホルモン受容体は，甲状腺ホルモン応答エレメントとして知られる，DNA の短い反復配列に結合する．ホルモンが受容体に結合すると，特定の甲状腺ホルモン応答性遺伝子の転写とタンパク質合成が変化する．

甲状腺機能に関連する疾患

甲状腺機能亢進症

甲状腺機能亢進症は "過活動の甲状腺" ともいわれ，甲状腺ホルモンの過剰な産生と分泌により，さまざまな病態に起因する（表 27.4）

"甲状腺中毒症" という用語は，過剰な甲状腺ホルモン活性による臨床的な代謝亢進状態を表す．甲状腺機能亢進症の最も一般的な原因は，TSH 刺激性 IgG 抗体の産生が関与する自己免疫疾患の Graves（Basedow）病である．患者は，びまん性の甲状腺肥大（**甲状腺腫 goiter**）や甲状腺機能亢進症の症状を示すことがあり，血清抗 TSH 受容体抗体も臨床検査で測定される．甲状腺中毒症は，甲状腺結節（"**中毒性多結節性甲状腺腫 toxic multinodular goiter**"）や，通常の負のフィードバック機構に反応せず自律的に甲状腺ホルモンを分泌する孤立性の中毒性甲状腺結節によって引きおこされることもある．原発性甲状腺機能亢進症では，血清 TSH が基準範囲を下回り，fT_4，fT_3，またはその両方が上昇する．甲状腺機能亢進症の治療は，抗甲状腺薬，放射性ヨウ素アブレーション（放射性ヨード内用療法），外科的切除，あるいはこれらの組合せに基づいて行われる．

表 27.4　甲状腺機能亢進症

一般的な原因
Graves（Basedow）病-刺激性甲状腺刺激ホルモン受容体抗体およびびまん性甲状腺過形成を伴う自己免疫疾患
中毒性多結節性甲状腺腫-甲状腺ホルモンを分泌する多発性甲状腺結節〔Plummer（プランマー）病〕
孤立性中毒性腺腫-甲状腺ホルモンを自律的に産生する単一の甲状腺結節
一般的ではない原因
亜急性〔de Quervain（ドケルバン）病〕甲状腺炎-甲状腺ホルモンの放出につながる炎症性甲状腺炎
薬物-過剰な外因性甲状腺ホルモン投与．アミオダロン（甲状腺機能低下症を引きおこす可能性もある）
異所性甲状腺組織（機能性甲状腺がんの転移，例えば卵巣甲状腺腫など）
症状
体重減少（食欲は正常または亢進）
動悸
不安
不耐熱性
発汗／脂性肌
下痢
稀発月経
徴候
頻脈／心房細動
振戦
眼瞼遅滞／眼瞼後退
甲状腺腫／結節性甲状腺腫／多結節性甲状腺腫（原因による）

Graves（Basedow）病は自己免疫疾患である

Graves（Basedow）病は，甲状腺刺激ホルモン（TSH）受容体に対する自己抗体の賦活化によっておこる．これらの自己抗体は TSH 受容体に結合し，甲状腺ホルモン産生を刺激する（遮断抗体の発生する可能性もあり，結果として甲状腺機能低下症になる）．IGF-1 受容体や Tg，甲状腺ペルオキシダーゼに対する抗体も発生する．これは胸腺における T 細胞の教育不全によっておこる（**第43章**）．CD4⁺ヘルパー T 細胞は，提示された TSH 受容体ペプチドと反応し，それを外来抗原として扱う．次に，CD4⁺ヘルパー T 細胞の CD40 リガンドが B 細胞表面のCD40 受容体に結合して B 細胞の活性化を助ける．こう

した相互作用は，IL-1β，IL-6，IL-12，IL-16，IL-17，TNFα，TGFβ，インターフェロン-γ，ケモカインリガンド5（CCL5，別名 RANTES）などのサイトカインの分泌も誘導する．これにより，B 細胞による抗体産生を促進する環境が形成される．CD34⁺ 線維芽細胞が B 細胞や T 細胞とともに眼窩に浸潤すると，眼症が発症する．分泌されたサイトカインは線維芽細胞を活性化し，線維芽細胞はヒアルロン酸やグリコサミノグリカンを産生して，眼窩の細胞外マトリックスの体積を拡げる（参考文献：Smith and Hegedüs, 2016）．

甲状腺機能低下症

甲状腺機能低下症は "不活発な甲状腺" ともいわれる甲状腺ホルモン欠乏症である

臨床的特徴は，軽度で非特異的なものから生命にかかわるものまで多岐にわたる（**表27.5**）．甲状腺機能低下症は，不妊症や高コレステロール血症などの二次的な原因を調べる検査の過程で判明することがある．**粘液水腫** myxedema は重度の甲状腺機能低下症で，皮膚や皮下組織にムコ多糖〔訳注：グリコサミノグリカンのこと〕が蓄積している場合に用いる用語である．粘液水腫性昏睡は，重度の甲状腺機能低下症を慢性的に未治療のまま放置した場合に，精神活動の低下，低体温，徐脈，および意識喪失として出現することがある．**ヨウ素欠乏症** iodine deficiency は，甲状腺機能低下症の最も一般的な原因であり，その結果生じる TSH の増加は，甲状腺肥大を引きおこす刺激作用を有する．ヨウ素欠乏症は，子

表27.5　甲状腺機能低下症

一般的な原因
萎縮性甲状腺機能低下症-びまん性リンパ球浸潤
橋本甲状腺炎-リンパ球／形質細胞浸潤を伴う慢性自己免疫性甲状腺炎
一般的ではない原因
ヨウ素欠乏症（世界的に一般的）
医原性-手術後，抗甲状腺剤（カルビマゾール，放射性ヨウ素治療など），その他の薬剤（アミオダロン，リチウムなど）
下垂体機能低下症（まれ）-下垂体腫瘍，分娩後虚血性壊死〔Sheehan（シーハン）症候群〕
症状
倦怠感，無気力
寒さに対する不耐症
体重増加
便秘
月経過多
認知力の低下
肌や毛髪の乾燥
徴候
徐脈
非圧痕性浮腫
腱反射の緩慢な弛緩
末梢神経障害

臨床症例
甲状腺機能亢進症と TSH 受容体刺激抗体をもつ女性

31歳の女性が，神経過敏，"早鐘を打つような鼓動"，慢性的な疲労感，掻痒を訴えた．ここ数ヵ月で服のサイズは小さくなっていたが，意図的に体重を減らしたわけではなかった．診察では，手を拡げると微細な左右対称の振戦があり，手のひらは湿っていた．頻脈があり（心拍数 114/ 分，整），脚には掻いた跡があった．軽度のびまん性甲状腺肥大（甲状腺腫）があり，甲状腺全体に血管雑音があった．

血清 TSH は抑制され（<0.05 mU/L，基準範囲 0.35〜4.5 mU/L），fT₄ は上昇し〔52 pmol/L（4.0 ng/dL），基準範囲 9〜21 pmol/L（0.7〜1.6 ng/dL）〕，fT₃ も同様に上昇しており 18 pmol/L〔1168 pg/dL，基準範囲 2.6〜6.5 pmol/L（162〜422 pg/dL）〕であった．血清中に抗 TSH 受容体抗体が検出された．

解説

Graves（Basedow）病は自己免疫性甲状腺疾患であり，TSH 受容体刺激抗体による甲状腺上皮細胞の直接刺激に起因する甲状腺機能亢進を特徴とする．

患者は体重減少，疲労，熱不耐性，振戦，動悸を呈する．心房細動は 60 歳以上の患者の 10％にみられる．その他の臨床的特徴としては，びまん性甲状腺肥大，眼症や皮膚症などの全身性の特徴がある．眼症は，眼窩から前方への眼の突出（眼球突出），眼窩周囲の浮腫，および眼瞼後退としてあらわれる．

臨床医は核医学イメージング（テクネチウム-99mやヨウ素-123 などの放射性ヌクレオチドの甲状腺での更新を調べるもの）や血清中の抗 TSH 受容体抗体の測定値を利用する．TSH 受容体と TSH リガンド（TSH またはモノクローナル抗 TSH 受容体抗体など）の結合に対する競合能によって抗 TSH 受容体抗体を検出するように設計された測定法では，刺激抗体と非刺激抗体（中和抗体または阻害抗体）を識別することはできない．

臨床症例
極度の疲労感と寒冷不耐症を呈する 64 歳女性：甲状腺機能低下症

　64 歳の女性が，極度の疲労感と注意力の低下を呈し，その結果，司書としての仕事をすることが困難になっていた．寒がりで，職場の同僚に比べて厚着をしていた．

　さらに問診すると，彼女は数ヵ月間便秘に悩まされていることがわかった．姉は甲状腺機能低下症を患っていた．診察では，過体重で皮膚が乾燥し，顔がむくんでおり，心拍数が遅い（54 拍 / 分，整）ことがわかった．甲状腺は触知しなかった．

　TSH は高く（80 mU/L，基準範囲 0.35 〜 4.5 mU/L），fT_4 は低かった（5 pmol/L，基準範囲 9 〜 21 pmol/L（0.7 〜 1.6 ng/dL））．

解説

　甲状腺機能低下症の発症は潜行性の可能性があり，臨床的特徴はかなり非特異的である．fT_4 低値を伴う TSH の上昇は原発性甲状腺障害と一致する．その後の血液検査では抗甲状腺ペルオキシダーゼ抗体陽性であった．これにより，**リンパ球性甲状腺炎（橋本甲状腺炎 Hashimoto thyroiditis）**の診断がなされた．

理解を深めるために
IGSF1 と中枢性甲状腺機能低下症

　免疫グロブリンスーパーファミリータンパク質 1 immunoglobulin superfamily member 1（IGSF1）は X 染色体上に局在する高度に多型性の遺伝子で，膜糖タンパク質をコードしている．IGSF1 の変異は，続発性（"中枢性"）甲状腺機能低下症の原因として同定されている．罹患男性は続発性甲状腺機能低下症を，単独で，あるいは低プロラクチン血症や成人性巨睾丸症と併せて発症する．視床下部や下垂体における IGSF1 の生理学的な役割は，細胞での発現や IGSF1 欠損の続発症の研究によって裏付けられるが，その機能は完全にはわかっていない．血清中で LH 濃度と比較して FSH 濃度が高い場合は，視床下部の過剰な TRH（GnRH 非依存的に FSH が増加し，LH は増加しない．参考文献：Schoenmakers et al., 2015）が巨睾丸症の原因である可能性を示唆している．

宮内および小児期の成長を制限することがある（**第 7 章**）．ヨウ素含有薬（アミオダロンなど）はヨウ素過負荷を引きおこし，甲状腺ホルモン産生を阻害する〔Wolff-Chaikoff（ウォルフーチャイコフ）効果〕．ヨウ素欠乏症とは対照的に，原発性萎縮性甲状腺機能低下症は TSH 濃度が高いにもかかわらず組織の萎縮があるため，甲状腺腫性ではない．

原発性甲状腺機能低下症 primary hypothyroidism は，TSH が基準範囲を上回り，fT_4 濃度が基準範囲を下回るもので，通常はレボチロキシン（T_4）を毎日経口投与する甲状腺ホルモン補充療法で治療する．fT_4 濃度は T_4 補充に迅速に反応するが，TSH レベルが新たな定常状態に達するには 6 週間以上かかることがある．原発性甲状腺機能低下症は自己免疫疾患（1 型糖尿病やセリアック病など）がある人に多く，多発性の自己免疫内分泌疾患（多腺性自己免疫症候群）の一部として生じることもある．**続発性甲状腺機能低下症 secondary hypothyroidism** はまれな疾患であるが，下垂体病変のある患者に発生することがある．続発性甲状腺機能低下症は，基準範囲以下または基準範囲下限の TSH 値と不相応に低い fT_4 値を呈する．ただし，このようなケースはまれであり，主に下垂体腫瘍の結果である．

先天性甲状腺機能低下症 congenital hypothyroidism は稀少疾患で，甲状腺組織の完全な欠如，甲状腺ホルモ

ン合成障害，または先天性 TSH 欠乏症の結果として生じることがある．ヒトでは *TRα* と *TRβ* 双方の遺伝子異常による TSH 抵抗性が確認されているが，*TRβ* 変異（RTHβ）による甲状腺ホルモン抵抗性のほうがはるかに多くみられる．RTHβ は，TSH 抑制がない場合の血清甲状腺ホルモン値の上昇を特徴とし，症状は無症候性から甲状腺中毒症まで多岐にわたる．RTHβ 患者では，TSH 値は正常またはわずかに上昇し，fT_4 値は低値／正常下限値（および fT_4/fT_3 比の低下）である．多くの場合，出生時には異常な特徴はないが，後になって甲状腺機能低下症の臨床的特徴を示すことがある．原発性甲状腺機能低下症の新生児スクリーニングプログラムは，多くの発展途上国にも存在する．ただし，TSH の単独測定のため，続発性甲状腺機能低下症が特定されないことがある．

■ 甲状腺機能の臨床検査

血清 TSH 値は通常，甲状腺疾患の初期スクリーニングとして利用される．臨床的に甲状腺疾患が強く疑われる場合，または下垂体疾患を考慮する徴候がある場合は，fT_4 の測定も必要なことがある

　TSH 濃度が低値または高値の場合は，fT_4 を測定する必要があり，異常な TSH 濃度が検出された後には fT_4 の測定が臨床検査で自動的に行われる場合がある．甲状腺機能検査の結果の基本的な解釈を**表 27.6** に示す．

　原発性甲状腺疾患とは，甲状腺自体の病変による甲状腺ホルモン産生の異常を表す．基準範囲を下回る（抑制された）TSH 値を伴う fT_4 値および fT_3 値の上昇は，原発性甲状腺機能亢進症と一致する．TSH 値が低く，fT_4 値が基準範囲内である場合（既知の甲状腺疾患のない患

表 27.6　甲状腺機能検査の解釈

		血漿中遊離チロキシン(fT$_4$)		
		基準範囲以上	基準範囲内	基準範囲以下
血漿甲状腺刺激ホルモン(TSH)	基準範囲以上	続発性甲状腺機能亢進症("TSH-oma")-非常にまれ	無症候性／代償性甲状腺機能低下症	原発性甲状腺機能低下症，病気甲状腺機能正常症候群(回復期)
	基準範囲以内	甲状腺ホルモン抵抗性	甲状腺機能正常症	病的甲状腺機能正常症候群，続発性甲状腺機能低下症(下垂体不全)
	基準範囲以下	原発性甲状腺機能亢進症	病的甲状腺機能正常症候群，T$_3$中毒症(遊離トリヨードチロニン(fT$_3$)の上昇)	続発性甲状腺機能低下症(下垂体不全)

者)は，"T$_3$中毒症"を特定するために fT$_3$ の測定が適応となる．このような状況は，血清 fT$_3$ 濃度が上昇して TSH の抑制につながり，孤立性中毒性腺腫，多発性甲状腺結節，あるいは初期の Graves(Basedow)病でおこりうる．

TSH 値の上昇を伴う fT$_4$ 低値は，原発性甲状腺機能低下症と一致する．甲状腺機能低下症では T$_4$ から T$_3$ への変換が保持される場合があり，そのため fT$_3$ 濃度が基準範囲内に収まる可能性があることに注意しなくてはならない．続発性甲状腺機能低下症では，fT$_4$ 濃度は低いが，TSH 値は低いか基準範囲内の可能性がある(fT$_4$ を上昇させるには TSH が不十分である)．

無症候性の甲状腺機能亢進症および甲状腺機能低下症 subclinical hyper- and hypothyroidism は，fT$_4$ と fT$_3$ が基準範囲内にある場合に，TSH 濃度が低値または高値であることを広範に表すものである．甲状腺ホルモンがぎりぎり基準値内でも甲状腺症状を呈する患者もあり，治療の決定には臨床症状を考慮する必要があることに留意すべきである．甲状腺機能正常性の低チロキシン血症 euthyroid hypothyroxinemia の病態は甲状腺以外の病気でも生じる場合があり，"甲状腺機能正常症候群"と呼ばれる．早期の非甲状腺性疾患では，末梢での T$_4$ から T$_3$ への変換が低下し(それに伴って rT$_3$ が増加する)，TSH 値が低下することがある．また，重篤な疾患からの回復期には，TSH 値が上昇することがある．したがって，急性または重症例では，甲状腺機能検査の結果を慎重に解釈し，臨床的に適応がない限りは検査を避けることが望ましい．

視床下部-下垂体-副腎軸

🔷 副腎皮質刺激ホルモン放出ホルモン(CRH)

副腎皮質刺激ホルモン放出ホルモン corticotropin-releasing hormone(CRH，コルチコリベリン)は，視床下部の室傍核で合成される 41 アミノ酸からなるペプチドであり，下垂体門脈血に分泌される．CRH は下垂体の副腎皮質刺激ホルモン産生細胞上の G タンパク質共役型受容体を介して作用し，サイクリックアデノシン 3′,5′-一リン酸(cAMP)メッセンジャー系の活性化により，ACTH の合成・分泌を促進する．CRH の放出は間欠性かつ概日性であり，ACTH 産生の日内リズムを促進する．CRH と ACTH は，循環コルチゾールからの負のフィードバックの影響を受ける．

CRH 受容体は主に cAMP-プロテインキナーゼ A(PKA)シグナル伝達系を介してシグナルを送り，PKA は，NFκB 経路，ERK1/ERK2 経路，Wnt 経路など複数のシグナル伝達カスケードにつなげる．

🔷 副腎皮質刺激ホルモン(ACTH)

ACTH(コルチコトロピンとも呼ばれる)は 39 アミノ酸のポリペプチドで，241 アミノ酸からなる前駆体，プロオピオメラノコルチン(POMC)から合成される

POMC の切断により，メラニン細胞刺激ホルモン melanocyte-stimulating hormone(MSH)やエンドルフィン endorphin などの他のホルモンも生じる(第 32 章)．ACTH は下垂体前葉から分泌され，分泌は拍動性で日内変動を示す．血清中濃度は深夜に底値に達し，午前 3 時頃から急激に上昇して午前 8 時頃にピークに到達し，その後低下する．ACTH の分泌は，心理的または身体的ストレス(運動，疾患，外傷，低血糖など)によっても増加し，コルチゾールからの負のフィードバックによって抑制される．そのため，副腎機能不全や副腎摘出後のようにコルチゾールの産生が不足すると，血漿中 ACTH 濃度が上昇する．それとは反対に，内因性の過剰産生または外因性投与によるコルチゾール過剰は，血漿中 ACTH の減少につながる．コルチゾールによる負のフィードバックは，視床下部および下垂体の両段階で，速いフィードバックまたは遅いフィードバックで作用する．速いフィードバックでは視床下部の CRH 分泌が低下し，続いて遅いフィードバックでは CRH 合成の低下に加えて POMC 遺伝子の転写が抑制され，その結果 ACTH 合成が低下する．

ACTH は遊離状態で血漿中を循環しており，その半減期は約 10 分である

ACTH は，細胞表面の G タンパク質共役型受容体との相互作用を介して副腎皮質に作用し，cAMP 産生を刺激する．その結果生じる副腎皮質でのコルチゾール合成の急激な上昇は，主に副腎細胞内のコレステロールエステラーゼの刺激によって 3 分以内におこり，コレステロールエステルが遊離脂肪酸とコレステロールに加水分解される．ACTH の長期作用（数時間から数日）としては，ステロイド生成酵素をコードする遺伝子の転写亢進があげられる．外因性グルココルチコイドによる抑制などに由来する ACTH 低下は，副腎皮質の萎縮を引きおこし，抑制が著しく長期化した場合，視床下部-下垂体-副腎軸の機能が回復するまでに数日から数週間かかる場合がある．

ACTH 受容体は G タンパク質共役型受容体である

ACTH 受容体〔メラノコルチン 2（MC2）受容体〕は，メラノコルチン受容体ファミリーに属す．同ファミリーのうち，MC1 受容体は皮膚の色素沈着を調節する．MC3 受容体と MC4 受容体は，食欲抑制とエネルギー恒常性に関与する CNS 受容体である（第 32 章）．MC5 受容体は広く分布しており，球状帯においてアルドステロンの生成を誘導する．副腎の解剖学については次の段落で説明する．

MC2 受容体（MC2R）は，束状帯の細胞膜に位置し，その受容体タンパク質は小胞体で合成される．MC2 受容体が細胞膜上に存在するにはアクセサリータンパク質である MRAP が必要であり，MC2R-MRAP 複合体として存在する．

MC2 受容体は，Gα，Gβ，および Gγ タンパク質に結合する．Gα タンパク質はホスホリパーゼ C（PLC）経路を活性化する．主なシグナル伝達経路は，アデニル酸シクラーゼ，cAMP，プロテインキナーゼ A（PKA），および cAMP 応答配列モジュレーター cAMP response element modulator（CREM）と cAMP 応答配列結合タンパク質 cAMP-responsive binding protein（CREB）という 2 つの転写因子を経由する．CREM と CREB はステロイド合成酵素を活性化し，細胞の増殖と分化をも誘導する．

MC2 受容体のシグナル伝達には，プロテインキナーゼ C protein kinase C（PKC）や Ca^{2+} 動員も関与する（第 38 章）．ACTH の分裂促進効果は細胞外シグナルキナーゼ ERK1 および ERK2 によって媒介され，抗増殖シグナルにはプロテインキナーゼ B protein kinase B（PKB または AKT）が関与する．

🔷 副腎の解剖学と生化学

副腎は対をなしており，各腎臓の上部極に 1 つずつ位置している．腺は中央部の髄質を取り囲む外皮質で構成され，各領域は発生学的にも機能的にも異なる．

皮質は，組織学的に区別可能な 3 つの領域，すなわち，網状帯（副腎髄質に隣接），束状帯，球状帯（外層，図 27.6）からなる．コレステロールのプレグネノロンへの変換はステロイド生成における最初の律速段階であり，ミトコンドリアでおこる（第 14 章）．プレグネノロンはステロイド前駆体であり，これから副腎アンドロゲン（網状帯），グルココルチコイド（束状帯），およびミネラルコルチコイド（球状帯）が合成される．ステロイド生成の概要を図 27.7 に示す．球状帯はレニン-アンジオテンシン系の制御下にあるが，束状帯と網状帯は ACTH の影響下にある．これは，グルココルチコイド合成とミネラルコルチコイド合成の双方に影響を及ぼす可能性のある副腎疾患や，通常はグルココルチコイド欠乏症のみを引きおこす下垂体疾患を検査するのに重要な考慮すべき事項である．

🔷 コルチゾールの生合成

コルチゾールはステロイドホルモンであり，ヒトの副腎皮質が分泌する主要なグルココルチコイドである

コルチゾールの合成と分泌に対する主な生理的刺激は ACTH である．コルチゾール分泌には概日リズムがあり，それが血漿濃度に反映され，午後 4 時から午前 0 時までの値は，午前 8 時の値の 75% 以下である．無作為な血液サンプル採取によるコルチゾール測定は，解釈が難しい場合があり，分泌亢進および分泌不全の診断にはあまり役に立たない．血漿コルチゾールの約 95% は主にコルチゾール結合グロブリン（CBG，トランスコルチンとしても知られる）などのタンパク質と結合している．

図 27.6　副腎の構造
副腎皮質の各帯域を，それぞれのホルモンとともに示す．中央領域である副腎髄質は，節前交感神経によって調節されており，その活動はカテコールアミン（アドレナリン，ノルアドレナリン，第 26 章）の副腎分泌を刺激する．ZF：束状帯，ZG：球状帯，ZR：網状帯．

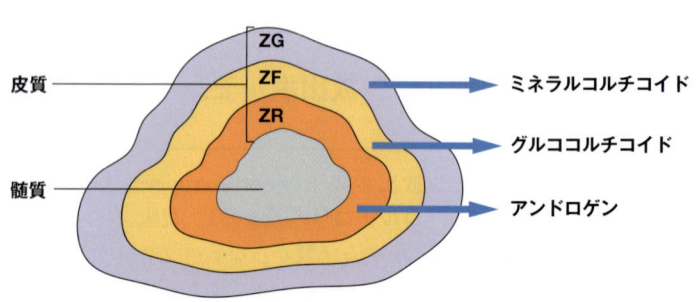

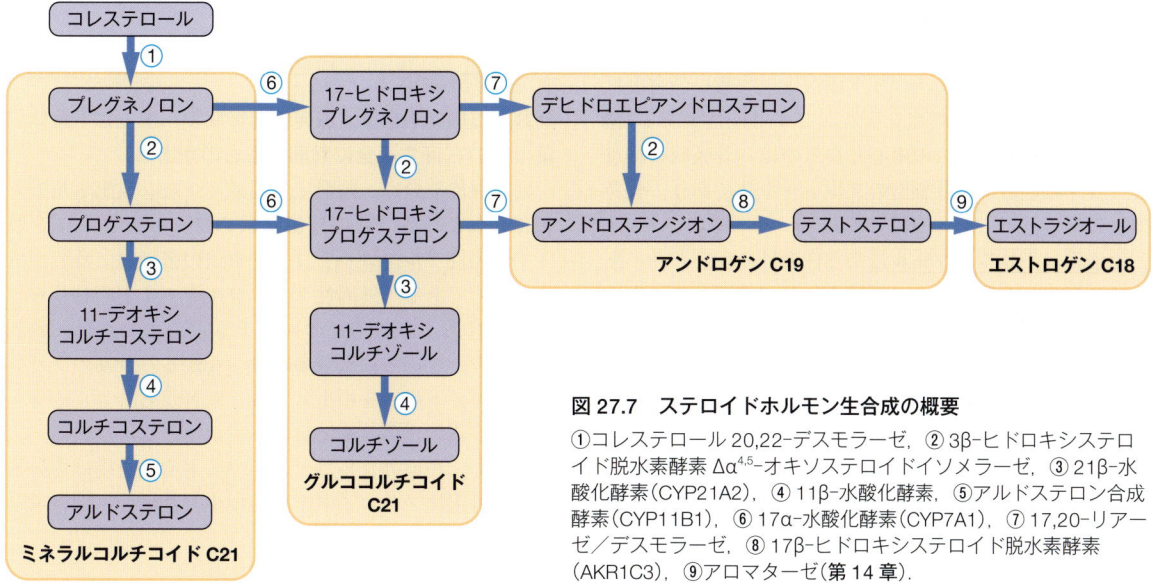

図 27.7　ステロイドホルモン生合成の概要
①コレステロール 20,22-デスモラーゼ，②3β-ヒドロキシステロイド脱水素酵素 Δα^{4,5}-オキソステロイドイソメラーゼ，③21β-水酸化酵素（CYP21A2），④11β-水酸化酵素，⑤アルドステロン合成酵素（CYP11B1），⑥17α-水酸化酵素（CYP7A1），⑦17,20-リアーゼ／デスモラーゼ，⑧17β-ヒドロキシステロイド脱水素酵素（AKR1C3），⑨アロマターゼ（第14章）．

残りのコルチゾールは血漿中で非結合性であり，この“遊離”コルチゾールは代謝を受けることなく尿中に排泄される．血漿コルチゾール濃度の上昇は，血漿中の遊離コルチゾールの割合の増加につながる．これは，コルチゾールの CBG への結合が生理的濃度のコルチゾールでほぼ飽和しているためであり，コルチゾール分泌の増加は尿中の遊離コルチゾールの本来の値を超える増加として反映される．コルチゾールの半減期は約 100 分で，肝臓および他の臓器で代謝される．また，その不活化は，主に C_4 原子と C_5 原子の間の二重結合の還元による．コルチゾールの代謝物が尿中に排泄されるまでには，さらに還元と抱合の段階がある．

コルチゾールの作用

コルチゾールの作用には，視床下部および下垂体前葉への負のフィードバック，代謝の恒常性維持，体液・電解質の恒常性維持，抗炎症・免疫抑制作用という 4 つの領域がある

　コルチゾールの代謝への主な作用は，糖質とタンパク質の代謝に関するものである．“グルココルチコイド”という名称が示すように，コルチゾールはグルコースの恒常性に多大な影響を及ぼす（第31章）．末梢組織に作用してグルコースの取り込みと利用を低下させるとともに，核内受容体に作用して糖新生を亢進し，結果として血糖を増加させる．また，グリコーゲンの合成と貯蔵を促進する．コルチゾールには，RNA およびタンパク質の合成を抑制することにより，筋など肝外の細胞のタンパク質を減少させる効果がある．コルチゾール過剰の場合，Cushing 症候群でみられるように，筋力低下を引きおこす程の筋崩壊がおこることがある．反対に肝臓で

は，アミノ酸の供給によりタンパク質合成と糖新生が亢進する．またコルチゾールは，GH，グルカゴン，およびカテコールアミンに対して許容作用を示す（つまり，これらのホルモンが最大限の効果を発揮するにはコルチゾールが必要である）．高用量のグルココルチコイドは，GH 分泌を減少させ，成長を阻害し，TSH 放出も減少させる．

コルチゾールは脂肪組織において複数の作用をもち，脂肪生成遺伝子と脂肪内分泌機能を誘導する

　コルチゾールは一般に脂肪分解ホルモンとされているが，実験的証拠には矛盾があり，グルココルチコイドの濃度や使用する動物モデルによって結果が異なる．実際，ヒトの脂肪組織を慢性的にコルチゾールに曝露すると，脂肪生成と脂肪分解に関与する遺伝子の活性が同時に上昇することが示されている．ヒトでは全身性のコルチゾールが過剰になると，中心性（特に内臓の）脂肪蓄積の増加と末梢脂肪組織の萎縮が臨床的に確認される（Cushing 症候群に関する以下の項を参照）．

コルチゾールには弱いミネラルコルチコイド作用があり，ミネラルコルチコイド受容体はアルドステロンとコルチゾールに同等の親和性で結合する

　血漿中のコルチゾールの総モル濃度は，ミネラルコルチコイドであるアルドステロンの約 1,000 倍である．しかし，アルドステロンの標的細胞は，11β-ヒドロキシステロイド脱水素酵素を発現しており，コルチゾールをコルチゾンに変換する．コルチゾンはミネラルコルチコイド受容体に対する親和性が低く，この変換により，アルドステロンがミネラルコルチコイド受容体に結合できるようになる．コルチゾールは骨代謝に影響を及ぼし，

消化管でのカルシウムの吸収を増加させて腎臓からの排泄を増加させることにより，カルシウム平衡を負に傾ける．外因性グルココルチコイド療法は，急激な骨密度低下をもたらし，骨粗鬆症を引きおこす可能性がある（第38章）．このプロセスの中心となるのは，骨吸収の増加と，骨芽細胞および骨細胞のアポトーシスであり，骨芽細胞の機能低下もその一因である．

免疫系は，コルチゾールによる白血球の反応，サイトカイン産生，血管増殖への影響を通じて調節され，グルココルチコイドの抗炎症特性は，炎症性疾患や自己免疫疾患の治療に広く利用されている．グルココルチコイドは血管拡張を抑制し，カテコールアミンなどの血管拡張物質に対して許容作用をもつ．

コルチゾール（および治療的に投与されるグルココルチコイド）はグルココルチコイド受容体を介して作用する

グルココルチコイド受容体は，リガンド依存性の転写因子であり，核ホルモン受容体スーパーファミリーに属する．ステロイド受容体の構造については第23章で説明している．

グルココルチコイド受容体はほとんどの細胞に発現しており，シャペロンタンパク質である熱ショックタンパク質（HSP 90）やFK結合タンパク質（FKBP）と結合して細胞質に存在する．リガンドが結合すると，グルココルチコイド受容体はシャペロンから解離し，核に移行して標的遺伝子のプロモーター領域〔訳注：狭義のプロモーター領域には基本転写因子が結合し，ステロイドホルモン受容体などの転写調節因子は転写調節領域に結合する．ただし，転写調節領域も含めてプロモーター領域と呼ぶ場合もある〕に結合する．重要なのは，グルココルチコイド受容体が他の転写因子と相互作用することで，それらが制御する遺伝子の発現を変化させるということである．グルココルチコイド受容体はミトコンドリアに移行し，ミトコンドリア遺伝子の発現を活性化することもある．グルココルチコイドの幅広い作用，特に抗炎症作用や免疫抑制作用を可能にしているのは，この多機能性にある．

このように，グルココルチコイド受容体は炎症性のNFκB経路をトランス抑制し，サイトカイン，ケモカイン，炎症性メディエーターの分泌を減少させる．またグルココルチコイド受容体は，他のシグナル伝達カスケードに対しても，その構成要素と相互作用することで非ゲノム的な手段で影響を及ぼすこともある．例えば，MAPK-PLA2経路に影響を与え，ホスファチジルイノシトール3-キナーゼ（PI3K）を活性化し，PI3Kを通じて内皮における一酸化窒素の産生を増加させる．また，がん遺伝子関連キナーゼ（FYN）やリンパ球特異的プロテインチロシンキナーゼ（LCK）を阻害することで，T細胞受容体のシグナル伝達を抑制することもある（参考文献：Charmandari et al., 2014）．

コルチゾール分泌障害

◎ 副腎機能低下

副腎皮質機能不全は，原発性副腎病変，または下垂体前葉のACTH産生不全に起因するものがある

副腎機能不全は，副腎皮質刺激ホルモン放出ホルモン（CRH）およびACTHの分泌に負のフィードバックを及ぼす外因性グルココルチコイド療法の後におこるのが最も一般的である．外因性グルココルチコイドの投与もまた，CRHおよびACTHの抑制をもたらし，副腎への刺激の減少，ひいては副腎萎縮につながる．長期のグルココルチコイド療法を中止した後，副腎からのコルチゾール分泌が正常に戻るまでに数ヵ月かかることがある．したがって，長期のグルココルチコイド療法を受けている患者が外因性ステロイドを突然中止した場合，副腎不全のリスクが生じる．

原発性副腎不全〔Addison（アジソン）病としても知られる〕は，副腎皮質の機能不全である

副腎皮質の機能不全は，腺の自己免疫破壊（先進国で最も多い原因），腫瘍性浸潤（例えば，肺がん，乳がん，

🪧 臨床症例
薬を服用できなかった47歳の男性：急性グルココルチコイド離脱症

47歳の男性が，食中毒の発作後，持続的な吐き気，嘔吐，倦怠感，腹部全体の痛みを訴えて救急外来を受診した．ある程度の水分は摂取できたが，食物や錠剤を口にすることができなかった．慢性の重症喘息の病歴があったが，最近では吸入薬と長期の経口グルココルチコイド服用により良好にコントロールされていた．診察では，両側肺に軽度の喘鳴があり，腹部は柔らかく圧痛はなく，腸音も認められた．横臥時の血圧は115/65 mmHg．静脈血糖は3.8 mmol/L〔68 mg/dL，基準範囲4～6 mmol/L（72～109 mg/dL）〕．患者はヒドロコルチゾンと輸液の静脈内投与を受け，完全に回復した．

解説

これは，グルココルチコイド療法を急に中止した後におこる**急性副腎皮質機能低下症** acute hypoadrenalismの症状である．長期にわたる外因性グルココルチコイドの使用により，ACTH産生が不足し，副腎が萎縮することがある．十分なコルチゾール反応が得られない患者では，ストレスによって副腎クリーゼが誘発される場合があり，病気の期間中にステロイドの投与量を増量できるように"シックデイ・ルール sick-day rules"が指導されている．

または腎がんからの転移），アミロイド浸潤，ヘモクロマトーシス，出血，結核（世界全体で最も多い原因）あるいはサイトメガロウイルス（免疫不全の人における）などの感染症に続いておこることがある．副腎は手術時に切除されることもある．

コルチゾール欠乏症の特定は臨床的に困難な場合がある

このことは，特に疾患の初期段階に当てはまる．一般的にあらわれる初期症状のなかには，非特異的なものがあるためである（表27.7）．

血漿中のコルチゾール値およびACTH値の検査結果を慎重に解釈するとともに，検体を採取するタイミングを考慮する必要がある（"ホルモン作用の検査評価"の項を参照）．大部分の臨床的特徴は，グルココルチコイド（コルチゾール）やミネラルコルチコイド（アルドステロン）の産生が正常な健康状態を維持するには不十分であることに関連している．生化学的には，ミネラルコルチコイド活性の欠如（第35章）は，最終的に血清ナトリウム濃度の低下，カリウム濃度の上昇，そして代謝性アシドーシスをもたらす．副腎は，合成ACTH（製剤名：Synacthen，図27.8）の投与に応じた適正量のコルチゾールを分泌することができない．ベースラインの血漿ACTH濃度は高く，コルチゾール不足に対する生理的な反応を反映している．ACTHはMSHの前駆体でもあるPOMCが切断されてできるため，ACTH産生が亢進すると（MSHの増加に伴う）皮膚の色素沈着を生じることがあ

表27.7　原発性副腎皮質機能不全

一般的な原因
長期の外因性グルココルチコイド投与
自己免疫性副腎炎
結核
一般的ではない原因
悪性腫瘍（転移）
アミロイドーシス
ヘモクロマトーシス
出血
感染
副腎摘出術
症状
疲労，無気力
全身性の脱力
拒食症
めまい（起立性低血圧）
色素沈着
非特異的な腹痛，吐き気，嘔吐
体重減少
低血糖症
徴候
色素沈着（手掌線，頬粘膜）
起立性低血圧

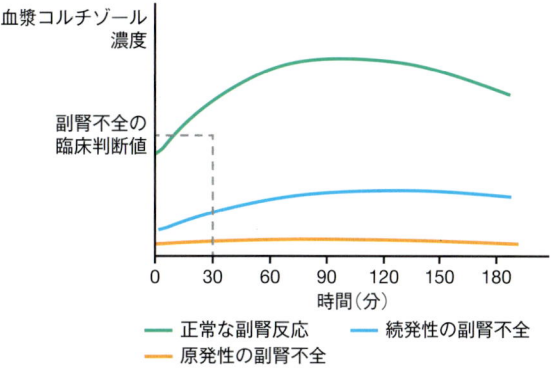

図27.8　ACTH刺激試験に対する血清コルチゾールの応答

表示の負荷後30分の閾値を下回るACTH濃度は，副腎不全と整合性がある．続発性副腎不全におけるコルチゾール反応の減弱は，副腎萎縮によるものである．

る．生命を脅かす程の病態では，一般にミネラルコルチコイドの補充と併用して，生涯にわたってグルココルチコイドの補充が必要であり，急性疾患時には機能的な副腎をもつ人の内因性ストレス反応に合わせて，グルココルチコイド療法を増やさなければならない．コルチゾールの補充が適正か否かは，血漿ACTHの測定と血清コルチゾールを連続測定（コルチゾール日内曲線 cortisol day curve）して臨床的に評価し，十分な治療量と過剰補充のリスク制限との間で最適なバランスを確保する．レニンの増加とアルドステロンの減少は副腎機能不全と一致するため，血漿レニンとアルドステロンを測定することでミネラルコルチコイド活性を評価する（第35章）．

自己免疫性副腎疾患は，一連の自己免疫疾患（1型糖尿病，甲状腺機能亢進症あるいは甲状腺機能低下症など）の一部として生じる場合がある．これらの他の疾患では自己免疫性副腎疾患と診断されていない可能性があり，臨床所見や生化学的プロファイルに影響を及ぼしうる．甲状腺機能低下症を伴わないAddison（アジソン）病ではTSH上昇を呈することがあるが，これはグルココルチコイド補充療法により解消される．チロキシン（T_4）による治療は副腎皮質機能低下症の症状を悪化させる可能性があるため，この点を理解することが重要である．

副腎機能不全は，ステロイド生合成の異常によって引きおこされる遺伝的疾患が原因となることがある

先天性副腎過形成 congenital adrenal hyperplasia（CAH）では，コルチゾール欠乏により下垂体からのACTH分泌が増加し，（ACTH刺激による）副腎過形成とステロイド前駆体の増加がおこる．21-水酸化酵素（シトクロム P-450 酵素の1つであるCYP21A2）の欠損は，CAHにおける最も一般的な酵素欠損である．患者は通常，遺伝学上の女性では新生児期に外性器異常を呈し，過剰な17-ヒドロキシプロゲステロン 17-hydroxyprogesterone（17-OHP）がアンドロゲンに変換されて酵素活性がほぼ完全

に失われると,高カリウム血症,低ナトリウム血症の“塩類喪失クリーゼ”(急性副腎機能低下症としてあらわれるコルチゾールとアルドステロンの欠乏)が生後2～3週目に発生する(第14章).この病態の診断には,血清中の17-OHP濃度が高いことがあげられる.21-水酸化酵素欠損症は,新生児期について乾燥血液スポット〔"Guthrie(ガスリー)試験紙"〕により17-OHP濃度を測定してスクリーニングを行う.アンドロゲン前駆体である11β-アンドロステンジオンの濃度も上昇する(図27.7).まれに思春期以降まで発症が遅れると(遅発型21-水酸化酵素欠損症),女性患者では多毛症,月経不順,不妊症などの臨床的特徴を呈する.11β-水酸化酵素(CYP11B1)欠損に起因するCAHは,遺伝学上の女性に顕著な男性化をもたらすが,11-デオキシコルチコステロンの増加によりミネラルコルチコイド作用は維持され,塩類喪失クリーゼはおこらない.遺伝性17α-水酸化酵素(CYP17A1)の欠損では,アンドロゲンおよびコルチゾールの合成能を失うため,男性では外性器異常,女性では性的未成熟〔訳注:二次性徴の欠落症状〕を引きおこし,過剰なミネラルコルチコイドによる高血圧を伴う.

ペルオキシソームの欠損によっておこるX連鎖性**副腎白質ジストロフィー** adrenoleukodystrophy が遺伝的原因となって副腎機能不全となることがまれにある.この場合,細胞内の脂肪酸の分解がうまくいかず,血液中に超長鎖脂肪酸が蓄積して副腎やミエリンに障害をきたす.通常は生後数年で発症するが,成人するまで発症しないこともある.最も一般的で重篤な病型では,小児期に進行性の神経学的退行としてあらわれる.他の型の副腎白質ジストロフィーでは,臨床的重症度に幅があり,副腎病変が神経症状に先行する場合も後続する場合もある.

続発性副腎不全

CRHやACTHの単独での欠乏はまれで,通常は他の視床下部ホルモンまたは下垂体ホルモンの分泌不全を伴う.アルドステロンの分泌はACTHに依存せず〔訳注:続発性副腎不全の場合,アルドステロンはACTHよりもレニン-アンジオテンシン系により支配されているため,ACTH欠乏の影響を受けずに保持される〕,顕著な腎性塩類喪失はないが,コルチゾールの欠乏により細動脈の平滑筋に対するカテコールアミンの活性が低下するため,低血圧は依然としておこる可能性がある.

🔘 副腎機能亢進

Cushing症候群は副腎皮質ホルモン過剰症の臨床症状である

副腎皮質ホルモン過剰症は,最も一般的には医原性であり,外因性グルココルチコイド療法(プレドニゾロン,デキサメタゾンなど,表27.8)の使用によって引きおこされる.

ただし,Cushing症候群は原発性または続発性の副腎機能亢進が原因であることもある.下垂体性**副腎皮質刺激ホルモン産生腺腫** pituitary corticotrope adenoma が症例の70%(Cushing病),**副腎腺腫** adrenal adenoma が15%を占め,残りの原因としては遺伝子異常や一部の腫瘍(小細胞肺がん,気管支カルチノイド腫瘍,甲状腺髄様がん,および胸腺カルチノイドなど)に関連した異所性ACTH分泌による副腎過形成があげられる.

慢性的な内因性高コルチゾール血症の臨床症状は,軽度で非特異的な症状から,体重増加,抑うつ,近位筋の萎縮,脂肪組織のリモデリング〔中心性肥満,満月様顔貌,背頸部脂肪体(野牛肩),鎖骨上脂肪の増大〕,多血症,薄い皮膚,皮下出血,創傷治癒の遅延,腹部線条など多岐にわたる.高コルチゾール血症に関連する代謝的影響としては,骨粗鬆症(骨折を伴う),高血圧,耐糖能障害や糖尿病があげられる.過剰なコルチゾールは視床下部軸を抑制し,男性では勃起不全,女性では月経不順を引きおこす.一部の患者は,"周期性"Cushing症候群と呼ばれる状態にあり,コルチゾール分泌の変動により症状が変化する場合がある.異所性ACTH依存性Cushing症候群は,はるかに短い罹患期間の後に発症することがあり,重篤な副腎皮質機能亢進症および低カリウム血症を伴う(顕著な高コルチゾール血症は低カリウム血症お

表27.8　Cushing症候群

原因
副腎皮質刺激ホルモン(ACTH)依存性
下垂体のACTH過剰分泌および両側副腎過形成(Cushing病)
異所性ACTH分泌(肺カルチノイド腫瘍の小細胞がんなど)
医原性(ACTH投与)
ACTH非依存性
医原性(外因性グルココルチコイド療法)
副腎腺腫
副腎がん
ACTH非依存性大結節性副腎過形成(AIMAH)
臨床的特徴
肥満と体重増加
顔面過多
体幹肥満(満月様顔貌"ムーンフェイス",背頸部脂肪体)
多血症
皮膚が薄い
あざができやすく,傷の治りが遅い
性欲減退
月経不順,多毛症
腹部線条
近位筋の筋力低下
精神障害(抑うつ,多幸感,躁状態)
勃起不全
随伴所見
骨減少症／骨粗鬆症
高血圧
耐糖能異常
腎結石症

よびアルカローシスに関連する）．

Cushing 症候群の検査診断を確定するには，コルチゾールの自律性過剰分泌の確認と，コルチゾール分泌が ACTH 依存性か非依存性かの判定という 2 つの段階がある

　無作為な血清コルチゾール測定は，コルチゾールの顕著な日内リズムと著しい生物学的変動のため，Cushing 症候群の診断における有用性に欠け，午前 9 時のコルチゾールが基準範囲内であっても診断が除外されるわけではない．高コルチゾール血症の存在を確認するには，日内変動という問題を克服するために，**24 時間尿中遊離コルチゾール 24-h urinary free cortisol（UFC）**を用いるのが一般的である．生化学検査における蓄尿の診断上の有用性は，採集がどの程度うまく行われたかに影響され，採尿が不完全であったり，24 時間を超えて尿を採集したりすると結果に影響する．この検査はスクリーニングとして利用され，検査の結果と検査前の臨床上の疑いに応じてさらなる検査が行われる．自律性の過剰分泌を判断するために一般的に行われる追加検査は，コルチゾール産生の正常な負のフィードバック抑制を調べるためのデキサメタゾン抑制試験と，概日リズムを評価するためのストレス無負荷の深夜のコルチゾール試験である．通常，Cushing 症候群では負のフィードバック抑制と日内リズムの双方が失われる．合成グルココルチコイドであるデキサメタゾンを投与すると〔**一晩デキサメタゾン抑制試験 overnight dexamethasone suppression test（ONDST）**〕，正常な場合は ACTH が抑制される．ONDST では，午後 11 時から午前 0 時の間にデキサメタゾンを経口投与し，翌朝午前 9 時に血清コルチゾールを測定する．デキサメタゾンが ACTH／コルチゾール抑制薬として使用されるのは，臨床コルチゾール免疫測定法で交差反応しないからである（したがって，内因性コルチゾールのみが検出される）．午前 9 時にコルチゾール産生が抑制されない場合は，Cushing 症候群であることを示す．ONDST の信頼性を制限する事項としては，患者が指示どおりにデキサメタゾンを服用しないこと，または CYP3A4 酵素を誘導してデキサメタゾンの代謝を増加させる薬剤（フェニトイン，リファンピシンなど）や，CBG の上昇により，"総"コルチゾールを増加させる薬剤（外因性エストロゲンなど）の使用があげられる．**低用量デキサメタゾン抑制試験 low-dose dexamethasone suppression test** では，1 日目の午前 9 時に開始して 6 時間間隔で 48 時間デキサメタゾンを服用し，最後のデキサメタゾン投与から 6 時間後に当たる 3 日目の午前 9 時に血清コルチゾールを測定する．

　コルチゾール分泌の日内変動の消失または変化は，Cushing 症候群の初期の所見であり，生理学的に最も低値になる**深夜のコルチゾール濃度 midnight cortisol concentration** を測定することによって確定できる．これは入院中に実施することができるが，ストレス誘発性の高コルチゾール血症を防ぐために患者へのストレスを最小限に抑える必要がある．別の方法として，深夜の唾液コルチゾールの測定がある．唾液コルチゾールは入院の必要がなく試料の安定性が高いため，検査室に送る前に唾液スワブを冷蔵庫に保管するだけでよいという実用的な利点がある．

Cushing 症候群とメタボリックシンドロームの鑑別診断は困難な場合がある

　メタボリックシンドローム metabolic syndrome（第 31 章）と Cushing 症候群は，いずれも中心性肥満，高血圧，多毛症，2 型糖尿病，脂質異常症を示す場合がある．メタボリックシンドロームの患者は，500 人に 1 人の割合で Cushing 症候群を合併する．診断の手がかりとなるのは，コルチゾールの異化作用，骨減少症，皮膚の薄さ，外傷が原因ではない斑状出血（皮膚の下に出血があるためにおこる皮膚の変色）である．特に，骨粗鬆症があれば，Cushing 症候群の可能性が高まる（参考文献：Loriaux, 2017）．

高コルチゾール血症がある場合に血漿 ACTH を測定することで，コルチゾールの産生が自律性ではなく ACTH 主導性であるかどうかを判定することができる

　ACTH が抑制されない場合は，下垂体性または異所性の ACTH 源が示唆され，異所性の場合はしばしばきわめて高濃度の ACTH を産生する．この段階では，適切な画像検査を行って病変を特定し，対処の指針とする．画像検査には，Cushing 病に対する下垂体**磁気共鳴画像法 magnetic resonance imaging（MRI）**，副腎腺腫／副腎がんに対する副腎**コンピューター断層撮影 computed tomography（CT）**／MRI，また必要であれば，胸部／腹部の CT，全身**シンチグラフィー scintigraphy**，または ACTH／コルチゾールの過剰産生部位を探査するための**陽電子放出断層撮影法 positron-emission tomography（PET）**がある．第 1 選択の臨床検査および画像検査で Cushing 病と異所性 ACTH 依存性 Cushing 症候群を明確に区別できない場合は，両側の下錐体静脈洞サンプリング（ACTH 濃度を末梢血の濃度と比較）を行うことで，自律性分泌病変の位置を特定することができる．また，**ACTH 非依存性 Cushing 症候群 ACTH-independent Cushing syndrome** では，副腎静脈サンプリングを行い，左右の副腎静脈の血清コルチゾールを比較することができる．通常，腺腫病変の根治的治療は外科的治療であるが，手術が不可能な場合はコルチゾール産生を抑制する薬剤を使用することで患者の症状を軽減できる．メチラポンは，コルチゾール（および程度は低いがアルドステロン）の生合成における 11β-ヒドロキシル化を阻害する治療薬である．これにより，コルチゾールレベルが望ましいかたちで低下し，下垂体への負のフィードバックが減少することによって ACTH が増加する．その結果，

臨床症例

**Cushing 病の 42 歳女性：下垂体 ACTH によるコルチ
ゾール過剰症**

　42 歳の女性が，数ヵ月間にわたって倦怠感，抑うつ，
体重増加，不正出血を患っていた．階段を上るのが困
難で，最近腕にあざができやすいことに気づいた．2
型糖尿病と軽度の高血圧の病歴があり，経過観察中で
あった．尿中遊離コルチゾール（UFC）は 1,064 nmol/
24 時間（34 μg/dL，参照範囲＜ 250 nmol/24 時間（＜
9 μg/dL））であった．ベースラインの ACTH 濃度は
120 ng/L（基準範囲＜ 80 ng/L），1 mg 経口デキサメ
タゾン投与後の午前 9 時の血清コルチゾール濃度は
580 nmol/L（21 μg/dL）であった（基準範囲＜ 50 nmol/L
（＜ 1.8 μg/dL）．

解説

　この女性は Cushing 症候群と一致する臨床的特徴
を有する．生化学検査では，コルチゾール産生の増加
（UFC の上昇により確認）が示され，デキサメタゾン
により抑制されなかった．ACTH が抑制されなかった
ことから，下垂体腺腫（最も可能性が高い）または不顕
性がん（訳注：転移が出現していながら原発巣が不明
な悪性腫瘍，オカルトがんともいう）からの異所性
ACTH 分泌に起因する ACTH 依存性の高コルチゾー
ル血症が考えられる．この症例では，磁気共鳴画像
（MRI）により下垂体の腫瘍が明らかになった．

11-デオキシコルチゾール（図 27.7）が循環中に放出さ
れ，肝臓で代謝されて腎臓から排泄される．メチラポン
を服用している患者を経過観察する場合，コルチゾール
前駆体の量が増加するとコルチゾール免疫測定法で交差
反応し（つまり，“コルチゾール”として測定される），
結果が治療反応を反映しない可能性があることに注意す
る必要がある．専門の臨床検査室で質量分析によりコル
チゾールの特異的測定を行うことができる．

アルドステロン症

　原発性アルドステロン症は，アルドステロンの自律的
過剰分泌であり（すなわち，レニン-アンジオテンシン-
アルドステロン系とは関係ない（第 35 章）），その結果，
ナトリウムと水分が貯留し，レニン産生が抑制される．
　患者は一般的に無症状で，コントロール困難な高血圧
を呈する．患者によっては，続発性**低カリウム血症
hypokalemia** を示す場合がある．生化学検査の結果は，
アルドステロン濃度の上昇によるレニンの抑制を示し，
典型的には低カリウム血症（過剰な腎排泄による），正常
または上昇したナトリウム値，代謝性アルカローシスを
伴う．降圧薬（β 遮断薬やアンジオテンシン変換酵素阻

害薬など）はアルドステロン分泌に影響を与える可能性
があるため，これらの薬剤を服用している患者ではレニ
ンやアルドステロンの結果を解釈する際に注意が必要で
ある．約 3 分の 2 の患者では，原発性アルドステロン症
は**孤立性アルドステロン産生腺腫 solitary aldosterone-
producing adenoma（Conn（コン）症候群 Conn syndrome）**
に起因し，3 分の 1 の患者では，両側性のびまん性副腎
皮質過形成に起因する．グルココルチコイド抑制性アル
ドステロン症は，アルドステロンが ACTH の影響下にあ
る原発性アルドステロン症のまれな遺伝的原因である．

視床下部-下垂体-生殖腺軸

ゴナドトロピン放出ホルモン gonadotropin-releasing hormone（GnRH）は FSH と LH の分泌に不可欠である

　ゴナドトロピン放出ホルモン（GnRH）は，視床下部の
内側基底部および内側視索前野の弓状核内で合成される
デカペプチドであり，FSH と LH の分泌に必須である．
GnRH は特殊なニューロンの軸索を伝って輸送され，下
垂体前葉を取り囲む門脈循環に放出される．GnRH 受容
体はロドプシン様 G タンパク質共役型受容体スーパー
ファミリーの一員であり，膜貫通ドメインを有する．
GnRH が結合すると，受容体の構造変化がおこり，細胞
内シグナル伝達経路が活性化され，下流で複数の標的遺
伝子が転写される．GnRH 分泌は高度に拍動性で，その
分泌によって FSH および LH の双方の発現・合成が促
進される．GnRH 分泌は新生児期に活発で，続く幼児期
では休止状態となり，GnRH パルスの頻度と振幅の増大
によって思春期が開始する．その結果，ゴナドトロピン
レベルが上昇し，それまで休眠状態にあった卵巣または
精巣が刺激される．何が思春期開始の引き金になるかは
正確にはわかっていないが，これが主に中枢で決定され
ていることを示唆する一連の証拠がある．視床下部の神
経ペプチドである**キスペプチン kisspeptin**（GnRH の強力
な分泌促進物質）や，キスペプチンとゴナドトロピンの
分泌に重要な役割を果たす**ニューロキニン B neurokinin
B** は，思春期の開始を決定する中心的な機構の重要な構
成要素であることが確認されている．

　長時間作用型の GnRH アゴニスト（ロイプロリド，ブ
セレリン，ゴセレリンなど）を投与すると，持続的な
GnRH 刺激が生じて GnRH 受容体が減少し（訳注：GnRH
刺激が続くと GnRH 受容体数が減る現象（ダウンレギュ
レーション）がみられる），その結果，ゴナドトロピンの
分泌が抑制される．この負のフィードバックは治療目的
に利用され，長時間作用型の GnRH アゴニストは，前
立腺がんの治療薬として使用される（テストステロンと
ジヒドロテストステロンを減少させ，がんの増殖を抑制
する）．また女性において，GnRH アゴニストは子宮内
膜症や月経過多などのエストロゲン依存性疾患の治療に

も使用される.

下垂体は，男女両方の生殖機能に重要な性腺刺激ホルモンである FSH と LH を産生する

FSH および LH は(TSH や hCG とともに)，非共有結合している α サブユニットと β サブユニットで構成される糖タンパク質ホルモンである．これらのホルモンは構造的に相同性があり，同一の α サブユニットをもつが，β サブユニットはそれぞれのホルモンに特異的である．ゴナドトロピンの分泌は GnRH によって促進され，GnRH パルスの頻度と振幅が FSH および LH の合成・分泌を制御する．男女の視床下部-下垂体-生殖腺軸の概要を 図 27.9 に示す．LH 受容体は，精巣の Leydig(ライディッヒ)細胞と卵巣の莢膜細胞に存在する．FSH 受容体と LH 受容体はいずれも，精巣の Sertoli(セルトリ)細胞と卵巣の顆粒膜細胞の細胞膜に存在する．

◉ 精巣に対するゴナドトロピンの作用

男性の場合，LH が精巣の Leydig 細胞からのテストステロン分泌を促し，その際，膜結合型 G タンパク質共役型受容体を介して作用する結果，下流の cAMP が増加して cAMP 依存性の細胞内プロテインキナーゼ A 経路を活性化する(第 25 章)．FSH は，精細管内テストステロンと連携して，精細管での精子形成を促進する．テストステロン(およびテストステロンから生成されるエストラジオール)は，GnRH および LH 分泌に対して負のフィードバックを示す．

◉ アンドロゲン

◉ 男性におけるテストステロンの作用：テストステロンは同化ホルモンであり，タンパク質合成を促進することによって筋量を増加させる

胚発生の過程で，最終的に Leydig 細胞となる精巣細胞がテストステロンを産生し，Wolff(ウォルフ)管の発達を誘導する．ただし，テストステロン産生が視床下部-下垂体系の影響下にある出生後とは違って，胎児期の精巣は hCG によって制御される．

すべてのテストステロンが精巣に由来するわけではなく，約 5% が副腎で産生される．副腎皮質性思春期徴候の期間，副腎は，特にアンドロステンジオン，デヒドロエピアンドロステロン(DHEA)，硫酸デヒドロエピアン

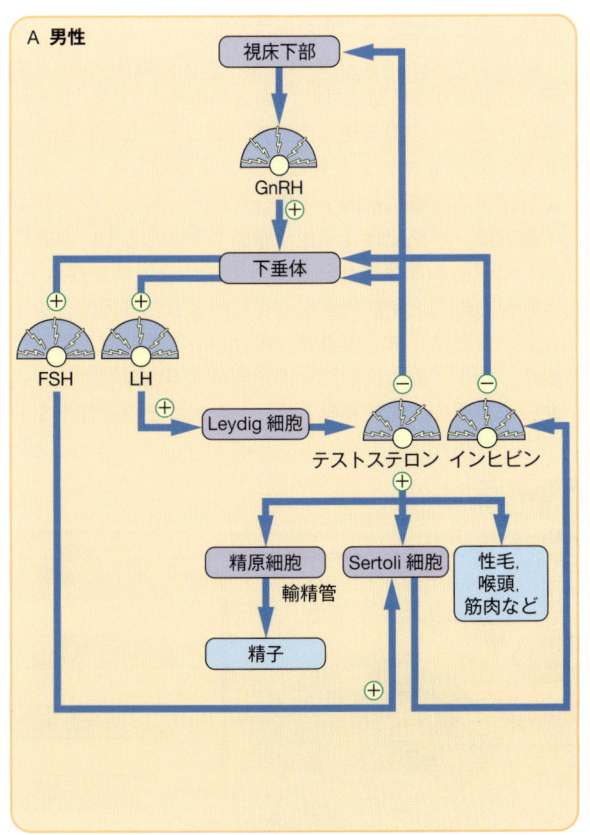
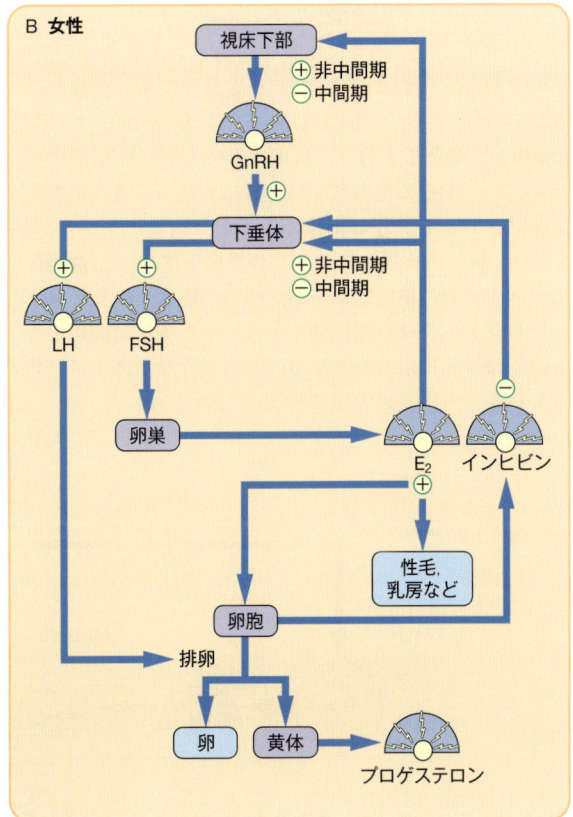

図 27.9　視床下部-下垂体-性腺軸の制御
(A) 男性では，LH 刺激に応答して精巣の Leydig 細胞でコレステロールからテストステロンが生成される．テストステロンと FSH は精子形成を支持する．**(B)** 女性では，フィードバック刺激後，卵巣の顆粒膜細胞と発達中の卵胞によって，エストラジオール(E_2)が産生される．E_2 フィードバックは主に負の方向にはたらくが，中間期に正の E_2 フィードバックがおこり，LH が一過性に過剰分泌され(LH サージ)，排卵がおこる．その結果生じる黄体からプロゲステロンが分泌される．

ドロステロン（DHEAS）などの弱いアンドロゲンを合成する．これらのアンドロゲンはテストステロンやジヒドロテストステロン（DHT）に代謝され，腋毛や陰毛の成長を促進する．

テストステロンの作用機序を**図 27.10** に概説する．

精巣の内分泌不全には，精巣の外傷や炎症などによる原発性のものと，視床下部や下垂体の機能不全による続発性のものがある

性腺刺激ホルモン分泌細胞は，下垂体前葉細胞のなかで最も損傷を受けやすく（例えば，トルコ鞍の骨拘束内での腺腫からの圧迫による），そのため性腺機能不全は，しばしば下垂体不全の最初の症状となる．**続発性性腺機能低下症 secondary hypogonadism**（視床下部性性腺機能低下症 hypothalamic hypogonadism）は，先天性〔Kallmann（カルマン）症候群など〕または後天性（下垂体および視床下部の浸潤性病変など）の場合がある．続発性性腺機能低下症は，重度の体重減少（神経性食欲不振など）や生理的ストレス（重度の火傷など）に応答して発生することもあれば，エネルギーを節約する場合は，Cushing 病やオピオイドの慢性使用に関連しておこることもある．

テストステロン欠乏症が疑われる際のテストステロンの臨床検査では，通常は血漿中の総テストステロン（タンパク質結合型および遊離型）を定量化する．血漿テストステロンの約 97％ は性ホルモン結合グロブリン（SHBG）に結合しており，程度は低いものの，循環中のアルブミンやその他のタンパク質にも結合する．遊離テストステロンの測定は困難であるが，血清アルブミン，SHBG，およびテストステロンの濃度を考慮した遊離テストステロンの推定式がある．男性の場合，血清テストステロンレベルは日内変動を示し，午前中に最高値となり，午後遅くに最低値となる．このようなテストステロンレベルの日内変動の幅は約 35％ である．

男性の性腺形成不全である Kleinefelter 症候群は，各細胞が X 染色体を余分に 1 コピーずつ獲得することでおこることが多い（核型 47，XXY）

Kleinefelter（クラインフェルター）症候群の有病率は，表現型上の男性全体の 500 〜 1,000 人に 1 人である．Kleinefelter 症候群の特徴をもつ人のなかには，X 染色体を 1 本以上余分にもつ場合や，モザイクである場合，あるいは染色体が 46 本（核型 46XY）で Y 染色体の男性決定領域が X 染色体に転座している場合がある．X 染色体上の遺伝子のコピーが余分になると，正常な男性の性発達が妨げられ，程度の差こそあれ，性腺機能低下症を引きおこす．Kleinefelter 症候群の古典的な症状としては，類宦官症（不完全な性成熟を伴う性機能低下症），女性化乳房（男性の乳腺組織の異常な良性増殖），小睾丸症（精巣が小さい），無精子症（精液中に生存精子が存在しない）があげられるが，関連する徴候や症状がほとんどないか，まったくない場合がある．FSH は上昇し，通常は LH も上昇するが，Leydig 細胞は正常に反応せず，血漿テストステロンが正常値を下回ることがある．

◉ 男性におけるアンドロゲン過剰

精巣のアンドロゲン過剰によるアンドロゲン過剰症は思春期早発症を引きおこす可能性がある

思春期早発症はまれな病態で，正常な視床下部-下垂体-生殖腺軸の早期活性化，あるいは LH またはキスペプチン受容体の機能獲得型変異によって生じる可能性がある．アンドロゲン過剰は，アンドロゲンまたは hCG を分泌する腫瘍に起因する場合もある．副腎アンドロゲン過剰は，小児では多毛症の原因となりうるが，成人男性では明らかな臨床症状を引きおこさない場合がある．運動能力の向上や筋肥大などを目的とした外因性アンドロゲン投与は，前立腺異常，胆汁うっ滞性黄疸，性欲の変化，精子形成の抑制，女性化乳房，赤血球増加症，高血圧，多毛症，男性型脱毛症，ニキビなどの副作用を引

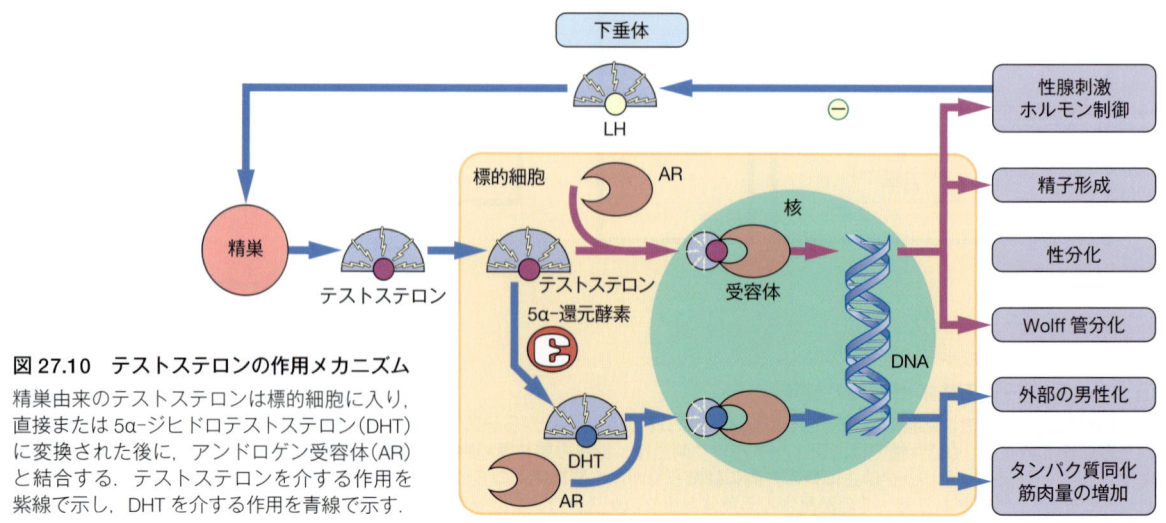

図 27.10　テストステロンの作用メカニズム
精巣由来のテストステロンは標的細胞に入り，直接または 5α-ジヒドロテストステロン（DHT）に変換された後に，アンドロゲン受容体（AR）と結合する．テストステロンを介する作用を紫線で示し，DHT を介する作用を青線で示す．

きおこすことがある．副腎の過剰なアンドロゲン分泌は
Cushing症候群に関連する可能性もある．

● ゴナドトロピンの卵巣に対する作用

**成熟した女性では，GnRHパルスジェネレーターによっ
て調整された視床下部-下垂体-性腺軸に周期的な変化が
みられる**

　成人男性でステロイド産生が持続的に行われるのとは
違って，成人女性では，GnRHパルスジェネレーターに
よって制御される視床下部-下垂体-性腺軸に周期的な変
化がみられる．思春期以降，ヒトの卵巣には約40万個
の原始卵胞が存在し，各卵胞は停止状態の卵母細胞を含
んでいて，出生後にそれ以上の配偶子が形成されること
はない．原始卵胞は，月経周期が始まる前にホルモン非

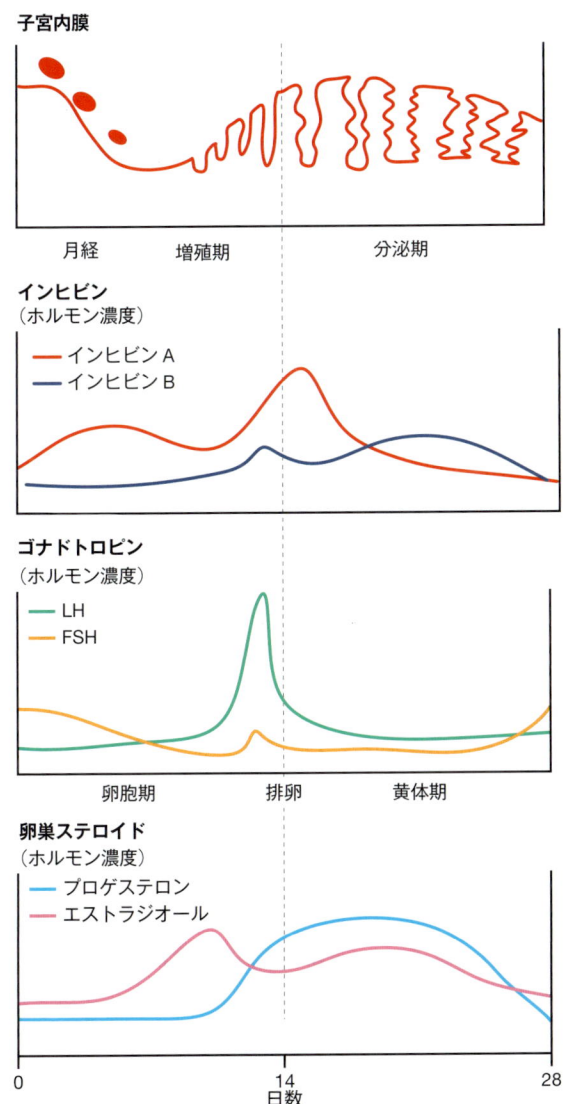

子宮内膜

月経　　増殖期　　　　分泌期

インヒビン
（ホルモン濃度）

— インヒビンA
— インヒビンB

ゴナドトロピン
（ホルモン濃度）

— LH
— FSH

卵胞期　　　排卵　　　黄体期

卵巣ステロイド
（ホルモン濃度）

— プロゲステロン
— エストラジオール

0　　　　　　　　14　　　　　　　28
日数

図27.11　月経周期中のホルモンと子宮内膜の変化
LH：黄体形成ホルモン，FSH：卵胞刺激ホルモン．

依存性の成長と成熟を開始しているが，月経周期の開始
時にFSHに対する反応性を獲得した場合のみ，数個の
卵胞が閉鎖を免れる．卵胞期には，FSH濃度の上昇に
よりエストラジオール合成（**図27.11**）と顆粒膜細胞の増
殖が促進される．FSHの影響下では，顆粒膜細胞上に
追加のFSH受容体と新たなLH受容体が合成される．
エストラジオールが上昇すると，FSH分泌が抑制され，
この組合せがさらなる発育のための優勢卵胞の選択に重
要な役割を果たす一方で，非優勢卵胞は閉鎖する．エス
トラジオールの影響下では，優勢卵胞の成熟が続き，子
宮内膜の成長が促進され，下垂体からのLH分泌が増加
する．優勢卵胞における正のフィードバックによりエス
トラジオールが増加すると，エストロゲンに対する負の
フィードバックが正のフィードバックに切り替わって，
LHサージ（LHの急増）が始まる．LHは優勢卵胞上の受
容体に結合し，LHピークの約9時間後に卵巣から成熟
卵子が放出される．

　排卵後，卵胞は破裂して黄体に変化し，プロゲステロ
ンとエストラジオールを分泌して卵母細胞を維持し，受
精卵の着床に向けて，エストロゲン刺激を受けた子宮内
膜の準備を促す．この時期は黄体期と呼ばれ，プロゲス
テロンは分泌されたエストロゲンによるLHの再増加を
防ぐようにはたらく．女性の不妊症の検査では，黄体期
に正常な濃度の血清プロゲステロンが測定されれば，排
卵がおこっているという証拠になる．受精がない場合，
黄体機能は低下し，プロゲステロンとエストラジオール
の濃度が低下して，次の周期に向けて卵胞の発育が進む．
その後，子宮内膜の血管が変化し，組織が退縮して月経
がおこる．

● インヒビンと卵巣

**顆粒膜細胞が分泌するインヒビンは，2つの相同なβサ
ブユニットのうちの1つとαサブユニットがジスルフィド
架橋によって結合したヘテロ二量体糖タンパク質である**

　インヒビンB（α-βB）は，前胞状卵胞と小胞状卵胞が
産生し，卵胞中期に最も多くなる（**図27.11**）．そして，
エストラジオールとともにFSHの合成・分泌を抑制し，
優勢卵胞の選択を確実にする役割を担っている．インヒ
ビンA（α-βA）濃度は，黄体期中期にピークを迎えたの
ち，黄体期後期には低下することから黄体期と卵胞期の
移行期におけるFSH濃度上昇の主な調節因子であるこ
とが示唆されている．

● ゴナドトロピンと妊娠

**受精卵の着床成立後に発育を確実に進めるには，黄体の
維持とプロゲステロンの産生が不可欠である**

　ヒト絨毛性ゴナドトロピン（hCG）は，妊娠性絨毛から
分泌されるLHと相同性を示し，妊娠第9週頃に栄養膜

細胞自体が十分なプロゲステロンを産生できるようになるまで黄体を維持する. hCG は受精後 1 〜 2 週目から尿中および血液中に検出される. 尿中あるいは血液中の hCG 値の測定は, 臨床的には**妊娠を確認する confirm pregnancy** ために利用される. 妊娠初期には, 48 時間ごとに hCG 値が約 2 倍になることが予想されるため, 血清中の hCG 値を連続的に測定して, 妊娠初期における胎児の生存を評価するのに役立てられる. hCG 値が低い, あるいは時間の経過とともに低下する場合は, 流産または生育不可能な妊娠である可能性があり, 値が一定であるか, 緩やかに上昇する場合は, 子宮外妊娠(卵管妊娠)である可能性がある. また, 予想以上に高値の場合は, 多胎妊娠または奇胎妊娠である可能性がある. 血液検査は臨床評価と超音波検査によって裏付けされる. 胎盤がプロゲステロン産生の主要部位となるにつれ, 合胞体性栄養膜によるプロゲステロン合成を維持するために hCG が必要となる. hCG 値は妊娠 7 週頃にピークに達し, その後漸減して妊娠の残りの期間では一定のレベルが維持される.

● ゴナドトロピンと閉経：30 〜 40 年の排卵周期を経て卵胞の卵母細胞が枯渇すると, 正常な妊娠は不可能になる

卵巣での卵胞活動の喪失により月経が永久に停止した場合を, 閉経または更年期という. この時期, 血中のエストロゲンは減少して負のフィードバックが欠如するため, それに応じて FSH および LH 濃度が上昇し, 通常の月経周期中に測定される濃度に比べて高いままになる. 閉経後のエストロゲン欠乏が長期間続くと, 骨量減少率が増加して骨粗鬆症が引きおこされることが知られており, リポプロテイン代謝の変化により心血管疾患のリスクが増加する.

● 女性におけるステロイドホルモンの作用：女性の性ステロイドには, 月経周期における役割以外にも別の役割がある

エストロゲンは, 思春期以前は濃度が低く, 女性の第二次性徴の発達を促進し, 成人女性ではエストロゲンとプロゲステロンの両方が乳房の機能を維持している. プロゲステロンは月経周期の黄体期(排卵後約 1 〜 2 日)の体温上昇に関与しており, プロゲステロン分泌の減少は, 月経前の気分変調に寄与する.

成長ホルモン軸

下垂体前葉による GH 分泌は, GH 分泌を刺激する**成長ホルモン放出ホルモン growth hormone-releasing**

臨床症例
22 歳女性における続発性無月経の調査

22 歳の女性が, 倦怠感と数ヵ月にわたる生理不順を訴えてプライマリ・ケアを受診した. 彼女は大学生で, 期末試験に向けて不安な日々を送っていた. ここ数週間, 食事量が減っていた. 月経は 12 歳頃に始まって以降, 以前は規則的にあった. 目立った身体所見はなく, 血圧は 110/60 mmHg であった.

解説

続発性無月経は, 以前は正常かつ規則的な月経または稀発月経があった女性での月経の停止と定義される. 無月経の期間についての一般的なコンセンサスはないが, これまで正常な月経があった患者では 3 〜 6 ヵ月後に評価することになっている. この患者の鑑別診断には, 妊娠, 続発性性腺機能低下症(神経性食欲不振または過剰な運動による), 多嚢胞性卵巣症候群(稀発月経または無月経を呈する可能性のある複雑な内分泌疾患, その他の臨床的特徴として, アンドロゲン過剰による多毛症やニキビ, 卵巣の多嚢胞性嚢胞がある), 原発性甲状腺機能低下症が含まれる. 生殖年齢の女性患者では, 続発性無月経の原因として, 妊娠(周期的 LH 放出の欠如)をまず除外する必要がある. これは通常, プライマリ・ケアで尿中 hCG 検査により行われる.

hormone(GHRH)と, GH 分泌を阻害する**ソマトスタチン somatostatin** という, 2 種の視床下部ホルモンによって調節されている.

成長ホルモン放出ホルモン(GHRH)は 44 アミノ酸のペプチドで, 視床下部の弓状核と腹内側核で合成される

GHRH は間欠性に分泌され, 下垂体の成長ホルモン産生細胞上の GHRH 受容体に結合し, アデニル酸シクラーゼ系と細胞内カルシウム–カルモジュリン系の両方を活性化して GH の転写・分泌を刺激する. GHRH の合成と分泌は, GH および IGF-1 からの負のフィードバック制御下にある.

グレリン ghrelin は脂肪酸鎖をもつ 28 アミノ酸のペプチドホルモンで, GH 分泌の強力な誘導物質でもある

グレリンはもともと胃から単離されたが, その後, 消化管, 膵臓, 副腎皮質, 卵巣でも確認されている. エネルギーバランスにおける機能(第 32 章)に加え, グレリンは成長ホルモン分泌促進因子受容体に結合して GHRH と相乗的に作用し, GH 分泌を調節すると考えられる.

ソマトスタチン〔成長ホルモン抑制ホルモン(GHIH)とも呼ばれる〕は，視床下部の室傍核および腹内側核で合成される

　ソマトスタチンは，14 アミノ酸と 28 アミノ酸の 2 つのアイソフォームとして発見された．どちらも同じ 116 アミノ酸の遺伝子産物の切断によって生成され，GH 分泌を抑制する活性をもつ．ソマトスタチンは視床下部-下垂体軸に作用し，消化管にも作用する．GH 分泌の抑制に加えて，下垂体前葉からの TSH 分泌も阻害する．ソマトスタチンは，アデニル酸シクラーゼに連結する G タンパク質共役型膜貫通受容体に結合し，受容体の活性化により cAMP 産生を減少させる．

ソマトスタチンは，消化管ホルモンであるガストリン，コレシストキニン，血管作動性腸管ペプチド(VIP)，グルコース依存性インスリン分泌刺激ペプチド(胃抑制ポリペプチド)，インスリン，およびグルカゴンの分泌を抑制する

　ソマトスタチン類似体 somatostatin analog は，GH 過剰症の患者の GH 分泌を抑制するために治療的に使用され，カルチノイド症候群，VIP 産生腫瘍，グルカゴノーマ(グルカゴン産生腫瘍)などの分泌性の神経内分泌腫瘍の治療に使用することができ，膵臓手術後の膵外分泌の抑制にも用いられる．

🔷 成長ホルモン(GH)

GH 分泌は間欠性で視床下部の影響下にあり，24 時間の GH 分泌の約 3 分の 2 は夜間におこる

　ヒト成長ホルモン(hGH)遺伝子クラスターには 5 つの遺伝子が含まれており，そのうちの 1 つである hGH-N は，主に下垂体の成長ホルモン産生細胞で発現し，残りの 4 つ(絨毛性乳腺刺激ホルモン遺伝子である hCS-L，hCS-A，hCS-B，hGH-V)は胎盤で選択的に発現する．下垂体前葉から分泌される GH は，グリコシル化などの翻訳後修飾や末梢で代謝を受ける結果，不均一な混合物となっている．このことは，GH 測定に関係する．なぜなら，タンパク質への GH 結合の影響に加えて(最大 50% の GH がタンパク質に結合している)，血漿中には GH の単量体アイソフォーム，ホモポリマーおよびヘテロポリマー，フラグメント，他の分子との複合体など複数のバリアントが存在し，程度は異なるものの，いずれの GH 測定法でも検出される可能性があるためである．

GH は下垂体前葉の成長ホルモン産生細胞で合成され，顆粒内に貯蔵される

　GH は，視床下部からのシグナルと，腸，肝臓，生殖腺からの修飾シグナルに反応して分泌される．GH は拍動性に分泌され，24 時間の総分泌量の約 3 分の 2 が夜間に分泌される．食後など，他の時間帯にもサージが発生することがあるが，通常，血漿濃度は日中に低くなる．

　そのため，正常な健康状態でも血漿 GH 値が GH 免疫測定法の定量限界を下回る可能性があり，必ずしも GH 欠乏症を示すものではない．ライフサイクルにおいて，GH の産生は青年期にピークに達して成人期半ばまで安定し，その後減少して老年期では非常に低いレベルに達する．興味深いことに，高齢者での GH レベルの低下は，糖尿病やがんに対する防御効果を示す可能性があるが，これはおそらく全般的に増殖活性が低下するためである．また，GH 欠乏症で低身長の人では，がんは観察されていない．

　身体的ストレス(運動や低血糖など)や，心理的ストレス，血液中のアミノ酸(アルギニンやロイシン)の増加など，さまざまな刺激が GH 分泌を促進するのに対し，グルコースや脂肪酸は GH 分泌を抑制する．GH 分泌を調節するホルモンには，TRH，グルココルチコイド，テストステロン，エストロゲンがあり，視床下部および下垂体の段階で作用する．血漿中濃度がピークに達すると GH 量はベースラインの 100 倍にもなるため，基準値限界は限定的にしか使用できないが，GH 過剰症や欠乏症を除外するために，それぞれ抑制試験と刺激試験に適用される．GH 分泌のパターンと量に関する情報を得るために，24 時間にわたって複数回の血漿中濃度の測定を行うこともあるが，こうした作業は一般的に非現実的である．

　GH 受容体はクラス I サイトカイン受容体の 1 種であり，肝臓軟骨，筋肉，脂肪組織，腎臓に存在し(プロラクチン受容体も同じファミリーに属する)，ヤヌスキナーゼ 2 Janus kinase 2(JAK2)および signal transducer and activator of transcription(STAT，特に STAT5β)を介してシグナルを伝達する．転写因子である STAT5β は，肝臓における IGF-1 の転写も指令し，JAK2 経路とは別に RAS/RAF/MEK 経路にもつながっている(**第 32 章**および**第 28 章**).

GH の全体的な作用は，骨，軟骨，軟部組織の成長を促進することである

　GH はタンパク質同化ホルモンであり，窒素バランスとリン酸バランスを正にする効果がある．GH は代謝と細胞増殖の両方に効果を発揮する．そのため，機能を直接作用と間接作用に分けて考えるとわかりやすい(**図 27.12**).GH の直接的な作用は，脂質，糖質，タンパク質の代謝に関するものである．低血糖時には，GH は脂肪分解を促し，末梢のインスリン抵抗性を誘発して，筋肉による非エステル化脂肪酸の取り込みを促進する．GH の間接的な作用はインスリン様成長因子 1(IGF-1)が媒介し，このような作用としては，軟骨細胞の増殖や骨格組織での軟骨基質の合成の促進があげられる．GH はまた，骨芽細胞の分化を誘導し，破骨細胞の活性化を抑制する．IGF-1 は，脂肪組織におけるグルコースの酸化を亢進させ，心臓や横隔膜筋へのグルコースおよびアミノ酸の輸送を促進することが示されている．IGF-1 は骨のリモデ

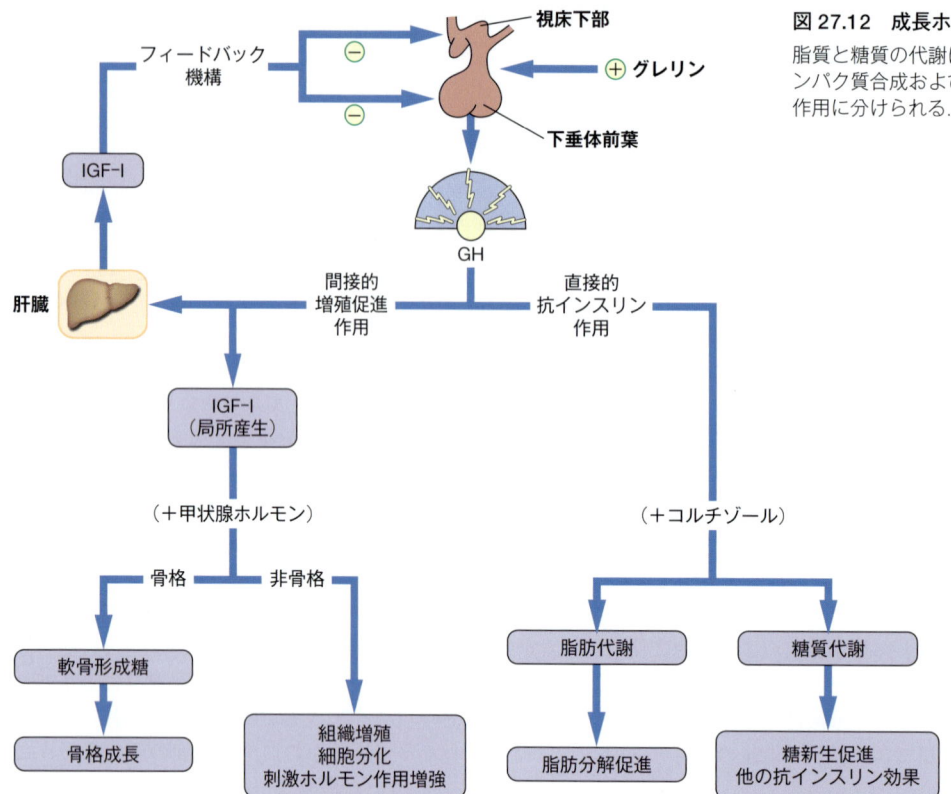

図 27.12　成長ホルモンの生化学的作用

脂質と糖質の代謝に対する直接作用と，タンパク質合成および細胞増殖に対する間接作用に分けられる．

リングにも必要である．

インスリン様成長因子 1（IGF-1）

IGF-1 の測定は，総合的な GH 活性の指標として臨床的に有用である

　IGF-1 は 70 アミノ酸からなるペプチドで，主に肝臓から分泌され，その後標的組織に輸送されて内分泌ホルモンとして作用する．一部の IGF-1 は他の細胞から分泌され，軟骨組織などではパラクリンホルモンとして作用する．IGF-1 はジスルフィド結合で連結した A 鎖と B 鎖をもち，インスリンと相同性がある．構造的に類似しているため，IGF-1 は（低親和性だが）インスリン受容体に結合する．血漿中の IGF-1 濃度はインスリンよりもはるかに高いが，非結合性に存在するインスリンとは対照的に，IGF-1 の 99 ％は一連の **IGF 結合タンパク質 IGF-binding protein（IGFBP）** と複合体を形成しており，その生物学的利用能を適度なものにしている．ヒト血漿中の IGF-1 の約 80 ％は，それぞれ 1 分子の IGF-1，IGFBP3，酸不安定性サブユニットから形成される複合体である IGFBP3-複合体によって輸送される．インスリンと IGF-1 のそれぞれの受容体に対する親和性が相対的に異なるため，正常な生理機能では交差刺激はほとんどないが，病的な状況ではインスリンがある程度 IGF-1 活性をもつことがあり，またその逆もありうる．このことは，重度のインスリン抵抗性の状態に関係してお

り，黒ずんだ肥厚斑（黒色表皮腫）などいくつかの臨床的特徴は IGF-1 に起因すると考えられている．

　IGF-1 の測定は，総合的な GH 活性の指標として臨床的に有用である．血漿中の IGF-1 濃度は小児期に上昇し，思春期前後に成人レベルに達する．20 ～ 60 歳の成人における IGF-1 の基準範囲は比較的一定であるが，60 歳を過ぎると IGF-1 濃度は低下する．IGF-1 濃度は，GH 過剰症の患者では上昇し，GH 欠乏症や慢性的な栄養失調などの成長制限状態では低下することが予想される．

GH 分泌障害

臨床的に有意な GH の過剰症または欠乏症は比較的まれで，診断が難しい場合がある

　GH には高感度で特異的な基準範囲がないため，臨床検査での診断には GH 分泌の動態を調べるか，関連の動態機能検査を用いる必要がある．IGF-1 レベルは直近 24 時間の GH 分泌量と相関するため，スクリーニング検査として有用で，GH 欠乏症または過剰症の診断に利用できる．しかしながら，GH 過剰症の患者の約 25 ％では，IGF-1 は基準範囲内にある．そのため，IGF-1 濃度が正常で臨床的疑いが強い場合には，さらなる検査が必要である．Laron（ラロン）症候群 Laron syndrome（または Laron 型小人症）では，GH 濃度は高値であるが，IGF-1 濃度は低値である．これは，成長ホルモン受容体の欠陥によっておこる常染色体潜性（劣性）疾患である．

理解を深めるために
Big IGF-2 と低インスリン性低血糖症

　出生後の成長の主要な制御因子である IGF-1 とは違って，インスリン様成長因子 2（IGF-2）は胎児の正常な発育と胎盤機能に重要な役割を果たし，細胞の増殖と生存を促進する．非膵島細胞腫瘍低血糖症 non-islet cell tumor hypoglycemia（NICTH）は稀少な腫瘍随伴性疾患であり，プロセシングが不完全な IGF-2 前駆体が腫瘍から放出されることによって，低血糖が誘発される．高分子量の（"big"）IGF-2 は強力なグルコース低下作用をもち，IGFBP-3 との二元複合体として存在することが多い．この複合体には血管内皮バリアーを透過する能力があると考えられている．実質的な生理作用は，肝臓からのグルコース排出を抑制し，末梢でのグルコースの取り込みを増加させ，GH やグルカゴンなどの拮抗ホルモン，およびケトン体生成を抑制することである．低血糖症は，インスリン／C ペプチドの抑制（第 31 章），IGF-1 の抑制，IGF-2 は基準範囲内または上昇，IGF-2：IGF-1 比の上昇，分泌腫瘍の存在と関連している（参考文献：Bodnar et al., 2014）．

表 27.9　成長ホルモン過剰症

原因
下垂体腺腫
異所性成長ホルモン
成長ホルモン放出ホルモン分泌腫瘍

臨床的特徴
身長が高い（小児／青少年）
顔貌の粗大化-顕著な眼窩上隆起，前突症，離間歯，巨舌症
喉頭軟部組織の腫脹-いびき，閉塞性睡眠時無呼吸症候群
先端部の肥大（手の過度な成長-"スペード状の"手，指輪のサイズの増大，足の過度な成長-靴のサイズの増大）
多汗症（発汗過多）
関節痛
手根管症候群
耐糖能障害または糖尿病（糖新生の亢進と末梢でのグルコース取り込みの低下）
高血圧，左心室／両心室肥大，心不全
（脳内）局所圧迫症状-頭痛，視野欠損

成長ホルモン欠損
小児期の GH 欠損は低身長の原因となりうる

　重度の先天性 GH 欠損症では，新生児期に低血糖症や高ビリルビン血症，あるいは生後 1 年間の成長障害を呈する．小児期の GH 欠損は，低身長や成長目標値（パーセンタイル値）を達成できない原因となる可能性がある．GH 欠損症患者の特定には，身長や伸長速度などの補助パラメータが用いられる．治療法は，組換え DNA 技術を駆使して合成された組換え hGH の定期的な注射である．GH 欠損の明確な原因（下垂体機能低下症など）がある成人も GH 補充療法の対象となり，それによって生活の質（QOL）を改善できる可能性がある．

　成人の GH 欠損症は，中心性肥満，筋肉量の減少，骨量の減少，活力と意欲の低下をもたらす．

成長ホルモン過剰
GH の過剰分泌は下垂体腫瘍に起因することが多い

　GH の過剰分泌は，視床下部の GHRH 分泌腫瘍や異所性 GHRH 産生の可能性もあるが，自律的に GH を分泌する下垂体腫瘍が原因であることが最も多い（**表 27.9**）．過剰な GH に長期間さらされると，骨格や軟部組織が過成長する．小児期および骨端成長板が癒合する前の段階では，GH 過剰症は過度の高身長を特徴とする巨人症として顕在化する．成人の GH 過剰症である先端巨大症では，軟部組織と骨の過成長がみられるが，骨は直線的に成長できない．GH 過剰症の徴候は潜行性に進行し，診断が遅れることもある．古典的には，GH 過剰症は，経口グルコース負荷試験により，グルコース負荷後の GH 分泌抑制の欠如を証明することで診断される．逆説的ではあるが，先端巨大症患者のなかには，グルコースに反応して GH 上昇を示す人もいる．GH 抑制の欠如は先端巨大症に特有のものではなく，糖尿病，肝疾患，腎疾患でもおこりうるため，経口グルコース負荷試験の結果と併せて，血清 IGF-1 濃度を調べる必要がある．先端巨大症の症例の 95% 以上は GH 産生下垂体腺腫が原因であり，これらは散発的かつ孤立性に発生することが最も多い．下垂体腫瘍は MRI で特定することができ，推奨される治療選択肢は経蝶形骨手術であるが，長時間作用型ソマトスタチン類似体（オクトレオチド，ランレオチドなど）や放射線療法が有効な場合もある．ヒト成長ホルモンの類似体であるペグビソマント（遺伝子組換え）は，選択的成長ホルモン受容体拮抗薬であり，下垂体手術，放射線治療，またはソマトスタチン類似体による治療後に効果が不十分な患者の先端巨大症の治療に使用される．先端巨大症は特定の腫瘍のリスク上昇と関連しており，なかでも結腸直腸がんは最もよく報告されているがんの 1 つであるが，主な死因は心血管合併症である．

プロラクチン軸

プロラクチンとドーパミン

プロラクチンは 198 アミノ酸のポリペプチドホルモンで，下垂体前葉の乳腺刺激ホルモン分泌細胞によってのみ分泌される

　プロラクチンの主な生理的役割は，妊娠中に乳汁分泌を開始し維持することである．ホルモンとしては珍し

く，その分泌は視床下部による持続性抑制制御下にあり，標的組織からの負のフィードバックによって制御されることはない．プロラクチンの抑制物質は**ドーパミン dopamine** であり，ドーパミンは隆起漏斗路のニューロンから門脈循環に分泌され，Gタンパク質共役型受容体に結合して，アデニル酸シクラーゼとホスホリパーゼCを抑制する．ドーパミンが存在しないと，プロラクチンは自律性に分泌される．TRH，VIP，オキシトシン，セロトニンなどのペプチドがプロラクチン分泌を促進することもあるが，生理学的に重要であるとは考えられていない．プロラクチンの分泌は拍動性で，その血清濃度は妊娠中に上昇するが，運動時や低血糖時などのストレスによっても上昇することがある．

ドーパミンはD2受容体を刺激してアデニル酸シクラーゼを阻害し，それによってプロラクチンの合成・分泌を抑制する

　プロラクチン産生細胞は，妊娠中に血清プロラクチンの増加とともにその数を増やし，臨月にピークに達する．その後，プロラクチン濃度は出生後に母乳育児を行わないと低下し，母乳育児を続けると約3ヵ月後に低下する．授乳中に乳頭が機械的に刺激されると，乳汁の生産を助けるべく，プロラクチンの分泌が促進される．母乳育児中のプロラクチン濃度の上昇は，視床下部からのGnRH分泌を抑制してゴナドトロピンの産生を制限し，排卵と月経を阻止することで，避妊作用を示す．プロラクチン低下の唯一の臨床症状は，乳汁分泌能力の喪失である．

⬡ 病的な高プロラクチン血症
抗ドーパミン薬を服用していない患者での極度の高プロラクチン血症はプロラクチノーマを強く示唆する

　プロラクチン産生細胞によるプロラクチンの過剰分泌は，自律性プロラクチン分泌腫瘍（ドーパミン阻害に非感受性）や，ドーパミン抑制の喪失（非機能性腺腫による下垂体茎部の圧迫など），あるいは抗ドーパミン薬（フェノチアジンなどの古典的な抗精神病薬）の使用が原因の可能性がある．抗ドーパミン薬を服用していない患者での極度の高プロラクチン血症は，プロラクチノーマを強く示唆する．抗ドーパミン薬服用の患者では，プロラクチノーマ患者に匹敵するほど血清プロラクチン濃度が高いことがあるため，診断はより困難である．高プロラクチン血症は，月経不順のある女性や，**不妊症 infertility** または**乳汁漏出症 galactorrhea** のある男性・女性にみられることがある．臨床的特徴の一覧を**表27.10**に示す．プロラクチノーマが特定された場合，治療の選択肢としてはブロモクリプチンあるいはカベルゴリンなどの長時間作用型ドーパミンアゴニストがあげられる．これらを使用すると，プロラクチン分泌が減少し，ほぼ必ずといってよいほど大きな腫瘍が縮小する．人によっては薬を中止することが可能で，高プロラクチン血症は再発しない．

表27.10　高プロラクチン血症

原因
生理的-妊娠・授乳
薬物（フェノチアジン，ハロペリドールなど）
プロラクチノーマ-マクロプロラクチノーマまたはマクロプロラクチノーマ
下垂体茎部の圧迫
視床下部疾患（頭蓋咽頭腫など）
甲状腺機能低下症

症状
女性：月経不順，不妊症
男性：勃起不全，乳汁漏出症
圧迫による影響（両側性側頭半盲など）

抵抗性の腫瘍が特に圧迫を引きおこす場合（視交叉を圧迫し，視覚障害を引きおこす場合など）には，経蝶形骨手術が必要となることがある．

マクロプロラクチンは自己抗体（IgG）と結合したプロラクチンで，複合体として循環しており，一部のプロラクチン測定法で検出されるため，血清プロラクチン濃度が高値を示すことがある

　こうした複合体に生物活性はないが，それでも，免疫学的測定法で検出される可能性がある．ポリエチレングリコール（PEG）沈殿（抗体に結合したプロラクチンを沈殿させるため）やゲルろ過クロマトグラフィー（抗体に結合したプロラクチンと非結合プロラクチンを分離するため，**図27.13**）などの検査技術が，この複合体の同定に

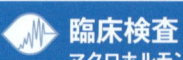
臨床検査
マクロホルモン

　マクロホルモン macrohormone は，血液中の免疫グロブリンに結合したホルモンであり，ホルモン測定法によって検出されることがある．マクロ複合体は，LH，FSH，TSH，hCG，インスリンなど多くのホルモンについて報告されているが，マクロプロラクチン macroprolactin が最もよく調べられている．ゲルろ過クロマトグラフィーを用いたプロラクチン種のサイズ分離（図27.13）では，モノマー（単量体）型（MW 23 kDa），big型（MW 50～60 kDa），およびbig-big型（＞150 kDa）の3種のプロラクチン型が示されている．生理活性のあるモノマー型プロラクチンの濃度が正常であって，高プロラクチン血症を引きおこすbig-big型プロラクチンの濃度が上昇することを"マクロプロラクチン血症"と呼び，高プロラクチン血症患者の4人中1人にも上る．血清プロラクチン濃度の上昇が報告されている患者の過剰検査や誤診を避けるためにも，マクロプロラクチンを同定することは重要である．

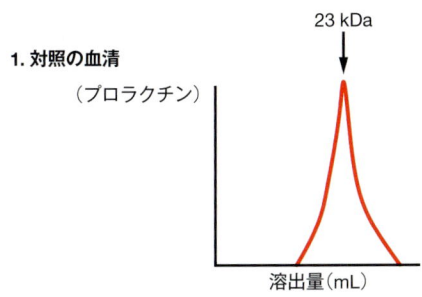

1. 対照の血清
（プロラクチン）

23 kDa

溶出量(mL)

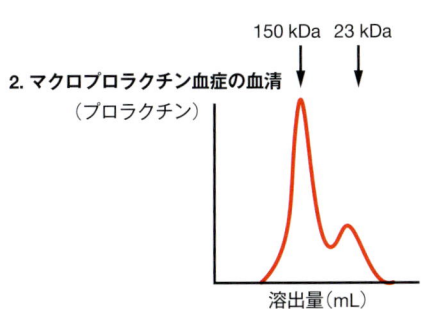

2. マクロプロラクチン血症の血清
（プロラクチン）

150 kDa 23 kDa

溶出量(mL)

3. クロマトグラフィーによるプロラクチン種のサイズによる分離

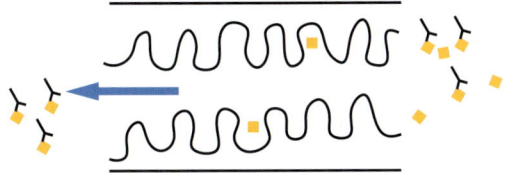

■ モノマー型（"遊離"）プロラクチン

免疫グロブリン結合型プロラクチン（"マクロプロラクチン"）

図 27.13　正常血清(1)およびマクロプロラクチン血症血清(2)のゲルろ過クロマトグラフィー
溶出したクロマトグラフィー緩衝液中のプロラクチンを測定する. プロラクチンは分子の大きさによって分離される(3). 小さい分子はカラムをゆっくり流れるが, これは大きい分子が通過できないゲルの細孔を通過できるためである. 正常血清では, モノマー(単量体)型プロラクチン(23 kDa)に相当する単一のピークが生じる. マクロプロラクチン血症の血清では, モノマー型プロラクチン(23 kDa)とマクロプロラクチン(150 kDa)の双方に相当する2つのピークが生じる.

用いられている.

本章で扱わなかった内分泌系

　この章では扱わないが, 同じ一般原則に支配されている別の内分泌系もある. そのいくつかは, ホルモンの生理機能の一部として, 本書の他の章で説明されている. **グルコース恒常性** glucose homeostasis については**第31章**を, 水分と電解質のバランス water and electrolyte balance と血圧の制御 control of blood pressure については**第35章**を参照のこと. ホルモンがその効果を発揮

理解を深めるために
非古典的な内分泌器官

　古典的な内分泌腺とは別に, 現在では, 多くの組織が内分泌学的に活性をもつことが知られている(ホルモン産生がその主な機能ではないため, "非古典的"と呼ばれている). こうしたホルモンに関する新たな理解は, 特定の生理学的および病理学的プロセスを説明する手立てとなり, それらを測定することによってある種の病態の臨床診断の助けとなりうる. 非古典的内分泌ホルモンの例として, 以下のものがあげられる. (1)白色脂肪組織での**レプチン** leptin の産生と胃から分泌されるレプチンがあり, これらはともにヒトのエネルギーバランスの制御機構で役割を果たしている（**第32章**）. (2)骨細胞による**線維芽細胞増殖因子 fibroblast growth factor(FGF23)** の産生は腎臓でのリン酸再吸収を減少させ, リン酸塩の排泄を増加させる. FGF23 遺伝子の変異が活性亢進につながることや, FGF23 は一部の腫瘍により異所性に産生されて低リン酸血症を引きおこすことがある（**第38章**）. (3)発育中の胎盤による hCG 産生は, プロゲステロン, 胎盤成長ホルモン, およびヒト胎盤性ラクトゲンなどとともに, 妊娠では明確な役割をもつ. (4)ヒトの心室による**脳性ナトリウム利尿ペプチド brain natriuretic peptide(BNP)** の産生は, 全身の血管抵抗を低下させる作用がある(BNP とそのプロホルモンである NT-proBNP は, 心不全の診断と重症度の評価のため測定される, **第35章**). (5)**グルカゴン様ペプチド-1 glucagon-like peptide-1(GLP-1)** の産生は, 小腸内 L 細胞によるインスリン分泌を促進することにより, グルコース依存的に血糖値を低下させる.

する細胞内システムについては**第25章**に記載されている.

まとめ

- 内分泌系はホルモンを産生する腺の集合体であり, ホルモンとは, 全身の代謝, 成長, 生殖, 外部刺激への反応を制御・調整する, 構造的に多様な化学伝達物質の集団である.

- 視床下部-下垂体前葉軸は, 脳と末梢の内分泌腺とをつなぐ重要な仲介系であり, 甲状腺ホルモン, グルココルチコイド, 性ステロイド, 成長ホルモン, プロラクチンの合成と作用を制御する.

- フィードバック機構は内分泌系の重要な調節機構であり, これらの調節機構の活性が過剰になったり低下したりすると臨床症状を引きおこす可能性がある. 標的

ホルモンおよび下垂体ホルモンの血中濃度の測定は，内分泌機能不全が末梢内分泌腺（原発性）に由来するのか，下垂体の機能低下／機能亢進（続発性）に由来するのかを決定するのに役立つ．

- 内分泌疾患の検査診断はホルモンの測定に依存しており，ホルモンの分泌は拍動性（成長ホルモンなど），概日性（コルチゾール，テストステロンなど），あるいは長日性（24時間を超える周期のもの：FSH，LHなど）の場合があるため，"無作為な"採取ではその有用性が限られる．多くの場合，採取のタイミングには細心の注意を払う必要があり，適切な刺激試験を用いることが望ましく，場合によっては必須である．

✐ アクティブラーニング

(1) 月経周期における視床下部と卵巣との間の双方向のシグナル伝達の流れをたどり，妊娠中に女性ホルモンがどのように変化するかを説明しなさい．
(2) GH，コルチゾール，インスリンは，どのように相互作用して，脂質や糖質の代謝を制御しているか説明しなさい．

参考文献

Angelousi A, Margioris AN, Tsatsanis C. ACTH Action on the Adrenals - Endotext - NCBI Bookshelf. Updated June 13, 2020.

Bodnar TW, Acevedo MJ, Pietropaolo M. *J Clin Endocrinol Metab*. 2014;99:713–22

Brandão Neto RA, de Carvalho JF. Diagnosis and classification of Addison's disease (autoimmune adrenalitis). *Autoimmunity Reviews*. 2014;13:408–411.

Chaker L, Bianco AC, Jonklaas J, et al. Hypothyroidism. *Lancet*. 2017 https://doi.org/10.1016/S0140-6736(17)30703-1. pii: S0140-6736(17)30703-1.2017, (Epub ahead of print).

Charmandari E, Nicolaides NC, Chrousos GP. Adrenal insufficiency. *Lancet*. 2014;383:2152–2167.

De Leo S, Lee SY, Braverman LE. Hyperthyroidism. *Lancet*. 2016; 388:906–918.

Fahie-Wilson M, Smith TP. Determination of prolactin: The macroprolactin problem. Best Practice and Research. *Clin Endocrinol Metab*. 2013;27:725–742.

Fridmanis D, Roga A, Klovins J. ACTH receptor (MC2R) specificity: What do we know about underlying molecular mechanisms? *Front Endocrinol*. 2017;8:13. https://doi.org/10.3389/fendo.2017.00013.

Henderson J. Ernest Starling and 'Hormones': An historical commentary. *Journal Endocrinol*. 2005;184:5–10.

Higham CE, Johannsson G, Shalet SM. Hypopituitarism. *Lancet*. 2016;388:2403–2415.

Loriaux DL. Diagnosis and differential diagnosis of Cushing's syndrome. *N Engl J Med*. 2017;376:1451–1459. https://doi.org/10.1056/NEJMra1505550.

McCartney CR, Marshall JC. Polycystic ovary syndrome. *N Engl J Med*. 2016;375:54–64. https://doi.org/10.1056/NEJMcp151491.

Melmed S. Pituitary-tumor endocrinopathies. *N Engl J Med*. 2020; 382:937–950. https://doi.org/10.1056/NEJMra1810772.

Melmed S. Pathogenesis and diagnosis of growth hormone deficiency in adults. *N Engl J Med*. 2019;380:2551–2562. https://doi.org/10.1056/NEJMra18173.

Melmed S. Medical progress: Acromegaly. *N Engl J Med*. 2006;355: 2558–2573.

Melmed S, Casanueva FF, Hoffman AR, et al. Diagnosis and treatment of hyperprolactinemia: An Endocrine Society clinical practice guideline. *J Clin Endocrinol Metab*. 2011;96:273–288.

Merke DP, Auchus RJ. Congenital adrenal hyperplasia due to 21-hydroxylase deficiency. *N Engl J Med*. 2020;383:1248–1261. https://doi.org/10.1056/NEJMra1909786.

Schoenmakers N, Alatzoglou KS, Chatterjee VK, et al. Recent advances in central congenital hypothyroidism. *J Endocrinol*. 2015;227:R51–R57.

Semple RK, Topaloglu AK. The recent genetics of hypogonadotrophic hypogonadism: Novel insights and new questions. *Clin Endocrinol*. 2010;72:427–435.

Smith TJ, Hegedüs L. Graves' Disease. *N Engl J Med*. 2016;375:1552–1565. https://doi.org/10.1056/NEJMra1510030.

Vilar L, Vilar CF, Lyra R, et al. Acromegaly: Clinical features at diagnosis. *Pituitary*. 2017;20:22–32.

関連ウェブサイト

Cushing's Support & Research Association: http://www.CSRF.netAccessed May 2021

Endotext: http://www.endotext.org Accessed May 2021

National Institute of Diabetes and Digestive and Kidney Diseases: http://www.endocrine.niddk.nih.gov/ Accessed May 2021

Pituitary Network Association: http://www.pituitary.org Accessed May 2021

The Endocrine Society: http://www.endocrine.org/ Accessed May 2021

Thyroid disease manager: http://www.thyroidmanager.org Accessed May 2021

第28章　細胞の恒常性：細胞増殖とがん

Alison M. Michie, Verica Paunović and Margaret M. Harnett

📖 本章で学ぶこと

本章の到達目標

- 哺乳類細胞の細胞周期の各ステージを定義できる.
- 細胞周期がサイクリンとサイクリン依存性キナーゼによってどのように制御されているか, 概要を説明できる.
- 細胞増殖因子による細胞分裂制御の分子機構を説明できる.
- 細胞が増殖を止めるか死ぬか, その分子機構の違いを説明できる.
- アポトーシスとオートファジーについて, それらの細胞変化と分子機構の違いを定義できる.
- 細胞の増殖, 分裂および細胞死を調べる実験手法を説明できる.
- 腫瘍発生につながる細胞増殖と生理学的な細胞増殖がどのように異なるか説明できる.
- がん遺伝子とがん抑制遺伝子の違いを区別し, 腫瘍進展もしくは抑制におけるそれぞれの役割を説明できる.

形質転換したがん細胞を用いた研究が, 正常細胞における細胞の増殖と分裂を制御する分子機構の解明をもたらした

　がん細胞でみられる遺伝子変異の解析を通して, 正常細胞の増殖制御にかかわる多くのきわめて重要な遺伝子が同定されてきた. しかし, 細胞の生存や分裂を促す分子機構の活性化が, ヒトのがん細胞で共通して亢進しているという発見は何も驚くことではない. 細胞増殖関連遺伝子で遺伝子変異が認められたものを**がん遺伝子 oncogene** と呼び, 正常細胞でのそれらの当該遺伝子を**がん原遺伝子 proto-oncogene** と呼ぶ. がん原遺伝子は, 主に細胞の増殖や分裂を制御するシグナル伝達分子として機能している. このような分子の機能異常が細胞の形質転換をもたらす. 逆に, 細胞の分裂を抑制するタンパク質や**がん抑制遺伝子 tumor suppressor gene** は, 通常は**がん化 oncogenesis** の過程で抑制されており, 制御のきかない細胞分裂につながる. 正常な生理現象下でみられるこれらのタンパク質の役割を明らかにすることが, がん化過程でそれらのタンパク質が制御できない状態になったとき, 機能がどのように失われていくのかを理解することにおおいに役立つ.

はじめに

ヒトのような多細胞生物の発生と生存は, 生物の統合性を維持するために, 個々の細胞タイプの増殖, 分化, 細胞死の適切な制御に依存している

　生体は, 傷害を受けた細胞の分裂を阻止して, 傷害の修復を可能にするための複雑な一連の分子機構を進化させる一方, 一度この増殖制御機構が損傷すると, がんの発症につながる. 生体の大部分の細胞は分裂を停止している. しかし, 組織損傷後の修復や老化のようなある特定の状況下では, 正しい制御の下, 増殖や分裂が促進される. このように, 老化や組織損傷で細胞が死ぬと, 細胞は厳密な制御の下, 新しい細胞に置き換わるのである. 正常な細胞は, がん化（形質転換）した細胞とは違って, 隣接する細胞と接触することで確実に細胞分裂を止める. このように, 生体の恒常性は, 細胞の生存, 分裂, 死を正しく制御することで組織の秩序を保っている.

細胞周期

細胞は, 細胞内のあらゆるものを倍加し, 分裂して, 2つの娘細胞になることで増殖する

　細胞分裂は, 細胞周期と呼ばれる複雑な分子機構によって厳密に制御されている. 細胞周期が1周する時間は, 生物種間ではもちろん, 同一の器官でも細胞の種類によってまちまちである. 例えば, 哺乳動物では, 数分しかかからない細胞もあれば, 数年かかる細胞もある. しかし, 実験に汎用されている不死化した培養細胞株では, 細胞周期1周が24時間以内に完了するものが多い.

最近の細胞周期の広範囲にわたる研究から, 数多くの重要な鍵となる制御点が明らかになってきた

　従来, 細胞周期はいくつかの特徴的な期間（フェーズ）に分けられている（図28.1）. 有糸分裂（M期 M phase）は細胞分裂の期間で, 通常は1時間以内に完了する. 細胞周期の残りの期間は, 細胞が分裂とDNAの倍加に向

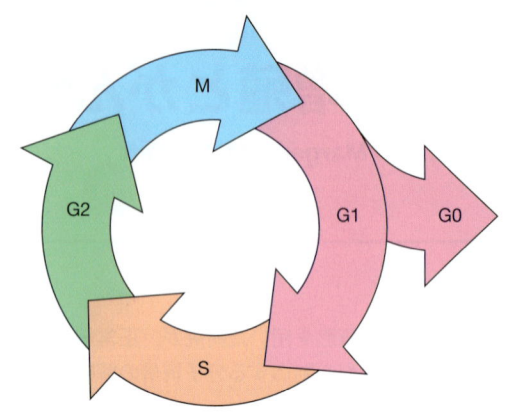

図 28.1　細胞周期
細胞周期は間期と分裂期に分かれる．間期は G1，S，G2 の各期からなり，細胞は増殖し，分裂と DNA の複製の準備をする．分裂期は 2 つの娘細胞に分裂するステージである．G0：休止期，または静止期．G1：M 期と S 期の間，G2：S 期と M 期の間，M：分裂期，S：間期のなかの合成期．

けて準備をする期間で，間期と呼ばれる．核内 DNA 複製は間期のなかの合成期（S 期 S phase）でおこる．M 期と S 期の間が **G1 期 G1 phase** と呼ばれ，S 期と次の M 期との間が **G2 期 G2 phase** と呼ばれる．G1 期と G2 期の間で，細胞はいくつものチェックポイントを経て，適切な細胞の増殖と正確な DNA 複製を確実に行う．このようにして，娘細胞の DNA に変異が入らないようにする．細胞周期 1 周の時間は細胞によってかなり異なるが，これには G1 期の長さの違いが大きく反映される．ある種の細胞では，DNA 複製が活性化されないと G0 期と呼ばれる特別な G1 期に入る．

G0 期は休止状態，あるいは活動停止のかたちで，適切な信号を受けるまでじっとしている状態である．例えば増殖因子の刺激を受けると，G0 期の細胞は再び細胞周期に入り，進行する

　哺乳動物では，細胞が S 期から M 期を通過するのに 12 ～ 24 時間かかり，G1 期の期間とは無関係である．このように，異なった細胞間でみられる細胞分裂率の違いの多くは，G0/G1 期の長さの違いによる．細胞増殖を促す条件では，染色体が凝集して転写がおこらない M 期を除いては，細胞の全 RNA 量とタンパク質量が続けて増大する．

　ヒト生体の大部分の細胞は，細胞周期から不可逆的に脱した終末分化状態の細胞（神経，筋肉，皮膚の表皮，粘膜細胞など）や，可逆的な活動停止の G0 期にある細胞（幹細胞，グリア，肝細胞，甲状腺濾胞細胞など）である．通常は，ほんのわずかな細胞だけが活発に細胞周期を進行させており，それらは主に骨髄や上皮のような自己再生組織の幹細胞もしくは移行細胞の状態にある．

細胞の分裂と増殖の制御：増殖因子

多細胞生物の細胞が増殖と分裂をするには，その促進シグナルを受けねばならない

　増殖・分裂の促進シグナルの多くは，ポリペプチドホルモン polypeptide hormone（例えばインスリン），**増殖因子 growth factor**〔例えば **上皮増殖因子 epidermal growth factor（EGF）**〕やサイトカイン cytokine〔例えばインターロイキン IL-1（IL-1）～ 40（IL-40）〕などである．これらの増殖因子は細胞表面上の特異的受容体に結合し，細胞内シグナル伝達経路の複雑なネットワークを活性化する．このシグナルは，静止期にいる細胞の細胞周期進行と分裂を負に制御している因子に作用する．

多くの細胞では，分裂は 1 つの増殖因子による刺激よりは，むしろ複数の異なる増殖因子が特異的な組合せで誘導するシグナルで制御される

　このように，比較的数少ない増殖因子が多くの異なるタイプの細胞の分裂を選択的に刺激することができる．さらには，分裂のシグナルを伝えることなく細胞を増殖させる増殖因子もある．実際，細胞周期の G0 期にあるニューロンは，分裂することなく，よく成長する．増殖因子を枯渇させると，分裂期にある細胞は G1 期に達するまで細胞周期を進行させ，そこから G0 期（静止期）または老化状態に入り，増殖を停止する．

増殖因子は細胞表面上の特異的受容体に結合する

　増殖因子は，標的細胞の細胞表面上の特異的受容体に結合する．それらは，一般的に細胞外に増殖因子（またはリガンド）結合ドメインを，また細胞内にチロシンキナーゼドメインをもつ膜貫通タンパク質である（第25章）．約 50 種の増殖因子が知られており，そのうち，**上皮増殖因子 epidermal growth factor（EGF）**が最初に同定された．EGF の結合に伴う細胞の増殖・分裂応答は多くの増殖因子のプロトタイプであり，これらの応答には次の反応がある．

- 細胞内 Ca^{2+} レベルの即時上昇：膜貫通シグナルの開始を示す．
- アクチンストレスファイバーの再構成：細胞周期進行に必要な足場依存性細胞接着を可能にする．
- ある特異的な増殖因子に応答する遺伝子をコードする DNA の制御配列に結合する転写因子の活性化と核内移行の両方もしくはいずれか：これらの遺伝子は，**初期応答遺伝子 immediate early gene** と呼ばれており，通常は，**サイクリン cyclin** のような細胞周期機構の構成因子の遺伝子発現を仲介する転写因子そのものをコードしている．
- DNA 合成と細胞分裂．

増殖因子はシグナルカスケードを選択的に活性化する

　個々の増殖因子は，それぞれに特徴的な遺伝子発現レパートリーを誘導する異なる一群のシグナル分子や転写因子を活性化する．このようにして，個々の増殖因子は，それぞれの細胞応答を誘導する特徴的な異なるシグナルを開始させる（第25章）．

増殖因子は受容体に結合することでそれぞれ特異的なシグナルカスケードを動かす

　増殖因子の受容体への結合は，受容体の二量体化または多量体化を引きおこし，細胞内のチロシンキナーゼドメインを活性化することで，互いに細胞内ドメインにある特定のアミノ酸をリン酸化し合う．受容体のリン酸化された領域は，特異的なタンパク質を結合する"結合部位 docking site"として機能する，すなわち，タンパク質-タンパク質間相互作用を可能にする（図28.2）．このような様式で，酵素やアダプター分子 adapter molecule といったシグナル分子を次々にリクルートし，そして活性化することで，細胞膜の細胞質側の面から内部に向かって，細胞内シグナルカスケードを動かす．受容体細胞内ドメインが相互にリン酸化することで，リン酸化チロシン認識ドメインを介して，ホスホリパーゼ Cγ（PLC-γ），GTPase-活性化タンパク質（GAPs），非受容体型タンパク質チロシンキナーゼ（SRC，FYN，ABL），リン酸化チ

ロシンホスファターゼ（PTPase），アダプター分子（SHC，GRB2）のようなシグナル伝達分子の結合に必要な足場をつくり出す．

🟪 上皮増殖因子受容体（EGFR）シグナル伝達

EGFR は，そのリガンド結合により，RAS/RAF/MAPK や PI3K/AKT/mTOR 経路を介するシグナルカスケードを活性化する

　EGFR は，EGF やトランスフォーミング増殖因子 α transforming growth factor-α（TGFα）などのリガンドの結合により，活性化される．EGFR への結合は，SRC ファミリーのタンパク質チロシンリン酸化酵素（PTKs）を呼び寄せ，活性化する．さらにこれらが PLC-γ をリン酸化し，活性化 PLC-γ へと変換する．活性化 PLC-γ はホスファチジルイノシトール 4,5-ビスリン酸（PIP$_2$）を加水分解し，細胞内セカンドメッセンジャーであるイノシトール 1,4,5-トリスリン酸（IP$_3$）とジアシルグリセロール diacylglycerol（DAG）を産生する．IP$_3$ は細胞内 Ca^{2+} 貯蔵庫〔主に小胞体 endoplasmic reticulum（ER）〕から Ca^{2+} の放出を促し，DAG は重要なシグナル伝達因子ファミリータンパク質であるプロテインキナーゼ C protein kinase C（PKC）ファミリーを活性化する．EGFR の活性

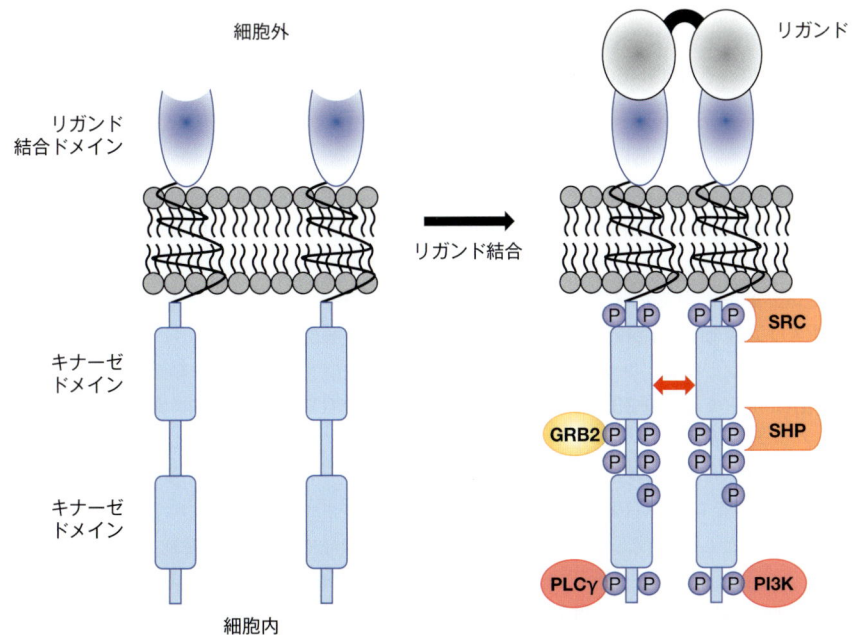

図 28.2　リガンド結合による増殖因子受容体の活性化とシグナル分子のリクルート
PDGF や EGF のような増殖因子のそれぞれの特異的な受容体への結合は，受容体の二量体化を引きおこし，受容体の細胞内ドメインに存在するチロシンキナーゼドメインを活性化する．これによって二量体化した受容体が相互に特異的部位をリン酸化する，いわゆるトランスリン酸化と呼ばれる過程を経る．リン酸化反応は，受容体と下流のシグナル分子，例えば PLC-γ，タンパク質チロシンキナーゼ SRC，チロシンホスファターゼ SHP，PI3K アダプター分子 GRB2 などとのタンパク質間相互作用を可能にする結合部位（ドッキングサイト）をつくり出す反応である．これらは順次 RAS/MAPK 経路の活性化にかかわる．GRB2：増殖因子受容体結合タンパク質 2，PI3K：ホスファチジルイノシトール 3-キナーゼ，PLC-γ：ホスホリパーゼ Cγ，SHP：SH2 ドメイン含有ホスファターゼ．

理解を深めるために
タンパク質チロシンキナーゼ

シグナル伝達における役割

　タンパク質チロシンキナーゼ protein tyrosine kinases (PTK)は，標的基質タンパク質のチロシン残基に ATP の γ-リン酸基を転移させる酵素である．タンパク質チロシンキナーゼという言葉は，酵素の大きなスーパーファミリーを指す総称であり，そのなかには，細胞内ドメインに内在的なチロシンキナーゼ活性をもつ膜貫通型受容体や，SRC，ABL，SYK，TEC や Janus キナーゼ（JAK）のような細胞質内の広範囲にわたるチロシンキナーゼサブファミリーを含む（第 25 章）.

　チロシンリン酸化は共有結合修飾であり，標的タンパク質の酵素活性や構造をすばやく，可逆的に（タンパク質ホスファターゼと連携して）変化させる．リン酸化チロシンは，他のシグナル分子をリクルートするアダプターとしての役割を果たす．

　例えば，受容体やシグナル分子のチロシンリン酸化は，他のシグナル伝達分子の SH2 ドメインのような特定のドメインとの "結合部位（ドッキングサイト）" となり，タンパク質-タンパク質間相互作用を可能にする．SH2 ドメインは SRC 相同領域 2 の略で，最初に同定された細胞内の SRC チロシンキナーゼに由来する．SH2 ドメインは約 100 個のアミノ酸からなり，リン酸化チロシン残基の C 末端側に続く 3 アミノ酸を特異的に認識する．

細胞分裂，生存，そして分化制御における PTK の役割

　PTK は細胞分裂，生存，そして分化の制御においてきわめて重要な役割を果たしており，その制御反応の重要性は，PTK をコードする遺伝子の脱制御で異常がみられることから明らかである．実際，PTK 活性を有する増殖因子受容体が制御から逸脱して発現した場合，RAS/RAF/MEK/ERK や RAS/PI3K/AKT/mTOR シグナル経路の恒常的活性化を引きおこし，細胞の過剰な増殖，生存，分裂や，がんで脱制御が観察されるアポトーシス制御機構の破綻につながる．ある特定のがんでは，PDGFR，EGFR，および c-KIT や FLT3 に変異が検出されている．実際，EGFR ファミリーの変異は肺がんや乳がんを含むすべての上皮系がんの 30% で認められる．

　非受容体型チロシンキナーゼは，細胞応答において重要な役割を果たしており，キナーゼ活性喪失につながるような変異は B リンパ球や T リンパ球の発生で重篤な異常を引きおこす．例えば，抗原依存的な T 細胞の活性化に必須の PTK である ZAP-70 の発現もしくは活性の喪失は，**重症複合免疫不全** severe combined immunodeficiency **(SCID)** を引きおこす．これは免疫誘導期にみられる T 細胞エフェクター機能の欠損による．同様の例として，IgG 抗体産生の欠損によって引きおこされる免疫不全である **X 連鎖無ガンマグロブリン血症** X-linked agammaglobulinemia は，B 細胞エフェクター機能に重要な役割を果たす PTK であるブルトン型チロシンキナーゼ（BTK）の変異による機能欠損でおこることが知られている．

化は，また別な脂質修飾酵素である**ホスファチジルイノシトール 3-キナーゼ** phosphatidylinositol 3-kinase（PI3K）を活性化する．この酵素は PIP_2 のリン酸化を介して，脂質セカンドメッセンジャーである**ホスファチジルイノシトール 3,4,5-トリスリン酸** phosphatidylinositol 3,4,5-trisphosphate（PIP_3）を産生し，PKC ファミリーの特定のメンバーの活性化に寄与する（図 28.3）．さらには，PIP_3 は 3-ホスホイノシチド依存性プロテインキナーゼ 1（PDK1）と呼ばれる別のキナーゼを活性化したり，また，いわゆるプレクストリンホモロジー（PH）ドメインを有するタンパク質の結合部位として機能したりする．

RAS GTPase を含むシグナルカスケードは細胞分裂制御に重要である

　すべての腫瘍のほぼ 4 分の 1 はシグナル因子 RAS に恒常的活性化変異をもっていることが知られている．この RAS は，細胞の増殖・分裂のシグナルを細胞表面の受容体から核へ伝達する中心的役割を果たすシグナル因子である．RAS は脂質修飾の 1 つであるファルネシル

化のような翻訳後修飾を受けると，形質膜に恒常的に結合するようになる．EGFR の活性化は，アダプタータンパク質である GRB2 を結合することで，（後述する SOS を介して）RAS を呼び寄せる．RAS はそれ自身が GTP 加水分解酵素活性をもち，活性型である GTP-結合型と不活性型である GDP-結合型をとる（図 28.3）．しかし，RAS の GTP 加水分解酵素活性は低く，**GTPase 活性化タンパク質** GTPase-activating protein（GAP）を結合することで，その活性が増強する．また，GDP から GTP への交換は，SOS と呼ばれるグアニンヌクレオチド交換因子を結合することで促進され，これにより RAS は不活性型から活性型へと戻る．活性型 RAS の重要なはたらきの 1 つに，**MAP キナーゼ** mitogen-activated protein kinase（MAPK）シグナルカスケードのアロステリック制御因子として機能するということがある．RAS は EGFR からのシグナルを 2 つの中間介在キナーゼである RAF と続く MEK の活性化を介して伝達する．MEK は MAPK の Thr-Glu-Tyr（TEY）活性化モチーフ内に存在するチロシン（Tyr）とトレオニン（Thr）残基の両方をリン酸化す

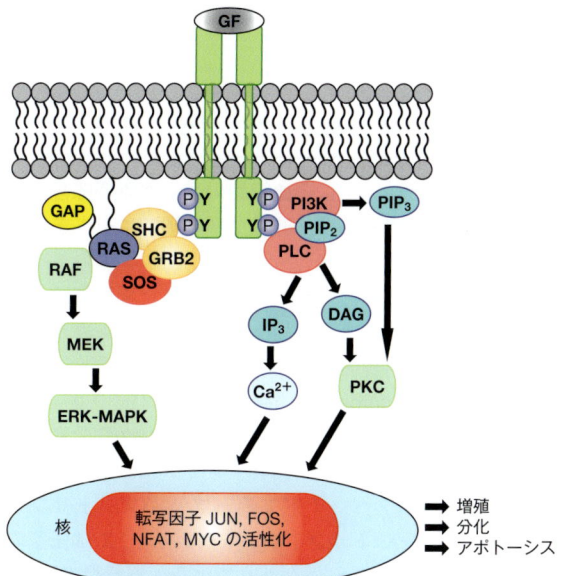

図 28.3　増殖因子結合による RAS-ERK-MAPK と PKC シグナル伝達経路の活性化

リガンド結合によって細胞膜で活性化される増殖因子シグナルは，遺伝子転写，細胞周期進行，分裂，分化やアポトーシスを誘導する．増殖因子シグナルは，隣接するシグナル分子を活性化して GRB2 や SHC のようなアダプター分子をリクルートし，ERK-MAPK，PI3K/AKT や PKC 経路の活性化につなげる．RAS は細胞膜にアンカーし，GRB2-SOS 複合体と相互作用することで活性化した増殖因子受容体にリクルートされる．SOS は RAS の GTP/GDP 交換を促進し，これにより RAS は活性化される．一方，GAP は RAS がもっている GTP 分解活性を刺激して，RAS を不活性化する．RAS は，シグナル経路の中間に位置する RAF と MEK を活性化することで増殖因子受容体と MAPK シグナルカスケードをリンクさせる．MAPK は核に移行し，JUN や FOS（これらは二量体化して AP1 となる），NFAT や MYC などの DNA 合成と細胞分裂に必要な鍵となる転写因子をリン酸化する．もし DNA 損傷がおこると細胞周期は停止し，損傷度合いが大きければ細胞死を誘導する．GF：増殖因子，DAG：ジアシルグリセロール，GAP：GTPase 活性化タンパク質，IP_3：イノシトール 1,4,5-トリスリン酸，MAPK：MAP キナーゼ，PI3K：ホスファチジルイノシトール 3-キナーゼ，PIP_2：ホスファチジルイノシトール 4,5-ビスリン酸，PIP_3：ホスファチジルイノシトール 3,4,5-トリスリン酸，PKC：プロテインキナーゼ C，PLC：ホスホリパーゼ C，SHC：SRC 相同性コラーゲンドメインタンパク質，SOS：Son of Sevenless タンパク質．

ることで活性化するキナーゼである．MAPK には 2 種類のアイソフォーム，**細胞外シグナル制御キナーゼ extracellular-signal regulated kinase（ERK）1 と 2** が存在する．それらは活性化されて核内に移行し，DNA 合成と細胞分裂を制御する遺伝子の転写制御にかかわる ETS-like 1（ELK1）をはじめとする重要な転写因子のセリンとトレオニン残基をリン酸化する（**図 28.3**，**第 31 章**のインスリンシグナル伝達機構と比較・参照）．

mTORC-1 と mTORC-2 のそれぞれの複合体は，細胞分裂と栄養のシグナルを統合する

　PI3K は，いくつかの特定の PKC ファミリー分子に作

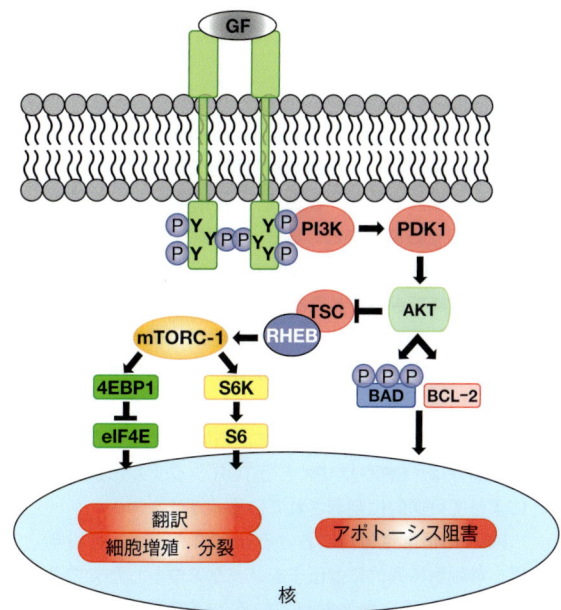

図 28.4　mTOR シグナルの増殖因子刺激

リガンド結合によって細胞膜で活性化される増殖因子シグナルは PI3K のリクルートを引きおこし，これにより PDK1/AKT を活性化する．活性化 PDK1/AKT は mTOR（mTORC-1 タンパク質複合体の触媒サブユニット）を活性化して AKT タンパク質合成を増幅する．これにより，サイクリンや，抗アポトーシス因子である BCL-2 ファミリータンパク質の発現量が増し，細胞周期進行とアポトーシスの抑制にはたらく．AKT はアポトーシス促進因子 BAD を高リン酸化する（不活性化する）ことでアポトーシスを阻害し，ミトコンドリアを安定化させる．詳しくは本文参照．BAD：BCL-2-関連細胞死誘導因子 BCL-2-associated death promoter，eIF4E：真核細胞開始因子 4E eukaryotic initiation factor 4E，GF：増殖因子，mTOR：ラパマイシン哺乳類標的因子 mammalian target of rapamycin，PDK1：3-ホスホイノシチド依存性プロテインキナーゼ 1，PI3K：ホスファチジルイノシトール 3-キナーゼ，RHEB：脳内蓄積 RAS 相同因子 RAS homologue enriched in brain，TSC：結節性硬化症因子 tuberous sclerosis factor，4E-BP1：eIF4E 結合タンパク質 1 eIF4E-binding protein 1．

用するとともに，PDK1 にも作用してこれを活性化し，続いて AKT を活性化する．AKT はセリン・トレオニンキナーゼである**ラパマイシン哺乳類標的因子 mammalian target of rapamycin（mTOR）**を活性化する．mTOR は，mTORC-1 と mTORC-2 の 2 つのかたちで機能し，細胞分裂と栄養のシグナルを統合することで，細胞の生存，増殖，分裂を促進する．リガンドが受容体に結合することで PI3K/AKT 経路が活性化され，**結節性硬化症タンパク質 1/2 tuberous sclerosis protein（TSC1/2）**のリン酸化が誘導され，その結果，mTORC-1 が活性化される．最もよく解析されている mTORC-1 の下流エフェクターは，タンパク質合成経路にある翻訳制御因子の eIF4E 結合タンパク質 1 initiation factor 4E（eIF4E）-binding protein 1（4E-BP1）と ribosomal S6 kinase 1（S6K1）で，mTORC-1 によってリン酸化されることで活性化される（**図 28.4**）．mTORC-2 複合体は，AKT と SGK を含む AGC キナーゼを主要な標的因子とする増殖因子受容体

　造血幹細胞 hematopoietic stem cell(HSC)は，すべての種類の血球系細胞を造り出すことができ(例えばリンパ球，好中球，赤血球)，長期にわたって生存し休眠する細胞である．HSC の重要な特性は，自己分裂もしくは自己再生する能力を有する多能性幹細胞集団を維持できることである．HSC の自己再生，分裂，分化のバランス制御は，多様な細胞から構成される骨髄の微小環境，あるいはニッチから得られる情報に依存している．

　HSC 集団を維持するために，細胞が休眠するか分裂するかは，ERK-MAPK と mTOR シグナル伝達経路によって可逆的に制御されている．

　HSC の恒常性維持における mTOR シグナルの役割は，幹細胞特異的に遺伝子をノックアウトしたマウスモデルから明らかとなっている．HSC で mTORC-1 複合体の抑制性制御因子を特異的に欠失させると，mTORC-1 の恒常的な活性化がおこり，短期間に HSC の分裂が進んで，休眠と再生が抑制された．実際，HSC で TSC1 を欠失させると，ミトコンドリア生合成が促進し，活性酸素種 reactive oxygen species (ROS)の産生上昇を招いた(第8章)．その結果，HSC の細胞分裂が速やかに誘導されたが，一方で，再生能は低下した．最近の ERK-MAPK と mTOR のシグナル伝達経路のクロストーク解析の研究成果から，mTORC-1 の活性を制御する ERK 活性が，休眠に入りやすくなるように HSC の分裂，再生能力を抑制することが明らかとなってきている．よって，HSC で MEK1 を欠失させると，休眠状態の HSC 集団が mTORC-1 依存的に産生される ROS によって疲弊し，ミトコンドリアの傷害が増す．これらの研究成果は，生命体の生涯を通じて休眠状態の HSC 集団が疲弊しないように，ERK-MAPK による mTOR の緻密な制御がきわめて重要であることを示している．

によって活性化される．さらに，mTORC-1 と mTORC-2 複合体はそれぞれお互いを制御し合い，その結果，これら複合体によるより高次の制御が生まれる．

シグナル伝達経路には縦の流れの他に，多数のクロストーク(横のつながり)も存在する

　例えば，ERK-MAPK シグナル経路は，まず RSK1 を活性化し，活性化 RSK1 は TSC1/2 をリン酸化することで TSC1/2 を阻害する．その結果，mTORC-1 を活性化することができる．このような例は，受容体の下流の細胞内シグナル伝達にみられる複雑さをよく表している．実際，クロストークは1つのシグナル伝達因子の変異が，

1つの細胞内でいかに広範な生物学的反応に影響を及ぼすかを浮き彫りにする．

● サイトカイン受容体シグナル伝達

サイトカインとは，主に造血細胞の発生や免疫応答を統御する増殖因子であるが，非造血系の細胞にもさまざまなかたちで作用する

　増殖因子と同様に，サイトカインもまた細胞表面上の受容体に結合することで作用を及ぼす．サイトカイン受容体には多くのクラスがあるが，そのうちの多くは，造血因子受容体 hematopoietic receptor スーパーファミリーに属する．これらは，膜貫通型の糖タンパク質受容体であり，その細胞外リガンド結合ドメインに，対をなすシステインとペンタペプチドモチーフ WSXWS(トリプトファン-セリン-X-トリプトファン-セリン，X は任意のアミノ酸)という構造が保存されているのが特徴である．その多くは複数のサブユニット，すなわち特異的なリガンド結合サブユニットや，関連するサイトカインに共通なシグナル伝達サブユニットからなる．シグナル伝達サブユニットの共通性から，サイトカインをいくつかの異なるサブファミリーに分類でき，これらの受容体の欠陥が原因で発症する重篤な免疫不全を理解するのに役立つ．

Janus キナーゼ群(JAKs)は造血因子受容体と下流シグナル伝達および遺伝子発現をつなぐ

　増殖因子受容体と異なり，サイトカイン受容体は，その分子自体に触媒活性(酵素活性)をもたない．しかし，Janus キナーゼ群 Janus kinases(JAKs)と呼ばれる細胞内タンパク質チロシンキナーゼが，造血因子受容体と下流シグナル伝達および遺伝子発現をつなぐ必須の役割を果たす．受容体にリガンドが結合すると，JAK は受容体の膜貫通領域近傍の保存された領域に結合する．サイトカインの受容体への結合は，受容体の多量体化を引きおこし，その結果 JAK がリン酸化されることで活性化して，シグナル変換および活性化転写因子 signal transducer and activator of transcription(STAT)と呼ばれる下流の標的分子をさらにリン酸化する(図28.5)．リガンド刺激を受ける前の細胞では，STAT は単量体で細胞質に局在するが，一度リガンド刺激を受けると，活性化 JAK を介して STAT はリン酸化され二量体を形成する．この二量体化 STAT は核に移行し，特定の DNA 配列を認識して結合することで標的遺伝子の転写を誘導する．EGF や PDGF のような増殖因子も，JAK/STAT 経路を活性化することが示されてきた．ゆえに，JAK/STAT シグナルは，増殖因子が誘導する遺伝子発現制御や細胞応答にとって，共通して使われる分子機構なのかもしれない．さらに，多くのサイトカインは従来の増殖因子と同じように，PLC，PI3K や RAS-MAPK シグナル伝達経路を活性化する．

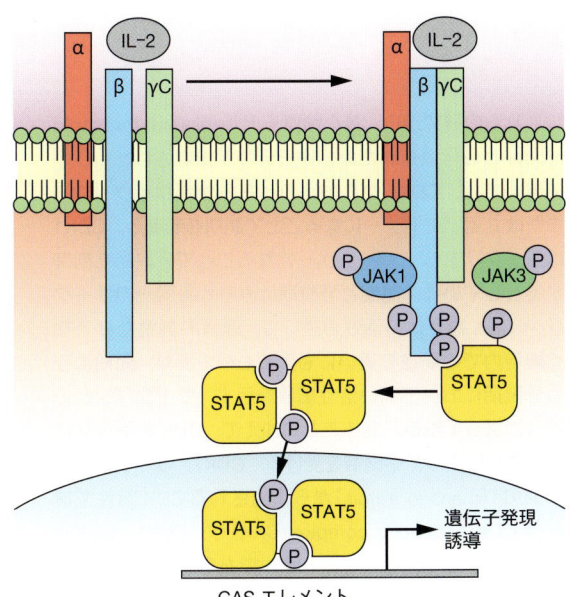

図 28.5　サイトカイン受容体シグナル伝達：IL-2 受容体

IL-2 受 容 体 は α 鎖(IL-2Rα)，β 鎖(IL-2/15Rβ)，共 通 γ 鎖 common cytokine-receptor γ-chain(γc)からなる．IL-2 の α 鎖への結合が β 鎖と γ 鎖との会合を引きおこし，安定なヘテロ三量体を形成する．JAK 分子には β 鎖と会合する JAK1，γ 鎖と会合する JAK3 があり，JAK は自分自身と，β 鎖と γ 鎖内の鍵となるチロシン残基をリン酸化する．これにより STAT5 の動員とリン酸化を引きおこす．リン酸化 STAT5 は受容体から解離して二量体を形成し，速やかに核に移行して GAS エレメントに結合する転写因子として機能する．異なる JAK と STAT はそれぞれ個々のサイトカインに特異的に応答する．これらのシグナル経路は遺伝子転写，細胞増殖，分裂や生存を制御する．GAS：γ-インターフェロン活性化部位 gamma interferon activation site，JAK：Janus キナーゼ，STAT：シグナル変換および活性化転写因子．

JAK ファミリーメンバーである JAK3 の変異が，**重症複合免疫不全** severe combined immunodeficiency(SCID) を引きおこすという知見は，新しいタイプの免疫抑制剤の開発に向けて，JAK3 がよい治療標的になりうることを示唆している．実際，JAK3 阻害薬である**トファシニブ** tofacinib は**臓器移植拒絶反応** organ transplant rejection を防ぐのみならず，乾癬，乾癬性関節炎，潰瘍性大腸炎や関節リウマチのような**自己免疫疾患** autoimmune disease の免疫抑制剤として使われている．さらには，JAK3 阻害薬は，**急性骨髄性白血病** acute myelogenous leukemia(AML)，**大腸がんや肺がん**といったがんに対する**抗がん薬** antitumor therapeutics としても応用可能であろう．

細胞周期制御

サイクリン依存性キナーゼ(CDK)ファミリーとサイクリンは細胞周期の移行点を制御する

細胞増殖因子に応答して，細胞は細胞周期を進行させ

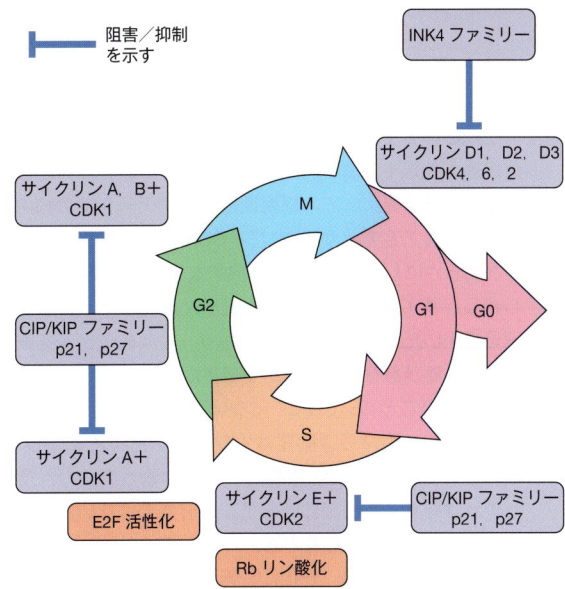

図 28.6　細胞周期制御

細胞周期は間期と分裂期に分かれる．間期はさらに G1，S，G2 期に分かれ，この間細胞は増殖し，DNA 複製して倍加し，分裂の準備を行う．有糸分裂は 2 個の娘細胞に分裂するステージである．細胞周期進行は特異的なサイクリン-CDK パートナーとそれらの阻害因子間の相互作用によって制御されている．特に G1 と S 期を制御するサイクリンの発現は，増殖因子シグナルによって制御されている．INK4 ファミリーはサイクリン D 特異的 CDK(CDK4 と 6)を抑制し，CIP/KIP ファミリー分子はすべての CDK を抑制する．CDK：サイクリン依存性キナーゼ，CDKI：CDK 阻害因子，E2F：転写因子，G0：静止期または休止期，G1：M 期と S 期の間，G2：S 期と M 期の間，INK4：CDK4 ファミリー阻害因子，RB：網膜芽細胞腫タンパク質，S：間期にみられる DNA 合成期．

ると，細胞は G1/S 期の境界と M 期の入口と出口に位置する 3 つのスイッチ様の移行もしくは制限点を通過しなければならない．これらの移行もしくは制限点の鍵因子には，セリン・トレオニンキナーゼの**サイクリン依存性キナーゼ** cyclin-dependent kinase(CDK)ファミリーとサイクリンファミリータンパク質がある．

サイクリン-CDK 複合体は，プロテインキナーゼサブユニットと制御活性をもつサイクリンサブユニットからなるヘテロ二量体である．それらの活性は，キナーゼサブユニットのリン酸化状態や，**サイクリン依存性キナーゼ阻害因子 CDK inhibitor(CDKI)**との相互作用のレベルなど，いくつかの異なる機構によって制御されている．CDK タンパク質の発現量は細胞周期を通して比較的一定であるが，サイクリンの発現量は，mRNA とタンパク質のレベルの両方で厳密に制御されている(すなわち転写とタンパク質合成・分解によって制御されている)．実際のところ，サイクリンは，最初，分裂期において特異的に分解されるタンパク質として定義された．

細胞周期の基本的なモデルでは，特異的なサイクリン-CDK の組合せがそれぞれ細胞周期の異なるステージを制御するとしている．例えば，サイクリン D-CDK4/6 は

> ### 🎴 理解を深めるために
> #### 古典的細胞周期パラダイムを変える
>
> 　初期の研究では，キナーゼ活性を欠損するCDK変異体の過剰発現や特異的なCDK阻害薬を用いた古典的な生化学的手法を用いて，細胞周期の各ステージでの細胞を評価することで，サイクリン-CDKのパートナーシップを明らかにし，細胞周期の古典的なモデルを構築した．しかし，サイクリンやCDK遺伝子欠損マウス，および酵母を用いた最近の研究の成果から，古典的モデルを改訂する必要があることがわかってきた．
>
> 　興味深いことに，CDK2，CDK4やCDK6の遺伝子が欠損していてもマウス胎児は生存可能であることから，これらのCDKは機能を重複させて補い合っており，それぞれは細胞分裂制御には必ずしも必要ではないことがわかってきた．しかしながら，これらのCDKの欠失は，ある特定の細胞分裂，分化に影響を及ぼすことがわかっている．
>
> - CDK2ノックアウトマウスでは2年間は生きることができるが，不妊である．このことは，CDK2が減数分裂に必須であることを示している．
> - CDK4は膵β細胞や脳下垂体ホルモン産生細胞の分裂や分化を制御する．
> - CDK6はある特定の造血細胞の分裂や分化を制御する．
> - CDK1は少なくとも排卵過程の前半過程で生まれる多くのタイプの細胞の細胞周期の制御に必須である．
>
> 　これらの研究から，**最小閾値モデル minimal threshold model** と名付けられた新しいモデルが提唱された．このモデルでは，CDK1かCDK2のどちらかがサイクリンAまたはEとパートナーになることで間期を制御し，CDK1はサイクリンBとパートナーになることで分裂期を制御するとしている．間期と分裂期にみられる同一のサイクリン-CDK複合体の活性の違いは，基質特異性だけでなく細胞内での局在の違いにもよるものであり，間期よりも分裂期において高い活性閾値を示す．サイクリンとの結合によって制御されることに加えて，CDKの活性化はリン酸化によっても制御を受ける．CDK7，サイクリンHとMAT1（ménage a trois）から構成される**CDK活性型複合体CDK activating complex（CAK）**は，CDK1，CDK2，CDK4そしてCDK6がパートナーであるサイクリンと結合したときのリン酸化とそれによる活性化を担う．さらにCAKは，共通の転写因子であるTFIIHの一部として遺伝子転写の役割を果たす．この場合，CAKはRNAポリメラーゼII大サブユニットのC末端ドメインRNA polymerase II large subunit C terminal domain（CTD）をリン酸化する．この反応は，転写の開始前から開始期にかけておこるプロモータークリアランスと進行反応過程の一部である．

G1期初期のイベントを，サイクリンE-CDK2はS期進行を，サイクリンA-CDK2とサイクリンA-CDK1はS期終結を，サイクリンB-CDK1は分裂期をそれぞれ制御する（図28.6）．

🔷 有糸分裂

増殖因子によって活性化される有糸分裂シグナルは，G1期の開始と制限ポイントと呼ばれるG1期後期のポイントの間を進行させる

　G1期における細胞周期開始の鍵となる事象は，**網膜芽細胞腫タンパク質 retinoblastoma protein（RB）**の複数残基のリン酸化である．RBは，細胞周期のS期（DNA合成）に入るためにG1期後期の制限ポイントを通過させるのに必要な遺伝子の発現を誘導する．G1期初期においては，RB分子は低リン酸化レベルの状態であり，G1/S期移行の主要制御因子である転写因子E2Fファミリーメンバーに結合して，そのDNA結合活性を抑制することで，細胞周期進行を抑制している（図28.6）．このステージで重要な役割を果たす別の分子として，**ヒストン脱アセチル化酵素 histone deacetylase** と，遺伝子発現をエピゲノムレベルで制御する**クロマチンリモデリング複合体 chromatin remodeling complex** があげられる．増殖因子や有糸分裂促進因子による刺激は，*RAS* や *MYC* のような**がん原遺伝子**（プロトオンコジーン）の発現や活性化を促すことで，細胞周期の開始に影響を及ぼす．RASやMYCは，サイクリンDタイプファミリー（D1，D2，D3）の発現を誘導し，続いて，サイクリンEタイプファミリー（E1，E2）の発現を誘導する．サイクリンDは，CDK4/6と結合してこれらのキナーゼ活性を上昇させる．一方，サイクリンEは，CDK2のキナーゼ活性を上昇させる．これらのサイクリン-CDKパートナー（複合体）は，RBのリン酸化状態を低リン酸化状態から高リン酸化状態へと変動させ，こうすることでRBを不活性化し，RBによる抑制複合体からE2Fを放出させるのである．遊離したE2Fタンパク質は遺伝子発現を促し，それらの遺伝子産物であるサイクリンAやサイクリンBが，S期進行，さらにはその後の進行に重要な役割を果たす（図28.6）．この制限ポイントの後は，増殖因子の力を借りずに細胞周期は進行する．

　サイクリンEが分解すると，CDK2はサイクリンAに結合し，この複合体はS期の適切な進行と終結に必要な多くのタンパク質をリン酸化する．S期の終わりでは，サイクリンAはCDK1と結合し，この複合体はサ

イクリン A-CDK2 の基質と同じ基質をリン酸化する．サイクリン A-CDK1 とサイクリン A-CDK2 の両方がなぜ必要なのかは，いまだはっきりとはしていない．

それにもかかわらず G2 期の間は，サイクリン A がユビキチン依存的にタンパク質分解を受ける一方，サイクリン B は合成され CDK1 と結合する．サイクリン B-CDK1 複合体は，G2/M 移行においてみられる染色体凝集，ゴルジ体の断片化，あるいは核膜の消失といった重要な反応や構造変換過程を司る 70 種以上ものタンパク質をリン酸化する．最後には，サイクリン B-CDK1 複合体の不活性化が，分裂期の終結に必要である．これは，**後期促進複合体 anaphase-promoting complex（APC）**によるサイクリン B のユビキチン化とその後に続くプロテアソームでの分解によって完結する．有糸分裂後に再び間期に入るのを促す主要な脱リン酸化酵素は**タンパク質脱リン酸化酵素 2A protein phosphatase-2A（PP2A）**で，この活性は有糸分裂サイクリンの分解後に誘導され，上昇する．

🔷 DNA 損傷のモニタリング

適切な細胞周期進行を推進する分子チェックポイントは，DNA 合成期と染色体分配期におこる問題を監視する

これらのチェックポイントの究極的な役割はサイクリン-CDK 活性を抑制することであり，細胞分裂を遅らせるか，静止させるかを決定することである．複製の期間，DNA は解れ，DNA 損傷をおこすような外因的，または内因的な遺伝毒性物質の攻撃を受けやすい状態となっている．

DNA 損傷がおこった場合，DNA 損傷チェックポイント機構がそれを感知し，DNA 修復を行うシグナル経路を活性化する

もし，DNA 損傷が修復能力を超えたものなら，DNA 損傷チェックポイント機構が細胞死を誘導する．DNA 損傷チェックポイント機構の中心分子が**センサーキナーゼ sensor kinase** としてはたらく ATM〔訳注：毛細血管拡張性運動失責任遺伝子 ataxia-telangiectasia mutated〕と ATR〔訳注：毛細血管拡張性運動失調症変異および Rad3 関連責任遺伝子 ataxia-telangiectasia Rad3-related〕である．これらは，それぞれ，二本鎖切断 DNA と複製ストレスを感知し，**チェックポイントキナーゼ checkpoint kinase** の CHK1，CHK2 がセンサーキナーゼである ATM や ATR から引き継いで機能する．これらの分子は，**p53 タンパク質 p53 protein** の安定化による **CDK 阻害因子タンパク質 p21 CDK inhibitor protein p21** の発現誘導や，CDK 活性化因子である CDC25 ホスファターゼの抑制によって，CDK 活性を阻害し，その結果 G1/S 期や G2/M 期への進行を防ぐ．

がん抑制タンパク質 p53 は主に，細胞周期を通して DNA 損傷を監視する DNA 損傷感知タンパク質として機能する

DNA 損傷が検出されると，ATM とそれに続いて CHK2 キナーゼが活性化され，p53 の安定化にはたらき，DNA 修復機構を活性化する．p53 の 1 つの役割は，遺伝子転写因子として機能することであり，CDKI p21（*WAF1* 遺伝子）の遺伝子転写を誘導する．すなわち，p21 はサイクリン D-CDK4 複合体を抑制し，RB タンパク質のリン酸化を阻害し，これにより，RB/E2F の結合を促進することで，E2F を介する遺伝子転写を抑制する．さらには，サイクリン E-CDK2 複合体が抑制され，G1/S 移行期で細胞周期が停止する．この反応は，細胞に DNA 損傷の修復を行う時間をつくらせ，これによって娘細胞に変異遺伝子が組み込まれるのを防ぐのである．しかし，DNA 損傷が修復不可能であれば，p53 依存的なプログラム細胞死である**アポトーシス apoptosis** が誘導され，細胞は死ぬ．

INK4 ファミリータンパク質を含む p53 非依存的シグナル伝達経路は，DNA 損傷に対する反応として，細胞周期を G1 期で停止することができる

p16（INK4A），p15（INK4B），p18（INK4C）そして p19（INK4D）は，CDK4/6 とその結合相手であるサイクリン D に結合することで CDK4/6-サイクリン D 複合体を不活性化し，細胞周期を停止させる．もう 1 つの重要なチェックポイントに**紡錘糸会合チェックポイント spindle assembly checkpoint（SAC）**がある．これは，有糸分裂の中期で染色体の適切な配置と分配にはたらく．紡錘糸が，まったく結合していないか，適切に結合していない動原体（キネトコア，染色体への紡錘糸の結合を仲介するクロマチン構造体に存在するタンパク質複合体）が存在すると SAC シグナルが活性化され，最終的には後期促進複合体（APC）の抑制につながる．これにより，細胞分裂後期の進行を抑制する．

DNA 損傷チェックポイントの欠損は DNA 変異を蓄積させ，**ゲノム不安定性 genomic instability** を増す結果となる．一方，SAC の欠損は娘細胞への遺伝物質の不均等分配を引きおこし，その結果，**染色体異常 chromosomal aberration** となる．ゲノム不安定性と染色体異常は，細胞の形質転換とがん化を引きおこす主因である．

🟪 細胞死

細胞死は細胞のライフサイクルにおいてきわめて重要な事象であり，この反応過程の適切な制御は多細胞生物の恒常性維持に決定的な役割を果たす

細胞死は偶発的におこる場合と，特有の生化学的経路を介して開始・実行される，すなわちプログラムされている場合がある．**プログラム細胞死 programmed cell** death（PCD）は，遺伝的に制御されており，不要になったり，傷害を受けたり，または変異がおきた細胞を取り除く役割を果たす．長年の間，アポトーシスはPCDと同義語であったが，しかし，制御された細胞死の異なる形態が最近になって同定され，報告されてきていることから，この概念が変わりつつある．

細胞死の開始と実行は複雑なプロセスであり，研究者は，最も共通した基準として形態的特徴または生化学的特徴，あるいはその両方に基づいて，さまざまな細胞死を分類している．

● **アポトーシス**：細胞が丸くなって浮く，偽足の消失，細胞質や**核凝縮 pycnosis**，染色体凝集と断片化（**核崩壊 karyorrhexis**），形質膜の**小胞形成 blebbing**，アポトーシス小体の形成と貪食細胞による貪食などを特徴とする．

● **ネクローシス necrosis もしくはネクローシス型細胞死 necrotic cell death**：細胞質容量の増大，細胞内オルガネラの膨潤，細胞内含有物の消失を伴う形質膜の破裂を特徴とする．ネクローシスは，細胞への致命的な損傷がおこった際に偶発的に生じる制御不可能な細胞死と考えられている．しかし，最近では，ネクローシスは制御可能であり，主にRIP1セリン・トレオニンキナーゼを含む特異的なシグナル伝達経路を介しておこると考えられている．このタイプのネクローシスを**ネクローシス様細胞死 necrosis-like cell death**（ネクロトーシス necroptosis）と呼び，がん細胞，DNA損傷を受けた分裂細胞や*Vaccinia*のようなある種のウイルスに感染した細胞で観察される．

● **オートファジー型細胞死 autophagic cell death**（ACD）：細胞質の巨大な空胞形成，二重膜構造からなるオートファジー液胞の蓄積を認めるが，染色体凝集は認められず，生体内で貪食細胞による貪食はほとんどおこらない，などを特徴とする．ACDはオートファジーの進行過程に伴ってみられるPCDとしばしば混同される．それゆえ，ACDの用語は，アポトーシスやネクローシスを伴わないオートファジーの進行によって引きおこされる細胞死にのみ使われる．これまでこのタイプのPCDは，アポトーシスをおこすシステムが欠損しているか抑制されている哺乳細胞やショウジョウバエの唾液腺で同定されてきた〔訳注：オートファジーは，もともとは栄養飢餓などに直面した際に細胞が生存を目的として行う自食作用を指す用語のため，オートファジーが細胞死の要因と考える「オートファジー型細胞死」の命名に異議を唱える研究者も多い〕．

アポトーシス

アポトーシスは内因性（ミトコンドリア）または，外因性（例えばFAS，TNFR）経路によって細胞内恒常性が乱されたときにおこる

この内因性および外因性の2つの経路には，2つのタンパク質ファミリーがきわめて重要な役割を果たす．1つは**カスパーゼ caspase**と呼ばれるシステインプロテアーゼ，もう1つが**B細胞リンパ腫タンパク質2 B cell lymphoma protein 2（BCL-2）**関連ファミリータンパク質で，これらは，細胞の"生と死"の決定を行う因子としての役割を担う（図28.7）．しかしながら，（小胞体やリソソームのような）他の細胞小器官でのストレスや傷害を感知し，その結果，細胞死プログラムを開始させる別のPCD経路の存在を示唆する報告も相次いでいる．これらのプログラムには，内因性のミトコンドリア経路と関連したものもあれば，そうでないものもある．

カスパーゼ

カスパーゼはアスパラギン酸基質特異性をもつシステインプロテアーゼである

これらは，カスパーゼ前駆体（プロカスパーゼ）と称される不活性型酵素前駆体（**チモーゲン zymogen**）として合成される．細胞死経路における役割に応じて，カスパーゼは開始カスパーゼとエフェクターカスパーゼに分類される．

開始カスパーゼ initiator caspase（カスパーゼ-2，-8，-9，-10）は，単量体で合成され，細胞が細胞死シグナルを受けて活性化される．すなわち，多量体複合体のなかで，隣接分子間での構造変化と二量体化がおこり，さらには自己切断により，酵素活性が最大となる．一度，切断・活性化されたカスパーゼは他のカスパーゼを切断・活性化し，細胞死経路カスケードを順次動かす．

エフェクターカスパーゼ酵素前駆体 effector caspase proenzymeは，二量体前駆体として発現し，開始カスパーゼによる切断を受けて活性化される．活性化エフェクターカスパーゼは，生命維持に必要な多くのタンパク質（ラミン，ゲルゾリンなど）を切断して，細胞死プログラムを進行させる．これにより細胞周期停止が誘導され，恒常性維持や修復機構の開始ができなくなる．これらの反応により，細胞は周囲組織から脱離し，細胞小器官が分解され，最後には細胞貪食に向けて**ホスファチジルセリン phosphatidylserine（PS）**の"**イートミーシグナル eat-me signal**"として提示する．活性化カスパーゼの高発現は細胞死誘導に十分である．

IAP遺伝子ファミリー：アポトーシス抑制が主要機能である

アポトーシス抑制因子 inhibitor of apoptosis（IAP）遺

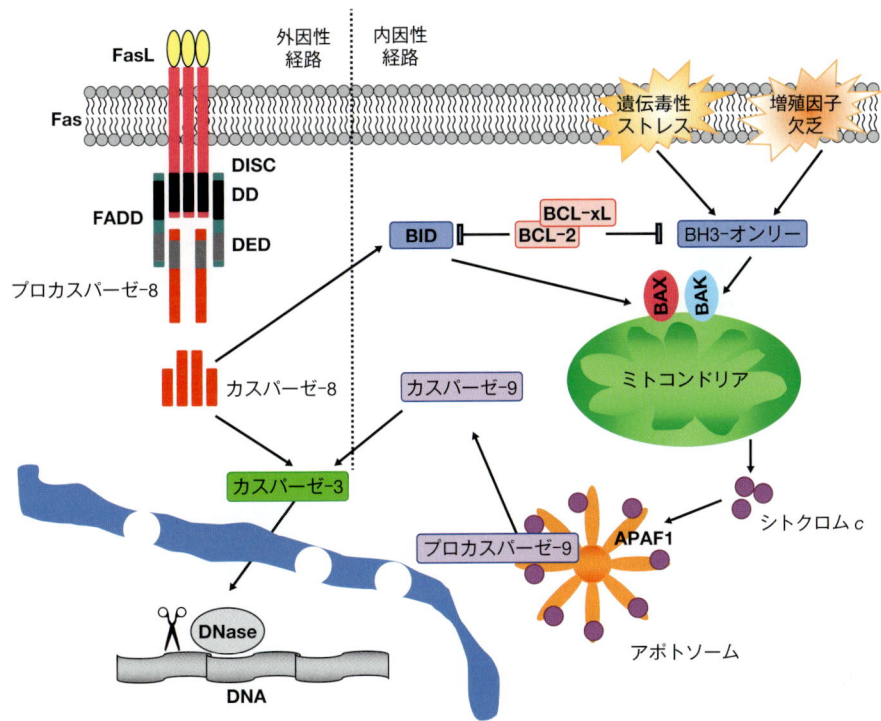

図 28.7　アポトーシスの制御

アポトーシスの 2 つの主要な経路が，増殖因子欠乏や遺伝毒性ストレスによって，また，FAS などの細胞死受容体が活性化されることで作動する．FAS 受容体の活性化は，主として，開始カスパーゼであるカスパーゼ-8 の活性化をおこして外因性の細胞死経路を誘導する．FASL の結合は受容体（FAS）の三量体形成を誘導し，またカスパーゼ-8 活性化のプラットフォームとなる DISC と呼ばれる巨大分子の形成を引きおこす．カスパーゼ-8 が一度活性化されると，エフェクターカスパーゼであるカスパーゼ-3 を直接切断して活性化し，ミトコンドリアに直接作用する BH3-オンリータンパク質 BID を切断することで，細胞死の内因性経路とされる第 2 の細胞死経路が動く．この経路は BH3-オンリーファミリーメンバーの増幅または活性化によって開始し，BCL-2/xL によって抑制される．このようにして，ミトコンドリア外膜上で BAX/BAK ポア（穴）の形成を可能にする．これはシトクロム c の細胞質への流出をおこし，APAF-1 とカスパーゼ-9 前駆体とでアポトソームを形成する．アポトソームはカスパーゼ-9 活性化のプラットフォームであり，そこでカスパーゼ-9 前駆体が切断され活性化されると，エフェクターカスパーゼ-3 を切断する．活性化カスパーゼ-3 は，他の加水分解酵素を活性化し，また，直接細胞内構造物を切断することによって，さまざまなタンパク質の分解を誘導する．APAF-1：アポトーシスプロテアーゼ活性化因子 1 apoptotic protease activating factor 1，BAK：BCL-2 相同性アンタゴニスト／キラー BCL-2 homologous antagonist/killer，BAX：BCL2 結合 X タンパク質 BCL2-associated X protein，BID：BH3 結合デスアゴニスト，DD：デスドメイン death domain，DED：デスエフェクタードメイン death effector domain，DISC：細胞死誘導シグナル複合体 death-inducing signaling complex，FADD：FAS-結合デスドメインタンパク質 FAS-associated death domain protein.

伝子ファミリーは 9 つのメンバー（X-linked IAP, cIAP1, cIAP2, melanoma IAP, IAP-like protein, neuronal apoptosis inhibitory protein, survivin, livin, apollon）からなり，ショウジョウバエからヒトまで進化過程で保存されてきた遺伝子である．この遺伝子ファミリーの主要な機能は，その名前が示すとおり，カスパーゼを直接阻害するか，あるいは，NFκB の機能を介して，生存シグナル経路を活性化する，またはその両方でアポトーシスを阻害することである．例えば，XIAP（X-linked IAP）は，カスパーゼ-3 と-7 の活性化ポケット（分子の活性中心）に直接結合することで，またカスパーゼ-9 については，その活性発現に必須の二量体化を抑制することで，カスパーゼ-3，-7 および-9 を阻害する．一方，cIAP1 と cIAP2 は，NFκB 活性化経路の**古典的経路 canonical pathway** と **非古典的経路 noncanonical pathway** の両方の経路の活性化因子である．サバイビン survivin は，ア

ポトーシス抑制に加え，細胞周期進行に重要な役割を果たす．これはサバイビン-カスパーゼ-3-p21 複合体内に p21 をとどめることでカスパーゼ-3 の活性を阻害し，また，染色体を動原体で連結させる複合体の一部として，適切な染色体分配を仲介することで成し遂げられる．それゆえ，IAP タンパク質ファミリーメンバーが，ヒトにみられる多くのがんで，がん細胞の生存，浸潤，転移で機能していることは驚くべきことではない．興味深いことに，cIAP1/cIAP2 の消失は，**多発性骨髄腫 multiple myeloma** の発症に深く関与している．

BCL-2 遺伝子ファミリーは，ホモとヘテロの二量体を形成し，アポトーシスの正と負の制御因子として機能する構造的に類似したタンパク質をコードする

BCL-2 遺伝子は，濾胞性 B 細胞白血病で，免疫グロブリン重鎖遺伝子プロモーターで *BCL-2* 遺伝子を制御

する染色体転座 t(14;18) によって，恒常的に発現しているタンパク質をコードする遺伝子としてはじめて同定された．BCL-2 ファミリーメンバーは，これまで3つのグループに分類されてきた．生存性ファミリーメンバー（BCL-2，BCL-xL，BCL-W，MCL-1），アポトーシス促進性ファミリーメンバー（BAX/BAK），アポトーシス促進性 BH3 オンリータンパク質（BIM，BID，PUMA，NOXA，BAD，BIK）である．BCL-2 はミトコンドリア外膜を無傷な状態に保つようにはたらく一方，アポトーシス促進性ファミリーメンバーの BAX と BAK は，ミトコンドリア外膜の透過性を変え，シトクロム c のようなアポトーシスメディエーターの放出を促し，これによりカスパーゼの活性化を引きおこす．BCL-2 と BCL-xL は，BAX と BAK を阻害することでアポトーシスを防ぐ．また BH3-オンリータンパク質は，BCL-2 や他の抗アポトーシスファミリーメンバーに直接結合して，これらを阻害する（図 28.7）．

アポトーシスには別経路が存在する

　リソソームの膜の破裂はリソソームプロテアーゼ lysosomal protease（例えば，カテプシン）の放出と活性化を引きおこし，細胞内成分を直接分解したり，アポトーシスの内在性経路を活性化したりする．小胞体ストレス endoplasmic reticulum（ER）stress は，一般的に小胞体内腔に折りたたみ異常のあるタンパク質が蓄積することで引きおこされ，小胞体ストレス応答や不規則な細胞内カルシウム流入を引きおこす．これらの反応は通常内在性経路の活性化によるアポトーシスを誘導する．折りたたみが不十分であったり，誤って折りたたまれたりしたタンパク質はそれ自体が会合し，Alzheimer（アルツハイマー）病 Alzheimer disease，Huntington（ハンチントン）病 Huntington disease，Parkinson（パーキンソン）病 Parkinson disease のような神経変性疾患 neurodegenerative disorder を引きおこすことが知られている．例えば，アミロイド-β-タンパク質の凝集や小胞体関連プレセニリン1遺伝子の変異は，家族性 Alzheimer 病の発症と関連性があることが知られている．また，これらのすべての経路は，相互に関連し合い，形態学的および生化学的にみて，複雑な細胞死プログラムを誘導する．

⬡ オートファジー

オートファジーは細胞構成成分の分解過程の1つで，細胞質の一部が特異的な膜で覆われて飲み込まれ，その内容物がリソソーム酵素によって分解される

　オートファジーは高度に制御された恒常性維持機構であり，長寿命タンパク質や障害を受けたミトコンドリア（マイトファジー mitophagy），小胞体（レティキュロファジー reticulophagy，図 28.8）などの細胞内小器官の除

理解を深めるために
内因性および外因性の細胞死シグナル経路

　外因性アポトーシス経路 extrinsic apoptotic pathway は TNF ファミリーメンバー（FAS，TNFR，TRAIL，TWEAK）のような細胞死受容体の活性化によっておこる．例えば，FASL ホモ三量体の FAS への結合は FAS の多量体化と，**細胞死誘導シグナル複合体 death-inducing signaling complex（DISC）**の会合を誘導する．DISC は，カスパーゼ-8 前駆体，そのアダプター／活性化因子である Fas 結合デスドメインタンパク質 FAS-associated death domain（FADD）とそのモジュレーターである cFLIP からなる．まず構造変化によってカスパーゼ-8 前駆体の活性化がおこり，完全な酵素活性を得るに至って，自己切断する．切断を受けたカスパーゼ-8 は DISC から解離し，カスパーゼ-3 やカスパーゼ-7 のようなエフェクターカスパーゼのどちらか，またはアポトーシス促進性 BCL-2 ファミリーメンバーの BH3 結合ドメインデスアゴニスト BH3-interacting-domain death agonist（BID）などの下流標的基質にアクセス可能となる．切断を受けた BID は，細胞死シグナルを増幅する内因性の経路を活性化する（図 28.7）．

　内因性アポトーシス経路 intrinsic apoptotic pathway は BCL-2 制御経路と呼ばれており，細胞運命を決定するアポトーシス促進性とアポトーシス抑制性の BCL-2 ファミリーメンバー間での複雑なやり取りによって制御される．発生過程で細胞を排除する必要性，ウイルス感染，DNA 障害，増殖因子枯渇やその他の細胞障害性等によって引きおこされる．これらのストレス状態は細胞死誘導の状況に応じて，BH3-オンリーファミリーメンバーの発現を増加させるか，あるいは翻訳後の活性化を引きおこす．活性化されたアポトーシス促進性 BCL-2 ファミリーメンバーは，ミトコンドリア外膜穴で BCL2 結合 X タンパク質（BAX）や BCL-2 相同性アンタゴニスト／キラー分子（BAK）の阻害を解除し，ミトコンドリア膜間隙から細胞質へのシトクロム c の放出をおこす．細胞質シトクロム c は，アポトーシスプロテアーゼ活性化因子1 apoptotic protease activating factor 1（APAF1）に結合し，カスパーゼ-9 の活性化のプラットフォームとして機能するアポトソーム apoptosome の形成にはたらく（図 28.7）．そして，活性化カスパーゼ-9 はカスパーゼ-3/7 を切断し，これらは順に細胞維持に必須のタンパク質の大規模切断，DNA 分解酵素の活性化，そして細胞の崩壊を統合して行う．

去にはたらく．オートファジーは，細胞死との関連性に加え，細胞が，細胞内外の栄養が低下した環境下での飢餓状態を生きるための手段である．この場合，オート

理解を深めるために
実験手法：細胞周期進行，アポトーシス，オートファジー解析法

アポトーシスは，多くの明確な特徴を示す複雑かつダイナミックな過程であり，その特徴により瀕死の細胞が死に至るまでの個別の段階を検出するための実験技術が開発されている．例えば，細胞膜のもつ非対称な脂質二重膜上でのホスファチジルセリン（PS）の細胞外側への露出，ミトコンドリア膜電位 mitochondrial membrane potential（MMP）の変化，切断カスパーゼと切断 DNA の存在が示す活性化されたカスパーゼ活性といった特徴はいずれも，適切な蛍光染色とフローサイトメーター flow cytometry によって検出できる．フローサイトメーターは，細胞の浮遊懸濁液を用いて，一細胞レベルで蛍光強度を定量的に測定する方法である．

細胞分裂は，細胞を 5-カルボキシフルオレセインジアセテートスクシンイミジルエステル carboxy-fluorescein diacetate succinimidyl ester（CFDA SE）を用いて染色することにより測定できる．2 つの酢酸基（アセテート基）が膜透過性を高めるため，CFDA SE は細胞内へ入る．細胞内では，内在性のエステラーゼにより酢酸基が切断され，蛍光を発するカルボキシフルオレセインスクシンイミジルエステル carboxyfluorescein succinimidyl ester（CFSE）へと変換され，その細胞外への放出は遅い．同時にスクシンイミジル基が，アミノ基を有する分子の遊離アミノ基と反応する．一部は短い半減期で消失するか細胞外へ放出されるが，十分量あるため細胞骨格タンパク質などが CFSE で標識され，数週間にわたって生体レベルで細胞を追跡できる．CFSE で標識された細胞の蛍光強度は CFSE の濃度と標識反応時間に比例する．標識された細胞が分裂すれば，その蛍光強度は娘細胞に均等に分配されるため娘細胞の蛍光強度は半減する．このことは，フローサイトメーターによる分析で，平均蛍光強度のピークが強度の低いほうへシフトしていくことで観察できる．

DNA 含量は，G0/G1 期の二倍体染色体 DNA 量から，G2/M 期で四倍体染色体 DNA 量となり，M 期後に再び二倍体染色体 DNA 量に戻る．アポトーシスの過程では，DNA は細胞がもつエンドヌクレアーゼによって分解され，二倍体染色体 DNA 量より少ない量を示すため，DNA 含量を測定することで細胞周期の各期とアポトーシスは区別できる．DNA 含量の定量に最もよく使われる蛍光染色法は，ヨウ化プロピジウム propidium iodide（PI）または 4′,6-ジアミジノ-2-フェニルインドール 4′,6-diamidino-2-phenylindole（DAPI）で染色する方法である．PI は DNA 二重らせん構造に挟み込まれることにより特有の赤色蛍光が増強される核酸染色であり，その蛍光強度が DNA の全含量を反映する．DAPI も同様に DNA に結合するが，A-T の塩基対を好んで結合する．さらに，DNA 含量を測定する別の方法として，DNA 合成自体を標識する（すなわち S 期進行の指標となる）方法で，DNA 合成時に取り込まれるチミジンの代わりにブロモデオキシウリジン bromodeoxyuridine（BrdU）〔訳注：チミジン類似体〕を用いて標識する方法がある．取り込まれる BrdU 量を，蛍光標識した抗 BrdU 抗体を用いてフローサイトメーターで定量することができる．

DNA の断片化は，断片化 DNA を蛍光染色試薬で標識する TUNEL 法により測定できる．この方法は，dUTP などをビオチン標識し，これを末端デオキシヌクレオチドトランスフェラーゼ terminal deoxynucleotidyl transferase（TdT）を用いて DNA 断片末端に付加する．続いてビオチンに特異的に結合するストレプトアビジンを蛍光標識し，これを用いてビオチン化 dUTP を検出する．最も簡便なのは，断片化 DNA をアガロースゲル電気泳動で分離し，断片化した DNA を電気泳動ゲル上でラダー（梯子）様のバンドとして可視化する方法である．

オートファジーはダイナミックかつ複雑である．これまでに，オートファジーのさまざまな反応ステップを検出するいくつもの方法が開発されてきた．例えば，オートファゴゾームの蓄積を，電子顕微鏡や，蛍光標識したアクリジンオレンジ acridine orange やリソトラッカー・レッド lysotracker red のような好酸性色素を用いて増加する蛍光をフローサイトメーターや蛍光顕微鏡で可視化する方法がある．または微小管結合タンパク質 1A/1B-軽鎖 3（LC3-1）のホスファチジルエタノールアミン phosphatidylethanolamine（PE）修飾型（LC3-II）への変換をウエスタンブロットや免疫蛍光染色で検出するがある．

ファジーは異化作用を誘導し，栄養不足の状況下で，自身の成分を代謝することで生体エネルギーの必要性を満たし，いわゆる適応タンパク質合成を開始できるようになる．オートファジーはまた炎症反応を制御することも示されてきた．オートファジーの主要な制御因子は**オートファジー関連遺伝子 autophagy-related gene（ATG）**ファミリー因子で，これまでに 37 種存在することが明らかになっている．これらの因子は，最初に分裂酵母で同定され，そのオルソログ（共通の祖先遺伝子から進化した遺伝子の異なる種でのかたち）で，分裂酵母から保存されている遺伝子であることを示している．

オートファジーは，栄養とエネルギーストレスをはじめ，低酸素，酸化ストレス，感染，小胞体ストレス，ミトコンドリア障害などさまざまなストレス刺激で誘導される

これらのすべてのストレスは，異なる経路でオートファジーを制御する．栄養の枯渇によって誘導される特徴的なシグナルには，mTORC-1 シグナルの阻害，また

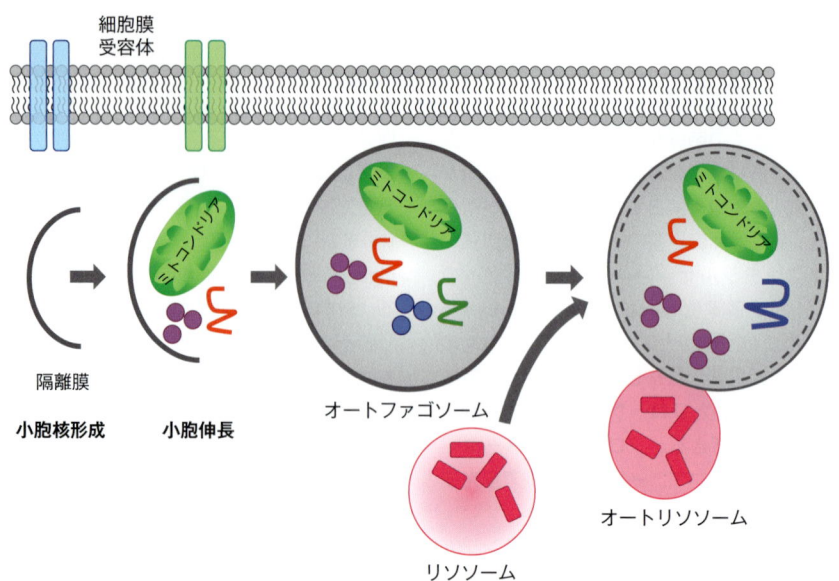

図 28.8　オートファジー

オートファジーは隔離膜（ファゴフォア）の形成で始まる．これが傷害を受けたミトコンドリアや折りたたみがうまくいかなかったタンパク質を飲み込み，次に二重膜のオートファゴソーム（オートファジー空胞）を形成する．オートファゴソームは成熟し，リソソームと融合することで，オートリソソームを形成する．オートファゴソームの内膜と内包物は，カテプシンのようなリソソームの酸性加水分解酵素によって分解される．

は AMP 活性化プロテインキナーゼ AMP-activated protein kinase（AMPK）の活性化，あるいはその両方がある．オートファジーの過程では，**ファゴフォア phagophore** と呼ばれる膜構造体が形成され〔多くの場合，*de novo* 合成による〕，細胞質の一部または 1 個のオルガネラすべてを包み込み，最終的には，**オートファゴソーム autophagosome** と呼ばれる二重膜構造体を形成する．その後，オートファゴソームは，エンドソーム

 臨床症例
制御のきかないアポトーシスやオートファジーは特有の病態を引きおこす

制御のきかないアポトーシス

　過剰なアポトーシスは神経変性疾患 neurodegenerative disease や免疫不全 immunodeficiency に関与し，アポトーシスの回避はがん化 oncogenesis や自己免疫疾患 autoimmune disease の発症につながる．細胞死受容体 FAS の変異は FAS 依存的アポトーシスの消失につながり，さらには，自己免疫性リンパ増殖症候群 autoimmune lymphoproliferative syndrome（ALPS）を引きおこす活性化リンパ球の寿命延長につながる．このまれな遺伝性疾患は，通常，小児初期におこる．ALPS を発症した患者はリンパ節腫脹，脾腫大，自己免疫性血球減少症を呈し，リンパ腫の発症リスクが高い．BCL-2 ファミリーメンバーの異常発現や異常機能は，自己免疫疾患やがんの発症に関与している．BCL-2 ファミリーメンバーの BIM の欠損マウスは全身性エリテマトーデス様（SLE-like）疾患を発症し，一方，BCL-2 と免疫グロブリン重鎖の遺伝子座転座 t（14;18）は BCL-2 の恒常的な発現を引きおこし，濾胞性リンパ腫の発症につながる．これと一致して，BCL-2 ファミリーメンバーの異常な発現や機能亢進は自己免疫疾患やがんの発症をきたすことが知られている．

制御のきかないオートファジー

　オートファジー誘導と実行が混乱すると，一連の病態や疾患につながる．*BECN1/ATG* の片方の対立遺伝子を欠くマウスでは腫瘍を形成し，ヒト乳がん human breast carcinoma では Beclin-1 の発現低下が認められる．マイトファジーの制御因子である PINK1 や Parkin 遺伝子の変異による機能喪失はヒト家族性 Parkinson（パーキンソン）病 familial Parkinson disease の発症と関連している．同様の神経変性疾患にリソソーム病 lysosomal storage disorder がある．この疾患には 40 以上の遺伝子異常が認められており，そのほとんどが，リソソーム内加水分解酵素欠損に関連する．これらの酵素の活性低下や機能不全は，通常は分解させるはずの高分子の蓄積につながる．一方，Huntington（ハンチントン）病や Parkinson 病の発症は α-シヌクレイン変異体の蓄積と関連がある．

と融合し，アンフィソーム amphisome を形成する．続いて，これらの構造体はリソームと融合し，**オートファゴリソソーム autophagolysosome** を形成する．ここで，オートファゴリソソーム内膜と内包物を酸加水分解する．消化された高分子分解物は，**パーミアーゼ permease**（透過酵素）と呼ばれるタンパク質チャネルを介して細胞質に戻され，再利用される（**図 28.8**）．

オートファジーは，細胞の恒常性維持における役割とは別に，自然免疫と獲得免疫でも重要な役割を果たす．例えば，化膿性レンサ球菌 *Streptococcus pyogenes* や結核菌 *Mycobacterium tuberculosis* のような細胞内に侵入した微生物の排除も行う．さらには，Epstein-Barr（エプスタイン-バー）ウイルス核抗原 1 Epstein-Barr virus nuclear antigen 1（EBNA1）はオートファジー経路で処理されたのち MHC クラス II 分子に捕捉されて，$CD4^+$ T 細胞に抗原提示される（**第 43 章**）．

がん

細胞周期の正常な制御機構に影響を及ぼす遺伝子変異をおこした細胞は，制御を受けることなく増殖が可能となる．その結果，恒常性制御を失い，腫瘍や悪性新生物の発症につながる

新生細胞が腫瘍としてその部位にとどまる限り，腫瘍は**良性 benign** とみなされる．しかし，腫瘍にさらに遺伝子変異がおこり，浸潤し，他の組織にコロニーを形成し，広範囲に広がる二次的腫瘍をつくる，いわゆる**転移 metastasis** をすると，腫瘍は**悪性 malignant** 腫瘍と呼ばれ，**がん cancer** として分類される．すべてのがんは 1 個の細胞から派生し，あるものは生殖細胞の時点で遺伝子変異を受けている．がんが最初に検出されるときには，10 億個もの細胞からなる状態となっている．がんはそれらが派生する組織や細胞の型によって分類される．上皮に由来するものを**カルシノーマ carcinoma**，結合組織や筋肉に由来するものを**サルコーマ sarcoma**，造血系に由来するものを**白血病 leukemia** と呼ぶ．ヒトがんの約 90% はカルシノーマであり，最もよくみられるものに乳がん，肺がん，前立腺がん，結腸直腸がん，悪性黒色腫の 5 つがある．

多くの場合，1 個の遺伝子変異では正常細胞をがん細胞へ変化させるのは不十分で，いくつかのまれな変異が同時におこることでがんになる

DNA 変異は，一遺伝子，一細胞分裂あたり $1/10^6$ の頻度でおこる（変異原存在下ではその頻度はもちろん上がるが）．このように，ヒトの体では平均寿命期間で約 10^{16} 回の細胞分裂がおこることから，ヒトの各遺伝子では約 10^{10} 回ごとに遺伝子変異が入ることになる．よって，明らかに 1 個の遺伝子変異は正常細胞をがん細胞へ変化させるには通常十分ではないのである．どのがんにおいても，がん発症率は加齢に対して指数関数的に増えることが疫学的調査によって示されているように，正常細胞ががん化するには，いくつかのまれな変異が同時におこることが必要である．3 ～ 7 個の独立した変異ががん化には必要であり，白血病で最も少なく，カルシノーマで最も多い．

新生物（腫瘍）が大きくなるには腫瘍化に適した細胞に変異が入ることが必要であり，このことは変異する細胞状況が発生するがんのタイプに大きな影響を与える

発がん性遺伝子変異の発生に加え，変異が入る細胞は**がん起始細胞 cancer-initiating cell** となりうる．これによってがん遺伝子が発現する状況となり，特異的ながん遺伝子の発現よって特性ががん化に傾く．細胞ががん化し，細胞増殖が促進されると，細胞は自己増殖能をもたねばならない．もしがん遺伝子発現が幹細胞におこれば，通常では細胞増殖・分裂を停止させる状態に作用する負の制御機構が抑制されてしまい，これによってがん幹細胞が生じる．**慢性骨髄性白血病 chronic myeloid leukemia（CML）や 急性骨髄性白血病 acute myeloid leukemia（AML）**のようながんは，造血幹細胞での変異から生じると考えられている．しかし，個々のがん細胞が幹細胞由来であるというわけではない．実際，がん細胞はある方向に分化した細胞から発生することもある．変異が入ることで自己複製が可能となり，がんのもとになる．

がんを誘発することが明らかながん遺伝子を発現させる遺伝子変異が生じても，非感受性の細胞であれば，必ずしもがんの発生にはつながらない

例えば，恒常的に活性化したタンパク質チロシンリン酸化酵素（PTK）c-ABL をコードする BCR-ABL 融合遺伝子からタンパク質をつくり出す**フィラデルフィア染色体 Philadelphia chromosome**〔第 9 染色体と第 22 染色体の転座 t（9;22），CML 患者の 95% 以上にみられる原因遺伝子変異〕は，健常人の 30% の末梢循環血液細胞で，わずかではあるが認められる．また，BCR-ABL のみの発現では CML の自己増殖能は誘導されないことが研究からわかっている．このことは，二次的におこる遺伝子変異が，自己増殖というがん細胞特性獲得に必要であることを示している．これらの知見から，幹細胞がもつ特殊な環境下での BCR-ABL のようながん遺伝子の発現が，がん化へのプログラムの開始に必要であることを示唆している．

◆ がんのプロモーター：がん遺伝子

がん細胞の制御不可能な細胞増殖を招く遺伝子変異は，結果的に，正常な細胞分裂の制御機構の破綻か，終

理解を深めるために
がん幹細胞

　腫瘍内の細胞は，そのすべてが細胞増殖に応答する類似した遺伝子変異を示すが，多様なタイプの細胞からなり，異なる細胞の形態や細胞表面分子マーカーを示す．このように，腫瘍細胞は正常組織でみられるような幅広い特性の違いを示す．異なる腫瘍細胞の細胞分裂速度の分析から，その多くは早い増殖分裂速度を示すが，わずかながら遅い増殖分裂速度を示す細胞集団がいることが明らかになった．この細胞集団は，数週間もの間，休眠状態であるか静止状態でいつづけることができる．この細胞の挙動を説明する以下の 2 つの相異なるモデルが提唱された．がん進展の**確率モデル** stochastic model では，腫瘍細胞は生物学的に均一であるが，腫瘍組織自身やその周辺組織から産生されるさまざまな因子の刺激を受けることで，腫瘍組織内で細胞形態，増殖速度，あるいは新たな腫瘍組織形成といった見地では不均一となっていくと考えられる．逆に，**階層性モデル** hierarchy model では，正常組織細胞でみられるように，異なる細胞サブセット，あるいはがん**幹細胞** cancer stem cell （CSC）が自己増殖することで新たな腫瘍細胞組織を形成し，CSC から派生した細胞は自己複製せず，分裂・分化することで不均一な細胞からなる腫瘍塊を形成していく．このモデルは CSC が幹細胞様特性を表すようになるが，CSC が正常な幹細胞から派生することを意味するものではない．事実，白血病細胞の解析からいくつかの遺伝子変異が白血球前駆細胞の自己複性を誘導し，腫瘍増殖維持に必須の幹細胞特性を付与することが示された．このように CSC は CML，ALL，AML のような白血病，脳腫瘍，乳がん，前立腺がん，皮膚がん，大腸がんで同定されている．

解説

　CSC，あるいはがん起始細胞が幹細胞特性をもつことを明らかにしたことは，治療介入に関して問題点を提起した．正常幹細胞（そして CSC も）は静止状態にあり，長期にわたって生存し，自己複製する．このことは，細胞分裂が活発に行われている細胞を標的とする現在の主な抗がん治療では CSC を除去することがきわめて難しいことを意味する．このような抗がん剤で腫瘍の大部分を除去できたとしても，CSC は除かれることなく残存し，新たな腫瘍の増殖がおこり，元に戻ってしまう．これらの理由から，正常な幹細胞と CSC の違いを明確にし，CSC を特異的に標的とする，すなわちがん細胞の根幹を除去するという治療法の開発がきわめて重要になっている．さらに問題を難しくするものに，CSC の細胞周期制御チェックポイントが破壊され，ゲノム不安定性が惹起されてしまっていることがある．このようなダイナミックな背景から，がん細胞クローンが徐々に進化する，すなわち**クローン進化** clonal evolution として知られる過程を経て，治療抵抗性を獲得して生き残り，より悪性のクローンと進化する．このことから，**第 2，第 3 の治療戦略が求められる**．

理解を深めるために
がん化は変異する細胞の状況に依存的である

　がんのゲノム配列解析（ゲノムシーケンス）によって，p53，PTEN や RB の機能喪失や RAS の機能獲得のように，いろいろな臓器由来のがんに共通して認められ，かつ，多くのがんで予想される遺伝子変異を検出するのみならず，個々の種類のがんでは，"予想されていなかった"遺伝子変異も検出されている．例えば，NOTCH1 タンパク質の恒常的活性化を引きおこす *NOTCH1* 遺伝子変異が，**T 細胞性急性リンパ芽球白血病** T lymphocyte-acute lymphoblastic leukemia（T-ALL）の 50％程度でみつかっており，この疾患との関連性が指摘されている．しかし *NOTCH1* の活性化変異が，**慢性リンパ性白血病** chronic lymphocytic leukemia（CLL）と**マントル細胞リンパ腫** mantle cell lymphoma（MCL）などの B 細胞分化系譜での疾患でも同定されてきている．興味深いことに，最近になって NOTCH1 の不活性化変異が**頭頸部扁平上皮がん** head and neck squamous cell carcinoma で報告されてきている．これらのことから，造血系では NOTCH1 は発がん遺伝子として機能する一方，扁平上皮系においてはがん抑制遺伝子として機能することを示している．

　遺伝子発現の変化は，がんの発症／進展にかかわる分子機構としても同定されてきている．実際，多くのがんでは特定の PKC アイソフォームの発現パターンが乱れており，おそらく遺伝子発現のエピゲノム制御の変化によるものと推定されている．PKCα は，乳がん，胃がん，前立腺がん，脳腫瘍で発現上昇しており，これらの発がんに寄与していると考えられている．さらには PKCα の発現レベルが乳がんの悪性度や浸潤能と関連していることが示されている．しかし，PKCα の発現は，上皮系がん，膵臓がん，大腸がんや CLL では低下しており，このことは，PKCα は，これらのがんではがん抑制遺伝子としても機能することを示唆している．これらのことをふまえて考えると，タンパク質変異や発現量の変化が細胞のがん化に直接かかわることを意味しているといえる．

末分化あるいは細胞死に向かう経路からの逸脱を招く. この違いは, がん細胞の重要な 2 つの遺伝子グループ, すなわち**がん遺伝子 oncogenes** と**がん抑制遺伝子 tumor-suppressor genes** のどちらの遺伝子に変異が入るかで決まる.

がん遺伝子は, 最初, 正常細胞をがん化させるウイルス由来の遺伝子として同定された

Rous(ラウス)肉腫ウイルス Rous sarcoma virus は, ニワトリの結合組織に腫瘍をつくらせるレトロウイルス(RNA ウイルス)であり, 培養した線維芽細胞に感染させるとその形質転換を誘導する. 形質転換した線維芽細胞は正常細胞を上回る速度で増殖し, 正常細胞でみられる細胞どうしの接触を介した増殖阻害や足場依存性増殖といった特性を失い, 異常な細胞増殖特性を示す. さらには, 細胞形態は丸みを帯び, 増殖因子の刺激なしに分裂・増殖する. また, 細胞は不死化し, 老化せず, 適切な動物に移植すると腫瘍を形成することから, 自己複製能を獲得していることがわかる.

細胞の形質転換を理解するための鍵は, 細胞増殖を制御する内在性の正常な遺伝子の変異にある

ある種の変異 Rous 肉腫ウイルスは, 多機能ではあるが, 宿主細胞の形質転換能を失っていた. これを用いて解析したところ, *SRC* 遺伝子が細胞の形質転換を引きおこす責任遺伝子であることが判明した. このたった 1 つの遺伝子が培養細胞をどのように形質転換させるのか. その手がかりは, このウイルス遺伝子は細胞に存在する正常な遺伝子の相同遺伝子であり, かつ変異が入っていることが判明したことから得られた. この正常な遺伝子は c-*SRC* **がん原遺伝子 c-*SRC* proto-oncogene** と名付けられ, 正常細胞の増殖を制御するシグナル伝達因子として機能するタンパク質チロシンキナーゼであることが明らかにされた. この遺伝子は, ウイルスの生存には必須の遺伝子ではなく, 宿主細胞から偶然ウイルスの遺伝情報内に取り込まれ, その過程で何らかの変異が入ったものと思われる. 実際, Rous 肉腫ウイルスでは, c-*SRC* に通常存在するイントロンはスプライシングで失われており(スプライスアウト), いくつかのアミノ酸置換をおこす変異がおこったことで, 恒常的に(代謝条件とは無関係に)活性化型のタンパク質チロシンキナーゼに変化したのである.

しかし, 細胞の形質転換は, がん遺伝子が恒常的に活性化されていなくても, ウイルスゲノムの強力なプロモーターやエンハンサーの制御を受けて異常なまでの発現レベルに達することでも引きおこされる. あるいは, レトロウイルスの場合, ウイルス RNA の DNA コピーが宿主細胞のゲノム DNA 上のがん原遺伝子のなか, もしくは近傍に挿入される(**挿入変異 insertional mutation**)ことで, そのがん原遺伝子の異常活性化が引きおこされ

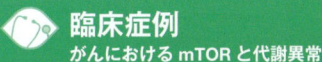

臨床症例
がんにおける mTOR と代謝異常

mTOR 経路の構成因子は, 細胞分裂／生存の制御におけるきわめて重要な役割を担っており, また PI3K 経路と複雑に関連しているため, 多くのタイプのがんや代謝性疾患でしばしば機能を失っている. **結節性硬化症 tuberous sclerosis complex(TSC)** は, *TSC1* や *TSC2* 遺伝子の不活性化変異の結果おこる常染色体顕性(優性)遺伝性疾患である. TSC は, 皮膚の血管線維腫, 肺のリンパ脈管筋腫, 腎の血管筋肉脂肪腫, 脳の星状細胞腫のような多種性の良性腫瘍を引きおこす特徴がある.

mTORC-1 経路では, TSC1/2 が腫瘍の微小環境形成の中継基地としての役割を果たす. 正常環境下では, 低酸素(HIF1α 経由), DNA 損傷(p53 経由)そして栄養飢餓(LKB1 転写因子経由)が TSC1/2 を活性化して mTORC-1 を調節し, 生合成経路を制御する. これらの経路は通常, 発がんにはたらく PI3K/PDK1 や RAS/MAPK 経路の協調的作用によって TSC1/2 活性を抑制することで, 腫瘍発生の段階で不活性化されている. mTORC-1 シグナルの上昇は, タンパク質と脂質の合成亢進につながり, これは, 腫瘍細胞増殖のエネルギー要求性に応えることになる. 亢進したタンパク質合成は, サイクリン D1 やサイクリン E のような細胞周期性制御因子の発現を増大させることがしばしば認められる. 一方では, 恒常的に活性化した AKT が細胞周期阻害因子 p21 や p27 の不活性化にはたらく. 腫瘍発生での mTORC-2 の役割は, まだはっきりとはしていない. しかし, mTORC-2 複合体因子の 1 つである RICTOR は多くのグリオーマで高発現している. この高発現は mTORC-2 形成と活性化を促進させ, 細胞分裂と細胞浸潤を亢進させる. これらの結果は, がんが代謝性異常であることを示唆している.

さらに, mTOR 経路の調整不全が, **肥満, 非アルコール性脂肪肝, 2 型糖尿病**のような代謝性疾患の発症に関与していることが示されている. 例えば, 視床下部において, レプチンが mTORC-1 を経由して食物摂取の抑制シグナルを伝える. 高脂肪食摂取による mTORC-1 の過剰な活性化は, レプチン誘導性の拒食シグナルに対して抵抗性を示す, すなわち過食になることで肥満を引きおこす. さらには, mTORC-1 の活性化誘導は脂肪細胞分化や脂肪組織増大を誘導し, 骨格筋, 肝臓, 膵臓においてはインスリン抵抗性を誘導することでインスリンシグナルを抑制し, β-細胞を補償する恒常性反応を枯渇させることで, 膵 β-細胞にアポトーシスを誘導する役割を果たす(第 31, 32 章).

る．この場合，変異を受けた宿主ゲノム DNA は，その宿主細胞由来のすべての細胞に受け継がれていく．

多くのヒト腫瘍は，ウイルスによるものではなく，自然発症的な変異，あるいは誘導変異によっておこる

　ヒト腫瘍の約85％は点変異か，欠失変異によっておこっている．これらの変異は自然発症的におこるか，発がん物質や放射線などによっておこる変異であり，その結果，がん原遺伝子の過剰発現または異常活性化が引きおこされる．すべての腫瘍の約25％で恒常的に活性化する変異がみつかっている RAS は，すべてではないものの多くの細胞で細胞周期を進行させるサイクリン D の発現を上昇させている．このサイクリン D の発現上昇は，RAS による MAPK カスケードの活性化と転写因子 AP-1 の発現誘導の結果である．

患者個人の全エクソーム／ゲノムシーケンスによって，がんのサブタイプ内で認められる特異的変異指標を解析することで，一見異なるタイプのがんが類似した遺伝子変異の結果によることが示された

　B-RAFV600E 変異は有毛細胞白血病 hairy cell leukemia（HCL）と診断された患者のほぼすべてで認められることが明らかとなった．B-RAFV600E は，メラノーマを含む多くの腫瘍で発がん性であり，活性型 B-RAF キナーゼをコードしており，MEK/ERK シグナル経路を常に活性化する．この変異は，主に細胞周期制御に重要な役割を果たしている．また興味深いことに，B-RAFV600E 変異は，有毛細胞白血病の原因／ドライバーとなっており，B-RAF の特異的阻害は分子標的治療になりうると考えられるが，現在のところ有毛細胞白血病への治療へとは結びついていない．ある特定のがん細胞の特異的なドライバー変異を同定することは，その変異を標的とした分子標的治療の可能性を開いてくれる．

　腫瘍細胞の核型分析によって，染色体転座ががん遺伝子を不適切なプロモーターの制御下に置いてしまうことが示された．例えば，Burkitt（バーキット）リンパ腫 Burkitt lymphoma では，MYC 遺伝子が1つの免疫グロブリン遺伝子の近傍に転座することで過剰発現する．MYC は通常では核分裂シグナルとしてはたらくことから，MYC の過剰発現は静止期にある細胞でも分裂を誘導する．

🔷 がん抑制遺伝子：細胞周期

　がん抑制遺伝子の変異は潜性（劣性）であることから，細胞の形質転換には遺伝子の2コピーの両方に変異が入ることが必要である．細胞での一遺伝子の機能消失を同定することはきわめて難しいことから，がん抑制遺伝子に関連する初期の情報の多くがさまざまな遺伝性がん症候群の研究から得られた（表28.1）．

🔷 p53：ゲノムの守護神

　p53 タンパク質は，細胞周期における G1/S 期進行の制御や，DNA 損傷のモニタリングにおいてきわめて重要なはたらきをし，DNA 損傷シグナル，ストレスシグナルや発がんシグナルを感知すると活性化され，細胞周期の停止や細胞死を誘導する．それゆえ，p53 の機能ががんで共通して損なわれていることは，それほど驚くことではない．例えば，p53 の機能を直接的に不活性化す

表28.1　遺伝性がん症候群

症候群	がん	遺伝子産物
Li-Fraumeni（リ-フラウメニ）	肉腫，副腎皮質性，乳がん，肺がん，喉頭がん，大腸がん，脳腫瘍，白血病	p53：転写因子，DNA 損傷とストレス
家族性網膜芽細胞腫	網膜芽細胞腫，骨肉腫	RB1：細胞周期と転写制御
家族性大腸腺腫症（FAP）	結腸直腸がん，結腸直腸腺腫，十二指腸，胃腫瘍，顎骨腫瘍，類腺維腫〔Gardner（ガードナー）症候群〕，髄芽腫〔Turcot（ターコット）症候群〕	APC：β-カテニン制御，微小管結合
Wiedemann-Beckwith（ヴィーデマン-ベックウィズ）症候群	Wilms（ウィルムス）腫瘍，臓器肥大症，片側肥大症，肝芽腫，副腎皮質がん	P57/KIP2：細胞周期制御因子
PTEN 過誤腫症候群	良性腫瘍：乳，甲状腺，結腸直腸，子宮内膜，腎のがん	PTEN：タンパク質，脂質ホスファターゼ，AKT キナーゼと細胞周期の制御
毛細血管拡張性運動失調症	がん，特にリンパ網内系腫瘍発症率の上昇	ATM：p53依存性細胞周期停止とアポトーシスの両方，またはそのいずれかを誘導するタンパク質キナーゼ
1型神経線腫症（NF1）	神経線維芽腫，AML，脳腫瘍	RAS GTPase 活性化タンパク質（GAP）
遺伝性乳頭状腎がん	腎がん	HGF 受容体 MET
家族性悪性黒色腫	悪性黒色腫，膵がん，異形成母斑，異形ほくろ	p16（CDK）：サイクリン依存性キナーゼ（CDK4/6）の阻害因子

AML：急性骨髄性白血病，HGF：肝細胞増殖因子 hepatocyte growth factor，KIP2：57 kDa サイクリン-CDK 複合体阻害因子．

臨床症例
がん治療を決める特異的変異

ほとんどの場合，正常細胞をがん細胞に変化させるには多数の変異がおこる必要がある．例外の1つがおそらく慢性骨髄性白血病（CML）であり，そのうちの95％のケースが造血幹細胞画分の細胞に染色体9と22の転座（t[9;22]）がおこり，その結果フィラデルフィア染色体が形成される．このタイプの転座は急性リンパ芽球性白血病（ALL）の25～30％にもみられるが，急性骨髄性白血病（AML）のなかでは少数グループである．この転座はブレイクポイントクラスター領域 breakpoint cluster region（*BCR*）と ABL タンパク質チロシンキナーゼ遺伝子 Abl protein tyrosine kinase gene（*ABL*）との融合タンパク質を形成する．その結果，恒常的に融合タンパク質 BCR-ABL を産生するようになる．BCR-ABL は高いチロシンキナーゼ（PTK）活性を示す．ABL は細胞周期進行に必要な多くのタンパク質を制御することから，BCR-ABL は細胞分裂を促進させ，骨髄系の細胞の過増殖を引きおこす．さらには，BCR-ABL は修復機構を阻害し，これによってゲノム不安定性が引きおこされる．その結果，細胞に遺伝子変異が蓄積し，病態の進展につながる．この形質転換は，数年間安定している慢性疾患を急性芽球性へと急性転化させる．

解説

BCR-ABL は，対象とする単一のシグナルトランスデューサーを中和するために特異的にデザインされた薬剤による標的，いわゆる分子標的治療となった最初のタンパク質である．イマチニブ imatinib（グリベック Glivec）は，ABL キナーゼを特異的に阻害する薬剤として開発されたチロシンキナーゼ阻害薬（TKI）である．CML 細胞を完全に根絶させることができないまでも，細胞分裂を抑制し芽球性への急性転化を遅らせる．イマチニブは CML 患者の多くを治療する治療薬として重要であるが，少ない比率ではあるものの，なかには抵抗性を示す，または抵抗性をつける患者もいる．おそらく *BCR-ABL* 遺伝子内に変異を獲得したためと考えられる．これらの患者は第二選択治療薬（例えば，デサチニブやニロチニブ）および第三選択治療薬（ポナチニブ）の対象となる．今日の TKI 治療は，疾患の根源となっている CML がん幹細胞を枯渇させるには至っていない．それゆえ，治療を中止したり，あるいは治療抵抗性があらわれたりしたとき，TKI 治療患者には再発のリスクがある．

る変異，転写活性を損なわせる変異，p53 の活性化経路を制御不能にする変異などがある．p53 の重要性は *p53* 遺伝子を1コピーしかもたない人で明らかである．この病態は Li-Fraumeni（リ-フラウメニ）症候群（Li-Fraumeni syndrome）と呼ばれており，この患者は肉腫，肺腺がん，乳がん，喉頭がん，大腸がん，脳腫瘍，白血病などさまざまながんを発症しやすい．この症候群はまれであり，患者にできた腫瘍は *p53* 遺伝子の両方のコピーを欠失している．*p53* 遺伝子の欠失は，細胞周期進行の制御が不能となることに加え，傷害を受けた DNA の複製を許してしまう．これによってさらなる発がん変異や遺伝子増幅がおこる．

● ホスファターゼ・テンシン ホモログ phosphatase and tensin homologue（PTEN）

がん抑制遺伝子 PTEN は散発性のがんで最も共通してみられる不活性化タンパク質の1つである

これまでに述べてきたように，PI3K を介するシグナル経路は多くの増殖因子刺激に応答して活性化され，その結果，細胞増殖，生存，分裂が促進される．PI3K の活性とその下流シグナルの抑制に主要なタンパク質が，二重特異性をもつ脂質ホスファターゼの PTEN（phosphatase

and tensin homologue）である．PTEN は，PIP_3 を脱リン酸化することで PI3K 活性とは逆の作用を示す．がん抑制遺伝子 PTEN は散発性のがんで最も共通して不活性化されているタンパク質の1つであり，変異することで PI3K/AKT シグナルを持続させ，細胞の生存と分裂の制御を不能にする．乳がん，甲状腺がん，前立腺がん，脳腫瘍などの幅広いがん種で PTEN の変異がみつかっている．興味深いことに，PTEN の遺伝性変異をもつ患者は，PTEN 過誤腫症候群 PTEN hamartoma tumor syndrome として知られており，乳腺，甲状腺，大腸，子宮内膜，腎臓組織に良性の腫瘍をつくる．しかし，これらの患者では，生涯にわたってこうした組織に悪性腫瘍を発症するリスクが高くなる．遺伝性に PTEN 変異をもつ細胞ががんになりやすくなることは，PTEN ががん抑制遺伝子として重要であることを物語っている．

まとめ

● 多くのがん原遺伝子とがん抑制遺伝子は，シグナル伝達に関連する機能をもっており，持続的に増殖刺激をすることができる．よって正常な細胞外からの増殖刺激に連動しなくなる（細胞外からの増殖刺激がなくても増殖可能となる）．

● これらのシグナル経路は，G1期を通過する細胞周期進行を制御する分子機構ならびに細胞周期離脱を阻害する分子機構に集中している．

● がん特異的染色体転座やエピゲノム制御の標的となる遺伝子の多くは，正常を逸脱した細胞の運命決定にかかわり，通常は細胞死へと誘導するはたらきをする．2つのがん抑制遺伝子PTENとp53は，細胞周期の進行と細胞死のいずれに進むかを決定する鍵となる役割を果たす．これらの2つのタンパク質をコードする遺伝子は，がんで高頻度に壊れている．

✎ アクティブラーニング

(1) 細胞周期進行はどのように制御されているか述べなさい．

(2) 細胞の生存と分裂を定量する実験法を概説しなさい．

(3) 造血幹細胞の鍵となる特徴を定義し，この細胞集団を疲弊させる実験例を述べなさい．

(4) 細胞増殖因子受容体の活性化はどのように細胞分裂を誘導するか，事例をあげて説明しなさい．

(5) 細胞死が誘導される異なる分子機構を対比させて説明しなさい．

(6) 正常な細胞増殖シグナル分子にみられる遺伝子の変異が，どのようにしてヒトの細胞にがんの表現型を引きおこすかについて，事例をあげて説明しなさい．

(7) がん幹細胞理論を定義し，この理論が今後のがん治療法をどのように変えるのか説明しなさい．

参考文献

Chiara Maiuri M, Zalckvar E, Kimchi A, et al. Self-eating and self-killing: Crosstalk between autophagy and apoptosis. *Nature Reviews. Molecular Cell Biology*. 2007;8:741–752.

Dick JE. Stem cell concepts renew cancer research. *Blood*. 2008;112:4793–4807.

Hollander MC, Blumenthal GM, Dennis PA. PTEN loss in the continuum of common cancers, rare syndromes and mouse models. *Nature Reviews Cancer*. 2011;11:289–301.

Hotchkiss RS, Strasser A, McDunn JE, et al. Cell Death. *The New England Journal of Medicine*. 2009;361:157–183.

Laplante M, Sabatini DM. mTOR signaling in growth control and disease. *Cell*. 2012;149:274–293.

Levine AJ, Oren M. The first 30 years of p53: Growing ever more complex. *Nature Reviews Cancer*. 2009;9:749–758.

Malumbres M, Barbacid M. Cell cycle, CDKs and cancer: A changing paradigm. *Nature Reviews Cancer*. 2009;9:153–166.

Taylor RC, Cullen SP, Martin SJ. Apoptosis: Controlled demolition at the cellular level. *Nature Reviews Molecular Cell Biology*. 2008;9:231–241.

関連ウェブサイト

Role of PTKs in the Regulation of Cellular

Kimball's Biology Pages: https://www.biology-pages.info Accessed May 2021

KEGG - Human cell cycle: http://www.genome.jp/kegg/pathway/hsa/hsa04110.html Accessed May 2021

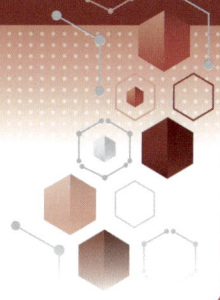

第29章　老化

John W. Baynes

はじめに

老化とは,ある生物の機能が時間依存的に障害されることと定義できるであろう

　老化とは,細胞の構造や機能,生化学的反応,そして,代謝に変化が生じる現象である(表29.1).たとえ健康的に老化を迎えている状態でも,老化の結果として疾患感受性が高まり,最終的には死に近づくことになる.しかし,老化自体は疾患としては捉えない.病気はある一定の人に発症するものであるが,老化は,われわれすべてに影響する現象だからである.

　本章では,一般的な老化,および特定の臓器の老化による生化学的および病態生理学的変化に関して概説する.そのなかで,老化に関する現在の理論を今一度考察し(いくつかの理論が存在し,一般に理論が多くなるほど,真に理解されていない部分も多い),がんと老化との関連性について検討し,寿命延長に向けたアプローチに関する最新情報を提示したい.

表29.1　加齢に伴う生化学・生理学的システムの低下

生化学的	生理学的
基礎代謝率	肺活量
タンパク質代謝回転	腎ろ過能(糸球体ろ過能)
耐糖能	腎再吸収能(尿細管再吸収能)
生殖能	心血管系機能
テロメア短縮	筋骨格筋系
酸化的リン酸化	神経伝導速度
	内分泌ならびに外分泌系
	免疫防御
	感覚器(視覚,聴覚)

🔶 複雑系としての老化

　遺伝子異常や幼少時の病気・事故といった場合を除いて,死のリスク管理を行わなければ,ヒトは50歳前後までしか生存できない.それ以降は徐々に弱り,時間の経過とともにわれわれの死亡率 death rate は増加して,70代後半に死亡率は最高値に達する.ヒトの寿命は遺伝子や与えられた環境に影響されるが,一般に非常に重要な臓器(心血管,腎臓,肺など)の機能不全によって死亡する.これら相互依存的な生理システムの能力は,通常は加齢に伴って低下し,**年齢別死亡率 age-specific death rate** が指数関数的に上昇していくことになる(図29.1).歴史的にみると,健康管理や環境面の改善により**生存曲線 survival curve** は**矩形化 rectangularization** してきた.つまり,われわれの**平均寿命 mean life span** は延びたが,最大寿命に著しい効果はなかったのである(図29.1A).

🔶 Hayflick 限界:複製に伴う老化

細胞の複製能力は加齢とともに低下する

　突然変異によりがん細胞に形質変換したり,ウイルス感染した細胞を除いて,動物から採取した分化した細胞は,培養条件下ではごく限られた回数しか細胞分裂(細胞集団の倍加)しない.細胞分裂できる回数は長寿の動物ほど多いため,細胞分裂能と長寿との関連性が示唆さ

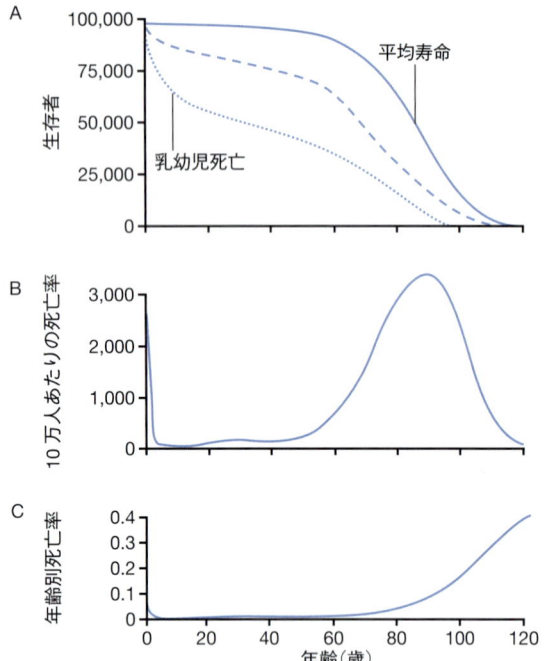

図 29.1　生存曲線と死亡率

(A)平均寿命とは，ある集団の50%が生存できる(または死亡した)年齢と定義される．生存曲線の負の傾きは，平均寿命に相当する年齢で最大となる．2015年における日本人の平均寿命は男女合わせての平均で84歳となっている．点線は第3世界の国々における生存曲線を表しているが，乳幼児期の死亡率が平均寿命を著しく低下させている．破線は20世紀はじめの米国の生存曲線を表している．**(B)死亡率**は平均寿命で最大値に達する．**(C)年齢別死亡率**は，ある年齢における年ごとの死亡数と定義される．例えば，ある特定の年代の10万人あたりの年間死亡者数などであり，加齢とともに指数関数的に増加する．寿命または潜在的最大寿命はその集団の一員が到達した最高年齢と定義され，ヒトではおよそ120歳である．

れている．新生児の線維芽細胞は70回近くまで分裂し，その後分裂しなくなる老化状態となる．一方，マウスやラットはより寿命が短いが，その線維芽細胞を体外で細胞分裂させると細胞分裂回数はより少なく20回程度である．若いドナー由来の細胞ほど高い複製能をもち，細胞培養における細胞分裂回数も多い．Leonard Hayflick(レオナルド・ヘイフリック)博士が報告したこのような細胞倍加能の限度は，**Hayflick(ヘイフリック)限界 Hayflick limit** として知られている．Hayflick限界とヒトの老化との関連についての議論は現在も続いている．確かに，ヒトの細胞はたとえ高齢者由来であってもある程度の複製能をもっているが，筋肉や神経といった主要な組織の多くはすでに早い時期に分裂を終えている，つまり，活発な分裂は行われていない．だが，老化した細胞の代謝変化，例えば，ホルモンに対する応答能の低下や免疫系・網内系の細胞における合成能・分解能の減少などが，われわれのストレスへの適応性や加齢関連疾患への罹患性に影響して，ヒトの寿命に限界を与えている可能性がある．

🟥 老化の数理モデル

変温動物における加齢の速度は，気温，身体活動，および代謝率と相関している

19世紀の初頭，Gompertz(ゴンペルツ)はヒトの年齢による死亡率が35歳以降で指数関数的に上昇することを見いだし，ヒトの生存曲線をモデル化し，それは**Gompertz方程式**として知られるようになった(**図29.2**)〔訳注：両辺の自然対数をとって変形すると，$\ln m_t = \alpha t + \ln A$〕．

$$m_t = Ae^{\alpha t}$$

m_tは，年齢tにおける死亡率を示す．αは傾きで，時間の経過が死亡率に与える影響を表す．$\ln A$はy軸の切片で，出生時の死亡率である．そして，Gompertz-Makeham(ゴンペルツ-メーカム)の方程式とは次に示すものである．

$$m(t) = Ae^{\alpha t} + B$$

この式では，例えば乳幼児期の死亡や事故の結果といった年齢とは無関係な死亡率を，保険数理データによりフィットするように補正するために，定数のBを加えてある．

図29.2のGompertz曲線は，3種の異なる脊椎動物と，異なる気温条件下で飼育したハエにおける時間依存的な死亡率の変化を示したものである．短命の哺乳類にはより大きな年齢調整死亡率を用いる(α＝傾き)．一方で，変温動物の死亡率は周囲の気温により異なる．ハエはより低温で飼育した場合により長く生きる．このような観察結果は老化の**生速度仮説 rate of living theory**，もしくは**消耗仮説 wear and tear theory** の根拠になると解釈されてきた．ハエは高い温度下ではより活動的になり，より多くのエネルギーを消費し，疲労して早く死亡する．例えば，マッチ箱などに閉じ込められたハエは，大きなガラス瓶で飼育されたハエよりも長く生きる．羽のないもの，メスから分離されたオスなどのハエも長生きであ

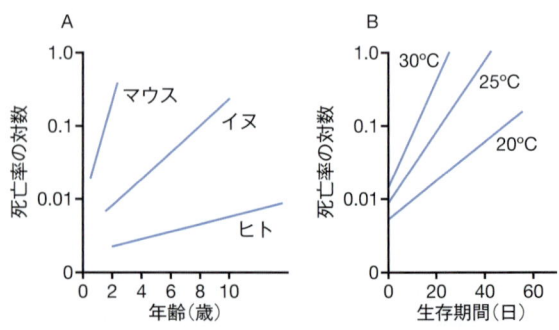

図29.2　ヒトおよび他の生物種における Gompertz(ゴンペルツ)曲線

(A)ヒトおよび他の脊椎動物．**(B)**さまざまな温度で飼育したハエ(RS Sohal教授の著作物より引用)．

る．それぞれ，小さな容器に入れられる，羽がない，異性が存在しないということでオスのハエはより不活発になり，基礎代謝率が下がり，平均および最大寿命が延長する．しかし，幸か不幸かヒトにおいて寿命延長のためにそのような方策を使っても効果はない．

老化の理論

老化の理論は，生物学説と化学説の2つのカテゴリーに大きく分けることができる

　老化の生物学説 biological theories of aging では，老化は遺伝子により制御される事象と捉え，プログラムされたとおりの遺伝情報の発現あるいは抑制で決定づけられると考える．老化と死亡は，誕生から成長，成熟，生殖後の秩序立った最終期であるという見方である．アポトーシス apoptosis（プログラムされた細胞死）や胸腺退縮などは，細胞や臓器レベルにおける遺伝学的にプログラムされた事象の例である．また免疫系，神経内分泌系，生殖系の機能減退などは，見方によっては，1つの生物時計が1生命体の統合された機能に影響した作用の結果とも考えられる．生物学説は，生物種間における寿命の差を遺伝子の違いとして捉えるだけでなく，同一種においても長寿につながる遺伝的素因，例えば，長寿家系にみられるような遺伝的素因の存在があることも説明する．生物種間の寿命の差異は，DNAの修復機構の効率にも密接に関与している．長寿の生物種は，より効率の高いDNA修復機構を有しているのである（**図29.3**）．老化を加速させる多くの疾患（早老症）もまた，遺伝学の重要性と，老化の過程におけるゲノムの完全性維持の重要性を示している．

　老化の化学説 chemical theories of aging では，老化は生体分子における損傷の蓄積とそれに由来して体細胞におこる過程として扱う．エラー破綻説 error-catastrophe theory という極端な学説は，老化は遺伝情報の複製，修復，転写，および翻訳という機構にエラーが蓄積した結果であるとする．最終的には，DNAポリメラーゼやRNAポリメラーゼ，そして，タンパク質合成や代謝回転に関与する酵素といったきわめて重要な酵素群におけるエラーが，正確な遺伝情報の発現に徐々に影響を及ぼし，さらに変性したタンパク質の蓄積を許すこととなる．エラーの拡大とその結果としての機能変性した高分子の蓄積は，いずれはその器官の破綻につながる．この説に基づけば，免疫学的には検出可能であっても，変性・修飾し機能不全になった酵素群が増えて，老化の1つの側面として細胞に蓄積することになる．

　より一般的な化学説では，老化は慢性的に蓄積する（非酵素的な）化学修飾反応であり，生体分子すべてに傷害や損傷を与えるものであると考える（**表29.2**）．錆や腐食と同じように，加齢とともに蓄積する損傷もゆっくり

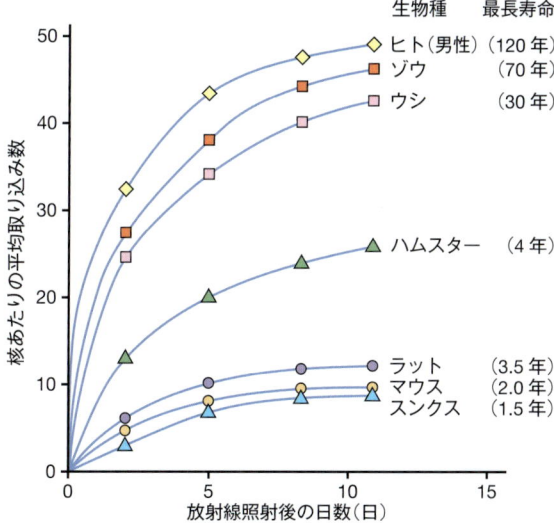

図29.3　DNA修復活性と寿命との関連性

さまざまな生物種由来の線維芽細胞に放射線を短時間照射すると，チミン二量体およびチミングリコールが形成される（第20，42章）．酸化塩基は除去され，除去修復機構で置換される．DNA修復については，トリチウム（³H）チミジンがDNAに取り込まれた割合を，オートラジオグラフィーを用いて評価する．(Hart, R. W., & Setlow, R. B. [1974]. Correlation between deoxyribonucleic acid excision-repair and life-span in a number of mammalian species. *Proceedings of the National Academy of Sciences*, 71, 2169-2173. より引用)

表29.2　生体分子における加齢依存的な化学的変化

タンパク質修飾	DNA修飾と遺伝子変異	その他
架橋	酸化	リポフスチン
酸化	脱プリン反応	酵素不活化
脱アミド化脱アミノ化	置換	
ラセミ化	挿入と欠失	
カルボニル化タンパク質	逆位と転座	
糖酸化（グリコオキシデーション）		
脂質酸化（リポキシデーション）		

水晶体のクリスタリンや組織のコラーゲンなどの寿命の長いタンパク質は，加齢とともに損傷が蓄積しやすい．非酸化（脱アミド化，ラセミ化）や酸化（タンパク質カルボニル化）反応，あるいはタンパク質と糖質〔糖酸化（グリコオキシデーション）〕または過酸化脂質〔脂質酸化（リポキシデーション）〕との反応により，タンパク質に修飾や架橋が生じる．DNAが損傷を受けても，通常はすぐに表に出ることは少ない．すなわち，修飾ヌクレオチドは蓄積しないかもしれないが，そのようなヌクレオチドの修復時のエラーによる突然変異というかたちで損傷は増加していく．

と機能に影響を与える．このような損傷は半減期の長い組織タンパク質，例えば水晶体のクリスタリンや細胞外コラーゲンなどがよい例であり，加齢に伴い化学修飾が蓄積する．このようなタンパク質には，加齢とともに褐色や蛍光を発する付加体が蓄積し，架橋構造をとるようになる（**図29.4**）．水晶体中でこれらのタンパク質はレ

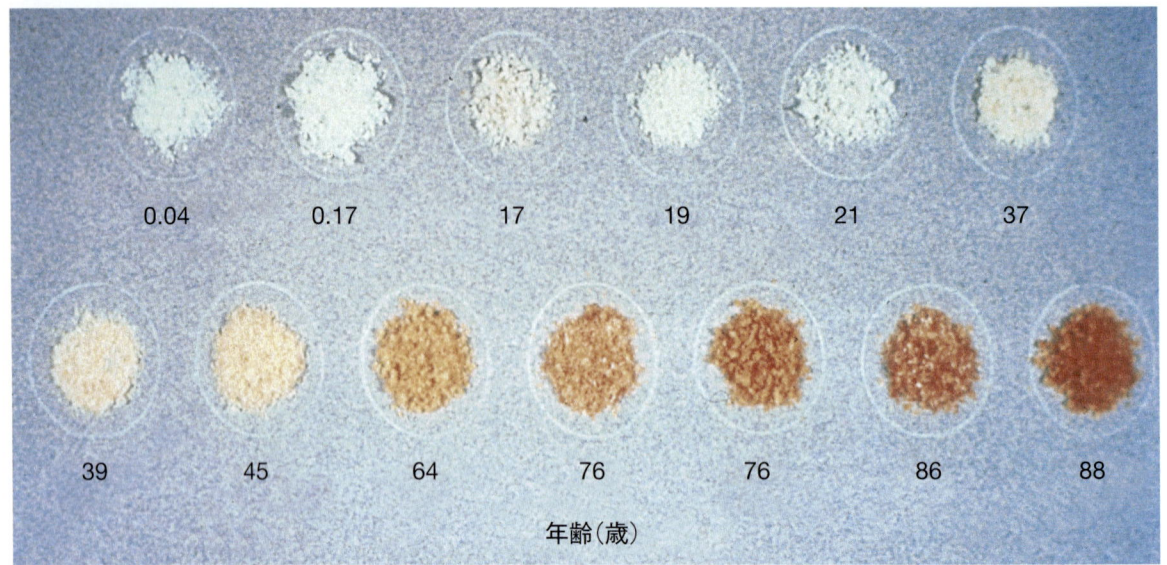

図 29.4　加齢による肋軟骨の変化

褐変反応は，タンパク質老化の特徴の1つではあるが，これは日光に曝露する水晶体だけではなく，身体に広く分布する組織中のコラーゲンにも生じる．タンパク質の架橋は褐変反応とともに増加する．加齢とともに生じる架橋形成は水晶体のタンパク質が次第に不溶化することの一因になる．加齢に伴う関節や血管のコラーゲンの架橋は，椎間板の弾力性や血管壁の伸展性を低下させる．これら細胞外タンパク質の変化は，調理の際に糖質と脂質がタンパク質と反応して誘発される Maillard(メイラード)反応 Maillard reaction や褐変反応 browning reaction と類似している．ヒトは体温 37℃ の低温オーブンで約 75 年間という長期間にわたり調理されているという見方もできる．パンやプレッツェルの焼けた表面から検出されるような Maillard 反応の生成物の多くが，ヒトのクリスタリンやコラーゲンにも認められ，それらは老化に伴って増加する(第 31 章の糖尿病合併症の項も参照).

ンズフィルターのようなはたらきをしており，加齢に従って色覚が失われる一因となっている．クリスタリンは水晶体中の主要なタンパク質だが，高度に修飾されたクリスタリンが徐々に沈殿し，白内障の発症につながる．ゲノムの完全性も化学的に損なわれるが，DNA損傷を除去・修復するプロセスがはたらくため，損なわれた部分の定量化は難しい．表 29.2 に示すように，DNA 損傷により，症状を伴わないまま多くの変化が生じる．このような損傷は主には内因性因子によるが，生体異物や環境要因によってさらに増幅される．

　老化の臓器システム説では，これまで述べてきた各説のさまざまな要素を含む．この説では，老化の原因は免疫系，神経系，内分泌系，あるいは循環器系等の統合されたシステムの機能不全にあるとする．これらの説では詳しい原因は言及されていないが，老化は遺伝的および環境的要因の両者が関与すると認識し，生物学説および化学説を統合したものとなっている．

🟥 老化のフリーラジカル説

老化のフリーラジカル説は最も広く受け入れられている老化理論である

　老化のフリーラジカル説 free-radical theory of aging では，老化とは生体分子の酸化損傷の蓄積によると捉える．老化のフリーラジカル説の立場では，寿命の長い生物においては**活性酸素種** reactive oxygen species(ROS，

第 42 章)の産生率が低く抑えられており，よりよい抗酸化防衛機構や，より効率的な修復や回復プロセスをもつと考える．老化のフリーラジカル説は化学説の1つであるが，ROS の生成を制御する遺伝学および生物学の重要性と抗酸化物質の役割，修復機構をも考慮に入れている．老化のフリーラジカル説は他の老化説とも協調した考え方をとり，例えば"生速度仮説"(ROS の産生率は全体の酸素消費率や酸素消費量としての機能の反映でもある)や，架橋説(ROS の一部の生成物は架橋タンパク質を損傷し，例えば加齢に伴う血管の弾性の低下に寄与する)との関連が認められる．つまり，老化のフリーラジカル説は化学的仮説として，アミノ酸のラセミ化や脱アミド化といった化学的損傷の蓄積を ROS によらないものとして除外しているわけではなく，ROS を損傷の主要な発生源とし，老化の根本的な原因として捉えている．

　老化のフリーラジカル説は，基礎代謝率(体重あたりの酸素消費率)と哺乳類の最大寿命が逆相関を示すことや，加齢に伴うタンパク質の酸化的損傷が増加するという事実を根拠とする．タンパク質のカルボニル基であるグルタミン酸セミアルデヒドやアミノアジピン酸セミアルデヒドは，それぞれアルギニンおよびリシンの酸化的**脱アミノ化反応** deamination により形成されるが，こうしたカルボニル基は ROS に曝露したタンパク質中に生じる．細胞内のタンパク質中の定常状態における**カルボニル化タンパク質** protein carbonyl の濃度は，加齢に伴っ

て対数関数的に増加し，それぞれの生物種の寿命に反比例する．例えば Werner（ウェルナー）症候群 Werner syndrome や Hutchinson-Gilford（ハッチンソン-ギルフォード）症候群 Hutchinson-Gilford syndrome などの早老症患者 progeria（老化が加速する疾病）から採取した線維芽細胞においても，カルボニル化タンパク質の濃度は，年齢をマッチさせた対照群に比べてはるかに高い．同程度の濃度のカルボニル化タンパク質は高齢のラットや高齢のヒトの組織にもみられ，さまざまな生物が高齢化することにより，たとえ生物間の寿命に差異はあったとしても同様の変化が生じることを示している．

図 29.5 は，ヒトの皮膚コラーゲンにおける，**メチオニンスルホキシド** methionine sulfoxide と**オルトチロシン** *ortho*-tyrosine という比較的安定した 2 つのアミノ酸の酸化生成物の蓄積を示している．これらの化合物は異なる ROS の関与する異なる機構により生成し（第 42

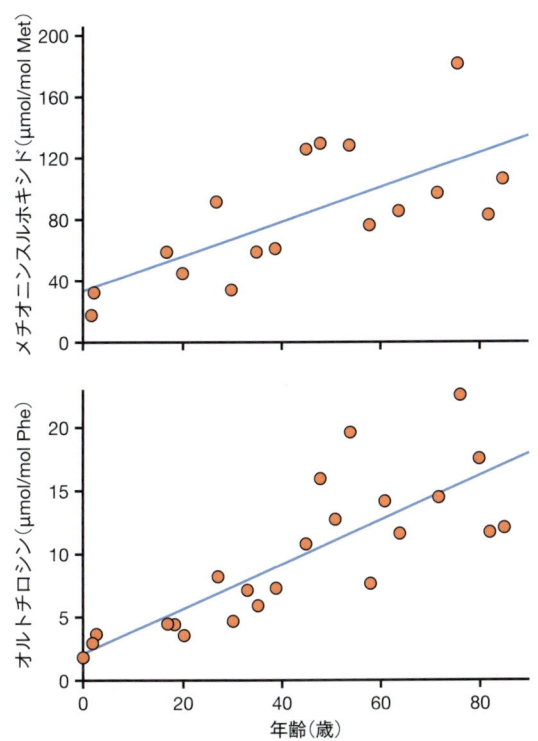

図 29.5　ヒトの加齢に伴って蓄積する皮膚コラーゲンにおけるアミノ酸酸化生成物

メチオニンは次亜塩素酸（HOCl）または過酸化水素（H_2O_2）による酸化でメチオニンスルホキシド（MetSO）になる．オルトチロシンは，フェニルアラニン（Phe）にヒドロキシルラジカル（OH•）が付加した際に生じる生成物である（第 42 章）．MetSO とオルトチロシンの濃度は互いに強い相関があるが，コラーゲン中の蓄積率は両者で 100 倍ほど異なる．このことは複数の ROS がタンパク質への酸化損傷に寄与していることを示唆している．(Wells-Knecht, M. C., et al. [1997]. Age-dependent accumulation of ortho-tyrosine and methionine sulfoxide in human skin collagen is not increased in diabetes: Evidence against a generalized increase in oxidative stress in diabetes. *Journal of Clinical Investigation*, 100, 839-846. より引用)

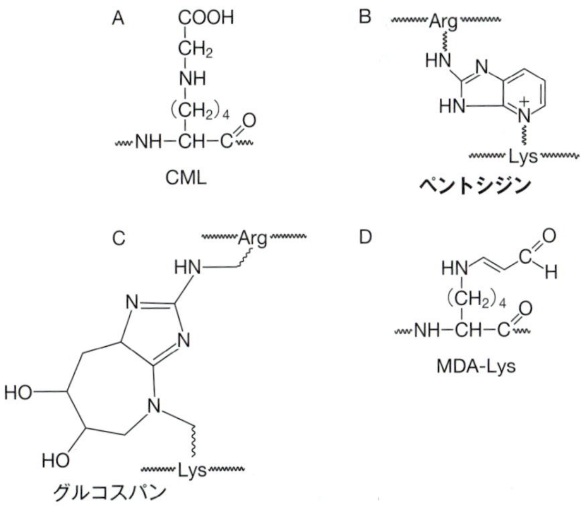

章），皮膚コラーゲン中では両者はまったく異なる濃度で存在しているが，両者ともに老化に伴って増加する点では一致している．加齢とともに皮膚コラーゲンに蓄積する他の修飾アミノ酸としては，N^ε-**カルボキシメチルリシン** N^ε-(carboxymethy)lysine（CML）やペントシジン pentosidine（図 29.6），D-アスパラギン酸などの**終末糖化産物** advanced glycation end products（AGEs）や**脂質過酸化終末産物** advanced lipoxidation end products（ALEs）がある．

D-**アスパラギン酸** D-aspartate は，アミノ酸の天然存在様式である L-アスパラギン酸の自発的なラセミ化により形成される，タンパク質の非酸化的修飾である．関節に比べて皮膚はその代謝回転がより速いため，高齢でも皮膚コラーゲン中の D-アスパラギン酸の含量は低い．同様の理由で AGEs と ALEs の含有量も皮膚では低い（図 29.7）．AGEs と ALEs の濃度は，体内のタンパク質では代謝回転速度が最も遅いといわれている水晶体のクリスタリンでは一段と高い．アスパラギンやグルタミンの**脱アミド化** deamidation はもう 1 つの非酸化的化学修飾であり，これらは加齢に伴い増加するが，主に細胞内タンパク質についておこる．

AGEs，ALEs や酸化コラーゲン架橋の増加は，タンパク質の代謝回転を低下させると考えられており，加齢に伴う基底膜の弾力性の低下や肥厚の一因となる．コラーゲン中の AGEs と ALEs 濃度については年齢補正したあとでも高血糖や高脂血症の結果増加しており，糖尿病やアテローム性動脈硬化症などの合併症の発症への関与を示唆している．これらの生成物は，Alzheimer（アルツハ

図 29.6　主要な終末糖化産物（AGEs）と脂質過酸化終末産物（ALEs）の構造

(**A**)AGE/ALEs．N^ε-カルボキシメチルリシン（CML）は，糖質と脂質の両者の過酸化反応により形成する．(**B**)AGEs であるペントシジンはタンパク質の架橋によって生成する蛍光物質である．(**C**)AGE であるグルコスパンはタンパク質の架橋によって生成する非蛍光性物質である．(**D**)ALE であるマロンジアルデヒドリシン（MDA-Lys）は反応性の高い物質で，タンパク質のアミノエニミン（RNHCH＝CHCH＝NR）架橋形成を促進する可能性がある．

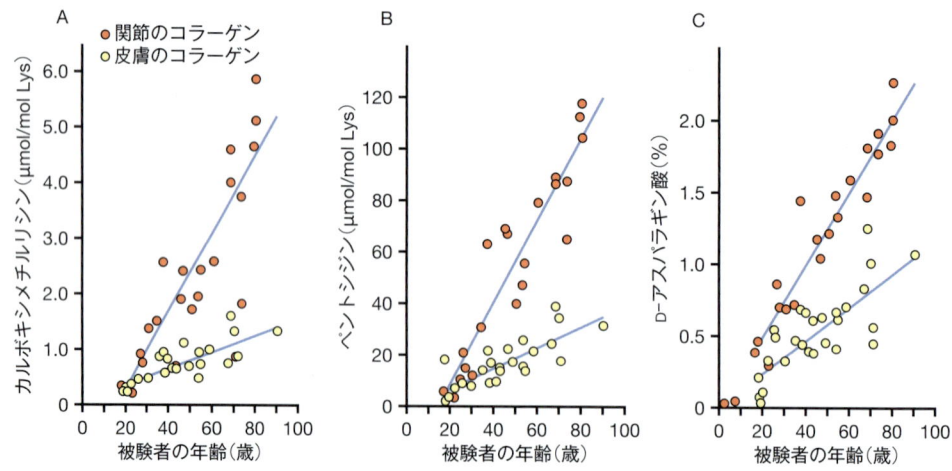

図 29.7 AGEs や ALEs の蓄積と，加齢に伴う関節や皮膚コラーゲンの D-アスパラギン酸の蓄積
(A)CML は，糖化タンパク質の酸化，もしくはグルコース，アスコルビン酸や脂質過酸化物とタンパク質との反応によって形成される．**(B)**蛍光架橋物質であるペントシジンは，グルコースやアスコルビン酸とタンパク質との酸化反応により形成される．**(C)**D-アスパラギン酸は，タンパク質中の L-アスパラギン酸がラセミ化することにより，酸化とは無関係に形成される．酸化反応と非酸化反応を示すバイオマーカーの組織内濃度は互いに相関しており，関節や皮膚コラーゲン中の蓄積の速さの違いはそれぞれの部位におけるコラーゲンの代謝回転率の差異によるものである．(Verzijl, N., et al. [2000]. Effect of collagen turnover on the accumulation of advanced glycation end products. *Journal of Biological Chemistry*, 275, 39027-39031. より引用)

 臨床症例
早老症：DNA 修復の欠陥による老化の加速

　ある種の遺伝性疾患は老化加速（早老症）のモデルと考えられる．このような単一遺伝子疾患は通常の老化にみられる多くの特徴を示すが，すべての特徴を含んでいるわけではない．認知症や Alzheimer 病などの加齢に関連する神経疾患を発症する早老症患者はほとんどいないからである．早老症は老化の風刺画として表現されることがあるが，老化のプロセスを理解するには役立つモデルである．

　Werner 症候群や Bloom（ブルーム）症候群 Bloom syndrome は常染色体潜性（劣性）疾患であり，損傷を受けた DNA を修復するための DNA ヘリカーゼ遺伝子に突然変異が入ることで発症する．Werner 症候群の患者は子どもの頃は普通にみえるが，10 代になると成長が止まる．彼らは次第に多くの早期老化症状を示すようになり，その症状には白髪，脱毛，皮膚菲薄化，白内障の早期発症，耐糖能障害や糖尿病，アテローム性動脈硬化症や骨粗鬆症，がんの罹患率上昇などが含まれる．通常，患者は 40 代半ばで心血管系疾患により死亡する．Werner 症候群の患者の線維芽細胞は，通常の細胞が細胞培養で 60 回分裂するのに比べ，分裂回数はおよそ 20 回止まりで，酸化ストレスと損傷の亢進の指標となるカルボニル化タンパク質の濃度が高い．

　Bloom 症候群では，染色体切断，小人症，光過敏性，がんや白血病の罹患率上昇などが特徴的に高頻度となり，患者は一般的に 20 代半ばで死亡する．二本鎖 DNA 切断の修復系の欠陥により，毛細血管拡張性運動失調症や脆弱染色体症候群などを発症するが，細胞分裂に伴うテロメア短縮が著しく進むこととも関連している．本疾患は細胞内シグナル伝達，細胞周期の制御や DNA 修復（第 20 章）に関与するプロテインキナーゼの異常により発症する．

　Hutchinson-Gilford（ハッチンソン-ギルフォード）症候群 Hutchinson-Gilford syndrome は小児が罹患する重度の早老症である．患者は Werner 症候群にみられる多くの症状を患うが，発症はより若年で，通常は 20 代半ばまでに死亡する．この疾患は核膜の構成要素であるラミンの遺伝子欠陥により発症する．Hutchinson-Gilford 症候群は，ラミンの突然変異に関連する異なる複数の症候群の 1 つであり，核の脆弱性と mRNA の異常なスプライシングの増加が原因となる．Werner 症候群と同様に，培養線維芽細胞は早期に老化現象を示す．これらの早老性疾患は，正常な成長と加齢にとって，DNA 修復が効率的に行われることが重要であることを示している．

イマー）病（AD）や Parkinson（パーキンソン）病，Creutzfeldt-Jakob（クロイツフェルト-ヤコブ）病 Creutzfeldt-Jakob disease（プリオン病 prion disease）など

のさまざまな神経変性疾患患者の脳内でも増加している．
　加齢色素であるリポフスチン lipofuscin はあまりその本体は明らかになっていないが，老化に特徴的なバイオ

理解を深めるために
テロメア：老化時計

　テロメアは染色体 DNA の両端にある反復配列であり，ヒトでは通常，数千に及ぶ TTAGGG の反復する DNA 配列からなる（第 20 章）．DNA ポリメラーゼは複製のため二本鎖の鋳型を必要とするが，鋳型 DNA の末端における RNA プライマーが DNA 合成開始の役割を果たす．しかし，染色体の最末端では上流に DNA プライマーゼが認識できる配列がなく，DNA の合成は制限される．したがって，染色体の複製周期ごとに染色体は短縮することになる．テロメラーゼは逆転写酵素であり，テロメア DNA に相補的な配列を有する RNA を分子内にもっている．テロメラーゼは染色体の 3′ 末端でテロメアの長さを維持するようにはたらく．テロメラーゼは胎児の組織，成人の生殖細胞，腫瘍細胞にみられるが，分裂していない多細胞生物の体細胞はテロメラーゼ活性を欠く．

　ヒトの細胞中でテロメラーゼの発現が増加することで，テロメア長が延長し，細胞が少なくとも 20 回余計に分裂する分，細胞の寿命が延びることになる．早老症の人から採取した細胞のテロメア長は短いが，それとは対照的に，がん細胞は不死であり，テロメラーゼが活発に活動している．これらの観察結果はすべて，テロメア長の減少が細胞の老化および個体の老化に関連することを示唆している．テロメラーゼ遺伝子を除去したノックアウトマウスの染色体には，テロメアは検出できなかった．これらのマウスには高頻度で染色体の異数性や異常があった．常染色体性先天性角化異常症という疾患では，テロメラーゼ遺伝子座に突然変異があり，体細胞はテロメアの再構築が不可能となり，したがって皮膚の表皮や骨髄での造血異常がおこる．この疾患では老化の加速に関連する多くの特徴がある．

臨床症例
酸化ストレスと老化のバイオマーカー

　終末糖化産物（AGEs）と脂質過酸化終末産物（ALEs）は，タンパク質と，糖質・脂質の酸化生成物との反応で形成される（図 29.6）．N^{ε}-カルボキシメチルリシン（CML）のように，糖質と脂質のいずれかからも形成される化合物も複数ある．他の化合物としては，例えば，ペントシジンなどは，糖質のみから形成され，マロンジアルデヒドのリシン残基への付加反応物などは，脂質のみから形成される．AGEs の炭化水素源としては，グルコース，アスコルビン酸や解糖系の中間代謝物，そしてメチルグリオキサールのようなジカルボニル化合物などが含まれる（第 42 章）．ALEs はリン脂質内の多価不飽和脂肪酸の酸化に由来する．リシン，ヒスチジン，システイン残基はタンパク質内で AGEs や ALEs が形成される主要な標的部位である．30 種類を超える異なる AGEs や ALEs が組織のタンパク質から検出され，そのいくつかはタンパク質老化や酸化ストレスに曝露されたことを示すバイオマーカーとして有用なことが証明されている．AGEs や ALEs は加齢に伴うタンパク質カルボニル化の増加の原因でもある．AGEs や ALEs は，糖尿病，アテローム性動脈硬化や加齢関連疾患の発症にかかわることが知られているが，臨床試験で有効性が示された阻害薬はいまだない．

マーカーである．リソソームに由来し，分裂停止細胞の細胞質に蛍光粒子の形態で蓄積するが，生物種の寿命とは逆相関する．過酸化脂質とタンパク質が反応して生じる難消化性の堆積物と考えられている．リポフスチンは，高齢者では心筋や神経細胞の細胞容量の 10 ～ 15% を占めることがあり，培養心筋細胞における堆積速度は高酸素条件下での培養により加速する．ハエにおけるリポフスチンの蓄積速度は，周囲の気温や活動性と比例するが，寿命とは反比例し，それらが寿命に及ぼす効果と一致する（図 29.2B）．

　要約すれば，化学的修飾は幅広く，酸化的および非酸化的修飾の両者を含み，加齢に伴いタンパク質内に蓄積する．タンパク質の修飾ばかりが注目されるが，フリーラジカルによる実際の損傷と酸化ストレスはゲノムレベルでも生じる．DNA が正しく修復されない場合は，細胞死がおこるか，DNA の能力が障害されるか，あるいは発がんのかたちで DNA 損傷が伝播することとなる．DNA の損傷は，修飾された核酸というかたちで蓄積するのではなく，化学的には"顕在化しない"修復エラー，すなわち DNA 配列の挿入，欠失，置換，転移，および逆位としてタンパク質の発現と構造に影響を与える．DNA は修復されているため，通常の分析技術では組織内に酸化 DNA は検出されない．しかし，尿中の酸化ピリミジンや酸化プリンの存在（図 42.6）は，ゲノムが慢性的に酸化的損傷を受けている証拠である．

老化のミトコンドリア説

ミトコンドリア DNA は特に酸化による損傷を受けやすい

　老化のミトコンドリア説は生物学説と化学説が融合したものであり，老化自体をミトコンドリア DNA（mtDNA）の化学的損傷の結果であると捉える．ミトコンドリアは，核 DNA とミトコンドリア DNA の両者に由来するタンパク質を含む．ミトコンドリア DNA がコードするミトコンドリアのタンパク質は 13 種類のみで，3 個のプロトンポンプと ATP 合成酵素という重要なサブユニット

を含む．ミトコンドリアは細胞内で ROS の主な生成部位となっている（図 42.4）．mtDNA は特に傷害に弱い．なぜならヒストンタンパク質で保護されておらず，ミトコンドリアの DNA 修復能力は高くないからである．

ミトコンドリア病 mitochondrial disease は通常，ピルビン酸脱水素酵素複合体，ピルビン酸カルボキシラーゼ，電子伝達複合体，ATP 合成酵素，およびユビキノン生合成にかかわる酵素など，生体エネルギー経路に重要なタンパク質の障害によっておこる．これらの障害は核 DNA とミトコンドリア DNA のいずれの突然変異によっても生じる可能性があるが，mtDNA は核内の DNA に比べてより多くの突然変異の危険性にさらされている．これらの障害の結果，酸化的リン酸化が障害されるため乳酸が蓄積されて細胞死を引きおこし，骨格筋や心筋障害（ミトコンドリアミオパチー），中枢神経障害（ミトコンドリア脳症）などの原因となる．これらの臓器はすべて酸素を使うエネルギー代謝に大きく依存している．細胞内にミトコンドリアが複数存在し，ミトコンドリアゲノムが複数コピー存在することは，ミトコンドリア機能不全に対してある程度の保護的効果がある．しかし，組織内中の完全な機能を有するミトコンドリアが喪失したり，ミトコンドリアの数が低下したりすることは，老化の特徴である．

これらの年齢依存性の心筋や骨格筋での変化は，ミトコンドリア DNA に生じる主要なランダムな欠失（全ミトコンドリア DNA 中の 25 〜 75％）により生じ，クローン性増殖により増幅され，筋線維の萎縮や断裂をもたらす．筋線維は，小さな弱い単位の連結で強さを保っているだけなので，小さな部分的な喪失でも筋全体の能力に影響を与える．筋への抵抗運動はサルコペニア sarcopenia の発症を遅らせ，部分的回復にもつながるので，高齢者には規則的な運動を強く推奨する（第 37 章）．

寿命延長の遺伝学的モデル

遺伝学的影響が長寿に与える効果は動物モデルを使用すると容易にわかる

同一条件下で飼育しても，異なる系統の近交系マウス

理解を深めるために
循環器系の老化

大動脈や主たる動脈壁の**細胞外マトリックス** extracellular matrix は加齢に伴い厚くなり，より高度な架橋構造を形成するようになる．このことは，血管の弾力性の低下や力学的あるいは内分泌刺激による血管拡張能の低下の原因となっている．こうした変化は加齢とともに自然におこり，疾患でなくとも進行するが，高齢者の心血管系疾患のリスクを増加させる主な原因となる可能性がある．AGEs と ALEs の蓄積は血管における細胞外マトリックスの架橋に寄与するが，これは糖尿病や脂質異常症において動脈壁の架橋や血管のしなやかさの低下が同じ年齢の対照群と比べて増加を示すことを説明する．AGEs や ALEs とタンパク質との架橋構造の増加は，糖尿病における腎臓糸球体基底膜の変化と糸球体濾過の異常も引きおこす．

臨床症例
Alzheimer 病：神経変性疾患におけるタンパク質変性

Alzheimer 病（AD）は，高齢者における進行性の認知機能の低下の症例で最もよくみられる疾患である．本疾患は，顕微鏡観察により，大脳皮質領域に**神経原線維変化** neurofibrillary tangle や老人斑を認めることが特徴である．神経原線維変化は神経細胞内部に認められ，高度にリン酸化しポリユビキチン化した微小管由来の τ（タウ）タンパク質に富む．老人斑は細胞外にある凝集体で，アミロイド沈殿物周辺に局在しており，**アミロイド前駆体タンパク質** amyloid precursor protein ファミリーに由来する不溶性ペプチドからなる．AD は主にコリン作動性ニューロンに影響を与えるため，シナプス内のアセチルコリン分解を阻害する薬の使用が治療の中心となる．Parkinson 病でも同様のアプローチがとられており，ドーパミン分解酵素であるモノアミン酸化酵素の阻害によりドーパミンを温存し，ドーパミン作動性ニューロンの機能を高める．

AD 患者の脳内の神経原線維変化と老人斑では，AGEs と ALEs のいずれもが年齢をマッチさせた対照群に比べて増加することが複数の研究で示されている．AD 患者における脳の一般的な酸化ストレスを示す他の指標としては，カルボニル化タンパク質，ニトロチロシン，8-ヒドロキシデオキシグアノシンの増加があり，これらは免疫組織化学的方法で検出可能である．アミロイドタンパク質は培養神経細胞に対して毒性をもち，グリア細胞では酸化ストレスや炎症反応を惹起する．酸化還元活性のある大量の遊離鉄は Fenton（フェントン）反応 Fenton reaction を触媒するが（第 42 章），これも AD 患者の脳で組織学的に検出される．デスフェリオキサミンなどのキレート剤で処理することにより，（試験管内では）組織病変に与える影響を可逆的に除去することができる．ここでヘム鉄はキレート剤処理に抵抗性があることから，有害なのは Fenton 反応を介して ROS 産生を行う触媒能力をもともと有する遊離鉄であることを示している．これらのデータに基づけば，酸化ストレスは AD の発症や進行に強く関与していることになるため，キレート剤による AD 治療の臨床的効果の評価が行われている．

では寿命が2倍以上違う場合があり，また同じ系統でも，オスとメスで寿命に著しい差異がある．性差はヒトの寿命を決める重要な要因でもあり，女性は男性よりも5～7％長生きする．Ames（エイムス）・Snell（スネル）矮小マウスを用いた実験で示されているとおり，いくつかのホルモン異常や，ホルモン受容体・受容体後のシグナル伝達の異常がマウスの寿命に著しい影響を与える．このマウスでは下垂体にいくつかの異常があるため，成長ホルモン（GH）〔肝臓からのインスリン様増殖因子-1（IGF-1）の分泌を刺激する〕，甲状腺刺激ホルモン，プロラクチンの分泌量がいずれも低下する（第27章）．同腹の対照マウスに比べて，この異常を示すマウスでは若齢成獣の体重が約35％減少し，最大寿命は約45％延長した．しかし，奇異なことに加齢に伴い肥満となった．体重や寿命に対する同様の影響は，GHまたはIGF-1の受容体や受容体シグナル伝達に異常のあるマウスでも観察されている．これらのマウス系統の多くは脆弱である．Ames・Snell矮小マウスは同腹の対照マウスと比べて，甲状腺機能の低下，低血糖，低インスリン血症がみられ，低体温である．また生殖能力が障害され，感染症にかか

りやすく，体温維持のための特別な飼育条件を必要とすることが多いものの，より長寿を示す．Ames・Snell矮小マウスでは，甲状腺機能低下症を治療することで正常に近い寿命に戻る．一方で，若齢ラットに下垂体切除術を実施したところ，最大寿命が約15～20％延長した．

　つまり，代謝や成長に大きく影響する3種類のホルモン〔GH，IGF-1（およびインスリン），チロキシン〕は，寿命への効果も大きいということになる．

　95歳を超えても健在であるアシュケナージ系ユダヤ人のIGF-1受容体（IGF-1R）遺伝子には，突然変異がより高頻度に認められることが最近報告された．他のヒトの寿命延長に関連する遺伝子や遺伝子産物として，例えばApoE，ApoC3およびコレステロールエステル転送タンパク質 cholesteryl ester transfer protein（CETP）の変異体などが知られている．しかし，これらの遺伝子は最大寿命を延長させるというよりも，おそらく食餌から摂取するコレステロールの心血管系への影響を調節することで平均寿命を延長させるものと思われる．

アンチエイジング介入試験：有効なものとそうでないものは何か

抗酸化物質サプリメント

抗酸化物質サプリメントは健康を改善させることはあるが，寿命を延長させるものではない

　老化のフリーラジカル説に基づけば，抗酸化物質サプリメントは寿命が延びるだろうと考えられるかもしれない．しかし，実際には抗酸化物質サプリメントがヒトや他の脊椎動物の最大寿命に何らかの効果があったとするような，厳密で再現性のある研究によるエビデンスはいまだ存在しない．また同時に，抗酸化物質サプリメントはその多くがビタミン類を含んでおり，健康を改善する可能性はあるが，それは特にビタミンが欠乏している人に該当することである．このように，抗酸化物質による療法が平均寿命（そして健康寿命）に与える効果は期待できない．最大寿命に効果を与えることが功を奏さないのは，フリーラジカルの生成や制御，また生体分子の損傷の抑制や回復にかかわるメカニズムがあまりにも多く存在するということによるかもしれない．こうした過程は，多くの場合，ROSを中和したり内因性の抗酸化物質を活性化したりする酵素に依存する．これらの酵素，例えば，スーパーオキシドジスムターゼやカタラーゼ，グルタチオンペルオキシダーゼ（第42章）は，酸化ストレスに反応して誘導され，酸化ストレスが弱い間は作用が抑制されている．身体は酸化促進力と酸化抑制力とのバランスの間で恒常性を維持するために応答しているため，場合によっては抗酸化防御機構を強化するしくみを抑えてしまうこともある（図42.2）．例えば，貪食を伴

理解を深めるために
筋肉の老化：ミトコンドリアDNAの損傷

　高齢者の特徴は骨格筋量の減少（サルコペニア sarcopenia）とともにその強度の低下であり，これは運動ニューロン数の減少と筋原線維の数と大きさの減少による．筋原線維の減少は，間質の線維性結合組織を増加させ，また血流減少につながる毛細血管密度の低下を伴う．筋肉量と強度の減少は，フレイルや死亡率増加のリスクの一因となる．骨格筋量の減少はさらに，血液から糖を取り込むことができる組織の量が減少する結果，高齢者の耐糖能異常の一因ともなる．

　加齢に伴う筋肉の主な生化学的変化の1つに，シトクロム酸化酵素の活性が低下したミトコンドリアをもつ筋細胞数が増加することがあり，これにより筋細胞の酸化的リン酸化の能力が制限される．ミトコンドリアが効率的にNADHを酸化することができなくなるに従って，ミトコンドリアの数が減少し，また，部分的に還元されたユビキノン（すなわちセミユビキノン）が蓄積して酸素分子の減少を促進する．これによって，古くなったミトコンドリア中ではスーパーオキシドの産生が増加する（第42章）．このような条件下では，細胞は主に解糖系からATPを産生することになる．ミトコンドリア外では，NADHは主に細胞膜のNADHオキシダーゼにより酸化されて過酸化水素を産生するが，ATPは産生できない．

NADH酸化酵素：$NADH + H^+ + O_2$
$$\rightarrow NAD^+ + H_2O_2$$

う呼吸バースト中に殺菌活性を効果的に維持するためにはこの反応が不可欠な可能性がある（第 42 章）.

◆ カロリー制限

カロリー制限は，動物の寿命を延長させるものとして知られる唯一の療法である

　カロリー制限 calorie restriction（CR）は，哺乳類，魚類，ハエ，線虫，酵母菌などの幅広い種の最大寿命をいずれも延長させる．カロリーの総摂取量を減少させることはこの介入の重要な特徴であり，CR を行うことで，食餌組成（糖，脂肪，タンパク質）に関係なく，寿命を延長させる有益な効果が観察できる．介入を早期に開始して長く継続するほど，よりよい効果が得られる．図 29.8 に示すように，CR は実験室で飼育したマウスの平均寿命と最大寿命の両方を，ヒトの寿命をおよそ 180 歳に延長するのに相当するほど顕著に延長させた．CR マウスではシトクロム酸化酵素の低下した筋肉は少なく，筋肉のミトコンドリア DNA の欠失の程度が低かった．CR マウスは肝臓による解毒機能，DNA 修復，そして酸化ストレス応答により誘導される遺伝子の発現レベルも低く，酸化ストレスやタンパク質および DNA 損傷の程度がより低いことを示唆している．

カロリー制限ががんを含む老化関連疾患の発症を遅らせる

　げっ歯類においては，CR はがんの発生を予防する手段のなかで最も効果があり，幅広い作用を示す．CR による最大寿命の延長は，発がんを遅らせることにより達成されるという主張がある（図 29.9）．長寿の動物はより効率よくゲノムを保護するが，そのことで発がんも遅

らせている．しかし CR が DNA 損傷をさらに抑制してゲノムの完全性を保持することで，より長寿命につながる可能性がある．ヒトを対象にした CR の長期試験は実施されていないが，体重に関して CR の対局にある肥満は炎症誘発状態にあり，ヒトのがん危険因子となりうる．

　CR の試験では，食餌制限がエネルギー消費量にもたらす効果と（生速度仮説），体重や脂肪組織量を減少させる効果を区別することは難しい．脂肪組織のインスリン受容体をノックアウトした FIRKO マウスでは体重が 15 〜 25％減少するが，この主な理由は脂肪量が 50％

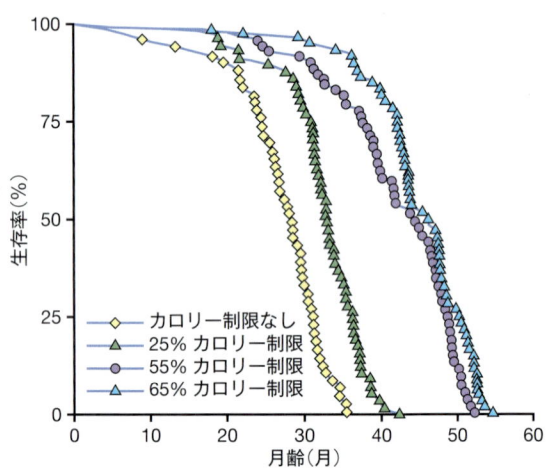

図 29.8　マウスのカロリー制限（CR）は寿命を延長させる

CR を行わない群は，自由に餌を摂取した．CR 群では摂餌時間は自由だが，摂取カロリーはそれぞれ 25％，55％，および 65％制限し，これを生後 1 ヵ月から開始した．（Weindruch, R., et al. [1986]. Retardation of aging in mice by dietary restriction. Journal of Nutrition, 116, 651-654. より引用）

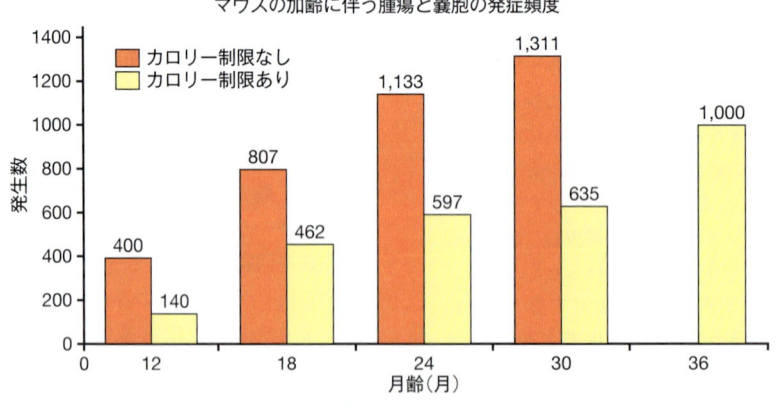

図 29.9　カロリー制限（CR）がマウスの腫瘍発生に及ぼす影響

オスとメスが同数で，遺伝子背景の異なる 4 系統のマウス 1,000 匹以上を 2 群に分けて，1 群は自由給餌群（AL 群），他方はカロリー摂取量を対照群の 60％にして給餌した群（CR 群）とした．ただし，ビタミンやミネラル，微量栄養素などの摂取量は同程度となるようにした．本コホート研究の対象動物を一定期間観察し，病変（腫瘍および嚢胞）のすべてを評価した．24 ヵ月後の時点で，腫瘍を認めたのは AL 群で 51％，CR 群で 13％であった．特筆すべきことに，36 ヵ月後になると腫瘍を認めるマウスは対照群にはいなかったわけだが，その理由は対照の AL 群のマウスはすべて死亡したからである！　CR はマウスの平均寿命および最大寿命を延長させ，また，がんの発現を遅延させた．（Bronson, R. T., & Lipman, R. D. [1991]. Reduction in rate of occurrence of age related lesions in dietary restricted laboratory mice. Growth, Development, and Aging, 55, 169-184. より引用）

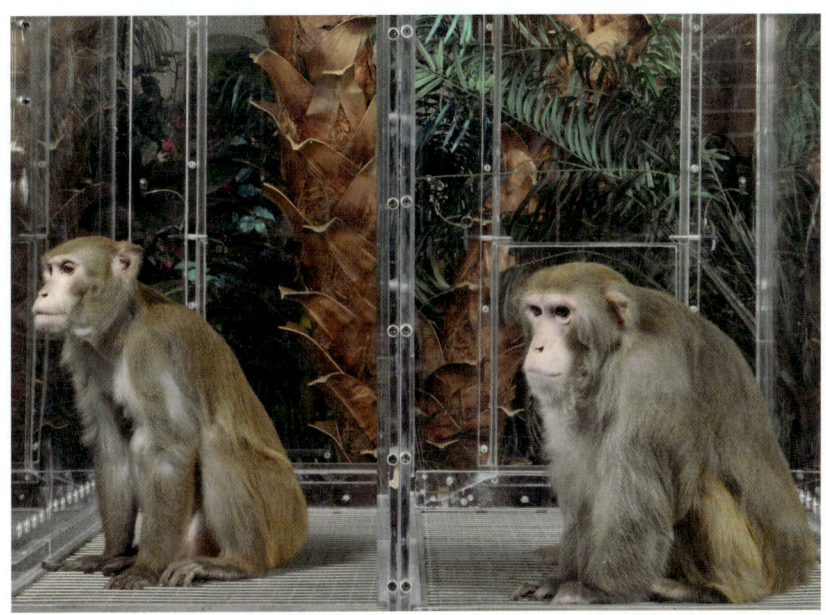

図 29.10　霊長類におけるカロリー制限(CR)の効果
左側の動物には CR を行い，一方，右側の動物には通常餌を与えて飼育した．ウィスコンシン大学が 2009 年に実施した研究では，CR がアカゲザルの寿命を延長させたと結論づけたが，一方で米国国立衛生研究所が 2012 年に実施した同じようにアカゲザルを用いた試験では，そのような効果がなかったと結論づけた．現在も他の霊長類を用いた研究が進行中であり，この問題はまだ完全には決着していない．しかしこれらの研究では，いずれのカロリー制限でもより健康的な表現型をもたらし，加齢に関連する慢性疾患の抑制やがんのリスク低下などにつながっていた(米国国立衛生研究所より許可を得て引用)．

減少するためである．しかし，これらのマウスは対照群の同腹マウスと 1 日あたり同じ量の食餌を摂っており，体重あたりに換算すると FIRKO マウスのほうが実際には多くの食餌を摂取している．そのうえ寿命が 20％延長している．このことは，潜在的な最大寿命を決めるのはカロリー摂取量ではなく，体重や脂肪量の減少が関係することを示唆している．他の研究では，糖新生にはたらく酵素のホスホエノールピルビン酸カルボキシキナーゼ(PEPCK)を骨格筋に過剰発現した場合，マウスは低脂肪となり，対照群と比べて体重の 50％，そして脂肪量の 10％が減少した痩せたスーパーマウスができた〔訳注：骨格筋にはグルコース-6-ホスファターゼが発現していないので，最終的にグルコース-6-リン酸をグルコースに変換することはできない〕．これらのマウスは対照群に比べて 7 倍ほど活動的であり，また 60％も多くの食餌を摂取するが，一方でより長寿であり繁殖期間も長かった．概して食餌量の減少より，CR を行うことによる体重や脂肪の減少のほうが，寿命の延長にはより大きな効果があるとされている．こうした食餌や遺伝子に関する試験から導かれた 1 つの一般的な結論は，ROS/ATP 産生比の低値として評価されるミトコンドリアの効率性が長寿の重要な決定因子らしいということである．

　長寿命の霊長類に対する CR 関連研究は，1980 年代に始まり，現在もその途上にある．CR を実施したサルは，標準的な給餌を行った同年齢のサルに比べてより活動的で若くみえた．またインスリン感受性と血漿脂質プロファイルがより良好で，糖尿病リスクは低下し，心血管系や腎臓を含めた全身の健康状態はよりよく，老化に関連した骨格筋減少や脳萎縮の罹患率は少なく，がんのリスクが低下した．しかし，寿命の延長に関するエビデンスには説得力がなく，まだ意見が分かれている(図 29.10)．たとえ CR がサルの寿命延長を示すことができたとしても，この食事療法で要求される厳しい食事制限がヒトに適用できるようには思えない．一方で，条件を揃えた対照群と比較したヒトを対象とする短期試験では，類似の健康上の改善，すなわち空腹時血糖値，インスリン感受性および血漿脂質プロファイルの改善，血圧の低下などが観察されている．CR の効果に関する生物学的メカニズムを理解することで，CR の結果を再現できるような代替手段の開発や，場合によってはヒトの健康寿命の延長につながる可能性がある．

まとめ

　老化の特徴は，生理学的システムの能力が次第に低下し，最終的に最も重要なシステム不全がおこり，その後死亡に至るということである．
- 生化学的にみれば，老化は生体分子全種の慢性的な化学修飾の結果と考えられる．
- 老化のフリーラジカル説に基づくと，老化の主な原因

理解を深めるために
サーチュイン：静かな情報調整役としてカロリー制限（CR）効果を仲介する分子

サーチュイン sirtuin は NAD$^+$ 依存性タンパク脱アセチル化酵素であり，核や細胞質，ミトコンドリアにアイソザイムがある．サーチュインの標的となる基質タンパクの種類は多く，ヒストン，調節酵素，DNA修復酵素など多岐にわたり，ミトコンドリアの生合成や酸化的代謝を誘導する機能をもつ．サーチュインはもともと，酵母，線虫やショウジョウバエの寿命を延長する分子として発見された．サーチュインの発現は，マウスに CR を加えることで筋肉や脂肪組織で増加する．マウスでサーチュインを過剰発現することで，CR 状態を模倣し，マウスの寿命を延長した．逆に，サーチュインを欠損したマウスでは，CR による寿命延長効果を抑制した．CR による NAD$^+$/NADH 比の増加により，サーチュインの発現誘導が引きおこされる．真核生物においてサーチュインを誘導するような低分子化合物，例えばレスベラトロール resveratrol やケルセチンにはそのような効果が知られており，寿命を延長するような医薬品の開発に関心が集まっている．

は ROS であり，これが DNA の塩基配列の変化（突然変異）やタンパク質の構造変化を引きおこす．長寿は，化学的な損傷を抑制あるいは修復するための効率的なシステムを発達させることで達成される．

- カロリー制限（CR）は現在のところ，種々の老化を遅らせ，平均寿命，健康寿命，および最大寿命を延長するために広く適用できる唯一のメカニズムである．
- CR は，ROS の生成を一定程度阻害して生体分子への損傷を制限する機能を果たし，その結果，がんを含む老化に伴う多くの病気の発症を遅らせる．

✏️ アクティブラーニング

(1) カルボニル化タンパク質やリポフスチンのもつ性質，およびその老化との関連について説明しなさい．

(2) 老化過程におけるタンパク質や DNA への化学的損傷の相対的重要性について説明しなさい．

(3) 哺乳類の老化を検討するための遺伝子改変モデルマウスに関する最近の文献調査を行い，マウスの成長率，肥満，およびカロリー制限と老化との関連性について説明しなさい．

(4) 変異を導入した場合に動物の寿命を延長させることが確認されている遺伝子が 12 個近く知られている．ではなぜそれらの遺伝子集団は野生型のままで保存されているのか説明しなさい．

(5) カロリー制限が霊長類の平均寿命，健康寿命，および最大寿命を延長することに関するエビデンスについて説明しなさい．

参考文献

Akagawa M. Protein carbonylation: molecular mechanisms, biological implications, and analytical approaches. *Free Radic Res.* 2020;12:1–37.

Chakravarti D, LaBella KA, DePinho RA. Telomeres: history, health, and hallmarks of aging. *Cell.* 2021;184:306–322.

Klimova B, Novotny M, Kuca K. Anti-Aging Drugs - Prospect of Longer Life? *Curr Med Chem.* 2018;25:1946–1953.

Kebbe M, Sparks JR, Flanagan EW, Redman LM. Beyond weight loss: current perspectives on the impact of calorie restriction on healthspan and lifespan. *Expert Rev Endocrinol Med.* 2021;16:95–108.

Korotov A, Seluanov A, Gorbunova V. Sirtuin 6: linking longevity with genome and epigenome stability. *Trends Cell Biol.* 2021;31:994–1006.

Ji Z, Liu GH, Qu J. Mitochondrial sirtuins, metabolism, and aging. *J Genet Genomics.* 2021. https://doi.org/10.1016/j.jgg.2021.11.005.

Lieberman D. *Exercised: Why Something We Never Evolved to Do is Healthy and Rewarding.* New York: Pantheon Books; 2020.

Moldogazieva NT, Mokhosoev IM, Mel'nikova TI, et al. Oxidative Stress and Advanced Lipoxidation and Glycation End Products (ALEs and AGEs) in Aging and Age-Related Diseases. *Oxid Med Cell Longev.* 2019. https://doi.org/10.1155/2019/3085756. PMID: 31485289; PMCID: PMC6710759.

Musi N, Hornsby P, eds. *Handbook of the Biology of Aging.* 9th ed. New York, NY: Academic Press; 2021.

Sinclair DA, LaPlante MD. *Lifespan: Why we Age - and Why We Don't Have To.* New York, NY: Atria Books, 2019.

関連ウェブサイト

Mechanisms of Aging: http://www.benbest.com/lifeext/aging.html

Academy for Health & Life span Research: https://www.ahlresearch.org

Calorie restriction society: http://www.crsociety.org

Coalition for Radical Life Extension: https://www.rlecoalition.com

SENS Research Foundation: Strategies for Engineered Negligible Senescence: https://www.sens.org

第**30**章 栄養素の消化と吸収：消化管

Marek H. Dominiczak, Matthew Priest

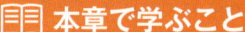 **本章で学ぶこと**

本章の到達目標
- 消化の各段階を説明できる．
- 栄養素が吸収される機構を説明できる．
- 消化酵素の役割を説明できる．
- 主な栄養素（糖質，タンパク質，脂質）の消化を説明できる．
- 糖質やタンパク質，脂質の消化物のうち，次の代謝の基質になる化合物を特定することができる．

はじめに

　すべての生物が活動したり成長したりするためには，エネルギーや生体物質の元になる原材料が必要である．生物の生存は，摂取した食物から栄養素を抽出して吸収する能力に左右される．消化（GI）管および胃腸と機能的に関連する器官が食物の消化と吸収を担当している．腸上皮細胞そのもの，および腸上皮細胞間に形成される**タイトジャンクション（密着結合）tight junction** は，生物と外部環境との間にバリアを形成している．このバリアは選択的な吸収・分泌機能を有しており，免疫または自己免疫反応がおこる現場になることもある．

　消化 digestion とは，腸で吸収できるように食物を単純な構成要素に分解する過程である．**吸収 absorption** とは，腸上皮細胞によって腸内腔から消化産物を取り込んで血管やリンパ管に送り込むことである．栄養素の消化と吸収は密接に結びついており，神経系やホルモン，およびパラクリン因子によって制御されている．消化管のなかに食物小片が存在することも消化・吸収を刺激することになる．

　Na$^+$ や Cl$^-$，K$^+$，重炭酸イオン（HCO$_3$$^-$）のようなイオンの吸収と分泌，そして水分の吸収も消化管が果たすべき重要な役割である．したがって，消化吸収が原因となる多くの疾患は，水・電解質異常（第35章）と密接に結びついている．

　消化や吸収が損なわれると，それぞれ**消化不良 maldigestion** 症候群や**吸収不良 malabsorption** 症候群を引きおこすことになる．消化不良とは，栄養素を吸収可能な生成物に分解できない状態を示している．吸収不良とは，（適切に消化された）栄養素の吸収や取り込み，および輸送が障害されている状態である．

　消化不良や吸収不良の主な臨床症状は，**下痢 diarrhea**，**脂肪便 steatorrhea**（便中の過剰な脂肪の存在）そして**体重減少 loss of weight** である．子どもでは**成長障害 failure to thrive** がおこることもある．急性の下痢では急速な脱水や電解質欠乏のリスクがあるのに対し，慢性の下痢は進行性の**栄養失調 malnutrition** の原因になる．2019 年の**世界保健機関 World Health Organization（WHO）**のデータによると，下痢は世界で 8 番目に多い死因である．吸収不良や消化不良は，胃や小腸の切除または結腸切除のような外科的な介入の結果として発症することもある．

　消化管の全体としての役割は，体内に吸収されて利用できる成分にまで食物を分解し（図 30.1），その後，吸収されなかった成分を排出することである．解剖学的にそれぞれ異なる各器官は，消化と吸収に関して次のような特定の機能を有している．
- 口腔，**胃 stomach**，**十二指腸 duodenum** は，摂取した食物を混合して消化を始める最初の段階を担当している．
- 十二指腸には，**胆汁 bile** と膵臓分泌物が総胆管を通って入ってくる．
- 小腸は主な消化領域である．**空腸 jejunum** では消化過程が継続し，吸収が始まる．吸収は**回腸 ileum** でも引き続き行われる．
- 大腸（**盲腸 cecum**，**結腸 colon** と**直腸 rectum**）のなかで主に結腸では，電解質と水分の再吸収と分泌を担っている．

消化管で処理される水分と電解質

電解質と水分の処理は，消化管の重要な役割の 1 つである

　消化管における電解質と水分の処理には，吸収や分泌だけでなく細胞体積の維持も含まれる．また細胞増殖や分化，アポトーシスや発がんにも影響を及ぼす．

消化管では大量の水分が分泌され，再吸収される

　24 時間の間に 10 L もの水分が消化管に入っては出て

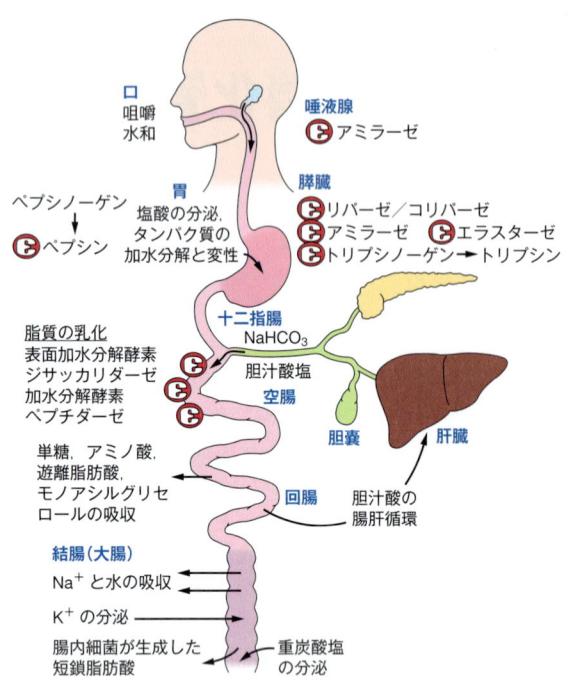

口
　咀嚼
　水和

唾液腺
　アミラーゼ

ペプシノーゲン
　🄴ペプシン

膵臓
　🄴リパーゼ／コリパーゼ
　🄴アミラーゼ　🄴エラスターゼ
　🄴トリプシノーゲン→トリプシン

胃
　塩酸の分泌，
　タンパク質の
　加水分解と変性

十二指腸
　NaHCO₃
　胆汁酸塩

脂質の乳化
表面加水分解酵素
ジサッカリダーゼ
加水分解酵素
ペプチダーゼ

空腸

胆嚢

肝臓

単糖，アミノ酸，
遊離脂肪酸，
モノアシルグリセ
ロールの吸収

回腸

胆汁酸の
腸肝循環

結腸（大腸）
　Na⁺と水の吸収
　K⁺の分泌
　腸内細菌が生成した
　短鎖脂肪酸

重炭酸塩
の分泌

図 30.1　消化管
栄養素の消化・吸収には，複数の消化器官の機能が統合されて
いる必要がある．食物の混合と消化は口腔と胃で始まり，空腸
で吸収が始まる．しかし，大部分の栄養素は回腸で吸収される．
大腸は水分と電解質の吸収を行い，胆汁酸を肝臓へ再灌流させ
るはたらきもしている．毎日大量の水分（およそ 10 L）が消化管
を通過している．

いく．電解質やタンパク質，粘液を含む唾液が 1 日に
1.0 L 分泌されている．毎日およそ 2.0 L の水分を摂取し
ているのに加えて，小腸からの総分泌液量は 7.0 L にも
なる．そのうち大部分の水分は小腸で再吸収される．結
腸は通過する液体の約 90％を吸収するため，通常，わ
ずか 150 ～ 250 mL の水分が便として排泄されるにすぎ
ない．

電解質は，唾液腺，胃，および，膵臓から分泌される

消化管ではいくつかの分泌過程が存在する．唾液腺，
胃，および膵臓は，活性のない**チモーゲン** zymogen の
かたちで消化酵素を分泌する．胃では H⁺ が分泌される．
HCO₃⁻ の分泌は，消化管全体でおこり，特に膵液中には
大量に存在する．K⁺ の分泌は主に結腸でおこり，**アル
ドステロン** aldosterone によって制御されている．

腸機能が損なわれると，体液-電解質平衡異常および酸-塩基平衡異常がおこる

消化管の病気や小腸または大腸の外科的除去は，水分-
電解質異常の危険性を伴う．**コレラ** cholera 感染症の治
療法が確立される前は，コレラ菌 *Vibrio cholerae* に感
染した患者は急激な下痢による脱水で数時間以内に死に
至ることがあった．HCO₃⁻ の喪失による重篤な**アシドー
シス** acidosis も腸疾患の特徴である（第 36 章）．

臨床症例
消化管から水分と電解質が喪失する原因

嘔吐 vomiting が長引くと，体の代償機構により，
水分，H⁺，Cl⁻ が失われ，さらに K⁺ も失われる．下
痢は，炎症などによる腸分泌量の増大でおこることも
あれば，栄養素の吸収不良やその結果として生じる浸
透圧作用によっておこることもある．重度または慢性
の下痢は腸内のアルカリ性成分を喪失させ，脱水症と
代謝性アシドーシス metabolic acidosis を引きおこ
すおそれがある．同時に Na⁺ や K⁺，Mg²⁺ など他の無
機物も失われる．例えば，**Crohn（クローン）病** Crohn
disease などで広範囲の小腸切除を受けた短腸症候群
の患者では，水分を再吸収できないため，重篤な体液
バランス異常に発展する危険性がある．

腸管における水と電解質の輸送機構

Na⁺/K⁺-ATPase は，腸上皮細胞における輸送の駆動力である

腸上皮細胞は，一連の**輸送体** transporter と**イオンチャ
ネル** ion channel（図 30.2）を有している．Na⁺/K⁺-
ATPase については第 35 章でさらに詳細に記述するが，
この輸送体は**側底膜** basolateral membrane（血管側）に
局在しており，2 分子の K⁺ を細胞内に取り込むのと引
き換えに 3 分子の Na⁺ を細胞外へ汲み出す．この輸送に
よって Na⁺ 濃度勾配が形成され，生体膜は過分極化して
細胞内の負の電位が増大し，受動輸送システム（結果的
に経細胞イオン輸送）が促進される．さらに，Na⁺（およ
び Cl⁻）の輸送には水の受動輸送が伴う．この受動輸送
は，タイトジャンクションを介した傍細胞輸送と細胞膜
の水輸送体（水チャネル）である**アクアポリン** aquaporin
を介した経細胞輸送の両方で行われる．

Na⁺ 共輸送体は，腸内輸送の共通様式である

Na⁺ 共輸送体 sodium cotransporter は Na⁺ を他の分子
と一緒に輸送する（図 30.2A）．例えば，グルコースは，
内腔側の膜に存在する **Na⁺-グルコース共輸送体** sodium-
glucose cotransporter（SGLT）ファミリーメンバーの 1
つである SGLT1 によって Na⁺ とともに吸収される．そ
の後，グルコースは側底膜で**グルコース輸送体 2** glucose
transporter-2（GLUT2）によって血漿中へと押し出され
る．Na⁺ の細胞輸送がグルコースの輸送とリンクしてい
るという発見は，大きな臨床的意義があった．1960 年
代後期にマニラで流行したコレラ感染時，下痢で脱水状
態になった患者に経口補水療法を行っても塩化ナトリウ
ムはあまり吸収されないが，グルコースを同時に投与す
ると水と電解質の吸収が改善されることに研究者らは気
づいた．この発見により，WHO の経口補水液 WHO

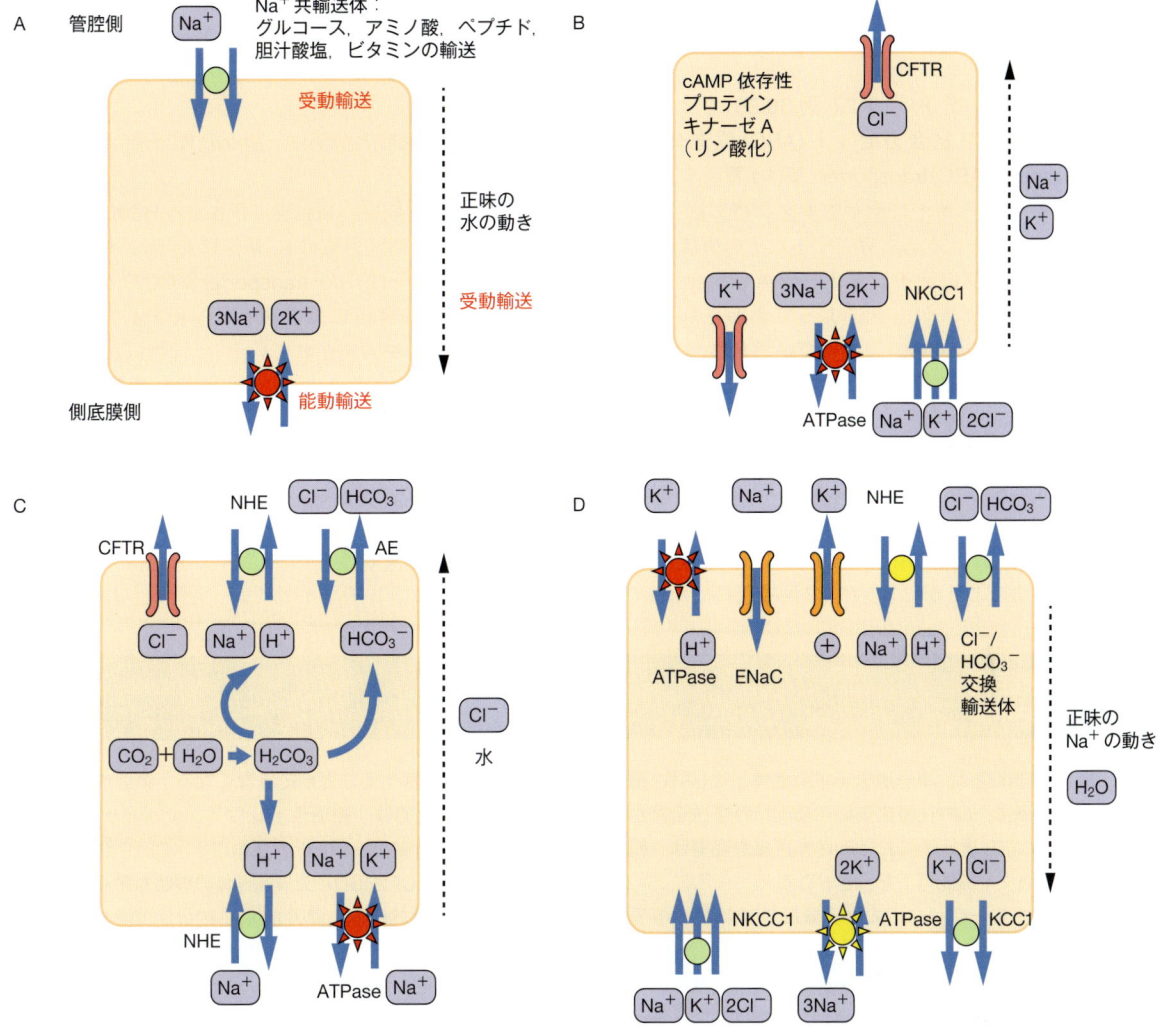

図 30.2　小腸の電解質輸送システム

(A) Na⁺共輸送体は，グルコースなどの広範な基質を輸送する．細胞内における低 Na⁺濃度および細胞内外における Na⁺濃度勾配は，側底膜に存在する Na⁺/K⁺-ATPase によって形成される．**(B)** CFTR 輸送体には Cl⁻を分泌する役割があり，cAMP-PKA シグナルカスケードによって制御されている．側底膜にある K⁺を"リーク（漏えい）させる"チャネルに留意すること．なお，NKCC1 輸送体は Cl⁻を細胞内に輸送する．**(C)** 電気的中性 Na⁺吸収と HCO₃⁻の分泌．**(D)** 遠位結腸における起電性 Na⁺吸収と K⁺の分泌．**オレンジ色**🟧**と黄色**🟨で示す輸送体は，遠位結腸でアルドステロンによって制御される．詳細はテキストを参照のこと．AE：アニオン交換輸送体（Cl⁻/HCO₃⁻交換輸送体），CFTR：嚢胞性線維症の膜貫通コンダクタンス調節因子，ENaC：上皮型ナトリウムチャネル，KCC1：K⁺-Cl⁻共輸送体，NHE：Na⁺/H⁺交換輸送体，NKCC1：Na⁺-K⁺-Cl⁻共輸送体．

oral rehydration solution の配合組成が決まり，その後世界中で重度の下痢に苦しんでいた何百万人もの子どもたちの命を救うことに成功した（参考文献を参照）．

Na⁺輸送の他の様式には，電気的中性輸送と起電性輸送 electrogenic transport がある

Na⁺の電気的中性輸送 electroneutral transport は，Na⁺/H⁺交換輸送体 sodium/hydrogen exchanger（NHE）が担い，通常，Cl⁻/HCO₃⁻交換輸送体 chloride/bicarbonate exchanger を介した Cl⁻輸送とリンクしている（図30.2C）．このアニオン交換輸送体は管腔側と側底膜側の両方の細胞膜に存在している．このタイプの輸送は結腸における塩化ナトリウムの再吸収のほとんどに携わっている．

Na⁺の起電性吸収は**上皮型ナトリウムチャネル epithelial sodium channel（ENaC）**を介しておこる．ENaC はアミロライドで阻害される Na⁺チャネルとして知られ，上皮細胞の管腔側の細胞膜に存在している（図30.2D）．ENaC はアルドステロンで制御されており，特に遠位大腸で重要なはたらきをしている．Na⁺の吸収に続いて，**塩素チャネル chloride channel** を通って Cl⁻が移動する．なお，Na⁺/K⁺-ATPase もアルドステロンによって活性化される．

Cl⁻の輸送：囊胞性線維症の膜貫通コンダクタンス調節因子 cystic fibrosis transmembrane conductance regulator（CFTR）

管腔側での Cl⁻ の分泌は CFTR（図 30.2B）を介しておこる．CFTR は ATP 結合カセット（ABC）輸送体 ATP-binding cassette（ABC）transporter（第 14 章）スーパーファミリーに属するイオンチャネルタンパク質である．CFTR は肺や汗腺の上皮にも存在する．その機能は G タンパク質-cAMP-プロテインキナーゼ A protein kinase A（PKA）シグナルカスケードによって調節されている（第 25 章）．CFTR は cAMP によって活性化され，Cl⁻ の分泌はプロスタグランジン E₂ prostaglandin E₂（PGE₂），セロトニン serotonin，さらにコレラ毒素や大腸菌の耐熱性エンテロトキシン enterotoxin によっても活性化される．CFTR の機能を消失させる変異は，**囊胞性線維症 cystic fibrosis** を引きおこし，Cl⁻ の輸送が障害されたり阻害されたりする．興味深いことに，CFTR は逆向きにも Cl⁻ を輸送することができ，Cl⁻ の再吸収にはたらく．

側底膜側の Cl⁻ の取り込みは Na⁺-K⁺-Cl⁻ 共輸送体 Na⁺-K⁺-Cl⁻ cotransporter（NKCC1）と Cl⁻/HCO₃⁻ 交換輸送体を介して行われる．

結腸での K⁺ の吸収と分泌は，別々の K⁺ チャネルによって行われる

K⁺ の吸収は管腔側の細胞膜に存在する H⁺/K⁺-ATPase が担う．一方，側底膜側の K⁺ 輸送は K⁺ チャネルと K⁺-Cl⁻ 共輸送体 K⁺-Cl⁻ co-transporter（KCC1）が担う〔訳注：K⁺-Cl⁻ 共輸送体には KCC1 から KCC4 まで 4 つのアイソフォームが同定されている〕．管腔側および側底膜側両方の K⁺ チャネルが，ENaC 輸送体を駆動させる膜の過分極化に不可欠である．

管腔側の K⁺ チャネルを介した K⁺ 分泌は，CFTR を介した Cl⁻ の分泌と並行して行われ，同じく cAMP や cGMP，プロテインキナーゼ C（PKC）によって活性化される．また管腔側での K⁺ チャネルの発現は，アルドステロンやグルココルチコイドによって促進される．

臨床症例
囊胞性線維症

　囊胞性線維症は，単一遺伝子常染色体潜性（劣性）遺伝による疾患で，CFTR の欠失による Cl⁻ の輸送阻害が関与する．CFTR 遺伝子におけるさまざまな変異は，輸送体の完全消失や機能低下を引きおこす．

　米国や北ヨーロッパにおける囊胞性線維症の罹患率は，出生数 3,000 人に対し 1 人の割合である．米国では，囊胞性線維症が**吸収不良 malabsorption** の主な原因である．患者の多くは幼児期に発症し，通常は呼吸器系に問題がおこる．Cl⁻ の分泌が低下し，Na⁺ の再吸収が増加する．その結果，上皮分泌物の水分量が減少する．気道では気道粘液の水分減少がおこり，細菌感染症になった

ときに細菌を排除することができなくなる．囊胞性線維症患者の消化管では，**胎便性イレウス meconium ileus** と腸閉塞 intestinal obstruction がおこる．CFTR が欠損すると，膵臓の Cl⁻/HCO₃⁻ 交換輸送体の機能も悪くなり（かつ Na⁺ の受動的輸送も障害され），内分泌機能と外分泌機能が損なわれる．胆汁分泌物の粘り気が強くなると，限局性の胆汁性肝硬変 biliary cirrhosis や慢性胆石症 chronic cholelithiasis の原因になる場合がある．結腸陰窩においても，粘液分泌不全がおこり，Na⁺ チャネルと Na⁺/H⁺ 輸送体を介した Na⁺ の再吸収が亢進する．

臨床症例
下痢の種類

　下痢には，栄養素の消化不良あるいは吸収不良で腸管に吸収されない物質の存在によって引きおこされる場合（浸透圧性下痢）と，分泌促進物質によって水分の分泌が亢進して引きおこされる場合（分泌性下痢）がある．

　浸透圧性下痢 osmotic diarrhea は，吸収不良や消化酵素の欠乏，または短腸疾患や炎症性疾患によって引きおこされることがある．

　分泌性下痢 secretory diarrhea は，感染や胆汁酸塩 bile salt の吸収不良，脂質の吸収不良，または，**カルチノイド症候群 carcinoid syndrome** や Zollinger-Ellison（ゾリンジャー-エリソン）症候群 Zollinger-Ellison

syndrome のような内分泌系の原因によっておこる場合がある〔訳注：カルチノイド症候群では消化管にできる腫瘍からヒスタミンやセロトニンなどが分泌される．Zollinger-Ellison 症候群はガストリノーマとも呼ばれており，膵臓腫瘍からガストリン分泌が過剰に増える〕．

　大腸の炎症を引きおこすような条件では，吸収が障害されて分泌が増大する（炎症性下痢）．慢性の**炎症性下痢 inflammatory diarrhea** の主な原因は，Crohn 病と**潰瘍性大腸炎 ulcerative colitis** である．特徴として，浸透圧性ではなく分泌性の下痢が絶食中も持続する．

短鎖脂肪酸の再吸収は HCO_3^- の分泌とともにおこる

　結腸は，腸内細菌が食物繊維を発酵してつくった**短鎖脂肪酸 short-chain fatty acid（SCFA）**を再吸収するが，これは HCO_3^- の分泌とリンクしている．したがって，HCO_3^- は管腔側のアニオン交換輸送体である $SCFA/HCO_3^-$ 輸送体や Cl^-/HCO_3^- 輸送体を使って分泌される．

アクアポリンは結腸における水分の再吸収を調節している

　結腸での水分の再吸収は**アクアポリン（AQPs，第35章）**と呼ばれる水チャネルを介して行われる．AQP1，AQP3，AQP4は側底膜上に，AQP8は内腔膜上に存在する．

腸分泌物の pH は異なっている

　H^+ 濃度は消化管の各部分で大きく異なっている．これは消化を促進し，胃や腸の組織の保護にも重要である．口腔に分泌される唾液には HCO_3^- が含まれるためアルカリ性である．一方，胃の内容物は強酸性であるが，胃壁を守る粘液はアルカリ性である．このように胃の**壁細胞 parietal cell** が大量の H^+（主に管腔側の H^+/K^--ATPase の作用による）を分泌するが，胃表面の細胞は Cl^-/HCO_3^- 交換輸送体を使って HCO_3^- を含む粘液を分泌している．十二指腸に入ると，酸性の胃内容物は強アルカリ性の膵液によって中和される．

消化を構成する要素

　咀嚼の段階で食物は小さく破壊される．口腔内で食物に唾液が加わることは，消化過程を開始させて嚥下を促進する潤滑剤の役目を果たしている〔訳注：唾液はアミラーゼなどの消化酵素を含み，味覚や免疫機能などにも関係する〕．食物は食道反射によってさらに食道内へと運ばれる．食物が胃に到達すると，より小さな粒子へと壊される．消化物の存在は胃の蠕動運動を誘発し，さらなる混合と消化液の分泌を促す．副交感神経系は蠕動運動に対する主な刺激を媒介している．栄養素の吸収は消化物の移動速度に依存しているため，蠕動運動が増加すると通過速度が不適切に速くなり，吸収不良につながるおそれがある．

　胃と腸は，面積を大幅に増大させるヒダ状の表面をもつ上皮で覆われている．**小腸 small intestine** の内側は**腸絨毛 intestinal villi** を構成する腸上皮細胞で覆われている．それぞれの腸上皮細胞は**微小絨毛 microvilli** を有している．そのため小腸の総吸収表面積はおよそ $250\,m^2$ にも達し，ジュニア用バスケットボールコート1面分に匹敵するほどである．**セリアック病 celiac disease**（グルテン過敏性腸症）では，小腸の炎症と絨毛の萎縮を引きおこし，この表面積が大幅に減少する結果，吸収不良を引きおこす．

腸上皮は免疫系と連絡を取り合いながらダイナミックな保護バリアを形成している

　腸上皮細胞はタイトジャンクションで結合している．腸内の分泌細胞には，粘液を産生する**杯細胞 goblet cell** や，**リゾチーム lysozyme** や**ホスホリパーゼ A_2 phospholipase A_2** など一連の抗菌ペプチドを合成する **Paneth（パネート）細胞 Paneth cell** などがある．上皮層を越えると，筋線維芽細胞と線維芽細胞を含む固有層があり，自然免疫系の細胞が広範囲に存在している（第43章）．樹状細胞は上皮細胞間に伸びる突起を通して抗原

臨床症例
炎症性腸疾患

　炎症性腸疾患 inflammatory bowel disease（IBDs）は，潰瘍性大腸炎や Crohn 病などを含む慢性疾患である．潰瘍性大腸炎は大腸に限局した疾患であり，表層粘膜の炎症が特徴的で，潰瘍形成，血便，中毒性巨大結腸症などを引きおこすことがある．Crohn 病は貫壁性炎症を特徴とし，腸のどの部分にも発生する場合があり，斑状になる傾向がある．また，膿瘍や瘻孔，線維症を引きおこして腸狭窄を引きおこすおそれがあり，場合によっては大規模な手術が必要になることもある．どちらの疾患も慢性の炎症性下痢を引きおこす．

　下痢は，関係する消化管の部位によって異なる特徴を示す．潰瘍性大腸炎が吸収不良をおこすことはまれであるが，患者は失血による貧血や慢性炎症と蛋白喪失による低アルブミン状態になることがある．Crohn 病は，消化管のあらゆる部位が罹患する可能性があり，吸収不良や，その結果としての栄養失調を引きおこす傾向がある．

　一般的に，炎症性腸疾患は，遺伝的に感受性の高い宿主において腸内細菌に対する不適切な免疫反応の結果として発生する．

　炎症性腸疾患の主要な要因は，上皮バリアの障害とその結果として生じるタイトジャンクションの不安定化による透過性の亢進，杯細胞の分泌能障害および粘液形成不全，あるいは Paneth 細胞の抗菌性物質分泌能力の低下である．また自然免疫応答が最適でないことも一因となる．バリア機能不全の結果，細菌が腸壁に侵入し，広範で破壊的な炎症性免疫反応がおこる（参考文献：Khor et al., 2011 & Chang, 2020）．

❋ 理解を深めるために
胃の消化機能

　胃の粘膜壁にはさまざまなタイプの細胞が存在し，それぞれが異なる消化機能を発揮している．"主細胞 chief cell" と呼ばれる細胞は，ペプシン pepsin の前駆体であるペプシノーゲン pepsinogen を分泌する．ペプシノーゲンは胃内腔の酸性環境でペプシンへと活性化される．壁細胞 parietal cell は，炭酸脱水酵素 carbonic anhydrase のはたらきで H^+ を生成し，管腔膜上の ATP 依存性プロトンポンプ ATP-dependent proton pump が胃の内部にプロトン(H^+)を送り込んでいる〔訳注：このプロトンポンプは H^+ の胃内腔への排出に共役して K^+ を取り込む対向輸送を行う〕．この H^+ 分泌は，管腔側の K^+ チャネルを介した K^+ の並行する排出に依存している．

　ヒスタミン histamine は H_2 受容体 H_2 receptor を介して壁細胞の活動を刺激する．胃に局在する腸クロム親和性細胞様細胞がヒスタミンを生成する．，食物が胃に入ると G 細胞 G-cell からガストリン gastrin というホルモ

ンが分泌される．胃の細胞は小腸でのビタミン B_{12} の吸収を促進する内因子 intrinsic factor(IF) の分泌も行っている(第7章)．また，胃の上皮細胞はアルカリ性の粘液を分泌し，強酸から胃壁を保護していることも重要な点である．

　胃や十二指腸の内壁が傷つくと潰瘍 ulceration になる．ほとんどの場合，潰瘍は胃に生息するヘリコバクターピロリ菌 Helicobacter pylori の感染による．(胃弱による)消化不良 dyspepsia や胃食道逆流症 gastroesophageal reflux のような胃酸が関与する症状の治療には，単純に pH を中性にする制酸剤 antacids が効果を示す．例えばヒスタミンの放出を妨げる H_2 拮抗薬 H_2 antagonist(例：シメチジンやラニチジン)や壁細胞からの H^+ 分泌を遮断するプロトンポンプ阻害薬(例：オメプラゾール)である．ピロリ菌の治療には胃酸抑制剤と抗生物質が併用されている．

を感知する．腸内のリンパ構造内あるいは隣接するリンパ節内にはリンパ球と好中球が存在する．上皮下層にはマクロファージも存在する．

　樹状細胞は，T 細胞や IgA を分泌する形質細胞が関与する適応免疫応答を開始する．腸内に存在する免疫系の細胞は，腸上皮のバリア機能をサポートし，抗原を検知して認識し，抗炎症環境をつくり出す〔例えば，腸内マクロファージは，貪食性は高くても炎症性サイトカインをほとんど産生しない〕．

消化は一連の連続したプロセスである

　消化の過程で，食物に含まれる糖質やタンパク質，脂質は吸収可能な物質に分解される．摂取物のなかには，植物由来の複合糖質など，難消化性で食物繊維 fiber を構成するものも含まれる．

　消化は，多段階からなる一連の過程であり，液体成分，pH，乳化剤，および酵素が相互に作用しあっている．これには，唾液腺，肝臓，胆嚢，膵臓や腸管粘膜の協調した分泌作用が必要となる．この過程を図30.1に概説する．また，要約すると次のようになる．

● 腸管腺から分泌される液体によって食物の潤滑化と均質化がおこる．
● 高分子をオリゴマー(多量体)oligomer，ダイマー(二量体)dimer，モノマー(単量体)monomer の混合物に分解する酵素が分泌される．
● 酵素が加水分解する条件を最適化するために各消化管部位から H^+ や HCO_3^- が分泌される．
● 食物中の脂質を乳化し，酵素による加水分解と吸収を

促進するために胆汁酸 bile acid が分泌される．
● 膜結合酵素によってオリゴマーやダイマーがさらに加水分解される．
● 消化物の腸上皮細胞への特異的な取り込みと血管やリンパ管への輸送がおこる．
● 胆汁酸のリサイクルと腸内細菌の生成した短鎖脂肪酸(SCFA)の吸収がおこる．
● 水分と電解質が再吸収される．

消化と吸収のはたらきにはかなりの予備能力がある

　消化管の構造や機能が大幅に減退しない限り，消化不良や吸収不良の徴候は出てこない．軽い消化管機能の低下に気づかず，診断が確定する前に病状が進行してしまうことがある．例えば，膵臓の疾患では，膵臓機能の90％が破壊された後ようやく症状が出てくる．このような場合，消化吸収に携わる各消化器官は，その活性を何倍にも上げることができ，予備能力もさらに増大する．

　脂質や糖質，タンパク質は消化管内の複数の箇所で消化されることにも注意すべきである．このため，1ヵ所消化能力がなくなっても，栄養素群を完全に消化できなくなる可能性は低い(図30.3)．

　ある消化器官が機能を消失しても，他の消化器官がその機能を補うことができる．例えば，胃を外科手術で取り除いた場合，膵臓と小腸が胃での消化を肩代わりすることができる．膵臓の疾患では，膵リパーゼ pancreatic lipase の損失の一部を舌リパーゼ lingual lipase が補うことができる．

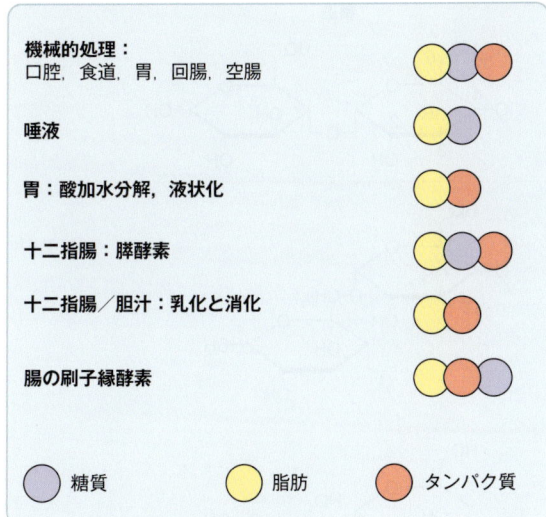

図 30.3　多器官プロセスとしての消化
主な栄養素（糖質，タンパク質，脂質）は，複数の場所で消化されるので，このシステムにはかなりの余力と回復力がある．

🔶 消化酵素とチモーゲン

ほとんどの消化酵素は不活性型の前駆体として分泌される

　唾液アミラーゼおよび舌リパーゼ（舌に関連する〔訳注：舌下腺の細胞が分泌する〕）を除いて，消化酵素はチモーゲンと呼ばれる不活性な前駆体として消化管内に分泌される（第 6 章）．唾液腺や胃粘膜，膵臓における消化酵素の分泌機構も同様である．これらすべての器官は，チモーゲン顆粒の合成や梱包，細胞表面への輸送，さらに腸管腔への輸送に特化した細胞を含んでいる．ホルモンの**内分泌 endocrine** に対して，チモーゲンの分泌は "外

側に分泌する" という意味で**外分泌 exocrine** と呼ぶ〔訳注：消化管の内腔は「体の外側」とみなされ，涙や乳と同様に消化酵素も外分泌される．形態学的に，外分泌は，分泌に必要な腺組織（外分泌腺）を介して行われる〕．

　タンパク質の消化に携わる**プロテアーゼ protease** や脂質消化を担う**リパーゼ lipase**（ホスホリパーゼ A$_2$）は，不活性なチモーゲンとして合成され，腸内腔に到達してから活性化される．いったん活性型になったプロテアーゼは，他の前駆体を活性型にすることができる．前駆体から活性型への変換は，pH 変化（例えば，ペプシノーゲンは胃の pH が 4.0 以下になるとペプシンに変わる）や十二指腸の粘膜に結合している特殊な**エンテロペプチダーゼ enteropeptidase** のはたらきによる場合もある（図 30.1）．

すべての消化酵素は加水分解酵素である

　加水分解で生成する物質は，元の高分子に由来するオリゴマーやダイマー，モノマーである．つまり，糖質は加水分解されて二糖や単糖の混合物になる．タンパク質は**ジペプチド dipeptide** や**トリペプチド tripeptide**，アミノ酸の混合物に分解される．脂質は脂肪酸，**グリセロール glycerol**，**モノアシルグリセロール monoacylglycerol** や**ジアシルグリセロール diacylglycerol** の混合物に分解される（図 30.4）．

糖質の消化と吸収

食物中の糖質は，単糖，二糖，多糖として消化管に入る

　食物中の糖質は，主に多糖類である植物のデンプンや動物の**グリコーゲン glycogen**，二糖類のショ糖や乳糖，そして単糖類から構成されている（図 30.5）．**単糖類 monosaccharides** には，グルコース，フルクトース

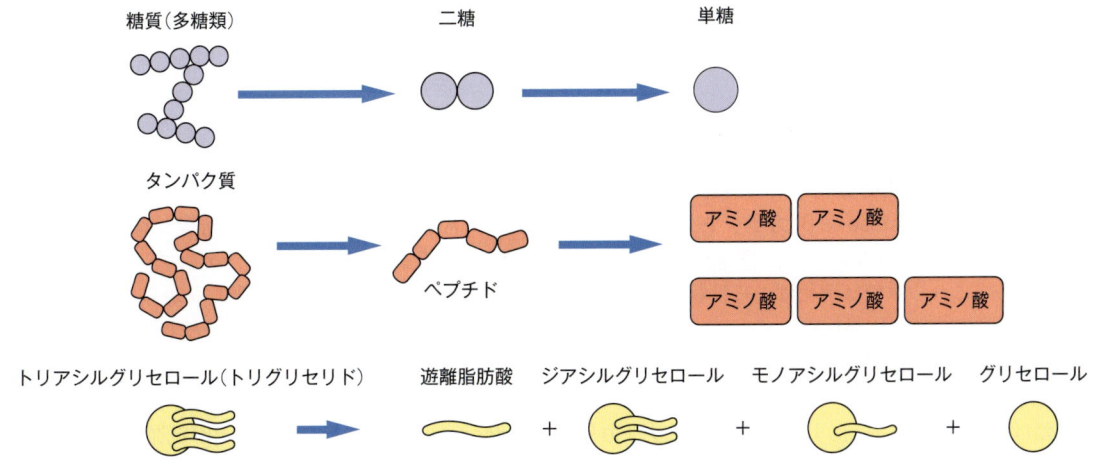

図 30.4　食物に含まれる高分子の消化
栄養素が異なっていても，ポリマーがモノマーに分解されることは共通している．つまり，多糖類は二糖や単糖に，タンパク質は構成アミノ酸に消化される．脂質（主にトリアシルグリセロール）はモノアシルグリセロールとジアシルグリセロールに消化される．

糖質	由来する食物（臓器）	構造
デンプン（アミロース）[植物]	イモ，米，パン，タマネギ	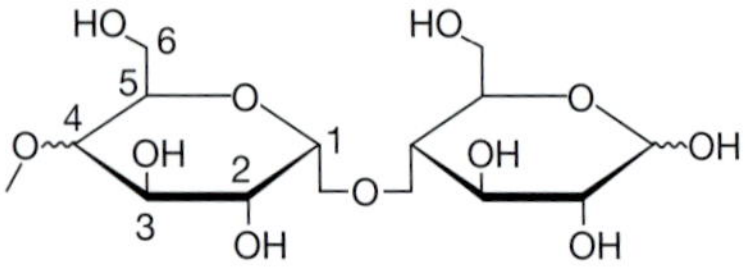
アミロペクチン（グリコーゲン）[植物，動物]	イモ，米，パン，筋肉，肝臓	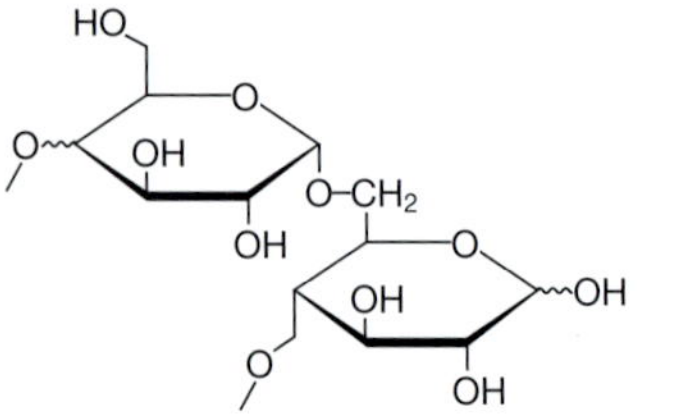
ショ糖	デザート，スイーツ，"砂糖"	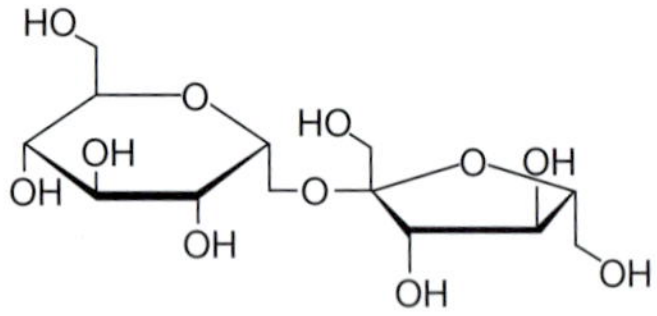
乳糖	ミルク	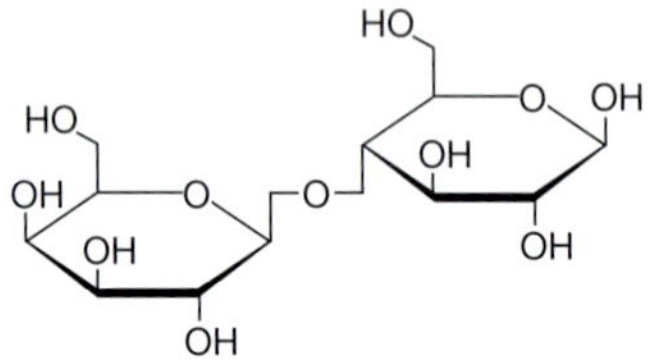
フルクトース	果物，ハチミツ	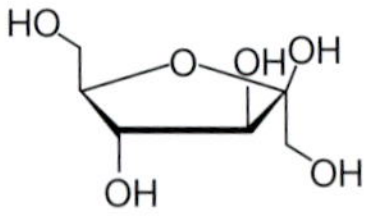
グルコース	果物，ハチミツ	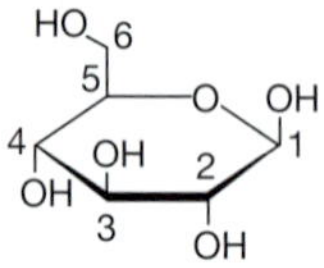

図30.5　主な食物中の糖質の構造

デンプンとアミロペクチンは多糖類である．その分子間結合の図示として，構成する糖分子2つのみについて表している．ショ糖と乳糖が最も一般的な二糖類であり，フルクトースとグルコースが最も一般的な単糖類である．参考までに，グルコース分子の炭素原子の位置に標準的な番号づけをした図を最下段に示す．

fructose，**ガラクトース** galactose が含まれ，食物から，もしくは，**二糖類** disaccharide や多糖類の消化によって得られる．例えば，**乳糖** lactose は乳製品に由来する二糖で，**ラクターゼ** lactase や **β-ガラクトシダーゼ** β-galactosidase によってグルコースとガラクトースに加水分解される．これら単糖は消化管から吸収される．

二糖類および多糖類は吸収される前に単糖に加水分解される必要がある

二糖類は腸粘膜表面に存在する**膜結合型ジサッカリダーゼ** membrane-bound disaccharidase によって分解される．**グリコーゲン** glycogen とデンプンの分解には，唾液腺や膵臓からの分泌物中のアミラーゼによる加水分解が必要である（図30.6）．

デンプンは植物性の多糖類で，グリコーゲンは動物性の多糖類である．両者とも，グルコース分子が α-1,4 グリコシド結合で直鎖状に伸びた構造と α-1,6 グリコシド結合で分枝した構造を有する．デンプンを構成する**アミロース** amylose は直鎖状構造のみからなり，**アミロペクチン** amylopectin は直鎖状と分枝状構造の混合物からなる．グリコーゲンはデンプンよりもより分枝した構造をもつ．これら多糖類の消化は**エンドサッカリダーゼ** endosaccharidase とアミラーゼが促進する．

デンプンの加水分解産物は二糖のマルトース，三糖のマルトトリオース，そして α-限界デキストリンと呼ばれる分枝した単位である．これらはさらに腸上皮細胞に

理解を深めるために
多糖類の消化におけるアミラーゼ，α-グルコシダーゼ，イソマルターゼの役割

食事中，咀嚼によって食物の均質化がおこる．この反応は胃壁の筋肉と胃のヒダの収縮によって促進される．その間に食物中の多糖類は水和されていく．これはアミラーゼ amylase がはたらくために必要である．アミラーゼは α-1,4 グリコシド結合 α-1,4-glycosidic linkage に特異的で，α-1,6 グリコシド結合 α-1,6 glycosidic linkage を切断しない．またアミラーゼによる加水分解は分岐付近で止まるので，分枝単位として残った糖残基中の α-1,4 グリコシド結合は切断されない．したがって，アミラーゼの切断作用で生じるものは，1つまたはそれ以上の α-1,6 分枝構造 α-1,6 branch をもつオリゴ糖で平均8個のグリコシル単位からなる "α-限界デキストリン α-limit dextrin" と二糖のマルトース maltose，三糖のマルトトリオース maltotriose である．これらの

化合物はさらにオリゴ糖分解酵素 oligosaccharidase や α-グルコシダーゼ α-glucosidase によってグルコースに分解される．α-グルコシダーゼは，α-1,4 グリコシド結合で結合しているオリゴ糖（マルトースを含む）を分解してグルコース残基を遊離させる．スクラーゼ-イソマルターゼ複合体 sucrase-isomaltase complex は，1つのポリペプチドからなる前駆分子として分泌された後，別々の2つの酵素に活性化される．そのうちの1つであるイソマルターゼ isomaltase は，α-1,6 グリコシド結合の加水分解にはたらく．このように，デンプンが消化されてできる最終産物はグルコースである．アミラーゼは消化管中に遊離の状態で存在するが，α-グルコシダーゼとイソマルターゼは腸上皮細胞の細胞膜に付着している．

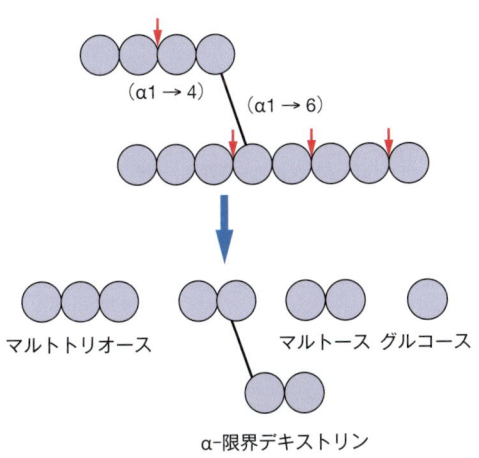

図 30.6　多糖類の加水分解
酵素による加水分解で多糖類や二糖類は消化される．矢印は，切断点および加水分解される結合のタイプを例示している．α-限界デキストリンには，まだ α-1,4 グリコシド結合と α-1,6 グリコシド結合が存在する．

結合した酵素によって加水分解され，最終的に単糖のグルコースになる（図 30.7A）．

乳糖やショ糖，トレハロース trehalose（2分子のグルコースが α-1,1 グリコシド結合でつながった二糖）のような食物中の二糖類は，小腸の刷子縁膜 brush border membrane に付着している特定のジサッカリダーゼ disaccharidase によってそれぞれの構成単糖に加水分解される．これらの酵素の触媒領域は，腸管内腔側に突き出ており，触媒活性のない構造ドメインは腸上皮細胞膜に付着している．

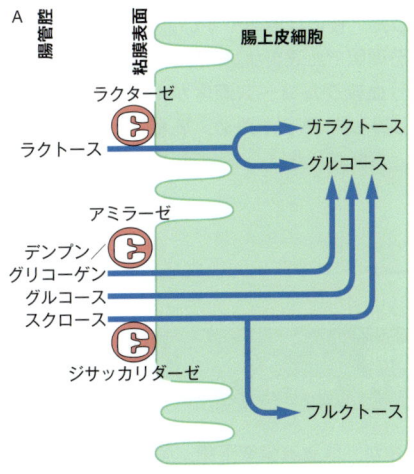

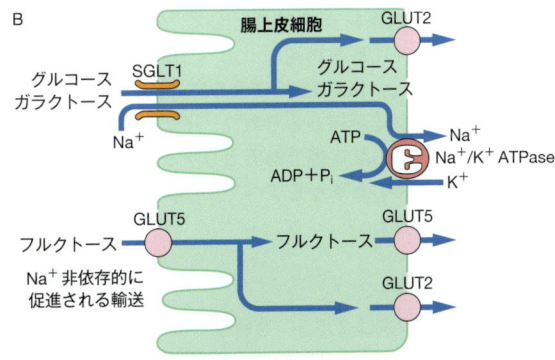

図 30.7　食物中の糖質の消化と吸収
（A）多糖類が加水分解される結果，単糖類が放出される．予備的な消化は腸内腔でおこり，最終的な消化は腸粘膜表面でおこる．デンプンの腸消化には膵臓アミラーゼが関与することに注意すること．（B）単糖と Na^+ の吸収は共役しており，それらは Na^+/K^+-ATPase 活性と連携している．

ラクターゼ以外のジサッカリダーゼ（二糖分解酵素）は誘導性である

食物中または消化産物中に存在する二糖類（例：ショ糖）が多ければ多いほど，特定のジサッカリダーゼ（例：スクラーゼ）が腸上皮細胞でより多く産生される．そのため食物中の二糖類の吸収における律速段階は分解産物である単糖の輸送ということになる．一方，ラクターゼは非誘導性の刷子縁ジサッカリダーゼであるため，乳糖吸収の律速因子は乳糖の加水分解である．

刷子縁膜を横切って単糖を通過させる能動的および受動的輸送系が存在する

消化過程は浸透圧を高める作用のある単糖粒子の数を腸管腔内で著しく増大させてしまう．これは消化管粘膜から管腔側に水分を引き込む要因になる．刷子縁で加水分解が増大すると浸透圧が上昇するが，刷子縁の腸上皮細胞を通り抜ける単糖の輸送が増えれば浸透圧負荷は下がる．ほとんどのオリゴ糖や二糖類の分解酵素については，生成した単糖の輸送が律速となる〔訳注：酵素活性

臨床症例
腹部不快感と下痢症状のある少年：乳糖不耐症

アフリカ系アメリカ人の15歳の少年が英国に2ヵ月間の交換留学でやってきた．英国に来て2週間経った頃，彼は腹部不快感と腹部膨満感，排尿回数の増加，さらに最近は下痢ぎみであると訴えた．当時の彼の食事内容で唯一変わったことは，牛乳を飲むようになったことである．牛乳を非常に好むようになり，大型の牛乳パックを1日に1～2箱も消費していた．そこで，乳糖負荷試験を実施した．彼には飲みやすい液体の乳糖を50g投与し，30分間隔で血液をサンプリングした．その後2時間にわたり血漿グルコース濃度が1 mmol/L（18 mg/dL）よりも上昇しなかったため，乳糖不耐症 lactose intolerance と診断された．

解説

乳糖不耐症は後天性ラクターゼ欠乏症 acquired lactase deficiency に起因する．小児では，年齢が上がるにつれてラクターゼ活性は低下していくが，その活性低下の程度は遺伝的に決まっており，民族によってばらつきがある．成人の黒人集団におけるラクターゼ欠損の割合は45～95％と幅がある．ミルクを含む食事を摂った後の成人に，もし吸収不良の症状があらわれたら，後天性ラクターゼ欠乏症の診断を考えるべきである．小腸に乳糖を負荷して血漿グルコース濃度をモニターすれば診断できる．1.7 mmol/L（30 mg/dL）以上の増加であれば正常である．1.1 mmol/L（20 mg/dL）未満の上昇であればラクターゼ欠乏症であると診断される．なお，1.1～1.7 mmol/L（20～30 mg/dL）の上昇の場合は確定診断ができない．

臨床症例
体重減少や下痢，腹部膨満感，貧血症状のある若い男性：セリアック病

22歳の男性が，体重減少や下痢，腹部膨満感，貧血症状の病歴を訴えた．彼は自分の便の色が薄くて大きいと話した．臨床検査の特徴として，ヘモグロビンが90 g/L（9 g/dL）〔基準範囲は130～180 g/L（13～18 g/dL）〕であった．小腸の生検によると，上皮内リンパ球の増加を伴う絨毛萎縮がみられた．その結果，グルテン gluten 誘発性の腸疾患であるセリアック病と診断された．この患者の食事からすべての小麦製品を除去すると，症状は治まった．

解説

セリアック病はグルテン過敏症によって誘発される自己免疫状態で，小腸粘膜の炎症を引きおこす．グルテンは，小麦や大麦，ライ麦の貯蔵タンパク質である．実際は，グリアジン gliadin（グルテンの主要成分で水に溶けないが70％エタノールに溶ける画分）とグルテリン glutelin〔訳注：水や70％エタノールに不溶性で希酸や希アルカリに溶ける画分〕を含有するタンパク質の混合物である．感染症の際などに，グリアジンは小腸のバリアを通り抜け，免疫反応を誘発し，炎症反応を引きおこす．その結果，絨毛萎縮と腺窩の肥厚がおこり，腸の吸収表面が著しく減少するため，重篤な吸収不良になりやすい．

セリアック病では，小麦グルテンやグルテン画分に対する抗体が血中でみつかることが多い．診断には十二指腸の生検とグルテンフリーの食事に対する反応を調べることが必要になる．検査する自己抗体は，組織グルタミン転移酵素 transglutaminase 抗体（グルタミン転移酵素は腸壁のグリアジンを脱アミド化する酵素である）や抗筋内膜抗体，抗グリアジン抗体である．セリアック病は白人の200人に1人の割合でおこる一般的な疾患であるが，過小診断されて過敏性腸症候群と分類されることが多い．

血液学検査の基準値については付録を参照のこと．

理解を深めるために
短鎖脂肪酸は大腸で未消化の糖質から産生される

食物中のデンプンの吸収低下は，腸内細菌による短鎖脂肪酸（SCFAs）の産生を誘発する．

SCFAs は，発酵性のオリゴ糖や二糖類，単糖，ポリオール（fermentable oligosaccharide, disaccharide, monosaccharides and polyol, FODMAP）から産生される．動物実験によって，腸の内分泌細胞上に G タンパク質共役型受容体である**短鎖脂肪酸受容体2 short-chain fatty acids receptor 2（FFA2）**の存在が証明された．短鎖脂肪酸がこの受容体に結合すると，セロトニンが放出され，腸運動の増大が誘発される．

低 FODMAP 食の使用は，一部の胃腸障害，特に過敏性腸症候群の管理に有益であると認識されつつある．

が十分に高いため生成物である単糖の腸管腔内への蓄積を招く〕．腸管腔で単糖濃度（つまり，浸透圧）が上昇すると，刷子縁ジサッカリダーゼの活性が代償的に低下する．これは浸透圧負荷を制御し，過度の体液移動を防ぐ役割を果たす．

グルコースやフルクトース，ガラクトースは食物中の糖質が消化されて産生する主な単糖類である

これらの単糖やその他の希少単糖の吸収は，特定の**担体仲介輸送機構 carrier-mediated mechanism** によっておこるため（図 30.7B），飽和速度論的特徴を示し，特異的に阻害することができる．また，すべての単糖類は刷子縁膜を単純拡散で通過することができる．ただし，この輸送は著しく遅い．

単糖の輸送には少なくとも 2 つの担体仲介輸送機構が存在する

刷子縁膜ではグルコースもガラクトースも SGLT1 輸送体で輸送される．グルコース（またはガラクトース）と Na^+ はこの膜結合型タンパク質の異なる領域に結合することで，いずれも腸上皮細胞内に輸送される．Na^+ が濃度勾配の低い方向へ輸送される（腸管腔内の Na^+ 濃度は細胞内よりも高い）ことで，グルコースを濃度勾配に逆らって細胞内に運ぶことができる．この輸送は側底膜上の Na^+/K^+-ATPase がつくる Na^+ 濃度勾配によって促進される．つまり，グルコースやガラクトースの輸送は間接的な能動輸送といえる〔訳注：ATP を用いた輸送だけが能動輸送ではなく，この場合は Na^+ の濃度勾配のエネルギーを用いているため，能動輸送の定義に当てはまる〕．

フルクトースは，腸上皮細胞の刷子縁側の膜に結合しているグルコース輸送体 5（GLUT5）による Na^+ 非依存的な促進拡散により刷子縁膜を横切って取り込まれ，腸上皮細胞内の単糖は GLUT2 により血液内に輸送される（第 4 章）．

消化しきれなかった糖質（繊維成分）は，腸内細菌によって短鎖脂肪酸（酢酸，プロピオン酸，酪酸）に変換される．

脂質の消化と吸収

食物中の脂質の約 90% は**トリアシルグリセロール triacylglycerol〔TAG，トリグリセリド triglyceride（TG）ともいわれる〕**である．その残りの部分は，**コレステロール cholesterol** や**コレステロールエステル cholesteryl ester，リン脂質 phospholipid，非エステル型脂肪酸 nonesterified fatty acid（NEFA）**である．

脂肪は消化される前に乳化される必要がある

脂肪がもつ疎水的な性質は水溶性の消化酵素の接近を阻んでいる．しかも，脂肪小球では，酵素が作用できる表面積は非常に限られている．こうした問題は乳化プロセスによって解決される．脂質の物理的性質の変化は胃のなかで始まっている．つまり，深部体温は食物中の脂質が液化するのを助け，胃の蠕動運動は脂質乳化物の形成を促進させる．酸に安定な唾液や，胃に由来するリパーゼも乳化を助ける．最初は水相と油相が分離しており，脂質と水相の境界面が限られていることから，脂質の加水分解の初速度は遅い．しかし，いったん加水分解が始まると，水とは混ざらないトリアシルグリセロールが脂肪酸へと分解され，界面活性作用を発揮する．脂肪酸は脂肪滴の界面を親水性にして加水分解されやすくし，脂肪滴はより小さな粒子へと分解されていく．その結果，さらに脂質相と水相の界面が増大し，脂質の加水分解がいっそう進む．脂質相は乳状になって水相全体に分散する．食物中のリン脂質や脂肪酸，モノアシルグリセロールも界面活性剤として作用する．

胆汁酸塩および膵臓の酵素は十二指腸における脂質の乳化にはたらく

脂質乳化物が胃から十二指腸に入ると，膵臓から酵素が分泌されて消化がさらに進む．ホルモンである**コレシストキニン cholecystokinin** に刺激されて胆嚢から放出された胆汁酸塩（第 14 章）は脂質の可溶化を助ける役割を果たす．

膵臓から分泌される主な消化酵素は**膵リパーゼ pancreatic lipase** である．**リパーゼ lipase** は通常小腸に分泌される胆汁酸塩の存在下では不活性である．この抑制は膵臓から同時に分泌される**コリパーゼ colipase** によって解除される．コリパーゼが水─脂質の界面と膵リパーゼの両方に結合することで，膵リパーゼをつなぎ止めて活性化する．**図 30.8** に示すように，食物中のトリアシルグリセロールが完全にグリセロールと脂肪酸に分解される割合はほんのわずかである．膵リパーゼは主に

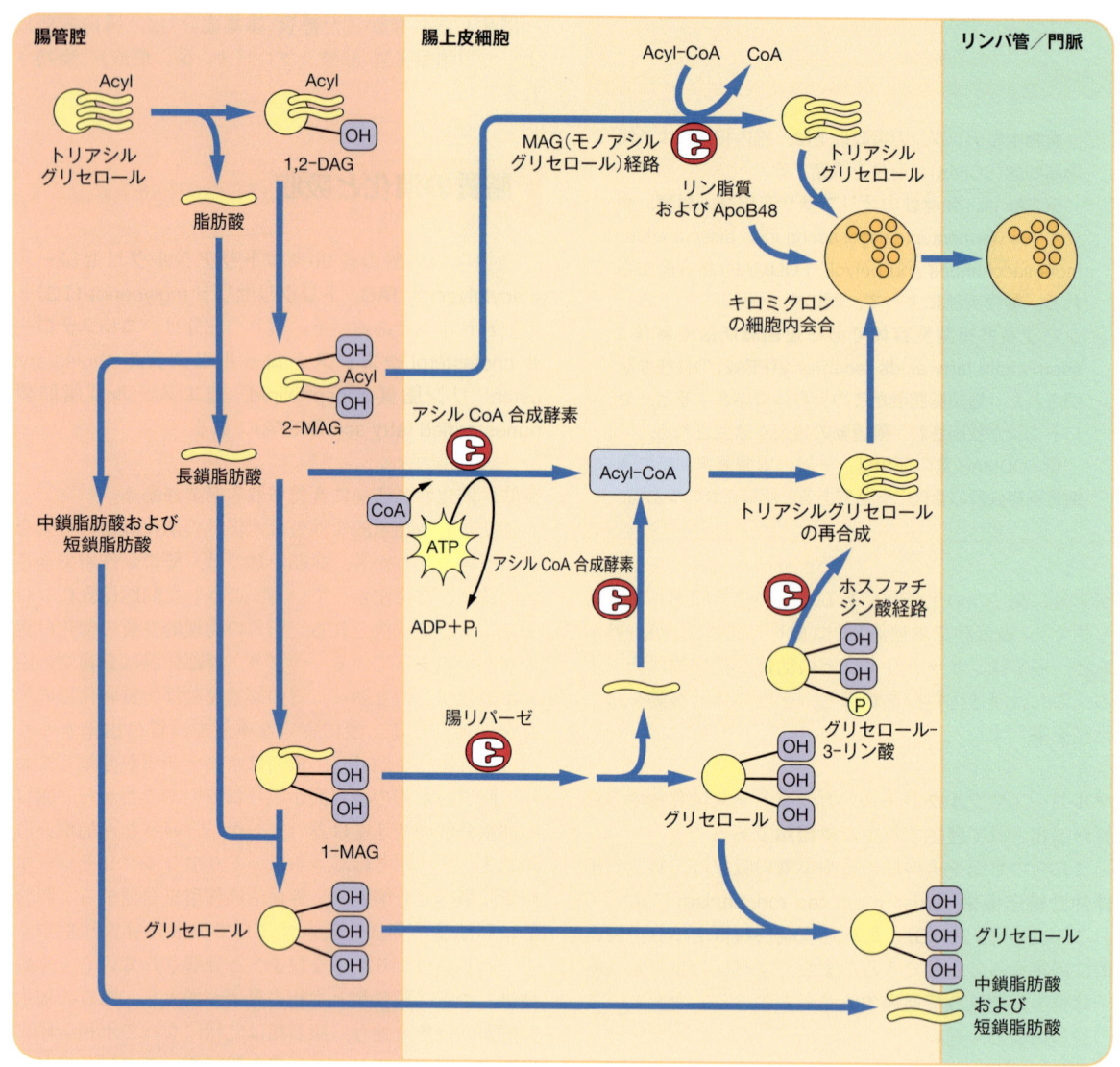

図 30.8　食物中の脂質の消化と吸収

食物中のトリアシルグリセロールは小腸の内腔でさまざまな程度に加水分解される．中鎖脂肪酸と短鎖脂肪酸は吸収されて門脈血に入る．一方，長鎖脂肪酸は腸内でトリアシルグリセロールに再合成される．トリアシルグリセロールの再合成がおこる前に，脂肪酸は活性型のアシル CoA になる．腸上皮細胞はグリセロールキナーゼを有していないので，グリセロール-3-リン酸の形成にはグルコースの存在が必要である．再合成されたトリアシルグリセロールはキロミクロンに取り込まれる．DAG：ジアシルグリセロール，MAG：モノアシルグリセロール，．

Dominiczak MH. Medical Biochemistry Flash Cards. London: Elsevier, 2012, Card 38 を改変．

2-モノアシルグリセロール 2-monoacyl glycerol（2-MAG）を産生する．2-MAG は腸上皮細胞に吸収されていく．

胆汁酸塩は消化過程における脂質の可溶化に不可欠である

　胆汁酸（腸のアルカリ性 pH では胆汁酸塩になる）は界面活性剤としてはたらき，脂質凝集体（ミセル micelle）を可逆的に形成する．ミセルは脂質乳化液滴よりもはるかに小さく，脂質を腸上皮細胞の刷子縁に輸送する．

　脂質は拡散によって細胞膜を通過し，小腸を覆う上皮細胞内に吸収される．脂肪酸と 2-MAG は水に可溶なの

で，ほとんどすべてが吸収される．しかし，水に不溶性の脂質は吸収されにくい．例えば，食物中のコレステロールは 30 〜 50％しか吸収されない．分泌された胆汁酸塩は回腸に入るが，**腸肝循環 enterohepatic circulation** によって再吸収され，肝臓に戻っていく（第14章）．

脂肪酸の運命は鎖の長さに依存する

　中鎖脂肪酸と短鎖脂肪酸（炭素原子が 10 個未満）は腸上皮細胞を直接通過して**肝門脈系 hepatic portal system** に入る．一方，炭素原子が 12 個を超える長鎖脂肪酸は，細胞内で脂肪酸結合タンパク質に結合して粗面小胞体に

臨床症例
腹部中央部に痛みがあるアルコール中毒患者：膵炎

　長期のアルコール中毒歴を有する 56 歳の男性が，慢性的な腹部中央部の痛み，体重減少と下痢症状を示した．彼は，自分の便の色が薄くて脂っぽく，トイレで流しにくいと訴えた．腹部 X 線写真で，膵臓あたりの腹壁が石灰化していることがわかり，コンピューター断層撮影法（CT）スキャンでは膵臓に萎縮性の石灰化を認めた．糞便エラスターゼ elastase の定量解析の結果，便のエラスターゼ量は有意に減少していた．膵臓の酵素を補助する治療が始まると，下痢は治まり，その後体重も増加した．

解説

　急性膵炎 pancreatitis は命を脅かす病気である．膵炎は膵管が詰まる胆石 gallstone やアルコール乱用，まれではあるが，アザチオプリンのような薬剤や，おたふく風邪のようなウイルス，あるいは高トリグリセリド血症 hypertriglyceridemia によっておこる．患者はひどい腹痛や吐き気，嘔吐を呈する．膵炎の最も重要な生化学バイオマーカーは血清アミラーゼの増大 increased serum amylase である．リパーゼ活性の増加や血清カルシウム量の減少がおこることもある．

　慢性膵炎は，外分泌機能の喪失により栄養失調と脂肪便 steatorrhea を引きおこす．これは便検体中の糞便エラスターゼレベルの低下によって診断することができる．さらに慢性膵炎は膵臓の内分泌機能の低下につながり，二次性糖尿病 secondary diabetes を引きおこす．

理解を深めるために
膵臓の外分泌機能

　膵臓には 2 種類の機能的役割がある．1 つは外分泌機能で，膵管を経由する消化酵素の分泌を指している．もう 1 つは内分泌機能で，Langerhans（ランゲルハンス）島 islets of Langerhans からのインスリン insulin やグルカゴン glucagon，その他のホルモンの分泌を指す（第 31 章）．

　外分泌液 exocrine secretion は膵管に流れ込み，肝臓と胆嚢から伸びた共通の総胆管からの胆汁とともに十二指腸に注ぎ込む．十二指腸に入った食物はコレシストキニンの分泌を促し，続いて膵臓酵素の産生と分泌を促進する．胃の酸性物質が十二指腸に入ると，もう 1 つのホルモンであるセクレチン secretin の放出が刺激される．セクレチンは重炭酸イオンが多く含まれる膵液の分泌を促し，十二指腸の酸性内容物を中和する．

　膵臓は糖質や脂質，タンパク質を消化する酵素を分泌する．膵アミラーゼ pancreatic amylase は糖質をオリゴ糖や単糖に消化する．リパーゼはトリアシルグリセロールを消化し，コレステロールエステラーゼ cholesteryl esterase はコレステロールエステルを遊離のコレステロールと脂肪酸に分解する．最後に，プロテアーゼ protease とペプチダーゼ peptidase がタンパク質とペプチドを消化する．強力なプロテアーゼが膵臓組織に作用すること（自己消化）を防ぐため，プロテアーゼは酵素前駆体（チモーゲン）として分泌され，消化管のなかではじめて活性化される．

輸送され，トリアシルグリセロールの再合成に用いられる．この再合成に必要なグリセロールは，吸収された 2-MAG（MAG 経路，**図 30.8**）や 1-MAG の加水分解（遊離のグリセロールを生成）または解糖で得られたグリセロール-3-リン酸（ホスファチジン酸経路）に由来する．腸管腔で産生されたグリセロールは，腸上皮細胞におけるトリアシルグリセロールの再合成には使われず，直接門脈に入る．

トリアシルグリセロールの合成には脂肪酸の活性化が必要である

　吸収されたすべての長鎖脂肪酸は，キロミクロン（カイロミクロン）chylomicron に輸送される前にトリアシルグリセロールの合成に再利用される．脂肪酸はアシル-CoA 合成酵素 acyl-CoA synthase によって活性化される．キロミクロンはエキソサイトーシス exocytosis で細胞間隙へ放出される前に粗面小胞体のなかに集められ，リンパ管を通って腸から出ていく（第 33 章）．

タンパク質の消化と吸収

　腸には 70 ～ 100 g の食事由来のタンパク質と 35 ～ 200 g の自己由来タンパク質が入る．自己由来タンパク質の大部分は酵素だが，消化管内に分泌されたものや，上皮から剥がれ落ちたものを含む．タンパク質の消化吸収は非常に効率的で，これだけ大きな負荷がかかっても，毎日の糞便中には 1 ～ 2 g の窒素（6 ～ 12 g 相当のタンパク質）しか失われない．

タンパク質はペプチダーゼによって加水分解される

　ペプチド結合はペプチダーゼによって加水分解される．ペプチダーゼには，ポリペプチドの内部を切断するエンドペプチダーゼ endopeptidase とポリペプチドの端からアミノ酸を 1 つずつ切断するエキソペプチダーゼ exopeptidase がある．エキソペプチダーゼにはアミノ基末端から順に切断するアミノペプチダーゼ aminopeptidase とカルボキシ末端（C 末端）から 1 つず

つアミノ酸を遊離させる**カルボキシペプチダーゼ** carboxypeptidase がある．エンドペプチダーゼは大きなポリペプチドをオリゴペプチドに分解し，さらにエキソペプチダーゼがアミノ酸やジペプチド，トリペプチドに分解する．タンパク質の最終消化物は腸上皮細胞に吸収される．ペプチダーゼの供給源によって，タンパク質の消化は，胃相，膵臓相，腸相に分けられる（図30.9）．

タンパク質の消化は胃で始まる

　胃の内部では，HCl が pH を 1 ～ 2 に下げており，食物タンパク質を変性させる．変性によりポリペプチド鎖が解けてタンパク質がプロテアーゼと接触しやすくなる．また，胃粘膜の主細胞がペプシンを分泌する．ペプシンは活性のない前駆体であるペプシノーゲンとして分泌され，pH5.0 以下での分子内反応や活性型のペプシンの作用（自己活性化）によって活性化される．pH が 2.0 以上になると，遊離したペプチドがペプシンに結合したままになり，ペプシンの活性を阻害する．pH が 2.0 以下になったり，ペプシンの作用がもっと強くなったりすると，この阻害はなくなる．ペプシンによるタンパク質の消化産物は大きなペプチド断片と遊離アミノ酸の混合物である．これらは十二指腸におけるコレシストキニンの分泌を刺激し，そのコレシストキニンは膵臓からの主要な消化酵素の分泌を促進する．また同時に胆嚢を収縮させ胆汁の分泌を促す．

膵臓からのタンパク質分解酵素は不活性型のチモーゲンとして分泌される

　十二指腸のエンテロペプチダーゼ（エンテロキナーゼ）はトリプシノーゲンを加水分解してオクタペプチドを遊離させることでトリプシノーゲンを活性のある**トリプシン** trypsin に変換する．トリプシンは自己活性化能力も有しており，他のすべての膵臓のチモーゲンを活性化する（**キモトリプシノーゲン** chymotrypsinogen，**プロエラスターゼ** proelastase，プロカルボキシペプチダーゼ A および B，プロフォスフォリパーゼ A2，プロコリパーゼなど）．トリプシンの活性は，膵臓や膵管のなかでは低分子の阻害ペプチドによってその活性が制御されている．

膵臓のプロテアーゼはタンパク質の異なる部位でペプチド結合を切断する

　トリプシンは**セリンプロテアーゼ** serine protease（エンドペプチダーゼの一種）で，L-アルギニン残基と L-リシン残基のカルボキシ基側，**キモトリプシン** chymotrypsin は芳香族アミノ酸のカルボキシ基側，**エラスターゼ** elastase は疎水性アミノ酸の間を切断する．これらの効果が組み合わさって，多量の遊離アミノ酸と 2 ～ 8 個のアミノ酸から構成される低分子ペプチドが産生される．プロテアーゼを分泌する傍ら，膵臓は大量の重炭酸ナトリウム塩を放出する．これは十二指腸に移動した胃内容物を中和し，膵臓のプロテアーゼ活性を増大させる．

ペプチドの最終消化は小腸に局在するペプチダーゼに依存する

　オリゴペプチドやジペプチドの最終消化は，膜結合型のエンドペプチダーゼやジペプチダーゼ，アミノペプチダーゼによって行われる．最終産物は遊離アミノ酸，ジペプチドおよびトリペプチドで，これらは特定の担体介在輸送によって腸上皮細胞膜を通過し吸収される．ジペ

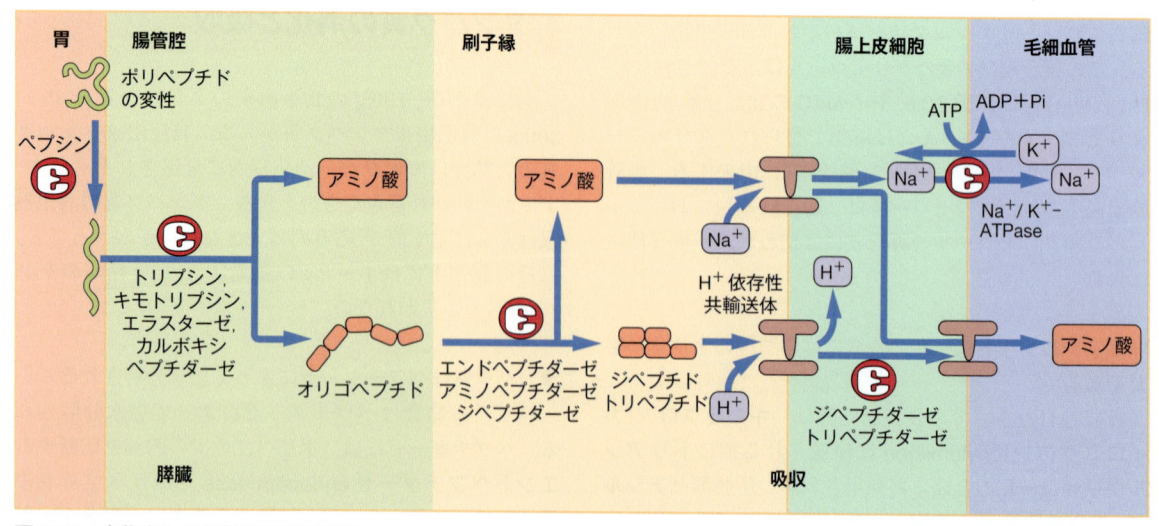

図 30.9　食物タンパク質の消化と吸収
タンパク質消化の前段階として，胃のなかでタンパク質の変性がおこる．引き続いてアミノ酸同士のペプチド結合がエンド型およびエキソ型のペプチダーゼによって加水分解される．遊離アミノ酸やジペプチド，トリペプチドは，腸上皮細胞膜に存在する特異的な輸送システムによって吸収される．

臨床症例
吸収不良に対する診断アプローチ

　吸収不良は，囊胞性線維症またはラクターゼをはじめとする特定の消化酵素の欠乏でおこりうる．糖質吸収不良の最も一般的な原因はラクターゼ欠乏である．胆汁量不足と同じくらい膵臓の機能不全も重要な原因になる．吸収不良は，リンパ腫や炎症性腸疾患，放射線治療などによる腸壁の破損によっても生じることがある．また，胃や膵臓の切除，および小腸を大きく切り取るような外科的介入も，吸収不良の重大な原因になる．

　吸収不良をおこすまれな内分泌性疾患として，Zollinger-Ellison症候群や**無βリポプロテイン血症** abetalipoproteinemia があげられる（無βリポプロテイン血症は，キロミクロンが構築されにくくなるまれなリポプロテイン代謝疾患である）．

　吸収不良の徴候として，**慢性の下痢や貧血，脂肪便，体重減少**，子どもでは**成長障害**がみられる．栄養素やビタミン，微量金属の摂取が不足することで合併症が生じる（第7章）．

　消化不良症候群 malabsorption syndrome の診断には，一般的な血液検査や生化学検査，炎症反応の指標（**C反応性タンパク質** C-reactive protein（CRP））の測定に加え，糞便の培養と糞便中のエラスターゼ（膵外分泌機能の評価），カルプロテクチン（腸管炎症の評価），およびα₁-アンチトリプシン（タンパク質損失の評価）の分析が用いられる．専門的な検査としてビタミン欠乏の試験も含まれる．腹部超音波検査やCTスキャンのような画像検査も可能である．内視鏡検査では上部および下部消化管の一部を可視化できる．胃や十二指腸，小腸の生検も可能である．

　糖質の吸収不良の診断には，呼気中水素ガス測定が有効である．**キシロース** xylose 吸収試験や乳糖吸収試験も古くから用いられてきた方法である．

理解を深めるために
小腸上皮細胞へのアミノ酸の能動輸送

　アミノ酸やジペプチド，トリペプチドが小腸上皮細胞へ入る能動輸送のメカニズムはグルコースの能動輸送について述べたものと似ている．刷子縁膜では，Na^+ 依存性共輸送体がアミノ酸を取り込む輸送と側底膜でATP依存性ポンプが Na^+ を汲み出す輸送がリンクしている．刷子縁の境界面には類似の H^+ 依存性共輸送体が存在し，ジペプチドやトリペプチドを輸送している．さらに Na^+ 非依存性輸送体が側底膜表面に存在しており，門脈へのアミノ酸輸送を促進している．

　腸の管腔側からL-アミノ酸を腸上皮細胞に取り込むために，少なくとも6種類の特異的な共輸送体システムが同定されている．

　短鎖または極性の側鎖を有するアミノ酸（Ser，Thr，Ala，Cys）を輸送する中性アミノ酸共輸送体

- 芳香族アミノ酸や疎水性側鎖をもつアミノ酸（Phe，Tyr，Met，Val，Leu，Ile）を輸送する中性アミノ酸共輸送体
- イミノ酸（Pro，OH-Pro）共輸送体
- 塩基性アミノ酸（Lys，Arg）共輸送体
- 酸性アミノ酸（Asp，Glu）共輸送体
- β-アミノ酸（β-Ala，Tau）共輸送体

　これらの輸送システムは腎臓の尿細管にも存在していて，その分子構造に欠陥があると疾患を引きおこすおそれがある．例えば，**Hartnup**（ハートナップ）**病** Hartnup disease は腸管でのアミノ酸吸収や腎臓でのアミノ酸再吸収ができず，尿中に中性アミノ酸が大量に排泄される遺伝性の病気である．

　プチドとトリペプチドは腸上皮細胞のなかでさらに遊離アミノ酸へと加水分解される．最終的に，遊離アミノ酸は腸上皮細胞から門脈血へ移行する．

まとめ

　消化とは食物を吸収するための一連のプロセスである．

- 食物を消化吸収することで生物は代謝のエネルギーとして使うことができる．
- 糖質は消化されて単糖になる．
- 脂肪はジグリセリドとモノグリセリドに加水分解される．
- タンパク質はジペプチド，トリペプチドそして遊離アミノ酸に加水分解される．
- これらのメカニズムに不具合がおこると，さまざまな消化不良や食物不耐症をもたらす．

✒ アクティブラーニング

(1) デンプンの消化プロセスを述べなさい.
(2) 嘔吐が長期にわたり継続する場合，考えられる合併症を討論しなさい.
(3) どのようなホルモンが消化を助けるか説明しなさい.
(4) 胃から分泌される物質を列挙しなさい.
(5) 小腸における糖の輸送メカニズムを概説しなさい.
(6) 脂肪消化におけるミセルの役割は何か答えなさい.

参考文献

Ayling RM. New faecal tests in gastroenterology. *Ann Clin Biochem.* 2012;49:44–54.

Baumgart DC, Sandborn WJ. Crohn's disease. *Lancet.* 2012;380:1590–1605.

Chang JT. Pathophysiology of inflammatory bowel diseases. *N Engl J Med.* 2020;383:2652–2664. https://doi.org/10.1056/NEJMra2002697.

Chatchu U, Bhatnagar S. Diarrhoea in children: Identifying the cause and burden. *Lancet.* 2013;382:184–185.

Di Sabatino A, Corazza RG. Coeliac disease. *Lancet.* 2009;373:1480–1493.

Harris JB, LaRocque RC, Qadri F, et al. Cholera. *Lancet.* 2012;379:2466–2476.

Khor B, Gardet A, Xavier RJ. Genetics and pathogenesis of inflammatory bowel disease. *Nature.* 2011;474:307–317.

Kunzelmann K, Mall M. Electrolyte transport in the mammalian colon: Mechanisms and implications for disease. *Physiological Rev.* 2002;82:245–289.

Lankisch PG, Apte M, Banks PA. Acute pancreatitis. *Lancet.* 2015;386:85–96.

Malfertheiner P, Chan FKL, McColl KEL. Peptic ulcer disease. *Lancet.* 2009;374:1449–1461.

関連ウェブサイト

Diarrhoea: Why children are still dying and what can be done (WHO, 2009): http://www.who.int/maternal_child_adolescent/documents/9789241598415/en/index.html Accessed May 2021

Lab Tests Online – Malabsorption: http://labtestsonline.org/understanding/conditions/malabsorption/ Accessed May 2021

Centers for Disease Control and Prevention. Cholera: vibrio cholerae infection. Rehydration therapy https://www.cdc.gov/cholera/treatment/rehydration-therapy.html Accessed May 2021

The top 10 causes of death. Who.int/Home/Newsroom/Fact sheets/Detail/ The top 10 causes of death 9 Dec 2020, Accessed Jan 2022

第31章

グルコース恒常性と栄養代謝：糖尿病

Marek H. Dominiczak

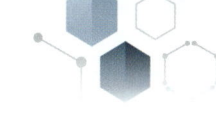

本章で学ぶこと

本章の到達目標

● 主要なエネルギー基質（代謝燃料）の特徴を説明できる.
● インスリンとグルカゴンの作用の概要を説明できる.
● 絶食時と食後の代謝を比較対比できる.
● 外傷時の代謝応答を述べ，糖尿病における代謝と比較できる.
● 1型糖尿病と2型糖尿病の特徴を説明できる.
● 栄養代謝や糖尿病のモニタリングに関連した臨床検査の基本を説明できる.

はじめに

　持続的なエネルギーの供給は生命維持に不可欠である．本章では，エネルギー基質（または代謝燃料）として知られる物質の代謝について述べる．また，最も一般的な代謝疾患である糖尿病についても解説する.

グルコースと脂肪酸は最も重要なエネルギー基質である

　食物の摂取後，過剰なグルコースと脂肪酸は貯蔵され，必要時に再び放出される．まず，限られた量のグルコースがグリコーゲンとして貯蔵される．さらに過剰な分は無比の長期エネルギー貯蔵物質である脂肪酸に変換される．脂肪のカロリー値（9 kcal/g，37 kJ/g）は，糖質（4 kcal/g，17 kJ/g）やタンパク質（4 kcal/g，17 kJ/g）よりも高く，その貯蔵効率はより高い.

　貯蔵エネルギー基質の放出を制御することで，短期間（つまり食事と食事の間）や長期の絶食でもエネルギー供給を確保することができる．極限環境下では，貯蔵エネルギーによって数ヵ月間もの生存が可能である．栄養代謝の主要経路と主要代謝物を表31.1に示す.

代謝は持続的なグルコース供給を維持するようにはたらく．グルコースはグリコーゲンとして貯蔵されるとともに，非糖質性化合物からも合成できる

　グルコースがこれほど不可欠なエネルギー源である理由は，通常グルコースは脳が利用できる唯一の燃料だからである．また，グルコースは運動初期の筋肉において

も優先的に利用される燃料である．細胞外液中のグルコース存在量はわずか80 kcal（335 kJ）に相当する約20 g（1オンス）しかなく，その濃度は狭い範囲に維持されている．これは肝臓のグリコーゲン（約75 g，2.5オンス）および筋肉のグリコーゲン（約400 g，1ポンド）の緊急備蓄により支えられており，これらはおよそ1,900 kcal（7,955 kJ）に相当する.

　細胞外液中のグルコース濃度が低下すると，まず肝臓のグリコーゲンから補給され，これにより約16時間グルコースの供給を維持できる．長期の絶食や極度の運動では，別のメカニズムがはたらく．つまり，糖新生として知られる糖質以外からの**グルコースの合成 gluconeogenesis** である.

　糖新生の主な基質は，嫌気性解糖由来の**乳酸 lactate**や，筋肉タンパク質の分解時に放出されるアミノ酸由来の**アラニン alanine**，そして脂肪組織中のトリアシルグリセロールの分解に由来する**グリセロール glycerol** である（第12章）.

長時間の絶食や長時間の運動では，脂肪酸が主要なエネルギー源となり，大量の脂肪酸はトリアシルグリセロールとして貯蔵される

　脂肪はグリセロールと脂肪酸のエステル〔**トリアシルグリセロール triacylglycerol（TAG）**，**トリグリセリド triglyceride（TG）**とも呼ばれる〕として脂肪組織に貯蔵される．グルコースとは対照的に，脂肪の貯蔵能力は事実上無限である．70 kg（154ポンド）のヒトでは約15 kg（33ポンド）の脂肪を蓄えていることになる．これは130,000 kcal（544,300 kJ）に匹敵する．極限状態ではヒトは60〜90日もの間，絶食しうる．また，肥満者は食事を摂らなくても1年以上生き延びることができるかもしれない.

アミノ酸はグルコースへ変換されたのち，エネルギー源になる

　生体ではアミノ酸は主にタンパク質合成に利用される．食物から摂取した過剰なアミノ酸は糖質に変換される．しかし，（長期の絶食や病気，ケガなど）エネルギー需要が高まると生体内のタンパク質は分解され，放出されたアミノ酸は糖新生によってグルコースに変換される.

表31.1　主要な同化および異化経路

経路	主な基質	最終生成物
同化		
糖新生	乳酸, アラニン, グリセロール	グルコース
グリコーゲン合成	グルコース-1-リン酸	グリコーゲン
タンパク質合成	アミノ酸	タンパク質
脂肪酸合成	アセチルCoA	脂肪酸
脂肪合成	グリセロール, 脂肪酸	トリアシルグリセロール(トリグリセリド)
異化		
解糖系	グルコース	ピルビン酸, ATP
TCA回路	ピルビン酸	NADH + H$^+$, FADH$_2$, 二酸化炭素, 水, ATP
グリコーゲン分解	グリコーゲン	グルコース-1-リン酸, グルコース
ペントースリン酸経路	グルコース-6-リン酸	NADPH + H$^+$, 五炭糖, 二酸化炭素
脂肪酸酸化	脂肪酸	アセチルCoA, 二酸化炭素, 水, ATP(ケトン体)
脂肪分解	トリアシルグリセロール	グリセロール, 脂肪酸
タンパク質分解	タンパク質	アミノ酸, グルコース

ここで留意すべきは, ピルビン酸やアセチルCoAといった代謝産物は, いくつかの経路に共通することである. またそれらの経路は, ミトコンドリアの呼吸鎖の基質となる還元的当量分子(NADH, NADPH, FADH$_2$)を生成する.

臓器や組織ごとにエネルギー源の扱いが異なる

　脳 brain は生体が消費する酸素量の約20%を利用する. 通常, グルコースはその唯一のエネルギー源である. しかし, 飢餓時には脳は代替エネルギーとして**ケトン体** ketone body を利用するように適応する.

　糖新生は主に**肝臓** liver が行い, 長期絶食では**腎臓** kidney でも行われる.

　筋肉 muscle はグルコースと脂肪酸の両方をエネルギー源として利用する. 短時間の運動ではグルコースが優先的な基質であるが, 安静時や長時間の運動の際には脂肪酸が主要なエネルギー源となる(**第37章**). 筋細胞は**グルコース-6-ホスファターゼ** glucose-6-phosphatase をもたないため, グルコースを直接血流中に放出することはできない. 筋細胞はグリコーゲンを自身のエネルギー需要のためにしか利用できないことは注意点である. 筋細胞は**乳酸** lactate と必要に応じて**アラニン** alanine を放出することで糖新生に寄与しており, どちらも肝臓に輸送される.

グルコース恒常性

　血漿 plasma グルコース濃度は次の2種類の代謝バランスを反映している. 一方は食餌からの摂取または**グリコーゲン分解** glycogenolysis や糖新生による体内産生であり, もう一方は, 組織における**解糖系** glycolysis, **ペントースリン酸経路** pentose phosphate pathway, TCA回路, **グリコーゲン合成** glycogenogenesis での利用である(**第12章**). 絶食時, 体重70 kg(154ポンド)の人は, およそ200 g/24 hの速度でグルコースを代謝している.

インスリンとその対抗制御ホルモンが燃料代謝を調節する

　グルコース恒常性の制御には, 一方で同化ホルモンである**インスリン** insulin が, もう一方では対抗制御ホルモンとして知られる, **グルカゴン** glucagon, **カテコールアミン** catecholamines, **コルチゾール** cortisol や**成長ホルモン** growth hormone といった異化ホルモン群がかかわっている(**図31.1**). インスリンとグルカゴンは膵臓の Langerhans(ランゲルハンス)島から分泌される. インスリンは(Langerhans島細胞の約70%を占める)β**細胞** β-cell から分泌され, グルカゴンはα**細胞** α-cell から分泌される. インスリンとグルカゴンのモル比が燃料代謝パターンの主要な決定因子である.

　膵島はソマトスタチンやアミリンといった他のホルモンも分泌する.

◆ インスリン

　インスリンは, 1921〜1922年にかけてトロントの Frederick Banting(フレデリック・バンティング), Charles Best(チャールズ・ベスト), John Macleod(ジョン・マクラウド)らによって発見された(**参考文献**参照). 1979年にこのタンパク質は再び脚光を浴び, インスリンは商業的に生産された最初の組換えヒトタンパク質となった. インスリン分子は2つのジスルフィド結合に

A

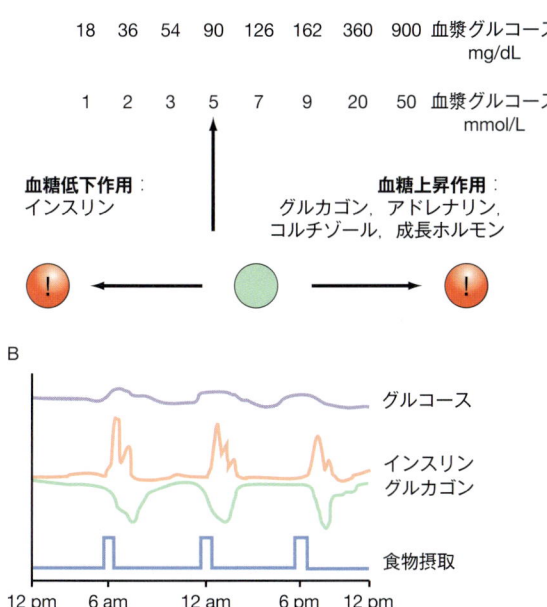

18	36	54	90	126	162	360	900	血漿グルコース mg/dL
1	2	3	5	7	9	20	50	血漿グルコース mmol/L

血糖低下作用：
インスリン

血糖上昇作用：
グルカゴン，アドレナリン，
コルチゾール，成長ホルモン

B

グルコース

インスリン
グルカゴン

食物摂取

12 pm　6 am　12 am　6 pm　12 pm

図31.1　ホルモンによるグルコース恒常性の制御

(A) 血漿グルコース濃度は，インスリンの血糖低下作用と抗インスリンホルモンの血糖上昇作用を反映する．**(B)** インスリンとグルカゴンの1日の分泌パターンとそれに対応する血漿グルコース濃度の変動．血漿グルコース濃度は1日を通して狭い範囲に維持されている．食事に反応してインスリンが分泌されるとグルカゴンの分泌が抑制されることに注意が必要である．mmol/Lで表記されるグルコース濃度値に18をかけることで，mg/dL濃度に換算することができる．

よって連結した2本のペプチド鎖（α鎖とβ鎖）からなる．その分子量は5,500 Daである．インスリンは膵臓β細胞の粗面小胞体で合成され，**ゴルジ（Golgi）体 Golgi apparatus**で分泌顆粒にパッケージされる．インスリンの前駆体は一本鎖のプレプロインスリンである．まず，

24アミノ酸からなるシグナル配列がペプチダーゼによってプレプロインスリンから切除され，プロインスリンができる．そして，プロインスリンはエンドペプチダーゼによってインスリンとCペプチド C-peptideに分割される（**図31.2**）．両分子は等モル量細胞から放出される．臨床検査室では，インスリンによる治療を受けた患者のβ細胞の機能の評価にこれを利用している．このような患者では，投与されたインスリンが測定に支障をきたすため，内因性のインスリンを直接測定することができない．しかし，Cペプチドは体内で産生されたインスリンと等モル濃度で存在するため，β細胞機能のマーカーとして有用である．Cペプチドの測定は，1型糖尿病と2型糖尿病の鑑別診断にも用いられる．

インスリン分泌はβ細胞内でのグルコース代謝によって制御される

β細胞は膜輸送体である**グルコース輸送体2 glucose transporter-2（GLUT2，第4章）**を介してグルコースを取り込む．グルコースは細胞に入ると，**グルコキナーゼ glucokinase**によってリン酸化され，解糖系へと進む．グルコース代謝が活性化されると，細胞内の**アデノシン三リン酸 adenosine triphosphate（ATP）／アデノシン二リン酸 adenosine diphosphate（ADP）**比が上昇する．これによって細胞膜の **ATP感受性K⁺チャネル ATP-sensitive potassium channel**が閉じてK⁺の排出が減少し，細胞が脱分極する．すると，**L型Ca²⁺チャネル L-type calcium channel**が開き，Ca²⁺が細胞内に流入することができるようになる．これによりCa²⁺依存性タンパク質が活性化され，インスリンを含む分泌顆粒が放出される．この結果として引きおこされるインスリンの放出は，第1相インスリン分泌として知られている〔**図31.3，第26章**における神経分泌顆粒の分泌メカニズム

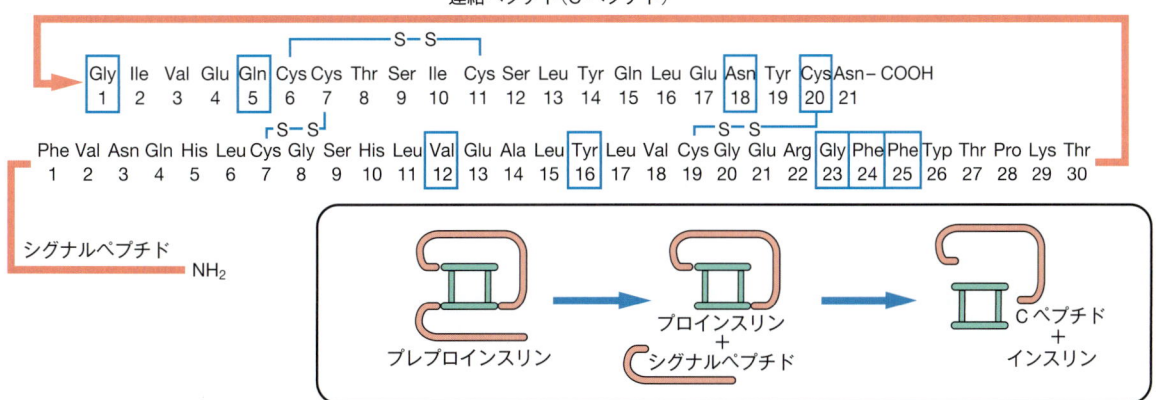

連結ペプチド（Cペプチド）

| Gly | Ile | Val | Glu | Gln | Cys | Cys | Thr | Ser | Ile | Cys | Ser | Leu | Tyr | Gln | Leu | Glu | Asn | Tyr | Cys | Asn–COOH |
| 1 | 2 | 3 | 4 | 5 | 6 | 7 | 8 | 9 | 10 | 11 | 12 | 13 | 14 | 15 | 16 | 17 | 18 | 19 | 20 | 21 |

| Phe | Val | Asn | Gln | His | Leu | Cys | Gly | Ser | His | Leu | Val | Glu | Ala | Leu | Tyr | Leu | Val | Cys | Gly | Glu | Arg | Gly | Phe | Phe | Typ | Thr | Pro | Lys | Thr |
| 1 | 2 | 3 | 4 | 5 | 6 | 7 | 8 | 9 | 10 | 11 | 12 | 13 | 14 | 15 | 16 | 17 | 18 | 19 | 20 | 21 | 22 | 23 | 24 | 25 | 26 | 27 | 28 | 29 | 30 |

シグナルペプチド

NH₂

プレプロインスリン → プロインスリン ＋ シグナルペプチド → Cペプチド ＋ インスリン

図31.2　インスリン

インスリンは2本のポリペプチド鎖が2つのジスルフィド結合で結合した分子である．3つ目のジスルフィド結合はβ鎖の内部間を架橋する．インスリンはプレプロインスリンという長いペプチド鎖として合成され，その後，シグナルペプチドとプロインスリンに切断される．β細胞から分泌される前に，プロインスリンはさらにCペプチドとインスリンに分割される．四角で囲まれたアミノ酸残基は，インスリン受容体への結合に関与するアミノ酸である．

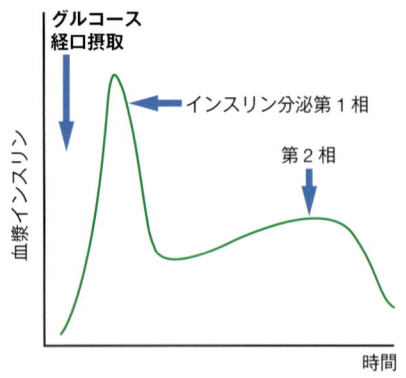

図 31.3　インスリン分泌
インスリン分泌は二相性であることに注意が必要である．グルコースはインスリン分泌にはたらく最も重要な刺激因子である．他の刺激因子として，いくつかのアミノ酸（アルギニン，リシン，分岐鎖アミノ酸），迷走神経の刺激，腸管から分泌されるホルモン（インクレチン）がある．

（図26.3）と比較〕．インスリン分泌の第2相は，新たなインスリンの合成や，細胞質の長鎖アシル-補酵素 A（アシル CoA）濃度の上昇といったシグナルへの応答に関連している．この第1相の分泌の欠失は膵島細胞の障害の初期徴候である．ロイシン，アルギニン，リシンなどのアミノ酸もインスリン分泌を刺激することに注意が必要である．

インスリンは複数の細胞内シグナル伝達経路を活性化する膜受容体を介して作用する．つまり，細胞内インスリンシグナル伝達は複雑なリン酸化反応のカスケードを通して生じる

インスリン作用はその膜受容体への結合から始まる．インスリン受容体は，**インスリン様成長因子-1 insulin-like growth factor-1（IGF-1）**の受容体と高い相同性をもっている．実際，インスリンや IGF-1 は，親和性は異なるものの，これら2つの受容体と相互作用する．

その受容体は細胞膜貫通型の4つのサブユニットで構成されるタンパク質である．受容体の β サブユニットは**チロシンキナーゼ tyrosine kinase** 活性を有する．インスリンが結合すると，受容体は自身をリン酸化する（**自己リン酸化 autophosphorylation**）．リン酸化は構造変化を引きおこし，**インスリン受容体基質 insulin receptor substrate（IRS）1～6** として知られるタンパク質群の動員を可能にする．リン酸化された IRS は次々と他のタンパク質と結合し，IRS-PI3K-AKT カスケードと GRB2-SOS-Ras-MAPK カスケードという2つの主要なカスケードにシグナルを伝達する（図31.4，図25.3 と比較）．PI3K 非依存性経路のように，細胞のグルコース輸送の刺激に関与するシグナル伝達経路も存在する．

IRS-PI3K-AKT シグナル伝達経路はインスリンによる代謝を制御する

IRS タンパク質はアダプタータンパク質を動員し，これが**ホスファチジルイノシトール 3-キナーゼ phosphatidylinositol 3-kinase（PI3K）**をリン酸化する．PI3K の活性化は，脂質メッセンジャー分子である**ホスファチジルイノシトール 3,4,5-トリスリン酸 phosphatidylinositol 3,4,5-trisphosphate（PIP$_3$，第25章）**を生成する．PIP$_3$ は **3-ホスホイノシチド依存性プロテインキナーゼ 1 3-phosphoinositide-dependent protein kinase 1（PDK1）**を活性化し，さらに PDK1 は AGC プロテインキナーゼファミリーに属する重要なセリン-トレオニンキナーゼである **AKT〔プロテインキナーゼ B protein kinase B（PKB）とも呼ばれる〕**をリン酸化する．

AKT の活性化は mTOR キナーゼを含む mTORC2 と呼ばれる複合体によって増強される．AKT 経路は解糖，糖新生，脂質合成を制御し，グリコーゲン分解を抑制する．他の AKT 基質としては，肝臓での内因性グルコース産生を制御し，脂肪生成と糖新生に関与している**グリコーゲン合成酵素キナーゼ 3 glycogen synthase kinase 3** や**フォークヘッドボックス O forkhead box O（FOXO）**ファミリーに属する転写因子などの他に，細胞周期の調節，アポトーシス，生存に関与するタンパク質もある．それらは β 細胞の分化にも影響を及ぼす．AKT のリン酸化は FOXO の核外排出を引きおこし，その活性を抑制する．逆に，FOXO のリン酸化の低下はインスリン抵抗性を招く．

この経路はグルコース輸送を制御する**プロテインキナーゼ C protein kinase C（PKC）λε** のような非定型 PKC として知られる PKC のアイソフォームの活性化にも関与している．

GRB2-SOS-RAS-MAPK シグナル伝達経路には分裂促進作用がある

GRB2-SOS-RAS-MAPK 経路の活性化は，SHC タンパク質が受容体に結合することにより開始する．SHC はドッキングタンパク質である GRB2 を動員し，Son of Sevenless タンパク質（SOS）と複合体を形成する．この複合体は RAS に内在する GTPase 活性を促進し，活性化 RAS は次にプロテインキナーゼの RAF を活性化する．RAF はさらに中間分子の活性化を介して MAP キナーゼである ERK1 と ERK2 を活性化する．MAP キナーゼは細胞の成長，増殖，分化に関与するさまざまな基質をリン酸化する．

PI3K 非依存経路はグルコース輸送を活性化する

グルコース輸送は，インスリン受容体が CBL タンパク質をリン酸化し，リン酸化された CBL が **CBL 結合タンパク質 CBL-associated protein（CAP）**に結合するという PI3K 非依存的な経路 PI3K-independent pathway に

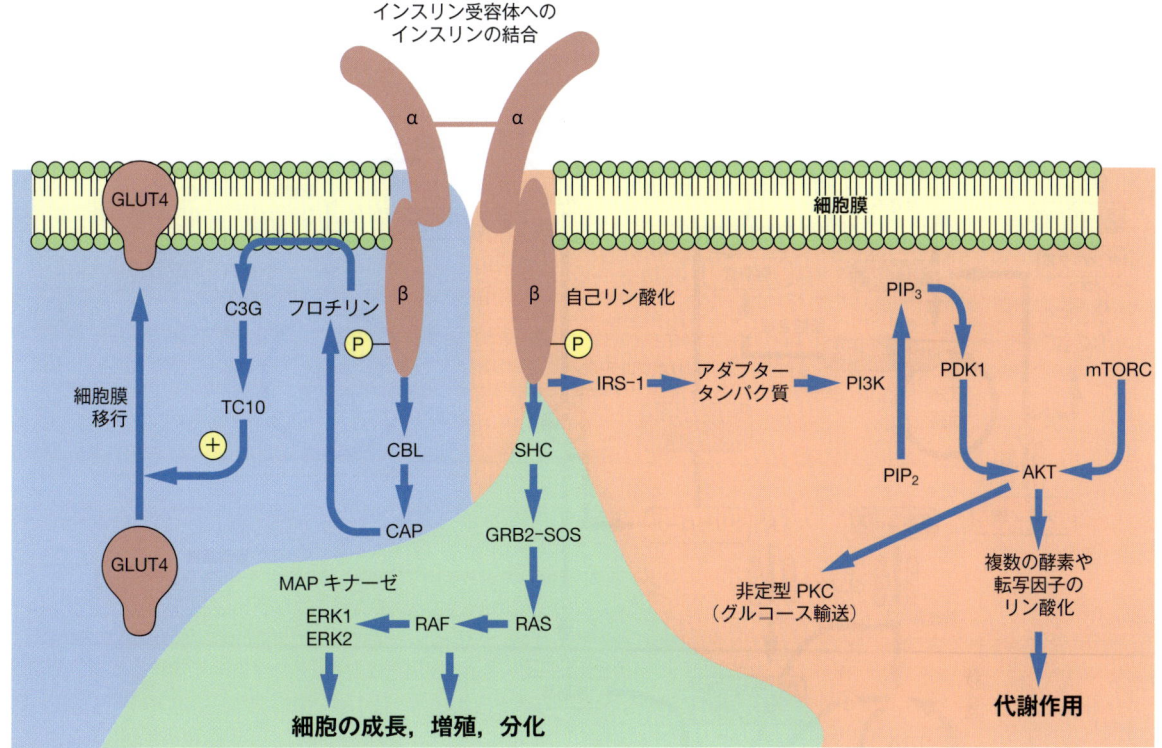

図31.4　インスリンシグナル

インスリン分子からのシグナルは，インスリンシグナルカスケードを通じて，調節酵素やGLUT4膜グルコース輸送体などの標的分子へ伝えられる．IRS-1-PI3K-AKT経路はインスリンの主な代謝作用を仲介し，非定型PKCの活性化を通じてグルコース輸送に影響を及ぼす．PI3K非依存的経路はGLUT4輸送体の細胞膜への移動に影響を及ぼす．GRB2-SOS-RAS-MAPK経路は細胞増殖と分化という細胞分裂促進作用を伝達する．CAP：CBL結合タンパク質，CBL：インスリンシグナル伝達経路のアダプタータンパク質，**C3G**：グアニンヌクレオチド交換因子，ERK：細胞外シグナル制御キナーゼ extracellular signal-regulated kinase，GRB2：アダプタータンパク質，IRS-1：インスリン受容体基質1，TC10：Gタンパク質，SHC：シグナル伝達経路に関与するタンパク質．またシグナル伝達タンパク質のドメインを構成する，mTORC：mTORキナーゼを含むタンパク質複合体，PDK：ホスホイノシチド依存性キナーゼ phosphoinositide-dependent kinase，PI3K：ホスホイノシトール3-キナーゼ，PIP₂：ホスファチジルイノシトール4,5-ビスリン酸，PIP₃：ホスファチジルイノシトール3,4,5-トリスリン酸，PKC：プロテインキナーゼC，RAS：GTPase，RAF：プロテインキナーゼ，SOS：Son of Sevenless タンパク質．詳しい説明は本文を参照．

よっても活性化する．続いてCAPは，細胞膜の脂質ラフトに存在する**フロチリン flotillin**に結合する．フロチリンは**グアニンヌクレオチド交換因子guanyl nucleotide exchange factor**であるC3Gと結合する．これは脂肪細胞においてTC10と呼ばれるGタンパク質を活性化し，**GLUT4輸送体 GLUT4 transporter**の細胞膜への移動に関与する．

インスリンシグナルの終結には，ホスホチロシンホスファターゼ1B phosphotyrosine phosphatase 1Bのようなホスファターゼが関与している．

◆ インスリンの代謝作用

一般的にインスリンは同化経路を活性化し，異化経路を抑制する．主に肝臓，脂肪組織，骨格筋といった3つの組織に作用する（**図31.5**）．絶食時では，肝臓がインスリン作用の主な標的である．しかし食後には，筋肉と脂肪組織が主要な標的組織となり，骨格筋がグルコース

吸収の約80％を担う．

肝臓では，インスリンは解糖系とグリコーゲン合成を活性化する．ただし，肝臓でのグルコース輸送はインスリンに依存しないことに注意する必要がある．また，インスリンは長鎖脂肪酸合成と脂質合成（つまりトリアシルグリセロール合成）を活性化する．さらに，肝臓から末梢細胞へ脂質を輸送する超低密度リポプロテインvery-low-density lipoprotein（VLDL）の生成を促進する．また，インスリンは血管内皮細胞の**リポプロテインリパーゼ lipoprotein lipase（LPL）**を誘導する．この酵素はキロミクロン（カイロミクロン）やVLDLからトリアシルグリセロールを遊離させる（第33章）．同時に，インスリンは糖新生と脂肪分解を抑制する．

脂肪組織では，インスリンは**グリセロール-3-リン酸glycerol-3-phosphate**と脂肪酸を基質として，トリアシルグリセロールの合成を活性化する．

筋肉では，インスリンはグルコース輸送，グルコース代謝，およびグリコーゲン合成を活性化し，またアミノ

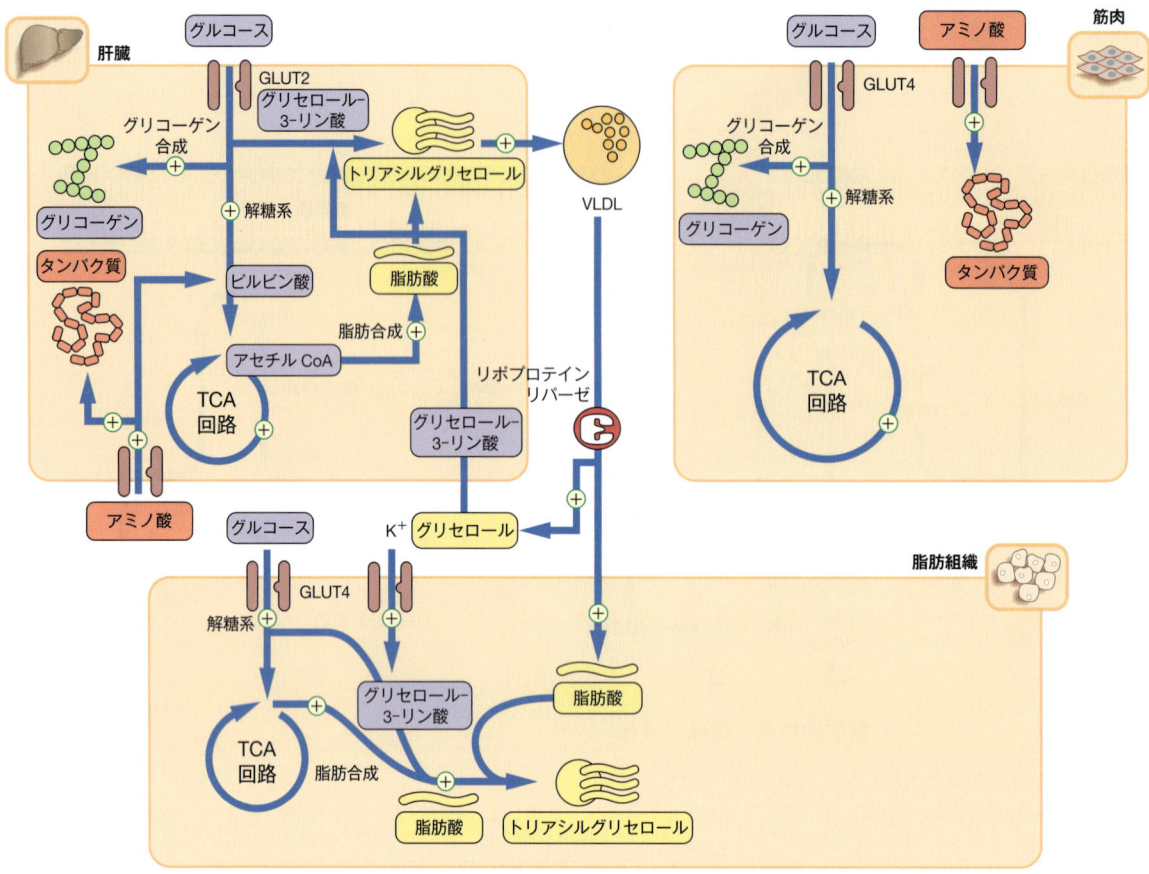

図31.5　インスリンの代謝作用
主要なインスリンの標的組織は，肝臓，筋肉，脂肪組織である．インスリンは糖質，脂質，タンパク質の代謝に作用する．加えて，インスリンは細胞のカリウムの取り込みも促進する．⊕印はインスリンによって活性化される経路である．ほとんどの場合，インスリンは相反する経路の阻害も行う．筋肉や脂肪組織におけるグルコースの取り込みは GLUT4 輸送体が行い，インスリン依存的である．一方，肝臓に存在する GLUT2 はインスリン非依存的である．

酸取り込みとタンパク質合成も活性化する．

インスリンは細胞膜を隔てたグルコース輸送を活性化する

　細胞へのインスリン依存的グルコース取り込みは，グルコース輸送体として知られるタンパク質によって行われる（第4章）．GLUT4 輸送体は，筋肉や脂肪細胞へのグルコースの取り込みを調節している．GLUT4 はエンドソーム endosome と細胞膜の間を行き来する．刺激を受けていない細胞では，細胞表面に局在する GLUT4 分子は 10% 以下である．ヒトにおいては，インスリンは GLUT4 の細胞膜への動員を倍加させる．しかし，脂肪酸はその発現を低下させる．運動中の筋収縮がインスリンとは無関係に，GLUT4 の発現を増加させることは重要な点である．

● インスリン抵抗性：グルコース恒常性における重要な概念

　インスリン抵抗性とは，一定量のインスリンを投与し

ても，細胞応答が予想より少なくなる状態のことである．インスリン抵抗性の概念は，2型糖尿病の病態を理解するうえできわめて重要である．

　肝臓では，インスリン抵抗性により脂肪合成とトリアシルグリセロール合成が増加し，VLDL 分泌も増加する．また，**フィブリノーゲン** fibrinogen 合成の亢進と**プラスミノーゲン活性化因子阻害因子 1** plasminogen activator inhibitor 1（PAI-1）の増加を引きおこし，血液凝固促進状態となる．筋肉ではグルコースの取り込みが減少する．脂肪組織では遊離脂肪酸の過剰産生と，**アディポネクチン** adiponectin の減少や**レジスチン** resistin の増加といった**アディポカイン** adipokine の分泌パターンの変化がみられる（第32章）．

最も重要なインスリン抵抗性の原因はインスリンシグナルの不全である（表31.2）

　インスリン抵抗性は，例えばインスリン受容体遺伝子のごくまれな変異や受容体に対する自己抗体の存在によって，インスリンの受容体への結合が障害されること

理解を深めるために
インスリン抵抗性の評価

　現在，インスリン抵抗性の評価は主に研究目的で行われている．これには高インスリン性正常血糖クランプ試験 hyperinsulinemic euglycemic clamp として知られる方法を用いる．この試験では，一定速度でインスリンを可変量のグルコースとともに注入する．グルコースの注入速度は，血漿グルコース濃度（血糖値）を5.0 〜 5.5 mmol/L（90 〜 99 mg/dL）に保持できるように調整する．定常状態に達すると，グルコースの注入速度は末梢でのグルコースの取り込み速度と等しくなり，これはインスリンの感受性／抵抗性を反映する．

表31.2　インスリン抵抗性の部位

抵抗性部位	考えられる異常	コメント
受容体前	インスリン受容体に対する抗体，異常分子	まれ
受容体	インスリン受容体の数または親和性の低下	糖尿病の原因としては多くはない
受容体後	シグナル伝達異常：チロシンリン酸化異常，IRS-1，ホスファチジルイノシトール 3-キナーゼをコードする遺伝子の変異，GLUT4 輸送体の細胞膜への移行の異常，脂肪酸濃度の上昇	インスリン抵抗性の原因としては，受容体以後の異常が最も多い

によって引きおこされる．しかし，最も重要な原因はインスリンシグナル伝達経路における障害である．PI3K非依存的経路が正常に機能しないと，脂肪細胞でGLUT4 の細胞内移行が抑制され，その結果，グルコースの取り込みが障害される（骨格筋では障害されない）．これは肥満と糖尿病患者の両方で認められる．

　インスリン抵抗性は IRS-1 と PI3K をコードする遺伝子の多型と関連がある．また，過剰な脂肪酸によっても誘導される．血漿中のトリアシルグリセロール濃度が高い患者にみられる，肝臓や筋肉，膵 β 細胞におけるトリアシルグリセロールの蓄積（脂肪症）も，インスリン抵抗性の一因となる．これには FOXO 転写因子が重要な役割を果たしているようである．通常，FOXO 転写因子は空腹時に肝臓の代謝をグルコース利用からグルコース生産に切り替えるが，FOXO 転写因子が機能しないと，絶食してもグルコース-6-ホスファターゼは誘導されず，グルコキナーゼも抑制されない．したがって，グルコース生産の代わりに，グルコースの炭素は脂肪合成に向けられる．その結果，VLDL の産生が増加して肝臓にトリアシルグリセロールが蓄積し，脂肪肝 liver steatosis となる．脂肪酸過剰に関連する有害な現象を総称して，脂質毒性 lipotoxicity と呼ぶ．高血糖自体も

インスリンシグナルを減衰させる（糖毒性 glucotoxicity という）．

グルカゴンおよび他の抗インスリンホルモン

グルカゴンおよびその他の抗インスリン（拮抗調節）ホルモンは，グリコーゲン分解および糖新生を刺激することによって血漿グルコース濃度を上昇させる

　グルカゴンは肝臓に作用する．筋肉細胞にはグルカゴン受容体は存在せず，筋のグリコーゲン分解は別の抗インスリンホルモンであるアドレナリン adrenaline（エピネフリン epinephrine）によって刺激される．

　グルカゴンは 29 アミノ酸からなる一本鎖ペプチドであり，3,485 Da の分子量をもつ．グルカゴンは肝臓に作用する．グルカゴンは貯蔵燃料を動員し，食間の血糖値を維持する．グルカゴンはグリコーゲン分解，糖新生，脂肪酸の酸化，ケトン体合成を促進（表31.3）する一方，解糖系，グリコーゲン合成，トリアシルグリセロール合成を阻害する（図31.6）．

　グルカゴンは自身の膜受容体に結合し（第12章），そのシグナルが膜結合型 G タンパク質およびサイクリックアデノシン 3',5'ーーリン酸 cyclic adenosine 3',5'-monophosphate（cAMP）経路を介して伝達される．まず，グルカゴン-受容体複合体はグアノシン三リン酸 guanosine 5'-triphosphate（GTP）の三量体 G タンパク質複合体への結合を引きおこす（第25章）．これにより G タンパク質サブユニットが解離する．サブユニットの1 つ（Gα）はアデニル酸シクラーゼを活性化し，ATP をcAMP に変換させる．cAMP は cAMP 依存性プロテインキナーゼ cAMP-dependent protein kinase（PKA）を活性化し，これがいくつかの制御酵素をリン酸化することで，

表31.3　糖新生の主要酵素に対するインスリンとグルカゴンの相反的作用

酵素	グルカゴンの作用	インスリンの作用
グルコース-6-ホスファターゼ（Glc-6-Pase）	誘導	抑制
フルクトース-1,6-ビスホスファターゼ（Fru-1,6-BPase）	誘導	抑制
ホスホエノールピルビン酸カルボキシキナーゼ（PEPCK）	誘導	抑制

高糖質食摂取時，インスリンは解糖系酵素であるグルコキナーゼ，ホスホフルクトキナーゼ（PFK），ピルビン酸キナーゼ（PK）やグリコーゲン合成酵素の遺伝子の転写を誘導する．同時に，糖新生の主要酵素であるピルビン酸カルボキシラーゼ pyruvate carboxylase（PC），PEPCK，Fru-1,6-BPase，Glc-6-Pase を抑制する．グルカゴンはこれらインスリンの作用と逆の作用を及ぼす．**高脂肪食摂取時**，グルカゴンはグルコキナーゼ，PFK-1，PK の合成を抑制し，PEPCK，Fru-6-Pase，Glc-6-Pase の転写を誘導する．

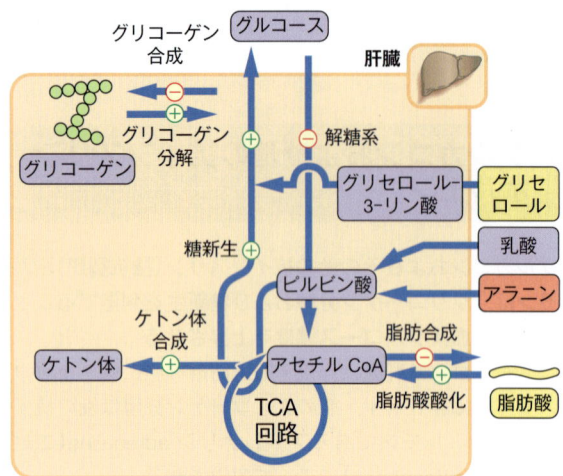

図31.6　グルカゴンの代謝作用
グルカゴンはあらゆる利用可能な原材料からグルコースの合成を促す．また，グルカゴンは脂肪分解やアセチルCoAからのケトン体生成を促進する．これらグルカゴンの作用は肝臓に限定的である．

糖質や脂質代謝の重要ステップを制御する（図31.6，31.7，31.8）．

アドレナリンは肝臓と筋肉に作用する

　アドレナリンはストレス応答における血糖上昇を担う重要なホルモンである．その代謝作用はグルカゴンと類似する．アドレナリンは解糖系と脂肪合成を阻害し，糖新生を活性化する．アドレナリンはαおよびβアドレナリン受容体を介して作用する（主にβアドレナリン受容体，図12.6）．これらの受容体はグルカゴン受容体と同様に，cAMPシグナル伝達カスケードを利用する．

インクレチンホルモン

インクレチンホルモンは腸管から分泌され，インスリンの分泌を増強する

　経口グルコース投与に対する血漿インスリン応答は，静脈投与に対する応答よりも大きい．**グルカゴン様ペプチド1 glucagon-like peptide-1（GLP-1）やグルコース依存性インスリン分泌刺激ペプチド glucose-dependent insulinotropic peptide**（別名：**胃抑制ポリペプチド gastric inhibitory peptide**，ともに略記は**GIP**），コレシストキニン cholecystokinin や血管作動性腸管ペプチド vasoactive intestinal peptide（VIP）などの**消化管ホルモン gastrointestinal hormone** は，インスリンの分泌を増強する．これらは食物の摂取後に分泌され，**インクレチン効果 incretin effect** として知られる．

　GLP-1 は，主に回腸遠位部や大腸で腸管粘膜中に分泌される．GLP-1 の分泌は食後すぐに上昇する．グルコース濃度の上昇時，GLP-1 は膵臓β細胞からのイン

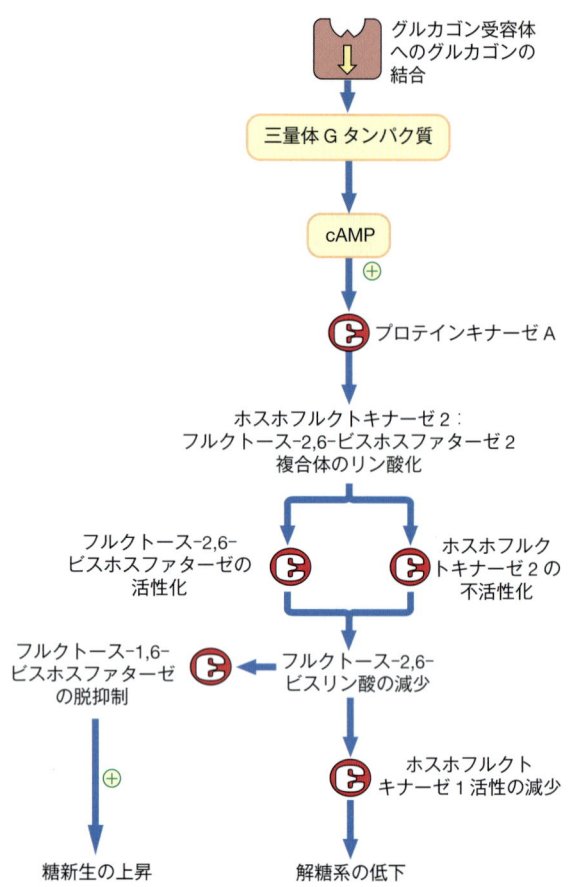

図31.7　ホスホフルクトキナーゼによる解糖系と糖新生の制御
グルカゴンは，**ホスホフルクトキナーゼ2 phosphofructokinase-2（PFK-2）とフルクトース2,6-ビスホスファターゼ fructose 2,6-bisphosphatase-2（Fru-2,6-BPase）**の2つの機能を有する酵素複合体の活性を制御することで糖新生を調節する．グルカゴンがその膜受容体に結合するとGタンパク質，続いてアデニル酸シクラーゼによる環状AMP（cAMP）の産生を介してシグナルを伝達する．次に，cAMPは**プロテインキナーゼA（PKA）**を活性化する．続いてPKAは**PFK-2：Fru-2,6-BPase複合体**をリン酸化する．このリン酸化によりビスホスファターゼを活性化し，Fru-2,6-BPの分解を進める．Fru-2,6-BPの減少により，糖新生の主経路ではたらく別の酵素，**フルクトース-1,6-ビスホスファターゼ（Fru-1,6-BPase）**の阻害を解除して活性化する．その結果，**糖新生が亢進する**．巧妙なことに，フルクトース-2,6-ビスリン酸（Fru-2,6-BP）の減少は解糖系の律速酵素である**ホスホフルクトキナーゼ1 phosphofructokinase-1（PFK-1）**の活性の抑制に作用する．その結果，**解糖系が阻害される**．

スリン分泌を増加させ，グルカゴン分泌を減少させるため，内因性グルコース産生が減少する．また，GLP-1 は胃内容の排出を減少させ，満腹感を増大させる．

　GIP は十二指腸と空腸で合成される42アミノ酸からなる分子である．GLP-1 や GIP は **Gタンパク質共役型受容体 G protein coupled receptor** を介して作用する．GLP-1 受容体は，膵島α細胞やβ細胞，末梢組織に存在する．GLP-1 や GIP は**ジペプチジルペプチダーゼ4 dipeptidyl peptidase-4（DPP-4）**によって不活化される．

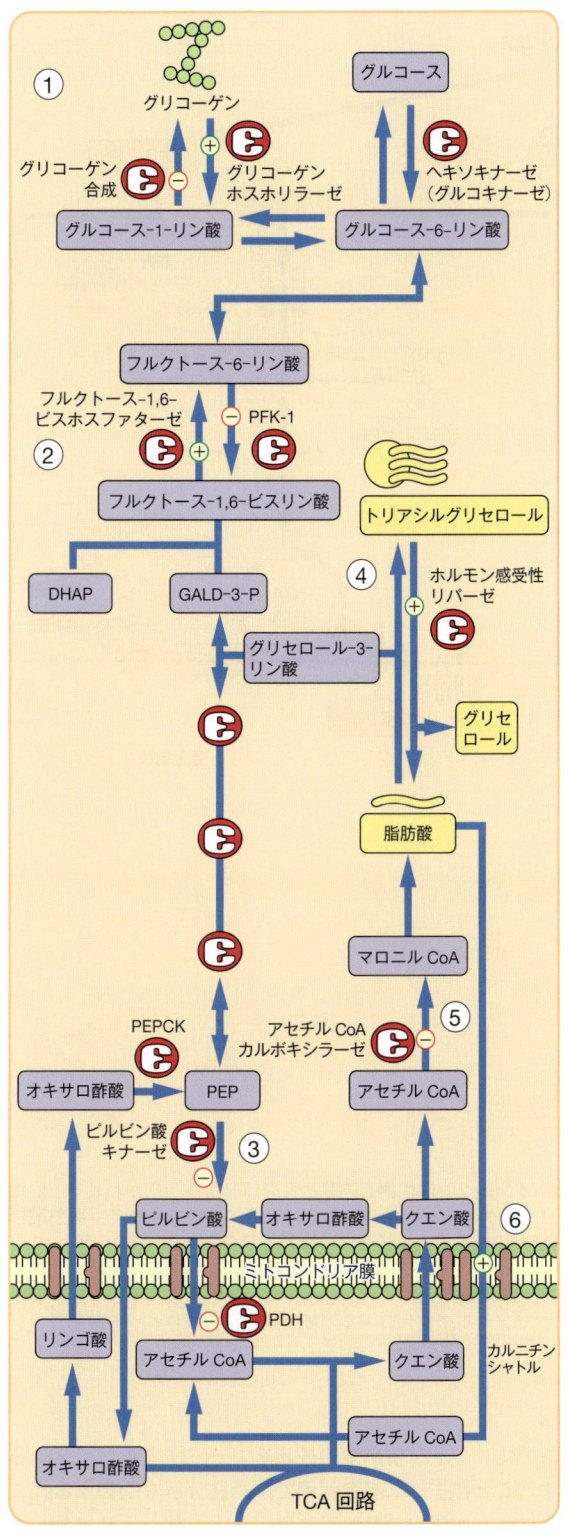

胆汁酸 bile acid は腸管受容体を介してシグナルを伝達し，GLP-1 の放出を増強する．

図 31.8　グルカゴンとアドレナリンによって制御される主要酵素のリン酸化は糖質と脂質の代謝を制御している

通常，リン酸化は異化経路の酵素を活性化し，同化経路の酵素を阻害する．①グリコーゲン代謝制御：グリコーゲンホスホリラーゼが活性化され，グリコーゲン合成酵素が不活化される．これによりグリコーゲンの分解が進む．②糖新生：フルクトース-2,6-ビスホスファターゼ(Fru-2,6-BPase)は活性化され，ホスホフルクトキナーゼ2(PFK-2)は阻害される．これによりフルクトース-2,6-ビスリン酸(Fru-2,6-BP)の生成が減少し，続いてホスホフルクトキナーゼ1(PFK-1，解糖系の律速酵素)が阻害され，フルクトース-1,6-ビスホスファターゼ(Fru-1,6-BPase，糖新生)が活性化される．③解糖系：通常，フルクトース-1,6-ビスリン酸(Fru-1,6-BP)は，解糖系の下流酵素であるピルビン酸キナーゼもアロステリックに活性化する．Fru-1,6-BPの生成が低下するため，解糖系が減速する．④脂肪分解：リン酸化はホルモン感受性リパーゼによる脂肪分解(トリアシルグリセロールから脂肪酸を遊離)を促進する．⑤脂肪酸酸化：リン酸化はアセチル CoA カルボキシラーゼを阻害し，マロニル CoA の生成を阻害する．⑥通常，マロニル CoA はカルニチンパルミトイル転移酵素 I を阻害する．マロニル CoA が不足するとその阻害が解除され，ミトコンドリアへの脂肪酸の供給が促進される．これにより脂肪酸の酸化が活性化される．DHAP：ジヒドロキシアセトンリン酸 dihydroxyacetone phosphate，GALD-3-P：グリセルアルデヒド-3-リン酸 glyceraldehyde-3 phosphate，PEP：ホスホエノールピルビン酸 phosphoenolpyruvate，PEPCK：ホスホエノールピルビン酸カルボキシキナーゼ，PDH：ピルビン酸脱水素酵素．

摂食-絶食サイクル

ヒトの代謝は，摂食状態と絶食状態の間で変動する．これら代謝パターンは血漿中のグルカゴンに対するインスリンのモル比によって決定される

　摂食状態 fed state(吸収状態や食後状態ともいわれる)は食事中とその後数時間に生じる．その主な特徴は，高インスリン濃度および，低グルカゴン濃度(高インスリン／グルカゴン比)である．

　摂食状態の反対は絶食状態 fasting state である．6～12 時間の絶食を吸収後状態 postabsorptive state と呼ぶ．12 時間以上の絶食は"長期絶食 prolonged fasting"または飢餓状態 starvation という．その特徴は低インスリン濃度および，高グルカゴン濃度(低インスリン／グルカゴン比)である．

インスリンとグルカゴンは摂食-絶食サイクルにおいて遺伝子のオン・オフを行う

　インスリンは FOXO 転写因子(ヘリックス・ターン・ヘリックス構造に 2 つのループが加わっていることからこう呼ばれる)の活性を制御することによって，主要酵素の合成を調節している．この 2 つの転写因子，フォークヘッドボックスタンパク質 1(FOXO1)と FOXA2(HNF-3B としても知られる)は，同化から異化への切り替えに不可欠である．

　FOXO1 は絶食状態の肝臓で糖新生を促進する．FOXO1 とそのコアクチベーターは，律速酵素であるホ

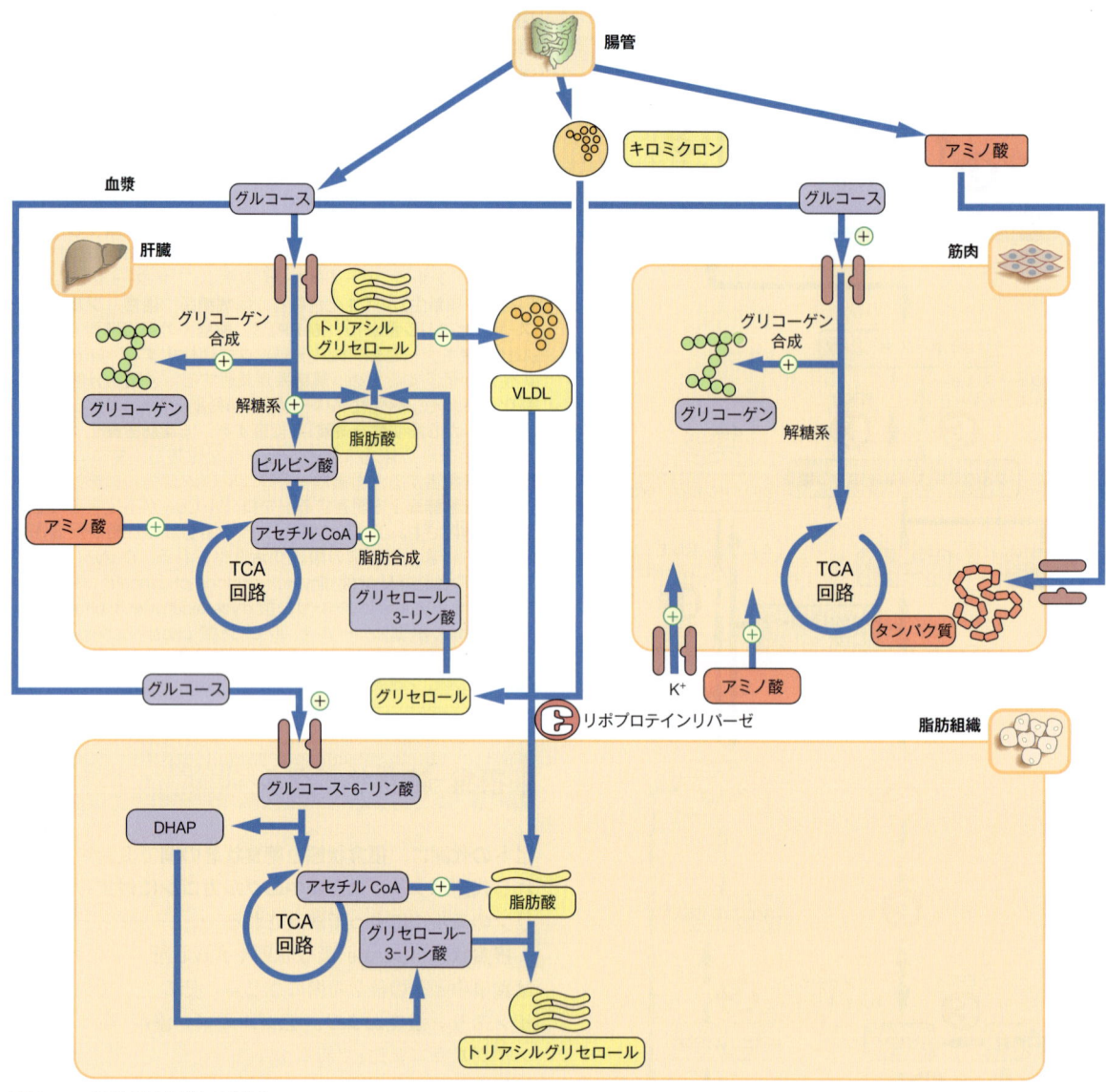

図31.9　摂食時（食後）の代謝

糖質，アミノ酸，脂質は腸管で吸収され，インスリン分泌を刺激する．インスリンは代謝を貯蔵と合成（同化）へと向かわせる．肝臓では，グルコースが GLUT2 輸送体によって取り込まれ，解糖系とグリコーゲン合成に供給される．好気的解糖によって，脂肪酸合成の主要基質となるアセチル CoA が生み出される．続いて脂肪酸は解糖系に由来するグリセロールとエステル結合し，トリアシルグリセロールとなる．これは脂肪合成の１過程として知られる．トリアシルグリセロールは，VLDL に詰め込まれて末梢組織へと輸送される．筋肉では，グリコーゲン合成，アミノ酸の取り込み，タンパク合成が活性化される．脂肪組織では，VLDL 中のトリアシルグリセロールが加水分解され，生じた脂肪酸が細胞に取り込まれる．トリアシルグリセロールが細胞内で再合成され，貯蔵物質となる．DHAP：ジヒドロキシアセトンリン酸．

スホエノールピルビン酸カルボキシキナーゼ phosphoenolpyruvate carboxykinase（PEPCK）とグルコース-6-ホスファターゼ（Glc-6-Pase）をコードする遺伝子を活性化することにより，糖新生を刺激する．FOXA2 は脂肪酸酸化を制御している．両者は IRS-1/PI3K/ACT 経路のキナーゼ類によって不活性化される．この経路は肝臓での糖新生を阻害する．

　グルカゴンは逆に糖新生酵素を誘導する．もう１つのフォークヘッド転写因子である FOXA2 は，解糖，脂肪

酸酸化，ケトン体産生の酵素をコードする遺伝子を誘導することにより，絶食状態での脂肪分解を制御する．これにより血漿中の遊離脂肪酸，ケトン体，トリアシルグリセロールの濃度が上昇し，肝臓のトリアシルグリセロール含量が減少する．インスリンは FOXA2 をリン酸化し阻害する．主な代謝経路に対するインスリンとグルカゴンの相反的な作用を図31.9 と図31.10 に示す．

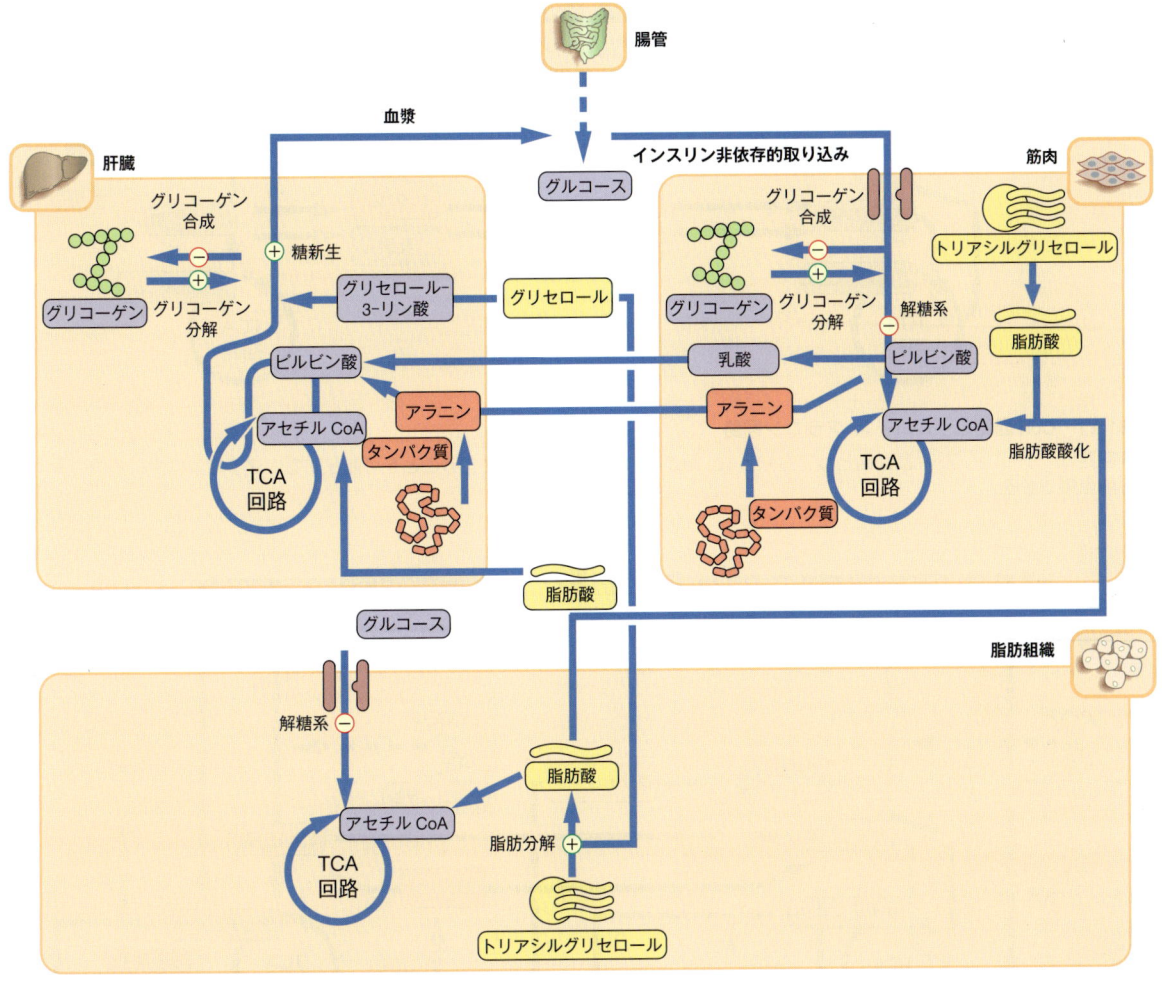

図31.10 一晩絶食後の代謝（栄養吸収後状態）

栄養吸収後の状態では，肝臓の代謝はグルコース利用から糖新生を介したグルコース産生へと切り替わる．同時に，グルカゴンはグリコーゲン分解を促進するとともに解糖系を阻害する．糖新生の基質として**アラニン，乳酸，グリセロール**が用いられる．アラニンや乳酸は筋肉から肝臓へと運ばれる．筋肉や脂肪組織でのグルコース取り込みは低下する．トリアシルグリセロールの加水分解（脂肪分解）とその後の脂肪酸酸化が活性化される．

🔷 摂食時の代謝

摂食状態での代謝はエネルギー生産と貯蔵に向けられる

　食事はインスリンの放出を促進し，グルカゴンの分泌を阻害する．これは肝臓や脂肪組織，筋肉での代謝に作用する（**図31.9**）．脳でのグルコース利用は変化しない．インスリン依存的組織，特に骨格筋でのグルコースの取り込みの増加がおこる．グルコースの酸化とグリコーゲンの合成が促進され，脂肪の酸化は阻害される．肝臓に取り込まれたグルコースはグルコキナーゼによってリン酸化され，**グルコース-6-リン酸（Glc-6-P）**となる．余剰のグルコースは**ペントースリン酸経路** pentose phosphate pathway へと進み，**還元型ニコチンアミドアデニンジヌクレオチドリン酸** reduced form nicotinamide adenine dinucleotide phosphate（NADPH）を生成する．NADPHは，脂肪酸やコレステロールの生合成経路に必要な還元反応で利用される．

　腸管で分解されて吸収された後に腸上皮細胞内で再合成されたトリアシルグリセロールは，キロミクロン中に入って末梢組織に運ばれていく．末梢ではリポプロテインリパーゼによって加水分解を受け，グリセロールと遊離脂肪酸になる（**第33章**）．筋肉では，放出された脂肪酸をエネルギー源として利用する．脂肪組織では，脂肪酸はトリアシルグリセロールに再合成され貯蔵される．この再合成には解糖系から供給されるグリセロールが必要である（実際には，トリオースリン酸が還元されてグリセロール-3-リン酸となって基質となる）．

　肝臓では脂肪酸の合成が増加する．また，肝臓や筋肉，脂肪組織でのアミノ酸取り込みやタンパク質合成を促進し，タンパク質の分解を減少させる．

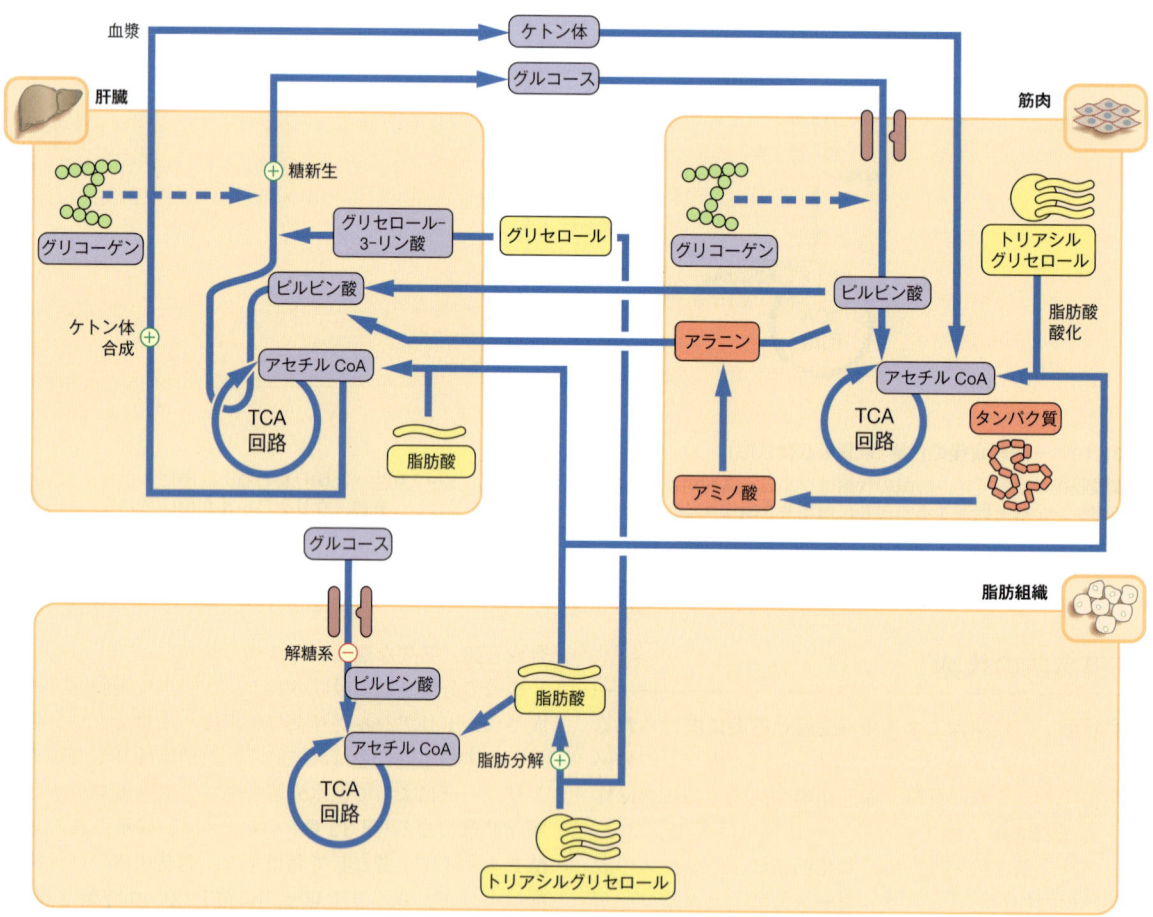

図 31.11 Cori 回路とグルコース-アラニン回路

Cori 回路は，グルコース-乳酸回路としても知られ，乳酸をグルコースに再生することを可能とする．アラニンは主に筋肉のタンパク質分解由来である．

図 31.12 長期絶食（飢餓）の代謝

飢餓時の代謝パターンは短期絶食時に観察されるものと似ているが，適応反応がはたらいている．この状況では貯蔵グリコーゲンが枯渇し，代謝燃料の供給は糖新生と脂肪分解に依存する．脂肪酸酸化により産生された大量のアセチル CoA から生成されたケトン体は，筋肉と脳の重要なエネルギー源となる．グルコース（ひいては糖新生）の需要が減少することで，アラニンの需要も減り，筋肉のタンパク質が“温存”される点は重要である．

絶食時の代謝

絶食時，肝臓はグルコース利用臓器からグルコース産生臓器へと切り替わる

　絶食時，肝臓はグルコースを利用する臓器からグルコースを産生する臓器へと変化する（**図 31.10**）．グリコーゲン合成の減少やグリコーゲン分解の増加がおこる．一晩の絶食後，肝臓でのグルコース産生とその末梢での取り込みが等しくなる定常状態に達する．その鍵となるのが，FOXO転写因子によって制御されている2つの酵素，Glc-6-Paseとグルコキナーゼである．**絶食はGlc-6-Paseを誘導し，グルコキナーゼを抑制する**．

糖新生の3つの主要基質は乳酸，アラニン，グリセロールである

　絶食時，筋肉や脂肪組織はともに利用可能な総グルコースのわずか20％しか利用していない．実に80％のグルコースがインスリン非依存性組織に取り込まれる．このうち50％は脳へ，20％は赤血球で消費される．

　12時間の絶食後では，生成されたグルコースの65〜75％はグリコーゲン由来であり，残りは糖新生由来である．糖新生の寄与は絶食時間が長くなるほど大きくなる．筋肉は乳酸を放出することで糖新生を促進する．乳酸は肝臓に取り込まれ，ピルビン酸に酸化された後に，糖新生経路に入る．新たに合成されたグルコースは肝臓から放出され，骨格筋に戻る．これにより**グルコース-乳酸回路 glucose-lactate cycle** または **Cori（コリ）回路 Cori cycle** として知られるループが完結する（**図 31.11**）．

　低インスリン濃度は筋肉でのタンパク質分解を促し，その結果，アミノ酸，主にアラニンとグルタミンの放出を促す．アラニンは肝臓に取り込まれてピルビン酸に変換される．この**グルコース-アラニン回路 glucose-alanine cycle** は Cori 回路と並行する．

　3番目の糖新生基質であるグリセロールは，グルカゴンによって活性化される**ホルモン感受性リパーゼ hormone-sensitive lipase** によるトリアシルグリセロールの加水分解（脂肪分解）の際に放出される．

長期間の絶食（飢餓状態）

　長期絶食は慢性的な低インスリン，高グルカゴン状態である（**図 31.12**）．遊離脂肪酸が主要なエネルギー基質となる．トリアシルグリセロールから遊離した脂肪酸β酸化によりアセチルCoAが生成し，通常はTCA回路に入る．しかしながら，進行中の糖新生によって（TCA回路の代謝物である）**オキサロ酢酸 oxaloacetate** が枯渇するため，TCA回路（第10章）の活性は低下する．これによりアセチルCoAが蓄積し，ケトン体合成に移行する．ケトン体生成により，**アセト酢酸 acetoacetate**，**ヒドロキシ酪酸 hydroxybutyrate**，およびアセト酢酸の自然

脱炭酸生成物である**アセトン acetone** がつくられる．ケトン体生成産物は総称して**ケトン体 ketone body** と呼ばれる．長期絶食中，血漿中のケトン体濃度は上昇する．ケトン体は心筋や骨格筋だけでなく，長期絶食時には脳でもエネルギー基質として利用される．

　飢餓状態でも生体のタンパク質を保護するため，エネルギー源として脂肪にほぼ全面的に依存することで，糖新生基質としてのタンパク質の利用を最小限に抑えている（**図 31.12**）．Cori回路も内在性グルコースへの要求性の減少に寄与している．さらに，脂肪組織や筋肉でのGLUT4輸送体の量が減少し，細胞のグルコース取り込みが減少する．脳もケトン体をエネルギー源として利用することで適応する．これらのメカニズムもグルコースを節約する．最後に，飢餓状態では甲状腺ホルモンの濃度が減少し，代謝率を低下させる．

ストレスに対する代謝応答

ストレスに対する代謝応答は，利用可能なあらゆるエネルギー源からエネルギー基質を動員し，抗インスリンホルモンがストレス下で代謝を促進する

　ストレス応答は"攻撃と逃避"の状況や，外傷や火傷，

理解を深めるために
代謝亢進

　代謝亢進とは，代謝率が上昇することであり，酸素の消費率が上昇する．例えば，熱傷の患者は安静時のエネルギー消費量が 40 〜 80％も増加する．そのほとんどのエネルギーは ATP 消費反応に費やされる．脂肪組織に存在する脱共役タンパク質である UCP-1 のはたらきで酸化的リン酸化が脱共役を受け，エネルギー消費の残りの部分は熱産生に使用される（参考文献：Porter et al., 2016）．

 臨床症例
ストレス応答は臨床検査の結果に影響を及ぼす

　ストレスに対する代謝応答は，一般的な臨床検査の測定値に影響を及ぼし，高血糖が所見としてよく認められる．したがって，ストレス下における軽度の高血糖を糖尿病と混同してはいけない．また，感染や外傷，傷害は急性反応を伴い，α₁-アンチトリプシンやC反応性タンパク質 C-reactive protein（CRP），ハプトグロビン，α₁酸性糖タンパク質，補体，その他のさまざまなタンパク質の合成を活性化する．逆にアルブミン合成は抑制される．CRP の測定は重症感染症患者の治療経過のモニタリングに不可欠である（**第40章**）．

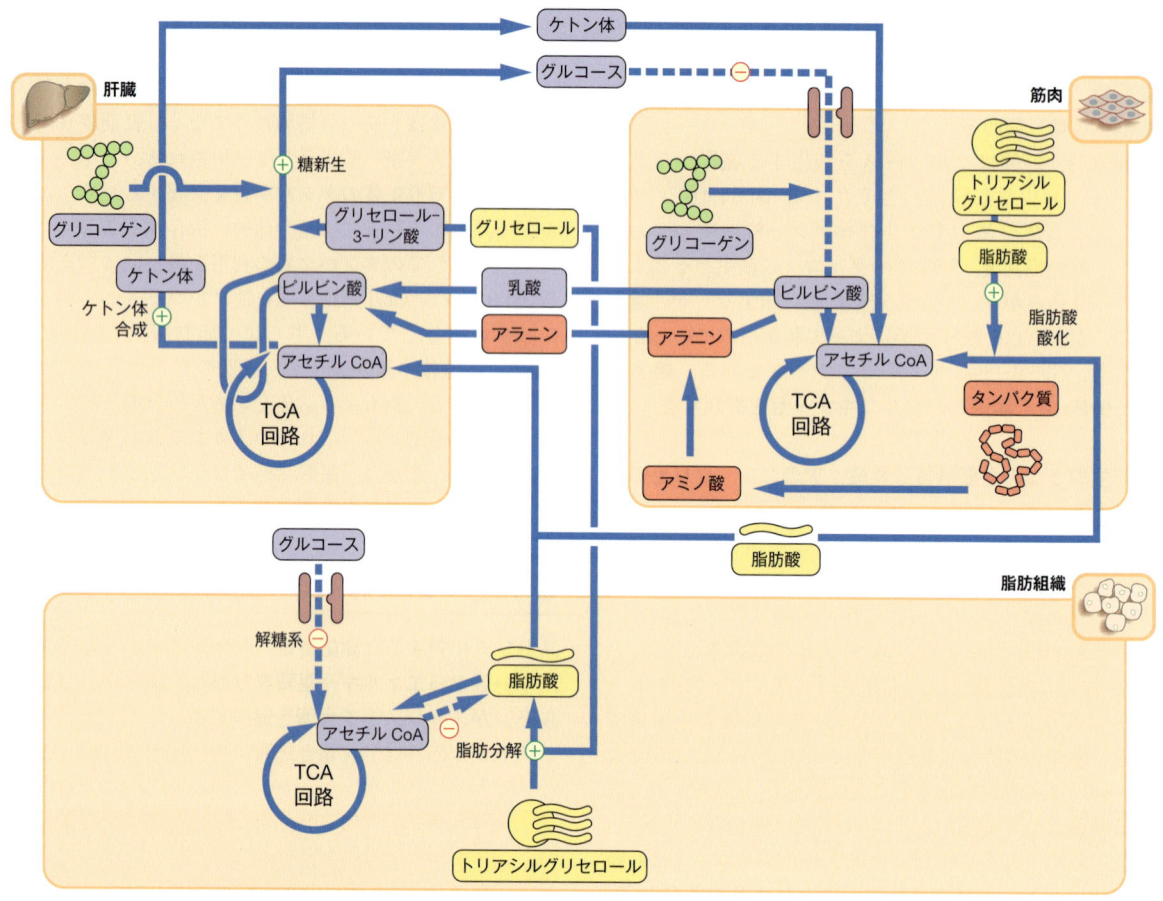

図31.13 ストレスおよび外傷時の代謝
代謝応答は異化反応であり，おおまかには絶食時と類似する．グルコースはすべての利用可能な供給源から動員される．この場合では，アドレナリンが重要な役割を果たし，グルカゴンとともにインスリン分泌を抑制する．ストレスも末梢組織でのインスリン抵抗性を惹起し，さらにグルコースの節約にはたらく．エネルギーは，グルコースや脂肪酸，タンパク質の異化反応から供給される．

外科手術，感染症によっても引きおこされる．それは交感神経系の活動の亢進を伴い，その代謝応答は，アドレナリンを主とするカテコールアミンやグルカゴン，コルチゾールといった抗インスリンホルモンによって引きおこされる．グリコーゲン合成や脂肪合成といった同化経路は抑制され，グリコーゲン分解や脂肪分解，タンパク質分解といった異化経路が活性化される結果，代謝燃料の供給が最大化される．末梢でのインスリン非依存的なグルコース取り込みが増加する（**図31.13**）．また，発熱や心拍数増加（頻脈），呼吸数増加（頻呼吸），白血球増加とともに，血液の喪失を制限するために血管収縮が早期におこる．

脳へのグルコース供給が最優先であり，アドレナリンとグルカゴンがグリコーゲン分解や糖新生を促進する．加えて，末梢でのグルコース取り込みが減少し，脳に動員できるグルコースを増加させる．その後，代謝速度が上昇し，脂肪酸が主たるエネルギー源となる．糖新生に必要なアミノ酸は筋肉から供給されるため，窒素バランスは受傷後2～3日以内にマイナスになる．

ストレス応答はインスリン抵抗性を誘導する

細胞へのインスリン依存的グルコース輸送は**グルココルチコイド glucocorticoid** の影響下では減少する．また，グルココルチコイドはグルコース-6-ホスファターゼやPEPCKをコードする遺伝子の発現を誘導することで，グルカゴンやカテコールアミンによる糖新生の活性化を促進する（**表31.3**）．特に筋肉ではインスリン非依存的グルコース取り込みも上昇する．これは**腫瘍壊死因子α tumor necdrosis factor α（TNFα）**や**インターロイキン1 interleukin-1（IL-1）**のようなサイトカインによって伝達される．TNFαは筋肉のグリコーゲン分解も活性化する．もう1つのインターロイキンであるIL-6は，PEPCKの誘導を助け，脂肪組織での脂肪分解を活性化して筋肉でのタンパク質分解に寄与する．乳酸産生も増加する．

臨床症例
胸痛と血漿グルコース濃度上昇がみられた女性：
ストレス誘導性高血糖

　66歳の女性が胸痛を訴え，心臓病棟に入院した．心電図所見と血漿トロポニン濃度の上昇から，心筋梗塞と診断された．彼女は血栓溶解法を受け，治療は成功した．そのときの随時血糖値は10.5 mmol/L（189 mg/dL）であった．翌日の空腹時血糖は7.5 mmol/L（135 mg/dL）とわずかな高値を示したのみであった．正常空腹時血糖値は4.0〜6.0 mmol/L（72〜108 mg/dL）である．

解説
　心筋梗塞に付随する主なストレスは，対抗制御的なホルモン応答と関連し，血糖値の上昇を引きおこす．急性疾患に関連した空腹時血糖の上昇の解釈に注意が必要である．急性疾患ではグルコース負荷試験を実施するべきではない．**糖化ヘモグロビン（HbA$_{1c}$）**を測定すれば，糖尿病の除外に役立つ．

糖尿病

　糖尿病の有病率は世界的に増加している．1980年には1億800万人だった糖尿病患者が2014年には4億2,200万人になった．2019年には糖尿病が原因で150万人が死亡したと推定されている（WHO統計の関連ウェブサイト参照）．この上昇は，高エネルギー食品の過剰摂取と運動不足といった生活習慣，そしてその結果としての肥満に関連している．糖尿病に対する感受性は遺伝的影響と環境的影響の複合的な作用の結果として生じる．後者には胎児の代謝環境と幼児期の栄養が含まれる．

糖尿病は高血糖と（その後の）血管障害を特徴とするエネルギー代謝疾患である

　糖尿病の二大徴候は高血糖と血管合併症である．**糖尿病には主に4つの種類がある**（表31.4）．**1型糖尿病type 1 diabetes**は糖尿病全体の5〜10%を占め，**2型糖尿病type 2 diabetes**は全体の90〜95%を占める．**妊娠糖尿病gestational diabetes mellitus（GDM）**の有病率は，さまざまな集団において1〜14%である．二次性糖尿病は比較的まれである．

　長期的には，糖尿病は細動脈や大動脈の壁に変化を引きおこす（**微小血管障害microangiopathy**および**大血管障害macroangiopathy**）．腎臓で微小血管障害（**糖尿病性腎症diabetic nephropathy**）がおこると腎不全に至ることがある．網膜の微小血管障害（**糖尿病性網膜症diabetic retinopathy**）は失明の原因となり，末梢神経系に影響を

及ぼすもの（**糖尿病性神経障害diabetic neuropathy**）は自律神経機能の障害につながる．糖尿病患者は水晶体混濁（**白内障cataracts**）も発症する．糖尿病は欧米諸国での失明の主因であり，腎不全の主因の1つである．

　さらに，糖尿病性大血管障害は，非糖尿病者に比べて**心筋梗塞myocardial infarction**リスクが2〜3倍も高い．大血管障害は末梢動脈に影響を及ぼし，**糖尿病性末梢血管疾患diabetic peripheral vascular disease**や足部潰瘍形成につながる．糖尿病はいまだ**下肢切断lower limb amputations**の主因であり続けている．心血管疾患は糖尿病の合併症のなかで最も多く，2型糖尿病患者の80%以上の死因である．

1型糖尿病は自己免疫疾患である

　1型糖尿病は通常35歳までに発症し，12歳で発症のピークを迎え，患者の50〜60%は受診時に16〜18歳以下である．1型糖尿病は，膵臓β細胞が自己免疫により破壊されることで引きおこされる．その誘発因子はいまだ不明であるが，先天性風疹のようなウイルス感染や環境毒素，食物などが原因になりうる．自己免疫応答は感染に対するサイトカインの応答によっても惹起される可能性がある．

　1型糖尿病患者は**ケトアシドーシスketoacidosis**を発症しやすく，インスリン治療の対象である．症候性疾患の発症は早く，糖尿病であると知らない若年者がケトアシドーシスを呈することもある．

1型糖尿病への感受性は遺伝的である

　一卵性双生児の1型糖尿病の一致率は30〜40%である．1型糖尿病に関連するゲノムの領域は少なくとも20ヵ所ある．感受性遺伝子は6番染色体の**主要組織適合抗原major histocompatibility complex（MHC，第43章）**に存在している．糖尿病に対する遺伝的感受性の約

表31.4　糖尿病の分類

症候群	コメント
1型	β細胞の自己免疫破壊
2型	β細胞の障害：β細胞のインスリン抵抗性代償不全
その他	β細胞の遺伝子異常（グルコキナーゼ遺伝子の変異など），まれにインスリン抵抗性症候群
	膵臓の外分泌疾患，内分泌疾患（末端肥大症，Cushing（クッシング）症候群），薬剤および化学物質誘導性糖尿病，感染症（流行性耳下腺炎など）
	受容体抗体の存在を特徴とする稀少症候群，他の遺伝性疾患に伴う糖尿病（Down（ダウン）症など）
妊娠糖尿病	妊娠中に発症または初診された耐糖能異常（初診時に診断された糖尿病は，妊娠糖尿病ではなく顕性糖尿病とみなされることに注意）

古い文献では，1型糖尿病はインスリン依存性糖尿病（IDDM）と表記され，2型糖尿病はインスリン非依存性糖尿病（NIDDM）または成人発症型糖尿病と表記されていた．

50％は IDDM1 遺伝子群に関連する〔訳注：IDDM はインスリン依存性糖尿病 insulin dependent diabetes mellitus の略で1型糖尿病とほぼ同義で使われる〕．つまり，HLA 遺伝子型が DR および DQ，そして少数ではあるが，IDDM2（insulin-VNTR）と IDDM12（CTLA-4）として知られる他の遺伝子座に存在する．HLA 複合体内に，リスク遺伝子（DR3/4，DQA1*0301-DQB1*0302，DQA1*0501-DQB1*0201）と防御遺伝子（DQA1*0102-DQB1*0602）の両方が同定されている．興味深いことに，この領域には他の自己免疫疾患に関連する感受性遺伝子が含まれている．つまり，1型糖尿病患者は Basedow 病（Graves 病，**第27章**参照），Addison（アジソン）病，セリアック病といった他の自己免疫疾患にもかかりやすいということである．全部で約50の遺伝子が1型糖尿病と関連している．

異常Tリンパ球の応答によってもたらされる，膵臓 Langerhans 島への炎症性浸潤に加えて，一部の患者ではβ細胞反応の異常が認められるため，さまざまなβ細胞タンパク質に対する抗体が循環している．その自己抗体は診断の数年前から出現し，インスリンやグルタミン酸脱炭酸酵素 glutamic acid decarboxylase（GAD65），膵島抗原-2，亜鉛輸送体（ZnT8）に対するものである可能性がある．これらの抗体は，1型糖尿病と診断された時点で70～90％の患者に存在する．

2型糖尿病はβ細胞がインスリン抵抗性を補えない場合に発症する

通常，2型糖尿病は40歳以上の肥満患者に発症する．しかしながら，2型糖尿病は若年層にも認められ，若年発症の2型糖尿病は長期合併症の有病率が高い．その2つの主要因は，膵臓β細胞の機能障害とインスリン抵抗性である．

発見された2型糖尿病感受性遺伝子のほとんどは，β細胞機能に関連している．インスリン抵抗性が生じると，β細胞は増殖と肥大によってより多くのインスリンの要求に応答する．糖尿病はそのような代償が不十分になったときに発症する．一度代謝異常がおこると，β細胞は過剰なグルコース（糖毒性）や脂肪酸（脂質毒性）によってさらに傷害される．その他の糖尿病発症の要因として，グルカゴン分泌の増加やインクレチン応答の低下，脂肪組織におけるアディポネクチンの減少があげられる．

肥満は2型糖尿病の主要危険因子である

2型糖尿病の最も重要な2つの危険因子は，家族歴と肥満である．肥満は末梢のインスリン抵抗性を誘発する．β細胞はインスリン分泌を増加させることでこれを補うため，正常グルコース濃度を伴う高インスリン血症があらわれる．このような代償が不十分になると，空腹時血漿グルコース濃度がわずかに上昇したり〔これは**空腹時血糖異常 impaired fasting glucose（IFG）**と定義され

る〕，グルコース負荷に対して血糖値が上昇したりする〔これは**耐糖能異常 impaired glucose tolerance（IGT）**と定義される〕．インスリン分泌がさらに傷害されると顕性2型糖尿病につながる．

したがって，空腹時血糖異常と耐糖能異常は**将来糖尿病になる危険性**を示している（耐糖能異常は心血管系疾患のリスク増加とも関連している）．

糖尿病の遺伝率は50％以上である

2型糖尿病に関して，一卵性双生児は約70％の一致率であり，二卵性双生児の場合は20～30％である．2型糖尿病患者の第一度近親者は40％の確率で糖尿病を発症する．

集団解析から，2型糖尿病に関連する6つの遺伝子が同定された．そのうちの1つは**ペルオキシソーム増殖剤活性化受容体γ peroxisome proliferator-activated receptor γ（PPARγ）**をコードしている．もう1つはインスリン受容体基質1（IRS-1）をコードしており，末梢のインスリン応答障害に関連している．ATP 感受性カリウムチャネルの異なるサブユニットをコードする KCNJ11 と ABCC8 遺伝子の変異はインスリン分泌に影響を及ぼす．これらの変異は，まれな新生児糖尿病を引きおこす．*WFS1* 遺伝子と *WFS2* 遺伝子は**ウォルフラミン wolframin** をコードし，そのタンパク質は難聴と視神経萎縮症の患者，および尿崩症や若年性糖尿病を含む症候を伴う患者でも検出される．他の遺伝子は単遺伝子性糖尿病の病形と関連する（MODY については後述参照）．

2型糖尿病に関連する80以上の遺伝子座が同定され，ほぼ同数の遺伝子座がいわゆる血糖に関する体質（すなわち，グルコース，インスリン，HbA_{1c}，プロインスリン濃度）に関連していた．

 理解を深めるために

単遺伝子性糖尿病：若年発症成人型糖尿病 Maturity-Onset Diabetes of the Young（MODY）はまれな2型糖尿病の病型である

MODY は25歳までに発症し，持続的なCペプチドの分泌や明らかな遺伝的パターンをとることが特徴である．MODY は，少なくとも異なる6つの遺伝子の突然変異によっておこる．そのなかでもグルコキナーゼをコードする遺伝子はβ細胞のグルコース感知に影響し，MODY2 の原因となるほか，転写因子 HNF1A や HNF4A をコードする遺伝子も関係する．

MODY 関連遺伝子は，治療に対する応答性と遺伝子的要因との関連についての洞察を与えてくれる．例えば HNF1A 変異をもつ患者には**スルホニル尿素薬 sulfonylurea** が有効なことが多い．

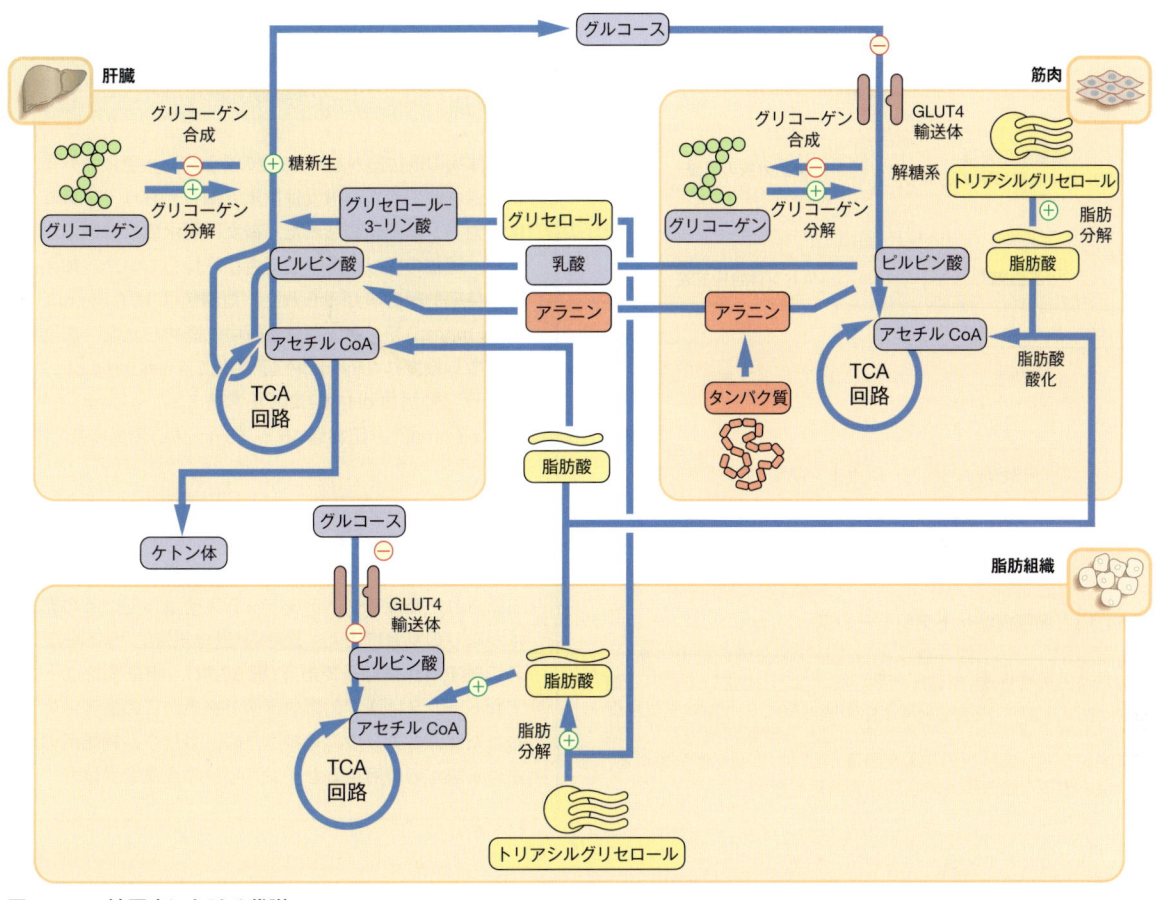

図 31.14　糖尿病における代謝
糖尿病では，インスリンの欠乏やインスリン機能不全，またはその両方によって組織のグルコース利用能力が低下している．末梢組織におけるグルコース取り込み障害や肝臓での糖新生による産生増加が相まって高血糖が引きおこされる．過剰な脂肪酸は肝臓で利用可能であるが，オキサロ酢酸が糖新生に利用されてしまうため，TCA 回路が効率的に稼働しない．その結果，アセチル CoA が蓄積し，ケトン体へと変換される．

表 31.5　1 型糖尿病と 2 型糖尿病の比較

	1 型糖尿病	2 型糖尿病
発症時期	通常 20 歳未満	通常 40 歳以上
インスリン合成	欠損：β 細胞の免疫破壊	保持：インスリン抵抗性と β 細胞機能障害が合併
血漿インスリン濃度（血糖値）	低い，または，なし	低い，正常，高い
遺伝的感受性	あり	あり
診断時の抗 Langerhans 島抗体	あり	なし
肥満	まれ	通常あり
ケトアシドーシス	あり	まれであるが，大きな代謝ストレスによって誘発されることがある
治療	インスリン	血糖降下薬および（重症の場合は）インスリン

2 型糖尿病においてケトアシドーシスはまれである

　2 型糖尿病患者は，1 型糖尿病と同じく微小血管障害を発症するが，主たる合併症は大血管障害であり，最終的には，冠動脈心疾患，末梢血管疾患，脳卒中につながる．1 型糖尿病と 2 型糖尿病を**表 31.5** で比較している．

◼ 糖尿病における代謝

コントロール不良の糖尿病では代謝の悪化がケトアシドーシスを引きおこす

　1 型糖尿病ではインスリンが欠乏するため，グルコースは脂肪細胞や筋肉細胞といったインスリン依存性細胞には取り込まれない．インスリン欠乏ということは，基本的には代謝がグルカゴンによってコントロールされる状態にあることを意味する．グルカゴンによって解糖系と脂肪合成が阻害され，一方，グリコーゲン分解や脂肪分解，ケトン体合成，糖新生が活性化する（**図 31.14**）．肝臓がグルコース産生臓器に変わる．これが，細胞内へのグルコース輸送障害と相まって，空腹時高血糖を引き

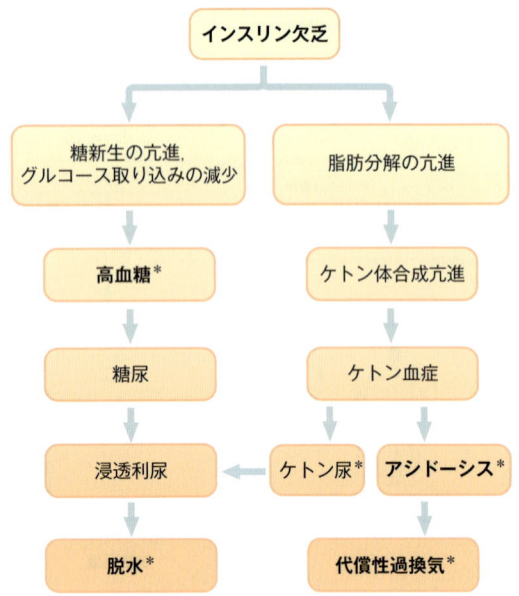

インスリン欠乏

糖新生の亢進，グルコース取り込みの減少 → **高血糖*** → 糖尿 → 浸透利尿 → **脱水***

脂肪分解の亢進 → ケトン体合成亢進 → ケトン血症 → **ケトン尿*** → **アシドーシス*** → **代償性過換気***

図 31.15　糖尿病性ケトアシドーシス

ケトアシドーシスの臨床像はインスリンの欠乏の結果であり，高血糖やその合併症（浸透圧利尿，脱水など）が生じ，ケトン血漿およびアシドーシスにつながる脂肪分解とケトン体生成が促進する．ケトアシドーシスの治療はこれら問題解決のための戦いであり，インスリンの注入や補液，カリウム補給が含まれる．*：最も重要な臨床所見および検査所見を示す．

 臨床症例
意識混濁，呼気アセトン臭で入院した 15 歳少女：糖尿病性ケトアシドーシス

　糖尿病の既往歴がない 15 歳の少女が，救急救命外来に搬送されてきた．彼女は意識混濁しており，呼気にはアセトン臭が認められた．彼女は脱水症状の徴候があり，組織の張りが低下して舌が乾燥していた．加えて，持続的頻呼吸がみられた．血糖値は 18.0 mmol/L（324 mg/dL）で，ケトン体が尿中に認められた．血清カリウム濃度は 4.9 mmol/L（正常値 3.5 〜 5.0 mmol/L）であり，動脈血 pH は 7.20（正常値 7.37 〜 7.44，H⁺ 濃度 63 nmol/L，正常値 35 〜 45 nmol/L）であった．

解説

　これは（この場合は予想外であったとしても）典型的な糖尿病性ケトアシドーシスの症状である．糖尿病と診断された時点でケトアシドーシスを呈している小児はかなりの割合に上る．過呼吸（過換気）はアシドーシスに対する代償応答である（第 36 章）．糖尿病性ケトアシドーシスは医学的緊急事態である．この患者は失われた体液とカリウムを補うため，カリウム補給用の生理食塩水の静脈点滴とインスリンの点滴を受けた．

おこす．

　血漿グルコース濃度が腎臓の再吸収能力を超えた場合，グルコースが尿中にあらわれる．グルコースは浸透圧を高める物質であるため，その排泄は水分喪失の増加を伴う（浸透圧利尿）．治療が不十分な糖尿病患者は大量の尿を排泄し（多尿 polyuria），過剰な量の水分を摂取する（多飲 polydipsia）．水分喪失は最終的には脱水を引きおこす（第 35 章）．水分バランスの障害と並行して，脂肪分解により大量のアセチル CoA が産生され，これがケトン体合成を引きおこす．血漿中のケトン体濃度が上昇し（ケトン血症 ketonemia），それらは尿中に排泄される（ケトン尿症 ketonuria）．患者によっては，呼気からアセトン臭がする．アセト酢酸や β ヒドロキシ酪酸の過剰産生が，血液中の H⁺ 濃度を増加させる（つまり血液の pH が低下する）．このような代謝性アシドーシス（第 36 章）は，糖尿病性ケトアシドーシス diabetic ketoacidosis として知られる（図 31.15）．

糖尿病性ケトアシドーシスの主な特徴は，高血糖，ケトン尿症，脱水，代謝性アシドーシスである

　糖尿病性ケトアシドーシスは速やかに発症し，時にはたった 1 回のインスリン投与を怠っただけで発症する．ケトアシドーシスは主に血漿中のインスリンが完全に，もしくはほとんどなく，その結果，インスリン／グルカゴン濃度比が非常に低下した 1 型糖尿病患者でおこる．

このようなことは 2 型糖尿病ではまれである．しかし，心筋梗塞のような大きなストレスの後では生じることがある．未治療のケトアシドーシスは生命を危うくする．

　飢餓状態と糖尿病の代謝にはかなり類似性がある．これは糖尿病が，かつて “飽食のなかでの飢餓” と表現されていた所以である．しかしながら，絶食が中程度のケトン血症にしかならないのに対し，糖尿病では大量のケトン体が蓄積する可能性がある．

糖尿病，肥満，高血圧は心血管疾患に関連する

　肥満やインスリン抵抗性，耐糖能異常（または糖尿病）は，脂質異常症（第 33 章）や高血圧を伴うことがある．これらの病態群はメタボリックシンドローム metabolic syndrome と呼ばれている．メタボリックシンドロームは血管系に影響を及ぼす低悪性度の炎症を伴い，血栓を形成する傾向が高くなる（凝固亢進状態）．最も重要な点は，メタボリックシンドロームが心血管疾患のリスクを上昇させることである．

　糖尿病と心血管疾患には，“共通の土壌” と呼ぶものが存在すると次第に認識されるようになってきた．肥満，糖尿病，アテローム性動脈硬化症の間にあるさまざまなつながりを図 31.16 に示している．

臨床症例
労作性胸部不快感を訴えた 56 歳男性：糖尿病と虚血性心疾患

　56 歳の男性が，急な坂を上ったときやストレスを感じたとき，興奮したときに胸部に不快感を覚えたため，その検査のために循環器外来を受診した．患者は身長170 cm，体重 102 kg であった．血圧は 160/98 mmHg（正常値上限 140/90 mmHg），トリアシルグリセロールは 4 mmol/L（364 mg/dL），適正値 1.7 mmol/L，148 mg/dL），空腹時血糖値は 6.5 mmol/L（117 mg/dL）であった．安静時心電図は正常であったが，運動負荷試験では虚血性のパターンを示した．

解説

　この肥満男性は，動脈高血圧と高中性脂肪血症，空腹時血糖異常を呈した．この症例で観察された空腹時血糖異常は，末梢組織でのインスリン抵抗性に起因している．このような異常の重積状態はメタボリックシンドロームとして知られ，冠動脈心疾患のリスクを高める．

糖尿病の後期血管合併症

酸化ストレスや終末糖化産物，ポリオール経路活性が血管合併症の発症を招く

　過剰なグルコースは有毒である．銅や鉄などの遷移金属の存在下では，グルコースは自己酸化を受け，**活性酸素種 reactive oxygen species（ROS，第 42 章）**が産生される．また，グルコースはタンパク質のリシン残基などと非酵素的に結合し，タンパク質の糖化として知られる過程を経る（**図 31.17**）．グルコースがタンパク質と相互作用すると，非酵素的糖化として知られる過程でグルコース–タンパク質付加物が形成される．これらのうち最もよく研究されているのは**糖化ヘモグロビン glycated hemoglobin**〔hemoglobin A_{1c}（HbA_{1c}）とも呼ばれる〕である．アルブミンやコラーゲン，アポリポプロテイン B といった他のタンパク質も糖化を受ける．糖化はタンパク質の機能に影響を及ぼす．例えば，アポリポプロテイン B の糖化は低密度リポプロテイン low-density lipoprotein（LDL）粒子の細胞への取り込みを阻害する．

　長期にわたると，糖化タンパク質はさらに酸化を受け，糖化残基の構造再編がおこり，**終末糖化産物 advanced glycation end products（AGEs）**として知られる，より複雑な構造のファミリーが形成される．これらの化合物のなかには，3-デオキシグルコソンなど，非常に化学的に活性なカルボニル基をもつものもある．*N*-（カルボキシ

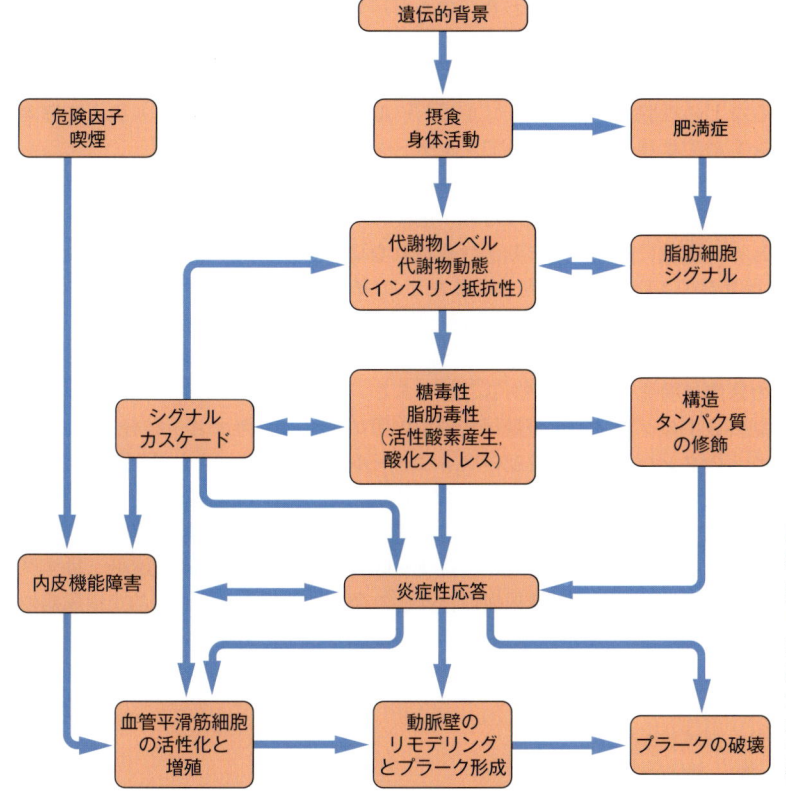

図 31.16　肥満，耐糖能異常，糖尿病，動脈硬化
肥満に伴う脂肪組織の内分泌活性はインスリン抵抗性や耐糖能異常，2 型糖尿病の一因となる．肥満や古典的な心血管危険因子によって，低度の炎症や酸化ストレスの増大が誘導され，血管内皮細胞の障害を引きおこす．ひとたび糖尿病を発症すれば，タンパク質の糖化や終末糖化産物がさらに血管障害の一因となる．

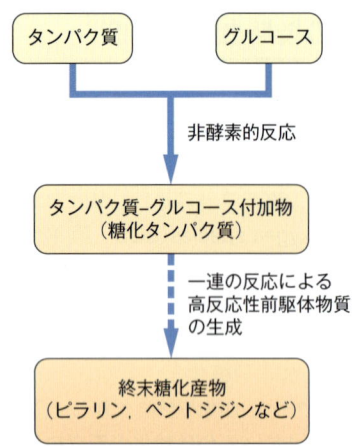

図31.17　タンパク質のグルコース修飾：タンパク質の糖化と終末糖化産物の形成

グルコースとタンパク質間の非酵素的，濃度依存的糖化反応はAmadori（アマドリ）生成物として知られるグルコース付加物の形成をもたらす．その存在は反応タンパク質の構造や機能を改変する．糖化タンパク質は終末糖化産物（AGEs）形成の基質となる．加えて，解糖系で生成されるトリオースリン酸やポリオール経路の活性化によりメチルグリオキサールや3-デオキシグルコゾンといったAGE前駆体が生成される．

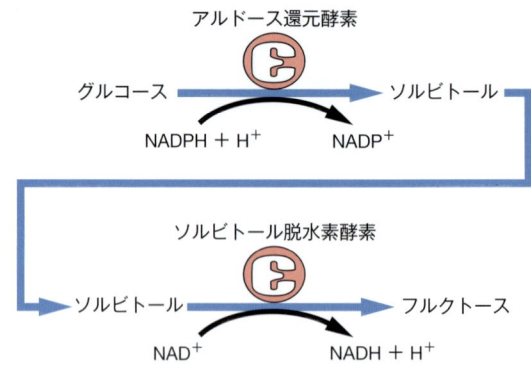

図31.18　ポリオール経路

ポリオール経路は糖尿病性末梢神経障害発症に寄与する．この経路は，律速酵素であるアルドース還元酵素の阻害剤によって阻害できる可能性がある．

メチル）リシン N-(carboxymethyl)lysine（CML）は，生体内で最も一般的なAGE構造である．AGEsはタンパク質の架橋として機能し，例えばコラーゲン上やミエリン上に形成される．AGEsの蓄積は老化現象の一部であるが，高血糖では加速される．重要なことは，マクロファージや血管内皮細胞などの細胞は免疫グロブリンスーパーファミリーに属するAGEsに対する細胞膜受容体をもっていることである．これらの受容体にAGEsが結合するとIL-1，IGF-1，PDGFの分泌を刺激するなどの細胞反応がおこる．AGEsはまた単球の走化性を高め，単球の血管内皮細胞への接着と血管内皮透過性を増加させる．これらは抗血栓性トロンボモジュリンの発現を抑制し，血栓性組織因子を誘導する．さらにAGEsは，細胞に酸化ストレスを発生させ，その結果，炎症促進性のNFκB経路を刺激し，これもまた動脈疾患において重要な現象である．

このように，AGEsによるタンパク質の修飾は糖化と同様にその物理的特性を変化させる．細胞外液中のグルコース濃度の慢性的な上昇に関連するこれらのタンパク質の修飾は，アテローム性動脈硬化症などの血管疾患の動脈に観察される変化と一致する（第33章）．これらは，特に糖尿病では動脈疾患の発症に関与する．AGEsはAlzheimer（アルツハイマー）病といった，他の加齢関連病の病態形成にも関与している可能性がある．

最後に，高血糖はミトコンドリア内のプロトン供与体を増加させ，ミトコンドリア内膜を挟んだ電気化学的ポテンシャルの増加を引きおこす，その結果，呼吸鎖からの活性酸素種の産生を増加させる（第42章）．高血糖に

よって発生した活性酸素種は血管内皮細胞がアルギニンから生成する一酸化窒素 nitric oxide（NO）を不活性化し，血管平滑筋細胞の血管内皮依存性の弛緩を障害する．活性酸素はまたシグナル伝達カスケードを妨害し，例えばPKCの活性化に影響を及ぼす．

ポリオール経路の活性上昇は糖尿病性末梢神経障害や白内障に関連している

高血糖は細胞内の酸化還元状態を変化させ，NADH／NAD+比を増加させ，NADPH／NADP+比を減少させる．これがグルコースを**ポリオール経路 polyol pathway** に向かわせ，アルドース還元酵素 aldose reductase がグルコースをソルビトールに還元する（**図31.18**）．アルドース還元酵素とNO合成酵素は利用可能なNADPHを奪い合う．ソルビトールは，さらにソルビトール脱水素酵素によってフルクトースに酸化される．

アルドース還元酵素はグルコースに対して高い K_m 値をもつため，正常グルコース濃度ではポリオール経路はあまり活性化されない．しかし高血糖時に，（赤血球や神経，水晶体などの）インスリン非依存性組織でグルコース濃度が上昇すると，この経路が活性化される．問題はグルコースと同様に，ソルビトールも浸透圧を高める作用があることである．したがって，その眼球組織への蓄積が糖尿病性白内障の発症に寄与する．神経組織では，高濃度のソルビトールが別のアルコールであるミオイノシトールの細胞内への取り込みを減少させ，膜の Na+/K+-ATPase を阻害し，神経機能に影響を及ぼす．ソルビトールの蓄積や低酸素状態，神経への血流低下はすべて糖尿病性神経症の発症に寄与する．長期的な糖尿病の合併症の過程を**図31.19**にまとめている．

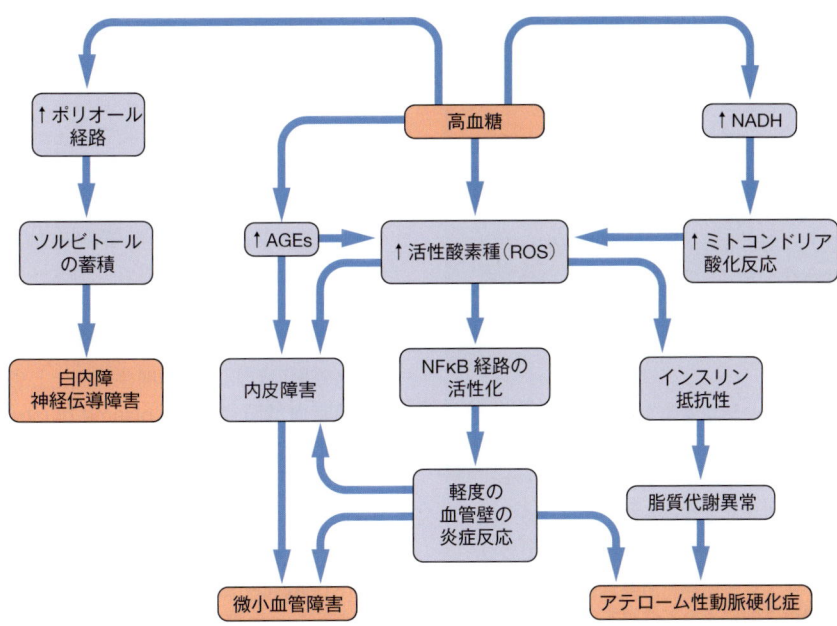

図 31.19　糖尿病における血管合併症

不十分な血糖コントロールは，1型および2型糖尿病における微小血管合併症の発症や心血管系疾患発症リスクの増加と関連する（特に2型糖尿病では後者が関連する）．酸化ストレスやタンパク質の糖化，終末糖化産物（AGEs）の形成は，微小血管合併症の最も重要な候補メカニズムである．高血糖は呼吸鎖を介する還元当量分子の流量の増加と AGE 形成の増加を介して，活性酸素種（ROS）の産生を促進する．活性酸素種の毒性はタンパク質の構造や機能を障害し，例えば，炎症促進性の NFκB 経路を介して炎症現象を活性化する．活性酸素種は血管内皮細胞を傷害し，インスリンシグナル伝達を阻害することで，インスリン抵抗性の一因となる．軽度の炎症やインスリン抵抗性は，大血管の疾患原因となるアテローム性硬化病変形成において特に重要である（第33章）．ここで留意すべきは，酸化ストレスの増加や軽度の慢性炎症の亢進は，肥満においても観察されることである．

低血糖

　低血糖 hypoglycemia（血中グルコース濃度の低下）は，血中グルコース濃度が 4 mmol/L（72 mg/dL）を下回ることである．低血糖（低血漿グルコースともいう）は交感神経系を活性化させる．アドレナリンとグルカゴンが放出され，ストレス応答が惹起される．これが，発汗，振戦，頻脈，空腹感としてあらわれる．また，神経系へのグルコース供給の減少（神経低糖症）は脳機能を損なわせる．そして錯乱が生じ，意識を喪失する（通常，血中グルコース濃度が 2.5 mmol/L（45 mg/dL）以下に低下した場合に

おこる）．重度の低血糖では死に至る．

　健常者での低血糖は，運動中や絶食後，飲酒の後におこることがあり，通常は軽度である．アルコールは細胞内の NADH/NAD$^+$比を上昇させ，ピルビン酸から乳酸への変換が進み，糖新生に利用できるピルビン酸量を減少させる．

　また，低血糖はインスリン作用と均衡する対抗制御ホルモンが不足する場合，つまり，副腎不全のときにもおこることがある（第27章）．もう1つの低血糖の内分泌的原因は，まれではあるがβ細胞の腫瘍のインスリノーマで，これが大量のインスリンを分泌するためにおこる．**糖原病 glycogen storage disease**（第12章）はまれに小

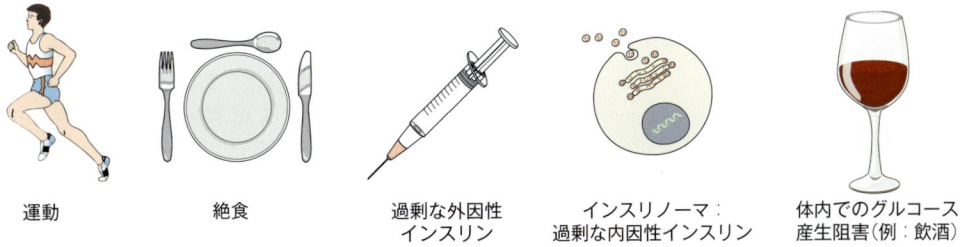

運動　　　　　絶食　　　　　過剰な外因性　　　　インスリノーマ：　　　　体内でのグルコース
　　　　　　　　　　　　　　インスリン　　　　　過剰な内因性インスリン　　産生阻害（例：飲酒）

図 31.20　低血糖

低血糖とは，血漿グルコース濃度が 4 mmol/L（72 mg/dL）を下回ることをいう．重度の低血糖とはグルコース濃度が 2.5 mmol/L（45 mg/dL）を下回ることをいう．低血糖はグルコース供給の減少やインスリン分泌増加によって引きおこされる．また，運動中の組織におけるグルコース利用の増加によっても引きおこされる．

臨床症例
運動場で意識を失った12歳の糖尿病の少年：低血糖症

　糖尿病に罹患した12歳の少年が，友人と遊んでいた．彼は朝に通常のインスリン注射を受けていたが，昼食を摂らずに遊び続けていた．彼は次第に錯乱し，ついには意識を失った．彼は，彼の父親が携帯していた救急キットからグルカゴンの注射を受け，数分以内に回復した．

解説
　重篤な低血糖は医学的緊急事態である．グルカゴン注射のあと即時に回復したことから，少年の症状がインスリン注射と食物の摂取不足の組合せによって生じた低血糖症によって引きおこされたことがわかる．低血糖からの回復はグルカゴンの作用によるものであった．病院では，飲食できない低血糖患者には，高濃度のグルコースの静脈注射によって処置するのが一般的である．グルカゴンの筋肉注射は在宅でできる緊急処置である．

児期の低血糖の原因となる．低血糖の原因を**図31.20**にまとめている．

低血糖は糖尿病の最も一般的な急性合併症である

　糖尿病の最も一般的な急性合併症が，ケトアシドーシスではなく低血糖であることは，覚えておく価値がある．これは1型糖尿病および2型糖尿病の両方でおこり，インスリンの投与量・糖質の供給・身体活動の間の不均衡の結果もたらされる．したがって，インスリンの過剰摂取や食事を抜いた後に生じることがある．運動によりインスリン非依存性組織のグルコース取り込みが増加するので，糖尿病患者は低血糖を避けるために，激しい運動の前にはインスリンの投与量を減らす必要がある．軽度の低血糖は，通常，甘い飲み物や数個の角砂糖，キャンディーの摂取で改善される．しかし，重度の低血糖は医学的緊急事態であり，グルコースの静脈注射やグルカゴンの筋肉注射による処置が必要である．残念ながら，治療中の糖尿病のコントロールが良好であればあるほど，低血糖のリスクが高くなることに留意されたい．

燃料代謝の臨床検査

糖尿病患者の診断と病態観察

糖尿病の主要な診断検査は，血漿グルコース濃度と糖化ヘモグロビン濃度の測定である

　糖尿病患者のなかには，臨床症状をまったく示さない

人もいる．このような患者の場合，検査結果のみに基づいて診断する（**表31.6**，**31.7**，**31.8**）．血漿グルコース濃度の測定は，摂食−絶食サイクルと関連させて解釈する．糖質代謝を検査するうえで最も適した時間は，燃料代謝が定常状態に達している8〜12時間絶食後である（**図31.10**）．

　糖尿病の診断基準となる測定値は，**空腹時血糖 fasting plasma glucose**（FPG，約8〜12時間カロリー摂取なし）と，標準量のグルコース（75 g）を経口摂取して2時間後に測定した血糖値である．

　食物の摂取時間とは無関係に測定したグルコース濃度を，**随時血糖値 random plasma glucose**（RPG）と呼ぶ．これは通常低血糖や重度の高血糖の診断に有用であるが，軽度の高血糖の有意性評価にはあまり役立たない．

　グルコース濃度を解釈する際に臨床医が知りたいのは，正常（**正常血糖 normoglycemia**）なのか，高すぎる（**高血糖 hyperglycemia**）のか，低すぎる（**低血糖 hypoglycemia**）のかである．血糖値をより詳細に検討して，糖尿病もしくは前糖尿病状態と診断するか，それとも除外するのかといった判断を行う．

正常な状態と糖尿病の状態には連続性がある

　正常な耐糖能と糖尿病の間には連続性がある．糖尿病発症のリスクが高い中間段階は，前糖尿病状態または耐糖能異常と呼ばれている．

　これらの診断基準は対象とする人や状態によって異なる．**表31.6**にWHOと国際糖尿病連合 International Diabetes Federation（IDF）が採用した基準を，**表31.7**に米国糖尿病学会 American Diabetes Association（ADA）が採用した基準を示す．**表31.8**に妊娠糖尿病の診断基準を示す．妊娠糖尿病の血糖目標値および診断基準は，非妊娠成人よりも低く設定されていることに注意が必要である．

　個人の空腹時血糖は非常に安定している．通常，空腹時血糖は5.6〜6.1 mmol/L（100〜110 mg/dL）より下で維持される．

　空腹時血糖異常と耐糖能異常は**前糖尿病状態 prediabetic state**とみなされる．したがって，前糖尿病状態という用語は本質的に空腹時血糖異常と耐糖能異常の両方を包含している．

　耐糖能異常は，空腹時血糖値は正常でありながら，グルコース負荷後2時間で血糖値が上昇を示すことを特徴とする．空腹時血糖異常は中程度の空腹時血糖〔6.0 mmol/L よりも高く，7.0 mmol/L（126 mg/dL）よりも低い〕と定義される．耐糖能異常は心血管リスクの増加とも関連するが，空腹時血糖異常は明白な糖尿病を将来発症する危険因子にすぎない．

　もしも空腹時血糖が 7.0 mmol/L（126 mg/dL）かそれ以上であることが確定すると，糖尿病と診断される．血糖値が糖尿病の診断基準値を超えている人は，微小血管

表 31.6　糖尿病と耐糖能異常の診断基準：世界保健機関（WHO）および国際糖尿病連合（IDF）

状態	検査	診断基準	診断基準
正常	空腹時血糖	6.1 mmol/L 未満	110 mg/dL 未満
空腹時血糖異常	空腹時血糖	6.1 ～ 6.9 mmol/L	110 mg/dL 以上
	経口グルコース負荷試験 2 時間値	7.8 mmol/l 未満	140 mg/dL 未満（測定した場合）
耐糖能異常	空腹時血糖	7 mmol/L 未満	126 mg/dL 以下
	経口グルコース負荷試験 2 時間値	7.8 mmol/L 以上 11.1 mmol/L 未満	140 mg/dL 以上 200 mg/dL 未満
糖尿病	随時血糖	11.1 mmol/L 以上	200 mg/dL 以上
	空腹時血糖	7.0 mmol/L 以上	126 mg/dL 以上
または	経口グルコース負荷試験 2 時間値	11.1 mmol/L 以上	200 mg/dL 以上
	HbA_{1c}	6.5%以上	47.5 mmol/mol 以上

経口グルコース負荷試験 2 時間値：経口で 75 g グルコースの負荷後 2 時間で，血漿グルコースを測定する．経口グルコース負荷試験は空腹時血糖値が 6.1 ～ 6.9 mmol/L（110 ～ 125 mg/dL）の場合に実施する．

表 31.7　糖尿病および耐糖能異常の診断基準（米国糖尿病学会）

所見		診断基準	診断基準
正常	空腹時血糖	5.6 mmol/L 以下	100 mg/dL 以下
正常	経口グルコース負荷試験 2 時間値	7.8 mmol/L 以下	140 mg/dL 以下
正常	HbA_{1c}	5.7%以下	38.8 mmol/mol 以下
糖尿病予備軍	空腹時血糖	5.6 ～ 6.9 mmol/L	100 ～ 125 mg/dL
糖尿病予備軍	経口グルコース負荷試験 2 時間値	7.8 ～ 10.9 mmol/L	140 ～ 199 mg/dL
糖尿病予備軍	HbA_{1c}	5.7 ～ 6.4%	39 ～ 47 mmol/mol
糖尿病*			
診断基準 1	随時血糖	11.1 mmol/L 以上[†]	200 mg/dL 以上[†]
診断基準 2	空腹時血糖	7.0 mmol/L 以上	126 mg/dL 以上
診断基準 3	経口グルコース負荷試験 2 時間値	11.1 mmol/L 以上	200 mg/dL 以上
診断基準 4	HbA_{1c}	6.5%以上	48 mmol/mol 以上

* ：いずれかの基準を満たした場合，仮診断とする．翌日，別の診断基準で診断を確定する必要がある．
† ：症状（多尿症，多飲症，原因不明の体重減少）を合併している場合．これらは米国糖尿病学会が提唱する基準である．

表 31.8　妊娠糖尿病：診断と治療目標

ガイドライン	検査	診断基準	診断基準
妊娠糖尿病 血糖値目標 ADA 2020	食前血糖値	5.3 mmol/L	95 mg/dL 以下
	食後 1 時間血糖値	7.8 mmol/L	140 mg/dL 以下
	食後 2 時間血糖値	6.7 mmol/L	120 mg/dL 以下
妊娠糖尿病診断 NICE UK 2015	空腹時血糖	5.6 mmol/L 以上	100 mg/dL 以上
	経口グルコース負荷試験 2 時間値	7.8 mmol/L 以上	140 mg/dL 以上
妊娠糖尿病診断 WHO 2013	空腹時血糖	5.1 ～ 6.9 mmol/L	91 ～ 110 mg/dL
	経口グルコース負荷試験 1 時間値	10 mmol/L 以上	180 mg/dL
	経口グルコース負荷試験 2 時間値	8.5 ～ 11 mmol/L	153 ～ 200 mg/dL

理解を深めるために
グルコースメーターと持続的グルコースモニタリング

糖尿病患者に広く使用されているグルコースメーターはドライテスト技術に基づいており，ドライ試薬ストリップに付着した血液中のグルコースがおこす色の変化を光度計で読み取るか，電流測定で読み取る．

持続的グルコースモニタリングは，グルコースをいつでもリアルタイムでモニターできるセンサーを用いた技術である．これは皮下センサーを用いた間質（すなわち細胞外液）グルコース濃度の測定に基づいており，専用の読み取り装置やスマートフォンといった受信機にデータを送る．グルコースメーターを用いた従来の自己測定方法とは異なり，これら機器では1日に2回の校正を必要とする．

臨床試験
HbA₁c 濃度を表す単位

米国では，HbA_{1c} の測定値は全ヘモグロビンに対するパーセントとして報告するが，この方法は糖尿病大規模臨床研究 Diabetic Control and Complications Trial（DCCT）によって標準化・検証されたものである．最近，ヨーロッパでは HbA_{1c} の絶対量を測定できる基準法が導入された．この新法は，HbA_{1c} β鎖からエンドペプチダーゼによって N 末端の6ペプチドを切断し，それを質量分析やキャピラリー電気泳動によって分離・定量することに基づく．使用単位は mmol/mol である．ある方法での測定値は変換式（付録および表31.9）によって他の単位に換算することができる．

合併症のリスクが高い．

経口グルコース負荷試験 oral glucose tolerance test（OGTT）は糖質負荷に対する血糖応答を評価する

WHO は，空腹時血糖が空腹時血糖異常と認められるすべての患者に対して OGTT を行うことを推奨している．OGTT は標準的な条件下で行う必要がある．患者は約10時間の絶食の後，午前中に試験に参加しなければいけない．ストレスや運動に関連した血漿グルコースの変動を避けるために，患者は試験を通して座っている必要がある．この検査は急性疾患の罹患中や病み上がりに行うべきではない．検査では，まず空腹時血糖を測定する．その後，患者に標準量のグルコース（75 g グルコースが300 mL の水に溶けたもの）を飲ませ，120分後に再び血漿グルコース濃度を測定する（図31.21）．プロトコルによってはグルコース値を20，60，120分後に測定する方法がある．通常，血漿グルコース濃度は約60分後にピークに達し，120分以内に空腹に近い状態に戻る．OGTT の解釈については表31.6，表31.7，および表31.8 を参照されたい．

糖化ヘモグロビン（HbA₁c）濃度は平均血漿グルコース濃度を反映する

一定期間の平均血漿グルコース濃度は糖尿病の遅発性合併症発症の発症リスクに関連するため臨床的に重要である．この目的には糖化ヘモグロビン〔ヘモグロビン A₁c（HbA₁c または A1C）〕測定のほうがよい．HbA_{1c} はグルコース濃度に比例して，血液中の赤血球中に形成される．糖化反応は不可逆的であるため，形成された HbA_{1c} は赤血球の寿命の続く限り循環し続ける．したがって，その濃度が HbA_{1c} 測定のおよそ8〜12週間における平均血漿グルコース濃度を反映する（図31.22）．血液中には生

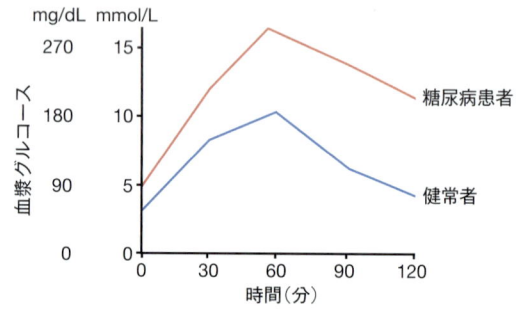

図 31.21　経口グルコース負荷試験（OGTT）

経口グルコース負荷試験の原理は，標準的なグルコースの経口負荷（75 g）の前後における血漿グルコース濃度を測定することである．グルコース濃度は増加し，負荷後30〜60分にかけてピークに達する．そして，2時間後にはおよそ絶食時の値に戻る．糖尿病患者では，すべての時点で高い血漿グルコース濃度を示すことに留意すること．

成時期の異なる赤血球集団が含まれているため，正確にどれくらいの期間を反映しているのかを算出することは実際には困難である．文献では3〜6週や4〜8週という数値も報告されている．測定前に30日以上グルコースに曝露すると，約50％が HbA_{1c} に変化する．HbA_{1c} 濃度は貧血やヘモグロビン変異体の存在によって影響を受ける可能性があることに注意を要する．

HbA₁c 値は糖尿病の診断や血糖コントロールのモニタリングに利用される

ADA（2012年），WHO（2011年）が策定したガイドラインでは，HbA_{1c} レベルが48 mmol/mol（6.5％）以上を糖尿病の診断基準としている．また，HbA_{1c} 値は診療の現場において，治療の目標値を決定するためにも用いられる．HbA_{1c} 値の正常値は6％未満である．ADA は糖尿病患者での HbA_{1c} 値が7％以下（53 mmol/mol，正常値は6％

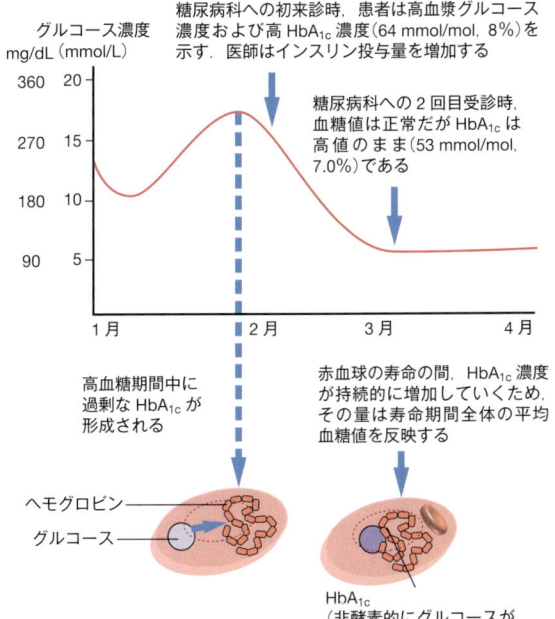

グルコース濃度
mg/dL（mmol/L）

糖尿病科への初来診時，患者は高血漿グルコース濃度および高 HbA1c 濃度（64 mmol/mol，8%）を示す．医師はインスリン投与量を増加する

糖尿病科への 2 回目受診時，血糖値は正常だが HbA1c は高値のまま（53 mmol/mol，7.0%）である

高血糖期間中に過剰な HbA1c が形成される

赤血球の寿命の間，HbA1c 濃度が持続的に増加していくため，その量は寿命期間全体の平均血糖値を反映する

ヘモグロビン
グルコース

HbA1c
（非酵素的にグルコースが結合したヘモグロビン修飾体）

図 31.22　糖尿病の診断とモニタリングにおける糖化ヘモグロビン（HbA1c：ヘモグロビン A1c）の利用

HbA1c はタンパク質翻訳後に非酵素的に糖化修飾を受けたヘモグロビン A のことである．糖化の程度は，赤血球寿命の間にグルコースに曝露されたヘモグロビンの量に比例する．HbA1c 測定は，糖尿病の診断や血糖コントロールのモニタリングに用いられる．ここで留意すべきは，新たに HbA1c 測定の基準法が導入され，単位が従来の（%）から mmol/mol に変わったことである．換算式（表 31.9）が有用である．グルコース濃度を mg/dL 単位で求めるには数値を 18 倍にする．

表 31.9　従来法（DCCT）および基準法（IFCC）を用いて測定した糖化ヘモグロビン（HbA1c）の当量単位と，それに対応する推定平均グルコース値

DCCT 単位（%）	IFCC 単位（mmol/mol）	eAG*（mg/dL）	eAG*（mmol/L）
5	31	97	5.4
6	42	126	7.0
7	53	154	8.6
10	86	240	13.4

DCCT：糖尿病大規模臨床研究 Diabetes Control and Complications Trial，IFCC：国際臨床化学連合 International Federation of Clinical Chemistry and Laboratory Medicine.
＊：eAG 値は Nathan らの報告による（参考文献参照）．平均値のみ記載し，信頼区間は省略している．
Misra S, Hancock M, Meeran K, Dornhorst A, Oliver NS. HbA1c: an old friend in new clothes. *Lancet* 377: 1476-1477, 2011 より許可を得て転載．

臨床症例
糖尿病治療が嫌いな思春期の子ども：グルコース値と HbA1c 値の乖離

　16 歳のインスリン依存性糖尿病の少年が，定期健康診断のため糖尿病科を受診した．彼は主治医に食事指導のすべてに従い，インスリン注射も欠かしたことがないと話した．彼の随時血糖値は 6.0 mmol/L（108 mg/dL）だったが，HbA1c 濃度は 86 mmol/mol〔11%，適切にコントロールされていれば 53 mmol/mol（7%）以下〕であった．尿糖やケトン尿は認めなかった．

解説

　血糖および尿糖の結果は，測定段階においてこの少年の糖尿病が，よくコントロールされていたことを意味している．しかし，HbA1c レベルは過去 3 ～ 6 週間以上の間コントロールが不十分であったことを示している．可能性として考えられるのは，来院予定日の数日前になってようやく治療に従った可能性が高い．これは思春期においては珍しいことではない．彼らは自身の生活習慣を，時には厳しい糖尿病治療に合わせる必要があることを受け入れられないのである．HbA1c を測定することで治療に従わない糖尿病患者を特定することができる．

以下）になることを目標とすべきであると勧告している．患者によっては，特に小児や年配者では，低血糖のリスクがあるため困難な場合がある．したがって，そのようなリスクを最小限に抑えるように治療目標を調整する必要がある．

　最近，多施設間共同研究により HbA1c 濃度とグルコースセンサーを用いた複数回の測定から得られた平均グルコース濃度との関係が確立された．したがって，HbA1c 濃度を**推定平均グルコース estimated average glucose（eAG）**に変換し，グルコース濃度単位で表現した長期血糖評価を患者に提供できるようになった（**表 31.9**）．

尿糖（尿グルコース）は糖尿病の診断検査とはならない

　血漿濃度が正常であればグルコースは尿中に出てこない．尿グルコース再吸収の閾値は血漿濃度約 10.0 mmol/L（180 mg/dL）である．これより高い濃度では，尿細管の輸送システムの再吸収許容量を超えてしまい，尿中にグルコースがあらわれる（これを糖尿という）．健常者では腎臓のグルコース閾値が低く，それゆえに糖尿病でない血糖レベルであっても糖尿を示す場合があることに留意すべきである．したがって，尿検査のみに基づいて糖尿

病と診断することはできないのである．

糖尿病患者の尿中のケトン体は代謝機能低下を意味する

　尿中の高いケトン体濃度（ケトン尿）は，脂質分解の速度が速いことを反映している．軽度のケトン尿は，長期の絶食や高脂肪食を摂取している健常者においてもおこる．しかし糖尿病患者では，**ケトン尿は代謝不全の重要**

理解を深めるために
糖尿病患者は定期的な経過観察が必要である

糖尿病患者の定期的検診では，医師は血糖コントロールの状態を評価するために，血糖値とHbA$_{1c}$濃度を調べる．医師は（網膜症の徴候を調べるために）眼科検査を行い，（神経症の徴候を調べるために）神経学的検査を行う．また，（腎症の発症やそのリスクを評価するために）血中尿素窒素（BUN）およびクレアチニン，尿中の微量アルブミン／タンパク質と，血漿中の脂質を測定する．血圧を調べて，心血管疾患のリスクを総合的に診断する（第33章）．

なサインであり，積極的な治療が必要である．

尿へのアルブミン排泄は糖尿病性腎症の評価に重要である

糖尿病性腎症の発症は，尿中に微量のアルブミンが認められること（微量アルブミン尿 microalbuminuria）で予測される．このため，検査室では通常の血清アルブミン濃度を測定する方法よりも高感度な方法を採用している．もしも24時間蓄尿で200 mg以上のアルブミンが排出されれば陽性となる．尿中タンパク質量が300 mg/dayよりも高ければ，明白なタンパク尿である．糖尿病患者の血中尿素窒素 blood urea nitrogen（BUN）およびクレアチニン creatinine 濃度も日常的に検査される（第35章）．

微量アルブミン尿の存在は心血管リスクとも関連している．

血漿乳酸値の上昇は組織の不十分な酸供給を意味している

血漿乳酸の高値は嫌気性代謝が更新していることを意味し，組織の不十分な酸供給〔低酸素症 hypoxia（第5章）〕のマーカーとなる．心停止などの極端な場合，重篤な乳酸アシドーシス lactic acidosis を引きおこす．糖尿病では，高血糖非ケトン性昏睡という，ケトアシドーシスは伴わないにもかかわらず，非常に高い血漿グルコース濃度と過度な脱水が生じ，生命を脅かすことがまれにあるので，血漿乳酸の測定が重要である．

糖尿病の治療

血糖値を正常に近づけることが糖尿病合併症の発症を防ぐ

糖尿病治療の目標は急性および慢性の合併症の予防である．血糖コントロールを良好に維持することは糖尿病治療の基本である．1型糖尿病を対象とした糖尿病大規模臨床研究（DCCT）や，2型糖尿病を対象とした UK Prospective Diabetes Study（UKPDS）といった2つの主要な臨床試験によって，微小血管合併症が高血糖の重症

度と相関することが確認されている（参考文献参照）．また，長期的な合併症予防には，高血圧や脂質異常症の治療を含む心血管リスクの管理を併用することが最適であるという強力な証拠がある．

生活習慣の改善が糖尿病予防と治療の柱となる

食事療法と運動療法は糖尿病管理において主要な生活習慣対策である．これらはすべての薬物治療を支えるものであり，また不可欠な予防策でもある．耐糖能の悪化は減量と運動によって遅らせることができ，時には元に戻すこともできる．したがって，空腹時血糖異常または耐糖能異常があることは，顕性糖尿病への進展の可能性を最小限にするために，**患者の生活習慣を見直すための強い警告**とみなすべきである．糖尿病予防プログラム研究により食事療法と運動療法を含む生活習慣への介入の後，2型糖尿病の発症が58%減少したことが示された（**参考文献**参照）．残念ながら，生活習慣対策のみで血糖コントロールができたのは全糖尿病患者の20%以下であった．

1型糖尿病患者はインスリンで治療される

1型糖尿病の治療にインスリンは必要不可欠である．利用可能なインスリン製剤にはそれぞれ薬効持続時間に違いがある．"古典的"な速効型インスリンは通常のヒトインスリンであり，中間型インスリンはイソフェンインスリンやレンテインスリン製剤である．また，持続型インスリンはウルトラレンテインスリン製剤である．現在使用されているヒトインスリン類似薬はインスリンリスプロとインスリンアスパルト（速効型，食前用），インスリンデテミルやインスリングラルギン（遅効型）である．

標準的なインスリン治療プロトコルでは終生にわたって毎日皮下注射を行う

インスリン治療計画は，患者の食前グルコース濃度，糖質の摂取量，予想される運動レベル，低血糖への対応能力などを考慮しながら考案する必要がある（**参考文献**参照）．通常，患者は日に2度の中間型インスリンまたは，速効型と中間型の混合インスリンを皮下注射する．いわゆる基礎–ボーラス（または基礎＋食前）アプローチでは，インスリングラルジンまたはインスリンデテミルを基礎成分とし，インスリンリスプロまたはインスリンアスパルトを食前に追加する．

インスリン治療の最大の課題は，毎日の正常インスリン分泌パターンをインスリン注射で再現することである．血糖コントロールがきわめて難しい患者には，速効性インスリンを複数回注射する．まれに，定常的なインスリン輸注（CSII）が必要になることがある．これは，食事時にインスリンの注入速度を増加するようにプログラムされた携帯式ポンプや，血漿グルコース濃度を感知するポンプを用いる．

　　インスリンは細胞のカリウム取り込みを増加させ，インスリン欠乏が細胞からのカリウムの放出を引きおこす．管理されていない糖尿病は浸透圧利尿も伴うため，放出されたカリウムが尿中に排泄されてしまう．その結果，ケトアシドーシスの患者のほとんどはカリウム欠乏である．矛盾していることだが，実際にはしばしば血漿カリウム濃度は正常か高いことがある．このような患者にインスリンを注射すると，それが細胞へのカリウムの取り込みを活性化させ，血漿カリウム濃度が著しく低下し重篤な**低カリウム血症 hypokalemia**を引きおこす可能性がある．低カリウム血症は心筋に影響を及ぼすため危険である．したがって，血漿カリウム濃度が著しく高い患者を除き，糖尿病性ケトアシドーシスの治療中はカリウムを投与する必要がある（第35，36章参照）．

　　ペルオキシソーム増殖剤活性化受容体（PPAR）は，ステロイド受容体ファミリーに属するリガンド活性化型の核受容体である．リガンドの結合で立体構造の変化がおこり，PPAR がレチノイド X 受容体 retinoid X receptor（RXR）のような他の受容体とヘテロ二量体を形成することが可能となる．また，PPAR は低分子化合物やコアクチベーター，コリプレッサーとも結合する．その複合体が遺伝子プロモーターの応答配列に結合する（図 31.23）．

　　PPAR には 3 種類あり，第 33 章で議論する PPARα と，PPARβ および PPARγ である．PPARγ は主に脂肪組織で発現しており，加えて筋肉，肝臓，腸管や心臓でも発現している．それは多価不飽和脂肪酸や酸化 LDL の成分によって活性化される．特にリポプロテインリパーゼ，GLUT4 グルコース輸送体，グルコキナーゼをコードする遺伝子を誘導する．また，ABCA1 輸送体を誘導し，細胞から HDL へのコレステロールの移動を促進する（第 14，33 章）．PPARγ は，マクロファージの活性化を阻害し，腫瘍壊死因子 α（TNFα）やインターフェロン γ，インターロイキン 1（IL-1）といったサイトカインの産生を阻害する．PPARγ は，2 型糖尿病の治療薬であるチアゾリジンジオン thiazolidinedione の標的である．

糖尿病性ケトアシドーシスの緊急処置にはインスリンの静脈注射，水分補給，カリウム補給を行う

　　糖尿病性ケトアシドーシスの緊急処置は，5 つの課題に対処する．それは，インスリン欠乏，脱水，カリウム欠乏，アシドーシス，代償不全の主原因である．インスリンの点滴は過剰な抗インスリンホルモンによる代謝作用を元に戻すために必要であり，補液は脱水を処置するために行う．このときの補液には通常，カリウムが含まれている．これはインスリンによりカリウムが細胞内に移行することによる低カリウム血症を防ぐためである．たいていは，このような治療で代謝性アシドーシスを十分にコントロールできる．しかしながら，重度のアシドーシスの場合，アルカリ化溶液〔重炭酸（炭酸水素）ナトリウム〕の注入が必要となることもある．感染症といった主原因も集中的に治療しなければならない．

2 型糖尿病患者は経口血糖降下薬を処方するが，インスリンを必要とする患者もいる

　　2 型糖尿病患者では自身のインスリン合成能が少なくとも部分的に保持されており，血糖降下薬による治療が可能である．しかしながら，もし適切にコントロールされない場合は，インスリンが必要となる．毎年，血糖降下薬治療患者の 5 ～ 10％がインスリン治療も開始しなければならなくなっている．

抗糖尿病薬

　　現在使用されている経口血糖降下薬は 3 つのプロセスを標的としている．それはインスリン分泌，組織インスリン感受性，糖質の吸収と消化である．

ビグアニド薬やチアゾリジン薬は末梢組織のインスリン感受性を増強する

　　メトホルミン metformin はビグアニド薬であり，現在，2 型糖尿病の最も一般的な経口治療薬である．メトホルミンは肝臓の糖新生を抑制する．グルコース-6-ホスファターゼを阻害することによりグリコーゲン分解を抑制する．脂肪酸およびトリアシルグリセロール合成を減少させ，脂肪酸酸化を増加させ，末梢のインスリン感受性を増大させる．メトホルミンは骨格筋でのインスリン依存的グルコース取り込みを増加させる．メトホルミンにはミトコンドリアにも作用し，呼吸鎖の複合体 I を阻害する．これにより細胞内の AMP/ATP 比が増大し，これを介して AMPK（第 32 章）が活性化され，骨格筋でのグルコース取り込みが促進される．メトホルミンは体重も減少させる．

　　メトホルミンはミトコンドリアの複合体 I に作用して乳酸アシドーシスを誘発することがごくまれにあり，そのメカニズムは以下のとおりである．複合体 I を阻害すると NAD に対する NADH の比率が増加する．これはピルビン酸脱水素酵素の抑制によるピルビン酸の蓄積を招

き，過剰なピルビン酸が乳酸に変換される．腎機能障害，重症敗血症，低浸透圧血症，重症心不全の患者は最もリスクが高い．

　ピオグリタゾン pioglitazone といったチアゾリジン薬は，末梢でのグルコース利用やインスリン感受性を改善する．これらは脂肪組織，および程度は低いものの筋肉組織において PPARγ 転写因子（図 31.23）のリガンドとしてはたらく．PPARγ の活性化は，リポプロテインリパーゼやアシル CoA 合成酵素，GLUT4 輸送体といったグルコースや脂質代謝を担う遺伝子の転写を増加させる．また，チアゾリジン薬は IRS-PI3K-AKT シグナル経路も活性化する．これらは皮下脂肪組織を増加させ，脂肪分解を低下させて，脂肪組織の炎症を抑える．

スルホニル尿素薬やメグリチニド，およびインクレチンシステムに影響を及ぼす薬剤はインスリン分泌を促進する

　スルホニル尿素薬 sulfonylureas は，膵臓 β 細胞の細胞膜の受容体に結合する．その受容体は ATP 感受性 K$^+$ チャネルを含んでいる．薬物が受容体に結合するとチャネルが閉鎖し，膜を脱分極させ，Ca^{2+} チャネルを開放する．細胞内のカルシウム濃度の上昇がインスリンの放出を促す．スルホニル尿素薬治療の副作用として主に低血糖になる．メグリチニド薬 meglitinide はインスリン分泌を増加させる速効性の薬物である．これらはスルホニル尿素と同様に K-ATP チャネルを標的とする．

　β 細胞ホルモンである膵島アミロイドポリペプチドの

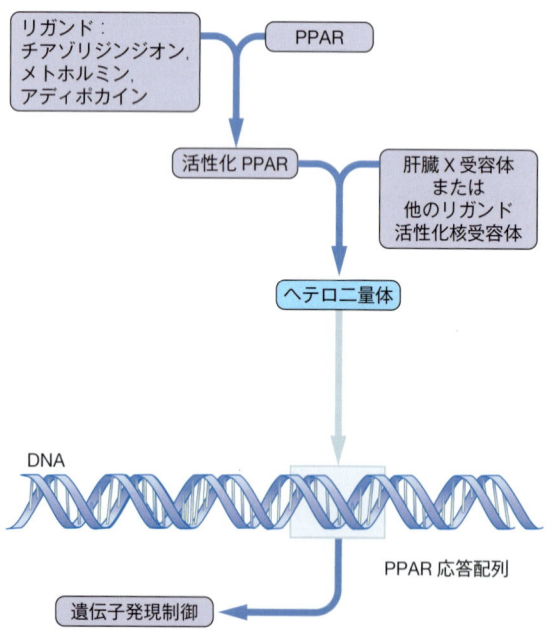

図 31.23　ペルオキシソーム増殖因子活性化受容体（PPAR）による転写制御
PPAR は代謝産物や薬剤などのリガンドによって活性化される．PPAR は核内受容体とヘテロダイマーを形成する．その結果，複合体は遺伝子プロモーターに存在する PPAR 応答配列に結合し，遺伝子の発現を制御する．

類似体であるプラムリンチド pramlintide は，胃内容排出を低下させ，満腹感を増大し，グルカゴンの分泌を阻害する．インスリン治療の補助薬として用いられる．

GLP-1 受容体作動薬と DPP-4 阻害薬はインクレチン系に影響する

　エキセナチドやリラグルチドなどの GLP-1 受容体作動薬は，インスリン分泌を増加させる．これらは cAMP-PKA 経路を介して作用し，グルコース濃度の上昇によって誘導されるインスリン分泌を増強する．もう 1 つのアプローチは GLP-1 の分解を防ぐシタグリプチンなどの DPP-4 阻害薬を用いて内因性 GLP-1 の量を増やすことである．

アカルボースは利用可能なグルコース量を減少させる

　アカルボース acarbose は複合糖質を消化する腸管 α-グルコシダーゼの阻害薬である．アカルボースは腸管でのグルコースの吸収を遅らせる．

Na$^+$-グルコース共輸送体 2 Na$^+$-glucose cotransporter 2（SGLT2）阻害薬は腎臓でのグルコース再吸収を減少させる

　Na$^+$-グルコース共輸送体 2（SGLT2）は，腎臓近位尿細管でグルコースを再吸収する膜輸送体である．カナグリフロジンのような SGLT2 阻害薬は，尿中グルコース排泄を増加させることによりグルコースの量を制御する．

肥満手術は高度肥満者の糖尿病治療の選択肢である

　胃結紮，胃バイパス，小腸の切除や移植など，いくつかの手術法がある．これらの手術を受ける患者は長期にわたる慎重な経過観察が必要である．

胆汁酸結合樹脂が血漿グルコース濃度を下げる

　胆汁酸結合レジンのコレセベラムは脂質低下薬であるが，グルコース濃度も低下させることができる．

ドーパミン-2 拮抗薬

　ドーパミン受容体遮断薬ブロモクリプチンは，中枢神経系を介し，おそらく概日リズムを回復させることで作用する．

まとめ

- グルコース恒常性維持には，肝臓や脂肪組織，骨格筋，膵臓が関連する．
- 生体は摂食状態と絶食状態の間で変化する．血中代謝物濃度は摂食-絶食サイクルの間に変化し，ストレスや疾患によって影響を受ける．したがって，代謝物レベルの解釈は，食事の時間や患者の全身状態と関連づ

ける必要がある.

- 血漿グルコース濃度の測定は，入院するすべての患者に対して行う日常的な検査の一部である．糖尿病の診断や血糖コントロールをモニターするために，血漿グルコースや糖化ヘモグロビン（HbA$_{1c}$）を測定する．糖尿病患者に対しては，血漿および尿グルコースや尿ケトン体，HbA$_{1c}$ の測定，そして微量アルブミン尿を含む腎機能試験を実施する.

- 1型糖尿病は自己免疫疾患であり，膵臓 β 細胞の破壊によっておこる.

- 2型糖尿病とは，機能障害を受けた β 細胞が末梢のインスリン抵抗性を代償できなくなった結果おこる．2型糖尿病は肥満と強く関連する.

- 糖尿病の短期的な合併症は低血糖とケトアシドーシスである．長期的な合併症は，糖尿病性網膜症，腎症，末梢神経障害，糖尿病性大血管障害に関連した心血管疾患のリスク増加である.

✎ アクティブラーニング

(1) インスリンが細胞のグルコース取り込みをどのようにして増加させるのかを説明しなさい.

(2) 抗インスリンホルモンとは何か.

(3) グルコース恒常性におけるインクレチン系の役割とは何か.

(4) 救急外来に搬送されてきた，広範な火傷を負った非糖尿病患者が高い血漿グルコース濃度を示したのはなぜか．その患者の代謝状態を説明しなさい.

(5) 医師はある患者に，外来を受診して血漿トリアシルグリセロール測定を行うようにいった．その患者から，当日は絶食をする必要があるのかと尋ねられた．患者への回答と，その理由を説明しなさい.

(6) 耐糖能異常を示す人は長期的血管合併症を発症するか.

(7) 肥満と糖尿病の共通点は何か.

参考文献

American Diabetic Association Approaches to glycaemic treatment. *Diabetes Care*. 2015;38(Suppl. 1):S41–S48.

Atkinson MA, Eisenbarth GS, Michels AW. Type 1 diabetes. *Lancet*. 2014;383:69–82.

Bliss M. *The discovery of insulin*. Edinburgh: Paul Harris Publishing; 1983.

Bluestone JA, Herold K, Eisenbarth G. Genetics, pathogenesis and clinical interventions in type 1 diabetes. *Nature*. 2010;464:1293–1300.

Boucher J, Kleinridders A, Kahn CR. Insulin receptor signaling in normal and insulin-resistant states. *Cold Spring Harbor Perspectives in Biology*. 2014;6:1–22.

Diabetes Control and Complications Trial (DCCT) Research Group The effect of intensive treatment of diabetes on the development and progression of long-term complications in insulin-dependent diabetes mellitus. *The New England Journal of Medicine*. 1993;329:977–986.

Diabetes Prevention Program Research Group Reduction in the incidence of type 2 diabetes with lifestyle intervention or metformin. *The New England Journal of Medicine*. 2002;24:387–388.

Kahn SE, Cooper ME, Del Prato S. Pathophysiology and treatment of type 2 diabetes: Perspectives on the past, present, and future. *Lancet*. 2014;383:1068–1083.

Mohlke KL, Boehnke M. Recent advances in understanding the genetic architecture of type 2 diabetes. *Human Molecular Genetics*. 2015;24:R85–R92.

Nathan DM, Kuenen J, Borg R, Zheng H, Schoenfeld D, Heine RJ for the A1c-Derived Average Glucose (ADAG) Study Group. Translating the A1C assay into estimated average glucose values. *Diabetes Care*. 2008;31:1473–1478.

Pociot F, Lernmark Å. Genetic risk factors for type 1 diabetes mellitus. *Lancet*. 2016;387:2331–2339.

Porter C, Tompkins RG, Finnerty CC, Sidossis LS, Suman O, Herndon DN. The metabolic stress response to burn trauma: current understanding and therapies. *Lancet*. 2016;388:1417–1426.

Stern MP. Diabetes and cardiovascular disease. The "common soil" hypothesis. *Diabetes*. 1995;44:369–374.

UK Prospective Diabetes Study (UKPDS) Group Intensive blood-glucose control with sulphonylureas or insulin compared with conventional treatment and risk of complications in patients with type 2 diabetes (UKPDS 33). *Lancet*. 1998;352:837–853.

Zimmet P, Alberti KGMM, Shaw J. Global and societal implications of the diabetes epidemic. *Nature*. 2001;414:782–787.

関連ウェブサイト

American Diabetes Association: http://www.diabetes.org/ Accessed April 2021.

ADA. eAG/A1C conversion calculator: professional.diabetes.org/diapro/glucose_calc | ADA Diabetes diagnosis. www.diabetes.org/a1c/diagnosis Accessed April 2021

Center for Disease Control, Atlanta GA All About Your A1C: www.cdc.gov/diabetes/managing/managing-blood-sugar/a1c.html

Diabetes UK, The Global Diabetes Community: http://www.diabetes.co.uk/ Accessed April 2021

Definition and Diagnosis of Diabetes Mellitus and Intermediate Hyperglycemia, Report of a WHO/IDF Consultation: http://www.who.int/diabetes/publications/diagnosis_diabetes2006/en/ Accessed April 2021.

Goldin A, Beckman JA, Schmidt AM, and Creager MA. (2006). Advanced Glycation End Products Sparking the Development of Diabetic Vascular Injury Circulation 114: 597–605. https://doi.org/10.1161/CIRCULATIONAHA.106.621854

IDF Diabetes Atlas, 9th ed 2019.: http://www.diabetesatlas.org/ Accessed April 2021.

WHO. Diabetes, Key Facts 2021 http://www.who.int/news-room/fact

WHO. Consultation. Abbreviated Report. Use of Glycated Haemoglobin (HbA1c) in the Diagnosis of Diabetes Mellitus: http://www.who.int/diabetes/publications/report-hba1c_2011.pdf Accessed April 2021.

WHO Classification of diabetes mellitus 2019. www.who.int/publications/i/item/classification-of-diabetes-mellitus. Accessed April 2021

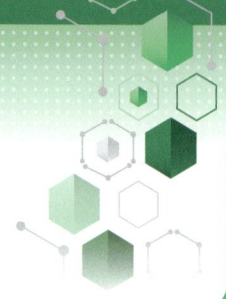

第**32**章　栄養と食事

Marek H. Dominiczak, Jennifer Logue

📖 本章で学ぶこと

本章の到達目標
- 栄養素を分類し，そのなかから必須の栄養素を明らかにできる．
- 食物摂取を調節するしくみについて説明できる．
- 細胞のエネルギーバランスを保つうえで，AMP活性化プロテインキナーゼの役割を説明できる．
- 栄養障害と肥満の特徴を記述できる．
- エネルギー代謝に関する自身の知識と，現行の推奨される栄養を関連づけることができる．
- 栄養評価について説明できる．

はじめに

　栄養は，生命体と環境の主要な接点となっている．栄養は健康を支え，病気の罹患に影響する．**低栄養 undernutrition** と **肥満 obesity** は，どちらも健康のリスクにかかわる．ある特定の年齢や妊娠中の栄養不足は特に重要である．

栄養状態は生物学的，心理的，そして社会的な要因によって決まる

　個人の栄養状態は，遺伝的な素因，環境，ライフサイクル，身体活動の程度，そして疾病の有無などによって決まる（図32.1）．栄養状態は食品の摂取状況，嗜好性，多様性によっても影響を受ける．栄養の不足は，食物摂取の不適切さ，または遺伝的に決まる代謝の障害による．

🔷 用語の定義

　食物 diet とは，各個人が摂取するすべての食品と飲料のことである．**食品 food** あるいは**食材 foodstuff** は，摂取された特定の食品をいう．**栄養素 nutrient** は，化学的に同定された食品中の成分のなかで生体に必要なものをいう．

🔶 臨床症例
救急処置のABC

　食べることと飲むことは，呼吸と同じように生物と環境をつないでいる．生存のためにわれわれは**酸素**と**水**，そして**栄養**が必要である．酸素なしで生存可能なのはわずか数分程度である．水なしでは数日生存できる．これら2つが供給されていれば，ヒトは食物なしでも 60 ～ 90 日間生存できる．

　こうした点を考慮することで，瀕死の患者の治療の緊急性が決まる．酸素の供給と血液循環を再開させることは最優先である〔**蘇生のABC：気道確保（Airway），呼吸（Breathing），循環（Circulation）**〕．これらの緊急的な蘇生の後に，失われた体液と電解質を補給することもまた，患者の状態によるが，数時間から1日以内に行う必要がある．救命措置後ただちに，他の栄養素を供給することが重要になってくる．経験則に基づくと，食べられない患者は 5 ～ 7 日以上食事を摂れない状況が続いた（あるいは続く見込みの）場合，栄養サポートが必要になる．この期間は，重症の熱傷や**敗血症 sepsis** などの異化が亢進している患者ではより短くなる．

主な栄養素の分類

　ここでは，読者がすでにこれまでの章で学んだ分子について栄養学者の視点から述べる．栄養分子は，代謝してエネルギーを獲得したり，細胞と個体をつくったりするために利用できる物質で，そして特に生存に必須であるが体内で新たにつくり出すことができないものである．

　主な栄養素は，**炭水化物 carbohydrate**（食物繊維を含む），**脂質 fat**，**タンパク質 protein**，**ミネラル mineral**，**ビタミン vitamin** である．糖質，タンパク質，脂質，食物繊維といくつかのミネラルは**多量栄養素 macronutrient** である．ビタミンや微量金属は**微量栄養素 micronutrient** である（第7章）．主要な栄養素の栄養価を**表32.1**に示した．栄養素の機能は**図32.2**にまとめている．

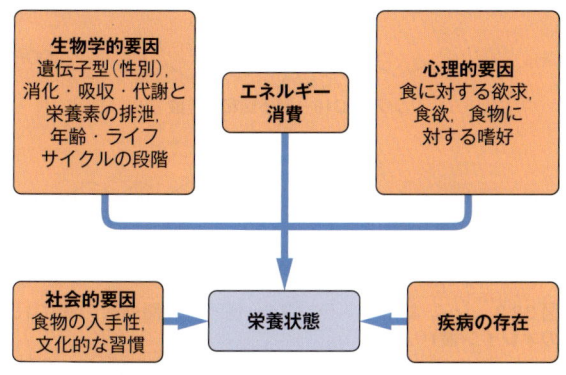

図32.1　栄養状態を決定する因子

表32.1　栄養素のエネルギー含量

栄養素	熱量	
	kJ/g	kcal/g
デンプン	17	4
グルコース	17	4
脂肪	37	9
タンパク質	17	4
アルコール	30	7

栄養素のエネルギー含量（1 kJ ＝ 239 cal，1 kcal ＝ 4.184 kJ）.

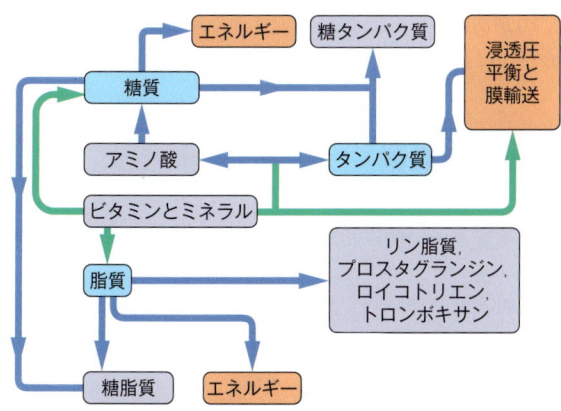

図32.2　栄養素のもつ機能

主要な栄養素はすべてエネルギー産生に使うことができ，そのいずれもが，より複雑な化合物の合成に寄与している．ビタミンやその他の微量栄養素は，補因子または補欠分子族として酵素反応に関与する．ミネラルは膜電位の維持や浸透圧平衡，骨構造に不可欠である．

炭水化物（糖質および食物繊維）

　糖質と脂質は最も重要な**エネルギー源 energy source**である．食品に含まれる糖質には，甘い菓子や飲料，フルーツジュースの成分のショ糖のような精製糖に加え，小麦やサツマイモに存在するデンプンのような複雑な糖質が含まれる．**食物繊維 fiber** はヒトの腸では消化でき

ない炭水化物で，セルロース，ヘミセルロース，リグニン，ペクチン，βグルカンなどが含まれる．食物繊維は加工していない穀物や豆，野菜，フルーツに存在する．その主要な役割は腸管の運動や輸送を調節することである．

グリセミック指数とグリセミック負荷は，糖質を含む食品の扱いに定量的および定性的な理解をもたらす

　グリセミック指数 glycemic index（GI）は，食品を摂取した後に生じる血糖値の上昇の度合いに応じて糖質を含む食品をランク付けするしくみである．ランク付けする方法は，経口グルコース負荷試験とよく似ている．標準量（25 gまたは50 g）の特定の食品による血漿中グルコース濃度に対する効果を試験し，標準栄養素（例えばグルコース）を基準として比較する．試験する栄養素とグルコースを摂取した後の血糖値–時間曲線下面積 area under the curve（AUC）の比を求める．

$$GI ＝（調べる栄養素の AUC／グルコースの AUC）×100$$

　GI は 1 ～ 100 の値で表される（55 以下は低 GI 食品，56 ～ 69 は中間的 GI，69 を超える場合では高 GI 食品とする）．急速に吸収され消化される食品は，高い GI 値をもつ．ゆっくりと吸収消化される食品は低い GI 値となる．GI は食品の性質，デンプンの種類のみならず，調理方法にも依存する（すなわち，軽く茹でたスパゲッティの GI は，より長く茹でた場合に比べて低い）．**低GI 値食品 low-GI food** は，食後の血糖，血中インスリン濃度をコントロールし，糖尿病の患者に有効であり，体重制限にもよい．低 GI 値食品は脂質が多く，糖質と食物繊維が少ない傾向がある．

　GI から導かれる数値として**グリセミック負荷 glycemic load（GL）** がある．GL は GI に含まれる質的な情報を，対象とする食品中の糖質含量の算出に使うことができるデータに置き換える．

$$GL ＝ GI/100×CHO$$
$$（CHO は食品中に含まれる糖質のグラム数）$$

　高 GI 値食品は，急速に消化され大脳の渇望・報酬領域を刺激する．代謝上，これらの糖質はインスリンを介する経路と SREBP-1c 転写因子による脂肪合成の活性化で，肝臓における脂質合成と内臓脂肪の蓄積を促進する．組織の脂質蓄積を回避するために糖質を食べるという考え方は誤りである．事実，糖質を増やした低脂肪食は脂肪の合成と蓄積を助長する．

タンパク質

　タンパク質は細胞の構造をつくり，また多くの細胞の機能，細胞の相互作用，情報伝達に関与する．それらは，最終的なエネルギー源としても消費される．燃料欠乏での異化状態は，一般的に骨格筋のアミノ酸の放出による

表32.2 1日に必要とするタンパク質量

年齢(月齢)	男性(g/day)	女性(g/day)
0～3ヵ月	12.5	12.5
10～12ヵ月	14.9	14.9
4～6歳	19.7	19.7
15～18歳	55.2	45
19～50歳	55.5	45
50歳<	53.3	46.5

骨格筋の萎縮 muscle wasting を伴う. 動物と植物のタンパク質の組成が異なるために, 動物性食品をまったく摂らない完全な菜食主義者はビタミン B_{12}, カルシウム, 鉄, 亜鉛などの栄養障害をきたす. タンパク質の必要量は成長の時期により変化する(表32.2).

脂質

脂質は, エネルギーの貯蔵 energy storage に用いられる最も重要な栄養素である. 脂肪は生物において断熱機能を果たし, 生体膜 biological membranes の基本的な構成要素となる(第4章). 脂肪酸は情報伝達分子 signaling molecules として利用されることがある.

長鎖脂肪酸 long-chain fatty acid は水に不溶だが, 短鎖脂肪酸 short-chain fatty acid(C4～6)および中鎖脂肪酸 medium-chain fatty acid(C8～10)は水溶性を示す〔訳注:中鎖脂肪酸は難溶で, わずかに水に溶ける〕. 長鎖脂肪酸がキロミクロン chylomicron の成分として運ばれるのに対して, 短鎖および中鎖脂肪酸はアルブミン albumin に結合し血漿中を運搬される.

脂肪酸は, 飽和脂肪酸 saturated fatty acid と不飽和脂肪酸 unsaturated fatty acid に区別される(後者は一価, 多価不飽和に区別される)

最も一般的な飽和脂肪酸はパルミチン酸(C16)である. その他の飽和脂肪酸にはステアリン酸(C18), ミリスチン酸(C14), ラウリン酸(C12)がある. すべての動物由来の脂質(ウシの脂質, 乳脂肪, 豚脂)は高度に飽和化されている. 飽和脂質はヤシ油やココアバター, ココナッツ油にも存在する.

オレイン酸(ω-9)は唯一の明らかに食物中に含まれる一価不飽和脂肪酸である

一価不飽和脂肪酸は, すべての動物と植物の脂肪中に存在する. オリーブオイルは一価不飽和脂肪酸を特にたくさん含んでいる. 一価のトランス不飽和脂肪酸(図32.3)はシス型のオレイン酸の異性体であり, 液体の植物油の水素化反応の過程で副産物として生じる. トランス脂肪酸 trans fatty acid の消費が冠状動脈疾患のリス

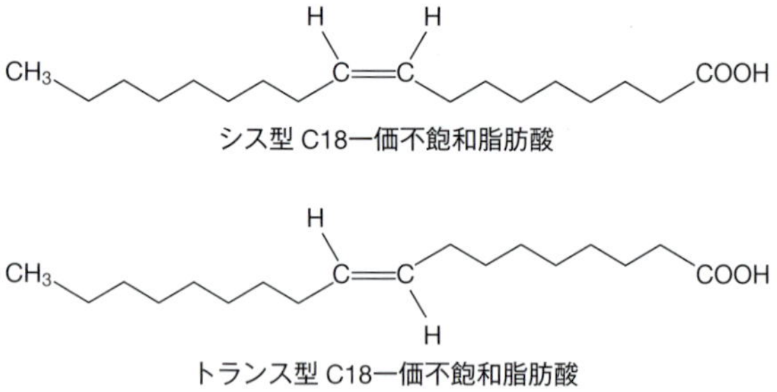

図32.3 シス-およびトランス--価不飽和脂肪酸の例(C18 のオレイン酸)
トランス脂肪酸は, 植物油の水素化に伴って生じる.

クの増加にかかわっていることに注意する必要がある.

◉ 多価不飽和脂肪酸 polyunsaturated fatty acid は ω-3 と ω-6 の脂肪酸を含む

ω-3 脂肪酸 ω-3 fatty acid は, α-リノレン酸(ω-3, C18:3, $\Delta^{9,12,15}$), エイコサペンタエン酸(ω-3, C20:5, $\Delta^{5,8,11,14,17}$), ドコサヘキサエン酸(ω-3, C22:6, $\Delta^{4,7,10,13,16,19}$)である. これらは, 魚, 甲殻類, 植物プランクトン, オリーブ油, 紅花油, 大豆油, トウモロコシ油, ひまわり油, 大豆油や葉野菜などいくつかの植物油の成分である.

ω-6 脂肪酸 ω-6 fatty acid はアラキドン酸(ω-6, C20:4, $\Delta^{5,8,11,14}$)および, その前駆体のリノール酸(ω-6, C18:2, $\Delta^{9,12}$)がある. ω-6 脂肪酸は大豆油やキャノーラ油, 魚油のなかに含まれる(鮭や鰯のように特に脂質の多い魚).

必須栄養素

必須栄養素 essential nutrient はヒトの体内で合成されない

必須栄養素は, いくつかのアミノ酸と脂肪酸およびビタミンと微量元素を含む. 糖質は必須栄養素でないことに注意すること.

動物由来のタンパク質が一般にバランスよくアミノ酸を含んでいるのに対し, 一部の植物由来タンパク質は必須アミノ酸が相対的に不十分である

必須アミノ酸は, フェニルアラニン(チロシンはフェニルアラニンから合成可能)分枝鎖アミノ酸のバリン, ロイシン, イソロイシン, そしてトレオニン, メチオニン, リシン, トリプトファンとヒスチジンである(第15章).

必須脂肪酸は, リノール酸, α-リノレン酸である

アラキドン酸, エイコサペンタエン酸, ドコサヘキサエン酸は必須脂肪酸から限られた量が合成される. しかしながら, 必須脂肪酸が欠乏したときには必須の栄養素として扱われる〔訳注:アラキドン酸はリノール酸から

合成できるが，必要量が多いため食品から摂取する必要があり，必須脂肪酸に含めて扱われることがある〕.

ビタミンと微量金属は化学反応の触媒として重要である

多くのビタミンと微量金属は，補酵素としてはたらいたり，酵素の機能的に重要な補欠分子族となる．**第7章**で詳しく説明している．ビタミンと微量金属の補充は，経腸または非経口栄養を施されている患者において特に重要になってくる.

エネルギーバランスの調節における脂肪組織の役割

脂肪組織は，エネルギーバランスの調節において鍵となる役割を果たす．加えて，炎症性サイトカインを分泌し炎症細胞を動員する能力は，特に肥満のように脂肪細胞数が余剰の場合に疾患の進展の重要な因子となる.

脂肪組織は活発な内分泌器官である

脂肪組織は脂質の貯蔵庫であるが，代謝に関して不活性とは程遠く，活発な内分泌組織である（図32.4）．そ

の産物は**アディポカイン** adipokine として知られている．この内分泌活性は，肥満の進行や**インスリン抵抗性** insulin resistant のような病態に影響を与える．**レプチン** leptin と**アディポネクチン** adiponectin は，脂肪組織が分泌する2つの主要なアディポカインである.

レプチンは脂肪組織の量を制御しエネルギー状況に対応する

レプチンは16 kDaの大きさをもつタンパク質である．分泌は脂肪組織の体積，そして脂肪細胞の大きさに関係がある．**中枢神経系** central nervous system（CNS）に作用して，食物摂取を減らす．視床下部において，そのシグナルはインスリンシグナルおよび食欲や代謝（下記参照）を調節するより高位の神経シグナルと統合される．また，骨格筋や肝臓，脂肪組織，膵臓にも作用する．レプチン遺伝子の発現は，食物摂取，エネルギーの充足状態，ホルモン，炎症の有無により調節を受ける．代謝への影響は，脂肪酸の酸化を刺激すること，および脂質の合成を抑制することである．重要な点は，肝臓や骨格筋への異所性の脂質の蓄積を減らす作用ももっていることである.

レプチンは，細胞外の結合ドメインと細胞内領域をも

理解を深めるために
脂肪組織と疾患

脂肪組織は，体のなかで3つの貯蔵場所に分けて蓄えられている．皮膚の下に**皮下脂肪** subcutaneous fat，腹腔内に**内臓脂肪** visceral fat，そして**異所性脂肪** ectopic fat（例として，心臓周囲脂肪や肝臓や筋細胞に蓄えられたものがあげられる）である．各個人の脂肪の分布は，性別や民族的な違いと遺伝的な素因に依存する．例えば，女性は古くから腰部や大腿部に大きな皮下脂肪の蓄えをもつ洋なし型と考えられている一方，男性は腹腔内の過剰な内臓脂肪により腹部が丸くなるリンゴ型である．南アジア，中国，日本の出身者は，一般に皮下よりも内臓に脂肪が貯まりやすい傾向がある.

皮下脂肪は，一般には良性で，エネルギーの貯蔵に役立っている．皮下脂肪の蓄積がもたらす健康上の問題は，その人が太りすぎて正常な活動ができなくなるという行動的な部分にある．しかしながら，内臓脂肪は活発な内分泌機能をもち，**アテローム性（粥状）動脈硬化** atherosclerosis を促進し，初期の心血管疾患や2型糖尿病 type 2 diabete の発症につながる**インターロイキン6** interleukin-6（IL-6）を含む多数のメディエーターを産生している（第41章）．加えて，フィブリン fibrin の分解を阻害するプラスミノーゲン活性化因子阻害因子1 plasminogen activator inhibitor 1（PAI-1）を分泌することで，血液が凝固しやすい状況をつくり出す.

内臓脂肪に関連する大きな問題の1つとして，**非アルコール性脂肪性肝疾患** nonalcoholic fatty liver disease（NAFLD）があげられる．これは過剰な脂肪が肝臓に蓄積されることによる．その結果，肝臓のインスリン抵抗性をもたらし，2型糖尿病のリスク要因となり，さらに肝炎 hepatitis と肝硬変 cirrhosis に進むことがある.

異所性の脂肪蓄積の原因はまだ十分にわかっていない．疾患と関連する脂肪は，心臓周囲脂肪と咽頭部の脂肪である．心臓周囲脂肪は，心疾患の原因となるいくつかの性質を有すると考えられる．第1に，心臓の動きを単純に機械的に邪魔して心機能を低下させる．これらの細胞が血液凝固前駆物質や炎症性メディエーターを分泌し，細胞に局所的に作用する．心筋細胞に有害な脂肪が蓄積することもある．咽頭部の脂肪は，睡眠時無呼吸と関連し，この状態では睡眠中に咽頭部が閉塞し，低酸素と無呼吸（一時的な呼吸抑制）の症状につながる．この状態にある人々は，睡眠の質が低下し，高血圧を含む心血管疾患発症の高いリスクを負う．咽頭部の脂肪蓄積が咽頭の通過障害以上の作用をもつかどうかはわかっていない.

減量により，内臓脂肪と異所性脂肪は優先的に消費される．これは，内臓や異所性の脂肪とそれらが原因となる健康上のリスクを実質的に減らすために，いわゆる「正常体重」に戻す必要はないことを意味している.

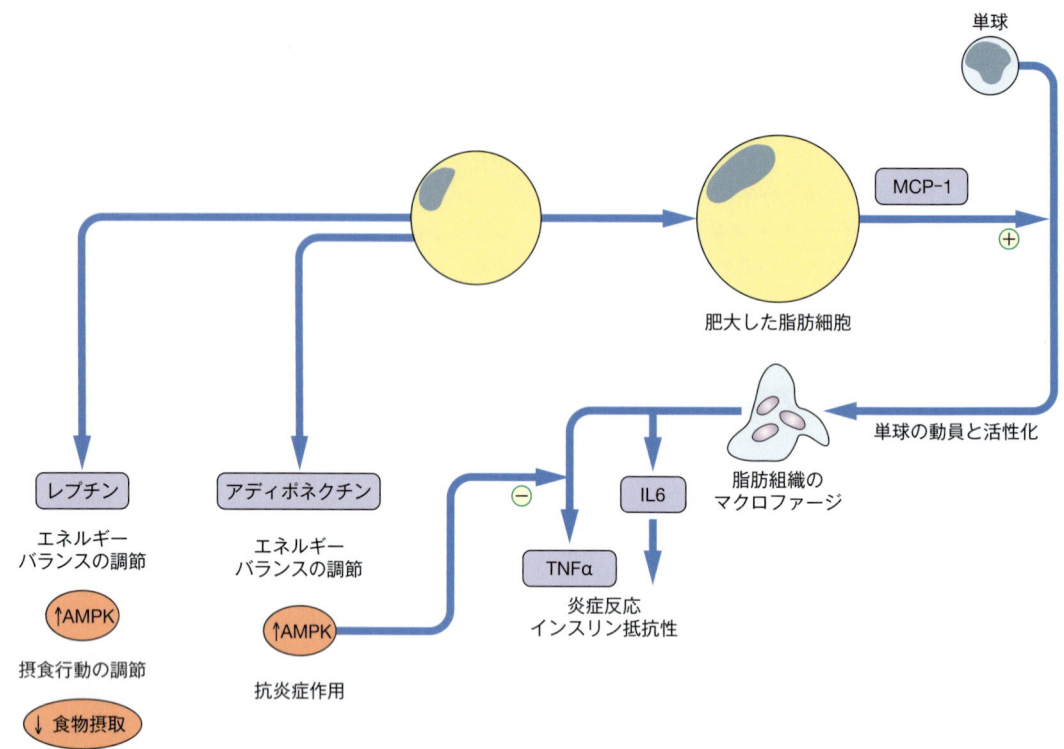

図 32.4　肥満者の脂肪組織の内分泌活性

脂肪細胞は，エネルギーバランスと摂食行動を調整する一連のアディポカイン(ここではレプチンとアディポネクチンを示す)を分泌する．肥満の人では，単球を脂肪組織に動員するケモカインの MCP-1 を脂肪細胞が分泌する．形質転換ののち，単球は脂肪組織のマクロファージとなり TNFα や IL-6 のような炎症性サイトカインの分泌を介して炎症反応を惹起する．アディポネクチンの抗炎症作用に注意すること．AMPK：AMP 活性化プロテインキナーゼ，CNS：中枢神経系，IL：インターロイキン，MCP-1：単球走化性促進因子 1，TNFα：腫瘍壊死因子 α.

つ膜受容体を介してシグナルを伝える．シグナル経路には，Janus(ヤヌス)キナーゼ／シグナル変換および活性化転写因子 Janus kinase/signal transducer and activator of transcription(JAK/STAT)(**第 25 章**)が含まれる．分裂促進因子活性化プロテインキナーゼ mitogen-activated protein kinase(MAPK)とホスファチジルイノシトール 3-キナーゼ(PI3K)も AMP-活性化プロテインキナーゼ AMP-activated protein kinase(AMPK)(次ページ参照)同様に経路に関係する．

アディポネクチンはインスリン感受性を増加させ，その欠損はインスリン抵抗性の原因となる

アディポネクチンは，244 アミノ酸からなり，コラーゲンタイプⅧおよびタイプ X，さらには補体 C1q と構造的な相同性をもつタンパク質である．アディポネクチンは骨格筋によるグルコースの利用を刺激し，骨格筋と肝臓で脂肪酸の酸化を促進することでインスリン感受性を増加させる．肝臓のグルコース産生の抑制作用ももつ．アディポネクチン濃度の低下はインスリン抵抗性と脂肪肝につながる．アディポネクチンは，炎症性サイトカインである IL-6 と IL-8 および単球走化性促進因子 1 monocyte chemoattractant protein 1(MCP-1)の分泌を抑

制する．

フィジカルトレーニングはアディポネクチンの発現を増加させ，骨格筋でその受容体の発現を増やす．一方で，肥満や 2 型糖尿病では血中濃度が低下する．アディポネクチン濃度の低下は，軽度の炎症や酸化ストレス，内皮の機能不全とも関係する．アディポネクチン受容体は，AMPK や p38 分裂促進因子活性化プロテインキナーゼ p38 mitogen-activated protein kinase，脂肪酸代謝を制御するペルオキシソーム増殖剤活性化受容体 α peroxisome proliferator-activated receptor α(PPARα)を活性化する(**第 31 章**).

脂肪組織は炎症性サイトカイン pro-inflammatory cytokine を分泌する

肥満者において，脂肪組織は MCP-1 を分泌し，脂肪組織に単球を呼び寄せる．これらは常在するマクロファージに形質変換を誘導し，炎症性サイトカインである腫瘍壊死因子 α tumor necrosis factor α(TNFα)と IL-6 を分泌する(**図 32.4**)．TNFα は肥満動物やヒトで高度に発現しており，インスリン抵抗性と 2 型糖尿病をもたらす．TNFα は炎症性の NFκB 経路を活性化する．

C 氏は 45 歳の男性で，南アジア出身の家系である．彼は最近になって体重が増え，彼がいうところの "中年太り" になった．体重の増加は彼の腹部に集中している．彼の妻は，彼の父が 2 型糖尿病に罹患し，60 歳のときに心臓発作で死んだことを気にして，検査を受けに医師のもとへ行くように強く勧めた．それで彼は受診し，採血を受けた．コレステロールがやや増加し，トリアシルグリセロール（トリグリセリド）濃度が高値を示し，そして高密度リポプロテイン（HDL）として測定されるコレステロール値が低下していた．彼は空腹時血糖が高くなり，肝機能試験ではアミノ基転移酵素がやや増加していた．肝臓の超音波検査では，肝臓に脂肪が蓄積している所見（脂肪肝）が得られた．

解説

　C 氏の性別と民族的背景および家族歴から，彼は身体の皮下よりも中心性肥満となりやすい素因をもっている．中心性肥満は，内臓脂肪として知られる腹腔内の脂肪による．この脂肪は肝臓や膵臓の周囲に貯まり，蓄積され，2 型糖尿病に罹患するリスクを高める．彼の血漿グルコース濃度は増加しているが，糖尿病といえるほどではない（第 31 章）．彼の肝臓全体にある脂肪層による炎症をある程度認めるため，まれではあるが，このことが後に肝硬変の発症につながる可能性がある．

AMP-活性化プロテインキナーゼ（AMPK）は細胞のエネルギーセンサーである

　AMPK はセリン-トレオニンキナーゼである．各々が異なる遺伝子にコードされる触媒サブユニットの α と，2 つの調節サブユニット β および γ からなるヘテロ三量体である．がん抑制遺伝子産物として知られる LKB1 と呼ばれるキナーゼによりリン酸化されて活性化される．AMPK の最も重要な活性化因子は，細胞に蓄積した 5′-AMP および 5′-AMP/ATP 比の増加である．AMP は次のミオキナーゼ myokinase（アデニル酸キナーゼ）の反応で生じる．

$$ADP + ADP \rightleftharpoons ATP + AMP$$

　高濃度の 5′-AMP は AMPK の触媒サブユニットにアロステリック変化をもたらしリン酸化能を高める．高クレアチン／ホスホクレアチン比もまた酵素を活性化する．

AMPK はエネルギー産生（異化）経路を活性化しエネルギー消費（同化）経路を抑制する

　活性化された AMPK は，脂肪酸合成の鍵となる酵素であるアセチル CoA カルボキシラーゼ acetyl-CoA

carboxylase（ACC），トリアシルグリセロールを合成する酵素であるグリセロール-3-リン酸アセチルトランスフェラーゼ，コレステロール合成経路の律速酵素である HMG-CoA 還元酵素 HMG-CoA reductase をリン酸化し不活性化する．ACC に対する効果は SREBP-1c 転写因子の抑制を介する（第 14 章）．

　アセチル CoA カルボキシラーゼの不活性化は，マロニル CoA 濃度の低下につながり，カルニチンパルミトイル基転移酵素 I の阻害を解除し，それに続く脂肪酸のミトコンドリア内への輸送を促進する．脂肪酸の合成低下は組織における脂質の蓄積を防ぐ．

　したがって，肝臓で AMPK は脂肪やコレステロールの合成を阻害する．AMPK は運動中に活性化され，脂肪酸の酸化に加えて筋収縮により促進するグルコース輸送を可能にする．

　レプチンとアディポネクチンは，骨格筋，肝臓，および脂肪組織の AMPK を活性化する．糖尿病の治療によく使われているメトホルミンも活性化する．

　AMPK は，mTOR キナーゼ（理解を深めるために：細胞の増殖と成長の制御の中心としてはたらく mTOR キナーゼ参照）も阻害することで細胞の成長や増殖にも影響する．微小管の会合に関与するタンパク質に作用することで，細胞の極性と細胞骨格にも影響を与える．AMPK の活性化による効果は，図 32.5 にまとめてある．

　哺乳動物におけるラパマイシン標的（mTOR）はセリン・トレオニンキナーゼである．インスリンにより刺激される経路の中心となる構成成分として細胞の増殖と成長をコントロールしている．

　その経路の上流では，増殖因子（とりわけ IGFR インスリン様増殖因子受容体や EGFR 上皮増殖因子受容体）やインスリン受容体基質（IRS1/IRS2），そして数種のアミノ酸やグルコースが調節にかかわる．mTOR は PI3K-AKT シグナル伝達経路の AKT キナーゼの下流で機能し，AKT によるリン酸化を受ける（第 31 章）．

　ここで mTOR は mTOR 複合体 1（mTORC1）と mTOR 複合体 2（mTORC2）として知られる 2 つの複合体を形成する．活性化された mTORC1 と mTORC2 は多くの転写因子をリン酸化して活性化する．これらの 2 つの複合体は，各々が細胞の大きさと形を制御する．mTORC1 は，細胞が自身の細胞小器官を分解するオートファジーの調節を行う（第 28 章）．AMPK は，mTORC1 の下流にある基質をリン酸化する能力をブロックしてその活性を抑制する．

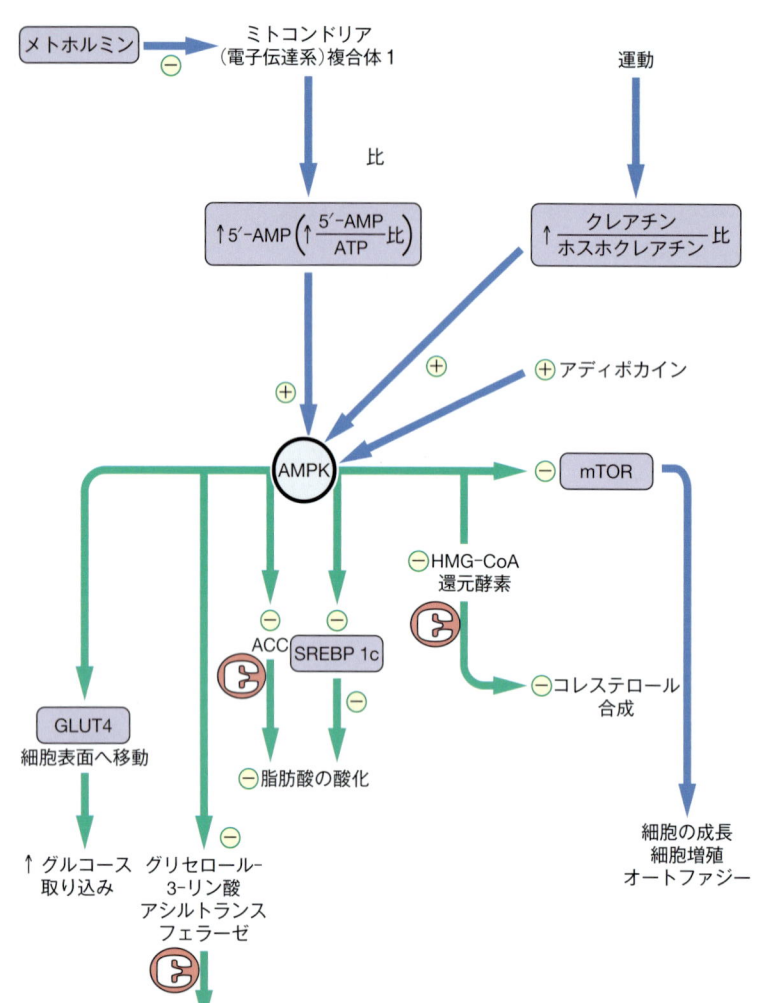

図32.5　AMP活性化プロテインキナーゼ（AMPK）の作用

AMPKは，細胞のエネルギーレベルの変化に応答する．主要な刺激要因は，細胞エネルギーレベルの低下のサインとなる5′-AMP濃度と5′-AMP/ATP比の増加である．AMPKの活性化は，脂肪酸やコレステロール合成のような同化経路（エネルギーを消費）を阻害し，脂肪酸の酸化のような異化経路（エネルギーを産生）を促進する．肉体運動や抗糖尿病薬のメトホルミンのAMPK活性に対する効果について注意すること．詳しくは本文を参照．ACC：アセチルCoAカルボキシラーゼ．FAA：遊離脂肪酸．

食物摂取の調節

食物の摂取は空腹（食べることに対する欲求）と，嗜好（特定の食品に対する欲求）によって支配される

　食欲を制御する主な中枢は，中枢神経系（CNS）の視床下部の弓状核と脳室周囲核に存在する．ヒトでは，弓状核は漏斗核として知られている．脳はエネルギーの恒常性を制御し，食欲と体重を調節する主たる部位である（図32.6）．エネルギー摂取を調節しているシグナルは，脂肪組織，膵臓，胃，小腸から中枢神経系に送られる．これらのシグナルは，**レプチン**，インスリンそしてグレリンが仲介し，高位の神経中枢のシグナルと統合される．脳は，複雑な神経ペプチドのネットワークを使って食欲と空腹を調節する指令を送っている．視床下部にある弓状核の AgRP/NPY ニューロンは，**アグーチ関連タンパク質 agouti-related protein（AgRP）**と**神経ペプチドY neuropeptide Y（NPY）**という同化作用をもつ神経ペプチ

ドを発現している．**プロオピオメラノコルチン proopiomelanocortin（POMC）**は異化作用にかかわり，POMCニューロン POMC neuron が分泌する．POMCは切断されて，食物摂取を減らす作用をもつ α-メラノサイト刺激ホルモン melanocyte-stimulating hormone（α-MSH）などの**メラノコルチン melanocortin** を生じる．一方で，NYP の発現は，脂肪組織が減少しレプチンが低下したときに増加する．NPY は，神経細胞におけるメラニン凝集ホルモン melanin-concentrating hormone（MCH）とオレキシンAとオレキシンBの発現に関与している．これらは，次に脳幹にはたらいて摂食行動をコントロールする．これらの神経細胞は，大脳皮質（**満腹中枢 satiety center**）に接続しており，空腹感を呼びおこし，**甲状腺刺激ホルモン放出ホルモン thyrotropin-releasing hormone（TRH，別名チロリベリン thyroliberin）**や，**副腎皮質刺激ホルモン放出ホルモン corticotropin-releasing hormone（CRH，別名コルチコリベリン corticoliberin）**のようなホルモンの分泌を刺激する．TRH

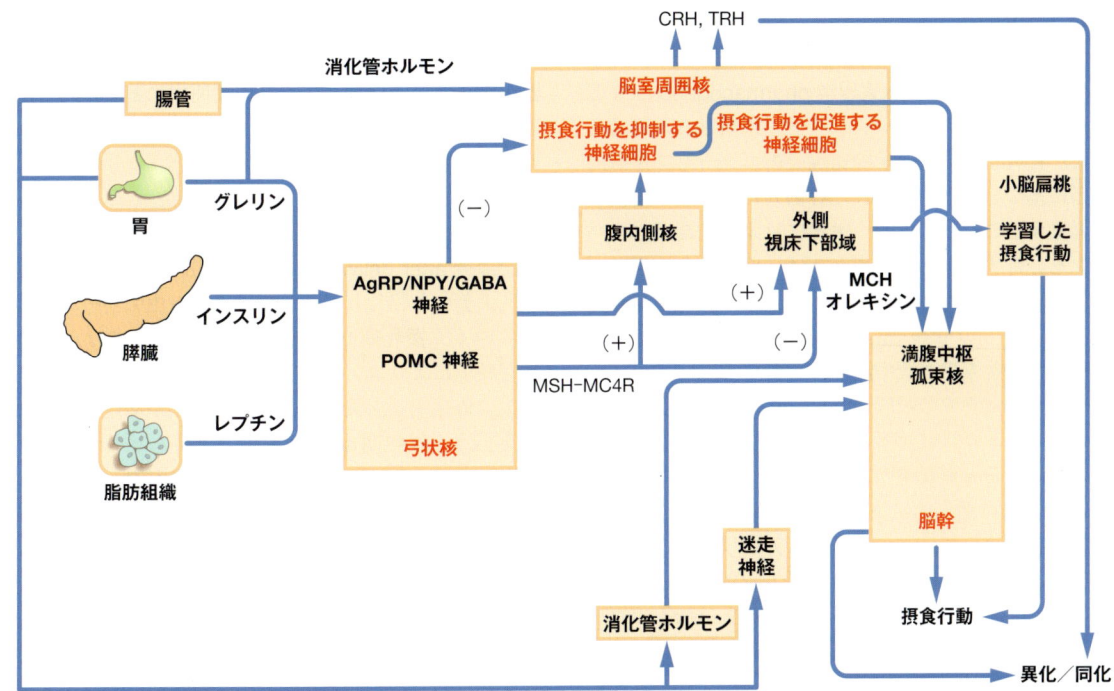

図 32.6　食物摂取の調節

食物摂取の調節は，脂肪組織や膵臓，胃，そして脳に由来するシグナルの統合によってなされる．視床下部（弓状核）は異なる臓器のシグナルを受容し，AgRP/NPY/GABA 神経の仲介する食欲を促進する（オレキシン作動性 orexigenic）シグナル，または POMC 神経の仲介する食欲を抑制する（オレキシン抑制性 antiorexigenic）シグナルに変換する．視床下部の脳室周囲核は統合する役割をもち，シグナルを自律神経系と視床下部ホルモンの分泌刺激につなげる．下行性ニューロンは脳幹部の満腹中枢につながる．これらのシグナルは自律神経系に加えてより高次の神経中枢からのシグナルとさらに統合され摂食行動と代謝の両方を調節する．（＋）記号は食欲と食物摂取を増加させる作用を，（－）記号はそれらを減少させる作用を表している．AgRP：アグーチ関連タンパク質，CRH：コルチコリベリン，MSH：メラニン細胞刺激ホルモン，MC4R：メラノコルチン 4 受容体，POMC：プロオピオメラノコルチン，TRH：チロリベリン，MCH：メラニン凝集ホルモン．

は熱産生を増加させ，食物摂取も増える一方で，CRH は食物摂取を低下させ，交感神経の活動を介してエネルギー消費を増大させる．

　他に食物摂取を調節するシグナル物質としては，**コレシストキニン** cholecystokinin，**グルカゴン様ペプチド** glucagon-like peptide，**アミリン** amylin および**ペプチド YY** peptide YY などの消化管由来のペプチドがある．胃から分泌される**グレリン** ghrelin は，NPY を分泌する神経細胞を刺激し，知られている唯一の食欲刺激ペプチドである．消化管の伸展もまた食物摂取に影響を与える．最後に，**低血糖** hypoglycemia は満腹中枢の活動を低下させる．

視床下部と脳幹はエネルギーバランスに関する情報を摂食行動 eating behavior に置き換える

　これには**内因性のカンナビノイド系** endogenous cannabinoid system が関与する．内因性カンナビノイド類は，膜リン脂質から合成される化合物である．これらには Δ⁹-テトラヒドロカンナビノールや N-アラキドニルホスファチジルエタノールアミンのホスホリパーゼ D による加水分解によって生じる**アナンダミド** anandamide が含まれる．内因性カンナビノイドはシナプスから放出され，CB1 と呼ばれるシナプス受容体に結合する．受容体は，中枢神経系に加え消化管，脂肪組織，肝臓，骨格筋，膵臓にも存在する．これらは，G タンパク質およびアデニル酸シクラーゼと共役し，K^+ および Ca^{2+} チャネルも制御する．受容体に内因性カンナビノイドが結合すると，γ-アミノ酪酸 γ-aminobutyric acid（GABA）やノルアドレナリン，グルタミン酸，セロトニンなどの神経伝達物質が放出される（**第 26 章**）．視床下部の内因性カンナビノイド濃度は食物の欠乏時に増加する．

ゲノム栄養学

　栄養素に対する個人の応答は，環境要因がより優位であるが，ある程度遺伝的特質によって決まる．遺伝子は，代謝や排泄と同様に栄養素の消化と吸収に影響する．味覚や満腹感などの感覚も，ある程度は遺伝的に規定される．このことは，栄養のガイドライン（指針）に影響を及ぼす．つまり，遺伝子のプールは人口集団ごとに差があ

るため，最適な栄養のガイドラインは普遍的よりも，むしろ集団ごとに設定すべきである．**ゲノム栄養学 nutrigenomics** は，**ゲノム薬理学 pharmacogenomics** と似ており，ヒトゲノムプロジェクトで蓄積された知識を活用し，膨大な数の遺伝子の発現をモニターし，遺伝的な素因に基づいて個別化された各個人に対する栄養治療法を考案することができる．栄養に対する代謝反応のパターンを分析するメタボロミクスは，個人ごとの栄養プロファイルを決定するさらなる機会を提供する（**第24章**）．

遺伝子型は栄養素の血漿中濃度に影響する

遺伝子型が栄養素の吸収に影響する例として，食物中のコレステロール量に対する血漿中のコレステロール濃度の変化がある．血漿中のコレステロール値のばらつきのおよそ50%は遺伝的に決まってしまう．コレステロールを含む食品の摂取による反応は，**アポリポプロテイン E apolipoprotein E（ApoE）**の遺伝子型の影響を受ける（**第33章**）．ApoE には ε2，ε3，ε4 と記す対立遺伝子のコードする複数のアイソフォームが存在する．低脂肪／高コレステロール食を摂取すると，遺伝子型が E4/4 の人には血漿中のコレステロール濃度の上昇がみられるが，E2/2 の人にはみられない〔訳注：E4/4 と E2/2 の遺伝子型の人はそれぞれ ε4 と ε2 遺伝子のホモ接合体である〕．

栄養素が遺伝子の発現に影響する多くの例が存在する．例えば，長期にわたり高脂肪食を摂取していた人と，高糖質食を摂取していた人では，肝臓の主要な酵素の活性が異なる．加えて，食品中のコレステロール量はHMG-CoA 還元酵素の活性に影響する．多価不飽和脂肪酸は，脂肪酸合成酵素の発現を阻害し，ω-3 脂肪酸は血小板由来増殖因子 platelet-derived growth factor（PDGF）と炎症性サイトカインの IL-1 の mRNA 合成を低下させる．本態性高血圧症については，アンジオテンシノーゲン angiotensinogen 遺伝子の多型によって食事中の塩分に対する感受性がある程度決まる．塩分の摂取に感受性を示す患者はわずか50%にすぎず，血圧変動のうちの30 ～ 60%が遺伝子型に関係している．

栄養とライフサイクル，および代謝適応

栄養の必要量は生理的要因と疾病により変化する．**妊娠，授乳，成長**〔特に，**子宮内，乳児期，思春期**の成長のスパート（一時的な加速）〕は，栄養の需要が増大する3つの最も重要な生理学的な状態である．

妊娠は拡張性適応と称する代謝適応の例である

母体は，胎児の存在と栄養素を供給することに適応する．妊娠期間の母体は，胎児の代謝的要求に備えている．妊娠の初期には母親は"供給許容量"を増やす準備をし

て，妊娠後期に実際に供給を行う．胎児の体重の9割は妊娠後 20 ～ 40 週の間に増加し，最も急激な成長は24 ～ 36 週の間におこる．妊娠期間中に蓄えられる熱量の合計はおよそ 70,000 kcal（293,090 kJ）に及び，およそ体重 10 kg 分に相当する．

栄養素の摂取量はライフサイクルにより変化する

出産後 after delivery，胎盤を経由した栄養供給から，母乳栄養へと移行し，次第に乳児は自由栄養摂取に適応していく．**授乳期 breastfeeding stage** までは，栄養は生存環境によりコントロールされ，乳児は完全に栄養を母親に依存する．後に，成長ホルモンが発達に主要な役割を担う．**就学期 school age** には，子どもが両親から独立できるように新たな食事や活動のパターンが身につき，**青年期 adolescence** まで続く．この時期には性ホルモンが発達上重要な役割を果たしはじめる．**成人期 adulthood** には，骨格筋の量が20 ～ 30 歳の間に増え，この時期に肉体的な活動の程度は安定化する．その後，骨格筋量は減少しはじめ，脂肪量は増加しはじめる．これは 60 歳以降に加速する．骨量も加齢とともに減少する．

栄養要求量の増加あるいは食物摂取量の低下により栄養素の供給量が不足した場合，いわゆる**縮小適応 reductive adaptation** が生じる．代謝率が低下し，食欲も低下することで，体重減少を抑える．

エネルギー消費と身体活動

毎日の総エネルギー消費は，**基礎代謝率 basal metabolic rate（BMR）**，食事による熱産生，そして身体活動によるエネルギー消費の増加の合計である．エネルギー消費は，熱産生の測定に基づく直接的熱量測定法で測定可能である．**間接的熱量測定 indirect calorimetry** は酸素消費率（VO_2）の測定に基づいている．二酸化炭素排泄率（VCO_2）と VO_2 の比は，**呼吸商〔respiratory exchange rate（RER）**あるいは respiratory quotient〕として知られている．RER の値は，糖質で 1，脂質では 0.7 となる．

基礎代謝率は完全な休息時に身体の機能を維持するのに必要なエネルギー消費をいう

基礎代謝率（BMR）は，性別・年齢・体重に依存する．安静時に，エネルギーは膜輸送（全体の30%），タンパク質の合成と分解（30%），および体温維持・身体活動・成長に利用される．特定の臓器がとりわけ多量のエネルギーを消費する．すなわち，体重が 70 kg の人であれば，脳が基礎代謝の約20%を消費し，肝臓と骨格筋がそれぞれ25%ずつを占める．一方で，低出生体重児として産まれた乳児は，脳の代謝が60%を占め，肝臓は20%，骨格筋はわずか5%程度である．

健常者では，身体活動がエネルギー消費の最も重要な可変部分である

身体活動のレベルは，一般にはメッツ（身体活動の代謝当量）metabolic equivalents of task（METs）で表現される．代謝は，休息時と活動時のいずれも個人の体格に依存する．METs は安静時の代謝量である 1 kcal/kg/h を基準値として利用し，活動をそれらの倍数として表す．これによって，異なる体重のヒトの間で強度とエネルギー消費を比較することができる．さまざまな活動時におけるエネルギー消費の例を表 32.3 に示した．エネルギー必要量は，性別と年齢に依存する値である（表 32.4）．

栄養障害

栄養障害には低栄養と肥満が含まれる．どちらも栄養に関連する疾患をもたらす

栄養障害は，栄養状態を次第に悪化させ，機能の低下とその他の合併症につながる．栄養障害という用語が，一般には肥満と低栄養の両方よりもむしろ低栄養を述べ

るのに使われてきたことに注意すべきである．後述の用語の定義に反映している．

肥満

肥満は世界中で大きな健康上の問題となっている

世界保健機構（WHO）によると，1975 年以降，世界で肥満は 3 倍に増えている．2016 年にすべての成人の 39％が太りすぎ〔ボディマス指数 body mass index（BMI）が 25 以上〕であり，13％が肥満（BMI が 30 以上）である．米国における 2017 ～ 2018 年の肥満率は 42.4％である．このように肥満率が増加する主な原因は，容易に高カロリーの食品を入手でき，仕事やレジャーの双方で身体活動が減っていることにあると考えられる．

食物の摂取とエネルギー消費の遺伝子レベルの調節

肥満は一卵性双生児の間で 74％，二卵性双生児では 32％に一致がみられる．近年の肥満の流行により，エネルギー消費と食物摂取を制御する遺伝子の探索を促している．大きな母集団を用いて，遺伝子の変異と体重の増加の関係が探索されてきた．体格については，1 つの家族のなか，特に一卵性双生児の間では密接な関係性が存在する．したがって，肥満のなりやすさの違いの 40 ～ 70％は遺伝的な要因で説明できると推察される．

2 つの遺伝子にみられる変化が肥満と関連していることが見いだされている．脂肪量と肥満に関与するタンパク質（FTO タンパク質 fat mass and obesity-associated protein）とメラノコルチン 4 受容体（MC4R）である．FTO は空腹に応答して弓状核で発現し，そのため食物の摂取の調節を介して体格に影響を与えると考えられている．これらの作用については，FTO 遺伝子のある多型の被検者は，多型をもたない被検者に比べて，ランチのメニューからより高いエネルギーをもつ食品を選ぶという研究で示されている．しかしながら，一般人のなかで，FTO 遺伝子と MC4R 遺伝子近傍の多型は，各々 BMI で 0.39 kg/m^2 および 0.23 kg/m^2 の増加を示すにすぎないことから，現在の肥満の疫学的事実を説明できない．

肥満と健康上のリスク

肥満は，身体のあらゆる臓器で疾患リスクの増加につながる（表 32.5）．特に 2 型糖尿病の危険因子である（第 31 章）．世界中で，糖尿病の発症率の増加は肥満とパラレルである．インスリン抵抗性は，肥満と糖尿病の重要な共通した特徴である．肥満とインスリン抵抗性は，心血管障害のリスクの増加をもたらす．

減量は肥満の影響を覆す

減量には，平均余命の延長，血圧の低下，内臓脂肪の蓄積の減少，血漿脂質濃度の改善，インスリン感受性の

表 32.3　エネルギー消費

エネルギー消費	運動の種類
1.3	テレビをみる，読書，文章を書く
2.0	着替え，ベッドメイク，ゆっくり歩く
2.3	食器を洗う，アイロンがけ
2.5	清掃，調理
4.5	窓の清掃，ゴルフ，大工仕事
6.5	ジョギング，穴掘り
8.0	階段を上る，サイクリング，フットボール，スキー

エネルギー消費はメッツ（METs，完全な安静状態に比較し何倍の消費があるか）によって表示される．

表 32.4　特定の年齢と性別における推定エネルギー必要量（EAR）

年齢（月齢）	EAR，kcal/ 日（mJ） 男性	女性
1 ～ 2 カ月*	526（2.2）	478（2.0）
7 ～ 12 カ月	694（2.9）	646（2.7）
6 歳	1,577（6.6）	1,482（6.2）
14 歳	2,629（11.0）	2,342（9.8）
25 ～ 34 歳	2,749（11.5）	2,175（8.1）
75 歳以上	2,294（9.6）	1,840（7.7）

Dietary Reference Values for Energy; Scientific Advisory Committee on Nutrition 2011, London: TSO 2012 より引用．
＊母乳栄養の EAR をもとにしている．

表 32.5　肥満に伴う健康リスク

器官系	肥満に伴う症状
心血管系	冠動脈疾患 静脈炎・静脈性の潰瘍 高血圧症 血漿コレステロール高値
内分泌系	2 型糖尿病 多嚢胞性卵巣症候群 不妊症
消化器系	非アルコール性脂肪肝 逆流性食道炎 胆石症 食道がん 肝細胞がん
呼吸器系	閉塞性睡眠時無呼吸 喘息
中枢神経系	特発性頭蓋内圧亢進 脳卒中
運動器系	骨関節症 痛風
生殖器・泌尿器	子宮頸がん 子宮内膜がん 腎がん 前立腺がん
その他	乳がん 白内障 乾癬 妊娠合併症

増加，血糖値の正常化，血小板凝集能と機能の改善，そして QOL（quality of life）の向上，といった効果がある．

体重を減らすために，エネルギー摂取と消費すなわち食事の摂取と身体活動のバランスを変える必要がある

　減量には，動機付けや時間，費用，そして適切な減量法がみつかるか，など多くの他の要因が関係する．低カロリー栄養食には 1 日あたりおよそ 1,200 ～ 1,300 kcal が含まれ，超低カロリー栄養食では 1 日あたり 800 kcal である．一般に，**食事 diet** と **運動 exercise** の組合せに

臨床症例
高トリグリセリド血症と脂肪肝の 46 歳の男性：体重減少の効果

　C 氏は，父親の 2 型糖尿病と心血管疾患の家族歴を心配していた．彼は減量に取り組む決心をし，自分の食事の悪い点を慎重に見直して，夕方にチョコレート・クッキー・砂糖入りの飲料を間食することが大きな弱点であることに気づいた．彼は，誘惑から逃れることができるように，これらのスナック菓子をスーパーマーケットで買わないことが最良の選択であると決心した．そして，スポーツジムに加入して週 2 回のサーキットクラスを受けることにした．6 ヵ月の摂生で彼は 7 kg 減量し，調子もよく，新しいライフスタイルを楽しんでいた．彼は再び受診し，血液の再検査を受けた．肝機能検査は正常値に戻っていた．トリアシルグリセロール値も下がったが，依然として高値だった．そして彼の HDL コレステロールは低いままだった．血糖値は以前よりは下がっていたが，空腹時血糖は依然として高値を示した．C 氏はすべての結果が正常にならなかったことに動揺し，努力が無駄であったように感じた．

解説
　C 氏は 7 kg の減量に成功した．過剰な内臓脂肪をもつ人が減量すると，内臓脂肪が先に減る．これが，C 氏の肝機能が改善した理由で，肝臓はもはや蓄積した脂肪滴から有害な刺激を受けることはなくなった．しかしながら，肥満は C 氏にとって数あるリスクのうちのごく一部にすぎず，性別，年齢，民族的背景，強い家族歴は彼には変えようのない危険因子である．ライフスタイルへの介入は一般に健康や幸福によい成果を生むため，この場合でも無益なわけではない．いずれにせよ，C 氏は今後 10 年間で 2 型糖尿病を発症する可能性が高い．しかしながら，肥満を解消し，日常の運動に参加し続けることで，そうしなかった場合に比べて糖尿病の発症を遅らせられるかもしれない．また仮に糖尿病になったとしても治療が容易になるはずである．

臨床症例
2 型糖尿病に冠動脈疾患および関節炎を合併している肥満した 55 歳の男性：運動能力が低下していることで減量が妨げられている

　K 氏は，55 歳の男性で 2 型糖尿病と冠動脈疾患をもっている．労作時狭心症と膝関節炎による強い痛みを患っている．彼が最初に外来を受診したとき，体重は 140 kg あり，身長は 180 cm（BMI は 43）であった．1 年間の食事療法で 12 kg の体重減となった．彼はリパーゼ阻害薬を処方され，その耐容性は良好だった．しかしながら，彼の関節炎は悪化し，運動能力の低下が進んだ．結果として，彼の体重は再び増加し 137 kg となった．彼は外科に紹介され，胃の絞扼術の検討を始めている．

解説
　この患者は，肥満に起因する複数の問題がみられ，特に病気に付随する状態が体重減量プログラムを邪魔している可能性がある．体重コントロールの手段として運動を行っている人々が，体重減少を長期間維持するのは困難である．この患者は当初体重が減ったが，関節炎による可動性の低下により減少した体重を維持することができなくってしまった．

行動介入 behavior intervention（例えば，到達点の設定やリバウンドの回避）を追加することは，食事単独よりもより体重減少導入への効果が高い．しかしながら，現状で5%以上の体重減少をもたらし，その状態を長期間にわたり維持する実証された介入法は，**外科的治療 surgical treatment**（肥満手術）以外には存在しない．

低栄養

低栄養は消耗と発育の低下そして体重の減少をもたらす

タンパク質エネルギー栄養障害 protein energy malnutrition は，不適切な栄養摂取により貧弱な栄養状態になることと定義される．食物摂取が減ると，栄養素の貯蔵が減り，体の組成が変化し，ケトン体 ketone body を脳で消費するなどより，効率的に燃料を利用するようになる縮小適応が進む．

低栄養は，公衆衛生が開発途上国で直面する重要な課題の1つであり，医学的な立場のみならず，社会や経済的な視点から見通す必要がある．栄養不良の患者（BMIで10〜13 kg/m²）は，よい栄養状態の人々に比べて死亡率が4倍高い．栄養失調の影響を**表 32.6**にまとめた．世界中で，5歳未満の小児の年間死亡数のうち，45%は栄養失調による．

母体と子どもの低栄養の影響として，子宮内の成長制限，停止，衰弱が含まれる．こうした地域で不足する最も重要な栄養は，ビタミンAと亜鉛，そして程度は軽いが鉄とヨウ素である（参考文献参照）．

先進国では，栄養失調は脳梗塞やがんなど重篤な疾患で食事を摂れない入院患者で問題となる．消化器系の疾患，特に大腸や腹部の疾患（第30章参照）あるいは術後管理が，特定の栄養障害と関連する．低栄養は，老年期

表 32.6　タンパク質とカロリー欠乏による栄養失調の結果

タンパク質合成の低下
Na⁺/K⁺-ATPase 活性の低下
グルコース輸送の低下
脂肪肝，肝臓の壊死と線維化
うつ，無気力，気分の変動
低体温
換気障害
免疫機能障害：創傷治癒の遅延
創傷開離のリスク
心拍出量の低下
腎機能の低下
筋力の低下
食思不振症

にある多数の人々にも影響する．

低栄養は，罹患率と死亡率，長期入院，そして合併症の増加につながる．タンパク質エネルギー栄養障害に加えて，ビタミンDや鉄，ビタミンCなどの特定の栄養素の欠乏がおきることがある．

低栄養リスクのマーカー

BMI が 18.5 kg/m² 未満の患者で，直近の3〜6ヵ月間で10%の予期せぬ体重減少がみられた場合は，明らかに低栄養のリスクを示唆している．急性疾患の経過で，5日間以上経口摂取ができなければ低栄養のリスクを負う．

2つのタイプのタンパク質-カロリー栄養障害：マラスムスとクワシオルコル

マラスムス marasmus は，長期にわたる不適切なカロリーとタンパク質の摂取が原因である．慢性的に経過し，数ヵ月，時に数年以上かけて発症することもある．アルブミンのような内臓におけるタンパク質の合成は維持しつつ，骨格筋組織や皮下脂肪の喪失により特徴づけられる．明らかな体重の減少がみられる．

クワシオルコル kwashiorkor は，マラスムスを背景に，低栄養がより急性に生じるタイプである．外傷や感染症の後の不適切な栄養摂取でも発症する．クワシオルコルでは，マラスムスとは対照的に内臓の組織に喪失はみられず，血漿アルブミン濃度の低下と**膠質浸透圧 oncotic pressure**（第35章）の低下による**浮腫 edema**を特徴とする．浮腫は体重の減少を不明瞭にする場合もある．クワシオルコルの合併症状として，脱水，低血糖，低体温，電解質異常，敗血症があげられる．これらの患者では免疫と創傷治癒力の低下，易感染性が認められる．

WHO は，身体計測と両側性の圧痕浮腫の存在に基づいて低栄養を分類する．Collins と Yates は別の分類を提案している．それは複雑性栄養失調と単純性栄養失調を区別し，身長と体重の比，上腕周囲，浮腫の有無，一般的な覚醒レベル，に基づいて栄養失調の重篤性を評価する（後述）．マラスムスとクワシオルコルは，先進国で医療用語としてほとんど使われず，**栄養障害 malnutrition**と**複雑性栄養障害 complicated malnutrition**がより適切な言葉となっている．

リフィーディング症候群は栄養失調の患者に不適切な栄養の投与をした結果として生じる

飢餓状態の人には時間をかけて栄養を補給することが重要である．急ぎすぎると，細胞内と細胞外の間で体液が大きく移動するために，危険な状態になる可能性がある．これは，**リフィーディング症候群 refeeding syndrome** として知られており，その生化学的な特徴は，低リン血症である．絶食中に筋肉が衰えるのはリン酸の喪失に関連していることからおこる．リン酸が欠乏して

いるヒトに食物を与えると，インスリンにより細胞のリン酸取り込みが促進し，より深刻な低リン血症を引きおこす．その際には血漿マグネシウムとカリウムの低下（後者はインスリンの分泌刺激によってもおこる）も伴う．そのうえ，**チアミン thiamine** が欠乏すると，糖質の摂取により Wernicke-Korsakoff（ウェルニッケ-コルサコフ）**症候群 Wernicke-Korsakoff syndrome** を発症する（第7章）．したがって，飢餓状態のヒトに食事を摂取させるときにはゆっくりと始めることが肝要である．飢餓からの回復の際には，簡単な食事を短い間隔で頻回にわたって摂ることが推奨される．病院では栄養サポートを開始する前に，電解質やビタミンの不足を少なくとも部分的に補い，詳細にモニターしながら栄養を徐々に導入する．

低栄養に関連した疾病

フレイルは加齢に関連して生じる多様な器官の機能低下である

フレイルは神経，内分泌，筋骨格系，そして免疫系に影響する．65歳以上のアメリカ人男女の6.9%にみられる．慢性疾患はフレイルのリスクを高める．50歳以降の骨格筋の筋量減少（**サルコペニア sarcopenia**）は主な症状で，1年ごとに1〜2%の筋量が失われる．

フレイル症候群の他の特徴は，食欲の減退，体重減少，極度の疲労感，歩行速度の低下，日常生活における低エネルギー消費，筋力の低下があげられる．**骨粗鬆症 osteoporosis** は，転倒のリスクをさらに高める．フレイルは，微量元素やビタミン，アミノ酸の欠乏にも関係する．細胞レベルでは，ミトコンドリアの機能障害に加えてタンパク質の異常な折り畳みや凝集がみられる．高齢者のTNFαとIL-6レベルは高い．

悪液質は主に疾患に関係する体重減少である

悪液質 cachexia はがんや敗血症と強い関連がある．筋肉の喪失の原因となり生命予後を悪化させる．筋肉の異化亢進とタンパク質合成低下による一般的なタンパク質エネルギー栄養障害よりも，初期に生じる食欲の低下と筋肉のタンパク質の分解が特徴である．TNFαやインターフェロンγ，IL-6のような炎症性サイトカインの活性が上昇することが特徴である．これらはNFκB経路を刺激し，他のさまざまな作用のなかでユビキチン・プロテアソーム経路によるタンパク質の分解が増加する．糖質コルチコイドの分泌の増加に関連してインスリン感受性の低下がみられる．

代謝率の増加や無気力，食欲低下をもたらす，悪液質による視床下部に対する影響もまた炎症性サイトカインを介するものである．臨床検査では，血漿中C反応性タンパク質（CRP）の増加，アルブミンの低下，そして貧血が共通して認められる．

栄養サポートや微量栄養素の補充はフレイルの予防に重要である．最も効果的な予防法として肉体的な運動を推奨する（参考文献参照）．

健康的な食事

一般向けに推奨する現行の栄養はバランスのよい食事に焦点を当てている

現行の推奨量は**バランスのとれた食事 balanced diet** を強調している．近年の栄養の概念は，特定の栄養素（コレステロールや脂質）に焦点を当てることから，食品のタイプと栄養のパターンに重点を移している（参考文献参照）．

フルーツと野菜を多く摂ることを明確に推奨しているが，フルーツジュースは過剰に摂るべきではないとしている．

ジャガイモのようにデンプン質の食品はGI値が高いため，デンプンを含まない野菜はデンプン質の野菜よりも好まれる．ごく簡単に処理をした**全粒穀物 whole grain** がおそらく最も健康的な食物である（白米や精白パンなどと比べて）．食物繊維を多く含むものが望ましい．

精製した穀物やある種の芋類，砂糖を甘味料として含む飲料や甘い菓子のような糖質を多く含む食品の制限が推奨される．

また，乳製品を適度に摂取することが推奨されている．乳製品はカルシウムやビタミンAの主要な供給源である．魚や鶏肉，豆類，木の実に加えてヨーグルトは，健康的なタンパク質源とみなされる．

オリーブ油やキャノーラ油などの植物性の調理油は，飽和脂質や，特にトランス脂質と比べて健康的な脂肪とみなされている．

摂取量を減らすべき食品は，赤身の肉や塩漬けの加工肉，砂糖，塩分，トランス脂肪酸を加えたものである．食塩の制限や過剰なアルコール摂取の制限も推奨される．要するに，健康的な食事と**活動的なライフスタイル active lifestyle** を一組として扱うべきである．

健康的な食事については多くの観点から，特に糖質と脂質の摂取バランスをとることについて論議は続いている．今のところ，地中海食 Mediterraanean diet の好ましい効果について広く支持が集まっている．どのような食事が推奨されるかについては参考文献を参照されたい．

医療機関における栄養サポート

入院患者の相当数に栄養サポートが必要とされており，単純な食事の介護から，強化食や特別な成分組成の食事，さらには経腸栄養や完全な腸管外栄養に及ぶ（図32.7）．栄養サポートの重要なルールは，より基本的な（自然な）栄養補給が困難なときにのみ，より複雑なス

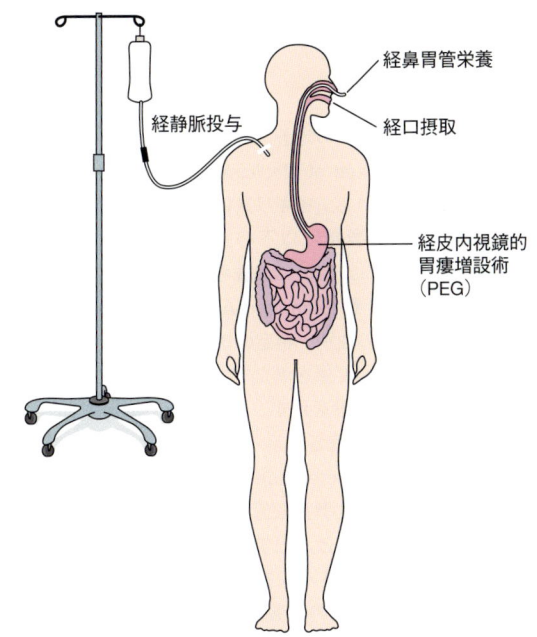

図 32.7　栄養サポートの流れ

最適な経路は経口摂取である．経口接種が不可能で消化管が機能しているなら経腸栄養を考慮する．これは，経鼻胃管または経鼻十二指腸管を使って供給する．もしくは経皮内視鏡的胃瘻増設術（PEG）によって直接胃に届ける．消化管が機能していない場合は，栄養サポートは静脈内につながる経路から行う．

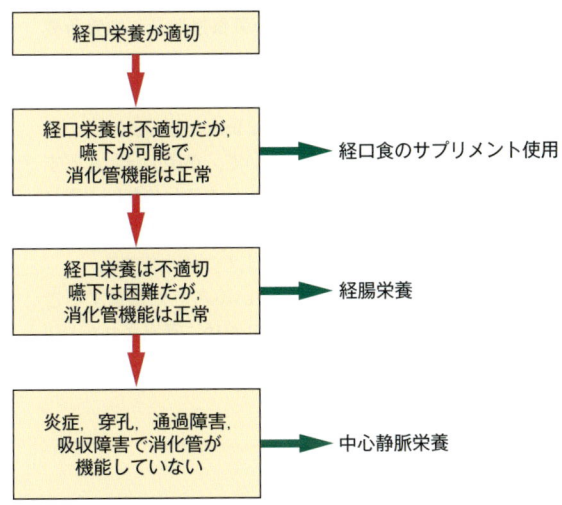

図 32.8　栄養サポートタイプの判断

患者が経口摂取可能か否かや，消化管の状態や機能に基づいて栄養サポートのタイプを決める．

テップに進むということである（図 32.8）．

腸管栄養では，胃または十二指腸に設置した特別なチューブを介して食物を与える

　腸管栄養 enteral nutrition は，経口的に食物を摂取することが困難だが，消化管は正常に機能している場合に適切な方法である．標準的な腸管栄養食は，糖質とタンパク質，脂肪，水分と電解質，ビタミンと微量元素を含むミネラルよりなる．消化済みの食料は短鎖のペプチドや遊離アミノ酸を含んでいる．

腸管の通過障害や手術による広範囲の切除などで消化管が機能していないとき，完全非経口栄養法が適切である

　完全非経口栄養 total parenteral nutrition（TPN）〔訳注：日本語では「中心静脈栄養」と呼ぶため，以下はそのように記す〕とは，必要なすべての栄養を経静脈的に投与することである．中心静脈栄養液には，溶媒とグルコース（デキストロース），アミノ酸，脂質エマルジョンの形の脂肪（米国では大豆油，ヨーロッパでは魚油，オリーブオイルおよび中鎖のトリアシルグリセロール）を含んでいる．ビタミン，ミネラルと電解質も含まれている．

　中心静脈栄養は，末梢の静脈または中心静脈のカテーテルを利用して投与する．中心静脈栄養に用いる典型的な栄養液はきわめて高い浸透圧を有するため，末梢から投与すると静脈にダメージを与える（末梢から投与するには浸透圧がより低い必要がある）．

　多くの場合，中心静脈栄養は救命に役立つものの，合併症を伴いやすい．最も重要な合併症は，静脈内留置針・中心静脈カテーテルからの感染である（中心静脈栄養にはきわめて厳密な無菌操作が求められる）．代謝上の問題や重篤な電解質異常のリスクも存在する．そのため，明らかな臨床上の必要性がある場合に限って中心静脈栄養を行うべきである．こうした理由から，病院で中心静脈栄養を行う際には，専門的な教育を受けた看護師，外科医，消化管専門医，栄養士，薬剤師，臨床検査医の集学的なチームによる管理が行われる．

体重減少に対する中心静脈栄養の効果

　非経口栄養は，疾患のせいで食品を摂取・吸収できない患者に特定の栄養素の欠乏が生じている状況で最も効果的である．そのような状況として，

● 口腔粘膜の炎症により食事を摂れない
● 消化器系の通過障害
● 放射線による腸管障害
● 腸管短縮症候群による吸収障害
● 炎症性腸疾患

　悪液質や敗血症の患者に対する栄養サポートでは，代謝亢進のために効果が十分に得られない傾向があるが，筋肉の衰えを抑えてリハビリテーションを促進することが重要である．

栄養の評価

食物摂取を評価することは簡単ではない

　国それぞれで，特定の栄養素について最小，平均，適

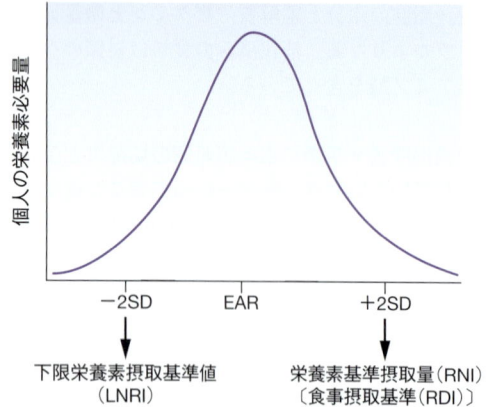

図 32.9　食事摂取基準(RDI)と関連する概念

推定平均必要量(EAR)は，人々のおおむね半数に適切な摂取量を反映しており，RNI または RDI は，大部分の人にとって適切な摂取量を示す値である．RDI は米国で，RNI と LNRI はイギリスで使われることに留意すること．EAR：推定平均必要量，LRNI：下限栄養素摂取基準値，RDI：食事摂取基準，RNI：栄養摂取基準，SD(standard deviation)：標準偏差.

切な摂取量が異なっている．現状で，栄養摂取の推定は，全米アカデミーの医学研究所 Institute of Medicine(IOM)内の食品栄養庁 Food and Nutrition Board(FNB)の定める食事摂取基準 dietary reference intakes(DRI)を基本にしている．そこには，特定の集団について，摂取すべき栄養素に関する値を記述している(図 32.9).

🔷 個人の栄養状態の評価

栄養状態の評価は，食事習慣や食事履歴，体格計測(人体測定)，そして生化学的および血液学的検査によって行う．

食事履歴に含まれるのは食物摂取の詳細だけではない

食事習慣には食事のパターンと量，そして食品の組成が含まれる．個人ごとの食事内容は，生物学的，心理学的，社会学的そして文化的要因により決まる．各個人の食品摂取は食事摂取頻度調査票，24 時間思い出し法，食事記録そして直接食品分析，代謝平衡研究により評価する．

単純化した栄養状態の評価

イギリス静脈経腸栄養学会 British Association for Parenteral and Enteral Nutrition(BAPEN)が導入した，マルニュートリッションユニバーサルスクリーニングツール Malnutrition Universal Screening Tool(MUST)は，BMI・体重減少率・急性疾患の有無に基づき個々人の栄養障害の状態のリスクを5段階評価で見極める方法で，大人の栄養状態を迅速に評価することができる(参考文献参照).

 理解を深めるために
栄養科学の定義

以下に示すリストの定義は，全米アカデミーの米国医学研究所 Institute of Medicine(IOM)の食品栄養評議会が使用している．イギリスにおいて用いられる定義も述べた．必要量は以下の**食事摂取基準 Dietary Reference Intakes(DRI)**に記載されている．

- **推定平均必要量 Estimated Average Requirement (EAR)**：特定の性別，特定の世代における，健康な個人の半数の必要量を満たす，1 日あたりの平均的な推定栄養摂取量を示す．EAR は以下に示す RDI，AI，UL の値で補完される．
- **栄養摂取基準値 Reference Daily Intake(RDI，イギリスでは栄養素基準摂取量 the Reference Nutrient Intake(RNI))**．ほとんどすべて(97 ～ 98%)の健康な各個人が必要とする栄養を満たすのに十分な，平均的な 1 日あたりの栄養摂取量を表している．イギリスで用いられる下限栄養素摂取基準値 the Lower Reference Nutrient Intake(LNRI)は，人口の 2%に相当する日常生活における栄養摂取分布の最低層が該当する．この値以下に摂取量が低下すれば，栄養の欠乏が生じるであろう．
- **目安量 Adequate Intake(AI)**：適切と推定される健康な集団によって摂取される，栄養の推定量をもとに推奨される 1 日あたりの栄養摂取量．栄養所要量 recommended dietary allowance(RDA)の算定が困難なときに用いる．
- **耐容上限量 Tolerable Upper Intake Level(UL)**：特定の性別と世代の集団において，集団のほとんどすべてに健康上のリスクをもたらすことのない上限となる 1 日あたりの平均摂取量．摂取量が UL を超えると，有害な効果を生じるリスクが増加する．

DRI は健常人を対象にしていることに留意すること．また，それぞれの栄養素のために算出された DRI は，他の栄養素の要求量を満たしていることを前提としている．

🔷 体重とボディマス指数

体重は，身長との比較で栄養を評価するうえで最も一般的に使われる．2 つの数値の関係は次の式で計算される**ボディマス指数(BMI)**として表す．

$$\text{BMI} = \text{体重(kg)} / \text{身長(m)}^2$$

BMI は**表 32.7** に示すように，栄養状態の区分に用いられる．2 歳から 20 歳の間の BMI は，年齢と性別による修正が必要である．先に述べたように，単独もしくは確定的な栄養状態の示度としてこの値を使うべきではない．

表32.7　成人における栄養状態とBMIの関係-WHOの判定基準

分類	BMI(kg/m²)	
	主な基準	追加基準
低体重	＜18.50	＜18.50
痩せすぎ	＜16.00	＜16.00
痩せ	16.00〜16.99	16.00〜16.99
痩せぎみ	17.00〜18.49	17.00〜18.49
正常域	18.50〜24.99	18.50〜22.99 23.00〜24.99
太りすぎ	≧25.00	≧25.00
前肥満	25.00〜29.99	25.00〜27.49 27.50〜29.99
肥満	≧30.00	≧30.00
肥満(1度)	30.00〜34.99	30.00〜32.49 32.50〜34.99
肥満(2度)	35.00〜39.99	35.00〜37.49 37.50〜39.99
肥満(3度)	≧40.00	≧40.00

BMI：ボディマス指数，WHO：世界保健機構 World Health Organization.
Source: http://apps.who.int/bmi/index.jsp?introPage=intro_3.html (accessed March 2017).

栄養状態の評価に使われる他の検査値には，**ウエスト-ヒップ比 waist-to-hip ratio**，**上腕周径 midarm circumference**，厳密に調整した測定器を用いた**皮下脂肪厚 skinfold thickness**がある．ウエスト周囲の測定は，内臓脂肪量と相関し，メタボリックシンドロームの診断に用いられる（第31章）．より詳しい分析法としては，体内全水分量，身体の生体電気インピーダンスの分析，二重エネルギーX線吸収測定法 dual-energy x-ray absorptiometry（DEXA）を用いた除脂肪体重がある．これらの測定の組合せにより体脂肪量や体脂肪率を計算する．握力や最大瞬間呼気速度などの機能測定も栄養状態の評価に用いられる．

栄養状態にかかわる生化学的マーカー

尿中への窒素排泄は窒素平衡の推定に役立つ

窒素平衡 nitrogen balanceは，身体のタンパク質必要量にかかわる，窒素の取り込みと排泄の差である．正の窒素平衡は窒素の取り込みが喪失を上回っていることを意味し，負の窒素平衡は窒素の喪失が取り込みを上回っていることを意味する．24時間の尿中窒素排泄量から，体内におけるタンパク質の異化された量を推定できる．排泄される窒素の90％は尿中に検出される（そのうち80％は尿素である）．残りは便中，毛髪，汗として排泄される．窒素の排泄量は，タンパク質の摂取後2〜4日

かけて調節される．尿中に排泄される窒素（または尿素）の測定は，1日あたりのタンパク質の必要量を推定する方法として最も信頼できる．しかしながら，それは研究の場以外ではまれに使われるにすぎない．年齢に応じたタンパク質要求量は，表32.2に示している．参考までに，ほとんどの人々は体重1kgあたり1日に1.0〜1.2gのタンパク質の摂取を必要としている．

栄養状態の指標として使われる血漿タンパク質がある

血漿中のタンパク質濃度はその半減期となる期間の栄養状態を反映している．その用途で最も一般的に用いられるタンパク質は，**アルブミン albumin**と**トランスチレチン transthyretin**（プレアルブミン）である．多くの研究により，肝臓のアルブミン合成（アルブミンの半減期はおよそ20日である，第40章）と栄養状態の間に関連があることが確かめられている．トランスチレチンは半減期が2日で，栄養状態の判定に用いられる．肝臓で合成され，血漿中ではレチナール結合タンパク質と複合体を形成している．

栄養状態に直接かかわるタンパク質の血漿中濃度は，栄養状態のみで決まるのではないため，得られた値の解釈はしばしば困難である．例えば，血漿中のアルブミン濃度は**水分量 hydration**にも依存し，水分過剰な患者では減少する（第35章）．加えて，アルブミンとトランスチレチンは**急性期反応 acute phase response**の影響を受ける（第40章）．このように，入院中の患者では，アルブミンは栄養状態の便利なマーカーとはいえない．

ビタミンおよび微量金属の測定を含めた詳細な評価

これは，特に長期間非経口的に栄養を投与されている患者にとって重要である．

栄養状態の評価のための補完情報となる一般的な検査

ヘモグロビンの測定は，鉄の欠乏を明らかにする．肝機能（第34章），腎機能（第35章）の検査で行う，血漿ナトリウム，カリウム，塩素，炭酸，カルシウム，リン酸，マグネシウムの測定，および鉄代謝の評価は，いずれも有用な補助的な情報となる．患者への栄養サポートの必要性を検討するうえで，1日の液体摂取と喪失の評価は必須である．

まとめ

- 適切な栄養は健康と幸福を支え，不十分な栄養は疾病に罹患しやすくする．
- 脂肪組織がつくり出すシグナル分子に対して神経内分泌機構が応答して，食物摂取を調節する．
- 遺伝子型，食物の入手，健康状態に加えて身体活動が栄養状態を決定する因子である．

- ●栄養の必要量はライフサイクルの時期により変わる．
- ●主な栄養素の区分は，糖質，脂質，タンパク質，ビタミンとミネラルである．水分バランスは栄養と密接にかかわっている．
- ●栄養状態の評価は，一般的な臨床精密検査の重要な一角である．それには現在の食事，食事歴，診察，さまざまな生化学／血液学的検査を含む．
- ●肥満は世界中で大きな健康問題となっている．
- ●低栄養は，開発途上国では広い範囲にみられるが，先進国では，不利な社会的立場にいる人々や入院患者の問題である．
- ●栄養サポートは，食事の補助から中心静脈栄養まで幅広い範囲を含んでいる．

✎ アクティブラーニング

(1) エネルギーの恒常性を保つプロセスの概略を述べなさい．

(2) 栄養における異なるクラスの脂肪酸の役割を述べなさい．

(3) 減量プログラムの原理をあげなさい．

(4) 栄養需要の増加が栄養失調を引きおこす具体的な事例を説明しなさい．

(5) 糖尿病患者にはどのような食事を推奨するか？

参考文献

Black RE, Allen LH, Bhutta ZA, et al. Maternal and child malnutrition: Global and regional exposures and health consequences. *Lancet*. 2008;371:243–260.

Collins S, Yates R. The need to update the classification of acute malnutrition. *Lancet*. 2003;362:249.

Crowley VEF. Overview of human obesity and central mechanisms regulating energy homeostasis. *Annals of Clinical Biochemistry*. 2008;45:245–255.

Dietary Reference Intakes: Applications in Dietary Planning (2003). Food and Nutrition Board, Institute of Medicine (IOM) of the National Academies.

Dietary Reference Values for food energy and nutrients for the United Kingdom *Report of the Panel on Dietary Reference Values of the Committee on Medical Aspects of Food Policy, Department of Health*. London: TSO; 2003.

Gidden F, Shenkin A. Laboratory support of the clinical nutrition service. *Clinical Chemistry and Laboratory Medicine*. 2000;38:693–714.

Heymsfield SB, Wadden TA. Mechanisms, pathophysiology and management of obesity. *N Engl J Med*. 2017;376:254–266.

関連ウェブサイト

Centers for Disease Control and Prevention (CDC), April 2021 Centers for Disease Control and Prevention (CDC): cdc.gov./obesity/adult/defining.html Accessed April 2021

BAPEN, April 2021 BAPEN - Introduction to malnutrition: http://www.bapen.org.uk/malnutrition-undernutrition/introduction-to-malnutrition Accessed April 2021

BAPEN, April 2021 BAPEN - Malnutrition Universal Screening Tool (MUST): http://www.bapen.org.uk/pdfs/must/must_full.pdf Accessed April 2021

Bray et al., 2016 Bray GA, Fruhbeck G, Ryan DH, Wilding JPH (2016). Management of Obesity. Lancet 387, 1947–56.

Hales et al., 2018 April 2021 Hales CM, Carroll MD, Fryar CD, Ogden CL. Prevalence of Obesity and Severe Obesity Among Adults: United States, 2017-2018. NCHS Data Brief, No. 360. February 2020 https://www.cdc.gov/nchs/data/databriefs/db360-h.pdf Accessed April 2021 Accessed April 2021

Harvard Eating Plate, April 2021 Harvard Eating Plate https://www.health.harvard.edu/staying-healthy/healthy-eating-plate Accessed April 2021

National Health Service UK, April 2021 National Health Service UK-The Eatwell Guide: https://www.nhs.uk/live-well/eat-well/the-eatwell-guide accessed April 2021

The National Academies Press, April 2021 The National Academies Press - Dietary Reference Intakes for Energy, Carbohydrate, Fiber, Fat, Fatty Acids, Cholesterol, Protein and Amino Acids (2005) https:www.nap.edu/10490 accessed April 2021

University of Sydney, April 2021 University of Sydney - About glycemic Index: http://www.glycemicindex.com/about.php accessed April 2021

US Department of Agriculture, April 2021 US Department of Agriculture - Scientific Report of the 2015 Dietary Guidelines Advisory Committee: https://health.gov/dietaryguidelines/2015-scient Accessed April 2021ific-report/pdfs/scientific-report-of-the-2015-dietary-guidelines-advisory-committee.pdf Accessed April 2021

US Department of Agriculture, April 2021 US Department of Agriculture - ChooseMyPlate.gov: https://www.choosemyplate.gov/ Accessed April 2021

World Health Organization, April 2021 World Health Organization. Obesity and Overweight. https://www.who.int/news-room/fact-sheets/detail/obesity-and-overweight Accessed April 2021 Accessed April 2021

World Health Organization, April 2021 World Health Organization. Malnutrition https://www.who.int/news-room/fact-sheets/detail/malnutrition. Accessed April 2021

第33章

リポプロテイン代謝とアテローム形成

Marek H. Dominiczak

本章で学ぶこと

本章の到達目標

- 血漿中のリポプロテイン，すなわち，キロミクロン（カイロミクロン），超低密度リポプロテイン（VLDL），レムナント（中間密度リポプロテイン，IDL），低密度リポプロテイン（LDL），ならびに高密度リポプロテイン（HDL）の組成と機能を説明できる．
- リポプロテインの代謝経路を説明し，摂食 - 絶食サイクルと関連付けることができる．
- コレステロール逆転送系を説明できる．
- 細胞内コレステロール濃度の調節機構を概説し，関連する転写因子，受容体，酵素を説明できる．
- 脂質代謝と心血管疾患リスクを評価する臨床検査について説明できる．
- アテローム（動脈硬化病変）形成にかかわる主なプロセス，すなわち，血管内皮細胞の機能異常，動脈壁における脂質の蓄積，低レベルの慢性炎症と血栓形成を議論することができる．
- 動脈硬化プラークの成長，不安定化ならびに破綻を説明できる．

はじめに

リポプロテインは血漿中にみられる粒子で，タンパク質とさまざまな種類の脂質から構成される．リポプロテインの構造は，血漿中の水溶性環境における疎水性の脂質の輸送を可能とする．リポプロテインは，小腸や肝臓と末梢組織との間でトリアシルグリセロールやコレステロールを分配する．トリアシルグリセロールの輸送は生体の燃料代謝に関連する一方，輸送されるコレステロールは細胞に利用可能なコレステロールプールを形成する．リポプロテイン lipoprotein 代謝の異常は主要なアテローム性動脈硬化 atherosclerosis 促進因子であり，このプロセスは冠動脈疾患，脳卒中，末梢血管傷害などの動脈硬化性心血管疾患 atherosclerotic cardiovascular disease（ASCVD）の原因となっている．

本章は，細胞内コレステロール代謝とその調節機構を詳しく述べている**第14章**と関連して読んでほしい．

リポプロテインは，一方では小腸と肝臓との間で，もう一方ではこれらの臓器と末梢組織との間で，トリアシルグリセロールやコレステロールを分配する．リポプロテインはまた，末梢細胞から肝臓へコレステロールを逆転送する．

長鎖脂肪酸は，エステル化されてトリアシルグリセロールとして脂肪組織に貯蔵される（**第13章**）．食物中のトリアシルグリセロールは消化管で消化・吸収され，小腸上皮細胞で再構成され組織に分配される．

トリアシルグリセロールはリポプロテインの成分として血漿中を輸送されるが，短鎖脂肪酸や中鎖脂肪酸はアルブミン albumin に結合して輸送される．トリアシルグリセロールは，肝臓を主な臓器として他の組織内でも合成される．

コレステロールもまた，リポプロテインによって肝臓から末梢，末梢から肝臓の両方向に輸送されることに注意する．また，リポプロテインは，ビタミンAやビタミンEなどの脂溶性ビタミンを輸送する．

臨床検査
トリアシルグリセロールはトリグリセリドとも呼ばれる

トリアシルグリセロール（TAG）は，グリセロールと脂肪酸のエステルである．トリアシルグリセロールはトリグリセリド（TG）とも呼ばれる．多くの生化学の教科書は，"トリアシルグリセロール"という用語を採用しているが，臨床的な文献は"トリグリセリド"を使用している．本稿では"トリアシルグリセロール"を使用するが，臨床的な文脈で述べる場合は，読者が両方の用語に馴染むように"トリグリセリド"に変更する場合もある．

リポプロテインの性質

リポプロテインは親水性，疎水性，両親媒性の分子の集合体である

リポプロテインは，トリアシルグリセロール，コレステロール，リン脂質，タンパク質（アポリポプロテイン apolipoprotein）を含む．疎水性の分子種であるコレステ

ロールエステルとトリアシルグリセロールは，リポプロテインの内部に存在する．一方，両親媒性のリン脂質は，遊離コレステロールやアポリポプロテインと同様にリポプロテインの外層を形成している（図 33.1）．**アポリポプロテイン B apolipoprotein B（ApoB）**のようないくつかのアポリポプロテインは，リポプロテインの表面に埋め込まれている．一方，ApoC を含む他のアポリポプロテインは，リポプロテインと弱く結合し，異なるリポプロテインクラス間で交換される．

血漿リポプロテインは異なる大きさと密度をもつ粒子である

リポプロテインは，密度または含有するアポリポプロテインの内容によって分類される．血漿に存在するリポプロテインは，大きさと密度に連続性がある（**表 33.1**）．リポプロテインは，**キロミクロン（カイロミクロン）chylomicron**，**超低密度リポプロテイン very-low-density lipoprotein（VLDL）**，**中間密度リポプロテイン intermediate-density lipoprotein（IDL，いわゆるレムナ

ントにおよそ相当）**，**低密度リポプロテイン low-density lipoprotein（LDL）**，**高密度リポプロテイン high-density lipoprotein（HDL）**に分類される．VLDL と IDL はトリアシルグリセロールに富む一方，LDL はトリアシルグリセロールが少なくコレステロールが多い．トリアシルグリセロールの含有量が減ると，粒子の密度が大きくなり，粒子の大きさは小さくなる．このように，リポプロテインの密度は，キロミクロン，VLDL，IDL，LDL，HDL の順に大きくなる．

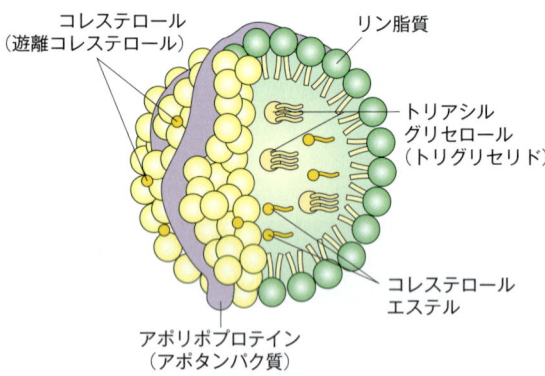

図 33.1　リポプロテイン粒子
リポプロテイン粒子は，親水性の外部表面と疎水性の内部をもつ．表層は，遊離コレステロール，リン脂質，アポリポプロテインを含む．コレステロールエステルとトリアシルグリセロールは，疎水性の粒子内部に位置する．

図内ラベル：
- コレステロール（遊離コレステロール）
- リン脂質
- トリアシルグリセロール（トリグリセリド）
- コレステロールエステル
- アポリポプロテイン（アポタンパク質）

❀ **理解を深めるために**
リポプロテインは超遠心分離によって分画される

　臨床検査室は赤血球と血漿または血清を分離するために，日常的に遠心分離器を使用している．これらの機器は，$2,000 \sim 3,000 \times g$ の範囲の中程度の遠心力を生み出す．しかし，専門的な脂質，タンパク質，核酸の研究では，粒子や分子を分離するため，より大きな遠心力（$40,000 \sim 100,000 \times g$）が血漿に加えられる．この技術を**超遠心分離法 ultracentrifugation** という．溶液に強い**遠心力 centrifugal force** がかけられると，周囲にある溶液より重い粒子は沈降し，溶液より軽い粒子は，かけられた遠心力と粒子の密度と大きさに比例したスピードで表面に浮遊する．

　浮上超遠心法 flotation ultracentrifugation として知られる脂質生化学の手法では，一定の密度をもった溶液（例えば VLDL の最大密度である 1.006 kg/L）に調整した溶液に血漿を重層する．数時間の遠心（1 分間に 40,000 回転のロータースピード）の後，VLDL は表面に浮遊し，分離精製できる．他のリポプロテインを分離するためには，異なる密度の溶液を用いる．血漿を異なるリポプロテイン分画を含むいくつかのバンドに分離するためには，**密度勾配超遠心法 density gradient centrifugation** のような超遠心分離法の変法を適用する．

表 33.1　リポプロテインの分類

粒子	密度（kg/L）	主要構成成分	アポリポプロテイン*	直径（nm）
キロミクロン	0.95	TAG	B48(A，C，E)	75 〜 1,200
VLDL	0.95 〜 1.006	TAG	B100(A，C，E)	30 〜 80
IDL	1.006 〜 1.019	TAG とコレステロール	B100，E	25 〜 35
LDL	1.019 〜 1.063	コレステロール	B100	18 〜 25
HDL	1.063 〜 1.210	タンパク質	AI，AII(C，E)	5 〜 12

HDL：高密度リポプロテイン，IDL：中間密度リポプロテイン，TAG：トリアシルグリセロール（トリグリセリド），VLDL：超低密度リポプロテイン．電気泳動で分離した場合，VLDL をプレ-β-リポプロテイン，LDL を β-リポプロテイン，HDL を α-リポプロテインと呼ぶ．
*：特定のリポプロテインに存在する，最も豊富なアポタンパク質を最初に示し，他のリポプロテインとの間で交換反応がおこるアポタンパク質を括弧内に示す．

アポリポプロテイン

アポリポプロテインはリポプロテイン粒子のタンパク成分である. アポリポプロテインはリポプロテイン構造上の役割と代謝上の役割の両方をもつ

アポリポプロテインは, 例えばApoAやApoBといった省略した接頭文字で表現する. リポプロテインの表面に埋め込まれているアポリポプロテインは, 細胞の受容体と相互作用してリポプロテインの運命を決定する. アポリポプロテインはまた, 脂質の転送, 分配, 交換に関与する酵素やタンパク質の活性を調節する. それぞれのクラスのリポプロテインは, 特徴的な組合せのアポリポプロテインをもつとはいえ, 実際はアポリポプロテインにはダイナミックな動きがあり, 異なるリポプロテイン間で交換反応がおこっている. 主要なアポリポプロテインを**表33.2**に示している.

アポリポプロテインA apolipoprotein A(ApoA IやApoA II)はHDLに存在している. **ApoA Iは243個のアミノ酸からなる小さなタンパク質**で, 血漿中のHDL濃度のマーカーとして測定される. ApoA Iは肝臓と小腸で合成される. *APOA1*遺伝子は, *APOA1/C3/A4/A5*複合体の一部である. ApoA Iはコレステロールエステル化酵素である**レシチンコレステロールアシル転移酵素 lecithin cholesterol acyltransferase(LCAT)を活性化する**. ApoA Iは**スカベンジャー受容体BI scavenger receptor BI(SRBI)**に結合する.

ApoA IIもまた主にHDLに存在する. ApoA IIは77個のアミノ酸から構成されるタンパク質であり, 主に肝臓で合成される. ApoA IIは**リポプロテインリパーゼ lipoprotein lipase(LPL)を抑制してLCATやコレステロールエステル転送タンパク質 cholesterol ester transfer protein(CETP)の補因子として作用する**.

ApoA-IVは小腸で合成される糖タンパク質であり, LCAT活性化のための補因子としてはたらく. 興味深いことに, ApoA-IVは血漿中では多くがリポプロテインから遊離して存在する.

アポリポプロテインBは, **ApoB100**と**ApoB48**の2つの一般的な多型として存在する. ApoB100は4,509個のアミノ酸から構成される513 kDaの分子量をもつ比較的大きなタンパク質である. ApoB100は肝臓で合成される. ApoB100はVLDL, IDL, LDLに存在する. ApoB100はLDLの代謝を制御する. ApoB100はそれぞれのリポプロテインに1分子のみ存在するので, 血漿中のApoB100の測定は, VLDL, IDL, LDL数の合計を反映する. ApoB100は**LDL受容体(ApoB/E受容体)**に結合する. ApoB100の3,500番目のアミノ酸に変異があると, ApoB100のLDL受容体への結合が低下し, **家族性アポリポプロテインB欠損症 familial defective ApoB(FDB)**として知られる病態の原因となる.

ApoB48はキロミクロンに存在する. ApoB48はApoB100と同じ遺伝子に由来するが, ApoB100の翻訳が途中で終了し, 短縮されたかたちである.

小腸上皮細胞では, ApoB100 mRNAが編集され, 終止コドンが導入される(48という表現は, ApoB48がApoBのアミノ酸配列のアミノ末端(N末端)側48%で構成されることを意味している). そのためApoB48はLDL受容体に結合しないことに注意する. 血漿中のApoB48の濃度は, キロミクロンと**キロミクロンレムナント chylomicron remnant**の総和を反映する.

アポリポプロテインC apolipoprotein C(ApoC I, ApoC II, ApoC III)は, 代謝酵素の活性化や不活化の因子としてはたらいており, ApoCは異なるリポプロテインクラスの間を広く移動している. ApoC IはLCATを活性化する. 小さなタンパク質であるApoC IIはLPLを活性化する. ApoC IIIはLPL活性を抑制する.

アポリポプロテインE apolipoprotein E(ApoE)はすべてのリポプロテインクラスに存在する. ApoEは34,200 Daの分子量をもち, 299個のアミノ酸から構成される. ApoEは単鎖のタンパク質である. ApoEは主に肝臓で合成されるが, マクロファージ, 脳のアストロサイトやミクログリア, 平滑筋細胞でも合成される. ApoEはApoB100よりも高い親和性でLDL受容体に結合する. ApoEはまた, **LDL受容体関連タンパク質 LDL-receptor-related protein(LRP)**に結合する. ApoEは, LPL, **肝性トリグリセリドリパーゼ hepatic triglyceride lipase(HTGL)**, LCATを活性化する. ApoEは, ε2, ε3, ε4の3つの主要な対立遺伝子の制御下に合成され, E1, E2, E3の3つのアイソフォームとして存在する. ApoE3の158番目のシステインがアルギニンに置換したものがE2アイソフォームで, 受容体への結合親和性はより低下している. ホモ接合体から産生されるApoE 2/E2ではレムナントの細胞取り込みが障害されており, その結果, III型高脂血症としても知られる**家族性脂質異常症 familial dyslipidemia**を発症する. ApoEの遺伝子型や表現型は家族性脂質異常症の診断に利用される.

HDLのApoEは細胞からのコレステロール搬出に貢献している.

脳においては, ApoEは中枢神経系の細胞の成長や修復に影響している. 表現型としてApoE4をもつ人は, **散発性Alzheimer(アルツハイマー)病 Alzheimer disease**の発症リスクの上昇が明らかとなっている. ApoEは抗炎症作用や抗酸化作用を有している.

アポリポプロテイン(a) apolipoprotein(a)〔Apo(a)〕は, **リポプロテイン(a) lipoprotein(a)〔Lp(a)〕**の構成要素である. Lp(a)は, Apo(a)がApoB100に共有結合したLDL様の粒子である. Lp(a)はきわめて高い多型性を示し, その分子量は187,000〜800,000 Daまでさまざまである. Apo(a)は, プロテアーゼドメインと, およそ80〜90アミノ酸を単位とする多くの繰り返し配列をもち, ジスルフィド結合により安定化しているその三

表 33.2　アポリポプロテインの構造と機能

アポ	遺伝子	アイソフォーム例	合成	構造	機能	リボプロテイン	リボプロテイン代謝経路
A I	第 11 染色体：A1/C3/A4/A5 遺伝子クラスター	6 つの多形アイソフォーム 変異：ApoA I タンジール，A I ミラノ，A I マールブルグ	肝臓，小腸	243AA，28,000 Da	HDL の構成，LCAT 活性化	HDL タンパク質の 70% HDL の最も多いタンパク質 キロミクロン，VLDL	RCT，燃料分配段階
A II	第 1 染色体		肝臓，小腸	77AA，17,400 Da 主に二量体として存在（上記分子量は二量体として）	HDL 構成	HDL タンパク質の 20% ApoA I に次いで 2 番目に多い HDL タンパク質 キロミクロン，VLDL	RCT（メインマーカー），燃料分配段階
A IV	第 11 染色体：A1/C3/A4/A5 遺伝子クラスター	ApoA IV 360（共通）ApoA IV-1，ApoA IV-2	肝臓，小腸		TAG に富むリボプロテインの代謝 LPL における ApoC II との相互作用 LCAT 活性化因子	キロミクロン，HDL，血漿中遊離	燃料分配段階 RCT
A V	第 11 染色体：A1/C3/A4/A5 遺伝子クラスター	複数の多型	肝臓		キロミクロンと VLDL のアセンブリー，LPL 活性化因子	キロミクロン，VLDL，HDL	燃料分配段階 RCT
C III	第 11 染色体：A1/C3/A4/A5 遺伝子クラスター	異なるシアル酸量により多型：C III-0，C III-1，C III-2	肝臓，小腸	79AA，8,800 Da	LPL 阻害因子，LRP から ApoE を遮蔽，置換	TAG に富むリボプロテイン表面：キロミクロン，VLDL レムナント，HDL	燃料分配段階 RCT
C II	第 19 染色体		肝臓，小腸	79AA，8,900 Da	LPL 活性化因子，欠損は高トリグリセリド血症を引き起こす	キロミクロン，VLDL，HDL	燃料分配段階 RCT
B100	第 2 染色体	100 種超の多型	肝臓	4,536AA，550,000 Da	VLDL，IDL，LDL 構成成分，LDL 受容体のリガンド	VLDL，IDL，LDL 1 粒子あたり 1 分子（粒子数のマーカー）	燃料分配段階 コレステロール分配段階
B48	第 2 染色体		小腸	ApoB100 の N 末端 2,152AA，264,000 Da，8 〜 10% 糖鎖	キロミクロン，キロミクロンレムナントの構成成分	キロミクロン，キロミクロンレムナント	燃料分配段階
E	第 19 染色体：E/C1/C2/C4 遺伝子クラスター	3 種の主要アイソフォーム：E2, E3, E4，多くの多型	肝臓，小腸，脳，腎臓，脾臓，副腎，他	299AA，34,200 Da	多機能タンパク質．LDL とキロミクロンレムナントの LDL 受容体に対するリガンド．LRP に対するリガンド．LPL，CETP，LCAT，HTGL の制御．抗酸化分子，免疫反応制御因子	キロミクロン，VLDL，レムナント HDL	燃料分配段階，RCT
(a)	第 6 染色体，プラスミノーゲン遺伝子との関連	クリングル IV 2 の数により 20 種超のアイソフォーム．クリングル IV 2 領域が最も変異が多い	肝臓	分子量の範囲：187,000 〜 800,000 Da（プレ-β リボプロテインの電気泳動度）．高シアル酸含有	LDL 受容体に対するリガンド	LDL 様	線維素溶解における役割？

AA：アミノ酸，CETP：コレステロールエステル転送タンパク質，CHO：糖鎖，HTGL：肝性トリグリセリドリパーゼ，LCAT：レシチンコレステロールアシル転移酵素，LPL：リポプロテインリパーゼ，LRP：LDL 受容体関連タンパク質，RCT：コレステロール逆転送系.
許諾を得たうえで，Dominiczak MH, Caslake MJ. (2011). Apolipoproteins: metabolic role and clinical biochemistry applications. *Annals of Clinical Biochemistry*, 48: 498-515 より引用.

臨床検査
アポリポプロテインの血漿濃度は心血管リスクを予測する

　これまでの疫学的研究や治療法決定のアルゴリズムは，血中脂質の測定に基づいていたので，大半の検査室では血中脂質の測定をもとに，心血管リスクを評価し続けている．

　しかしながら，血漿中アポリポプロテインの測定は，総コレステロールやLDLコレステロールの測定に比べて，心血管疾患 cardiovascular disease（CVD）リスクをよりよく予測するように思える．LDLコレステロールの算出が信頼性に不安のある状況では，基礎的なリスク評価法の改定が必要で，今やApoBの測定が推奨されている．

重ループ構造はクリングルと呼ばれる．クリングルの名称は，デンマークの菓子パンの形に因んでいる．クリングルの1つであるクリングルⅣ2は，Apo（a）のなかにその配列が35回繰り返されている．一般に，この繰り返しの回数がLp（a）アイソフォームの大きさを決定している．Apo（a）は肝臓で合成され，LDL受容体に結合する．Apo（a）の構造はプラスミノーゲンに似ている．

　Apo（a）の血漿中濃度はほぼ完全に遺伝的に決定され，生活習慣因子の影響はほとんど受けない．Lp（a）はいくらか心血管リスク cardiovascular risk と関連している．

リポプロテイン受容体

LDL受容体は細胞内コレステロール濃度により調節されている

　細胞膜に存在する受容体に結合するとリポプロテインは細胞内に取り込まれる．このプロセスは受容体介在エンドサイトーシスと呼ばれる．要となる**リポプロテイン受容体 lipoprotein receptor** は，ApoB/E受容体 ApoB/E receptor としても知られるLDL受容体である．その名の通り，LDL受容体はApoB100にもApoEにも結合する．LDL受容体は，Joseph Goldstein（ジョセフ・ゴールドスタイン）とMichael Brown（マイケル・ブラウン）によって発見された．2人はこの業績により，1985年にノーベル生理学・医学賞を受賞している．彼らは，参考文献としてあげている魅力的な回顧録を発表している．成熟したLDL受容体タンパク質は839アミノ酸からなり，細胞膜を貫通している．LDL受容体遺伝子は第19染色体に位置しており，その発現は細胞内遊離コレステロール濃度により調節されている．

スカベンジャー受容体は非特異的かつ非調節的である

　スカベンジャー受容体はマクロファージのような貪食細胞に存在する．スカベンジャー受容体はクラスA，クラスB，そしてクラスCD36と標記される．スカベンジャー受容体は多くの異なる分子と結合する．スカベンジャー受容体は非修飾LDLには結合しないが，例えばアセチル化や酸化など化学的に修飾されたLDLとよく結合する．クラスBスカベンジャー受容体は，肝臓でHDLに結合する．スカベンジャー受容体はフィードバック調節を受けないため，リガンドを細胞に過剰に負荷するかもしれない．

酵素と脂質転送タンパク質

　2つの加水分解酵素，リポプロテインリパーゼ（LPL）と肝性トリグリセリドリパーゼ（HTGL）は，リポプロテインからトリアシルグリセロールを除去する．LPLは，肝臓や脂肪組織から分泌され，血管内皮細胞の表面に存在するヘパラン硫酸プロテオグリカンに結合している．

　HTGLは肝臓で合成され，肝臓の類洞血管の表面に付着している．HTGLはリパーゼ活性とホスホリパーゼ活性の両方を有している．LCATはHDLが細胞から獲得したコレステロールをエステル化する．LCATはApoAⅠによって活性化される．LCATはHDLに付着し，HDLが細胞から獲得したコレステロールをエステル化する．コレステロールが細胞内に存在すると，コレステロールは別の酵素，**アシルCoAコレステロールアシル転移酵素 acyl-CoA：cholesterol acyltransferase（ACAT）**によってエステル化される．ACATには2つのアイソフォームが存在する．ACAT1はマクロファージに発現し，ACAT2は小腸や肝臓に発現する．

　コレステロールエステル転送タンパク質（CETP）は，HDLとトリアシルグリセロールに富むリポプロテインとの間で，コレステロールエステルとトリアシルグリセロールとの交換反応を行う．

リポプロテイン代謝の経路

リポプロテインはトリアシルグリセロールとコレステロールを細胞に分配する

　リポプロテインは，一方では小腸と肝臓の間で，もう一方ではこれらの臓器と末梢組織との間で，トリアシルグリセロールやコレステロールを分配する．

　トリアシルグリセロールは末梢へ輸送され，脂肪組織に貯蔵される．一方コレステロールは，両方向性に移動する．リポプロテインのコレステロールは，LDL受容体を介して細胞にとって利用可能な細胞外のコレステロールプールを形成している．肝臓に達したコレステロールは，胆汁中に分泌される．

リポプロテイン代謝は燃料の分配段階である

リポプロテイン代謝における摂食-絶食サイクルの重要性に注意する．摂食と絶食の間のより詳しい代謝は，第31章に記載している．

満腹状態では，トリアシルグリセロールはキロミクロンによって小腸から末梢へ送られる．トリアシルグリセロールが取り除かれると，キロミクロンはキロミクロンレムナントに変化する

脂肪を含む食事の後，食物中のトリアシルグリセロールに膵リパーゼが作用し，モノアシルグリセロール，遊離脂肪酸，遊離グリセロールとして小腸で吸収される（**第30章**）．小腸上皮細胞でトリアシルグリセロールが再合成され，リン脂質やコレステロールとともにApoB48の鋳型に組み込まれてキロミクロンが合成される．キロミクロンは，リンパ系に分泌されて胸管を経て血漿に到達する．

キロミクロンは，ApoA，ApoC，ApoEを獲得する．キロミクロンは血漿にミルクのような外観を与えるが，その半減期は1時間未満である．

いったんキロミクロンが末梢組織に達すると，そのトリアシルグリセロールはLPLによって加水分解され，遊離した脂肪酸は細胞に取り込まれる．トリアシルグリセロールを失ったキロミクロンは**キロミクロンレムナント**という粒子になる．

肝臓で合成されたトリアシルグリセロールはVLDLによって末梢へ輸送される：これは摂食状態でも絶食状態でもおこる

肝臓から末梢へのVLDLによるトリアシルグリセロールの輸送は，主に絶食状態（そうでない場合もあるが）で活性化されるトリアシルグリセロールの輸送経路である．VLDLは，**ミクロソームトリグリセリド転送タンパク質** microsomal triglyceride transfer protein（MTP）によって促進されるプロセスによって，肝臓でApoB100をもとに組み立てられる．VLDLは血漿に分泌された後，HDLからコレステロールエステル，ApoC，ApoEを獲得する．VLDLのApoB100とApoEは，LDL受容体に結合できないコンフォメーション（立体配座）をしている．キロミクロンと同様に，末梢組織でVLDLのトリアシルグリセロールはLPLによって加水分解される．トリアシルグリセロールを失ったVLDLはIDLとしても知られる**VLDLレムナント** VLDL remnantとなる．リポプロテイン代謝の燃料分配の側面は，**図33.2**に描かれている．

臨床検査
コレステロール，トリアシルグリセロール，グルコース濃度の従来の単位とSI単位

コレステロールについて両単位の間で数値を対応させた表は次の通りである．

SI単位 mmol/L	従来の単位 mg/dL
4	150
5	190
6	230
7	270
8	310

正確な値を得るために使用する変換因子は次の通りである．

コレステロール：mmol/L から mg/dL への変換は38.6をかける．

トリアシルグリセロール：mmol/L から mg/dL への変換は88.5をかける．

グルコース：mmol/L から mg/dL への変換は18をかける．

臨床検査室ではリポプロテイン濃度のマーカーとしてリポプロテインに含まれるコレステロールの量を測定していることに注意する．このようにLDLコレステロール（LDL-C）の測定からLDLの濃度を推定する．同様にVLDL-C，IDL-C（レムナント-C），HDL-Cを測定している．

リポプロテイン代謝：コレステロール配送段階

レムナントやLDLに存在するコレステロールは肝臓に輸送される

キロミクロンレムナントやVLDLレムナントは，それらの前駆体よりもより小さく，より密度が高い．これらレムナントはコレステロールに比較的富むことによる．キロミクロンがより小さいキロミクロンレムナントになると，ApoEのコンフォメーションが変化し，ApoEがLRPやLDL受容体に結合できるようになる．

同様にVLDLレムナントにおいては，ApoEやApoBがLDL受容体に結合するコンフォメーションをとる．VLDLレムナントは，肝臓に取り込まれるか，HTGLによって残ったトリアシルグリセロールが除去され，LDLに変化する．LDL受容体に結合したのち，LDLは細胞に取り込まれる．およそ80%のLDLは肝臓に取り込まれ，残りは末梢組織に取り込まれる．

細胞に取り込まれたのち，LDL-受容体複合体はリソソームに移動する．放出されたコレステロールは細胞内でエステル化され，受容体タンパク質はリサイクルされて細胞膜に戻る．リポプロテイン代謝におけるコレステロールの分配段階を**図33.3**に描いている．

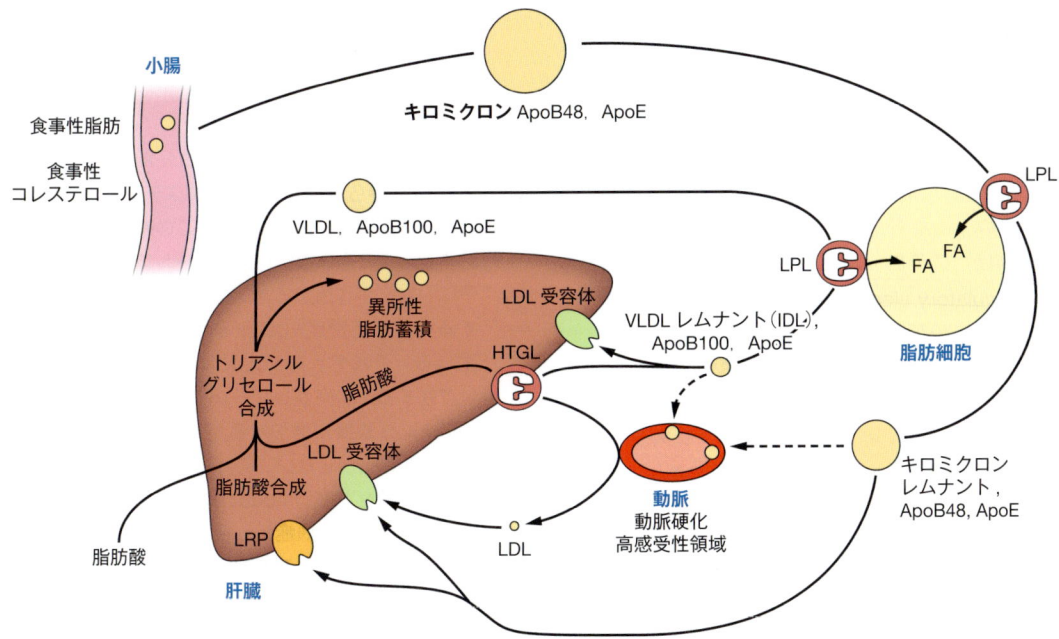

図 33.2　リポプロテイン代謝：燃料分配段階を示す

燃料分配段階 fuel distribution stage は，脂肪酸代謝ならびに摂食–絶食サイクルにリンクしている．**摂食状態**では，キロミクロンはトリアシルグリセロールを末梢に輸送し，リポプロテインリパーゼ(LPL)がキロミクロン中のトリアシルグリセロールを加水分解して脂肪酸を細胞に供給する．キロミクロンレムナントは，ApoE を介して LDL 受容体や LDL 受容体関連タンパク質(LRP)に結合した後，肝臓で代謝される．VLDL は燃料を肝臓から末梢組織に輸送する．VLDL：VLDL レムナント経路は摂食状態でも絶食状態でも活発である．VLDL は肝臓で合成され，キロミクロンと同様に血漿中を末梢へ向かって輸送される．LPL によりトリアシルグリセロールが除去されて VLDL レムナントが生じ，肝臓へ帰着する．およそ 65％ の VLDL レムナントは LDL 受容体に結合した後，肝臓に取り込まれ，残りの粒子は HTGL により加水分解を受け，LDL を生じる．異なるリポプロテインの代謝を誘導するアポリポプロテインを図示している．理解しやすいように，酵素活性に関与するアポリポプロテインは省略している．肝臓のトリアシルグリセロール合成に寄与する脂肪酸は，新規の脂肪酸合成に由来するか，アルブミンに結合して，またはレムナントとして肝細胞に取り込まれ，直接肝臓に到達する脂肪酸に由来するかのいずれかである．肝臓の過剰なトリアシルグリセロールは異所性脂肪蓄積(非アルコール性脂肪肝)の原因となる．血漿中のトリアシルグリセロール濃度は，燃料分配段階の活性の指標である．FA：遊離脂肪酸，LRP：LDL 受容体関連タンパク質，LPL：リポプロテインリパーゼ．HTGL：肝性トリグリセリドリパーゼ．

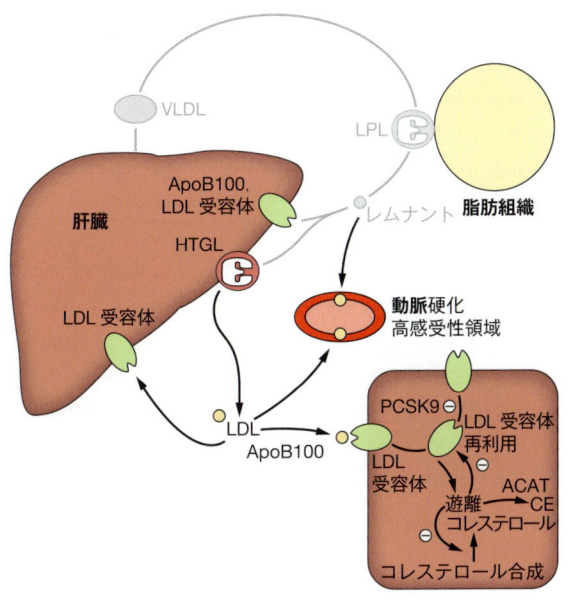

図 33.3　リポプロテイン代謝：コレステロール分配段階を示す

LDL は，HTGL の作用でさらにトリアシルグリセロールが除去された VLDL レムナントから生じる．LDL は，細胞内の遊離コレステロールの減少に応答して細胞表面に出現した LDL 受容体に結合して細胞内に取り込まれる．LDL 受容体複合体が細胞内に取り込まれた後，遊離コレステロールが放出され，ACAT によってエステル化される．LDL 受容体は細胞膜へリサイクルされるが，この過程は PCSK9 によって抑制される．細胞内コレステロール濃度は，負のフィードバックによってコレステロール合成の律速酵素である HMG-CoA 還元酵素の活性を調節している．細胞内コレステロール濃度は LDL 受容体の発現も制御している．血漿中の総コレステロール濃度と LDL-C 濃度は，細胞外コレステロールプールの指標である．LDL とレムナントは動脈硬化高感受性領域の動脈内膜に蓄積することに注意する．この過程は血管内皮の機能や LDL 濃度に依存する．ACAT：アシル CoA コレステロールアシル転移酵素，LPL：リポプロテインリパーゼ，LRP：LDL 受容体関連タンパク質，HTLG：肝性トリグリセリドリパーゼ，CE：コレステロールエステル，PCSK9：プロプロテインンコンベルターゼ・サチライシン／ケキシン 9(詳しくは後述)．

リポプロテインによって輸送されるコレステロールは，細胞に利用可能なコレステロールプールを構成する

　ほとんどの細胞は，自身の必要に応じてコレステロールを合成できる．細胞膜の遊離コレステロール濃度は，細胞のさらなるコレステロール獲得を制御する．遊離コレステロールは，細胞のコレステロール合成に対して負のフィードバックを行う．

　この調節は，ステロール調節エレメント結合タンパク質 sterol regulatory element-binding protein（SREBP）と呼ばれる一連の転写因子ファミリーが行う．

　SREBP の一種である SREBP2 は，3-ヒドロキシ-3-メチルグルタリル CoA（HMG-CoA）合成酵素 HMG-CoA synthase や HMG-CoA 還元酵素など，コレステロール合成の鍵となる酵素をコードする遺伝子の転写や，LDL 受容体をコードする遺伝子の転写を制御している．

　細胞のコレステロールが枯渇すると，SREBP2 レベルが増加し，コレステロールの合成や LDL 受容体の発現が増加する．逆に細胞のコレステロールが充足すると，SREBP 経路は抑制され，コレステロール合成や LDL 受容体発現は減少する（図 33.3）．このことは第 14 章でより詳しく述べている．

🔷 細胞からのコレステロール搬出とコレステロール逆転送系 reverse cholesterol transport（RCT）における HDL の役割

成熟 HDL は複合的な粒子である

　HDL は肝臓と小腸で合成される．HDL の主要なアポリポプロテインは ApoA I と ApoA II であるが，ApoC，ApoE やマイナーなアポリポプロテインもいくつか含んでいる．HDL はタンパク質成分が多く，活性酸素種を生み出すミエロペルオキシダーゼや抗酸化物質であるパラオキソナーゼ 1 paraoxonase 1（PON1）などの酵素といった，脂質輸送に関与しない多くのタンパク質を含んでいる．

HDL は細胞からコレステロールを搬出する

　HDL は肝臓と末梢細胞の両方からコレステロールを獲得し，それを肝臓に逆転送するか，キロミクロンや VLDL などのトリアシルグリセロールに富むリポプロテインや LDL に転送し，LDL 受容体経路につなぐ．HDL はマクロファージのコレステロールを搬出し，マクロファージからのコレステロール逆転送はアテローム（動脈硬化病変）形成に関連する点で重要である．

　脂質の少ない ApoA I やディスク状で脂質の少ない HDL（プレ β-HDL）は ATP 結合カセット輸送体 A1 ATP-binding cassette（ABC）transporter A1（ABCA1，第 4 章）を介して，細胞のコレステロールを獲得する．ABCA1 は ATP をエネルギー源として利用し，遊離コレステロールの ApoA I への搬出における律速段階を担う．もう 1

　VLDL は，トリアシルグリセロールとの交換反応により HDL からコレステロールエステルを受け取って，これを豊富に含むようになる．この過程は CETP が促進する．このようなコレステロールエステルに富む粒子に HTGL が作用すると，強力な動脈硬化惹起性を有する小粒子高密度 LDL small dense LDL（sd-LDL）が生じる．それぞれの LDL には ApoB100 が 1 分子だけ存在する．したがって，sd-LDL が存在すると血漿中の ApoB 濃度が増加するが，必ずしも LDL コレステロールは増加しない．これがほぼ正常な血漿コレステロール濃度と高い ApoB100 濃度を示す高アポベータリポプロテイン血症 hyperapobeta lipoproteinemia としてあらわれる．このような病態は，心血管疾患の高いリスクをもたらす．糖尿病の患者でおこるように，一見して正常の血漿脂質濃度を保っている患者において，sd-LDL は心血管疾患のリスクが増加する原因となる．

臨床症例
脂質異常症は糖尿病では一般的である

　B 氏は 67 歳の男性で，過体重（BMI 28 kg/m²），2 型糖尿病，軽度高血圧を有している．彼が外来を訪れたとき，血漿中コレステロール濃度は 6.9 mmol/L（265 mg/dL），トリアシルグリセロール濃度は 1.9 mmol/L（173 mg/dL），HDL コレステロール HDL-cholesterol（HDL-C）は 0.9 mmol/L（35 mg/dL）であった．空腹時血糖は 8.5 mmol/L（153 mg/dL）で，ヘモグロビン A1c（HbA1c）は 7.3%（56 mmol/mol）（第 31 章）であった．食事療法とメトホルミンで治療したところ，インスリン感受性が改善した．患者には，メトホルミンに加えスタチンが処方された．高血圧はアンジオテンシン変換酵素阻害剤で治療した（第 37 章）．

解説

　糖尿病の存在は冠動脈疾患のリスクを 2 ～ 3 倍に増加させる．ごく軽度に上昇した HbA1c 濃度から判断すると，この患者の糖尿病はよくコントロールされていたが，コレステロールレベルが高く，脂質低下薬による治療が必要であった．2 型糖尿病では，低 HDL コレステロール血症が比較的よくみられる．

　つの ATP 結合性カセット輸送体である ABCG1 は，細胞から成熟した HDL へコレステロールを搬出する．スカベンジャー受容体 B I（SR-BI）もコレステロール搬出に

関与する.

　ApoA I 結合タンパク質は，ABCA1 輸送体を介するコレステロール搬出を促進する．このタンパク質は HDL に結合し，ABCA1 輸送体を介するコレステロール搬出を促進する(**第 14 章**).

HDL からトリアシルグリセロールに富むリポプロテインへのコレステロールの転送は，ヒトではコレステロール逆転送 の主要な経路である

　初期 HDL に取り込まれた遊離コレステロールは，LCAT によりエステル化を受ける．生じたコレステロールエステルは HDL の内部に移動し，その結果，HDL はより大きくまた球状に変化する．これが HDL-3 として知られる粒子である．続いて HDL-3 は CETP を介して，トリアシルグリセロールと引き換えに，コレステロールエステルの一部をキロミクロン，VLDL，レムナントな

どのトリアシルグリセロールに富むリポプロテインと交換する．HDL-3 はキロミクロンからさらにリン脂質を獲得する．そして HDL-3 は HDL-2 に変化する．この脂質の交換ルートは，ヒトにおける肝臓へのコレステロール回帰の主要な経路であると思われる．

　HDL-2 に残ったコレステロールも直接肝臓へ運ばれる．そこで，HDL-2 はスカベンジャー受容体 BI(SR-B1)に結合し，コレステロールを細胞膜に転送する．一部の HDL-2 は受容体を介するエンドサイトーシスにより肝臓に取り込まれる．HDL の一部はまた，肝性トリグリセリドリパーゼ(HTGL)の作用を受ける．脂質が除去された後，HDL レムナントと脂質に乏しい ApoA I が遊離する(**図 33.4**).

　ApoA I は腎臓で分解，ろ過されて，近位尿細管でキュビリン／メガリンとして知られる受容体によって再吸収される．

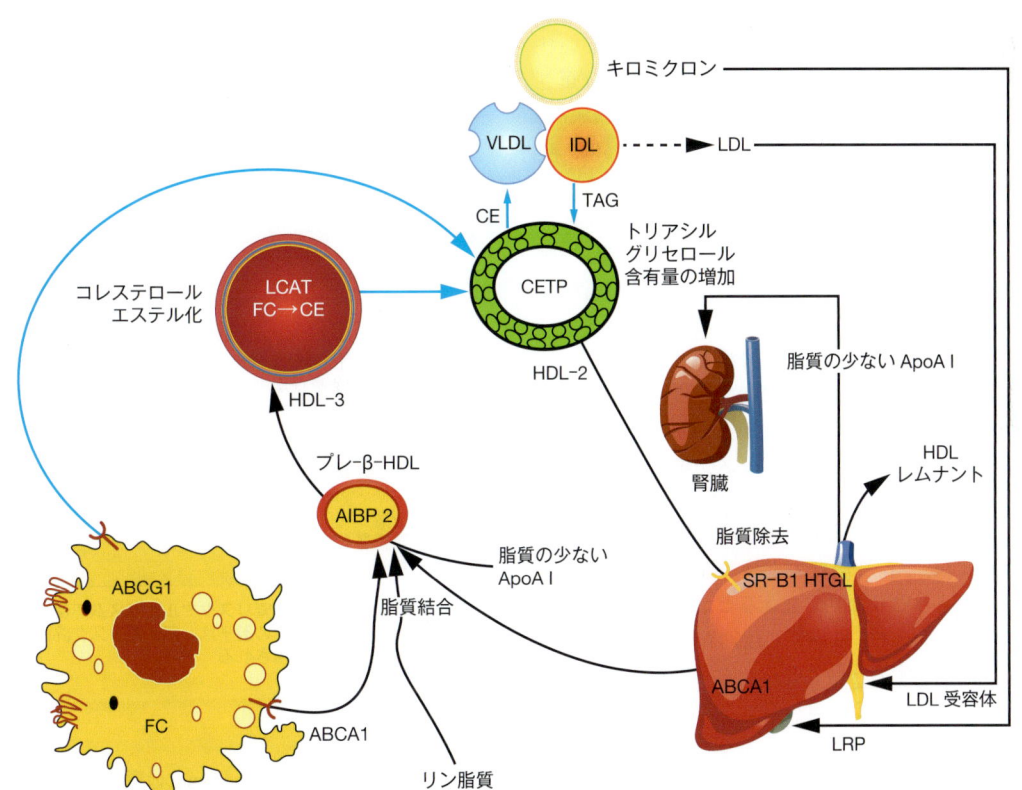

図 33.4　HDL 代謝とコレステロール逆転送系

HDL は末梢細胞と肝臓の両方からコレステロールを搬出することに注意する．HDL はディスク状の粒子として肝臓と小腸で組み立てられる．これらの HDL は，ABCA1 輸送体を介して細胞膜からコレステロールを獲得する．ABCG1 や ABCG4 などの他の ABC 輸送体は，コレステロールを細胞から成熟 HDL に搬送することに注意する．HDL に付着している LCAT は，細胞から獲得したコレステロールをエステル化する．生じたコレステロールエステル(CE)は HDL の内部へ移動し，その結果 HDL は球状となる(HDL-3).　コレステロールエステル転送タンパク質(CETP)は，HDL とトリアシルグリセロールに富むリポプロテインとの間で，アポリポプロテインや CE の交換反応を促進する．結果として HDL-3 は HDL-2 に変化する．この交換反応により CE を肝臓へ輸送する燃料分配経路へ挿入する．HDL-2 は肝細胞膜にあるスカベンジャー受容体 BI(SR-BI)に結合し，CE を肝臓に転送する．肝性 HTGL が関与して HDL の脂質を除去する．余剰となった HDL 表層物質の一部は遊離し，HDL レムナントを形成する．ApoA I は腎臓で代謝される．FC：遊離コレステロール，CE：コレステロールエステル，CETP：コレステロールエステル転送タンパク質，HTGL：肝性トリグリセリドリパーゼ，LCAT：レシチンコレステロールアシル転移酵素.

心血管疾患リスクの概念

心血管疾患リスクは，動脈硬化性心血管疾患イベントが発症する統計学的な確率を意味する

　心血管疾患リスクは，ある個人が将来の一定期間内に動脈硬化性心血管疾患を発症する確率を意味する．心血管疾患リスクは，蓄積された大規模な疫学的研究〔プールコホート方程式 pooled cohort equations（PCE）〕に基づいて作製したアルゴリズムを使用して予測可能である．現在のリスクの計算方法では，リスクを向こう 10 年の期間に関連付ける．向こう 10 年のイベント発生の確率が 5％未満である場合は，その個人は低リスクとみなされる．イベント発生の確率が 5 〜 19.9％の場合は中リスク，20％以上の場合は高リスクとみなされる．

　リスク計算は，動脈硬化性心血管疾患のない個人に対する発症予防（一次予防），すでに確定した動脈硬化性心血管疾患を有する個人に対する再発予防（二次予防）措置をガイドするために使用される．動脈硬化性心血管疾患を有するすべての個人は，将来のイベント発生の高いリスクまたは非常に高いリスクをもつ群に自動的に分類される．一次予防の観点から，65 歳以上の高齢者，糖尿病，高血圧，慢性腎臓病，うっ血性心不全の患者などは，リスク計算を行わずに自動的に高リスクと判断される．高リスクグループに属さない人については，まず PCE リスクスコアを用いてリスクを査定する．この評価は一般に，年齢，喫煙歴，血糖の異常，高血圧，脂質異常症などの主要な危険因子の有無に基づく．このリスクスコアにより，将来の動脈硬化性心血管疾患の発症の 65 〜 80％を予測することができる．この査定は，動脈硬化性心血管疾患の家族歴，リウマチ関節炎や乾癬などの慢性炎症性疾患，早発性の閉経などのリスク増強因子の存在を確定することによりさらに補強される．この場合は，生化学的な検査の追加が役立つ．発症促進にはたらく生化学的要因には，ApoB 濃度の上昇，Lp(a) 濃度の上昇，CRP 高値，高トリグリセリド血症などがある．最後に境界領域の症例では，CT に基づく冠動脈石灰化スコアの結果が治療開始決定の一助となる．参考文献には，リスク増強因子の全リストと，ヨーロッパ，米国における治療決定の勧告の詳細をリストしている．主要な心血管リスク因子とリスク増強因子を**表 33.3**に記載している．

アテローム性動脈硬化

　世界保健機構（WHO）によれば，心血管疾患は現在世界の主要な死因となっており，すべての死亡の 32％の原因である（WHO，2019）．心筋梗塞と脳卒中は心血管死の 85％の原因となっている（参考文献を参照）．一方で，米国における心血管疾患の死亡率は，過去 50 年間

表 33.3　心血管リスク因子

危険因子	解説
男性	閉経女性の心血管リスクは男性と同等
年齢	高齢者では，年齢と性が単独で高リスクを決定
喫煙	
高血圧	
血漿総コレステロール高値 血漿 LDL コレステロール高値	
血漿 HDL コレステロール低値	
糖尿病	心血管疾患は糖尿病の主要な死因
腎機能障害	
若年性動脈硬化性心血管疾患の家族歴	若年性心血管疾患の家族歴は，心血管リスクを 1.7 〜 2.0 倍に増加させる
血漿 ApoB 高値，血漿 ApoA 低値	新たな研究では，血漿アポリポプロテイン濃度を基礎にしたリスク評価は，コレステロール濃度を基礎にした評価より優れている
LP(a) 高値	リスク評価を改善する
高感度 CRP 高値	リスク評価を改善する
アディポネクチン低値	肥満と糖尿病では重要
メタボリックシンドローム	
頸動脈の内膜／中膜比の増加	
社会的喪失	
自己免疫性炎症性病態〔リウマチ性関節炎，全身性エリテマトーデス systemic lupus erythematosus (SLE)，乾癬〕 糖尿病におけるリスク増強因子 長期罹患(1 型＞ 20 年，2 型＞ 10 年) アルブミン尿 腎糸球体濾過量(GFR)減少 網膜症，腎症	

黄色部分はほとんどの心血管リスクアルゴリズムで使用される最も高い危険因子．暗青色部分の因子は，個人のリスク評価を調整するリスク増強因子として使用される．

で劇的に減少している．

　アテローム形成 atherogenesis は動脈内腔の狭窄や突然の完全閉塞に至る過程である．その結果が動脈硬化性心血管疾患である．冠動脈に閉塞が生じると**心筋梗塞 myocardial infarction** となり，脳に栄養を与える動脈に生じると**脳卒中 stroke** となる．下肢の動脈が閉塞すると**末梢血管障害 peripheral vascular disease** となり，間欠性跛行として知られる歩行中に生じ歩行を中止するとただちに和らぐ特徴的な痛みとなる．血管内皮細胞下の動脈壁（内膜）における脂質の蓄積は，アテローム形成の主要なイベントである．これは血管内皮細胞の障害を背景

臨床症例
再発性膵炎と重症混合型高脂血漿：リポプロテインリパーゼ欠損症

　再発性膵炎の既往と総コレステロール 25.8 mmol/L（996 mg/dL），トリアシルグリセロール＞ 100 mmol/L（8850 mg/dL）といった重症の混合型高脂血症を有する 46 歳の男性が脂質外来に紹介された．彼は慢性膵炎に続発する 2 型糖尿病に罹患していた．

解説
　高脂血症の原因検索のため遺伝子検査を行ったところ，**家族性リポプロテインリパーゼ欠損症 familial lipoprotein lipase deficiency（LPLD）**の診断と一致するリポプロテインリパーゼ（LPL）遺伝子のヘテロ変異が明らかになった．LPLD は体内の脂肪分解に障害のあるきわめてまれな遺伝性疾患である．血中トリアシルグリセロールの上昇はしばしば幼少期からみられるが，成人期まで診断されないこともある．症状としては，再発する急性膵炎や "発疹状黄色腫" として知られる脂肪で満たされた皮疹などがある．この患者のコレステロール濃度がきわめて高いのは，LDL よりはむしろ大量に存在するキロミクロンと関連している．

臨床症例
血漿中の脂質濃度は心血管疾患リスク評価の必須の項目である

　血漿中のコレステロール濃度の解釈は，動脈硬化性心血管疾患の発症頻度につながる．コレステロールの至適濃度は，動脈硬化性心血管疾患の低発症率に相当する濃度である．米国における疫学調査では，血漿中の至適総コレステロール濃度は 3.8 mmol/L（147 mg/dL）で，2.6 mmol/L（100 mg/dL）の LDL-C 濃度に相当する．総コレステロール値が 5.2 mmol/L（200 mg/dL）を超えると，リスクは急峻に増加する．重症高コレステロール血症は，LDL-C 4.9 mmol/L（190 mg/dL）以上と定義される．

　血漿コレステロール濃度に下限値はない．このことは，どのコレステロールレベルであってもコレステロール値を下げると動脈硬化性心血管疾患のリスクが下がることを意味する．したがって高コレステロール血症の治療の目標は，達成されたコレステロール低下の程度と，達成された LDL-C の絶対的な濃度の 2 つの因子に基づく．高リスクの個人にとっての望ましい治療効果は，コレステロールを最初の値から 50% 以上低下させ，LDL-C の絶対値を 1.8 mmol/L（70 mg/dL）未満へ低下させることである．動脈硬化性心血管疾患の患者にはさらに低い目標が示唆されている〔参考文献にあげたヨーロッパ心臓学会（ESC）の推奨を参照〕．

　HDL-C 濃度が，男性では 1 mmol/L（40 mg/dL）未満，女性では 1.2 mmol/L（47 mg/dL）未満の場合に低値とみなす．一方 HDL-C 濃度が，1.6 mmol/L（60 mg/dL）より高く 2.3 mmol/L（78 mg/dL）未満の場合，動脈硬化性心血管疾患に対して防御因子としてはたらくようである．実臨床における脂質検査の原理を図 33.5 にまとめている．

　最後に，新たな臨床研究の結果が利用可能となるにつれ，診断のためのカットオフ値と推奨される治療ならびに治療目標は定期的に更新されることに注意する．最新の推奨内容を知るためには，関連ウェブサイトに掲載している機関のウェブサイトを参照．

としておこり，炎症性反応を引き起こす（第 42，43 章）．最終的に，**血管平滑筋細胞 vascular smooth muscle cells（VSMC）**の増殖と遊走や新しい血管の形成（血管新生）の結果として動脈壁の再構築が生じる．血栓（第 41 章）はプラークの不安定化に寄与する．**アテローム血栓症 atherothrombosis** という用語はこのことを強調するためにときどき使用される．図 33.6 はアテローム形成に関与するプロセスの概略を示している．

アテローム形成：血管内皮の役割

正常な血管内皮は抗凝固，抗細胞接着の性質をもつ
　健康な動脈の内腔は，一層の血管内皮細胞に隙間なく覆われている．血管内皮の表面は，強力な抗凝固作用，抗細胞接着作用をもつ．血管内皮細胞には血漿に浮遊する細胞は接着しない．動脈壁自身は 3 層から構成される．内皮下層（内膜），血管平滑筋細胞を含む中膜，外層（疎な結合組織と関連神経を含む外膜）である．およそ 70 nm 未満の直径をもつ粒子は，血管内皮の細胞間接合部を通って，あるいは細胞自体を突き破って，内皮に侵入し内膜に滞留することができる．

血管内皮は，一酸化窒素を放出することにより，血管弛緩反応を制御する
　血管内皮は，血管が拡張する能力（血管拡張）や，収縮

する能力（血管収縮）を制御し，血流を調節している．最も重要な血管弛緩物質は**一酸化窒素 nitric oxide（NO）**であり，**血管内皮由来弛緩因子 endothelium-derived relaxing factor（EDRF）**としても知られる．NO は**血管内皮型一酸化窒素合成酵素 endothelial NO synthase（eNOS）**によって L-アルギニンから合成される．eNOS の活性は，細胞内カルシウム濃度によって制御されている．eNOS は血管内皮細胞に恒常的に発現するのに対し，もう 1 つのアイソザイムである**誘導型一酸化窒素合成酵**

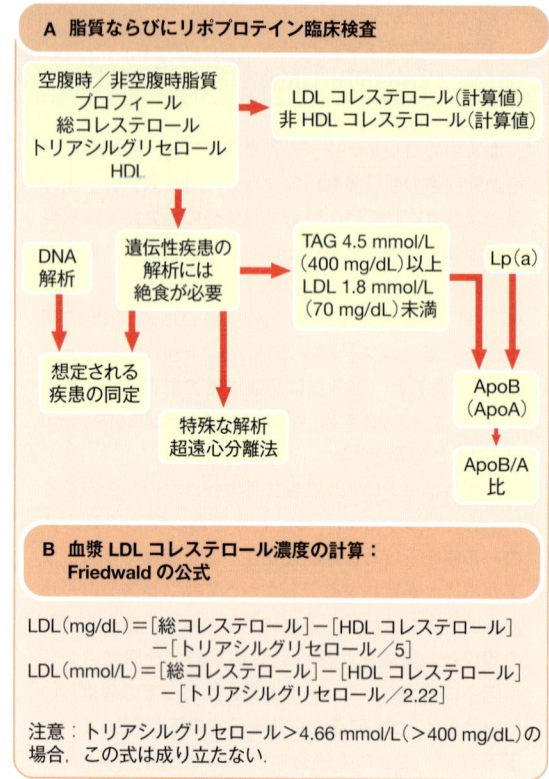

図33.5　脂質異常症の臨床検査診断
(A) 血漿中の脂質とアポリポプロテインの測定．(B) 血漿中の
LDL コレステロール濃度の計算．Apo：アポリポプロテイン．

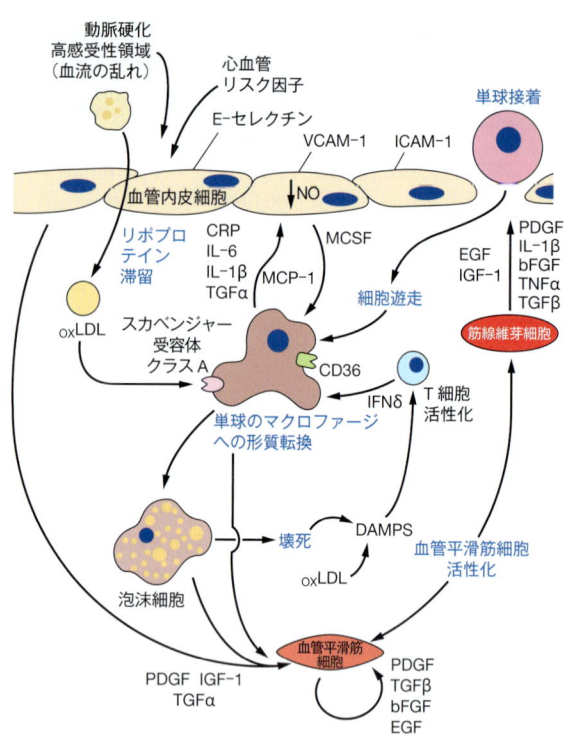

図33.6　アテローム形成

アテローム形成は，血管内皮細胞の機能異常，動脈内膜における脂質の蓄積，炎症性細胞の遊走と活性化，持続する低レベルの炎症反応，血管平滑筋細胞の遊走と増殖（表現型の変化），自然免疫系と獲得免疫系の活性化，血栓形成などを含む．脂質を蓄積した細胞（泡沫細胞）の形成における酸化された脂質の役割に注意する．アテローム形成には，血管内皮細胞，マクロファージ，Tリンパ球，血管平滑筋細胞から産生されるサイトカイン，ケモカイン，成長因子，接着分子が介在する．炎症反応を常態化する多くの活性化経路に注意する．詳細は本文参照のこと．bFGF：塩基性線維芽細胞増殖因子，CD36：分化クラスター36，DAMP：ダメージ関連分子パターン，EGF：上皮増殖因子，INFγ：インターフェロンγ，IGF-1：インスリン様成長因子1，ICAM-1：細胞接着因子1，IL-1β：インターロイキン1β，MCP-1：単球走化性促進因子，NO：一酸化窒素，oxLDL：酸化LDL，PDGF：血小板由来増殖因子，TNFα：腫瘍壊死因子α，TNFβ：腫瘍壊死因子β，TGFβ：トランスフォーミング増殖因子β，VCAM-1：血管細胞接着因子1．

素 inducible NO synthase（iNOS）は，血管平滑筋細胞やマクロファージに発現している〔訳注：この2つの他に，主に神経細胞に発現している神経型一酸化窒素合成酵素 neuronal NO synthase（nNOS）がある〕．NOは，グアニル酸シクラーゼの生成する**サイクリックグアノシン 3′,5′-一リン酸 cyclic guanosine 3′,5′-monophosphate（cGMP）**を介してシグナルを伝達する．NO 産生が低下すると，動脈内圧が高くなる一因となる．心筋への酸素の供給が十分でないとき（**狭心症 angina pectoris**）に生じる胸痛を緩和するためによく用いる**ニトログリセリン glyceryl trinitrate** という薬物は，その分解産物から NO が生成して冠動脈を拡張させる．

アテローム形成は血管内皮の障害によって始まる

　血管内皮の機能異常は，アテローム形成に先行して生じる．血管内皮は，高コレステロール血症，高血圧，喫煙の成分，飽和脂肪酸に富む食事，肥満や糖尿病の影響によって絶えず機能的に障害されている（図33.6）．その影響は特に，動脈の分岐部や屈曲部にしばしば位置しており，いわゆる"**動脈硬化高感受性領域 atherosclerotic lesion-prone areas**"に顕著にみられる．これらの領域の血流動態の変化が血管内皮を障害する．初期の障害は構造面というよりは機能面にみられる．血管内皮は，血

漿に浮遊する細胞をはねのける性質を失う．血管内皮はリポプロテインを通過させやすくなり，リポプロテインは内膜に蓄積する．血管内皮はまた，炎症性細胞の血管壁への侵入を許してしまう．2セットの転写因子が転写の統合因子として作用することで，タンパク質合成のプログラムを制御しバランスを保っている．**Kruppel（クルッペル）様因子 Kruppel-like factor（KLF2, KLF4）** は抗動脈硬化／抗炎症性の表現型を制御し，NFκB は炎症誘導性の表現型を制御する．機能異常に陥った血管内皮では，Kruppel 様因子が抑制され，NFκB の制御する炎症誘導性の現象が優位となる．

　機能不全に陥った血管内皮は，**細胞接着分子 cell-adhesion molecule（CAM）** の発現を増加させ，そうした

分子には**セレクチン selectin** や**血管細胞接着分子 1 vascular cell adhesion molecule 1（VCAM-1）**として知られる糖タンパク質も含まれる．細胞接着分子は単球や T リンパ球の血管内皮細胞への接着を促進する．この過程は NO 産生の減少によってさらに増強され，血管収縮を促進する．

● アテローム形成：滞留したリポプロテインの寄与

機能不全に陥った血管内皮はリポプロテインの内膜への侵入と滞留を促進する

内膜におけるリポプロテインの滞留は動脈硬化の中心的なイベントである．リポプロテインの動脈硬化惹起性はリポプロテインの大きさに依存する．レムナントや LDL などの小さい粒子は，血管内皮細胞が障害されると血管壁に侵入する．血漿中では，LDL はビタミン C や β-カロテンなどの抗酸化物質よって酸化から防御されている．しかしながら，いったん LDL が内膜に居座るとこの防御機構が解除され，リポキシゲナーゼ，ミエロペルオキシダーゼ，NADPH オキシダーゼなどのいくつかの酸化酵素を発現するマクロファージによって LDL の脂肪酸やリン脂質が酸化される．さらに酸化 LDL は，血管内皮細胞における VCAM-1 や**単球走化性促進因子 1 monocyte chemoattractant protein 1（MCP-1）**の発現を促進し，他の細胞の内膜への侵入を維持する．酸化 LDL はまたマクロファージの増殖誘導因子となる．LDL の酸化は，炎症を常態化する小さなタンパク質分子である**ダメージ関連分子パターン damage-associated molecular pattern（DAMPs）**を生じる．

● アテローム形成の細胞基盤

細胞は動脈の内膜に侵入する

付着した単球は MCP-1 によって刺激されて血管内皮細胞を通過し，内膜に居座る．単球はまた**マトリックスメタロプロテイナーゼ 9 matrix metalloproteinase 9（MMP-9）**というタンパク分解酵素を分泌し，単球の遊走をさらに促進する．**炎症性サイトカイン inflammatory cytokine** や**接着分子 adhesion molecule** の産生は，血漿から血管外への T リンパ球や好中球の移動や内膜におけるこれらの細胞の活性化を促進する．通常は，炎症性細胞の組織への遊走は，抗原や外傷によって始まる．興味深いことに，アテローム形成の引き金となる特異的な抗原は同定されていない．仮想的抗原と外因性の病原体との間に**分子模倣**が存在する可能性がある（第 43 章）．抗原は感染性病原体，酸化の過程で生じる分子，それとも細胞壊死の過程で生じる DAMPs であるかもしれない．例えば，酸化 LDL にみられるホスホコリングループは細菌の莢膜多糖の成分でもある．酸化 LDL はアテローム形成における炎症性反応をおこす抗原の候補として残っている．

単球は常在マクロファージに形質転換する

単球は，血管内皮細胞や血管平滑筋細胞から分泌される**腫瘍壊死因子 α tumor necrosis factor α（TNFα）**，**顆粒球マクロファージコロニー刺激因子 granulocyte-macrophage colony-stimulating factor（GM-CSF）**，**単球コロニー刺激因子 monocyte-colony stimulating factor（M-CSF）**，ヘルパー T 細胞から分泌される**インターフェロン γ interferone-γ（IFNγ）**などの炎症性サイトカインの影響を受けて，マクロファージに形質転換する．マクロファージ自身は，一連の遊走性サイトカイン（ケモカイン）と同様に，**インターロイキン 1-β interleukin-1β（IL-1β）**，IL-6，TNFα などの炎症性サイトカインを産生する．

酸化されたリポプロテインはマクロファージに取り込まれる

活性化されたマクロファージは，血管内皮細胞や血管平滑筋細胞から分泌されたサイトカインに反応する．マクロファージは，スカベンジャー受容体，CD36，**Toll 様受容体 Toll-like receptor**（パターン認識受容体）などのいくつかの受容体を発現している．酸化された ApoB100 は LDL 受容体よりもむしろ，スカベンジャー受容体に結合する．さらに，DAMPs や酸化された ApoB は樹状細胞などの抗原提示細胞によって取り込まれる．これらの細胞はアテロームに存在するヘルパー T 細胞を活性化し，獲得免疫反応を引き起こす．B 細胞も関与し，循環型 IgG や酸化 LDL に対する IgM 型抗体が血漿中に同定されている．

これらの分子がマクロファージ受容体に結合すると，NFκB 経路を活性化することによってサイトカイン，ケモカイン，接着分子の反応を上方制御し，炎症反応を常態化する．スカベンジャー受容体は細胞内のコレステロール濃度によってフィードバック制御を受けないため，マクロファージは酸化脂質を貪食し，**泡沫細胞 foam cell** の外観を示す．そのような細胞の集合が**脂肪線条 fatty streak** を形成する．泡沫細胞は炎症性サイトカインを分泌し続ける．

血管平滑筋細胞の遊走は血管壁の構造を変える

血管内皮細胞や活性化されたマクロファージによって分泌されたサイトカインや増殖因子〔血小板由来増殖因子（PDGF），上皮増殖因子（EGF），インスリン様増殖因子 1（IGF-1），トランスフォーミング増殖因子 β（TGFβ）〕は，動脈中膜の血管平滑筋細胞を活性化する．血管平滑筋細胞は内膜に遊走し，筋線維芽細胞様の細胞へと表現型を変える．形質転換した血管平滑筋細胞は，IL-1，TNFα，接着分子を分泌することにより炎症反応をさらに常態化する．形質転換した血管平滑筋細胞は，コラー

ゲンを合成して細胞外に分泌し，成長するプラークの線維性被膜を形成する．これらすべてが動脈壁の構造を乱す．新たに形成されたプラークは動脈の内腔に向かって突出し始め，血流を閉塞する．

最終的に，新たな血管の形成がおこる．アテローム形成に参加する細胞の細胞間相互作用とそれらの分泌産物を図33.6にまとめてある．

炎症活動によりプラークは不安定になり破裂しやすくなる

死に向かう泡沫細胞はファゴサイトーシスによって除

去されるか，壊死して細胞の脂質を放出し，内膜における脂質プールを増加させる．成熟したプラーク（図33.7）では，脂質プールは泡沫細胞，リンパ球，内膜に遊走してきた血管平滑筋細胞に囲まれている．マクロファージはサイトカイン，増殖因子，MMPを分泌し続ける．これらはT細胞を引き寄せ，エフェクター細胞への活性化を促進する．プラークキャップ（プラークの線維性被膜）は，血管平滑筋細胞の合成するコラーゲン性のマトリックスを含み，血管内皮細胞に覆われている．進行した病変には石灰化も生じる．

不安定プラーク unstable plaque では血管平滑筋細胞が減少し，プラークキャップの辺縁に好んで存在しているマクロファージの数が増加している．これらのマクロファージはプラークキャップのマトリックスを分解する．さらにリソソームのプロテアーゼ（カテプシン）がコラーゲンやエラスチンの分解を助長する．活性化されたT細胞は，マクロファージからのMMPの遊離を促し，血管平滑筋細胞のコラーゲン合成を抑制するIFNγや炎症性サイトカインを分泌する．これによりプラークキャップはさらに脆弱化する．プラークの最も破綻しやすい辺縁領域に存在する血管平滑筋細胞は，アポトーシスもおこす．

アテローム形成：血栓の役割

血小板はプラークにおける血栓形成を促進する

血小板は最初に，von Willebrand（フォン・ヴィレブランド）因子 von Willebrand factor とフィブリノーゲン fibrinogen に対する血小板の糖タンパク質受容体を介して血管壁に結合する．コラーゲンなどのリガンドに結合する膜貫通タンパク質である β_3−インテグリンによって，血小板の接着は促進される．血小板はまた，循環血液中の細胞に結合し，白血球を活性化する．

膜貫通型のサイトカイン受容体で，血液凝固カスケード（第41章）の主要な生理的引き金である**組織因子** tissue factor は，プラークの血管平滑筋細胞やマクロファージに発現している．組織因子は**血液凝固第VII因子** coagulation factor VII（FVII）と複合体を形成し，**プロテアーゼ活性化受容体2** protease-activated receptor 2（PAR2）を介して細胞シグナルを生じ，単球走化性，血管平滑筋細胞の遊走と増殖，血管新生，アポトーシスなどの一連の応答をもたらす．**トロンビン** thrombin はプラークで産生され続ける．トロンビンは，単球，マクロファージ，血管内皮細胞，血小板を活性化し，CD40リガンド（CD40L）などの炎症性メディエーターの分泌を促す．CD40LはTNFファミリーのメンバーであり，抗原提示細胞に結合した後，MMP，サイトカイン，接着分子の分泌をさらに増幅する．微小な血栓の形成は，プラークの脆弱化に寄与し，その成長を加速する．プラークの成長は，プラークの小さな破綻と血栓形成のサイク

理解を深めるために
高感度測定により検出されるC反応性タンパク質の血漿濃度は，アテローム形成に関連した低レベルの慢性炎症を反映する

C反応性タンパク質 C-reactive protein（CRP）は，炎症性サイトカインの刺激に反応して，主に肝臓で，また血管平滑筋細胞，血管内皮細胞でも合成される．CRPの名称は，肺炎球菌のような細菌の莢膜 capsular（C）多糖に結合し，細菌を処理することに由来している．

10 mg/L未満のCRP濃度を検出することが可能な高感度分析法によって，CRP濃度の微かな増加を検出することができる．この微かなCRP濃度の上昇は，血管壁における慢性かつ低レベルの炎症過程を反映するようである．高感度CRP値はLDL-C値とは独立しているため，この測定は心血管疾患リスク評価を強化する．CRPが2 mg/Lを超える場合は，冠動脈疾患の高いリスクと関連する．**インターロイキン6** interleukin-6（IL-6），血清アミロイドA serum amylod A（SAA）のような他の炎症性分子の血漿濃度が高いことも冠動脈疾患と関連している．

アテローム形成と炎症を結ぶエビデンスは増え続けている．カナキヌマブ抗炎症・血栓症アウトカム研究（CANTOS）の結果は，さらなる関連を示した．この研究では，心筋梗塞の既往を有し当初より高感度CRP値が高かった患者に対し，抗IL-1βモノクローナル抗体であるカナキヌマブを投与したところ，当初増加していた高感度CRP値と心筋梗塞の再発数の両方が減少した（参考文献：Ridker et al., 2017）．

また，高コレステロール血症に由来するSREBP2の活性化とノッチシグナル Notch signal の活性化との間に興味あるつながりが見いだされた．ノッチシグナルは，後に好中球系，リンパ球系，赤血球系の細胞へと分化する造血幹細胞／前駆細胞の発達を制御する（第40章）．このようにコレステロールレベルは炎症性細胞の発達に影響し，コレステロールを造血応答やアテローム形成と結びつけている．

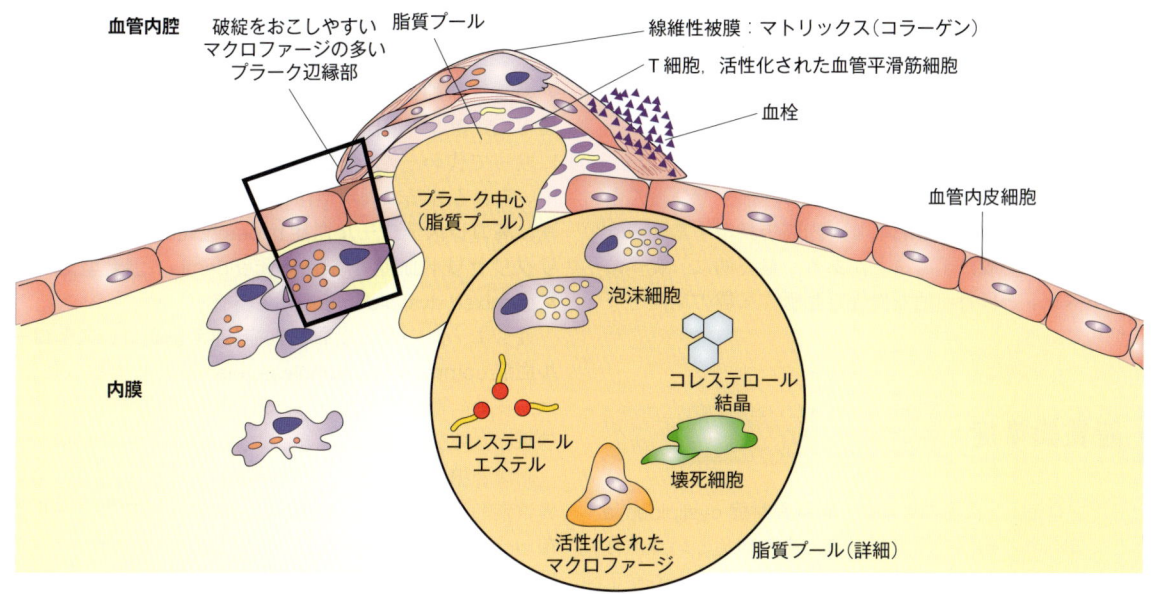

図 33.7　動脈硬化プラーク

成熟した動脈硬化プラーク. 中心脂質と線維性被膜(線維性キャップ)は, 構造的に再構築された血管壁から出現した, 成熟した動脈硬化プラークの主要部分である. プラークの細胞成分が少なくコラーゲンに富むならば, プラークは比較的安定で, 年余にわたりゆっくりと成長する. 一方, 細胞成分に富みコラーゲンが少ないプラークは, 不安定になり容易に破綻するかもしれない. プラーク破綻に至る重要な過程は, プラークキャップにあるコラーゲン性マトリックスの酵素による消化である. 合成された線維性キャップは血栓形成からプラークを守る一定の防御機構を提供する. キャップの破綻は血栓形成を刺激する. 図は破綻しやすい領域を描き, 破綻部位で形成される閉塞性血栓を示している. 安定な線維性プラークは緩徐に進行する狭心症の原因となる一方, 細胞に富む不安定プラークは心筋梗塞のような急性の臨床イベントの原因となる.

ルにより加速する. 新生血管は形成されたプラーク内の出血を促進する.

　大きなプラーク破綻ののち, プラーク表面における血栓形成は病変部血管の内腔を完全に閉塞する場合がある. そして酸素供給を絶ち, 組織の壊死の原因となる. その結果, 突然の, 時に悲劇的な臨床イベント発症を促進する.

プラークびらんは, 突然ではない緩徐なプラーク不安定化のメカニズムを構成する

　プラークびらんとは, 線維性被膜を覆っている血管内皮細胞を障害する過程, もしくはプラーク破綻をおこさずに血管内皮細胞の完全な剥離につながる過程である. びらんをおこした表面に血栓が形成される. びらんをおこしやすいプラークはプロテオグリカンが豊富で, 脂質は少ない.

びらんあるいは破綻したプラークは治癒する

　びらんをおこした, あるいは破綻したプラークは必ずしも血管を閉塞する血栓の原因となるわけではない. 何がおこるかは, 線維素溶解の状態に依存する(図 33.8). 血管内皮細胞の剥離は t-PA や u-PA を遊離する原因となり, 線維素溶解を活性化する(第 41 章). 好中球や単球は, 血栓を分解することのできるエラスターゼやカテプシンなどの酵素を分泌する. 血管平滑筋細胞の前駆細

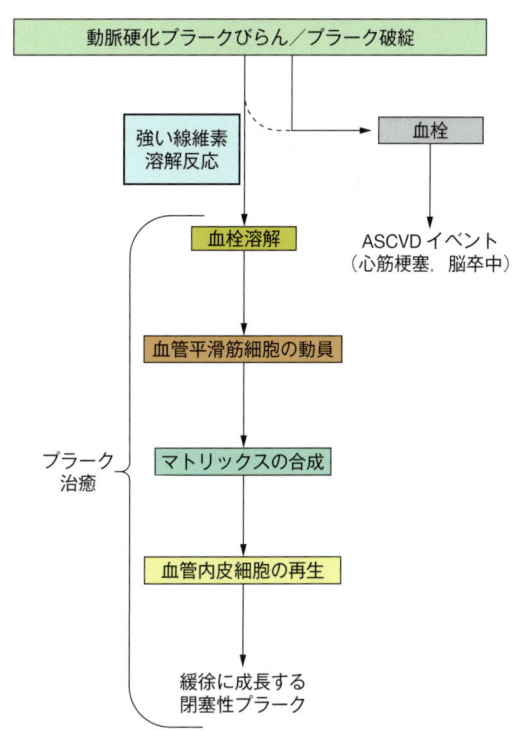

図 33.8　動脈硬化プラークの治癒

プラークに関連した血栓形成に対する線維素溶解システムへの反応に依存し, 障害されたプラークは治癒することもある. 治癒過程によりプラークは増大し, 慢性狭心症の発症に関連した冠動脈閉塞の緩徐な進展の原因となる.

胞が PDGF-BB や TGFβ によってプラークにリクルートされ，プロテオグリカンや新たなコラーゲンⅢを合成し，暫定的なマトリックスを形成する．血管内皮の再生が続いておこる．この過程はプラークの拡大を導く．プラークは安定化し，Ⅰ型コラーゲンを含む線維性病変になり，また石灰化をおこす場合もある．1つの部位でびらんと治癒のサイクルが何回もおこり，内腔を狭窄するゆっくりとした病変形成に至ることがある．最終的に，突然の急性イベントとは対照的な慢性冠動脈症候群の原因となりがちである．

脂質異常症

リポプロテイン代謝の異常は，**脂質異常症 dyslipidemia** として知られる病態の原因となる．高脂血症という名称は，脂質異常症とほぼ同じ意味で使用されるが，やや正確ではない．今や時代遅れとなってはいるが今でも例示される当初のⅠ～Ⅴ型の高脂血症分類は，リポプロテインの電気泳動上の挙動に基づいていた（**表 33.4**）．脂質異常症分類は，遺伝子による分類が電気泳動による分類に取って代わった（**表 33.5**）．もう1つの臨床的によく用いられる分類は表現型によるもので，脂質異常症を単純に**高コレステロール血症 hypercholesterolemia**，**高トリグリセリド血症 hypertriglyceridemia**，**混合型脂質異常症 mixed dyslipidemia** に分類する．

最もよくみられる脂質異常症（**通常型高コレステロール血症 common hypercholesterolemia** として知られる）は，多数の遺伝子が関与し，遺伝因子と環境因子の複合効果として発症する．

肥満と糖尿病は VLDL の過剰産生によって生じる脂質異常症の原因となる．VLDL の過剰産生は**アルコール依存 alcohol abuse** の結果としてもおこる．しかしながら糖尿病とは対照的に，アルコールは VLDL を上昇させるが，HDL 濃度も上昇させる．重要なことに，体重減少は VLDL 分泌を減少させる．

飽和脂肪酸の過剰摂取は LDL 濃度に影響する．

家族性高コレステロール血症 familial hypercholesterolemia（FH） は，LDL 受容体，ApoB100，プロプロテインコンベルターゼ・サチライシン／ケキシン9型（PCSK9）をコードする遺伝子の変異によっておこる単一遺伝子疾患である．レムナントや LDL の細胞取り込みが部分的に障害されているか（ヘテロ FH），完全に抑制されている（きわめてまれなホモ FH）．PCSK9 の変異は LDL 受容体の細胞膜へのリサイクルを障害する．FH 患者の血漿中コレステロールと LDL-C の濃度はきわめて高い．FH の遺伝形式は常染色体顕性であり，通常は顕著な若年性動脈硬化性心血管疾患の家族歴がある．すなわち，55歳未満の男性や65歳未満の女性で症状がおこる．一部の患者は手や膝の腱，特にアキレス腱に脂質の蓄積が生じる．これらは**黄色腫 xanthomata** として知られ，FH の診断的意義がある．FH は若年性心血管疾患の高いリスクをもつ．

家族性アポリポプロテイン B 欠損症（FDB） は LDL 受容体への結合が障害される ApoB100 の変異が原因であ

表 33.4　脂質異常症の表現型分類

脂質異常症病型（Fredrickson（フレドリクソン））	電気泳動上増加する分画（リポプロテインタイプ）	コレステロール増加	トリアシルグリセロール増加
Ⅰ	キロミクロン	+	+
Ⅱa	β（LDL）	+	
Ⅱb	プレ-β および β（VLDL および LDL）	+	+
Ⅲ	ブロード β バンド（IDL）	+	+
Ⅳ	プレ-β（VLDL）	−	+
Ⅴ	プレ-β（VLDL）およびキロミクロン	+	+

電気泳動上，α-リポプロテイン（HDL）は陽極（＋電極）に向かって最も遠くまで泳動され，プレ-β-リポプロテイン（VLDL），β-リポプロテイン（LDL）がこれに続く．キロミクロンは電気泳動の原点である陰極にとどまっている．これは Fredrickson により作成された世界保健機構 WHO が採用している分類であり，電気泳動による血漿リポプロテイン分離に基礎を置く．今やこの分類はほぼ遺伝学的分類に取って代わられている．脂質異常症はまた高コレステロール血症，高トリグリセリド血症，混合型脂質異常症に単純に分類される．

表 33.5　最も重要な遺伝的脂質異常症

脂質異常症	頻度／遺伝	欠損	血漿脂質パターン	心血管リスク増加
家族性高コレステロール血症	1：500 常染色体顕性	LDL 受容体欠損または機能障害	高コレステロール血症または混合型脂血症（Ⅱa，Ⅱb）	+
家族性複合型高脂血症	1：50 常染色体顕性	ApoB100 の過剰産生	高コレステロール血症または混合型高脂血症（Ⅱa または Ⅱb）家系ごとに異なる特徴的な異常パターン	+
家族性異常 β リポプロテイン血症（Ⅲ型高脂血症）	1：5,000 常染色体潜性	ApoE2/E2 遺伝子型の存在レムナントの LDL 受容体への結合障害	混合型高脂血症	+

混合型高脂血症：血漿コレステロール濃度と血漿トリアシルグリセロール濃度の両者の上昇．

る．この疾患の患者も血漿中コレステロールレベルが高い．黄色腫は LDL 受容体の変異の患者よりまれである．

家族性複合型高脂血症 familial combined hyperlipidemia は，LDL 受容体の障害よりも，ApoB100 の過剰産生を特徴とする．VLDL の過剰産生があり，これによって LDL の産生も増加する．この脂質異常症は，さまざまな血漿脂質のパターン（高コレステロール血症のみ，あるいは高トリグリセリド血症を伴う高コレステロール血症）を示す．本疾患は若年性心筋梗塞の比較的よくある原因である．脂質異常症の混合型であるため，ApoB の

臨床症例
家族性高コレステロール血症は若年性心筋梗塞の原因である

　ヘビースモーカーである 32 歳の男性が，突然激しい胸痛に襲われた．彼は救急治療室に入院となった．心電図変化，血漿中心臓由来トロポニン高値により急性心筋梗塞が確認された．診察してみると，患者は手とアキレス腱に腱黄色腫を認めた．冠動脈疾患の濃厚な家族歴がみられた（彼の父親は 40 歳のときに冠動脈バイパス手術を受けており，彼の父方の祖父は 50 代前半で心筋梗塞のため死亡していた）．彼の血中コレステロールは 10.0 mmol/L（390 mg/dL），トリアシルグリセロールは 2.0 mmol/L（182 mg/dL），HDL コレステロールは 1.0 mmol/L（38 mg/dL）であった．LDL-コレステロールは 8.1 mmol/L（312 mg/dL）であった．

解説
　この患者は，LDL 受容体の減少を特徴とする常染色体顕性疾患，家族性高コレステロール血症（FH）の患者であった．FH は若年性冠動脈疾患の高いリスクを有し，ヘテロ接合体の患者は 30 ～ 40 代で心臓発作に苦しむこともある．西洋の人口における FH ヘテロ接合体患者の頻度は，およそ 500 人に 1 人の割合である．この患者には，ただちに経静脈的に血栓溶解療法が行われた．その後に彼は冠動脈バイパス術を受け，高用量のスタチンとエゼチミブで治療された．彼のコレステロール濃度は 4.8 mmol/L（185 mg/dL）に低下，トリアシルグリセロールは 1.7 mmol/L に低下，HDL コレステロールは 1.1 mmol/L（42 mg/dL）に上昇した．LDL コレステロールは 2.9 mmol/L（111 mg/dL）に低下した．さらに PCSK9 阻害剤を追加すると，LDL コレステロールは 1.5 mmol/L（58 mg/dL）まで低下した．厳密な意味で彼の LDL コレステロールは至適レベル未満にとどまっているが，達成された LDL 低下は 88％と顕著であった．
注意：若年性心筋梗塞は，男性では 55 歳未満，女性では 65 歳未満での発症をいう．

測定が診断上有益である．

　以前 III 型高脂血症として知られていた**家族性異常 β リポプロテイン血症** familial dysbetalipoproteinemia は，ApoE 遺伝子の変異によっておこり，LDL 受容体への親和性の低い ApoE アイソフォームを産生する．この病態では，レムナントが蓄積し，血漿中のコレステロールとトリアシルグリセロールの両方が増加する．また，特徴的な手掌の黄色腫がみられる．家族性の脂質異常症は若年性冠動脈疾患と関連している．

　リポプロテインリパーゼ欠損症 lipoprotein lipase deficiency はきわめてまれである．きわめて高い VLDL，キロミクロン，血漿トリアシルグリセロールを呈する結果となる．トリアシルグリセロールは 100 mmol/L（8,850 mg/dL）を超える．臨床徴候として，特徴的な皮疹のような黄色腫がみられる．リポプロテインリパーゼ欠損症に関連したリスクは，非常に高いトリアシルグリセロール濃度によっておこる膵炎である（**第 30 章**）．患者は繰り返す膵炎の発症にしばしば苦しむ．

　ApoB をコードする遺伝子の変異は，低 VLDL とその結果生じる低 LDL 濃度を引き起こす．この**無 β リポプロテイン血症** abetalipoproteinemia は非常にまれで，VLDL のアセンブリー（組み立て）に関与するミクロソームトリグリセリド転送タンパク質（MTP）をコードする遺伝子の変異の結果おこる．

◆ 低 HDL 濃度に関連する病態

　低 HDL コレステロールは，ApoA I，ABCA1 輸送体，LCAT の遺伝子変異によっておこる．ApoA I 欠損症の患者は，黄色板腫，角膜混濁，動脈硬化を伴う低 HDL コレステロール血症を示す．ヘテロ接合体は人口の 1％に存在する．彼らはまた，アミロイドーシスを発症する．

　ABCA1 の遺伝子変異のある患者は，低 HDL コレステロール血症以外にも，橙色の扁桃，肝脾腫，末梢神経障害，血小板減少を示す．この疾患は**タンジール病** Tangier disease として知られている．

　LCAT の欠損は，**魚眼病** fish-eye disease として知られている．本疾患は，HDL 欠損，角膜の混濁，腎症，溶血性貧血を特徴とする．リポプロテイン代謝異常の全体像が**図 33.9** にまとめられている．

◆ 高 HDL 濃度に関連する病態

　CETP の欠損は高 HDL を引き起こす．
　図 33.9 は異なる異常がどのように，リポプロテイン代謝に影響しているかを示している．

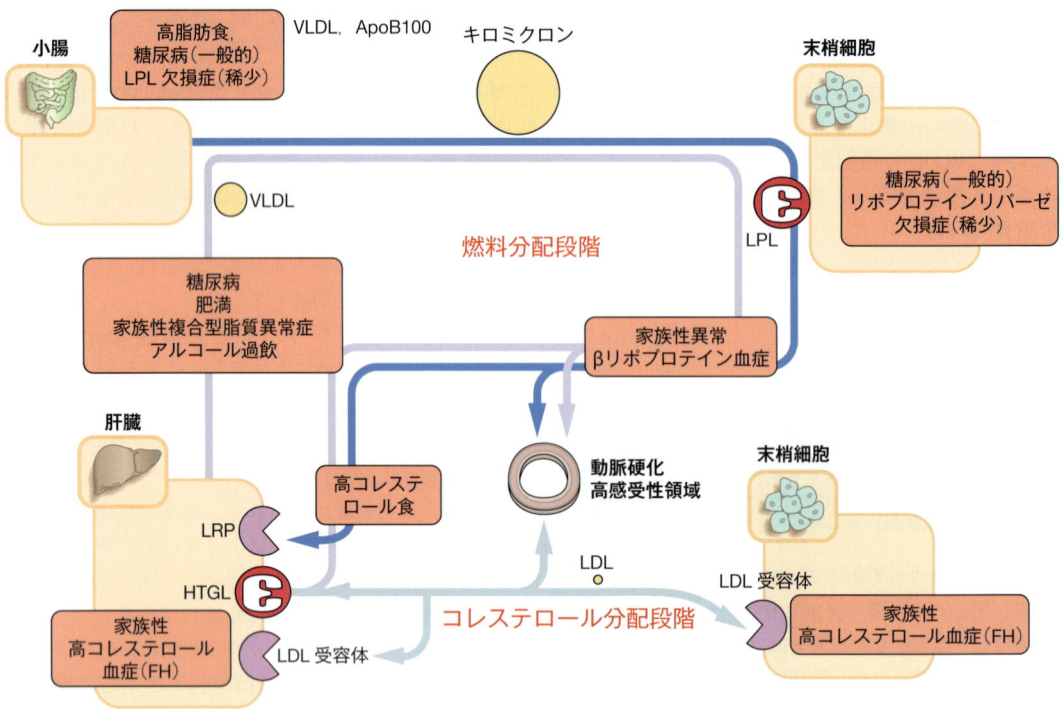

図33.9　リポプロテイン代謝の異常に関する概要. 燃料分配段階を一次的に傷害する病態

燃料輸送は過剰な脂肪摂取, 肥満, 糖尿病により障害される. リポプロテインリパーゼ(LPL)欠損は, キロミクロンとVLDLの極端な上昇の原因となる. 家族性異常βリポプロテイン血症は, ApoEの変異によって生じる細胞取り込みの障害のため, レムナントの血中濃度の上昇を引き起こす. **コレステロール分配段階を一次的に傷害する病態**: 血漿中LDL濃度は, HTGLを介するVLDLレムナントの消化によるLDLの産生増加またはLDLの細胞取り込みやLDL受容体への結合の障害により増加する. 家族性高コレステロール血症(FH)では, LDL受容体遺伝子の変異によりLDLの細胞取り込みが障害される. これにより血漿中のLDL濃度が大幅に上昇する. レムナントの取り込みも障害される. **リポプロテインによる燃料分配とコレステロール分配の両方の段階を障害する病態**: 家族性複合型高脂血症は, ApoB100の増加とそれに伴うVLDL産生の増加によりおこる. 過剰のVLDLはこれに続くLDLの産生増加の原因となる. 脂肪に富む食事もまた両方の段階のリポプロテイン代謝を傷害する. HTGL: 肝性トリグリセリドリパーゼ, LRP: LDL受容体関連タンパク質.

脂質異常症治療の原理

脂質異常症の治療は, 生活習慣対策と薬物療法を組み合わせる

効果的な心血管予防は, 生活習慣の改善(禁煙, ダイエット, 運動習慣)と脂質異常症, 高血圧, 糖尿病の薬物療法を組み合わせるアプローチが必要である. 血漿LDLコレステロール濃度は, 低コレステロール食を継続することにより, およそ15%の減少が可能である. 生活習慣対策が脂質異常症の改善に失敗した場合, やむなく薬物治療に訴える. 今や, いくつかのリスク因子をもつ個人, すでに動脈硬化性心血管疾患の既往のある患者, 糖尿病の患者, 腎疾患患者のような, 最も高い心血管イベントのリスクをもった人々には, 治療により達成すべきコレステロール濃度は最低のレベルである必要があることが認められている. 血漿コレステロール濃度を下げるいくつかのクラスの薬物がある.

スタチンはHMG-CoA還元酵素を抑制する

シンバスタチン, プラバスタチン, アトルバスタチン, ロスバスタチンのようなスタチンは, コレステロール合成の律速酵素であるHMG-CoA還元酵素の競合阻害薬である. スタチンは主に血漿LDLを低下させる. この酵素の抑制は細胞内のコレステロール濃度の低下をきたす. このコレステロール減少(**第14章**)は, 細胞膜上のLDL受容体の発現を増加させる. これによってLDLの細胞取り込みが増加し, 血漿コレステロール濃度を低下させる. スタチンによる治療は血漿コレステロール濃度を30〜60%低下させ, 将来の心血管イベントの発症リスクを20〜30%減少させる. スタチンはまた, 血管壁における炎症反応を抑制するようである.

小腸の吸収阻害薬は胆汁酸に結合し, コレステロール輸送体を抑制する

小腸でのコレステロール吸収阻害薬には, レジンがあり, これは今やほとんど使用されない古い薬である. 胆汁酸結合性レジンはコレステロールの小腸からの再循環を阻害し, 排泄を促進することによって血漿コレステ

ロールを低下させる．より新しい薬物，**エゼチミブ ezetimibe** は，小腸刷子縁に発現する Niemann-Pick（ニーマン-ピック）C1 様タンパク質 1（NPC1L1）という小腸のコレステロール輸送体を抑制し，総コレステロールをおよそ 20% 低下させる．

PCSK9 阻害剤はコレステロール低下薬の最も新しいクラスである

PCSK9 は LDL 受容体に結合するセリンプロテアーゼである．LDL が LDL 受容体に結合すると，PCSK9 が LDL：LDL 受容体複合体を再利用するよりはむしろ分解に誘導する．

プロプロテインコンベルターゼ・サチライシン／ケキシン 9 型（PCSK9）に対するモノクローナル抗体が PCSK9 阻害薬である．PCSK9 阻害薬は LDL 受容体の利用可能性を上げ，LDL-C を 50 ～ 60% 低下させる．この抗体薬は，まれな PCSK9 遺伝子の機能獲得変異をもつ患者が高コレステロール血症を有し，若年性の動脈硬化性心血管疾患に罹患するという観察に基づいて開発された．もう 1 つの PCSK9 を低下させるアプローチは，**低分子干渉 RNA small interfering RNA（siRNA）**の使用である．siRNA は特定の遺伝子の発現に干渉し，転写後の mRNA の分解を促進し，翻訳を抑制する．PCSK9 に対する siRNA はインクリシランとして知られ，長期間作用する PCSK9 合成阻害薬である．この薬剤の投与は 6 ヵ月に 1 回で十分である．インクリシラン投与による LDL-C の低下作用は PCSK9 に対するモノクローナル抗体で得られる効果に匹敵する．長期間の臨床研究が現在進行中である．

ω-3 脂肪酸は血漿トリアシルグリセロール濃度を低下させる

魚油に含まれる **ω-3 脂肪酸 ω-3 fatty acid** の投与により，血漿トリアシルグリセロール濃度は大幅に減少する．興味深いことに，特に心筋梗塞の既往のある患者において，魚油製剤は抗不整脈作用を示す．

フィブラートは PPARα 転写因子を介して作用する

フィブラート fibric acid（fibrate）誘導体は PPARα 転写因子のアゴニストである．フィブラート誘導体は LPL の活性を刺激し，血漿トリアシルグリセロール濃度を減少させ，HDL コレステロール濃度を増加させる．フィブラート誘導体の LDL や総コレステロールに対する効果は，**スタチン statin** に比べると強くはない（第 14 章）．

脂質低下療法の一般原理

脂質低下療法の目標は，一次予防の場合は最初の，二次予防の場合は 2 回目以降の動脈硬化性心血管疾患イベントリスクを下げることである．ダイエット，過体重や肥満を避けること，身体活動を含む生活習慣対策は，心血管疾患予防の原理として，すべての人に当てはまる．個人の心血管イベントのリスクは，いくつかの異なる判定基準で査定される（上述）．

薬物治療を考えるとき，治療の強度はリスクレベルに依存する．動脈硬化性心血管疾患の症状のある患者と同様に，FH，1 型および 2 型の糖尿病，慢性腎臓病の患者は，自動的に高リスクまたは非常に高いリスクをもつとみなされることを覚えておくことは重要である．

脂質低下の治療目標値は，リスクが高い患者ほど低く設定する．

高リスクの個人に対する LDL 低下療法の一般原理は，初期の値から 50% あるいはそれ以上の減少を目標とすることである．そのような患者に対し，現在推奨されている LDL-C の絶対的な目標値は，ヨーロッパでは 1.4 mmol/L（55 mg/dL），米国では 1.8 mmol/L（70 mg/dL）になっている．1 回以上の動脈硬化性心血管疾患のイベントを経験した患者に対し，ヨーロッパ推奨の目標値は LDL がさらに低く，1.0 mmol/L（40 mg/dL）未満となっている．

スタチンは脂質低下薬の主役である．もし高用量のスタチン単剤で適切な目標を達成できない場合，エゼチミブまたは胆汁酸レジンとの組合せでスタチンを投与する．次のステップとして PCSK9 阻害剤を追加してもよい．もし高齢者に副作用が生じ，注意深い経過観察が必要になった場合は，治療の強度を調整する．

単独または混合型高トリグリセリド血症の患者の治療は，ω-3 脂肪酸またはフィブラートで行い，もし適切であればスタチンとの組合せで治療することが可能である．スタチンとフィブラートの組合せで治療する場合，横紋筋融解症のリスクがあるため，注意深い経過観察が必要である．

推奨される脂質低下療法の詳細については，参考文献を参照すること．

糖尿病によくみられる脂質のパターンは，HDL-C の減少を伴う血漿中トリアシルグリセロール濃度の増加である．LDL 代謝は比較的影響されず，患者はしばしば正常の LDL-C 濃度を示す．しかしながら，糖尿病の患者は **小型高密度 LDL small dense LDL（sd-LDL）**すなわち糖尿病性 LDL を産生するので，LDL が増加していないとしても，糖尿病のない患者の LDL よりもより動脈硬化惹起性が高い．レムナントの濃度上昇（軽症の高トリグリセリド血症をもたらす），sd-LDL の増加，低 HDL の組合せは，時に動脈硬化惹起性の 3 つ組といわれる．

まとめ

- リポプロテインは，疎水性の脂質を臓器と組織の間で輸送する．
- キロミクロンは，食事に由来するトリアシルグリセ

臨床症例
家族性高コレステロール血症の診断

　イギリスで用いられている，家族性高コレステロール血症の確定診断のための Simon Broome（サイモン・ブルーム）基準は次の通りである．
- 成人の血漿総コレステロール濃度が 7.5 mmol/L（290 mg/dL）以上または LDL コレステロール濃度が 4.9 mmol/L（189 mg/dL）以上．
- 16 歳未満の子どもの総コレステロール濃度が 6.7 mmol/L 以上または LDL コレステロール濃度が 4.0 mmol/L（154 mg/dL）以上．〔訳注：10 行上にある成人の FH 診断基準と同様に考えると，総コレステロール濃度と LDL コレステロール濃度が並列して述べられるべきであり，4.0 mmol/L は LDL コレステロール濃度と思われる〕
- 患者，第一種親戚（両親，兄弟，子ども）または第二種親戚（祖父母，おじ，おば）における腱黄色腫．
または，
- LDL 受容体変異，家族性アポリポプロテイン B100 欠損症または *PCSK9* 遺伝子変異の DNA から得られる証拠．

解説

　現在の FH の診断を裏付ける基礎的な遺伝学的スクリーニングには，LDL 受容体遺伝子のいくつかの変異の探索が含まれる．その 1 つ，1,637 番目のグアニンのアデニンへの置換により，546 番目のグリシンがアスパラギン酸に置換される．その結果，LDL 受容体の活性が低下する．また ApoB の 3,527 番目のアルギニンがグルタミンに置換された遺伝子変異は FH 患者の 5 〜 7%にみられる．*PCSK9* 遺伝子の変異による 374 番目のアスパラギン酸のチロシンへの置換は，より頻度が低い．

臨床症例
生活習慣の改善が血漿脂質プロフィールを改善する

　57 歳の男性が，高トリグリセリド血症のために脂質外来に紹介された．彼は肥満で 1 週間に 30 単位のアルコールを飲み，座位中心の生活を送っていた．
　トリアシルグリセロール濃度は 6.0 mmol/L（545 mg/dL），コレステロール濃度は 5.0 mmol/L（192 mg/dL），HDL コレステロール濃度は 1.0 mmol/L（39 mg/dL）であった．
　開始当初は困難だったが，最終的に 7 kg の体重減少を 6 ヵ月以内に達成した．アルコールの摂取を週に 20 単位未満まで減らし，日常的な運動を始めた．12 ヵ月後，彼のトリアシルグリセロールは 2.5 mmol/L（227 mg/dL），コレステロールは 4.8 mmol/L（186 mg/dL），HDL コレステロールは 1.2 mmol/L（46 mg/dL）となった．

解説

　生活習慣の改善は，脂質プロフィールに明らかな改善をもたらす．これを達成するためには，生活習慣を改善し，その生活改善を特に長期間維持する必要がある．
注意：1 単位のアルコールは，1 杯の蒸留酒（約 60 mL），グラス 1 杯のワイン（約 170 mL），半パイントのビール（約 284 mL）である．

活性化と増殖と動脈壁の再構築がおこる．
- 動脈硬化プラークは，血管壁の構造を破壊して病変部の血管内腔の狭窄をもたらす．しかしながら，心筋梗塞の直接の原因は，プラークのゆっくりした成長ではなく，その突然の破綻である．
- 動脈硬化性心血管疾患は，冠動脈疾患，脳卒中，末梢血管傷害を含む．心血管リスクの査定は，いくつかの脂質パラメーターの測定に加えて，高血圧，喫煙，糖尿病の有無のような他の危険因子の同定を含む．治療の強度はリスク全体に依存する．

✎ アクティブラーニング

(1) VLDL と LDL の組成を比較しなさい．
(2) 食事由来のトリアシルグリセロールの末梢組織への輸送と，肝臓で合成されるトリアシルグリセロールの輸送の違いは何か．
(3) アテローム形成における異なるタイプの細胞間相互作用について例をあげなさい．
(4) 動脈硬化プラークはどのように破綻するか．
(5) 血管内皮細胞の機能異常は，どのように動脈硬化に寄与するか．

ロールの輸送を担う．
- VLDL は，内因性に合成されたトリアシルグリセロールの輸送を担う．
- キロミクロン，VLDL，レムナントリポプロテインは，生物の燃料の分配ネットワークの一部である．
- LDL は，VLDL レムナントから発生するコレステロールに富むリポプロテインである．レムナントと同様に，LDL は十分小さい粒子であり血管壁に侵入できる．
- HDL は，細胞からコレステロールを搬出し，マクロファージからのコレステロール逆転送系を担う．これはアテローム形成に関連する．
- アテローム形成には，血管内皮の機能異常，内膜における脂質蓄積，一連のサイトカイン，成長因子，接着分子が介在する血管壁における持続的な低レベルの炎症反応などが関与する．その結果，動脈平滑筋細胞の

参考文献

Borissoff JI, Spronk HMH, ten Cate H. The hemostatic system as a modulator of atherosclerosis. *The New England Journal of Medicine*. 2011;364(18):1746–1760.

de Winther MPJ, Lutgens E. The link between hematopoiesis and atherosclerosis. *N Engl J Med*. 2019;380(19):1869–1871. https://doi.org/10.1056/NEJMcibr1901397.

Dominiczak MH. Risk factors for coronary disease: The time for a paradigm shift? *Clinical Chemistry and Laboratory Medicine*. 2001;39:907–919.

Dominiczak MH, Caslake MJ. Apolipoproteins: Metabolic role and clinical biochemistry applications. *Annals of Clinical Biochemistry*. 2011;48:498–515.

Durrington P. Dyslipidaemia. *Lancet*. 2003;362:717–731.

Gibbons GH, Seidman CE, Topol EJ. Conquering atherosclerotic cardiovascular disease-50 years of progress. *N Engl J Med*. 2021; 384:785–788.

Goldstein JL, Brown MS. History of discovery. The LDL receptor. *Arterioscler Thromb Vasc Biol*. 2009;2009(29):431–438.

Grundy SM, Stone NJ, Bailey AL, Beam C, Birther KK, Blumenthal RS, et al. 2018 AHA/ACC/AACVPR/AAPA/ABC/ACPM/ADA/AGS/APhA/ASPC/NLA/PCNA Guideline on the Management of Blood Cholesterol: A Report of the American College of Cardiology/American Heart Association Task Force on Clinical Practice Guidelines. *Circulation*. 2019;139:e1082–e1143. https://doi.org/10.1161/CIR.0000000000000625.

Mach F, Baigent C, Catapano AL, Koskinas KC, Casula M, Badimon L, et al. 2019 ESC/EAS Guidelines for the management of dyslipidaemias: lipid modification to reduce cardiovascular risk: The Task Force for the management of dyslipidaemias of the European Society of Cardiology (ESC) and European Atherosclerosis Society (EAS). *Eur Heart Journal*. 2020;41:111–188. https://doi.org/10.1093/eurheartj/ehz455.

Michos ED, McEvoy JW. Lipid management for the prevention of atherosclerotic cardiovascular disease. *N Engl. J Med*. 2019;381: 1557–1567.

Ridker PM, Everett BM, Thuren T, MacFadyen JG, Chang WH, Ballantyne C, et al. Antiinflammatory Therapy with Canakinumab for Atherosclerotic Disease. *N Engl J Med*. 2017;377:1119–1131. https://doi.org/10.1056/NEJMoa1707914.

Vergallo R, Crea F. Atherosclerotic plaque healing. *N Engl J Med*. 2020;383:846–857.

World Health Organization. www.who.intHome/Newsroom/Factsheets/Detail/ Cardiovascular diseases.

関連ウェブサイト

American College of Cardiology American College of Cardiology. ASCVD Risk Estimator Plus. Tools.acc.org Accessed May 2021

American College of Cardiology American College of Cardiology. ASCVD Risk Predictor Plus. http://tools.acc.org/ASCVD-Risk-Estimator-Plus/#!/calculate/estimate/. Accessed May 2021

Framingham Heart Study Framingham Heart Study: http://www.framinghamheartstudy.org/ Accessed May 2021

Heart Heart UK - Diagnostic Criteria for Familial Hypercholesterolemia Using Simon Broome Register: https://www.heartuk.org.uk/cholesterol/fh-diagnosis-criteria Accessed May 2021

European Association for Preventive Cardiology European Association for Preventive Cardiology. The interactive tool for predicting and managing the risk of heart attack and stroke. http://www.HeartScore.org Accessed May 2021

European Association for Preventive Cardiology World Health Organization. www.who.intHome/Newsroom/Factsheets/Detail/Cardiovascular diseases (CVDs). Accessed January 2022.

第34章　代謝における肝臓の役割

Alan F. Jones and Marek H. Dominiczak

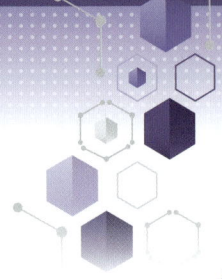

本章で学ぶこと

本章の到達目標

- 糖質の代謝における肝臓の役割，特に内因性のグルコースの産生における役割を説明できる．
- 脂質代謝における肝臓の役割を議論できる．
- 急性期反応でおきる肝臓でのタンパク質合成の変化を概説できる．
- タンパク質分解におけるユビキチン介在性メカニズムを説明できる．
- ヘム合成経路を説明できる．
- ビリルビン代謝と黄疸の主要なタイプを説明できる．
- 鉄代謝を説明できる．
- 肝臓における薬物代謝の基本的機序，ならびに薬物とアルコールによる肝毒性を理解する．

はじめに

　肝臓はその解剖学的位置と多様な生化学的機能のため，代謝において中心的な役割を果たす．肝臓には腸から静脈(門脈 portal vein)血が流入する．したがって，摂取した薬および生体異物 xenobiotic を含むすべての消化物は肝臓に送られ，全身の循環系に入る前に，さらに代謝される．表34.1 にまとめているように，肝臓の実質細胞である肝細胞 hepatocyte は，非常に多くの同化 synthetic および異化 catabolic 機能を有する．

　本章では，肝臓特有の代謝機能や肝臓病でおきる異常について述べる．肝臓は，糖質，脂質およびアミノ酸の代謝，血漿タンパク質の合成と分解，そしてビタミンや金属の貯蔵において重要な役割を果たす．また，肝臓は無数ともいえる種類の生体異物を代謝し，解毒する能力を有する．肝臓は排泄機能も有し，代謝老廃物を胆道系 biliary tree と呼ぶ分岐した管に分泌する．そして，胆汁は胆管を経由して十二指腸 duodenum に流入し，その後，胆汁 biliary 成分は便として排泄される．

肝臓は体で最も大きな臓器であり，かなりの予備的な代謝能力がある

　肝臓は軽度な疾患では症状をほとんど示さず，臨床検査で血液検体を分析して，疾患に起因する生化学的な変化が検出されたときにはじめて明らかとなる．しかしながら，正常な代謝を妨げるほど重症の肝疾患の患者では，重篤な状態に陥る可能性がある．重度の肝疾患にみられる特徴的な臨床上の後遺症には，皮膚の黄色の色素沈着(黄疸 jaundice)や，あざや大量出血をおこしやすくなること，門脈圧亢進による食道静脈瘤の発生，腹膜内浸出液(腹水 ascite)の貯留による腹部膨隆や，意識レベルの変化(肝性脳症 hepatic encephalopathy)などがある(図34.1)．本章では，肝臓特有の代謝機能や肝臓病でおきる異常について述べる．

肝臓の構造

肝臓の構造が肝細胞と血漿の間での代謝産物の交換を円滑に進める

　肝臓は体のなかで最も大きな固形の臓器で，大人では約 1,500 g の重量がある．その血液流入量の約 75％が腸にはじまる門脈から供給される．残りの血液は全身動脈循環に由来し，肝動脈から供給される．肝臓から出る血液は，肝静脈 hepatic vein を介して全身静脈系に入る．胆管系は，胆嚢 gallbladder と胆管を含む．

　顕微鏡観察下では，肝臓実質は多面体の小葉に配置される非常に多くの肝細胞からなることが確認できる(図34.2)．この多面体構造の角の門脈路には，門脈や肝動脈 hepatic artery や小葉間胆管 interlobular bile duct の分岐がある．血管類洞は門脈の最終分岐からできており，最終的には肝静脈に入る中心小葉静脈 central lobular vein に合流する前に，肝細胞を介して相互に結合する．

　類洞 sinusoid は2種類の細胞で構成されている．1つ目は血管内皮細胞 vascular endothelial cell で，お互いに緩く結合し，多くの隙間が存在する．血管内皮細胞と肝細胞の間には基底膜はない．類洞細胞を構成する2つ目の Kupffer(クッパー)細胞 Kupffer cell は単核の貪食細胞である．この細胞は一般に血管内皮細胞の間の隙間に認められる．

　これらの解剖学的配置は，肝細胞と血漿の間の代謝産物の交換を促進する．そして，肝細胞は動脈血を受けとり，肝細胞の代謝に由来する排泄物を胆汁として胆管に送って排泄する．

表 34.1　肝実質細胞の機能と肝疾患での障害

機能	異常を示す血漿マーカー
ヘムの異化反応	ビリルビン増加
糖代謝	グルコース減少
タンパク質合成	アルブミン減少
	プロトロンビン時間の延長
タンパク質の異化反応	アンモニア増加
	尿素減少
脂質代謝	トリグリセリド増加，コレステロール増加
薬物代謝	薬剤の生物学的半減期の変動
胆汁酸代謝	胆汁酸増加

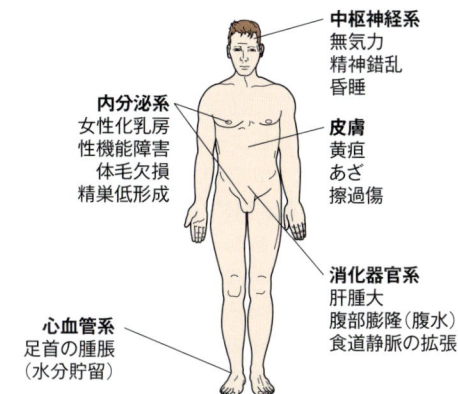

中枢神経系
無気力
精神錯乱
昏睡

内分泌系
女性化乳房
性機能障害
体毛欠損
精巣低形成

皮膚
黄疸
あざ
擦過傷

消化器官系
肝腫大
腹部膨隆（腹水）
食道静脈の拡張

心血管系
足首の腫脹
（水分貯留）

図 34.1　重症肝疾患における臨床的特徴

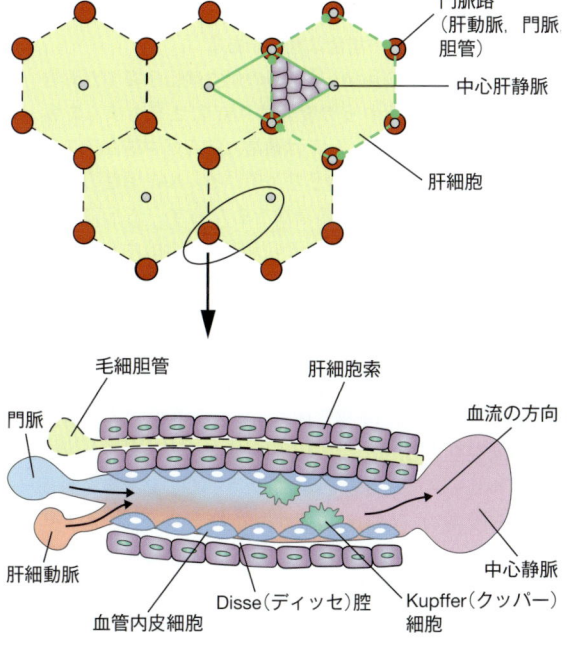

門脈路
（肝動脈，門脈
胆管）

中心肝静脈

肝細胞

毛細胆管　　　肝細胞索

門脈

血流の方向

肝細胞動脈

中心静脈

Disse（ディッセ）腔　　Kupffer（クッパー）細胞

血管内皮細胞

図 34.2　肝臓の構造

肝臓と糖質代謝

肝臓はグルコースの代謝，特に血液中のグルコース（血糖）濃度の維持に重要な役割を果たしている

　糖質代謝における肝臓の機能は，グルコースの重合体であるグリコーゲンの貯蔵能力と，体内のタンパク質の異化によって生じるアミノ酸を主とする非糖質からグルコースを生合成する**糖新生 gluconeogenesis** の能力に依存する（第 12，31 章）．脂肪酸は糖新生のための基質を供給できない．肝臓の貯蔵グリコーゲンが枯渇する絶食時には，エネルギー源をグルコースに依存する脳のような臓器の燃料として十分な血中グルコース濃度を維持するために，肝臓での糖新生は非常に重要である．

代謝状態に依存して，肝臓はグルコースを取り込んだり産生したりする

　肝臓は，血液に遊離型グルコースを放出するために必要な**グルコース-6-ホスファターゼ glucose-6-phosphatase** をもつ．筋肉は肝臓よりも多くのグリコーゲンを貯蔵しているが，グルコース-6-ホスファターゼをもたないため，血液へのグルコース供給に直接貢献できない．他方，腎臓は糖新生によるグルコース-6-リン酸の生合成能もグルコース-6-ホスファターゼ活性も有する．しかしながら，腎臓のグルコース産生は，量的には肝臓に劣る．そのうえ，腎臓はグリコーゲンを貯蔵しない．

　絶食時の成人の肝臓は血糖値を維持するために毎時約 9 g のグルコースを血液に放出する（第 31 章）．

肝臓とタンパク質代謝

ほとんどの血漿タンパク質は肝臓で合成される

　アルブミン albumin は血液中に最も多く存在するタンパク質で，もっぱら肝臓で合成される（第 40 章）．肝疾患では血漿アルブミン濃度の低下が共通に認められる．しかし，肝疾患を伴う全身性疾患では，血管内皮の透過性亢進による組織間質へのアルブミンの漏出がしばしばおこるため，血漿アルブミン濃度の低下は肝臓の合成能低下の指標としては十分とはいえない．

血液凝固因子 II，VII，IX および X の産生は肝細胞の合成機能の優れた指標である

　凝固因子 coagulation factor II，VII，IX および X は，タンパク質に翻訳された後に特定のグルタミン酸残基に**γ-カルボキシ化 γ-carboxylation** を受け，カルシウムを結合できるようになる．それらの因子をひとまとまりの機能単位とみた場合の濃度は，血液学研究室で**プロトロンビン時間 prothrombin time（PT，第 41 章）**を測定する

ことで容易に評価できる.

肝臓はまた,血漿の α-および β-グロブリン分画のタンパク質の多くを合成する.これらのタンパク質濃度は,肝臓疾患や全身性疾患で変動する.全身性疾患においては,これらの変化は急性期反応 acute phase response の一部として認識される.

急性障害に対する反応は,肝臓タンパク質合成における広範囲の変化と関係する

肝細胞の疾患は,タンパク質合成に量的ならびに質的な影響を与えることがある."急性期反応 acute phase response"は,感染症や炎症に対する反応でおきるすべての全身性の変化を包含する用語である(第40章).肝臓は,炎症や感染過程の開始1週間以内に25%以上の血漿濃度変化を示すタンパク質として定義される,多くの"急性期タンパク質 acute-phase protein"を合成する.こうしたタンパク質の産生は,マクロファージの分泌するインターロイキン-1(IL-1),IL-6 や腫瘍壊死因子(TNF)などを中心とする炎症性サイトカインによって促進される.それぞれの急性期タンパク質は,異なる多様な機能を有する.C反応性タンパク質 C-reactive protein(CRP)のようなオプソニンは結合タンパク質 binding protein としてはたらき,損傷組織や感染源から放出された巨大分子に結合して,それらが貪食されやすいようにする(第43章).補体因子 complement factor も外来性分子の貪食を促進させる.α₁-アンチトリプシン α₁-antitrypsin(AAT)や α₁-アンチキモトリプシン α₁-antichymotrypsin のようなプロテアーゼ阻害物質は,タンパク質分解酵素を阻害する.α₁-アンチトリプシンや α₁-アンチキモトリプシンはまた線維芽細胞を増殖させて,損傷の修復や解消に必要な結合組織の産生を促進する.

肝臓のタンパク質合成を増加させるための基質としてアミノ酸が十分に供給される必要があるが,これらのアミノ酸は骨格筋のタンパク質分解により供給される.ここでも TNF と IL-1 は,細胞内の特定のタンパク質のユ

ビキチン-プロテアソーム系 ubiquitin-proteasome system による分解促進に関与する(後述).

ユビキチン-プロテアソーム系によるタンパク質分解

ユビキチンは,プロテアソームにより分解される細胞内タンパク質の目印として機能する

肝臓のタンパク質の代謝回転は高度に制御されており,生理的状況の変化に対応して代謝経路を変化させることができる.哺乳類細胞にはいくつかのタンパク質分解系がある.

臨床症例
α₁-アンチトリプシン欠損症 α₁-antitrypsin deficiency は,ヨーロッパ系の人によくみられる遺伝病である

α₁-アンチトリプシン(AAT)欠損症では,幼年期に肝疾患,成人期には肺疾患が認められる.AAT はセリンプロテアーゼインヒビターであるセルピンファミリー serpin family の1つであり,その名前に反して,主たる阻害対象となる分子はマクロファージ由来のエラスターゼ elastase である.幼年期における肝臓病(肝硬変)または成人期における肺疾患(早期発症性の肺疾患)をおこす遺伝性 α₁-アンチトリプシン欠損症は,エラスターゼによる組織破壊が原因である.

A1AT 遺伝子の対立遺伝子多型により α₁-アンチトリプシンにはいくつかのアイソフォームが存在する.M 型として知られる正常型アイソフォームの他に,2つの一般的な欠損型アイソフォーム S 型および Z 型が知られている.Z 型対立遺伝子には1アミノ酸置換(Glu342Lys)があり,そのホモ接合体は重症となるが,S 型対立遺伝子の場合は軽症である.

さらに多くの *A1AT* 遺伝子の対立遺伝子多型が報告されており,それらの変異は AAT にさまざまな影響をもたらしている.AAT は通常,肺を好中球由来エラスターゼによる傷害から守っている.AAT 活性の欠損はエラスターゼ活性の増加をもたらす.さらに AAT は抗炎症能をもつため,その欠損は肺の好中球活性を増加させ,結果的には喘息を惹起する組織障害をおこす.肝細胞では AAT は小胞体で合成され,それからゴルジ体に移送される.*A1AT* 遺伝子変異はタンパク質の折りたたみ異常や,ゴルジ体での重合や滞留をおこす.ZZ 型のホモ接合体の成人のうち 30% が肝線維症を発症する.

ヘビースモーカーではない人が初期の肺疾患を患っている場合,AAT 欠損症が疑われるので,血清 AAT および C 反応性タンパク質(CRP,ただし急性期反応は除く)を測定して診断する.測定結果が低値の場合,表現型検査や遺伝子型検査を行う必要がある.

臨床症例
血漿中 α-フェトプロテイン濃度が特に高い場合は肝臓がんが疑われる

α-フェトプロテイン α-fetoprotein(AFP)とアルブミンはよく似たアミノ酸配列をしており,単一の祖先遺伝子の重複による遺伝子進化の結果と思われる.胎児では,AFP が成人のアルブミンと同様の生理的機能を果たすようである.さらに,出生後1年が経つ頃には,血清の AFP は完全にアルブミンに入れ替わる.肝再生や肝細胞の増殖時には,AFP が再び合成される.それゆえ,肝臓がん患者の血漿 AFP 濃度は高値を示す.

血漿タンパク質や膜受容体タンパク質はエンドサイトーシスされ，リソソーム lysosome 内の酸性プロテアーゼによって加水分解される．細胞内タンパク質は他方，いわゆるユビキチン-プロテアソーム系 ubiquitin-proteasome system（UPS，第 22 章）によってプロテアソームと呼ぶ構造体の内部で分解される．タンパク質のユビキチン化の発見は，2004 年にノーベル化学賞の授賞対象となった．UPS は NFκB による炎症経路の活性化に重要であり，また UPS の機能は活性酸素種によって修飾される（第 42 章）．

窒素の除去

尿素回路はアミノ酸代謝によって生じる窒素の除去に必須である

アミノ酸の異化反応で，アンモニア ammonia（NH_3）やアンモニウムイオン（NH_4^+）が産生される．アンモニアは毒性があり，特に中枢神経系に悪影響を及ぼす．ほとんどのアンモニアは，産生された部位でグルタミン酸からグルタミンへのアミド化反応で無毒化される．その後，グルタミンは肝臓でグルタミン酸，続いて α-ケトグルタル酸に代謝され，その際に生成するアンモニアは尿素回路で尿素 urea となる（第 15 章）．グルタミンは主に筋肉組織由来であり，腸上皮細胞ではエネルギー源としても利用される．また，アンモニアはピルビン酸のアミノ基転移反応を経て，アラニンとして肝臓に運ばれ，同様に尿素となる．

アンモニア除去障害は脳の傷害をおこす

尿素回路 urea cycle は，廃棄すべき窒素を排出する主な経路であり，第 15 章に記載している．尿素回路のいずれかの酵素の遺伝的異常は，新生児に高アンモニア血症 hyperammonemia を引きおこし，脳機能を障害して脳症を発症させる．こうした問題は出生後 48 時間以内に生じ，ミルクのようなタンパク質の多い食物によって必然的に悪化する．

ヘム代謝

ヘムはヘモグロビン，ミオグロビンおよびシトクロムの成分である

ヘム heme は，体のほとんどの細胞で合成される．赤血球系を除くと肝臓はヘム合成の主要な組織である．ヘムは，4 つのピロール環 pyrrole ring がメチン橋によって互いに結合した環状化合物のポルフィリン porphyrin と配位した鉄からなる．ヘムはグリシンとスクシニル CoA を材料とし，それらが結合することで 5-アミノレブリン酸 5-aminolevulinate（5-ALA）がまずつくられる．この反応はヘム合成の律速段階であり，ミトコンドリアに局在

する 5-ALA 合成酵素 5-ALA synthase が触媒する．その後，細胞質で 2 分子の 5-ALA が結合して 1 つのピロール環を含む分子ポルホビリノーゲン porphobilinogen（PBG）となる．次いで 4 分子の PBG が結合し，直線状のテトラピロール化合物を形成する．それは環状化してウロポルフィリノーゲンⅢ uroporphyrinogen III になり，さらにコプロポルフィリノーゲンⅢ coproporphyrinogen III になる．この経路の終盤の反応は再びミトコンドリアで進み，ウロポルフィリノーゲンⅢは，その側鎖が一連の脱カルボキシ化と酸化反応を受けて，プロトポルフィリンⅨ protoporphyrin IX になる．最終段階では，フェロケラターゼ ferrochelatase によって Fe^{2+} がプロトポルフィリン IX に導入され，ヘムができる．ヘムの合成速度は 5-ALA 合成酵素のフィードバック抑制によって制御されている（図 34.3）．

ビリルビン代謝

過剰ビリルビンは黄疸をおこす

ビリルビン bilirubin は，ヘムの異化反応で生じる．全ビリルビンの約 75％は老化した赤血球からのヘモグロビンの分解で生じる．老化した赤血球は脾臓，骨髄や肝臓の単核球（網内系細胞）によって貪食される．正常成人のビリルビンの 1 日の産生量は 250 ～ 350 mg である．ヘムの環状構造は，ヘムオキシゲナーゼ heme oxygenase によって酸化的にビリベルジン biliverdin に開裂される．続いて，ビリベルジンは酵素によりビリルビンに還元される（図 34.4）．ビリルビンの正常血漿濃度は 21 μmol/L（1.2 mg/dL）以下である．それ以上の濃度に増加（50 μmol/L もしくは 3 mg/dL 以上）すると，臨床的に容易に診断できる．なぜならば，この濃度以上のビリルビンでは，臨床上，黄疸と呼ばれる皮膚や結膜の黄色変化が認められるからである．黄疸は重篤な肝疾患の徴候として臨床上重要である．

ビリルビンは肝細胞によって代謝され，胆汁に排出される

ビリベルジンは水溶性である一方，逆説的だがビリルビンは水溶性ではない．それゆえ，分泌される前にさらなる代謝を受ける必要がある（図 34.5）．網内系細胞でヘムの分解によって生じたビリルビンは血漿に移動し，アルブミンに結合する．ビリルビンの肝細胞内への取り込みは膜輸送体を介するが，他の有機陰イオンにより競合的に阻害される．ビリルビンは，カルボキシ基側鎖の 1 つもしくは 2 つにグルクロン酸 glucuronic acid，キシロースもしくはリボースがエステル化する，一般に抱合として知られる反応によって親水性が増加する．ウリジンニリン酸（UDP）-グルクロニルトランスフェラーゼ uridine diphosphate（UDP）-glucuronyl transferase が生成するグルクロン酸ジエステル抱合物は，ビリルビンの

主たる抱合物である．**抱合型ビリルビン conjugated bilirubin** は水溶性であり，肝細胞によって**毛細胆管 biliary canaliculi** に分泌される．この排出過程の異常で黄疸を発症した患者では，抱合型ビリルビンの一部は尿

として排出されるため，特徴的な濃い色の尿となる．

抱合型ビリルビンは消化管で細菌によって，**ステルコビリノーゲン stercobilinogen** に変換される．それは別名「便のウロビリノーゲン」としても知られ，無色であ

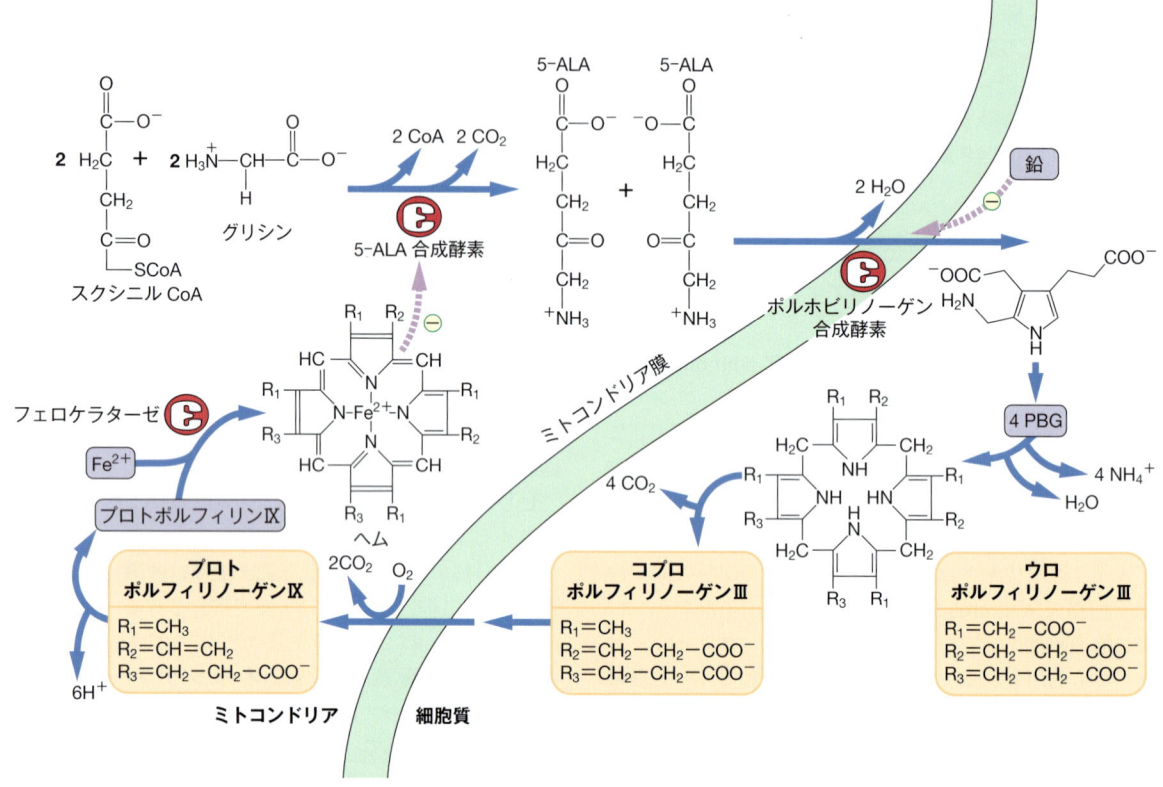

図34.3　ヘム合成経路

この経路の一部はミトコンドリア内に，一部は細胞質に存在することが示されている．ALA：5-アミノレブリン酸，PBG：ポルホビリノーゲン．ヘモグロビンについては第5章で説明している．

❀ 理解を深めるために
ポルフィリン症

　ヘム合成経路の欠損は，**ポルフィリン症 porphyria** として知られるまれな疾患を引きおこす．最初の5-ALA合成酵素から最後のフェロケラターゼまでの生合成経路のさまざまな酵素の欠損で，それぞれ異なったタイプのポルフィリン症が発症する．ポルフィリン症は，影響を受ける一次臓器の違いにより，肝性もしくは造血性に分類される．

　ポルフィリン症のうち3種類は**急性ポルフィリン症 acute porphyria** として知られ，腹痛による救急入院の原因となる．ただし，その腹痛はさまざまな外科的な原因とは区別される．急性ポルフィリン症はまた，精神神経症状をおこす原因にもなる．1つ目の**急性間欠性ポルフィリン症 acute intermittent porphyria（AIP）**は，PBGから直線状のテトラピロールをつくる酵素であるヒドロキシメチルビラン合成酵素の欠損が原因であり，血漿お

よび尿での5-ALAとPBG濃度の増加が認められる．2つ目の**遺伝性コプロポルフィリン症 hereditary coproporphyria** は，コプロポルフィリノーゲンⅢをプロトポルフィリノーゲンⅢに変換する酵素の欠損が原因である．3つ目の急性ポルフィリン症は，プロトポルフィリノーゲン酸化酵素の欠損でおこる**多彩性（異型性）ポルフィリン症 variegate porphyria** で，AIPに非常に似た臨床症状を示すが，光に対する皮膚の感受性増大（**光線過敏症 photosensitivity**）と皮膚に水疱を認めることもある．

　晩発性皮膚ポルフィリン症 porphyria cutanea tarda のような他のポルフィリン症もまた，臨床的には光線過敏症を示し，皮膚傷害や瘢痕化の原因となる．また，ポルホビリノーゲン合成酵素が鉛により阻害される結果，ポルフィリン合成経路が阻害されて発症することがある（**図34.3**）．

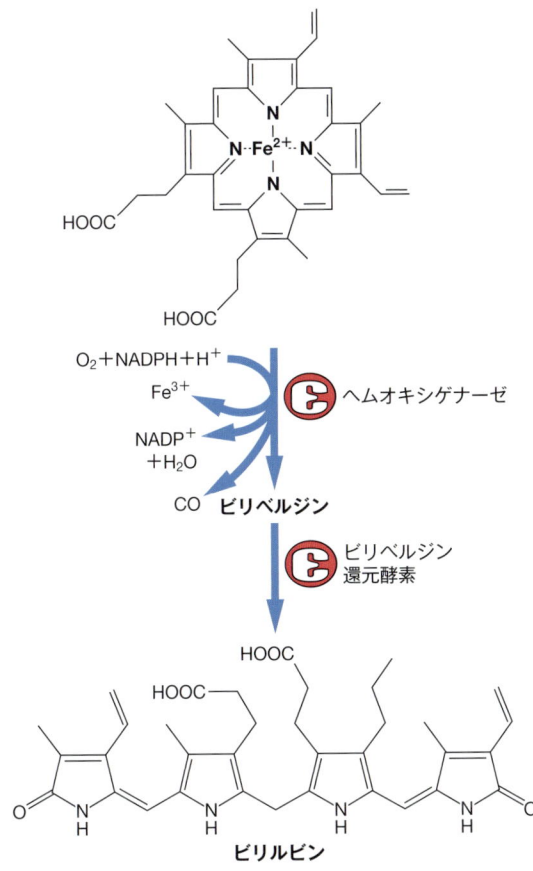

図 34.4　ヘムのビリルビンへの分解

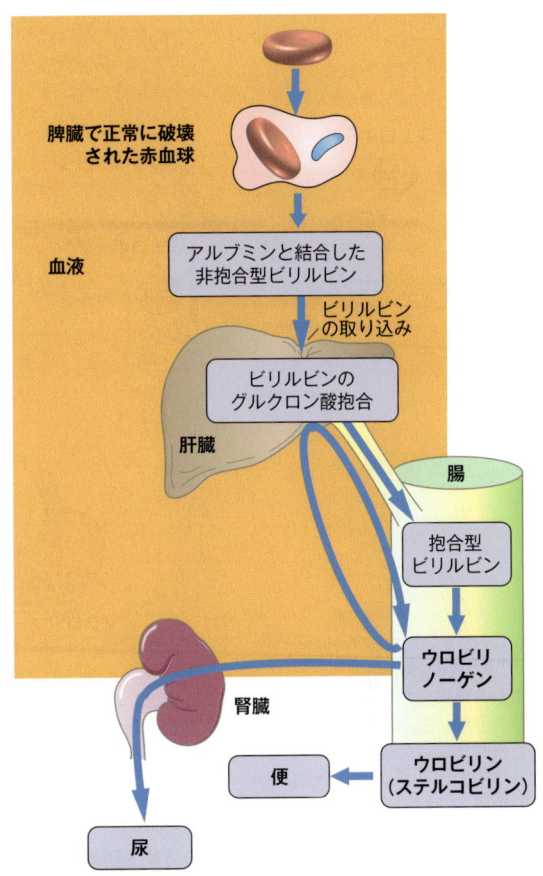

図 34.5　正常のビリルビン代謝

る．ステルコビリノーゲンは酸化されることで**ステルコビリン stercobilin** になり，便の**ウロビリン urobilin** として知られる．ステルコビリンは有色で主に便の色の原因である．ステルコビリンの一部は消化管で再吸収され，その後，肝臓もしくは腎臓から再排出される．胆汁の腸管への排泄障害によりビリルビン抱合体の胆汁排泄が滞る（**閉塞性黄疸 obstructive jaundice**）と，ステルコビリノーゲンおよびステルコビリンが形成されないため便の色は薄くなる．

🔷 胆汁酸とコレステロールの代謝

胆汁酸は脂肪代謝の重要な要素である

胆汁酸 bile acid は肝細胞で合成され，腸管腔内で界面活性様作用を発揮し，食事由来の脂質を可溶化し乳化して消化を促進する．胆汁分泌はまた，体内のコレステロールを体内から減少させるための唯一の経路でもある．胆汁酸代謝は**第 14 章**で説明している．

🔷 鉄代謝

鉄は分子状酸素の移動に重要である

鉄はヘモグロビンやミオグロビンに存在するヘムの成分であり（**第 5 章**），そしてシトクロム a, b, c の成分でもある（**第 8 章**）．全体として，生体には 3〜4 g の鉄が存在し，その 75％ がヘモグロビンとミオグロビンにあり，残りの 25％ が骨髄，肝臓および網内系のような組織に貯蔵されている．

鉄分の食事（食餌）源としては，内臓肉，家禽，魚や牡蠣，卵黄，乾燥豆，乾燥のイチジクやナツメヤシ，および一部の緑色野菜などがある．

鉄はトランスフェリンに結合し血漿中を移動する

食事由来の鉄は三価鉄（Fe^{3+}）であり，腸管内でアスコルビン酸や刷子縁に存在する鉄還元酵素によって二価鉄（Fe^{2+}）に還元される．二価鉄は，二価金属輸送体 divalent metal transporter 1（DMT1）を介して主に十二指腸で吸収される（**図 34.6**）．肉やアスコルビン酸はその吸収を促進し，野菜由来の線維は阻害する．

赤血球に鉄が十分あるとき，鉄は**フェリチン ferritin** に取り込まれる．そうでなければ，側底膜輸送体のフェロポーチン ferroportin によって排出され，輸送促進タンパク質の 1 つである**フェロキシダーゼ ferroxidase**（**ヘファエスチン hephaestin** とも呼ばれる）が Fe^{2+} を Fe^{3+} へ酸化する．腸上皮細胞にプールされる鉄の量は，mRNA の**鉄応答エレメント iron responsive element** に

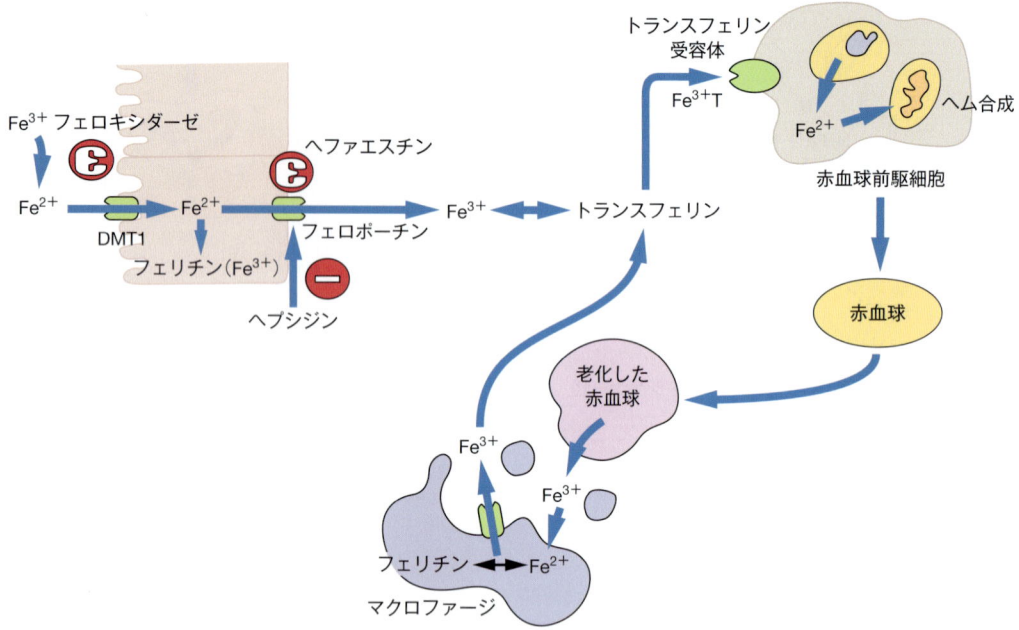

図 34.6　鉄代謝
食事から摂取した鉄は腸で吸収され，フェリチンとして腸上皮細胞に貯蔵されるか，血漿に送られる．フェロポーチンは，腸上皮細胞の側底膜にある鉄輸送体である．血漿では，鉄はトランスフェリンに結合して存在する．細胞膜上のトランスフェリン受容体を介して赤芽球などの細胞に取り込まれる．赤血球では，鉄が組み込まれてヘムとなり，次にヘモグロビンに組み込まれる．老化赤血球は，網内系のマクロファージによって分解される．遊離した鉄は細胞から放出され，トランスフェリンに結合して再利用される．食事で摂取した鉄は三価鉄(Fe^{3+})のかたちにあることに留意する必要がある．これは，腸の冊子縁で，二価鉄イオン(Fe^{2+})に還元される．輸送されている鉄のかたちは三価鉄であるが，ヘムに組み込まれたかたちは二価鉄である．肝細胞で合成されたホルモンであるヘプシジンは，輸送体であるフェロポーチンの分解を誘導することにより，細胞からの鉄の放出を減少させる．DMT1：二価金属輸送体 divalent metal transporter 1，T：トランスフェリン.

相互作用することで DMT1 やフェロポーチンの発現制御にかかわる**鉄調節タンパク質** iron regulatory protein によって調節されている．

　肝細胞は**ヘプシジン** hepcidin というホルモンを分泌し，フェロポーチンに結合して分解を促進することにより，腸上皮細胞やマクロファージからの鉄の排出を制御する．

　鉄は**トランスフェリン** transferrin に結合して血液中を**輸送**され，通常はトランスフェリンの約 30% が鉄で飽和している．

　鉄は，大部分が赤血球前駆細胞でのヘム合成のために使われる．トランスフェリン–鉄複合体は赤血球前駆細胞上のトランスフェリン受容体に結合し，受容体依存性エンドサイトーシスで取り込まれる（第 14 章）．細胞内で，鉄は細胞質に放出されて再び Fe^{2+} に還元され，ミトコンドリア内に移行してヘムを形成する．

　網内系マクロファージは老化赤血球を破壊し，鉄をフェリチンに貯蔵する．マクロファージから放出された Fe^{2+} は Fe^{3+} に再び酸化されて，トランスフェリンに組み込まれる．**図 34.6** に鉄代謝の過程を示す．

　鉄は消化管を通して失われる．

鉄欠乏は貧血の原因である

　鉄の要求性は，成長や妊娠過程で増加する．鉄欠乏は，造血異常をおこし，**正球性**，または**小球性**の**低色素性貧血** hypochromic anemia を引きおこす．これは，乳児や思春期，妊娠中や月経中の女性，および高齢者に発症する可能性がとても高い．鉄欠乏は，異常な失血の結果として発生することがほとんどであるため，**鉄欠乏性貧血を患っている人は，特に消化管からの出血の原因を常に調べる必要がある**．鉄の状態の評価には，血漿中のトランスフェリンとフェリチンの濃度，各種の血液検査，および骨髄塗抹標本の検査がある．

薬物代謝

肝臓で解毒にかかわる酵素のなかには基質特異性が低いものがあるため，さまざまな薬物の代謝が可能となる

　ほとんどの薬物は肝臓で代謝される．薬物の受ける影響のうちで，この肝臓での代謝は通常，薬物の親水性を高め，その結果，腎臓による排泄や胆汁中への排泄を増加させる．一般的に，薬物代謝物は元の薬物よりも薬理学的な活性は低くなる．しかしながら，薬物のなかには，投与時は不活性であっても，肝臓で代謝される結果，活

性化型に変換されるものもある（**プロドラッグ pro-drug**）．肝臓の薬物代謝系は，摂取や投与後に遭遇しうる無数の分子を処理できなければならない．これは，基質特異性の低い酵素が代謝反応を担うことで可能となる．

薬物代謝は二相で進む

第Ⅰ相は極性をもつ官能基の付加である．シトクロム P450 オキシダーゼと総称されるミクロソーム分画に存在する酵素ファミリーの触媒する酸化反応や水酸化反応により，薬物の極性が増加する．

第Ⅱ相は抱合反応である．第Ⅰ相の反応で付加された官能基に，細胞質の酵素が付加反応を行い，多くの場合グルクロン酸抱合や硫酸抱合，またはアセチル化を行う〔訳注：一般に，生体内の解毒反応は本章で述べられている2段階の代謝反応に加えて，抱合体を細胞外に排出する3段階目の過程を加えて三相に分けて理解されている〕．

18 群あるシトクロム P450 遺伝子ファミリーのうち 3 群は薬物代謝を担っている

ヒトの**シトクロム P450（CYP）スーパーファミリー**は，57 の遺伝子および 59 の偽遺伝子を含む 18 ファミリーと 43 サブファミリーからなる．シトクロム P450 酵素はヘム含有タンパク質であり，**NADPH：シトクロム P450 還元酵素 NADPH：cytochrome P450 reductase** と共役して機能する．シトクロム P450 酵素は小胞体に存在する．シトクロム P450 スーパーファミリーがかかわるほとんどの代謝活動は肝臓で行われるが，これらの

酵素は小腸の上皮にも存在する．これらの酵素が触媒する反応経路を**図 34.7** に示す．18 群のシトクロム P450 遺伝子ファミリーが存在するが，CYP1，CYP2 および CYP3 の 3 遺伝子群が第Ⅰ相の薬物代謝のほとんどを担っている．これらのうち，CYP1A2，CYP3A4，CYP2B6，CYP2C9，CYP2C19，CYP2D6 および CYP2E1 は薬物代謝の約 90 ％を担う．そのなかで，CYP3A4 はほとんどの代謝変換に関与しているが，CYP2B6 はヒトの薬物代謝において，これまで考えられていたよりもはるかに大きな役割を果たしているようである．薬物は多剤併用で投与されることが多く，共通の CYP 代謝系で制御される薬物を同時に投与すると，臨床的に重要な**薬物間相互作用 drug-drug interaction（DDI）**が発生する可能性があり，多くの DDI が存在することが広く知られている．

シトクロム P450 酵素の誘導や競合阻害は薬物相互作用をもたらす

ある種の薬物やその他の生体異物は，シトクロム P450 を肝臓に発現誘導し，第Ⅰ相の薬物代謝の速度を増加させる．反対に，特定のシトクロム P450 と比較的安定な複合体を形成する薬物は，そのシトクロム P450 が通常基質とする他の薬物の代謝を抑制する．例えば，CYP1A2 はカフェイン，テオフィリン，その他の物質を代謝する．一方で CYP1A2 は，グレープフルーツジュースに含まれるナリンギンや抗生物質のシプロフロキサシンによって阻害される．こうした阻害物質を摂取した場合，CYP1A2 の通常の基質はゆっくりと代謝されるため，それらの血漿濃度は増加する．

 臨床症例
遺伝性ヘモクロマトーシスは，鉄代謝異常に関連する遺伝性疾患である

遺伝性ヘモクロマトーシス hereditary hemochromatosis は鉄吸収の増加によっておこる常染色体潜性遺伝病であり，北ヨーロッパ系の人に最も一般的な疾患である．

鉄が心臓や肝臓，膵臓に蓄積し，肝硬変，肝細胞がん，糖尿病，関節炎や心不全を発症しやすい．典型的なヘモクロマトーシスでは，**遺伝性ヘモクロマトーシスタンパク質 hereditary hemochromatosis protein（HFE）**として知られるタンパク質の遺伝子に変異があり，それはクラスⅠ主要組織適合性抗原に構造的に類似している（第 43 章）．

いくつかの遺伝子変異でヘモクロマトーシスの臨床症状がみられるが，最も多いのは，HFE 遺伝子に Cys282Tyr 置換のある変異である．この変異は北ヨーロッパ系の人の約 10 ％に存在するので，200 人に 1 人はホモ接合性となり，鉄過剰症を発症する可能性がある．HFE ホモ接合の人が実際にヘモクロマトーシスの臨床症状を示すかどうかは，環境（アルコール摂取量）や遺伝的

背景などの他の因子が関係する．

HFE タンパク質はクラスⅠ主要組織適合性抗原（MHC Ⅰ）タンパク質に構造的に似ている．HFE 遺伝子や他のいくつかの遺伝子の変異は，ヘプシジンの合成を阻害する可能性があり，その結果，腸細胞やマクロファージの細胞表面でフェロポーチンが過剰に発現し，鉄の放出が増加する．トランスフェリンの鉄飽和度が増加し，血漿中にトランスフェリンに結合していない鉄 nontransferrin-bound iron（NTBI）が増加する．この分画の鉄は，肝臓，膵臓，内分泌組織，心臓細胞に容易に取り込まれ，組織傷害を引きおこす．鉄は活性酸素種の生成を触媒するため，細胞に傷害をおこす（第 42 章）．強力な抗酸化防御系をもたない，マクロファージ以外の細胞は特に影響を受けやすい．肝細胞への鉄分の負荷も線維化を誘導し，これは過剰なアルコール摂取によってさらに促進される．患者は肝硬変を含む多臓器不全を発症する．

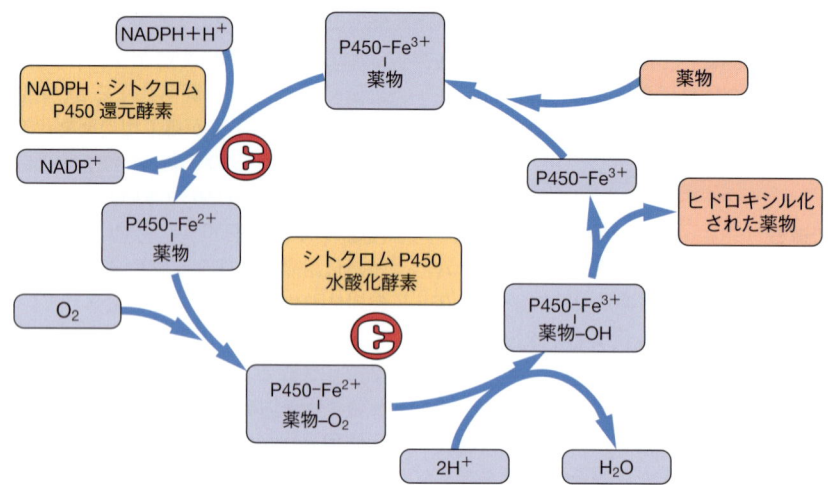

図 34.7　薬剤代謝におけるシトクロム P450 系の役割

患者に抗真菌薬**ケトコナゾール** ketoconazole（参考文献：Wilkinson, 2005）を投与した場合，臨床上の副作用を避けるためには，免疫抑制薬**シクロスポリン** cyclosporine の投与量を最大で 75％減らす必要がある．

CYP3A 酵素の誘導や抑制をおこす薬物には核内受容体の機能を介してはたらくものが多い．こうした薬物は核内受容体と結合し，その後**レチノイド X 受容体** retinoid X receptor（RXR）とヘテロダイマーを形成する（第 14 章）．例えば，CYP3A4 の場合は，**プレグナン X 受容体** pregnane X receptor（PXR）が関係する．このような複合体は，遺伝子プロモーターの応答配列に結合することで CYP3 合成を高める．

シトクロム P450 遺伝子多型が多くの薬物に対する応答を決定する

シトクロム P450 の触媒活性に影響を及ぼす対立遺伝子多型は，薬物の薬理学的作用にも影響を及ぼす．シトクロム P450 の 1 つ CYP2D6 は，このような多型に関して最も詳細に調べられている例である．健常人の 5〜10％に遺伝子多型があり，そうした人では，今ではほとんど使われていない降圧薬である**デブリソキン** debrisoquine をヒドロキシル化する能力が低いことが明らかにされたのが最初である．しかしながら，CYP2D6 はまた，かなり多くの頻用される他の薬剤をも代謝することがわかっており，"デブリソキン遺伝子多型"は臨床上重要となっている．

抗血小板剤である**クロピドグレル** clopidogrel は血行再建術後の冠動脈疾患患者にアスピリンと一緒に投与される．しかしながら，患者の約 25％では，クロピドグレルによる血小板凝集抑制については低い治療効果しか認められない．クロピドグレルは，肝臓で CYP2C19 により活性化型に体内変換を受けるプロドラッグである．いくつかの研究報告によれば，*CYP2C19* 変異型対立遺伝子をもった人はクロピドグレルを活性化型に変化させ

る能力が有意に低く，その結果，心血管系の有害事象に至る危険性が高まるとされている．

シトクロム P450 の遺伝子型解析を行って遺伝子関連多型を同定することは，特定の薬物に対する反応性を個別化する方法の 1 つである可能性がある．

🟪 薬物による肝毒性

肝臓に有毒な影響を与える薬物は，肝臓で有毒な代謝産物を産生してその毒性を発揮する可能性がある

薬剤性肝障害 drug-induced liver injury（DILI）は，許容量以上の濃度の特定の薬物にさらされたすべての人におこる可能性がある．しかしながら，ある薬物について，ほとんどの患者では通常問題のない濃度でも，一部の人には毒性を示すことがある．この現象は，特異体質性の薬物毒性として知られており，遺伝的もしくは免疫学的原因でおきる可能性がある．したがって，肝障害がその薬物による毒性として認められていない場合は，一個人におこる肝機能障害の原因が DILI であるかどうかは明確ではないため，通常行われる生化学的肝機能検査は有効ではない．

一般に使用される薬剤であるアセトアミノフェン（別名パラセタモール）は，過剰では肝毒性を示す

アセトアミノフェン acetaminophen は鎮痛薬として広く使われ，処方箋なしで入手できる．通常の治療量を服用した際はグルクロン酸抱合や硫酸抱合を受け，その後，腎臓経由で排泄される．アセトアミノフェンを過剰摂取した場合は，正常の抱合反応の許容量を上回り，肝臓のシトクロム P450 CYP3A4 によって **N-アセチル-ベンゾキノンイミン** N-acetyl benzoquinone imine（NABQI）に酸化される．NABQI は**フリーラジカル** free radical を介した細胞膜脂質の過酸化をもたらし，結果的に肝細胞傷害を引きおこし，場合によっては劇症肝不全や患者を死

に至らせるほどの重篤な状況をおこす可能性がある. NABQI は主に**グルタチオン抱合 glutathione conjugation**により解毒されるが, アセトアミノフェンの過剰摂取ではグルタチオンの貯蔵量が枯渇し, その結果肝毒性があらわれる(図34.8). 治療としては, チオール化合物である **N-アセチルシステイン N-acetylcysteine(NAC)** が一般的にアセトアミノフェンの解毒剤として使われる. NAC はグルタチオン経路による NABQI の解毒を促進し, さらにフリーラジカルも除去する. 肝毒性の危険性は過剰投与後の経過時間に関連しており, アセトアミノフェンの血漿濃度の測定から確実に予測可能なため, 肝障害の危険性があると判断された患者には NAC が投与される. アセトアミノフェンの血中濃度測定は, 緊急性をもって臨床検査室が行う毒性検査の1つである.

🔷 アルコール

過剰アルコール摂取は肝臓病の主要因である

エチルアルコール(エタノール)の過剰摂取は, 肝臓病の主な原因である. エタノール摂取により肝臓には**脂肪が過剰沈着(アルコール性脂肪肝 alcoholic steatosis)** し, 進行すると**肝炎 hepatitis** となり, 最終的に**線維化 fibrosis**(**肝硬変 cirrhosis** として知られている)へと進展する結果, **肝不全 liver failure** を引きおこす. 米国では毎年 25,000 人以上の肝臓病関連の死亡例があり, その40%が**アルコール性肝硬変 alcoholic cirrhosis** に関係している(参考文献:Donohue et al., 2007).

エタノールは, 肝臓で主に**アルコール脱水素酵素 alcohol dehydrogenase(ADH)** によりアセトアルデヒドに酸化され, それはさらに**アルデヒド脱水素酵素 aldehyde**

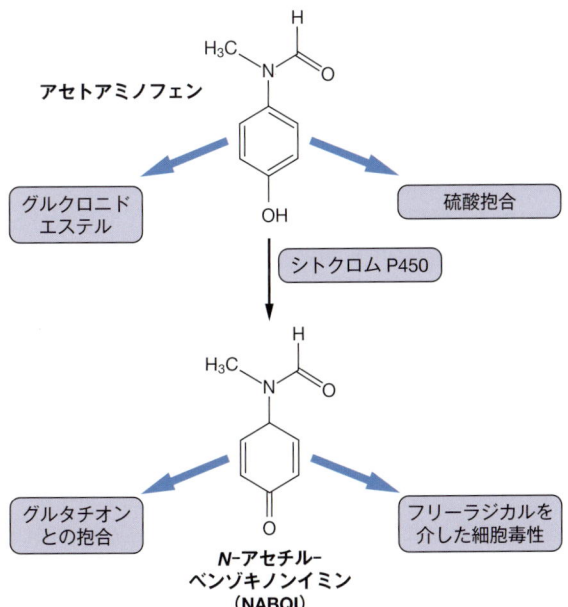

図 34.8　アセトアミノフェン(パラセタモール)の代謝

dehydrogenase(ALDH)により酢酸に酸化される. ニコチンアミドアデニンジヌクレオチド(NAD⁺)は, これらの酸化反応の補因子であり NADH に還元される. シトクロム P450 の CYP2E1 もエタノール酸化に関与するが, 量的には ADH-ALDH 経路には劣る. アルコール依存患者の肝障害は, 他の高分子と Schiff(シッフ)塩基付加物を形成するアセトアルデヒドの毒性による.

エタノール酸化は肝細胞の酸化還元電位を変化させる

エタノール酸化は肝実質細胞内で NADH/NAD⁺ 比の増加をもたらす. ピルビン酸は解糖系の最終生成物であり, この酸化経路はまた NAD⁺ を NADH に還元する. 解糖系が滞りなく継続するためには, ピルビン酸を乳酸に還元する過程で NADH を酸化して NAD⁺ にする必要がある. エタノール投与後におこる NADH/NAD⁺ 比の増加により, ピルビン酸から乳酸への還元がさらに促進され, 乳酸アシドーシスが発症する可能性が生じる. ピルビン酸は肝臓での糖新生の基質であるため, 低血糖の危険性もある. アルコール中毒者では低血糖の危険性が増し, 低栄養のために肝臓でのグリコーゲン貯蔵が減少する. また, NADH/NAD⁺ 比の増加は脂肪酸の β 酸化を抑制し, トリアシルグリセロール合成を促進させる〔訳注:アルコール, つまりエタノールは, アセチル CoA に変換されて脂肪酸合成の基質となるため, トリアシルグリセロールの合成量が増してアルコール性脂肪肝の原因となる〕. 過剰なトリアシルグリセロールは肝臓に沈着し, 一部は VLDL として血漿に分泌される(**第 32 章の臨床症例:中心性肥満:高トリグリセリド血症と脂肪肝の 46 歳男性**参照). 脂肪肝は, 肝臓の超音波検査では均一に増加したエコー強度として検出され, 容易に診断できる(図 34.9). 脂肪肝ではしばしば, 傷害を受けた肝実質細胞から**アミノ基転移酵素 transaminase**(aminotransferase)が逸脱し血清中の濃度が増加する.

エタノール摂取はユビキチン系によるタンパク質分解にも影響を及ぼす(**第 22 章**). 慢性アルコール摂取はプロテアソーム活性を減弱させる. 急性期反応や抗ウイルス防御, 肝臓修復に関与する JAK/STAT シグナル経路 Janus kinase/signal transducer and activator of transcription を抑制することで, 慢性アルコール摂取は肝細胞のシグナル系の制御系を異常にさせる(**第 25 章**). プロテアソーム活性の抑制はまた, **アルコール性肝疾患 alcoholic liver disease(ALD)** の特徴であるアポトーシスの増加を引きおこすことがある(**第 28 章**). エタノールで誘導されるプロテアソーム活性の減少は, 過酸化反応に関与する CYP2E1 の分解を抑制する. このことが, 酸化ストレスを増加させるため, ALD のもう 1 つの発症原因になる.

つまり, エタノールで誘導されるプロテアソーム活性の減少は肝臓内のタンパク質の蓄積をもたらし, さらに肝臓の肥大(ALD でよくみられる**肝腫大 hepatomegaly**)

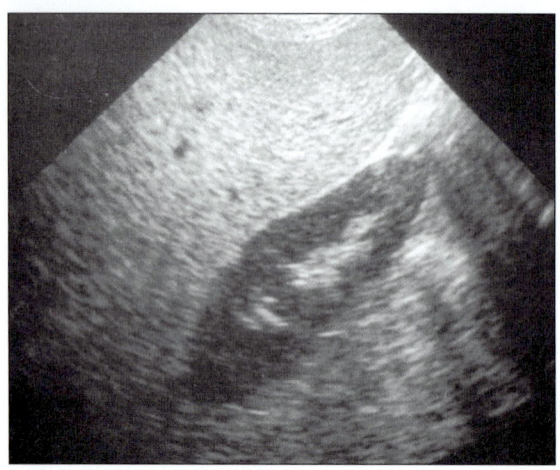

図 34.9　脂肪変性を示す肝臓の超音波画像
（Dr. A Bannerjee, Heat of England NHS Foundation Trust, UK. の厚意による）.

を引きおこす1つの原因となる．エタノールで誘導される他の現象として，肝細胞による IL-8 や単球走化性促進因子（MCP-1，**第33章**）などのケモカインの分泌亢進があり，好中球の肝内浸潤がおこる．

アルコール不耐性の症状は，禁酒を強化するために使われる

　ADH と ALDH 活性はともに遺伝子多型の影響を受けるため，アルコール依存症やアルコール性肝障害に対する感受性の遺伝的基盤を知るための検査対象となる．触媒活性が減弱した *ALDH2*2* 対立遺伝子型の場合，アルコール摂取後にアセトアルデヒドの血漿濃度が増加する．これは，不快を伴う潮紅や発汗をおこすので，アルコール中毒の抑制に効果がある．ALDH の阻害薬である**ジスルフィラム disulfiram** も，アルコール摂取時に同様の症状を引きおこすため，禁酒を強化するために投与することがある．

ゲノム薬理学

特定の薬物に対する反応は薬物の動態特性（薬物動態）やその効果（薬力学）に影響される

　各個人の薬物に対する反応は，薬物代謝酵素，受容体および輸送体をコードしている遺伝子の影響を受ける．これらの遺伝子の多様性は，薬物に対する反応における個人差をもたらす．
　高齢者，とりわけ腎疾患や肝臓疾患を合併している高齢者や，さらに代謝機能が減弱した患者については，薬物治療を行うにあたっての効果と安全性が現在大きな問題となっている．そのため薬物に対する個々の反応性を研究することが強く求められる（関連ウェブサイトのFDA 指針を参照）．

臨床症例
アセトアミノフェンを過剰摂取した 22 歳女性

　22 歳の女性が半昏睡状態で病院に入院した．患者は遺書とアセトアミノフェンの空ビンとともに発見された．臨床検査結果は，**アスパラギン酸アミノ基転移酵素（AST）**5,500 U/L，**アルカリホスファターゼ alkaline phosphatase（ALP）**125 U/L，ビリルビン 70 µmol/L（4.1 mg/dL），プロトロンビン時間 120 秒（基準値 10 〜 15 秒），クレアチニン 350 µmol/L（4.0 mg/dL）〔基準値 44 〜 80 µmol/L（0.50 〜 0.90 mg/dL）〕，グルコース 2.6 mmol/L（47 mg/dL）〔基準値 4.0 〜 6.0 mmol/L（72 〜 109 mg/dL）〕，血液 pH 7.1（基準値 7.35 〜 7.45. これは H^+ 濃度 80 nmol/L に相当し，その基準値は 35 〜 45 nmol/L）であった．アセトアミノフェンは血漿には検出されなかった．

解説

　患者は急性肝障害であり，おそらくアセトアミノフェンの毒性が原因である．アセトアミノフェンの過剰摂取後 24 時間以上経ってはじめて治療を受ける場合，血液のアセトアミノフェンは検出できないことがある．肝細胞障害は最初の 72 時間を超えて悪化するが，肝細胞の再生の結果，その後一時的に改善される場合もある．しかし，補液による蘇生後の血液 pH が 7.1 以下もしくは H^+ 濃度 45 nmol/L 以上である代謝性アシドーシスの患者では，顕著なプロトロンビン時間の延長（100 秒以上），血清クレアチニン濃度増加（300 µmol/L 以上もしくは 3.4 mg/dL 以上）を示し，死亡率は 90％となり，肝臓移植が必要となる．基準値に関しては，**表 34.2** および付録を参照のこと．

ゲノム薬理学は，遺伝的不均一性が薬物応答に及ぼす効果を研究する

　肝臓は薬物代謝で中心的なはたらきをしているため，肝臓の薬物代謝酵素，特にシトクロム P450 オキシダーゼのゲノム薬理学的研究は，臨床医学上とても意味がある．CYP2D6 は 100 種類以上の薬物の代謝に関与し，この酵素の多型は，前述したデブリソキン代謝の多様性の原因としてよく知られている．患者のデブリソキン代謝は，超速攻性，速攻性，中間性，遅効性のタイプに分類される．*CYP2D6* の遺伝子座は 1 つであり，機能的な対立遺伝子が 2 つ，1 つ，もしくはもっていない個人はそれぞれ，速攻性，中間性，遅効性の代謝タイプに対応する．遺伝子重複により 3 つの機能的対立遺伝子が存在すると超速効性表現型を示す．75 種の *CYP2D6* 対立遺伝子変異が同定されており，ゲノム薬理学的手法で代謝表現型を同定できるため，治療に対する臨床上の反応性を予測することができる．デブリソキンはもはや使用され

ないが，*CYP2D6* 遺伝子多型は心臓疾患や精神疾患の治療で使われる他の一部の薬剤に関連がある．例えば，遅効性の代謝タイプの人は他の人に比べてより薬物毒性を受けやすく，また，プロドラッグの鎮痛剤**コデイン** codeine については，CYP2D6 によって代謝されて活性薬物の**モルヒネ**morphine となって効果を発揮するため，その効能が低下する可能性がある．*CYP2C19* の多型は，速攻性と遅効性の代謝表現型に関与しており，胃食道逆流症に使用される**プロトンポンプ阻害剤** proton pump inhibitor の代謝やその治療効果に影響を与える（**第4章**）．

🔷 肝機能の生化学的検査

臨床検査室は，血漿または血清の検体を使い，肝臓に関連するさまざまな測定結果を提供する（**表34.2**）．この一連の検査は通常は肝機能検査と呼ばれているが，その表現はあまり正確ではない．肝臓の酵素の血漿での活性は肝臓病の指標となるが，それらは肝臓機能を正確には反映していないためである．**プロトロンビン時間（PT）**によって評価されるプロトロンビン合成は，肝臓での合成能のよりよい指標である．

一般的な検査には次の測定が含まれる．
- ビリルビン
- アルブミン
- アスパラギン酸アミノ基転移酵素（AST）と**アラニンアミノ基転移酵素（ALT）**
- アルカリホスファターゼ（ALP）
- γ-グルタミルトランスフェラーゼ γ-glutamyl transferase（GGT）

🔷 アミノ基転移酵素

AST と ALT は，アミノ酸とケト酸の相互変換に関与し，タンパク質や糖質の代謝に必要とされる（**第15章**）．両者はともにミトコンドリアに局在するが，ALT は細胞質にも認められる．血清における ALT と AST の活性値は肝疾患で増加する（ALT は細胞質に局在するため，肝疾患に対する感授性はより高い）．

🔷 プロトロンビン時間

肝細胞の合成機能はその病態を反映するため，肝疾患ではプロトロンビン時間（**第41章**）の延長と血清アルブミン濃度の低下をおこしやすい．

🔷 アルカリホスファターゼ

ALP は胆管と骨の両方で合成され，妊娠時は胎盤で

 臨床症例
アミノ基転移酵素について異常値を示す一見健康な45歳男性

45歳のビジネスマンが一般的な医学検査を受けたところ，軽度の肝腫大が認められた．検査の結果は，ビリルビン 15 µmol/L（0.9 mg/dL），AST 434 U/L，ALT 198 U/L，ALP 300 U/L，GGT 950 U/L およびアルブミン 40 g/L（4 g/dL）であった．彼はまったく問題ないようにみえた．

解説

この患者は無症候性肝疾患である．生化学的検査が肝細胞の障害の証拠を示している．これはアルコールの過剰摂取が原因の可能性がある．アルコール過剰摂取では，赤血球の腫大（大赤血球症）や血清尿酸値の上昇を示すこともある．ただし，患者自身はアルコール依存を否定するかもしれない．血清アミノ基転移酵素濃度の異常だけを根拠として，**非アルコール性脂肪性肝疾患** nonalcoholic fatty liver disease（NAFLD）と診断される例が増えている．いわゆるメタボリック症候群（シンドローム）の患者の40%がNAFLDを発症する．メタボリック症候群での内臓脂肪の蓄積による中心性肥満は，インスリン抵抗性，高血圧，脂質異常症や脂肪肝を引きおこす．アルコール性肝疾患と同様に，メタボリック症候群では肝硬変を引きおこす可能性がある．線維症の危険性についてはさまざまな検査パラメーターから推測でき，最も危険性が高いと推測される人については，特殊な肝臓スキャンを行うことで線維化を非侵襲的に同定することができる．しかしながら，確定診断には肝生検が必要である．肝臓の慢性ウイルス感染や**自己免疫性活動性慢性肝炎** autoimmune active chronic hepatitis のような他の原因による場合は，血液検査で原因を検出することができる．基準値に関しては，**表34.2**を参照のこと．

表34.2　黄疸の鑑別診断に使用される臨床検査

検査	肝前性	肝細胞性	肝後性
ビリルビン	増加	増加	増加
抱合型ビリルビン	消失	増加	増加
AST と ALT	正常	増加	正常
アルカリホスファターゼ	正常	正常	増加
尿ビリルビン	消失	存在	存在
尿ウロビリノーゲン	存在	存在	消失

肝機能検査での基準値：AST（アスパラギン酸アミノ基転移酵素）：男性 15〜40 U/L，女性 13〜35 U/L，ALT（アラニンアミノ基転移酵素）：男性 10〜40 U/L，女性 7〜35 U/L，ALP（アルカリホスファターゼ）：50〜140 U/L（ALPは小児期から青年期にかけて高値を示すが，生理的な現象である）．ビリルビン：3〜16 µmol/L（0.18〜0.94 mg/dL），GGT（γ-グルタミルトランスフェラーゼ）：男性＜90 U/L，女性＜50 U/L．

も合成される．しかし，これらの組織はそれぞれ異なった ALP アイソザイムを含むため，アイソザイム型から ALP の由来する組織を決定できる．あるいは，ALP と同様に胆管由来である GGT のような別の酵素の血漿における活性を測定することで，血清 ALP 活性の上昇が肝臓に由来することを確認できる．

肝臓疾患の分類

◆ 肝細胞性疾患

　肝臓の炎症性疾患は**肝炎 hepatitis** と呼ばれ，短期(急性)もしくは長期(慢性)が存在する．特に **A 型肝炎 hepatitis A** と **E 型肝炎 hepatitis E** はウイルス感染が原因で，感染性の**急性肝炎 acute hepatitis** として一般的である．アルコールやアセトアミノフェンは最も一般的な毒物性肝炎の原因であり，メタボリック症候群は現在では非常に一般的な肝炎の原因となっている．6ヵ月以上の持続炎症として定義されている**慢性肝炎 chronic hepatitis** は，**B 型肝炎 hepatitis B** と **C 型肝炎 hepatitis C**，アルコール，免疫疾患が原因とされている．免疫疾患では，自身の組織に対する抗体が産生される(自己免疫疾患，**第43章**)．**肝硬変**は慢性肝炎の結果であり，顕微鏡観察では，肝小葉の線維化の特徴がある．"肝不全 hepatic failure" という用語は，肝臓の生化学的機能が重度に，場合によっては致命的に損なわれている臨床状態を意味する．

◆ 胆汁うっ滞性肝疾患

　胆汁うっ滞は，肝臓自体の小胆管自身もしくはそれより大きい肝外胆管におきる**胆管閉塞 biliary obstruction** を意味する臨床用語である．生化学的検査では一般的に，根本的に原因が異なるこれらの2つの可能性を区別することはできないため，鑑別には超音波検査のような画像検査がより有効である．

◆ 黄疸

黄疸の原因には，肝前性，肝細胞性，肝後性がある
　黄疸は，血漿ビリルビン濃度が 50 μmol/L(3 mg/dL)を超えると臨床上明らかとなる．高ビリルビン血症は，ビリルビンの産生と排出のバランス異常の結果おきる．黄疸(**表34.3**)の原因は慣習的に次のように分類される．
- **肝前性(溶血性)黄疸 prehepatic jaundice**：ビリルビンの産生増加もしくは肝臓のビリルビン取り込み不全(**図34.10**)．
- **肝細胞性黄疸 intrahepatic jaundice**：肝臓でのビリルビン代謝不全もしくは排出不全(**図34.11**)．
- **肝後性(閉塞性)黄疸 posthepatic jaundice**：胆汁排泄障害(**図34.12**)．

肝前性高ビリルビン血症の原因は，溶血によっておきるビリルビンの過剰産生もしくは非抱合型ビリルビンの肝細胞内取り込みに関する遺伝子の異常である
　溶血は一般に，免疫疾患，形態的異常を有した赤血球もしくは血管外に漏れた赤血球の破壊が原因でおこる．

表34.3　黄疸の原因

型	原因	臨床例	頻度
肝前性	溶血	自己免疫疾患	一般的ではない
		異常ヘモグロビン	地域による
肝細胞性	感染症	肝炎(A型，B型，C型)	一般的もしくは多い
	化学物質および薬剤	アセトアミノフェン	一般的
		アルコール	一般的
	遺伝性疾患	Gilbert(ジルベール)症候群	20人に1人の頻度で発症
	ビリルビン	Crigler-Najjar(クリグラー-ナジャール)症候群	非常にまれ
	代謝	Dubin-Johnson(デュビン-ジョンソン)症候群	非常にまれ
		Rotor(ローター)症候群	非常にまれ
	遺伝性疾患	Wilson(ウィルソン)病	20万人に1人の頻度で発症
	特定のタンパク質の合成	$α_1$-アンチトリプシン	遺伝型により1,000人に1人の頻度で発症
	自己免疫疾患	慢性活動性肝炎	一般的ではない，もしくはまれ
	新生児	生理的	非常に一般的
肝後性	肝内胆汁	薬剤	一般的
	胆管閉塞	原発性胆汁性肝硬変	一般的ではない
		胆管炎	一般的
	肝外胆汁	胆石	非常に一般的
	胆管閉塞	膵臓がん	一般的ではない
		胆管がん	まれ

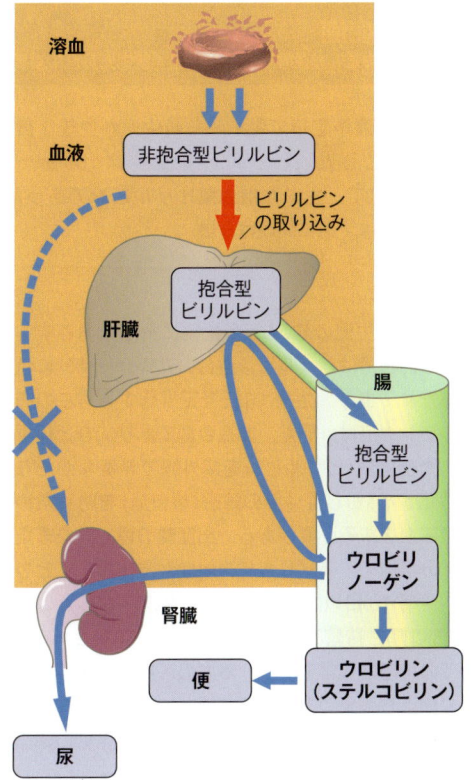

図 34.10　肝前性（溶血性）黄疸
非抱合型ビリルビンが過剰のため，血漿の全ビリルビン濃度が増加している（表 34.2）．非抱合型ビリルビンは水に溶けないため，尿中ビリルビンが増加する．尿中ウロビリノーゲンが増加する．

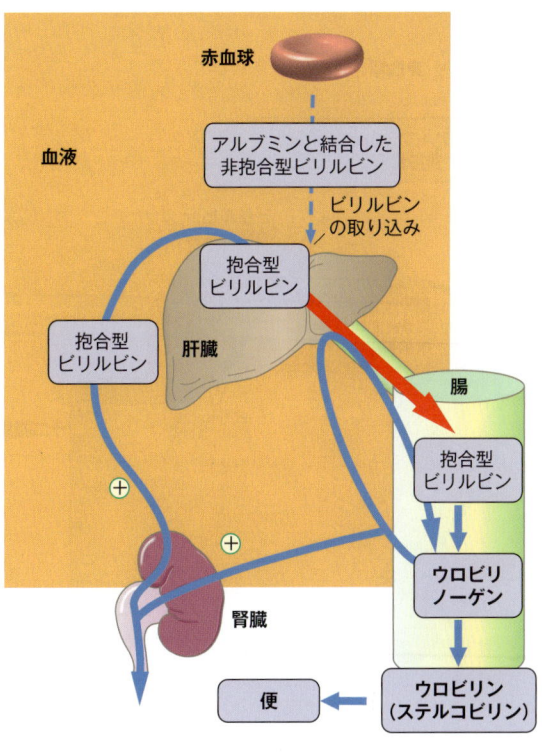

図 34.11　肝細胞性黄疸
抱合型ビリルビンの増加のため，血漿のビリルビン濃度が増加している．肝細胞から血清中に漏出した酵素に由来する活性の増加は，肝細胞の障害を意味している（表 34.2）．尿中ウロビリノーゲンが増加する．

血管内溶血は，血漿へのヘモグロビンの放出をおこし，それはメトヘモグロビン methemoglobin（第 5 章）に酸化されるか，ハプトグロビン haptoglobin に捕獲される．より一般的には，赤血球は血管外や貪食細胞内で溶血し，ヘモグロビンのヘムはビリルビンに変換されるが，抱合されてはいない．非抱合型ビリルビン unconjugated bilirubin および抱合型ビリルビン conjugated bilirubin は，いわゆる間接型ビリルビン indirect bilirubin および

直接型ビリルビン direct bilirubin として臨床検査で区別することができる．

肝細胞性黄疸は，一般的に肝細胞の機能異常を反映している

　この状態では，高ビリルビン血症は通常，肝機能の他の生化学的指標の異常を伴う．
　新生児については，一過性の黄疸は一般的であり，特

 臨床症例
ビリルビンの抱合や排出に異常をもたらす多くの遺伝性疾患が存在する

　Gilbert（ジルベール）症候群 Gilbert syndrome は人口の最大 5 ％程度に発症し，無害で無症候性の軽度の非抱合型の高ビリルビン血症をおこす．Gilbert 症候群は，ビリルビン特異的ウリジン二リン酸（UDP）−グルクロニルトランスフェラーゼ UDP-glucuronyl transferase 遺伝子のプロモーターの TATA ボックスにおける二塩基多型によっておこり，その異常により非抱合型ビリルビンの肝臓への取り込みが減る．
　ビリルビン代謝に関する他の遺伝病はまれである．ビ

リルビン抱合の完全欠損もしくは顕著な減少を呈する Crigler-Najjar（クリグラー−ナジャール）症候群 Crigler-Najjar syndrome は，生後すぐに重症の非抱合型高ビリルビン血症をおこす．この酵素の完全欠損は致命的となる．Dubin-Johnson（デュビン−ジョンソン）症候群 Dubin-Johnson syndrome や Rotor（ローター）症候群 Rotor syndrome では，抱合型ビリルビンの胆管への排出が減少するため抱合型高ビリルビン血症をおこすが，通常は軽度である．

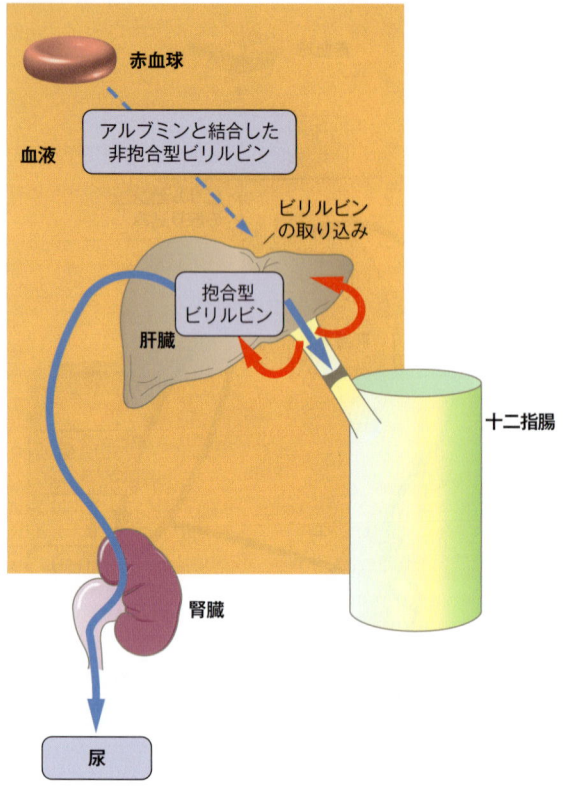

図34.12　肝後性（閉塞性）黄疸
抱合型ビリルビンの増加のため，血漿と尿中のビリルビン濃度が増加している．胆管の閉塞は消化管への胆汁の分泌を阻害する．便は特徴的な灰白色を呈し，尿中ウロビリノーゲンは消失する（表34.2）．

に未熟児においてよくみられる．それはビリルビン抱合に関与する酵素群の発現が未発達だからである．非抱合型ビリルビンは未熟な脳には有害であり，**核黄疸 kernicterus** として知られた状態を引きおこす．血清ビリルビン濃度があまりにも高いと診断された場合，核黄疸をおこさないために，ビリルビンが胆汁とともに排泄されるように，より水溶性の高い色素に異性化する青白色光を使った**光線療法 phototherapy** か，過剰ビリル

 臨床症例
黄疸をおこした生後3日の新生児：新生児黄疸の重要性

正常な出産予定日で生まれた新生児が生後3日で黄疸をおこした．ビリルビン濃度は150 μmol/L（8.8 mg/dL）で，主に非抱合型ビリルビンであった．この新生児は，他に問題はない．

解説

正常な新生児の約50%が生後に黄疸をおこす．この生理的黄疸はビリルビン抱合の効率が一時的に低下するためであり，生後10日で正常化する．この高ビリルビン血症は，原則，非抱合型であり，ひどい場合は，光線療法（ビリルビンを紫外線で無毒なかたちに異性化する）もしくは脳の障害（核黄疸）を防ぐために交換輸血をする必要がある．出産時の傷，感染または低水分摂取で，高ビリルビン血症が悪化することもある．生後10日以降にあらわれる黄疸，もしくは生後10日以降も持続する黄疸と同様に，生後24時間以内での黄疸は異常であり，溶血の可能性を除外するための検査が必要である．これはたいてい異常な状態であり，生まれながらの代謝異常もしくは胆管の構造的欠陥を意味している可能性がある．

ンを除去するために**交換輸血 blood transfusiong** が必要となる．

肝後性黄疸は胆管の閉塞が原因である

この肝後性黄疸では，血清ビリルビンは抱合され，胆汁酸のような他の胆汁の代謝産物が血漿中に増加する．臨床的特徴は，便のビリルビンやウロビリンの欠損による**灰白色便 pale-colored stool**，および水溶性抱合型ビリルビンを含むことによる濃色尿である．完全閉塞の場合，腸でのビリルビンからウロビリノーゲン／ウロビリンへの変換もなくなり，その結果，再吸収されたウロビ

 臨床症例
腹部症状を示さない黄疸の65歳男性：成人での黄疸の重要性

65歳の男性が，黄疸のため病院に入院した．腹痛はないが，顕著な濃色尿と灰白色便が認められた．肝機能検査はビリルビン230 μmol/L（13.5 mg/dL），AST 32 U/Lおよび ALP 550 U/L を示していた．尿検査ではビリルビン陽性，ウロビリン陰性を示していた．

解説

この患者は閉塞性黄疸の典型的な病歴をもっていた．ALP 濃度の増加と AST 濃度の基準値はこの病態に一致

し，尿中のウロビリンの欠損は胆管閉塞を示していた．閉塞部位を特定するために肝臓の画像検査を行うことが重要であった．腹痛がないのは，胆石が原因でないことを示唆した．超音波検査では総胆管拡張を示し，CT 検査では，肝臓および傍大動脈リンパ節に転移性沈着を伴う膵頭部の充実性の塊を認めた，これは膵臓がんであり，腫瘍は膵臓の体部で発生し，最初は胆汁排泄を阻害しないため，進行するまで臨床症状を認めず，転移してしまう可能性がある．基準値については，**表34.2**を参照のこと．

リノーゲン／ウロビリンの腎臓からの排泄がなくなるため，ウロビリノーゲンとウロビリンは尿中にも存在しなくなる（図34.12）．

肝臓病のゲノミクス

　いくつかの肝臓疾患は単一遺伝子異常で発症する．遺伝学的手法により，その疾患が発症しやすい個人の同定や，病気になった個人の確定診断ができる．その発症の感受性の程度は，環境要因，特にアルコール摂取，肥満，メタボリック症候群および脂肪肝の存在によって変動する．

　α_1-アンチトリプシン欠乏症とヘモクロマトーシスについては，この章の前半において説明した．肝臓および中枢神経系の障害に関連する病態を示すWilson（ウィルソン）病 Wilson disease は，銅の異常な組織沈着によって生じ，第7章で説明している．

まとめ

- 肝臓は，ヒトの代謝において中心的な役割を果たす．
- 肝臓は，糖質，脂質およびタンパク質の合成および異化反応に広く関与する．
- 肝臓は，炎症や感染症に対して一連の急性期タンパク質を合成し，これらのタンパク質の臨床検査は疾患の進行をモニターするため，臨床上有効である．
- 肝臓は，ヘムの異化で生じるビリルビンの代謝に関与する．
- 高ビリルビン血症の進行に伴い黄疸を発症する患者を頻繁に認める．
- 肝臓は，薬物の解毒に中心的な役割を果たす．
- 臨床現場では，肝機能検査と呼ぶ一連の血液検査により，肝臓の生化学的機能を評価する．その値の異常は，肝細胞もしくは胆管系にかかわる疾患の存在を意味する．

✎ アクティブラーニング

(1) 肝臓のもつどのような解剖学的位置と構造が，脂質，タンパク質や糖質，および生体異物を腸から吸収して代謝し，そうした分子や誘導体を全身循環系に放出することを可能としているか説明しなさい．
(2) 血漿タンパク質合成，および炎症時に肝臓の担う全身性反応について説明しなさい．
(3) 肝臓はどのようにビリルビンを代謝するのか概説し，高ビリルビン血症（黄疸）の生化学的原因およびその分類を説明しなさい．
(4) 肝臓は薬物をどのように代謝するか説明しなさい．
(5) 肝疾患の診断のために，臨床検査で使われる生化学的検査について説明しなさい．

参考文献

Agrawal S, Dhiman RK, Limdi JK. Evaluation of abnormal liver function tests. *Postgrad Med J.* 2016;92:223–234.

Bandmann O, Weiss KH, Kaler SG. Wilson's disease and other neurological copper disorders. *Lancet Neurol.* 2015;14:103–113.

Bernal W, Jalan R, Quaglia A, et al. Acute on chronic liver failure. *Lancet.* 2015;386:1576–1578.

Connor JP, Haber PS, Hall WD. Alcohol use disorders. *Lancet.* 2016;387:988–998.

Donohue TM, Cederbaum AI, French SW. Role of the proteasome in ethanol-induced liver pathology. *Alcoholism, Clin Exp Res.* 2007;31:1446–1459.

Fleming RE, Ponka P. Iron overload in human disease. *N Engl J Med.* 2012;366:348–359.

Haque T, Sasolomi E, Hayashi PH. Drug induced liver injury: Pattern recognition and future directions. *Gut Liver.* 2016;10:27–36.

Leise MD, Poterucha JJ, Talwalkar JA. Drug-induced liver injury. Mayo Clinic Proceedings. *Mayo Clin.* 2014;89:95–106.

National Collaborating Centre for Women's and Children's Health (UK) *Neonatal Jaundice. NICE Clinical Guidelines, no. 98.* London: RCOG Press; 2010.

Powell LW, Seckington RC, Deugnier Y. Haemochromatosis. *Lancet.* 2016;388:706–716.

Puy H, Gouya L. Deybach J-C: Porphyrias. *Lancet.* 2010;375:924–937.

Schuckit MA. Alcohol-use disorders. *Lancet.* 2009;373:492–501.

Strnad P, McElvaney NG, Lomas DA. Alpha1-antitrypsin deficiency. *N Engl J Med.* 2020;382:1443–1455.

Wijnen PAHM, Op den Buijsch RAM, Drent M, et al. Review article: The prevalence and clinical relevance of cytochrome P-450 polymorphisms. *Alimentary Pharmacology Therapeutics.* 2007;26(Suppl. 2):211–219.

Wilkinson GR. Drug metabolism and variability among patients in drug response. *N Engl J Med.* 2005;352:2211–2221.

Woreta TA, Alqahtani SA. Evaluation of abnormal liver tests. *Med Clin North Am.* 2014;98:1–16.

関連ウェブサイト

FDA. US Food and Drug Administration, May 2021 FDA. US Food and Drug Administration. Drug interactions: What you should know. https://www.fda.gov/drugs/resources-you-drugs/drug-interactions-what-you-should-know Accessed May 2021

MedlinePlus, May 2021 MedlinePlus - Liver Diseases: https://medlineplus.gov/liverdiseases.html Accessed May 2021

Lab Tests Online, May 2021 Lab Tests Online - Liver Disease: https://www.labtestsonline.org/understanding/conditions/liver-disease/ Accessed May 2021

Lab Tests Online, May 2021 Lab Tests Online - Liver Function Tests: labtestsonline.org.uk/understanding/analytes/liver-panel/ Accessed May 2021

PharmGKB, May 2021 PharmGKB - The Pharmacogenomics Knowledgebase: https://www.pharmgkb.org/ Accessed May 2021

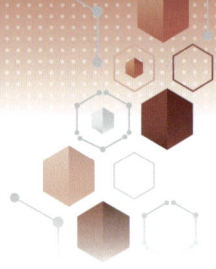

第35章　水および電解質の恒常性

Marek H. Dominiczak*

Marek H. Dominiczak*

本章で学ぶこと

本章の到達目標

- 成人における体液コンパートメントおよび主要な体液組成を説明できる.
- タンパク尿の影響を含め，血漿と間質との間における水の移動にかかわるアルブミンの役割を説明できる.
- 浸透圧の変化が，どのように細胞外液と細胞内液との間における水の移動に影響を及ぼすかを説明できる.
- 細胞輸送系における Na^+/K^+-ATPase の基本的重要性を説明できる.
- カリウムのホメオスタシスおよび臨床における高カリウム血症と低カリウム血症の影響を説明できる.
- Na^+ 恒常性と水恒常性との間の関連を議論できる.
- 水および電解質の状態について臨床的に評価できる.

はじめに

水および電解質は常に環境とともに変化する

　水は生きていくために必須であり，成人では体重の約60%を占めている．水の割合は年齢とともに変化し，新生児では約75%であるのに対し，高齢者では50%を下回るまで減少する．水分含量は脳組織で最も多く（約90%），脂肪組織で最も少ない（10%）.

　細胞内構造の安定性や数多くの酵素活性は，細胞の適切な水分量に依存する．膜を介したイオン勾配や電位の維持も，筋肉の収縮や神経の伝導，分泌過程に必要である（第4章）.

　水の不足および過剰は，いずれも臓器や組織の機能障害を引きおこす．水バランス（日々の摂取と喪失）は，複雑に調節されている．水と電解質バランスの異常は，実臨床においてよくみられる問題である．

体液組成

　総体液量の約2/3は細胞内液であり，残りの約1/3は細胞外液である．細胞外液は（体重の15%を占める）間質液とリンパ液，（体重の3%を占める）血漿，および胃腸管液や尿，脳脊髄液 cerebrospinal fluid（CSF）を含む，いわゆる細胞間液からなる（図35.1）．細胞膜と毛細血管壁という2つの隔壁は，異なるコンパートメント間での水と電解質の移動に重要である．

体は常に環境と水のやりとりを行っている

　水の主な摂取源は経口摂取であり，主な喪失源は尿排泄である．水は肺や汗 sweat，糞便を介しても喪失する．これは不感蒸泄 insensible loss と呼ばれ，正常な環境下では約500 mL/day である（図35.2）．定常状態において，水の摂取量は水の喪失量と等しい．高温下や，激しい運動中，また発熱や人工呼吸下などに，不感蒸泄は増加することがある．患者の体液バランスを調べることは，病棟での必要な日々のルーティンの1つである．

毛細血管壁は血漿と間質液とを分ける

　毛細血管壁は血漿と間質液とを分け，水と電解質を自由に通すが，タンパク質は通さない．イオンおよび低分子は細胞外液および血漿中では同程度の濃度で存在するが，血漿タンパク質濃度は間質液中濃度の4〜5倍高い.

臨床検査
血漿および血清中のイオン濃度

　生理的もしくは病的な状態について論じるとき，血漿 plasma 中のイオン濃度に言及する.

　しかし実際には，大部分のイオン濃度は，採血検体が凝固した後に測定される（すなわち，血漿成分のうちのフィブリノーゲンなどを含まない血清を用いる）．したがって，検査結果を議論する際には，しばしば血清 serum 値で語られる（第40章）.

＊ポーランド・グダニスク医科大学・臨床化学・臨床生化学名誉教授の Mirosława Szczepańska-Konkel 博士による本章オリジナル原稿への貢献に深謝する.

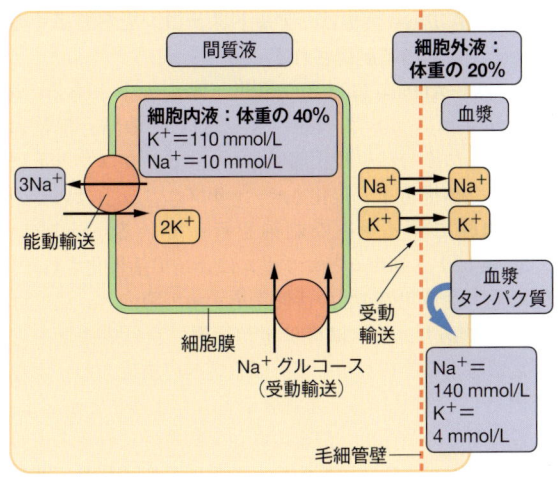

図 35.1　体内の水，Na⁺，K⁺の分布

血漿：体液は，主に細胞内液と細胞外液で構成される．細胞外液には間質液や血漿も含まれる．細胞膜を介して，Na⁺/K⁺-ATPase による Na⁺，K⁺の濃度勾配が維持される．Na⁺は細胞外液における主要な浸透圧物質であり，細胞外液と細胞内液間での水の移動を規定する因子である．血漿と間質間での水の移動は血漿タンパク質による膠質浸透圧が規定する．

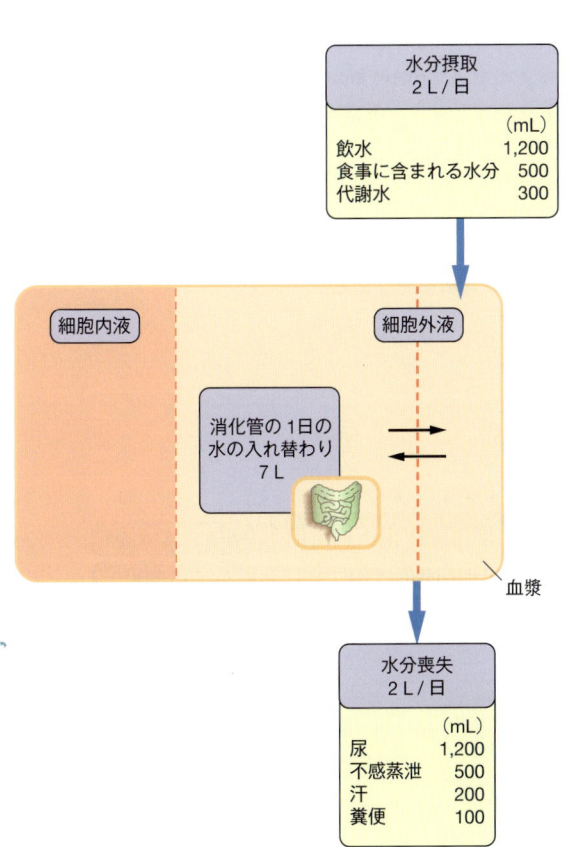

図 35.2　成人における日々の水バランス

水は食事や代謝物の酸化によって得られ，腎臓，皮膚，肺，腸管を通して失われる．日々，胃腸からどれほどの水が得られ，失われているか留意すること．重度の下痢により急速に脱水が生じる原因がわかる（第 30 章）．

陽イオンの血漿総濃度は 150 mmol/L であり，Na⁺が約 140 mmol/L，K⁺が 4 mmol/L を占める．血漿陰イオンの大部分を占めるのは，Cl⁻と重炭酸イオン（HCO₃⁻）であり，それぞれの平均濃度は 100 mmol/L および 25 mmol/L である（図 35.3）．実臨床において，電解質バランスを考える際に，残りの陰イオンはまとめて扱われ，いわゆるアニオンギャップ anion gap（AG）と呼ばれ，次のように計算される．

$$AG = (Na^+ + K^+) - (Cl^- + HCO_3^-)$$

（健常人において約 10 mmol/L を占める）アニオンギャップは，陰性に荷電したアルブミンとリン酸や硫酸に加えて，乳酸，クエン酸，ピルビン酸，アセト酢酸，β-ヒドロキシ酪酸などの有機アニオンが含まれる．しかし，腎不全，糖尿病性ケトアシドーシス，エチレングリコールやメタノールによる中毒などの際には，有機および無機陰イオンが蓄積し，アニオンギャップは数倍に増加する可能性がある．したがって，アニオンギャップは実臨床において重要である．

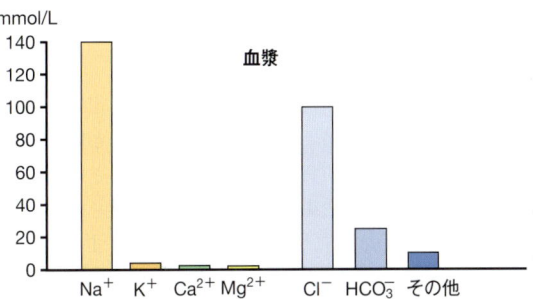

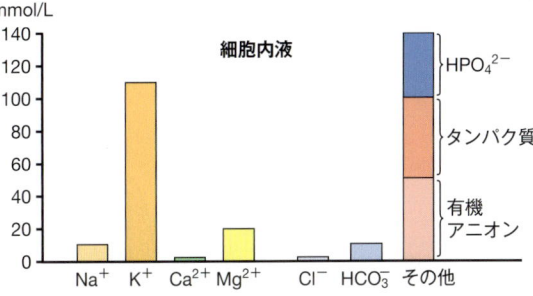

図 35.3　血漿中および細胞内液中のイオン

血漿における最も重要なイオンは，Na⁺，K⁺，Ca²⁺，Cl⁻，リン酸イオン（HPO₄²⁻），重炭酸イオン（HCO₃⁻）である．NaCl 濃度が 0.9% であることから，0.9% NaCl は "生理食塩水" といわれる．また，NaCl は細胞外液における主要な構成イオンである．グルコースおよび尿素もまた血漿浸透圧に寄与しているが，比較的小さい寄与に止まっている．その理由は，血漿中のグルコースや尿素のモル濃度は，約 5 mmol/L と比較的低いからである．しかし，糖尿病で血糖値が非常に高いときには，浸透圧への寄与が高くなることに注意を要する．血漿中の尿素（血中尿素窒素，BUN）は，腎不全で増加するが，尿素は自由に細胞膜を通過できるため，細胞外液と細胞内液の間における水の移動には寄与しない．細胞内の主要な陽イオンは K⁺であり，主要な陰イオンはリン酸イオン（HPO₄²⁻）とタンパク質である．また細胞内には相当量の Mg²⁺も存在する．

細胞膜は細胞内液と細胞外液とを分ける

　細胞内液において，主要な陽イオンは K^+ であり，その濃度は 110 mmol/L である．この濃度は，細胞外液や血漿中の濃度（4 mmol/L）の約 30 倍である．一方で，細胞内液における Na^+（および Cl^-）濃度は 10 mmol/L にすぎない．細胞内液において，主要な陰イオンはタンパク質とリン酸である（図 35.3）．

イオンの移動と輸送系

ほとんどの細胞膜において水は自由に拡散するが，イオンや中性分子の移動は制限される：Na^+/K^+-ATPase は細胞膜を介した Na^+ および K^+ 濃度勾配を調整する

　小分子は特異的な輸送タンパク質であるイオンポンプやイオンチャネルによって，細胞膜を介して輸送される．最も重要な輸送タンパク質は，Na^+/K^+-ATPase であり，Na^+-K^+ ポンプといわれる（図 35.4）．

　Na^+/K^+-ATPase は ATP 加水分解酵素（ATPase）であり，ATP を使用してナトリウムとカリウムを濃度勾配に逆らって輸送する．Na^+/K^+-ATPase は 1 個の ATP 分子を加水分解し，放出されたエネルギーによって 3 個の Na^+ を細胞内から細胞外へ，2 個の K^+ を細胞外から細胞内へ輸送する（図 35.5）．

　Na^+/K^+-ATPase は細胞質の Na^+ 濃度を規定する主要な因子である．Na^+/K^+-ATPase は濃度勾配と膜電位を維持する．Na^+/K^+-ATPase によって生み出される濃度勾配は，細胞の他の受動的な輸送を可能にし，Na^+ は生み出された濃度勾配に従って輸送される．また，Na^+/H^+ 交換や Na^+/Ca^{2+} 交換を介し，細胞容積と Ca^{2+} 濃度を調節する重要な役割も有している．

Na^+/K^+-ATPase 活性は，アルドステロンを含む多くのホルモンによって制御されている

　Na^+/K^+-ATPase には 3 つのサブユニットがある．α 触媒サブユニットは，Na^+，K^+，ATP との結合部位およびいくつかのリン酸化部位をもつ．β サブユニットは酵素の立体構造を安定化させ，γ サブユニットはいくつかの組織でマイナーな制御を行っている．Na^+/K^+-ATPase はナトリウムとカリウムによって活性化される．酵素最大活性化の 1/2 の活性化を示す細胞内 Na^+ 濃度は 10 mM であり，その濃度は定常状態における濃度をしばしば超える．したがって，細胞質 Na^+ 濃度のわずかな変化でも，活性化に与える影響が大きくなることがある．

　短時間での調節は，酵素の動力学的特性に対する直接的な影響か，あるいは細胞膜と細胞内の間の移動が関与する．

　いくつかのホルモンは Na^+ に対する親和性を変化させることで Na^+/K^+-ATPase の活性を変化させる（例えば，アンジオテンシンⅡやインスリンなどは親和性を増強する）．G タンパク質共役型受容体を介して作用するバソプレシンや副甲状腺ホルモン（PTH）などのペプチドホルモンは，アデニル酸シクラーゼを活性化し，**サイクリックアデノシン 3′,5′−一リン酸** cyclic adenosine 3′,5′-monophosphate（cAMP）を産生することで**プロテインキナーゼ A** protein kinase A（PKA）を活性化する．PTH，アンジオテンシンⅡ，ノルアドレナリン，ドーパミンも，G タンパク質によって媒介されるホスホリパーゼ C の活性化をおこし，**プロテインキナーゼ C** protein kinase C（PKC）を活性化する．PKA および PKC のいずれも，α サブユニットのセリンのリン酸化によって Na^+/K^+-ATPase に影響を与える．

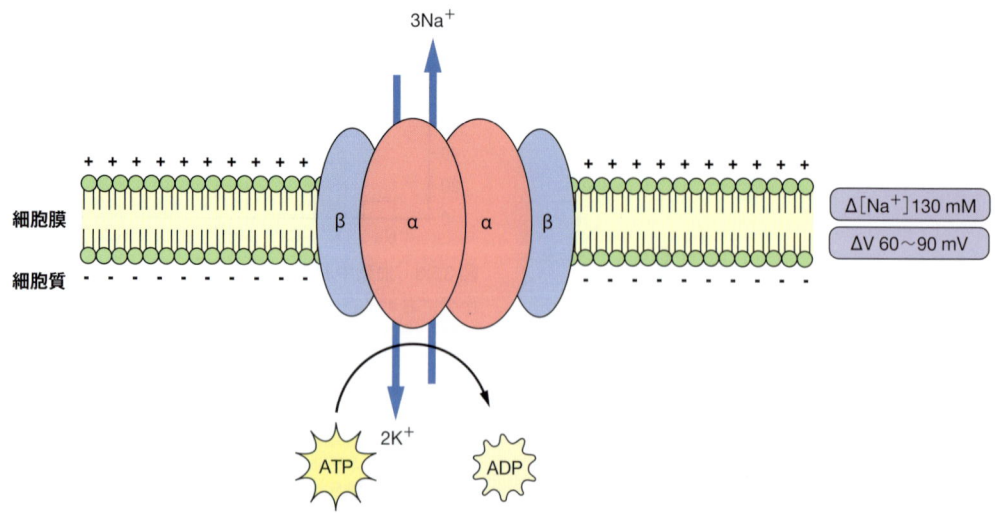

図 35.4　Na^+/K^+-ATPase（Na^+-K^+ ポンプ）は細胞膜を介したイオン濃度勾配や膜電位を生み出す
膜を隔てた Na^+ 濃度の差（ΔNa^+）と，膜電位の差（ΔV）を右に示す．ATP 分子が加水分解されると同時に，Na^+/K^+-ATPase は，2 つの K^+ を細胞内に取り込み，3 つの Na^+ を細胞外に放出する．Na^+/K^+-ATPase は，2 つの主要なサブユニットからなる．1 つは，リン酸化部位を含む触媒サブユニット（α），もう 1 つは，構造サブユニット（β）．第 3 のサブユニット（γ）は，いくつかの組織でマイナーな制御を行っている．

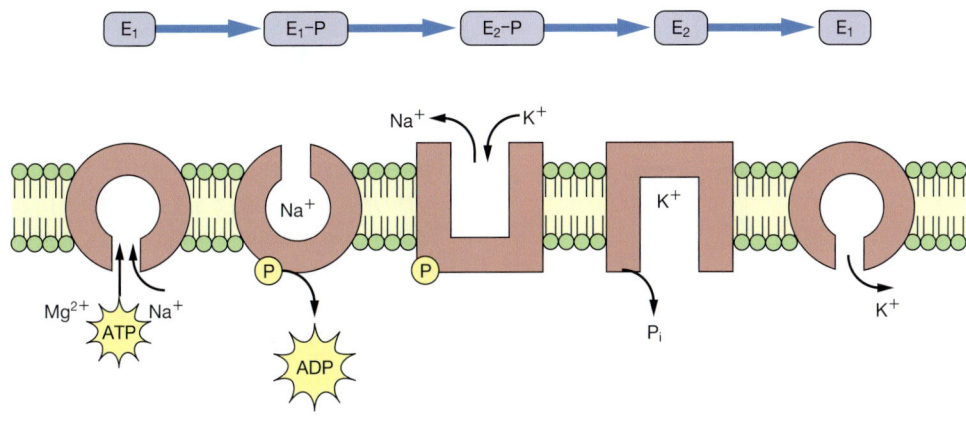

図35.5 Na$^+$/K$^+$-ATPase の触媒機能
Na$^+$/K$^+$-ATPase の触媒サブユニットは，リン酸化（E$_1$-P，E$_2$-P）と脱リン酸化（E$_1$，E$_2$）の状態をとる．リン酸化の状態により，基質に対する親和性や構造が変化する．E$_1$構造は ATP，Mg^{2+}，Na$^+$に対して高い親和性を示すが，K$^+$に対しての親和性は低い．一方で，E$_2$構造は K$^+$に対して高い親和性を示すが，Na$^+$に対しての親和性は低い．ADP放出後，E$_1$-P から E$_2$-P への構造変化がおこる．これにより，Na$^+$の細胞外への移動および細胞外 K$^+$との結合が生じる．細胞外 K$^+$との結合過程において，E$_2$-P の脱リン酸化がおこる．細胞内へ K$^+$を放出する．P$_i$：無機リン酸．

重要なことは，心不全や心房細動の治療に用いられる強心配糖体である**ジゴキシン digoxin** が，Na$^+$/K$^+$-ATPase を抑制することである．この抑制作用により，伝導が遅くなり，いわゆる不応期が延長される．その結果，細胞内 Na$^+$濃度が上昇してカルシウム排出が減少し，強心作用をおこす．

イオンチャネルを介した電解質の受動輸送は，電気化学的勾配によって行われる

大部分の細胞において，膜電位は $50 \sim 90$ mV の範囲にあり，細胞内は負の電位である．この電気化学的勾配は，さまざまな物質の輸送のエネルギー源となる．Na$^+$は他の分子を受動的に共輸送しながら，濃度勾配に沿って細胞内に入る．例えば，糖と Na$^+$の共輸送体である sodium glucose cotransporter（SGLT，**第30章**）や，アミノ酸，リン酸などについてもナトリウム共輸送体が存在する．

膜の脱分極は，電位依存性 Ca^{2+}チャネルを活性化することによって細胞内 Ca^{2+}を増加させる（**第4章**）．神経伝達におけるイオン勾配の役割は第26章で述べる．

水は Na$^+$輸送に伴って移動するため，Na$^+$/K$^+$-ATPase によって生じたイオン勾配は腸管における水の吸収および，腎臓における水の再吸収に必要不可欠である．腎臓および小腸における Na$^+$/K$^+$-ATPase の機能障害は，それぞれ高血圧症および慢性下痢症の病態生理にかかわっている．

細胞容積の変化に対し，細胞自身が身を守る

細胞内 Na$^+$濃度が増加することによって，Na$^+$/K$^+$-ATPase が刺激され細胞から Na$^+$を放出する．続いて水の放出がおこることで，細胞は容積の変化から保護される．別の防御メカニズムとして，グルタミン酸，タウリン，ミオイノシトール，ソルビトールなどの浸透圧に有効な物質（オスモライト）を細胞内に生み出すことがある．この防御機構は，頭蓋骨によって容積膨張が制限されている脳や，高浸透圧環境にさらされやすい腎髄質において特に重要である．

細胞外液と細胞内液間の体液移動における浸透圧の役割

浸透圧は水に溶解した分子の濃度に依存する

浸透圧は溶液中のモル濃度に比例する．38℃において，1 kg の水に溶解した 1 mmol の物質は約 19 mmHg の浸透圧を形成する．生理学的条件下において，細胞外液あるいは細胞内液に含まれるすべての有効な浸透圧物質の平均濃度は 290 mmol/kg H$_2$O である．

浸透圧の差により細胞内液と細胞外液との間で水の移動が生じる

細胞外液および細胞内液中の浸透圧に有効なイオン濃度の変化は浸透圧勾配をつくり，結果的に水の移動を引きおこす．浸透圧を等しくするために，水は常に浸透圧の低い（溶存分子濃度の低い）区画から浸透圧の高い区画へ移動する（**図35.6**）．

Na$^+$は細胞外液の浸透圧の最も重要な規定因子である．しかし，糖尿病ではグルコースも重要になる．血糖値が正常〔5 mmol/L（90 mg/dL）〕であればグルコースは血漿の浸透圧にあまり影響を与えないが，糖尿病で血糖値が上昇しているときには，細胞内液と細胞外液間の水の移動をおこし，多尿などの浸透圧症状を引きおこす（**第31章**）．

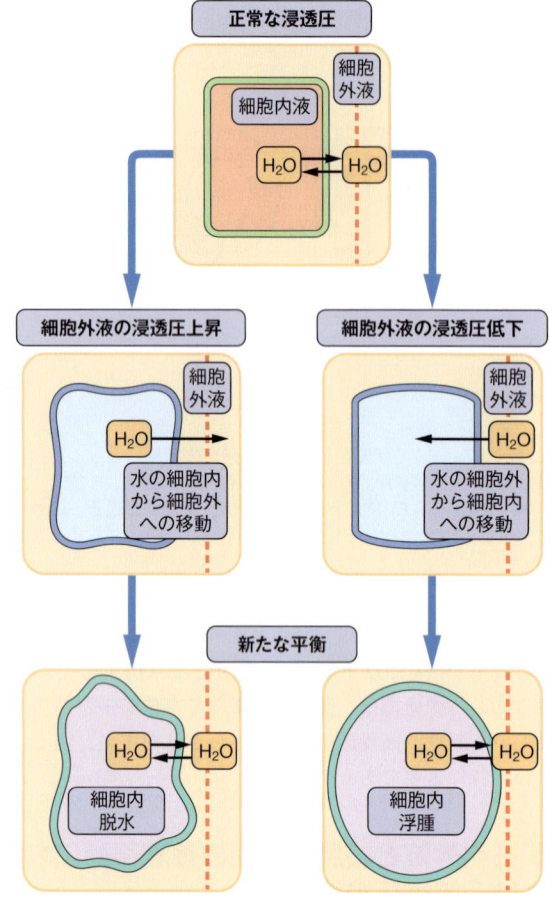

図35.6　浸透圧変化によって生じる水の再分配

浸透圧によって体液中の水の移動は調整される. 細胞外液の浸透圧物質濃度が増加することで, 細胞から水を取り込み, 細胞内脱水を引きおこす. 一方で, 細胞外液の浸透圧物質濃度が減少すると, 細胞内へ水が移動し, 細胞浮腫を引きおこすことがある. 矢印は, 水の移動の方向を示す.

脳は特に浸透圧による水移動のリスクにさらされている

　脳の毛細血管の血管内皮細胞間の結合は他の組織よりも強固であるため, Na^+は関門を通過できない. 一方, 毛細管細胞の外側に足突起が位置するアストロサイトにはアクアポリン4チャネルがあり, 水の通過が可能である. よって, 血漿Na^+濃度が変化すると, 細胞外液の浸透圧に依存して脳内外の水の移動が生じる. これは低ナトリウム血症では特に危険で, 脳内に水が入ると脳浮腫につながる. 一方, 高ナトリウム血症は脳の脱髄を引きおこす可能性がある.

膠質浸透圧と静水圧とのバランスは, 基質や栄養素の循環に必要である

　タンパク質, 特にアルブミンは血漿において浸透圧を形成する〔約3.32 kPa(25 mmHg)〕. これは膠質浸透圧として知られており, 血管床に水分が保持される. この浸透圧は, 毛細血管外へと液体を押し出す静水圧によってバランスがとられている. 毛細血管の動脈側において

臨床症例
タンパク質の喪失により浮腫が生じる

　8歳の少女が, 約2週間の経過で顔が腫れぼったくなり, 足首が腫脹したことに気づき, 腎臓内科を紹介受診した. 尿定性検査で尿タンパク質(4＋)と強陽性であり, 24時間蓄尿検査では7 g/dayの尿タンパクを認めた. 尿タンパク質の正常値は0.15 g/day未満である.

解説

　尿タンパク質の原因は, 腎臓におけるろ過バリアの障害である. 腎生検の結果, いわゆる微小変化型ネフローゼ症候群であった. 尿中へのタンパク質喪失に伴い, 低アルブミン血症や膠質浸透圧の低下をきたし, 浮腫が生じた. グルココルチコイドによる治療後, これらの状態は寛解した.

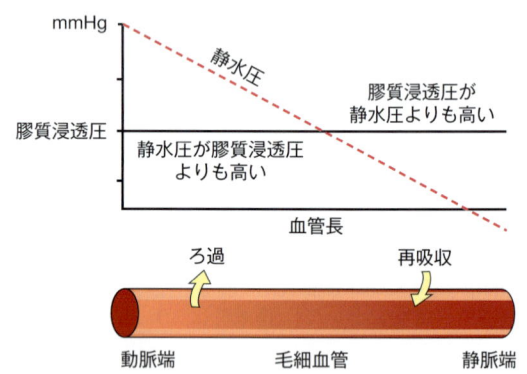

図35.7　膠質浸透圧および静水圧が, 血漿と間質液間での水の移動を規定する

静水圧は膠質浸透圧よりも高く, 水や栄養素を含む低分子化合物は血管外へとろ過される. 一方で, 毛細血管の静脈側では膠質浸透圧が静水圧よりも高く, 血管腔へと液体を引き込む(図35.7). 血漿アルブミン濃度の低下によって膠質浸透圧が低下すると, 血管外へと液体が移動して浮腫が生じる.

水・電解質バランスにおける腎臓の役割

腎臓はイオンと水の排泄量を調節することで, 細胞外液の量と組成を制御している. また, 腎臓は酸塩基平衡の調節にも重要である(第36章).

　腎臓の代謝過程のほとんどは好気性であり, 酸素消費量は高く, 心筋の酸素消費量とほぼ同等であり, 脳の消費量の3倍である. このような高い代謝活性は, 尿細管における再吸収を維持するのに必要である. 腎臓で消費

される酸素の約70%はNa$^+$の能動輸送に使用され，これはグルコースやアミノ酸の再吸収に必要である．

　各々の腎臓は，糸球体と尿細管からなる約100万個のネフロンで構成されている（図35.8）．尿細管は糸球体から順に，**近位尿細管 proximal tubule**，**Henle（ヘンレ）のループ loop of Henle**，**遠位尿細管 distal tubule**，**集合管 collecting duct** から構成されている．

　Na$^+$**センサー sodium sensor** と**レニン renin** 分泌能を有する緻密斑をもつ**傍糸球体装置 juxtaglomerular apparatus** は，糸球体と遠位尿細管の間に位置する．

糸球体ろ過バリアの性質

　糸球体ろ過バリアは血管内皮，タンパク質のラミニン521，ニドゲン，IV型コラーゲンを含む糸球体基底膜，プロテオグリカンで構成されている．ポドサイトは糸球体の内側に位置し，細胞の足突起で糸球体の毛細血管を覆っている．これらの足突起はスリット膜として知られる細胞間結合によって隔てられている．ろ過スリットに存在するタンパク質複合体にはネフリンというタンパク質が含まれており，ネフリンはシグナル伝達分子を介してポドサイトの細胞骨格の配置を決定し，糸球体ろ過に影響を与える．例えば，ポドサイトの障害は，高血圧性腎臓病や糖尿病性腎症における糸球体ろ過不全の発症・進展の原因となる．

臨床検査
尿

　正常な状態では，腎臓は1日に1〜2Lの尿をつくる．尿組成は表35.1に示す．尿量は1日0.5Lから10.0L以上と幅がある．代謝産物（主に尿素として排泄される窒素）を除去するのに必要な最小尿量は，約0.5L/24hである．糸球体でろ過された原尿のモル浸透圧濃度は約300 mmol/Lである．尿のモル浸透圧濃度は約50〜1,200 mmol/Lである．

尿分析は臨床的に重要な情報を提供する

　臨床検査室における尿分析（尿検査）には，尿中のタンパク質，グルコース，ケトン体，ビリルビン，ウロビリノーゲン，微量血液の検出などの検査が含まれる．尿のモル浸透圧濃度の測定で腎臓の尿濃縮能力を評価する．また，尿中の白血球やさまざまな結晶，沈着物の有無も検査する．専門家が行う検査では，尿中のアミノ酸，ホルモン，その他の代謝物の詳細な分析が行われる．

　成人の腎臓では，1日に約180gのグルコースがろ過される．ろ過されたグルコースの90%は近位尿細管に発現する低親和性・高容量のSGLT2輸送体によって再吸収される．近位尿細管にはもう1つ，高親和性・低容量のSGLT1輸送体も存在する．このSGLT1輸送体は小腸の刷子縁でも多く発現している．正常な尿中グルコース濃度は0.8 mmol/L（15 mg/dL）以下である．

　正常では，尿中に検出されるタンパク質は微量である．糸球体が障害されるとタンパク尿は増加し，タンパク尿が顕著な場合は，**腎疾患 renal disease** の重要なサインである．尿中のアルブミンが微量であっても（微量アルブミン尿），微量アルブミン尿は糖尿病性腎症の進展を予測するのに有用である（第31章）．**多発性骨髄腫 multiple myeloma** では，免疫グロブリン軽鎖（Bence-Jones（ベンス・ジョーンズ）タンパク質）が尿中に認められる（第40章）．**溶血性貧血 hemolytic anemia** では，尿に遊離ヘモグロビンとウロビリノーゲンが含まれることがある．ミオグロビンの存在は，筋損傷（横紋筋融解症 rhabdomyolysis）のマーカーである．尿中グルコースおよびケトン体の測定は，**糖尿病 diabetic** 患者の血糖コントロールの評価において重要である（第31章）．ウロビリノーゲンとビリルビンの測定は肝機能 liver function の評価に役立つ（第34章）．

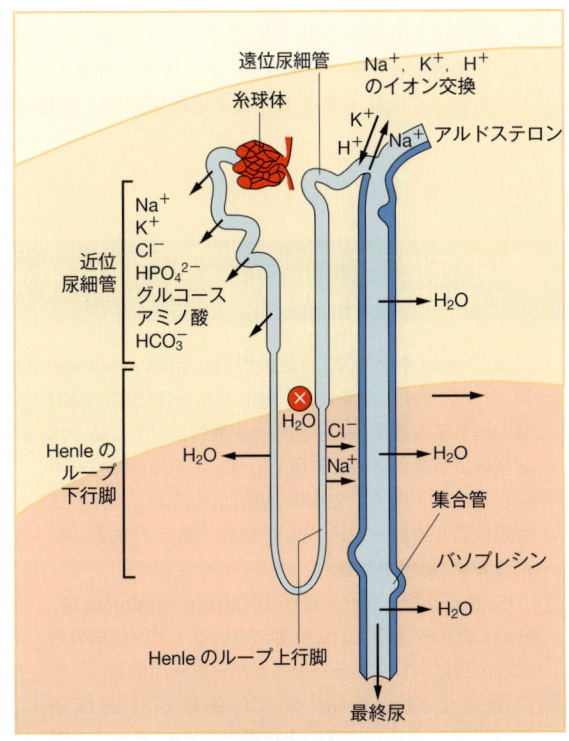

図35.8　ネフロンと主要な輸送部位
ろ過されたNa$^+$の約80%は近位尿細管で活発に再吸収され，アミノ酸やリン酸塩などの分子も再吸収される．Na$^+$とCl$^-$はHenleのループ上行脚でも再吸収される．遠位尿細管では異なるメカニズムがはたらいており，アルドステロンによってNa$^+$再吸収とH$^+$とK$^+$の分泌が刺激される．アルドステロンはNa$^+$の貯留とK$^+$排泄の増加を引きおこす．水は再吸収されたNa$^+$とともに受動的に細胞内に入る．集合管では，水の再吸収はバソプレシンによって制御される．

尿細管における輸送機構

Na$^+$の再吸収は Henle のループの下行脚を除いて，ネフロンに沿って生じる（図 35.8）．60 〜 70%の Na$^+$を含むろ過された原尿の約 80%が近位尿細管で再吸収される．重炭酸塩も近位尿細管で再吸収される．Na$^+$および他の溶質の再吸収の駆動力は，尿細管管細胞の基底膜側にある Na$^+$/K$^+$-ATPase によって生み出される電気化学的勾配である．Na$^+$は尿細管管腔側にある特定のイオンチャネルを通して水素イオンと交換され，グルコース，アミノ酸，リン酸塩，クエン酸塩との共輸送で再吸収される．Na$^+$/K$^+$-ATPase が細胞質内のナトリウム濃度を低く維持しているため，Na$^+$は受動的に再吸収される．Na$^+$の移動は水の再吸収につながる．

Henle のループの細い上行脚では，Na$^+$-K$^+$-Cl$^-$共輸送体（NKCC2）を介して細胞内へ Na$^+$が移動する．この輸送はフロセミド frusemide によって阻害される．ここでは，K$^+$は ATP 感受性 K$^+$チャネルによって管腔内へ分泌される．Ca^{2+}と Mg^{2+}の再吸収もここで行われる．

遠位尿細管では，5 〜 10%の Na$^+$の再吸収が**サイアザイド** thiazide 感受性の Na$^+$-Cl$^-$共輸送体（NCC）によって行われる．ここでは，尿細管管腔側の TRPV5 チャネルと尿細管基底膜側の Na$^+$/Ca^{2+}交換輸送体を介して PTH 依存性の Ca^{2+}の再吸収も行われる．Mg^{2+}は尿細管管腔側の TRPM6 チャネルによって再吸収されるが，このチャネルも Ca^{2+}を輸送できる．

集合管では，Na$^+$は**アミロライド** amiloride 感受性をもつ上皮型ナトリウムチャネル（ENaC）によって再吸収される．カリウムは整流性カリウムチャネルと Na$^+$-K$^+$共輸送体を介して分泌される．アルドステロンは ENaC の発現と Na$^+$/K$^+$-ATPase 活性の両方を刺激する（図 35.8）．アルドステロンの薬理学的拮抗薬は利尿薬の**スピロノラクトン** spironolactone である．

Na$^+$再吸収を阻害するサイアザイド系利尿薬（ヒドロクロロチアジド），ループ利尿薬（フロセミドなど），アミロライド，スピロノラクトンなどは臨床で広く使用されている．

表 35.1　1 日に尿中へ排泄させる窒素化合物量および主要イオン量（mmol/24 h）

尿素	尿酸	クレアチニン	アンモニア
250 〜 500	1 〜 5	7 〜 15	30 〜 50

Na$^+$	K$^+$	Cl$^-$	リン酸塩
100 〜 250	30 〜 100	150 〜 250	15 〜 40

尿素は尿中に排泄される主要な窒素化合物である．ヒトでは尿素はタンパク質異化の最終産物である．日々の尿素排泄量は栄養状態も反映し，タンパク質の摂取量に強く依存する．尿酸排泄は主に体内のプリン体分解に依存するが，プリン体の多い食事を摂ると上昇する可能性がある．クレアチニンは骨格筋のクレアチンリン酸に由来する．代謝が定常の状態では，窒素化合物の尿中排泄量は腎機能に厳密に依存する．腎不全では尿量が減少し，血中尿素窒素とクレアチニン濃度が上昇する．Na$^+$，K$^+$，Cl$^-$の尿中排泄は各々の摂取量を反映する．Na$^+$の過剰摂取や排泄障害は，高血圧を引きおこす可能性がある．アンモニアは腎臓でグルタミンとグルタミン酸の脱アミノ化により生成され，アンモニウムイオンとして排泄される．アンモニアとリン酸塩の日々の排泄量は，尿中の水素イオン排泄量に依存する（第 36 章）．平均的な成人における概算値を示す．

 臨床症例
利尿剤は浮腫，心不全，高血圧の治療に使用される

利尿薬は水と Na$^+$の排泄を促進する薬物である．**サイアザイド系利尿薬** thiazide diuretics（ベンドロフルアジドなど）は，遠位尿細管の Na$^+$と Cl$^-$の共輸送を阻害することにより，Na$^+$再吸収を減少させる．フルセミドなどの**ループ利尿薬** loop diuretics は，Henle のループ上行脚における Na$^+$再吸収を阻害し，全体として自由水排泄を促進する．K$^+$保持性利尿薬であるスピロノラクトン spironolactone はアルドステロンの競合的阻害薬であり，遠位尿細管での Na$^+$-K$^+$交換を阻害し，K$^+$排泄を減少させる．

糖アルコールであるマンニトール mannitol の投与は，浸透圧利尿を誘発する．

利尿薬による治療の最終的な効果は，尿量の増加に伴う Na$^+$と水の喪失である．肺水腫や激しい息苦しさを引きおこす心不全などの循環障害による浮腫の治療において，利尿薬の投与は重要である．また，高血圧の治療にも重要である．

 臨床症例
遺伝性のネフロン輸送障害

Gitelman（ギテルマン）症候群 Gitelman syndrome は，サイアザイド感受性 Na$^+$-Cl$^-$共輸送体（SLC12A3）をコードする遺伝子の不活性化変異により生じる．本症候群は常染色体劣性遺伝であり，ホモ接合体は一般に正常血圧である．生化学的異常としては，低 Cl$^-$性代謝性アルカローシス，低 K$^+$血症，低 Ca^{2+}尿症，時に低 Mg^{2+}血症がある．

Bartter（バーター）症候群 Bartter syndrome は，Henle のループの太い上行脚におけるイオン輸送の遺伝性欠損により生じる．新生児バーター症候群は，フロセミド感受性 Na$^+$-K$^+$-Cl$^-$共輸送体遺伝子（SLC12A2）あるいは太い上行脚にある K$^+$チャネル遺伝子（ROMK/KCNJ1）の変異に関連している．古典的なバーター症候群は，Cl$^-$チャネル遺伝子（CLCNKB）の変異に起因する．臨床症状には，多尿，多飲，低 K$^+$血症，アルカローシスがある．ネフロン輸送障害はしばしば酸塩基平衡異常を伴うことに注意が必要である．

臨床検査
腎機能の評価

臨床では，血清尿素とクレアチニンが腎不全診断の第一選択検査である（図35.9）．血清クレアチニン濃度の上昇は糸球体ろ過量 glomerular filtration rate（GFR）の低下を反映する．正常な血清クレアチニン濃度は $20 \sim 80$ mmol/L（$0.28 \sim 0.90$ mg/dL）である．GFRが50%低下すると，血清クレアチニン濃度は2倍になる．腎機能の評価に用いられるもう1つの検査は，血清尿素濃度の測定である．しかし，尿素はタンパク質異化の最終産物であるため，血漿尿素濃度は食事からのタンパク摂取量や組織の分解速度などの因子にも影響される．

腎不全になると，尿量とクレアチニン・クリアランスが減少し，血清尿素濃度とクレアチニン濃度が上昇する．尿素濃度を血中尿素窒素（BUN）として表す検査室もあることに注意が必要である．

尿素（mg/dL）を BUN（mg/dL）に変換するには，0.467をかける．

尿素（mmol/L）を BUN（mmol/L）に変換するには，1.0をかける．

尿素（mmol/L）を BUN（mg/dL）に変換するには，2.8をかける．

腎クリアランスは，物質の腎排泄効率を測定する

腎クリアランスとは，1分間に腎臓がある物質を排出する血漿量（ミリリットル単位）のことである．GFR（単位：mL/分）は腎機能の最も重要なパラメーターである．GFRは，腎尿細管で分泌も再吸収もされない多糖類イヌリンのクリアランスを測定することで推定できる．尿排泄率（V, mL/min）は尿量を採取時間で割って算出される．血漿からろ過されたイヌリンの量（すなわち，血漿中濃度 P_{in} に GFR をかけたもの）は，尿中に回収された量（すなわち，尿中濃度 U_{in} に尿排泄率 V をかけたもの）に等しい：

$$P_{in} \times GFR = U_{in} \times V \tag{1}$$

これをもとに GFR を算出する：

$$GFR = U_{in} \times V/P_{in} \tag{2}$$

GFRの平均値は男性で 120 mL/分，女性で 100 mL/分である．イヌリンの腎クリアランスは GFR と等しいが，GFR を評価するために毎回イヌリンを静脈内投与することは非現実的である．そのため，臨床では GFR の代わりにクレアチニン・クリアランスを用いる．**クレアチニンは骨格筋のクレアチンリン酸に由来する**（図35.9）．

クレアチニンの一部は腎尿細管で再吸収されるが，再吸収量に相当するクレアチニンの尿細管分泌が生じるため，クレアチニンのクリアランスはイヌリンのクリアランスと同等である（すなわち，GFR の近似値となる）．クレアチニン・クリアランスを計算するためには，血液サンプルと24時間かけて採取した尿のサンプルが必要である．まず血清中のクレアチニン濃度（P_{Cre}）と尿中のクレアチニン濃度（U_{Cre}）を測定し，計算式に従ってクレアチニン・クリアランスを算出する：

$$クレアチニン・クリアランス = U_{Cre} \times V/P_{Cre}$$

推算 GFR

現在の診療では，推算 GFR（eGFR）値は，年齢，性別，体重，人種などの因子を補正した計算式を用いて血清クレアチニン濃度から算出する．eGFR は，慢性腎臓病の分類，スクリーニング，およびモニタリングに用いられる．

シスタチン C も GFR のマーカーである

シスタチン C は，システインプロテアーゼ阻害剤ファミリーに属する 122 アミノ酸，13 kDa のタンパク質である．シスタチン C はすべての有核細胞に発現し，一定の割合で産生される．シスタチン C はすべてが糸球体でろ過されるが，尿細管からは分泌されず再吸収されて，その後異化され血漿には戻らない．血清中シスタチン C 濃度は年齢に影響されないため，小児では GFR の優先的なマーカーとなる．しかし，炎症などの因子が血清シスタチン C 濃度に影響を及ぼす可能性がある．

臨床症例
糖尿病はしばしば腎機能障害を引きおこす

1型糖尿病歴12年の37歳女性が，糖尿病専門クリニックを定期受診した．血糖コントロールは不良で，糖化ヘモグロビン（HbA_{1c}）は9%（75 mmol/mol）であった．血圧は 145/88 mmHg と軽度の上昇を認めた．血中のアルブミンを定量測定したところ，尿中タンパク質濃度は 5 mg/mmol クレアチニンであり，微量アルブミン尿であった．基準値は以下のとおり：

1. HbA_{1c}：治療中の望ましい値が 7%（53 mmol/mol）未満
2. 尿中アルブミン・クレアチニン比：3.5 mg/mmol 未満

解説

この患者は，糖尿病による糸球体損傷の結果，軽度の腎機能障害と血圧上昇がみられた．微量アルブミン尿の存在は，将来の顕性糖尿病性腎症を予測する．

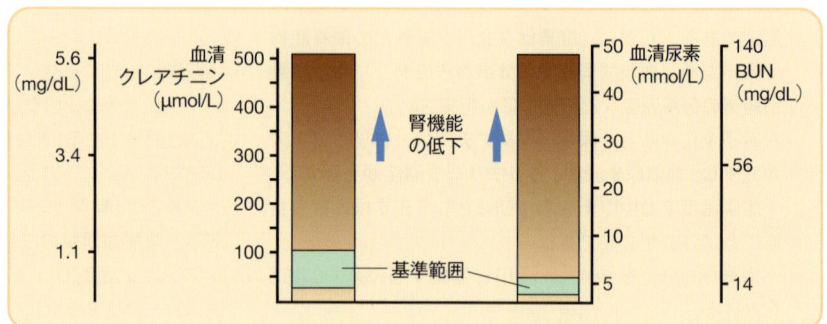

筋肉における非酵素反応

クレアチニン

クレアチンリン酸

図35.9 血清尿素とクレアチニン
(**A**)筋肉におけるクレアチンリン酸のクレアチニンへの変換. (**B**)血清尿素, クレアチニン, BUN濃度. 尿素(BUN)とクレアチニンの濃度は条件によって上昇の程度が異なることに注意. ネフロンの50%が失われると, 血清クレアチニン濃度は約2倍になる. 米国では, 血清尿素の代わりに血中尿素窒素(BUN)測定値が使用されていることに注意. 尿素(mmol/L)をBUN(mg/dL)に変換するには, 2.8をかける. クレアチニンをµmol/Lからmg/dLに変換するには, 0.0113をかける.

血清クレアチニン(µmol/L) 血清尿素(mmol/L) BUN(mg/dL)

腎機能の低下

基準範囲

25歳の男性がバイク事故で意識不明のまま入院した. 低血圧と頻脈を伴うショック症状, 頭蓋骨骨折, 四肢の多発外傷が認められた. コロイドと血液の静脈内投与による治療を行ったが, 乏尿が持続した(尿量5〜10 mL/h, 乏尿は20 mL/h未満).

入院3日目, 血清クレアチニン濃度は300 µmol/L(3.9 mg/dL)に上昇し, 尿素濃度は21.9 mmol/L(132 mg/dL)であった. BUNは21.9 mmol/L(61.3 mg/dL)であった. eGFRは22 mL/分/1.73 m²であった. 基準値は以下のとおり:

1. **血清クレアチニン**:20〜80 µmol/L(0.23〜0.90 mg/dL)
2. **血清尿素**:2.5〜6.5 mmol/L(16.2〜39 mg/dL)
3. **血中尿素窒素(BUN)**:2.5〜6.5 mmol/L(7.5〜18.2 mg/dL)
4. **eGFR**:付録を参照

解説

この若い男性は血液量減少性ショックの結果, 急性尿細管壊死による急性腎障害を発症した. その後, 緊急血液ろ過が行われた. 腎機能は最初期における尿量の増加(いわゆる利尿期)を経て2週間後に回復しはじめた.

水・電解質バランスの調節

◆ レニン-アンジオテンシン-アルドステロン

レニン-アンジオテンシン系は血圧や血管緊張を制御する

レニンは腎臓の傍糸球体装置で主に産生されるプロテアーゼである. レニンは, 腎灌流圧の低下に反応して分泌され, 緻密斑として知られる腎尿細管の細胞群へのNa⁺の供給が減少する. レニン分泌は, Gタンパク質共役型受容体, PKA, アデニル酸シクラーゼ, cAMP応答配列結合タンパク質(CREB)によって制御される. CREBは転写因子であり, 共活性化因子を呼び込んでレニン遺伝子プロモーターのcAMP応答性配列に結合し, 転写

を開始する. レニン分泌は, ノルアドレナリンやプロスタグランジン E₂ prostaglandin E₂(PGE₂)によっても刺激される.

レニン renin は, 血中糖タンパク質のアンジオテンシノーゲンから, 10個のアミノ酸ペプチドであるアンジオテンシンⅠを切断する. アンジオテンシンⅠはペプチジルジペプチダーゼ A peptidyldipeptidase A〔アンジオテンシン変換酵素 angiotensin-converting enzyme(ACE)〕の基質となる. ACE はアンジオテンシンⅠから2個のアミノ酸を取り除き, アンジオテンシンⅡ angiotensin Ⅱを産生する. アンジオテンシンの他の形態として, アンジオテンシンⅠ(1-9)があり, ACE のアイソフォームである ACE2 によって形成され, その後アンジオテンシンⅡ(1-7)に分解される. アンジオテンシンⅡ(1-7)は, アンジオテンシンⅡからエンドペプチダーゼによっても形成される. アンジオテンシンⅡはその後, アンジオテン

シンⅢとアンジオテンシンⅣに変換される（図35.10）.

アンジオテンシン受容体は心血管病の病態生理に重要である

レニン-アンジオテンシン系の産物は，細胞膜受容体である AT1，AT2，AT4，あるいはがん遺伝子 *mas* を介して作用する.

アンジオテンシンⅡは尿細管細胞および腎血管細胞上の AT1 および AT2 受容体に結合する. そのほとんどは AT1 受容体を介して作用する. AT1 受容体は血管平滑筋を収縮させ，血圧を上昇させ，腎血流と GFR を低下させる. **AT1 受容体の活性化 AT1 receptor activation** は，G タンパク質とホスホリパーゼ C のシグナル伝達を介して，アルドステロンの分泌と血管平滑筋細胞の増殖も促進する. 一般に，AT1 受容体の活性化は心血管病の発症に影響を与える. 炎症の刺激や，細胞外マトリックスの沈着，**活性酸素種（ROS）**の産生などで，影響を与える.

易血栓形成性も示す. これらの反応は AT2 受容体の刺激により対抗され，AT2 受容体が刺激されると，NO 産生により血管拡張が生じ，Na^+ 排泄が増加し，血管平滑筋細胞の増殖が抑制される. アンジオテンシンⅡ（1-7）はいわゆる MAS 受容体（AT1 および AT2 に結合しうる）に作用し，心保護的にはたらく. 現在，ACE を阻害して（ACE2 は阻害しない）アンジオテンシンⅡの産生を抑制する薬剤（ACE 阻害薬：ラミプリル，リシノプリル，エナラプリルなど）やアンジオテンシン受容体拮抗薬（ARB）（カンデサルタン，ロサルタンなど）は，**高血圧症 hypertension** や**心不全 heart failure** の治療に広く用いられている.

アルドステロンは Na^+ および K^+ の恒常性を制御する

アルドステロンはミネラルコルチコイドホルモンであり（**第14章**），副腎皮質で産生される. アルドステロンは細胞外液量や血管緊張を制御し，腎臓の Na^+ および

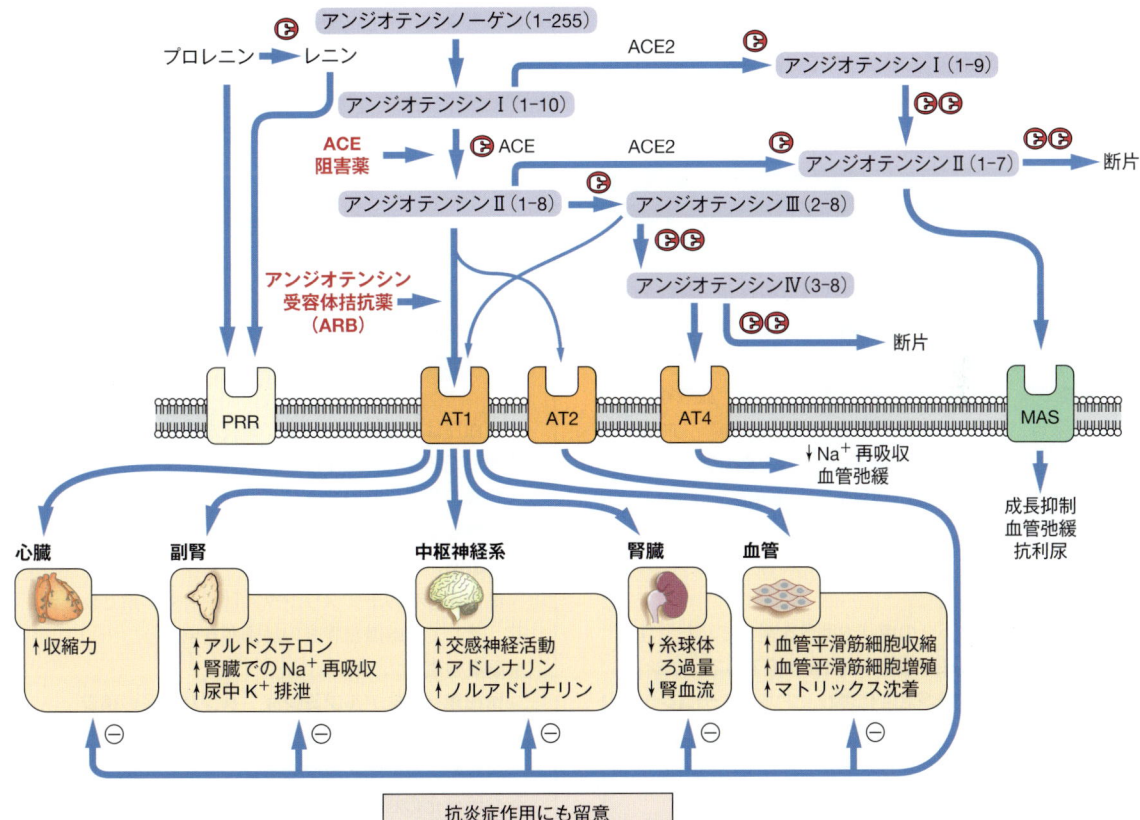

図 35.10　レニン-アンジオテンシン-アルドステロン系

レニンはアンジオテンシノーゲンをアンジオテンシンⅠ（Ang Ⅰ）に変換する. Ang Ⅰはアンジオテンシン変換酵素（ACE）により Ang Ⅱに変換される. ACE により，他のアンジオテンシンペプチドもまた産生される. アンジオテンシンの細胞への作用は，アンジオテンシンⅠ型（AT1）受容体，2 型（AT2）受容体，MAS 受容体によって調節される. MAS 受容体は Ang(1-7)と結合する受容体である. レニン-アンジオテンシン-アルドステロン系は 2 種類の主要な降圧薬のターゲットとなっている. 1 つは ACE 阻害薬（ラミプリルやエナラプリルなど），もう 1 つは AT1 受容体拮抗薬（ロサルタンなど）である ACE 阻害薬はまた心不全治療薬としても広く使われている. AT1 受容体は例えばロサルタンなどによって阻害され，AT2 受容体はサララシンによって阻害される. ACE：アンジオテンシン変換酵素，AT1：アンジオテンシン 1 型受容体，AT2：アンジオテンシン 2 型受容体，PRR：（プロ）レニン受容体.

K^+ の輸送を調整する．主に腎集合管に存在する，上皮細胞の細胞質にあるミネラルコルチコイド受容体と結合する．アルドステロンは，Na^+/K^+-ATPase を短期的および長期的に制御し，近位尿細管の Na^+/H^+ 交換輸送体 3 型や遠位尿細管の Na^+/Cl^- 共輸送体，腎集合管の上皮型 Na^+ チャネルも制御する．統合的な結果として，Na^+ 再吸収が増加し，K^+ および H^+ の排泄が増加する．

ナトリウム利尿ペプチド

ナトリウム利尿ペプチドは Na^+ 排泄を促進し，血圧を低下させ，また，心不全マーカーとしても重要である

　ナトリウム利尿ペプチドとして知られるペプチドファミリーは，体液量の制御に関連する．心房性ナトリウム利尿ペプチド atrial natriuretic peptide（ANP）および脳性ナトリウム利尿ペプチド brain natriuretic peptide（BNP）が，ナトリウム利尿ペプチドの主要な 2 つである．ANP は 126 個のアミノ酸からなるプロペプチド（pro-ANP）として主に心房で合成される．その後，N 末端から 98 個のアミノ酸からなるペプチドと，28 個のアミノ酸からなり生理学的活性をもつ ANP に切断される．BNP は 108 個のアミノ酸からなるプロペプチドとして心室で合成される．その後，N 末端から 76 個のアミノ酸からなるペプチドと，32 個のアミノ酸からなり生理学的活性をもつ BNP に切断される．BNP32 という名称は，ブタ

臨床症例
レニン-アンジオテンシン-アルドステロン系と心不全

　前壁心筋梗塞の既往がある 65 歳の男性が，易疲労感の増強や息切れ，足首の浮腫を訴えた．身体診察では，軽度の頻脈および頸動脈怒張を認めた．心臓超音波検査では，左室収縮機能の低下を認めた．血液検査の結果は，Na^+ 140 mmol/L，K^+ 3.5 mmol/L，血清タンパク質 34 g/dL（正常域 35 〜 45），クレアチニン 80 μmol/L（0.90 mg/dL），尿素 7.5 mmol/L（45 mg/dL），BUN 7.5 mmol/L（21 mg/dL）であった．

解説
　この患者は，心不全の症状や徴候を呈していた．左心室機能障害により，腎臓への血流が低下してレニン-アンジオテンシン系が活性化され，アルドステロン分泌が刺激された．アルドステロンは腎臓での Na^+ 再吸収を増加や水保持を生じ，それに伴い細胞外液量が増加し浮腫を増悪させた．

　基準値は以下のとおり：
　Na^+：135 〜 145 mmol/L
　K^+：3.5 〜 5.0 mmol/L
　HCO_3^-：20 〜 25 mmol/L
　尿素：2.5 〜 6.5 mmol/L（16.2 〜 39 mg/dL）
　血中尿素窒素（BUN）：2.5 〜 6.5 mmol/L
　　（7.5 〜 18.2 mg/dL）

臨床症例
高血圧症はよくみられる病気である

　高血圧症は，不適切な動脈血圧の上昇を特徴とする病態であり，さまざまな血管合併症のリスクとなる．世界保健機関（WHO）によると，高血圧症に罹患している人数は，世界で 12 億 8000 万人と推定されている（2021 年のデータより）．

　高血圧症は，最も強力な心血管危険因子であるが，是正も可能である（参考文献：Olsen et al., 2016）．動脈性高血圧は "本態性（一次性）" と "二次性" に分類される．本態性高血圧の原因はまだ特定されていないが，神経，内分泌，代謝を含む複数の遺伝因子と環境因子が関与していることが知られている．高塩分食は高血圧発症の一因である．収縮期血圧 140 mmHg 以上あるいは拡張期血圧 90 mmHg 以上が高血圧症と定義される．血圧の最適値は，120/80 mmHg を下回ることであるが，血圧と心血管リスクの関係性は連続的であり，独立した 2 つの値ではないことに注意が必要である．

　二次性高血圧には，二次性高アルドステロン症（腎動脈狭窄による：腎血管性高血圧）につながるレニン活性亢進による高血圧，まれな原発性アルドステロン症，褐色細胞腫，Cushing 症候群，肥満，多発性嚢胞腎や糖尿病性腎症などの腎疾患による高血圧などがある．

　高血圧は，脳，眼，心臓，腎臓などの末梢臓器に障害をもたらす（図 35.11）．高血圧は血管壁の機能的および構造的変化を引きおこし，これには内皮機能障害，血管壁リモデリング，アテローム性動脈硬化性変化が含まれる．

　高血圧患者のモニタリングには，身体診察と血圧測定，そして末端臓器障害の評価が含まれる：
- 眼底検査
- 腎機能，特にアルブミン尿・タンパク尿の検査
- 心電図と心エコーで左室肥大（最も多い合併症），心房細動，冠動脈疾患や心不全の有無を検査
- 動脈硬化の程度を評価するための頸動脈-大腿脈波伝播速度の検査

　高血圧の治療に用いられる薬剤には，利尿薬，アドレナリン受容体を遮断する薬剤，アンジオテンシン変換酵素の阻害薬，アンジオテンシン AT1 受容体の拮抗薬などがある．高血圧の診断と治療の基準は定期的に更新される．したがって，臨床医は最新の診断基準と治療を参照することが重要である．

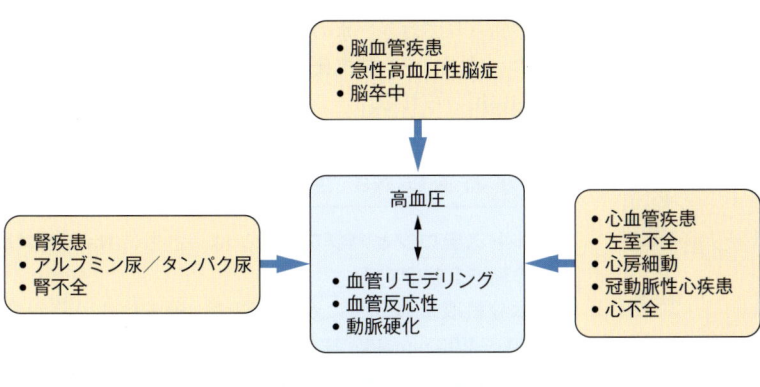

図 35.11　高血圧症における末梢臓器障害
血管の変化は高血圧症の合併症に共通して認められる.

 臨床症例
高アルドステロン血症は高血圧症においてよく認められる

　原発性アルドステロン症はまれであり，異常な副腎活動の結果として生じる. 単なる副腎腫瘍や，副腎腺腫〔Conn（コン）症候群 Conn syndrome〕の結果として生じる可能性もある. レニン分泌の増加による二次性高アルドステロン血症は，より頻度が高い. **褐色細胞腫 pheochromocytoma** はカテコールアミン産生腫瘍であり，高血圧患者の約 0.1％を占める. 外科的切除が可能であるため，褐色細胞腫と正確に診断することが重要である（第 26 章）.

 臨床検査
脳性ナトリウム利尿ペプチド（BNP）プロペプチドを用いた診断

　BNP プロペプチドは，血漿中に活性体と同じモル量が存在する. つまり，心不全において pro-BNP（1-76）は BNP 32 よりも高値を示す. 同様に，pro-ANP（1-98）は生理学的活性を有する 1-28 ANP よりも血漿中の半減期が長いため，循環血液中濃度はより高値を示す. 臨床検査室で測定されるのはプロペプチドである.

　ANP と BNP の濃度は心不全で上昇する. これらの測定は，息切れなどの非特異的な症状を呈する患者について，心不全を対象疾患から除外するのに特に有用である.

の脳から単離されたことに由来する. ジスルフィド結合があるため，すべてのナトリウム利尿ペプチドはリング状構造を有する.

　ナトリウム利尿ペプチドは Na$^+$ 排泄を亢進し，血圧を低下させる. ANP および BNP は，動脈の伸展や過剰な血管容積に反応して分泌される. ANP や BNP は G タンパク質関連受容体と結合する. A 型受容体は主に血管内皮細胞に存在し，B 型受容体は脳に存在する. これらのナトリウム利尿ペプチドに対し，異なる受容体間で相互活性が存在する. シグナル伝達経路には 2 つのグアニル酸シクラーゼがあり，そのうちの 1 つは NO によって刺激される. 生成された cGMP は PKC とホスホジエステラーゼに作用し，cAMP 合成を制御する.

バソプレシンとアクアポリン

バソプレシンは腎臓の水再吸収を制御する

　下垂体後葉ホルモンであるバソプレシン〔**抗利尿ホルモン antidiuretic hormone（ADH）**としても知られる〕は，膜の水チャネルである**アクアポリン aquaporin（AQP）**を介して，腎集合管での水の再吸収を制御する.

　バソプレシンは，腎集合管で水の再吸収を管理する. バソプレシンは視床下部で合成され，下垂体後葉へと軸索に沿って運ばれる. そして分泌が行われるまで，バソプレシンは下垂体後葉に蓄えられる. 集合管にある尿細管細胞膜に局在する受容体とバソプレシンは結合する（図 35.12）. 受容体は G タンパク質と共役し，プロテインキナーゼ A（PKA）を活性化する. PKA はアクアポリン 2 aquaporin 2（AQP2）をリン酸化する. この刺激により，AQP2 は細胞膜へと移動し，集合管での水再吸収を増加させる. バソプレシンの分泌が抑制されると，希釈尿が産生される. バソプレシンを十分に抑制できないと，尿を血漿のモル浸透圧濃度以下に希釈することができなくなる.

アクアポリンは水を輸送する膜チャネルタンパク質である

　アクアポリン水チャネルを**図 35.13** に示す. AQP2，AQP3 は腎集合管に存在し，バソプレシンの制御を受ける. AQP1 は近位尿細管や Henle のループ下行脚に発現し，バソプレシンによる制御は受けない.

バソプレシン分泌不全とアクアポリン欠損が尿崩症を引きおこす

　バソプレシンが不足すると，**尿崩症 diabetes insipidus** を引きおこす. バソプレシン受容体遺伝子や *AQP2* 遺伝子の変異は，異なるタイプの**腎性尿崩症**

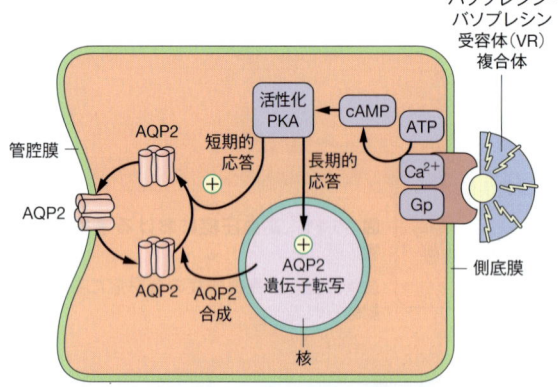

図 35.12　バソプレシンは集合管での水再吸収を調節する

バソプレシンは，アクアポリン 2（AQP2）水チャネルを制御する．バソプレシンは受容体（VR）と結合し，G タンパク質（Gp）を介して，cAMP 産生を刺激する．次に，cAMP はプロテインキナーゼ A（PKA）を活性化する．PKA は細胞質の AQP2 をリン酸化することで，細胞膜への移動を誘導し，水輸送能力を強化する．バソプレシンはまた，AQP2 遺伝子発現も調節する．

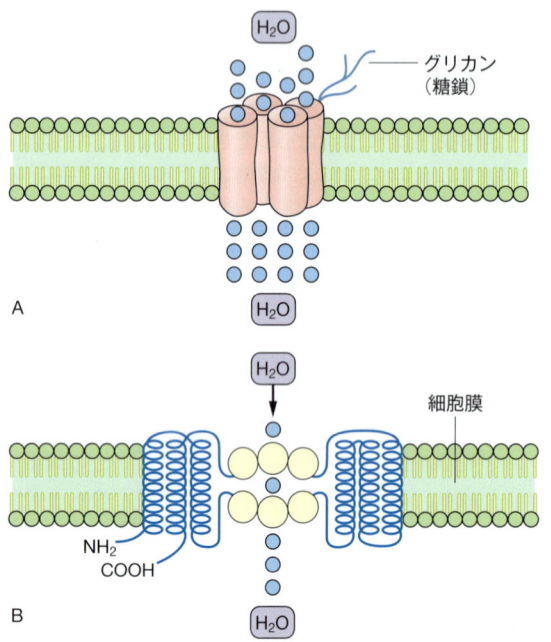

図 35.13　アクアポリン水チャネル

(A) アクアポリン 1 は，マルチサブユニット水チャネルである．**(B)** 2 つの単量体のいずれも縦列反復する 2 つの構造を有し，その 2 つの構造はいずれも 3 つの膜貫通領域からなり，膜に埋め込まれたループに結合する．

nephrogenic diabetes insipidus を引きおこす．どちらの病態でも，大量の希薄尿が排泄され，脱水症状を引きおこす．バソプレシンの合成類似体である**デスモプレシン desmopressin** は，尿崩症の治療に用いられる．

頭蓋内疾患あるいは重度の外傷，感染症，外科手術後には，バソプレシンの過剰分泌が生じる可能性がある．これは**抗利尿ホルモン不適切分泌症候群 syndrome of inappropriate antidiuretic hormone secretion（SIADH）**と

して知られており，水の貯留をおこす．トルバプタンなどのバソプレシン拮抗薬は，重度低 Na^+ 血症の治療に補助的に用いられる．

🔴 水および Na^+ 恒常性の統合

アルドステロンとバソプレシンは，ともに Na^+ および水の輸送を制御する

水分摂取量の変化にかかわらず，通常は狭い範囲内（280 ～ 295 mmol/kg H_2O）に血漿浸透圧が維持される．バソプレシンは，浸透圧と体液量の両方の変化に反応しながら，体液量を調節することによって浸透圧を制御する．血漿浸透圧のごくわずかな上昇（約 1％）に反応する脳視床下部の浸透圧受容体からのシグナルにより，バソプレシンの分泌や口渇が刺激される．循環血液量の減少（10％以上）によってもバソプレシンは分泌される．

脱水により血漿量，腎血流量および GFR は低下する

脱水 dehydration 時には，腎血流量の低下によりレニン-アンジオテンシン-アルドステロン系が刺激され，尿中への Na^+ 排泄抑制と体液貯留が生じる．同時に，脱水により血漿浸透圧が増加する．この刺激により，バソプレシンの分泌が促進され，その結果として尿量減少が生じる．したがって，**脱水に対する全体的な反応は，Na^+ および水保持である**（図 35.14）．

過剰な水は，血漿量や腎血流，GFR を増加させる

水過剰の場合，レニンの産生は抑制される．低アルドステロン濃度により尿中へ Na^+ が排泄される．血漿浸透圧は低下する．この浸透圧の低下を浸透圧受容体が感知し，バソプレシンの分泌を抑制する．バソプレシン分泌の抑制は水の尿中への排泄量を増加させる．口渇も抑制され，飲水量が減少する．したがって，**水過剰に対する反応は，Na^+ および水の尿中への排泄が増加することである**．

🔴 血漿 Na^+ 濃度

血漿 Na^+ 濃度の異常は，脱水および水分過剰と密接な関連がある

正常な血漿 Na^+ 濃度は 135 ～ 145 mmol/L（mEq/L）である．Na^+ 濃度の異常は臨床的に重要であり，水バランスと密接に関連している．水分喪失と Na^+ 喪失はしばしば併発し，低 Na^+ 血症になるか高 Na^+ 血症になるかは，Na^+ 喪失と水分喪失の相対的な変化量により決まる．

過剰な体液喪失後に発症する臨床的異常は，喪失した体液のイオン組成に依存する

例えば，**汗 sweat** は細胞外液よりも Na^+ 含有量は少ないため，汗を過剰にかくことで主に水が喪失し，細胞

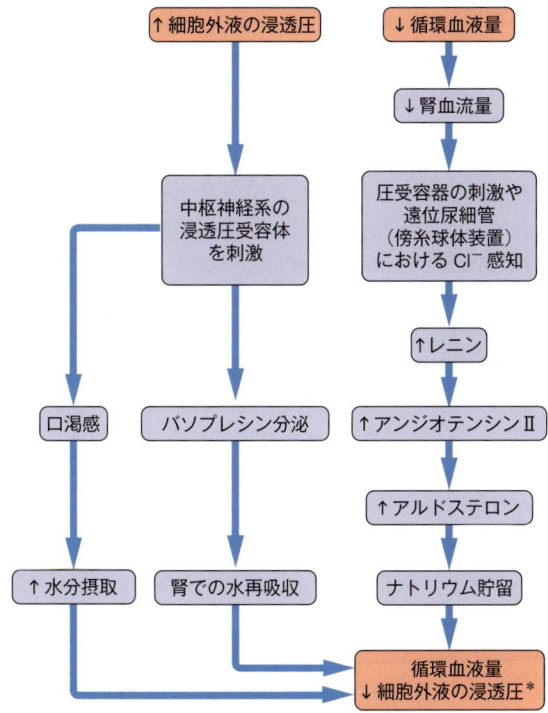

図 35.14　水代謝と Na⁺代謝とは密接に相関する

細胞外液における浸透圧物質濃度が増加すると，バソプレシン分泌が刺激され，腎臓での水再吸収が増加する．それに伴い，細胞外液は"希釈"され浸透圧物質濃度は減少する．この反応は口渇刺激によって強化される．血漿量の減少時にも，圧感受性受容体（圧受容体）を刺激することで，傍糸球体装置での水保持が刺激される．これにより，レニン-アンジオテンシン-アルドステロン系が活性化され，ナトリウムの再吸収が増加する．
＊：水保持が Na⁺保持よりも相対的に強くなれば，浸透圧物質濃度は減少することに注意.

外液の Na⁺が"濃縮"して高カリウム血症を引きおこす．一方で，**腸液 intestinal fluid** の Na⁺濃度は血漿と同程度であるが，K⁺含有量は非常に多い．したがって，（例えば重度の下痢による）腸液の喪失は，脱水および低カリウム血症を引きおこすが，血漿 Na⁺濃度は変化しないケースが多い（**表 35.2**）．

　低ナトリウム血症 hyponatremia は，水が過剰であるために通常細胞外液が"希釈"されていることを示唆している．低 Na⁺血症は，強迫的飲水のように水分の過剰摂取によって引きおこされることもあれば，（多くの場合は）SIADH のように水分の貯留によって引きおこされることもある．また，慢性的な下痢や嘔吐で Na⁺が大量に喪失した場合，あるいは（まれに）アジソン病におけるアルドステロン欠乏症によって生じることもある．低 Na⁺血症は，発汗を伴う激しい運動中のアスリートが低張水を飲水し，細胞外液を"希釈"した場合に観察される．

高ナトリウム血症は最も一般的に脱水と関連している

　高ナトリウム血症 hypernatremia は（水分の喪失など

表 35.2　体液中の電解質構成

	Na⁺ (mmol/L)	K⁺ (mmol/L)	重炭酸イオン (HCO₃⁻) (mmol/L)	Cl⁻ (mmol/L)
血漿	140	4	25	100
胃液	50 〜 70	10	—	90 〜 120
小腸液	140	10	さまざま	70
下痢便	50 〜 140	30 〜 70	20 〜 80	さまざま
胆汁，胸水，腹水	140	5	40	100
汗	12	10	—	12

血漿量と同様の電解質量を有する液体の喪失は，血清電解質濃度が正常な脱水を引きおこす．一方で，喪失した液体中の Na⁺含量が血漿よりも少ない場合（例えば汗など），高ナトリウム血症を伴う脱水が生じる可能性がある．通常，水分過剰は低ナトリウム血症を伴う．
(Dominiczak MH, editor: Seminars in Clinical Biochemistry, 2nd ed, Glasgow, Glasgow University, 1997 より許可を得て引用)．

により）細胞外液が"濃縮"されていることを意味する．高ナトリウム血症は，水分摂取量の減少（十分な水分摂取ができない病気の高齢者など），あるいは下痢，嘔吐，糖尿病（尿糖による浸透圧利尿が原因）などによる水分の過剰喪失による脱水と関連することが最も多い．また，

ナトリウム塩の過剰投与（例えば，蘇生中に注入される炭酸水素ナトリウム）によってもおこることがある．

重度の高ナトリウム血症も低ナトリウム血症も神経症状を引きおこす

　低ナトリウム血症では，主に低浸透圧とそれに伴う脳腫脹の症状が生じる．Na^+は血液脳関門を通過しないため，低ナトリウム血症および低浸透圧は脳内への体液の浸入を引きおこす．慢性的な高ナトリウム血症も脳障害をおこすことがある．低ナトリウム血症や高ナトリウム血症をあまりにも早急に是正すると，神経症状を悪化させる可能性があるため，適切なスピードで治療を進めることが重要である（**参考文献**参照）．

🟥 血漿 K^+ 濃度

血漿 K^+ 濃度の異常は不整脈のリスクである

　正常血漿 K^+ 濃度は 3.5 ～ 5.0 mmol/L（mEq/L，**図35.15**）である．血漿に比して細胞内の K^+ 濃度の方がはるかに高いため，細胞外液と細胞内液の間の K^+ の移動が比較的わずかであっても，血清 K^+ 濃度は大きく変化する．高濃度および低濃度の K^+（それぞれ**高カリウム血症**および**低カリウム血症**）は，心筋に影響を及ぼし，不整脈を引きおこすことで生命を脅かす可能性がある．

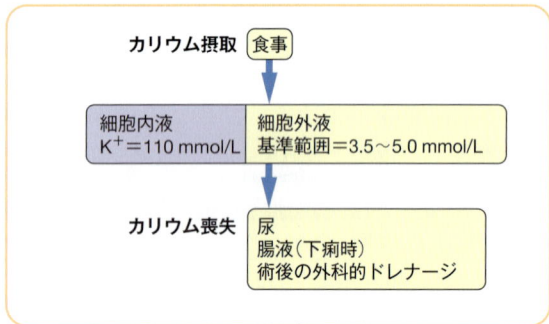

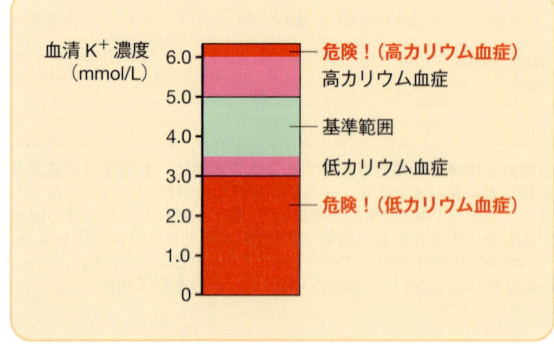

図35.15　K^+ バランス
血清 K^+ 濃度は狭い範囲内で維持されている．K^+ は心筋の収縮に影響を与えるため，低カリウム血症および高カリウム血症のいずれも危険である．一般に，血清 K^+ 濃度が 6.0 mmol/L を超える場合や，2.5 mmol/L を下回る場合は緊急処置を要する．上図は，K^+ 喪失の主要な原因を示している．

　心電図では，高カリウム血症は P 波の消失，特徴的なテント状 T 波や QRS 幅の延長を引きおこすことがある．一方で，低カリウム血症は，PR 延長，P 波増高，T 波平坦化や U 波増大を引きおこすことがある．低カリウム血症の他の症状としては，疲労，筋力低下，腹部膨満感や便秘などの消化器症状がある．非常にまれな病態として，手足の筋肉に影響を及ぼす，**低カリウム血症性周期性四肢まひ** hypokalemic periodic paralysis が知られている．

血漿 K^+ 濃度のモニタリングは基本的に重要である．

　血漿 K^+ 濃度が正常範囲を外れると，合併症のリスクが高まる．血漿 K^+ 濃度が 2.5 mmol/L を下回ったり，6.0 mmol/L を超えると生命の危機である（**図35.15**）．腎不全は重度の高カリウム血症をきたす最も主要な原因である．腎不全では尿中への K^+ 排泄が十分に行えないからである．一方で，低カリウム血症は通常，尿や胃腸管への過剰な喪失によって生じ，下痢による喪失は重要な原因となる．高アルドステロン血症も低カリウム血症を引きおこす．通常，K^+ 喪失の 90% 以上は腎臓に起因し，利尿薬による治療は高カリウム血症および低カリウム血症のいずれも惹起する場合がある（これは使用する利尿薬の種類によって異なる）．同様に，コントロール不良の糖尿病は低カリウム血症，または，まれに高カリウム血症を呈することがある（**第31章**）．

　血漿 K^+ 濃度の変化は，酸塩基平衡異常とも関連しており，アルカローシスは低カリウム血症に，アシドーシスは高カリウム血症につながる（**第36章**）．

🟥 血漿 Mg^{2+} 濃度

　Mg^{2+} は ATP と複合体を形成し，多くの酵素の補因子となる．Mg^{2+} はタンパク質，RNA，DNA，細胞の基礎構造に結合する．Mg^{2+} の 60% は骨に，20% は筋肉に存在する．細胞外液には約 1% しか Mg^{2+} は存在しない（**図35.16**）．マグネシウムの欠乏は，テタニーや不整脈を引きおこす．

　低マグネシウム血症は，高マグネシウム血症よりもはるかに生じやすい．低マグネシウム血症は，低カリウム血症と同様に，リフィーディング症候群で生じるように，Mg^{2+} が細胞内へと取り込まれるときに，細胞コンパートメント間を移動する結果として生じることがある．また低マグネシウム血症は，腎臓あるいは腸からの損失増加（後者は特に重症または慢性的な下痢の場合）に起因することもある．

　低マグネシウム血症は，シスプラチンやシクロスポリン A，ゲンタマイシンなどの免疫抑制剤による薬物治療中にも発症する．免疫抑制剤治療中の Mg^{2+} 喪失は，Na^+ 輸送への影響と同様に，ERK1，2 シグナル伝達経路によって引きおこされるようである．

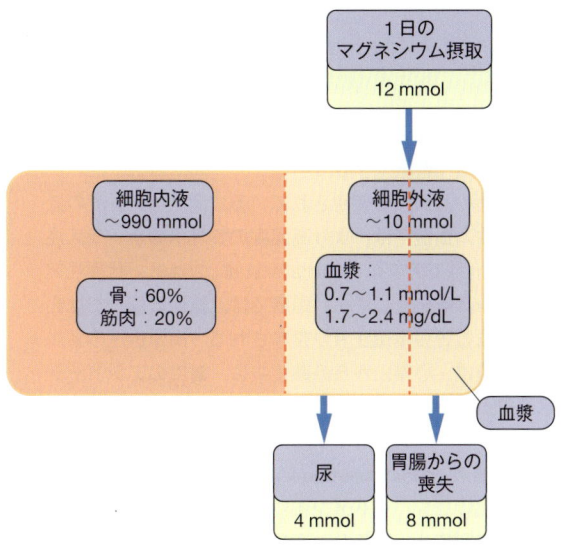

図 35.16　マグネシウムバランス

マグネシウムはほとんどが細胞内イオンである．消化管の疾患では，マグネシウムが失われる可能性があることに注意する．細胞外液が血漿とそれ以外の分画からなることを，右側の破線によって示している．

　臨床医にとって，Mg^{2+} 欠乏が低カルシウム血症や低カリウム血症の原因あるいは悪化要因となること，また，低マグネシウム血症が改善するまではこれらの病態が治療抵抗性となること，を覚えておくことは重要である．重度のマグネシウム欠乏は，それ自体が心臓や神経症状を引きおこす．

● 臨床における水と電解質状態の評価

　患者の水分と電解質のバランスを評価するには，身体診察や病歴に加えて，次に述べる測定検査が要求される：

- 血清電解質濃度 serum electrolyte concentration：Na^+，K^+，Cl^-，HCO_3^- 濃度
- 血清尿素（血中尿素窒素）およびクレアチニン
- 尿量，尿浸透圧，尿中 Na^+ 濃度
- 血清浸透圧 serum osmolality
- 水分バランスグラフ fluid balance chart：日々の水分摂取および喪失量の記録

理論を実践へ：水分と電解質異常の管理

　臨床医が行う論理的思考の最終段階では，患者について行った評価を臨床現場での実践に移すことである．図 35.17 は，静脈内輸液による治療を開始する前に行うべき臨床的判断の行程を示している．これには，診察，臨床検査値，および水バランスデータの結果を統合して，投与する輸液の種類，量，および投与速度を定めた治療計画を策定することが含まれる．

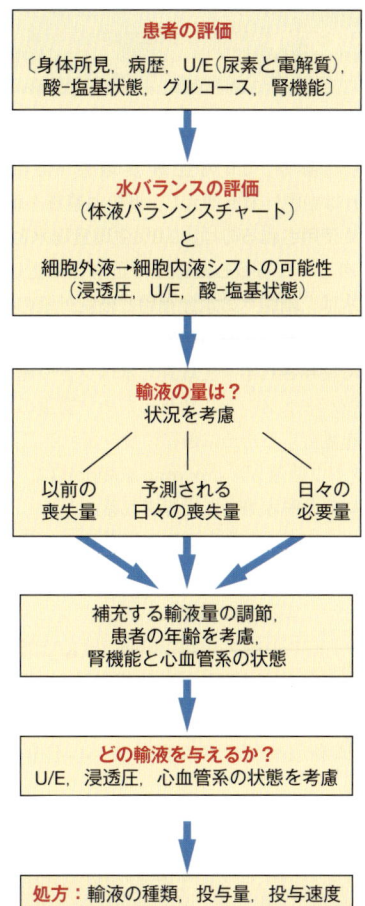

図 35.17　静脈内治療の計画

静脈内治療の計画 輸液および電解質補給を開始する前に考慮すべき要素 U/E．尿素および電解質．

まとめ

- 水分不足（脱水）および水分過剰（体液量過剰）のいずれも臨床において重大な問題をおこす場合がある．したがって，水および電解質バランスを考察することは，臨床において重要である．
- 体液バランスは溶解イオン（電解質）のバランスと密接に関連している．なかでも，Na^+ と K^+ は最も重要なイオンである．
- Na^+/K^+-ATPase は，細胞とその周囲の間のイオン勾配，電位，細胞内イオン輸送システムの維持に不可欠である．また，Na^+/K^+-ATPase は細胞の水分補給と容積を制御している．
- 細胞外液と細胞内液間の水の移動は浸透圧勾配によって制御されている．
- 血管腔と間質液との間の水の移動は，浸透圧および静水圧によって制御されている．
- 水および電解質バランスの主要な規定因子は，バソプ

> **臨床症例**
> 利用可能な静脈内輸液はコロイド溶液と晶質液に分けられる
>
> 　晶質溶液 crystalloid solution は主に水分補給のために使用されるが，**0.9％生理食塩水 the 0.9％ saline solution** は細胞外液を増大し，多少血漿量も増加させる．最もよく使用されるのは，0.9％生理食塩水と5％ブドウ糖液である．どちらも浸透圧は正常値に近い．**0.9％生理食塩水**は，細胞への水分補給と細胞外液の拡張に使用され，正常ナトリウム血症または低ナトリウム血症の患者によく投与される．生理食塩水はブドウ糖よりも長く血漿コンパートメントに留まるため，重度の脱水患者の血漿量を維持するために最初に投与されることが多い．
>
> 　**5％ブドウ糖液 5％ dextrose solution** は，高ナトリウム血症に伴う脱水患者に投与される．
>
> 　5％ブドウ糖液を投与すると，グルコースは細胞に取り込まれて代謝され，余分な水分が残るため細胞外液と細胞内液を“希釈”する．
>
> 　その他の晶質液も使用されている．例えば，重度の低ナトリウム血症では，より高濃度の食塩水のボーラス注射が行われ（参考文献：Verbalis et al., 2013），代謝性アシドーシスをおこしやすい患者では，重炭酸塩または乳酸塩を含む等張浸透圧液が投与される．高浸透圧の重炭酸塩溶液は，心停止からの蘇生中に，重度のアシドーシスを是正するために静脈内投与される．
>
> 　**アルブミン albumin** や**デキストラン dextran** などの**コロイド溶液 colloid solution** は，投与後，晶質溶液よりも長く血漿コンパートメントに留まる．重度の血管内容量減少症例では，緊急の血漿増加剤として使用される．

レシン（水）とアルドステロン（Na^+ と K^+）である．

- レニン-アンジオテンシン-アルドステロン系は，血圧および血管緊張の主要な規定因子である．
- ナトリウム利尿ペプチドの測定は，心不全の診断に役立つ．

アクティブラーニング

(1) 細胞膜を介したイオン勾配の維持における Na^+/K^+-ATPase の役割を述べなさい．

(2) Na^+ と水分のバランス維持におけるレニン-アンジオテンシン-アルドステロン系のはたらきを説明しなさい．

(3) 水分の喪失で生じる細胞外液と細胞内液との間での水の動きを述べなさい．

(4) 血漿アルブミン濃度が低い場合に浮腫が生じるのはなぜか．

(5) 高カリウム血症の最も一般的な原因は何か？

(6) 慢性下痢ではどのような水分・電解質異常が予想されるか？

参考文献

Adrogue HJ, Madias NE. Hyponatremia. *N Engl J Med*. 2000;342:1581–1589.

Benzing T, Salant D. Insights into glomerular filtration andalbuminuria. *N Engl J Med*. 2021;384:1437–1446.

Capolongo G, Suzumoto Y, D'Acierno M, Simeoni M, Capasso G, Zacchia M. ERK1,2 signalling pathway along the nephron and its role in acid-base and electrolyte disturbances. *Int J Mol Sci*. 2019;20:4153–4166.

Ellison DH, Berl T. The syndrome of inappropriate antidiuresis. *N Engl J Med*. 2007;356:2064–2072.

Frost P. Intravenous fluid therapy in adult inpatients. *BMJ (Clin Res Ed)*. 2015;350:g7620.

Gumz ML, Rabinowitz L, Wingo C. An integrated view of potassium homeostasis. *n Engl J Med*. 2015;373:60–72.

Olsen MH, Angell SY, Asma S, Boutouyrie P, Burger D, Chirinos JA, et al. A call to action and a lifecourse strategy to address the global burden of raised blood pressure on current and future generations: the Lancet Commission on hypertension. *Lancet*. 2016;388:2665–2712.

Richards AM, Troughton RW. Use of natriuretic peptides to guide and monitor heart failure therapy. *Clin Chem*. 2012;58:62–71.

Schmieder RE, Hilgers KF, Schlaich MP, et al. Renin-angiotensin system and cardiovascular risk. *Lancet*. 2007;369:1208–1219.

Schrier RW. Body water homeostasis: Clinical disorders of urinary dilution and concentration. *J Am Soc Nephrology*. 2006;17:1820–1832.

Sterns RH. Disorders of plasma sodium–causes, consequences, and correction. *N Engl J Med*. 2015;372:55–65.

Swaminathan R. Magnesium metabolism and its disorders. *Clin Biochem Rev*. 2003;24:47–66.

Verbalis JG, Goldsmith SR, Greenberg A, et al. Diagnosis, evaluation, and treatment of hyponatremia: expert panel recommendations. *Am J Med*. 2013;126:S5–S41.

Verkman AS. Aquaporins in clinical medicine. *Annu Rev Med*. 2012;63:303–316.

関連ウェブサイト

British Consensus Guidelines British Consensus Guidelines on Intravenous Fluid Therapy for Adult Surgical Patients 2011: http://www.bapen.org.uk/pdfs/bapen_pubs/giftasup.pdf Accessed April 2021

NICE Guidance, April 2021 NICE Guidance. Intravenous fluid therapy in adults in hospital https://www.nice.org.uk/guidance/cg174/chapter/1-recommendations Accessed April 2021

NICE Guidance, April 2021 World Health Organization (WHO). Hypertension. https://www.who.int/news-room/fact-sheets/detail/hypertension Accessed March 2022

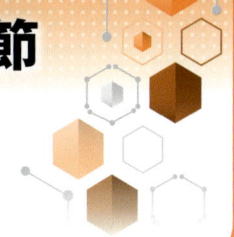

第36章 肺と水素イオン濃度の調節（酸-塩基平衡）

Marek H. Dominiczak[*]

本章で学ぶこと

本章の到達目標
- 重炭酸緩衝系の性質を説明できる.
- 肺のガス交換について説明できる.
- 呼吸性および代謝性の酸 - 塩基平衡の調節を説明できる.
- アシドーシスとアルカローシスの定義を理解し分類できる.
- 酸-塩基平衡の調節不全に関連した臨床症状について説明できる.

はじめに

代謝は酸を産生する

　細胞内の代謝は二酸化炭素を産生する. 二酸化炭素（CO_2）は水に溶解し炭酸になるが, それによって水素イオン（H^+）を放出する. これは揮発性酸と呼ばれる. CO_2以外の物質に由来する酸は不揮発性酸として知られている. 定義上, それらの**不揮発性酸 nonvolatile acid** は肺を通して排出することができず, 腎臓を介して排泄される. 不揮発性酸の正味の生成量は, 約50 mmol/24 h である.

　乳酸は嫌気的解糖で生成されることから, 血漿中の乳酸値の上昇は低酸素症の指標となる. ケト酸（アセト酢酸や β-ヒドロキシ酪酸）は糖尿病において重要である（第31章）. 含硫アミノ酸およびリン含有化合物の代謝も無機酸を生成する.

　生成される H^+ の量にかかわらず, H^+ の血液濃度（その負の対数として表記される, pH）は常に一定であり, 35〜45 nmol/L（pH7.35〜7.45）に保たれる. 安定した pH の維持は生体に不可欠である. なぜなら, pH が不安定であるとタンパク質のイオン化に影響を及ぼし（第2章）, その結果, タンパク質のコンフォメーション変化が酵素やイオンチャネルなどの他の生物学的活性分子の活性にも影響するためである. pH の低下は交感神経の緊張を高め, 心臓の不整脈の発症につながる可能性があ

る. また, pH と二酸化炭素の分圧（pCO_2）は, ヘモグロビン hemoglobin（Hb）飽和曲線の形, ひいては組織の酸素化に影響する（第5章）.

酸-塩基平衡の調節は肺, 赤血球および腎臓で行われる

　酸-塩基平衡の維持には, 肺, 赤血球および腎臓が重要である（図36.1）. 肺では, 血液と空気との間で二酸化炭素と酸素のガス交換が行われる. 赤血球は, 肺と組織との間でガスの輸送を行う. 腎臓では, 血漿中の**重炭酸イオン（HCO_3^-）** の合成と H^+ の排泄を調節する.

臨床との関連

　酸-塩基平衡を理解することは, 一般的な診療行為において重要となる. なぜなら, 酸-塩基平衡の異常は診療科を問わず患者に影響を及ぼすからである.

体内の緩衝系：酸-塩基平衡の呼吸成分および代謝成分

血液および組織では, 緩衝系により H^+ 濃度の変化は最小限に抑えられている

　細胞外に放出された H^+ を中和する主な緩衝系は, **重炭酸緩衝系 bicarbonate buffer** である. 他にも, 緩衝作用をもつものとして**ヘモグロビン**が重要である. 細胞内では, H^+ は主に**タンパク質 protein** と**リン酸塩 phosphate** からなる緩衝作用によって中和される（表36.1, 第2章）.

重炭酸緩衝系は, 外気と平衡状態にある

　キーコンセプトは, 重炭酸緩衝系が開放系であるということである. このことは, 重炭酸緩衝系が"閉鎖系"の緩衝系よりも強い緩衝能をもつことを意味する. 代謝の過程で産生された CO_2 は, 細胞膜を通って拡散し, 血漿に溶解する. pCO_2 を kPa 単位で表した場合, CO_2 の血漿に対する溶解度係数は0.23である（pCO_2 を mmHg 単位で表す場合の溶解度係数は0.03. 1 kPa = 7.5 mmHg あるいは 1 mmHg = 0.133 kPa）. したがって, 5.3 kPa（40 mmHg）の通常の pCO_2 では, 溶解した CO_2

＊ポーランド・グダニスク医科大学・臨床化学・臨床生化学名誉教授の Mirosława Szczepańska-Konkel 博士による本章オリジナル原稿への貢献に深謝する.

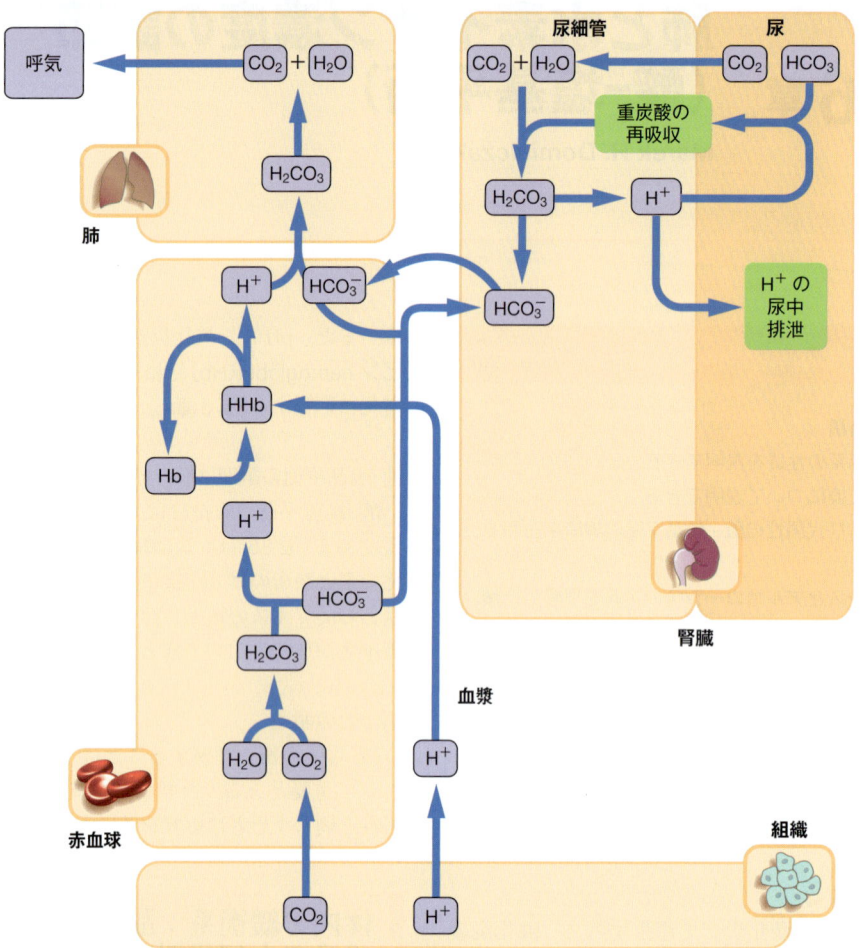

図 36.1 酸-塩基平衡

肺，腎臓，および赤血球は，酸-塩基平衡の維持に寄与する．肺は外気とのガス交換を制御する．組織内で生成された CO_2 は，重炭酸塩として血漿中に輸送される．赤血球のヘモグロビンは CO_2 輸送に寄与する．ヘモグロビンはまた，炭酸に由来する H^+ を中和する．腎臓は，ろ過された重炭酸塩を近位尿細管で再吸収し，遠位尿細管で新たに重炭酸塩を生成する．ここで，H^+ の正味の分泌がある．Hb：ヘモグロビン．HHb：H^+（プロトン）結合ヘモグロビン．

表 36.1 ヒト体内における緩衝作用

緩衝物質	酸	共役塩基	緩衝作用の おこる場所
ヘモグロビン	HHb	Hb^-	赤血球
タンパク質（Prot）	HProt	$Prot^-$	細胞内液
リン酸	$H_2PO_4^-$	HPO_4^{2-}	細胞内液
重炭酸	$CO_2 \rightarrow H_2CO_3$	HCO_3^-	細胞外液

緩衝作用の原理については，第2章を参照のこと．Brønsted-Lowry（ブレンステッド-ローリー）の酸の定義は"H^+ を放出して共役塩基となる傾向にある分子種"である．

の濃度（dCO_2）は次の式で計算される．

$$dCO_2(mmol/L) = 5.3\ kPa \times 0.23 = 1.2\ mmol/L$$

CO_2 は，ゆっくりとした非酵素的な反応により血漿中の炭酸（H_2CO_3）と平衡化する．通常，H_2CO_3 濃度は，約

0.0017 mmol/L と非常に低い．重要な点は，H_2CO_3 と溶解した CO_2 との平衡化のために（理論的には，すべての溶存 CO_2 は最終的に H_2CO_3 に変換される可能性がある），重炭酸緩衝系のこの成分は，H_2CO_3 と溶解した CO_2 の合計に等しいとみなすことができる．重炭酸緩衝系の挙動を説明する等式は，Henderson-Hasselbalch（ヘンダーソン-ハッセルバルヒ）の式である（第2章）．これは，pH と緩衝系の成分との間の関係を表す．

$$pH = pK + \log([重炭酸イオン（HCO_3^-）]/pCO_2 \times 0.23)$$

この式は，血液 pH が血漿中の HCO_3^- の濃度（緩衝系の"塩基"成分に相当）と溶存 CO_2 濃度（緩衝系の"酸"成分に相当，なぜなら炭酸に変換されるため）との比によって決定されることを示す．通常，pCO_2 が 5.3 kPa で溶存した CO_2 濃度が 1.2 mmol/L のとき，血漿中の HCO_3^- 濃度は約 24 mmol/L である．また，重炭酸緩衝系の pK 値は 6.1 である．これらの数値を式に代入する

と次のようになる.

$$pH = 6.1 + \log(24/1.2) = 7.40$$

したがって，通常の HCO_3^- 濃度および CO_2 分圧では，pH は 7.40（H^+ 濃度 40 nmol/L）となる．重炭酸緩衝系は，酸が血液に添加されたときの H^+ 濃度の変化を最小にする.

血液中の H^+ 濃度が増加すると，緩衝系の重炭酸成分は（H^+）を受け取り，炭酸を生成し，続いて**炭酸脱水酵素**によって触媒される反応により CO_2 および H_2O に変換される.

$$H^+ + HCO_3^- \rightleftharpoons H_2CO_3 \rightleftharpoons CO_2 + H_2O$$

最初の段階では，重炭酸の濃度は減少し，pCO_2 は増加する．しかしながら，CO_2 は肺を介して除去されるので，$[HCO_3^-]/pCO_2$ 比は正常に戻る.

逆に，**H^+ 濃度が減少すると**，緩衝系の炭酸成分が解離して H^+ を供給する.

$$H_2CO_3 \rightarrow H^+ + HCO_3^-$$

換気率は低下し，pCO_2 を増加させるために CO_2 を保持する．その結果，$[HCO_3^-]/pCO_2$ 比は正常化される.

$$CO_2 + H_2O \rightarrow H_2CO_3$$

Henderson-Hasselbalch の式をみると，分母（pCO_2）は肺によって調節されると理解できる．このため，これは“酸-塩基平衡の呼吸成分”と呼ばれる．一方，血漿中の重炭酸濃度は腎臓と赤血球によって調節される．したがって，こちらは“酸-塩基平衡の代謝成分”と呼ばれる（図 36.2）.

重炭酸は赤血球と尿細管で生成される

赤血球および尿細管細胞には，溶解した CO_2 を炭酸に変換する亜鉛含有酵素である**炭酸脱水酵素 carbonic anhydrase**（CA）が存在する．炭酸は解離し，水素および HCO_3^- を生じる.

$$CO_2 + H_2O \xrightleftharpoons{CA} H_2CO_3 \rightleftharpoons H^+ + HCO_3^-$$

腎臓は HCO_3^- の再吸収と合成を調節し，赤血球は pCO_2 変化に応答して HCO_3^- の濃度を調節する.

酸-塩基平衡の呼吸成分および代謝成分は相互に調節されている

酸-塩基平衡の呼吸成分と代謝成分は密接に相互依存している．つまり，一方が片方の変化を補う傾向にある．主な障害が呼吸器系にあって〔例：重度の**慢性閉塞性肺疾患 chronic obstructive pulmonary disease**（COPD）など〕，CO_2 の蓄積を引きおこす場合，腎臓による重炭酸の再吸収が代償的に増加する．一方で，pCO_2 の減少（例えば喘息発作の過換気によりおこる）は，腎臓における重炭酸の分泌を増加させる.

主な異常が代謝（例：糖尿病性ケトアシドーシス）である場合，HCO_3^- 濃度の低下が呼吸中枢を刺激して換気率を上昇させる．CO_2 は排出され，血漿 pCO_2 は減少する．臨床的には，過換気の症状として観察される．逆に，血漿中の HCO_3^- の増加は，換気率を低下させ，CO_2 を保持する方向に作用する．したがって，代償的な変化は，常に重炭酸（HCO_3^-）/pCO_2 比を正常の値に維持する傾向にあり，pH を正常に近づけるように働く（図 36.3）.

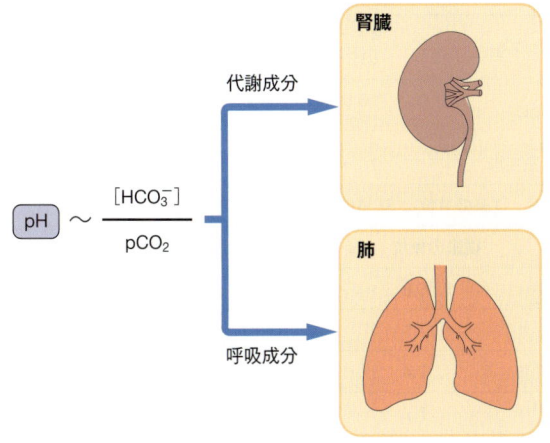

図 36.2　重炭酸緩衝系
血液の pH は，二酸化炭素の分圧（pCO_2）に対する血漿の重炭酸の比に比例する．pCO_2 は酸-塩基平衡の呼吸成分であり，重炭酸は代謝成分である.

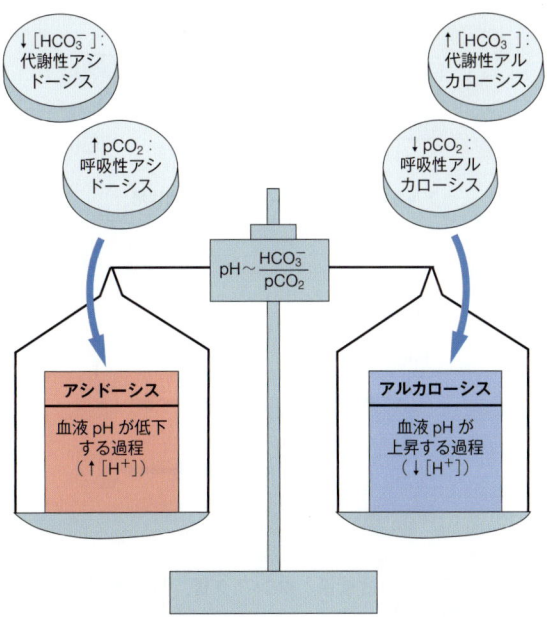

図 36.3　酸-塩基平衡の障害
pCO_2 の増加または血漿中の重炭酸濃度の減少は，アシドーシスを引きおこす．pCO_2 の減少または血漿中の重炭酸の増加は，アルカローシスを引きおこす．一次的な変化が pCO_2 にある場合，その障害は呼吸性と呼ばれ，一次的な変化が血漿の重炭酸にある場合，代謝性と呼ばれる.

🔶 細胞内の緩衝作用

細胞内では，水素イオンはタンパク質およびリン酸イオンで緩衝される

　2つの主要な細胞内緩衝物質はタンパク質およびリン酸であり，緩衝作用は$HPO_4^{2-}/H_2PO_4^-$およびタンパク質／タンパク質-Hの比によって規定される．ヘモグロビンは，緩衝作用を有する重要な細胞外タンパク質である．

　H^+が血漿中に過剰に存在すると，K^+との交換で細胞内に取り込まれる．このことは血漿K^+濃度の上昇につながることから，臨床的に重要である．逆に，血漿中のH^+の減少とそれによるHCO_3^-の過剰は，細胞由来のH^+によって緩衝される．H^+は，K^+と入れ替わりに血漿中に出て，血漿K^+濃度を低下させる．したがって，血液pHの低下（酸血症）は一般に高カリウム血症と関連していて，血液pHの上昇（アルカリ血症）は低カリウム血症と関係している（図36.4）．

臨床症例
酸-塩基平衡の異常は血中カリウム濃度に影響を及ぼす

　重要：血液pHの低下（酸血症）は高カリウム血症と関連していて，血液pHの上昇（アルカリ血症）は低カリウム血症と関係している．

臨床検査
臨床検査による酸-塩基平衡状態の評価

　"血液ガス測定"は臨床検査室の重要な検査項目である．呼吸不全の患者においても，この検査は酸素投与や換気補助を行うかどうかを判断するのに不可欠である．

　測定は，橈骨動脈などから採取された動脈血のサンプルを用いて行われる．"血液ガス"という用語は，pO_2，pCO_2，pH（H^+濃度）を測定することを意味する．そして，これらの値からHenderson-Hasselbalch式を用いてHCO_3^-の濃度を計算する．他にもいくつかの指標が計算される．血液中の緩衝物質の総量（**緩衝塩基 buffer base**）および血液中の望ましい（正常な）緩衝物質量と実際の量との差分（**過剰塩基 base excess**）などである．pH，pCO_2，およびO_2の正常範囲を**表36.2**に示す．

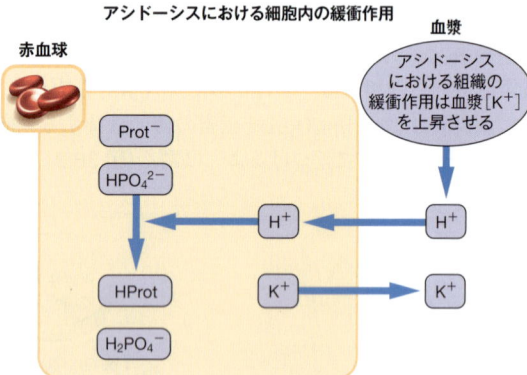

アシドーシスにおける細胞内の緩衝作用

赤血球

Prot⁻ → $Prot^-$
HPO_4^{2-}
HProt
$H_2PO_4^-$

血漿

アシドーシスにおける組織の緩衝作用は血漿[K^+]を上昇させる

H^+　K^+　K^+

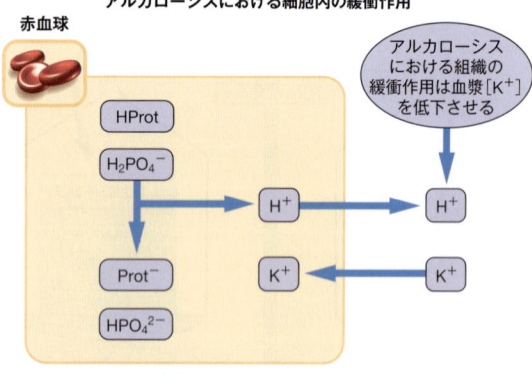

アルカローシスにおける細胞内の緩衝作用

赤血球

HProt
$H_2PO_4^-$
$Prot^-$
HPO_4^{2-}

アルカローシスにおける組織の緩衝作用は血漿[K^+]を低下させる

H^+　H^+　K^+　K^+

図36.4　細胞内の緩衝系：タンパク質，リン酸塩，およびK^+/H^+交換輸送体

細胞内緩衝物質は，主にタンパク質およびリン酸である．しかし，H^+はK^+と引き換えに細胞に入る．したがって，血漿中のH^+の蓄積（酸血症）および結果的に過剰なH^+が細胞に侵入すると，血漿K^+濃度が上昇する．逆に，血漿中のH^+の欠失（アルカリ血症）は，血漿K^+濃度を低下させる可能性がある．Prot：タンパク質．

表36.2　血液ガス検査の正常範囲

A．正常範囲の参考値*		
	動脈血	**静脈血**
[H^+]	35 〜 45 mmol/L	
pH	7.35 〜 7.45	
pCO_2	4.6 〜 6.0 kPa (35 〜 45 mmHg)	4.8 〜 6.7 kPa (36 〜 50 mmHg)
pO_2	10.5 〜 13.5 kPa (79 〜 101 mmHg)	4.0 〜 6.7 kPa (30 〜 50 mmHg)
重炭酸	23 〜 30 mmol/L	22 〜 29 mmol/L
B．従来の単位とSI単位によるH^+濃度の表示		
従来の単位：pH	**SI単位：[H^+] nmol/L**	
6.8	160	
7.1	80	
7.4	40	
7.7	20	

＊：血液ガスの測定値は，pH，pCO_2ならびにpO_2であり，重炭酸塩はpHとpCO_2の値から計算される．pHが7.0以下，あるいは7.7以上は致死的である（許可を得て Hutchinson AS. In Dominiczak MH, editor. Seminars in clinical biochemistry, Glasgow, 1997, Glasgow University Press より引用）．

肺：ガス交換

肺は組織の代謝に必要な酸素を供給し，生成された CO_2 を排泄する

1日あたり約 10,000 L の空気が，平均的なヒトの肺を通過する.

気道は，末梢にいくにつれ徐々に内径が狭くなっていく "管" であり，気管，大小の気管支，さらに細い細気管支からなる（図 36.5）. 細気管支の末端には肺胞構造がある. 肺胞は，内皮で覆われサーファクタントの薄い膜で裏打ちされている. サーファクタントの主成分はジパルミトイル–ホスファチジルコリンである. サーファクタントは肺胞の表面張力を低下させる. ガス交換は肺胞内で行われる.

脳幹に存在する呼吸中枢が呼吸速度を調節する

換気速度は酸素（pO_2）と二酸化炭素（pCO_2）の分圧の影響を受ける. 脳幹の呼吸中枢には pCO_2 と pH を感知する化学受容体がある. 通常の状況下では，呼吸を刺激するのは pO_2 ではなく，pCO_2 の増加または pH の低下である. しかし，pO_2 が低下し低酸素になると，pO_2 が大動脈弓の頸動脈小体にある一連の受容器を通して呼吸をコントロールしはじめる. 動脈の pO_2 が 8 kPa（60 mmHg）未満に低下すると，これが主に呼吸速度をコントロールするようになる. この現象は低酸素ドライブ hypoxic drive と呼ばれる（図 36.6）.

酸素化の状態を推定し治療を進めるために，以下のパラメーターが用いられる.

Pao$_2$/Fio$_2$：吸気中の酸素の割合に対する動脈血中酸素分圧の比

SpO$_2$/Fio$_2$：吸気中の酸素の割合に対する動脈血中酸素飽和度の比

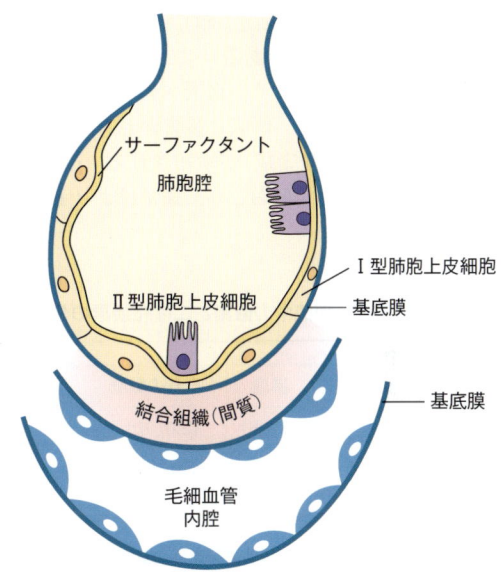

図 36.5　肺胞と毛細血管

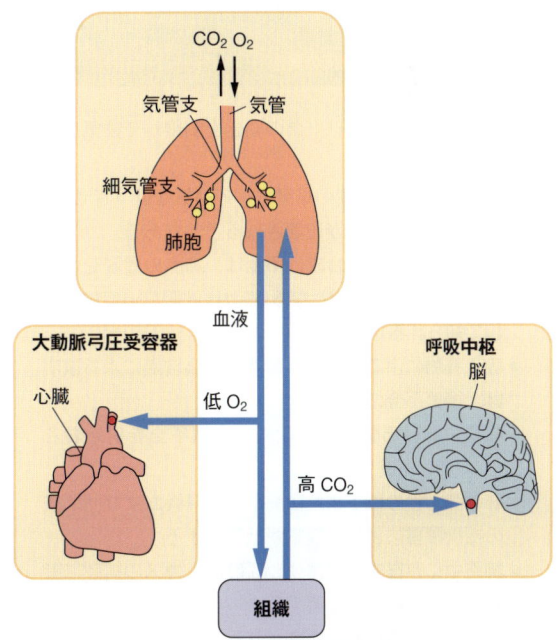

図 36.6　pCO_2 と pO_2 による呼吸速度の調節

肺換気および血液灌流は，ガス交換を制御する主な要因である. pCO_2 は，中枢の脳幹の化学受容体を介して呼吸回数を調節する. pO_2 が低下すると，呼吸回数は末梢の頸動脈小体および大動脈弓にある pO_2 感受性受容体により調節される.

 臨床症例
息切れの症状を呈する女性：呼吸性アシドーシス

56 歳の女性が，呼吸困難の悪化により一般病棟に入院した. 彼女は過去 25 年間，1日に 20 本のたばこを喫煙し，頻繁に "冬季の気管支炎" の発作をおこしていたとのことである. 血液ガス測定では，pO_2 が 6 kPa（45 mmHg），pCO_2 が 8.4 kPa（53 mmHg），pH が 7.35（H^+濃度 51 nmol/L）であった. HCO_3^-濃度は 35 mmol/L であった.

解説

この患者は，慢性閉塞性肺疾患（COPD）および呼吸性アシドーシスが悪化していた. 彼女の pCO_2 は高かったので，換気は低酸素ドライブに依存していた. 彼女の HCO_3^- の濃度もまた増加しており，呼吸性アシドーシスに対する代謝性代償の結果であった. そのような患者を高濃度の酸素で治療すると，pO_2 の上昇が低酸素ドライブを阻害し，呼吸抑制を引きおこす可能性があるため注意が必要である. 酸素吸入下では，動脈の pO_2 および pCO_2 のモニタリングが必須である. この患者は 28% 酸素による治療が成功した（正常範囲については表 36.2 を参照のこと）.

換気と肺血流が協調的にガス交換を決定する

　肺動脈は，脱酸素された血液を末梢から右心室を経て肺胞へ供給する．酸素化された血液は肺静脈を通って左心房に流れる．肺胞毛細血管では，血液は吸気中から肺胞壁を通って拡散する酸素を受け入れる．同時に，CO_2 は血液中から肺胞内に拡散し，呼気中に排泄される．

　血液の中および外へのガスの拡散速度は，肺胞腔と血液との間の分圧の差によって決定される．**表 36.3** は，肺における pO_2 および pCO_2 を示す．大気と比較して，肺胞中の pCO_2 はわずかに高く，pO_2 はわずかに低い（これは水蒸気圧によるものである）．二酸化炭素は酸素よりも水にはるかに溶けやすく，血液への溶解平衡に達するのが速い．したがって，呼吸に障害がおきると，最初に血中 pO_2 の減少（低酸素症）が検知される．pCO_2 の増加（高炭酸血症）はその後におこり，通常はより重篤な病態にあることを示す．ガス交換を決定する他の主要な因子は，血液が肺を流れる速度（血流速度）である．通常，肺胞の換気率は約 4 L/min であり，血流は 5 L/min〔換気血流比（Va/Q）は 0.8〕である．

換気不全と血流不全が複合的に生じることがある

　一部の肺胞が虚脱してガス交換ができない場合，肺組織で部分的に血液灌流はよいものの，換気が悪くなる．その結果，肺胞からの酸素の拡散が少ないため，血液の pO_2 は減少する．動脈循環において酸素化が不十分な血液が流れることは，"シャント" 状態 shunt condition として知られている．逆に，換気は十分であるが血液灌流が悪い場合，ガス交換はおこりえない．そのような場合，肺の一部はまるで肺胞をもたないかのように振る舞い，"生理学的死腔 physiological dead space" を形成する．「臨床症例：肺の換気と血液灌流の異常」では換気不全，血液灌流不全，または両方の組合せに関連する症状の例を示す．

表 36.3　大気，肺胞，血液中の酸素と二酸化炭素の分圧〔kPa（mmHg）〕

	乾燥した空気	肺胞	全身の動脈	組織
pO_2	21.2(159)	13.7(98)	12.0(90)	5.3(40)
pCO_2	< 0.13(0.1)	5.3(40)	5.3(40)	6.0(45)
水蒸気		6.3(47)		

分圧の濃度勾配が，肺胞／血液バリアを通るガスの拡散量を規定する（1 kPa ＝ 7.5 mmHg）．

臨床症例
肺の換気と血液灌流の異常

- 肋骨ケージの変形は，肺の動きを制限して換気を阻害する．
- 胸部外傷は，肺虚脱の結果として換気を低下させる．
- 肺気腫では，肺胞が破壊されることがある．
- サーファクタント合成の不全は，肺胞の虚脱をおこし，呼吸不全の原因となる（これは呼吸窮迫症候群として知られる）．
- 吸入異物による気管支の閉塞や腫瘍増殖による狭窄は，換気不全になる．
- 喘息における気管支の収縮は換気不全を引きおこす．
- 肺の弾力性の低下または胸壁の横隔膜および肋間筋の機能障害により，換気が低下する．
- 肺胞中に存在する流体（肺水腫）は，ガスの拡散に影響を及ぼし換気を阻害する．
- 神経系による調節が障害されると，肺の動きが悪くなるため換気が阻害される．
- ショックや心不全などの循環器系の障害により肺の血液灌流が損なわれる．

臨床症例
COVID-19 感染における肺の変化

　新型コロナウイルス（COVID-19）に感染した人たちは，呼吸困難と低酸素症の症状を呈する．臨床像は急性呼吸促迫（窮迫）症候群 acute respiratory distress syndrome（ARDS）の症状である．呼吸不全は，COVID-19 パンデミックの主な死亡原因である．

　COVID-19 感染で死亡した患者の肺で観察された変化は，肺胞と肺内皮のダメージであった．特徴的なのは肺胞毛細血管の血栓症と新生血管の成長を伴うことであった（参考文献：Ackerman et al., 2020）．

理解を深めるために
急性呼吸促迫（窮迫）症候群 acute respiratory distress syndrome（ARDS）

　この症候群は低酸素症と肺浸潤を特徴とする．死亡率は約 30% である．肺胞の炎症性損傷によって引きおこされる．肺炎と誤嚥が最も一般的な危険因子である．
　血管内皮細胞と肺胞細胞の両方にダメージがある．内皮および肺胞細胞層の透過性が増加する．肺構造が免疫を介して破壊され，血漿，炎症細胞，細胞残屑が肺胞腔と周囲の結合組織に入り込む．肺胞細胞のイオンチャネルの損傷は，過剰な体液が肺胞から排出されないことを意味する．毛細血管には微小血栓が形成され，組織間質にはフィブリン沈着が蓄積する．

🔶 赤血球による二酸化炭素の制御

赤血球は CO_2 を重炭酸イオン（HCO_3^-）として"固定"された形で肺に輸送する

ヒトの代謝では，$200 \sim 800$ mL/min の CO_2 を産生する．CO_2 は水に溶解して炭酸を生成し，炭酸は H^+ と HCO_3^- に解離する．したがって，CO_2 から多量の H^+ が生成される．

$$CO_2 + H_2O \rightleftharpoons H_2CO_3 \rightleftharpoons H^+ + HCO_3^-$$

血漿中では，これらの反応は非酵素的にゆっくりと進行し，大量の溶存 CO_2 と平衡状態にあるごく微量の炭酸を生成する．しかし，赤血球中では，この反応が炭酸脱水酵素によって触媒され，炭酸脱水酵素は CO_2 を HCO_3^- として**固定**する．発生した H^+ は，ヘモグロビンによって緩衝される．

重炭酸イオンは Cl^- と交換で血漿中に移動する〔"塩化物イオン（Cl^-）シフト"〕（図 36.7）．組織内で生成される全 CO_2 のうち，70% 程度が HCO_3^- になり，約 20% がカルバミノ基としてヘモグロビンに結合して運搬されるため，血漿に溶解したままなのはわずか 10% にすぎない．

肺では，pO_2 が高いとヘモグロビンからの CO_2 の解離が促進する．これは Haldane（ホールデン）効果 Haldane effect として知られている．ヘモグロビンは H^+ を放出し，H^+ は HCO_3^- と反応して炭酸を生成することで，CO_2 と H_2O を放出する．

🟧 腎臓による重炭酸の制御

赤血球と同様に，近位および遠位の尿細管細胞は炭酸脱水酵素をもっている．

通常，HCO_3^- は糸球体でろ過され，近位尿細管で再吸収され，尿中に HCO_3^- はほとんど含まれない．尿細管の内腔に面する腎尿細管細胞の表面は HCO_3^- を通さない．ろ過された HCO_3^- は，細胞から分泌された H^+ と結合して炭酸を形成し，管腔膜上に存在する炭酸脱水酵素によって CO_2 と H_2O に変換される．CO_2 は細胞内に拡散し，そこで細胞内の炭酸脱水酵素によって再び炭酸に変換され，H^+ と HCO_3^- に解離する．HCO_3^- は血漿に戻され，H^+ は尿細管の内腔に分泌されて，ろ過された HCO_3^- をさらに捕捉する．ただし，このプロセスでは，H^+ は HCO_3^- の再吸収 bicarbonate reabsorption を助けるためにのみ使用され，正味の H^+ の排泄はないことに注意すべきである（図 36.8）．

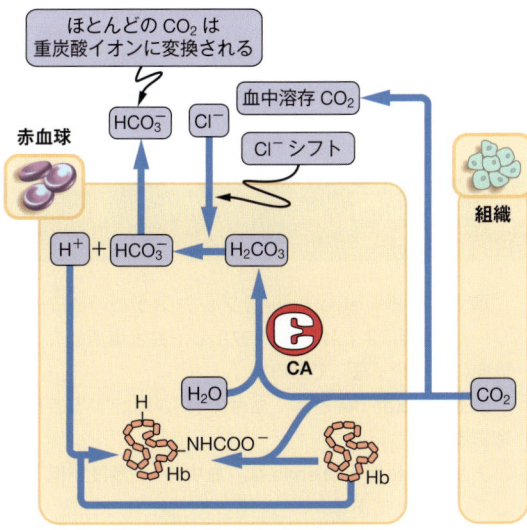

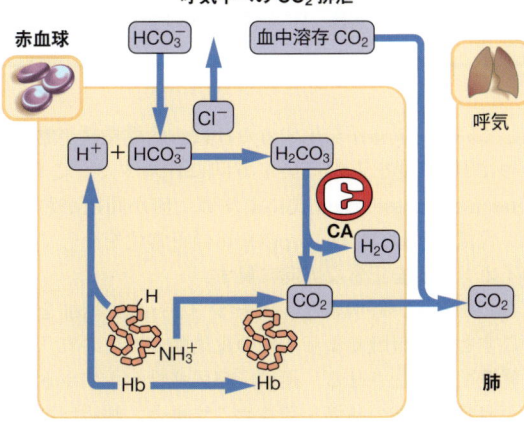

図 36.7　赤血球による CO_2 輸送
赤血球の炭酸脱水酵素は，組織内で産生された CO_2 の約 70% を重炭酸塩に変換して肺に輸送する．総量の約 20% がカルバメート（-NHCOO-）としてヘモグロビンに結合した形で輸送され，残りが血漿中の溶存ガスとして輸送される．CA：炭酸脱水酵素．

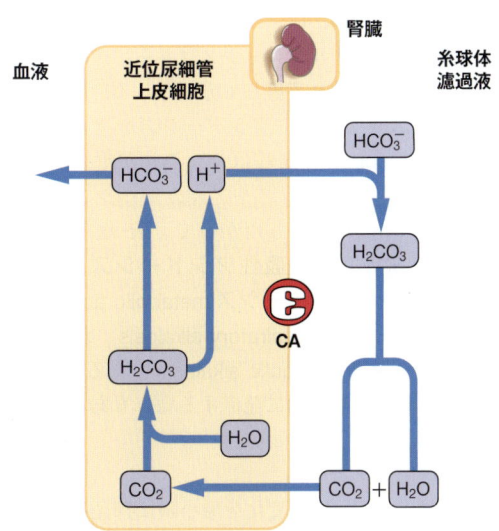

図 36.8　腎臓における重炭酸塩の再吸収
重炭酸塩の再吸収は，近位尿細管においておこる．H^+ の正味の排泄はない．CA：炭酸脱水酵素．

遠位尿細管は新たに HCO_3^- を生成し水素を排泄する

HCO_3^- は遠位尿細管で産生されるので，体内からの H^+ の喪失と HCO_3^- の増加の両方がおこる．その過程は次のとおりである．CO_2 が血管内腔から細胞内に拡散する．細胞内の炭酸脱水酵素が CO_2 を炭酸に変換し，H^+ および HCO_3^- に解離する．HCO_3^- は血漿に輸送され，**H^+ は尿細管内腔に分泌される**．遠位尿細管の内腔には HCO_3^- は存在しないので（すべて近位尿細管で再吸収されている），**H^+ は濾液中に存在するリン酸イオンおよび尿細管で合成されるアンモニアによって緩衝（トラップ）される**．その後，H^+ は尿中に排泄される（図36.9）．

グルタミナーゼ反応により生成したアンモニアは，H^+ の排泄に関与する

グルタミナーゼの触媒するグルタミンからグルタミン酸への変換の際にアンモニアが生成する．アンモニアは管腔膜を通って尿細管内腔に拡散し，H^+ により捕捉され，細胞膜を通過できない**アンモニウムイオン** ammonium ion（NH_4^+）として尿細管内に保持される．

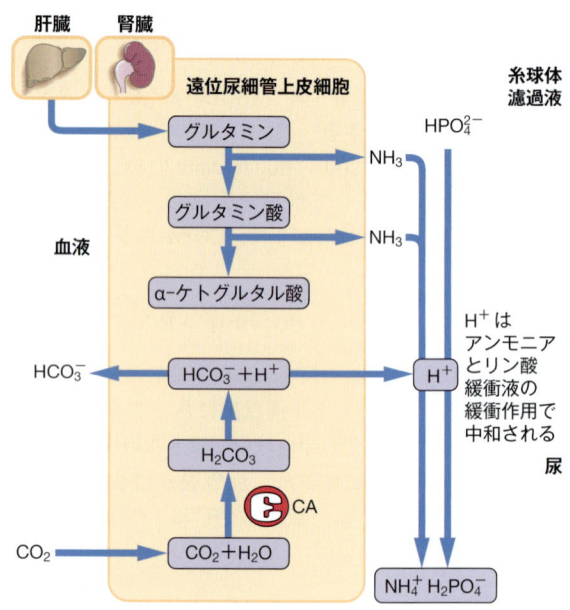

図36.9　腎臓からの H^+ 排泄
H^+ の排泄は遠位尿細管でおこる．H^+ はアンモニアと反応して NH_4^+ を生成する．H^+ はまた，尿細管内でリン酸塩によって緩衝される．1日あたり約50 mmol の H^+ が排泄される．CA：炭酸脱水酵素．

酸–塩基平衡の異常

🔶 酸–塩基異常の分類

酸–塩基平衡における主な2つの障害は**アシドーシス** acidosis と**アルカローシス** alkalosis である．アシドーシスとは，H^+ を蓄積させる過程を指す．アルカローシスは，H^+ 濃度を低下させる過程である．したがって，アシドーシスおよびアルカローシスは，結果的にそれぞれ酸血症およびアルカリ血症を引きおこす．

酸–塩基平衡には主に4つの異常がある

アシドーシスとアルカローシスはさらに，呼吸成分および代謝成分の影響を考慮して分類される．主な原因が pCO_2 の変化である場合，アシドーシスやアルカローシスは**呼吸性** respiratory と呼ばれ，これが重炭酸の濃度である場合，アシドーシスやアルカローシスは**代謝性** metabolic と呼ばれる．したがって，酸–塩基平衡の主な4つの異常とは，**呼吸性アシドーシス** respiratory acidosis，**代謝性アシドーシス** metabolic acidosis，**呼吸性アルカローシス** respiratory alkalosis，および**代謝性アルカローシス** metabolic alkalosis である（図36.3）．しかし，これらが複合的に発症する場合もある．この点は後述する．

肺と腎臓は，血漿 pH の変化を最小限に抑えるために協調して働く

アシドーシスでは血漿中の pCO_2 に対する重炭酸の比が減少している一方で，アルカローシスではこの比が増

🩺 臨床症例
不可欠な定義

酸とは，Brønsted-Lowry（ブレンステッド-ローリー）の定義によれば "H^+ を放出して共役塩基となる傾向にある分子種" である．

酸血症 acidemia とは，血中の H^+ が増加することである．

アルカリ血症 alkalemia は，血中の H^+ 濃度が低下していることである．

アシドーシスは，H^+ の蓄積をもたらす過程である．

アルカローシスは，H^+ を減少させる過程である．

加している．異常が発生するたびに，代償機構が働きはじめて H^+ 濃度を正常に戻す方向に作用する．これは，Henderson-Hasselbalch 式によれば，何か問題がおきても，代償機構は $[HCO_3^-]/pCO_2$ 比の正常化を介して，水素イオン濃度を正常な方向に戻す．

したがって，呼吸性アシドーシスが pCO_2 増加を引きおこすとき，腎臓でより多くの重炭酸が産生され，その血漿濃度を増加させる．逆に，糖尿病性ケトアシドーシスが血漿重炭酸の枯渇を引きおこす場合，呼吸回数が増加し，pCO_2 は減少する．呼吸による代償は数分でおこるが，代謝による代償機構が完全に機能するには，数時間から数日の時間を要する（表36.4）．

表 36.4　酸-塩基異常の呼吸性代償と代謝性代償

酸-塩基異常	一時的な変化	代償性変化	代償性変化のおこる時間
代謝性アシドーシス	↓血漿の重炭酸塩	↓ pCO₂（過換気）	数分〜数時間
代謝性アルカローシス	↑血漿の重炭酸塩	↑ pCO₂（低換気）	数分〜数時間
呼吸性アシドーシス	↑ pCO₂	↑腎臓での重炭酸塩産生 ↑血漿の重炭酸塩	数日
呼吸性アルカローシス	↓ pCO₂	↓腎臓の重炭酸塩の再吸収 ↓血漿の重炭酸塩	数日

酸-塩基異常における呼吸性代償および代謝性代償は，血液 pH の変化を最小にする．呼吸成分の変化は代謝による代償をもたらし，代謝成分の変化は呼吸による代償を刺激する．

臨床症例
呼吸性アルカローシスは過換気により引きおこされる

　25 歳の男性が，喘息発作で入院した．ピーク呼気流量は 75％ が最高値であった．血液ガスの値は，pO₂ 9.3 kPa（70 mmHg），pCO₂ 4.0 kPa（30 mmHg），pH7.50（H⁺ 濃度＝42 nmol/L）であった．**サルブタモール**（気管支拡張薬である β₂ アドレナリン刺激薬）の吸入で治療され，良好な回復を示した（**表 36.2**）．

解説

　この男性の血液ガスは，過換気と CO₂ の "吹き飛ばし" によって引きおこされる軽度の呼吸性アルカローシスを示している．呼吸性アルカローシスは，血清カルシウムイオンの低下を引きおこし，神経筋過敏症を引きおこす．一方で，重度の喘息では換気障害を呈し，これは CO₂ 貯留と呼吸性アシドーシスにつながる．

アシドーシス

呼吸性アシドーシスは，肺疾患において最も頻繁におこり，換気の低下が原因である

　最も一般的な原因は，COPD である．重篤な喘息発作は，気管支収縮のために呼吸性アシドーシスを引きおこすことがある．呼吸性アシドーシスは，しばしば低酸素（呼吸不全）を伴う．そのような場合，pCO₂ の増加は，しばしば pO₂ の減少を伴う（**表 36.5**）．

代謝性アシドーシスは，非揮発性酸の過剰産生または非効率的な代謝または排泄に起因する

　代謝性アシドーシスの古典的な例は，アセト酢酸および β-ヒドロキシ酪酸（ケト酸）が血漿中に蓄積する糖尿病性ケトアシドーシスである（第 31 章）．アシドーシスは，激しい運動において筋肉代謝で生成した乳酸が蓄積

することでおこる場合がある．通常の状況では，乳酸は運動をやめると速やかに代謝される．しかし，低酸素により大量の乳酸が生成した場合（例えばショックのとき），乳酸アシドーシスが生命を脅かす可能性がある．

　不揮発性酸の排泄が障害される腎不全では，代謝性アシドーシスをきたす．腎不全の発症は，腎臓の血液灌流が不十分な場合（例：外傷，ショックまたは脱水），あるいは糸球体腎炎（腎尿細管組織における炎症反応）など，腎に基礎疾患がある場合にみられる．

　酸の蓄積によって引きおこされる代謝性アシドーシスの診断と治療では，血漿電解質濃度，特にアニオンギャップ（AG）の解釈が重要である（第 35 章）．

表 36.5　酸-塩基異常の原因

代謝性アシドーシス	呼吸性アシドーシス	代謝性アルカローシス	呼吸性アルカローシス
糖尿病（ケトアシドーシス）	慢性閉塞性肺疾患	嘔吐（H⁺ の喪失）	過換気（不安，発熱）
乳酸アシドーシス（乳酸）	重篤な喘息	経鼻胃管からの吸引	過換気を伴う肺疾患
腎不全（無機酸）	心停止	低カリウム血症	貧血
重篤な下痢（重炭酸塩の喪失）	呼吸中枢の抑制（鎮静薬などの薬物）	重炭酸塩の静脈投与（心停止後など）	サリチル酸中毒
外科手術後の腸管ドレナージ（重炭酸塩の喪失）	呼吸筋の麻痺（ポリオ，多発性硬化症など）		
腎からの重炭酸塩の喪失（腎尿細管性アシドーシス 2 型，まれ）	胸郭の変形		
水素イオン分泌の障害（腎尿細管性アシドーシス 1 型，まれ）	気道閉塞		

呼吸性アシドーシスは一般的であり，主にガス交換に影響を及ぼす肺の疾患によって引きおこされる．**呼吸性アルカローシス**はまれであり，過換気によって引きおこされ，pCO₂ を減少させる．**代謝性アシドーシス**は一般的であり，血中の不揮発性酸の過剰産生または保持の結果生じる．**代謝性アルカローシス**はまれであり，その最も一般的な原因は，嘔吐および胃管からの吸引であり，両方とも胃からの **H⁺** の損失を引きおこす．

慣例的には，AG は次のように計算される.

$$AG = [Na^+ + K^+] - [Cl^- + HCO_3^{2-}]$$

しかし，AG の主成分はマイナスに帯電したアルブミンとリン酸アニオンである.

　重症患者ではアルブミン濃度が大きく変化する可能性があるため，計算で得られた AG をアルブミン，リン酸，そして場合によっては乳酸で補正することが提案されている（参考文献：Kellum, 2007）.

　重炭酸の喪失は，代謝性アシドーシスの原因となる場合もある. これは，重度の下痢あるいは消化管手術後のドレーンから腸液中の重炭酸が失われる場合におこる.

まれな腎尿細管性アシドーシスは HCO_3^- の再吸収障害および H^+ の分泌不全により引きおこされる

　腎臓における HCO_3^- および H^+ の制御異常は，**腎尿細管性アシドーシス** renal tubular acidosis（RTA）として知られる疾患症候群を引きおこす. 近位尿細管性 RTA（2型）は HCO_3^- の再吸収障害が原因となり，遠位尿細管性 RTA（1型）は H^+ 排泄障害によるものである. 近位尿細管性RTAは通常，近位尿細管で他の輸送機構の欠損を伴う. これは **Fanconi（ファンコニ）症候群** Fanconi syndrome として知られている.

🟠 アルカローシス

アルカローシスはアシドーシスよりもまれである

　軽度の呼吸性アルカローシスは，運動中の過換気，不安発作，または発熱によりおこることがある. 妊娠中にもおこりうる. 代謝性アルカローシスは，しばしば低い血清 K^+ 濃度を伴っており，それは細胞の緩衝作用によって引きおこされる（前述）. したがって，**アルカローシスは低カリウム血症を引きおこし，そして逆に低カリウム血症**（第35章）**はアルカローシスにつながる可能性がある**. 重度の代謝性アルカローシスは，H^+ の喪失の結果としておこる場合がある. 嘔吐により胃から H^+ が失われたり，あるいは手術後の経鼻胃管からの胃液吸引で H^+ が失われたりする. 最後に，多量の HCO_3^- を静脈投与することによってもおこることがある（例えば，心停止からの蘇生の際にみられる. **表 36.5**）.

🟠 複合的な酸-塩基平衡の異常

　複数の酸-塩基平衡の異常が 1 人の患者に存在することもある. この場合は複合的な酸-塩基異常であり，診断が困難な場合もある（**表 36.6**）.

臨床症例
慢性嘔吐の男性：代謝性アルカローシス

　47 歳の男性が，断続的な大量嘔吐と体重減少の病歴で外来を訪れた. 頻脈，皮膚の張りは低下し，低血圧を示していた. 血液pHは7.55（H^+濃度 28 nmol/L）であり，pCO_2 は 6.4 kPa（48 mmHg）であった. HCO_3^- 濃度は 35 mmol/L であり，低ナトリウム血症および低カリウム血症もあった.

解説

　この患者は，嘔吐による H^+ の喪失によって引きおこされる，代謝性アルカローシスを呈している. 検査の結果，慢性消化性潰瘍による瘢痕化からなる胃の出口部分の閉塞があることがわかった. その後，幽門狭窄症の手術を受け，良好な転帰を示した. 代謝性アルカローシスに対する呼吸代償の結果として，pCO_2 が増加していることに注意が必要である. 正常値の範囲を表 36.2 に示す.

臨床症例
酸-塩基平衡の呼吸性異常および代謝性異常は，同時におこることがある：心停止

　心肺停止の 60 歳男性の蘇生中，血液ガス分析の結果は，pH7.00（H^+ 濃度 100 nmol/L）および pCO_2 7.5 kPa（52 mmHg）であった. HCO_3^- 濃度は 11 mmol/L であった. 48%の酸素投与下では pO_2 は 12.1 kPa（91 mmHg）であった.

解説

　この患者には，換気の不足に起因する呼吸性アシドーシスと，低酸素症に起因する代謝性アシドーシスとの複合的な障害がある. アシドーシスは乳酸の蓄積によって引きおこされた. 乳酸濃度の測定値は 7 mmol/L〔正常範囲は 0.7 〜 1.8 mmol/L（6 〜 16 mg/dL）〕であった. 2 つの酸-塩基平衡の異常が同時におこりうる. 例えば，糖尿病性ケトアシドーシスに呼吸性アシドーシスを引きおこす肺気腫を合併した患者が入院することがある. 最終的な結果として，単一の障害に起因するよりも，より深刻な pH の変化をきたすことがある.

表 36.6　酸−塩基異常の単一型と複合型の比較

A. 複合型の代謝性呼吸性アシドーシス

状態	pH	pCO₂	血漿中の重炭酸塩
代謝性アシドーシス	↓	↓（呼吸性代償）	↓（一次的な変化）
呼吸性アシドーシス	↓	↑（一次的な変化）	↑（代謝性の代償）
複合型の呼吸性代謝性アシドーシス	↓↓	↑（呼吸性アシドーシス）	↓（代謝性アシドーシス）

B. 複合型の代謝性呼吸性アルカローシス（まれ）

障害	pH	pCO₂	血漿中の重炭酸塩
代謝性アルカローシス	↑	↑（呼吸性代償）	↑（一次的な変化）
呼吸性アルカローシス	↑	↓（一次的な変化）	↓（代謝性の代償）
複合型呼吸性代謝性アルカローシス	↑↑	↓（呼吸性アルカローシス）	↑（代謝性アルカローシス）

複合型の酸−塩基異常は，単一型の障害よりも血液 pH に大きな変化をもたらすため，診断に難渋することがある.

まとめ

- H⁺濃度を維持することは，生存には不可欠である.
- 酸−塩基平衡は，肺と腎臓によっての協調的に調節される．赤血球は，血液中の二酸化炭素の輸送において重要な役割を果たす.
- 血液中の主な緩衝物質はヘモグロビンと重炭酸であるが，細胞ではタンパク質とリン酸が緩衝物質である．HCO₃⁻の緩衝系は外気と連携している.
- 細胞内の主な緩衝作用はタンパク質とリン酸塩による.
- 酸−塩基の異常はアシドーシスとアルカローシスであり，それぞれに代謝性と呼吸性がある.
- "血液ガス検査"として知られる pH，pCO₂，HCO₃⁻，および pO₂ の測定は最初に重要な検査であり，救急で汎用されている.

アクティブラーニング

(1) ある系に酸が添加された場合，重炭酸塩による緩衝作用がどのような応答をするか述べなさい.

(2) 腎臓における HCO₃⁻ の制御について，近位尿細管と遠位尿細管における制御の違いを述べなさい.

(3) 酸−塩基異常における換気の役割を概説しなさい.

(4) 消化器外科手術に関連して発症する酸−塩基平衡の異常にはどのようなものがあるか述べなさい.

(5) 酸−塩基異常と血漿 K⁺濃度との関連について説明しなさい.

参考文献

Ackerman M, Verleden SE, Kuehnel M, Haverich A, Welte T, Laenger F, et al. Pulmonary vascular endothelialitis, thrombosis, and angiogenesis in Covid-19. *N Engl J Med*. 2020;383:120–128.

Berend K, de Vries APJ, Gans ROB. Physiological approach to assessment of acid-base disturbances. *N Engl J Med*. 2014;371:1434–1445.

Corey HE. Bench-to-bedside review: Fundamental principles of acid–base balance. *Critical Care: The Official Journal of the Critical Care Forum*. 2005;9:184–192.

Kamel KS, Halperin ML. Acid–base problems in diabetic ketoacidosis. *The New England Journal of Medicine*. 2015;372:546–554.

Kellum JA. Disorders of acid–base balance. *Critical Care Medicine*. 2007;35:2630–2636.

Mac Sweeney R, McAuleyDF Acute respiratory distress syndrome. *Lancet*. 2016;388:2416–2430.

関連ウェブサイト

Appel and Downs, 2008 Appel, S J, Downs, CA. Understanding acid-base balance. (2008). *Nursing:Fall*. 38. 9–11 doi: 10.1097/01.NURSE.0000336658.39936.0c Accessed April 2021

Lewis, 2020 JL Lewis III, 2020. MSD Manual, professional version. *Acid-Base Disorders* https://www.msdmanuals.com/en-gb/professional/endocrine-and-metabolic-disorders/acid-base-regulation-and-disorders/ Accessed April 2021.

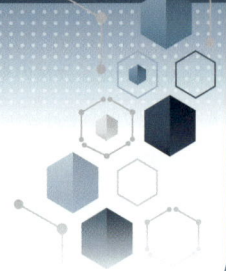

第 37 章　筋肉：エネルギー代謝，収縮，運動

Matthew C. Kostek*

本章で学ぶこと

本章の到達目標

- 骨格筋，心筋，平滑筋の相違点と，機械的な力を生み出す筋肉の構造や機能について，生理的機能と関連させて説明できる.
- サルコメアの構造やタンパク質構成，筋収縮の滑り説モデル，横紋筋が帯模様を呈する理由について説明できる. さらに，興奮収縮連関の一連の現象を，膜脱分極や筋小胞体の役割，カルシウムの引き金作用を含めて説明できる.
- 細胞膜脱分極，筋小胞体，カルシウム動員といった興奮収縮連関でおこる一連の現象を説明できる.
- 筋収縮時のエネルギー利用にかかわる重要な部位や，骨格筋におけるクレアチンリン酸の役割，骨格筋線維の種類による基質利用や筋肉機能の違いを明確に示すことができる.
- 年齢，急性または遷延性の運動負荷，サルコペニアやメタボリックシンドローム，消耗性疾患における，骨格筋重量や代謝の変化について説明できる.

はじめに

筋肉には骨格筋，心筋，平滑筋の 3 種類があり，それぞれ特有の生理的役割をもつ

すべての筋肉は化学的エネルギーを機械的なエネルギーに変換しているが，筋肉の種類によって，収縮の開始機構や力の発生速度，収縮の持続時間，環境への適応能力，そして基質利用に違いがみられる. 筋肉は全体重の約 40％を占めるため，筋代謝は基礎代謝ならびに代謝活性化状態のいずれにおいても，全身の代謝速度の主要な決定要因となっている. 身体活動により骨格筋代謝の変化が引きおこされ，必要な力の出力と活動の持続に直接関係している. こうした要素は，筋肉が燃料としてのグルコースと脂肪酸をどのように使い分けているかにも関係する. 骨格筋は，運動の他にも体熱の発生源であり，絶食時には肝臓の糖新生に必要なアミノ酸を供給し，

食後のグルコースやトリグリセリドを取り込む主要な部位である. 筋肉は，全身の栄養の流通や代謝の制御において重要な役割を果たしているため，筋重量の損失は全身の代謝に著しい影響を与える. 加齢，敗血症，エイズ（HIV/AIDS），そしてがんといった消耗性疾患は筋重量の損失にも関連しており，このような筋重量の損失は疾病率と死亡率の増加とも関連する.

本章では骨格筋に焦点を当てて記載し，骨格筋，心筋，平滑筋の構造，機能，代謝における類似点や相違点についても補足的に考察する. まず，筋収縮の機構について述べ，収縮開始をもたらすシグナル機構へと進み，収縮に必要なエネルギー代謝について話を進め，その後に再生医療における筋肉の理解と，医療としての運動の処方における最近の進歩について考察する.

筋構造

サルコメア：筋肉の機能性収縮ユニット

心筋細胞，平滑筋細胞，骨格筋線維において共通する特徴は，それらの細胞質は収縮性タンパク質で満杯に詰まっているということである. 骨格筋や心筋細胞の筋線維では，これらのタンパク質が**サルコメア sarcomere** 単位で線状に配列しており，その結果，これらの筋肉では横紋様の外観をしていることから**横紋筋 striated muscle** と呼ぶ. **平滑筋 smooth muscle** 細胞では収縮タンパク質はサルコメア構造を形成していないため，この組織は非横紋筋と呼ぶ. 骨格筋の階層構造（**図 37.1**）は，伸長した多核の線維様細胞（**筋線維 myofibers**）の線維束（**束 fasciculi**）で構成されている. 筋線維細胞は，サルコメアを形成するミオシンやアクチンを主成分とする筋フィラメントタンパク質が順序よく並んだ**筋原線維束 myofibrils** を含んでいる（**表 37.1**）. 筋肉の電子顕微鏡解析によって，筋原線維における明帯と暗帯領域の反復様式が明らかとなった（**図 37.2**）. これらの領域はそれぞれ I 帯（等方性）と A 帯（異方性）として知られている. I 帯の中心には不連続でより暗く染まった Z 帯がある一方で，A 帯の中央には，中心に M 帯を配し，より明る

＊米国テネシー大学健康科学センター運動療法学教授の James A. Carson 博士による本章オリジナル原稿への貢献に深謝する.

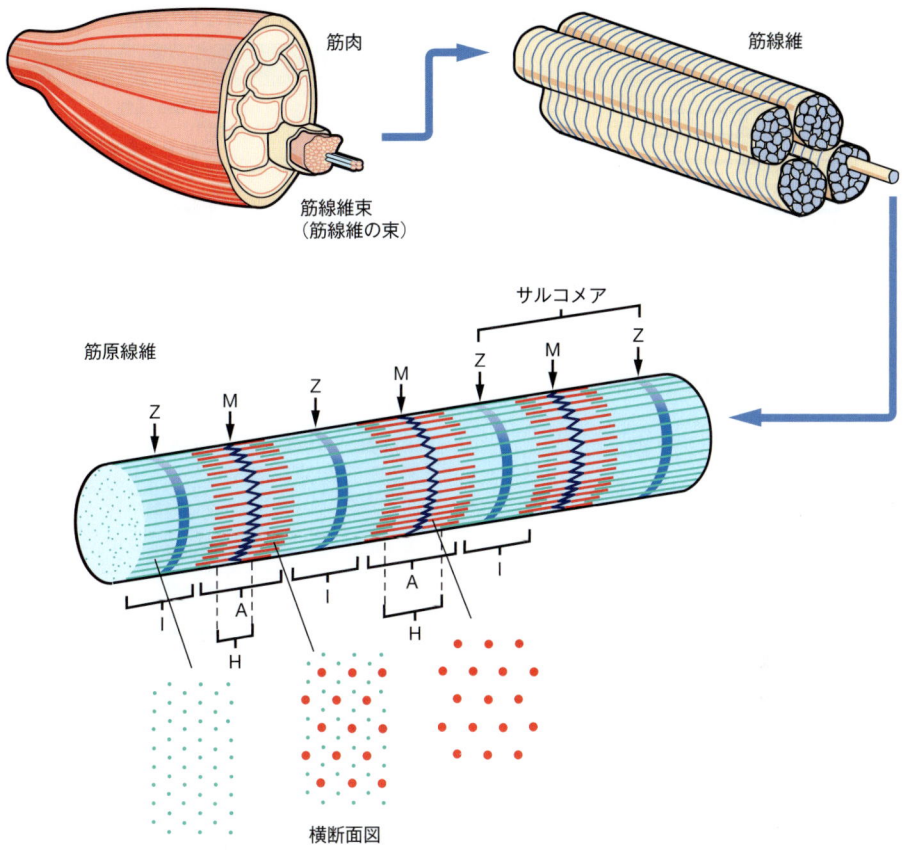

図 37.1　筋肉の階層構造

筋線維束，筋線維，筋原線維，筋フィラメントタンパク質から構成される骨格筋の階層構造の分解図を示す．I帯（細く，Z帯から伸長しているアクチンフィラメント）とA帯（太く，M帯から伸長しているミオシンフィラメント），そしてそのA帯のなかで，アクチンとミオシンフィラメントが重なり合う領域をより濃い染色で示す．

表 37.1　骨格筋の構造要素を大きさ順に並べて表示

顕微鏡レベルのユニット	筋線維束：筋細胞の束
細胞ユニット	筋線維細胞：長く，多核性の細胞
細胞内ユニット	筋原線維：筋フィラメントタンパク質で構成されている
機能的ユニット	サルコメア：収縮性のユニット，筋原線維の反復ユニット
筋フィラメント構成成分	タンパク質：主にアクチンとミオシン

く染まるH帯を有している．収縮単位の**サルコメア**は中心にM帯があり，1つのZ帯から両隣に伸長している．対照的に，平滑筋には明確なZ帯を認めない．横紋筋と平滑筋のこの分子構造の違いは，筋収縮に関連する機能的な違いを説明するのに役立つ．一般に，横紋筋は直線状に収縮する（細胞の長さが短くなる）のに対し，平滑筋の収縮は円周方向に細胞の収縮をおこす．円周方向の収縮は，体内の中空構造物（動脈，静脈，腸，胃など）を取り囲み，収縮または弛緩してその直径を変えている平滑筋の機能には理想的である．

太いフィラメントと細いフィラメント

アクチンとミオシンは筋タンパク質の75％以上を占めている

サルコメアは，筋収縮時に70％程度の長さまで縮む（図37.2）．太いフィラメントと細いフィラメントが収縮を司る構成成分である．太いフィラメントは，主にミオシンから構成されており，細いフィラメントは，主にアクチンとそれに会合するタンパク質であるトロポミオシン tropomyosin やトロポニン troponin から成り立っている．巨大なタンパク質であるタイチンは，その一端が細いフィラメントからなるZ帯と，もう一端は太いフィラメントからなるM帯に付着している．太いフィラメントと細いフィラメントはM帯とZ帯の両側から反対方向にそれぞれ伸びて重なり合っており，収縮過程では互いに滑り込む（図37.2）．M帯やZ帯は，ミオシンとアクチンフィラメントを繋留するための実質的な基盤である．横紋筋では，収縮時における太いフィラメントと細いフィラメントが滑り込み，H帯（ミオシンのみ）およびI帯（アクチンのみ）の短縮がおこる．一方，平滑筋では，太いフィラメントと細いフィラメントが濃密体

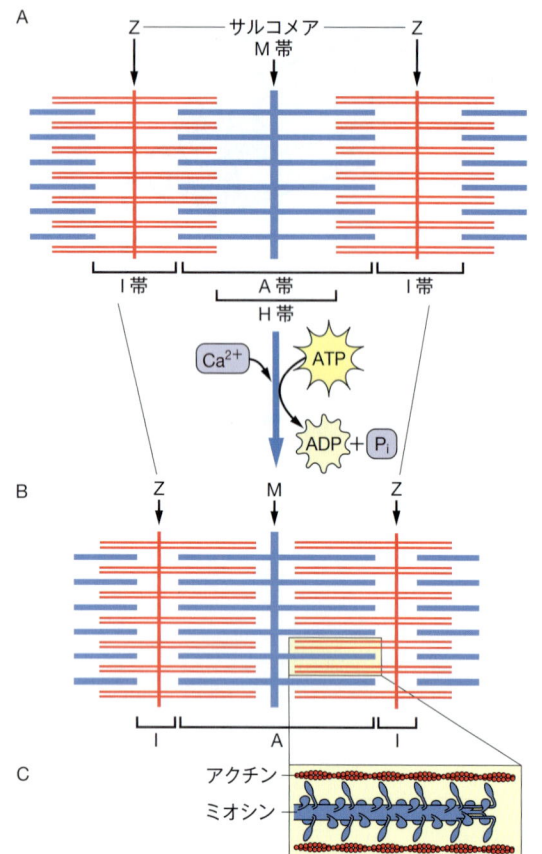

図 37.2　サルコメアの A 帯と I 帯におけるアクチンとミオシンの配置を示した構造模式図

(A) 弛緩時のサルコメア．**(B)** 収縮時のサルコメア．**(C)** 収縮時におけるサルコメアの拡大図．ミオシン分子の配列の方向性を模式的に示す．筋収縮の滑り説モデルでは, 収縮時にはアクチンフィラメントとミオシンフィラメントの重なりが増加し, それに伴い H 帯と I 帯の長さが減少する．

表 37.2　筋タンパク質とその機能

タンパク質	機能
ミオシン	ATPase 活性
C タンパク質	ミオシンを集めて太いフィラメントにする役割
M タンパク質	ミオシンフィラメントを M 帯に結合させる役割
アクチン	G-アクチンが重合して線維状 F-アクチンを形成
α-, β-アクチニン	F-アクチンの安定化と Z 帯への繋留
トロポミオシン	F-アクチンの立体構造変化の安定化とその伝達
トロポニン C, I, T	アクチン-ミオシンの相互作用を制御
ネブリン	F-アクチンフィラメントの長さを決定する役割
タイチン	静止張力とサルコメアの長さを制御
デスミン	筋細胞における筋原線維の構築
ジストロフィン	細胞骨格と筋細胞膜の補強

アクチンとミオシンは, 筋タンパク質の 90% 以上を占めるが, アクトミオシン複合体の構築や機能には, 他に関連タンパク質をいくつか必要とする．

と呼ばれる部位で結合し合い, さらにそれらが中間フィラメントによってつなぎとめられている．3 種類の筋肉のすべてが同じ種類のタンパク質を含んでいる（**表 37.2**）が, それぞれの筋肉は組織特異的なアイソフォームを発現している．例えば, 心筋のアクチンやトロポニンは骨格筋のものとわずかに異なる．

◆ サルコメアタンパク質

⬡ ミオシン

筋収縮時におけるアクチンとミオシンの間の相互作用は, 細胞質 Ca^{2+} 濃度に依存する

　ミオシン myosin は体内で最も巨大なタンパク質の 1 つである．その分子量は約 500 kDa にもなり, 筋タンパク質の半分以上を占めている．電子顕微鏡下では, ミオシンは 2 つの球状頭部を有する伸びたタンパク質として観察される．ミオシンは筋肉を構成する太いフィラメントの主要な要素である．各ミオシン分子は 2 本の重鎖

（分子量～ 200 kDa）と, この重鎖に連なった 4 本の軽鎖（分子量～ 20 kDa）から構成されている．重鎖はヘリックス状の尾部と球状の頭部領域に細分でき, 4 本の軽鎖は球状頭部に結合している．限定加水分解によるタンパク質の構造解析から, ミオシン分子には 2 つの可動性のヒンジ領域があることがわかった（**図 37.3**）．1 つは球状頭部がヘリックス型領域に結合する部位にあり, もう 1 つはヘリックス型領域にさらに入りこんだ部位にある．ミオシンフィラメントは, それらのヘリックス型領域を介して会合しており, それぞれの筋原線維の M 帯から Z 帯に向かって伸びている（**図 37.2, 37.3**）．ヒンジ領域のおかげで, ミオシン頭部がアクチンと相互作用することが可能になり, 筋収縮時の可逆的相互作用や構造変化に必要な可動性を与えている．

　筋収縮にとって必要不可欠であるミオシンには, いくつかの特徴がある．

- ミオシンの球状頭部は, アデノシン三リン酸 adenosine triphosphate（ATP）やその加水分解産物であるアデノシン二リン酸 adenosine diphosphate（ADP）と無機リン酸 inorganic phosphate（Pi）を結合する部位を有する．
- ミオシンの球状頭部は, アデノシントリホスファターゼ adenosine triphosphatase（ATPase）活性を有する．
- 筋細胞内ではミオシンは Ca^{2+} や ATP, ADP と Pi の濃度に応じて可逆的にアクチンと結合する．
- トロポニンへのカルシウムの結合によっておこる ATP の加水分解は, ミオシン分子の立体構造を大きく変化

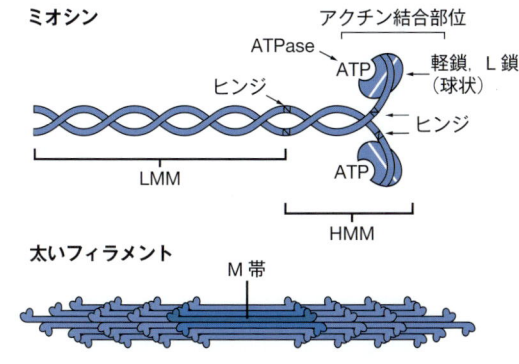

ミオシン

ATPase
ヒンジ
アクチン結合部位
軽鎖, L 鎖（球状）
ヒンジ
ATP
ATP

LMM
HMM

太いフィラメント

M 帯

F-アクチンと細いフィラメント

トロポミオシン
G-アクチン単量体
Tn-T Tn-I Tn-C

図 37.3　太いフィラメントと細いフィラメントはそれぞれミオシンとアクチンの重合により形成される

HMM：重メロミオシン，LMM：軽メロミオシン，Tn-C：カルシウム結合トロポニン，Tn-I：トロポニン阻害サブユニット，Tn-T：トロポミオシン結合トロポニン.

させ，アクチンとの相互作用を可能とする.

● **ミオシン-ATPase myosin-ATPase** 活性，ミオシン-アクチンの相互作用とそれに伴う立体構造の変化に基づいて，筋収縮の"滑り説モデル"が提唱された．それらは死後硬直の発生についても説明することができる．すなわち，死後の筋原形質（筋形質）内の Ca^{2+} の増加と ATP の減少によって，ミオシンとアクチンとの間に強固な結合が形成される結果，筋組織が堅固となったのが死後硬直である.

アクチン

アクチン actin は，分子量 42 kDa のサブユニットである **G-アクチン G-actin**（球状アクチン）が線維状に重合し配列している（**F-アクチン F-actin**）．2 本のポリマー鎖が互いを巻きつけて F-アクチンからなる細い筋フィラメントを形成している（図 37.3）．F-アクチンは細いフィラメントの主要な構成成分であり，ミオシンと相互作用してアクトミオシン複合体となる．F-アクチン鎖は Z 帯から反対方向に伸長しており，M 帯から伸びているミオシン鎖と重なり合っている．ミオシンからなる太いフィラメントのそれぞれは，アクチン分子からなる 6 本の細いフィラメントに囲まれている．細いフィラメントのそれぞれは，ミオシンからなる 3 本の太いフィラメントと相互作用している（図 37.1 横断面図参照）.

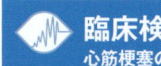
心筋梗塞は心臓への血流遮断の結果として生じる．組織の障害は細胞内酵素の血液中への逸脱をもたらす（図 37.4）．これらのなかには，乳酸脱水素酵素のような解糖系関連酵素が含まれる．しかし，心筋梗塞の診断と治療には，ミオグロビン，血漿クレアチンキナーゼ（CK）やクレアチンキナーゼ-心筋アイソザイム（MB）分画がより一般的に使われている．ミオグロビンは小さなタンパク質（17 kDa）で，心筋梗塞後 2 時間以内に血漿中含有量が急速に上昇する．感度は高いが心筋梗塞に対する特異性は低い．ミオグロビンは腎臓で濾過されて急速に減少し，1 日以内に正常値に戻る．血漿ミオグロビン値は骨格筋の外傷，例えば，自動車事故後などでも上昇するため，心筋梗塞の診断にはあまり有用ではない．総血漿クレアチンキナーゼ，クレアチンキナーゼ-MB 分画は心筋梗塞後 3 ～ 10 時間後に上昇しはじめ，12 ～ 30 時間後に正常値の 25 倍ほどでピークになり，その値は 3 ～ 5 日持続する．総クレアチンキナーゼは骨格筋の障害でも上昇するが，クレアチンキナーゼ-MB 分画の測定値は心筋障害に特異性がある.

解説

現在の心筋梗塞の診断と治療には，心筋トロポニンの**酵素免疫測定法 enzyme-linked immunosorbent assay（ELISA）**の使用が推奨されている．この測定原理は，成人心臓にのみ存在するトロポニンの 1 つのサブユニットを測定するものである．血漿トロポニン T 濃度は心臓発作の数時間以内に上昇し，血漿中濃度は正常のおよそ 300 倍にまで達し，その値は 1 ～ 2 週間続く．成人の心臓の特異的アイソフォームであるトロポニン T_2 の測定により，原則的に心筋梗塞を 100％の信頼度で診断し，偽陽性の割合が 5％以下となる．不安定狭心症や一過性の心筋虚血でも，トロポニン T_2 が有意に上昇する．トロポニンは，高リスク患者と低リスク患者を見分け，緊急の観血的治療の必要性を判断する手段の 1 つとして使われている．心筋梗塞の最近の定義は血清トロポニン濃度の検出に基づいている.

トロポミオシンとトロポニン

トロポミオシンとトロポニンはアクチンとミオシンの間の相互作用を調節する

Ca^{2+} による横紋筋収縮の活性化には，細いフィラメントに結合するタンパク質であるトロポミオシンとトロポニンが重要な役割を果たしている．**トロポミオシン tropomyosin** は線維状のタンパク質であり，2 本の F-ア

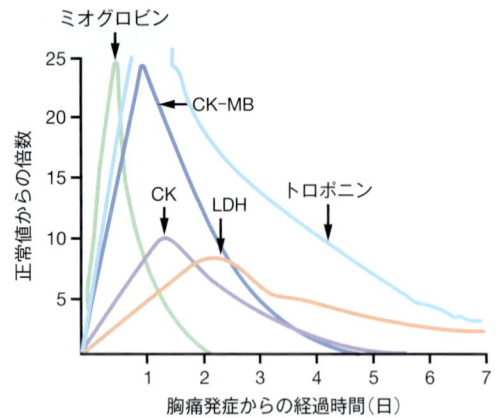

図37.4　心筋梗塞後に変動する血清中の酵素
心筋梗塞後の血清中にはマーカーとなるさまざまな酵素が増加する．これらは依然として心筋梗塞の診断に用いられているが，現在推奨されているのは血清トロポニン濃度の測定である．CK：クレアチンキナーゼ，CK-MB：クレアチンキナーゼの心筋アイソザイム，LDH：乳酸脱水素酵素(Dominiczak MH, editor: *Seminars in clinical biochemistry*, Glasgow, 1997, University of Glasgow Computer Publishing Unit より抜粋)．

クチンのヘリックスの溝に沿って伸びており，それぞれの分子が約7つのG-アクチンサブユニットと結合している．トロポミオシンは，F-アクチンを安定化し，収縮時のアクチンの立体構造変化をサブユニット間で連動させる機能がある．Ca^{2+}の存在しない状況下では，トロポミオシンはアクチン上のミオシン結合部位を覆い隠している．

トロポニン troponin タンパク質複合体は，トロポミオシンに結合しており，トロポニンT(トロポミオシン結合タンパク質)やトロポニンC(カルシウム結合タンパク質)，トロポニンI(抑制性サブユニット)からなる．カルモジュリン様タンパク質であるトロポニンCへのCa^{2+}の結合によってトロポニンIの構造変化がおこり，トロポミオシンとアクチンの相互作用が変化する．その結果，F-アクチン上のミオシン結合部位があらわになり，アクチン-ミオシンの相互作用が可能となる．

◉ タイチン
タイチンは筋肉の他動張力を制御する

　タイチン titin は人体で最も大きなタンパク質で，34,000個以上のアミノ酸からなり，その分子量は3,800 kDaにもなる．構造的には，タイチンはサルコメアの半分の長さに及び，そのN末端はZ帯に固定され，C末端はM帯で太いフィラメントに固定されている．タイチンは心筋や骨格筋の他動張力に寄与する，弾性と伸展性のある PEVK 領域(プロリン，グルタミン酸，バリン，リシンに富む領域)や細胞内シグナル伝達にかかわるキナーゼ領域を有する．骨格筋のタイプにもよるが，タイチンは筋肉の他動張力の半分以上を占めており，

サルコメアにおけるばねの役割を担う．筋肉が伸展するときには，位置エネルギーがPEVK領域に貯えられ，弛緩時には反跳する．タイチンに遺伝子変異がおこると，変異の部位によっては心臓の遺伝性疾患(例：肥大型心筋症)を引きおこし，他の部位の遺伝子変異では，骨格筋のみの疾患(例：肢帯型筋ジストロフィー)を生じる．

筋収縮のプロセス

◉ 筋収縮の滑り説モデル

アクトミオシン複合体における一連の化学的・構造的変化が，どのようにしてサルコメアの短縮を引きおこすのかについては，滑り説モデルが説明する

　収縮応答は，ミオシン頭部とアクチン上のミオシン結合部位との間で，可逆的でCa^{2+}依存性の**架橋**が形成されることによっておこる．架橋形成の後にミオシンのヒンジ領域の構造変化がおこり，筋収縮に必要な**パワーストローク**(首振り運動)をもたらす(図37.5)．この構造変化，すなわち高エネルギー状態のミオシンから低エネルギー状態への移行には，ADPとPiの解離を伴う．動作が完了した後，ATPが結合し加水分解がおこって高エネルギー状態に戻る．Ca^{2+}依存性のアクチン-ミオシン相互作用が多発的に連続しておこることで，収縮状態が安定に維持されている．そのため，アクチン-ミオシン相互作用は筋形質からCa^{2+}が取り除かれるまで続き，Ca^{2+}消失後には，アクトミオシン複合体の解離と筋弛緩がおこる．

　ミオシン-ATPase活性が高いと架橋のおこる周期が増し，筋収縮の速度が増加する．ATPase活性はそれぞれのミオシンアイソフォームごとに異なり，速筋は高いミオシン-ATPase活性をもっている．アクチンとミオシンのアイソフォームは非筋細胞の細胞骨格-モータータンパク質を構成し，それらは細胞遊走，エンドサイトーシスやエキソサイトーシスにおける小胞輸送，細胞形態の維持や変化，細胞内タンパク質の細胞膜への結合など，多様な過程にかかわっている．

◉ 興奮収縮連関 excitation-contraction coupling：筋細胞膜脱分極

効率的な筋収縮のために，T管が電気化学的な信号を伝導する

　骨格筋収縮は，運動神経終板における神経刺激で始まる．前述(図4.4)のように，この刺激は**筋細胞膜(筋鞘)** muscle plasma membrane〔sarcolemma membrane(musle plasma membrane のより専門的な表現)〕における電気化学的な勾配に脱分極を引きおこす．Na^+の流入に

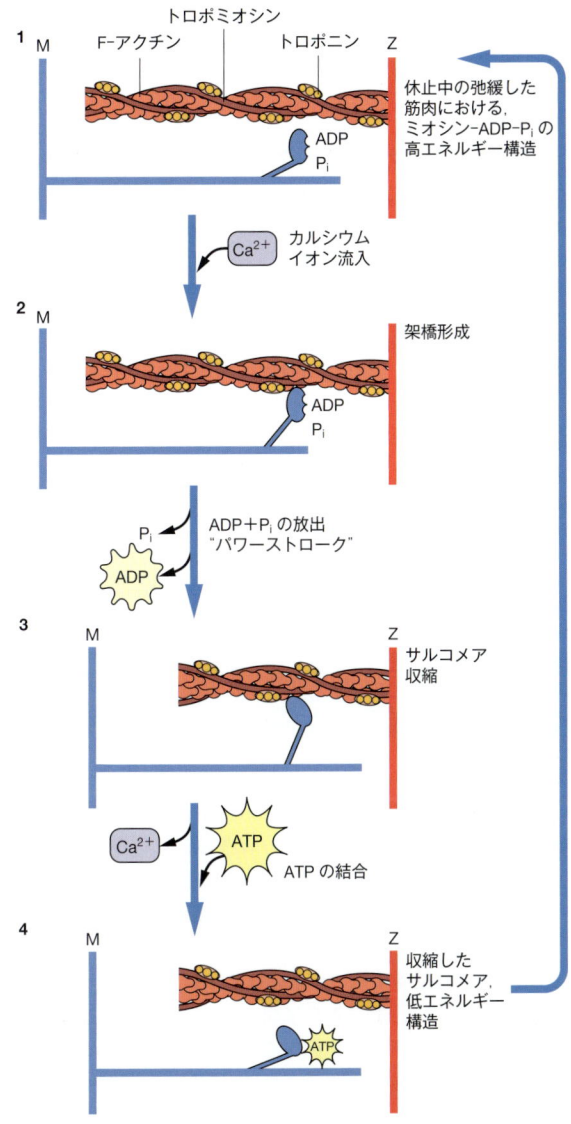

図 37.5　滑り説モデルで提唱されている筋収縮の各段階
①休止中の弛緩した筋肉では，Ca^{2+} 濃度は 10^{-7} mol/L 以下である．ミオシン鎖の頭部は，ADP と無機リン酸(P_i)が結合した高エネルギー構造をとり，ミオシンの構成するヘリックス(らせん)状の軸から伸長している．ミオシン-ADP-Pi 複合体はアクチンに高い親和性をもっているが，Ca^{2+} 濃度が低い場合は，トロポミオシンがアクチン上のミオシン結合部位への結合を妨害することにより，ミオシンのアクチンへの結合は抑制されている．②刺激を受けた筋肉では，Ca^{2+} は電位依存性 Ca^{2+} チャネル(第4章)を介して筋細胞質に流入する．Ca^{2+} のトロポニンCへの結合が，トロポニンIの構造変化をもたらし，それがさらにトロポニンTを経てトロポミオシンへと伝播される．トロポミオシンが移動することで，アクチン上のミオシン結合部位が露出する．ミオシン-ADP-Pi 複合体はアクチンと結合し，架橋を形成する．③アクチンとの相互作用中にミオシンから Pi が遊離し，続くADP の放出に伴いミオシンに大きな構造変化がおこり，"パワーストローク(首振り運動)"を生む．それにより，アクチン鎖がミオシン鎖と逆方向に約 10 nm(100 Å)動き，それらの重なりが増えることで筋収縮が引きおこされる．④筋小胞体による筋細胞質からの Ca^{2+} 取り込みと ATP のミオシンへの結合が，アクトミオシン架橋の解離を引きおこす．ATP は加水分解され，その際に得られる自由エネルギーがミオシンの高エネルギー構造として保持され，次の筋細胞質の Ca^{2+} 増加に応答できる状態になる．

よっておこるこの脱分極は，**筋細胞膜**に沿って急速に伝播し，筋細胞内で細胞膜に接して Ca^{2+} を貯蔵している**筋小胞体 sarcoplasmic reticulum(SR)**からの電位依存性の Ca^{2+} 放出をもたらす．SR から筋細胞質に流出した Ca^{2+} は，アクチン-ミオシンの架橋形成を引きおこし，興奮収縮連関を完結させる(図 37.5)．横紋筋では，**横行管(T 管)transverse tubule(T tubule)**と呼ばれる細胞膜の陥入を介して，脱分極は筋線維へと伝播する(図 37.6)．高度に分岐した T 管を介して密に接している SR に脱分極が伝播されると，SR から筋細胞質に急速かついっせいに Ca^{2+} が放出される．脱分極が再び形成されるためには，筋細胞膜にある Na^+/K^+-ATPase が細胞質から能動的に Na^+ を汲み出す必要がある．筋脱分極の速度は，このポンプによる汲み出しの速度とそのタンパク質量により決まる．速筋では Na^+/K^+-ATPase 活性が高く，Na^+/K^+-ATPase タンパク質の増加は運動によっておこる重要な順応である．

　骨格筋，心筋，平滑筋は神経刺激の機構が異なっており，脱分極の伝播についても構造的に異なる適応をしている．骨格筋収縮は随意に調節でき，筋線維は脊髄から出ている運動神経終板を介して支配されている．アセチルコリンが神経伝達物質としてはたらいている(第26章)．**神経筋接合部 neuromuscular junction** は骨格筋に特有の構造的特徴であり，心筋や平滑筋には存在しない．個々の筋線維は1つの運動神経に支配されており，1つの運動神経の支配するすべての筋線維を**運動単位 motor unit** という．運動単位による制御と同調が筋肉全体の収

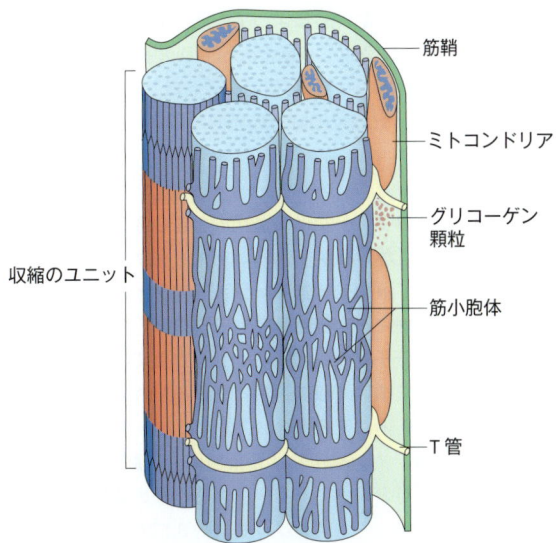

図 37.6　骨格筋細胞における T 管ネットワークの側面図
横行管(T 管)は筋鞘が陥入したものであり，各種チャネルタンパク質を介して筋小胞体(SR)と連動している．SR は連続した管状の細胞内小器官であり，筋原線維に隣接している．T 管は，Z 帯のあたりから筋鞘が伸長したものである．それらは脱分極した神経インパルスを SR 終末まで伝播し，SR からの Ca^{2+} 放出と筋原線維の収縮を調整している．

縮を統合している基盤である．高温高湿下での激しい運動時によくおこる骨格筋の痙攣は，過度の体液損失による神経筋調節能の異常と電解質の不均衡の両方もしくはそのいずれかによるもので，不随意な筋収縮である．

心筋は横紋筋であり，不随意かつ律動的な収縮を行う．心筋収縮の一般的な機構は骨格筋収縮の機構と類似しているが，筋小胞体は心臓のほうが未発達であり，T管ネットワークは心臓のほうが発達している．心臓の収縮応答は細胞外 Ca^{2+} により依存していることから，SRからの Ca^{2+} 放出を増加させためには，細胞外から Ca^{2+} が実質的に供給される必要がある（図4.4）．神経が直接接触していなくても，心筋細胞の脱分極は洞房結節から心筋全体に伝播する．脱分極は介在板 intercalated disk と呼ばれる膜構造に沿って，細胞から細胞へと伝達される．これらの介在板は，細胞間接合の特殊な形態で，細胞間のイオンの通過を可能にするイオンチャネルであり，この場合，脱分極波が細胞から細胞へと途切れることなく通過することを可能にする．心筋細胞はこのように機能的な合胞体としてはたらくが，骨格筋では各細胞が収縮するために神経からの刺激入力を受けなければならない．心筋細胞はまた，ホルモンによる調節をより強く受けている．例えば，サイクリックアデノシン 3′,5′—リン酸 cyclic adenosine 3′,5′-monophosphate（cAMP）依存性プロテインキナーゼは，カルシウム輸送タンパク質やトロポニンI（Tn-I）をリン酸化し，それがアドレナリンによる筋収縮力の変化を仲介している．

平滑筋は，神経因子と循環因子の両方に応答する．骨格筋とは異なり，平滑筋への神経刺激が平滑筋細胞束を支配し，組織の一過的（反射的）収縮と持続的（安定的）収縮の両方を引きおこす．平滑筋はまた，筋細胞膜受容体にリガンドが結合することにより脱分極する．これを薬物収縮連関と呼び，平滑筋の収縮と弛緩を標的とした多くの薬物の作用基盤となっている．亜硝酸アミルやニトログリセリンなどの一酸化窒素ドナー nitric oxide donor

---

臨床症例
筋ジストロフィー

息子がアヒル歩行（動揺性歩行）している姿に気づいた母親は，彼を診療所へ連れていった．身体的所見として特に脚の筋力の低下がみられたが，ふくらはぎの筋肉は大きく，硬かった．血清中のクレアチンホスホキナーゼ（骨格筋型）活性は 20 倍にもなっていた．組織診断では，筋肉量の減少とネクローシスが明らかになり，筋肉中の結合組織や脂肪量の増加も確認された．免疫ブロット（ウエスタンブロット）によって，筋肉の細胞骨格タンパク質ジストロフィン dystrophin の欠損が確認され，Duchenne（デュシェンヌ）型筋ジストロフィーDuchenne muscular dystrophy（DMD）の診断が下された．

解説

筋ジストロフィーには，遺伝的および後天的原因でおこる多くの型があるが，DMD は最も一般的な遺伝的ジストロフィーで致死的である．ジストロフィンは筋細胞の細胞膜を強固にし，細胞外マトリックスとの相互作用を制御する高分子量の細胞骨格タンパク質である．ジストロフィンの欠損は，収縮過程における筋肉細胞の細胞膜を剪断し，筋細胞死を引きおこす．

ジストロフィン遺伝子はX染色体上に局在し，約 2.5×10^6 塩基対の長さである．この遺伝子の突然変異の頻度は比較的高く，DMD の頻度は約 3,500 人の男児に 1 人の割合とされている．DMD は進行性の筋変性疾患であり，通常は思春期までに車椅子の使用を余儀なくされ，30 歳までに呼吸不全もしくは心不全により死亡する．ジストロフィンは DMD 患者では完全に発現していないが，この疾病の亜型で軽度の症状を示す Becker（ベッカー）型筋ジストロフィーが知られており，変性したジストロフィンタンパク質の発現が認められ，生存期間が 50 歳までに及ぶといった特徴がある．現在のところ DMD の治療法はないが，遺伝子治療，ゲノム編集技術（特に，CRISPR（クリスパー，clustered regularly interspaced short palindromic repeats）技術．訳注：二本鎖切断がおこった DNA は細胞のもつ本来の機能により修復されるが，その方法には，対立遺伝子間でおこり元の機能が回復される相同組換えと，配列の修復はせずに切断端を連結する非相同末端結合がある．ゲノム編集とは，部位特異的ヌクレアーゼを利用して特定の配列を狙って DNA を切断し，その後におこる非相同末端結合を利用して意図的に DNA の改変を行う技術である．いくつかの方法が確立されているが，クリスパー-キャスナイン CRISPR-Cas9（crispr associated protein 9）を用いる方法は汎用性があり，遺伝子ノックアウトやノックインといった技術への応用が容易なため，さまざまな分野で活用されている）や幹細胞技術には期待がかかっている．変異したエキソンの読み取りを飛ばす "エクソンスキッピング" という最新の技術を駆使することで，わずかに分子量が小さくはなるが，機能を有するジストロフィンタンパク質が産生される．DMD を発症する動物を用いた実験では，"エクソンスキッピング" を用いてできた小さなジストロフィンタンパク質によって，Becker 型に似た症状への軽減が認められた．仮にヒトにおいてもこのような結果が再現できれば，患者の寿命を 2 倍にすることができる可能性がある．現在，薬理学的 "エクソンスキッピング" を用いたいくつかのヒト臨床試験が進行中である．

は，血管平滑筋を弛緩させて心筋への血流を増加させる作用があり，狭心症の治療に用いられる．

興奮収縮連関：引き金となるカルシウム

筋細胞質内の Ca^{2+} 濃度は，通常はとても低く 10^{-7}mol/L かそれ以下であるが，神経刺激により急激に100 倍以上に増加する．筋小胞体（SR）は滑面小胞体由来の特殊な器官で，Ca^{2+} 結合タンパク質である**カルセクエストリン** calsequestrin を豊富に含み，細胞内で Ca^{2+} 貯蔵の役割を果たしている．横紋筋では，T 管の脱分極が SR の Ca^{2+} チャネルを開口する（図 37.6）．筋細胞質への Ca^{2+} 流入は，アクチン-ミオシン相互作用とミオシン-ATPase を活性化し，筋収縮をもたらす．トロポニンは平滑筋には発現していない．平滑筋では，Ca^{2+} が**カルモジュリン** calmodulin に結合し，**ミオシン軽鎖キナーゼ** myosin light chain kinase を活性化することでミオシン軽鎖のリン酸化がおこり，筋収縮がおこる．ミオシン軽鎖のリン酸化はミオシン-アクチン相互作用を高める．

増加した細胞内 Ca^{2+} は，さらに多くの架橋形成をもたらし，ミオシン-ATPase の活性化を通じてサルコメアの短縮を引きおこす．このように，Ca^{2+} 濃度が飽和に達するまで，Ca^{2+} 依存的に筋収縮力が増強する．ニフェジ

ピンなどの細胞膜の Ca^{2+} チャネル阻害薬が**高血圧症** hypertension の治療に用いられている．この薬剤は，細胞膜 Ca^{2+} チャネルを阻害することで，筋細胞内に流入する Ca^{2+} の量を抑える．その結果，収縮の引き金となる SR から放出される Ca^{2+} 量を減少させ，心筋細胞の収縮力を制限し負荷を軽減するため心筋を保護する．筋収縮は Ca^{2+} 濃度の増加により引きおこされるが，筋弛緩は Ca^{2+} が SR に能動的に汲み上げられたり，細胞外に出されたりすることに依存している．筋弛緩速度は，SR の Ca^{2+}-ATPase 活性に直接連動している〔訳注：SR 膜には，ナトリウムポンプとしてはたらく Na^+/K^+-ATPase のように，カルシウムポンプとしてはたらく Ca^{2+}-ATPase が大量に存在し，そのはたらきで細胞質の Ca^{2+} は SR 内に汲み戻される〕．SR には Ca^{2+}-ATPase が大量に発現しており，筋細胞質内の Ca^{2+} 濃度を 10^{-7}mol/L 以下に維持している．細胞質内 Ca^{2+} 濃度が低下するに従って，形成された架橋の数も減少し，筋収縮力は減衰する．

筋肉のエネルギー代謝

筋細胞のエネルギー源

身体のなかで，筋肉は**グルコース消費** glucose disposal（血液循環からの取り込み）の主要部位であるため，当然のことながら糖尿病の高血糖症治療の標的となっている．グルコース輸送体である GLUT-4 は，インスリンや薬剤の作用で細胞表面に移動するだけではなく，細胞のエネルギー状態や筋収縮にも対応して細胞表面に移動する．筋細胞に入ったグルコースはグルコース-6-リン酸として捕捉され，「グリコーゲン合成」または解糖系に導かれる．筋細胞内にはグルコース-6-リン酸輸送体とグルコース-6-ホスファターゼ活性がないため，筋グルコースは，肝臓でのグリコーゲン分解や糖新生後におこるような血中グルコースの補充には利用できない．

こういった意味で，運動は血液からグルコースを抜き取り，事実上，糖尿病の高血糖に対処することができる，つまり，運動は糖尿病の優れた治療法ということである．筋肉量およびヘキソキナーゼ活性も，運動後，急性的（運動後 3 時間以内）にも慢性的（数週間のトレーニング後）にも増加する．

ATP は筋収縮に使われる

Na^+/K^+-ATPase，Ca^{2+}-ATPase，ミオシン-ATPase の 3 つの ATPase が筋収縮に必要である．ATP 利用率の低下や，これら ATPase のうちどれかが阻害されることで筋収縮力が低下する．しかしながら，細胞内の ATP 濃

臨床症例
悪性高熱症

ハロタン（気体状のハロゲン炭素化合物）による麻酔，もしくは筋弛緩薬による治療を受けると，約 15 万人に 1 人の割合で患者が過度の骨格筋硬直と，1 時間以内に最大 2℃の急速な発熱を伴う重度の高熱症を示す．

すぐに治療しない限り，心機能異常により命にかかわる危険性がある．この状況からの死亡率は 10％を超えることが知られている．この遺伝性疾患は，筋小胞体（SR）からの過剰あるいは長引く Ca^{2+} 放出によっておこり，多くの場合 SR 膜上にある Ca^{2+} 放出チャネル（リアノジン感受性 Ca^{2+} チャネル）の変異が原因である．SR からの Ca^{2+} の過剰な放出により，筋細胞質内の Ca^{2+} 濃度が上昇したままになる．

Ca^{2+} 依存性にアデノシン三リン酸（ATP）が消費されることにより筋肉の硬直がおこり，消費された ATP を補充するために代謝が亢進することによって高熱をきたす．筋肉代謝が嫌気性になるにつれて，乳酸血症とアシドーシスも生じてくる．悪性高熱症の治療には，リアノジン感受性 Ca^{2+} チャネルを阻害して SR からの Ca^{2+} 放出を防ぐ作用のある，例えば，ダントロレンのような筋弛緩薬を使用する．支持療法としては，冷却や酸素補充療法，血液 pH および電解質の是正，心機能障害の治療がある．

度は運動中に劇的に変化することはない．これは筋収縮を活発に行うためには，ADP が ATP に速やかに再合成されることが必要なためである．筋収縮に必要な ATP を合成するためのエネルギー産生系には，クレアチンリン酸シャトル，血漿グルコースまたはグリコーゲンを利用した嫌気的解糖，酸化的リン酸化を介したグルコースや脂肪酸の好気的代謝がある．これらのエネルギー産生系によって合成される ATP 量は，程度は異なるものの，筋肉の収縮力や持続時間に直接影響を及ぼす．

瞬発的，高出力型筋収縮

クレアチンリン酸は，筋肉内の速やかな ATP 再生を可能とする高エネルギーリン酸化合物の緩衝を行う物質である

　骨格筋の代謝の実態として，高出力型収縮は短時間しか持続できない．最大またはそれに近いレベルの筋収縮には，高いミオシン-ATPase 活性と，高エネルギー化合物である**クレアチンリン酸 creatine phosphate** を利用した基質レベルのリン酸化による速やかな ATP の再合成が必要である．クレアチンはアルギニンとグリシンから合成され，**クレアチン（ホスホ）キナーゼ creatine (phospho) kinase（CK または CPK）**によって可逆的にクレアチンリン酸にリン酸化される（**図 37.7**）．クレアチンキナーゼは二量体タンパク質であり，3つのアイソザイム，MM（骨格筋），BB（脳），MB があり，MB アイソフォームは心臓組織に豊富に存在している．

　安静時の筋肉におけるクレアチンリン酸の含有量は，

ATP の量よりも数倍多い（**表 37.3**）．そのため，運動の初期段階では ATP 濃度は比較的一定のままに保たれている．ATP の補充は，クレアチンキナーゼだけでなく，次のように，アデニル酸キナーゼ（**ミオキナーゼ myokinase**）によってもなされる．

クレアチンリン酸ホスホキナーゼ：
クレアチンリン酸 + ADP → クレアチン + ATP

アデニル酸キナーゼ：2ADP ⇌ ATP + AMP

　クレアチンリン酸の貯蓄量は，高出力で筋収縮すると最初の1分で急速に低下する．貯蓄したクレアチンリン酸が枯渇すると，筋肉は高出力収縮を持続できなくなり，収縮力は急速に減退する．この時点で，筋グリコーゲン

表 37.3　運動中の筋肉のエネルギー源の推移：自転車運動中のヒト下肢筋肉内におけるエネルギー代謝産物濃度

代謝産物	代謝産物濃度（mmol/kg 乾燥重量）		
	静止	3分	8分
ATP	27	26	19
クレアチンリン酸	78	27	7
クレアチン	37	88	115
乳酸	5	8	13
グリコーゲン	408	350	282

この実験は，ATP 濃度の低下を促すために虚血運動の間に実施した．クレアチンリン酸の急速な減少と，筋グリコーゲンの嫌気的分解による乳酸の増加が認められる（Timmons JA, *et al.* (1998) Substrate availability limits human skeletal muscle oxidative ATP regeneration at the onset of ischemic exercise. *J Clin Invest* 101: 79-85，より改変）.

図 37.7　クレアチンリン酸の合成と分解
クレアチンはグリシンとアルギニンを前駆物質として合成される．クレアチンリン酸は不安定で，ゆっくりと自然に P_i とクレアチニン（クレアチンの環状無水物）に分解され，筋細胞から血漿中および尿中へと排出される．

臨床検査
クレアチニン測定により腎機能と尿の希釈率を評価する

　クレアチンリン酸の濃度は，筋肉組織あたりではほぼ一定のため（図 37.7），クレアチニンの産生は1日中ほぼ一定である．1時間あたりほぼ一定量のクレアチニンが尿中に排泄されるが，ほとんどは糸球体濾過によるもので，一部が尿細管分泌によるにすぎない．尿中のクレアチニン濃度は尿の希釈率により変わるため，自由採取した尿サンプル中の代謝物量を，尿中クレアチニン濃度をもとにして補正する場合が多い．そうしない場合は，毎日の代謝物排泄量を評価するのに24時間にわたって蓄尿する必要がある．血漿のクレアチニン濃度の正常値は薬 20 ～ 80 mmol/L（0.23 ～ 0.90 mg/dL）である．血漿クレアチニン濃度の増加は，一般に腎不全のマーカーとして使われている．尿サンプルにおけるアルブミン：クレアチニン比は，糸球体での選択的タンパク質濾過の指標であり，微量アルブミン尿の測定は糖尿病性腎症（糖尿病腎症ともいう）の進行度の評価に使われている（第31章）.

分解が主要なエネルギー源となる．筋肉への Ca^{2+} 流入は，ミオシン-ATPase に依存する筋収縮の活性化に加えて，Ca^{2+}-カルモジュリン複合体形成も誘導し，ホスホリラーゼ b からホスホリラーゼ a への変換を触媒するホスホリラーゼキナーゼを活性化する．AMP も筋ホスホリラーゼとホスホフルクトキナーゼ 1 をアロステリックに活性化し，筋グリコーゲンの分解で生じるグルコース-6-リン酸を利用した解糖系を促進する（**第 12 章**）．

収縮している筋肉にはピルビン酸と乳酸が徐々に蓄積し，さらに収縮力を減衰させ，筋肉の pH を低下させる．収縮力はその後，脂肪酸の好気的代謝で維持が可能な程度まで減衰する．好気的代謝により得られる最大の筋力は最大筋出力の約 20% であり，長期間維持することができるのは，好気的代謝で得られる最大出力の約 50〜60% にすぎない．

低負荷，長期間持続する筋収縮

脂肪酸は長期にわたる運動における筋肉組織の主要なエネルギー源である

はたらいている筋肉では，酸素供給とその利用のしかたが持続的な生理的活動を維持するうえでの主要な決め手となる．長期間にわたり収縮活動を行うには，十分な酸素の分配と，分配された酸素を使用する筋肉の能力を必要としている．筋肉への酸素供給は，血液中の赤血球やヘモグロビンの濃度と，筋肉や心筋内の毛細血管の数に依存している．多くの酸素を消費する筋肉組織は，解糖系に依存している筋肉よりも毛細血管の密度が高く，その毛細血管の密度は耐久力訓練で増加する．筋肉の酸素利用量は，筋肉細胞内のミトコンドリアの数と大きさにも直接に関連している．姿勢筋のように持続的に収縮している筋肉は，まれにしか収縮しない筋肉よりも多くのミトコンドリアをもっている．収縮頻度が増加する状況では，筋肉の酸化的リン酸化にかかわる酵素活性の上昇が一般に認められる．

休息時や軽度の肉体労働のときには，酸素は容易に得られるため，脂肪の好気的酸化が ATP 合成の主要な産生源になる．しかし，より強い負荷がかかると，脂肪分解のための酸素量に限界が生じ，結果として筋肉の仕事量は減少する．最初の 15〜30 分の運動の間に，グリコーゲン分解や解糖から脂肪酸の好気的代謝へと徐々に推移する．これはおそらく，二酸化炭素よりも解糖系により産生される乳酸のほうが，酸性度が強く拡散しにくいという事実に対応した進化的な応答によるものであろう．運動が持続するに従って，アドレナリンが肝臓での糖新生を促し，筋肉の外からグルコースを供給する．酸素が十分に供給される長期間の低負荷運動時では，徐々に脂肪が筋肉の主要なエネルギー源となっていく．

長期間持続する筋肉の能力（スタミナ）は筋肉内グリコーゲン量に依存する

糖質の炎のなかで脂肪は燃える，すなわち筋肉では，脂質が効率よく代謝されるためにはグリコーゲンが必要である

マラソンランナーは筋肉内グリコーゲンが極端に低下すると，たいていは"壁に直面する"．グリコーゲンは骨格筋のグルコースの貯蔵型であり，マラソンを走る前に，例えば**糖質を多く摂る**など，食事によってその筋肉内濃度を適度に調節することができる．疲労というのは，努力しても思うように力を維持することができない状態と定義できるが，ATP の利用が合成量を超えてしまったときにおこる．グルコースが血漿中に存在する場合や，脂肪が筋肉の主要なエネルギー源である場合でも，筋肉が効率的に ATP を合成するためには最小限のグリコーゲン代謝が継続して行われる必要があるが，その理由はよくわかっていない．糖質は代謝されてピルビン酸となり，その後ピルビン酸カルボキシラーゼの触媒する補充経路によって，オキサロ酢酸に変換されるために重要な化合物である．オキサロ酢酸は脂肪由来の**アセチル CoA** と縮合するため，**トリカルボン酸**（tricarboxylic acid，TCA）回路を維持するのに必要である．筋肉グリコーゲンの使用をある程度まで控えたうえで，糖新生や糖質の摂取〔例：パンやゲータレード（スポーツドリンク）など〕により血糖の供給が増すことで，強い身体活動を長時間にわたって維持することができる．定期的に強い運動負荷をかけると，運動開始の初期から脂肪酸の利用の割合が増すことは，トレーニングによる重要な順応である．それによって，貯蔵グリコーゲンを節約することができる．

筋肉は速筋（解糖系代謝優位）と遅筋（好気的代謝優位）の 2 種類の横紋筋からなっている

一般的に横紋筋は，収縮の生理学的特徴（速いか遅いか）や，代謝の優位性（好気的か解糖系か）によって分類されている．こうした筋肉の性質の違いは，骨格筋における筋肉の機能に深くかかわっている．すなわち，その収縮がまれに瞬発的におこる筋肉であるか，それとも姿勢を常に維持する（抗重力）筋肉であるか，といった比較にみてとることができる．2 種類の横紋筋は，色合いにより容易に区別できる．瞬発的な動きのときに使用される**速筋**（解糖系代謝が優位）は，見た目が白色である（例：大声でよく鳴くが遠くまで飛ぶことができないニワトリの胸筋）．それは，赤色の好気的代謝優位である**遅筋**と比べて，血流，ミトコンドリア，ミオグロビンの含有量が少ないからである．速筋はまた，グリコーゲンの貯蔵が多く，脂肪分が少ない．戦いのような，ストレス時に

　HIV/AIDS 感染や大腸がんなどのがん患者の多くは, **悪液質 cachexia** と呼ばれる極度の体重減少を経験する. 悪液質の患者は, 放射線や化学療法に耐えられず, 高い罹患率と死亡率を示す. 多くの場合, 体重減少は摂食不良に起因するものではない, つまり飢餓とは異なる原因による. 食欲増進剤のみではあまり効果がない. 悪液質による体重減少は筋肉と脂肪組織の両方の減少と関係がある. 解糖系優位な速筋線維では, 好気的代謝をする遅筋線維よりも多くのタンパク質を喪失する. この解糖系優位な速筋線維が優先的に減少するのは, 長く使用しない筋肉にみられる消耗(不使用による萎縮)とは逆の現象である. 好気的代謝が優位の遅筋線維は, 筋肉を使わないと選択的に萎縮する.

　消耗を引きおこす正確な機構はわかっていないが, 腫瘍壊死因子α tumor necrosis factor-α(TNFα)やインターロイキン6 interleukin-6(IL-6)のようなサイトカインによる全身の炎症性シグナルが, 多くの消耗性疾患〔重症疾患ミオパチー critical illness myopathy(CIM)(後掲の臨床症例「敗血症時の筋喪失」)なども同様〕をおこす候補として重要と考えられている. 疾患の過程で生じる炎症性シグナルは, 筋肉タンパク質の分解を活性化し, 筋肉タンパク合成を阻害して, 脂肪組織の脂質分解を引きおこす. たいていの疾患では, 体重の維持あるいは激しい体重減少を予防することにより, 患者の治療法の選択, 生命予後, そして生活の質の向上の点で改善をもたらす. 状況によって, テストステロンのようなタンパク同化作用を有する因子が, HIV/AIDS 患者の筋肉量を維持するのに有効であることが示されており, 臨床的に広く使われている. 他の消耗性疾患と同様に, 炎症性シグナルの阻害により消耗を抑制できることが, 動物モデルを用いた研究で示されている. このアプローチがヒトにも広く適用できるまでには, さらなる研究が必要である.

よる強い力が必要なとき, 速筋はグリコーゲンや嫌気的な解糖系を用いて瞬発力のある筋収縮を生み出している. 対照的に, 姿勢筋にある**遅筋**(好気的代謝が優位)線維(例：渡り鳥であるガチョウの胸筋)は, 血液, ミトコンドリア, そしてミオグロビンに富んでいる. このタイプの筋肉の収縮力は弱いが, 長時間にわたり持続する能力をもっている. 遅筋は主に脂肪酸酸化により ATP を合成するため, 大量のミトコンドリアを必要とする. 常に動いている心筋は, 収縮や代謝的特徴など多くの点で骨格筋遅筋(好気的代謝が優位)に似ている. 心筋は, 血液がよく循環し, ミトコンドリアに富み, そして血中の脂肪酸の酸化的代謝に大きく依存している. 長い渡りの

ためのガチョウの胸筋は, ニワトリの胸筋と比べてかなり脂身のある色の濃い筋肉で, 心筋と多くの面で共通する特徴をもっている.

組織工学と筋肉の置換

　組織工学の研究分野が広がっていくにつれて, 筋肉組織は, ヒトの体の外で臓器を作製する研究の最前線に立つこととなった. 筋肉の生化学的可塑性と増殖能力が, これを可能にしている. 筋肉は, 発生過程の胚の間葉系組織に起源をもつ増殖細胞に由来する. これらの細胞の運命は, 筋肉系統に"決定され"て, **筋芽細胞 myoblast** になる. 筋芽細胞は細胞周期から脱し, 成熟した多核の筋細胞へと分化(融合)する. この増殖と分化の過程は, 生体外でも再現することができる.

　骨格筋細胞は最終分化しているが, 骨格筋は未分化な筋芽細胞様の**衛星細胞 satellite cell** を少し含んでいる(筋細胞の核全体の 5% 未満程度). 衛星細胞の増殖と分化は, 胎生期後の筋肉の成長や修復(例：運動に対する適応)や障害後の再生に重要である. 骨格筋は, 過度の傷害を負った後に再生可能な数少ない組織の 1 つである. 損傷や組織喪失の後, 衛星細胞は増殖し, 成体組織における発生(分化)過程を繰り返す. このプロセス(*ex vivo* または *in vivo*)において重要な構成要素は, 筋細胞外マトリックス(ECM)である. 正しい三次元構造をもつ ECM は, 筋芽細胞や衛星細胞がその器官構造や形状に分化するよう誘導する. そして筋肉の生化学的可塑性により, 力学的(ミオシン ATPase)と代謝的(ATP 産生経路)の両面で環境への適応が可能になる. 動物やヒトを対象とした最近の研究では, 骨格筋が機能的な形に再生する能力は, 再生中の筋肉に理学療法や運動による生化学的・機械的ストレスが加わった場合にのみ発揮されることが実証されている. このことは, 骨格筋が解剖学的な位置と機能に対して高度に特化していることを考えれば, 驚くべきことではない. 例えば, 手にドナーの筋肉を使う筋移植手術は, 体内の新しい解剖学的部位に移植する筋組織を選択する際に, 形態学的および生化学的な違いを考慮に入れなければならないことを示している. 筋肉は高度に適応的(可塑的)であるため, 骨格筋は(皮膚と並んで), 生体内移植を目的として, 生体外で完全に操作可能な最初の組織の 1 つになると思われる.

　心臓で分化しきった筋芽細胞(心筋細胞)は, 生涯単核または2核で存在する. 骨格筋と対照的に, 心臓は, 衛星細胞が存在せず非常に限られた再生能力しかないため, 心筋梗塞の影響は長く続く. 平滑筋の筋芽細胞は, 成熟した**平滑筋細胞**に分化する. しかし, 心筋や骨格筋細胞と違って平滑筋は最終分化していない. 平滑筋の表現型はまた, 細胞の局在や機能によりさまざまである. 平滑筋は全身の血管壁を構成しているが, 例えば, 高血

圧に対する反応や血管新生のときのために，増殖する能力を保持している．

運動効果

筋力トレーニングは筋肉量を増加させる

骨格筋の毎日の使い方によって，機能的能力に違いが生じる．毎日の活動量の増減が筋肉の構造，筋力発生能力，易疲労性を変える．生化学的見地からは，組織の血流や代謝酵素の変動がまずおこり，その結果，グルコース取り込みや，エネルギー源としての脂質の利用，そしてATPを産生する筋肉の能力の変化がおこる．一定の強度と適量の負荷のかかる活動を毎日行うと，そのときのストレスに即した筋肉の適応がおこる．単純化を目的とし，また，たいていの研究がそのようにデザインされていることから，運動トレーニングを筋力と好気的トレーニングという2つのカテゴリーに分けて考える．**強度トレーニングは筋力トレーニング（ウェイトトレーニング）**ともいわれているが，その目的は特定の筋肉もしくは筋肉群の筋力を増すことにある．これは，筋肉が最大の筋力を使っても限られた回数しか筋収縮できないような負荷をかけ，1つの運動を限られた回数行うことによってなされるものである（例：上腕二頭筋の屈曲6〜8回）．それに対して，**好気的トレーニングは耐久訓練ともいわれているが，その目的は，持久力を向上させ，例えばランニングや歩行のように，低負荷の筋肉活動を長く継続して行う場合の疲労を減少させること**にある．これは低負荷の筋肉収縮を多数回反復して行うことによって達成される．筋力トレーニングにおける個々の筋収縮は，その筋肉が最大限発揮できる能力の75〜90%であるが，好気的トレーニングでは15〜20%である．それぞれの運動に応答しておこる生化学的変化は異なる．

筋力トレーニングは筋肉生化学に最小限の効果しかもたらさない．筋力トレーニングでもたらされる筋力を引き出す能力の増加は，筋細胞の増大，つまり肥大の結果である．個々の筋肉細胞の肥大は，構造を形成しているサルコメアタンパク質の増加する結果である．筋線維とサルコメアが多くなると，筋力発生能力が増すようになる．解糖系酵素を測定して筋細胞の大きさで補正すると，筋力トレーニングによって変化しない．ミトコンドリア酵素活性を筋力トレーニングによる筋細胞の増大分で補正すると，通常わずかに減少している．このことは筋力を発生する能力は増すけれども，ATPの産生能力（少なくとも細胞の大きさと比較した場合に）はわずかに減少することを示している．収縮速度とサルコメアにおこる架橋サイクルは，ミオシン-ATPase 活性によって基本的に規定されるため，筋力トレーニングでは筋細胞の増大分を考慮すると変化しないままである．

持続的もしくは好気的トレーニングは筋肉の酸化的代謝能力を増加させる

好気的トレーニングに応答して第一におこる生化学的変化は，脂肪を代謝する能力の増加であり，それはミトコンドリアの数，大きさ，酵素の増加によって可能となる．すべての筋線維のタイプ（速筋，遅筋）で，クエン酸合成酵素やシトクロム c の濃度および活性が2〜3倍に増加し，その結果，一定の運動負荷（すなわち運動強度）の下でのATP産生が増加している．そのため筋肉はますます脂肪酸化に依存し，嫌気的代謝に頼らなくなる．好気的代謝への移行は筋肉疲労を遅らせる．好気的トレーニングは解糖系酵素にはほとんど影響せず，好気的トレーニングによる筋細胞の大きさへの影響もほとんど

臨床症例
敗血症時の筋喪失と重症疾患ミオパチー

骨格筋は，敗血症の罹患率と死亡率の両方に影響を及ぼす．敗血症は，病原体に対する免疫学的・生理学的反応による不適切な制御と定義できる．冠動脈疾患を扱わない集中治療室における死因の第一位であり，世界的にもがんや冠動脈疾患以上の死因となっている．米国における重症敗血症は年間約 170 万例発症しており，数年前から増加している．敗血症は死亡に至る入院患者の 30 〜 50％に認められている．多くの因子がこの発生率の増加の要因となっている（例：人口の高齢化，抗生物質の濫用など）．病原体が宿主細胞に侵入したとき，通常，生体は病原体を根絶する方向で感染に対して応答する．このシステムが破綻すると，生体の恒常性が障害され，しばしば多臓器不全を引きおこす．敗血症が重症化した場合の実際の死亡率は 50％を超える．生存したとしても，通常，筋力低下による長期的な障害を負っている．ICU 獲得性筋力低下や重症疾患ミオパチー（CIM）という用語は，これらの病態を認識する新しい用語である．

炎症反応を制御し，病原体を根絶することが治療の初期目的であるが，患者の予後は骨格筋に依存している．敗血症になると筋肉量が著しく低下しやすく，筋肉量の少なくなった患者は敗血症で死亡する可能性が高くなる．筋肉の分解系は，過剰または不均衡な免疫応答の結果生じる IL-6 や TNFα などの炎症性サイトカインが血中で異常高値になることによって活性化される．この過剰な免疫反応（しばしばサイトカインストームと呼ばれる）は，COVID-19 の世界的大流行時に，SARS-CoV-2 感染に罹患した入院患者の一部にも認められた．筋肉タンパク質の分解とアミノ酸の血中への放出は，感染や飢餓状態に対する正常なストレス反応である．しかし，敗血症やサイトカインストームでは，過剰な反応は異なる分子経路を活性化するようで，栄養やタンパク質の摂取量を増やしたり，筋肉に負荷をかけたり（運動）しても，同化シグナル伝達経路が反応しないため効果がない．そのため，タンパク質の分解は恒常的におこり，タンパク質の合成は阻害される．筋力低下は患者の罹患率や死亡率増大の一因であり，長期的な回復転帰に影響するため，CIM や敗血症に伴う筋力低下を抑制する方法を検討することが不可欠である．炎症をコントロールしても，アクチンやミオシンに含まれる翻訳後修飾されたアミノ酸である 3-メチルヒスチジンは，タンパク質のターンオーバーの結果，血中や尿中に増加する．ユビキチン・プロテアソーム経路（第 22 章）とオートファジー経路は，現在，敗血症やその他の過剰な免疫反応時の筋肉減少を抑制する薬剤の開発ターゲットとなっている．生化学的には，これらの薬剤は異化反応をブロックするはずであるが，そうすると，アミノ酸やグルコースの形で血液中に動員されたエネルギーが体内から奪われる可能性がある．ホメオスタシスは体内の微妙なバランスであり，それを維持するためには複数の介入が必要であろう．エネルギーバランスと免疫調節は急成長している研究分野であり，悪液質とも関連し，免疫代謝として知られている．

ない．好気的トレーニングによりミオシン-ATPase の構成要素がわずかに変化して，遅筋型の表現型（収縮時にゆっくりと架橋形成する）となる場合もある．また筋力トレーニングとは違い，好気的トレーニングでは，GLUT-4 やヘキソキナーゼの発現が増し，その結果としてグルコース利用の増加も亢進する．体の骨格筋量の占める割合が多いことを考えると，糖尿病患者では運動療法により血糖がなぜ低下するかを容易に理解できる．運動療法の中断によるものであろうと，怪我や病気で病床につくことによってであろうと，運動をやめてしまうと，こうした順応のほとんどすべてが元に戻ってしまうことを忘れてはならない．

筋肉の使用量の減少は代謝効率を落とすことになり，不幸にも，この順応性の低下は運動の中止後 2 〜 3 日でおこってくる．持続的トレーニングによって誘導される他の要素には，心拍出量の変化，毛細血管密度の増加，グリコーゲン貯蔵量の増加がある．健康や医療にとって重要なことは，こうした順応が連続的におこるということであり，小さな変化でも糖尿病，動脈硬化，がん悪液質を含んだ多くの慢性病を引きおこすかもしれない．さらに，運動の影響は筋肉の元の状態からの変化としてあらわれるため，高齢者であっても，若者でみられた筋肉生化学的応答に匹敵する順応を認めるであろう．このように，中等度の運動を始めた高齢者は，年齢にかかわらず，おそらく相応の生化学的な順応を獲得し，健康という利益を得るであろう．こうした応答をもたらす分子遺伝学的背景やシグナル伝達経路について，そしてそれらがどのようにして創傷や病気によって修正されるのかについて理解するために，これらの領域に関する数多くの研究がまだ進行中である．

まとめ

● 筋肉は，体のなかの燃料と ATP が消費される主要組織である．グリコーゲン分解，血糖の筋肉への取り込み，解糖系，脂肪代謝は，適切な筋肉活動にとって必要不可欠である．これらのエネルギー産生経路にど

程度依存するかは，筋肉の種類や過去にどの程度の収縮活動があったかによって変わる．

- 骨格筋，心筋，平滑筋は共通したアクトミオシン収縮複合体をもっているが，神経支配，収縮タンパク質の配向，カルシウムによる収縮制御，細胞間の脱分極の伝播の点については違いがある．
- サルコメアは横紋筋の基本的収縮単位である．
- 筋収縮は，筋細胞質への Ca^{2+} の流入によって ATP 加水分解がおこり，それに共役してミオシンのコンフォメーションが変化するという "滑り説" モデルで説明できる．高エネルギー構造で弛緩状態のミオシンが，アクチンと相互作用する間に仕事量を生み出し，その結果として，アクチン-ミオシンフィラメントの重なりがより増すことでサルコメアが短くなる．
- 筋肉で産生された ATP は，細胞膜を介するイオン濃度勾配の維持，細胞内 Ca^{2+} 濃度の復元，そして筋収縮過程の継続に用いられる．
- 解糖系が優位な速筋が行う，短時間の強力で爆発的な筋活動は，グリコーゲンと嫌気的解糖系に大きく依存している．
- 好気的代謝が優位な遅筋は好気的組織であり，安静時のエネルギー源として脂肪を用いる．運動開始初期には，グリコーゲンの分解や解糖系に依存するが，長時間のエネルギー産生が必要になると徐々に脂肪代謝に移行する．
- 障害がおこると酵素とタンパク質が筋肉から逸脱する．血漿中のクレアチンキナーゼ-MB 活性とトロポニン濃度の測定値は，心筋障害を評価するバイオマーカーとして有用であり，心筋梗塞の診断と治療に一般的に使用されている．
- 運動はよい療法である．それはインスリン感受性を改善し，グルコース消費を高め，加齢に伴う筋肉の量や機能の維持を助ける．

✎ アクティブラーニング

(1) ニワトリが恐怖を感じると，大声で鳴き，高くジャンプし，短い距離を飛ぶが，何もないときであろうが危険から逃れるときであろうが，長距離を飛ぶことはできない．対照的に，ガチョウは半年ごとの渡りのために長距離を飛ぶ能力をもっている．ニワトリとガチョウの胸筋における筋線維の種類とエネルギー源について比較し，筋線維の違いがこれらの鳥の飛ぶ能力にどのようにかかわっているかを説明しなさい．

(2) 筋肉グリコーゲンホスホリラーゼ欠損（McArdle（マッカードル）病 McArdle disease）と，カルニチンもしくはカルニチンパルミトイル基転移酵素I欠損が，短時間と長時間の運動時における筋肉の能力に与える影響について議論しなさい．

(3) 血液ドーピング，糖質の摂取，クレアチンのサプリメントが，マラソン競技における運動能力の向上にどのような効果があるか調べなさい．

参考文献

Bowen TS, Schuler G, Adams V. Skeletal muscle wasting in cachexia and sarcopenia: Molecular pathophysiology and impact of exercise training. *Journal of Cachexia, Sarcopenia and Muscle*. 2015;6:197–207.

Han N, Yabroudi M, et al. Electrodiagnostic Evaluation of Individuals Implanted With Extracellular Matrix for the Treatment of Volumetric Muscle Injury: Case Series. *Physical Therapy*. 2016;96(4):540549.

Lad H, Saumur T. Intensive Care Unit-Acquired Weakness: Not just another muscle atrophying condition. *International Journal of Molecular Sciences*. 2020;21(21):7840.

Madeddu C, Mantovani G, Gramignano G, et al. Muscle wasting as main evidence of energy impairment in cancer cachexia: Future therapeutic approaches. *Future Oncology*. 2015;11:2697–2710.

Marzetti E, Calvani R, Tosato M, et al. Physical activity and exercise as countermeasures to physical frailty and sarcopenia. *Aging Clinical and Experimental Research*. 2017;29:35–42.

Mondello C, Cardia L, Ventura-Spagnolo E. Immunohistochemical detection of early myocardial infarction: A systematic review. *International Journal of Legal Medicine*. 2017;131:411–421.

Mukund K, Subramaniam S. Skeletal muscle: A review of molecular structure and function, in health and disease. *Systems Biology and Medicine*. 2020;12:e1462.

Wu Y, Pan N, An Y, et al. Diagnostic and prognostic biomarkers for myocardial infarction. *Frontiers in Cardiovascular Medicine*. 2021;7:617277. https://doi.org/10.3389/fcvm.2020.617277.

関連ウェブサイト

Muscle Structure and Contraction

https://www.google.com/search?q=khan+academy+three+types+of+muscles&oq=khan+academy+three+types+&aqs=edge.0.0i512j69i57.6699j0j1&sourceid=chrome&ie=UTF-8
https://www.youtube.com/watch?v=1cRCRaxon6g
https://www.youtube.com/watch?v=7O_ZHyPeIIA&t=17s
https://www.youtube.com/watch?v=e3Nq-P1ww5E

Muscular Dystrophy

http://www.muscular-dystrophy.org/conditions
https://medlineplus.gov/musculardystrophy.html

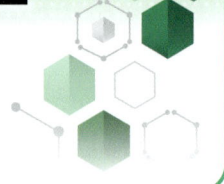

第38章　骨代謝とカルシウム恒常性維持

William D. Fraser, Marek H. Dominiczak

本章で学ぶこと

本章の到達目標
- カルシウムイオン濃度の細胞内制御について説明できる.
- 骨の化学組成と骨石灰化の過程について説明できる.
- 骨における主要な細胞と骨リモデリングサイクルにおける細胞間相互作用について説明できる.
- 血漿カルシウム濃度の制御に寄与する主要な因子群について説明できる.
- 正常および疾患時のビタミンDの役割とその代謝について説明できる.
- くる病と骨軟化症について説明できる.
- 骨粗鬆症とその原因について説明できる.

はじめに

　骨は, 身体の構造を規定し保護する役割とは別に, 活発に代謝を行い, カルシウムの貯蔵庫として機能する. 骨格には, 体内のカルシウムの99%がヒドロキシアパタイト hydroxyapatite のかたちで存在する. 残りのカルシウムは, 軟部組織, 歯, 細胞外液に分布する.

　細胞機能の多くは, 細胞質および細胞外のカルシウム濃度の制御に依存する. こうした機能には, 神経伝達, 細胞からの分泌, 筋収縮, 細胞増殖, 細胞膜透過性, 血液凝固が含まれる. 血漿カルシウム濃度は狭い範囲に維持されている.

　骨代謝の障害は非常に頻度が高い. 例えば, 閉経後白人女性の約40%が骨粗鬆症に罹患しており, また, 世界中で約10億人がビタミンD欠乏状態にあると考えられている.

カルシウムの細胞機能

細胞質と細胞外のイオン化カルシウム(Ca^{2+})濃度の間には急峻な濃度勾配が存在する

　細胞質のCa^{2+}濃度(低Ca^{2+})と細胞外液のCa^{2+}濃度(高Ca^{2+})の間にはおよそ10000倍の差がある. この勾配はCa^{2+}-ATPase により維持されている. Ca^{2+}は濃度勾配に逆らって細胞質から細胞外液もしくは小胞体へと汲み出される. 形質膜 Ca^{2+}-ATPaseplasma membrane Ca^{2+}-ATPase(PMCA)はCa^{2+}を細胞外液へと汲み出し, 一方, 筋小胞体／小胞体 Ca^{2+}-ATPase sarco-endoplasmic reticulum Ca^{2+}-ATPase(SERCA)はCa^{2+}を小胞体に汲み出す. これらは両者ともにP型ATPaseである(第4章). 膜のCa^{2+}-ATPase はカルモジュリン calmodulin に結合するドメインやリン酸化部位を有している. SERCA はCa^{2+}を筋形質から汲み出すことによって筋弛緩を引きおこす. その他のP型ATPaseには, ナトリウム／カリウムポンプである Na$^+$/K$^+$-ATPase(第35章)や胃に存在するプロトンポンプである H$^+$/K$^+$-ATPase(第30章)が含まれる.

　二次イオンチャネルはCa^{2+}をナトリウムと交換することにより細胞質から外へと輸送する. また, Ca^{2+}はカリウムチャネルやクロライドチャネルを活性化することにより細胞膜の過分極に寄与する(第39章). 細胞内においては, Ca^{2+}は小胞体やミトコンドリアに区画化されている(第25章).

細胞外液や小胞体から細胞質へのカルシウムの流入は基本的な細胞シグナルである

　チロシンキナーゼ活性を有する増殖因子受容体やGタンパク質共役型受容体などの受容体(第25章)は, それらのシグナル経路を介してホスホリパーゼC phospholipase C(PLC)の活性化をもたらす. PLCはジアシルグリセロール(DAG)とイノシトール 1,4,5-トリスリン酸(IP$_3$)を産生する. IP$_3$は小胞体膜の受容体に結合し, 小胞体から細胞質へのCa^{2+}の放出を開始する. このことは小胞体Ca^{2+}ストアの枯渇をもたらす. ストアの枯渇は細胞外液からのCa^{2+}再供給のためのシグナルを生み出す. このCa^{2+}再供給は, いわゆるストア依存性Ca^{2+}チャネルを介して行われる. 間質相互作用分子1 stromal interaction molecule 1(STIM1)として知られるタンパク質が, 小胞体のカルシウムセンサーとして機能する. STIM1はシグナルを膜タンパク質である Orai1 に伝達する. Orai1 は, 実際にはCa^{2+}遊離活性化Ca^{2+}チャネル Ca^{2+}-release activated Ca^{2+}channel(CRAC)と呼ばれる細胞膜Ca^{2+}チャネルの小孔形成サブユニットである. CRACの活性

A

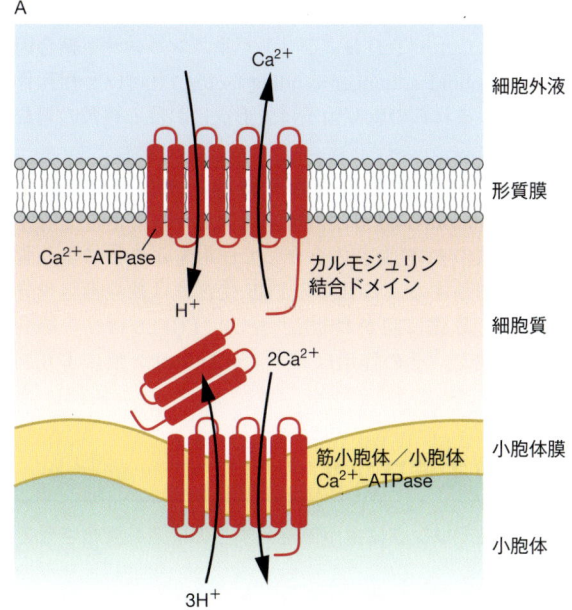

Ca²⁺

細胞外液

形質膜

Ca²⁺-ATPase

カルモジュリン
結合ドメイン

H⁺

細胞質

2Ca²⁺

筋小胞体／小胞体
Ca²⁺-ATPase

小胞体膜

小胞体

3H⁺

図 38.1　カルシウムシグナル伝達

(A) P 型カルシウム-アデノシン三リン酸分解酵素(Ca^{2+}-ATPase)は，安静時の細胞質の低い Ca^{2+} 濃度と細胞外液や小胞体の高い Ca^{2+} 濃度との間に急峻な勾配を形成する．この濃度勾配がカルシウムシグナル伝達にエネルギーを供給する．**(B)** カルシウムシグナルとは細胞質の Ca^{2+} 濃度の上昇であり，さまざまな受容体によって惹起され，チロシンキナーゼや G タンパク質を介してシグナルを伝達する．これらのシグナルは膜のホスホリパーゼ C（PLC）に伝わり，PLC が DAG と IP_3 を産生する．IP_3 は小胞体膜上に存在する IP_3 受容体に結合して細胞質への Ca^{2+} の流入を促進する．小胞体の Ca^{2+} の枯渇は STIM1 タンパク質によって感知され，STIM1 はシグナルをストア依存性チャネルである Ca^{2+} 遊離活性化 Ca^{2+} チャネル（CRAC）に伝達する．神経活動電位を惹起するために必須の細胞質内 Ca^{2+} の迅速な変化を可能にするには，他の Ca^{2+} チャネル（リガンド依存性チャネルと電位依存性チャネルの両者）が重要である．DAG：ジアシルグリセロール，IP_3：イノシトール 1,4,5-トリスリン酸，CRAC：Ca^{2+} 遊離活性化 Ca^{2+} チャネル，ORAI 1：CRAC チャネルの小孔形成サブユニット，STIM1：間質相互因子 1.

B

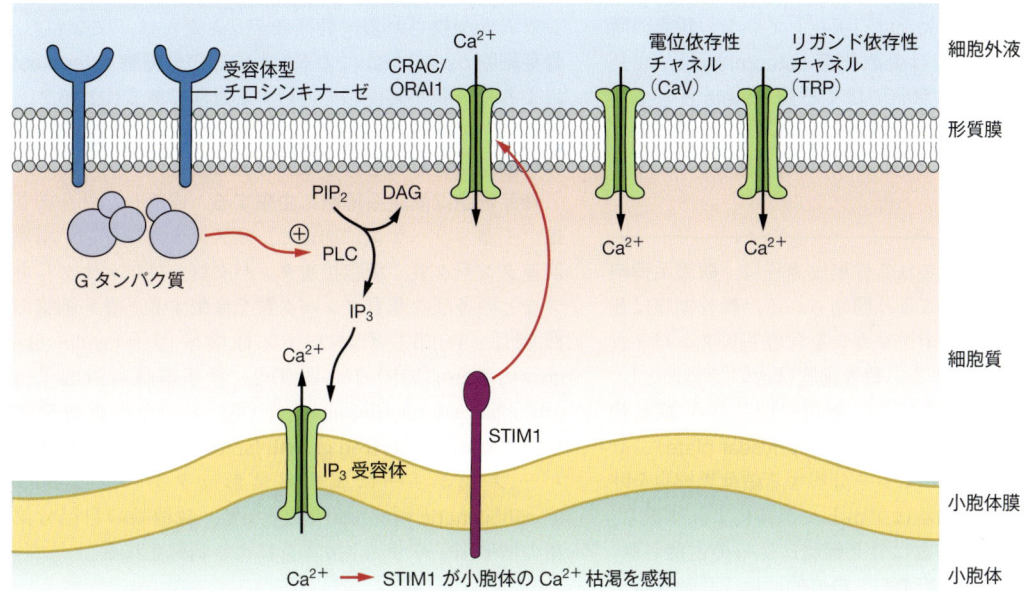

Ca²⁺

受容体型
チロシンキナーゼ

CRAC/
ORAI1

電位依存性
チャネル
（CaV）

リガンド依存性
チャネル
（TRP）

細胞外液

形質膜

PIP₂　DAG

PLC

G タンパク質

⊕

IP₃

Ca²⁺

Ca²⁺

Ca²⁺

細胞質

IP₃ 受容体

STIM1

小胞体膜

Ca²⁺　→　STIM1 が小胞体の Ca²⁺ 枯渇を感知

小胞体

化は大量の Ca^{2+} を細胞質内に流入させる．CRAC はストア依存性 Ca^{2+} チャネルとして知られている．CaV として知られる電位依存性チャネルやリガンド依存性チャネル（TRP）などのその他の Ca^{2+} チャネルは，カルシウムシグナルの精度を上げる．これらのチャネルは非常に大量の Ca^{2+} が速やかに細胞質に流入することを可能にし，神経活動電位を誘発する（第 39 章）．

　細胞質への Ca^{2+} の流入は，DAG によるプロテインキナーゼ C（PKC）の活性化とシグナルのさらなる波及をもたらす（第 25 章）．細胞シグナル伝達における Ca^{2+} の役割については図 38.1 にまとめた．

骨の構造と骨リモデリング

骨は軟骨とともに骨格系を形成する特化した結合組織である

　骨には 2 つのタイプが存在する．すなわち，厚くて高密度に石灰化した外側の骨（皮質骨 cortical bone あるいは緻密骨）と，より薄くて蜂の巣状の石灰化組織ネットワーク（海綿骨 trabecular bone）である．

　骨基質の主な構成成分は**コラーゲン collagen** と**ヒドロキシアパタイト hydroxyapatite** である．Ⅰ型コラーゲンは骨のすべてのタンパク質の 90％ を構成する（第 19 章）．

ヒドロキシアパタイト〔$Ca_{10}(PO_4)_6(OH)_2$〕を含む結晶は，コラーゲン線維の表面や内部，および間に認められる．コラーゲン線維は単位容積あたりの密度が最大になるように配向して層状に詰め込まれているため，骨は顕微鏡下では薄層構造を呈する．コラーゲンの翻訳後修飾によって，分子内および分子間の架橋が形成される．

類骨 osteoid と呼ばれる，骨内の石灰化していない有機基質は，2 つの機序により石灰化される．骨の細胞外空間においては，形質膜に由来する基質小胞がリン酸カルシウム沈着の中心としてはたらく．結晶化は最終的には小胞膜を破壊し，集合体を形成したヒドロキシアパタイト結晶が残される．このような環境のもとで，骨形成細胞（骨芽細胞 osteoblast）は，速やかに石灰化する一群の基質タンパク質を分泌し，これらが基質小胞由来のヒドロキシアパタイト結晶と結合する．基質中のピロリン酸 pyrophosphate はこの過程を阻害するが，骨芽細胞が産生するアルカリホスファターゼ alkaline phosphatase がピロリン酸を分解し，石灰化の進行を助ける．石灰化は，適切なカルシウムとリン酸の供給に大きく依存する．カルシウムやリン酸の欠乏は石灰化していない類骨の増加をもたらし，成人では骨軟化症 osteomalacia，成長軟骨帯閉鎖前の小児においてはくる病 rickets として知られる病態をきたす．

骨成長

軟骨内骨化として知られる骨形成過程は，間葉系幹細胞の軟骨細胞への分化により開始される．軟骨細胞はⅡ型コラーゲンやプロテオグリカンを含む基質タンパク質を産生し，軟骨を形成する．軟骨細胞は次いで肥大化し，成長過程の骨における中心的な細胞集団となる（成長軟骨帯 growth plate または骨端板 epiphyseal plate）．それらの細胞は，血管と，基質を分解する破軟骨細胞を呼び込む．続いて軟骨細胞はアポトーシスにより死滅し，軟骨細胞が産生した基質は骨芽細胞によって占拠され，骨芽細胞が骨形成を開始する．最終的には成長軟骨帯全体が骨になり，成長が停止する．ほとんどの骨においては軟骨内骨化が行われる．頭蓋や骨盤などの平板な骨においては，膜性骨化と呼ばれる別の骨形成過程が進行し，間葉系幹細胞が直接，骨芽細胞に分化する．

骨成長にはいくつかのシグナル経路が関与する

骨格形成において重要なシグナル経路は古典的 Wnt/β-カテニン経路である．このシグナル経路には，Frizzled と呼ばれる膜受容体と LDL 受容体関連タンパク質 LDL-receptor related proteins 5 および 6 に結合する数種類の分泌性糖タンパク質 Wnt が関与する．その下流の分子は Dishevelled（DSH）として知られている．DSH は次にカテニンのリン酸化を阻害するが，カテニンのリン酸化は通常その分解を引きおこす．細胞質のカテニンは核へ

と移行し，そこで 2 つの転写因子，すなわち T 細胞因子 T-cell factor（Tcf）およびリンパ系エンハンサー結合因子 1 lymphoid enhancer-binding factor 1（Lef1）と相互作用する．これらの転写因子は骨形成における複数の過程を制御する．

最後に，数種類の線維芽細胞増殖因子 fibroblast growth factors（FGFs）が，チロシンキナーゼ活性を有する 4 種類の FGF 受容体を介して作用することにより骨形成に関与する．これらの FGF 受容体は軟骨細胞や骨芽細胞を分化に向かわせる．一方，FGF23 はリン酸利尿を促進し，その作用はビタミン D やリン酸により制御される．

骨リモデリング

骨はリモデリングによって絶えずその構造を変化させている

力学的負荷は骨形成を促進する．恒常的な骨のリモデリング remodeling により，骨と細胞外液との間でカルシウムが交換される．骨リモデリングとは，すなわち，骨芽細胞 osteoblast による骨形成と破骨細胞 osteoclast による骨吸収が共役して進行する過程である（図 38.2）．

骨芽細胞は骨形成を行う細胞である

骨芽細胞は間葉系細胞に由来する．成熟した骨芽細胞は，Ⅰ型コラーゲンに加えて，オステオカルシン，増殖関連タンパク質，細胞接着タンパク質，プロテオグリカンなどの多様な基質タンパク質を産生する．骨芽細胞の機能は，TGFβ，インスリン様増殖因子 insulin-like growth factor（IGF）-1 および-2，骨芽細胞刺激因子-1 osteoblast stimulating factor-1（OSF-1），血小板由来増殖因子 platelet-derived growth factor（PDGF），TGFβ スーパーファミリーに属する骨形成タンパク質 bone morphogenetic proteins（BMP）など，数種類の自己分泌型の増殖因子やサイトカインにより制御される．

破骨細胞は骨吸収を行う細胞である

破骨細胞は骨髄の多能性造血単核細胞に由来する．前駆細胞から破骨細胞が成熟するには，増殖因子，特に単球コロニー刺激因子 monocyte-colony stimulating factor（M-CSF）が必要である．

RANK は破骨細胞が骨を吸収できるようにする

破骨細胞は，構造的に腫瘍壊死因子 tumor necrosis factor（TNF）受容体に類似した NFκB 活性化受容体 receptor activator of nuclear factor κB（RANK）と呼ばれる膜受容体を有する．RANK に対するリガンドは，骨芽細胞が産生する，RANK リガンド RANK ligand（RANKL）と呼ばれる TNF と同族のサイトカインである．RANKL はまた，同じく TNF 受容体スーパーファミリーに属するタン

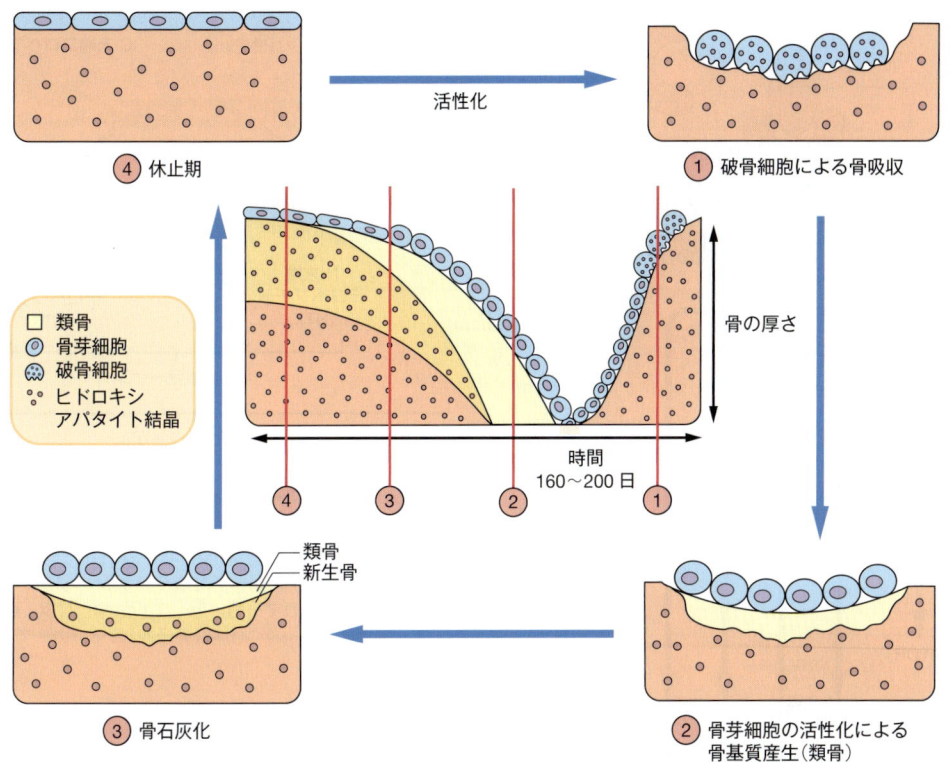

④ 休止期

活性化

① 破骨細胞による骨吸収

類骨
骨芽細胞
破骨細胞
ヒドロキシ
アパタイト結晶

骨の厚さ

時間
160〜200 日

④　③　②　①

類骨
新生骨

③ 骨石灰化

② 骨芽細胞の活性化による
骨基質産生（類骨）

図 38.2　骨量の維持：骨リモデリングサイクル
破骨細胞による骨吸収と骨芽細胞による骨形成は共役している．中央の図では，①〜④の過程を時系列に沿って示している．骨吸収
は新生骨の形成よりも時間を要しないことに注意されたい．

パク質である**オステオプロテジェリン osteoprotegerin**
（**OPG**）と呼ばれるデコイ受容体にも結合する．このこ
とにより，RANKL の RANK への結合が減少する．

　RANK のシグナル伝達には TNF 受容体関連因子 TNF
receptor-associated cytoplasmic factor（TRAF）と呼ばれ
るアダプター分子の呼び込みが必要であり，TRAF は
RANK の細胞質ドメインに結合する．そのシグナルはさ
らに多様なキナーゼ群へと広がっていき，シグナル経路
の分枝の 1 つにはホスファチジルイノシトール 3-キナー
ゼ phosphatidylinositol 3-kinase（PI3K）と Akt キナーゼ，
mTOR キナーゼが関与する．別の分枝には c-Jun アミ
ノ末端キナーゼ c-Jun N-terminal kinase（JNK），p38 ス
トレス活性化プロテインキナーゼ（p38），細胞外シグナ
ル 制 御 キ ナ ー ゼ extracellular-signal regulated kinase
（ERK），IκB キナーゼ IκB kinase（IKK）が関与する．キナー
ゼの活性化は NFκB や AP-1 などの転写因子群の活性化
をもたらす（図 38.3，第 28 章）．

　最終的には，骨吸収を直接制御する酒石酸抵抗性酸性
ホスファターゼ，カテプシン K，カルシトニン，β2 イ
ンテグリンの遺伝子発現が誘導される．活性化した破骨
細胞による骨吸収にはカテプシンやコラゲナーゼも関与
し，これらがコラーゲン断片やヒドロキシプロリンを産
生する．

局所因子と副甲状腺ホルモン parathyroid hormone（PTH）が破骨細胞の活性化に寄与する

　破骨細胞は局所因子と全身性にはたらくホルモンの両
者により制御されている．インターロイキン-1 interleukin-1
（IL-1），TNF，TGFβ，インターフェロン α interferon-α
（INF-α）などのサイトカインは，RANKL と OPG を介し
て破骨細胞を制御する．PTH は骨芽細胞を介して間接
的に破骨細胞を活性化する．エストロゲンは破骨細胞の
数を減少させることにより骨吸収抑制作用を発揮する．
エストロゲンはまた OPG の産生を誘導する．

骨代謝マーカー

　骨吸収は，**コラーゲン断片 collagen fragment** やヒド
ロキシプロリンなどのその他の分解産物，骨基質由来の
カルシウムなどを産生する．コラーゲンの形成や分解の
際にはさまざまなコラーゲン断片が血中や尿中に出現
し，骨代謝マーカーとして役立つ（図 38.4）．

　例えば，**Ⅰ型プロコラーゲン-アミノ末端プロペプチ
ド procollagen type Ⅰ amino-terminal propeptide**（PINP）
や**Ⅰ型プロコラーゲン-カルボキシ末端プロペプチド
procollagen type Ⅰ carboxy-terminal propeptides**（PICP）
はコラーゲン形成時にⅠ型プロコラーゲン分子から切り

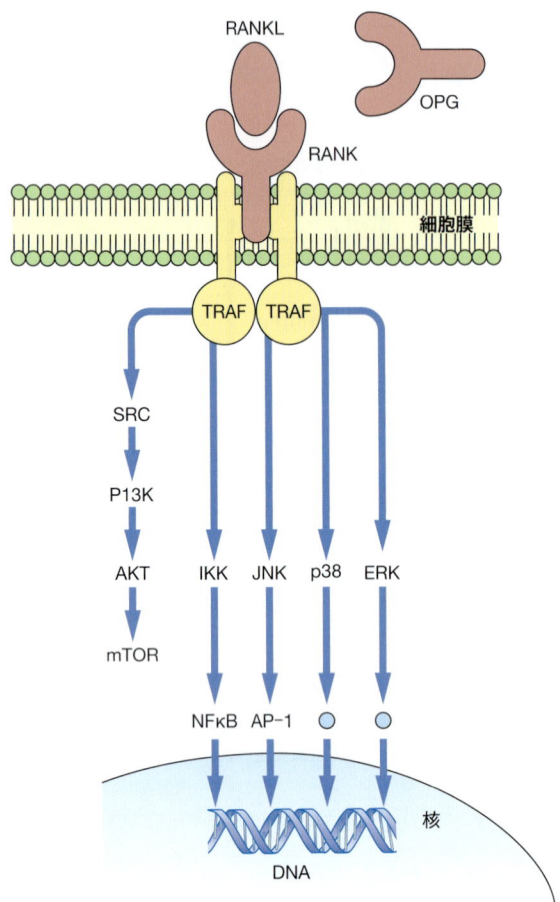

図 38.3 RANKL シグナル経路

RANK はアダプタータンパク質である TNF 受容体関連因子（TRAF）を介してシグナルを伝達する．このシグナル経路には，その後いくつかのキナーゼが，また最終的にはさまざまな転写因子が関与する．**第 31 章のインスリンシグナル経路と比較されたい．** AKT：AKT キナーゼ，ERK：細胞外シグナル制御キナーゼ，IKK：IκB キナーゼ，JNK：c-Jun アミノ末端キナーゼ，OPG：オステオプロテジェリン，PI3K：ホスファチジルイノシトール 3-キナーゼ，p38：p38 ストレス活性化プロテインキナーゼ，RANKL：RANK リガンド，mTOR：ラパマイシン標的タンパク質，NFκB：活性化 B 細胞 κ 軽鎖エンハンサー結合核内因子，AP-1：アクチベータータンパク質-1，SRC：非受容体型チロシンキナーゼ．

出されてその濃度が上昇するため，骨形成のマーカーとして役立つ．**オステオカルシン** osteocalcin や**骨型アルカリホスファターゼ** bone-specific alkaline phosphatase などの骨芽細胞により分泌されるタンパク質も骨形成を反映する．

　逆に，コラーゲンの分解の際には，**アミノ末端テロペプチド** amino-terminal telopeptide（NTX）や**カルボキシ末端テロペプチド** carboxy-terminal telopeptide（CTX），および**ピリジニウム架橋** pyridinium crosslink〔ピリジノリン pyridinoline（PYD）とデオキシピリジノリン deoxypyridinoline（DPD）〕が放出される．これらは骨吸収マーカーとして使用される．酒石酸抵抗性酸性ホスファターゼやカテプシン K などの酵素，メタロプロテ

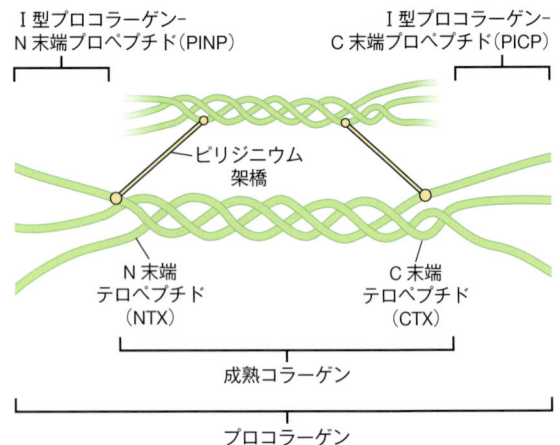

図 38.4 骨代謝マーカーとして使用される I 型プロコラーゲンおよび成熟コラーゲンの断片

ピリジニウム架橋にはピリジノリン（PYD）とデオキシピリジノリン（DPD）が存在する．プロコラーゲンペプチドである PINP と PICP は骨形成のマーカーとして役立つ．NTX，CTX，ピリジニウム架橋はコラーゲン分解（骨吸収）のマーカーである．

アーゼとして知られる酵素群も骨吸収のマーカーである．

　コラーゲン中に存在する**ヒドロキシプロリン** hydroxyproline は，プロリンが翻訳後にヒドロキシル化（水酸化）されることによって生じる．骨形成と骨吸収はともにコラーゲンからのヒドロキシプロリンの放出に寄与する．

カルシウムホメオスタシス

血漿カルシウム

カルシウムは 3 つの存在様式で循環している

　血漿カルシウム濃度は，2.20 〜 2.60 mmol/L（8.8 〜 10.4 mg/dL）の狭い範囲に維持されている．カルシウムは 3 つの存在様式で循環している．**イオン化カルシウム** ionized Ca^{2+} は最も重要な，生理的に活性のある型であり，総カルシウムの 50% に相当する．残りのカルシウムのほとんどは**タンパク質結合型** protein bound で，主に陰性に荷電している**アルブミン** albumin に結合している（40%）．それ以外のカルシウムはクエン酸やリン酸などと複合体を形成している（10%）．

　例えば脱水の場合のように血漿タンパク質濃度が増加すると，タンパク質結合型カルシウムと血清総カルシウムは増加する．逆に，血漿タンパク質濃度が低下した際には（肝疾患，ネフローゼ症候群，栄養不良など），タンパク質結合型カルシウム分画は減少し，そのため血清総カルシウム濃度は低下するが，イオン化カルシウム濃度は変化しない．多くの急性疾患や慢性疾患においてはアルブミン濃度が低下し，このことは結果的に血清総カル

シウム濃度を低下させるが，イオン化カルシウム分画には影響しない．したがって，臨床検査においては，カルシウムの測定値からアルブミン濃度 40 g/L（4 g/dL）のときの値を数学的に推算した"補正カルシウム adjusted calcium"濃度が報告される．

$$補正カルシウム（mmol/L）＝測定総カルシウム（mmol/L）$$
$$＋0.02（40-アルブミン[g/dL]）$$
$$補正カルシウム（mg/dL）＝測定総カルシウム（mg/dL）$$
$$＋0.8（4.0-アルブミン[g/dL]）$$

副甲状腺ホルモン（PTH）

PTH はカルシウムホメオスタシスの主要な制御因子である

　PTH は 84 アミノ酸からなる一本鎖ペプチドで，副甲状腺の主細胞から分泌される．全長の PTH（1-84）は，生物学的に活性のあるアミノ末端断片の PTH（1-34）と生物活性がないカルボキシ末端の PTH（35-84）に代謝される（図 38.5）．

　血漿カルシウム濃度の低下は，副甲状腺主細胞や腎尿細管，骨，消化管に存在するカルシウムを感知する G タンパク質共役型受容体によって感知され，副甲状腺においては PTH の分泌をもたらす．

カルシウム感知受容体は多くのシグナル伝達経路と関連している

　カルシウム感知受容体（CaSR）は G タンパク質共役型受容体スーパーファミリーに属する．CaSR は形質膜上に局在し，細胞外ドメイン，7 回膜貫通ドメイン，細胞内ドメインを有する．G タンパク質との共役を介して，CaSR は PLC-IP$_3$ 経路，PKC 経路，cAMP 経路，Ras-

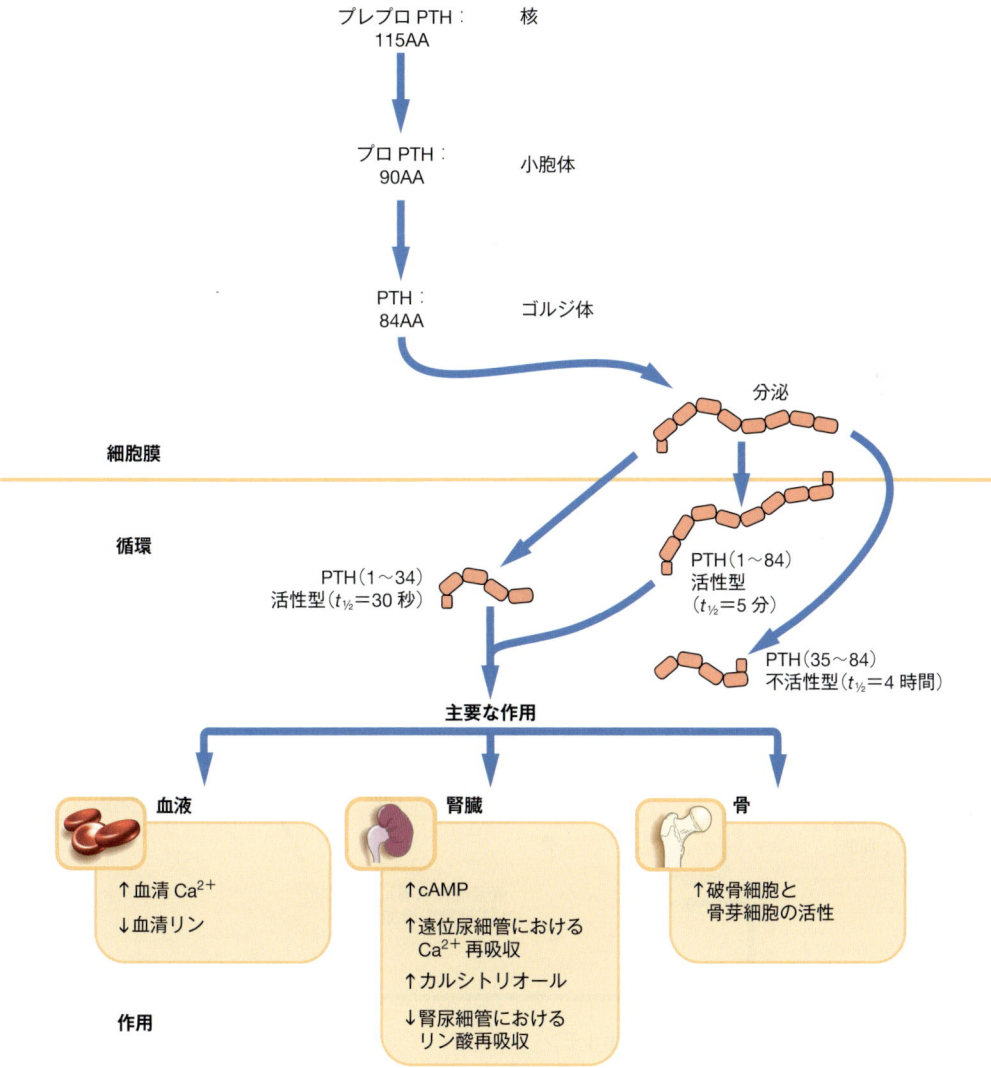

図 38.5　副甲状腺ホルモン（PTH）の合成と主な作用
PTH は利用可能なすべての供給源からカルシウムを動員し，腎臓からの排泄を減少させる．AA：アミノ酸，$t_½$：半減期．

Raf-ERK 経路など多くのシグナル経路に接続する．したがって，CaSR は直接的なカルシウムホメオスタシス制御を超えた作用を仲介しており，そのなかには細胞増殖や腎臓におけるイオン輸送などへの関与を含む．

PTH は特異的受容体に結合し，サイクリックアデノシン 3′,5′−リン酸 cyclic adenosine monophosphate (cAMP) を介して作用する

　PTH の分泌は，細胞外カルシウムイオン濃度の低下，もしくは血清リン濃度の上昇によって促進される．**PTH は，複数の供給源からカルシウムを動員する**．PTH は破骨細胞性骨吸収や腎尿細管におけるカルシウム再吸収を増加させるとともに，カルシトリオール〔$1,25(OH)_2D_3$〕を介して小腸におけるカルシウム吸収を促進する．PTH は腎臓における 1α 水酸化酵素の活性を上昇させることによりカルシトリオールの産生を増加させる．逆に，血漿カルシウムの上昇は PTH 分泌を減少させる．

　重篤かつ慢性的な**マグネシウム欠乏 magnesium deficiency** は分泌小胞からの PTH の放出を抑制する．また，カルシトリオールが低いと PTH 産生は増加する．

● カルシトニン calcitonin

カルシトニンは骨吸収を阻害する

　カルシトニンはカルシウムバランスを制御するもう 1 つのホルモンである．32 アミノ酸からなるペプチドで，主として甲状腺の傍濾胞 C 細胞から分泌される．カルシトニンの主な役割は骨吸収の阻害であり，骨からのカルシウムやリン酸の放出を減少させる（図 38.6）．カルシトニンの分泌は CaSR を介して血清カルシウムによる制御を受ける．血漿カルシウム値の上昇はそれに比例したカルシトニンの上昇をもたらし，血漿カルシウム値の低下は相当するカルシトニンの低下をきたす．

● ビタミン D

ビタミン D は紫外線（UV）照射により皮膚で合成される
　ビタミン D_2（エルゴカルシフェロール ergocalciferol）

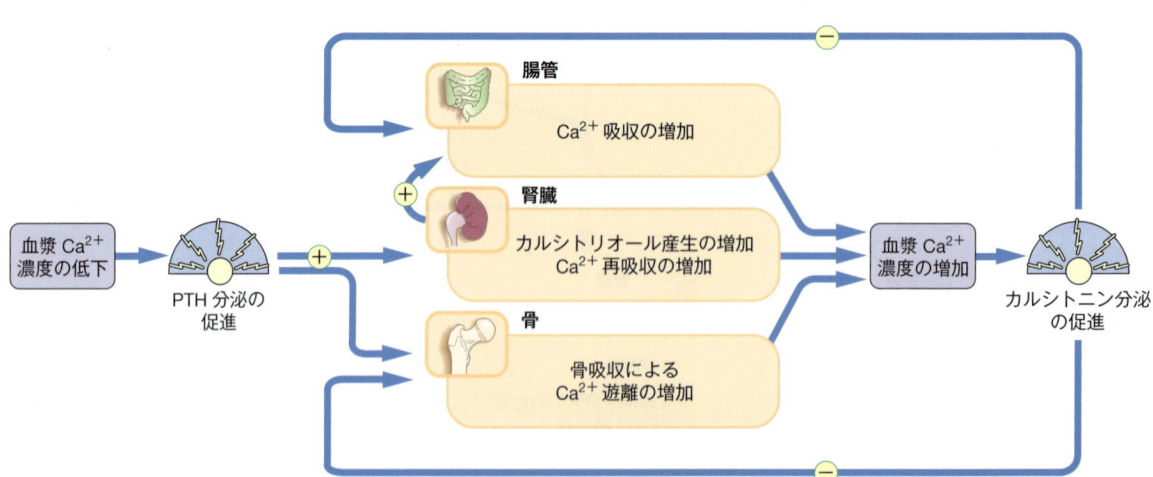

図 38.6　カルシウム恒常性に影響を及ぼす主要なホルモン
血漿中の Ca^{2+} の低下は PTH の分泌を促進する．PTH の上昇は，腎臓における Ca^{2+} の再吸収，骨からの Ca^{2+} の遊離，カルシトリオール産生亢進を介する腸管からの Ca^{2+} 吸収を促進する．その結果，血漿 Ca^{2+} は上昇する．逆に，血漿 Ca^{2+} の上昇はカルシトニンの分泌を促進し，これが腎臓における Ca^{2+} の再吸収と破骨細胞による骨吸収を抑制する．

は UV 照射によりエルゴステロールから合成される．また，**ビタミン D₃（コレカルシフェロール cholecalciferol）** は，皮膚で，UV 照射により 7-デヒドロコレステロールから合成される．ビタミン D₃ とそのヒドロキシル化代謝物は，特異的なグロブリンであるビタミン D 結合タンパク質 vitamin D-binding protein（DBP）に結合して血漿中を運ばれる．ビタミン D は食品中にも存在し，その吸収は脂肪の吸収と関連している．吸収されたビタミン D は**キロミクロン（カイロミクロン）chylomicron** により肝臓へと運ばれ放出される．肝臓では，ビタミン D は CYP2R1 と呼ばれる水酸化酵素により 25 位のヒドロキシル化を受ける．このヒドロキシル化により，コレカルシフェロール（ビタミン D₃）は**カルシジオール calcidiol**〔25-ヒドロキシコレカルシフェロールすなわち 25（OH）D₃〕となる．

カルシジオール〔25（OH）D₃〕は貯蔵型のビタミン D である

カルシジオールは肝臓や循環中に認められる主要なビタミン D 代謝物であり，いずれの区画においても DBP と結合している．ヒドロキシル化反応の速度は肝臓におけるカルシジオールの量によって制御され，循環中の濃度は肝臓での蓄積量を反映する．かなりの割合のカルシジオールが腸肝循環の対象となり，胆汁中に排泄されて小腸から再吸収される．そのため，腸肝循環の障害はビタミン D 欠乏を引きおこす場合がある．

カルシトリオール〔1α,25-ジヒドロキシコレカルシフェロール〔1,25（OH）₂D₃〕〕は最も活性が強いビタミン D 代謝物である

腎尿細管において，カルシジオール〔25（OH）D₃〕は CYP27B1 と呼ばれる水酸化酵素によってさらに 1α 位のヒドロキシル化を受け，カルシトリオール〔1α,25-ジヒドロキシコレカルシフェロール，1,25（OH）₂D₃〕に代謝される．その際ビタミン D-DBP 複合体は腎尿細管腔内に出現し，メガリンやキュビリンとして知られる受容体により再吸収される．この反応は胎盤でも行われる．**カルシトリオール calcitriol** すなわち 1,25（OH）₂D₃ は最も活性の強いビタミン D 代謝物である．1α 水酸化酵素は PTH や低カルシウム血症，低リン血症，カルシトニン，エストロゲン，ビタミン D 欠乏により誘導される．逆に，カルシトリオールや高カルシウム血症，高リン血症，PTH 値の低下は，1α 水酸化酵素をフィードバック抑制する．

カルシトリオールは消化管におけるカルシウムやリン酸の吸収を増加させる

カルシトリオールはホルモンの 1 つであり，DBP と結合して血漿中を輸送される．小腸上皮においては，カルシトリオールは他のステロイドホルモン steroid hormone と同様に，細胞質内の受容体と結合する（第 23 章）．カルシトリオールが結合した受容体はレチノイド X 受容体 retinoid X receptor（RXR）とヘテロ二量体を形成し，この複合体が核に移行して遺伝子発現を誘導する．ビタミン D は消化管の Ca²⁺ チャネルである TRPV6，細胞内の Ca²⁺ 輸送タンパク質であるカルビンディン D，腸管の Ca²⁺-ATPase である PMCA1b の発現を増加させることにより，腸上皮細胞から血漿への Ca²⁺ の輸送を促進する．

腎尿細管，軟骨，腸管，胎盤はまた，別の水酸化酵素である 24-水酸化酵素（CYP24A1）も有しており，この酵素が不活性型の 24,25-ジヒドロキシコレカルシフェロール〔24,25（OH）₂D₃〕を産生する．ビタミン D の代謝を図 38.7 にまとめた．

カルシトリオールは PTH とともに，破骨細胞を刺激して骨吸収を促進する．このことにより，血漿中のカルシウムやリンの濃度が上昇する．カルシトリオールが欠乏すると，利用可能なカルシウムやリン酸が減少して骨芽細胞機能が低下するため，新たに形成された類骨の石灰化が障害され，小児では**くる病 rickets**，成人では**骨軟化症 osteomalacia** を引きおこす．

▶ カルシウムの腸管吸収と腎排泄

カルシウムは小腸で吸収され，尿および糞便中に排泄される

近位小腸におけるカルシウムの吸収も，食事中のカルシウム量や細胞における 2 つのカルシウム輸送経路によって制御される．2 つのカルシウム輸送経路とはすなわち，カルシトリオールによって促進される能動的で飽和性の経細胞性吸収経路と，血漿カルシウム濃度に対する小腸管腔内カルシウムの相対的な濃度によって制御される非飽和性の傍細胞性吸収経路である．

西洋風の食事を摂取している健康な成人においては，カルシウムの摂取量と骨への蓄積量は，尿および糞便中への排泄により均衡している．成長期の小児は正のカルシウムバランスにあり，一方，高齢者においては負のカルシウムバランスになりやすい．カルシウム吸収の変化は，食事からのカルシウム摂取や腸管で利用可能なカルシウム量の変化，ビタミン D 代謝の変化を反映する．

カルシウムは腎臓から排泄される

PTH は腎近位尿細管に作用してカルシウムの再吸収を促進する．高カルシウム血症の際には，腎臓におけるカルシウムの濾過は増加し，尿細管におけるカルシウム再吸収は抑制される．

低カルシウム血症は尿中カルシウム排泄の低下を伴い，これは主として腎臓におけるカルシウム濾過量の減少に基づく．副甲状腺機能低下症の際にはカルシウムの再吸収は減少する．

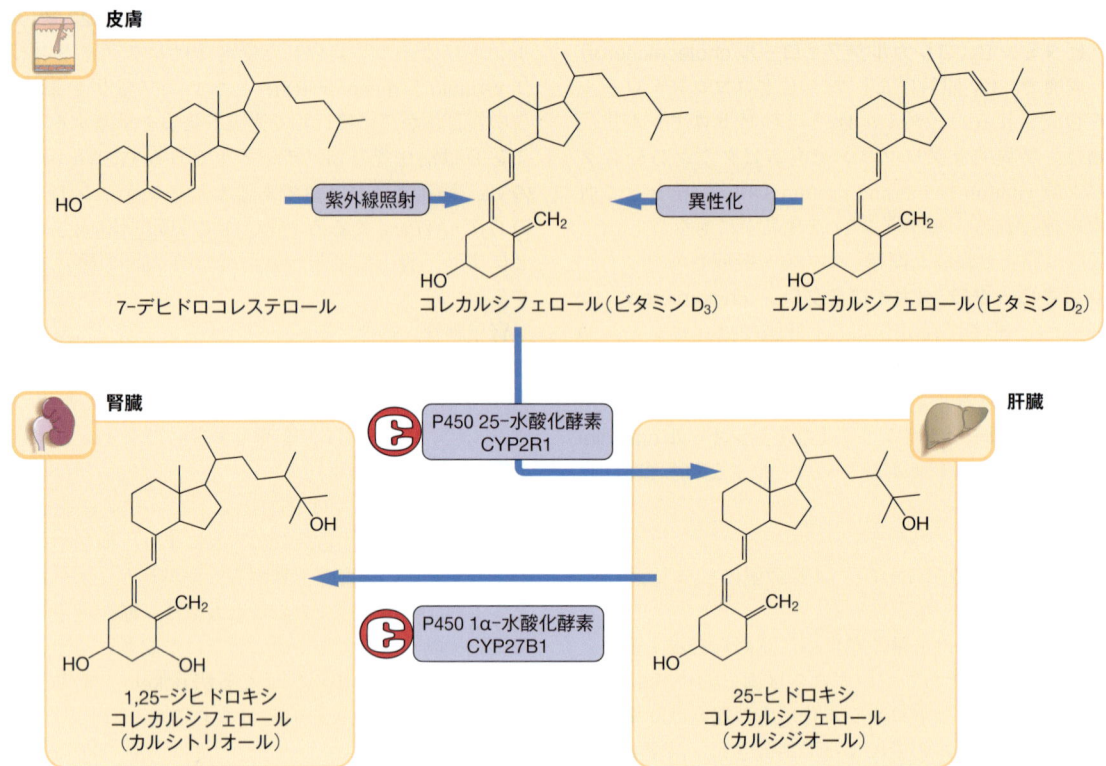

図38.7　ビタミンD代謝

ビタミンDは主に日光の作用により皮膚で合成される．食物に由来するビタミンDの割合はより少ない．活性型である1,25(OH)$_2$D$_3$（カルシトリオール）を産生するためには，肝臓と腎臓が正常に機能する必要がある．血漿カルシウム濃度はPTHを介して1,25(OH)$_2$D$_3$の濃度を制御する．ビタミンD代謝にかかわる水酸化酵素がシトクロムP450スーパーファミリーに属することに注目されたい．1,25(OH)$_2$D$_3$：1,25-ジヒドロキシコレカルシフェロールまたはカルシトリオール，25(OH)D$_3$：25-ヒドロキシコレカルシフェロールまたはカルシジオール．

 臨床症例
骨痛を呈した60歳女性：骨軟化症

次第に虚弱になり外出しなくなった60歳の女性が，代謝性疾患外来に紹介された．彼女は全身骨格，特に股関節周囲に，緩徐に発症した広範囲の痛みを経験していた．彼女は歩行困難と全身の筋力低下を呈し，最近，肋骨と骨盤に突然の激痛が生じた．骨X線撮影で肋骨に骨折が認められた．血清補正カルシウム値は2.1 mmol/L（8.4 mg/dL）〔基準値2.2〜2.6 mmol/L（8.8〜10.4 mg/dL）〕，血清リン値は0.56 mmol/L（1.7 mg/dL）〔基準値0.7〜1.4 mmol/L（2.2〜4.3 mg/dL）〕，アルカリホスファターゼ活性値は300 IU/L（基準値50〜260 IU/L），PTHは12.6 pmol/L〔基準値1.1〜6.9 pmol/L（11〜69 pg/mL）〕であった．

解説

重症の骨軟化症では，血清補正カルシウム値低下，血清リン値低下，アルカリホスファターゼ値上昇，PTH(1-84)値上昇などの生化学的異常が一般的に観察される．患者は，広範囲の骨痛，あるいは骨折に関連したより特異的な痛み，下肢の側方への弯曲，特徴的なアヒル歩行などを呈する．皮膚色の濃い人種は，特に日光照射量が少ない国において骨軟化症のリスクが高い．なぜなら，体内のビタミンDの多くは7-デヒドロコレステロールへの紫外線の作用により合成されるからである．皮膚がほとんど覆われた伝統的な衣服の着用や，フィチン酸を多く含む（第7章）イースト発酵していないパンや，カルシウムとビタミンD含量の少ない食物も，骨軟化症のリスクを増大させる．

骨代謝およびカルシウムの恒常性維持には，いくつかの他のホルモンも関与する

甲状腺ホルモンは骨吸収を促進する．副腎ステロイド

および性腺ステロイド，特に女性におけるエストロゲンと男性におけるテストステロンは，骨芽細胞を刺激し，破骨細胞の活性を抑制する．これらはまた，腸管におけ

るカルシウム吸収を増加させ，腎臓におけるカルシウムやリン酸の排泄を抑制する．成長ホルモンは骨成長を促進し，その効果は骨芽細胞系列細胞に対するIGF-1やIGF-2の作用により仲介される．成長ホルモンはまた，尿中へのカルシウム排泄を増加させ，リン酸排泄を減少させる．

中枢神経系もおそらく骨恒常性に関与している．レプチンは脂肪組織の量を制御するアディポカインであるが（第32章），骨形成を阻害することが示されている．しかし，レプチンシグナル経路の変異は骨量への影響を示さない．このことから，レプチンによる骨形成阻害は中枢神経系が関与する作用であり，おそらく交感神経系によって仲介されることが示唆される．

カルシウム代謝異常症

◆ 高カルシウム血症

高カルシウム血症の原因として原発性副甲状腺機能亢進症と悪性腫瘍は最も頻度が高い

臨床現場において，高カルシウム血症症例の90％は，原発性副甲状腺機能亢進症または悪性腫瘍によって引きおこされる．高カルシウム血症の症状や徴候の出現については個人差が大きい（図38.8）．

PTHの測定により，原発性副甲状腺機能亢進症と副甲状腺以外の原因による高カルシウム血症，特に悪性腫瘍を鑑別することができる．原発性副甲状腺機能亢進症においては，高カルシウム血症の存在下でPTHの上昇を認める．一方，副甲状腺以外の原因による高カルシウム血症の場合は，PTHは測定感度以下となる．

原発性副甲状腺機能亢進症は頻度が高い

原発性副甲状腺機能亢進症は比較的頻度の高い内分泌疾患で，PTH濃度の上昇を伴う高カルシウム血症により特徴づけられる．米国における本疾患の発症頻度は，女性では1万人あたり23人，男性では1万人あたり8.5人である（参考文献：Insogna, 2018）．患者の80〜85％においては，その原因は孤発性の副甲状腺腫である．

二次性副甲状腺機能亢進症は，カルシウムの動員にかかわる他の臓器が疾患により影響を受けて低カルシウム血症をきたし，その結果PTH分泌が増加して発症する．例えば，慢性腎臓病，重度のビタミンD欠乏，カルシウム吸収の障害をきたす腸疾患は，すべて二次性副甲状腺機能亢進症の原因となる．三次性副甲状腺機能亢進症と呼ばれる特殊な病態は重篤な（終末期の）腎臓病で認められ，慢性的なカルシトリオール合成障害，慢性的な低カルシウム血症，高リン血症が副甲状腺の過形成と高カルシウム血症を引きおこす．

高カルシウム血症は進行した悪性疾患で発症し，通常，予後不良の徴候である

副甲状腺ホルモン関連タンパク質parathyroid hormone-related protein（PTHrP）は腫瘍からも産生され，悪性腫瘍に伴う高カルシウム血症hypercalcemia of malignancy（HCM）の原因として最も頻度が高い．PTHrPのアミノ末端側にはPTHに類似した活性がある．PTHrPの産生は，乳腺腫瘍や肺腫瘍，腎臓腫瘍，その他の固形腫瘍に多い．

悪性腫瘍に伴う高カルシウム血症のもう1つのタイプは破骨細胞性骨吸収の亢進に起因し，原発腫瘍や転移巣により産生される物質，すなわちプロスタグランジンや，IL-1，TNFα，リンホトキシン，TGFなどの増殖因子が，RANKL/OPGバランスを変化させて破骨細胞を刺激する．

過剰なビタミンD投与も高カルシウム血症をおこす場合がある

3番目に多い高カルシウム血症の原因として，ビタミンD中毒があげられる．

ビタミンDの過剰は，腸管でのカルシウム吸収や骨吸収の亢進をきたして，高カルシウム血症や異所性のカルシウム沈着を引きおこす．食欲不振や体重減少，多尿といった症状がみられる．高カルシウム血症に高カルシウム尿症が続発するため，腎臓結石も発症しやすい．

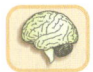

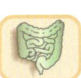
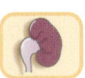

神経系	神経筋肉系	消化管系	泌尿器系	心臓	眼	骨
不活発，意識低下，集中力低下，うつ状態，せん妄，昏睡，死亡	近位筋力低下，筋緊張低下，腱反射減弱	便秘，食欲低下，嘔気，嘔吐，食欲不振，消化性潰瘍，膵炎	多尿，多飲，脱水，腎石灰化，腎機能低下	心収縮力増大，心電図でQT間隔短縮，幅広いT波，心室性不整脈，心停止，ジゴキシン感受性亢進	角膜石灰化，結膜刺激	骨痛，骨折

図38.8　高カルシウム血症の症状と徴候
症状の重症度は高カルシウム血症の程度と相関する．

理解を深めるために
副甲状腺ホルモン関連タンパク質

　副甲状腺ホルモン関連タンパク質(PTHrP)には，選択的 RNA スプライシングにより産生される，139，141，173 アミノ酸からなる 3 つのアイソフォームが存在する．PTH との間にアミノ末端配列の類似性がある．すなわち，最初の 13 アミノ酸のうち 8 アミノ酸が PTHrP と PTH に共通しており，14 〜 34 番目のアミノ酸残基のうち 3 残基が共通，35 〜 84 番目の残基のうち 3 残基が共通である．PTH と PTHrP のアミノ末端領域はいずれも古典的な PTH 受容体を活性化し，両者の結合部位には共通した α-ヘリックス二次構造が存在する．このような構造上の類似性の結果，PTHrP は PTH の生物活性の多くを共有する．

低カルシウム血症

低カルシウム血症は臨床現場で頻度が高い

　血漿中の Ca^{2+} の濃度は pH の変化により変動する．アルカリ血症(第 36 章)は，カルシウムのタンパク質結合を増加させ，Ca^{2+} を減少させる．低カルシウム血症の臨床徴候は主として神経筋の易刺激性に基づく．症例によっては，これらの易刺激性は特異的な臨床徴候としてあらわれる．Chvostek(クボステック)徴候 Chvostek sign は顔面神経を軽く叩いたときに観察される口周辺筋肉のひきつりであり，Trousseau(トルソー)徴候 Trousseau sign は血圧測定用カフの圧迫による腕の血流低下に反応して認められる典型的な手のこわばりである．しびれ，うずき，ひきつり，テタニー tetany や痙攣さえもおこりうる．低カルシウム血症の原因は，PTH (1-84) の低値によるものと PTH 抵抗性によるまれなものに分けられる．低カルシウム血症が根本に存在する場合には，血清カルシウム値の低下が二次性副甲状腺機能亢進症を引きおこす．副甲状腺機能低下症の最も多い原因は，頸部の手術に伴う合併症である．

　偽性副甲状腺機能低下症 pseudohypoparathyroidism は，低カルシウム血症，高リン血症，PTH (1 〜 84) の高値により特徴づけられる．古典的な偽性副甲状腺機能低下症は，G タンパク質制御サブユニットの異常をきたす遺伝的異常により引きおこされる，標的臓器の PTH 抵抗性に基づく．PTH を静脈内投与しても血漿あるいは尿中の cAMP が増加しないことにより診断が確定される．

低カルシウム血症はビタミン D 代謝異常により発症する場合がある

　ビタミン D 欠乏症，後天性あるいは遺伝性のビタミン D 代謝異常症，およびビタミン D 抵抗症が発症しうる．

表 38.1　低カルシウム血症の原因

副甲状腺機能低下	副甲状腺機能異常以外の原因	副甲状腺ホルモン抵抗性
手術後	ビタミン D 欠乏	偽性副甲状腺機能低下症
特発性	ビタミン D 吸収不良	低マグネシウム血症
頸部放射線照射	ビタミン D 抵抗症	
抗痙攣薬治療	腎疾患	
	低リン血症	

表 38.2　ビタミン D 欠乏の原因

欠乏の原因	解説
日光曝露の減少	施設に収容されている高齢者や，皮膚の日光曝露を制限する衣服の着用者
食事からの摂取不足	厳格な菜食主義者の食事のようにビタミン D の含有量が不十分な食事 早産で，ビタミン D の補充をされていない母乳栄養児
ビタミン D の吸収不良	セリアック病，Crohn(クローン)病，膵外分泌不全，胆汁酸分泌不良，非熱帯性スプルー
肝疾患	コレカルシフェロールの 25 位ヒドロキシル化の障害
腎機能障害	カルシジオールの 1α 位ヒドロキシル化の障害 Fanconi(ファンコニ)症候群あるいは尿細管性アシドーシス
ビタミン D 抵抗症	*CYP27B1* 遺伝子または *VDR* 遺伝子の多型きわめてまれ

　表 38.1 に低カルシウム血症の主たる原因を示す．また，ビタミン D 欠乏の最も一般的な原因を表 38.2 にあげた．

くる病

　くる病の最初の記載は 17 世紀にさかのぼる．くる病は成長軟骨帯閉鎖以前の小児に発症し，成長障害，下肢弯曲などの骨変形，漏斗胸やハリソン溝などの胸郭変形，肋骨肋軟骨移行部周辺の肋骨念珠の形成をきたす．一方，成人における骨軟化症は骨痛や筋力低下により特徴づけられる．

　くる病の主な原因はビタミン D 欠乏である．カルシウム摂取の不足，あるいはビタミン D 欠乏とカルシウム摂取不足の併存も原因となる．リン酸欠乏症が，くる病をきたす一群の遺伝性疾患の根底にあることもある(表 38.3)．くる病の頻度が最大になるのは生後 6 〜 18 ヵ月である．

くる病はリン酸欠乏の結果としても発症しうる

　腎臓からのリン酸の喪失によりくる病をきたす疾患群が存在する．そのうち最も頻度が高い疾患は X 連鎖性低リン血症性くる病である(表 38.3)．低リン血症性くる病は，腎臓におけるナトリウム／リン酸共輸送担体の

表38.3　低リン血症を伴うくる病／骨軟化症

疾患	病因
X連鎖性低リン血症性くる病／骨軟化症	頻度20,000人に1人 ビタミンD抵抗性低リン血症性くる病のうちで最も頻度が高い *PHEX*遺伝子の多型に基づく FGF23の過剰産生
常染色体顕性低リン血症性くる病／骨軟化症	*FGF23*遺伝子のまれな多型に基づく
常染色体潜性低リン血症性くる病／骨軟化症	*Dentin matrix protein 1(DMP1)*遺伝子の多型に基づく FGF23の過剰産生

阻害に起因する．前述したFGF23は，これらの疾患の発症に重要な役割を果たしていると考えられ，腎近位尿細管におけるナトリウム／リン酸共輸送担体の発現を低下させるとともに，カルシトリオールの産生を減少させる．こうして，FGF23は腎臓におけるリン酸排泄を増加させ，腸管におけるリン酸吸収を抑制することにより，低リン血症を引きおこす．

リン再吸収の亢進は異所性石灰化を引きおこしうる

腎臓でのリン酸再吸収が亢進して高リン血症をきたす遺伝性疾患においては，軟部組織の石灰化（石灰沈着症）が発症する．

🦴 骨粗鬆症

骨粗鬆症は加齢と関連する頻度の高い骨疾患である

骨粗鬆症は，骨密度が低下して骨折リスクが高まった状態である．骨密度は，男女とも30歳までに頂値に達し，その後減少する．女性においては，骨量減少の速度が，閉経時のエストロゲンの急速な減少以降に加速する．**骨吸収の相対的な増加**あるいは**骨形成の相対的な低下**により骨代謝回転の均衡が失われると，骨量は進行性に減少する．骨粗鬆症のリスクの増大には多くの因子が関与する（図38.9）．

臨床症例
転倒後に入院となった62歳女性：骨粗鬆症

62歳の女性が浴室で転倒し，肩甲骨の間に突然の激痛が生じたために入院した．X線撮影により，2椎体の胸椎楔状骨折と骨密度の低下が認められた．二重エネルギーX線吸収測定法 dual energy X-ray absorptiometry（DEXA）により，大腿骨と脊椎の重度の骨密度低下が判明した．患者は41歳時に子宮摘除を受けた後閉経していたが，ホルモン補充療法に耐えられなかった．生化学的検査では，すべて正常範囲であった．

解説

骨粗鬆症の症状は疾患が進行してから出現し，しばしば骨折によって引きおこされる．骨粗鬆症の患者では，大腿骨近位部，椎体，手首の骨折の頻度が高い．

骨粗鬆症はグルココルチコイド療法の合併症の1つである

骨粗鬆症はグルココルチコイド（ステロイド）療法の合併症の1つでもあり，骨折，特に脊椎骨折をきたしうる．骨折のリスクはグルココルチコイドの用量や治療期間と関連している．グルココルチコイドは，RANKLの発現を上昇させて破骨細胞数を増加させるとともに，骨芽細胞数を減少させ，骨細胞のアポトーシスを引きおこす．グルココルチコイドはこうして骨吸収を促進する．

骨Paget（パジェット）病は骨代謝回転の亢進領域により特徴づけられる

骨Paget病は，限局性の破骨細胞活性亢進によって特徴づけられる．X線検査で視認できる典型的な打ち抜き像 punched-out lesion が特徴的である．カルシトリオールやRANKLに対する破骨細胞の感受性が亢進していると考えられる．本疾患における一般的な生化学的異常としては，血漿アルカリホスファターゼの高値があげられ

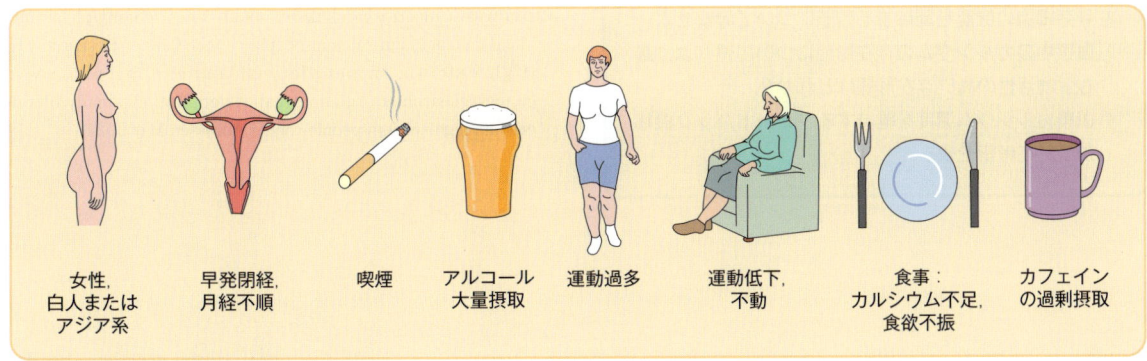

女性，白人またはアジア系　早発閉経，月経不順　喫煙　アルコール大量摂取　運動過多　運動低下，不動　食事：カルシウム不足，食欲不振　カフェインの過剰摂取

図38.9　骨粗鬆症の危険因子と二次的要因

図 38.10　ピロリン酸とビスホスホン酸製剤の構造式

ビスホスホン酸の P-C-P 結合は，酵素による切断を受けにくい．これらの薬剤の有効性は，炭素に結合している側鎖の化学的性質によって決定される．

る．破骨細胞によるコラーゲン分解が亢進するため，血漿中および尿中のヒドロキシプロリンやコラーゲン断片の濃度が上昇する．55 歳を超えた白人成人においては，1 ～ 2％が骨 Paget 病に罹患する．骨 Paget 病に対する治療の第 1 選択はビスホスホネート（ビスホスホン酸）製剤であり，破骨細胞活性を抑制する（図 38.10）．

まとめ

- 骨は代謝的に活発な組織であり，常にリモデリングしている．
- リモデリング過程にかかわる主要な細胞は，骨芽細胞と破骨細胞である．
- 骨代謝はカルシウム恒常性と緊密に結びついており，それには副甲状腺や腸管，肝臓，腎臓が関与している．
- カルシウムバランスの主たる制御因子は PTH，ビタミン D，カルシトニンである．
- 高カルシウム血症と低カルシウム血症はいずれも臨床症状を引きおこす．
- 高カルシウム血症の主な原因は，副甲状腺機能亢進症，悪性腫瘍，ビタミン D 過剰である．
- 骨粗鬆症は骨折に至る骨密度の低下であり，重要な健康問題である．

✎ アクティブラーニング

(1) RANK-RANKL シグナル伝達系について述べよ．
(2) 骨芽細胞の機能を制御する因子について考察せよ．
(3) 血漿中のカルシウムの存在形態について述べよ．最も生物活性の高い存在形態はどれか？
(4) 血漿カルシウム濃度を維持するフィードバック機構について考察せよ．

参考文献

Buckley L, Humphrey MB. Glucocorticoid-induced osteoporosis. *New Engl J Med*. 2018;379:2547–56.

Clapham DE. Calcium signalling. *Cell*. 2007;131:1047–58. https://doi.org/10.1016/j.cell.2007.11.028.

Hlaing TT, Compston JE. Biochemical markers of bone turnover- uses and limitations. *Ann Clin Biochem*. 2014;51:189–202.

Insogna K. Primary hyperparathyroidism. *N Engl J Med*. 2018;379:1050–9.

Lewis R,S. The molecular choreography of a store-operated calcium channel. *Nature*. 2007;446:284–287.

Magno AL, Ward BK, Ratajczak T. The calcium-sensing receptor: A molecular perspective. *Endocrine Reviews*. 2011;32:3–30.

Rachner TD, Khosla S, Hofbauer L. Osteoporosis: Now and the future. *Lancet*. 2011;377:1276–1287.

Ralston SH, Langston AL, Reid IR. Pathogenesis and management of Paget's disease of bone. *Lancet*. 2008;372:155–163.

Richards JB, Rivadeneira F, Pastinen TM, et al. Bone mineral density, osteoporosis, and osteoporotic fractures: A genome-wide association study. *Lancet*. 2008;371:1505–1512.

Saito T, Fukumoto S. Fibroblast growth factor 23 (FGF23) and disorders of phosphate metabolism. *Int J Pediatr Endocrinol*. 2009 https://doi.org/10.1155/2009/496514.

Shahi M, Peymani A, Sahmani M. Regulation of bone metabolism. *Rep Biochem Mol Biol*. 2017;5:74–82.

Walsh MC, Choi Y. Biology of RANKL-RANKL-OPG system in immunity, bone and beyond. *Front Immunol*. 2014;5:511.

関連ウェブサイト

https://ods.od.nih.gov/factsheets/VitaminD-HealthProfessional/ National Institutes of Health. Office of Dietary Supplements. Vitamin D Fact Sheet for Health Professional. https://ods.od.nih.gov/factsheets/VitaminD-HealthProfessional/ Accessed May 2021.

https://www.mayoclinic.org/diseases-conditions/osteoporosis/symptoms-causes/syc-20351968 Mayo Clinic. Osteoporosis. Symptoms and causes https://www.mayoclinic.org/diseases-conditions/osteoporosis/symptoms-causes/syc-20351968 Accessed May 2021.

https://www.bones.nih.gov/health-info/bone/osteoporosis/overview National Institutes of Health. Osteoporosis and Related Bone Diseases. National Resource Center https://www.bones.nih.gov/health-info/bone/osteoporosis/overview

https://www.cancerresearchuk.org/about-cancer/coping/physically/blood-calcium/high-calcium-people-cancer Cancer Research UK. High calcium in people with cancer. https://www.cancerresearchuk.org/about-cancer/coping/physically/blood-calcium/high-calcium-people-cancer Accessed May 2021.

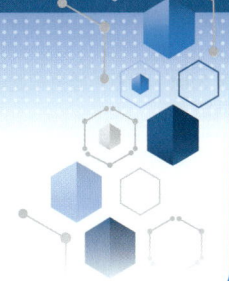

第39章　神経化学

Marek H. Dominiczak*

本章で学ぶこと

本章の到達目標

- 中枢神経系の細胞内構成要素を説明できる.
- 健康状態および病的状態での血液脳関門の機能について説明できる.
- 神経シグナリングと受容体の基本原理を説明できる.
- カテコールアミン作動性, コリン作動性, グルタミン酸作動性, GABA 作動性の神経伝達について説明できる.
- 神経伝達におけるイオンチャネルの役割について説明できる.
- 神経伝達における Na^+, K^+, Ca^{2+} の役割を説明できる.
- "視覚"の過程を, 神経機能の基盤となる化学的プロセスの一例として説明できる.

はじめに

　脳は, いろいろな意味で科学者の興味の対象となっている. なぜなら, 脳とは生物学におけるさまざまな一般原理を, 生体の他のすべての組織を究極的に調節するために高度に特化した組織として具現化したものだからである. 本章では, 脳や脊髄といった中枢神経系(CNS)と硬膜〔脳脊髄液 cerebrospinal fluid(CSF)〕を含んだ厚い線維性の被覆の外側にある末梢神経系(PNS)との違いについて明記する.

脳と末梢神経

　脳と末梢神経との違いは, 本質的に**中枢神経系 central nervous system(CNS)**と**末梢神経系 peripheral nervous system(PNS)**との違いを反映している. 中枢神経系と末梢神経系は, 硬膜で明確に分断されていて, その硬膜は, 脳脊髄液の漏出を防いでいる. 脳脊髄液の総量の約 1/3 ほどは, **血液脳関門 blood-brain barrier** の作用によって産生されている. **ミエリン myelin** は, 神経軸索を覆っている. 中枢神経系ミエリンの化学的組成は, 末梢系ミエリンとはまったく異なっている. なぜなら, CNS では**オリゴデンドロサイト oligodendrocyte**, PNS では**Schwann(シュワン)細胞**という異なる 2 つのタイプの細胞が, それぞれにミエリンを形成するからである. CNS 機能と PNS 機能との区別は, 神経学的な鑑別のためにも必須となる. 典型的な例は, **多発性硬化症 multiple sclerosis** による中枢神経系の脱髄と, **Guillain-Barré(ギラン-バレー)症候群 Guillain-Barré syndrome** による末梢神経系の脱髄の違いにみられる.

血液脳関門

血液と脳の"関門"という言葉は, 若干不適切な名称かもしれない. ここでいう関門とは, 絶対的な障壁ではなく相対的なものであり, その関門透過性は, そこを通過する分子のサイズによって決まる

　アルブミンに結合した色素(Evans ブルー)を用いた実験で, 色素を投与された動物の末梢組織のほとんどは何時間にもわたって青く染まったが, 脳だけは白いままであった. その後明らかになったのは, 血清アルブミン 200 分子のうちわずか 1 分子のみが脳脊髄液に到達できるということだった. これはリンパ液についても同様で, そのほとんどが脳に到達できない. さらに, いずれのタンパク質においても, 脳脊髄液中と血清中における濃度比は, 溶液中の分子半径と一次相関を示すことが明らかになった〔訳注:分子半径が大きいほど, 脳脊髄液には移行しにくい〕. 脳脊髄液中のタンパク質の約 15% は脳内で合成される(プロスタグランジン D 合成酵素, シスタチン C, トランスサイレチンなど). 変性疾患や炎症性疾患では, 病変タンパク質が損傷細胞から放出されるか(**表 39.1**), 浸潤したリンパ球によって合成される(免疫グロブリンなど). これらのなかには, 神経系のさまざまな病態の検査マーカーとして臨床で使用されているものもある. タンパク質は大きなポリアニオン粒子

＊ポーランド・グダニスク医科大学臨床検査科名誉教授の Edward Thompson 博士, Hanna Bielarczyk 博士, ポーランド・グダニスク医科大学臨床検査科教授の Andrzej Szutowicz 博士による本章オリジナル原稿への貢献に深謝する.

表39.1 中枢神経系細胞のマーカータンパク質と関連する脳病態

細胞種	マーカータンパク質	関連病理
神経細胞	神経特異的エノラーゼ	脳死
アストロサイト	グリア線維性酸性タンパク質	アストロサイト斑（瘢痕）
オリゴデンドロサイト	ミエリン塩基性タンパク質	脱／再ミエリン化
ミクログリア	フェリチン	脳卒中
脈絡叢	アシアロトランスフェリン	脳脊髄液漏出（鼻漏）

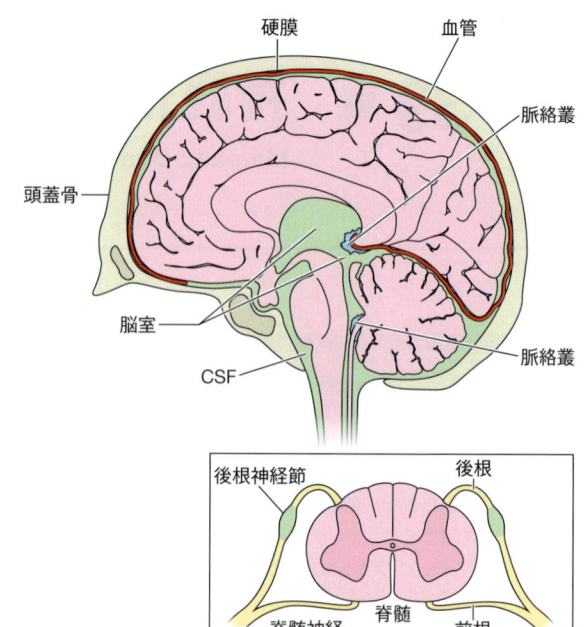

図39.1 脳脊髄液（CSF）の主な供給源
脳脊髄液の主な供給源は，側脳室にある脈絡叢である．その他，血液と脳組織の境界には，脳毛細血管と脊髄後根神経節の毛細血管がある．脳脊髄液の成分には，脳実質細胞からの直接の供給もある．解剖学的構造はわかりやすくするために簡略化している．

であるが，そのほとんどが脳関門を通過できず，タンパク質の濃度勾配が生じる．その結果，血漿と比較して脳脊髄液では陰イオン不足が生じる．この陰イオン不足は，脳脊髄液中の Cl^- イオン濃度の上昇によって補充される（血漿中の 100 mmol/L に対して約 120 mmol/L であり，この現象は Donnan の平衡として知られている）．一方，脳脊髄液中のグルコース濃度は，神経細胞や他の脳細胞で積極的に消費されるため，血漿中の 2/3 となる．グルコースは，血液脳関門を構成する血管内皮細胞および隣接するアストログリア終末に存在するインスリン非依存性の GLUT1 輸送体によって脳内に輸送される（神経細胞では，グルコース輸送体は GLUT3 である．後述）平均血糖値と血液脳関門の GLUT1 密度は逆相関の関係にある．

脳脊髄液は6つの経路で産生される

タンパク質は，正常状態であろうと病的状態であろうと，外部の細胞もしくは組織から脳脊髄液中に移行するが，タンパク質の脳脊髄液への透過の程度やタンパク質の局所での産生速度はさまざまである．そのため脳脊髄液の総量は，次の6つの経路からもたらされる総和となる（図39.1）．

- 血液脳関門 blood-brain barrier（脳実質の毛細血管）は，脳脊髄液量の約 1/3 を産生する．血液脳関門は，脳間質液の産生源としても知られている．
- 血液脳脊髄液関門 blood-CSF barrier は，脳脊髄液の大部分（残りの 2/3 のほとんどすべて）を産生している．これは側脳室と，それより少ないが第三，第四脳室に存在する脈絡叢（血管叢）から提供されていることもあり，脈絡流ともいう．
- 後根神経節 dorsal root ganglia には，透過性の高い毛細血管が存在している．
- 中枢神経系の脳実質は，多くの脳特異的タンパク質を産生する．これらには，プロスタグランジン合成酵素（かつては β-トレースタンパク質と呼ばれた）やトランスサイレチン（かつてはプレアルブミンと呼ばれた）も含まれる．

❀ 理解を深めるために
鼻汁（鼻漏）の鑑別診断

臨床では，脳脊髄液性鼻漏とインフルエンザ感染などによる鼻汁の分泌とを区別することは不可欠である．耳鼻咽喉科の医師は，鼻汁に脳脊髄液が含まれているか否かを知る必要がある．なぜなら，外科的に鼻汁の漏出を防ぐ必要があるか判断し，また，鼻腔細菌叢がクモ膜下腔へ侵入することで生じる髄膜炎の慢性的で潜在的な原因にならないようにする必要があるためである．特徴的で有用な脳脊髄液中マーカータンパク質の1つは，アシアロトランスフェリン asialotransferrin である．これはシアル酸 sialic acid が欠失したトランスフェリンである．体循環系では，このシアル酸の欠失は，トランスフェリンのリサイクルを促す分子シグナルとなる．そのため，アシアロトランスフェリンは細網内皮系細胞によりただちに体循環系から取り除かれる．脳では，脳脊髄液の流路に沿って細網内皮系細胞がないため，アシアロトランスフェリンが除去されることなく高濃度に存在している．目（角膜付近）の前房水でも特徴的なアシアロトランスフェリンを産生する．また，アシアロトランスフェリンは，内耳三半規管の末梢リンパ液にも認められる．

- 脳脊髄液循環細胞 CSF circulating cell は，中枢神経系のリンパ球が主であり，局所において抗体を産生する．しかし，中枢神経系では免疫抑制細胞が強い存在感を示している．このため，**髄膜炎 meningitis** のような脳感染症では，抗生物質に加えてステロイドが処方される．ステロイドは，髄腔内免疫応答による炎症が，この限られた部位で壊滅的な影響を及ぼす可能性を抑制するために投与される．

- **髄膜 meninges** は，病的状況下における第 6 番目の脳脊髄液産生源であり，脳脊髄液タンパク質濃度を劇的に増加させる．

臨床症例
進行性四肢脱力の 65 歳男性：Guillain-Barré 症候群

65 歳の男性が，急性下痢症の 3 週間後，呼吸筋虚弱を伴う進行性の上行性四肢脱力を発症し，呼吸補助器を必要とするまでに至った．検査の結果，彼は全身性の深い脱力を伴う低緊張および無反射性運動失調だった．脳脊髄液と血清サンプルの等電点電気泳動では，どちらのサンプルにおいても同様のオリゴクローナルバンドの異常パターンを示した．

解説

この運動神経障害を主訴とする症状は Guillain-Barré 症候群にみられ，その患者は，*Campylobacter jejuni*（カンピロバクター-ジェジュニ）菌の感染により獲得した抗体を保有している．*Campylobacter jejuni* 菌は，末梢神経のガングリオシドと共通の，GM1 ガングリオシドを抗原として保有している．そのため，免疫応答で獲得した抗体が末梢運動神経のガングリオシドに結合してしまい，神経障害の原因となる．これは，**分子相同性 molecular mimicry** の一例である〔訳注：ここで分子相同性とは，外来性微生物の抗原エピトープが自己の成分にも存在することを意味し，その結果，自己免疫疾患を引きおこす原因の 1 つとなる〕．

神経系細胞

ヒト神経系の細胞の約 10 ％は大型神経細胞である．神経細胞は，細胞体，軸索，樹状突起という多様な形態学的特徴と，神経伝達物質や機能的表現型を示す．ヒトの神経細胞の細胞体の大きさは，10 〜 100 μm である．そして，数 μm から 1 m の長さの軸索を形成し，神経終末で終わる（外向きのシグナル伝達）．また，樹状突起枝を複数伸ばし，他の神経細胞の神経終末に由来する外からのシグナルを集める．ヒトの脳神経細胞はそれぞれ，他の神経細胞と何千もの双方向接続を形成し，高度なネットワークを構成している．

神経系細胞のグリア細胞は，主に次の 3 種類の細胞（それぞれ約 30 ％ずつを占める）からなる．血液脳関門の構成細胞でもある**アストロサイト astrocyte** は，エネルギー基質（乳酸）と神経伝達物質前駆体（グルタミン）を神経細胞に供給する．ミエリンシートを形成する**オリゴデンドロサイト oligodendrocyte** は，主に脂質成分からなり，軸索を絶縁化する役割を果たす．**ミクログリア microglia** は本質的に脳内マクロファージ（清掃細胞）として作用する．

臨床症例
めまい，断続的な下痢，両足のしびれを訴える 75 歳女性：アミロイドーシス

75 歳の女性が，体位性めまい，口渇，断続的な下痢そして両足のしびれを訴えた．検査では，直立姿勢時に顕著な血圧の低下を示した．胸部 X 線写真では，胸骨の溶解性病変がみつかった．彼女の尿には，Bence Jones（ベンズ・ジョーンズ）タンパク質が含まれていた．骨髄検査では，形質細胞数の増加が認められた（第 40 章）．

解説

彼女の神経性症状は，アミロイドーシスによるもので，骨髄で形質細胞腫のつくる骨髄腫グロブリンの遊離軽鎖が，末梢神経に沈着している（軽鎖沈着症）．遊離軽鎖には β プリーツシート構造が多コピー数挿入されているため，タンパク分解に対して耐性がある．

医師による診察の際には患者は異常がなさそうにみえるかもしれないので，病気の再発や寛解の診断は不可欠である．そこで，CSF 中のオリゴクローナルバンド oligoclonal band の存在を確認するための脊椎穿刺は重要な役割を果たす．このオリゴクローナルバンドは同時に電気泳動した血清サンプルには認められない．これは，全身性免疫応答ではなく，髄腔内で免疫応答がおこっていることを意味している．逆の状態もあり，例えば全身性に合成された免疫グロブリンが受動的に髄液中に移動する神経サルコイドーシスでは，CSF 中でも血中でもオリゴクローナルバンドが陽性となる，いわゆるミラーパターンとなる．検査では，CSF と同時に血清サンプルの等電点電気泳動を行う．泳動で分離した免疫グロブリンを抗 IgG 抗体と反応させて，血清には存在せずに CSF 中にのみ存在するバンドであるか否かを確認する．CSF 中のみに陽性を認める場合は，脳内でも IgG が局所的に産生されていることを示している．

これらの異なるタイプの細胞は，さまざまな脳の病態において重要な役割を果たす主要なタンパク質分子と関連性がある（**表39.1**）．存在量の少ない他の神経系細胞成分に，脳室上皮細胞がある．脳室上皮細胞とは，プロスタグランジン合成酵素のような脳特異的タンパク質を分泌する繊毛性細胞である．脳の血管内皮細胞は，他の組織の毛細血管とは異なり，細胞どうしがタイトジャンクション（密着結合）を形成している．このタイトジャンクションが，血液脳関門としての役割を果たしているとも考えられている．しかし，大きさの異なるタンパク質分子をふるい分ける主要な役割は基底膜が担う．

🔷 神経

神経の重要な特徴は，長く，神経どうしが相互に接合しており，分化後は分裂増殖を行わないことである

神経系のなかで特に神経には，電気的活動を行うという原理的な使命がある．さらに，神経の生物学的特徴を3つ特筆すると，神経の**長さ**，神経どうしの多くの**接合**（シナプス結合），そして**分裂増殖しないこと**があげられる．

神経はその長さのため，効率的な軸索輸送システムに依存している

運動神経や感覚神経の軸索は，長いものではおよそ1mにもなる．そのため，タンパク質や神経伝達物質合成のための情報源である核は，神経伝達物質が合成・放出されるシナプス終末からはかなり遠く離れている．この長さゆえに，核／周核部からシナプスへ向かう（順行性），ならびにシナプスから核／周核部へ向かう（逆行性），いずれの方向にも物質輸送を行うことのできる能力が神経にとって決定的に必要である．**順向性輸送 anterograde transport** は，3種類のサブユニットで構成されるニューロフィラメントを介して行われ，神経終末機能に必要なさまざまなタンパク質とミトコンドリアのパッケージを供給する．**逆行性輸送 retrograde transport** は，非リン酸化タウペプチドによって安定化された α-および β-チューブリンサブユニットからなる神経管系を介して行われる．障害のある小胞を除去し，神経成長因子や脳由来神経栄養因子など，シナプス後ニューロンから放出されるシグナル伝達ペプチドを移送する．神経細胞は，これら2つの機能を分離して行うことができるように特別な性質を進化させてきた（**図39.2**）．

軸索内での通常の“安静時”における活動は，運動性タンパク質である**分子モーター molecular motor** によって制御されている．順行輸送では**キネシン kinesin** が，逆行性輸送では**ダイニン dynein** がその分子モータータンパク質に該当する．それぞれの向きに運ばれる物質も異なっていて，**図39.2** に示すような軸索構造の異なる構成要素が，異なる輸送速度に対応する能力をもつ．神経の成長段階では，シナプス方向への輸送は約1mm/dayの速さで進み，この方向にフィラメント（線維状）タンパク質のような構成要素（神経を伸長するために必要な骨格となる大きな分子）の大量輸送を行っている．

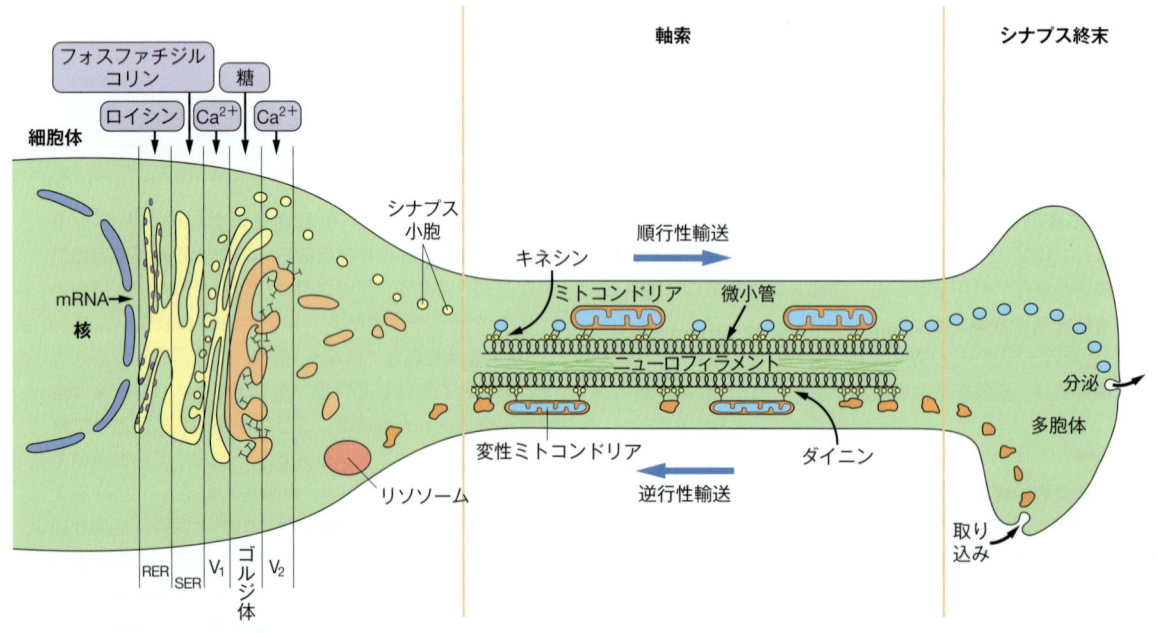

図39.2　神経細胞の機能的構造

細胞体内では，ゴルジ体層を経由してシナプス小胞（V₁，V₂）を形成するために特殊な移動が行われる．軸索には，微小管に沿ったすばやい軸索輸送の機構がある．この輸送には，キネシン（順行輸送時に作用）やダイニン（逆行性輸送時に作用）といった運動性タンパク質が関与している．RER：粗面小胞体．SER：滑面小胞体．

神経伝達は，エネルギーに依存したプロセスである

脳は体重の2％の重さに相当するが，安静時であっても，全体のグルコース消費の20％を担っている．**脳にとってのエネルギー源となるのは，ほぼグルコースだけである**．解糖の最終産物であるピルビン酸は，細胞質からミトコンドリアに運ばれ，そこでピルビン酸脱水素酵素複合体がアセチル CoA に変換し，電子伝達系（ETC）と共役したトリカルボン酸（TCA）回路に供給される．これによって，脳の全エネルギープールが生成される．アストロサイトはグルコースを利用し，大量の乳酸を細胞外に放出し，神経細胞にとっての補完的なエネルギー源としている．しかし，外因性乳酸も内因性乳酸も，主要なエネルギー源であるグルコースの完全な代用にはならない．実際，^{13}F-デオキシグルコースの取り込みは，機能診断検査〔ポジトロン断層撮影／磁気共鳴画像法（PET/MRI）〕を用いた特定の脳領域のエネルギー代謝のマーカーとして使用され，神経変性の変化や特定の脳機能への影響を検出している．正常では，脳はエネルギー産生に脂肪酸を利用しない．ケトン体が生じる状態（飢餓，高脂肪食）では，循環由来のβ-ヒドロキシ酪酸を利用することがある．しかし，絶食時には，神経細胞は摂食行動を開始するシグナルとして，脂肪酸濃度の上昇を感知する（後述）．

神経細胞は脳のエネルギーの60～80％を生成し，それは細胞膜電位の回復に必要である

グルコースの比較的安定した高速供給は，神経細胞のみに発現する高親和性輸送体 GLUT3 によって確保されている．神経細胞のミトコンドリアのアセチル CoA のごく一部は，*N*-アセチル-L-アスパラギン酸（NAA）の合成に利用され，その濃度は脳内で 10 mmol/L にも達する．また，NAA の95％以上は神経細胞に存在する．したがって，MRI で測定される NAA レベルは，脳神経細胞の代謝能力を示すマーカーであると考えられている．

エネルギーの大部分は神経の静止膜電位を維持するために必要とされ，**活動電位 action potential** として知られる連続的な**脱分極サイクル depolarization cycle**（10～60 Hz の頻度でおこる）の発生を可能にしている．こうした需要に応えるため，脳の産生するエネルギーの70％以上が神経でつくられ，消費される．

🔷 神経グリアの構造

神経グリア構造は，アストロサイトとオリゴデンドロサイトから構成される

大脳皮質もしくは灰白質では，原形質性アストロサイトの突起の一端が血管内皮細胞を覆って，それにより血液からの物質のフィルターとして作用している一方で，アストロサイトの別の突起が神経を覆い，血液から神経に栄養を送るための通路（補給路）としての役割を担っている．

白質では，線維性アストロサイトが多数認められ，どちらかというと構造的な役割を果たしている．中枢神経系に傷害がある際には，アストロサイトは，大量の**グリア線維性酸性タンパク質 glial fibrillary acidic protein（GFAP）**を産生し傷害に応答する．これは，グリア性瘢痕とも呼ばれ，**多発性硬化症 multiple sclerosis** などの病態で認められる．アストロサイトは末梢神経系には存在しない．

中枢神経系に存在する**オリゴデンドロサイト oligodendrocyte** は，1つの細胞あたり20もの軸索に巻きついて**ミエリン鞘 myelin sheath** を形成している．ミエリン鞘は，神経と他の神経とを絶縁し，神経どうしが互いに干渉しないようにしている．また**ミエリン鞘には，神経刺激の電導を高速にする役割がある**．Ranvier（ランヴィエ）絞輪では，オリゴデンドロサイトのミトコンドリアが活発に活動している．このミトコンドリアが活発化する部位は，軸索の脱分極部位に対応している．末梢神経系では，Schwann 細胞がミエリンを形成するが，一般的には1つの軸索に対してのみ巻きついてミエリンを形成する．

🔷 シナプス伝達 synaptic transmission

活動電位によりシナプス前神経の軸索神経終末から神経伝達物質が放出されたとき，電気的刺激のシナプス伝達がおこる．神経伝達物質は，次のシナプス後神経，つまり受信神経の樹状突起（または内分泌細胞や筋細胞などの非神経細胞）上の受容体に到達する．シナプス後神経細胞は神経伝達物質シグナルを電気信号に再変換する．シナプスを介した電気的刺激の伝達の後，後続の伝達を可能にするためには，放出された神経伝達物質をシナプス間隙から除去することが必須である．

脳に特徴的な性質の1つは，神経間にきわめて高密度のシナプスが形成されていることである

例えば，局所で作用する神経ホルモンは，1つの軸索からその他多くの細胞へ向かって放出される．受け手の細胞は，幾重にも分岐した樹状突起で無数の細胞由来の放出物を受容する．

🔷 イオンチャネル

安静時でも神経細胞はイオンを輸送し，イオン勾配を維持している

"安静時"の神経は，イオンチャネルを介して継続的にナトリウムイオン Na^+ を細胞外に汲み出し，カリウムイオン K^+ を細胞内に汲み入れている．活動電位が発生すると，これらのイオンの動きが逆転し，ナトリウムイ

オンが細胞内に入り，そしてカリウムが細胞外に出て，その後は効率的に静止膜電位に再分極する（第26章）．ナトリウムチャネルのさまざまな部位に変異が認められており，**高カリウム血性周期性四肢麻痺** hyperkalemic periodic paralysis の原因となっている．塩化物イオン Cl^- は，ナトリウムイオンとは別のチャネルを介して移動するが，Cl^- バランスの異常は**筋強直症** myotonia のような特異的な病態に関係している．

カルシウムイオン Ca^{2+} は，神経活動を同期させるために重要な役割を担っている

　細胞内 Ca^{2+} の動きが，神経伝達物質のシナプス放出のような細胞の活動を同期させるための引き金となる場合が多い．この同期化は，筋肉の筋小胞体内で顕著な役割を担っている（第37章）．中枢神経系でみられる，Lambert-Eaton（ランバート-イートン）筋無力症候群

臨床症例
四肢脱力の18歳男性：家族性周期性四肢麻痺

　18歳男性が，腕や足の付け根の著しい脱力のため夜中に目覚めた．彼は就寝前に，パスタやケーキ（糖質）を大量に食べていた．彼の兄弟や父も以前同じような症状に見舞われており，彼は，地方の病院の救急処置室に運ばれた．この病院では，四肢脱力は腱反射失調を伴う低張状態が原因と診断された．血清 K^+ 濃度は，2.9 mmol/L（正常範囲：3.5〜5.3 mmol/L）とやや低かった．翌日までに彼はすっかり回復し，血清 K^+ も自然に正常レベルに戻った．しかし，グルコース点滴によりさらなる麻痺発作がおこったことから，家族性周期性四肢麻痺であると確定診断された．

解説
　低カリウム血性周期性四肢麻痺は，**L型 Ca^{2+} チャネル遺伝子** L-type calcium channel gene の変異に起因し，メンデル則に基づいて顕性（優性）遺伝する．イオンチャネル機能に影響を及ぼす遺伝性疾患は，**チャネロパシー** channelopathy と呼ばれる（第4章）．
　家族性周期性四肢麻痺には，低カリウム血症型と高カリウム血症型の両方が存在する．低カリウム血症型と高カリウム血症型の両方が存在する．Na^+ チャネル孔のさまざまな部位の分子障害により，高カリウム血性周期性四肢麻痺がおきる．病名からも示唆されるように，患者は，間欠性の筋麻痺を示し，筋麻痺の間中，血清 K^+ 濃度は増加している．これは Na^+ の細胞内流入と K^+ の細胞外流出のバランスが崩れる陽イオンの動態異常が原因で生じる．患者では，筋細胞への Na^+ の流入異常が，K^+ の細胞外流出によって正しく制御されていない．

Lambert-Eaton syndrome は，P/Q型電位依存性 Ca^{2+} チャネルに対する自己抗体が主因の疾患であり，**分子相同性 molecular mimicry** に起因する疾患の一例である．肺の原発性燕麦細胞がんに罹患している患者では，免疫系がこれら悪性腫瘍に対する抗体を産生する．しかしながら，悪性腫瘍と Ca^{2+} チャネルには共通のエピトープがあるため，悪性腫瘍に対する抗体がこの Ca^{2+} チャネルを認識する自己抗体としても作用することでシナプス前神経からの神経伝達物質の放出を阻害する．この症状は，明確に区別できるものの，シナプス後阻害により発症する**重症筋無力症** myasthenia gravis の状態に類似している．

　また，**ボツリヌス毒** botulinum toxin（嫌気性菌由来のタンパク質）は，神経伝達物質の放出を制御するシナプス前タンパク質を加水分解する作用をもち，神経伝達物質のシナプス前細胞からの放出を阻害する．この性質を応用することで，ボツリヌス毒素は，**斜頸** torticollis のような痙縮の特殊な症例に使用され，首の筋肉の過剰な拘縮を緩和することができる．

🔷 神経伝達物質受容体

神経伝達物質受容体には代謝型とイオンチャネル型の2つのグループがある
　イオンチャネルと共役した神経伝達物質受容体はイオンチャネル型受容体として知られている．例えば，ニコ

臨床症例
進行性の視力障害，嚥下障害，四肢脱力をもった女性：ボツリヌス中毒症

　健康な若い女性が，家で保存していた野菜を食べた24時間後に，進行性の視力障害，嘔吐，嚥下障害，そして肩から始まった進行性の四肢脱力を発症した．診察医は，彼女を入院させ，電気生理学的検査の結果からボツリヌス中毒症だと診断した．不活化毒素からつくられた3価の抗血清をただちに投与し，人工呼吸器を用いた治療を行った後，数週間で患者は回復した．

解説
　野菜には嫌気性菌であるボツリヌス菌の菌体外毒素が付着していて，それは保存中に壊れていなかった．ボツリヌス毒素は，神経伝達物質の放出に関与するシナプス前タンパク質を加水分解する．それによっておこる神経伝達の阻害は，Lambert-Eaton 筋無力症候群のような機能障害に似ている．ただし，ボツリヌス中毒症における神経伝達の阻害が，肺の呼吸活動に必須な横隔神経におこった場合は致死的である．

チン受容体や N–メチル–D–アスパラギン酸(NMDA)受容体に神経伝達物質(またはその作動薬)が結合すると,Na^+に対するイオンチャネルが開き,その結果,Na^+がシナプス後細胞に流入し,脱分極(活動電位)と Ca^{2+} の流入が引きおこされる.そのため神経終末では,神経伝達物質を含んだシナプス小胞とシナプス前細胞膜との融合が生じ,神経伝達物質を放出する.

一方,代謝型受容体は,一般的に G タンパク質共役型受容体(GPCR)である.ムスカリン受容体や代謝型グルタミン酸受容体(mGluR)のような受容体に神経伝達物質が結合すると,G タンパク質が活性化され,それを介して cAMP のようなセカンドメッセンジャーが産生され,下流のシグナル伝達カスケードが活性化される(第25章).これらの受容体はイオンチャネル型受容体よりも緩やかで長期的な作用がある.そのような作用は,神経細胞の可塑性,学習,記憶の定着に重要である.神経細胞の可塑性とは,脳がシナプス結合を再編成し,最も利用される経路を強化する一方で,利用されない経路を放棄する能力のことである.

神経伝達物質は標的細胞に作用した後,不活化される

細胞膜に結合したアセチルコリンエステラーゼによるシナプス間隙におけるアセチルコリンの加水分解は,神経伝達物質を不活化させる主要なメカニズムの1つである.

神経伝達物質には,グルタミン酸などのようにシナプス後ニューロンや隣接するアストロサイトによってシナプス間隙から取り込まれるものもある.取り込まれた神経伝達物質は,細胞内で中和される.分泌元のシナプス前末端から取り込まれたカテコールアミンは,ミトコンドリアのモノアミンオキシダーゼによって不活化される.

また,神経伝達は,cAMP などのセカンドメッセンジャーの量でも制御することができ,例えば cAMP はホスホジエステラーゼにより分解される.ホスホジエステラーゼはカフェインや他のメチルキサンチンにより阻害されるため,こうした化合物は cAMP を増加させて,アドレナリン作動性神経伝達の効果に類似するさまざまな作用を示す.

シナプス伝達後の小胞膜成分はリサイクルされる

特異的な神経伝達物質を放出するだけではなく,神経伝達物質の放出に関連する膜成分をリサイクルされるための大規模なシステムもある.シナプス小胞は膜により仕切られており,その役割に見合った神経伝達物質を非常に高濃度に含んでいる(第26章).神経伝達物質のシナプス放出の際には,神経伝達物質を含んだシナプス小胞膜とプレシナプス膜の融合がおこる.この総膜量の増加は,シナプス終末の内側へうねるように陥入することで補正される.この膜の内側がうねるような動きは,ク

ラスリンによる収縮運動により発生する(第14章).その後,過剰な膜の飲作用がおこり,核へ向かい逆行性に輸送され,リソソームで分解されることになる.シナプス小胞の融合は,アクティブゾーンと呼ばれる膜領域でおこる.小胞の輸送には,シナプス前膜(RIM MUNC-13ファミリー)とシナプス後膜(PSD-95 スカフォールドタンパク質)の近くに存在する足場となるタンパク質が関与している.これらのタンパク質は,例えば小胞と膜の融合を引きおこすために,アクティブゾーンにおけるカルシウムチャネルのクラスター化を誘導する.

🔷 シナプスの種類

特定の神経へのシナプス入力が多数おこるため,シナプス入力の最終的な代数的総和によって,軸索小丘(細胞体につながる軸索の根本部分)で活動電位が伝わるか伝わらないかが,全か無かの法則に基づいて"決定"される.しかしこの決定が下される前に,特定の神経伝達物質の入力が,基本的に**興奮性 excitatory** か**抑制性 inhibitory** かのどちらに作用するか区分される.

活動電位に関する比較的短時間での"決定"に加えて(第26章),そのときの軸索小丘での膜電位が最終的に活動電位を発生させるような膜電位(閾値)に近い(興奮)か,逆に遠い(抑制)かによって静止膜電位の長期的な調節も行われる.多くの薬物が,神経活動の調節に対しての短期的な影響に加えて,長期的に影響する性質をもっており,アルコールやオピオイド薬(麻薬)にみられる中毒性についても部分的に説明できる.

🔷 コリン作動性伝達

最も研究された神経伝達物質は,アセチルコリンである

アセチルコリン acetylcholine(ACh)は,アセチルCoA とコリンから**コリンアセチルトランスフェラーゼ choline acetyltransferase(ChAT)**の作用により,コリン作動性神経終末の細胞質画分で合成される.アセチルCoA は,解糖系由来のピルビン酸から生合成され,一方,コリンは細胞膜上の電位依存性の高親和性コリン輸送体により細胞外部から取り込まれる.特異的な小胞アセチルコリン輸送体(VAChT)はシナプス小胞にコリンを充填する.

一例をあげると,神経系におけるアセチルコリンの作用点がどこかによって(例えば中枢系か末梢系かで),アセチルコリンは,かなり異なる2つの効果を示す.はじめに**ニコチン nicotine** を用いた実験で実証された効果は,ニコチン性受容体に特有であり,一方で,**ムスカリン muscarine** を用いて実証された効果は,ムスカリン性受容体に特有な効果となる.ニコチン型の伝達は,脳幹や延髄前根に局在する運動神経で作動する.シナプス後ムスカリン受容体は,脳中隔にある中枢性コリン作動

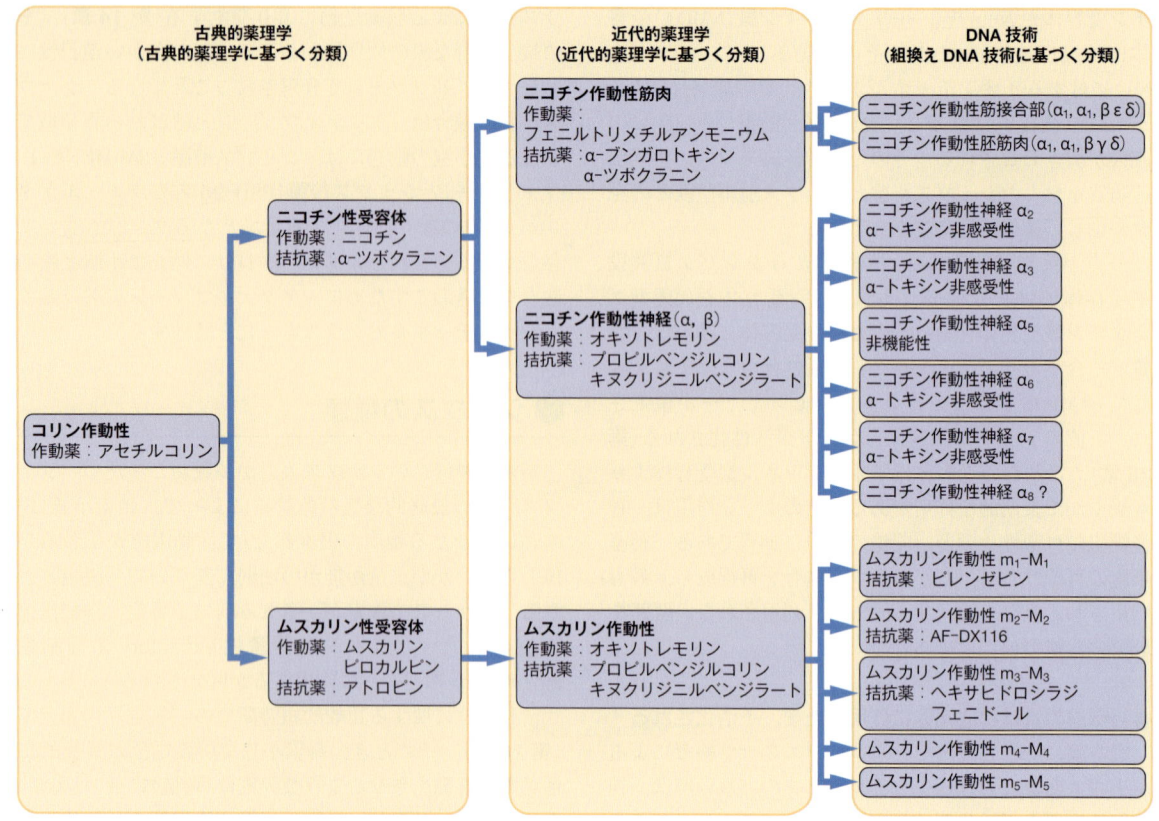

図 39.3　アセチルコリンの作動薬と拮抗薬

アセチルコリンの中枢 (神経) 作用および末梢 (筋肉) 作用の作動薬と拮抗薬を表す命名法.

性神経群によって活性化される. これらは基本的および高次の認知機能において重要な役割を果たしている. Ach の局所作用に関連する作動薬と拮抗薬には複雑な図式がある (図 39.3). ムスカリン作用に対する古典的な拮抗薬は**アトロピン** atropine で, よく知られたニコチン性受容体に対する遮断薬は, ヘビ毒の **α-ブンガロトキシン α-bungarotoxin** である. ACh 合成とコリン作動性神経の機能に必要な能力は, **ピルビン酸脱水素酵素 pyruvate dehydrogenase** によるアセチル CoA の供給に強く依存している. ACh の欠損によって引きおこされる脳症のなかには, この酵素の著しい阻害/不活性化を伴うものがいくつかある. ピルビン酸脱水素酵素の抑制に関係する代謝経路の阻害は, 低酸素症, チアミンピロリン酸欠乏, 興奮性神経傷害, アルミニウムや亜鉛の過剰蓄積, Alzheimer (アルツハイマー) 病 Alzheimer disease, この酵素の遺伝性欠損など, さまざまな脳病態でおこる.

血管性痴呆と Alzheimer 病は, 高齢化社会で最も多い神経変性疾患である

低酸素症, 低血糖症, グルタミン酸興奮毒性などの神経毒性シグナルによって傷害を受けた神経細胞は, アミロイド前駆体タンパク質 (APP) の分解を活性化し, アミロイド β ペプチド (1-42) (Aβ$_{42}$) の過剰産生をもたらす. 神経細胞の約 30% と, 活性化されたアストロサイトのすべてが, 過剰な APP を発現する. Aβ$_{42}$ は, 記憶形成と認知機能を担う脳領域に特に多く蓄積する.

Alzheimer 病では, Aβ$_{42}$ オリゴマーが他の神経毒性因子と協働して脳中隔のコリン作動性神経を傷害し, 進行性の認知機能障害を引きおこす. Aβ$_{42}$ の蓄積は, 認知機能の低下がおこる 20 年も前からおこっている.

その進行過程は, Aβ$_{42}$ モノマーやオリゴマーの出現からフィブリルやプラークの形成へと進行する. タウタンパク質は凝集体ともつれ (tangles) を形成する. Aβ$_{42}$ オリゴマーは特に有害である. 炎症反応も平行して生じている. 最終的にはシナプスや神経細胞が失われ, 認知機能が低下する.

シナプス機能障害は, 神経やグリア細胞でのグルコース取り込みを検出する ^{18}F-フルオログルコースをプローブとした PET/MRI などの技術を用いて評価することができる. また, 変性したニューロンは, **タウペプチド tau peptide** を含む数種類の構造タンパク質を放出する. 脳脊髄液中の Aβ$_{42}$ とタウの濃度は Alzheimer 病のバイオマーカー biomarkers of AD である. Aβ$_{42}$ の濃度はその蓄積を反映し, タウタンパク質の濃度は神経変性の強さと相関する. 重度の認知機能障害がおこる前に, これ

らのバイオマーカーに基づいて病気を診断することができる．しかし，これらのバイオマーカーの濃度は明確な基準値ではなく，連続的な変化を反映したものであることを忘れてはいけない．新しいバイオマーカーには，$A\beta_{42}$オリゴマーや，記憶の統合や長期増強に関与するニューログラニンというタンパク質がある．アポリポプロテインEの*APOE* E4/4遺伝子型はAlzheimer病のリスクを著しく増加させる．

Alzheimer病の初期段階では，アセチルコリンエステラーゼの阻害によるM_2受容体作動薬様の効果が認知機能の改善を示すが，病気の進行をくい止めるまでには至らない．グルタミン酸作動性のNMDA受容体の拮抗薬は，グルタミン酸作動性神経の過剰な活性化に伴う興奮毒性を抑制する効果がある．その他のアプローチには，$A\beta_{42}$を標的とするモノクローナル抗体を用いた免疫療法や，$A\beta_{42}$の生成に関与するプロテアーゼを阻害するγセクレターゼ阻害剤などがある．

重症筋無力症では，ニコチン性受容体に対する自己抗体がつくられる．しかし，AChの加水分解の阻害（例：アセチルコリンエステラーゼ阻害薬であるエドロホニウムによる阻害）により，アセチルコリン濃度が効果的に

増加する．

副交感神経節に存在する末梢性コリン作動性神経は，すべての内臓組織を神経支配している．そして，消化管の血管を拡張し，唾液分泌や蠕動運動を促す．また，気道収縮や心臓機能のコントロール，瞳孔の収縮や目のレンズの調節，さらに性的刺激や性器の勃起を引きおこす．

Wernicke-Korsakoff（ウェルニッケ-コルサコフ）脳症 Wernicke-Korsakoff encephalopathy では，ピルビン酸脱水素酵素複合体とケトグルタル酸脱水素酵素複合体の活性が，補酵素であるチアミンピロリン酸の欠損により阻害される（**第7章**）．これはアセチルCoAの合成とTCA回路によるその利用を阻害する．そのため，全身のエネルギー不足が生じ，中枢の認知機能だけではなく，平滑筋や横紋筋の末梢運動端末機能にも支障をきたす．

カテコールアミン作動性伝達

アドレナリン adrenaline（エピネフリン epinephrine）や**ノルアドレナリン noradrenaline（ノルエピネフリン norepinephrine）**といったカテコールアミンは，L-チロシンからチロシン水酸化酵素／L-芳香族アミノ酸脱炭酸酵素（AADC），ドーパミンβ-水酸化酵素／AADC，フェントラミン-*N*-メチル基転移酵素の触媒反応により合成され，それぞれドーパミン，ノルアドレナリン，アドレナリンが生じる．ドーパミンはノルアドレナリンとアドレナリンの前駆体でもある（**第26章**）．

ドーパミン dopamine は，黒質線条体などのさまざまな脳領域に存在するドーパミン作動性神経の伝達物質である．ドーパミン作動性神経は，それぞれ異なるドーパミン受容体（$D_1 \sim D_5$）を介して，報酬系学習や気分制御，注意，記憶学習，そしてプロラクチンの放出に関与している．ドーパミンの代謝阻害は，**Parkinson（パーキンソン）病 Parkinson disease**，**統合失調症 schizophrenia**，**下肢静止不能症候群（むずむず脚症候群）restless legs syndrome** などの中枢神経系の疾患に関連している．このような疾患におけるドーパミンの欠損を改善するために，ドーパミンの前駆体L-ドーパが投与される．L-ドーパは，血液脳関門を容易に通過することができる．ドーパミンは，**ショック症状 shock** や**心不全 heart failure** の患者に投与され，心拍出量の増加や血圧の増加，糸球体濾過を増加させる．**アンフェタミン amphetamines**，**コカイン cocaine**，**ニコチン nicotine** といった薬物は，シナプス間隙へのドーパミンの放出・増加による過剰な刺激により行動変化や中毒性をもたらす．これら薬物は，脳内のセロトニン作動性およびノルアドレナリン作動性の伝達も促進する．

ノルアドレナリンとアドレナリンは，脳内や，それぞれが神経伝達物質として作用する神経の末梢交感神経節で生合成される．脳内では，意思決定過程における制御機能を発揮する．一方，クロム親和性細胞から循環血中

に放出されるカテコールアミンは，内分泌物質様の効果をもたらす．末梢では，カテコールアミンは血圧の上昇（血管収縮と心拍増加，心筋収縮力の増強に伴う），気管支および瞳孔の拡張，蠕動運動の阻害，発汗や尿分泌の増加，そして射精を促すといった効果をもたらす．それらの作用は，フェントラミンで阻害されるαアドレナリン受容体やプロプラノロールで阻害されるβアドレナリン受容体の2種類の受容体により調節されている．プロプラノロールは，心臓専門医がよく使用していた（冠状動脈疾患の治療では別のβ遮断薬が主力薬である）．しかし，神経学者は，Parkinson病治療の一部としても使用している．アドレナリン作用の多くは，cAMPを介して発揮される（第26章）．

カテコールアミンの作用は，細胞に再度取り込まれ，ミトコンドリアの**モノアミンオキシダーゼ** monoamine oxidases によってアルデヒド体へと酸化されて終結する．その後，**カテコール O-メチル基転移酵素** catechol-*O*-methyltransferase によってメチル化され，ホモバニリン酸やバニリルマンデル酸となって尿中に排泄される．ホモバニリン酸やバニリルマンデル酸などの代謝物が尿中に過剰に認められるときは，副腎髄質腫瘍である**褐色細胞腫** pheochromocytoma が疑われる．

セロトニン輸送体はセロトニンをシナプス間隙からシナプス前神経に戻す

セロトニン輸送体は，シナプス前神経に存在する膜タンパク質である．ドーパミン輸送体（DAT）やノルアドレナリン輸送体（NET）を含むナトリウム共輸送体ファミリーに属する．

これらの輸送体は，コカイン，アンフェタミン，エクスタシーなどの薬物の影響を受ける．選択的セロトニン再取り込み阻害薬（SSRI）やセロトニン・ノルアドレナリン再取り込み阻害薬（SNRI）によって阻害することができる．SSRIはまた，セロトニン輸送体上のアロステリック部位（セロトニン輸送体の中心的結合部位とは異なる部位）に結合することができ，これにより薬剤の作用が持続する．セロトニン輸送体の変異は，自閉症，注意欠陥多動性障害，Parkinson病に関与している．

🔵 グルタミン酸：グルタミン酸作動性伝達は脳内伝達の主要経路である

グルタミン酸は興奮性伝達を媒介し，学習，記憶形成，認知に関与している．脳の領域によっては，神経細胞の50〜80%をグルタミン酸作動性神経が占めている．脳内のL-グルタミン酸の平均レベルは，5〜10 mmol/Lの範囲である．L-グルタミン酸は，グルタミン酸脱水素酵素とアミノ基転移酵素の作用によりα-ケトグルタル酸から生合成されるか，もしくはリン酸により活性化されるグルタミナーゼの作用によりグルタミンから生合成さ

れる．

グルタミン酸作動性のシナプス前神経では，L-グルタミン酸とグルタミン酸-亜鉛複合体がシナプス小胞へ取り込まれ，シナプス小胞内では，100 mmol/Lを超える濃度にまで濃縮される．グルタミン酸-亜鉛は，脱分極時に放出され，シナプス間隙での濃度が一過性に高まる．グルタミン酸-亜鉛はさまざまなグルタミン酸受容体（下記参照）に結合し，シナプス後受容神経の脱分極／活性化を引きおこす．グルタミン酸受容体の刺激は，**長期増強** long-term potentiation（LTP）と呼ばれるシナプス可塑性において重要な役割を果たす複数の調節機構によって調節される．長期増強は，海馬や大脳皮質の特定部位におこり，学習，記憶形成や他の認知機能に関与している．

グルタミン酸はイオンチャネル型受容体および代謝型受容体に結合する

イオンチャネル型受容体は，大きな細胞外ドメインをもつ二量体構造である．これらは速効性のリガンド依存性イオンチャネルであり，シナプスにおけるグルタミン酸濃度を非常に低く保つ．グルタミン酸の細胞外濃度は細胞内濃度の100万倍まで低くなることがある（カルシウム濃度勾配と比較，第38章）．3つのNa^+イオンと1つのH^+イオンがグルタミン酸と共輸送され，1つのK^+イオンが逆方向に輸送される．グルタミン酸受容体には，NMDA（*N*-メチル-D-アスパラギン酸，主要な受容体）高速興奮性受容体，D-セリンがコアゴニストであるAMPA（α-アミノ-3-ヒドロキシ-5-メチル-4-イソキサゾール-プロピオン酸）受容体，カイニン酸依存性受容体の3種類のイオンチャネル型受容体が存在している．

代謝型グルタミン酸受容体はGタンパク質と共益している

代謝型グルタミン酸受容体はクラス3のGPCR受容体に属し，カルシウム感受性受容体や味覚受容体も含まれる．これらは大きな細胞外ドメインと7つの膜貫通ドメインをもっている．これらの受容体にはプレシナプス型とポストシナプス型の両方のサブタイプが存在している．種々のmGluRは，ホスホリパーゼ*C*-イノシトール1,4,5-トリスリン酸-ジアシルグリセロール（PLC-IP_3-DAG）経路（第25章）を活性化したり，アデニル酸シクラーゼやcAMPを介して作用したり，他のシグナル伝達経路を活性化する．

シナプス間隙における過剰なグルタミン酸は毒性をもつ

グルタミン酸は，隣接するアストログリア細胞に主に発現している特異的輸送体によってシナプス間隙から速やかに取り込まれる．そこではグルタミン合成酵素がグルタミン酸をグルタミンに変換し，その後グルタミンはグルタミン酸作動性神経に受け戻される．

グルタミン酸受容体の長期にわたる活性化は毒性を示

す. 虚血や低血糖, 神経毒性を発揮する生体異物の曝露などによって, 過剰なグルタミン酸が細胞外のシナプス空間に過剰に蓄積する. その結果, シナプス後細胞の脱分極が長期化し, 細胞内 Ca^{2+}, 遊離酸素ラジカル, ニトロシルラジカル, 脂肪酸ラジカルの合成が高まる. 最終的に, 興奮毒性による神経の機能的・構造的損傷が生じる.

てんかん epilepsy は, 過剰にグルタミン酸が放出されることで生じるグルタミン酸作動性神経の異常興奮, もしくは抑制性の γ-アミノ酪酸 γ-aminobutyric acid (GABA)作動性神経伝達(以下の議論を参照)の欠乏のいずれかもしくは両方によっておこる病態である. グルタミン酸とともに放出される亜鉛は, 種々の輸送体(電位依存性 Ca^{2+} チャネル, ZnT1)を介してシナプス後神経に取り込まれる. 神経変性状態で亜鉛が過剰に蓄積すると, さまざまなエネルギー産生酵素(ピルビン酸およびケトグルタル酸脱水素酵素複合体, アコニターゼ, イソクエン酸脱水素酵素, 呼吸鎖複合体 I など)を阻害し, グルタミン酸の興奮毒性を悪化させる可能性がある.

γ-アミノ酪酸(GABA)は, 脳内の抑制性神経伝達物質の代表である

グルタミン酸と同様に, GABA は速効性のリガンド依存性チャネルと遅効性の GPCR 受容体の両方を活性化し, 後者は神経細胞の可塑性に重要である.

シナプス後神経での GABA による抑制性の作用は, $GABA_A$ 受容体への特異的な結合により生じる. これらの受容体はゲート型 Cl^- チャネルである. GABA 結合によりゲートが開口し, Cl^- が神経に流入して過分極をおこすことで神経伝達機能を抑制する. GABA は, GABA 作動性神経の細胞質にある L-グルタミン酸脱炭酸酵素により合成される. シナプス前末端にある高親和性 GABA 輸送体が GABA を取り込むことで, GABA の作用は終結する. GABA は, その後小胞内に再充填されるか, TCA 回路の中間産物であるコハク酸へ代謝される. 各種 $GABA_A$ 受容体作動薬や GABA 取り込み阻害薬, GABA アミノ基転移酵素阻害薬のなかには, 鎮静薬や精神安定薬, 抗不安薬として用いられるものがある. 最も汎用されるものに, バルビツール酸系薬 barbiturate やベンゾジアゼピン系薬 benzodiazepine, 抱水クロラール chloral hydrate, バルプロ酸 valproate などがある. エタノールもまた $GABA_A$ 受容体作動薬として作用する.

$GABA_B$ 受容体はヘテロ二量体 GPCR である

G タンパク質を介して作用するこれらの受容体は, 膜の興奮性を決める重要な因子である内向き整流性 K^+ チャネルを活性化する. $GABA_B$ は細胞からの K^+ 流出を促し, 膜を過分極させる. $GABA_B$ はまた, 細胞質への Ca^{2+} 流入を媒介する Ca^{2+} チャネルにも関与する(阻害す

る). 最終的に, $GABA_B$ は cAMP-プロテインキナーゼ A (PKA)シグナル伝達経路の活性化をもたらす(第25章).

視覚機構

ヒトの目が光の1光子を検知する機構は, 神経機能における化学的プロセスの興味深い一例である

視覚機構は, 光子の捕獲と変換器としての効果の両方を含んでおり, それによって光のエネルギーは, 化学的様式に変換される. そして最終的には, 網膜神経節の神経により活動電位へと変換される. ロドプシンは, G タンパク質共役型受容体である. ロドプシンとアドレナリン作動性 β 受容体やムスカリン作動性アセチルコリン受容体との間にはアミノ酸配列にいくらかの相同性がある. 光受容後の主なステップは, 次の流れで進行する(図39.4).

- シスレチナールがトランスレチナールへ変換される.
- ロドプシンが活性型になる.
- cGMP レベルが減少する.
- Na^+ の細胞内流入が阻害される.
- 桿体細胞が過分極する.
- グルタミン酸(もしくはアスパラギン酸)が放出される.
- 活動電位は, 周辺の双極細胞を脱分極させる.
- 双極細胞の脱分極が, 接合している神経節細胞を脱分極させ, 活動電位を目から送り出す.

脳機能と代謝の関係

脳と代謝のさまざまな関連について, より多くのことが知られるようになった. 脳のはたらきによって, 物理的現象が認知的変化に変換される2つの例を以下に示す.

食欲の神経支配は1つのよい例である(第32章). 食物／エネルギー不足と行動を結びつける証拠がある. Agrp 遺伝子のコードする食欲関連タンパク質を発現する神経細胞は, レプチン, グレリン, そしてグルコースや脂肪酸などの代謝物に応答する. これらのニューロンは摂食行動を活性化する. Agrp 神経は, 絶食中の脂肪酸濃度の上昇を感知し, 摂食行動を活性化する遺伝子発現の変化に応答するようだ(参考文献：Sternson et al., 2011).

過敏性腸症候群の発症に及ぼす脳と腸の関連性の影響

腸は迷走神経を介して中枢神経系と相互作用しており, 迷走神経は腸から中脳へと伸びている. 腸の運動性の問題は, しばしば精神疾患と組み合わさって過敏性腸症候群となる. 興味深いことに, プロバイオティクスによる治療は, 腸関連症状と心理的ストレスの両方を改善する. さらに, 腸内細菌叢の変化により, 認知症状が生じる可能性もある(参考文献：Eisenstein et al., 2016).

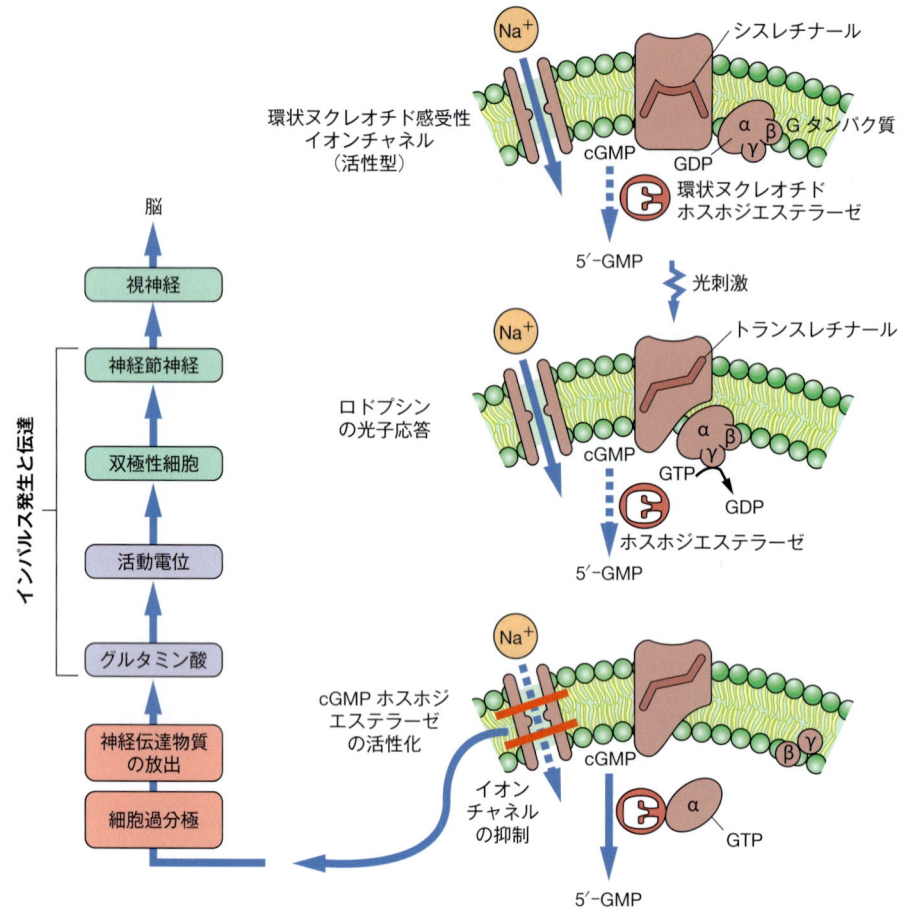

図 39.4　視覚のメカニズム
図は，桿体細胞におけるGタンパク質を介した光子によるロドプシンの活性化の結果おこる応答について示す．ホスホジエステラーゼが活性化されるとセカンドメッセンジャーである cGMP を加水分解し，ナトリウム流入の阻害と細胞の過分極を引きおこす．ビタミンＡの化学とGタンパク質共役型受容体の活性を比較してみよう．破線は，不活化プロセスを示す．

　近い将来，分子神経科学が大きく発展することを期待している．より多くの脳内生化学的プロセスが明らかになるだろう．

まとめ

● 神経系は性質の異なる多くの細胞を有しており，それぞれの細胞は，構造的，代謝的，機能的な面で多様ではあるが緊密に相互作用する．

● 神経系の特殊な機能は，特定のタンパク質，代謝産物，シグナル伝達物質が異なる細胞部位に発現し，厳密に局在化されることによって担保されている．

● 神経伝達は，神経系の基盤機能である．脳内の神経伝達物質は，合成された後，特定の神経（グルタミン酸作動性，GABA作動性，カテコールアミン作動性，コリン作動性など）の軸索終末からシナプス間隙に放出される．

● 順向性および逆向性の軸索輸送は，神経細胞内のシグナル伝達と情報伝達を維持する細胞内小器官やタンパク質の双方向の動きを可能にする．

● 神経伝達の維持には大量のエネルギーが必要であるが，これは血液脳関門を介した効率的なグルコース輸送と，高い解糖能および TCA 回路によってもたらされている．

● 神経細胞は，アストログリア細胞とミクログリア細胞から代謝的なサポートを受け，オリゴデンドログリア細胞から構造的なサポートを受ける．

● 血液脳関門の解剖学的起源は多様で，絶対的なものではなく，相対的なものである（特に輸送される分子の大きさに基づいている）．また，浸潤リンパ球によって特定の病理学的条件下で産生される抗体など，髄腔内由来のタンパク質も含まれる．

📝 アクティブラーニング

(1) Gタンパク質は，細胞外からの刺激（ファーストメッセンジャー）を受け，細胞内シグナル伝達因子（セカンドメッセンジャー）に仲介するための"仲介因子"として生体内で広く使用されている．さまざまな細胞種で共有されるGタンパク質の役割について説明しなさい．

(2) ミトコンドリアは，軸索に沿ってかなりの長さにわたり，Ranvier 絞輪部分における代謝的要求に応えるために，ミトコンドリアは軸索に沿ってかなりの長さにわたって存在して，重要な役割を果たしている．この軸索中を長い距離にわたってミトコンドリアが運搬され，リサイクリングされる過程に必要な2つの分子モーターについて説明しなさい．

(3) Cl⁻は，脱分極の際に Na^+ や K^+ といった陽イオンと複雑に連動してはたらく重要な陰イオンである．Cl⁻輸送系の先天的異常によってどのようなことがおこるか説明しなさい．

(4) 視覚形成のプロセスでおこる反応について説明しなさい．

(5) 分子相同性の例をあげて説明しなさい．

参考文献

Barry DM, Millecamps S, Julien JP, et al. New movements in neurofilament transport, turnover and disease. *Experimental Cell Research*. 2007;313:2110–2120.

Bettens K, Sleegers K, Van Broeckhoven C. Genetic insights in Alzheimer's disease. *The Lancet. Neurology*. 2013;12:92–104.

Bos JL, Rehmann H, Wittinghofer A. GEFs and GAPs: Critical elements in the control of small G proteins. *Cell*. 2007;129:865–877.

Cannon SC. Physiologic principles underlying ion channelopathies. *Neurotherapeutics*. 2007;4:174–183.

de Leon MJ, Mosconi L, Blennow K, et al. Imaging and CSF studies in the preclinical diagnosis of Alzheimer's disease. *Annals of the New York Academy of Sciences*. 2007;1097:114–145.

Eisenstein M. Bacterial broadband. *Nature*. 2016;533:S104–S106.

George DR, Whitehouse PJ, D'Alton S, et al. Through the amyloid gateway. *Lancet*. 2012;380:1986–1987.

Honig LS. Translational research in neurology: Dementia. *Archives of Neurology*. 2012;69:969–977.

Pin J-P, Bettler B. Organization and functions of mGlu and GABA$_B$ receptor complexes. *Nature*. 2016;540:60–68.

Scheltens P, Blennov K, Breteler MMB, de Strooper B, FrisoninGB Salloway S, Van der Flier WM. Alzheimer disease. *Lancet*. 2016;388:505–517.

Stein-Streilein J, Taylor AW. An eye's view of T regulatory cells. *Journal of Leukocyte Biology*. 2007;81:593–598.

Sternson S,M. Let them eat fat. *Nature*. 2011;477:166–167.

Willison HJ, Jacobs BC, van Doorn PA. Guillain-Barré syndrome. *Lancet*. 2016;388:717–727.

関連ウェブサイト

https://biochemistry.org/education/schools-and-fe-colleges/sciberbrain/standard-brain-chemistry/ Biochemical Society. Brain Biochemistry https://biochemistry.org/education/schools-and-fe-colleges/sciberbrain/standard-brain-chemistry/ Accessed May 2021

https://www.ted.com/playlists/1/how_does_my_brain_work Ted Lectures. https://www.ted.com/playlists/1/how_does_my_brain_work

http://www.alzforum.org/ Alzheimer's disease. http://www.alzforum.org/ Accessed May 2021

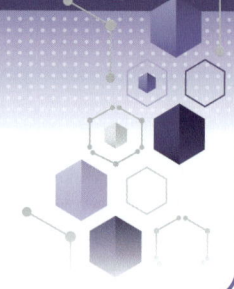

第40章 血液と血漿タンパク質

Marek H. Dominiczak

📖 本章で学ぶこと

本章の到達目標
- 血液の主要な成分を説明できる．
- 血漿と血清の違いを説明できる．
- 血漿タンパク質の機能と，その大まかな分類を説明できる．
- 特定のタンパク質欠損を伴う疾患を説明できる．
- 免疫グロブリンの構造と機能を説明できる．
- 単クローン性免疫グロブリン血症の病理学的意義を説明できる．
- 急性相反応と，それによって生じる循環血中における血漿タンパク質濃度の変化を説明できる．
- バイオマーカーの概念を説明できる．

はじめに

血漿は代謝を評価する際の重要な "窓" である

血液は組織に必須な栄養物を運ぶとともに，不要な産物の体外への排泄を仲介する．血液はさまざまな大きさの分子や複数種の細胞成分を含む液体である．また血液は，例えばホルモンを分泌部位からその標的組織へと運搬するように，コミュニケーションや遠隔シグナルの通り道としての役割も担っている．血液には，低分子の代謝産物から大きな複数のサブユニットからなるタンパク質まで，さまざまな分子を含む溶液中に細胞成分が分散して存在している．細胞成分にはいくつかの種類がある．血液の構成要素は外的損傷に対する生体防御，創傷治癒，組織修復にかかわっている．また，血液は容易に採取できることから，生化学的検査に広く用いられている．生化学的，血液学的および免疫学的な臨床検査の多くは全血，血漿，血清を用いて行われる．

化学的な測定には血清または血漿が必要である

血液の有形成分は，血漿と呼ばれる液体中に懸濁した状態で存在している．血漿を得るためには，血液検体を**抗凝固剤 anticoagulant** が含まれている試験管中に採取する．血液を遠心分離すると，血漿は遠心後の上清として得られる．臨床検査では，いくつかの抗凝固剤が用い

られている．最も一般的なものは，リチウムヘパリンとエチレンジアミン四酢酸 ethylenediaminetetraacetic acid（EDTA）である．ヘパリンはトロンビンと結合することで凝固を抑える．EDTA とクエン酸は Ca^{2+} と Mg^{2+} などをキレートし，凝固カスケードにおけるカルシウムとマグネシウム依存性酵素の反応を妨げる（**第41章**）．クエン酸は，凝固系の検査や血液を輸血用に採取する際に抗凝固剤として使用される．フッ化カリウムは解糖反応を阻害することから，グルコースの測定に使用される．

一方で，**血清 serum** は血液検体が自然凝固した後に生じる上清として得られる．この凝固反応において，フィブリノーゲンはフィブリンに変換される．したがって，血漿と血清の大きな違いは，血清には**フィブリノーゲン**が存在していないことである．

本章では，生理的あるいは病的機序について記載する際には，例えば "アルブミンは血漿中にある多くの薬剤と結合する" というように，血漿を対象としている．一方で，特に血清を用いた臨床検査の結果を記載する際には，例えば "患者の血清アルブミン濃度は 40 mg/dL である" のように血清であることを明示することとする．

臨床検査室では，特定の臨床的疑問点に応えるため，体液に関する多数の生化学的解析を行っている

臨床検査室が受け取る検体の大部分は血液と尿検体である．全血で検査する測定項目がある一方，代謝産物とイオンに関する測定の多くは，血清や血漿が適している．検査の依頼から結果を受けるまでの過程は多くのステップからなっている．その過程を通じて，検査結果の分析上の妥当性と臨床上の妥当性を保証するための精度管理が行われている．

病院の検査室は自動化，ロボット化，情報技術に依存している

大規模病院の検査室では年間数百万件の検査を容易に行うことができる．

これらの技術を応用することで，臨床検査室は大量の分析を行うことができる．一方，要求された検査項目をカスタマイズあるいは変更することで緊急性を要する検査に優先順位をつけることができる（**付録参照**）．

血液の有形成分

造血

　胚発生における最も初期の造血（原始造血）は卵黄嚢で始まる．その後，大動脈−生殖腺−中腎領域として知られる大動脈周囲部で実質的な造血が行われる．次いで，造血は胎盤と胎生期の肝臓で，そして出生後は主に骨髄で行われる．血液を構成する血球要素のすべてが**造血幹細胞 hematopoietic stem cell（HSC）**と呼ばれる共通の前駆細胞に由来する．これらの細胞は造血の場に移動し，細胞を制御する微小環境である骨髄ニッチに定着する．骨髄中の幹細胞ニッチは，通常，骨梁の骨内膜領域（すなわち，骨髄と骨との境界部）に位置している（**第38章**）．造血幹細胞と他の種類の前駆細胞に加えて，ニッチには間葉系ストローマ細胞，マクロファージ，交感神経細胞，血管内皮細胞が含まれている．骨芽細胞や骨髄静脈洞もその近傍に存在する．幹細胞は一連のサイトカインと成長因子により制御されている．骨芽細胞との相互作用もおこっており，骨芽細胞は幹細胞から分化した，いわゆる制限前駆細胞の発生に影響を与えると考えられている．造血幹細胞および前駆細胞の増殖に対する膜コレステロールの影響については**第14章**で述べる．
　図40.1は多能性幹細胞から共通の前駆細胞を経て，特定の細胞に分化していく造血の主な経路を示してい

る．血液細胞には大きく3種類の細胞系譜がある．すなわち，**赤血球 red blood cells（erythrocytes）**，**白血球 white blood cells（leukocytes）**，**血小板 blood platelets（thrombocytes）**である．

赤血球は核と細胞質内小器官を有していない

　赤血球は特殊なタンパク質と鉄を高濃度に含んだ細胞である．赤血球は骨髄において，腎臓から産生されるホルモンであるエリスロポエチンによってその合成が制御される赤芽球系造血の最終産物である（**図40.2**）．ヘモグロビンは，ヘムの濃度による厳格な制御のもと，赤血球前駆細胞（赤芽球と網状赤血球）で合成される（**第34章**）．赤血球の主な機能は酸素の運搬と，二酸化炭素ならびにH^+の除去である（**第5，36章**）．赤血球はタンパク質の合成や修復をすることができない．それゆえ，赤血球の寿命は，脾臓に捉えられて分解されるまでの約120日と限られている．

白血球は感染から生体を防御する

　白血球の多くは骨髄で産生される．また，一部の白血球は胸腺で産生され，残りはいくつかの異なる組織内で成熟する（**図40.3，第43章**）．白血球は骨髄幹細胞に作用するシグナル分子を分泌することで，自らの発生を制御している．白血球は血管外から周囲の組織に遊走する能力を有している．

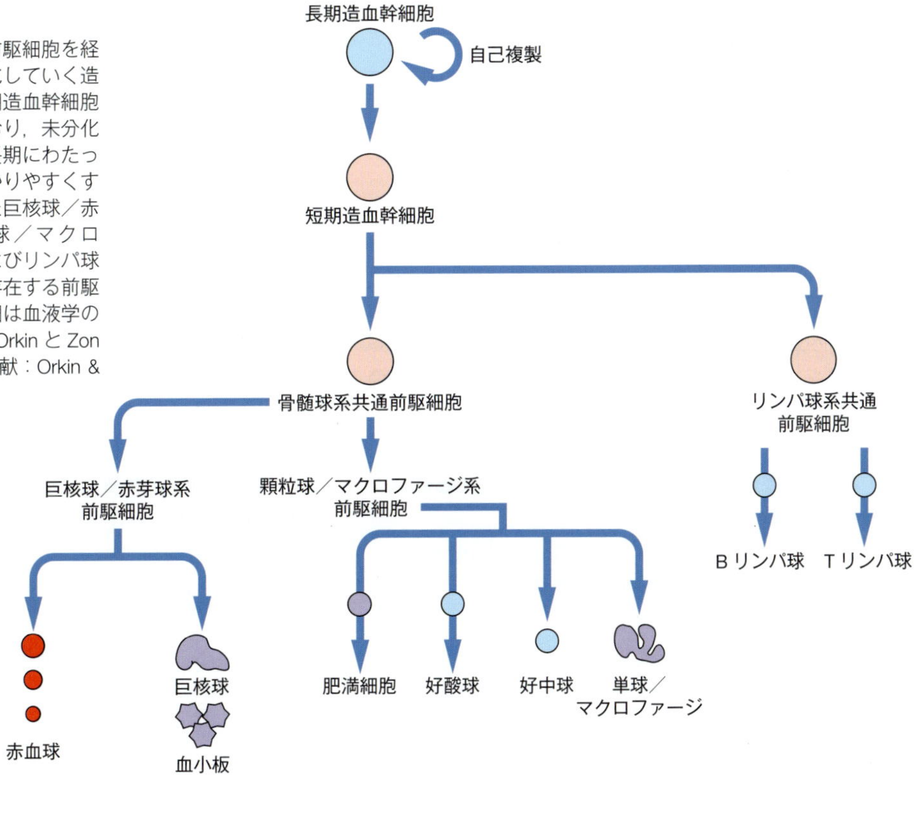

図40.1　造血の概要

多能性幹細胞から共通の前駆細胞を経て，さまざまな細胞に分化していく造血の主な経路を示す．長期造血幹細胞は自己複製能力を有しており，未分化細胞としての細胞集団を長期にわたって形成する．ここではわかりやすくするため，分化能が限定した巨核球／赤芽球系前駆細胞，顆粒球／マクロファージ系前駆細胞，およびリンパ球系共通前駆細胞の下流に存在する前駆細胞は省略してある．詳細は血液学の教科書を参照されたい．Orkin と Zon の論文を基に作成（参考文献：Orkin & Zon, 2008）．

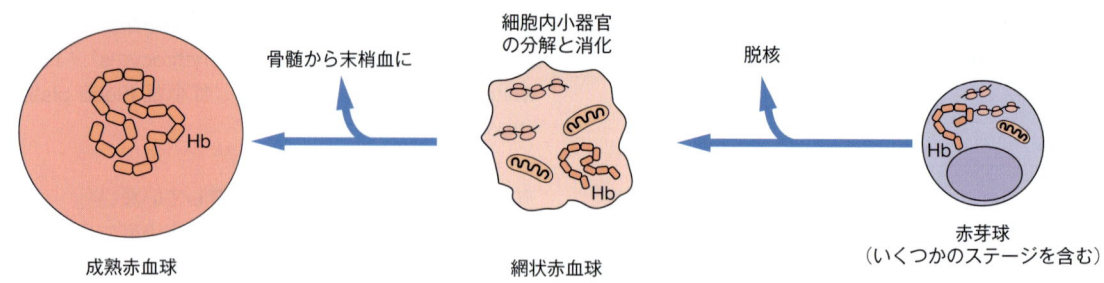

図 40.2 赤血球ができるまでの概略図

1日平均 10^{11} 個の赤血球がつくられる．ヘモグロビンは，赤血球と網状赤血球のなかでリボソームとミトコンドリアが失われる前に生成される．末梢血中の網状赤血球数の増加は，赤芽球造血が刺激された病的な状態を示している．

白血球の種類	サブグループ	主な機能
顆粒球	好中球	病原微生物の死滅
	好塩基球	ヒスタミン分泌，炎症反応の媒介，血小板活性化因子の分泌
	好酸球	寄生虫の死滅，アレルギー反応への関与
リンパ球	Bリンパ球	抗体産生
	Tリンパ球	特異的免疫応答への参画
単球	マクロファージ	侵入性病原体の破壊

図 40.3 白血球

白血球の分類と機能．成熟したBリンパ球は形質細胞と呼ばれる（第43章，表43.1）．

血小板は巨核球に由来する断片である

巨核球は骨髄に定住しており，血液凝固に必須な血小板を産生する（第41章）．

血漿タンパク質

血漿タンパク質は，**アルブミン albumin** と種々の**グロブリン globulin** の2つのグループに大きく分類される．後者の主な成分は骨髄に由来する形質細胞の産生する**免疫グロブリン immunoglobulin（Ig）**である．

アルブミンは浸透圧を制御するとともに，主たる輸送タンパク質である

アルブミンはヒト血漿タンパク質の約50%を占め，また血漿コロイド浸透圧の約80%を担っている．アルブミンには酵素活性やホルモン活性はない．アルブミンはジスルフィド結合によって形成された9つのループを含む1本のペプチド鎖で，3つのドメインを形成している．アルブミンは17個のジスルフィド結合と，1個のシステイン残基由来のSH基を有している．分子量は約66 kDa で，高い極性をもつ．pH7.4 では1分子あたり20個の陰性荷電を有しており，これはアルブミンが多くのリガンドと非選択的に結合する能力を有していることを示している．アルブミン濃度の基準値は 35 ～ 45 g/L，半減期は約20日である．

アルブミン産生速度（1日14 ～ 15 g）は栄養状態に依存し，アミノ酸の供給不足により低下する．アルブミンの濃度は長期的には栄養状態を反映する．しかし，入院患者におけるその濃度の短期的な変化は，水分補給の変化によることの方がはるかに大きい（第35章）．アルブミン濃度が 20 g/L を下回ると，通常は浮腫を伴う．

アルブミンはヒトの生存に必須ではなく，先天的にアルブミンがまったく存在しないまれな欠損症（**無アルブミン血症 analbuminemia**）が報告されている．

アルブミンは脂肪酸，ビリルビン，薬剤を輸送する

アルブミンは，脂肪酸，プロスタグランジン，チロキシン，非抱合型ビリルビン（第34章）などのさまざまな疎水性分子を結合して可溶化し，銅イオン（Cu^{2+}）なども結合する．アルブミンは，ワルファリン，ベンゾジアゼピン，サリチル酸塩，バルビツール酸塩，スルホンアミド，ペニシリンなどの薬剤を含むさまざまな外来化合物（ゼノバイオティクス）を結合する．アルブミン分子は，長鎖脂肪酸と短鎖脂肪酸のそれぞれに対して親和性の異なる結合部位を有する．アルブミンはまた，カルシウム，ステロイドホルモン，そしていくつかのアミノ酸とも結合する．

これらの相互作用は弱いため，結合部位が共通の場合は，競合する他の物質により，**結合した分子が置換される可能性**がある．

金属イオンを運搬するタンパク質

アルブミン以外の多くの血漿タンパク質は，他の分子と高い親和性と特異性をもって結合する能力を備えている．このことはステロイドホルモンなどの分子を組織に運搬し，その利用を制御することに役立っている．また，

タンパク質と結合することで，有毒物質の有害性を弱めることもある．主な結合タンパク質とそのリガンドを表40.1に示す．

トランスフェリンは鉄を運搬する

3価の鉄イオン（Fe^{3+}）はトランスフェリンと結合する

表40.1　輸送タンパク質とそのリガンド

タンパク質	リガンド
陽イオン（カチオン）と結合	
アルブミン	2価と3価の陽イオン，（例：Cu^{2+}，Fe^{3+}）
セルロプラスミン	Cu^{2+}
トランスフェリン	Fe^{3+}
ホルモンと結合	
チロキシン結合グロブリン（TBG）	チロキシン（T_4），トリヨードチロニン（T_3）
コルチゾール結合グロブリン（CBG）	コルチゾール
性ホルモン結合グロブリン（SHBG）	アンドロゲン（テストステロン），エストロゲン（エストラジオール）
ヘモグロビン／プロトポルフィリンなどと結合	
アルブミン	ヘム，ビリルビン，ビリベルジン
ハプトグロビン	ヘモグロビン二量体
脂質と結合	
アルブミン	非エステル型脂肪酸，ステロイド

理解を深めるために
溶血と遊離ヘモグロビン

赤血球が溶血すると，ヘモグロビンは血漿中に遊離し，そこで二量体に解離してハプトグロビンhaptoglobinと結合する．ヘモグロビン-ハプトグロビン複合体は，肝臓と細網内皮系ではハプトグロビン単独と比較してより速く代謝される．過剰な溶血がおこると，血漿中のハプトグロビン濃度は非常に低値となる．そして，このことは**溶血の指標marker of hemolysis**として役立つ．ヘモグロビンがヘムとグロビンに分離された場合に，遊離ヘムは**ヘモペキシンhemopexin**と結合する．急性相タンパク質としてのハプトグロビンと異なり，ヘモペキシンは急性相反応の影響を受けない．ヘム-ヘモペキシン複合体は肝細胞に取り込まれ，そこで鉄はフェリチンと結合する．**メトヘムアルブミンmethemalbumin**と呼ばれる第3の複合体は，酸化ヘムとアルブミンとの間で形成される．これら一連のメカニズムは，鉄の過剰な漏出を防ぐ一方で，多くの組織に有害な遊離ヘムと複合体をつくることで無毒化するという進化の結果である．

ことで，このFe^{3+}の毒性から細胞を保護している．炎症反応がおこると，鉄-トランスフェリン複合体を構成する成分はいずれも増加することがなく，細網内皮系で分解だけが進行する．その結果，トランスフェリンと鉄の血漿濃度は低下する（第34章）．

フェリチンは生体のほとんどすべての細胞に存在する主要な鉄貯蔵タンパク質である

フェリチンは主に肝臓と骨髄において，鉄の貯蔵庫としてはたらく．血漿中のフェリチン濃度は貯蔵鉄の量に比例する．したがって，血漿フェリチンを測定することは鉄欠乏のよい指標の1つである．

セルロプラスミンは主要な銅輸送タンパク質である

セルロプラスミンは銅を肝臓から末梢組織に運搬する．また，鉄の酸化還元反応，運搬と利用を制御する際に必須である（図40.4，第34章）．

免疫グロブリン

免疫グロブリンは外来物質（抗原）と反応して産生されるタンパク質である

免疫グロブリン（抗体）はBリンパ球により分泌され

臨床症例
腹痛と肝腫大を伴った14歳の女児：Wilson病

14歳の女児が救急外来に搬送された．彼女は腹痛とともに黄疸を呈し，肝臓は腫大して軟らかかった．彼女は急性肝不全により，ウトウトし，羽ばたき振戦（フラッピングトレモー）を示した．既往歴では，行動障害，ここしばらくは運動困難，そして登校障害がみられた．彼女のセルロプラスミン濃度は0.05 g/L〔基準値0.16〜0.47 g/L（16〜47 mg/dL）〕，血清銅は8 μmol/L〔基準値10〜22 μmol/L（65〜144 μg/dL）〕，尿中の銅排出量は4.2 μmol/24 h〔基準値2〜3.9 μmol/24 h（13〜25 μg/dL）〕であった．肝生検によりWilson（ウィルソン）病と診断された．

解説

Wilson病ではセルロプラスミンの欠損が銅の低血漿値につながる．その欠損により，胆汁への銅の排出障害と腎臓における再吸収障害などの代謝異常をきたす．銅は肝臓，脳，腎臓に蓄積する．肝症状は患者が若年時にあらわれ，肝硬変と神経精神的症状は，より高齢で目立つようになる．血漿セルロプラスミンと銅の低値，銅の尿中排泄量の増加，そして肝臓における銅濃度の著明な増加を検出することで診断が確定される（第7章）．

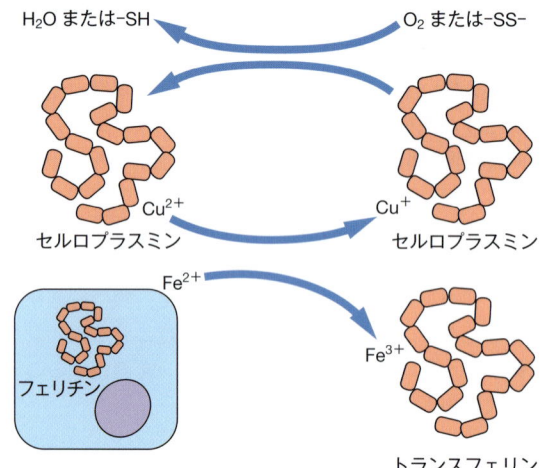

図 40.4 セルロプラスミンのもつ血漿フェロオキシダーゼ活性

セルロプラスミンによる Fe^{2+} の酸化は,血漿中のトランスフェリンによる鉄の結合と輸送を可能にする. セルロプラスミンと結合した1価銅イオン(Cu^+)は,酸素あるいは酸化チオール基と反応して再利用される.

(**第43章**),その産生を刺激する外来物質に対する特異性を有している. しかしながら,生体内に入るすべての外来物質がこの反応を引き起こすとは限らない. 反応を引き起こす物質は**免疫原 immunogen**と呼ばれる. 一方で,抗体が結合する物質は**抗原 antigen**と呼ばれる. 免疫グロブリンはユニークな一連の分子群を形成し,広い範囲の特異的抗原構造(**エピトープ epitope**)を認識,反応することにより,存在する抗原の最終的な除去に一連の効果を示す. いくつかの免疫グロブリンは,例えば IgG が補体の活性化にかかわっているように,エフェクター機能を有している. 免疫グロブリンの機能の詳細については,**第43章**の適応体液性免疫応答の項を参照すること.

免疫グロブリンは2本の重鎖と2本の軽鎖からなる共通のY字構造を有している

免疫グロブリンは重鎖(H鎖)と呼ばれる2本の共通構造と,より短い軽鎖(L鎖)と呼ばれる2本の共通構造を含むY字の形をした分子である. 重鎖にはいくつかの種類が存在し,重鎖の特性は免疫グロブリンのクラスを規定している. すなわち,IgG,IgA,IgM,IgD,IgE はそれぞれ γ,α,μ,δ,ε 鎖で特徴づけられている. 軽鎖は κ と λ の2種類しかない. 免疫グロブリンのなかのそれぞれのポリペプチド鎖は高い相同性を有し,それは進化の過程でおそらく始原遺伝子の重複によって生じた一連の球状領域により特徴づけられる.

重鎖と軽鎖のN側ドメインは可変性のアミノ酸配列〔V領域(可変領域)〕を含んでおり,これらの領域は一緒になって抗原特異性を規定している. 軽鎖と重鎖が物理的に対面する可変領域は,抗原認識領域(Fab)と呼ばれるエピトープと適合する機能的ポケットをつくる. し

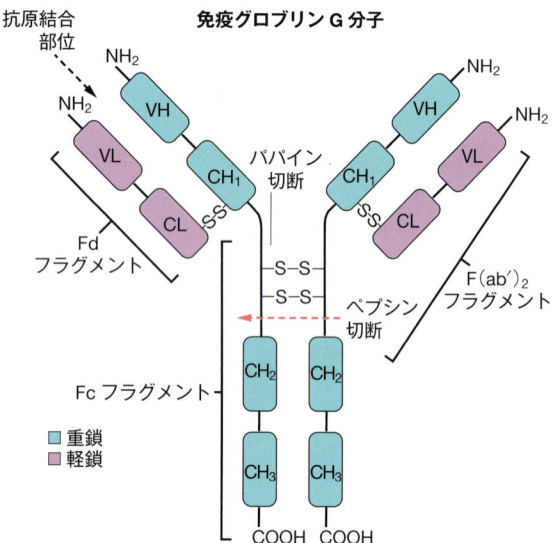

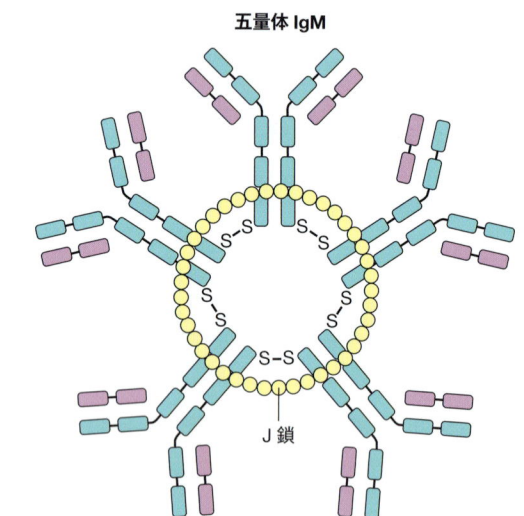

図 40.5 免疫グロブリンの構造

単量体の免疫グロブリンと五量体の免疫グロブリン(IgM)の基本構造を示す. C:定常領域,Fab:ペプシンによる切断で得られる分子断片,Fc と Fd:パパインによる切断によって得られる分子断片,H:重鎖,J鎖:接続鎖,L:軽鎖,V:可変領域.

たがって,重鎖と軽鎖の両者は抗体活性を十分に発揮するうえで必要である. 可変領域に直接接するドメインは,重鎖と軽鎖のいずれにおいてもそれほど可変性ではない. 重鎖の残りの部位は,ヒンジ領域と2個の付加的なドメインからなる定常領域(Fc領域)からなっている. 定常領域は補体の活性化など,エピトープ認識以外の免疫グロブリンの機能を担っている(**第43章**). 免疫グロブリンのこの基本的な構造を**図40.5**に示した. 抗原が免疫グロブリンに結合すると,立体構造の変化が抗体のヒンジ領域を通じて Fc 領域に伝わり,それが活性化した状態とされている.

メジャークラスの免疫グロブリン

最も豊富に存在する免疫グロブリンである IgG は組織間隙を防御し，胎盤を自由に通過できる

IgG は全体で 160 kDa の分子量を有し，さまざまな数のジスルフィド結合によって連結された基本的な 2 本の重鎖と 2 本の軽鎖(2H2L)からなる免疫グロブリンサブユニットから構成されている．γ重鎖(γH)には抗原性ならびに構造的に違いがあり，その重鎖の種類によって IgG をいくつかのサブクラスに分けることができる．しかしながら，サブクラスによる機能の違いはわずかである．

IgG は血漿中を高濃度に循環しており，成人に存在する免疫グロブリンの 75% を占め，半減期は 22 日である．IgG はすべての細胞外液に存在し，凝集と細網内皮系によるファゴサイトーシスの亢進を通じて小さな可溶性の抗原性タンパク質を除去しているようである．妊娠 18 〜 20 週から IgG は能動的に胎盤を通過することで，胎児や新生児において免疫系が成熟するよりも前に，液性免疫を与える．

IgA は分泌液中にみられ，粘膜の表面を保護する抗菌バリアである

IgA は IgG のγ鎖と類似した重鎖をもち，そのα鎖は C 端側に 18 個の余分なアミノ酸を有している．その余分なペプチド配列は "結合 joining" つまり J 鎖の結合を可能にしている．この短い 129 残基からなる酸性糖ペプチドは形質細胞によって産生され，分泌型 IgA の二量体化を可能にする．IgA は，粘膜細胞によって産生される，いわゆる分泌因子と呼ばれる高度に糖鎖が付加された 71 kDa のポリペプチドとしばしば非共有結合性に会合することで，タンパク質分解に対して抵抗性となる．

IgA は血漿中の免疫グロブリンの 7 〜 15% を占め，その半減期は 6 日である．IgA，特にその二量体は**耳下腺 parotid**，**気管支 bronchial** と **腸 intestinal** の分泌液中に認められる．IgA は**初乳 colostrum**(母親が出産した後の最初の乳汁)の主要な構成成分である．IgA は粘膜を侵入する病原体に対して，最初の免疫学的バリアとして機能する．IgA はファゴサイトーシスを亢進させ，好酸球の脱顆粒を起こし，そしていわゆる第 2 経路を通じて補体を活性化する．

IgM は血管内に限局しており，循環する抗原と微生物の除去に役立つ

IgM クラスに属する免疫グロブリンは多価で，分子量が大きい．IgM は IgA の場合と同様の基本型を有し，J 鎖の結合を可能とする余分な重鎖ドメインをもつことで多量化が可能となる．IgM は通常，ジスルフィド結合と J 鎖により連結された分子量 971 kDa の五量体として末梢血中を循環している(**図 40.5**)．

IgM は血漿免疫グロブリンの 5 〜 10% を占め，半減期は 5 日である．その多量体化する特性と大きな分子量により，ほとんどの IgM は血管内領域に留まっている．しかし，たいていは分泌因子と会合した状態で，ごくわずかな量が分泌液中に認められることもある．IgM は抗原曝露の後，最初に産生される．

マイナークラスの免疫グロブリン

IgD は B リンパ球の表面受容体である

1965 年に発見されたばかりの IgD は，標準的な免疫グロブリンの構造とは異なり，多数のオリゴ糖を含むことで高い糖含量を示す．その結果，分子量は 190 kDa にも増大する．IgD のδ鎖は，1 ヵ所のみにジスルフィド結合を有することと，タンパク質分解にとりわけ感受性のある伸長したヒンジ領域により特徴づけられる．

IgD は末梢 B リンパ球上の抗原受容体として機能し，分泌型としても存在する．IgD は上気道の B 細胞に存在し，おそらく空気中の抗原に対する防御に寄与している．IgD の濃度は循環している血漿免疫グロブリンの 0.5% 以下である．

IgE は抗原と結合し，肥満細胞から血管作動性アミンの放出を促す

IgE 単体の基本構造は IgM 単体とよく似ている．IgE はε重鎖を有しているが，J 鎖との結合や重合化は生じない．IgE の分子量は約 200 kDa と大きく，このことは伸長型重鎖の存在により説明できる．IgE は血漿中には微量にしか存在していない．

IgE は肥満細胞と好塩基球上の結合部位と強い親和性を有する．Fab 領域の抗原結合部位は，高親和性受容体の架橋結合，細胞における顆粒形成および血管作動性アミンの放出を促す．このメカニズムにより，IgE はアレルギー／アトピーにおいて主要な役割を演じ，また寄生虫に対する免疫反応も司る．

単クローン性免疫グロブリンの産生は，B 細胞の良性あるいは悪性転化の結果である

単クローン性の免疫グロブリンは，同一の抗体を産生する 1 つの B 細胞からなるクローン性増殖により生じる．ゲル電気泳動で，単クローン性の免疫グロブリンはγ位に単一のバンドを形成する(パラプロテインバンド paraprotein band，**図 40.6**)．

単クローン性の免疫グロブリンは，**骨髄腫 myeloma** や Waldenström(ワルデンストレーム)**マクログロブリン血症 Waldenström macroglobulinemia** のような悪性の病態や，**意義不明の単クローン性ガンマグロブリン血症 monoclonal gammopathies of uncertain significance**(MGUS)として知られる，より良性の病態とも関連している．

多発性骨髄腫は，骨髄における形質細胞のクローン性増殖の結果として発症する．この病態の多様性はますます認識されるようになっている．

正常血清

A

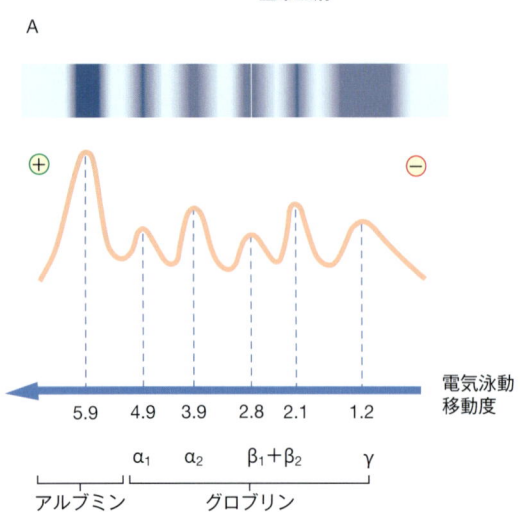

B

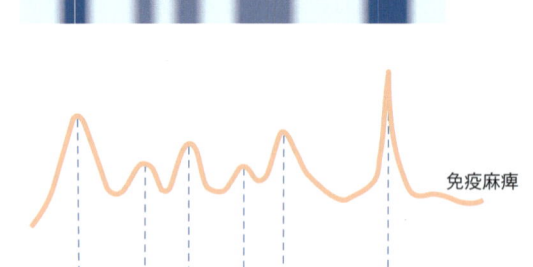

α₁ バンド：高比重リポタンパク質
α₁-酸性糖タンパク質
α₁-アンチトリプシン
α₂ バンド：α₂-マクログロブリン，ハプトグロビン
β₁＋β₂ バンド：トランスフェリンと低比重リポタンパク質
γ バンド：免疫グロブリン

図 40.6　正常血清と単クローン性免疫グロブリンを含む血清のゲル電気泳動パターンの比較
電気泳動後のバンドをスキャンして得られたピーク（実線）は分離したタンパク質の相対的濃度を表している．**(A)** 正常血清．**(B)** 単クローン性免疫グロブリン血症：濃く染色されたバンドは電気泳動上で γ-グロブリン領域に存在し，それ以外の γ-領域の染色性は低下している（免疫麻痺）．

多発性骨髄腫では単クローン性免疫グロブリンが分泌される．欧米での発症率は年間 10 万人に 6 人で，アフリカ系アメリカ人では 2～3 倍高い．主な症状は，骨の溶解性変化や病的骨折を反映する貧血と背部痛である．腎障害と再発性感染症が生じる．

腫瘍細胞は，通常は単一の幹細胞ではなく，遺伝的に多様なクローンからなる複数の亜集団に由来するようである．

多発性骨髄腫と診断するためには，血清免疫グロブリンの測定，血清タンパク質電気泳動，尿中遊離軽鎖の検

 臨床症例
背部痛が突然生じた男性：多発性骨髄腫

　65 歳の男性に突然背部痛が生じた．X 線検査で第 2 腰椎には圧迫骨折，また頭蓋骨にはいわゆる “打ち抜き” 病変が認められた．血清電気泳動では単クローン性の免疫グロブリンが示された．この免疫グロブリンは IgG であり，電気泳動では患者の尿に過剰な遊離 κ 鎖〔Bence-Jones（ベンス-ジョーンズ）タンパク質 Bence-Jones protein〕が認められた．

解説
　多発性骨髄腫は，およそ 50 歳以降の男女に同じ割合で生じる．その臨床像は，単クローン性の形質細胞の悪性増殖と，これらの細胞による抗体の産生と分泌，の両者に起因する．骨病変は頭蓋骨，脊椎，肋骨，骨盤に生じる．全身的な骨粗鬆症と病的骨折を伴う可能性もある．20% 以下の患者では単クローン性の血漿タンパク質が検出されないが，尿中には Bence-Jones タンパク質が存在する．このような症例は通常，他の免疫グロブリンの産生抑制を伴っている（免疫不全）．過剰な軽鎖の存在は，腎尿細管における Bence-Jones タンパク質の沈着やアミロイドーシスの結果として生じる腎不全の原因になる可能性がある．他の共通した所見は，貧血と高カルシウム血症である．

査が必要である．尿タンパク質電気泳動も実施可能である．診断には骨髄生検と細胞遺伝学的評価も含まれる．また，X 線や CT による骨の画像診断，一般的な血液学的検査（凝固検査を含む），腎機能検査も行われる．

急性相反応と C 反応性タンパク質

急性相反応は組織傷害や感染に対する非特異的な反応である

　急性相反応は，感染性外傷，手術，がん，免疫異常などのストレスに対する全身反応で，例えば細菌毒素が TNFα，IL-1，IL-6 などの炎症性サイトカインの分泌を刺激することにより引き起こされる．その結果，コルチゾール濃度の上昇を伴う視床下部-下垂体-副腎系の刺激や，カテコールアミンや一酸化窒素の分泌刺激など，さまざまな反応が続発する．補体や凝固系の活性化も生じる．成長因子の分泌は好中球，単球，線維芽細胞の活性化につながる．急性相反応の中心は，肝臓におけるタンパク質合成パターンの大きな変化である．アルブミン，トランスサイレチン（プレアルブミン），トランスフェリンなど多くのタンパク質の合成が減少する（これらは陰性急性相反応物質として知られている．**図 40.7**）．一

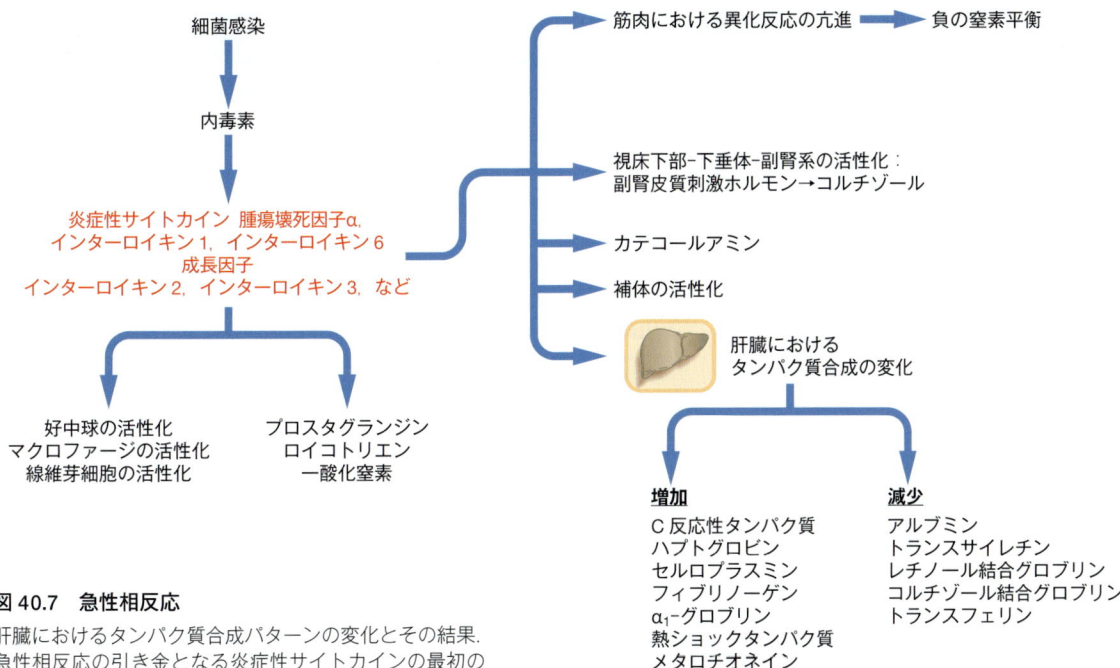

図 40.7　急性相反応
肝臓におけるタンパク質合成パターンの変化とその結果.
急性相反応の引き金となる炎症性サイトカインの最初の
役割に注目すること.

方，他のタンパク質の合成は増加する．濃度が上昇する
タンパク質（陽性急性相反応物質）には，C 反応性タンパ
ク質 C-reactive protein（CRP），ハプトグロビン（遊離ヘ
モグロビン結合グロブリン），セルロプラスミン（銅結合
グロブリン），フィブリノーゲン，α_1-アンチトリプシン
（プロテアーゼ阻害剤）を含む α_1-グロブリン，タンパク
質分解酵素と結合してプロテアーゼ阻害剤から保護する
大きな四量体（分子量 718 kDa）の α_2-マクログロブリン
が含まれる（第 34 章）．

これらのタンパク質の合成には，主に筋肉の異化が亢
進することで得られるアミノ酸が必要である．つまり，
急性相反応は窒素平衡を負に傾ける要因となる（第 32
章）．

アルブミンは陰性急性相反応物質である．したがっ
て，急性期の患者に観察される血漿アルブミン濃度の低
下は，栄養状態を反映するのではなく，感染症の結果で
ある可能性があることに留意する必要がある.

CRP は急性相反応の主要な成分で，細菌感染の指標である

CRP は肝臓で生成され，5 個のポリペプチドのサブユ
ニットから構成されており，その分子量は約 130 kDa
である．CRP はごく微量にしか存在しない（正常血清中
では 1 mg/L 未満）．CRP は貪食作用を促進し，オプソ
ニン化にも関与することで古典的経路（第 43 章）による
補体の活性化を促進する．血漿中の CRP 濃度の測定は，
感染や敗血症の診断とモニタリングにおいて必須の臨床
検査である（図 40.8）．

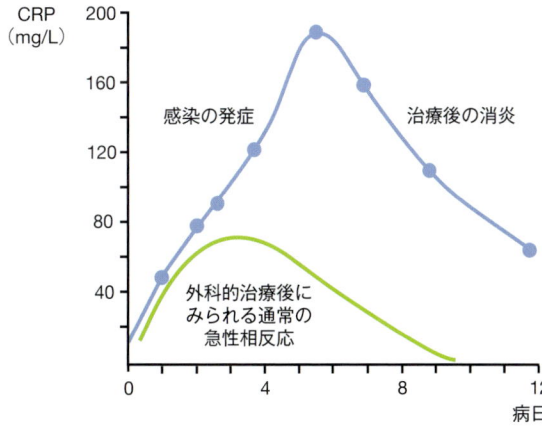

図 40.8　C 反応性タンパク質（CRP）と術後の急性相反応
CRP 濃度は，外科的傷害に対する急性相反応の 1 つとして上昇
する．もし回復期に感染を合併した場合には，さらに上昇する
可能性がある.

心血管病危険因子の評価に CRP の高感度アッセイが使用される

CRP の高感度アッセイは，通常の CRP 測定法と比較
して約 100 倍感度が高く，このタンパク質の血漿中濃
度のわずかな変動を検出することができる．感染症のな
い個体における CRP 濃度のごくわずかな上昇は，例え
ば心血管病の危険因子の増大に関連する**慢性的な軽度の
炎症 chronic low-grade inflammation** の状態を反映する
（第 33 章）．炎症性腸疾患，2 型糖尿病，メタボリック
症候群など，他の炎症性状態でも，血清 CRP 濃度のご
くわずかな上昇を伴う.

臨床症例
浮腫を伴った44歳の女性：ネフローゼ症候群

　44歳の女性が，脱力感，食欲不振，度重なる感染，両下肢の浮腫と息切れのために入院した．彼女の血漿アルブミン濃度は19 g/L（基準値36～52 g/L），尿中タンパク質排泄量は10 g/24 h（基準値0.15 g/24 h以下）であった．顕微鏡的血尿もみられた．腎生検で膜性増殖性糸球体腎炎と診断された．

解説

　この女性はネフローゼ症候群の古典的3徴候である，低アルブミン血症，タンパク尿，浮腫を示した．腎炎は糸球体基底膜の傷害を引き起こし，アルブミンの漏出が生じる．ネフローゼ症候群では，持続するアルブミンの漏出が肝臓での産生能を上回り，低アルブミン血症となる．その結果として，毛細血管の浸透圧は著しく減少する．このことは，末梢（下肢）と肺浮腫（息切れ）の発症につながる．糸球体の傷害が増大するにつれて，免疫グロブリンや補体など大きな分子量のタンパク質が尿中に漏出する．

臨床症例
交通事故後に入院となった女性：急性相反応

　45歳の女性が，交通事故で激しい下肢の損傷を受けた．入院後，生化学検査で総血清タンパク濃度（58 g/L，基準値60～80 g/L）と血清アルブミン（38 g/L，基準値36～52 g/L）の軽度な低下が認められた．血清電気泳動検査ではα_1タンパク質とα_2タンパク質画分の上昇がみられた．手術の4日後，患者の状態は悪化し，体温上昇，発汗，意識混濁状態に陥った．急性相反応と診断され，適切な抗生物質による治療が開始された．CRP濃度は術後5日目で最大になった．

解説

　α_1タンパク質とα_2タンパク質（これらはα_1-アンチトリプシン，α_1-酸性糖タンパク質，ハプトグロビンを含む）の濃度上昇は，血清アルブミン濃度の低下とともに急性相反応を示唆する．この反応はCRPの上昇，赤血球沈降速度 erythrocyte sedimentation rate（ESR）と血漿粘度の増加も伴う．患者の血漿CRP濃度は，感染症の治療に反応して減少する．

バイオマーカー

バイオマーカーは正常あるいは病的過程の指標として測定される物質あるいは特性である

　バイオマーカーは一度確立されると，疾患のスクリーニング，危険因子の評価，診断や治療とその副作用のモニタリングのために使用される．今日の新規バイオマーカー発見の過程は，ゲノミクス，トランスクリプトミクス，プロテオミクス，メタボロミクスといったオミックス技術を応用することにより推進される（**第24章**）．

メタボロミクスは小分子のパターンを探索する

　メタボロミクスは，薬剤の代謝産物や食物由来化合物および細菌叢によってつくられた物質を含む，生命体で産生されたすべての代謝物に関する研究である．ヒトメタボロームデータベース（HMDB）（3.6版）には43,003の代謝物が登録され，また5,701のタンパク質についてはそのアミノ酸配列も収載されている（関連ウェブサイトを参照）．また，小分子経路データベース（SMPDB）には，個々の化合物および代謝経路の詳細な説明が収載されている．

　代謝物の探索は，ゲノミクスとトランスクリプトミクス（それぞれ遺伝子とその発現解析に対応する）の下流に位置する化合物について行う（**第24章**）．メタボロームの研究技術は，すべての代謝経路を探索することで，代謝物濃度のパターン patterns of metabolite concentrationを明らかにすることができる．このように，メタボロームの研究技術は，どのような状態においても代謝パターン全体のダイナミックな情報を得ることができる．欠点は，摂取した食物に由来する化合物，あるいは薬剤や他の外来物質の代謝産物（**生体異物 xenobiotic**）によって結果が干渉されることである．

　したがって，メタボローム解析の鍵となる過程は，質量分析にガスクロマトグラフィー gas chromatography（GC-MS）や液体クロマトグラフィー liquid chromatography（LC-MS）を組み合わせた方法を用いて，対照群と罹患者群の間で代謝のパターンを比較することである．その後に核磁気共鳴 nuclear magnetic resonance（NMR）を用いて個々の代謝産物を同定する．

　バイオマーカーの検証には，大規模コホートについての研究が必要である．要求される集団の大きさは通常，単独の研究で扱う規模を超えることから，**メタ解析 meta-analysis**（複数の異なった研究の比較）が広く使われている．メタ解析では，論文に掲載された複数の研究を単純に比較する場合もあれば，異なる研究から得られたデータを統合的に解析する場合もある．さらに，最も労力がかかるが最も信頼性のおける方法は，異なる研究から得られた個々の被験者データを1つの"新しい"非常に大きなグループにまとめて解析することである．

まとめ

- 赤血球，白血球，血小板は造血幹細胞に由来する血液の構成要素である．それらは血漿中に浮遊し，酸素の運搬，外来物質の除去，血液凝固など，さまざまな特殊な機能を有している．
- 大部分の生化学的検査は血漿を用いて行われる〔訳注：凝固因子などを除いた多くの検査項目は，血清でも測定可能である〕．血漿を得るには，血液を抗凝固剤の入った試験管を用いて採取しなければならない．血漿を凝固させると血清が得られる〔訳注：抗凝固剤の入った試験管で採取した血液を凝固させるためには凝固促進剤を添加する〕．
- 血漿は，アルブミンとグロブリン（主に免疫グロブリン）に大きく分類される種々のタンパク質を含んでいる．アルブミン画分は浸透圧を決定し，また主要な輸送タンパク質として機能する．
- 他の結合タンパク質は特殊なリガンドと結合する．例えば Cu^{2+} と結合するセルロプラスミン，甲状腺ホルモンと結合するチロキシン結合グロブリン（TBG）などがある．
- 免疫グロブリンは抗原に対する防御にかかわっている．免疫グロブリンにはいくつかのクラスが存在し，異なる防御機能を果たしている．
- 血漿タンパク質濃度の変化は重要な臨床情報を提供する．肝臓におけるタンパク質合成の抑制と促進という特徴的なパターンは急性相反応を示す．
- 血清と尿タンパク質の電気泳動は，単クローン性免疫グロブリンの存在を確認するために行われる．

✎ アクティブラーニング

(1) 血漿と血清を比較対比し，臨床検査のために採取された血液検体における両者の違い〔訳注：採取法や検査項目などに関して〕を説明しなさい．

(2) 血清アルブミンが果たす輸送における役割について説明しなさい．

(3) 免疫グロブリンのコア構造と，免疫におけるその役割について，免疫グロブリンの異なるクラスごとに記述しなさい．

(4) 急性相反応は血液検査の結果にどのような影響を与えるか．

(5) Wilson 病の特徴を説明しなさい．

(6) 赤血球が破壊されると，ヘモグロビンにはどのようなことがおこるか．

参考文献

Gilstrap LG, Wang TJ. Biomarkers and cardiovascular risk assessment for primary prevention: An update. *Clinical Chemistry*. 2012;58:72–82.

Gruys E, Toussaint MJM, Niewold TA, et al. Acute phase reaction and acute phase proteins. *Journal of Zhejiang University. Science*. 2005;6B,:1045–1056. https://doi.org/10.1631/jzus.2005.B1045.

Morrison SJ, Scadden DT. The bone marrow niche for haematopoietic stem cells. *Nature*. 2014;505:327–334. https://doi.org/10.1038/nature12984.

Orkin SH, Zon L. Hematopoiesis: An evolving paradigm for stem cell biology. *Cell*. 2008;132:631–644.

Pavlou MP, Diamandis EP, Blasutig IM. The long journey of cancer biomarkers from the bench to the clinic. *Clinical Chemistry*. 2013;59:147–157.

Roellig C, Knop S, Bomhauser M. Multiple myeloma. *Lancet*. 2015;385:2197–2208.

Suhre K, Shin S-Y, Petersen A-K, et al. Human metabolic individuality in biomedical and pharmaceutical research. *Nature*. 2011;477:54–60.

Zimmermann MA, Selzman CH, Cothren C. Diagnostic implications of C-reactive protein. *Archives of Surgery*. 2003;138:220–224.

関連ウェブサイト

HMDB (Human Metabolome Database), Version 3.6: http://www.hmdb.ca/ Accessed May 2021

The Metabolomics Innovation Centre - SMPDB (Small Molecule Pathway Database), Version 2.0: http://www.smpdb.ca Accessed May 2021

The Human Protein Atlas. https://www.proteinatlas.org/ Accessed May 2021

Owens B. Nature look: Multiple myeloma. Nature 2020; 587(S55). https://doi.org/10.1038/d41586-020-03223-2 Accessed January 2022

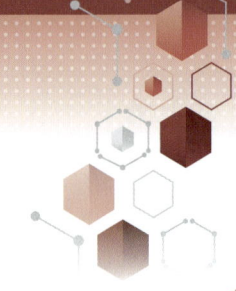

第41章　止血と血栓形成

Catherine N. Bagot

本章で学ぶこと

本章の到達目標

- 正常な止血を行う一連のしくみの要点を述べることができる.
- 血管壁がどのような過程を通して止血や血栓形成を調節しているか概説できる.
- 止血や血栓形成における血小板の役割を説明できる.
- 抗血小板薬が作用する経路の概略を述べることができる.
- 血液凝固の過程が説明でき,各経路を臨床血液検査室でどのように検査して血液凝固疾患を診断すればよいか説明できる.
- 血液凝固の生理的阻害剤について説明できる.
- 抗凝固薬が作用する経路を概説できる.
- 線溶系の主因子を説明できる.
- 血栓溶解剤(線維素溶解剤)がどのようにはたらくかを説明できる.

はじめに

心血管系をめぐる血液循環は,ガスや栄養物,ミネラル,代謝産物の運搬や,臓器間のホルモンのやり取りに不可欠である.日々の生活におけるケガによって血管が損傷した際に,血液が血管から過剰に漏れ出ないようになっている必要もある.そのため,血管の損傷部位に血小板-フィブリン血栓を形成することにより,過剰な失血を抑えるようにはたらく血行動態のしくみ,細胞のしくみ,生化学的なしくみといった,効率的ではあるが複雑な一連の機構をもつように動物は進化してきた(止血 hemostasis).個々のタンパク質機能が失われ,そのため過度の出血をおこすような遺伝病(例:血友病)は,止血の生化学的機構を明らかにしていくうえで重要な役割を果たしてきた.

こういった止血機構は,それを抑制するしくみにより適切に制御されることも不可欠である.そうでなければ,血小板-フィブリン血栓の形成が過剰になり,その形成部位で主要血管(動脈あるいは静脈)の局所的閉塞を引きおこしたり(**血栓症 thrombosis**),ちぎれてさらに下流の血管を詰まらせたりすることがある(**塞栓症 embolism**).

動脈血栓症 arterial thrombosis は,先進国における心臓発作や脳卒中,非外傷性肢切断の主要原因である(第33章でアテローム血栓症 atherothrombosis について説明する).静脈の血栓症や塞栓症も死亡や身体障害の深刻な原因となっている.先進国では現在,**抗血栓薬 antithrombotic drug**(抗血小板薬,抗凝固薬,血栓溶解薬)が臨床的に広く使われているが,その臨床使用には,止血機構にどうはたらいて抗血栓作用が発揮されるかを理解しなくてはならない.

止血

止血とは"出血の停止"を意味する

小血管を破裂させる組織損傷(日常のケガ,注射,外科的切開,抜歯を含む)の後,通常は血管壁と循環血の間に一連のやり取りが行われ,数分のうちに損傷血管からの失血が停止する(止血).**血液血小板 blood platelet** と**フィブリン fibrin** からなる止血栓によって破裂血管が効果的にふさがれた結果,止血されることになる.フィブリンは循環しているフィブリノーゲンから生じるが,血小板は血液中を循環する小さな細胞断片であり,止血の開始に重要な役割がある.

止血には,血管壁,血小板,凝固因子,線溶系の協調したはたらきが必要である

図41.1 に止血機構のあらましを提示し,止血における血管壁,血小板,凝固系の相互作用のうちのいくつかを図解している.このような止血の成分は,それぞれ**線維素溶解系 fibrinolytic system(線溶系)** とも相互作用している.小血管の損傷に対する最初の応答は,細動脈の血管収縮であり,一時的に局所的な血流を減少させる.流量の減少により一過性に失血が減るだけではなく,血小板-フィブリン血栓の形成が促進されることもある.血小板は活性化されると,損傷部の血管壁へ接着し,続いて血小板どうしで互いに凝集することにより,**初期止血栓(一次止血栓)initial(primary)hemostatic plug** となる閉塞性の血小板凝集塊をつくる.この血小板血栓はも

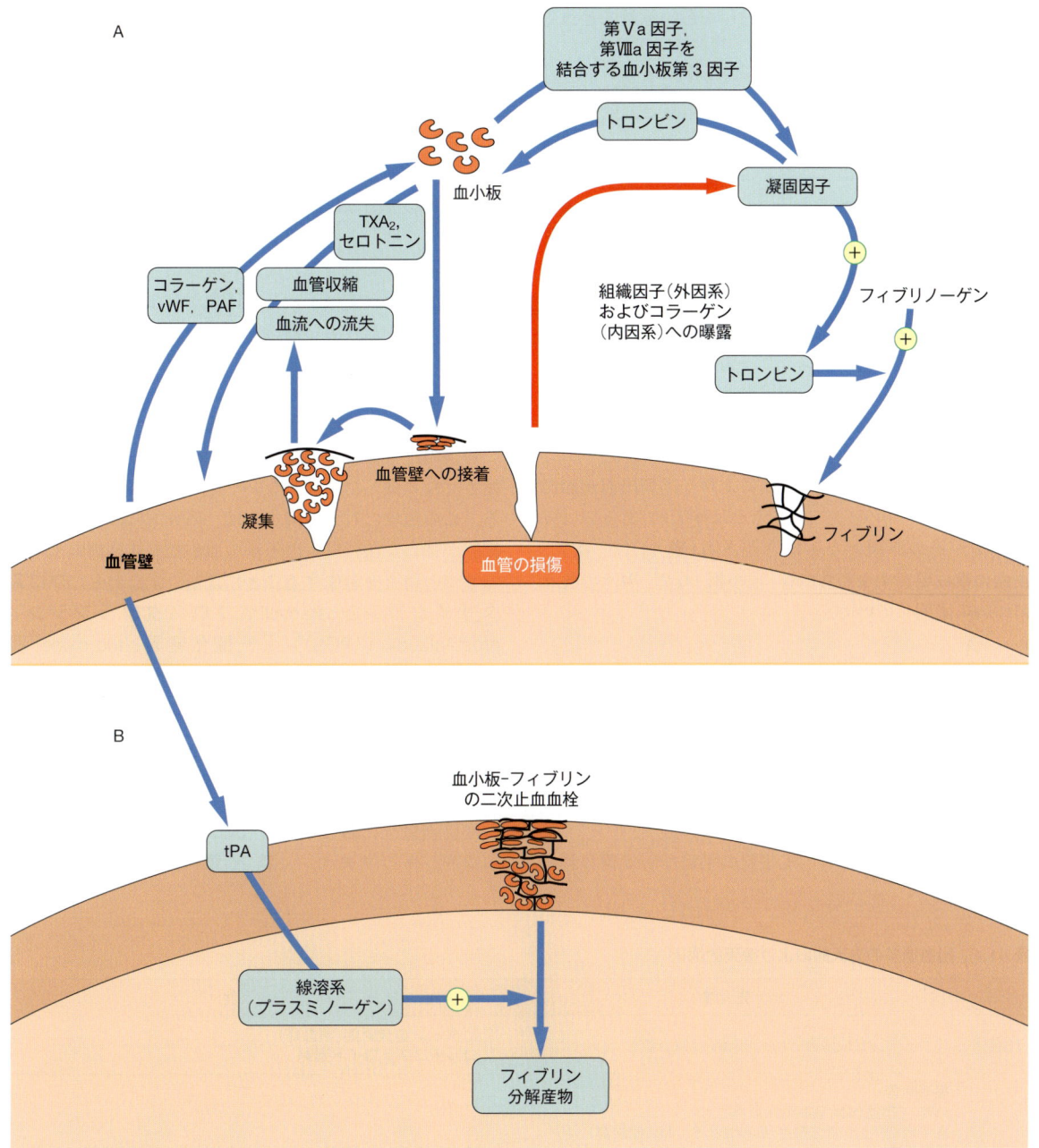

図 41.1　止血機構のあらまし

(A) 血管の損傷により，血小板の一次血栓形成に至る一連の現象が引きおこされる．安定化されないと，この血栓は血管内の血流によって一掃されることもある．**(B)** 一次血栓は，第 XIII 因子による架橋で形成されたフィブリンのネットワークにより安定化される．この二次血栓は安定であり，線溶系が活性化されているときだけ分解される．PAF：血小板活性化因子，tPA：組織プラスミノーゲン活性化因子，TXA$_2$：トロンボキサン A$_2$，V a：活性化第 V 因子，VIIIa：活性化第 VIII 因子，vWF：von Willebrand 因子（Dominiczak MH. *Medical Biochemistry Flash Cards*. Elsevier, 2012 から転載）．

ろく，フィブリンによって安定化されない限り，血管収縮が元に戻った際に局所的な血圧のため流失することになる．

　血管の損傷によって凝固因子も活性化され，次々に作用しあって**トロンビン thrombin** を生じる．これにより，循環している可溶性の血漿フィブリノーゲンが不溶性の架橋フィブリンに変換される．その結果，次の**（二次）**止

血栓（secondary）hemostatic plug が形成されるが，これは血流による消散あるいは線溶に対して比較的抵抗性がある．凝固因子活性化には，外因系と内因系の 2 つの経路がある．血管内皮下組織から遊離される組織因子に流動血が曝露されることにより開始する**外因系経路 extrinsic pathway** と，トロンビンとフィブリンの生成に重要な増幅的役割をする**内因系経路 intrinsic pathway** である．

フィブリンの分解はその生成と同じくらい健康にとって重要である

止血は一生涯絶え間なく続くプロセスであり，抑制されることがなければフィブリンの過剰形成と血管閉塞をおこすことになるであろう．そのため，進化により**線溶系**というものが生み出された．これは局所的なフィブリン形成によって活性化されるもので，（組織の修復過程と並行して）フィブリン血栓を分解する酵素，**プラスミン plasmin** を局所的に生じさせ，それによって血管の開通性を維持することになる．フィブリン分解により，血液循環中の**フィブリン分解産物 fibrin degradation product（FDPs）**が生成することになる．これらは健常者の血漿中にも低濃度であるが検出され，フィブリンの生成と分解は健康状態でも絶えずおこるプロセスであることを示している．

止血にかかわる各成分の欠如により，過剰出血がおこることがあり，病気（先天的あるいは後天的）あるいは抗血栓薬がその原因となる場合がある（表 41.1）．次に，止血の構成要素すなわち血管，血小板，凝固，線溶の各々について説明していく．

血管壁

血管損傷は，血小板-フィブリン血栓の局所的形成の開始，ならびにそれに続く線溶系による除去に鍵となる役割を果たす

すべての血管壁は血管内皮細胞の平坦な層で覆われて

おり，血管内皮細胞は化学物質や細胞，微生物が血液と体組織間を行き来するのに重要な役割を担う．最も小さな血管（毛細血管）の血管内皮細胞は，コラーゲン線維に富む，**内膜 intima** と呼ばれる結合組織の薄層に支持されている．静脈では，収縮性の平滑筋の薄層（**中膜 media**）によって静脈収縮が可能になっている．例えば，皮下にある表層の静脈は皮膚表面の冷却により収縮する．動脈や細動脈では，よく発達した筋層により，止血応答の一部である局所的損傷後の血管収縮のような強力な血管収縮が可能になっている．さらに大きな血管にも，支持結合組織でできた外層（**外膜 adventitia**）が存在している（第33章）．

正常血管内皮細胞は抗血栓性の表面をもつ

無傷の正常血管内皮細胞は血小板接着や血液凝固を開始させたり促したりはしない．その表面は抗血栓性である．この血栓に対する抑止能は，部分的には，血管内皮細胞が強力な血管拡張因子かつ血小板機能抑制因子である2つの物質を産生することによる．すなわち，**プロスタサイクリン prostacyclin**〔プロスタグランジン I_2 prostaglandin I_2（PGI$_2$）〕と**一酸化窒素 nitric oxide**〔別名：血管内皮由来弛緩因子 endothelium-derived relaxing factor（EDRF）〕の2つである．

血管内皮細胞の損傷によって，血液が組織因子やコラーゲンにさらされる

血管損傷後におこる血管収縮には，セロトニン（5-ヒドロキシトリプタミン，第26章）と血小板プロスタグ

表 41.1　出血過多の先天的および後天的原因

	先天性	後天性
血管壁	コラーゲン合成障害（Ehlers-Danlos 症候群）	ビタミン C 欠乏症（壊血病） コルチコステロイド過剰
血小板	接着障害 vWF 欠損症（von Willebrand 病） 血小板 GP I b-IX欠損症（Bernard-Soulier 症候群） 凝集障害 血小板 GP II b-III a 欠損症（Glanzmann 血小板無力症） 貯蔵顆粒の障害（すなわち，α 顆粒，濃染顆粒あるいはその両方に影響する貯蔵プールの障害） 血小板放出と情報伝達の障害（例：血小板-アゴニスト相互作用の欠陥，アラキドン酸経路の異常）	抗血小板薬（例：アスピリン，ジピリダモール，クロピドグレル） 血小板産生障害 血小板破壊亢進
凝固	凝固因子欠乏（血友病）： 第VIII因子 第IX因子 第XI因子 フィブリノーゲンなど	ビタミン K 欠乏症（第II，VII，IX，X 因子） 非経口抗凝固薬（例：未分画ヘパリン unfractionated heparin（UFH），低分子量ヘパリン（LMWH）） 経口抗凝固薬（ワルファリンのようなビタミン K アンタゴニスト，ダビガトランを例とする直接トロンビン阻害薬，リバーロキサバンを例とする直接 Xa 阻害薬） 肝疾患 播種性血管内凝固症候群（DIC）
線溶	アンチプラスミン欠損症 PAI-1 欠損症	線溶薬（例：tPA，ウロキナーゼ，ストレプトキナーゼ）

GP I b-IX，GP II b-III a：血小板膜糖タンパク質受容体 I b-IX，II b-III a，PAI-1：プラスミノーゲン活性化因子阻害因子1，tPA：組織プラスミノーゲン活性化因子．

体をめぐる動脈や細動脈の直径は，局所的あるいは全体的な代謝や心血管系の要求に応じて血流を調節するように，絶えず変化する．その調節機構には，神経性収縮（交感神経性／アドレナリン作動性，第26章参照）によるもの，筋原性収縮によるもの，プロスタサイクリン（PGI$_2$）や一酸化窒素を含めた局所的生化学メディエーターを介するものがある．

　プロスタサイクリンは，血管細胞によって生成される主要なアラキドン酸代謝物である．強力な血管拡張因子であると同時に，強い血小板凝集阻害因子でもある．多血小板血漿における半減期はおよそ3分間と短い．

　一酸化窒素も血管内皮細胞により産生される強力な血管拡張因子であり，やはり短い半減期をもつ．これは当初，血管内皮由来弛緩因子（EDRF）と呼ばれていた．プロスタサイクリンと共通して，血管内皮細胞による一酸化窒素の産生もさまざまな化合物によって増大し，血流やずり応力（血流によって細胞にかかる接線方向の力）によってもその産生は高まる．正常な血液循環では，一酸化窒素は血流依存性血管拡張反応に主要な役割を担っている．一酸化窒素は，構成型と誘導型という異なる発現様式をとる2種類の一酸化窒素合成酵素によって合成される．構成型一酸化窒素合成酵素 endothelial nitric oxide synthase（eNOS）は，比較的少量の一酸化窒素をすばやく短期間だけ供給し，血流の調節と関連している．高血圧や狭心症における硝酸薬の効能は，部分的にはこの経路に対する効果を反映していることがある．誘導型一酸化窒素合成酵素 inducible nitric oxide synthase（iNOS）は炎症反応の際にサイトカイン刺激を受けた細胞に発現誘導され，長期間にわたって大量の一酸化窒素を放出する．グルココルチコイドの抗炎症作用の一部は，グルココルチコイドによる iNOS の発現抑制で説明できる．

　プロスタサイクリンと一酸化窒素の両者とも，血管内皮細胞から血管平滑筋細胞への局所的拡散により，血管拡張作用を発揮するようである．一酸化窒素は，平滑筋細胞のグアニル酸シクラーゼを刺激してサイクリックグアノシン 3′,5′-リン酸 cyclic guanosine 3′,5′-monophosphate（cGMP）生成を増加させ，その結果，細胞内カルシウム濃度が変化することによって血管平滑筋が弛緩する（第25章）．

　血管細胞が生成する主要なアラキドン酸代謝物である PGI$_2$，すなわちプロスタサイクリンは強力な血管拡張因子であり，血小板凝集抑制因子であることはすでに述べた．それとは対照的に，血小板がつくる主なアラキドン酸代謝産物はトロンボキサン A$_2$（TXA$_2$）であり，強い血管収縮因子であるとともに血小板凝集を促進させる．プロスタサイクリンと同様，その半減期は短い．1970年代の終わり頃，Salvador Moncada（サルバドール・モンカダ）と John Vane（ジョン・ベーン）は血管と血小板に対する PGI$_2$ と TXA$_2$ の作用を比較し，これら2つの化合物のバランスが，止血や血栓形成に重要であるとの仮説を立てた．

　シクロオキシゲナーゼやトロンボキサン合成酵素（TXA$_2$ 合成にかかわる酵素）の先天的欠損は軽い出血傾向になる．アセチルサリチル酸 acetylsalicylic acid〔アスピリン（aspirin）〕の服用により，低用量でもシクロオキシゲナーゼは不可逆的にアセチル化され，数日の間 TXA$_2$ 合成や血小板凝集が抑えられる．その結果，抗血栓作用や軽い出血傾向があらわれることになる．細胞保護作用のある胃粘膜プロスタグランジンをアスピリンが抑制することにより二次的に胃潰瘍が形成されるため，出血は特に胃からおこりやすくなる．動脈血栓の高リスクの人（例えば，心筋梗塞 myocardial infarction の既往など）では，血栓のリスク軽減の重要度が出血傾向の発生にまさるのだが，そうだとしても出血性疾患，胃あるいは十二指腸潰瘍の病歴がある患者にはやはりアスピリンは禁忌である．

ランジン代謝物であるトロンボキサン A$_2$ thromboxane A$_2$（TXA$_2$）という2つの血小板活性化物質が部分的に介在している．血管内皮細胞の損傷により，血流が内皮下組織因子にさらされ，血液凝固の外因系経路が活性化さ

れる（図41.1）．さらに，血管内皮細胞の覆いを破るような血管損傷がおこると，血流は内皮下のコラーゲンにもさらされ，血液凝固の内因系経路が活性化されることになる．

血管内皮細胞の損傷によって血流がコラーゲンにさらされる結果，血小板活性化も促進される

　血小板は，血管内皮細胞から放出される von Willebrand（フォン・ヴィレブランド）因子 von Willebrand factor（vWF）を介してコラーゲンに結合する．vWF はさらにコラーゲン線維と（血小板膜糖タンパク質受容体，GP I b-IX を介して）血小板に結合する．止血においては，血管壁由来の血小板活性化因子 platelet-activating factor（PAF）によっても血小板が活性化されることがある（図41.1）．

コラーゲンは小血管の構造や止血機能において重要な役割を担う

　コラーゲンは小血管の構造や止血機能において重要な役割を果たしており，出血過多の原因となるような血管の問題として，先天的あるいは後天的なコラーゲン合成障害が含まれる（**表 41.1**）．先天性の障害としては，Ehlers-Danlos（エーラス-ダンロス）症候群 Ehlers-Danlos syndrome というまれな疾患がある．後天性の障害には，比較的よくみられるビタミン C 欠乏症の壊血病（第 7 章）や外因性あるいは内因性のコルチコステロイド過剰がある．

理解を深めるために
血小板活性化により糖タンパク質受容体が露出する

　血小板は，アデノシンニリン酸 adenosine diphosphate（ADP）（血小板や赤血球，血管内皮細胞から放出される），アドレナリン，コラーゲン，トロンビン，PAF といったいくつかの化学物質や，例えば HIV や *Helicobacter pylori*（ヘリコバクター・ピロリ，ピロリ菌）のような感染，また，高い物理的ずり応力によって活性化される．これら化学物質のほとんどは，血小板膜表面にある特異的な受容体に結合することにより作用する．受容体が刺激されると，いくつかの血小板活性化経路が開始され，下記のような現象を引きおこすことになる．

- 血小板の形態変化．円盤型から偽足を伸ばした球状へと血小板の形態が変化し，凝集や凝固活性を促進する．
- 止血に関与するいくつかの化合物の放出．例えば，ADP やセロトニン，フィブロネクチン，vWF のような化合物を放出する．
- 凝集．GP Ⅰb-Ⅸ膜受容体の露出と vWF の結合により（高い "ずり" 条件下の場合），あるいは，別の膜糖タンパク質受容体である GP Ⅱb-Ⅲa の露出および（低い "ずり" 条件下の場合は）フィブリノーゲンの結合によりおこる．
- 血管壁への接着．GP Ⅰb-Ⅸ膜受容体が露出し，この受容体を介して vWF が血小板を内皮下コラーゲンに結合させることにより血管壁へ接着する．

　最終的には，血小板膜受容体の刺激により，膜のリン脂質を加水分解する血小板膜ホスホリパーゼが活性化し，アラキドン酸が遊離する．アラキドン酸は，シクロオキシゲナーゼとトロンボキサン合成酵素により，強力であるが不安定な（半減期約 30 秒）血小板活性化と血管収縮のメディエーターである TXA$_2$ に代謝される．

血小板と血小板関連の出血性疾患

血中の血小板は，小血管に初期止血栓を形成し，動脈や静脈に初期の血栓をつくる

　血小板は，循環している平均直径 2 〜 3 μm の無核の微小細胞である．これは骨髄巨核球の断片であり，血液中をおよそ 10 日間循環する．正常な血液中の濃度は 150 〜 400 × 10⁹/L である．

血小板の接着・凝集の先天的欠損は，生涯にわたって出血過多の原因となる場合がある

　血小板接着と凝集に影響を及ぼす欠損で最もよくみられるのは von Willebrand（フォン・ヴィレブランド）病 von Willebrand disease（表 41.1）であり，vWF 多量体の量的あるいは質的障害をおこす常染色体顕性（優性）遺伝および常染色体潜性（劣性）遺伝の一群の疾患である．この多量体は，血管内皮細胞の Weibel-Palade（バイベル-パラーデ）小体や血小板の α 顆粒のような貯蔵顆粒から放出されるサブユニット（分子量 220 〜 240 kDa）からできている．vWF は，血小板の止血機能に重要な役割を果たしているだけではなく，凝固第Ⅷ因子を循環血中で運搬し，血管損傷部位まで届ける役割もある．そのため，von Willebrand 病では，第Ⅷ因子の血漿濃度も低いことがある．この疾患の治療は，低い血漿 vWF 活性を上昇させることであるが，通常，デスモプレシン〔バソプレシン（第 35 章）の合成類似体．血管内皮細胞から血漿へ vWF を放出させる〕か，組換えタンパク質あるいはヒト血漿から調製した vWF の濃縮製剤投与により行う．

　von Willebrand 病ほどありふれたものではない先天性の血小板関連の出血性疾患としては，GP Ⅰb-Ⅸ欠損 GPIb-IX deficiency〔Bernard-Soulier（ベルナール-スーリエ）症候群〕や GP Ⅱb-Ⅲa 欠損 GPIIb-IIIa deficiency〔Glanzmann（グランツマン）血小板無力症〕，フィブリノーゲン欠乏症 fibrinogen deficiency（フィブリノーゲンは隣り合う血小板の GP Ⅱb-Ⅲa 受容体どうしを架橋する）がある．

後天性の障害には，血小板の形成における欠陥や，血小板の過剰な破壊あるいは消費によっておこるものがある

　血小板の後天的障害としては，血小板数の低下（血小板減少症 thrombocytopenia）があり，骨髄巨核球による血小板産生の障害（例えば，骨髄異形成あるいは急性白血病），血小板の過剰破壊（例えば抗血小板抗体によるもの），血小板の過大消費〔例えば，播種性血管内凝固症候群 disseminated intravascular coagulation（DIC）あるいは肥大脾臓への捕捉〕によって引きおこされる．

抗血小板薬は動脈血栓症の予防や治療に使用される

　抗血小板薬は動脈血栓症の予防や治療に使用される．

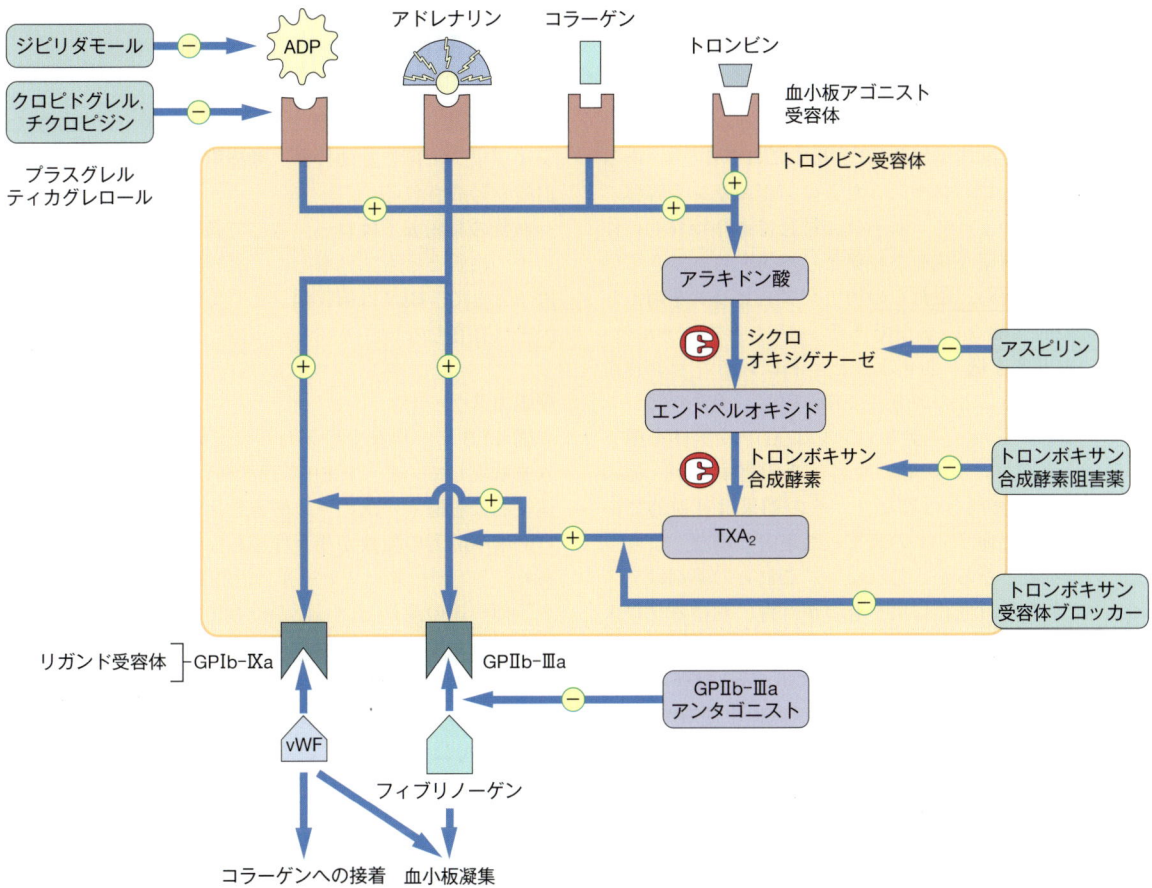

図 41.2　血小板活性化経路と抗血小板薬の作用機序
通常，血小板アゴニスト受容体の刺激により，血小板プロスタグランジン（シクロオキシゲナーゼ）経路およびその他の経路を介して血小板のリガンド受容体が露出する．リガンド受容体に vWF やフィブリノーゲンが結合すると，血小板の接着や凝集がおこることになる．抗血小板薬はこのプロセスをいろいろな段階で阻止する．vWF：von Willebrand 因子，TXA$_2$：トロンボキサン A$_2$．

理解を深めるために
血小板膜受容体：リガンドである vWF とフィブリノーゲン

　血小板は，血管壁へ接着した後，血小板に富んだ止血栓や血栓を形成するよう凝集をおこすという点で，止血や血栓形成に中心的な役割を担う．これらのプロセスには，いろいろな物質による血小板活性化に続く，特異的膜糖タンパク質受容体の露出が必要である．

　血小板受容体 GP I b-IX platelet receptor GPIb-IX は，血小板が内皮下層に接着するのに主要な役割を果たしている．この受容体には vWF が結合するが，vWF は特異的な内皮下層の受容体，例えば，内皮下層のコラーゲンと結合している受容体などとも相互作用する．先天的 GP I b-IX 欠損（Bernard-Soulier 症候群）や，あるいはもっと頻度の高い vWF 先天的欠損は出血傾向になる．

　もう１つ別の受容体である **GP II b-III a** は，血小板凝集に重要な役割をもつ．血小板が活性化されると，１個の血小板に数千個ある GP II b-III a 受容体のうち数百個が表面に露出する．これらの受容体は主にフィブリノーゲンと相互作用するが，血小板どうしを結合させる vWF とも相互作用し，止血栓あるいは血栓を形成する．GP II b-III a の先天的欠損（まれな疾患である Glanzmann 血小板無力症）は重症の出血性障害を引きおこすが，これとは対照的に，フィブリノーゲンあるいは vWF のいずれか片方の欠損では，これらの２つのリガンドは互いに代用可能なため，より軽い出血障害ですむ．GP II b-III a 阻害薬（例：チロフィバン，アブシキマブ）は，冠動脈疾患に対する血管形成術を受けている患者のさらなる冠動脈事故を防ぐために開発されている．

その作用点を図41.2に示している。アスピリンはシクロオキシゲナーゼを阻害し，それによってTXA$_2$生成を低下させる。また，アスピリン自体に，血小板抑制作用をもつPGI$_2$の生成を減少させる効果もあるため，トロンボキサン合成酵素阻害薬（例としてピコタミド），あるいは，イフェトロバンといったトロンボキサン受容体アンタゴニストのように，血小板に対してより特異的に作用する物質も有望な抗血小板薬として研究されてきている。しかしながら，これらの物質がアスピリンを超えるほど効果的ではないようである。ジピリダモールは，ADPの有効度を低下させること，トロンボキサン合成酵素を阻害することの両方により作用し，チクロピジンやクロピドグレル，プラスグレルはADP受容体を阻害する。チカグレロルもADP受容体を阻害するが，他のADP受容体阻害剤とは異なり，その効果は可逆的であることから，出血リスクの高まった患者の場合，より望ましい選択肢となるかもしれない。これらの薬剤はアスピリンと同様な抗血栓作用をもつが，胃におけるプロスタグランジン合成には干渉しないため，胃出血はより少なくなる。GPⅡb-Ⅲaアンタゴニスト（例えばチロフィバンやアブシキマブ）も，急性冠動脈血栓に使用できる。これらの抗血小板薬それぞれがアスピリンと併用されると，アスピリンの抗血栓作用の効き目を増すようにはたらくが，出血のリスクも増加させることになる。

血液凝固

血液凝固因子の相互作用によって，小血管では二次的なフィブリンに富む止血栓が，動静脈では二次フィブリン血栓が形成される

血漿の凝固因子はローマ数字で識別する。表41.2に，若干の性質とともに列挙した。組織因子は以前には第Ⅲ因子として，Ca^{2+}は第Ⅳ因子として知られていた。第Ⅵ因子は存在しない。

凝固カスケード

図41.3に，現在受け入れられている血液凝固のしくみを解説している。1960年代初期以来，このしくみは，連続的に各酵素が次のプロ酵素を活性化するという，プロ酵素→酵素の変換が相互作用しながら連続するものであり，"ウォーターフォール（滝）"あるいは"カスケード"の一連の流れといったかたちで捉えられている。活性化された凝固因子酵素は，例えば，第Ⅺa因子のようにアルファベットの"a"で示す。血液凝固のプロセスは複雑であり非線形的であるが，伝統的にそのしくみは3つの部分に分けられている。

- 内因系経路
- 外因系経路
- 最終共通経路

表41.2 血液凝固因子とその性質

因子	別名	分子量(Da)	血漿濃度(mg/dL)
Ⅰ	フィブリノーゲン	340,000	200～400
Ⅱ	プロトロンビン	70,000	10
Ⅲ	組織因子（トロンボプラスチン）	44,000	0
Ⅳ	*Ca^{2+}	40	9～10
Ⅴ	プロアクセレリン，不安定凝固因子	330,000	1
Ⅶ	血清プロトロンビン変換促進因子(SPCA)，安定因子	48,000	0.05
Ⅷ	抗血友病因子A	220,000	0.01
**von Willebrand因子(vWF)		(250,000)n	1
Ⅸ	Christmas(クリスマス)因子	55,000	0.3
Ⅹ	Stuart-Power(スチュアート-プラウア)因子	59,000	1
Ⅺ	血漿トロンボプラスチン前駆物質(PTA)	160,000	0.5
Ⅻ	Hageman(ハーゲマン)因子	80,000	3
ⅩⅢ	フィブリン安定化因子(FSF)	32,000	1～2
プレカリクレイン	Fletcher(フレッチャー)因子	85,000	5
高分子キニノーゲン(HMWK)	Fitzgerald(フィッツジェラルド)因子，Flaujeac(フロジャック)因子，Williams(ウィリアムズ)因子，接触活性化補因子	120,000	6

( )内はサブユニット当たりの分子量で，nには変動するサブユニットの数が入る。＊：0.2495で除すれば，Ca^{2+}濃度がmmol/Lに換算される。＊＊：第Ⅷ因子の安定化にはたらく補助因子で，サブユニットが重合した多量体として存在する。

内因系，外因系，最終共通経路の状態は，それぞれに特異的な臨床検査により評価する

凝固系の３つの構成部分は，開始因子の種類とそれぞれに対応する臨床検査室の止血検査に基づいて区別する．そのため臨床検査室では，クエン酸を添加して採血した乏血小板血漿に対して３種類の凝固試験を行う．

● 活性化部分トロンボプラスチン時間 activated partial thromboplastin time（APTT）．内因系経路を調べる．
● プロトロンビン時間 prothrombin time（PT）．外因系経路を調べる．
● トロンビン凝固時間 thrombin clotting time（TCT）．最終共通経路を調べる．

血小板数が凝固時間の結果に影響するため，これらの検査には乏血小板血漿を使用する．乏血小板血漿を得るには，Ca^{2+} を可逆的にブロックするようクエン酸抗凝固薬を含んだ試験管に血液を採取し遠心分離する．カルシウムと適当な開始因子を添加して凝固時間の測定を始める．

しかし，患者の血液がどのくらい効果的に凝固できるのかという *in vivo* の表現型を説明するには，これらの検査では限界がある．そのために開発された，凝固のいわゆる包括的試験は，個々人のもつ凝固能をより適切に反映すると考えられている．このようなものにトロンボエラストグラフィー thromboelastography（TEG）とトロンビン生成 thrombin generation がある．

凝固因子（第Ⅰ～第ⅩⅢ因子）の先天的欠損は出血過多を引きおこす

凝固因子（第Ⅰ～第ⅩⅢ因子）の先天的欠損は出血過多を引きおこすが，このことによって個々の因子の止血における生理的重要性が明らかになっている．第Ⅻ因子欠損は例外的であり，試験管内での血液凝固が延長するものの，出血傾向を増長することはない．この因子の補因子であるプレカリクレイン prekallikrein や高分子キニノーゲン high-molecular-weight kininogen（HMWK）についても同じである．この点について考えられる説明を章の後半で述べる．

活性化部分トロンボプラスチン時間（APTT）で内因系経路を評価する

"内因系" という用語は，組織因子やトロンビンといっ

臨床検査
包括的血液凝固検査

トロンボエラストグラフィー（TEG）と回転トロンボエラストメトリー rotational thromboelastometry（ROTEM）では，機械的刺激に対する全血の凝固能を評価するために，血小板機能，フィブリン架橋，線溶など，止血のすべての側面を評価することが可能になる．

トロンビン生成試験は，標準的凝固試験よりも個々人の凝固能をさらに適切に評価できると考えられる包括的な凝固試験である．先述した PT や APTT のような検査は，血栓がはじめて生成される時点までしか計測しないので，トロンビン生成量としては全体の５％ほどを測定しているにすぎない．

トロンビンは，フィブリノーゲンをフィブリンへと変換するとともに，凝固カスケードの中で多数の正のフィードバックおよび負のフィードバックの役割を担うことから，凝固カスケードの中核をなす．トロンビン生成の測定では，トロンビンによる発色団あるいは蛍光発色団の切り離しと，その結果生じる色素あるいは蛍光色素の強度を測定することにより，血漿サンプル中に生成した全トロンビンの経時的な定量化ができる．

TEG およびトロンビン生成試験から信頼できる結果が得られるのだが，分析前および分析操作に関して，施設間での比較を困難にする変動要因が非常にたくさんあり，どちらの検査にも制約がある．内部精度管理については，どちらの分析においても近年かなり改善されてきているものの，外部精度管理に関してはまだ課題が残っている．このため，どちらの分析も，臨床治療における役割はまだ限られたものにとどまっている．

臨床症例
広範囲にあざのある男児：古典的血友病（先天性第Ⅷ因子欠損症）

３歳の男児が，階段を数段落ちた後にできた広範囲なあざのため，地元病院の救急室から転院してきた．ルーチンの凝固スクリーニング検査では，150秒以上という非常に延長した APTT を示した（正常範囲は 30～40 秒）．凝固第Ⅷ因子の検査は，大変低いレベルを示していた．vWF のレベルは正常であった．男児の母親は，彼女の男兄弟と父親も出血過多であったという家族歴を思い出した．

解説
伴性潜性（劣性）遺伝形式の出血過多という典型的な病歴，低い凝固第Ⅷ因子レベル，正常レベルの vWF ということから，先天性の凝固第Ⅷ因子欠損症との診断がなされた．家族は地元の血友病センターにゆだねられ，他の息子が患者であるリスクや娘が保因者となることについての助言を受けた．患児は，当面の出血に対して組換え第Ⅷ因子濃縮製剤の静脈内投与による治療を受け，今後のさらなる出血を防ぐために，予防的にエミシズマブによる治療が行われた．

た外因系因子が血液に加えられていないということを意味している．その代わりに，血管内皮細胞ではない"表面"に接触する必要があるものである．この経路の臨床検査は**活性化部分トロンボプラスチン時間** activated partial thromboplastin time（APTT）であり，カオリン（微粉化された粘土）が多くの場合標準的な"表面"として添加され，セファリン（脳リン脂質抽出物）が血小板リン脂質の代用として用いられるため，カオリン-セファリン凝固時間（KCCT）としても知られる．APTT の基準値は 30 ～ 40 秒であり，APTT の延長は，第XII因子（あるいはその補因子のプレカリクレイン，HMWK），第XI因子，第IX因子（あるいは補因子である第VIII因子），第X因子（あるいは補因子の第V因子），プロトロンビン（第II

因子，表 41.1，表 41.2）の欠損で認められる．

この検査は，一般的な先天性の血友病（第VIIIあるいは第IX，XI因子欠損症）を除外するためや，未分画ヘパリン heparin による治療をモニターするために用いられる．第VIII因子あるいは第IX因子欠損を原因とする血友病は，それぞれ，およそ男性5,000 人～ 3 万人に 1 人の頻度でおこる伴性潜性（劣性）遺伝であり，保因者の女性から伝播される．治療は通常，組換え第VIII因子あるいは第IX因子の濃縮製剤の投与により行う．重症な第VIII因子欠損では，二重特異性モノクローナル抗体であるエミシズマブ emicizumab による治療を行うこともできる．この抗体は，第IXa 因子と第X因子を近接させることで活性型第X因子（第Xa 因子）を生成させるという，第VIII因子

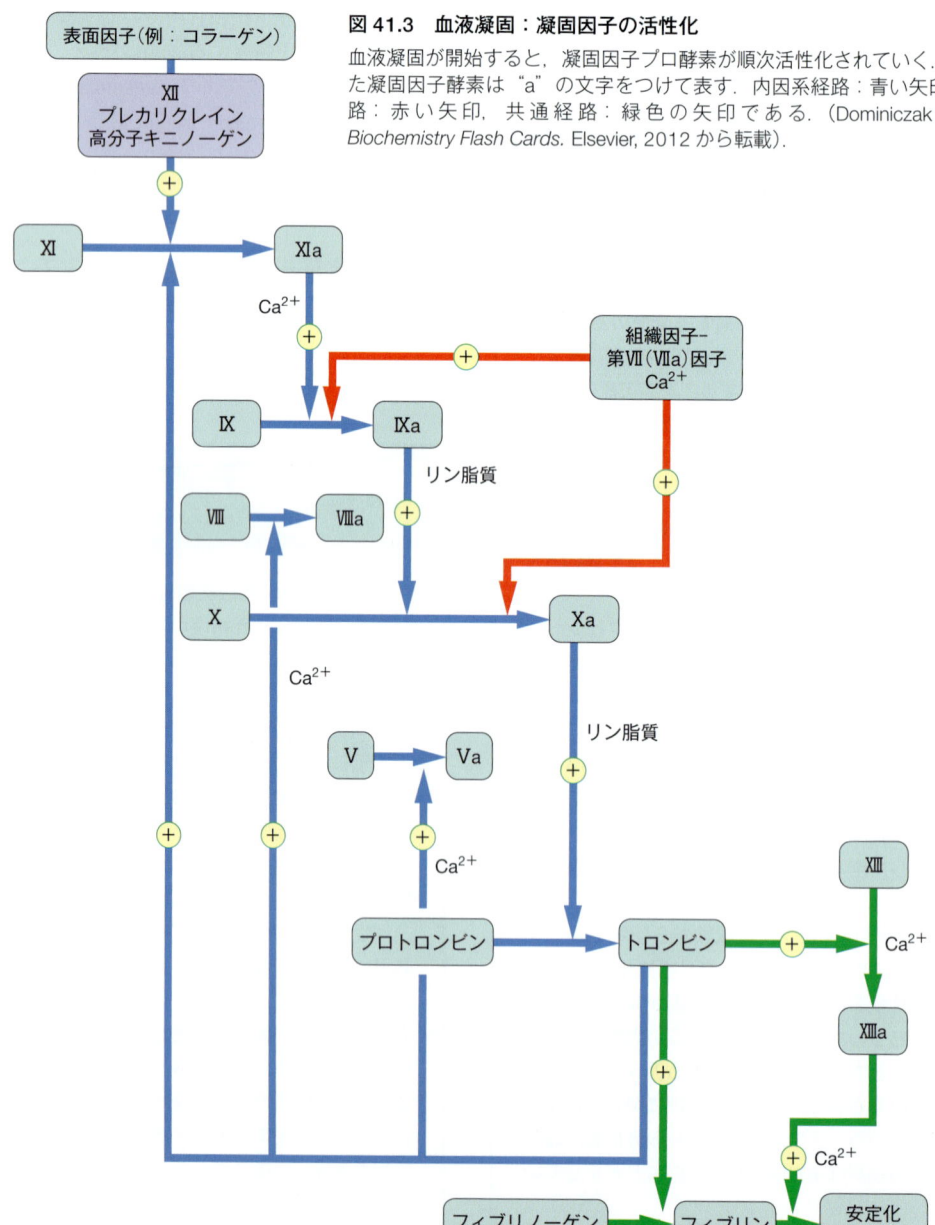

図 41.3　血液凝固：凝固因子の活性化

血液凝固が開始すると，凝固因子プロ酵素が順次活性化されていく．活性化された凝固因子酵素は"a"の文字をつけて表す．内因系経路：青い矢印，外因系経路：赤い矢印，共通経路：緑色の矢印である．（Dominiczak MH. *Medical Biochemistry Flash Cards.* Elsevier, 2012 から転載）．

の機能を再現している.

● プロトロンビン時間は外因系経路を評価する

"外因系" という用語は，組織因子の効果を指しており，組織因子が（凝固第Ⅶ因子と複合体形成後に）第Ⅸ因子と第Ⅹ因子の両者を活性化することにより，凝固を大きく促進させる（図 41.3）. 組織因子は血管内皮細胞以外のすべての細胞が発現しているポリペプチドである. この経路に関する臨床検査は**プロトロンビン時間** prothrombin time（PT）の測定であり，組織因子を血漿に添加して行う. 基準値は約 10 ～ 15 秒であり，第Ⅶあるいは第Ⅹ，第Ⅴ，第Ⅱ因子の欠損でその延長が認められる. この検査は，実際の臨床では，まれに認められるこのような因子の欠損の診断のほかに，以下の原因に基づく，より頻度の高い後天性の出血性疾患の診断にも用いられる.

- **ビタミン K 欠乏症** vitamin K deficiency（例えば吸収不良あるいは閉塞性黄疸，**第 7 章**）でみられ，肝における第Ⅱや第Ⅶ，第Ⅸ，第Ⅹ因子の合成が低下する. 治療はビタミン K の経口あるいは静脈内投与による.
- **経口ビタミン K 拮抗薬** vitamin K antagonist の投与（例としてワルファリン warfarin）は，肝におけるこれらの凝固因子の合成を低下させる. ワルファリン服用患者の出血過多は，薬をやめるか，ビタミン K を与えることで回復できる. あるいは，第Ⅱ，第Ⅶ，第Ⅸ，第Ⅹ因子を含んだプロトロンビン複合体濃縮製剤（例えばベリプレックス）か，新鮮凍結血漿のどちらかを投与することで，これらのビタミン K 依存性の凝固因子を代用して治療可能である.
- **肝疾患** liver disease では，PT に影響するようなものも含め，肝臓におけるすべての凝固因子の合成が低下する. そのため，例えば，プロトロンビン時間は，アセトアミノフェン（パラセタモール）過剰投与後におこる肝不全の予後マーカーになる（**第 34 章**）. 治療では凝固因子を新鮮凍結血漿で代用することによる.

● トロンビン凝固時間で最終共通経路を評価する

"最終共通経路" の用語は，第Ⅴa 因子を補因子とした，第Ⅹa 因子によるプロトロンビンからトロンビンへの変換を指す

生成したトロンビンは次にフィブリノーゲンをフィブリンに変換する. 共通経路におけるフィブリン産生のこの最終段階については，血漿に外からトロンビンを加えた，**トロンビン凝固時間** thrombin clotting time（TCT）により臨床的に検査する. 基準値はおよそ 10 ～ 15 秒であり，その延長はフィブリノーゲン欠損や阻害薬（例え

臨床検査
経口抗凝固薬治療のモニタリング

ビタミン K 拮抗薬（例としてワルファリン）による経口抗凝固薬治療は，心腔内血栓形成の危険のある患者（例えば心房細動や人工心臓弁の患者であり，脳卒中の原因となるような脳の塞栓症をおこすことがある）に対して長期間にわたって行われる.

国際的に標準化されたプロトロンビン時間〔すなわち国際標準化比 International Normalized Ratio（INR）〕の数週間ごとのモニタリングは，血栓塞栓症だけでなく出血過多の危険性を最小限に留めるのに必須である. 現在，長期間の抗凝固薬治療を受けているのは先進国成人人口の 1% に達しており，医師や看護師による従来のモニタリングの方法（採血し，検査室へ送り，結果を得て，患者への投薬指示を与える）では，容認できない労働負荷が生じている.

近年，手指毛細血管採血した検体をポータブル INR 分析装置で分析するという手法によって，ベッドサイド INR 検査あるいは臨床現場即時 INR 検査がワルファリンのモニタリングに利用できるようになってきた. この手法を用いると，患者によっては，糖尿病患者が血糖を自己管理するのと同じように，自己モニタリングができたり，場合によっては投薬量を自己管理したりすることも可能になる. 医療従事者が正確に投与量を変更することを支援するために，ワルファリン投薬のコンピューターアルゴリズムも開発されてきている. 心房細動患者に対して，直接作用型経口抗凝固薬〔例えば，ダビガトラン（直接第Ⅱa 因子阻害薬），リバーロキサバン，アピキサバン，エドキサバン（すべて直接第Ⅹa 因子阻害薬）〕が現在利用可能であり，これらは抗凝固薬濃度のモニタリングは必要ない. しかし，ワルファリン使用の適応症（例えば，人工心臓弁のある患者の血栓症予防）のすべてに適しているわけではない.

ば，ヘパリンやダビガトラン，フィブリン分解産物）存在下で観察される. フィブリノーゲン欠損症・欠乏症には，先天性のものもあれば，DIC での後天的フィブリノーゲン消費によるもの，線溶薬の投与後におこるものもある（後述の解説参照）. 治療にはクリオ製剤あるいはフィブリノーゲン濃縮製剤を用いる.

● 血小板機能を評価するための数種の検査がある

"全血球算定"（CBC）の分析や血液塗抹標本の鏡検による血小板の数や大きさ，形態の評価とは別に，血小板の機能も他の方法により評価できる.

皮膚の出血時間を計測するという簡便なスクリーニング検査(基準範囲2～9分)により,特徴的な時間延長を伴う.血小板の接着や凝集の先天的障害が時折発見されることがある.しかし,検査者によって評価が著しく影響を受けるため,主観的で間違った解釈に陥りやすいので,現在使われることはまれである.

血小板機能評価には,**血小板機能分析機 platelet function analyzer**(PFA-100, Siemens社)を使う別の方法がある.この装置では,コラーゲンとアドレナリン,あるいはコラーゲンとADPのような,2つの血小板アゴニストを組み合わせて細孔部分にコートしてあるカートリッジに全血を通し,血小板が凝集して細孔が詰まるまでの時間を計測する.どのような障害か具体的に特定はできないが,異常な結果であれば血小板の障害であることが示唆されるため,スクリーニング検査として使用することができる.

光透過型血小板凝集能測定法 light transmission aggregometry(LTA)は,血小板の具体的な障害を調べる際の標準手法と考えられている.多血小板血漿を,いろいろな血小板アゴニスト(例えば,コラーゲンやADP,アドレナリン)にさらし,光透過をモニターすることにより標準曲線を作成する.アゴニストの組合せごとに得られる曲線のパターンは,血小板のどの機能が障害されているのかを明らかにするのに役立つ.

血小板ヌクレオチド platelet nucleotide(すなわちATPおよびADP)の産生と放出を測定することで,ヌクレオチドの生成と顆粒からのヌクレオチド放出を評価する方法がある.さまざまな**血小板受容体 platelet receptor**についてフローサイトメトリー分析も行うことができる.

ここに列挙した検査法があれば,血小板機能の障害は容易に診断できるはずと思われるだろう.しかし,分析前や分析にかかわる変動要因のため,結果が信頼できないものであったり,解釈が難しいことも多い.

🔶 トロンビン

トロンビンは循環しているフィブリノーゲンをフィブリンに変換するとともに,フィブリンを架橋する第XIII因子を活性化し,血栓を形成させる

血液凝固の活性化は,通常は血管が損傷を受けることによって開始すると現在は考えられており,血管損傷のため血流が組織因子にさらされることになり,結果として第VII因子と第IX因子の活性化が引きおこされる(図41.3).引き続いて,第X因子と第II因子(プロトロンビン)の活性化が血管損傷部位,すなわち活性化血小板の近傍で優先的におこる.このような血小板は,ホスファチジルセリンのような負に荷電した血小板表面膜リン脂質と,いくつかの活性化凝固因子に対する高親和性結合部位を露出させることで凝固活性を発揮する.それにより,プロトロンビナーゼ複合体(第Va因子および第Xa

因子,第II因子)やテナーゼ複合体(第VIIIa因子および第IXa因子,第Xa因子)を形成させ,両者によりトロンビンの産生が大きく促進される.こういった生化学的相互作用の結果,トロンビンやフィブリンが血管損傷部位に限局して効率よく存在することになる.

トロンビンは止血の中心的役割を担う

トロンビンは循環フィブリノーゲンを血管損傷部位でフィブリンに変換し,フィブリンに富む二次止血栓を形成するだけでなく,第XIII因子であるトランスグルタミナーゼも活性化する.これがフィブリンを架橋し,局所にかかる血圧や線維素溶解によって血栓が消失しないように抵抗性をもたせる(図41.1, 41.3).さらに,トロンビンは次の3つの経路の正のフィードバック回路により,それ自身の生成を促進する.

- トロンビンは第XI因子の活性化を触媒する.これによって,なぜ第XII因子あるいはプレカリクレイン,HMWKの先天的欠損が出血過多に結びつかないのかを説明できる(図41.3).
- トロンビンは第VIII因子と第V因子の活性化を触媒する.
- トロンビンは血小板を活性化する(図41.2).

トロンビン阻害薬は抗凝固薬として開発されてきた

止血や血栓形成におけるトロンビンの中心的役割が認められていることから,数多くの**直接トロンビン阻害薬 direct thrombin inhibitor**(DTI)が抗凝固薬として開発されてきた.ダビガトランという経口DTIは,大規模ランダム化比較試験にて,静脈血栓の治療および二次予防,心房細動患者の脳卒中予防について,ワルファリンと同程度の効果が実証されている.イギリスではこの両方の適応について認可がなされている.ダビガトランのこういった適応における大きな利点は,薬物濃度モニタリングを必要としないことである.ダビガトランは,中和剤のあるはじめての直接作用型経口抗凝固薬である.その中和剤はイダルシズマブといい,ダビガトランの抗凝固作用を数分のうちに消失させるモノクローナル抗体である.

アルガトロバンは,静脈内投与するDTIであり,ヘパリン起因性血小板減少症 heparin-induced thrombocytopenia(HIT)の発症後でヘパリンが使えないときの有効な代替手段となるDTIである.イギリスでは,この適応に対して認可が与えられている.ビバリルジンは,もともと医用ヒル *Hirudo medicinalis* から得られたヒルジンの誘導体であり,急性冠症候群の治療に有効であることが示されているもう1つの非経口DTIである.これも,HITのある急性冠症候群患者にとってヘパリンの代替薬となる.

トロンビンがこのような中心的な役割をもつことが,トロンビン生成試験の改良や同試験の出血や血栓症の臨床病理への応用のため,集中的な研究が現在行われてい

る根拠にもなっている.

凝固因子阻害薬は過度なトロンビン生成や血栓症を防ぐのに不可欠である

　天然の凝固阻害剤として3つの系が同定されている（図41.4，表41.3）.

- アンチトロンビン antithrombin は，肝臓で合成されるタンパク質である．その活性は，抗血栓薬であるヘパリン（未分画および低分子ヘパリン）や血管内皮細胞表面に存在するヘパリン様の内在性グリコサミノグリカン glycosaminoglycan（GAG）により増強される．ア

ンチトロンビンは，トロンビンだけでなく第Ⅸa因子と第Ⅹa因子も不活性化する（図41.3）．このため，先天性アンチトロンビン欠損症では静脈血栓塞栓症のリスクが著しく高まる.

- ヘパリンは，アンチトロンビンの活性を増強することによって抗凝固作用を発揮するため，間接型第Ⅹa因子阻害薬と呼ばれる．ヘパリンは，エノキサパリンやダルテパリンのような低分子ヘパリン low-molecular-weight heparin（LMWH）のかたちで，急性静脈血栓症の治療と予防の両方に使用される．もっと長期にわたる抗凝固療法には，通常ワルファリンのような経口抗

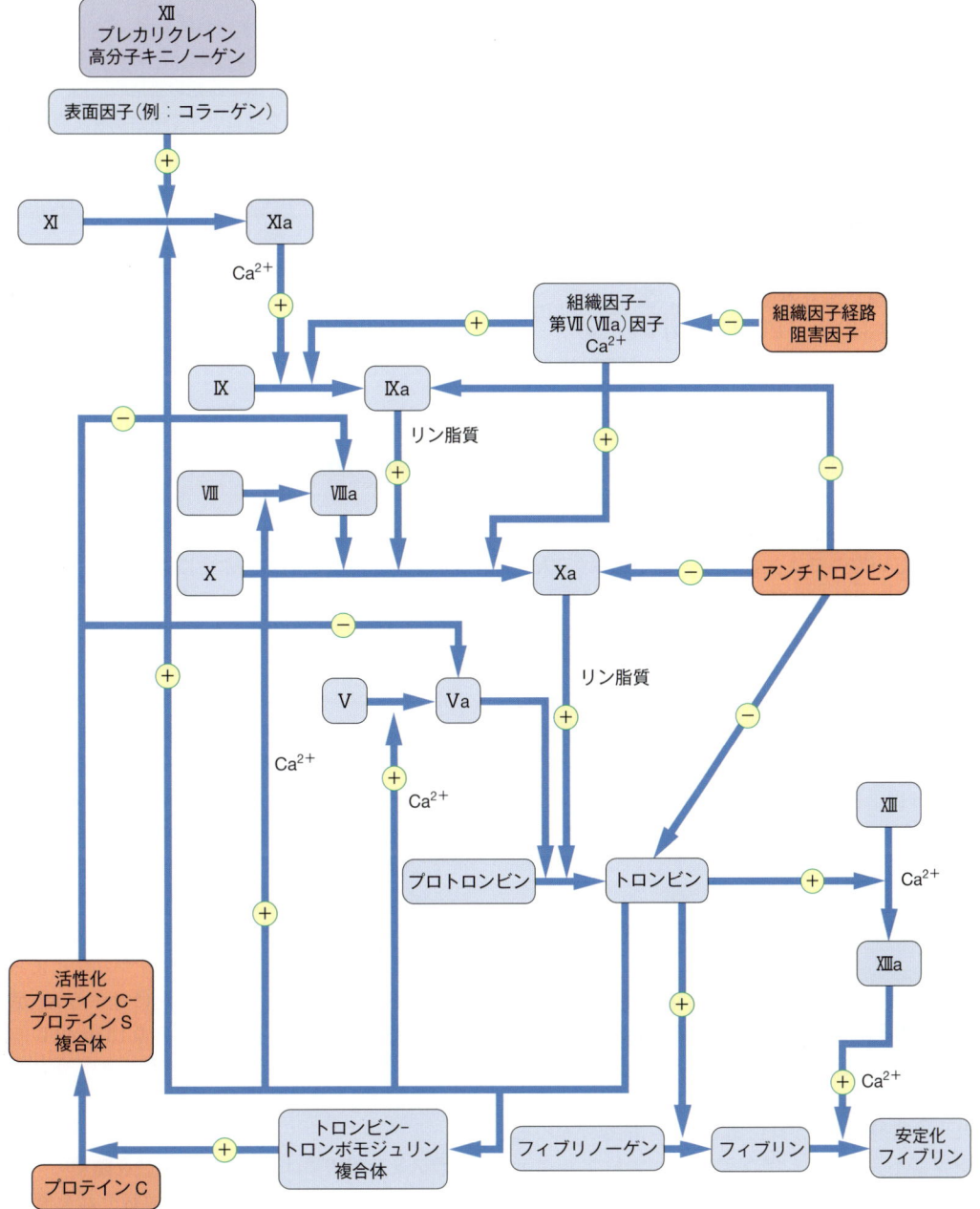

図 41.4　血液凝固阻害剤の作用点　詳細については本文参照のこと.

表 41.3　凝固阻害因子の性状

阻害薬（別名）	分子量	血漿濃度 (mg/dL)
アンチトロンビン（アンチトロンビンⅢ）	65,000	18 〜 30
プロテイン C	56,000	0.4
プロテイン S	69,000	2.5
組織因子経路阻害因子（TFPI）	32,000	0.1

臨床症例
足の痛みとむくみがある 40 歳男性：アンチトロンビン欠損症

　40 歳の男性が，最近大きな外科手術を受けてから 10 日後におきた左足の急性疼痛とむくみのため，地元病院の救急室から転院してきた．下肢の超音波画像診断により，左大腿静脈に血栓による閉塞が確認できた．

解説
　患者は，標準用量の低分子ヘパリンによる抗凝固療法を処方された．彼は，幼少期の足の血栓について強い家族歴があることを自ら話した．ワルファリンと LMWH で治療を開始したが，後者は INR が 2 を超えたときに中断した．彼は長期の管理のため，抗凝固療法・栓友病の専門クリニックで引き続き治療を受けることになった．

凝固薬を代わりに使用する．LMWH は急性動脈血栓症の管理にも役立つ（例えば，急性冠症候群に対するフォンダパリヌクス）．

●**プロテイン C** protein C およびその補因子である**プロテイン S** protein S は，ビタミン K 依存性タンパク質であり，肝臓で合成される．トロンビンが生成すると血管内皮細胞表面のトロンボモジュリン（分子量 74 kDa）に結合する．このトロンビン−トロンボモジュリン複合体によりプロテイン C が活性化されると，補因子であるプロテイン S との複合体を形成する．この複合体は選択的に第 Va 因子と第Ⅷa 因子をタンパク質限定分解により不活性化する（図 41.3）．このため，この経路はトロンビン生成に対する負のフィードバックになっている．プロテイン C あるいはプロテイン S の先天的欠損により，静脈血栓塞栓症のリスクが高まることになる．静脈血栓塞栓症の高リスク化のさらなる原因として，活性化プロテイン C による不活性化に対して抵抗性をもつような**凝固第 V 因子の変異**〔第 V 因子 Leiden（ライデン）変異〕である．この変異は珍しいものではなく，西洋諸国における人口のおよそ 5％にみられ，アンチトロンビンあるいはプロテイン S，プロテイン C の欠損に比べて，静脈血栓塞栓症のリスク増加はずっと少ない．

●**組織因子経路阻害因子** tissue factor pathway inhibitor (TFPI) は，内皮と肝臓で合成されるタンパク質であり，リポプロテインに結合して循環する．これは組織因子−第Ⅶa 因子複合体を阻害する（図 41.3）．しかし，TFPI 欠損では血栓症のリスクが高まることはないようである．

直接第 Xa 因子阻害薬は静脈血栓症の予防や治療に使用される

　リバーロキサバン，アピキサバン，エドキサバンといった**直接第 Xa 因子阻害薬** direct Xa inhibitors は，静脈血栓症の治療や予防，心房細動患者の脳卒中予防に対して，ワルファリンの効果的な代替薬となることが示されている．これらの薬剤すべてが経口薬であり，抗凝固能のモニタリングが不要である．アンデキサネット アルファは，酵素活性を欠失させた第 Xa 因子の組換え改変体であり，（内因性第 Xa 因子と）拮抗的に直接第 Xa 因子阻

害薬と結合する．命にかかわるような，あるいは手の施しようのない出血の既往がある患者において，アピキサバンやリバーロキサバンの効果を無効化することを目的として，イギリスでは認可がなされている．

線維素溶解

線溶系はプラスミンによる線維素溶解を通してフィブリンの過剰生成を制限するようにはたらく

　血液凝固系はフィブリンの生成にはたらき，線溶系は（血管内および血管外の両方で）プラスミンが介在する線維素溶解を通してフィブリンの過剰生成を抑えるようにはたらく．循環しているプラスミノーゲンは，リシン結合部位を介してフィブリンに結合し，プラスミノーゲン活性化因子によって活性なプラスミンに変換される．**組織プラスミノーゲン活性化因子** tissue-type plasminogen activator (tPA) は血管内皮細胞が合成する．正常では低い基礎レベル（5 ng/mL）で血漿中を循環しているが，静脈閉塞や運動，アドレナリンなどの刺激があると細胞から血漿へ放出される．プラスミノーゲンとともに強くフィブリンに結合し，フィブリンによって活性が刺激される（プラスミノーゲンに対する K_m がフィブリンの存在により 65 μmol/L から 0.15 μmol/L に低下する）．そのため，プラスミン活性はフィブリン沈着物に限局することになる．

プラスミン阻害薬は過度の線溶活性を防ぐ

　血漿中の過剰な tPA 活性は，通常それを凌駕するレベルの主要阻害分子，**プラスミノーゲン活性化因子阻害**

臨床検査
深部静脈血栓症の疑いを診断する際のフィブリン D-ダイマーの測定

フィブリン D-ダイマー fibrin D-dimer（架橋フィブリンの分解産物で，フィブリン代謝回転のマーカー）は，正常で 250 µg/L 未満の濃度で血液中に存在する．**下肢の深部静脈血栓症 deep vein thrombosis（DVT）of the leg** では，足の静脈内に架橋フィブリンの大きな塊が沈着すると，体の線溶系により部分的に分解され，フィブリンの代謝回転が亢進することになり，血中の D-ダイマー濃度が増加する．多くの患者が，足の腫れや疼痛を訴えて救急外来を受診し，DVT の可能性が高い．

血中 D-ダイマーの迅速な免疫学的測定は救急部でも行うことができ，今では広く臨床診断の補助として用いられている．臨床的に DVT が疑われる患者のおよそ 1/3 は D-ダイマーが正常レベルであり，低い臨床確率スコアと組み合わせると，たいていはその診断が除外され，そのような患者はそれ以上の検査や治療の必要性もなく早期に退院することができる．D-ダイマーが上昇している患者では，ヘパリン療法を開始し，DVT の存在やその程度を確認するために足の画像診断（通常は超音波による）を行う．

臨床症例
急性冠症候群における抗血栓療法

血栓による冠動脈の閉塞により，心電図上の変化や生化学的変化を含めた急性冠症候群の特徴があらわれる．**心筋梗塞 myocardial infarction** とは，冠動脈により賄われている心筋の一部が不可逆的に死に至ることをいう．心筋梗塞を含む急性冠症候群では，患者は例のごとく重篤な胸痛 severe chest pain を経験する．

急性心筋梗塞や他の急性冠症候群では，増大中にある冠動脈血栓の血小板やフィブリン成分を抑制するため，通常アスピリンとヘパリンが投与される．クロピドグレルあるいは ADP 受容体拮抗薬，GP Ⅱb-Ⅲa 阻害薬，あるいはそれらの併用がさらに必要な患者もいる．

従来，進展しつつある急性心筋梗塞の患者は，プラスミノーゲン活性化因子製剤の静脈内投与による**血栓溶解療法 thrombolytic treatment** で治療されてきた．ただちに血栓溶解を行うことにより冠動脈血栓を溶解させ，梗塞の範囲を減少させることで死亡や心不全を含む合併症のリスクを減らすことになる．しかし，近年では，直接的な血栓の除去〔**経皮的冠動脈インターベンション percutaneous coronary intervention（PCI）**〕が，全身的な血栓溶解に比べて良好な結果を与え，さらに，例えば脳出血といった出血リスクも高めないため，血栓溶解療法の代わりに行われるようになった．PCI を受けている患者には，加えて GP Ⅱb-Ⅲa 阻害薬も投与すべきである．

因子 1 plasminogen activator inhibitor 1（PAI-1）によって抑えられている．これは血管内皮細胞と肝細胞の両方で合成される．**ウロキナーゼ型プラスミノーゲン活性化因子 urokinase-type plasminogen activator（uPA）**は，活性な一本鎖前駆体 single-chain urokinase-type pasminogen activator（scuPA，プロウロキナーゼ）と，より活性な二本鎖型 two-chain urokinase-type plasminogen activator（tcuPA，ウロキナーゼ）の両方のかたちで血漿中を循環している．scuPA の活性化因子の 1 つは，表面によって活性化された凝固第Ⅻ因子であり，そのため，これが凝固系と線溶系を結びつけていることになる．線溶系の主要成分を**表 41.4** に列挙し，**図 41.5** で図解している．プラスミンの過剰生成は，通常，次のようなしくみで防がれている．

- プラスミノーゲンの 50% がヒスチジンリッチ糖タンパク質 histidine-rich glycoprotein（HRG）に結合することで活性化が抑えられており，
- 遊離状態のプラスミンはその主要阻害因子である α₂-

表 41.4　線溶系の成分

成分（別名）	分子量（Da）	血漿濃度（mg/dL）
プラスミノーゲン	92,000	0.2
組織プラスミノーゲン活性化因子（tPA）	65,000	5（基礎値）
ウロキナーゼ型プラスミノーゲン活性化因子 1（uPA）	51,600	20
プラスミノーゲン活性化因子阻害因子 1（PAI-1）	48,000	200
アンチプラスミン（α₂-アンチプラスミン）	70,000	700

アンチプラスミンによって迅速に不活性化される．

PAI-1 と α₂-アンチプラスミンの生理的重要性は，まれなこれらの先天的欠損症で強い出血傾向がみられることで例証されている（**表 41.1**）．すなわち，これらの欠損が原因となって生じる過剰な血漿プラスミン活性が，止血栓を溶解してしまう効果をもつ．

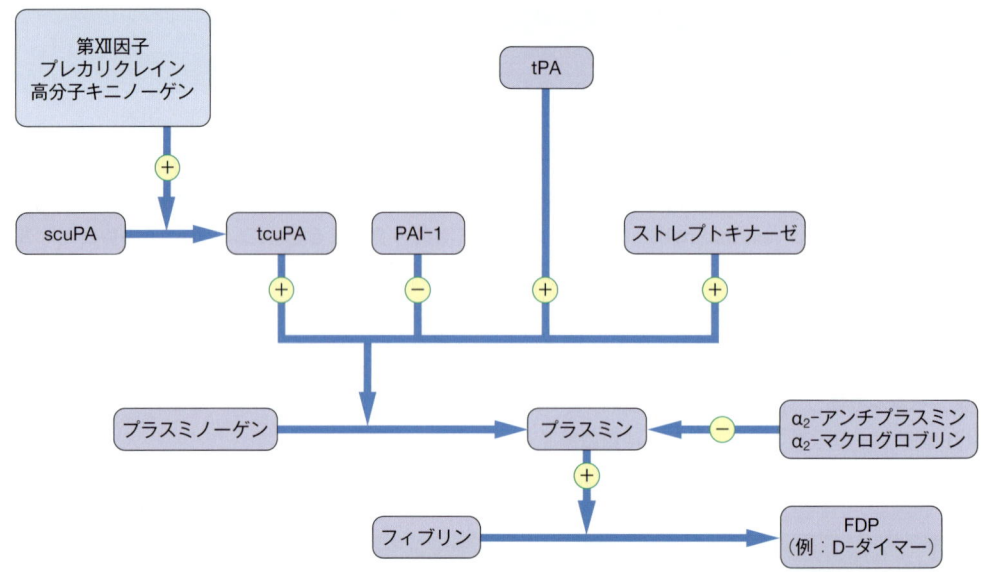

図41.5　線維素溶解系(線溶系)

プラスミノーゲンは tcuPA(ウロキナーゼ), tPA あるいはストレプトキナーゼによってプラスミンへと活性化される. tcuPA と tPA はプラスミノーゲン活性化因子阻害因子1(PAI-1)によって阻害される. プラスミンは α2-アンチプラスミンおよび α2-マクログロブリンによって阻害される. プラスミンはフィブリンを分解してフィブリン分解産物(FDP)にする. scuPA:一本鎖プラスミノーゲン活性化因子(プロウロキナーゼ), tcuPA:二本鎖ウロキナーゼ型プラスミノーゲン活性化因子(ウロキナーゼ), tPA:組織型プラスミノーゲン活性化因子(Dominiczak MH. *Medical Biochemistry Flash Cards.* Elsevier, 2012 から転載).

まとめ

- 止血は失血から体を守る多数のプロセスからなる.
- 血管壁の損傷により, 血液血小板(活性化, 接着, 凝集)と内因系, 外因系, 最終共通経路に分類できる凝固因子カスケードがかかわる複雑な現象が始動する.
- 凝固因子カスケードの3つの系が正常に機能しているか否かは簡便な臨床検査で調べることができる. トロンビン生成試験やトロンボエラストグラフィーのような包括的凝固検査は, 個々の患者における血液凝固の特性を評価するのにより効果的である.
- 凝固カスケードにかかわる凝固因子の欠損や血小板機能の異常によって出血性疾患が引きおこされる.
- 最終的には, 血栓は線溶系によってなくなる. 線維素溶解の作用で血栓形成は妨げられるため, 通常, 止血と血栓形成は過不足なくうまく釣り合っている.
- アスピリンとヘパリンは, 急性心筋梗塞やその他の急性冠症候群の患者に使われる.
- アスピリン(あるいは他の抗血小板薬)は, 心筋梗塞や脳卒中の再発防止にも使われる.
- 抗凝固薬(例えばヘパリン, アピキサバン, リバーロキサバン)は急性静脈血栓症あるいは塞栓症の治療に用いられる.
- 抗凝固薬(例えば, ワルファリン, ダビガトラン, リバーロキサバン)は, 心臓(心房細動, 人工弁)に起因する血栓塞栓症の予防のため長期にわたって使用される.

✎ アクティブラーニング

(1) 多数部位からの過剰出血を呈する患者があらわれたとき, 止血障害の原因として何が考えられるか同定するのに, どのような臨床検査を用いることができるか.

(2) おそらく急性深部静脈血栓症(DVT)によるであろう, 疼痛のあるむくんだ足の患者がいるとき, 次の場合どのような臨床検査が医師の助けとなるか.
  - この診断を確定する, あるいは除外する.
  - 診断確定後, 抗凝固療法をモニターするにはどうすればよいか.

(3) (心筋梗塞に進展しつつある)急性冠動脈血栓症の患者がいるとすると, 合併症リスク低減のためにどのような抗血栓薬の使用を緊急に考えるべきか.

参考文献

Kearon C, et al. Antithrombotic therapy for VTE disease 2016. *Chest.* 2016;149:315–352.

Key NS, Marris M, O'Shaugnessy D, eds. *Practical hemostasis and thrombosis.* 3rd ed. Oxford: Wiley; 2017.

Holbrook A, Schulman S, Witt DM, Vandvik PO, Fish J, Kovacs MJ, et al. Evidence-based management of anticoagulant therapy: Antithrombotic therapy and prevention of thrombosis (9th ed.). American College of Chest Physicians Evidence-Based Clinical

Practice Guidelines. *Chest.* 2012;141(Suppl. 2):e152S–e184S.

State of the art *Journal of Thrombosis and Haemostasis.* 2015; 13(Suppl.s1):1–369.

Wright IS. The nomenclature of blood clotting factors. *Canadian Medical Association Journal.* 1962;86:373–374.

関連ウェブサイト

BSH Guidelines - Haemostasis and Thrombosis: https://b-s-h.org.uk/guidelines/?category=Haemostasis+and+Thrombosis&fromdate=&todate= Accessed August 2021

International Society on Thrombosis and Haemostasis: http://www.isth.org Accessed August 2021

Practical-Haemostasis.com - A Practical Guide to Laboratory Haemostasis: http://www.practical-haemostasis.com/ Accessed August 2021

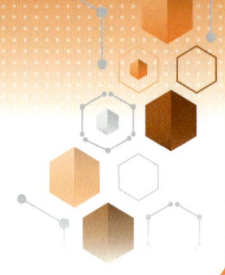

第42章 酸化ストレスと炎症

John W. Baynes

本章で学ぶこと

本章の到達目標

- 主要な活性酸素種(ROS)とそれらの細胞での産生機構を説明できる.
- 活性酸素がさまざまな生体分子に与える影響について，脂質，タンパク質，核酸などに対する酸化損傷の典型的なバイオマーカーを含めて説明できる.
- 主要な抗酸化酵素，ビタミン類ならびに活性酸素種の生成と損傷に対する保護作用をもたらす生体分子を説明できる.
- 生物機能の調節ならびに免疫学的防御における活性酸素の役割を説明できる.
- 慢性炎症性疾患の進展における活性酸素種の役割を説明できる.
- 親電子物質や活性酸素種に対する防御における抗酸化応答配列のはたらきを説明できる.

はじめに

通常体温下では酸素は穏やかな酸化剤である

酸素(O_2)は好気生物の生命活動に不可欠である. 酸素は高温における燃焼反応ではきわめて反応性が高いものの，通常の体温下では比較的化学的に不活性であり，酸化反応には高い活性化エネルギーを要する. これはわれわれにとって幸いなことであり，そうでなければ自然に発火してしまう. われわれが消費する酸素の90％以上は酸化的リン酸化に使われる. 水酸化(ヒドロキシ化)や酸素化などの酵素反応で使われる酸素はそれ以外の10％ほどであり，残りの1％以下はスーパーオキシド($O_2^{\cdot-}$)やヒドロキシルラジカル hydroxyl radical($OH^{\cdot}$)のような酸素の活性化状態であるいわゆる**活性酸素種 reactive oxygen species(ROS)**へと変換される. ROS は代謝で重要なはたらきをしている. 例えば，ある酵素は過酸化水素(H_2O_2)を基質として利用している. ROS はまた，代謝の制御や感染に対する免疫学的な防御機構としても重要である. しかしながら，ROS は組織の生体分子に対する慢性的な損傷を与える原因でもある. 酸素をエネルギー代謝の基質として用いることのリスクの1つは，ROS によってわれわれがダメージを受けることである. そのため，われわれは ROS から身を護るためにさまざまな抗酸化防御機構をもっている.

本章では，ROS の生化学，生成機構と解毒，さらにヒトの健康と病気における ROS のはたらきについて述べる.

酸素の不活性性

多くの教科書で酸素は酸素原子間で二重結合をもつ二原子分子として描かれている. これは電子ドット構造と化学結合を形成する電子対の観点からとても魅力的な表記であるものの，正しくはない. 実際，体温下で O_2 は2つの不対電子をもつビラジカルである(**図42.1**). これら電子は平行なスピンをもち，ペアをつくっていない. 多くの有機物の酸化反応，例えばアルカンからアルコールへの酸化やアルデヒドから酸への酸化などは二電子酸化反応であり，O_2 は一般的にこれらの反応に対してそれほど反応性が高くない. 事実，水素のような強力な還元剤が存在していても酸素はきわめて安定である. 十分に加熱されたとき，すなわち活性化エネルギーが与えられたとき，不対電子の1つが反転して電子対をつくり，その後，燃焼反応が進む. 一度始まってしまえば，内燃エンジンにみられるように燃焼は反応を推し進めるのに十分な熱を与え，時には爆発的に反応が進む.

酸素は，金属酵素の活性部位にある鉄や銅などの遷移金属イオンによって活性化される

代謝反応は，酸素が活性化されるために必要な温度よりもはるかに低い体温下で行われる. 酸素がかかわる生物学的な酸化還元反応では，酸素が鉄や銅などの酸化還元活性のある金属イオンによって活性化される. これらの金属も不対電子をもっており，活性化状態の金属-酸素複合体を形成する. 生体内で O_2 を利用するすべての酵素は金属酵素であり，実際，酸素輸送タンパク質であるヘモグロビンやミオグロビンはヘムとして鉄を含有している(**第5章**). これらの金属イオンは一電子を酸素に渡して O_2 を活性化して代謝に用いている. このように鉄や銅，また時によってはマンガンや他のイオンは酸素を活性化するため，遊離の状態では，生体内で μmol/L

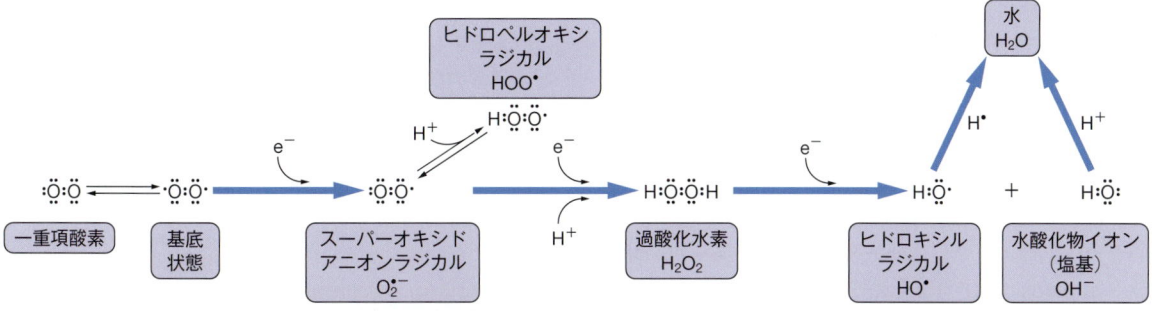

図42.1　酸素と活性酸素種の構造

通常の酸素分子（基底状態で，三重項酸素とも呼ぶ）の左側に一重項酸素を示す．この構造は一重項酸素として知られており，非常に高温かあるいは光照射があったときに限り存在する．通常，体温下では2つのラジカル性電子をもつ基底状態の酸素として存在する．ROS は酸素が部分的に還元された反応性の高い分子形態である．最初の還元産物はアニオンラジカルのスーパーオキシド（O_2^-）であり，弱酸のヒドロペルオキシラジカル（$pK_a \sim 4.5$）との平衡状態にある．スーパーオキシドが還元されるとヒドロペルオキシド（O_2^{2-}）が H_2O_2 として生成する．H_2O_2 が還元されると不均一に開裂し，ヒドロキシルラジカル（$OH^{\bullet}$）と水酸化物イオン（OH^-）を生じる．酸素が完全に還元された最終産物は水である．酸素の状態についての詳細は無機化学の教科書などを参照のこと．

臨床症例
鉄の過剰摂取は糖尿病や心筋症のリスクを増加させる

遺伝性のヘモクロマトーシスやサラセミア，鎌状赤血球病など血液疾患をもっている患者や頻繁に輸血を受けている患者では，徐々に鉄過剰 iron overload となり，心筋症や糖尿病発症のリスクが増加する．心筋細胞や膵 β 細胞はミトコンドリアが豊富である．鉄過剰による二次的な病気の発症には，そのような細胞において，鉄が介在するミトコンドリアからの ROS 産生の増加が関与すると考えられている．ミトコンドリアゲノムに変異がおこると，ミトコンドリアの機能不全が進行し，心筋細胞や膵 β 細胞が傷害される．

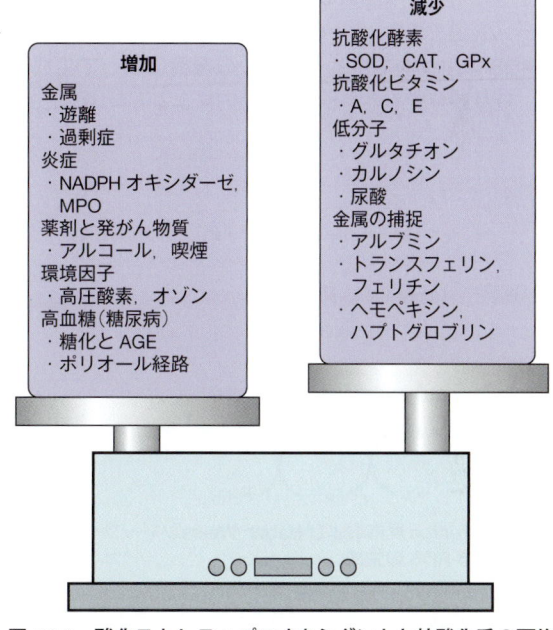

図42.2　酸化ストレス：プロオキシダントと抗酸化系の不均衡

本章に記載のように，非常にたくさんの原因が酸化ストレスの増強や抑制に寄与している．CAT：カタラーゼ，GPx：グルタチオンペルオキシダーゼ，MPO：ミエロペルオキシダーゼ，SOD：スーパーオキシドジスムターゼ．

以下の非常に低濃度に保たれている．通常，これらの金属イオンは貯蔵タンパク質や輸送タンパク質にしっかりと結合して隔離されており，酵素の活性部位で局所的に活性化され，特異的な基質に対してのみ酸化がおこるようになっている．酸化還元活性のある金属イオンは遊離の状態では生体に対してとても危険である．すなわち，それらの金属は O_2 を活性化し，そして生成した ROS が生体分子の酸化損傷を引きおこすためである．タンパク質に対する損傷はしばしば金属が結合した部位に特異的におこるが，このことは金属-酸素複合体が ROS を介した生体の損傷にかかわっていることを示している．

活性酸素種と酸化ストレス

ROS は反応性が高く，酸素が強力な酸化力をもった状態のものである

酸化ストレスとは，ROS の生成がそれに対する防御

力を上回った状態と定義され，生体分子に対する酸化損傷の増加をもたらす（**図42.2**）．酸化ストレスは炎症病態に特徴的な性質の1つであり，刺激に対して免疫担当細胞が ROS を生成する．酸化ストレスは，例えば関節炎を起こしている関節や動脈硬化の血管壁，梗塞後の心筋組織，低酸素状態の肺，放射線治療を行っているがん組織など限局性のものや，あるいは全身性エリテマトーデス（SLE）や糖尿病のように全身性におこるものもある．

H_2O_2 は，μmol/L あるいはそれ以下の濃度ではあるが，

血中や組織中に最も高濃度で存在している ROS である. H_2O_2 は比較的安定であり, 研究室や病院のキャビネットで数年にわたって保存できる. 一方, H_2O_2 は酸化還元活性のある金属イオンが存在すると速やかに分解する. ヒドロキシルラジカル($OH^{\bullet}$)は最も反応性が高く損傷性の分子種である. その半減期はナノ秒と短時間であり, 標的となる生体分子との衝突が反応性を決定する, いわゆる拡散律速で生体分子と反応する. スーパーオキシド superoxide($O_2^{\bullet-}$)はその安定性において中程度であり, 酸化剤あるいは還元剤として挙動し, それぞれ H_2O_2 あるいは O_2 へと変換される. 生理的な pH では, スーパーオキシドがプロトン化したヒドロペルオキシラジカル hydroperoxyl radical($HOO^{\bullet}$, $pK_a < 4.5$)(図 42.1 参照)は全 $O_2^{\bullet-}$ のごくわずか(約 0.1%)を占めるにすぎないが, このラジカルは反応性において $O_2^{\bullet-}$ と $OH^{\bullet}$ の中間体である. $HOO^{\bullet}$ と H_2O_2 はいずれも低分子であり, 電荷をもたない分子であることから拡散によって細胞膜を容易に透過できる.

　ROS は生体内で主として 3 つの機構によって生成する. 遊離の金属イオンと酸素の反応によるもの(図42.3),

A　Fenton 反応

$$Fe^{2+} + H_2O_2 \longrightarrow Fe^{3+} + OH^{\bullet} + OH^{-}$$

B　Haber-Weiss 反応

$$O_2^{\bullet-} + H_2O_2 \longrightarrow O_2 + OH^{\bullet} + OH^{-}$$

C　金属触媒性 Haber-Weiss 反応

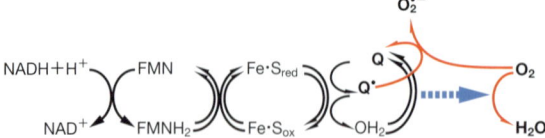

図42.3　Fenton 反応および Haber-Weiss(ハーバー-ワイス)反応による ROS の生成

(A)Fenton は Fe^{2+} と H_2O_2 の溶液が酸化力(漂白力)に富むことをはじめて記した. この反応は強力な酸化剤である $OH^{\bullet}$ を発生させる. Cu^{+} は同じ反応を触媒する. (B)Haber-Weiss 反応は $O_2^{\bullet-}$ と H_2O_2 の反応からの $OH^{\bullet}$ 生成を指す. (C)生理的な条件では, Haber-Weiss 反応は酸化還元活性のある金属イオンによって触媒される.

図42.4　ミトコンドリアによるスーパーオキシドの生成

ミトコンドリアは最も活発に酸化的代謝がおこっている細胞小器官であり, 真核細胞における主要な ROS の産生源であると考えられている. NADH が複合体Ⅰで酸化された後, あるいは $FADH_2$ が複合体Ⅱで酸化された後, 電子伝達鎖が一電子酸化還元反応を触媒する. キノン(Q)からヒドロキノン(QH_2)への還元の中間体として生成するセミキノンラジカル(第8章)は, 酸素による酸化に感受性であり, 細胞におけるスーパーオキシドラジカルの主要な産生源であると考えられている.

ミトコンドリアの電子伝達系の副反応(図 42.4), あるいはペルオキシソームの脂肪酸酸化酵素による H_2O_2 生成など, 通常の酵素反応によるもの(第11章)がそれである. 二次的な ROS はまた酵素反応から生じる. 例えば好中球のミエロペルオキシダーゼ myeloperoxidase(MPO)は H_2O_2 と Cl^{-} との反応を触媒し, 他の ROS である次亜塩素酸(HOCl)を生成する.

活性窒素種(RNS)とニトロソ化ストレス

ペルオキシナイトライトは強力な酸化力をもつ活性窒素種である

　一酸化窒素合成酵素 nitric oxide synthase(NOS)は, アミノ酸である L-アルギニンからフリーラジカルである一酸化窒素($NO^{\bullet}$)の生成を触媒する. NOS には 3 つのアイソフォームがあり, 神経組織の nNOS は神経伝達物

臨床症例
虚血再灌流障害：心筋梗塞患者

　重症の心筋梗塞患者は, 血栓溶解酵素である組織プラスミノーゲン活性化因子の治療を受ける. 入院して数日のうちに, 患者は動悸や不規則な心拍の高まり, 脱力感やめまいを感じるようになる. そのような患者には, 抗不整脈薬で治療を行う.

解説
　血流が制限された状態を意味する虚血は, 組織の酸素や栄養が欠乏した状態である. 心筋梗塞をおこしている心臓は, 低酸素や虚血そのものによる障害に加えて, その組織が再酸素化したときにも障害を受ける. 同様の障害は, 臓器移植や心血管手術の際にもおこる. このような再灌流障害で ROS は主要なはたらきをしていると考えられている. 酸素が欠乏した細胞では, ATP 合成に嫌気的な解糖系と貯蔵グリコーゲンに頼らざるをえない. その結果, NADH と乳酸が蓄積し, ミトコンドリアの電子伝達系のすべての構成成分が, 電子を渡す酸素がないために電子によって飽和される(還元された状態). ミトコンドリア膜ポテンシャルは増加(過分極)し, 酸素が再度供給されると, 急激な酸化的代謝がおこり, 抗酸化防御を上回る非常にたくさんの ROS が発生する. ROS は細胞からあふれ出て, 膜脂質や DNA, さらにはそれ以外の細胞成分を損傷し, 最終的に細胞死であるネクローシスを引きおこす. 抗酸化剤の補充が心筋梗塞後の回復期や脳卒中, 臓器移植前の臓器保護にどのような効果があるか検討されている.

質として機能する NO$^{\bullet}$ を生成し，iNOS は免疫系に存在して免疫応答の調節にかかわる．また血管内皮細胞のeNOS は**血管内皮由来弛緩因子** endothelium-derived relaxing factor（EDRF）として知られる NO$^{\bullet}$ を生成し，血管圧の制御を担っている．

　炎症の場における副反応で，NO$^{\bullet}$ は O$_2^{\bullet-}$ と反応して強力な酸化剤である**活性窒素種** reactive nitrogen species（RNS）の一種，ペルオキシナイトライト（ONOOH，pK_a≈6.6）になる．ROS が酸化ストレスをもたらすように，RNS は生体分子と反応してニトロソ化ストレスをもたらす．ONOOH は OH$^{\bullet}$ のように強力な酸化活性をもつが，その生物学的な半減期はより長い．ペルオキシナイトライトはまた，強力なニトロ化剤であり，タンパク質にニトロチロシンを生じさせたり，リン脂質膜や DNA 中のヌクレオチドのニトロ化を生じさせたりする．NO$^{\bullet}$ と O$_2^{\bullet-}$ が同時に生成すると，それに伴って ONOOH が増加するとともに NO$^{\bullet}$ が減少する．その結果，血管弛緩が制限されるとともに，血管病変をもたらすような虚血再灌流時に血管壁における低酸素と酸化ストレスを増悪させる．ONOOH の一部はその構造が均等に開裂して2つのより強力な反応種である OH$^{\bullet}$ と NO$_2^{\bullet}$ へと分解する．NO$_2^{\bullet}$ は好酸球ペルオキシダーゼやミエロペルオキシダーゼが触媒する H$_2$O$_2$ による亜硝酸イオン（NO$_2^-$）の酸化によっても生じる．

酸素ラジカル損傷の特徴

ヒドロキシルラジカルは最も反応性が高い損傷性の ROS である

　ROS と生体分子との反応では，いわゆる酸化ストレスのバイオマーカーと呼ばれる特徴的な産物が生成する．このような反応産物は ROS と生体分子が直接反応して生じる場合や，酸化された産物が他の生体分子と反応する二次反応から生じる．ヒドロキルシラジカルは生体分子に対して主として水素引き抜き反応と付加反応を起こす．フリーラジカルによる損傷が最もおこりやすい部位の1つは，容易に酸化される**多価不飽和脂肪酸** polyunsaturated fatty acid（PUFA）が豊富にある細胞膜である．形質膜に過酸化損傷がおこると，膜の強度や機能が影響を受け，細胞がもっているイオン勾配やリン脂質の非対称性を保つ能力が損なわれる．図42.5に示すように，OH$^{\bullet}$ によって PUFA から水素が引き抜かれると，それが起点となって脂質過酸化反応が連鎖的におこり，その二次酸化反応から脂質過酸化物や脂質ペルオキシラジカルが生じる．脂質過酸化物は分解して活性カルボニル化合物である**マロンジアルデヒド** malondialdehyde（MDA）や**ヒドロキシノネナール** hydroxynonenal（HNE）を生じる．MDA や HNE はタンパク質と反応して，付加体を形成したり架橋反応といったいわゆる**脂質過酸化終末産物** advanced lipoxidation end product（ALEs）を生じたりする（第29章）．このような MDA や HNE によるタンパク質リシン残基への付加体の増加が，動脈硬化がおこっている細胞壁や血漿中のリポプロテイン，あるいは Alzheimer（アルツハイマー）病のアミロイド斑にみら

れ，こうした病態に酸化ストレスやそれによる損傷がかかわっていることがわかる．

　ヒドロキシルラジカルはフェニルアラニンやチロシン，また核酸塩基などの芳香環に付加反応をおこし，それらのヒドロキシル体を形成したり，また架橋を引きおこしたりする（図42.6）．他のROSやRNSも，ONOOHやHOClによるニトロチロシンやクロロチロシンの生成や，H$_2$O$_2$やHOClとタンパク質中のメチオニン残基との反応によるメチオニンスルホキシドへの酸化など，それぞれのROSに特徴的な痕跡を残す（図42.6）．ALEsと同様，ニトロチロシンの増加が動脈硬化やAlzheimer病のプラークでみられる．

　ROSは糖質とも反応し，反応性のカルボニル化合物を生成する．これらカルボニル化合物はさらにタンパク質と反応して終末糖化産物 advanced glycation end

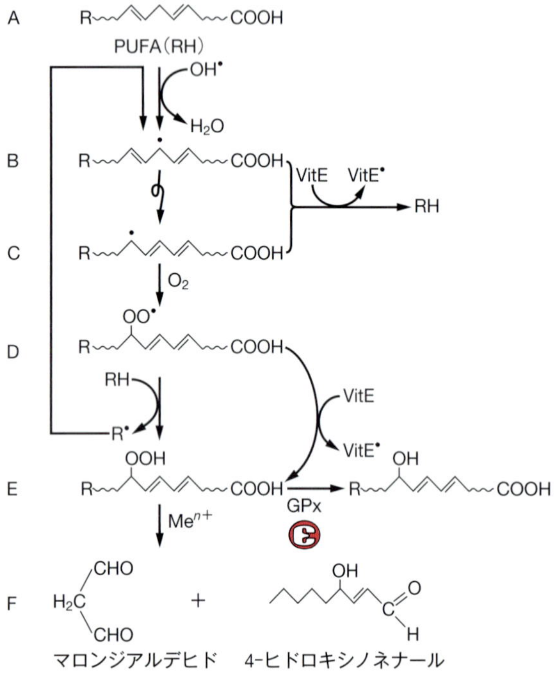

図42.5　脂質過酸化経路

OH$^•$が多価不飽和脂肪酸PUFA(**A**)を攻撃して，炭素中心の脂質ラジカルR$^•$(**B**)が生じる．生成したラジカルが再配列して共役したジエニルラジカル(**C**)となる．このラジカルは周囲の酸素と反応してヒドロペルオキシラジカル(**D**)となり，それが隣接する脂質の水素を引き抜いて脂質ペルオキシド(**E**)を生成するとともにR$^•$を再生する．これにより脂質過酸化の連鎖反応が始まる．この連鎖反応は，停止反応がおこらない限り，PUFAの供給がなくなるまで続く．ビタミンE(VitE, 後述)は，膜中の主要な連鎖停止抗酸化剤であり，共役ジエニルラジカルやヒドロペルオキシラジカルを還元したり，脂質過酸化反応の連鎖やサイクルを消去したりする．脂質過酸化物はグルタチオンペルオキシダーゼ(GPx)によっても還元され，不活性な脂質アルコールとなる．そうでなければ，マロンジアルデヒドやヒドロキシノネナール(**F**)などの"活性カルボニル分子種 reactive carbonyl species"と呼ばれる一連の化合物へと分解し，それらがタンパク質と反応して脂質過酸化最終産物を形成する．ALEは酸化ストレスのバイオマーカーである．ここでPUFAについて示した反応スキームは，リポプロテインや細胞膜中の遊離していない状態のリン脂質やコレステロールエステルでも進行する．VitE$^•$：ビタミンEラジカル．

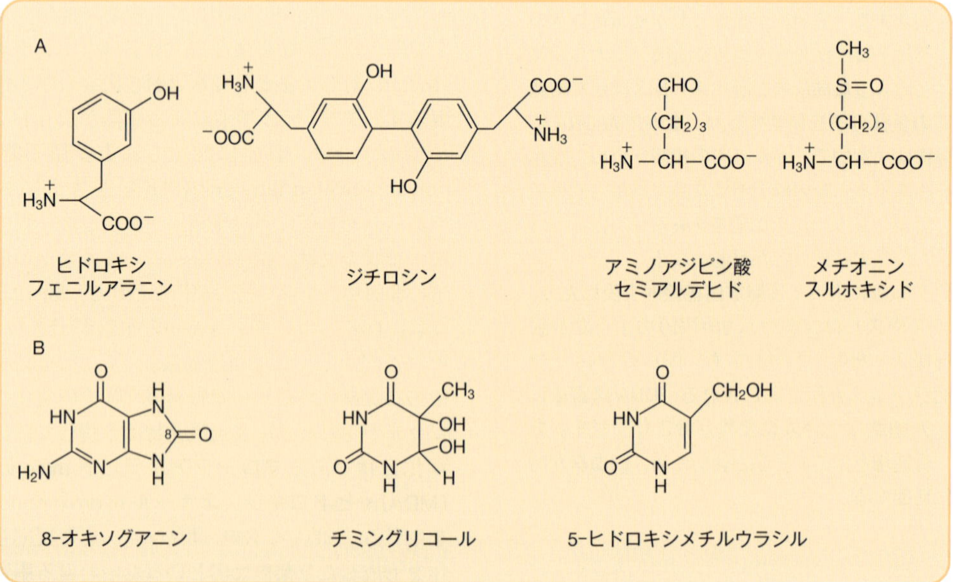

図42.6　ヒドロキシルラジカルによる生体分子の損傷産物

(**A**)アミノ酸酸化産物：フェニルアラニンから生じる o-，m-および p-チロシン（図には例として m-チロシンを表示）とジチロシン，リシンから生じるアミノアジピン酸セミアルデヒド，メチオニンスルホキシド．それら以外には，クロロチロシン(HOClから)，ニトロチロシン(ONOOHやNO$_2$$^•$から)，チロシンの水酸化によって生成するジヒドロキシフェニルアラニンや，ロイシンヒドロペルオキシドなどの疎水性アミノ酸ヒドロペルオキシドなどがある．(**B**)核酸酸化産物：8-オキソグアニン，チミングリコール，5-ヒドロキシメチルウラシル，その他．8-オキソグアニンはDNA損傷の指標として最も汎用的に測定される．

products（AGEs）と呼ばれる架橋や付加体形成などをもたらす．糖尿病患者では高血糖と酸化ストレスが亢進する結果，組織中タンパク質の AGE が増加している．AGE や ALEs によるタンパク質の化学修飾の増加が糖尿病性の血管合併症や腎症，網膜症に関連していることが示されている（**第31章**）．

抗酸化防御

ROS による損傷を受けた脂質やタンパク質の大部分は，分解されるか，あるいは再合成によって修復される．例えば，酸化されたタンパク質はプロテアソームによって分解される．酸化された DNA はいくつもの**除去修復 excision repair** 機構によって修復される（**第20章**）．しかしながら，このような修復の過程は完全ではない．コラーゲンやクリスタリンなどいくつかのタンパク質はその代謝回転が遅く，そのために損傷が蓄積して機能が損なわれる．例えば，加齢に伴うレンズタンパク質の褐色化や沈着（白内障を引きおこす），コラーゲンとエラスチンの架橋による可塑性の喪失，血管壁や腎基底膜の透過性の変化などである（**第29章**）．慢性炎症とがんの関連性は，慢性的な ROS への曝露によって致死的ではない DNA の変異の蓄積がおこっていることを示している．

酸化損傷に対する防御の最前線は酸化還元活性のある金属イオンの捕捉あるいは配位である

鉄の運搬や貯蔵を担っているトランスフェリンやフェリチンなどの金属結合タンパク質は，内因性のキレーターとして鉄や銅を捕捉し，それらを不活性型としてい

る．血漿タンパク質のハプトグロビンは溶血した血球から放出されたヘモグロビンと結合し，そのヘモグロビンを肝臓に運搬し異化作用に供する．脂溶性の鉄化合物であるヘムは脂質環境での ROS 生成を触媒するが，血漿のヘモペキシンはヘムと結合し，それを肝臓に運搬して異化作用に供する．主要な血漿タンパク質であるアルブミンは，銅と強力に結合する部位をもち，銅が触媒する酸化反応を効果的に阻害する．カルノシン（β-アラニル-L-ヒスチジン）やヒスチジン含有関連ペプチドは筋肉や脳に mmol/L 濃度で存在しており，強力な銅キレーターとして細胞内での抗酸化防御の役割を担っていると考えられている．

抗酸化酵素は活性酸素種を無毒化する

このような多彩な，また強力な金属をキレートするシステムがあるにもかかわらず，ROS は酵素的あるいは金属触媒反応による自然発生的に生体内で絶えず生成されている．このため生体内には，ROS あるいはその前駆体を解毒する一連の酵素が存在している．**スーパーオキシドジスムターゼ superoxide dismutase（SOD），カタラーゼ（CAT），グルタチオンペルオキシダーゼ（GPx）**などがそれである（**図42.7**）．SOD は $O_2^{\cdot-}$ をより毒性の低い H_2O_2 へと変換する．細胞内にはミトコンドリアに局在している MnSOD と，細胞内に広く分布している

理解を深めるために
メチオニンの歩哨としての役割

タンパク質中のメチオニン残基（Met）は H_2O_2 や HOCl，脂質ペルオキシドによってメチオニンスルホキシド（MetSO）へと酸化される．Met は通常，タンパク質の表面にあり，酵素の活性部位にあってその機能を担うことはめったにない．しかしながら，Met は"抗酸化にはたらく身代わり"となって酵素の活性部位を守っていると考えられている．例えばグルタミン合成酵素の場合，その半分の Met 残基が酸化されても，酵素活性は影響を受けない．このような Met 残基は活性部位の入り口を"ガード"するように物理的に配置されており，ROS による不活化から酵素を守っている．MetSO は**メチオニンスルホキシド還元酵素 methionine sulfoxide reductase** によって元のメチオニンに還元され，それぞれのメチオニン残基の抗酸化力が触媒的に増幅される．

臨床症例
メチオニンの酸化と肺気腫

α₁-アンチトリプシン α₁-antitrypsin（AAT）は血漿タンパク質であり，肝臓でつくられて分泌される．AAT はエラスターゼの強力な阻害剤であり，炎症に伴って分泌される好中球酵素による組織損傷から保護する作用がある．世界でおよそ 4,000 人に 1 人の割合でみられるこの酵素の欠損症は，肺気腫や進行性肺疾患，さらにはタンパク質凝集の蓄積による肝障害と関連している．AAT 欠損にみられる肺障害は，肺胞マクロファージが空気中の粒子を取り込む食作用の際に放出されるエラスターゼを阻害できないためにおこる．治療には精製した濃縮血漿や組み換えタンパク質を週ごとに静脈内投与する補充療法がある．

喫煙や粉塵への曝露（石炭，シリカ）は AAT 欠損患者の病態を悪化させるが，いずれもそれら自身が肺気腫や肺線維症のリスクである．喫煙や微細粒子は肺マクロファージを活性化し，炎症の結果としてタンパク質分解酵素の放出や ROS の生成増加を招く．生成した ROS は，AAT 中の特定のメチオニンを酸化し，このタンパク質の抗エラスターゼ活性を不可逆的に阻害する．喫煙習慣者の血漿中には，メチオニンが酸化された不活性型の AAT レベルの上昇がみられる．

CuZnSOD の 2 種類がある．また細胞外には，CuZnSOD と構造的に類似しているが糖鎖修飾されて分泌されてはたらく EC-SOD〔訳注：CuZnSOD とは異なる遺伝子にコードされている〕があり，血管壁のプロテオグリカン

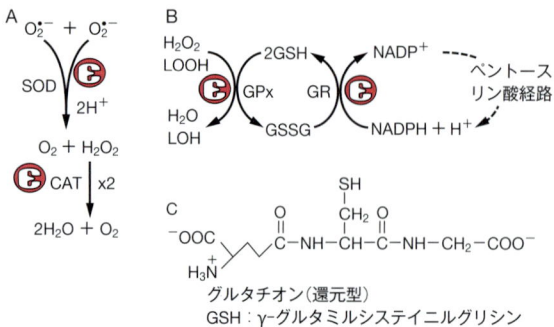

図 42.7　ROS に対する酵素による防御
(A) スーパーオキシドジスムターゼ(SOD)とカタラーゼ(CAT)は不均化酵素であり，基質選択性はきわめて高く，それぞれの基質，$O_2^{\bullet-}$ と H_2O_2 について，2 分子間の酸化および還元を触媒する．**(B)** グルタチオンペルオキシダーゼ(GPx)は H_2O_2 と脂質過酸化物(LOOH)を，GSH を補基質として用いて還元する．GSH の酸化により生じる GSSG は，ペントースリン酸経路から供給される NADPH を用いてグルタチオンレダクターゼ(GR)が再生する．**(C)** GSH の構造．

理解を深めるために
セレニウム，抗酸化微量栄養素

セレノシステインはタンパク質に含まれるまれなアミノ酸であり，ヒトのタンパク質では 25 種類のセレノシステイン含有タンパク質が知られている．セレノシステインは通常は終止コドンとしてはたらく UGA にコードされる．その翻訳はセレノシステイン挿入配列 SElenoCysteine Insertion Sequence(SECIS) と呼ばれる mRNA 中の 50 ヌクレオチドによるステムループ構造によって指示される．25 種類のセレノシステイン含有タンパク質には 5 つのグルタチオンペルオキシダーゼアイソザイム，3 つのチオレドキシン還元酵素，メチオニンスルホキシドをメチオニンに還元する 3 つの酵素の 1 つであるメチオニンスルホキシド還元酵素，それから 3 つの脱ヨード酵素(甲状腺プロホルモン活性化酵素)が含まれる．5′ 脱ヨード酵素はチロキシン(T_4)を最も活性型の甲状腺ホルモンであるトリヨードチロニン(T_3)に変換する(**第 27 章**，**図 27.5**)．セレニウムが不足すると重篤な甲状腺機能不全や酸化ストレスの亢進がおこることからも，セレニウムは生命に必須な元素であることがわかる．成人におけるセレニウム欠乏は克山病における心筋症，Kashin-Beck(カシン-ベック)病における骨関節症(軟骨破壊)，慢性疲労や甲状腺腫などの甲状腺機能低下症の発症にかかわる．

に結合して $O_2^{\bullet-}$ や ONOOH による障害から血管を保護していると考えられている．CAT は，オキシゲナーゼ(酸素添加酵素)による細胞内の主要な H_2O_2 生成場所であるペルオキシソームに局在し，そこで H_2O_2 を分解・不活性化している．

GPx はサイトゾル，ミトコンドリア，核など広く細胞内に分布している．GPx は，還元型グルタチオン(GSH)をもう 1 つの基質として用い，H_2O_2 や脂質ヒドロペルオキシドを還元して，それぞれ水と脂質アルコールを生成する．GSH は γ-グルタミル-システイニル-グリシンからなるトリペプチド(**図 42.7**)であり，細胞内には 1 〜 5 mmol/L の濃度ですべての細胞に存在している．GPx によって酸化された GSH(GSSG)は NADPH 依存性酵素であるグルタチオンレダクターゼによって再生される．ペントースリン酸経路(**第 11 章**)によって供給される NADPH によって細胞内の GSH：GSSG 比はおよそ 100：1 に保たれている．GPx はセレニウム含有酵素ファミリーの 1 つである．リン脂質ヒドロペルオキシドグルタチオンペルオキシダーゼは細胞膜やリポプロテイン中のリン脂質に生じた脂質ヒドロペルオキシドを還元する．それ以外の GPx アイソザイムは遊離脂肪酸やコレステロールエステルヒドロペルオキシドを特異的に還元する．小腸上皮細胞にはもう 1 つの GPx アイソザイムがあり，揚げ物などに含まれる食事由来のヒドロペルオキシドの解毒にはたらいていると考えられている．

ビタミン C は生物系のとても優れた抗酸化剤である

3 種の抗酸化ビタミン，ビタミン A，ビタミン C，そしてビタミン E は，金属の捕捉，抗酸化酵素に続く，酸化損傷に対する第 3 の防御として重要である．これらビタミン類，特に水溶液中におけるビタミン C(アスコルビン酸，**図 42.8**)と脂質中におけるビタミン E(α-およびγ-トコフェロール，**図 42.9**)は酸化反応の連鎖を断ち切る抗酸化剤である(**図 42.5**)．それらは還元剤としてはたらいたり，ROS と生体分子の反応から生じるラジカル種に水素原子($H^{\bullet}$)を渡してラジカルを消去したりしている．このような反応で生じるビタミン C ラジカルやビタミン E ラジカルは不対電子が共鳴によって安定化されているために化学的な反応性が低く，ラジカル損傷を増幅させることはない．また，酸化されたアスコルビン酸(デヒドロアスコルビン酸)は，デヒドロアスコルビン酸還元酵素などによって酵素的に再生される(**図 42.8**)．ビタミン C はスーパーオキシドや脂質ペルオキシラジカルを還元するが，ビタミン E の還元と再利用にも特別な役割を担うため，ビタミン C がすべて消費されるまで，脂質相中のビタミン E 濃度は一定に保たれている(**図 42.9**)．したがって，ビタミン C とビタミン E などの抗酸化剤は，協働して細胞膜や血漿リポプロテインでの脂質過酸化反応がおこらないように阻害している．ビタミン A(カロテン，**第 7 章**)は脂溶性の抗酸

化剤である．ビタミン A は視力での役割が最も知られているが，一重項酸素に対して強力な消去作用があり，日光による眼の網膜や皮膚に対する障害から保護している．

タンパク質のグルタチオン化：ROS に対する防御

多様な防御機構があるにもかかわらず，組織では常に酸化損傷がおこっていることを示す証拠がいくつかある．生理的な条件でタンパク質が酸素に触れると，タンパク質中のチオール基（スルフヒドリル基）は徐々に酸化されてそのタンパク質分子内あるいは他のタンパク質との間でジスルフィドを形成する．このジスルフィド形成は多段階で進む．はじめに，タンパク質中のチオール基が H_2O_2 や HOCl などの ROS によって**スルフェン酸**

sulfenic acid（PrSOH）へと酸化される．続いてそのスルフェン酸が GSH や他のタンパク質チオール基（PrSH）と反応して，次ページに示すように架橋されたタンパク質 PrS–SG や PrS–SPr が生じる．

以下に反応の流れを示すように，グルタチオン化やタンパク質ジスルフィドによる架橋は GSH によって元に戻る．一方，PrS–SG や PrS–SPr は酸化ストレスが強くなるにつれて蓄積する．

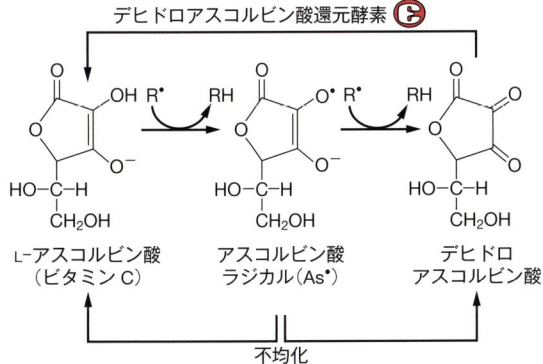

図 42.8　アスコルビン酸の抗酸化活性
ビタミン C は生理的な pH においてエノレートアニオンとして存在する．エノレートアニオンは自発的にスーパーオキシドや有機ラジカル（R•），ビタミン E ラジカルを還元し，自身はアスコルビン酸ラジカル（As•）となる．アスコルビン酸ラジカルは不均化によってアスコルビン酸とデヒドロアスコルビン酸になる．デヒドロアスコルビン酸はすべての細胞に存在する GSH 依存性の酵素であるデヒドロアスコルビン酸還元酵素によってアスコルビン酸へと再生される．GSH：還元型グルタチオン．

臨床検査
ペルオキシダーゼ活性から潜血を検出する

ミエロペルオキシダーゼ（MPO）のようなペルオキシダーゼは H_2O_2 を使って基質の酸化を触媒する酵素である．ヘモグロビンやヘムは試験管内で擬似的なペルオキシダーゼ活性を示す．便潜血に用いられるグアイアック試験 guaiac-based fecal occult blood test（FOBT）では，グアイアック酸を含む小さなカードに便検体を塗る．便に含まれるヘモグロビンがグアイアック酸のフェノール化合物をキノンへと酸化させる．陽性検体では便塗抹の周囲が青く染まる．同様のペルオキシダーゼを利用した検査は，犯行現場における血痕の検出にも用いられる．

グアイアック試験は大腸がんのスクリーニングに広く用いられている．当試験は低侵襲性であるが，S 字結腸鏡検査と比べると特異性が低い．そのため，陽性結果については，潰瘍や痔に由来する血液の混入を避けて評価しなければならない．不完全に消化された食肉に由来するヘモグロビンやミオグロビン，またある種の植物ペルオキシダーゼも偽陽性の原因となる．免疫便潜血検査はより高感度かつ便サンプル中のヒト由来ヘモグロビンに特異的な検査である．

図 42.9　ビタミン E の抗酸化活性
ビタミン E という用語は強力な脂溶性の抗酸化剤であり，膜安定化活性をもつトコフェロールとトコトリエノール異性体に関連した化合物に用いられる．トコフェロールは脂質ヒドロペルオキシドラジカルを還元し，また一重項酸素を不活性化する．α-トコフェロールはヒトの最も活性の高い型であり，食物に含まれる主要なビタミン E である．ビタミン E はクロマノール環構造に，膜へのアンカーを補助するポリイソプレノイド側鎖が結合している．イソプレンユニットはトコトリエノールでは不飽和構造となっている．α, β, γ および δ 異性体はベンゼン環上のメチル基の位置もしくは数が異なっている（図 11.3）．主要なビタミン E の市販品は α-トコフェロール酢酸塩であり，遊離酸のトコフェロールに比べて保存安定性が高い．ビタミン E が抗酸化活性を発揮したときの主要な産物はトコフェロールラジカルであり，それはアスコルビン酸によって再生される．さらに酸化が進んだトコフェロールキノンは生成するが，わずかである．

酸化　　　　　　$PrSH + ROS \rightarrow PrSOH$

グルタチオン化　$PrSOH + GSH \rightarrow PrS - SG + H_2O$

復元　　　　　　$PrS - SG + GSH \rightarrow PrSH + GSSG$

架橋化　　　　　$PrSOH + PrSH \rightarrow PrS - SPr + H_2O$

復元　　　　　　$PrS - SPr + 2GSH \rightarrow 2PrSH + GSSG$

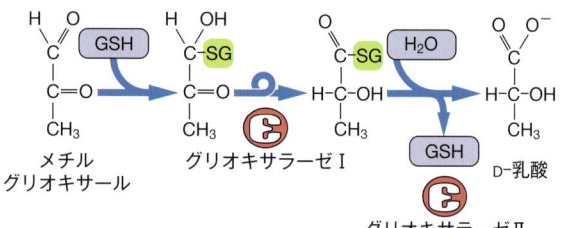

図 42.10　グリオキサラーゼシステム

グリオキサラーゼ I は GSH と MGO との間でのチオヘミアセタール付加体の形成と，そのチオエステルへの再配列を触媒する．グリオキサラーゼ II はそのチオエステルを加水分解し，D-乳酸を生成するとともに GSH を再生する．GPx とは異なり，この経路では GSH の消費はおこらない．GSH：還元型グルタチオン，MGO：メチルグリオキサール．

臨床症例
交通事故後に入院した 36 歳男性にみられた横紋筋融解症

　36 歳の男性が，前夜に自動車事故を起こして救急搬送された．事故の衝撃により上半身と足に大きな打撲傷を負った．骨盤と股関節の X 線検査では骨折はみられず，頭部外傷の証拠もなかったことから，エアバッグがうまく作動していたと思われる．クレアチンキナーゼ（CK）レベルは > 30,000 U/L（55 ～ 170 U/L）で，ほとんどが MM アイソザイムであり，この事故が心筋梗塞後のコントロール不能の結果ではなかったことが示された．血漿トロポニン T も正常であった．尿の色は茶褐色で，血液の尿ゲージは陽性であった．しかし，尿中に赤血球は検出されなかった．クレアチニンは 150 µmol/L（1.69 mg/dL），基準値は 44 ～ 80 µmol/L（0.50 ～ 0.90 mg/dL）であった．血漿カリウムは 5.5 mmol/L（3.5 ～ 5.3 mmol/L）であった．

解説

　筋肉のアイソザイム，クレアチンキナーゼのレベルの上昇，および茶褐色の尿は，横紋筋融解症の診断と一致する．横紋筋融解症は，クラッシュ症候群（筋肉の圧迫とそれに続く再灌流）の結果としておこる横紋筋（ギリシャ語の *rhabdos*，つまり桿体に由来）の破壊によっておこる．これは骨格筋の破壊とミオグロビンを含む筋肉の細胞質タンパク質の血漿中への放出によって生じる重篤な状態である．尿ゲージ検査ではヘモグロビンとミオグロビンを区別できないため，尿中に赤血球が存在しないことは，色素がヘモグロビンではないことを示唆している．筋肉の分解に伴いカリウムが放出される．高血漿カリウムは腎尿細管機能の低下を反映している可能性もあり，これは血漿クレアチニン濃度の上昇によって確認される．

　横紋筋融解症は，挫傷，長時間の拘束，極端な運動，McArdle（マクアードル）病（筋ホスホリラーゼ欠損症，第 37 章）などの遺伝病，およびスタチンなどの一部の薬物によって引きおこされる可能性がある．ミオグロビンは低分子量タンパク質であり，糸球体を通してろ過され，部分的に尿細管に吸収され，ミオグロビン尿症を引きおこす．酸性条件下ではミオグロビンのヘム基が酸化ストレスと尿細管損傷を誘発する．患者は点滴による治療を受け，退院する前に腎機能が正常に戻った．

理解を深めるために
グリオキサラーゼ経路：グルタチオンの特別な役割

　代謝の過程で生じるトリオースリン酸のごく一部は，自然に分解して反応性のジカルボニル糖であるメチルグリオキサール methylglyoxal（MGO）を生じる．MGO はまたグリシンやトレオニンの代謝や，糖質や脂質の非酵素的な酸化からも生じ，終末糖化産物と脂質過酸化終末産物の重要な前駆体となる（AGE/ALEs，第 29 章）．MGO は主としてタンパク質中のアルギニンと反応するが，それ以外にもリシン，ヒスチジン，システインとも反応し，酵素の不活性化や架橋の原因となる．

　MGO はグルタチオン依存性のグリオキサラーゼ経路の酵素によって不活性化される．この経路は全身のすべての細胞に備わっている．グリオキサラーゼ経路（図 42.10）は 2 つの酵素からなり，MGO の C1 炭素をアルデヒドからカルボン酸へと酸化する反応と，C2 炭素をケトンから第二級アルコールへと還元する反応の 2 つの反応を触媒している．最終産物の D-乳酸はタンパク質とは反応しない．また D-乳酸は，解糖系から生じる L-乳酸とはまったく異なる性質をもつが，L-乳酸へと変換されてさらに代謝されることもある．

　糖尿病患者では細胞内のグルコースやトリオースリン酸のような解糖系代謝中間産物が増加し，その結果，血中の MGO や D-乳酸のレベルが上昇している．グリオキサラーゼ経路はまた，糖質や脂質の非酵素的な酸化から生じるジカルボニル糖やグリオキサールも不活性化する．がん細胞がグリオキサラーゼ阻害薬により感受性が高いことから，グリオキサラーゼ阻害薬をがんの化学療法に用いようと検討されている．これはおそらくがん細胞では解糖系により大きく依存しているためであると考えられている．

理解を深めるために
抗酸化応答配列

酸化ストレスがおこると細胞は抗酸化酵素を誘導して適応する．そのような適応応答の多くは**抗酸化応答配列 antioxidant response element（ARE）**（あるいは親電子応答配列とも呼ばれる）によって制御されている．ARE の中心的な制御因子は転写因子 Nrf2 である．これはシステインを多く含むタンパク質であるKeap1 に結合して，細胞内に不活性型として存在している．通常の状態，つまり酸化ストレスがおきていないときには，Keap1 は Nrf2 をユビキチン化してプロテアソームで分解するように導いている．酸化ストレスがおきると，Keap1 のチオール基が脂質過酸化物やヒドロキシノネナール，アクロレインのような親電子物質によって修飾され，Nrf2 が Keap1 から解離する．Nrf2 はその後，核へと移動し，ARE 依存性の遺伝子発現を活性化する．Keap1 は DNA と反応する発がん物質のような外因性の親電子物質とも反応する．

ARE 依存性の酵素には，カタラーゼ（CAT）やスーパーオキシドジスムターゼ（SOD），さらに発がん物質を酸化して抱合したり，酸化物を細胞外へ排出する反応を触媒する酵素が含まれる．肝臓のグルタチオン*S*-転移酵素はそのような酵素の１つであり，グルタチオン抱合を触媒する．グルタチオン抱合体はその後，*S*-置換された *N*-アセチルシステイン誘導体であるメルカプツール酸 mercapturic acid として尿排泄される．

S-グルタチオン化は GSH（上記）によって非酵素的に還元されるか，あるいは**チオレドキシン thioredoxin** や**グルタレドキシン glutaredoxin** のようなチオールタンパク質である補因子によって酵素的に還元される．この経路はタンパク質の架橋による凝集体の形成を抑制する．グルコース-6-リン酸脱水素酵素欠損の赤血球では，GSH 量の減少がみられ（第 9 章），Heinz（ハインツ）小体 Heinz body と呼ばれるヘモグロビンの沈殿ができる．*S*-グルタチオン化には二面性があり，酸化ストレスやニトロソ化ストレスによりシステインの酸化がスルフィン酸やスルフォン酸などの不可逆的な酸化へとさらに進行することを防ぐだけでなく，酸化ストレスに伴うユビキチン化を介したタンパク質のプロテアソーム分解から保護するはたらきもある（第 22 章）．*S*-グルタチオン化の主要な標的となるタンパク質には，活性部位や活性調節部位にチオール基をもつようなさまざまな酵素が含まれる．このような例としては，解糖系におけるグリセルアルデヒド-3-リン酸脱水素酵素やシグナル伝達でのタンパク質リン酸化酵素，あるいはシャペロンタンパク質や輸送タンパク質などがある．

活性酸素種の有益な効果

ROS は多くの代謝経路やシグナル伝達に不可欠である

本章ではこれまで活性酸素の危険な側面に焦点をあてて述べてきたが，最後に ROS の有益な作用について紹介したい．

例えば，ROS は種々のペルオキシダーゼの基質とし

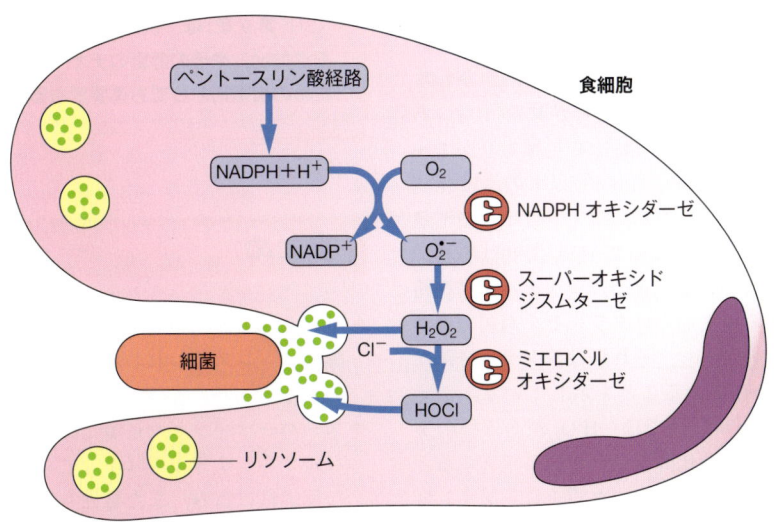

図 42.11　食作用における ROS の生成と放出
ROS を生成する反応カスケードは食作用とともに開始され，侵入してきた病原体の排除に利用される．加水分解酵素もリソソームから放出され，微生物の残骸の分解を助けている．

理解を深めるために
マクロファージの呼吸バースト

図 42.11 に概要を示したように，マクロファージはファゴサイトーシス（食作用）に伴う急激な酸素消費により一連の ROS 生成反応を開始する．マクロファージの形質膜にある **NADPH オキシダーゼ NADPH oxidase** が活性化されて $O_2^{\cdot-}$ を生成し，その後，スーパーオキシドジスムターゼによって H_2O_2 へと変換される．別の好中球酵素であるミエロペルオキシダーゼ（MPO）は H_2O_2 を使って体液に含まれる Cl^- を酸化して次亜塩素酸（HOCl）を生じる．H_2O_2 やHOClは微生物の脂質，タンパク質，DNA の酸化や塩素化を通じて抗菌活性を示す．マクロファージは自身を ROS から守るために細胞内に高い濃度の抗酸化剤，特にアスコルビン酸を有している．しかしながらマクロファージは 2 ～ 4 ヵ月と比較的その寿命が短く，酸化ストレスに対しての免疫とはならない．

NADPH オキシダーゼによる酸素消費は，"呼吸バースト respiratory burst" と呼ばれる食作用に伴っておこる，急速な酸素消費の増加による ROS 産生の原因となる．この反応の流れの最終産物の 1 つである HOCl は，塩素系漂白剤の活性酸化成分でもある．ペニシリンやその他の抗生物質が発見される以前は，希釈した HOCl の静脈内投与が第一次世界大戦の野戦病院で敗血症の治療に用いられていた．**慢性肉芽腫症 chronic granulomatous disease（CGD）** は NADPH オキシダーゼ遺伝子の欠損によっておこる．スーパーオキシドを生成できなくなる結果，致死性の慢性細菌感染や真菌感染がおこる．

理解を深めるために
赤血球の抗酸化防御

赤血球 red blood cell（RBC）は代謝に酸素を使わず，また食作用にもかかわっていない．しかしながら，動脈血中の高い酸素分圧とヘム鉄含量のため，赤血球内には常に ROS が生成している．ヘモグロビンは酸素結合の副反応の結果，スーパーオキシド（$O_2^{\cdot-}$）を自発的に生じる．通常のヘモグロビン（フェロヘモグロビン）からメトヘモグロビン methemoglobin（フェリヘモグロビン）への酸化に伴う偶発的な O_2 の還元により $O_2^{\cdot-}$ が生じる．メトヘモグロビンは錆びた茶色をしており，O_2 と結合せず，そのため O_2 の運搬もしない．メトヘモグロビンはヘムを放出し，そのヘムが $O_2^{\cdot-}$ や H_2O_2 と反応して，Fenton（フェントン）型反応によってヒドロキシルラジカル（OH·）や反応性の鉄-オキソ種を生成する．これら ROS は脂質過酸化反応を惹起し，細胞膜の強度が損なわれ，細胞死が引きおこされる．

赤血球は酸化ストレスから身を守るためにしっかりとした抗酸化防御を備えている．そのような抗酸化防御には，カタラーゼ（CAT），スーパーオキシドジスムターゼ（SOD），グルタチオンペルオキシダーゼ（GPx）やメトヘモグロビンをフェロヘモグロビンに還元するメトヘモグロビン還元酵素などが含まれる．通常はヘモグロビンのうち，1%以下がメトヘモグロビンとして存在している．しかしながら，メトヘモグロビン還元酵素の欠損による先天性のメトヘモグロビン血症 methemoglobinemia 患者は，浅黒いチアノーゼの様相を呈する．メトヘモグロビンを機能性のヘモグロビンへと還元するために，大量のアスコルビン酸（ビタミン C）を投与して治療する．

赤血球におよそ 2 mmol/L の濃度で存在している GSH（第 9 章）は，抗酸化防御としてだけでなく，ヘモグロビンやその酵素のチオール基を還元状態に保つための緩衝剤としても重要である．

て，マクロファージの殺菌作用に必要である（図 42.11，「理解を深めるために：マクロファージの呼吸バースト」）．ROS，特に H_2O_2 はまた，代謝の制御にかかわる重要なシグナル分子であることが明らかになりつつある．組織中の H_2O_2 濃度については，その見積もりが 1 ～ 700 nmol/L と幅があるものの，μmol/L 以下の濃度範囲にあると考えられている．一方で，サイトカインや増殖因子，生物学的な機械刺激によって H_2O_2 濃度は急激に上昇することが知られている．実際，シグナル伝達経路には過酸化物に対する消去剤やカタラーゼを過剰発現させると阻害されるものがあり，それらはシグナル経路に H_2O_2 が大きくかかわっていることを示している．例えば，インスリンシグナル伝達では，H_2O_2 がある種のタンパク質チロシン脱リン酸化酵素を可逆的に阻害すると同時に，インスリン受容体がタンパク質チロシンリン酸化酵素を活性化している（第 31 章）．

まとめ

- ROS は酸化的な代謝から飛び散る火花のようであり，酸化ストレスはわれわれが代謝に酸素を用いる代償といえる．
- スーパーオキシドや過酸化物，ヒドロキシルラジカル，ペルオキシナイトライトなどの ROS や RNS は化学的な反応性に富み，また毒性も有している．それらを封じ込めることはほぼ困難であるが，ROS や RNS の生成は代謝の制御，生体分子のターンオーバー，さらには微生物感染に対する防御にとって重要である．

- ROS や RNS は，タンパク質，脂質，DNA をはじめとするあらゆる生体分子に酸化損傷をもたらす．
- 酸化ストレスに対してはいくつもの防御的な抗酸化機構がある．酸化還元活性のある金属イオンを補足したり，主要な ROS を酵素的に不活化したり，低分子の抗酸化剤である GSH やビタミンによって有機ラジカルを不活性化する．これらのどれもがうまくいかない場合には，損傷の修復やターンオーバー，さらに最後にはアポトーシスがおこる．
- 酸化ストレスのバイオマーカーは炎症組織にしばしば検出され，酸化ストレスが加齢や慢性疾患の病態にかかわることが示されている．
- ROS は生体分子の損傷をもたらす一方で，免疫システムにおける重要なはたらきを担っており，また多くの酵素や細胞シグナル経路に不可欠である．

✎ アクティブラーニング

(1) 動脈硬化が，血管壁での過剰な ROS の生成の結果おこる炎症性疾患であることを示す証拠を調べなさい．

(2) 糖尿病における高血糖が，酸化ストレスを介して腎症や血管合併症を引きおこす状態であることを考察しなさい．

(3) 動脈硬化や糖尿病の治療に抗酸化剤が使われるようになった経緯を再度検討しなさい．

(4) 手術や臓器移植の際に，臓器や組織の保護に用いられる抗酸化剤の最近の進歩について考察しなさい．

参考文献

Checa J, Aran JA. Reactive oxygen species: Drivers of physiological and pathological processes. *Journal of Inflammation Research*. 2020;13:1057–1073.

Dakin HD. The behaviour of hypochlorites on intravenous injection and their action on blood serum. *The British Medical Journal*. 1916;1:852–854.

Forman HJ. Redox signaling: An evolution from free radicals to aging. *Free Radical Biology and Medicine*. 2016;97:398–407.

Guo Z, Mo Z. Keap1-Nrf2 signaling pathway in angiogenesis and vascular diseases. *Journal of Tissue Engineering and Regenerative Medicine*. 2020;14:869–883.

Halliwell B, Gutteridge JMC. *Free radicals in biology and medicine*. 5th ed. Oxford, UK: Oxford University Press; 2015.

Hopkins R, Li YR. *Essentials of Free Radical Biology and Medicine*. Raleigh, NC, USA: Cell Med Press; 2018.

May-Zhang LS, Kirabo A, Huang J, et al. Scavenging reactive lipids to prevent oxidative injury. *Annual Reviews of Pharmacology and Toxicology*. 2020;61:291–308.

Raghunath A, Sundarraj K, Nagarajan R, et al. Antioxidant response elements: Discovery, classes, regulation and potential applications. *Redox Biology*. 2018;17:297–314.

Sies H, Jones DP. Reactive oxygen species (ROS) as pleiotropic physiological signalling agents. *Nature Reviews Molecular Cell Biology*. 2020;21:363–383.

Thomas DC. The phagocyte respiratory burst: Historical perspectives and recent advances. *Immunology letters*. 2017;192:88–96.

関連ウェブサイト

Antioxidants and cancer: http://www.cancer.gov/cancertopics/factsheet/antioxidantsprevention

Reactive oxygen species: www.stomponstep1.com/free-radicals-glutathione-superoxide-nadph-oxidase-n-acetylcysteine/ http://www.biotek.com/resources/articles/reactive-oxygen-species.html

Virtual Free Radical School: http://www.sfrbm.org/sections/education/frs-presentations https://sfrbm.org/education/virtual-seminars/

第43章 免疫応答：自然免疫と獲得免疫

Georgia Perona-Wright, J. Alastair Gracie

本章で学ぶこと

本章の到達目標

- 自然免疫応答と獲得免疫応答の基礎について討論でき，かつ両者の類似点と相違点を説明できる．
- 自然免疫と獲得免疫に関与する細胞と液性因子をあげ，それぞれの因子の機能を説明できる．
- 自然免疫応答と獲得免疫応答に関与する細胞の抗原認識のメカニズムを比較対照できる．
- 炎症応答の特徴を説明できる．
- 免疫応答において鍵となるサイトカイン，ケモカインや接着因子の機能の概略を説明できる．
- 獲得免疫を特徴づけるT細胞サブセットの主な機能を説明できる．
- 抗体の多様性の基礎を説明できる．
- 免疫不全，過敏反応や自己免疫応答を引きおこす可能性のある異常免疫応答の結果を討論できる．

はじめに

病原体の侵入を迅速に防御して排除し，宿主を感染から防御する協調的な応答をするために，免疫システムは進化してきた．

病原体の侵入を阻止する構造的なバリアから，不要な微生物を殺傷する細胞やシグナル，そして病原体が再び侵入してきた場合に防御を強化する複雑なメカニズムに至るまで，免疫系には病原体に対する何重もの防御層がある．免疫システムの重要な特徴は，病原体を認識し，最適な反応を引きおこす能力である．

特定の免疫不全状態にある多くの患者をみることで，正常で効果的な免疫システムの重要性を理解することができる．これらの患者は，免疫不全状態の重症度により，軽い感染の繰り返しから，生命を脅かす病気まで，多彩な症状を呈する．また不適切な免疫応答は，**自己免疫 autoimmunity** や **過敏反応 hypersensitivity** などを伴う疾患を引きおこす．この章では免疫システムの異なるパーツがどのように協調的にはたらき，感染を防御しているのかを解説し，免疫システムの宿主に対する功罪を討論する．

免疫防御の三層構造

第1の防御線は体の解剖学的あるいは生理的なバリアである

防御のいかなる欠陥も深刻な状態をもたらす可能性があることから，感染防御の重要性がわかる．そのため免疫系は，それぞれが補強しあうかたちで複数の防御線を利用している．第1の防御線は体の物理化学的バリア barrier である．このバリアには，表皮，粘膜上皮，それらの産生する分泌産物(例えば，汗，粘液，胃酸)が含まれる．これらの解剖学的・生理学的防御は，病原体に遭遇する以前から存在しはたらいていることから，自然で恒常的な防御といわれる．

第2の防御線は自然免疫である

病原体が体のバリアをうまく突破した場合に，感染に対して**即座に immediate** 応答する免疫システムを**自然免疫 innate immunity** と呼ぶ．自然免疫の鍵となるのは**自己と非自己を区別する能力**であり，いい換えると，病原体を本来存在しない何か外来物として認識できる能力のことである．自然免疫はしばしば非特異的といわれるが，それは病原体が外来性であるという一般的な事実に比べて，個別の病原体の特徴は重要でないからである．解剖学的あるいは生理学的な役割を有する構成成分であるが，それと同一のものが自然免疫に関与していることがある．例えば，唾液はリゾチームのような酵素を含むが，それは細菌の細胞壁に傷害を与える．リゾチームは唾液に常に含まれており，そのため感染に対する生理的な防御因子といえる．しかし，病原体が存在すると唾液中のリゾチームの濃度が劇的に増加することから，この反応は自然免疫の例といえる．

第3の防御線は獲得免疫である

自然免疫システムは，大多数の感染した病原体を排除することができる．自然免疫を逃れた病原体には，さらに高度で特異的，かつ的を絞った防御が必須である．これらの的を絞った防御の活性化を担っているのが，**獲得免疫系 adaptive immune response** である．獲得免疫系は発動するまでに時間がかかるが，一度活性化されると強力で非常に効果的である．鍵となる特徴は，個別の病

原体に対して特異性を有しており，病原体に特有の成分を認識することで誘導される．またそれは変化に富んでおり，現在引きおこされている特定の感染に応答して，その病原体を攻撃する細胞や分子が選択される．**異なる病原体は，それぞれ異なる獲得免疫応答を誘導する**．獲得免疫は同じ病原体との以前の遭遇を**記憶 memory** できる独自の能力をもっており，次に遭遇した場合には，より迅速でより強力に応答することができる．このような免疫記憶は**ワクチン接種 vaccination** の基本的な原理であり，この章で後述する．

自然免疫応答

活性化された自然免疫応答は炎症反応としてあらわれる

　自然免疫は感染に対する生体の迅速な反応である．これは非特異的な反応であり，多数の異なる病原体に対して同じ反応が引きおこされる．**活性化された自然免疫応答は，しばしば炎症反応の１つとみなされる**．炎症は組織傷害に対する生体応答である．炎症は，あらゆる傷害を誘導する因子によりもたらされる傷害を制限し，修復することが目的である．微小血管，循環血液細胞，組織に存在する他の免疫細胞，それらの細胞から分泌されたエフェクター分子の相互作用が炎症に関与する．内皮の活性化，血管透過性の亢進や血管拡張がおこることで，通常状態では血中を循環している白血球が浸潤し，組織に常在する他の免疫細胞とともに，病原体を排除するために効果的かつ迅速な応答が誘導される（**表 43.1**）．これらの応答には，しばしば有害なメディエーターの放出や**貪食 phagocytosis** が含まれる．"貪食" という現象は，病原体を "食べている" 細胞を観察した Mechnikov（メチニコフ）により 100 年以上前に記述されている．**発赤 redness**，**腫張 swelling**，**熱感 heat**，**疼痛 pain** としてしばしばあらわれる炎症の臨床症状は，組織で血管拡張，細胞活性化や滲出液の貯留がおこっていることを意味している．

表 43.1　炎症に関与する細胞

	循環	組織
多形核白血球		
好中球	循環	必要に応じて浸潤
好酸球	循環	必要に応じて浸潤
好塩基球	循環	必要に応じて浸潤
肥満細胞	否	常在
単球／マクロファージ	循環（単球）	マクロファージ
リンパ球（主に獲得免疫応答の一部）	循環	必要に応じて浸潤
血管内皮細胞	否	常在

自然免疫系に関与する細胞

好中球や単球は感染局所に動員される

　炎症の鍵となる機能の１つは，食細胞を感染した組織に動員することである．通常では血中を循環している好中球やマクロファージ前駆体の単球は，血管外漏出という過程により感染局所に動員される．食細胞の受容体と血管内皮細胞上のリガンドの相互作用により，細胞は付着，停止し，循環系から感染局所に移動する．好中球は血中に存在する最も多い白血球であり，4,000 ～ 10,000 個/mm^3 存在する．好中球は感染に伴い骨髄から動員されて急激に増加し，しばしば 20,000 個/mm^3 にも達する．**好中球は一般的に感染に最初に応答する細胞であり**，循環中で微生物を貪食し，感染局所に迅速に移動する．好中球の寿命は短く（数時間から数日），組織に浸潤してその機能を発揮した後にアポトーシスによって速やかに死滅する（**表 43.1**）．

単球はマクロファージに分化し，それらは免疫応答の "ゴミ箱" である

　単球は好中球と比較して血中には 500 ～ 1,000/mm^3 と比較的少数しか存在しないが，寿命は長い．好中球と同様に組織傷害や炎症時には，骨髄から大量の単球が組織に動員され，その一部はマクロファージへと分化する．マクロファージは感染した微生物の貪食や抗原提示，死んだあるいは傷害を受けた宿主細胞の除去などの重要な機能をもっている．そのためマクロファージはしばしば免疫応答の "ゴミ箱" といわれてきた．一方で多くの臓器や結合組織には**常在性のマクロファージ resident macrophage** が存在し，その起源によって，胎生期の卵黄嚢や胎児肝に由来する亜集団〔脳のミクログリアや肝臓の Kupffer（クッパー）細胞など〕と，骨髄造血幹細胞から単球を経て分化した亜集団（腸管マクロファージなど）に分類される．組織常在性のマクロファージの仕事は，組織を監視して，感染の徴候をみつけることである．感染した局所に動員される単球は，感染組織中のマクロファージの数を増やすのに役立つ．両者のマクロファージは感染に応答して，多数のサイトカインやケモカインを産生し，炎症応答を発動させる（**表 43.1**）．

好中球やマクロファージは侵入してきた微生物を受容体で認識する

　感染に対して効果的な応答を発動するためには，好中球やマクロファージは体に微生物が侵入してきたことを検知しなくてはならない．これらの細胞は，**生殖細胞系列遺伝子にコードされた細胞表面および細胞内に存在する複数の受容体**により微生物を感知する．これらの受容体は，獲得免疫応答に関与する細胞に発現している受容体と異なり，体細胞遺伝子再編成の結果産生されるわけではない（**表 43.2**）．その結果，これらの受容体により

表43.2　自然免疫系と獲得免疫系に関与する抗原受容体の比較

受容体の特徴	自然免疫	獲得免疫
迅速な反応を誘導	該当	否
生殖細胞系列遺伝子にコードされた受容体	該当	否
系列を通して同じ特異性	該当	否
広範な認識	該当	否
複数の遺伝子断片に分割コード	否	該当
遺伝子再編成	否	該当
個々の受容体は単一な特異性	否	該当

誘導される応答は免疫記憶をもたず，再感染時にも細胞は同じ反応を示す．微生物の認識に関与するこれらの受容体は，しばしばパターン認識受容体 pattern recognition receptors（PRR）と呼ばれ，さまざまな微生物に共通に存在する構造を認識する．それらは，宿主細胞には存在しない核酸，脂肪，糖，タンパク質，あるいはそれらの複合体などである．しばしばこれらの受容体に認識される構造は病原体関連分子パターン pathogen-associated molecular patterns（PAMP）と呼ばれ，病原体の生存や感染に必要な共通の構造体であり，一般的には特定の微生物ファミリーに共通して存在するものである．

存在場所と機能によりパターン認識受容体は複数に分類される

最初のものはマンノース結合レクチン（MBL）で，細胞に結合した分子ではなく，自由に循環している血漿タンパク質である．病原体の PAMP を認識して結合することで，レクチン経路を介して補体系を活性化する（図43.1）．残りのマンノース受容体やスカベンジャー受容体は，細胞表面受容体である．マンノース受容体は C 型レクチン受容体 C-type lectin receptor（CLR）と呼ばれる大きなファミリーに属しており，その名称が示すように病原体の糖鎖部分を認識する．マンノース受容体やスカベンジャー受容体は，食細胞が直接微生物を認識することを可能にしている．残りの PRR は細胞の貪食能を促進する細胞表面に結合した受容体か，細胞膜の外側，エンドソームあるいは細胞質内に存在する膜結合型のシグナル受容体である．

PRR は自然免疫系細胞に発現しており，多彩な機能を発揮する

哺乳類で最も解析されているシグナル PRR ファミリーは，進化的に保存されている Toll 様受容体システム Toll-like receptor（TLR）system であり，ショウジョウバエの感染防御のために利用されている相同的な受容体システムの名前から命名された．ヒトでは10種類の TLR 遺伝子（マウスでは12種類の遺伝子）が存在し，それらの遺伝子産物はホモダイマーあるいは他のファミリー内

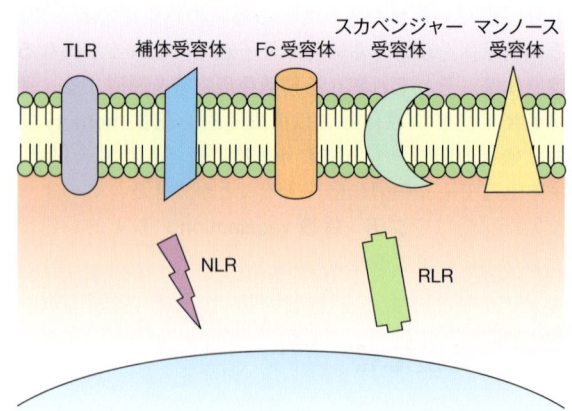

図43.1　食細胞は多くの受容体を介して病原体を認識する
自然免疫系の細胞は細胞表面上や細胞内に多数の受容体を発現し，それらは抗原を認識して効果的な免疫応答を開始する．Fc：結晶化断片，免疫グロブリンの C 末端（尾部），NLR：NOD 様受容体，RLR：RIG-I 様受容体，TLR：Toll 様受容体．詳細は本文を参照．

のメンバーとヘテロダイマーを形成し，受容体による認識のレパトアを増やしている．例えば，TLR4 は大腸菌などのグラム陰性細菌の表面に発現し，哺乳類細胞上には発現していないリポ多糖（LPS）を認識する受容体である．自然免疫系細胞上に発現した TLR に病原体成分が結合することで，免疫細胞にシグナルを導入し，多くの標的遺伝子の発現を上昇させる．発現上昇する遺伝子群は，活性化される TLR のパターンに依存する．しかし共通に誘導される現象は，サイトカインやケモカインなどの炎症メディエーターの産生増加，貪食能の亢進（病原体の取り込みと殺傷），細胞表面での補助刺激分子の発現上昇，細胞移動などがある．これらの受容体からの刺激は，樹状細胞の場合には獲得免疫系を活性化するために病原体由来抗原の処理と抗原提示を増強させる．表43.3 に TLR の機能と細胞での分布を示した．TLR は細胞表面 external cell membrane や細胞内小胞 intracellular vesicle 上に発現しており，細胞外の病原体を認識するのが主な役割である．特定の細胞内 TLR（TLR3，TLR7，TLR9）はウイルス由来 RNA や DNA を認識するが，これらの TLR はエンドサイトーシス経路により取り込んだ細胞外の病原体由来の産物と主に結合する．

NOD 様受容体（NLR）は細胞質に存在する

TLR と対照的に，その他の PRR は細胞質 cytoplasm に存在している．細胞内センサー intracellular sensor として比較的最近同定された NOD 様受容体 NOD-like receptor（NLR）は，最終的には NFκB 経路を活性化する．NLR シグナルは，貪食能の亢進やサイトカイン・ケモカ

表 43.3　Toll 様受容体(TLR)のリガンドと細胞分布

Toll 様受容体(TLR)	発現細胞	リガンド	病原体種
TLR1-TLR2 ヘテロ二量体	単球, 樹状細胞	ザイモシン	真菌
TLR2-TLR6 ヘテロ二量体	NK 細胞, 好酸球, 好塩基球	リポプロテイン リポテイコ酸 β-グルカン リポマンナン	細菌 グラム陽性菌 細菌や真菌 抗酸菌
TLR3	NK 細胞〔訳注:TLR3 は樹状細胞やケラチノサイトにも発現している〕	二本鎖 RNA	ウイルス
TLR4	マクロファージ, 樹状細胞, 好酸球, 肥満細胞	LPS	グラム陰性菌
TLR5	腸管上皮	フラジェリン	細菌
TLR7	樹状細胞, NK 細胞, 好酸球, B 細胞	一本鎖 RNA	ウイルス
TLR8	NK 細胞	一本鎖 RNA	ウイルス
TLR9	樹状細胞, NK 細胞, 好酸球, B 細胞, 好塩基球	非メチル化 CpG(DNA)	細菌
TLR10	樹状細胞, NK 細胞, 好酸球, B 細胞	不明	細菌

CpG:シトシン-グアニンジヌクレオチド, LPS:リポ多糖, NK 細胞:ナチュラルキラー細胞.

イン産生などの, TLR 受容体が架橋されたときと類似した応答を誘導する. 特定の病原体からの刺激があると, TLR や NLR が協調して**インフラマソーム inflammasome**と呼ばれる細胞内多量体タンパク質複合体を活性化する. インフラマソームの活性化は, カスパーゼ-1 の活性化を誘導し, 炎症性サイトカインである IL-1β や IL-18 などの切断と成熟体の放出をもたらす〔訳注:IL-1 には IL-1α と IL-1β があるが, ここで述べているのは IL-1β である〕. もう 1 つの細胞内シグナル PRR ファミリーは RIG-I 様受容体(RLR)であり, ウイルス RNA を検知し, Ⅰ型インターフェロンを産生し抗ウイルス応答を誘導する(図 43.1).

炎症性メディエーターは免疫応答に関与する

好中球やマクロファージなどの自然免疫系の細胞は, 主に貪食により侵入してきた病原体を貪食により直接殺傷する機能と, その他の免疫細胞を活性化して防御反応を増幅するという 2 つのはたらきをもっている. PRRを介して活性化された好中球とマクロファージは, **炎症性メディエーター inflammatory mediator** と呼ばれる多様性に富んだ異なる可溶性の化学物質を合成して分泌する. いくつかのものは病原体に直接毒性を発揮する一方で, サイトカインなどは他の免疫細胞を動員して活性化させる機能をもっている. 炎症時に, 肝臓は急性期応答物質である C 反応性タンパク質(CRP, **第 40 章**)や後述する補体系因子など, 複数のこれらのメディエーターを血中に放出する.

■ サイトカイン

サイトカインは炎症や免疫応答に関与する可溶性メディエーターである

サイトカインは, 自然免疫応答や獲得免疫応答に関与するさまざまな細胞により産生される. サイトカインは, 多くの異なるファミリーに属する小さなペプチドあるいは糖タンパク質であり(多くのものは 20 kDa 以下), $10^{-15} \sim 10^{-9}$ mol/L の濃度で活性をもつ. 一般的に自然免疫応答ではマクロファージや樹状細胞が, 獲得免疫応答では **T 細胞 T cell** が主な産生細胞である. しかしながら, 免疫系のすべての細胞ばかりでなく, その他の細胞も, 例えば線維芽細胞, 上皮細胞, 脂肪細胞などもサイトカインを分泌する. すべてのサイトカインは標的細胞上に発現する特異的な受容体と相互作用することで, それらの機能を発揮する. 多くは隣の細胞に(パラクリン作用), あるいは産生した細胞自身(オートクリン作用)に作用する. しかしながら少数のものは, 産生された場所から遠く離れたところの細胞に作用する(ホルモン様作用). サイトカインのいくつかは重複した機能をもち, かつ多くの細胞に作用できることから, サイトカインネットワークは冗長であり, かつ多彩である. サイトカインはその構造と機能から, 次に簡単に述べるようにいくつかのサブファミリーに分類される. サイトカイン受容体は免疫系細胞だけで発現しているわけではなく, 広範囲にわたり異なる細胞に発現している. サイトカインシグナルについての詳しい記述は**第 25 章**を参照.

サイトカインはそれらの主な作用によりいくつかのファミリーに分類される.

● **コロニー刺激因子 colony-stimulating factor**:名前が示すように, これらは骨髄前駆細胞から免疫細胞の発生や分化に関与する.

- **インターフェロン(IFN)**：IFNαやIFNβはウイルスの増幅を抑制するのに対し，IFNγは免疫応答を制御する．IFNγは主にT細胞により産生され，マクロファージを活性化する．
- **インターロイキン(IL)**：40種類以上のインターロイキンが，自然免疫応答および獲得免疫応答に関与している．複数の免疫細胞(免疫系以外の細胞も含む)により産生され，名称のごとく主な作用は白血球間の相互作用である．
- **腫瘍壊死因子(TNF)ファミリー**：炎症を惹起する(TNFαやリンホトキシンなど)作用をもつものから，破骨細胞を刺激して骨吸収を促進するRANKLまで含むサイトカインの混合集団である．
- **ケモカイン**：ケモキネシス(化学刺激に対する細胞移動)をもたらすサイトカインファミリーである．ケモカインの受容体のいくつかは特定のウイルス感染時の共役受容体 co-receptor〔HIV感染時のCD4$^+$ T細胞に発現する(CCR4など)〕として作用することから，受容体への関心は著明に増加している．

自然免疫系応答におけるサイトカイン

　病原体との直接相互作用により活性化されたマクロファージが，炎症を増幅するいくつかのサイトカインの主な産生細胞である．これらのなかには，血管を拡張させるTNFαや，感染組織にさらに好中球や単球を呼び寄せるIL-1，IL-6やIL-8などが含まれる．活性化されたマクロファージから分泌されるいくつかのサイトカインは，獲得免疫応答の活性化を促進する．

補体系

活性化された補体は病原体の殺傷に関与する

　自然免疫系は感染排除には非常に効果的である．貪食が病原体の破壊には貪食が中心的な役割を果たすが，他の経路も関与している．補体経路が微生物に対する感染防御において重要な役割を果たしている．補体系は膜に結合する一連のタンパク質から構成され，循環血液中に存在している．それらは活性化によって細菌の細胞壁を破壊し，結果として病原体を殺傷する．特定の補体タンパク質は可溶性のかたちで存在し，その他のものは細胞膜結合型として存在する．それらは一連の連続的なステップにより活性化される．**補体の活性化には3種類の経路がある**．抗体の存在しない自然免疫応答の一部として，感染時には**第2経路 alternative pathway** および**レクチン経路 lectin pathway** が補体を活性化する．これらのいずれの経路も侵入してきた病原体の構造タンパク質に直接結合することで，初期に活性化される補体タンパク質は活性化される．例えば，グラム陰性菌の細胞壁に存在するリポ多糖の認識が第2経路を活性化し，真菌や細菌，ウイルスの細胞壁に存在するマンノースやその他の糖がレクチン経路を活性化する．さらに感染時に獲得免疫系により産生される抗体が細菌抗原に結合し，**古典的活性化経路 classic activation pathway** により補体系を活性化する．

　"古典的活性化経路"は補体因子であるC1q，C1r，C1s，C4とC2から構成されている．これらの因子の連続的な活性化が，完全な補体経路の活性化に必須のC3因子の活性化をもたらす．ひとたびこの経路が活性化されると，補体因子C5，C6，C7，C8，C9から構成される膜侵襲複合体が活性化する．それによりこの複合体は，細菌の細胞膜に挿入されて，溶菌を引きおこす多量体リングを形成する．

　古典的活性化経路は，特異的な抗原(以下を参照)にすでに結合している **IgG** や **IgM** への **C1q** の結合により引きおこされる．

　すべての場合において，補体タンパク質の連続的な活性化は，活性化したタンパク質が次に活性化させるタンパク質を切断して活性化するという流れで進行する．それは自己増幅反応であり，図43.2に示すような微生物感染の排除に関与する多くのエフェクター分子を迅速に産生する．3つの活性化経路は収束し，同一の結果をもたらす．すなわち，後期因子はそれぞれ会合して感染病原体の表面に集まり，**膜侵襲複合体 membrane attack complex(MAC)** と呼ばれる多分子複合体を形成して，その複合体を挿入することで，病原体の生命活動を損傷する．補体経路の活性化の結果生じた断片産物は多彩な生物学的機能を有している．例えば，**オプソニン化 opsonization** による貪食能の亢進，**走化性 chemotaxis** による炎症細胞の遊走の亢進，免疫細胞の脱顆粒(**アナフィラトキシン anaphylatoxin** 活性)の促進などの機能をもっている．

接着因子

接着因子は細胞間の接着に関与する

　免疫応答時の細胞間相互作用は，細胞間や細胞と細胞外マトリックス間の接着に関与する分子や，リガンドの発現に依存する．これらは"接着因子"と呼ばれる．接着因子は免疫系の細胞だけでなく，例えば血管内皮などの多様な細胞に発現している．それらの発現を決めているのは，主にはたらいているサイトカインの環境や，周囲の結合組織のマトリックスである．典型的なものは**膜貫通型糖タンパク質 transmembrane glycoprotein** である．それらは免疫応答時に細胞内シグナルを伝達し，主に細胞間相互作用や，細胞移動を促進する．遊走には，血中から自然免疫細胞が感染組織へ移動することや，末梢組織で抗原提示細胞からの活性化シグナルを求めて，リンパ球が循環しリンパ節へ出入りすることなどが含まれる．免疫に関与する接着因子は，3種類の大きなファミリーに分類される．

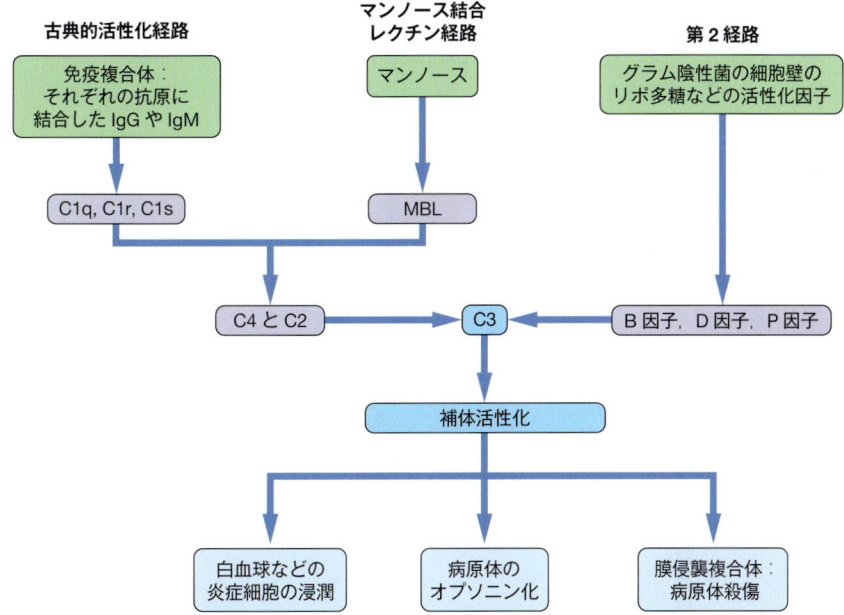

図 43.2　補体経路

活性化刺激には，補体を活性化する表面分子が含まれ，活性化された因子は細胞表面分子自身に結合する．補体の活性化は，免疫反応の初期に自然免疫系の細胞を動員する．補体が活性化されて形成される多量体構造（膜侵襲複合体）は，活性化を誘導した膜表面（細菌の細胞壁など）に挿入され，その完全性を侵害して浸透圧溶解を引きおこす．古典的補体経路は，特異的な抗原にすでに結合している IgG や IgM に C1q が結合することで活性化される．一方で，非古典的経路には B 因子，D 因子（セリンプロテアーゼ）や P 因子（プロペルジン）を含み，C3 補体の活性化に関与する．MBL：マンノース結合レクチン．

インテグリン：白血球の表面に発現し，ヘテロダイマーを形成するタンパク質であり，リンパ球機能関連抗原-1（LFA-1）やマクロファージ接着分子-1（MAC-1）などがある．

免疫グロブリンスーパーファミリー接着因子：しばしば血管内皮細胞に発現している．例えば，細胞間接着因子-1〔ICAM-1（CD54）〕や血小板細胞接着因子-1〔PECAM-1（CD31）〕など．

セレクチン：白血球や血管内皮細胞に発現し，L-セレクチンや P-セレクチンが含まれる．

ムチン様血管接着因子：多くの場合白血球や血管内皮細胞に発現し，セレクチンに結合する．

樹状細胞は自然免疫と獲得免疫をつなぐ

抗原提示細胞は，T 細胞を活性化して獲得免疫系を発動させるために，細胞表面に細菌抗原を提示する特殊な細胞である

樹状細胞 dendritic cell（DC）が主な抗原提示細胞 antigen-presenting cell（APC）であり，身体中に存在する．表皮やその他の臓器には，常在する DC の集団がある．マクロファージと同じように，DC は細胞表面あるいは細胞内に TLR などの受容体を発現しており，感染組織で病原体と結合することができる．マクロファージは感染のおこった局所で病原体に反応し，貪食能やサイトカイン産生を上昇させる．一方で DC は病原体を取り込み，感染組織を離れてリンパ循環へと移動し，その後でリンパ節などの特殊な二次リンパ組織に侵入する．抗原を採取すると APC はそれらを処理し，**T 細胞に抗原を提示**するために，細胞表面の特殊な構造体のなかに再度抗原を表出する．DC は抗原を提示するだけでなく，細胞表面分子（例えば CD80，CD86 や CD40 など）を複数発現しており，T 細胞に追加のシグナルを提供する役割がある．そのため DC は"プロフェッショナル APC professional APC"と呼ばれる．これらの追加のシグナルは，"補助シグナル"と呼ばれ，ナイーブ T 細胞が十分に活性化するためには必要である．それに加えて，DC は IL-12 などのサイトカインを分泌し，それらは T 細胞の活性化や分化に影響を与える（以下を参照）．マクロファージや B 細胞も抗原を T 細胞に提示できる能力をもつことから APC と考えられる．しかし，DC は感染組織からナイーブ T リンパ球の局在しているリンパ節へと移動できるユニークな能力をもっており，そのため DC が獲得免疫系を始動させる要の細胞であるといえる．

獲得免疫応答

抗原を認識する特有の受容体により応答の特異性が決まる

獲得免疫応答は，自然免疫応答が不成功に終わった場

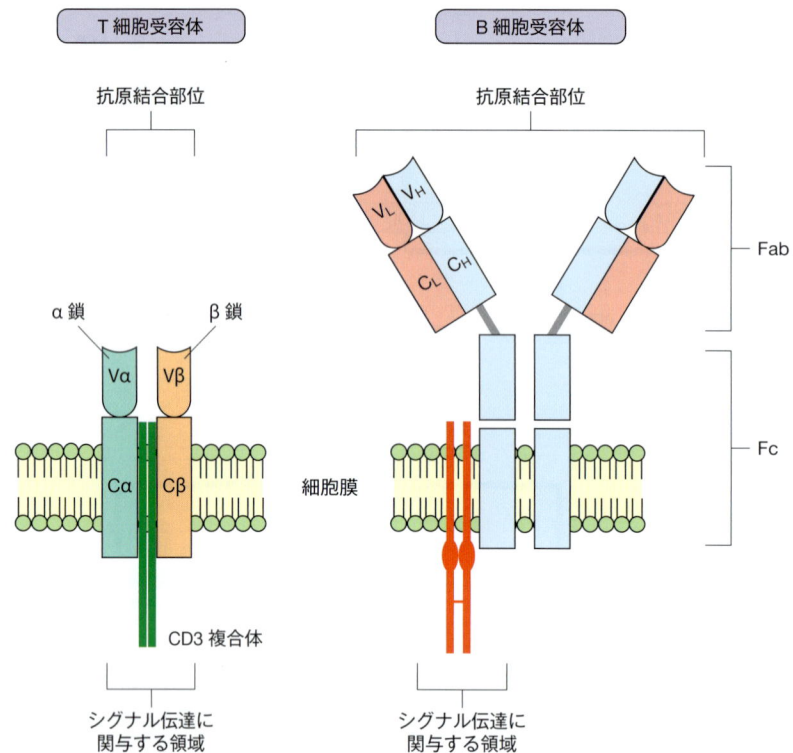

図43.3　T細胞とB細胞抗原受容体の構造的な類似性

抗原を認識するT細胞とB細胞の受容体は構造的に類似性をもっている．C領域：定常領域，Fab領域：抗原結合領域，B細胞受容体を構成する表面免疫グロブリンの部位，Fc領域：表面免疫グロブリンの定常領域，V領域：可変領域．詳細は本文を参照．

合に必須である．獲得免疫応答は自然免疫応答よりも時間がかかるが，きわめて特異的であり効率的である．獲得免疫系の2つの主な細胞は**T細胞 T cell**と**B細胞 B cell**であり，総称して**リンパ球 lymphocyte**と呼ばれる．これらの細胞が免疫防御の根幹をなしている．獲得免疫反応は感染病原体の成分をT細胞が認識することから開始される．感染病原体の成分は**抗原 antigen**と呼ばれ，**抗原がリンパ球表面上の受容体に結合することで，獲得免疫系が始動する**．B細胞とT細胞上の受容体は異なり，まったく異なった形の抗原を認識する．

T細胞とB細胞には，それぞれの系列の同定を容易にする特定の細胞表面マーカーを発現している

獲得免疫系に主に関与するエフェクター細胞は，T細胞とB細胞である．末梢血に存在するリンパ球の総数は，$1.3 \sim 4.0 \times 10^9$/L である．このなかで約50〜70%はT細胞であり，10〜20%はB細胞である．

T細胞系列やB細胞系列は，それらに発現している受容体の発現をフローサイトメトリーで同定するか，機能的な解析により区別することができる．リンパ球やその他の免疫細胞に発現している細胞表面マーカーは，**CD分類系 cluster of differentiation（CD）system**により区分されている．例えばT細胞はCD4かCD8のいずれかが陽性であり〔訳注：胸腺での分化過程では $CD4^- CD8^-$ と

$CD4^+ CD8^+$ のT細胞が存在する．また末梢組織にも $CD4^- CD8^-$ T細胞が，少数ながら存在する〕，B細胞はCD19が陽性である．T細胞とB細胞は，それらの抗原認識受容体を参照することで，最も簡単に区別することができる（図43.3）．

B細胞やT細胞は抗原認識と補助シグナル分子により活性化される

T細胞やB細胞に発現している抗原認識受容体の構造は異なる．しかしながら，個々のリンパ球のなかで，それぞれの細胞に発現している抗原認識受容体の正確な形には膨大な多様性がある．全体の構造は保存されているが，病原体成分と反応する接触部位には顕著な多様性が存在する．この多様性が獲得免疫応答の洗練された特異性をもたらしている．個々の抗原はたった1個あるいは非常に少数のT細胞やB細胞に認識される．抗原受容体を発現するリンパ球が特異的抗原に遭遇すると，追加シグナルを受け取って活性化し，増殖と分化を始める．T細胞の場合，感染した組織から抗原を運搬してきたDCがリンパ節に到着したときにこの反応がおこる．抗原は，DC細胞表面に存在する**主要組織適応抗原分子 major histocompatibility complex（MHC）molecule**と呼ばれる構造物に提示される．マクロファージやB細胞もMHC分子を発現している．MHC上に提示された抗

原と相互作用する T 細胞の一部を, **T 細胞受容体 T-cell receptor（TCR）**と呼ぶ. B 細胞抗原受容体を **B 細胞受容体 B-cell receptor（BCR）**と呼び, それは細胞表面の免疫グロブリンであり, 表面 Ig（sIg）とも呼ばれる.

抗原認識に関与する分子群

抗原は, T 細胞や B 細胞上の特異的な受容体により認識される

受容体のアミノ酸配列が異なる結果, 受容体の形や高次構造が変化し, そのことが考えられる膨大な数の抗原の立体構造の認識を可能にしている. 抗原とその特異的な受容体はきわめて密接な関係にある. T 細胞および B 細胞抗原受容体ともに, 抗原と接触するアミノ酸配列は著明な多型性を示すが, 一方でこれらの分子のその他の部位はアミノ酸配列からいうと比較的一定である.

自然免疫細胞に発現している生殖細胞系列遺伝子にコードされた抗原受容体と異なり, T 細胞や B 細胞に発現している受容体は, 成熟過程における受容体遺伝子のランダムな遺伝子再編成の結果生成される. これらの抗原を認識する受容体は, 1 個の細胞には 1 種類の受容体しか発現していない. 個々のクローンはそれぞれが特定の 1 種類の抗原に対して特異性を示している. このため, すべての抗原に反応するために膨大なクローンのプールが形成されている.

前に述べたように, T 細胞と B 細胞が"異物"として認識するものは異なる. B 細胞上の sIg はタンパク質, 多糖類, 脂質などの分解されていない大きな分子を認識できるのに対して, T 細胞受容体は APC により事前に処理されて提示された短いペプチドを認識する.

それぞれ異なる抗原を認識する T 細胞や B 細胞の数は膨大であるが, 適切な抗原による受容体の架橋は, 一般的には**シグナル伝達 signal transduction** と呼ばれる同様の応答を誘導する. 抗原により受容体の架橋は十分な活性化をもたらし, B 細胞の場合は抗体産生を誘導し, T 細胞の場合は細胞増殖と細胞性免疫を促進する.

T 細胞や B 細胞の表面に発現している他の一群の表面分子は, APC 上の補助シグナル分子と会合する

抗原に曝露されると, T 細胞と DC との相互作用が, T 細胞上の CD28 分子と APC 上の CD80 や CD86 分子との結合を, また T 細胞上の CD40 リガンド（CD40L）と APC 上の CD40 との結合を促す. 抗原と補助シグナルの両者のシグナルが, リンパ球の十分な活性化に必須である. B 細胞は活性化した T 細胞から補助シグナルを受け取る. B 細胞上の sIg 抗原受容体は, 未結合の抗原〔訳注：血中に存在し, MHC 分子上に提示されていない抗原〕を認識し, B 細胞上の CD40 分子は隣接した T 細胞上の CD40L と結合して, B 細胞の活性化を誘導する. そのような補助シグナルがない場合には, 抗原曝露によ

り T 細胞も B 細胞も十分に活性化されず, その代わりに**アナジー anergy** となる（永続的な不応答性）.

T 細胞抗原受容体

T 細胞抗原受容体は T 細胞受容体（TCR）と呼ばれ, CD3 と複合体を形成している

TCR は α 鎖と β 鎖と呼ばれる異なるポリペプチド鎖からなり, それらは共有結合と非共有結合を介してヘテロ二量体を形成している（**図 43.3**）. それに加えて, 少数のユニークな T 細胞集団が主に腸管に存在し, それらは γ 鎖と δ 鎖と呼ばれる別の鎖を発現している. その TCR の各鎖は 2 つのドメインからなり, それぞれ**定常なアミノ配列（定常領域 constant region）**と, **可変なアミノ配列（可変領域 variable region）**から構成されている. TCR の抗原結合領域は, 隣接した 1 本の α 鎖と 1 本の β 鎖の N 末端の可変領域により形成される割れ目である. TCR の構造は B 細胞上の抗原受容体である免疫グロブリンの結合部位と類似しているが, たがいに異なる遺伝子産物であり, 明確に異なる分子である. 個々の抗原受容体の**エフェクター機能 effector function** は, シグナル伝達である. CD3 複合体と呼ばれるもう 1 つのタンパク質複合体が TCR と会合しており, TCR の細胞膜表面への発現と TCR からのシグナル伝達に関与している.

主要組織適合遺伝子複合体（MHC）

MHC タンパク質は, 自己の背景のなかで T 細胞が認識できるように抗原を提示する表示ユニットである

抗原は最も近くにいる T 細胞に単に結合することはできない. 免疫応答が開始されるためには, "正式"に免疫系に提示されなければならない. 抗原提示は, APC が処理した抗原ペプチドを MHC の溝に結合させて, 細胞表面上に発現することでおこる. MHC クラス I と MHC クラス II は, それぞれウイルスなどの細胞内で生じた抗原と, 多くの細菌抗原などのように細胞外環境に由来する抗原を区別して処理するメカニズムを提供する. MHC クラス I は細胞内抗原を CD8$^+$細胞傷害性 T 細胞に提示し, MHC クラス II は細胞外から取り込んだ抗原を CD4$^+$ヘルパー T 細胞に提示する. CD8$^+$細胞傷害性 T 細胞は非常によく訓練された殺し屋であり, ひとたび活性化すると感染した細胞と細胞内に存在する病原体を殺傷する. CD4$^+$ヘルパー T 細胞は適切な"ヘルプ"（補助シグナルとサイトカイン）をその他の多くの免疫細胞に供給し, それらの機能を増強させる. 例えば B 細胞を最大限に活性化して抗体を産生させるためには, CD40L と CD4$^+$ T 細胞からのサイトカインが必要である.

MHC 複合体遺伝子はクラス I，II，III の 3 領域に分類される

MHC 複合体遺伝子は 6 番染色体の短腕に存在し，クラス I，II，III の 3 つの領域に分類される（図 43.4）．MHC 分子のもつ多重性（MHC 遺伝子を複数もっているということ）と多型性に富む性質が，獲得免疫系の成功の鍵である．このことは，多数の異なるクラス I やクラス II 遺伝子が存在し，それらのいずれについても多くの多型や対立遺伝子が存在していることを意味している．クラス I とクラス II 分子は直接免疫認識や細胞間相互作用に関与するのに対して，クラス III 分子は，自然免疫応答の補体成分や TNF などの可溶性メディエーターをコードしており，炎症反応に関与している．

MHC クラス I 遺伝子はいくつかの領域に区分され，なかでも最も重要なものは HLA-A，HLA-B，HLA-C と呼ばれるものである

MHC の対立遺伝子（アリル）は Mendel（メンデル）の共顕性（優性）形質として遺伝して発現する．染色体上で近傍に存在することから，それらは 1 つのハプロタイプの一部としてひとかたまりで遺伝し，すべての有核細胞の表面に発現する．α 鎖は 3 つのドメインをコードしており，そのなかの 1 つは免疫グロブリン分子と構造的に類似しているが，他の 2 つは明らかに異なっている．α 鎖は β-ミクログロブリンと会合することで，機能的なクラス I 分子を構成する．

MHC クラス II 遺伝子は，HLA-DR，HLA-DQ，HLA-DM，HLA-DP である

HLA-DR，HLA-DQ，HLA-DM，HLA-DP と呼ばれるクラス II の亜領域は α 遺伝子座と β 遺伝子座より構成され，それぞれ α-ポリペプチドおよび β-ポリペプチドをコードしている．両方の鎖ともにほぼ同じ分子量であり，ヘテロ二量体を形成して，クラス I 分子に似た三次元構造をとる．抗原提示時に処理された抗原断片が挿入されるペプチド溝を有している（図 43.5）．クラス I の発現と異なり，クラス II の発現は非常に限局しており，主に DC，マクロファージや B 細胞などの APC に発現している．

多くの（現在では 1,000 以上の）対立遺伝子の変種が，抗原提示に関与したそれぞれの MHC クラス II の遺伝子座で同定されている．6 種類の主要な遺伝子座が存在し，それぞれに 10 〜 60 の機能的に同定可能な対立遺伝子がある．子どもは両親のそれぞれから，片側の染色体上の 1 セットあるいは 1 つのハプロタイプを引き継ぐので，同じ種に属するもう 1 人の個体がまったく同じセットをもつ可能性は非常に少ないことが容易に理解できる．

🟦 B 細胞抗原受容体

B 細胞抗原受容体（BCR）とは，血清中を巡回している免疫グロブリンの膜貫通型である

免疫グロブリンは Y 字型をした分子であり，4 つのポリペプチド鎖から構成される（第 40 章，図 40.5）．それらは 1 個約 50 kDa の分子量の重鎖のペアと 1 個約 25 kDa の軽鎖のペアから構成される．それらの重鎖および軽鎖の両者はいずれも，アミノ酸配列の定常領域と可変領域から構成されている．多様なアミノ酸配列を示す重鎖および軽鎖の N 末端のドメインが抗原と結合するポケットを構成する．すなわち，抗原結合断片 fragment antigen binding（Fab）部分が両腕の末端に位置することになる．残りのアミノ酸の配列が比較的一定のドメインは，重鎖定常領域 constant region, heavy chain（C_H）あるいは軽鎖定常領域 constant region, light chain（C_L）と

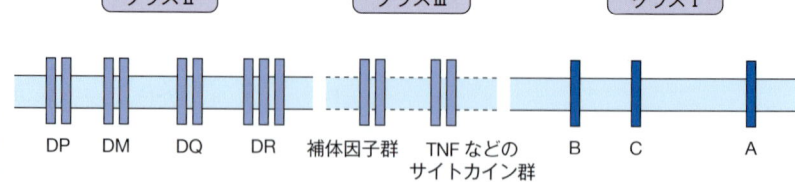

図 43.4　MHC の遺伝子構造と産生される分子

ヒト MHC 遺伝子は染色体の 6 番目に位置する．遺伝子産物はヒト白血球抗原（HLA）と呼ばれる．クラス III 遺伝子産物には補体やサイトカインが含まれる．

MHC クラス II = HLA-DP, -DM, -DQ, -DR

MHC クラス I = HAL-B, -C, -A

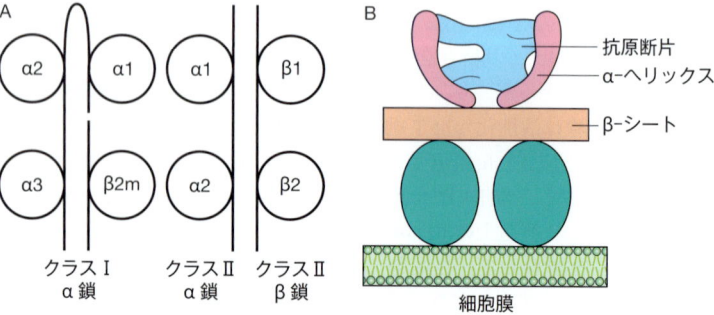

図 43.5　MHC クラス I とクラス II 分子の構造

（**A**）MHC クラス I とクラス II の構造を示す．β2-ミクログロブリン（β2 m）は，4 つのドメインから構成されるクラス I 分子の 1 つのドメインである．（**B**）MHC 分子の立体構造と折りたたみ構造は，抗原ペプチドを結合するための溝をつくる．

呼ばれ，Y型分子（"定常断片"あるいは**Fc部位 Fc portion**）の幹の部分を形成する．抗体のFc部位は多くの機能を有している．例えば，補体との結合や白血球上（マクロファージ，NK細胞，好中球，肥満細胞やB細胞など）に発現するFc受容体への結合などがある．またB細胞受容体の場合，sIg分子のFc領域はB細胞受容体のシグナル伝達部位である（第40章）．

抗体の特異性には無限の可能性がある

10^{11}種類以上を超える異なる特異性を有するB細胞受容体やT細胞受容体のレパトアは，多数の遺伝子が連結して1つの受容体分子をつくり出す結果生じる．BCRの場合，軽鎖の可変領域は2つの遺伝子の産物（V：可変，J：結合）である．この遺伝子産物がさらに定常領域（C）の遺伝子と結合することで，転写，翻訳されて完全な軽鎖のタンパク質となる．重鎖の場合の複雑性は，V遺伝子とJ遺伝子以外にも，可変領域にD（多様性 diversity）遺伝子産物が追加されることでさらに増加する．これらは再びC領域と結合し，重鎖の場合には，複数のC遺伝子産物が完全なタンパク質を生成する．生殖細胞系列DNA上のそれぞれの遺伝子断片の多数のコピーが完全にランダムに使用され，個体間の多型性なども加わって，抗体の特異性はほぼ無限大となる．成熟B細胞には，**体細胞突然変異 somatic hypermutation**と呼ばれる免疫グロブリンの重鎖や軽鎖に小さな点突然変異を蓄積する能力があり，利用できる抗体の特異性の範囲にさらなる多様性を付加している．T細胞受容体の多様性を生成する過程も非常に類似しており，複数の遺伝子断片の組換えの結果生じる．個々のB細胞もT細胞も，体のなかで独立してBCRやTCRを生成する．生成された膨大な数の異なる受容体の存在は，少なくとも1個の細胞は，われわれが遭遇するかもしれないどのような病原体でも認識できることを意味している．

胸腺での教育と自己寛容が，自己と非自己の区別を補助する

抗原認識受容体をつくるためにランダムな遺伝子再編成を用いる危険性は，**非自己 nonself**，つまり外来抗原を認識する機能的な受容体を生み出すのと同じように，**自己 self**抗原を認識するTCRやBCRをつくり出す可能性があることである．正常な獲得免疫応答に重要なことは，**自己と非自己を区別する能力**である．胸腺での**教育 thymic education**と**自己寛容 self-tolerance**という複雑な過程を経ることで，免疫系はこれを可能にしている．胸腺での教育と選択は，自己抗原を認識するいかなるT細胞も末梢に出現する前に排除できることを担保している〔訳注：後述するように，完全に胸腺で自己応答性T細胞を排除できるわけではない．制御性T細胞の項を参照〕．B細胞の活性化にはT細胞のヘルプが必要であることから，自己応答性のT細胞が不在なことは，自己応答性のB細胞が活性化する可能性を低減している．この過程の失敗は，自己抗原に対する免疫応答を不適切に活性化し，例えば**関節リウマチ rheumatoid arthritis（RA）**や**全身性エリテマトーデス systemic lupus erythematosus（SLE）**などの**自己免疫疾患 autoimmune disease**を引きおこす．

獲得免疫応答は発動するまでに時間がかかり，認識した抗原を記憶する

獲得免疫応答が最初に発動するときには，選択された抗原が何であれ，比較的少数の特異的に反応する細胞や因子しか利用することはできない．抗原を確実に排除したり，少なくとも自然免疫系が抗原を処理できるレベルまで抗原の量を減らすためには，特異的に反応する細胞を活性化して増殖させて細胞数を増やす必要があり，それには時間がかかる．通常は，最初に特定の病原体に遭遇してから抗原特異的な細胞を十分に増やすまでには7〜10日の遅延が生じる．しかし，獲得免疫応答は特異的な遭遇者を記憶するメカニズムをもっており，そのため同一の抗原に再度遭遇した場合には，その抗原をより迅速にかつ効率よく処理することができる．このことは**免疫記憶 immunological memory**と呼ばれる．このように自然免疫に比べて獲得免疫は，外来性の抗原あるいは非自己抗原に対する**特異性 specificity**と免疫記憶をもっている．

獲得反応は統合的な反応である

病原体を排除する獲得免疫に関与する細胞や分子は，**CD4$^+$ヘルパーT細胞 CD4$^+$ helper T cell**と**CD8$^+$細胞傷害性T細胞 CD8$^+$ cytotoxic T cell**，**活性化されたB細胞 activated B cell**により分泌された**抗体 antibody**である．獲得免疫系は細胞性免疫と液性免疫により仲介されている．T細胞は細胞性免疫に，B細胞は液性免疫に関与すると考えられている．獲得免疫は単独でおこるわけではなく，統合的な応答であると考えることが重要である．例えば，T細胞の多くの機能は，B細胞がどれだけ効率よく応答できるかを調整している．同様に，B細胞がT細胞を活性化する．統合的応答には自然免疫系も関与する．例えば，T細胞の分泌するサイトカインに応答しマクロファージの貪食能は亢進する．**オプソニン化 opsonization**と呼ばれる一連のステップにより，微生物は抗体により被覆され，それにより好中球やマクロファージにより効率的に貪食されるようになる．

🔷 非定型のリンパ球

非定型的なリンパ球の集団は，"**ナチュラルキラー細胞 natural killer cell（NK細胞）**"と呼ばれる．NK細胞は前もって抗原の曝露や感作がなくても腫瘍細胞やウイルス感染細胞を殺傷する能力をもっていることから，この

ように呼ばれている．NK細胞は一般的に自然免疫応答の一部と考えられる．

リンパ組織

免疫システムは，細胞が移動して体全体を監視しなくてはいけないという点で，生体システムのなかではまれなシステムである．ほとんどの免疫反応は感染した組織（皮膚，腸管，肺，あるいはその他の場所）でおこっている．しかし免疫系に固有の特異的なリンパ組織でも免疫応答はおこっている．

一次（中心）リンパ組織

すべての免疫細胞は，成人では骨髄に常在する造血幹細胞に由来する．これらの骨髄由来の造血幹細胞から発生したリンパ球は，骨髄または胸腺の2つの**一次リンパ組織 primary lymphoid organ** のいずれかで初期発生を行い，分化する．

ほとんどのB細胞の成熟は骨髄でおこる

最初にB細胞前駆細胞は免疫グロブリン遺伝子の再編成をおこす．骨髄に存在するストローマ細胞と相互作用することで抗原非依存性に再編成がおこる．その結果，未熟B細胞は抗原受容体として**細胞表面IgM surface IgM** を発現する．この時期に周囲に存在する抗原と強く結合すると，そのB細胞は負の選択と呼ばれる過程で排除され，その結果として自己反応性となる可能性が低くなる．末梢に出現した後は，B細胞は**細胞表面IgMとIgD** を発現し，抗原を介した架橋によって活性化される．活性化されたB細胞は増殖し，ある細胞は**抗体を分泌する形質細胞 antibody-secreting plasma cell** に，また他の細胞は**長寿命のメモリー細胞 long-lived memory cell** になる．

Tリンパ球の前駆細胞は胸腺に移行し，そこでTリンパ球になる

胸腺は多葉性の構造体であり，心臓のちょうど上で体の正中に存在する．肉眼所見では，各葉は外側の皮質と内側の髄質から形成される．胸腺におけるT細胞の発達は，未熟T細胞が皮質から髄質へと移行するにつれて進行する．未熟T細胞は胸腺上皮細胞や樹状細胞と相互作用し，その際，"胸腺におけるT細胞の教育"の一環として行われる．**正の選択 positive selection** と**負の選択 negative selection** の過程を経る．正の選択では，T細胞はMHC分子と相互作用できる能力があるかを評価され，適切なT細胞だけが生存シグナルを受け取る．負の選択では，過剰に自己に反応する細胞は，死のシグナルを受け取り，胸腺内で排除される．これは末梢に放出された場合に，自己免疫を誘導する可能性のある**自己反応性 autoreactive** 細胞を除くことになる．一次リンパ

組織におけるT細胞とB細胞の発生は，外界からの抗原刺激とは完全に独立しておこる．

二次リンパ組織

二次リンパ組織は，**リンパ節，脾臓，粘膜関連リンパ組織 mucosa-associated lymphoid tissue（MALT）** から構成される．これらの組織は全身にわたり機能的に整理されており，一般的にある程度区分けされ，T細胞あるいはB細胞に特化した領域と，それらが相互作用して抗原と反応するためのT細胞とB細胞のオーバーラップした領域とからなっている．免疫反応がおこるのは，二次リンパ組織である．例えば，胸腺を離れたばかりのナイーブT細胞は血液中を再循環し，接着因子やケモカイン受容体の発現を適度に上昇させて，リンパ節に侵入し，T細胞領域に局在する．ナイーブT細胞はリンパ節からリンパ節へと動き回り，二次リンパ組織にたどりついたすべてのDCを調べ，自身が反応する特異抗原を発現しているかをチェックする．

リンパ節内では，T細胞領域は傍皮質領域であり，B細胞領域は髄質の濾胞領域である

二次リンパ組織には2種類の濾胞構造が存在する．未刺激の**一次濾胞 primary follicle** と，刺激を受けた**二次濾胞 secondary follicle** である．後者は胚中心の存在が特徴である．組織からリンパ節に流れ込むリンパ液が樹状細胞と遊離の抗原を運搬し，抗原を取り込んだ樹状細胞は適切な特異性をもった数少ないT細胞を活性化しようとする．活性化されると，T細胞は再びケモカイン受容体の発現を変化させ，リンパ節から離れて感染巣に再び戻り，エフェクター機能を発揮する．同様にリンパ節に存在するB細胞は，リンパ液により運ばれた遊離の抗原を取り込み，CD4$^+$ヘルパーT細胞からの補助シグナルを受け取り，増殖して完全に成熟し，抗体を分泌する形質細胞になる．

脾臓は赤脾髄と呼ばれる非リンパ組織と白脾髄と呼ばれるリンパ球領域から構成される

白脾髄のなかに濾胞性B細胞領域が明瞭にあり，T細胞領域は濾胞間に存在する．脾臓は血中由来の抗原を獲得免疫応答細胞に提示するための場所である．

MALTは粘膜表面に隣接したリンパ組織である

MALTは気道や腸管などの入り口に認められ，**扁桃 tonsil** や**アデノイド adenoid** なども含まれる．さらに消化管を下っていくと，**Peyer（パイエル）板 Peyer's patch** と呼ばれる被覆されていないリンパ球の集簇がみられ，それらは環境中の抗原を採取するための特殊な上皮に覆われている．リンパ節や脾臓と同様に，これらの組織は上皮の間や腸管から体に侵入する**抗原を最初に取り込んで抗原提示する**ために重要である．

獲得免疫応答による抗原の排除

抗原に結合することで，リンパ球はエフェクター機能や記憶機能をもった子孫へと分化する

　抗原との結合に成功し，活性化したリンパ球は細胞分裂を繰り返して増殖する．その後**エフェクター機能 effector function** や，同一の微生物（抗原）に再度曝露したときに応答するために免疫記憶をもった細胞へと分化する．

クローン選択により1個の抗原特異性をもつ同一のクローンをつくり出す

　クローン選択 clonal selection とは，免疫応答の結果，単一の抗原に対して特異性をもつクローンと同じ抗原特異性をもつ細胞をつくり出す過程である．抗原はクローン化されたレパトアのなかから自分と特異的に反応するリンパ球を選択し，活性化させる．抗原の漏出やリンパ球の末梢リンパ組織への再循環の過程により，**抗原が多くのリンパ球に提示される**．その結果，**抗原特異的かつ相補的な受容体**をもつ細胞が選択され，増殖や分化が促進されるしくみが整えられる．クローン選択は，最初の刺激時の脅威に対処するために十分な数のエフェクター細胞を担保するだけでなく，2度目の抗原曝露に対してより迅速に活性化することのできる，部分的に感作された適切な数のメモリー細胞を担保している．**図43.6** はエフェクターB細胞とメモリーB細胞の主な出来事を示している．T細胞も同じような経過をたどり，感作されたエフェクター細胞のクローンが増殖し，次の応答のためのメモリー細胞がつくられる．

免疫記憶が自然免疫応答と獲得免疫応答を区別する

　免疫記憶がどのように形成されるかについては，いまだに多くの研究のテーマとなっている．同一の抗原に再度曝露された場合には，長寿命のメモリー細胞が再活性化するために，最初の応答と比較してより迅速かつより効果的な獲得免疫応答が誘導される．**ワクチン接種による防御が長期間持続するのは，免疫記憶の結果である**．抗原に対するナイーブリンパ球と記憶リンパ球の応答には明確な違いがある．ナイーブ細胞やエフェクター細胞は比較的寿命が短いのに対して，記憶リンパ球は数年にわたり存在し，その結果として最初の曝露後に終生免疫となることもしばしばある．さらに，同じ抗原に対して特異性をもつのは，ナイーブ細胞よりもメモリー細胞のほうが多い．

エフェクターT細胞

　異なる集団のT細胞が存在する．すべてのT細胞は胸腺を離れると，CD4あるいはCD8のどちらかの分子を表面に発現する．この表現型の違いがエフェクター機

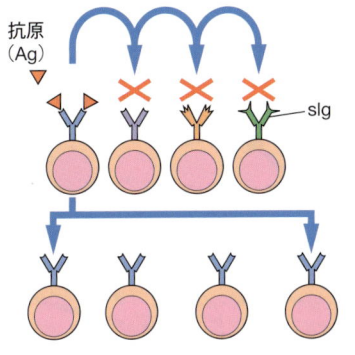

抗原は細胞表面に抗原特異的な免疫グロブリンを発現したB細胞を選択する

活性化し増殖して，抗原特異的なB細胞クローンを産生する

形質細胞への分化

抗体産生

図43.6　B細胞のクローン選択
B細胞膜上に存在する抗原（Ag）特異的な免疫グロブリン（sIg）は，特定の抗原と相互作用可能な構造をもっている．抗原と免疫グロブリンの結合は，抗原特異的B細胞クローンの活性化と増殖をもたらす．特異的に活性化されたそれぞれのクローンは，形質細胞へと分化し，最初に反応したsIgと同じ特異性をもつ単一の免疫グロブリンを大量に産生して分泌する．sIg：細胞膜上免疫グロブリン．

能に大きな違いをもたらす．すなわちCD4$^+$T細胞はしばしば**ヘルパーT細胞 T helper cell**（T$_H$）と呼ばれ，一方でCD8$^+$T細胞は**細胞傷害性T細胞 cytotoxic T cell**（CTL）と呼ばれる．T$_H$細胞はさらに分類される．当初はT$_H$1細胞とT$_H$2細胞に分類されていたが，現在ではもっと多くの機能的なサブセットがあると考えられている．例えば，最近の関心の的はT$_H$17細胞やT$_{FH}$細胞である．T$_H$17細胞はサイトカインIL-17を分泌することから命名され，一方でT$_{FH}$細胞はリンパ節内に局在しており，B細胞と相互作用して抗体産生を制御する．また，T細胞は他の獲得免疫や自然免疫に関与する細胞の機能を増強するはたらき（例えば，マクロファージを活性するなど）をもっている．T細胞は，直接細胞間相互作用やサイトカインを分泌することで，これらの機能を発揮している．異なるサイトカインは異なるエフェクター細胞の機能を促進する．T細胞の異なるサブセットの模式図を**図43.7** に示した．

ヘルパーT細胞のサブセット：T$_H$1/T$_H$2，T$_H$9，T$_H$17，T$_{FH}$，制御性T細胞（Treg）

　CD4$^+$T細胞のエフェクター機能は，主に他の免疫応答を"助ける"ことである．すでに述べたように，抗原提示するT細胞上のMHC分子に抗原が提示されることが必要であり，CD4$^+$T細胞の場合には，**MHCクラスII分子**が提示する．

　補助シグナルもまた重要である．活性化されると，ヘルパーT細胞は分化・増殖し，異なるエフェクター機

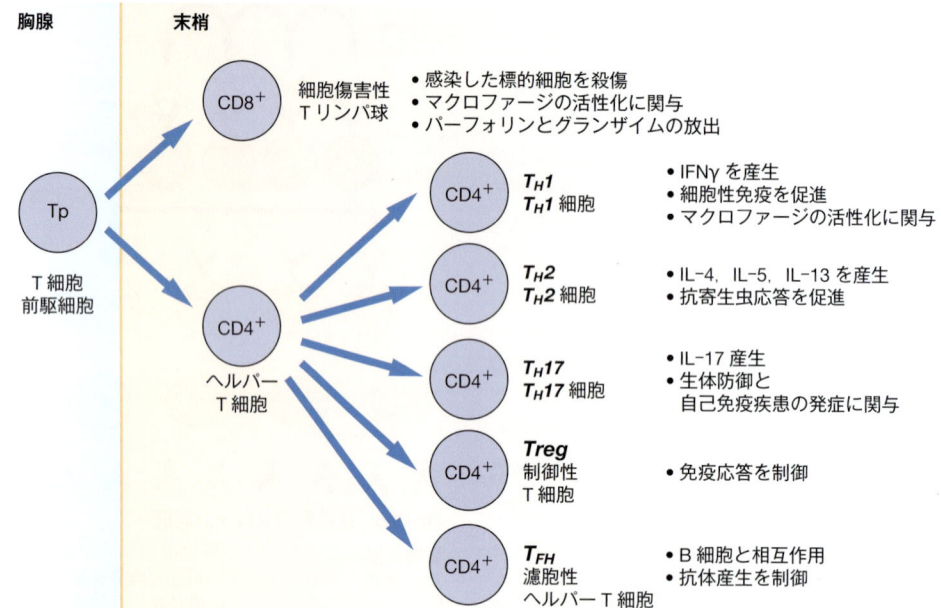

図43.7 機能的なT細胞サブセット

胸腺内でT細胞の前駆体は異なるエフェクター機能を発揮する細胞へと分化する．T_{FH}：濾胞性ヘルパーT細胞．

能を果たすが，その機能は分化した T_H 細胞のタイプによって制約される．T_H サブセットはT細胞活性化時に DC から放出されたサイトカインにより決定される．

T_H1/T_H2 細胞

T_H1 細胞と T_H2 細胞のサブセットは，それらの明らかな機能的な違いによって亜分類される．T_H1 細胞は細胞性免疫を促進する．一度活性化されると，T_H1 細胞は IFNγ を産生し，それらはマクロファージの機能を促進する．さらに TNFα を産生して血管内皮細胞を活性化し，接着因子の発現上昇やケモカインの産生を促して，好中球の浸潤なども促進する．

T_H2 細胞は，異なるやり方で細胞性免疫をヘルプする．T_H2 細胞は IL-5 を産生することで好酸球依存性の炎症を選択的に促進し，好酸球は主に抗寄生虫応答を促進する．IL-4，IL-5 や IL-13 を分泌することで，T_H2 細胞はマクロファージの T_H1 型の活性化を制限し，同様に必要な場合には，T_H1 の産物が T_H2 応答をブロックする．このように，T_H 細胞のエフェクター機能は，侵入してきた病原体の性質に応じて産生が誘導されたサイトカイン環境により決定されている．最後に特定の転写因子の発現が T_H1 細胞や T_H2 細胞の分化の誘導に重要な役割を果たしており，なかでも T-bet という転写因子は選択的に T_H1 細胞に発現し，一方で GATA3 は T_H2 細胞に発現している．

T_H9 細胞

T_H9 細胞は，CD4⁺ T ヘルパーサブセットのなかで最近特定されたものである．IL-9 を大量に産生すること

から特徴づけられたが，主に寄生虫感染防御や抗腫瘍反応だけではなく，アレルギーや炎症における T_H9 細胞の役割について多くの研究が行われている．

T_H17 細胞

T_H17 細胞はもともと多発性硬化症，関節リウマチや炎症性腸疾患などの多くの自己免疫疾患動物モデルで同定された細胞である．特にヒトの病気におけるこのサブセットの役割を理解することが研究の大きな関心の的になっている．IL-6 と TGFβ の存在下で，IL-4 や IL-12 が存在しないと，CD4⁺ T_H 細胞は T_H17 細胞へと分化する．T_H17 細胞の分化には，T 細胞由来の IL-21 と APC 由来の IL-23 が必要である．T_H17 細胞は IL-17 以外に IL-22 を産生し，これらのサイトカインは真菌やある種の細菌に対する免疫応答を引きおこすために有用である．IL-17 や IL-22 が感染組織のストローマ細胞や上皮細胞に作用して，局所での IL-8 などのケモカインの産生を誘導し，その結果好中球などの自然免疫に関与する細胞を動員する．このことは，効果的な免疫のためには自然免疫系と獲得免疫系の密接な関係が重要であることを再び示している．

濾胞性ヘルパーT細胞 T follicular helper(T_{FH})

この CD4⁺ T_H 細胞はリンパ節に局在し，多くの病原体の排除に関与しているようだ．T_{FH} 細胞は B 細胞を補助し，胚中心反応を促進する．また T_{FH} 細胞は多彩な抗体応答の惹起に重要な役割を果たしている．異なる T_{FH} 細胞サブセットのそれぞれの役割を，区別しようとする研究が現在進められている．

制御性 T 細胞

　細胞性応答を制御する細胞は，もともとサプレッサー細胞として知られていた．しかし，この分野の初期の論争によりサプレッサー細胞についての結果は疑問視されていた〔訳注：この機能をもつとされたサプレッサー T 細胞に関する当初の記述は，もはや正しくないと考えられている〕．現在では免疫抑制機能をもつ細胞は制御性 T 細胞（Treg）と呼ばれている．この細胞集団は多様であり，最もよく研究されているのは CD4$^+$ T 細胞であり，IL-10 や TGFβ などの可溶性分子を放出し，かつ細胞間の直接相互作用により，ほかの免疫細胞の機能を抑制する．これらの細胞の多くは，制御性 T 細胞を規定するマーカーである転写因子 FOXP3 を発現している．前述のように，胸腺は自己反応性の T 細胞の排除に重要な役割を果たす．この過程は完全ではなく，制御性 T 細胞が**末梢性寛容 peripheral tolerance** のプロセスに重要な役割を果たしている．すなわち，末梢血中にそのままにしておくと，自己反応性で自己免疫疾患を誘導するような細胞を抑制していることがわかっている．Treg を用いて，自己免疫疾患を治療したり予防したりするための臨床への橋渡しが現在検討されている．制御性 T 細胞の能力を臓器移植片に免疫寛容を誘導するために応用できるかもしれない．

CD8$^+$ 細胞傷害性 T 細胞（CTL）は感染細胞を殺傷する

　CD4$^+$ T$_H$ 細胞に加えて，その他の主な T 細胞集団は，細胞傷害性 T 細胞（CTL）として知られている．CTLs は CD4 分子よりも CD8 分子を発現しており，それが MHC クラス I 分子と CTLs の相互作用を増強している．CD8$^+$ T 細胞の主な機能は，ウイルスなどに**感染した細胞を殺傷する**ことである．このことで CTLs は細胞内寄生病原体を破壊できる．CD8$^+$ T 細胞は感染細胞の表面に発現する MHC クラス I 分子と結合した抗原ペプチドを認識する．CD4$^+$ T 細胞と同様に，CD8$^+$ T 細胞は，APC 上に提示された抗原と補助シグナル分子により活性化され，エフェクター細胞となる．ナイーブ CD8$^+$ T 細胞は，CD4$^+$ T 細胞からのヘルプが必要であり，多くは T$_H$ 細胞から分泌される IL-2 が最初に必要である．一度活性化されると，エフェクター CTLs は，感染の局所に引き寄せられる．CTLs は適切な抗原（ウイルス由来抗原）を発現している感染細胞に遭遇すると，接着因子を介して，感染細胞に強固に接着する．主にパーフォリン perforin の形成する標的細胞膜上の穴を介して，グランザイム granzyme と呼ばれるセリンプロテアーゼが Ca^{2+} 依存性に放出されて，それが感染細胞を殺傷する〔訳注：細胞膜に穴を開けるのがパーフォリンであり，その穴を通して分泌されたグランザイムが細胞を殺傷する〕．グランザイムとパーフォリンは，活性化された CD8$^+$ T 細胞に存在する顆粒から放出される．グランザイムが感染細胞に導入されると，カスパーゼ依存性のアポトーシスが誘導される（第 28 章）．アポトーシス細胞はその後"ゴミ箱"と呼ばれるマクロファージなどの自然免疫系の食細胞により排除される．

◼ 獲得液性免疫応答

液性免疫は成熟した形質細胞から分泌される抗体により特徴づけられる

　獲得免疫応答を図 43.8 にまとめた．液性あるいは抗体依存性の特異的免疫は，**細胞外からの感染 extracellular infection** を標的としている．そのなかには，特に細菌やそれらの産物，細胞外の寄生虫，またウイルス感染の細胞外相〔訳注：つまりウイルス粒子が感染細胞から放出され，細胞外に存在するとき〕などがある．抗体は，過敏反応をもたらす多くの自己免疫反応や過剰反応の免疫病原性にも中心的な役割を果たしている．液性免疫応答は，B 細胞系列に属し，完全に成熟した形質細胞から放出される抗体が主な役割を担う．抗体はリポ多糖類や脂質を含めて多くの種類の物質を認識できるので，抗体による反応は細胞外の病原体に対して非常に効果的である．微生物の表面に存在する構造体に結合する抗体は，細菌やウイルスの宿主細胞への接着をブロックしたり，それらの毒素の活性を中和することから，この過程は**中和 neutralization** と呼ばれる．しかしながら，多くの場合，抗体の結合だけで抗原の排除が十分に行われるわけではない．この過程を促進するために，抗体の Fc 部分と呼ばれる抗原非結合部位が，補体の活性化や食細胞上の Fc 受容体へ結合することで〔訳注：これをオプソニン化という〕，自然免疫系の他の因子を活性化することができる．前述したように，重鎖と軽鎖遺伝子の遺伝子再編成により，抗体は多彩なエフェクター機能を発揮することができる．

B 細胞のサブセットは液性免疫に関与する

　多くの T 細胞サブセットが関与する細胞性免疫応答と同様に，液性免疫も異なる B 細胞サブセットを利用する．前述したように，特に T 細胞は，細胞表面受容体やサイトカインを介して直接あるいは間接的に B 細胞と相互作用する．そのため，効果的な B 細胞応答はしばしば T 細胞依存性といわれている．**B2 細胞**と呼ばれる B 細胞は二次リンパ組織の濾胞内に存在する．典型的な B2 細胞はタンパク質抗原と反応し，効果的な免疫応答を担う高親和性抗体を産生する．脾臓の辺縁帯にはもう 1 つの B 細胞集団が存在し，典型的なものは循環血液から供給される多糖類抗原に反応する．これらの細胞は IgM を産生し，クラススイッチを起こして IgG を産生することができる．B2 細胞と同様の受容体を発現する **B1 細胞**と呼ばれるもう 1 つの細胞集団は，すべての B 細胞の約 5% を占め，粘膜組織や腹腔に存在する．それらは抗原受容体として IgM を発現し，IgD をほとん

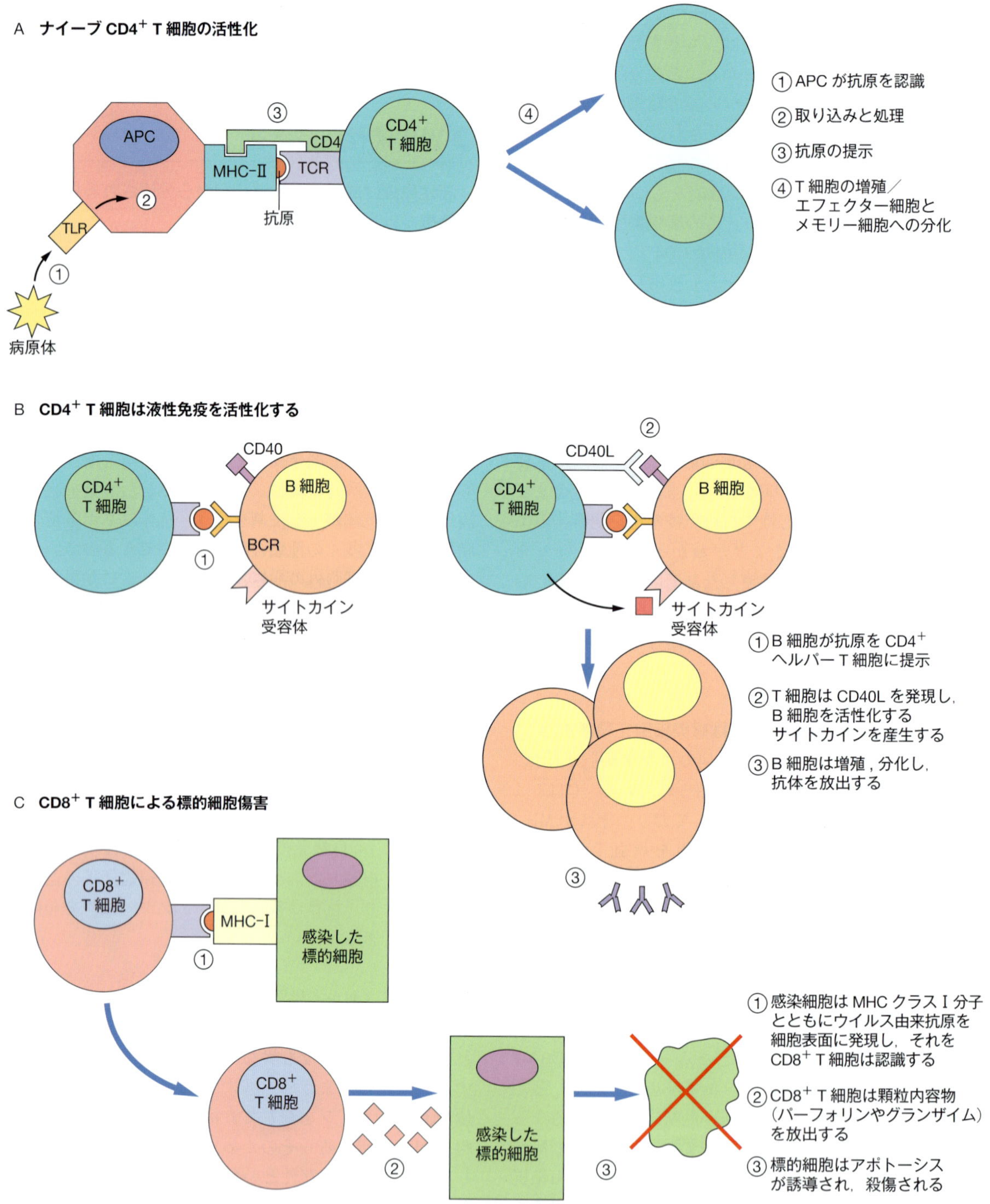
A　ナイーブ CD4⁺ T 細胞の活性化
APC
MHC-Ⅱ
CD4
TCR
CD4⁺
T 細胞
抗原
TLR
病原体
①
②
③
④
① APC が抗原を認識
② 取り込みと処理
③ 抗原の提示
④ T 細胞の増殖／
エフェクター細胞と
メモリー細胞への分化
B　CD4⁺ T 細胞は液性免疫を活性化する
CD40
CD4⁺
T 細胞
B 細胞
BCR
サイトカイン
受容体
CD40L
① B 細胞が抗原を CD4⁺
ヘルパー T 細胞に提示
② T 細胞は CD40L を発現し，
B 細胞を活性化する
サイトカインを産生する
③ B 細胞は増殖，分化し，
抗体を放出する
C　CD8⁺ T 細胞による標的細胞傷害
CD8⁺
T 細胞
MHC-Ⅰ
感染した
標的細胞
① 感染細胞は MHC クラスⅠ分子
とともにウイルス由来抗原を
細胞表面に発現し，それを
CD8⁺ T 細胞は認識する
② CD8⁺ T 細胞は顆粒内容物
（パーフォリンやグランザイム）
を放出する
③ 標的細胞はアポトーシス
が誘導され，殺傷される

図 43.8　獲得免疫応答のまとめ

抗原特異的免疫応答における細胞性および液性因子間の相互作用．APC がナイーブ $CD4^+$ T 細胞を活性化し，それが B 細胞を活性化する．細胞傷害性 T 細胞は感染した標的細胞を殺傷する．APC：抗原提示細胞，BCR：B 細胞受容体，CD40L：CD40 リガンド，TLR：Toll 様受容体，TCR：T 細胞受容体．

ど発現していない（このパターンは典型的な B2 細胞と反対のパターンである）．典型的な B1 細胞は非タンパク質抗原に対して IgM 抗体を産生し，体細胞突然変異もほとんどおこらず，免疫記憶をもたない．

抗体は免疫システムが多様性を発揮する能力のあることを示している

T 細胞依存性反応では，抗原の再度の曝露により，二次的抗体応答が誘導される．重鎖のクラススイッチと**親和性成熟 affinity maturation** の結果，産生された大量の

抗体は，アフィニティ affinity とアビディティ avidity が増加する〔訳注：アビディティは，抗体の抗原結合部位の数と抗体のアフィニティを総合的に評価したものである．例えば，IgG や IgA は 2 つの抗原結合部位をもち，IgM は五量体を形成しているため，10 個の結合部位をもつ．アフィニティ成熟により，IgG や IgA 抗体と抗原の親和性が高まれば，抗体のアビディティも増加する．一方で，IgM は抗原に対する親和性は低いものの，10 個の抗原結合部位をもつため，アビディティは高くなる．より詳しい内容は，別途免疫学の成書を参考のこと〕．正常のヒトの免疫システムは，遭遇したすべての非自己成分に対しても，非常に特異性の高い抗体を無限に産生することができる．効果的な免疫調節の失敗は，"自己抗体 autoantibody" と呼ばれる自己抗原に対する抗体を産生することになる．自己抗体は全身性エリテマトーデス(SLE)や関節リウマチ(RA)などの複数の自己免疫疾患の特徴である．

抗体，ガンマグロブリン，免疫グロブリンは同義語である

免疫グロブリンには 5 種類のクラス(IgG，IgA，IgM，IgD，IgE)があり，さらに IgG には IgG1，2，3，4 が，IgA には IgA1，2 のサブクラスが知られている．それぞれの分子レベルでの研究から，同じクラスや同じサブクラス間で，アミノ酸配列の多型がこれほど認められるタンパク質は他にはないことがわかっている．この多型は抗原の認識に関与する重鎖と軽鎖の N 末端領域で最も顕著である．抗体は異なる細菌を覆っている 1 個のアミノ酸や，1 個の糖鎖付加が違うだけの外殻分子の特徴を見分けることができる．抗体分子が認識するのは 10 〜 20 Å(10^{-10} m)の領域であり，そのため 1 個のアミノ酸の変異により生じる三次元構造の変化を区別するだけの能力を有している．

抗体は機能が構造と密接に結びついていることを示すよい例である

抗体(免疫グロブリン)は Y 字形をした分子である(第 40 章の図 40.5 参照)．両碗の末端が病原体(抗原)と特異的に反応し，胴体の部分がその他のはたらきをもっている．この 2 次的なエフェクター機能のおかげで，抗体は標的とする病原体の排除を促進するための免疫応答を開始する能力を有している．1 つの例は補体の活性化である．抗体のはたらきを表 43.4 にまとめた．

補体系を活性化することは抗体の最も重要な機能の 1 つである

補体系を活性化すること(図 43.2)は，獲得免疫系において抗体の最も重要なはたらきの 1 つである．上述した古典的経路と呼ばれる一群の成分により活性化がもたらされる．古典的経路は，すでに特異的な抗原に結合している IgG や IgM に C1q が結合することで開始する．

表 43.4　抗体のエフェクター機能

型	機能
IgG	中和 好中球やマクロファージのためのオプソニン化 胎盤通過による胎児への受動免疫 古典的経路による補体の活性化 抗体依存性の細胞膜傷害 ナチュラルキラー機能：Fc 受容体を介した抗体結合細胞の細胞傷害 二次免疫応答時に使用される主なアイソタイプ
IgA	粘膜表面の防御，MALT により産生される最も主要な免疫グロブリン 中和
IgM	中和 最も効率のよい古典的補体経路活性化因子 一次免疫応答時の主なアイソタイプ
IgD	シグナル伝達への関与と B 細胞の成熟 循環中の IgD の意義は不明
IgE	主な役割は，多細胞微生物に対する粘膜表面の防御

その他の 2 つの活性化経路があり，両経路ともに非特異的な免疫応答の一部である．この章ですでに述べたように，それらはおそらく進化的にはより古いと考えられる．

図 43.8 は，獲得免疫系を構成する細胞性免疫と液性免疫の構成要素間の相互関係を示したものである．

ワクチン接種

ワクチン接種は，免疫反応を利用して開発された最も有益な応用例と考えられる

ワクチン接種の過程は，獲得免疫応答の液性免疫と細胞性免疫の 2 つの相互作用をよく反映しており，特異性と免疫記憶という特徴をよく示している．最初に抗原と遭遇した場合，抗原に対して特異的な受容体をもつリンパ球が活性化，増殖，分化してエフェクター細胞になるが，このプロセスを遂行するのに 14 日はかかる(図 43.8)．この過程の一部として，特異的な抗原に部分的に感作された細胞集団も出現してくる(メモリー細胞)．引き続く抗原の曝露により部分的に活性化状態にあるメモリー細胞のおかげで，その反応はより迅速に誘導される．またすでに成熟，胸腺での選択を受け，分化した T 細胞による応答のため，より効果的な反応となる．

最初の抗原曝露は主に IgM 応答を引きおこす．次の曝露により，適切な T 細胞からの"ヘルプ"により B 細胞でアイソタイプスイッチがおこり，主に IgG 応答が誘導される．これにより高力価でより効果的な反応が提供され，感染した病原体を排除する．

表43.5　免疫システムの破綻によりもたらされる結果

自己免疫	自己寛容の破綻により自己抗原に対する不適切な応答が自己免疫状態を誘導する
	例：関節リウマチ，SLE，1型糖尿病
過敏反応	病原体の抗原に対する不適切な，あるいは過剰な反応が，実際の病原体の抗原以上に体に有害な反応をしばしば誘導する
	例：花粉に対する応答の枯草熱，ピーナッツなどの食物に対するアナフィラキシー反応
免疫不全	感染に対して効果的でない免疫応答は，免疫不全状態を招く．この状態はしばしば遺伝的であったり，あるいは感染や薬剤治療により誘導される
	原発性免疫不全は，免疫応答に関与する因子の1つあるいはそれ以上の内在的な欠損であり，抗体産生の低下などがおこる
	例：X連鎖性無ガンマグロブリン血症は，非常に少数のB細胞と血清中の免疫グロブリンの低下を呈する
	重症複合免疫不全症（SCID）では，胸腺が発達できず，T細胞が欠損している
	続発性免疫不全は，CD4$^+$ T細胞にウイルスが感染したAIDSや，ステロイドなどの薬剤により免疫系の機能が障害されたときに発症する

免疫応答の失敗

自己免疫は通常では胸腺での教育により防がれている：その過程の破綻は自己免疫疾患を引きおこす

　免疫系の活動の大部分は有益であるが，有害な影響を引きおこす場合が存在する．免疫応答の質や量，あるいは作用対象の異常による場合が考えられる（表43.5）．

　これらの異常の1つの側面は自己免疫 autoimmunity（自己反応性）であるが，これは中枢性寛容（胸腺での教育）やクローン消失，アナジーを誘導する末梢性寛容により回避されている．自己反応性のクローンは胸腺内で除去されるか，末梢における制御性T細胞により不応答性の状態になっている．これらのメカニズムは重層的な安全確保のための戦略と考えられる．これらの過程が破綻したり障害されたりしたために生じる自己反応性や炎症による傷害が，自己免疫疾患の本態である．

　自己免疫疾患の表現型は，標的となる抗原や引きおこされる免疫反応により決定される．単純には，広範に発現している抗原に対する反応は，臓器非特異的〔訳注：特定の臓器に限局しない〕な自己免疫疾患を引きおこす．一方で，それぞれの個別の組織や臓器，システムの特有な成分に対する反応は，臓器特異的〔訳注：特定の臓器に限局した〕な病気を引きおこす．前者の典型例はSLEであり，明らかな標的抗原はすべての核に存在する成分である．傷害は皮膚，関節，腎臓や中枢神経系などの組織にみられる．自己の組織に対する過剰な反応は，ほとんどすべての身体系や臓器，組織に認められる．

よいことでもおこりすぎると障害をもたらす：過敏反応

　関連した臨床症例「臨床症例：突然の喘鳴と広範な蕁麻疹を発症した若い男性：アナフィラキシーショック」ではI型過敏反応 Type I hypersensitivity の例を提示している．この場合は，通常では無害な食物に対する過剰で不適切な応答が誘導された結果，生命を脅かすような状態が引きおこされる．免疫反応は宿主に対して害を及ぼす目的で進化してきたわけではないが，このような反応により引きおこされる多くの病態の一例である．過敏反応という用語は複数の反応を含んでいるが，それぞれのメカニズムは異なるものの，すべてのこれらの応答は宿主に障害をもたらす．広い意味では，I型〜IV型までの4種類の反応があり，I〜III型の反応は不適切な抗体の応答により引きおこされ，IV型はT細胞依存性の応

臨床症例
感染を繰り返す2歳の乳児：免疫不全状態

　2歳の乳児が繰り返すカンジダ Candida albicaris 感染と肺炎で来院した．検査の結果，好中球，IgG，IgAの低下が認められた．リンパ球増殖応答を評価した結果，T細胞上のCD40L（CD154）の発現が低下していることが示された．X連鎖性高IgM症候群 X-linked hyper IgM syndrome と診断され，免疫グロブリン製剤の投与が開始された．

解説
　免疫不全状態は原発性か続発性のものに分類される．**原発性免疫不全 primary immunodeficiency** は遺伝的な病態であり，これまでに100種類以上の病態が記載され，それらは自然免疫系および獲得免疫系のすべての免疫システムに影響を与えている．**続発性免疫不全 secondary immunodeficiency** は，多くの場合，HIVなどの感染症，その他の基礎疾患や環境因子（低栄養）などにより引きおこされる．
　T細胞によるヘルプは，効果的なB細胞応答に必要である．引き続いておこる抗原曝露により二次抗体応答が引きおこされ，典型的な一次抗体応答であるIgM応答から，より成熟したIgGやIgAアイソタイプへのスイッチが引きおこされる．この応答にはT細胞とB細胞との相互作用が必要である．T細胞上のCD40LとB細胞上のCD40との相互作用が，クラススイッチをするための"ヘルプ"となっている．この相互作用が欠如すると，産生抗体がIgMに限定され免疫応答を統合的に行ううえで重要なその他のアイソタイプが欠損する．そのため罹患した個体は免疫不全状態となる．典型的な細胞性免疫の障害と密接に結びついている感染症の問題は，T細胞の欠損が免疫応答のこの部分に機能的な障害をもたらすことを示している．

答である．

免疫応答が正常に発達しなかった場合：免疫不全
　免疫系のさまざまな構成要素の相互関係と依存性については，関連する別の臨床症例（臨床症例：感染を繰り返す2歳の乳児：免疫不全状態）を提示し説明している．正常な免疫系が存在しない場合，ほんの少しの欠陥でさえ重篤な影響をもたらし，感染性微生物からの防御を妨げる．宿主が必要とする，あるいは望ましい免疫応答が必ずしも誘導できないこれらの例については，表43.5に要約している．これらの症例は臨床免疫学と免疫病理学の領域で注目されている．詳しい情報は，参考文献で引用されている書籍を参照すること．

抗体の力を免疫療法に利用する

　近年，患者の病態や病気に関与する免疫反応（少なくとも部分的に）を制御しようとする試みに大きな関心が寄せられている．**モノクローナル抗体 monoclonal antibody** の利用が，そのようなアプローチを可能にしている．これまでに述べたように，抗体はそれぞれの抗原に対して特異性をもっており，この性質がわれわれの体のなかにある細胞や分子を特異的に標的とする試みに利用されてきた．最適な例の1つが，TNFαに対する複数のモノクローナル抗体の開発である．TNFαは，炎症性分子と一般的に考えられているように，関節リウマチなどのいくつかの病態の免疫病理形成に中心的な役割を果たしている．TNFαの炎症作用を中和することで，関節リウマチに罹患した患者の臨床所見を劇的に改善することに成功した．腫瘍学分野のもう1つの例は，特異的にB細胞を標的としたモノクローナル抗体（抗CD20抗体）を用いた慢性リンパ球性リンパ腫と診断された患者の治療の成功例である．その他の多くの例も報告されており，これから先何年も多くの疾病の病態を治療する"魔法の弾丸"（標的分子に対する抗体）の開発を目指し，製薬会社は現在多額の資金を投資し，また多くの労力を注いでいる．

まとめ

- 非自己や変異した自己（抗原）に対する統合的な免疫応答は多くの要素から構成されている．これらのなかのいくつかは，特定の刺激抗原に対してユニークな特異性を示しており，また特異性の高い獲得免疫系を構成している．一方で病原体の特徴を認識し，非特異的な自然免疫応答を構成するものもある．
- 自然免疫応答は第一義的な防御機構であり，すべての真核生物に存在する．この応答に関与する細胞や可溶性因子は，炎症応答や血管の活性化（血管内皮の接着因子の発現上昇や血管の透過性の亢進など）に主に関与するものである．
- 獲得免疫系は最も洗練されており，自然免疫系が病原体の排除に失敗した場合や，自然免疫系が持続的に活性化されるような状況で通常は発動される．獲得免疫系に関与する細胞はT細胞とB細胞である．クローン増殖した細胞表面には抗原特異的な受容体が発現していることから，免疫応答を惹起した抗原に対する特異的反応であることがわかる．
- T細胞は細胞表面上にMHC分子とともに提示された抗原と相互作用し，抗原受容体を介して提示された抗原を認識する．その結果，さらなるサイトカインを産生し，エフェクター機能を発揮する．すなわち，T細

胞ヘルパーサブセットの場合にはＴ細胞ヘルプを，傷害性Ｔ細胞サブセットの場合にはＴ細胞依存性細胞傷害活性をそれぞれ発揮する．"制御性Ｔ細胞"と呼ばれる特有のCD4$^+$ Ｔ細胞サブセットは，自己応答反応を部分的に抑制し，獲得免疫系を制御する．

- B細胞は修飾されていない（分解などされていない）抗原を認識し，抗原に直接結合する抗体と呼ばれるタンパク質を分泌する．

- T細胞やB細胞の両者と，それらが産生した物質〔訳注：サイトカインやケモカインなど〕は，抗原を除去あるいは排除するために，より効果的かつ標的に特化したかたちで，自然免疫応答に関与する因子群を動員して利用する．

- 特異性を示す以外に，獲得免疫系は自然免疫系には存在しないもう１つ重要な性質をもつ．それはつまり遭遇した抗原を記憶していることである．この利点は，同じ抗原に再び遭遇したときに，高い力価でかつより効率的な免疫応答を誘導することができることである．そのため初回遭遇時よりも組織傷害をより軽減することができ，かつ起因因子をより早期に排除することができる．

✎ アクティブラーニング

(1) 自然免疫と獲得免疫の主な特徴は何か．

(2) 自然免疫系は，病原体を認識するためになぜ多くの受容体システムを進化させてきたのか．

(3) 免疫応答における異なるサイトカインファミリーの役割は何か．

(4) 免疫応答における胸腺の役割は何か．

(5) Tリンパ球とBリンパ球との機能を比較せよ．

(6) ある特定の病態に免疫反応が関与している場合，それらの免疫反応はどのように制御できるか．

参考文献

Abbas AK, Lichtman AH, Pillai S. *Cellular and molecular immunology*. 9th ed. London: Elsevier; 2017.

Chapel H, Heaney M, Misbah S, et al. *Essentials of clinical immunology*. 6th ed. Oxford: Blackwell; 2014.

Helbert M. *Immunology for medical students*. 3rd ed. London: Elsevier; 2016.

Kumar H, Kawai T, Akira S. Pathogen recognition by the innate immune system. *International Reviews of Immunology*. 2011; 30:16–34.

Murphy K. *Janeway's immunobiology*. 9th ed. New York: Garland; 2016.

Sallusto F. Heterogeneity of human CD4+ T cells against microbes. *Annual Review of Immunology*. 2016;34:317–334.

関連ウェブサイト

Overview of the immune system. MSD Manual, professional version. https://www.msdmanuals.com. Accessed March 2022

Immune system. STEM learning. Published by Wellcome Trust 2010-2019. https://www.stem.org.uk/resources/elibrary/resource/35694/immune-system Accessed March 2022

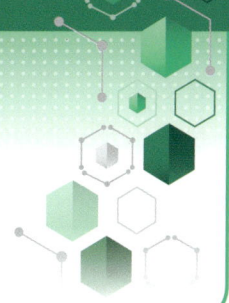

付録

臨床検査室における基準範囲の紹介

Yee Ping Teoh, Marek H. Dominiczak

基準範囲

基準範囲とは，通常は健常人から構成される基準集団において特定の分析を行って得た数値である

　基準範囲とされる数値は，健常人を対象とした場合に期待される生理学的な量に相当する．"基準範囲" に関しては基準の集団が明確に規定されている一方で，"正常範囲" を規定する明確な定義が存在しないことから，"基準範囲" の表現が望ましい．

　基準範囲を逸脱し，数値が高いあるいは低い場合，疾患の進行と関連している可能性がある．そして，逸脱の度合いは疾患の重篤度と関連している可能性がある．基準となる集団として理想的なのは，年齢，性別，民族性が類似していることである．基準範囲は，機器や測定方法によっても変化しうる．

基準となる集団における数値の分布

大規模な集団からなる健常人の解析を行った結果，各データが正規分布を示した場合，基準範囲は平均値と比べて標準偏差の2倍高い，または低い範囲と定められる

　このような基準範囲は，分布中央から95%のデータをカバーする．しかしながら，多くの分析値は非正規分布を示すことが多く，正規分布〔Gaussian（ガウス）分布〕を得られるように，数学的に変換される（対数，逆数，指数変換）ことが多い．

検査結果の解釈

検査結果の解釈は，基準範囲との比較に基づく

　もしも検査結果が基準範囲外であった場合，95%の基準集団の結果と異なることになる．しかしながら，これが異常を意味するとは限らない．定義上，健常人の集団の5%（20人に1人）は基準範囲外となるからである．ただし，結果が基準範囲から大きく外れるほど，病理状態を反映している可能性が高いといえる．

臨床的判断

特定の場合では，基準範囲の代わりに臨床的判断として主に解釈されることもある

　血漿中のグルコースや脂質，あるいは心筋トロポニン測定は臨床的判断の際に用いられる．これらの限界（もしくはカットオフ値）は，通常，特定の疾患リスクと分析対象物のレベルを関連付ける疫学研究から導き出されるものである．

　カットオフ値の使用は，特定の状態やリスクの存在に対して「はい」か「いいえ」の答えを与えるが，定義上，状態の重症度には対処しない．

　最近の勧告のほとんどは，例えば心血管系のリスク評価などがそうであるが，二進法から脱却し，より正確で連続的な評価を目指している．

一連の結果の有意な変化

　多数の要因が個人の一連の検査結果の変化に影響を与えうる．生物学的変動性，分析の不正確さ，個々人の臨床状態の変化などに影響されるため，これらを繰り返して検査した結果が同一であることはめったにない．こうした要因によって差異が生じるため，変化の程度が医学的にみて有意であると判断できる基準範囲を決めなければならない．

基準範囲を使用する際の最終的な注意事項

　この章に記載されている基準値は，イギリス病理学ハーモニーの基準範囲および二次，三次紹介患者を受け入れているイギリス国民保険サービス National Health Service（NHS）病院の検査室から引用している．

　以降の表（**表 A1.1 ～表 A1.15**）には，本書の「臨床症例」に示された情報を解釈するのに役立つ検査を示した．臨床検査室で提供されている検査の包括的なリストについては，参考文献を参照されたい．

　基準範囲は国際単位系および慣用単位で示すとともに，可能な範囲で国際単位系から慣用単位に変換するための換算係数も示した．

- 国際単位系から慣用単位に変換するため，換算係数を

掛ける．

- 慣用単位から国際単位系に変換するため，変換因子で割る．
- 指定のない場合は，範囲は血清／血漿中の濃度を示している．

これらの値はあくまで**指標**であり，読者が臨床症例を読んで臨床状況をシミュレーションすることを可能とするために記載したものである．基準値は施設ごとに異なることがある，ということを頭に入れておいてほしい．検査室は通常，結果とともに基準範囲を提示しているので，臨床現場で臨床検査を解釈する前に，**必ず現地の検査室に確認を取る**ことが重要である．

最後に，各臨床症例が示しているように，臨床検査は常に病歴と身体の診察を加味して解釈されるべきである．

表 A1.1　血液ガス

分析物	国際単位系	換算係数 （国際単位系から慣用単位へ）	慣用単位
H^+活量／動脈血 pH	35 〜 45 nmol/L	H^+活量の常用対数にマイナスを付ける	7.35 〜 7.45
動脈血酸素分圧（PaO_2）	12 〜 15 kPa	7.5	79 〜 101 mmHg
動脈血二酸化炭素分圧（$PaCO_2$）	4.6 〜 6.0 kPa	7.5	34 〜 45 mmHg
重炭酸塩	21 〜 29 mmol/L		22 〜 29 mEq/L
カルボキシヘモグロビン	0.1 〜 3.0%		−
酸素飽和度	> 97%		−

表 A1.2　血清中の電解質と腎機能マーカー

分析物	国際単位系	換算係数 （国際単位系から慣用単位へ）	慣用単位
Na^+	133 〜 146 mmol/L	1.0	133 〜 146 mEq/L
K^+	3.5 〜 5.3 mmol/L	1.0	3.5 〜 5.3 mEq/L
Cl^-	95 〜 108 mmol/L	1.0	95 〜 108 mEq/L
重炭酸イオン（HCO_3^-）	21 〜 29 mmol/L	1.0	21 〜 29 mEq/L
アニオンギャップ 〔$(Na^+ + K^+) - (HCO_3^- + Cl^-)$〕	12 〜 16 mmol/L	1.0	12 〜 16 mEq/L
尿素	2.5 〜 7.8 mmol/L	6.02	15.2 〜 47.0 mg/dL
クレアチニン	44 〜 80 μmol/L	0.0113	0.50 〜 0.90 mg/dL
Ca^{2+}（アルブミンで補正）	2.20 〜 2.60 mmol/L	4.0	8.8 〜 10.4 mg/dL
リン酸イオン（PO_4^{3-}）	0.8 〜 1.5 mmol/L	3.1	2.5 〜 4.7 mg/dL
Mg^{2+}	0.7 〜 1.0 mmol/L	2.43	1.7 〜 2.4 mg/dL
血清浸透圧	275 〜 295 mmol/kg	1.0	275 〜 295 mOsm/kg

＊なお，米国では血清尿素の代わりに血中尿素窒素（BUN）測定値が使用される．換算式は，血清尿素（mmol/L）× 2.8 ＝ BUN（mg/dL）である．

表 A1.3　慢性腎臓病の病期ステージ

ステージ	記述	eGFR（mL/min/1.73 m²）
1	腎機能は正常だが，尿所見または腎臓の構造異常がある*	≧90
2	軽度の GFR 低下	60 ～ 89
3a	軽度～中等度の GFR 低下	45 ～ 59
3b	中等度から重度の GFR 低下	30 ～ 44
4	重度の GFR 低下	15 ～ 29
5	末期腎不全または透析	< 15

慢性腎臓病の重症度は 6 段階に分類される．この分類で使用される推算糸球体ろ過量（eGFR）は，腎疾患食事療法研究〔modification of diet in renal disease（MDRD）〕簡易式による糸球体ろ過量（GFR）推算値から導き出されたものである．
＊：タンパク尿，アルブミン尿，血尿が 3 ヵ月以上続く，かつ／または構造異常がみられる．

表 A1.4　血清タンパク質と肝機能試験

分析物	国際単位系	換算係数 （国際単位系から慣用単位へ）	慣用単位
血清タンパク質			
総タンパク質	60 ～ 80 g/L	0.1	6 ～ 8 g/dL
アルブミン	35 ～ 50 g/L	0.1	3.5 ～ 5.0 g/dL
グロブリン ［グロブリン］＝［総タンパク質］－［アルブミン］	20 ～ 35 g/L	0.1	2.0 ～ 3.5 g/dL
C 反応性タンパク質（CRP）	< 10 mg/L （高感度測定では< 3 mg/L）	－	< 1 mg/dL
肝機能試験			
ビリルビン	3 ～ 16 µmol/L	0.06	0.18 ～ 0.94 mg/dL
アルカリホスファターゼ（成人）	50 ～ 140 U/L	－	－
アラニンアミノ基転移酵素（ALT）	男性 10 ～ 40 U/L 女性 7 ～ 35 U/L	－	－
アスパラギン酸アミノ基転移酵素（AST）	男性 15 ～ 40 U/L 女性 13 ～ 35 U/L	－	－
γ-グルタミルトランスフェラーゼ（GGT）	男性< 90 U/L 女性< 50 U/L	－	－

表 A1.5　代表的なホルモン

分析物	国際単位系	換算係数 (国際単位系から慣用単位へ)	慣用単位
甲状腺刺激ホルモン(TSH)	0.35 ～ 4.5 mU/L		
遊離 T_4	9 ～ 21 pmol/L	0.08	0.7 ～ 1.6 ng/dL
遊離 T_3	2.6 ～ 6.5 pmol/L	65	162 ～ 422 pg/dL
コルチゾール(血漿)			
採血時間 8：00	240 ～ 600 nmol/L	0.036	8.6 ～ 21.6 μg/dL
採血時間 24：00	< 50 nmol/L	0.036	< 1.8 μg/dL
卵胞刺激ホルモン(FSH)			
男性	1 ～ 10 U/L	0.22	0.2 ～ 2.2 ng/mL
女性：卵胞期	3 ～ 10 U/L	0.22	0.7 ～ 2.2 ng/mL
女性：閉経期	30 ～ 150 U/L		6.7 ～ 33 ng/mL
黄体形成ホルモン			
男性	1 ～ 9 U/L	0.11	0.1 ～ 1.0 μg/L
女性：卵胞期	2 ～ 9 U/L	0.11	0.2 ～ 1.0 μg/L
女性：閉経期	20 ～ 65 U/L		2.2 ～ 7.15 μg/L
プロゲステロン(黄体期中期)			
排卵と一致	> 30 nmol/L	0.33	> 9.3 ng/mL
排卵周期の可能性	15 ～ 30 nmol/L		4.7 ～ 9.3 ng/mL
無排卵周期	< 15 nmol/L		< 3 ng/mL
テストステロン			
男性	10 ～ 30 nmol/L		290 ～ 860 ng/dL
女性	0.3 ～ 1.9 nmol/L		10 ～ 90 ng/dL
プロラクチン			
女性	< 630 mU/L		< 25 ng/mL
男性	< 400 mU/L		< 16 ng/mL
hCG 妊娠検出のカットオフ値	> 5 U/L		
アンドロステンジオン	< 5.5 nmol/L		< 158 ng/mL
デヒドロエピアンドロステロン硫酸(DHAS)女性	(2.0 ～ 12.5 μmol/L)		74 ～ 463 μg/dL
17-ヒドロキシプロゲステロン	< 6.0 nmol/L		< 200 ng/dL
インスリン様成長因子(IGF-1)	72 ～ 259 μg/L		
副甲状腺ホルモン	1.1 ～ 6.9 pmol/L	9.16	11 ～ 69 pg/mL
カルシトニン			
男性	0.0 ～ 7.5 ng/L		0 ～ 7.5 pg/mL
女性	0.0 ～ 5.1 ng/L		0 ～ 5.1 pg/mL

多くのホルモンは不安定であり，採取の詳細が重要であるため，所属する検査室のガイダンスを調べる必要がある．ホルモンの基準範囲も検査法に依存する．ホルモンの基準範囲についても，所属する検査室のガイダンスを調べる必要がある．

表 A1.6　血清中の腫瘍マーカー

分析物／結果解釈	国際単位系	換算係数 （国際単位系から慣用単位へ）	慣用単位
CA 125	< 35 kU/L		< 35 U/mL
CA 19-9	< 37 kU/L		< 37 U/mL
CA 15-3	< 33 kU/L		< 33 U/mL
がん胎児抗原（CEA）			
非喫煙者	0.0 ~ 3.0 µg/L		0.0 ~ 3.0 ng/mL
喫煙者	0.0 ~ 5.0 µg/L		0.0 ~ 5.0 ng/mL
前立腺特異抗原（PSA）	0.0 ~ 4.0 µg/L		0.0 ~ 4.0 ng/mL
チログロブリン チログロブリン抗体の存在により測定に影響が出る	1.3 ~ 31.8 µg/L		1.3 ~ 31.8 ng/mL

表 A1.7　糖尿病と耐糖能異常の診断基準：世界保健機関（WHO）と国際糖尿病連合（IDF）

コンディション	試験	診断基準	診断基準
正常時	FPG	6.1 mmol/L 未満	110 mg/dL 未満
空腹時血糖異常（IFG）	FPG OGTT 2 時間	6.1 ~ 6.9 mmol/L 7.8 mmol/L 未満	110 mg/dL 以上 126 mg/dL 未満 140 mmol/L 以下（測定した場合は）
耐糖能異常（IGT）	FPG OGTT 2 時間	7 mmol/L 未満 7.8 mmol/L 以上 11.1 mmol/L 未満	126 mg/dL 未満 140 mmol/L 以上 200 mmol/L 未満
糖尿病	随時血糖値検査	11.1 mmol/L 以上[†]	200 mg/dL 以上[†]
	FPG	7.0 mmol/L 以上	126 mg/dL 以上
	OGTT 2 時間	11.1 mmol/L 以上	200 mg/dL 以上
	HbA1c	6.5%以上	47.5 mmol/mol 以上

FPG：空腹時血糖．経口グルコース負荷試験（OGTT）2 時間：75 g グルコースを経口負荷してから 2 時間後の血漿中のグルコース濃度を測定する試験．OGTT は FPG が 6.1 ~ 1.9 mmol/L（110 ~ 125 mg/dL）であった場合に行うべきである．表 31.6，31.7 も参照すること．

表 A1.8　糖尿病と耐糖能異常の診断基準：米国糖尿病学会（ADA）

コンディション		診断基準	診断基準
正常時	FPG	5.6 mmol/L 未満	100 mg/dL 未満
正常時	OGTT 2 時間	7.8 mmol/L 未満	140 mg/dL 未満
正常時	HbA1c	5.7%未満	38.8 mmol/mol 未満
糖尿病予備軍	FPG	5.6 ~ 6.9 mmol/L	100 ~ 125 mg/dL
糖尿病予備軍	OGTT 2 時間	7.8 ~ 11.0 mmol/L	140 ~ 199 mg/dL
糖尿病予備軍	HbA1c	5.7 ~ 6.4%	39 ~ 47 mmol/mol
糖尿病[*]			
基準 1	随時血糖値検査	11.1 mmol/L 以上[†]	200 mg/dL 以上[†]
基準 2	FPG	7.0 mmol/L 以上	126 mg/dL 以上
基準 3	OGTT 2 時間	11.1 mmol/L 以上	200 mg/dL 以上
基準 4	HbA1c	6.5%以上	48 mmol/mol 以上

[*]：いずれか 1 つの基準を満たす場合であれば，診断は暫定的なものとなり，翌日，別の基準で診断を確定する必要がある．
[†]：もしも多尿，多飲，原因不明の体重減少といった症状を伴う場合．これらは米国糖尿病学会が提唱している基準である．

表 A1.9　従来法（DCCT）と新しい基準法（IFCC）を用いて測定した糖化ヘモグロビン（HbA$_{1c}$）の換算ユニット

DCCT 単位 %	IFCC 単位（mmol/mol）
5	31
6	42
7	53
10	86

米国で行われていた**糖尿病大規模臨床研究 Diabetes Control and Complications Trial（DCCT）に基づいた従来の HbA$_{1c}$ 値**を国際臨床化学連合 International Federation of Clinical Chemistry and Laboratory Medicine（IFCC）の提唱した国際単位系に変換させる式：
HbA$_{1c}$（mmol/mol）＝［HbA$_{1c}$（%）－ 2.15］× 10.929
http://www.diabetesinscotland.org.uk/publications/hba1c_lab_leaflet_0509.pdf（2017 年 8 月現在）．糖尿病や耐糖能障害の診断基準は複数の国や団体によって設定されてきた．ここでは米国糖尿病協会 American Diabetes Association（ADA），世界保健機関 World Health Organization（WHO）で開発され，広く普及している基準を引用する．これらの基準は，空腹時血糖障害の診断のカットオフポイントを除いて同じである．妊娠中の顕性糖尿病の診断基準は，非妊娠者よりも低く設定されている．詳細は**第 31 章を参照**．

表 A1.10　心筋梗塞の診断における心筋トロポニン

分析物	国際単位系	換算係数 （国際単位系から慣用単位へ）	慣用単位
高感度トロポニン*（測定法に依存．上限値は健常人集団の99パーセンタイル値．以下の値はガイダンスに過ぎず，地域の検査法と範囲を確認すること）			
トロポニン T（高感度法）	0 ～ 14 ng/L		0 ～ 0.014 μg/L
トロポニン I（高感度法）	男性 0 ～ 20 ng/L		0 ～ 0.020 μg/L
	女性 0 ～ 12 ng/L		0 ～ 0.0012 μg/L

心筋虚血の症状：新たな虚血性心電図変化，病的 Q 波の発生，または血管造影や剖検による冠動脈血栓の同定．
＊：心筋梗塞の普遍的定義（2018 年，第 4 次）では，心筋傷害の基準を，少なくとも 1 種類の心筋トロポニン値が 99 パーセンタイル基準値上限を超える上昇がみられた場合に証拠になると定めている．心筋傷害は，心筋トロポニン値の上昇および／または下降があれば，急性とみなされる．しかし，心筋梗塞は，少なくとも 1 種類の心筋トロポニン値が 99 パーセンタイル基準値上限を超える上昇および／または下降が検出された場合に証拠になると定めている：
追加情報は https://www.escardio.org/Guidelines/Clinical-Practice-Guidelines/Fourth-Universal-Definition-of-Myocardial-Infarction

表 A1.11　脂質

分析物	国際単位系	換算係数 （国際単位系から慣用単位へ）	慣用単位
リポプロテイン（a）	0 ～ 300 mg/L	10	0 ～ 30 mg/dL
リポプロテイン（a）アテローム動脈硬化性心血管疾患（ASCVD） リスクを上昇させるレベル	500 mg/L 以上		50 mg/dL 以上
コレステロール（最適濃度）*	3.8 mmol/L	38.6	< 150 mg/dL
トリアシルグリセロール*	< 1.7 mmol/L	88.4	< 150 mg/dL
トリアシルグリセロール ASCVD リスクを上昇させるレベル	1.97 mmol/L 以上		175 mg/dL 以上
HDL コレステロール*	低< 1.0（男性） < 1.2（女性） 高> 1.6 < 2.3	38.6	< 40 mg/dL < 47 mg/dL > 60 < 78 mg/dL
LDL コレステロール[†] （最適濃度）	2.6	38.6	100 mg/dL
LDL コレステロール 重度の高コレステロール血症	4.9 mmol/L 以上		190 mg/dL 以上
LDL コレステロール ASCVD リスクを上昇させるレベル	4.1 以上		160 mg/dL 以上
LDL コレステロール ASCVD リスクが高い場合の治療目標	50%減少かつ < 1.8 mmol/L		50%減少かつ < 70 mg/dL
アポリポプロテイン A-1		100	
男性	0.94 ～ 1.78 g/L		94 ～ 178 mg/dL
女性	1.01 ～ 1.99 g/L		101 ～ 199 mg/dL
アポリポプロテイン B			
男性	0.55 ～ 1.40 g/L		55 ～ 140 mg/dL
女性	0.55 ～ 1.25 g/L		55 ～ 125 mg/dL
アポリポプロテイン B ASCVD リスクを上昇させるレベル	1.3 g/L		130 mg/dL 以上

総合的なアテローム性動脈硬化性心血管疾患（ASCVD）のリスクを判断するための脂質値の解釈の詳細は，第 33 章を参照のこと.
＊：これらの値は ASCVD リスクに関するカットオフ値の説明として示されている．したがって，HDL が 2.3 mmol/L（78 mg/dL）を超えると，ASCVD に対する予防効果が失われる可能性がある.

表 A1.12　その他の試験

分析物	国際単位系	換算係数 （国際単位系から慣用単位へ）	慣用単位
アミラーゼ			0 ～ 100 U/L
尿酸			
男性	0.2 ～ 0.5 mmol/L	16.8	5.0 ～ 8.0 mg/dL
女性	0.1 ～ 0.4 mmol/L		2.5 ～ 6.2 mg/dL
乳酸	0.7 ～ 1.8 mmol/L	9.0	6 ～ 16 mg/dL
クレアチンキナーゼ			
男性	55 ～ 170 U/L		
女性	30 ～ 135 U/L		

表 A1.13　尿分析

分析物	国際単位系	換算係数 （国際単位系から慣用単位へ）	慣用単位
尿中微量アルブミン	＜ 20 mg/L		－
尿アルブミン／クレアチニン比（ACR）			
男性			＜ 2.5 mg/mmol クレアチニン
女性			＜ 3.5 mg/mmol クレアチニン
尿中微量アルブミン排泄率（AER）			＜ 20 µg/min
尿浸透圧	50 ～ 1,200 mmol/kg	1.0	50 ～ 1,200 mOsm/kg
尿中コルチゾール（24 時間蓄尿）	＜ 250 nmol/24 時間		＜ 9 µg/dL

表 A1.14　血液学的検査

分析物／試験	国際単位系	慣用単位
ヘモグロビン		
男性	130 ～ 180 g/L	13.0 ～ 18.0 g/dL
女性	120 ～ 160 g/L	12.0 ～ 16.0 g/dL
ヘマトクリット	41 ～ 46%	41 ～ 46 mL/dL
赤血球数		
男性	$4.4 \sim 5.9 \times 10^{12}$/L	$4.4 \sim 5.9 \times 10^{6}$/mm^3
女性	$3.8 \sim 5.2 \times 10^{12}$/L	$3.8 \sim 5.2 \times 10^{6}$/mm^3
平均赤血球容積（MCV）	80 ～ 96 fL	80 ～ 96 µm^3
白血球，総数	$4.0 \sim 11.0 \times 10^{9}$/L	4000 ～ 11,000/mm^3
白血球，内訳		
好中球	$2.0 \sim 7.5 \times 10^{9}$/L	45 ～ 74%
白血球	$1.3 \sim 4.0 \times 10^{9}$/L	16 ～ 45%
単球	$0.2 \sim 0.8 \times 10^{9}$/L	4.0 ～ 10%
好酸球	$0.04 \sim 0.4 \times 10^{9}$/L	0.0 ～ 7.0%
好塩基球	$0.01 \sim 0.10 \times 10^{9}$/L	0.0 ～ 2.0%
血小板	$150 \sim 400 \times 10^{9}$/L	150,000 ～ 400,000/mm^3
網赤血球	$25 \sim 75 \times 10^{9}$/L	赤血球の 0.5 ～ 1.5%
赤血球沈降速度（ESR）	2 ～ 10 mm/h	
活性化部分トロンボプラスチン時間（APTT）	30 ～ 40 sec	
プロトンビン時間（PT）	10 ～ 15 sec	
トロンビン凝固時間（TCT）	10 ～ 15 sec	
出血時間	2.0 ～ 9.0 min	
D ダイマー	＜ 0.25 g/L	

表 A1.15　鉄代謝および貧血に関連した試験

分析物	国際単位系	換算係数 （国際単位系から慣用単位へ）	慣用単位
フェリチン（血清）	14 ～ 200 µg/L	0.445	14 ～ 200 ng/mL
トランスフェリン飽和度	＜ 55%		
ビタミン B_{12}（血清）	138 ～ 780 pmol/L	1.36	187 ～ 1,060 pg/mL
葉酸（血清）	12 ～ 33 nmol/L	0.442	5.3 ～ 14.6 ng/mL

参考文献

AACC Lab Tests online: https://labtestsonline.org Accessed May 2021

ADA Standards of Medical Care in Diabetes. *Diabetes Care*. 2020 Jan;43(Supp 1):S1–S2. https://care.diabetesjournals.org/content/diacare/suppl/2019/12/20/43.Supplement_1.DC1/Standards_of_Care_2020.pdf. Accessed May 2021.

AHA/ACC/AACVPR/AAPA/ABC/ACPM/ADA/AGS/APhA/ASPC/NLA/PCNA guideline on the management of blood cholesterol: Executive summary: a report of the American College of Cardiology/American Heart Association Task Force on Clinical Practice Guidelines. *J Am Coll Cardiol*. 2019;73:3168–3209. https://www.jacc.org/doi/full/10.1016/j.jacc.2018.11.002?keytype2=tf_ipsecsha&ijkey=e3b27c7b17eadf722e73176d03d7140ce28444d3. Accessed May 2021.

ESC, European Society of Cardiology. Fourth Universal Definition of Myocardial Infarction Guidelines. ESC Clinical Practice Guidelines 2018. https://www.escardio.org/Guidelines/Clinical-Practice-Guidelines/Fourth-Universal-Definition-of-Myocardial-Infarction Accessed May 2021

KDIGO Clinical Practice Guideline for the Evaluation and Management of CKD *Rifai N.(2017) Tietz textbook of clinical chemistry and molecular diagnostics*. 6th Edition Philadelphia: Saunders; 2012:pp1888. https://kdigo.org/guidelines/ckd-evaluation-and-management. Accessed May 2021.

略語集

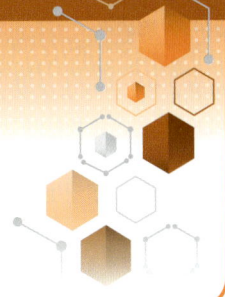

1,25(OH)₂D₃ 1,25-ジヒドロキシコレカルシフェロールまたはカルシトリオール，1,25-ジヒドロキシビタミン D₃（1,25-dihydroxycholecalciferol, calcitriol, 1,25-dihydroxy vitamin D₃）

1,3-BPG 1,3-ビスホスホグリセリン酸（1,3-bisphosphoglycerate）

2-MAG 2-モノアシルグリセロール（2-monoacyl glycerol）

2,3-BPG 2,3-ビスホスホグリセリン酸（2,3-bisphosphoglycerate）

4E-BP1 eIF4E 結合タンパク質 1〔initiation factor 4E（eIF4E）-binding protein 1〕

5-ALA 5-アミノレブリン酸（5-aminolevulinate）

5-HIAA 5-ヒドロキシインドール酢酸（5-hydroxyindoleacetic acid）

5-HT 5-ヒドロキシトリプタミン，セロトニン（5-hydroxytryptamine, serotonin）

8-oxoG 8-オキソ-2′-デオキシグアノシン（8-oxo-2′-deoxyguanosine）

17-OHP 17-ヒドロキシプロゲステロン（17-hydroxyprogesterone）

25(OH)D₃ 25-ヒドロキシコレカルシフェロール，カルシジオール（25-hydroxycholecalciferol, calcidiol）

α-βA インヒビン A（inhibin A）

α-βB インヒビン B（inhibin B）

α-MSH α-メラノサイト刺激ホルモン（melanocyte stimulating hormone）

AADC L-芳香族アミノ酸脱炭酸酵素（aromatic amino acid decarboxylase）

AAT α₁-アンチトリプシン（α₁-antitrypsin protein）

ABC ATP 結合カセット（ATP-binding cassette）

ABL 非受容体型チロシンキナーゼ（nonreceptor protein tyrosine kinase）

ACAT アシル CoA コレステロールアシル基転移酵素（acyl-CoA: cholesterol acyltransferase）

ACC1, ACC2 アセチル CoA カルボキシラーゼ 1 および 2（acetyl-CoA carboxylase1 and 2）

ACD オートファジー型細胞死，オートファジー（autophagic cell death, autophagy）

ACE アンジオテンシン変換酵素（angiotensin-converting enzyme）

Acetyl-CoA アセチル CoA acetyl coenzyme A

ACh アセチルコリン（acetylcholine）

ACP アシルキャリアタンパク質（acyl carrier protein）

ACTH 副腎皮質刺激ホルモン（adrenocorticotropic hormone）

AD Alzheimer（アルツハイマー）病（Alzheimer disease）

ADA 米国糖尿病学会（American Diabetes Association）

ADAR 二本鎖 RNA 特異的アデノシン脱アミノ化酵素（adenosine deaminases acting on RNA）

ADH アルコール脱水素酵素（alcohol dehydrogenase）

ADH 抗利尿ホルモン（antidiuretic hormone）

ADP アデノシン二リン酸（adenosine diphosphate）

AE 陰イオン交換体（anion exchanger）

AFP α-フェトプロテイン（α-fetoprotein）

AFP-L3 フコシル化 α-フェトプロテイン（fucosylated α-fetoprotein）

AG アニオンギャップ（anion gap）

AGE 終末糖化産物（advanced glycoxidation end product）

AGPAT2 1-アシルグリセロール-3-リン酸-O-アシルトランスフェラーゼ 2（1-Acylglycerol-3-Phosphate O-Acyltransferase 2）

AgRP アグーチ関連タンパク質（Agouti-related protein）

AHA 米国心臓協会

AHF 抗溶血性因子（antihemophilic factor）

AI 人工知能（artificial intelligence）

AIP 急性間欠性ポルフィリン症（acute intermittent porphyria）

AKR1C3 17β-ヒドロキシステロイド脱水素酵素（17β-hydroxysteroid dehydrogenase）

AKT セリン／トレオニンプロテインキナーゼ（serine/threonine kinase）

AL 自由給餌（ad libitum）

ALD アルコール性肝疾患（alcoholic liver disease）

ALDH アルデヒド脱水素酵素（aldehyde dehydrogenase）

ALE 脂質過酸化終末産物（advanced lipoxidation end product）

ALL 急性リンパ性白血病（acute lymphoblastic leukemia）

ALP　アルカリホスファターゼ(alkaline phosphatase)

ALPS　自己免疫性リンパ増殖症候群(autoimmune lymphoproliferative syndrome)

ALT　アラニンアミノ基転移酵素(alanine aminotransferase/alanine transaminase)

AML　急性骨髄性白血病(acute myeloid leukemia)

AMP　アデノシン一リン酸(adenosine monophosphate)

AMPA　α-アミノ-3-ヒドロキシ-5-メチル-4-イソキサゾール-プロピオン酸(α-amino-3-hydroxy-5-methyl-4-isoxazolepropionic acid)

AMPK　AMP活性化プロテインキナーゼ(AMP-activated protein kinase)

ANP　心房性ナトリウム利尿ペプチド(atrial natriuretic peptide)

AP-1　アクチベータータンパク質-1(activator protein-1)

APAF1　アポトーシスプロテアーゼ活性化因子1(apoptotic protease activating factor 1)

APC　後期促進複合体(anaphase-promoting complex)

APC　抗原提示細胞(antigen-presenting cell)

AP-MS　アフィニティー精製質量分析(affinity purification-mass spectrometry)

ApoA　アポリポプロテインA(apolipoprotein A)

ApoB　アポリポプロテインB(apolipoprotein B)

ApoB100/ApoB48　アポリポプロテインB100／アポリポプロテインB48(apolipoprotein B100/apolipoprotein B48)

ApoC　アポリポプロテインC(apolipoprotein C)

ApoE　アポリポプロテインE(apolipoprotein E)

APP　アミロイド前駆体タンパク質(amyloid precursor protein)

APRT　アデニンホスホリボシルトランスフェラーゼ(アデニンホスホリボシル基転移酵素)(adenosine phosphoribosyl transferase)

APTT　活性化部分トロンボプラスチン時間(activated partial thromboplastin time)

AQP　アクアポリン(aquaporin)

ARDS　急性呼吸促迫(窮迫)症候群(acute respiratory distress syndrome)

ARE　抗酸化応答配列(antioxidant response element)

ASCVD　動脈硬化性心血管疾患(arteriosclerotic cardiovascular disease)

AST　アスパラギン酸アミノ基転移酵素(aspartate aminotransferase/aspartate transaminase)

AT1, AT2　アンジオテンシンⅠ, Ⅱ(angiotensin I and II)

ATCase　アスパラギン酸カルバモイル基転移酵素(aspartate transcarbamoylase)

ATF　ストレス応答転写因子(activating transcription factor)

ATG　オートファジー関連遺伝子(autophagy-related gene)

ATM　毛細血管拡張性運動失責任(ataxia-telangiectasia mutated)

ATP　アデノシン三リン酸(adenosine triphosphate)

ATR　毛細血管拡張性運動失調症変異およびRad3関連(ataxia-telangiectasia Rad3-related)

AUC　曲線下面積(area under the curve)

AVP　アルギニンバソプレシン(arginine vasopressin)

AZT　アジド-2′,3′-ジデオキシチミジン(azido-2′,3′-dideoxythymidine)

BAC　細菌人工染色体(bacterial artificial chromosome)

BAD　BCL-2-関連細胞死誘導因子(BCL-2-associated death promoter)

Bak　BCL-2相同性アンタゴニスト／キラー分子(BCL-2 homologous antagonist/killer)

BAX　BCL2結合Xタンパク質(BCL-2-associated X protein)

BBB　血液脳関門(blood-brain barrier)

BCL-2　B細胞リンパ腫タンパク質2(B cell lymphoma protein 2)

BCR　B細胞受容体(B-cell receptor)

BCR　ブレイクポイントクラスター領域(breakpoint cluster region)

BID　BH3結合ドメインデスアゴニスト(BH3-interacting-domain death agonist)

BH4　テトラヒドロビオプテリン(tetrahydrobiopterin)

BMI　ボディマス指数(body mass index)

bmp　(tgf-βスーパーファミリーに属する)骨形成タンパク質(bone morphogenetic protein)

BMR　基礎代謝率(basal metabolic rate)

BNP　脳性ナトリウム利尿ペプチド(brain natriuretic peptide)

BrdU　ブロモデオキシウリジン(bromodeoxyuridine)

BTK　ブルトン型チロシンキナーゼ(Burton's tyrosine kinase)

BUN　血中尿素窒素(blood urea nitrogen)

bw　体重(body weight)

C1q, C1r, C1s, C2-C9　補体因子(complement components)

C3G　グアニンヌクレオチド交換因子(guanyl nucleotide exchange factor)

CA　炭酸脱水酵素(carbonic anhydrase)

CAD　カルバモイルリン酸合成酵素・アスパラギン酸カルバモイル基転移酵素・ジヒドロオロターゼからなる多機能ポリペプチド(carbamoyl phosphate synthetase-aspartate transcarbamoylase-dihydroorotase)

CAH　先天性副腎(皮質)過形成(congenital adrenal hyperplasia)

CAK CDK 活性型複合体〔CDK-activating complex, composed of CDK7, cyclin H, and MAT1（ménage a trois）〕

CaM カルモジュリン（calmodulin）

CAM 細胞接着分子（cell-adhesion molecule）

cAMP サイクリックアデノシン 3′,5′―一リン酸，環状アデノシン一リン酸（cyclic adenosine 3′,5′-monophosphate, cyclic adenosine monophosphate）

CAMS 細胞接着分子（cell-adhesion molecule）

CANTOS カナキヌマブ抗炎症・血栓症アウトカム研究（canakinumab antiinflammatory thrombosis outcomes study）

CAP Cb1 結合タンパク質（cbl-associated protein）

CAT カタラーゼ（catalase）

CBC 全血球算定（complete blood count）

CBG コルチゾール結合グロブリン，トランスコリン（cortisol-binding globulin, transcortin）

Cbl インスリンシグナル伝達経路のアダプタータンパク質（adaptor protein in insulin signaling pathway）

CCL5 ケモカインリガンド 5（別名：RANTES）（chemokine ligand 5）

CD CD 分類（細胞膜表面分子の分類システム）（cluster of differentiation）

CD36 分化クラスター 36（cluster of differentiation 36）

CD4⁺ ヘルパー T 細胞〔T helper cell（T$_H$）〕

CD40L CD40 リガンド（CD40 ligand）

CD8⁺ 細胞傷害性 T 細胞〔cytotoxic T lymphocyte（CTL）〕

CDG 先天性グリコシル化異常症（congenital disorders of glycosylation）

CDK サイクリン依存性キナーゼ（cyclin-dependent kinase）

CDKI サイクリン依存性キナーゼ阻害因子（cyclin-dependent kinase inhibitory protein）

cDNA 相補的 DNA（complementary DNA）

CDP シチジン二リン酸（cytidine diphosphate）

CDP-DAG シチジン二リン酸ジアシルグリセロール（cytidine diphosphate-diacylglycerol）

CDSS 臨床意思決定支援システム（clinical decision support system）

CE コレステロールエステル（cholesteryl ester）

CEA がん胎児抗原（carcinoembryonic antigen）

CETP コレステロールエステル転送タンパク質（cholesterol ester transfer protein）

CF 囊胞性線維症（cystic fibrosis）

CFDA SE カルボキシフルオレセイン ジアセテート N-スクシンイミジルエステル（carboxy-fluorescein diacetate succinimidyl ester）

cFLIP 細胞性 FADD 様インターロイキン 1β 変換酵素（FLICE）抑制タンパク質〔cellular FADD-like interleukin-1-beta-converting enzyme（FLICE）-inhibitory proteins〕

CFTR 囊胞性線維症の膜貫通コンダクタンス調節因子（cystic fibrosis transmembrane conductance regulator）

CGD 慢性肉芽腫症（chronic granulomatous disease）

CGH 比較ゲノムハイブリダイゼーション（comparative genome hybridization）

cGMP サイクリックグアノシン 3′,5′―一リン酸，環状グアノシン一リン酸（cyclic guanosine 3′,5′-monophosphate, cyclic guanosine monophosphate）

CGRP カルシトニン遺伝子関連ペプチド（calcitonin gene-related peptide）

C$_H$ 重鎖定常領域（constant region, heavy chain）

ChAT コリンアセチル基転移酵素（choline acetyltransferase）

ChIP クロマチン免疫沈降法（chromatin immunoprecipitation）

ChIP-on-chip クロマチン免疫沈降法とマイクロアレイを組み合わせた手法（combination chromatin immunoprecipitation and microarray technology）

ChIPseq クロマチン免疫沈降法と次世代シーケンシングを組み合わせた手法（combination chromatin immunoprecipitation and rnaseq technology）

CHK1, CHK2 チェックポイントキナーゼ（checkpoint kinase）

CHO チャイニーズハムスターの卵巣（chinese hamster ovary）

CK クレアチン（ホスホ）キナーゼ〔creatine（phospho）kinase〕

CK-MB クレアチンキナーゼ MB 分画（心筋由来）（MB fraction of creatine kinase）

C$_L$ 軽鎖定常領域（constant region, light chain）

CLL 慢性リンパ性白血病（chronic lymphocytic leukemia）

CLR C 型レクチン受容体（C-type lectin receptor）

CMA 染色体マイクロアレイ解析（chromosomal microarray analysis）

CML 慢性骨髄性白血病（chronic myeloid leukemia）

CML N^ε-カルボキシメチルリシン〔N^ε-(carboxymethyl)lysine〕

CMP シチジン一リン酸（cytidine monophosphate）

CMP-NeuAc シチジン一リン酸ノイラミン酸（cytidine monophosphate neuraminic acid）

CMP-PA シトシン-1-リン酸-ホスファチジン酸（cytosine monophosphate-phosphatidic acid）

CNS 中枢神経系（central nervous system）

CoA 補酵素 A（coenzyme A）

CoA-SH 遊離型補酵素 A（free acid coenzyme A）

COHb カルボキシヘモグロビン（carboxyhemoglobin）

COMT カテコール *O*-メチル基転移酵素（catechol-*O*-methyltransferase）

COPD 慢性閉塞性肺疾患（chronic obstructive airway disease/chronic obstructive pulmonary disease）

COVID-19 2019 年に発生した新型コロナウイルス感染症（Coronavirus disease 2019）

CpG シトシン-リン酸-グアニンジヌクレオチド（cytosine-phosphate-guanine）

CPI シトシン-リン酸-グアニンジヌクレオチドアイランド（cystine-guanine dinucleotide island）

CPS Ⅰ, Ⅱ カルバモイルリン酸合成酵素Ⅰ, Ⅱ（carbamoyl phosphate synthetase I and II）

CPT-Ⅰ, CPT-Ⅱ カルニチンパルミトイル基転移酵素 Ⅰ, Ⅱ（carnitine palmitoyl transferase I and II）

CPTAC 臨床プロテオミクス腫瘍分析コンソーシアム（Clinical Proteomic Tumor Analysis Consortium）

CR カロリー制限（calorie restriction）

CRBP 細胞質レチノール結合タンパク質（cytosolic retinol-binding protein）

CRE cAMP 応答配列（cAMP response element）

CREB cAMP 応答配列結合タンパク質（cAMP response element-binding protein）

CREM cAMP 応答配列モジュレーター（cAMP response element modulator）

CRH 副腎皮質刺激ホルモン放出ホルモン（corticotropin-releasing hormone）

CRISPR 細菌に存在する数十塩基の繰り返し配列（clustered regularly interspaced short palindromic repeats）

cRNA 相補的 RNA（complementary RNA）

CRP C 反応性タンパク質（C-reactive protein）

CSC がん幹細胞（cancer stem cell）

CSF 脳脊髄液（cerebrospinal fluid）

CT コンピューター断層撮影法〔computed（computerized）tomography〕

CTD C 末端ドメイン（RNA ポリメラーゼⅡにのみ存在する）（C-terminal domain）

CTL 細胞傷害性 T 細胞〔cytotoxic T lymphocyte（CD8$^+$ cell）〕

CTP シチジン三リン酸（cytidine triphosphate）

CTX カルボキシ（C）末端テロペプチド（carboxy-terminal telopeptide）

CVD 心血管疾患（cardiovascular disease）

CVS 絨毛採取（chorionic villus sampling）

CYP シトクロム P450 スーパーファミリー（cytochrome P450 superfamily）

Cyt *a*, *b*, *c* シトクロム *a*, シトクロム *b*, シトクロム *c*（cytochrome *a*, cytochrome *b*, cytochrome *c*）

CyTOF TOF 型サイトメトリー（cytometry by time of flight）

DAF 崩壊促進因子（decay accelerating factor）

DAG ジアシルグリセロール（diacylglycerol）

DAMP ダメージ関連分子パターン（damage-associated molecular pattern）

DAPI 4′,6-ジアミジノ-2-フェニルインドール（4′,6-diamidino-2-phenylindole）

DAT ドーパミン輸送体（dopamine transporter）

DC 樹状細胞（dendritic cell）

DCCT 糖尿病大規模臨床研究（Diabetes Control and Complications Trial）

DD デスドメイン（death domain）

DDA データ依存的（MS/MS）取得（data dependent acquisition）

DDI 薬物間相互作用（drug-drug interaction）

DED デスエフェクタードメイン（death effector domain）

DEXA 二重エネルギー X 線吸収測定法（dual-energy x-ray absorptiometry）

DGAT ジアシルグリセロールアシル基転移酵素（diacylglycerol acyltransferase）

DHAP ジヒドロキシアセトンリン酸（dihydroxyacetone phosphate）

DHEA デヒドロエピアンドロステロン（dehydroepiandrosterone）

DHEAS 硫酸デヒドロエピアンドロステロン（dehydroepiandrosterone sulfate）

DHLD ジヒドロリポアミド脱水素酵素サブユニット（dihydrolipoamide dehydrogenase subunit）

DHP ジヒドロピリジン（dihydropyridine）

DHT ジヒドロテストステロン（dihydrotestosterone）

DIA データ非依存的（MS/MS）取得（data independent acquisition）

DIC 播種性血管内凝固症候群（disseminated intravascular coagulation）

DILI 薬剤性肝障害（drug-induced liver injury）

DISC 細胞死誘導シグナル複合体（death-inducing signaling complex）

DIT ジヨードチロシン（diiodotyrosine）

DLDH ジヒドロリポアミド脱水素酵素（dihydrolipoyl dehydrogenase）

DLTA ジヒドロリポアミド *S*-アセチル基転移酵素（dihydrolipoyl transacetylase）

DMD Duchenne（デュシェンヌ）型筋ジストロフィー（Duchenne muscular dystrophy）

DMP 象牙質基質タンパク質（dentin matrix protein）

DNA デオキシリボ核酸（deoxyribonucleic acid）

DNL 脂肪新生（*de novo* lipogenesis）

DNP 2,4-ジニトロフェノール（2,4-dinitrophenol）

dNTP デオキシヌクレオシド三リン酸 (deoxynucleoside triphosphate)

Dol ドリコール(dolichol)

DOPA 3,4-ジヒドロキシフェニルアラニン(3,4-dihydroxyphenylalanine)

DPG 1,3-ジホスファチジルグリセロール(1,3-diphosphatidylglycerol)

DPP-4 ジペプチジルペプチダーゼ4(dipeptidyl peptidase-4)

DPPC ジパルミトイルホスファチジルコリン (dipalmitoylphosphatidylcholine)

DRI 食事摂取基準(dietary reference intakes)

dsRNA 二本鎖RNA(double-stranded RNA)

DTI 直接トロンビン阻害薬(direct thrombin inhibitor)

DVT 深部静脈血栓症(deep vein thrombosis)

E 酵素(enzyme)

EAR 推定平均必要量(estimated average requirement)

EBNA1 Epstein-Barr(エプスタイン-バー)ウイルス核抗原1(Epstein-Barr virus nuclear antigen 1)

ECM 細胞外マトリックス(extracellular matrix)

EDRF 血管内皮由来弛緩因子(endothelium-derived relaxing factor)

EDTA エチレンジアミン四酢酸 (ethylenediaminetetraacetic acid)

eEF 真核生物伸長因子(eukaryotic elongation factor)

EFA 必須脂肪酸(essential fatty acid)

EGF 上皮増殖因子(epidermal growth factor)

EGFR 上皮増殖因子受容体(epidermal growth factor receptor)

eGFR 推算GFR(estimated glomerular filtration rate)

eIF 真核生物翻訳開始因子(eukaryotic initiation factor)

eIF4E 真核生物翻訳開始因子4E(eukaryotic initiation factor 4E)

ELK1 ETSドメイン転写因子(ETS transcription factor)

ELOVL 極長鎖脂肪酸の伸長(elongation of very-long-chain fatty acid)

EMSA ゲルシフトアッセイ(electrophoretic mobility shift assay)

EMseq メチル化DNA配列決定法(enzymatic methylation sequencing)

ENaC 上皮型ナトリウムチャネル(epithelial sodium channel)

eNOS 血管内皮型一酸化窒素合成酵素(endothelial NO synthase)

EPA エイコサペンタエン酸(eicosapentaenoic acid)

ER 小胞体(endoplasmic reticulum)

ERAD 小胞体関連分解(ER-associated degradation)

eRF 翻訳終結因子(eukaryotic releasing factor)

ERK 細胞外シグナル制御キナーゼ(extracellular-signal regulated kinase)

ERK 1, 2 細胞外シグナル制御キナーゼ1,2 (extracellular-signal regulated kinase 1 and 2)

ES 酵素-基質複合体(enzyme-substrate complex)

ESR 赤血球沈降速度(erythrocyte sedimentation rate)

ETC 電子伝達系(electron transport chain)

FVII 血液凝固第VII因子(coagulation factor VII)

FA 遊離脂肪酸(fatty acid)

Fab 抗原結合性フラグメント(fragment antigen-binding)

FAD/FADH$_2$ 酸化型フラビンアデニンジヌクレオチド／還元型フラビンアデニンジヌクレオチド(flavin adenine dinucleotide/flavin adenine dinucleotide)

FADD FAS結合デスドメインタンパク質(FAS-associated death domain)

FASL FASリガンド(FAS ligand)

Fc 免疫グロブリン分子の定常部位側フラグメント ("Fragment constant" of immunoglobulin molecule)

FcγR Fcg受容体(免疫グロブリンGに対する受容体) 〔Fc-γ receptor(receptor for immunoglobulin G)〕

FDA 米国食品医薬品局(Food and Drug Administration)

FDB 家族性アポリポプロテインB欠損症(familial defective apolipoprotein B)

FDPs フィブリン分解産物(fibrin degradation product)

FGF 線維芽細胞増殖因子(fibroblast growth factor)

FGFR3 線維芽細胞増殖因子受容体3(fibroblast growth factor receptor 3)

FH 家族性高コレステロール血症(familial hypercholesterolemia)

FIRKO 脂肪細胞特異的インスリン受容体欠損マウス 〔adipose tissue(fat)insulin receptor knockout〕

FISH 蛍光 in situ ハイブリダイゼーション (fluorescence in situ hybridization)

FKBP FK結合タンパク質(FK-binding protein)

FMN フラビンモノヌクレオチド(flavin mononucleotide)

FOXA2 フォークヘッドボックスA2(別名：HNF-3B) (forkhead box A2)

FOXO フォークヘッドボックスO(forkhead box O)

FOXP3 フォークヘッドボックスP3(forkhead box P3)

FP フラビンタンパク質(flavoprotein)

FPG 空腹時血糖(fasting plasma glucose)

Fru フルクトース(fructose)

Fru-1-P フルクトース-1-リン酸(fructose-1-phosphate)

Fru-1,6-BP フルクトース-1,6-ビスリン酸(fructose-1,6-bisphosphate)

Fru-1,6-BPase フルクトース-1,6-ビスホスファターゼ(fructose-1,6-bisphosphatase)

Fru-2,6-BP フルクトース-2,6 ビスリン酸(fructose-2,6-biphosphate)

Fru-2,6-BPase フルクトース-2,6-ビスホスファターゼ(fructose-2,6-bisphosphatase)

Fru-6-P フルクトース-6-リン酸(fructose-6-phosphate)

FSF フィブリン安定化因子(fibrin-stabilizing factor)

FSH 卵胞刺激ホルモン(follicle-stimulating hormone)

fT₃ 遊離トリヨードチロニン(free triiodothyronine)

fT₄ 遊離チロキシン(free thyroxine)

FXR ファルネシル X 受容体(farnesyl X receptor)

FYN がん遺伝子関連キナーゼ／非受容体型プロテインチロシンキナーゼ(oncogene related kinase/nonreceptor protein tyrosine kinase)

G0 休止期(resting, or quiescent, phase of cell cycle)

G1 複製前休止期(interval between M and S phases)

G2 分裂前準備期(interval between S and M phases)

G3PDH, GAPDH グリセルアルデヒド-3-リン酸脱水素酵素(glyceraldehyde-3-phosphate dehydrogenase)

G6PDH グルコース-6-リン酸脱水素酵素(glucose-6-phosphate dehydrogenase)

GABA γ-アミノ酪酸(γ-aminobutyric acid)

GAD グルタミン酸脱炭酸酵素(glutamic acid decarboxylase)

GAG グリコサミノグリカン(glycosaminoglycan)

Gal ガラクトース(galactose)

Gal-1-P ガラクトース-1-リン酸(galactose-1-phosphate)

GalCer ガラクトシルセラミド(galactosylceramide)

GALD-3-P グリセルアルデヒド-3-リン酸(glyceraldehyde-3-phosphate)

GalNAc N-アセチルガラクトサミン(N-acetylgalactosamine)

GAP GTPase-活性化タンパク質(GTPase-activating protein)

GAS γ-インターフェロン活性化部位(gamma interferon activation site)

GC-MS ガスクロマトグラフィー(gas chromatography)

GCS グリシン切断系(glycine cleavage systems)

GDH グルタミン酸脱水素酵素(glutamate dehydrogenase)

GDM 妊娠糖尿病(gestational diabetes mellitus)

GDP-Fuc グアノシン二リン酸-L-フコース(guanosine diphosphate fucose)

GDP-Man グアノシン二リン酸-マンノース(guanosine diphospate-mannose)

GFAP グリア線維性酸性タンパク質(glial fibrillary acidic protein)

GFP 緑色蛍光タンパク質(green fluorescent protein)

GFR 糸球体ろ過量(glomerular filtration rate)

GGT γ-グルタミルトランスフェラーゼ(γ-glutamyl transferase)

GH 成長ホルモン(growth hormone)

GHRH 成長ホルモン放出ホルモン(growth hormone-releasing hormone)

GI 胃腸〔gastrointestinal(tract)〕

GI グリセミック指数(glycemic index)

GIP グルコース依存性インスリン分泌刺激ペプチド／胃抑制ポリペプチド(glucose-dependent insulinotropic peptide/gastric inhibitory peptide)

GK グルコキナーゼ(glucokinase)

Glc グルコース(glucose)

Glc-6-P グルコース-6-リン酸(glucose-6-phosphate)

Glc-6-Pase グルコース-6-ホスファターゼ(glucose-6-phosphatase)

GlcCer グルコシルセラミド(glucosylceramide)

GlcN-6-P グルコサミン-6-リン酸(glucosamine-6-phosphate)

GlcNAc N-アセチルグルコサミン(N-acetylglucosamine)

GlcNH₂ グルコサミン(glucosamine)

GlcUA グルクロン酸, D-グルクロン酸(glucuronic acid/D-glucuronic acid)

GLP-1 グルカゴン様ペプチド 1(glucagon-like peptide-1)

GLUT グルコース輸送体(glucose transporter)

Glycerol-3-P グリセロール 3-リン酸(glycerol-3-phosphate)

GM-CSF 顆粒球マクロファージコロニー刺激因子(granulocyte-macrophage colony-stimulating factor)

GMO 遺伝子組換え生物(genetically modified organism)

GnRH ゴナドトロピン放出ホルモン(gonadotropin-releasing hormone)

GPⅠb-Ⅸ, GPⅡb-Ⅲa 血小板受容体(platelet membrane glycoprotein receptors)

GPCR G タンパク質共役型受容体(G protein-coupled receptors)

GPI グリコシルホスファチジルイノシトール(glycosylphosphatidylinositol)

GPx グルタチオンペルオキシダーゼ(glutathione peroxidase)

GR グルタチオンレダクターゼ(glutathione reductase)

GRB2 増殖因子受容体結合タンパク質 2(growth factor receptor-bound protein 2)

GRE グルココルチコイド応答配列

GRK G タンパク質共役受容体キナーゼ(glucocorticoid response element)

GSH 還元型グルタチオン(reduced glutathione)

GSSG　酸化型グルタチオン（oxidized glutathione）

GTP　グアノシン三リン酸（guanosine triphosphate）

GTPase　グアノシン三リン酸ホスファターゼ（guanosine triphosphatase）

GWAS　ゲノムワイド関連解析（genome-wide association studies）

Hb　ヘモグロビン（hemoglobin）

HbA　成人ヘモグロビン〔Adult（normal）hemoglobin〕

HbA$_{1c}$　糖化ヘモグロビン（hemoglobin A$_{1c}$/glycated hemoglobin）

HbF　胎児性ヘモグロビン（fetal hemoglobin）

HbS　鎌形赤血球ヘモグロビン（sickle cell hemoglobin）

hCG　ヒト絨毛性ゴナドトロピン（human chorionic gonadotropin）

HCL　有毛細胞白血病（hairy cell leukemia）

HDAC　ヒストン脱アセチル化酵素（histone deacetylase）

HDL　高密度リポプロテイン（high-density lipoprotein）

HETPP　ヒドロキシエチル-チアミンピロリン酸（hydroxyethyl-thiamine pyrophosphate）

HEV　高内皮細静脈（high endothelial venule）

HFE　遺伝性ヘモクロマトーシスタンパク質（hereditary hemochromatosis protein）

HGF　肝細胞増殖因子（hepatocyte growth factor）

hGH　ヒト成長ホルモン（human growth hormone）

HGP　ヒトゲノム計画（Human Genome Project）

HGPRT　ヒポキサンチン-グアニンホスホリボシル基転移酵素（hypoxanthine-guanine phosphoribosyl transferase）

HIT　ヘパリン起因性血小板減少症（heparin-induced thrombocytopenia）

HIV　ヒト免疫不全ウイルス（human immunodeficiency virus）

HLA　ヒト白血球抗原（human leukocyte antigen）

HLA-DR, HLA-DQ, HLA-DM, HLA-DP　主要組織適合遺伝子複合体クラスII遺伝子〔major histocompatibility complex（MHC）class II genes〕

HMDB　ヒトメタボロームデータベース（Human Metabolome Database）

HMG-CoA　3-ヒドロキシ-3-メチルグルタリル-CoA（3-hydroxy-3-methylglutaryl-CoA）

HMGR　HMG-CoA 還元酵素（HMG-CoA reductase）

HMWK　高分子キニノーゲン（high-molecular-weight kininogen）

HNE　ヒドロキシノネナール（hydroxynonenal）

hnRNA　ヘテロ核 RNA（heterogeneous nuclear RNA）

HPA　ヒトタンパク質アトラス（human protein atlas）

HPLC　高速液体クロマトグラフィー（high-performance liquid chromatography）

HRE　ホルモン応答配列（hormone response element）

HRG　ヒスチジンリッチ糖タンパク質（histidine-rich glycoprotein）

HSC　造血幹細胞（hematopoietic stem cell）

HSP　熱ショックタンパク質（heat shock protein）

HSV　単純ヘルペスウイルス

HTGL　肝性トリグリセリドリパーゼ（hepatic triglyceride lipase）

HVA　ホモバニリン酸（homovanillic acid）

IAP　アポトーシス抑制因子（inhibitor of apoptosis）

IBD　炎症性腸疾患（inflammatory bowel disease）

ICAM-1　細胞間接着因子-1（別名：CD54）（intercellular adhesion molecule 1）

ICGC　国際がんゲノムコンソーシアム（International Cancer Genome Consortium）

IDDM　インスリン依存性糖尿病（insulin dependent diabetes mellitus）

IDL　中間密度リポプロテイン（intermediate-density lipoprotein）

IdUA　L-イズロン酸（L-iduronic acid）

IEF　等電点電気泳動（isoelectric focusing）

IF　内因子（intrinsic factor）

IFCC　国際臨床化学連合（International Federation of Clinical Chemistry and Laboratory Medicine）

IFG　空腹時血糖異常（impaired fasting glucose）

IFN　インターフェロン（interferon）

IFNα　インターフェロン-α（interferon-α）

IFNβ　インターフェロン-β（interferon-β）

IFNγ　インターフェロン-γ（interferon-γ）

Ig　免疫グロブリン〔immunoglobulin（IgG, IgA, IgM, IgD, and IgE）〕

IGF-1　インスリン様成長因子-1（insulin-like growth factor-1）

IGFBP　IGF 結合タンパク質（IGF-binding protein）

IgG　免疫グロブリン G（immunoglobulin G）

IGT　耐糖能異常（impaired glucose tolerance）

Ihh　インディアンヘッジホッグ（シグナルタンパク質の1つ）（Indian hedgehog, a signaling protein）

IKK　IκB キナーゼ〔IκB kinase（NFκB kinase）〕

IL　インターロイキン〔interleukin（IL-1, IL-6, etc.）〕

IMAC　固定化金属イオンアフィニティークロマトグラフィー（immobilized metal affinity chromatography）

IMM　ミトコンドリア内膜（inner mitochondrial membrane）

IMP　イノシン一リン酸（inosine monophosphate）

IMS　膜間腔（intermembrane space）

iNOS　誘導型一酸化窒素合成酵素（inducible NO synthase）

Inr　イニシエーター（遺伝子のヌクレオチド配列）（initiator）

INR　国際標準化比（international normalized ratio）

IP₃　イノシトール 1,4,5-トリスリン酸(inositol 1,4,5-trisphosphate)

IPP　イソペンテニル二リン酸(isopentenyl diphosphate)

IR　インスリン受容体(insulin receptor)

IRE　インスリン応答配列(insulin response element)

IRE　鉄応答エレメント(配列)(iron-response element)

IRE-BP　鉄応答エレメント(配列)結合タンパク質(iron-response element binding protein)

IRES　配列内リボソーム進入部位(internal ribosome entry site)

IRI　虚血再灌流障害(ischemic reperfusion injury)

IRS　インスリン受容体基質(insulin receptor substrate)

ITAM/ITIM　免疫受容活性化／免疫受容抑制性チロシンモチーフ(immunoreceptor tyrosine activation/inhibition motif)

iTRAQ　相対および絶対定量用同重体タグ(isobaric tags for relative and absolute quantification)

IU　国際単位(international unit)

JAK　Janus(ヤヌス)キナーゼ群(Janus kinase)

JAK/STAT　Janus(ヤヌス)キナーゼ／シグナル変換および活性化転写因子(Janus kinase/signal transducer and activator of transcription)

JNK　c-Jun アミノ末端キナーゼ(c-Jun *N*-terminal kinase)

kb　キロベース(kilobase)

KCC1　K⁺-Cl⁻共輸送体(K⁺-Cl⁻ cotransporter)

KCCT　カオリン-セファリン凝固時間(別名：APTT)(kaolin-cephalin clotting time)

K_i　阻害定数(inhibition constant)

KIP2　57 kDa サイクリン-CDK 複合体阻害因子(57-kDa inhibitor of cyclin-CDK complexes)

KIT　KIT がん原遺伝子／受容体チロシンキナーゼ(KIT proto-oncogene/receptor tyrosine kinase)

KLF2 and 4　Kruppel(クルッペル)様因子(Kruppel-like factor)

K_m　Michaelis(ミカエリス)定数(Michaelis constant)

K_t　基質-輸送体複合体の解離定数(concentration required for half-maximal rate of transport)

LBBB　左脚ブロック(left bundle branch block)

LC　液体クロマトグラフィー(liquid chromatography)

LC3　微小管関連タンパク質 1 軽鎖 3(microtubule-associated protein light chain 3)

LC3-1　微小管結合タンパク質 1A ／ 1B-軽鎖 3(microtubule-associated protein 1A/1B-light chain 3)

LCAT　レシチンコレステロールアシル基転移酵素(lecithin: cholesterol acyltransferase)

LCHAD　長鎖 3-ヒドロキシアシル CoA 脱水素酵素(long-chain L-3-hydroxyacyl-CoA dehydrogenase)

LCK　リンパ球特異的プロテインチロシンキナーゼ(lymphocyte-specific protein tyrosine kinase)

LC-MS　液体クロマトグラフィー(liquid chromatography)

LDH　乳酸脱水素酵素(lactate dehydrogenase)

LDL　低密度リポプロテイン(low-density lipoprotein)

LDL-R　LDL 受容体(Low-density lipoprotein receptor)

LFA-1　リンパ球機能関連抗原-1(lymphocyte function-associated antigen 1)

LH　黄体形成ホルモン(luteinizing hormone)

LMWH　低分子ヘパリン(low-molecular-weight heparin)

lncRNA　長鎖非コーディング RNA(long noncoding RNA)

LPL　リポプロテインリパーゼ(lipoprotein lipase)

LPLAT　リゾリン脂質アシルトランスフェラーゼ(リゾリン脂質アシル基転移酵素)(lysophospholipid acyltransferase)

LPLD　家族性リポプロテインリパーゼ欠損症(familial lipoprotein lipase deficiency)

LPS　リポ多糖(lipopolysaccharide)

LRP　LDL 受容体関連タンパク質(low-density lipoprotein-receptor-related protein)

LRP5　LDL 受容体関連タンパク質 5(low-density lipoprotein-receptor-related protein 5)

LT　ロイコトリエン(leukotriene)

LTA　光透過型血小板凝集能測定法(light transmission aggregometry)

LTP　長期増強(long-term potentiation)

LXR　肝臓 X 受容体(liver x receptor)

M　有糸分裂(mitosis)

MAC-1　マクロファージ接着分子-1(macrophage adhesion molecule 1)

MAG　モノアシルグリセロール(monoacylglycerol)

MALT　粘膜関連リンパ組織(mucosa-associated lymphoid tissues)

Man-6-P　マンノース-6-リン酸(mannose-6-phosphate)

MAO　モノアミンオキシダーゼ(monoamine oxidase)

MAOI　モノアミンオキシダーゼ阻害薬(monoamine oxidase inhibitor)

MAPK　MAP キナーゼ(mitogen-activated protein kinase)

MAS　アンジオテンシン(1-7)受容体(angiotensin 1-7 receptor)

Mb　ミオグロビン(myoglobin)

MBL　マンノース結合レクチン(mannose-binding lectin)

MC4R　メラノコルチン 4 受容体(melanocortin-4 receptor)

MCAD　中鎖アシル CoA 脱水素酵素(medium-chain fatty acyl CoA dehydrogenase)

MCH　メラニン凝集ホルモン(melanin-concentrating hormone)

MCL　マントル細胞リンパ腫(mantle cell lymphoma)

MCP　多触媒性タンパク質分解酵素(multicatalytic protease)

MCP-1　単球遊走因子(monocyte chemoattractant protein-1)

M-CSF　単球コロニー刺激因子(monocyte-colony stimulating factor)

MCV　平均赤血球容積(mean corpuscular volume)

MDA　マロンジアルデヒド(malondialdehyde)

MDR　多剤耐性(multidrug resistant)

MDRD　慢性腎臓病に対する食事療法基準(Modification of Diet in Renal Disease study)

MET　メッツ(身体活動の代謝当量)(metabolic equivalents of task)

metHb　メトヘモグロビン(methemoglobin, Fe^{+3})

MetSO　メチオニンスルホキシド(methionine sulfoxide)

met-tRNAi　開始メチオニン-tRNA(initiator methionine tRNA)

mGluR　代謝型グルタミン酸受容体(metabotropic glutamate receptors)

MGO　メチルグリオキサール(methylglyoxal)

MGP　マトリックス Gla タンパク質(matrix gla protein)

MHC　主要組織適応抗原(major histocompatibility complex)

MIAME　マイクロアレイ実験におけるアノテーションのための最小限の情報(minimal information for the annotation of microarray experiments)

miRNA　マイクロ RNA(microRNA)

MIT　モノヨードチロシン(monoiodotyrosine)

MMP　ミトコンドリア膜電位(mitochondrial membrane potential)

MMP　マトリックスメタロプロテ(イ)アーゼ(matrix metalloproteinase)

MMP-9　マトリックスメタロプロテ(イ)ナーゼ 9(matrix metalloproteinase 9)

MODY　若年発症成人型糖尿病(maturity-onset diabetes of the young)

MOR　μ オピオイド受容体(mu-opioid receptor)

MPO　ミエロペルオキシダーゼ(myeloperoxidase)

MRAP　メラノコルチン 2 受容体アクセサリータンパク質(melanocortin 2 receptor accessory protein)

MRI　磁気共鳴画像法(magnetic resonance imaging)

MRM　多重反応モニタリング(multiple reaction monitoring)

mRNA　メッセンジャー RNA(messenger RNA)

MRP　多剤耐性関連タンパク質(multidrug resistance-associated protein)

MS　質量分析(法)(mass spectrometry)

MSH　メラニン細胞刺激ホルモン(melanocyte-stimulating hormone)

MSLP　最大寿命ポテンシャル(maximum lifespan potential)

mtDNA　ミトコンドリア DNA(mitochondrial DNA)

MTHFR　5,10-メチレンテトラヒドロ葉酸還元酵素(5,10-methylenetetrahydrofolate reductase)

mTOR　ラパマイシン哺乳類標的因子(mammalian target of rapamycin)

mTORC-1 and mTORC-2/mTORC　哺乳動物ラパマイシン標的タンパク質複合体 1,2(mTor complexes/Mammalian target of rapamycin complex)

MTP　ミクロソームトリグリセリド転送タンパク質(microsomal triglyceride transfer protein)

MWCO　分子量カットオフ値(molecular weight cut-off)

MYC　転写因子をコードする遺伝子ファミリー(transcription factor)

N^5-methyl-THF　5-メチルテトラヒドロ葉酸(5-methyltetrahydrofolate)

N^{10}-Methylene-THF　5,10-メチレンテトラヒドロ葉酸(5,10-methylenetetrahydrofolate)

NAA　*N*-アセチル-L-アスパラギン酸(*N*-acetyl-L-aspartate)

NABQI　*N*-アセチル-ベンゾキノンイミン(*N*-acetyl benzoquinone imine)

NAC　*N*-アセチルシステイン(*N*-acetylcysteine)

NAD^+/NADH　酸化型ニコチンアミドアデニンジヌクレオチド／還元型ニコチンアミドアデニンジヌクレオチド(oxidized nicotinamide adenine dinucleotide/reduced nicotinamide adenine dinucleotide)

$NADP^+$/NADPH　酸化型ニコチンアミドアデニンジヌクレオチドリン酸／還元型ニコチンアミドアデニンジヌクレオチドリン酸(oxidized form nicotinamide adenine dinucleotide phosphate/reduced form nicotinamide adenine dinucleotide phosphate)

NAFLD　非アルコール性脂肪性肝疾患(nonalcoholic fatty liver disease)

NCC　Na^+-Cl^-共輸送体(sodium-chloride cotransporter)

ncRNA　非コード RNA(noncoding RNA)

NEFA　非エステル型脂肪酸(nonesterified fatty acid)

NET　ノルアドレナリン輸送体(noradrenaline transporter)

NeuAc　*N*-アセチルノイラミン酸(*N*-acetylneuraminic acid)

NFκB 活性化 B 細胞核因子 κ-軽鎖エンハンサー（nuclear factor kappa-light-chain-enhancer of activated B cell）

NFAT2 活性化 T 細胞核因子 2（transcription factor, nuclear factor of activated T cell-2）

NGF 神経成長因子（nerve growth factor）

NGS 次世代シーケンシング（next-generation sequencing）

NHE Na^+/H^+ 交換輸送体（sodium/hydrogen exchanger）

NIDDM インスリン非依存性糖尿病（noninsulin-dependent diabetes mellitus）

NK ナチュラルキラー細胞（natural killer cell）

NKCC1, NKCC2 Na^+-K^+-$2Cl^-$共輸送体（2 つのサブファミリーがある）（sodium potassium chloride cotransporter 1, sodium potassium chloride cotransporter 2）

NKH 非ケトーシス型高グリシン血症（nonketotic hyperglycinemia）

NLR NOD 様受容体（NOD-like receptor）

NLS 核移行シグナル（nuclear localization signal）

NMDA *N*-メチル-D-アスパラギン酸（*N*-methyl-D-aspartate）

NMR 核磁気共鳴（nuclear magnetic resonance）

NO 一酸化窒素（nitric oxide）

NOS 一酸化窒素合成酵素（nitric oxide synthase）

NPC1L1 Nieman-Pick（ニーマン-ピック）C1 様タンパク質（Niemann-Pick C1-like protein）

NPY 神経ペプチド Y（neuropeptide Y）

NRTI ヌクレオシド／ヌクレオチド系逆転写酵素阻害剤（nucleoside or nucleotide reverse-transcriptase inhibitors）

nt ヌクレオチド（nucleotide）

NTX アミノ（N）末端テロペプチド（amino-terminal telopeptides）

OAA オキサロ酢酸（oxaloacetate）

OGTT 経口グルコース負荷試験（oral glucose tolerance test）

OI 骨形成不全症（osteogenesis imperfecta）

OMIM ヒトメンデル式遺伝の遺伝形式をとる形質と異常のデータベース（online Mendelian inheritance in man）

OMM ミトコンドリア外膜（outer mitochondrial membrane）

OMP オロチジン一リン酸（orotidine monophosphate）

ONDST 一晩デキサメタゾン抑制試験（overnight dexamethasone suppression test）

OPG オステオプロテジェリン（osteoprotegerin）

OSF-1 骨芽細胞刺激因子-1（osteoblast stimulating factor-1）

o-Tyr オルトチロシン（*ortho*-tyrosine）

P1CP Ⅰ型プロコラーゲン-カルボキシ（C）末端プロペプチド（procollagen type I carboxy-terminal propeptide）

P1NP Ⅰ型プロコラーゲン-アミノ（N）末端プロペプチド（procollagen type I amino-terminal propeptide）

p53 p53 タンパク質（p53 protein, tumor-suppressor protein）

p62 ヌクレオポリン p62（nucleoporin p62）

PA ホスファチジン酸（phosphatidic acid）

PAF 血小板活性化因子（platelet-activating factor）

PAGE ポリアクリルアミドゲル電気泳動（polyacrylamide gel electrophoresis）

PAI-1 プラスミノーゲン活性化因子阻害因子 1（plasminogen activator inhibitor-1）

PAMP 病原体関連分子パターン（pathogen-associated molecular pattern）

PAPS 3'-ホスホアデノシン-5'-ホスホ硫酸（3'-phosphoadenosine-5'-phosphosulfate）

PAR2 プロテアーゼ活性化受容体 2（protease-activated receptor 2）

PBG ポルホビリノーゲン（porphobilinogen）

PC ホスファチジルコリン（phosphatidylcholine）

PC ピルビン酸カルボキシラーゼ（pyruvate carboxylase）

PCD プログラム細胞死（programmed cell death）

PCE プールコホート方程式（pooled cohort equations）

PCI 経皮的冠動脈インターベンション（percutaneous coronary intervention）

pCO₂ 二酸化炭素の分圧（partial pressure of carbon dioxide）

PCP フェンシクリジン（phencyclidine）

PCR ポリメラーゼ連鎖反応（polymerase chain reaction）

PCSK9 プロプロテインコンベルターゼ・サチライシン／ケキシン 9（proprotein convertase subtilisin/kexin type 9）

PDC ピルビン酸脱水素酵素複合体（pyruvate dehydrogenase complex）

PDE ホスホジエステラーゼ（phosphodiesterase）

PDGF 血小板由来増殖因子（platelet-derived growth factor）

PDH ピルビン酸脱水素酵素（pyruvate dehydrogenase）

PDK1 3-ホスホイノシチド依存性プロテインキナーゼ 1（3-phosphoinositide-dependent protein kinase 1）

PE フォスファチジルエタノールアミン（phosphatidylethanolamine）

PECAM-1 血小板細胞接着因子-1（別名：CD31）（platelet/cell-adhesion molecule 1）

PEM タンパク質エネルギー栄養障害（protein energy malnutrition）

PEP　ホスホエノールピルビン酸
（phosphoenolpyruvate）

PEPCK　ホスホエノールピルビン酸カルボキシキナーゼ（phosphoenolpyruvate carboxykinase）

PEST　プロリン，グルタミン酸，セリン，トレオニンが豊富に含まれるペプチド配列．タンパク質分解のシグナルペプチド（ProGluSerThr degradation signal）

PET/MRI　ポジトロン断層撮影／磁気共鳴画像法
（positron emission tomography/magnetic resonance imaging）

PFK　ホスホフルクトキナーゼ（phosphofructokinase）

PFK-1　ホスホフルクトキナーゼ 1
（phosphofructokinase-1）

PFK-2　ホスホフルクトキナーゼ 2
（phosphofructokinase-2）

PFK-2/Fru-2,6-BPase　ホスホフルクトキナーゼ-2／フルクトース-2,6-ビスホスファターゼ
（phosphofructokinase-2/fructose-2,6-bisphosphatase）

PG　ホスファチジルグリセロール
（phosphatidylglycerol）

PG　プロスタグランジン（prostaglandin）

PGE_2　プロスタグランジン E_2（prostaglandin E_2）

PGI_2　プロスタグランジン I_2（prostaglandin I_2）

PGK　ホスホグリセリン酸キナーゼ（phosphoglycerate kinase）

PH　プレクストリンホモロジー（pleckstrin homology domain）

PHHI　新生児持続性高インスリン性低血糖症
（persistent hyperinsulinemic hypoglycemia of infancy）

pI　等電点（isoelectric point）

PI　ホスファチジルイノシトール（phosphatidylinositol）

PI　ヨウ化プロピジウム（propidium iodide）

PI3K　ホスファチジルイノシトール 3-キナーゼ
（phosphatidylinositol 3-kinase）

PIP_2　ホスファチジルイノシトール 4,5-ビスリン酸
（phosphatidylinositol 4,5-bisphosphate）

PIP_3　ホスファチジルイノシトール 3,4,5-トリスリン酸
（phosphatidylinositol 3,4,5-trisphosphate）

PK　プロテインキナーゼ（protein kinase）

PK　ピルビン酸キナーゼ（pyruvate kinase）

PKA　プロテインキナーゼ A（protein kinase A）

PKB　プロテインキナーゼ B（protein kinase B）

PKC　プロテインキナーゼ C（protein kinase C）

PKR　二本鎖 RNA 依存性プロテインキナーゼ（double-stranted RNA-activated protein kinase）

PKU　フェニルケトン尿症（phenylketonuria）

PL　ホスホリパーゼ（phospholipase）

PLA1/2　ホスホリパーゼ A1，ホスホリパーゼ A2
（phospholipase A1/2）

PLC　ホスホリパーゼ C（phospholipase C）

PLC-β　ホスホリパーゼ Cβ（phospholipase Cβ）

PLC-γ　ホスホリパーゼ Cγ（phospholipase Cγ）

PLD　ホスホリパーゼ D（phospholipase D）

PLP　ピリドキサールリン酸（pyridoxal phosphate）

PMCA　細胞膜 Ca^{2+}-ATPase（plasma membrane Ca^{2+}-ATPase）

PNH　夜間発作性血色素尿症（paroxysmal nocturnal hemoglobinuria）

PNPO　ピリドキシン（およびピリドキサミン）-5′-リン酸オキシダーゼ〔pyridox(am)ine-5′-phosphate oxidase〕

PNS　末梢神経系（peripheral nervous system）

pO_2　酸素分圧（partial pressure of oxygen）

POMC　プロオピオメラノコルチン

PON1　パラオキソナーゼ 1（paraoxonase 1）

PP2A　タンパク質脱リン酸化酵素 2A（protein phosphatase-2A）

PPAR　ペルオキシソーム増殖剤活性化受容体
（peroxisome proliferator-activated receptor）

PP_i　無機ピロリン酸（inorganic pyrophosphate）

Prot　タンパク質（protein）

PRPP　5-ホスホリボシル-α-ピロリン酸（5-phosphoribosyl-α-pyrophosphate）

PRR　（プロ）レニン受容体〔(pro)renin receptor〕

PRR　パターン認識受容体（pattern recognition receptor）

PS　ホスファチジルセリン（phosphatidylserine）

PSA　前立腺特異抗原（カリクレイン 3）〔prostatespecific antigen（kallikrein 3）〕

PT　プロトロンビン時間（prothrombin time）

PTA　血漿トロンボプラスチン前駆物質（plasma thromboplastin antecedent）

PTEN　フォスファターゼ・テンシン ホモログ
（phosphatase and TENsin homologue）

PTH　副甲状腺ホルモン（parathyroid hormone）

PTK　タンパク質チロシンキナーゼ（protein tyrosine kinase）

PTM　翻訳後修飾（posttranslational modification）

PTPase　リン酸化チロシンホスファターゼ
（phosphotyrosine phosphatase）

PUFA　多価不飽和脂肪酸（polyunsaturated fatty acid）

PXR　プレグナン X 受容体（pregnane X receptor）

Q　ユビキノン／ユビキノール（ubiquinone/ubiquinol）

R　気体定数（gas constant）

RA　関節リウマチ（rheumatoid arthritis）

RAAS　レニン-アンジオテンシン系（renin-angiotensin-aldosterone system）

RABP　特異的なレチノイン酸結合タンパク質（retinoic acid-binding protein）

RAE　レチノール活性当量（retinol activity equivalent）

RAF　セリン／トレオニンプロテインキナーゼファミリー（family of serine/threonine kinases）

RANK　NFκB 活性化受容体（receptor activator of nuclear factor κB）

RANKL　NFκB 活性化受容体リガンド（receptor activator of nuclear factor κB ligand）

Rap　低分子量 GTPase（small GTPase）

RANTES　ケモカインリガンド 5（別名：CCL5）（regulated on activation, normal T cell expressed and secreted）

RAR　レチノイン酸受容体（retinoic acid receptor）

Ras　低分子量 G タンパク質（small monomeric G-protein）

Ras/MAP　SHC タンパク質のキナーゼ経路（kinase pathway to the Shc protein）

RB　網膜芽細胞腫タンパク質（retinoblastoma protein）

RBC　赤血球（red blood cell）

RBP　血清レチノール結合タンパク質（serum retinol-binding protein）

RDA　栄養所要量（recommended dietary allowance）

RER　呼吸商（respiratory exchange rate）

rER　粗面小胞体（rough endoplasmic reticulum）

RFLP　制限酵素断片長多型（restriction fragment length polymorphisms）

RGD　アルギニン-グリシン-アスパラギン酸の認識配列（Arg-Gly-Asp recognition sequence）

Rheb　脳内蓄積 RAS 相同因子（RAS homologue enriched in brain）

Rho GEF　Rho GTPase グアニンヌクレオチド交換因子（Rho GTPase guanine nucleotide exchange factor）

Rictor　mTORC-2 複合体因子の 1 つ（mTORC-2 complex）

RIP　受容体相互関連タンパク質〔デスドメインアクセサリータンパク質（CD95）の 1 つ〕（receptor-interacting protein）

RIP1　セリン／トレオニンタンパク質キナーゼ（serine/threonine kinase）

RISC　RNA 誘導サイレンシング複合体（RNA-induced silencing complex）

RLR　RIG-I 様受容体（retinoic acid inducible gene-1-like receptor）

RMR　静止代謝率（resting metabolic rate）

RNA　リボ核酸（ribonucleic acid）

RNAi　RNA 干渉（RNA interference）

RNApol　RNA ポリメラーゼ I ／ II（RNA polymerase I/II）

RNA-seq　RNA シーケンシング（RNA-sequencing）

RNS　活性窒素種（reactive nitrogen species）

ROS　活性酸素種（reactive oxygen species）

ROTEM　回転トロンボエラストメトリー（rotational thromboelastometry）

RP-HPLC　逆相高速液体クロマトグラフィー（reversed phase HPLC）

RPPA　逆相型タンパク質アレイ（reverse phase protein array）

rRNA　リボソーム RNA（ribosomal RNA）

RSK1　p90 リボソーム S6 キナーゼ 1（a kinase/p90 ribosomal S6 kinase）

rT_3　リバース T_3（reverse T_3）

RTA　腎尿細管性アシドーシス（renal tubular acidosis）

RXR　レチノイド X 受容体（retinoid X receptor）

S　基質（substrate）

S　S 期（DNA 合成期）（synthetic phase of interphase）

S6K1　リボソームタンパク質 S6 キナーゼベータ-1（ribosomal S6 kinase β-1）

SAA　血清アミロイド A（serum amylod A）

SAC　紡錘糸会合チェックポイント（spindle assembly checkpoint）

SAM　S-アデノシルメチオニン（S-adenosylmethionine）

SARS-CoV-2　重症急性呼吸器症候群コロナウイルス-2/COVID-19 の原因ウイルス（severe acute respiratory syndrome coronavirus 2. The virus that causes COVID-19）

SCAP　SREBP 切断活性化タンパク質（SREBP-cleavage-activating protein）

SCD　鎌状赤血球症（sickle cell disease）

SCD　ステアロイル CoA 不飽和化酵素（stearoyl-CoA desaturase）

SCFA　短鎖脂肪酸（short-chain fatty acid）

SCID　重症複合免疫不全（severe combined immunodeficiency）

SCIDS　重症複合免疫不全症（severe combined immunodeficiency syndrome）

scuPA　単鎖ウロキナーゼ型プラスミノーゲン活性化因子（プロウロキナーゼ）〔single-chain urokinase-type plasminogen activator（prourokinase）〕

SDS　ドデシル硫酸ナトリウム（sodium dodecylsulfate）

SDS-PAGE　SDS ポリアクリルアミドゲル電気泳動（sodium dodecylsulfate-polyacrylamide gel electrophoresis）

SECIS　セレノシステイン挿入配列（selenocysteine insertion sequence）

SERCA　筋小胞体／小胞体 Ca^{2+}-ATPase（sarco-endoplasmic reticulum Ca^{2+}-ATPase）

SGLT　Na^+-グルコース共輸送体（sodium-glucose cotransporter）

SGLT1　Na^+-グルコース共輸送体 1（sodium-glucose cotransporter-1）

SGOT　血清グルタミン酸-オキサロ酢酸アミノ基転移酵素（serum glutamate oxaloacetate transaminase）

SGPT　血清グルタミン酸-ピルビン酸アミノ基転移酵素（serum glutamate pyruvate transaminase）

SH2　SRC ホモロジー領域 2（SRC-homology region 2）

SHBG　性ホルモン結合グロブリン（sex hormone-binding globulin）

SHC　SRC ホモロジーアンドコラーゲン様アダプタータンパク質（SRC-homology and collagen-like adapter proteins）

SHP　SH2 ドメイン含有ホスファターゼ（SH2 domain-containing phosphatase）

SIADH　抗利尿ホルモン不適切分泌症候群（syndrome of inappropriate antidiuretic hormone secretion）

sIg　表面免疫グロブリン（surface immunoglobulin）

SILAC　細胞培養中のアミノ酸を用いた安定同位体標識法（stable isotope labeling with amino acids in cell culture）

siRNA　低分子干渉 RNA（small interfering RNA）

SLE　全身性エリテマトーデス（systemic lupus erythematosus）

SMC　平滑筋細胞（smooth muscle cell）

SMPDB　小分子経路データーベース（small molecule pathway database）

SNO-Hb　*S*-ニトロソヘモグロビン（*S*-nitrosohemoglobin）

snoRNA　核小体低分子 RNA（small ribonuclear RNA）

snoRNP　核小体低分子リボ核酸タンパク質複合体（small ribonuclear protein complex）

SNP　一塩基多型（single nucleotide polymorphism）

SNRI　セロトニン・ノルアドレナリン再取り込み阻害薬（serotonin-noradrenaline reuptake inhibitor）

snRNA　核内低分子 RNA（small nuclear RNA）

SOD　スーパーオキシドジスムターゼ（superoxide dismutase）

SOS　Son of Sevenless タンパク質（Son of Sevenless）

SPCA　血清プロトロンビン変換促進因子（serum prothrombin conversion accelerator）

SpO₂　末梢血酸素飽和度（peripheral capillary oxygen saturation）

SR　筋小胞体（sarcoplasmic reticulum）

SR-BI　スカベンジャー受容体 B I（scavenger receptor BI）

SRC　Src 相同性コラーゲンドメインタンパク質，非受容体型タンパク質チロシンキナーゼの一種（homology and collagen domain protein, a nonreceptor PTK）

SRE　ステロイド応答配列（steroid response element）

SRE　ステロール調節エレメント（sterol regulatory element）

SREBP　ステロール調節エレメント結合タンパク質（sterol regulatory element-binding protein）

SRM　選択反応モニタリング（selected reaction monitoring）

SRP　シグナル認識粒子（signal recognition particle）

SSRI　選択的セロトニン再取り込み阻害薬（selective serotonin reuptake inhibitor）

STAT1　転写因子のシグナル変換および活性化転写因子（Signal transducer and activator of transcription-1）

STATs　シグナル変換および活性化転写因子（signal transducer and activator of transcription）

STIM1　間質相互作用分子 1（stromal interaction molecule 1）

Succ-CoA　スクシニル CoA（succinyl-CoA）

T₃　トリヨードチロニン（triiodothyronine）

T₄　チロキシン（thyroxine）

TAG　トリアシルグリセロール（triacylglycerol）

T-ALL　T 細胞性急性リンパ芽球白血病（T lymphocyte-acute lymphoblastic leukemia）

TAP　抗原提示関連トランスポーター（transporter associated with antigen presentation）

TBG　チロキシン結合グロブリン（thyroxine-binding globulin）

TBP　TATA 結合タンパク質（TATA-binding protein）

TC-10　Rho ファミリー G タンパク質の 1 つ（A G-protein）

TC I　トランスコバラミン I，ハプトコリン（transcobalamin I, haptocorrin）

TC II　トランスコバラミン II（transcobalamin II）

TCA　トリカルボン酸（tricarboxylic acid）

TCA cycle　トリカルボン酸回路（tricarboxylic acid cycle）

TCR　T 細胞受容体（T-cell receptor）

TCT　トロンビン凝固時間（thrombin clotting time）

tcuPA　二本鎖ウロキナーゼ型プラスミノーゲン活性化因子（ウロキナーゼ）〔two-chain urokinase-type plasminogen activator（urokinase）〕

TdT　末端デオキシヌクレオチドトランスフェラーゼ（末端デオキシヌクレオチド転移酵素）（terminal deoxynucleotidyl transferase）

TEG　トロンボエラストグラフィー（thromboelastography）

TF　転写因子（transcription factor）

TF II H　基本転写因子 II H（general transcription factor）

T_FH　濾胞性ヘルパー T 細胞（T follicular helper cell）

TFPI　組織因子経路阻害因子（tissue factor pathway inhibitor）

Tg　チログロブリン（thyroglobulin）

TG　トリグリセリド（triglyceride）

TGFα　トランスフォーミング増殖因子 α（transforming growth factor-α）

TGFβ　トランスフォーミング増殖因子 β（transforming growth factor-β）

T_H　ヘルパー T 細胞〔T helper cell（CD4$^+$ T cell）〕

THF　テトラヒドロ葉酸（tetrahydrofolate）

THRB　甲状腺ホルモン受容体 β（thyroid hormone receptor beta gene）

TIM　内膜トランスロカーゼ（translocase in the inner mitochondrial membrane）

TIMP　組織メタロプロテアーゼ阻害因子（tissue inhibitor of MMP）

TKI　チロシンキナーゼ阻害薬（tyrosine kinase inhibitor）

TLR　Toll 様受容体（Toll-like receptor）

T_m　溶融温度（melting temperature）

T_{max}　最大輸送速度（maximum transport rate）

TMTs　タンデム質量タグ（tandem mass tags）

TNF　腫瘍壊死因子（tumor necrosis factor）

TNFα　腫瘍壊死因子 α（tumor necrosis factor-α）

TNFR　腫瘍壊死因子受容体（tumor necrosis factor receptor）

TOF　飛行時間型（time of flight）

TOM　外膜トランスロカーゼ（translocase in the outer mitochondrial membrane）

tPA　組織プラスミノーゲン活性化因子（tissue-type plasminogen activator）

TPN　中心静脈栄養（完全非経口栄養）（total parenteral nutrition）

TPO　甲状腺ペルオキシダーゼ（thyroid peroxidase）

TPP　チアミンピロリン酸（thiamine pyrophosphate）

TRADD　腫瘍壊死因子（TNF）受容体関連デスドメイン（tumor necrosis factor-receptor-associated death domain）

TRAF　腫瘍壊死因子（TNF）受容体関連因子（tumor necrosis factor-receptor-associated factor）

TRAIL　腫瘍壊死因子（TNF）関連アポトーシス誘導リガンド（tumor necrosis factor-related apoptosis-inducing ligand）

Treg　制御性 T 細胞（T regulatory cell, suppressive T cell）

TRH　甲状腺刺激ホルモン放出ホルモン，チロリベリン（thyrotropin-releasing hormone, thyroliberin）

tRNA　転移 RNA（transfer RNA）

TS　チミジル酸合成酵素（thymidylate synthase）

TSC　結節性硬化症（tuberous sclerosis complex）

TSC1/2　結節性硬化症タンパク質 1/2（tuberous sclerosis protein）

TSH　甲状腺刺激ホルモン，チロトロピン（thyroid-stimulating hormone, thyrotropin）

TSS　転写開始点（transcriptional start site）

TTP　チミン三リン酸（thymidine triphosphate）

T-tubule　横行管（T 管）（transverse tubule）

TWEAK　腫瘍壊死因子（TNF）様弱性アポトーシス誘導因子（tumor necrosis factor-like weak inducer of apoptosis）

TX　トロンボキサン（thromboxane）

TXA$_2$　トロンボキサン A$_2$（thromboxane A$_2$）

UAS　上流調節配列（upstream activation sequence）

UCP　脱共役因子（uncoupling protein）

UDP　ウリジン二リン酸（uridine diphosphate）

UDP-Gal　ウリジン二リン酸-ガラクトース（uridine diphosphate-galactose）

UDP-GalNAc　ウリジン二リン酸-*N*-アセチルガラクトサミン（uridine diphosphate-*N*-acetylgalactosamine）

UDP-Glc　ウリジン二リン酸-グルコース（uridine diphosphate-glucose）

UDP-GlcNAc　ウリジン二リン酸-*N*-アセチルグルコサミン（uridine diphosphate-*N*-acetylglucosamine）

UDP-GlcUA　ウリジン二リン酸グルクロン酸，活性型グルクロン酸（uridine diphosphate-glucuronic acid）

UDP-Xyl　ウリジン二リン酸-キシロース（uridine diphosphate-xylose）

UFC　24 時間尿中遊離コルチゾール（24-h urinary free cortisol）

UFH　未分画ヘパリン（unfractionated heparin）

UKPDS　イギリスプロスペクティブ糖尿病研究（UK Prospective Diabetes Study）

uPA　ウロキナーゼ型プラスミノーゲン活性化因子（urokinase-type plasminogen activator）

UPR　小胞体ストレス応答（unfolded protein response）

UPS　ユビキチン-プロテアソーム系（ubiquitin-proteasome system）

UTP　ウリジン三リン酸（uridine triphosphate）

UTR　非翻訳領域（untranslated regions）

UV　紫外線（ultraviolet）

Va/Q　換気血流比（the ratio of ventilation to perfusion）

VAChT　小胞アセチルコリントランスポーター（acetylcholine transporter）

VCAM-1　血管細胞接着分子 1（vascular cell adhesion molecule 1）

VDCC　電位依存性 Ca^{2+} チャネル（voltage-dependent Ca^{2+} channel）

VEGF　血管内皮増殖因子（vascular endothelial growth factor）

VIP　血管作動性腸管ペプチド（vasoactive intestinal peptide）

VLDL　超低密度リポプロテイン（very-low-density lipoproteins）

V_{max}　最大反応速度（maximum velocity）

VO$_2$　酸素消費率（oxygen consumption rate）

VP　バソプレシン（vasopressin）

VSMC　血管平滑筋細胞（vascular smooth muscle cell）

vWF von Willebrand(フォン・ヴィレブランド)因子
（von Willebrand factor）

WHO 世界保健機関（World Health Organization）

XO キサンチンオキシダーゼ（xanthine oxidase）

XP 色素性乾皮症（xeroderma pigmentosum）

YAC 酵母人工染色体（yeast artificial chromosome）

ZAP-70 抗原依存的な T 細胞の活性化に必須の PTK
（PTK that is essential for antigen-
dependent T-cell activation）

ZF 束状帯（zona fasciculata）

ZG 球状帯（zona glomerulosa）

ZR 網状帯（zona reticularis）

和文索引

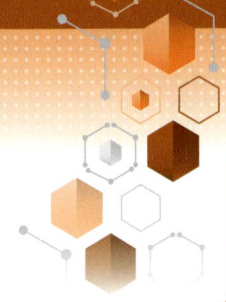

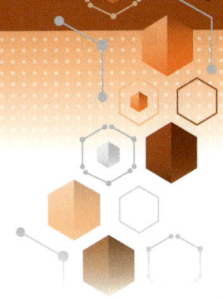

欧文索引

監訳者一覧

谷口　直之
（たにぐち　なおゆき）

1967 年	北海道大学医学部医学科卒業
1968 年	インターン修了
1972 年	北海道大学大学院医学系研究科博士課程修了
1973 年	北海道大学 助手
1976 年	米国コーネル大学生化学講座 客員教授
1977 年	北海道大学大学院環境科学研究科環境医学講座 助教授
1978 年	北海道大学医学部癌研究施設生化学部門 助教授
1986 年	大阪大学医学部生化学講座 教授
2006 年	大阪大学名誉教授，大阪大学微生物研究所：産業科学研究所寄付研究部門疾患糖鎖教授，科学技術振興機構 CREST 研究総括
2007 年	理化学研究所システム糖鎖生物学研究グループ ディレクタ（2024 年理化学研究所名誉研究員）
2018 年	大阪国際がんセンター研究所糖鎖オンコロジー部 部長
2019 年	大阪国際がんセンター研究所 所長・糖鎖オンコロジー部 部長（兼任）

高橋　素子
（たかはし　もとこ）

1991 年	北海道大学医学部医学科卒業
1995 年	大阪大学大学院医学研究科博士課程修了
1994 年	日本学術振興会 特別研究員
1995 年	米国ケースウェスタンリザーブ大学リサーチアソシエイト
1998 年	大阪大学大学院医学系研究科生化学講座 助手
2005 年	佐賀大学医学部分子生命科学講座細胞生物学分野 助教授
2007 年	札幌医科大学医学部医化学講座 准教授
2017 年	札幌医科大学医学部医化学講座 教授

藤井　順逸
（ふじい　じゅんいち）

1982 年	静岡大学理学部生物学科卒業
1984 年	静岡大学大学院理学研究科修士課程修了
1988 年	大阪大学大学院医学研究科博士課程修了
1988 年	トロント大学ポスドク
1991 年	日本学術振興会 特別研究員（PD）
1992 年	大阪大学医学部 助手
1993 年	大阪大学医学部 講師
1997 年	大阪大学医学部 助教授
1999 年	山形大学医学部 教授（生化学第二）
2009 年	山形大学大学院医学系研究科生化学・分子生物学講座 教授

本家　孝一
（ほんけ　こういち）

1983 年	北海道大学医学部医学科卒業
1986 年	北海道大学医学部 助手
1992 年	北海道大学医学部 講師
1995 年	大阪府立母子保健総合医療センター研究所主任研究員
1999 年	大阪大学大学院医学系研究科生化学講座 助教授
2003 年	高知医科大学遺伝子病態制御学講座（現　高知大学医学部生化学講座）教授
2016 年	高知大学 医学部長
2018 年	高知大学 理事・副学長

ベインズ・ドミニチャク生化学　原書6版
——電子書籍(日本語・英語版)付

2024年11月30日　原書6版初刷　発行

原著者　John W. Baynes, Marek H. Dominiczak

監訳者　谷口　直之
　　　　高橋　素子
　　　　藤井　順逸
　　　　本家　孝一

発行所　エルゼビア・ジャパン株式会社

　　　　〒106-0044　東京都港区東麻布 1-9-15　東麻布 1 丁目ビル 4 階

　　　　編集：電話 03-3589-5024 ／ FAX 03-3589-6364

発売所　丸善出版株式会社

　　　　〒101-0051　東京都千代田区神田神保町 2-17

　　　　神田神保町ビル 6 階

　　　　営業：電話 03-3512-3256 ／ FAX 03-3512-3270

　　　　https://www.maruzen-publishing.co.jp

本書の内容に関するお問い合わせは，発行所であるエルゼビア・ジャパン株式会社へご連絡下さい。

組版・印刷・製本　株式会社アイワード

ISBN 978-4-621-30863-9　C3047　　　　Printed in Japan